Zur Einführung.

Die therapeutische Schulung des praktischen Arztes soll das Leitmotiv dieses Werkes sein!

Klinische Behandlung und ärztliche „Alltagstherapie" zeigen tiefgreifende Unterschiede. Der Praktiker arbeitet auch therapeutisch unter anderen, meist schlechteren Bedingungen als der Krankenhausarzt. Zahlreiche therapeutische Forderungen, die der Kliniker stellt, kann er gar nicht erfüllen; es fehlt schon — von vielen anderen, wohlbekannten Schwierigkeiten abgesehen — der große und teure Hilfsapparat zur Krankenbeobachtung und Krankenbehandlung, den sich die Klinik nutzbar macht. Junge Kollegen, die sich niederlassen, empfinden oft bitter die gewaltige Spannung zwischen „Theorie" und „Praxis".

Diesen Unterschieden will unser Werk Rechnung tragen. Es soll die besonderen Schwierigkeiten der Alltagspraxis beleuchten, die Richtlinien für ihre Linderung und Überwindung angeben und die für den Haus- und Kassenarzt gültigen, besten Behandlungsmethoden schildern. Spezialisten, die nur an Krankenhäusern tätig waren und in Privat-Sprechstunden „Praxis aurea" treiben, verlieren in ihren an die Ärzteschaft gerichteten Publikationen oft den Maßstab für die dem Haus- und Kassenarzt gegebenen therapeutischen Möglichkeiten. Die Diätzettel, die sich in anerkannten Monographien über Stoffwechselkrankheiten finden, gelten beispielsweise eher für Kommerzienräte, als für Kassenpatienten. Des Glückes einer „Praxis aurea" werden nur wenige teilhaftig; die weit überwiegende Mehrzahl der Ärzte ist auf mühevolle Kassenpraxis, wo nur Massenwirkung das nötige Einkommen bringt, fast gänzlich angewiesen.

Der vielbeschäftigte Praktiker, dem ermüdende, ja erschöpfende Tätigkeit nur wenig Muße läßt, verlangt von seiner Fachlektüre in erster Linie Brauchbares für sein eigenes therapeutisches Handeln; er wünscht Verständnis und Rücksichtnahme auf die besonderen Verhältnisse der häuslichen Krankenbehandlung und der Sprechstundenpraxis. Dem Herausgeber, dessen Lehraufgabe der poliklinische Unterricht ist, lag eine solche Gedankeneinstellung auf die therapeutischen Erfordernisse der Alltagspraxis nahe. So reifte der Plan zu diesem Werke, das den literarischen, ihm oft geäußerten Wünschen der Ärzte entgegenkommen und die für den Praktiker gültige Therapie in den Brennpunkt der Darstellung rücken soll. Weitgehendes verständnisvolles Entgegenkommen, das der Herausgeber bei den zahlreichen Mitarbeitern und beim Verlag gefunden hat, war eine gute Bürgschaft für das Gelingen des Werkes. Der rühmlichst bekannte Verlag hat es ermöglicht, daß sich große Reichhaltigkeit des Inhalts und gebührende Ausstattung mit billigem Preise vereinigen ließen.

Band I bringt eine stattliche Sammlung von Aufsätzen, die nach Form und Inhalt der **therapeutischen Fortbildung** dienen und den Arzt in den heutigen Stand der für ihn gültigen Krankenbehandlung einführen sollen. Für die Auswahl der Themen war das praktische Interesse entscheidend. Die Behandlung des Plattfußes ist hier viel wichtiger als die Magen-Darmchirurgie! Spezialistische Dinge werden nur kurz gestreift, die wichtigen Fragen jedoch, ob und wann eine Überweisung des Falles an Krankenhaus oder Fachmann erforderlich scheint, eingehend besprochen. Besser fundierte therapeutische Neuigkeiten, die sich auch für die Praxis zu eignen scheinen, finden zwar gleichfalls Raum, im wesentlichen aber reife, zuverlässige Behandlungsmethoden. Vielfach leidet die Therapie des Praktikers unter dem Haschen nach neuen Medikamenten und Verfahren, die durch literarische und geschäftliche Reklame angepriesen, aber bald wieder eingeschränkt oder ganz verworfen werden! Auch der Praktiker braucht eine größere Skepsis gegen das Neue und angeblich Bessere. Die durch Abbildungen illustrierte Darstellung soll in den einzelnen Disziplinen auch dem Fernerstehenden leicht verständlich sein; sie soll auf breitere Literaturangaben und strittige Hypothesen möglichst verzichten und im wesentlichen nur das praktisch Brauchbare wiederspiegeln.

Der Anhang zu diesem Sammelband verfolgt einen doppelten Zweck: er soll den Leser, vor allem aber den jungen Arzt, der in die Praxis tritt, über die wichtigsten Standesfragen orientieren und zu lebhafter Betätigung auf solchen Gebieten anleiten, die zwar gewöhnlich dem Spezialisten überlassen werden, aber in ihren Grundlagen zur ärztlichen Allgemeinbildung gehören und durch verständnisvolle Mitarbeit des Praktikers wesentlich gefördert werden. Die Aufsätze von Sardemann über „ärztliche Standespflichten und Standesrechte" und von Berblinger über „Morphologie und Histologie praktisch wichtiger Geschwülste" mögen als Beispiele gelten. Zu ungestörter Niederlassung eines jungen Kollegen gehört eben mehr als rein ärztliches Wissen. Eine besonders gefährliche Klippe bilden die Pflichten und Sitten des ärztlichen Standes. Wie häufig erleben wir folgenschwere Verfehlungen, mehr aus Unkenntnis der bestehenden Vorschriften und aus mangelnder Erfahrung als aus bösem Willen! — Mit genauerer mikroskopischer Untersuchung von Geschwulstpartikeln, die er z. B. bei Probeexzisionen gewinnt, kann sich der Praktiker nur ausnahmsweise befassen. Sie verlangt spezialistische Schulung und technische Einrichtungen, die ihm nicht zur Verfügung stehen. Er braucht aber eine Anleitung zu sachgemäßer Gewinnung und Übersendung des Materials an Untersuchungsinstitute; er muß sogar die Möglichkeit besitzen, sich im Notfall mit Hilfe einfachster Hilfsmittel über die vorliegende Geschwulstform praktisch genügend zu orientieren und an der Hand eines vom Untersuchungsinstitut überlassenen Schnittpräparates in typischen Fällen selbständigen Einblick zu gewinnen.

An Band I (therapeutische Fortbildung) sollen sich spätere, frühestens jährlich erscheinende annähernd gleich starke Ergänzungsbände anschließen. Schon die Fülle des Materials und die Notwendigkeit, einschneidendem Wechsel in den Anschauungen, sowie aktuellen therapeutischen Fragen Rechnung zu tragen, machen dies erforderlich.

Band II bildet ein **Rezepttaschenbuch mit Anhang.** Für seine Ausgestaltung war gleichfalls das Bedürfnis des praktischen Arztes entscheidend. Die ungeheure Ausbreitung, die moderne Spezialitäten, Geheim- und Reklamemittel gewonnen haben, machten besondere Kapitel darüber erforderlich. Wer die Kurpfuscherei und ihre Heilmethoden erfolgreich bekämpfen will, muß ihr Wesen und die Zusammensetzung ihrer „Arzneimittel" kennen. Bei der Unzahl von Medikamenten, die eine rührige Industrie alljährlich auf den Markt wirft, war lückenlose Sammlung ausgeschlossen. Über alles, was erhebbicheres ärztliches Interesse besitzt, was vom Publikum in Apotheken gerne verlangt und in der Fach- und Tagespresse zur Zeit angepriesen wird, soll jedoch eine genügende Orientierung erfolgen.

Ein Beitrag Heubners ist das äußere Zeichen dafür, daß sich unser „Rezepttaschenbuch" auch in den Dienst der Arzneimittelkommission des deutschen Kongresses für innere Medizin stellen will. Es unterstützt die Bestrebungen, die geradezu unerhörten Mißstände in der Herstellung und vor allem in der Anpreisung neuer Heilmittel allmählich einzudämmen. Die beste Waffe im Kampfe gegen den Heilmittelschwindel liegt in der Selbsthilfe der praktischen Ärzte. Die Gesetzgebung versagt fast ganz; gleiches gilt für die sonst so mächtige Presse. Die vielen Millionen, die Heilmittelproduzenten für Reklame und Inserate alljährlich bezahlen, bilden eine ungeheure wirtschaftliche Macht, die bessere Regungen leicht unterdrückt und mitunter selbst die Unabhängigkeit unserer Fachpresse bedroht. Uns Ärzte trifft der Vorwurf, daß wir durch langjährige Lässigkeit die Mißstände mitverschuldet und damit uns selbst geschadet haben. Die durch nachhaltige Reklame suggerierte stete Verordnung von „Originaltabletten", „Spezialitäten" und „Patentmedizinen" ist verführerisch bequem und dabei weniger zeitraubend als das Verschreiben einer individuellen, ad hoc zusammengestellten Arznei. Weder Ärzte noch Apotheker wissen oft, was die verschriebenen Spezialitäten eigentlich enthalten; keiner von beiden kann die Verantwortung für die Zusammensetzung übernehmen. Gleichzeitig erziehen wir durch solche Verordnungen die Patienten zum Selbstmedizinieren und zur Weiterempfehlung des Mittels an andere Laien, die vermeintlich an der gleichen Erkrankung leiden. — Die zahlreichen, kleineren Abschnitte, die sich als „Anhang" dem eigentlichen Rezepttaschenbuch angliedern, sollen Führer für besonders wichtige Fragen des täglichen ärztlichen Handelns sein. Die wesentlichsten Grundlagen für die Verzeichnisse der Bade- und Kurorte sowie der Heilanstalten wurden durch eigene Nachforschungen mit Hilfe von Fragebogen gewonnen.

Während die Aufsätze in Band I (Therapeutische Fortbildung) eingehenderes Studium verlangen, soll **Band III**, ein **diagnostisch-therapeutisches Taschenbuch**, dem eiligen Arzt ein kurzer Ratgeber in der Not der täglichen Praxis sein. Es mag Kollegen geben, die solche Wegweiser für überflüssig, ja schädlich halten; sie gehören vielleicht zu jenen Spezialisten, denen ausschließliche Tätigkeit an Krankenhäusern und volle Beschäftigung nur mit einem Gebiet den Blick für die andersartigen Bedürfnisse des Haus- und Kassenarztes getrübt haben. Der auf sich angewiesene Praktiker muß aber auf allen Gebieten einigermaßen zu Hause sein; im ermüdenden täglichen Getriebe findet er selten Zeit und Lust zu langatmigen Darstellungen. Er muß die Möglichkeit besitzen, sich auch in der Sprechstunde über Dinge, die ihm unbekannt oder bei der Vielseitigkeit der an ihn gestellten Anforderungen entfallen sind, rasch zu informieren. In Band III, der dieses Bedürfnis des Praktikers befriedigen soll, ist das **Gesamtgebiet der praktischen Medizin** nach einzelnen Disziplinen und innerhalb dieser Spezialgebiete in „Stichworten" geordnet. Eine ganz gleichmäßige Bearbeitung nach einem starren Schema wurde jedoch absichtlich vermieden. In einzelnen Gebieten, z. B. der inneren Medizin, herrscht der therapeutische Gesichtspunkt vor. Die chirurgische Tätigkeit des praktischen Arztes besteht hingegen, von der ersten Hilfe bei Unglücksfällen, von Frakturen und Luxationen, sowie kleineren Eingriffen abgesehen, mehr in der Vorarbeit und Mitarbeit mit dem Fachmann. Dem Hausarzt bleibt die erste Auswahl der Fälle für den Operateur; er muß deshalb die Indikationsstellung zur Überweisung an den Spezialisten beherrschen. Die Erfolge des letzteren sind vor allem bei Geschwülsten umso besser, je frühzeitiger er eingreift. Diese Frühdiagnose gehört zu den wichtigsten, aber auch schwierigsten Aufgaben des Praktikers. Im Interesse der späteren spezialistischen Behandlung muß ein solches Taschenbuch gerade im Abschnitt: Chirurgie besonderen Wert auf die Diagnostik, die Anfangssymptome und die Frühbehandlung legen. Andere Gebiete z. B. die Psychiatrie lassen sich ohne störende inhaltliche Wiederholungen gar nicht in kleinere „Stichworte" zwängen. Die Darstellung muß also mehr auf die Eigenart der Einzeldisziplinen und auf die Bedürfnisse des praktischen Arztes, als auf schematische Gleichmäßigkeit Rücksicht nehmen. Die praktisch wichtigen Krankheiten werden genügend ausführlich, die selteneren und mehr wissenschaftlich interessanten nur ganz kurz behandelt. Als „Stichworte" dienen nicht nur Krankheiten, sondern auch hervorstechende Symptome, besondere Behandlungsmethoden und Technizismen. Wichtigere Stichworte erhalten Literaturangaben. Es werden vornehmlich solche Arbeiten zitiert, die sich an leicht zugänglichen Stellen, vor allem in den Wochenschriften, finden und einen möglichst erschöpfenden Überblick geben.

Die gesamte Darstellung hat auch in Band III dadurch ein individuelles Gepräge erhalten, daß alle Mitarbeiter bestrebt waren, ihre eigenen Erfahrungen zum Ausdruck zu bringen und damit die persönliche Verantwortung für die vorgeschlagenen therapeutischen Maßnahmen zu übernehmen. Das Taschenbuch soll also keine „gedrängte Übersicht" aus Angaben von Lehr- und Handbüchern darstellen; es will vielmehr dem ratsuchenden Arzte durch knappe Darstellung des Wesentlichsten ein leicht auffindbares scharf umrissenes Bild geben, wie ein auf diesem Gebiete erfahrener Kollege die Behandlung in einem bestimmten Falle gestalten würde. — Ein Werk, das den Praktiker rasch beraten soll, braucht ein erschöpfendes, möglichst bequemes Sachverzeichnis. Diese Aufgabe lag in den bewährten Händen des Herrn Dr. Ritterband-Berlin.

Marburg, im Januar 1914.

Professor Eduard Müller.

Inhaltsverzeichnis.

	Seite
Neisser, Geheimrat Professor Dr. A., Geschlechtskrankheiten und ärztlicher Ehekonsens	1
Bruck, Professor Dr. C., Die Behandlung der Syphilis in der ärztlichen Praxis	21
Hübner, Professor Dr. H., Die Behandlung der männlichen Gonorrhöe durch den praktischen Arzt	63
Veiel, Geheimrat Dr. Th., Die Therapie der Hauttuberkulose	79
Zieler, Professor Dr. K., Die Behandlung des Ekzems	89
Klingmüller, Professor Dr. V., Das Jucken und seine Behandlung	106
Bering, Professor Dr. F., Die Behandlung der parasitären Hautkrankheiten	119
Siebert, Spezialarzt Dr. C., Grundzüge der ärztlichen Kosmetik	139
Vogt, Professor Dr. Hans, Die Ernährung des gesunden und des kranken Kindes	158
Stolte, Privatdozent Dr. K., Technik der Säuglingspflege	192
Stolte, Privatdozent Dr. K., Bereitung der Säuglingsnahrung	207
Kleinschmidt, Privatdozent Dr. H., Grundlinien der modernen Säuglingsfürsorge	218
Kleinschmidt, Privatdozent Dr. H., Die Tuberkulose des frühen Kindesalters, ihre Entstehung, Vorbeugung und Behandlung	243
Kleinschmidt, Privatdozent Dr. H., Die Pylorusstenose der Säuglinge und ihre Behandlung	258
Matthes, Geheimrat Professor Dr. M., Über chronische Darmerkrankungen	264
Bruns, Professor Dr. O., Das Asthma und seine Behandlung	285
Forschbach, Professor Dr. J., Die Therapie des Diabetes melitus	296
Frank, Privatdozent Dr. E., Die Therapie der Gicht	329
Hürter, Professor Dr. J., Die Behandlung der Fettsucht	342
Hürter, Professor Dr. J., Überernährungskuren	364
Hürter, Professor Dr. J., Die Behandlung der diffusen Nierenerkrankungen	387
Hürter, Professor Dr. J., Die allgemeine Diätetik	459
Hildebrand, Professor Dr. H., Die Gutachtertätigkeit des Arztes	520
Schall, Dr. H., Die technischen Neuerungen auf dem Gebiet der Krankenpflege	545
Kantor, Primärarzt Dr. H., Wesen und Kritik der Behandlungsmethoden der Kurpfuscher und ärztlichen Sektierer	591
Zangemeister, Professor Dr. W., Die geburtshilflichen Operationen im Privathaus	643
Esch, Professor Dr. P., Das enge Becken und die Leitung der Geburt bei demselben	697
Esch, Professor Dr. P., Die Placenta praevia und ihre Behandlung	716

Inhaltsverzeichnis.

	Seite
König, Professor Dr. F., Asepsis des Arztes	731
Poppert, Professor Dr. P., Die chirurgische Behandlung der Cholelithiasis	749
Drehmann, Professor Dr. G., Die Behandlung des Plattfußes	760
Hohmeier, Professor Dr. F., und Magnus, Privatdozent Dr. G., Chirurgische Erkrankungen mit Indikation zu dringlichen Operationen	784
Vossius, Geheimrat Professor Dr. A., Die erste ärztliche Hilfeleistung bei Verletzungen, Verbrennungen und Verätzungen des Auges	818
Bárány, Privatdozent Dr. R., Die Behandlung der wichtigsten Erkrankungen des Vestibularapparates	836
Fischer, Professor Dr. G. und Moral, Dr. H., Der Zahnschmerz und seine Behandlung	860

Anhang:

Berblinger, Privatdozent Dr. W., Morphologie und Histologie der praktisch wichtigen Geschwülste	876
Sardemann, Sanitätsrat Dr. E., Ärztliche Standesrechte und Standespflichten	938
Viereck, Stabsarzt Dr. H., Die wichtigsten Bestimmungen über die Wehr- und Dienstpflicht	975
Rapmund, Kreisarzt Dr. E., Die Bestimmungen für die staatsärztliche Prüfung	980
Sachverzeichnis	984

Die Therapie des praktischen Arztes

Herausgegeben von

Professor Dr. **Eduard Müller**

Direktor der medizinischen Univ.-Poliklinik in Marburg

Erster Band

Therapeutische Fortbildung 1914

Bearbeitet von

Privatdozent Dr. **R. Bárány**, Wien; Privatdozent Dr. **W. Berblinger**, 1. Assistent am pathologischen Institut der Universität Marburg; Professor Dr. **F. Bering**, Oberarzt der Kgl. dermatologischen Univ.-Klinik in Kiel; Professor Dr. **C. Bruck**, Oberarzt der Kgl. dermatologischen Univ.-Klinik in Breslau; Professor Dr. **O. Bruns**, Oberarzt der medizinischen Univ.-Klinik in Marburg; Professor Dr. **G. Drehmann**, Spezialarzt für Orthopädie in Breslau; Professor Dr. **P. Esch**, Oberarzt der Univ.-Frauenklinik in Marburg; Professor Dr. **G. Fischer**, Direktor des zahnärztlichen Instituts an der Universität Marburg; Professor Dr. **J. Forschbach**, Privatdozent an der Universität Breslau; Privatdozent Dr. **E. Frank**, Breslau; Professor Dr. **H. Hildebrand**, Marburg; Professor Dr. **F. Hohmeier**, Oberarzt der chirurgischen Klinik in Marburg; Professor Dr. **H. Hübner**, leitender Arzt der Hautstation an der medizin. Klinik in Marburg; Professor Dr. **J. Hürter**, Privatdozent an der Universität Marburg; Primärarzt Dr. **H. Kantor**, Warnsdorf; Dr. **H. Kleinschmidt**, Privatdozent für Kinderheilkunde in Marburg-Berlin; Professor Dr. **V. Klingmüller**, Direktor der Kgl. dermatologischen Klinik in Kiel; Professor Dr. **F. König**, Direktor der chirurgischen Klinik in Marburg; Privatdozent Dr. **G. Magnus**, Marburg; Geheimrat Professor Dr. **M. Matthes**, Direktor der medizinischen Univ.-Klinik in Marburg; Dr. **H. Moral**, Assistent am zahnärztlichen Institut in Marburg; Geheimrat Professor Dr. **A. Neisser**, Direktor der Kgl. dermatologischen Univ.-Klinik in Gießen; Professor Dr. **P. Poppert**, Direktor der chirurgischen Univ.-Klinik in Gießen; Kreisarzt Dr. **E. Rapmund**, Querfurt; Sanitätsrat Dr. **E. Sardemann**, Marburg; Dr. **H. Schall**, Königsfeld; Spezialarzt Dr. **C. Siebert**, Charlottenburg; Privatdozent Dr. **K. Stolte**, Univ.-Kinderklinik in Berlin; Geheimer Hofrat Dr. **Th. Veiel**, Stuttgart-Cannstatt; Stabsarzt Dr. **H. Viereck**, kommandiert zum hygienischen Institut der Universität Marburg; Professor Dr. **H. Vogt**, Magdeburg; Geheimrat Professor Dr. **A. Vossius**, Direktor der Univ.-Augenklinik in Gießen; Professor Dr. **W. Zangemeister**, Direktor der Univ.-Frauenklinik in Marburg; Professor Dr. **K. Zieler**, Vorstand der Univ.-Klinik und Poliklinik für Hautkrankheiten in Würzburg

Mit 183 teilweise farbigen Abbildungen im Text und auf 4 Tafeln

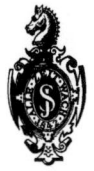

Berlin

Verlag von Julius Springer

1914

ISBN-13:978-3-642-89094-9   e-ISBN-13:978-3-642-90950-4
DOI: 10.1007/978-3-642-90950-4

Alle Rechte, insbesondere das der Übersetzung in fremde Sprachen,
vorbehalten.

Copyright 1914 by Julius Springer in Berlin.

Softcover reprint of the hardcover 1st edition 1914

Geschlechtskrankheiten und ärztlicher Ehekonsens.

Von **Geheimrat Prof. Dr. A. Neisser,**
Direktor der Kgl. dermatolog. Univ.-Klinik in Breslau.

Der Arzt, welcher die Frage des „Ehekonsenses" in bezug auf etwaige durch Geschlechtskrankheiten für die Ehe entstehende Gefahren beantworten soll — sei es, daß die ihn fragende männliche oder weibliche Person sich selbst verheiraten, aber sicher sein will, nicht eine Gefahr in die Ehe zu bringen; sei es, daß die Eltern im Interesse ihrer Tochter ihn um Rat fragen —, hat drei Momente ins Auge zu fassen:

1. Kann durch die Eheschließung der andere Ehegatte oder die Nachkommenschaft infolge der Erkrankung geschädigt werden?
2. Sind durch die Erkrankung Veränderungen entstanden, welche den Geschlechtsverkehr und die Erzeugung von Nachkommenschaft unmöglich machen?
3. Besteht die Gefahr, daß durch eine erst später, nach der Verheiratung in die Erscheinung tretende Nachkrankheit der vorausgegangenen Infektion dauerndes Siechtum und Erwerbsunfähigkeit — mit allen ihren das Glück der Familie zerstörenden Folgen — eintreten?

Bei der Beantwortung dieser Fragen muß sich jeder Arzt klar werden darüber, daß man in solchen Situationen sich nicht damit begnügen darf, einen rein wissenschaftlichen, theoretischen Standpunkt einzunehmen. Nur gar zu oft muß der Arzt der dem Fragenden — mit Recht oder Unrecht — unvermeidlich erscheinenden Tatsache, daß er zu einem bestimmten Termin heiraten „müsse", Rechnung tragen, wenn er auch am liebsten die Verheiratung verhindern möchte. Er muß daher, um ein eventuelles Unglück, wenigstens soweit als irgend möglich, zu verhüten, Ratschläge erteilen, wenn er auch das Gesamtverhalten des ihn Fragenden verurteilt. Ich glaube auch nicht, daß sich ein Arzt auf den Standpunkt stellen darf, die Verhandlung in solch sicherlich oft unerfreulichen Fällen einfach abzubrechen; denn der Fragende würde dann zu einem anderen Arzt gehen, der ihn vielleicht schlechter beraten könnte. In ganz krassen Fällen freilich wird zu erwägen sein, ob der Arzt nicht trotz der im § 300 ausgesprochenen Schweigepflicht durch Warnung des anderen Teils die Eheschließung zu verhindern habe. Sicher wird es in allen Fällen sein, in irgend einer Form schriftlich festzulegen und dem ihn Fragenden bekanntzugeben, welche Bedenken er mit Bezug auf den Ehekonsens geäußert hat, ob und unter welchen Bedingungen er seine Zustimmung zur Verheiratung erteilt habe, oder ob er nicht klar seine ärztliche Zustimmung zu der beabsichtigten Verheiratung verweigert habe. Er muß eventuell betonen, daß er jede Mitverantwortung abgelehnt habe. Ich pflege dem Fragenden einen eingeschriebenen Brief, in dem ich den Inhalt der vorausgegangenen Unterredung wiederhole, zu übersenden.

A. Ulcus molle.

Am einfachsten liegen die Verhältnisse beim Ulcus molle, da diese Infektion nie eine konstitutionelle, d. h. den ganzen Körper ergreifende Erkrankung, sondern nur eine mehr oder weniger verbreitete örtliche Affektion darstellt.

Die offen zutage liegenden eitrigen, durch die Ducrey-Unna-Kreftingschen Streptobazillen erzeugten Ulzera werden natürlich zur Verweigerung einer Kohabitations-Erlaubnis führen, wenn ein damit Behafteter — Mann oder Frau — eine solche Frage aufwerfen sollte. Die Verheiratung als solche braucht allerdings nicht verboten zu werden, denn auch die Kohabitation kann ja nach der mehr oder weniger schnellen Abheilung der Ulzera ohne weiteres gestattet werden. Aber selbst für diesen, vom Arzt natürlich nicht zu billigenden, Fall käme in Frage, ob nicht durch Benützung eines Kondoms die Infektionsgefahr für den anderen Teil ausgeschlossen werden könnte. Ist die Frau der mit Ulcus molle behaftete Teil, so käme neben sorgfältigster Ausätzung der Geschwüre (am besten mit reiner Karbolsäure) zum Schutze des Mannes eine sehr sorgsame und reichliche Einfettung des Penis in Betracht (mit Vaseline oder vielleicht der Neisser-Siebertschen Desinfektionssalbe), um die Gefahr für den Mann zu vermindern oder sogar ganz auszuschalten.

Es ist aber zu fragen, ob ein mit Ulcus molle behafteter Patient, der sich vielleicht erst 1—2 Wochen oder wenige Tage vor der beabsichtigten Verheiratung angesteckt hat, wirklich nur mit Ulcus-molle-Streptobazillen infiziert ist, oder ob nicht zugleich eine Syphilisinfektion erfolgt ist, die sich entsprechend der längeren Inkubationszeit der Spirochäteninfektion erst später, nach Wochen, also auch nach vollzogener Eheschließung, dokumentieren werde. Einem so frisch mit Syphilis Infizierten würde natürlich nie eine Heiratserlaubnis gegeben werden können. Leider läßt in solchen Fällen der Spirochätennachweis fast immer im Stich, weil im eiternden Geschwür die Spirochäten so zerstört werden, daß sie dem mikroskopischen Nachweis entgehen und unauffindbar sind. Auch die Blutuntersuchung führt, da es sich um ganz kurze Perioden nach der eventuellen Syphilisinfektion handelt, nicht zur Klarheit.

Für den Arzt wird hier eine definitive Entscheidung und das Übernehmen einer Verantwortung natürlich ganz unmöglich sein. — Aber er wird, da die Verheiratung doch meist nicht aufgeschoben wird, helfen müssen.

Ich würde in solchen Fällen nicht anstehen, sofort zu einer energischen Syphilisbehandlung, und zwar besonders mit Salvarsan, zu greifen. Die Erfahrung lehrt, daß gerade solche ganz frische Syphilisfälle mit Salvarsan ($+$ Hg) in so sicherer Weise „abortiv" behandelt und geheilt werden können, daß in einem solchen Falle, wie in dem vorliegend geschilderten, die Gefahr für die Ehe vielleicht ganz beseitigt werden kann. Natürlich darf man sich, selbst wenn keinerlei Syphiliserscheinungen auftreten, mit dieser einen Behandlung nie beruhigen, sondern man muß durch fortgesetzte, sehr häufig wiederholte Blutuntersuchungen feststellen, ob nicht etwa später, trotz der in den Anfangsstadien kupiert erscheinenden Syphilis, immer noch Syphilisgift im Körper steckt und einer weiteren Behandlung bedarf. Für die Ehefrau würde aber doch in den meisten Fällen die Gefahr einer sofortigen Übertragung durch unser Vorgehen ausgeschlossen werden können.

Das Vorhandensein eines Ulcus molle-Bubo ist an sich vom ärztlichen Standpunkt kein Ehehindernis, vorausgesetzt, daß auf sachgemäße Weise eine Verschleppung des möglicherweise infektiösen Eiters aus einem geöffneten Bubo verhindert wird.

Hin und wieder kann für die Frage der Eheschließung in Betracht kommen, daß durch Vernachlässigung des Prozesses und durch Hinzutreten von Gangrän ein gewöhnliches oberflächliches Ulcus molle sich umwandelt in eine nach der Tiefe und Fläche um sich greifende Ulzerationsform, welche sehr große Zerstörungen, speziell der Glan's penis, erzeugt. Dadurch kann die Potentia coeundi unter Umständen vernichtet werden.

Ein ähnlicher Fall kann eintreten, wenn infolge starker Drüsenvereiterung oder sehr tiefgreifender Bubonenoperationen, wie sie früher üblich waren, die ganze Inguinalgegend in ein starres Narbengewebe umgewandelt wird, so daß Lymphstauung und eine elephantiastische Schwellung und Verdickung der gesamten Penishaut oder der großen Labien, eventuell mit sich anschließenden chronischen Ulzerationsformen der Vulva und des Vaginaleinganges sich entwickeln. Doch sind in den letzten Jahren solche Fälle kaum noch beobachtet worden, weil die ganze Ulcus molle- und auch die Bubonentherapie jetzt in viel einfacherer Weise gehandhabt wird, so daß solche tiefe operative Eingriffe mit vollkommener Ausräumung der Leistengegend kaum notwendig werden.

Schließlich wäre noch zu erwähnen, daß durch den Sitz eines Ulcus molle am oder im Orificium externum urethrae narbige Veränderungen entstehen können, welche zur Behinderung der normalen Ejakulation führen.

Nachkrankheiten des Ulcus molle gibt es nicht, man müßte denn die allerdings nicht selten hinterher auftretenden Herpeseruptionen hinzurechnen wollen; Eruptionen, die ja vorübergehend für den Akt der Kohabitation lästig sein können, aber sonst ohne jede Bedeutung sind.

B. Gonorrhöe.

Die Gefahren, die durch eine Gonorrhoe für die Ehe entstehen können, sind dreierlei Art:
1. Die Übertragung der Erkrankung auf den Ehegatten,
2. Verminderung oder Vernichtung der Potentia coeundi beim Manne,
3. Verminderung oder Vernichtung der Potentia generandi bzw. der Potentia gignendi.

Die Frage ad 1.: „Gefahr der Übertragung auf den

Ehegatten" spitzt sich vollständig zu auf die Erledigung des Problems: sind Gonokokken noch vorhanden oder nicht?

Wenn es gelänge, alle gonorrhoisch-infizierten Personen vollständig von ihrer Erkrankung zu heilen, so würde die Antwort auf die Frage: wann dürfen Gonorrhoiker sich verheiraten? ohne weiteres und leicht dahin zu beantworten sein: erst nach vollständiger Beseitigung aller überhaupt nachweisbaren Krankheitserscheinungen.

Beim Mann hat man durch Besichtigung des Urins, wenn viele Stunden vorher keine Urinentleerung stattgefunden hat, ein verhältnismäßig einfaches Mittel, um festzustellen, ob eine solche vollständige Heilung eingetreten ist oder nicht. Denn auch ganz unbedeutende katarrhalisch-entzündliche Affektionen äußern sich in der Anwesenheit von Flocken und Fäden im Urin, und werden immer die Aufmerksamkeit auf sich lenken. Ist der Urin dagegen dauernd fäden- und flockenfrei, so sind auch die Harnröhre und ihre Adnexe ganz sicher gonokokkenfrei.

Bei der Frau liegen die Verhältnisse leider nicht so einfach; denn hier geben weder die Anwesenheit noch das Fehlen von Flocken und Schleimfäden im Urin einen Anhalt für irgend eine Diagnose. Fäden im Urin können fehlen bei Zervikal- und Uterusgonorrhoe und sie können vorhanden sein bei irgend einem nichtgonorrhoischen Vaginal- etc. -Katarrh. Man wird keinesfalls auch bei vollständig negativem makroskopischem Befund an den Genitalorganen auf eine nichtvorliegende Infektiosität schließen dürfen.

Sehr oft aber ist auch beim Mann die Beantwortung nicht leicht, da immer noch durch die ungenügende Behandlungsmethode so vieler Ärzte und durch die Unachtsamkeit und den Leichtsinn der Patienten sehr viele Gonorrhoen nicht schlankweg ausheilen, sondern Residuen hinterlassen. Es ist aber über jeden Zweifel erhaben festgestellt, daß weder pathologisch-anatomische, noch klinisch irgendwie erkennbare Veränderungen der Gewebe geeignet sind, ein Urteil über die Infektiosität abzugeben. Es ist ganz sicher, daß die makroskopisch-klinische Untersuchungsmethode nicht genügt, um die Heilung oder die Infektiosität eines früher Tripperkranken zu konstatieren. Einerseits ist zu betonen, daß bei scheinbar „gesunden" Männern, die nichts von ihrer Krankheit spüren, ein noch vollständig infektiöser Prozeß vorhanden sein kann.

Andererseits kann auch nicht energisch genug betont werden, daß durch den gonorrhoischen Erkrankungsprozeß Schleimhautveränderungen und Krankheitserscheinungen eintreten können, welche auch nach vollständiger Beseitigung aller Gonokokken persistieren. Selbst wenn also solche Krankheitserscheinungen als Folge vorausgegangener gonorrhoischer Infektion sich nachweisen lassen, so darf man daraus nie den Schluß ziehen, daß auch noch eine Infektiosität bestehe und daraufhin eine Heirat nicht erlaubt sei. Die Tatsache, daß unzählige Menschen mit postgonorrhoischen residualen Schleimhauterkrankungen geheiratet haben, ohne im Laufe einer vieljährigen Ehe zu irgend einer Schädigung des anderen Ehegatten geführt zu haben, sind Beweise genug für diese unsere Behauptung.

Wenn also die makroskopisch-klinische Untersuchung beim Mann, wie namentlich bei der Frau vollständig versagt, so ist es ebenso sicher, daß man fast in jedem Falle durch den Nachweis der An- oder Abwesenheit von Gonokokken sich eine Basis für die Beurteilung des Heiratskonsenses verschaffen kann. Nur auf diese Weise ist die Frage der Infektiosität oder Nichtinfektiosität einer früher gonorrhoischen Person zu beantworten.

Was den mikroskopischen Gonokokkennachweis betrifft, so möchte ich betonen, daß es sehr oft recht schwer ist, die Differentialdiagnose zwischen Gonokokken und den — oft freilich sehr ähnlichen — Diplokokken, wie sie in der Harnröhre, namentlich bei chronischen Harnröhrenkatarrhen vorkommen, zu stellen.

Wenn der betreffende Arzt nach dieser Richtung hin keine vollständige Übung besitzt, so liegt es sicherlich in seinem eigenen Interesse, wie namentlich in dem seines Klienten, wenn er einem spezialistisch gut ausgebildeten Arzte oder einem Institut derartige Untersuchungen überträgt.

Bei den allermeisten Fällen entscheidet die mikroskopische Untersuchung. Charakteristisch sind

a) die typische Gruppierung der kaffeebohnenähnlichen Kokken in Häufchen zu zweien oder vieren,
b) die sehr häufige intrazelluläre Lage in den polynukleären Leukozyten, und
c) das Verhalten zur Gramschen Färbung, bei welcher Methode die Gonokokken den violetten Farbstoff wieder abgeben und die Nachfarbe annehmen.

Wie gesagt ist die mikroskopische Untersuchung durchaus nicht leicht. Jedem sei der Rat gegeben, im Zweifelsfalle sich ein sicheres Gonokokkenpräparat einer akuten Gonorrhoe vorrätig zu halten, um es mit den fraglichen Kokken zu vergleichen. Auch die Gramsche Färbung ist durchaus nicht leicht zu handhaben und muß auf das Sorgsamste geübt werden, wenn man sich auf sie verlassen will.

So leicht es aber unter Umständen ist, die Anwesenheit von Gonokokken nachzuweisen, so schwierig ist es, mit Sicherheit ein Urteil darüber abzugeben, daß Gonokokken sicher nicht vorhanden sind. Mit der einfachen Mitteilung an den Patienten: ,,Ich habe Gonokokken nicht gefunden" ist ihm nicht gedient.

Negative Befunde können zustande kommen dadurch, daß so wenige Gonokokken da sind, daß sie selbst mehrfachen Untersuchungen entgehen. Ferner kann es sich um abgekapselte Gonokokkennester handeln, die man erst wieder auf die Schleimhautoberfläche bringen muß, um sie einer Untersuchung zugänglich zu machen. Man wird sich um so weniger beruhigen, wenn die noch vorhandenen Fäden und Flocken verhältnismäßig reichlich Leukozyten enthalten. Ich möchte aber hier noch einmal auf das nachdrücklichste betonen, daß ich trotz aller entgegenstehenden Behauptungen auf Grund von tausenden und abertausenden Untersuchungen daran festhalte, daß die Anwesenheit von Leukozyten allein nicht genügt, um daraus auch auf die Anwesenheit eines infektiösen Prozesses zu schließen. Der Satz: ,,cessante causa cessat effectus" trifft hier nicht zu; es kann sehr wohl durch einen akutgonorrhoischen Prozeß ein chronisch-entzündlicher katarrhalischer Zustand angeregt werden, der weiter fortbesteht, wenn auch die Gonokokken längst aus der Harnröhre verschwunden sind. Aber es ist zu verlangen, daß in jedem solchen Falle, in welchem man einigermaßen deutliche entzündliche Erscheinungen nachweist, mit ganz besonderer Sorgfalt nach Gonokokken zu suchen ist.

Um die erstgenannte Schwierigkeit: „eventuelle Spärlichkeit der Gonokokken" zu überwinden, wird man das mikroskopische Suchen durch das Kultivieren der verdächtigen Fäden, Flocken, Schleimpartikel ergänzen.

Auf eine eingehende Beschreibung des Kultufverfahrens verzichte ich, weil wohl kaum praktische Ärzte sich mit diesen recht diffizilen Untersuchungen beschäftigen werden. Schon die Beschaffung des Nährbodens (Aszites-Agar) ist den meisten unmöglich.

Oft besteht eine große Schwierigkeit für die Untersuchung solcher postgonorrhoischer Katarrhe darin, daß die allerverschiedensten Bakterienarten in solchen Massen vorhanden sind, daß es geradezu unmöglich ist, wenige etwa in ihnen vorhandene Gonokokken herauszufinden. In solchen Fällen muß durch desinfizierende Spülungen erst für die Entfernung dieser Bakterienmassen gesorgt werden, ehe man sich an das eigentliche Gonokokkensuchen heranmacht.

Von besonderer Bedeutung, und zwar für die Untersuchung aller Fälle, nicht bloß für die durch Infiltrate, Narben, Strikturen usw. komplizierten, sind die provokatorischen Methoden. Ausgehend von der Erfahrung, daß gleichsam zur Ruhe gekommene, kaum noch Sekret produzierende, anscheinend schon gonokokkenfreie oder ganz gonokokkenarme Urethritiden wieder floride Eiterung und dann auch wieder reichlich Gonokokken zeigen, wenn sie durch starken Alkoholgenuß, Kohabitation, durch starke körperliche Anstrengung u. dgl. in Reizzustand geraten sind, machen wir absichtlich in allen zu untersuchenden Fällen eine Reizung der Schleimhaut, sei es durch Injektion entzündungssteigernder chemischer Lösungen, sei es — und das ist sicherer — auf mechanischem Wege durch Einführung von Knopfsonden, durch Dehnung mit den jetzt in vorzüglichster Weise hergestellten Dilatatoren, durch Massage auf Bougies u. dgl.

Selbstverständlich ist, daß nicht nur die Urethra, sondern auch jedesmal die durch Expression gewonnenen Sekrete der Prostata, mögen subjektive Beschwerden vorliegen oder nicht, und die Samenbläschen untersucht werden; eventuell auch Sperma, stets mikroskopisch, wenn möglich auch mit dem Kulturverfahren.

Der Gang der ganzen Untersuchung, die bei voller Blase des Patienten vorgenommen werden muß und folgende zwei Gesichtspunkte zu berücksichtigen hat:

1. die Lokalisation der Gonokokken festzustellen,
2. die mikroskopische Untersuchung der aus den verschiedenen Abteilungen des Urogenitalapparates gewonnenen Sekrete,

spielt sich also folgendermaßen ab:

1. Reinigung der Glans und des Orificium urethrae (mit einer 3%igen Borsäurelösung).
2. Hervordrücken des Sekrets aus der Urethra anterior und Ausstreichen desselben (mit einer ausgeglühten Platinöse oder mit dem stumpfen Ende einer Stahlfeder) auf einem sorgfältig gereinigten Objektträger. Es ist durchaus wichtig, eine möglichst gleichmäßige und dünne Verteilung des Sekrets vorzunehmen, weil dickere Schleimhautmassen für die Färbung resp. Entfärbung Schwierigkeiten bereiten.
3. Trocknenlassen an der Luft und kurzes Erhitzen über einer Flamme.
4. Färben mit einer wässerigen Methylenblaulösung in allen noch akuten oder subakuten Fällen. — Wo — namentlich bei chronischen Fällen — die

Differentialdiagnose von Gonokokken zu den häufig vorkommenden anderen Diplokokken in Betracht kommt, ist es zweckmäßig, von vornherein die Gramsche Färbung anzuwenden, und zwar nach folgender Methode:
 a. 1 Minute: Karbolwassergentianaviolett:
  Konz. alkohol. Gentianaviolett 10,0
  2½%iges Karbolwasser ad 100,0
 b. ½ Minute: Lugolsche Lösung:
  Jod. resubl. 1,0
  Kal. jodat. 2,0
  In der Reibschale unter Zusatz von 300 ccm Aqua dest. verreiben.
 c. Entfärben mit Alkohol absol.
 d. Abspülen mit Wasser.
 e. Nachfärben mit Fuchsin (15 Sekunden lang):
  Konz. alkohol. Fuchsin 5,0
  Aqua dest. ad 100,0
 f. Abspülen mit Wasser, trocknen mit Fließpapier, mit Ölimmersion untersuchen.

Gonokokken nehmen dann die rote Nachfarbe an, während andere Diplokokken, Staphylokokken und dergleichen die violette Farbe festhalten.

5. Sorgfältigste Ausspülung der ganzen Urethra anterior, am besten mit einem bis an den Schließmuskel unter fortwährender Spülung eingeführten dünnen Katheter; mit 3%iger Borsäurelösung oder Hg.Oxyzyanat 1 : 10 000.

6. Wasserlassen einer kleinen Portion Urins. Ist der Urin an sich klar und enthält nur Flocken und Fäden, so stammen diese aus der Urethra posterior (da ja alle Schleimmassen aus der Urethra anterior durch die vorherige Spülung entfernt sind). Besteht aber eine sehr reichliche Eitersekretion in der Urethra posterior oder eine Zystitis oder eine Pyelitis, so ist der Urin gewöhnlich nicht klar, sondern gleichmäßig getrübt und zwar auch in der nun entleerten zweiten Portion.

7. Die erste Urinportion wird zentrifugiert und die ausgeschleuderten Fäden, Flocken und dergleichen in gleichmäßiger Weise wie oben (2 und 3) zu einem Trockenpräparat verarbeitet und gefärbt.

8. Expression der Prostata und womöglich der Samenbläschen; Auffangen des Sekrets und Verarbeitung zu Trockenpräparaten. Da Urethra anterior und posterior durch Spülung und Urinentleerung sekretfrei geworden, so sind etwa aufgefundene Gonokokken als Zeichen einer chronischen Prostatitis anzusehen.

9. Überall, wo nicht vor gar zu langer Zeit eine Epididymitis bestand, ist womöglich auch das Sperma auf Gonokokken zu untersuchen. —

Wie man also sieht, gehört zur Beherrschung der ganzen Technik eine gewisse Übung; namentlich dann, wenn noch außerdem die besprochenen provokatorischen Methoden zur Verwendung kommen müssen.

Was die biologischen Methoden anbetrifft, die sich eventuell für die Diagnose der Gonorrhoe bzw. für die Fragen des Ehekonsenses verwenden ließen, so lassen sich dieselben in zwei Gruppen sondern. Einesteils kann man versuchen im Blute des betreffenden Menschen spezifische Antikörper nachzuweisen, andernteils kann man die durch Gonorrhoe zustande kommende Überempfindlichkeit des Organismus gegenüber abgetöteten Gonokokken diagnostisch verwerten. —

Von Antikörpern haben die Agglutinine sicher keine praktische Bedeutung, dagegen scheint bezüglich der zuerst von Bruck, sowie Müller-Oppenheim nachgewiesenen komplementbindenden Substanzen eine diagnostisch wertvolle Spezifizität vorhanden zu sein, die sich allerdings hauptsächlich nur bei solchen Fällen äußert, bei denen gonorrhoische Komplikationen oder Allgemeininfektionen vorliegen. Ferner ist die natürlich gerade für den Heiratskonsens wichtige Frage noch nicht völlig geklärt, ob die komplementbindenden Stoffe noch lange nach der definitiven Heilung im Blute nachweisbar sind. (In den Fällen von Schwarz und McNeil war die Reaktion 7—8 Wochen nach der Heilung verschwunden.)

Praktisch verwertbar ist offenbar die im Verlaufe der Gonorrhoe auftretende Überempfindlichkeit.

Auf eine Überempfindlichkeit der Haut hat zuerst Bruck aufmerksam gemacht, der bei Impfungen von Gonorrhoikern mit dem Gonokokkenvakzin Arthigon eine Kutireaktion auftreten sah. Er hat sich jedoch überzeugt, daß die Schärfe und Spezifität dieser Reaktion nicht so stark ist, daß sie für praktische Zwecke empfohlen werden könnte. Bessere Resultate haben mit der Kutireaktion Irons, Müller und Köhler erzielt, während Watabiki und Sakaguchi, sowie Lederer und Simon negative oder unsichere Resultate hatten.

Ziemann beschreibt eine Ophthalmoreaktion mit Gonokokkenextrakt, die bei 23 von 38 chronisch gonorrhoischen Frauen ein positives Ergebnis hatte und bei Nichtgonorrhoikern von ihm bisher nicht konstatiert werden konnte.

Bessere Aussichten eröffnet die Allgemeinreaktion und Herdreaktion der erkrankten Partien nach subkutanen und intramuskulären Vakzineinjektionen. Besonders die Herdreaktion ist zur Erkennung ätiologisch unsicherer Gelenkaffektionen sowie für gynäkologische Fälle mit Erfolg herangezogen worden (Bruck, Reiter, Simon, Fromme, Guggisberg, Müller, Sternberg, van der Velde, Lederer u. a.).

Menzer will die nach Vakzineinjektionen auftretende Sekretvermehrung der Urethra diagnostisch verwerten.

Die größte praktische Bedeutung dürfte den neuerdings von Bruck und Sommer nachgewiesenen nach intravenösen Arthigoninjektionen auftretenden Temperaturdifferenzen zwischen Normalen und Gonorrhoikern zukommen. Nach den bisherigen Untersuchungen sind die Unterschiede so konstant und spezifisch, daß der diagnostische Wert dieser Prüfung zweifellos sein dürfte. Für die Frage des Ehekonsenses wird es wieder davon abhängen, ob auch nach der Heilung gonorrhoischer Prozesse noch längere Zeit ein erhöhtes Reaktionsvermögen der betreffenden Patienten gegenüber intravenösen Arthigoneinspritzungen zurückbleibt, eine Frage, die bisher noch nicht genügend geklärt ist.

Bruhns hält erst dann eine Definitivheilung für sicher, wenn auch nach einer provokatorischen Injektion von 2,0 ccm fettige intramuskuläre Sekretpräparate gonokokkenfrei bleiben.

Jedenfalls wird sich bei der Größe der Verantwortung, die der untersuchende Arzt auf sich nimmt, jeder auf den Standpunkt stellen, jede die Sicherheit der Entscheidung steigernde Methode zu benützen: stets mikroskopisch und auf dem Wege der Kultur zu untersuchen; stets zu wiederholten Malen, ja man muß sagen, stets so oft der Patient es irgendwie ermöglichen kann, und stets mit Zuhilfenahme der Provokation. Gewiß werden auch bei Anwendung all dieser Methoden noch Irrtümer vorkommen, namentlich wenn Patient und Arzt nicht Geduld genug haben, um die Untersuchung recht oft zu wiederholen. Aber ich würde es für ein sehr großes Unrecht halten, wenn man nicht immer und immer wieder auf die Notwendigkeit derartiger Untersuchungen vor einer Eheschließung hinweisen wollte. Natürlich ist es für den Arzt bequemer, in jedem Falle, in dem auch nur die geringste pathologisch-anatomische und klinische Läsion nachzuweisen ist, den Ehekonsens zu verweigern. Aber in praxi würde ein solches Verfahren darauf hinauskommen, daß man, um zwei oder drei Fehler zu vermeiden, 97 der Fragenden zu Unrecht den Ehekonsens verweigerte. Das Endresultat eines so krassen Vorgehens würde das Wiedereintreten des früheren Zustandes sein, wo alle diese Leute auf Grund ihres subjektiven Wohlbefindens überhaupt nicht zum Arzte gingen, sondern heirateteten. Jeder Arzt und namentlich jeder Gynäkologe weiß aber, welche Fälle von Unglück früher durch die so unendlich häufigen Übertragungen der Gonorrhoe in die Ehe zustande gekommen sind.

Unendlich viel schwieriger als beim Manne liegen die Verhältnisse bei der Frau, wenn es sich um die Feststellung einer chronischen Gonorrhoe handelt; um akute Formen dürfte es sich wohl nie handeln. Im Introitus vaginae, in den Ausführungsgängen der vielen Drüsen, in der Urethra, in dem Zervikalkanal, im Uterus, im Rektum sind so viele Schlupfwinkel für Gonokokken vorhanden, ohne daß irgendwelche objektiven oder subjektiven Symptome auf ihre Anwesenheit hinwiesen, daß man kaum je mit Sicherheit die Abwesenheit der Gonokokken wird verbürgen können. Hier wird also nur das **immer wieder erneute** mikroskopische und kulturelle Suchen nach Gonokokken in **abgekratztem** Schleim von den verschiedensten Schleimhautpartien helfen können. Dieses Abkratzen der obersten Epithelschichten mit einem stumpfen „scharfen Löffel" ist um so notwendiger, je sorgfältiger eine Frau — vielleicht absichtlich, um den Status zu verbessern — für ihre Reinlichkeit sorgt und so allen Schleim von der Oberfläche entfernt. Wenn möglich, wird man also, wenn man eine derartige Untersuchung vornehmen will, dafür sorgen müssen, daß tagelang keine Reinigung und Ausspülung stattfindet, und besonders wird man die Zeit unmittelbar nach dem Ablauf einer Menstruation zur Untersuchung wählen müssen.

Jedenfalls wird man immer, wo klinisch-verdächtige Symptome vorliegen, nach Gonokokken suchen müssen. Die Erwägung, daß bei der zu untersuchenden „Dame" eine Gonorrhoe „ausgeschlossen" sei, darf keine Rolle spielen. Gibt es doch sicher auch nicht durch den Geschlechtsverkehr erworbene weibliche Gonorrhoen. Bei Erwachsenen ist hier vielleicht an eine zufällige Infektion des Rektums und vom Rektum aus der Genitalien zu denken; bei jüngeren Mädchen kann leicht auch eine zufällige Gonokokkeninfektion der Vulva und Vagina vorkommen. Ferner können Gonokokken jahrelang, auch ohne bemerkenswerte Störungen zu verursachen, auf der Schleimhaut persistieren, ja selbst von in der Kindheit erworbener Vulvovaginitis her.

2. Die Frage, ob ein Gonorrhoiker heiraten darf, ist aber nicht nur vom Standpunkt der eventuellen Kontagiosität aus zu betrachten, sondern hat die sehr wichtige Tatsache zu berücksichtigen,

    a) **daß durch postgonorrhoische Folgezustände die Potentia coeundi so leiden kann, daß der Mann nicht mehr imstande ist, seine „ehelichen Pflichten" zu erfüllen,**

    b) **daß die Erzeugung der Nachkommenschaft in Frage gestellt wird.**

Ad a) ist zu berücksichtigen, daß durch periurethrale Abszesse und Infiltrationen narbige Verödungen im Corpus cavernosum entstehen können, welche zur Störung der Erektionsfähigkeit Veranlassung geben können,

Im Gefolge chronischer Urethritis, namentlich der Urethra posterior, und chronischer Prostatitis können sich nervöse, oft zu hochgradigster Neurasthenie führende Störungen entwickeln, die auch zu einem vollständigen Verlust der Potenz führen können. Es kann sich dabei um wesentlich psychische Vorgänge handeln, oft aber vielmehr um **chronisch-entzündliche Reizzustände der Schleimhaut der Urethra posterior, des Colliculus seminalis, und um eine subakute Prostatitis,** die insofern zu einer „Impotenz" führen, als sich zwar Erektionen einstellen, aber von so geringer Kraft und so schnell wieder verschwindend, daß eine Immissio des Penis so gut wie unmöglich wird, oder, falls diese stattfindet, eine so **vorschnelle Ejakulation des Sperma** eintritt, daß von einer wirklichen die Libido befriedigenden Kohabitation, namentlich von seiten der Frau, nicht gesprochen werden kann. Sehr viele solcher Ehen sind daher trotz eines sogenannten Geschlechtsverkehrs steril. Zu solchen Zuständen, die oft die primären sind, gesellen sich dann die schon erwähnten neurasthenisch-psychischen Zustände, die die Gesamtsituation natürlich ungemein erschweren.

Sind die von der Gonorrhoe herrührenden Zustände auch nicht immer das alleinige Moment in der Reihe der ursächlichen Faktoren für eine solche Impotentia coeundi, so kommt ihnen doch eine so große Bedeutung zu, daß **ihre örtliche Behandlung — auch aus psychischen Gründen — stets eingehendst zu berücksichtigen ist,** zumal die Erfahrung lehrt, daß nach Beseitigung dieser lokalen Prozesse oft alle Störungen der Potenz schwinden. Die Prognose darf keinesfalls als schlecht bezeichnet werden.

Sehr schwer freilich ist die **Entscheidung, ob solch erkrankten Männern eine Verheiratung gestattet werden darf.** Einerseits werden sicherlich viele solche Männer durch die Einflüsse der Ehe gesunden, und der Geschlechtsverkehr mit der dem Manne sympathischen Frau wird oft ein — wenn auch nicht übermäßig reichlicher, so doch normaler, zur Befruchtung führender werden; freilich vorausgesetzt, daß die Frau verständig ist und sich in ihren sexuellen Wünschen dem Manne anpaßt.

Wie aber soll man vorauswissen, ob solche Hoffnungen und Voraussetzungen sich erfüllen werden? Muß der befragte Arzt nicht die Möglichkeit, wie leicht unter solchen Umständen eine unbefriedigte, unglückliche Ehe resultieren könne, dem Klienten vor Augen führen?, wodurch freilich der psychische auf solchen Männern lastende Druck noch erheblich verstärkt und der sexuelle Zustand noch verschlechtert werden wird. — Unter allen Umständen wird man, wenn man noch Zeit hat, vor einer Entscheidung den ganzen therapeutischen Apparat, der zur Verfügung steht [1],

---

[1]) Therapeutisch kommen in Betracht:
   1. Allgemeine roborierende Maßnahmen: Balneotherapie, besonders CO_2-Bäder; Gebirgs- und See-Aufenthalt; Arsen-Eisen-Medikation, eventuell in Kombination mit Strychnin-Präparaten.
   2. a) Sorgfältige Behandlung örtlicher Veränderungen der Urethra posterior und der Prostata (Massage in ihren verschiedenen Modifikationen).
      b) Maßnahmen einer örtlichen Elektrotherapie.
      c) Sitzbäder, besonders CO_2-haltige.
      d) „Übungen" mit dem Gassen'schen Saugapparat.
      e) Eventuelle Zuhilfenahme der Yohimbinkur.

ausnützen und sich etwas nach dem erzielten Erfolg richten können. Zu dem oft schnell, um nicht zu sagen vorschnell gegebenen, für den Mann — und die Frau! — aber so leicht verhängnisvollen Rat: ,,Heiraten sie nur! es wird schon alles gut gehen" kann ich mich, je mehr ich gerade solche Ehen zu sehen Gelegenheit habe, so ohne weiteres nicht entschließen. Man wird eventuell vor dem Versuch unter Umständen nicht zurückschrecken dürfen, dem Mann eine Art ,,Probezeit" mit einem ,,Verhältnis" anzuempfehlen.

Freilich ist hier, selbst wenn man alle sogenannten moralischen Bedenken beiseite lassen will, zu bedenken, daß ein solcher geschlechtlicher Verkehr mit einem ,,Verhältnis" leicht die Quelle einer Neuinfektion werden könnte. Wie soll man dem Ehekandidaten irgend eine Garantie gewähren, ein gonokokken- und spirochätenfreies Verhältnis zu finden?

Ist eine Verheiratung schon festgelegt, so kann der Arzt dem Manne für sein Verhalten der Frau gegenüber äußerst wertvolle Ratschläge geben, wenn er auch dem Manne gegenüber nicht strikte bei der Wahrheit bleibt: ,,Er solle nicht glauben, daß gleich beim ersten Versuch der Beischlaf stets gelinge, daß im Gegenteil sehr häufig durch die Aufregung des Mannes und das Verhalten der unkundigen Frau Tage vergingen, bis beide Ehegatten sich an die Situation gewöhnt hätten; er hätte bei einem Mißerfolg also den Mut nicht zu verlieren. Er müsse von vornherein den Geschlechtsverkehr in mäßigen Grenzen halten und seine Frau entsprechend erziehen." In solchen Fällen wird man auch Stimulantien (Yohimbin, Suppositorien mit Ichthyol) anwenden. Es kommt alles darauf an, einen psychischen Effekt auf den ängstlichen, sich mißtrauenden Mann hervorzurufen und ihn speziell über die ersten Tage der Ehe hinwegzubringen.

3. Fast noch gewichtiger als diese Störung der Potentia coeundi sind die **schädlichen Einflüsse der Gonorrhoe auf die Erzeugung der Nachkommenschaft.**

Bei Männern setzt jede gonorrhoische Erkrankung des Samenstrangs und des Nebenhodens eine sehr große Gefahr für die Funktionserhaltung des zugehörigen Hodens. Kann durch Verschluß des Ausführungsweges das Sperma nicht mehr in die Urethra gelangen, so ist der Hoden, wenn seine eigene Funktion auch gar nicht gestört ist, als Zeugungsorgan ausgeschaltet. Daher ja die ungemeine Häufigkeit der Azoospermie bei doppelseitiger Epididymitis. Aber auch bei anscheinend einseitiger Epididymitis kann sie vorkommen, wenn auf der anderen Seite eine vielleicht übersehene oder vergessene Funikulitis vorgelegen hat. Auch eine Oligospermie kann die Zeugungsfähigkeit fraglich erscheinen lassen. — Schließlich ist in Betracht zu ziehen, daß durch postgonorrhoisch-pathologisch verändertes Prostatasekret die zur Befruchtung notwendige Beweglichkeit der Spermatozoen leiden kann.

Über alle diese Fragen gibt die möglichst bald nach einer Ejakulation vorgenommene mikroskopische Untersuchung des ,,Samens" klare Antwort.

Aber sehr schwer ist die Frage zu beantworten, wie sich der Arzt verhalten soll.

Bei Oligospermie und bei schlechter Lebensfunktion der Spermatozoen wird man die bestehenden Bedenken nicht verschweigen dürfen, aber doch die Möglichkeit der Potentia generandi betonen müssen, zumal ja therapeutische Maßnahmen nicht aussichtslos sind.

Wie aber bei **Azoospermie**, die man eventuell durch mehrfache Untersuchungen als sicher vorhanden konstatiert hat? Nicht immer kann man die psychische Wirkung einer solchen Mitteilung voraussehen, namentlich wenn solche Fragen seitens vornehm denkender Männer erst nach einer Verheiratung gestellt werden? Viele Männer setzen sich freilich leichtsinnig und frevelhaft, das Lebensglück ihrer künftigen Frau aufs Spiel setzend, über alle Bedenken hinweg; das sind meistens diejenigen, die eigentlich die Ursache gar nicht erfahren wollen. — Manche haben auch den Rat gegeben, den Männern die Unmöglichkeit der Zeugungsfähigkeit nie als eine absolute hinzustellen, „die Frau könne doch vielleicht ab alio viro gravid werden".

Eine **Therapie der Azoospermie** nach doppelseitiger Epididymitis halte ich für so gut wie ausgeschlossen, trotz der von amerikanischer Seite berichteten operativen Erfolge. Wie sollte es gelingen, den feinen als Samenweg dienenden Kanal durch Aneinandernähen wiederherzustellen? — Doch könnte ich mir vorstellen, daß man aus psychischen Gründen einen operativen Eingriff (Ausschaltung des Narbenstrangs und Aneinandernähen der beiden Kanalenden) vornehmen ließe.

Auf die Frage einer eventuellen **künstlichen Befruchtung** gehe ich hier nicht ein. Ich verweise auf **Rohleders** höchst instruktive Darlegung: „Über künstliche Befruchtung bei Epididymitis duplex." (Deutsche med. Wochenschr. 1912. Nr. 36).

Was die Störung der **Potentia gignendi der Frau** anlangt, so hat man früher sicher die Häufigkeit dieser Gefahr für die Fortpflanzungsfähigkeit überschätzt. Aber die Tatsache ist doch allseitig anerkannt, daß unter den sterilen Ehen mindestens 25—30% ihre Ursache in einer Tripperkrankung der Frau haben, wozu noch die 25% treten, die durch die durch Gonorrhoe entstandene Azoospermie der Männer entstehen. Zu der primären gonorrhoischen Sterilität der Frau, entstanden durch gonorrhoische Endometritis, Tuben- und Peritonealerkrankung, tritt hinzu die sogenannte **Ein-Kind-Sterilität**, erzeugt durch ein bei der ersten Entbindung entstandenes „gonorrhoisches Puerperalfieber", welches weitere Graviditäten verhindert.

C. Syphilis.

Die für einen Ehekonsens durch die Syphilis in Betracht kommenden Fragen betreffen:
1. die Möglichkeit einer Übertragung der Krankheit auf den anderen Ehegatten,
2. die Möglichkeit der kongenitalen Übertragung auf die Nachkommenschaft,
3. die Möglichkeit später, jahrelang nach der Verheiratung auftretender Nacherkrankungen und zwar dreierlei Art:
    a) infolge zerebraler und spinaler Affektionen auftretende Impotentia coeundi, wodurch eine Ausübung der ehelichen Pflichten unmöglich gemacht wird,
    b) entstellende ulzeröse Zerstörungen der Haut, der Schleimhäute, der Knochen usw., die als „ekelerregende" Erkrankungen einen Grund für eine Ehescheidung abgeben können,

c) Nacherkrankungen am Herz und den großen Gefäßen, am Gehirn und am Rückenmark, welche die Erwerbsfähigkeit herabsetzen und vollständig zerstören, eine Abkürzung der Lebensdauer herbeiführen und durch schweres, Jahre andauerndes Siechtum Unglück und Elend in die Familie bringen können.

Die einfachste Lösung der ganzen Frage ist natürlich die, zu sagen, daß ein Syphilitiker überhaupt nicht heiraten dürfe. Aber diese krasse Forderung ist vom ärztlichen Standpunkte unter allen Umständen abzulehnen; denn wir wissen, daß die Syphilis eine sicher heilbare Krankheit ist und tatsächlich in sehr vielen Fällen ganz ausheilt. Man kann umgekehrt sagen: Fast jeder Syphilitiker wird heiraten dürfen, wenn bestimmte, noch zu formulierende Voraussetzungen erfüllt sind.

Verständlicher erscheint die Forderung, daß kein Syphilitiker heiraten dürfe, der nicht vollständig von seiner Krankheit geheilt sei; eine Forderung, die wir jetzt, nachdem wir dank der Ehrlichschen Entdeckung viel leichter und sicherer die Möglichkeit (namentlich abortiv) zu heilen, in Händen haben, viel zuversichtlicher aufstellen dürfen, als vor wenigen Jahren.

Es ist hier nicht der Platz, mich ausführlich über das Salvarsan zu äußern; aber meiner vollen Überzeugung, daß das Salvarsan ein ganz ausgezeichnetes und das Quecksilber an Wirksamkeit nach vieler Richtung hin übertreffendes Heilmittel sei und die Heilungsmöglichkeit ungemein erleichtert habe, möchte ich doch Ausdruck geben.

Aber wir haben auch dieser zweiten Forderung gegenüber die Tatsache festzustellen, daß viele mit Syphilis infizierte und ungeheilt gebliebene Menschen geheiratet haben, ohne daß irgend ein Schaden zutage getreten ist. Wird man aber jedem noch ungeheilten Syphilitiker, der mit der Frage, ob er heiraten dürfe, an uns herantritt, eine in naher Zeit beabsichtigte Verheiratung oder überhaupt eine Verheiratung verbieten dürfen und müssen? Diese Frage ist in ihrer Allgemeinheit jedenfalls zu verneinen; aber es muß von Fall zu Fall geprüft werden, am sorgsamsten bei denjenigen, deren Infektionstermin nur wenige Jahre (3—5) zurückliegt

1. ob man den Ehekandidaten als geheilt betrachten darf, oder
2. ob und inwieweit man auch bei Ungeheilten an einen Ehekonsens denken darf.

Als geheilt betrachten darf man alle diejenigen möglichst lange symptomlos gebliebenen Syphilitiker, welche bei vier- bis fünfmal hintereinander, im Verlaufe von 1—1½ Jahren vorgenommenen serodiagnostischen Blutuntersuchungen stets eine klare negative Reaktion aufgewiesen haben; eine negative Reaktion, die ohne therapeutische Beeinflussung festgestellt und auch nach einer provozierenden 606-Einspritzung nicht nach der positiven Seite wieder umgeschlagen ist. Den Standpunkt, negativen Reaktionen überhaupt jede Bedeutung abzusprechen, halte ich für vollkommen falsch. Erkennt man die positive Reaktion als beweisend für das Bestehen einer Syphilis an, so muß auch die negative Reaktion eine Beziehung zum Verschwinden der Krankheit haben. Nun wissen wir freilich, daß eine einzige negative Reaktion nicht vollständige Heilung beweist. Wenn aber viele Monate, ja Halbjahre hindurch die Reaktion bei immer wiederholter Untersuchung und trotz künstlicher Provozierungsversuche stets negativ bleibt, so hat man nach den bisher vorliegenden Erfahrungen die Berechtigung, zum mindesten für die praktischen Fragen des Lebens der negativen Reaktion eine entscheidende Bedeutung zuzusprechen.

Ungeheilt sind
1. alle mit manifesten Symptomen behafteten Personen und
2. alle latent-syphilitischen, welche noch positiv reagieren.

Sind die manifesten Symptome primärer oder sekundärer Art, so ist die Kontagiositätsmöglichkeit eine so große, daß eine Heirat unter allen Umständen verboten werden muß. Selbst die Versicherung, daß die größte Vorsicht ausgeübt und jede kleine Affektion, besonders an den Lippen und Genitalien, dem Arzte gezeigt werden würde, darf uns von diesem strengen Standpunkt nicht abweichen lassen. Denn wir sehen gar zu häufig Infektionen zustande kommen, selbst ohne daß man die kontagiöse Stelle, welche die Ansteckung vermittelt hat, feststellen konnte.

Auch die tertiären Symptome können kontagiös sein, wie in den letzten Jahren durch Tierversuche und den Nachweis von Spirochäten nachgewiesen worden ist. Trotzdem spielen die tertiären Symptome in ihrer Allgemeinheit für die Frage der Kontagiosität eine nur unbedeutende Rolle. Erstens treten sie oft erst in so späten Jahren post infectionem auf, daß wir von vornherein mit einer sehr geringen Spirochätenmasse im ganzen Menschen und, wie wir durch mikroskopische Untersuchungen wissen, mit einem minimalen Spirochätengehalt in der tertiären Affektion selbst zu rechnen haben. Zweitens sind sie so deutlich sichtbar und auffallend, daß kein Mensch sie übersehen kann, und nur ganz besonders leichtfertige Menschen dann nicht alle Vorsicht aufwenden werden, um die behaftete Stelle vor Berührung mit einem anderen Menschen zu schützen. Drittens sind die tertiären Symptome häufig so lokalisiert (Rücken, Beine usw.), daß überhaupt kaum eine Berührung mit anderen stattfinden kann.

Man wird also unter Umständen sehr wohl einen mit tertiären Symptomen behafteten Menschen heiraten lassen können, vorausgesetzt, daß er sich in einer späten Periode der Krankheit befindet, und um so mehr, wenn auf Grund einer reichlichen Vorbehandlung anzunehmen ist, daß nur eine geringe Spirochätenmenge im ganzen Körper vorhanden ist. Treten die tertiären Affektionen in sehr frühen Jahren der Krankheit auf, so würde ich mich auf denselben Standpunkt stellen, als wenn es sich um sekundäre Symptome handeln würde. Denn den tertiären Prozessen gegenüber sind, wie schon gesagt, die sekundären als äußerst gefährlich aufzufassen. Diese sitzen gerade an Genitalien und Lippen, also an den Stellen, die besonders häufig mit anderen Personen in Berührung gebracht werden; sie enthalten gewöhnlich sehr reichlich Spirochäten und, was die Hauptsache ist, sie treten in so unscheinbarer und in so uncharakteristischer Form auf, daß sie entweder nicht als syphilitisch erkannt werden oder überhaupt unbeachtet bleiben.

Aber auch die von manifesten Erscheinungen freien Syphilitiker, die sogenannten Latenten (ohne manifeste Erscheinungen mit positiver Reaktion), müssen als gefährlich betrachtet werden, allerdings nur unter bestimmten Voraussetzungen:

1. Spielt das Alter der Erkrankung eine besondere Rolle. Je jünger die Krankheit, desto größer ist die Masse der Spirochäten, die im Körper vorhanden ist und desto größer somit die Gefahr einer Übertragungsmöglichkeit. Jeder Latente bietet außerdem die Gefahr, daß sich ein Rezidiv einstellen kann, und zwar, wie wir von Jahr zu Jahr mehr sehen, auch in ganz späten Jahren post infectionem noch in typisch sekundärer Form mit vielen Spirochäten.

2. Bei latenten Syphilitikern, die sich verheiraten wollen, ist aber auch besonders zu berücksichtigen, daß das Sperma kontagiös sein kann. Ist es bisher auch nur in wenigen Fällen gelungen, diese Kontagiosität des Sperma im Tierversuch nachzuweisen, so muß doch mit der Möglichkeit einer solchen Übertragung, namentlich im ehelichen häufigen Geschlechtsverkehr, gerechnet werden. Ist aber die Mutter infiziert, so ist auch die Nachkommenschaft aufs äußerste gefährdet, falls nicht eine sehr energische Behandlung der Mutter stattfindet. Aber gerade solche ehelichen Infektionen der Frau, anscheinend durchs Sperma, jedenfalls in einer unaufgeklärten Weise, verlaufen häufig ohne irgendwelche äußeren Erscheinungen. Und doch ist an der Tatsache, daß solche Frauen (mit kongenital-syphilitischer Nachkommenschaft) wohl alle krank sind, nicht zu zweifeln. Denn ihre Syphilis führt zu der kongenital-syphilitischen Nachkommenschaft, was man früher auf eine sogenannte paterne Infektion der Frau zurückführte, und sie haben positive Reaktionen. Diese merkwürdigen Infektionen der Frauen sind eine Hauptgefahr sowohl für die Nachkommenschaft wie für die Frau selbst. Da infolge der anscheinenden Gesundheit von Vater und Mutter eine die Frucht schützende und rettende prophylaktische Behandlung der Mutter meist unterbleibt, so wirkt die unbehandelte Syphilis der Mutter äußerst deletär auf die Nachkommenschaft, sich äußernd in der sogenannten Polyletalität der Früchte. Aborte, Frühgeburten, Totgeburten, mit Syphilis behaftete, lebendgeborene, aber früher oder später alle Formen der Syphilis darbietende Kinder vernichten oft 8 bis 10 Früchte, ehe — meist erst nach und durch eine Behandlung — ein gesundes überlebendes Kind erhalten bleibt.

Auch die Mutter hat oft unter den schweren Folgen solcher Syphilis schwer zu leiden, weil man ihre Syphilis ganz übersieht und natürlich unbehandelt läßt. Selbst wenn schwere Schädigungen innerer Organe oder des Nervensystems eintreten, überläßt man sie oft mangels Kenntnisse und Berücksichtigung der syphilitischen Ätiologie ihrer malignen Weiterentwickelung. — Der durch die Aborte, Frühgeburten, etc. entstehenden Gefährdung sei nur kurz gedacht. —

Aber dieser einen Tatsache gegenüber, daß jeder Latente, namentlich in den ersten Jahren der Krankheit, wie ein Ungeheilter beurteilt werden muß, dürfen wir die andere Tatsache nicht vergessen, daß wir sehr häufig Männer sehen, die seit Jahrzehnten verheiratet sind, immer noch eine positive Reaktion aufweisen, und doch nach keiner Richtung hin ihrer Familie einen Schaden zugefügt haben; die Frauen sind gesund und haben eine erwachsene gesunde Nachkommenschaft. Die positive Reaktion stammt in solchen Fällen von Spirochätennestern her, die in irgend einem Organ (Leber, Milz, Aorta usw.) sitzen, von denen aus eine Auswanderung an die Körperoberfläche oder in das Sperma aber nicht möglich ist, so daß auch keine Infektion zustande kommen kann.

Eine positive Reaktion ist also nicht eo ipso ein Ehehinderungsgrund vom Standpunkt der Übertragung auf Frau und Kinder aus, sondern es muß stets das Gesamtverhalten des ganzen Falles betrachtet werden, speziell wie alt die Syphilis ist und ob eine entsprechende Vorbehandlung stattgefunden hat.

Vorsichtshalber wird man natürlich in jeder Ehe, in der der Mann noch eine positive Reaktion hat, auch das Blut bei Frau und eventuell Kindern untersuchen müssen, weil es eben, wie schon gesagt, gar zu häufig vorkommt, daß in der Ehe Infektionen der Frauen vorkommen, die der klinischen Beobachtung absolut entgehen; sei es, daß wirklich äußere Symptome nicht auftreten, sei es, daß sie undiagnostiziert, sei es, daß sie unbeachtet bleiben.

Spielt also die Anwesenheit einer positiven Reaktion keine besondere Rolle für die Frage der Übertragung der Krankheit auf den anderen Ehegatten, so spielt sie aber eine eminent wichtige Rolle für die Frage der Gefährdung durch eventuell mögliche Nachkrankheiten, die als sekundäre oder tertiäre Rezidive oder als schwere Veränderungen am Herzen und an den großen Gefäßen, im Gehirn als Paralyse, im Rückenmark als Tabes auftreten können. Jeder positiv reagierende Syphilitiker schwebt in dieser Gefahr, wenn sie auch nicht in jedem Falle wirklich eintritt. Aber der Bruchteil von Syphilitikern, der an Tabes und Paralyse und Herzgefäßsyphilis erkrankt und vorzeitig zugrunde geht, ist doch recht erheblich. Damit eröffnet sich unter Umständen die Perspektive für eine vollkommene Zerrüttung des Familienlebens, für eine vollkommene Zerstörung der Erwerbsfähigkeit; also Momente, die jeden sich seiner Verantwortung bewußten Menschen zu der ernsten Prüfung veranlassen müssen, ob er unter solchen Umständen das Schicksal eines anderen Menschen an das seinige knüpfen dürfe.

Auch der Arzt wird dem Patienten den Ernst der Sachlage nicht verschweigen dürfen. Er wird darauf drängen müssen, daß nicht nur sein Klient, sondern auch die Braut oder deren Eltern unter Zuziehung ärztlicher Beratung sich schlüssig machen, ob sie das Risiko eingehen wollen. Er wird besonders für eine sorgsame weitere Behandlung, nicht bloß bis zur Verheiratung, sondern über die Verheiratung hinaus sorgen müssen, um nach Möglichkeit dem Auftreten dieser Nachkrankheiten vorzubeugen oder ihre vielleicht schon bestehenden, wenn auch nicht erkennbaren und erkannten Anfänge zu beseitigen.

Es läßt sich nicht leugnen, daß für den beratenden Arzt hier nicht bloß medizinische, sondern auch sozialfinanzielle Momente in Betracht kommen. Wird der Familienvater später z. B. durch Tabes oder Paralyse erwerbsunfähig, so ist das Los der Frau und der Kinder ganz verschieden je nach den obwaltenden Vermögensverhältnissen.

Man sieht aus all dem die ungemein große Bedeutung der Wassermannschen Entdeckung für die Ehe und damit für die jetzt unser besonderes Interesse erregende Bevölkerungsfrage! Sie ermöglicht es uns, bei Menschen, die äußerlich nach jeder Richtung hin gesund erscheinen, uns ein Urteil zu bilden, ob und wieweit sie selbst und mit ihnen zusammengehörige Personen durch eine Syphilisinfektion gefährdet sind.

Zu der serodiagnostischen Blutprüfung wird wohl bald als weitere diagnostische Methode verwertbar werden die Beurteilung einer, der Pirquetschen Tuberkulin-Kutireaktion analogen Syphilis-Kutireaktion. Früher mit Extrakten aus spirochätenhaltigen Organen angestellt, verwendet man jetzt Extrakte aus Spirochäten-Reinkulturen (z. B. Noguchi's Luetin). In der Tat scheinen gerade spätlatente und noch tertiär erkrankte Personen so häufig positive Reaktionen zu zeigen, daß die Methode wohl berufen scheint, die in diesem Krankheitsstadium oft versagende Wassermannsche Methode zu ergänzen.

Durch diese diagnostische Möglichkeit, uns jederzeit einen objektiven Einblick über den Krankheitsstatus zu verschaffen, ist ein Moment, welches früher für die Beurteilung der Verheiratungsmöglichkeit besonders in Betracht kam, ziemlich in den Hintergrund getreten, nämlich die Art und Sorgsamkeit der Vorbehandlung. Freilich wird man auch heute noch im großen ganzen den Syphilitiker, der eine wirklich sorgsame und gründliche, womöglich jahrelange chronisch-intermittierende Behandlung genossen hat, für ungefährlicher halten können, als denjenigen, der schlecht oder gar nicht behandelt ist. Aber wir sehen nur gar zu häufig, daß zwar eine chronisch-intermittierende Behandlung stattgefunden hat, aber mit so unzureichenden Methoden und Mengen, daß sie nicht zur Austilgung der Krankheit und zur Beseitigung der positiven Reaktion geführt hat.

Die Forderung, nur nach einer sehr sorgfältigen Vorbehandlung eine Heiratserlaubnis auszusprechen, war ein Notbehelf, weil wir uns gar kein Bild über den wirklichen Status eines früher syphilitischen Menschen verschaffen konnten. Wir suchten dann wenigstens alle die Vorbedingungen, welche eventuell den von uns gewünschten Erfolg hätten herbeiführen können, zu erfüllen. Und deshalb war früher eine der Hauptforderungen für die Erteilung eines Ehekonsenses: sehr sorgfältige, langjährige, 4—5 Jahre hindurch durchgeführte Quecksilberbehandlung.

Es ist kein Zweifel, daß durch die Einführung des Salvarsans nach jeder Richtung hin die Chancen für die Erreichung eines Heilerfolgs gestiegen sind. Aber auch jetzt wird in jedem Falle die Reaktion, die ja meist in so ausgezeichneter und bequemer Weise eine wirkliche Diagnose des Status gestattet, anzuwenden sein.

Ich habe noch eine Anzahl von einzelnen Fragen zu besprechen, die für unsere Frage von Bedeutung sind:

1. **Wie hat man sich zu einem Patienten zu verhalten, der kurz vor der Verheiratung, deren Termin vielleicht bereits festgesetzt ist, sich eine Infektion zuzieht?** Es ist schon gelegentlich der Besprechung des Ulcus molle auf diese Frage eingegangen worden. Hier sei noch folgendes bemerkt: Findet man Spirochäten im Initialaffekt, so wird man natürlich mit allen Mitteln zu erreichen suchen, daß die Verheiratung zum mindesten aufgeschoben wird, um Zeit für eine sehr gründliche Abortivbehandlung zu gewinnen. Die Aussichten einer Abortivbehandlung (namentlich in der Kombination mehrerer Salvarsaneinspritzungen mit einer energischen Quecksilberkur, auch hier Injektionen löslicher und unlöslicher Quecksilberpräparate kombiniert), sind so günstig, daß man nicht ohne weiteres zu einer Aufhebung der Verheiratung, sondern nur vorderhand zu einem Aufschub derselben drängen wird.

Ich vertrete aber nach wie vor den Standpunkt, daß, auch wenn die Diagnose Syphilis unsicher bleibt und es z. B. nicht gelingt, durch Spirochätennachweis oder positive Reaktion die stattgehabte Syphilisinfektion zu beweisen, man auch in solchen Fällen eine energische Behandlung vornehmen solle auf die Möglichkeit hin, daß es sich doch um Syphilis handeln könnte und auf die große Chance hin, durch eine so frühzeitig eingeleitete Behandlung die Syphilis auch sofort wieder zu tilgen.

2. Ich habe schon oben darauf hingewiesen, daß man in jedem Falle mit der Infektiosität des Spermas zu rechnen habe. Es ist heiratenden Syphilitikern, deren Kontagiosität als noch nicht erloschen betrachtet werden darf, zu raten, solange wie möglich eine Gravidität zu vermeiden und jedenfalls erst eine weitere Behandlung abzuwarten. Sollte trotzdem eine Gravidität eintreten, so ist bei der Frau durch wiederholte Blutuntersuchungen festzustellen, ob eine Infektion eingetreten sei. Sobald die Reaktion positiv wird und damit der Beweis gebracht wird, daß auch die Frau trotz Fehlens äußerer Erscheinungen infiziert ist, ist mit der Behandlung zu beginnen. Eine Behandlung der Frau während der Gravidität, und zwar in ganz energischer Weise mit Salvarsan und Quecksilber, ist nach keiner Richtung hin für die Nachkommenschaft gefährlich; im Gegenteil, es ist durch eine Menge von Beobachtungen nachgewiesen, daß die Chance, gesunde Kinder zur Welt zu bringen, durch Behandlung während der Gravidität ganz unendlich gesteigert wird.

Natürlich wird man auch das Kind, selbst wenn es scheinbar gesund ist, sorgsamst nicht bloß klinisch, sondern auch hier mit Zuhilfenahme der Wassermannreaktion untersuchen, und zwar längere Zeit nach der Geburt hindurch. Denn auch hier haben wir immer mit latenten Formen zu rechnen, die sich erst viele Monate, ja jahrelang später (als tertiäre Erscheinungen, Tabes usw.) zeigen können.

3. Dürfen die Eltern gestatten, daß eine in der Kindheit extrauterin oder kongenital infizierte Tochter sich verheiratet? Besteht eine Gefahr für die Nachkommenschaft? Besteht eine Gefahr für den Mann?

Diese Fragen sind nach den oben aufgestellten Grundsätzen zu beantworten. Ist die Reaktion dauernd negativ, so wird man kein Bedenken tragen brauchen, die Ehe zu gestatten. Ist die Reaktion aber noch positiv, so wird man jedenfalls durch möglichst energische Behandlung die Krankheit zu tilgen suchen. Freilich wissen wir, daß alte, jahrelang im Körper bestehende, inveterierte Syphilis sehr schwer, bisweilen gar nicht therapeutisch zu beeinflussen ist; wahrscheinlich deshalb, weil die Medikamente an die irgendwo abgekapselten Spirochätennester oder deren Generationsformen nicht herankönnen. Die Gefahr, die von einer derartig mit Lues behafteten Mutter bei einer Verheiratung für die Nachkommenschaft ausgehen könnte, ist ja allerdings sehr gering, aber doch nicht absolut auszuschließen.

Eine Übertragung der Krankheit auf den Mann darf wohl als sicher ausgeschlossen betrachtet werden.

Sorgsamste Beobachtung und Blutuntersuchung der Nachkommenschaft ist stets anzuraten.

4. Jedem Syphilitiker, der heiratet, ist einzuschärfen, daß er von seiner Krankheit dem anderen Ehegatten oder, wenn er das nicht will, wenigstens seinem

Hausarzt oder einem intimen Freunde berichte. Gar zu häufig erlebt man es, daß bei irgend einer Erkrankung der Arzt aus Unkenntnis der Vorgeschichte auf die Idee, es könne sich um Syphilis handeln, gar nicht kommt und auf diese Weise die allerbeste und wichtigste Zeit für die Behandlung verstreichen läßt. Welche Schädigung z. B. bei einem apoplektischen Anfall daraus resultieren kann, bedarf keiner ausführlichen Darlegung.

Am besten ist es freilich, daß beide Ehegatten über das etwaige Bestehen der Krankheit Bescheid wissen, schon um die Durchführung eventuell notwendiger Kuren zu erleichtern. Gar zu häufig erlebt man es, daß namentlich die Männer von weiteren Kuren Abstand nehmen, um die Frau, die bisher von der Krankheit nichts erfahren hat, über dieselbe nicht aufklären zu müssen. Es läßt sich freilich nicht leugnen, daß oft auf diese Weise der Frau eine Waffe in die Hand gegeben wird, falls sie später aus irgend einem Grunde etwa eine Ehescheidung einleiten will; oft genug kommt es dann auch zu einer Verurteilung des Mannes, selbst wenn die alte Infektion ohne jede schädliche Folge für die Ehe geblieben ist und nach menschlichem Ermessen auch bleiben wird.

5. Auch nach der Verheiratung wird es ratsam sein, wenn von Zeit zu Zeit mehrere Jahre hindurch immer wieder eine Blutuntersuchung stattfindet. Fällt dieselbe negativ aus, so kann eine solche Tatsache nur zur Beruhigung des sich Ängstigenden führen; fällt sie positiv aus, so weiß man genau, welchen Weg man zu gehen hat, und kann allen möglichen Gefahren vorbeugen. Es muß eben jedem Syphilitiker klar gemacht werden, daß, solange die Krankheit noch im Körper steckt, mag sie auch jahrelang geschlummert haben, immer eine Gefahr für ihn besteht, und daß durch spezifische Herz- und Aortenerkrankungen, durch Tabes und Paralyse eine sehr erhebliche Verkürzung der Lebenszeit nur gar zu oft eintritt. Aber allen diesen Möglichkeiten kann vorgebeugt werden durch möglichst früh nach der Ansteckung eingeleitete und energisch und lange genug durchgeführte Salvarsan-Quecksilber-Behandlung.

Aber es läßt sich nicht verkennen, daß so wichtig und dringend nötig es wäre, in jedem Falle alle die besprochenen Kautelen anzuwenden, es kaum möglich sein wird, sie in praxi bei der Unzahl von geschlechtskrank gewesenen Menschen durchzuführen. Die Untersuchungen kosten viel Zeit und — auch viel Geld, und so könnte dieser ärztliche Ehekonsens, namentlich in den Kreisen der Arbeiter und kleinbürgerlichen Bevölkerung vielfach an den materiellen Schwierigkeiten scheitern. Wie weit die Krankenkassen für die Kosten einer solchen ärztlichen prophylaktischen Untersuchung aufkommen würden, ist fraglich, aber sicherlich würden sie durch Verhütung von Familienerkrankungen sehr viel Geld sparen.

Ferner: die Überweisung an einen Spezialisten scheitert — abgesehen von der Geldfrage — häufig aber auch an den örtlichen Verhältnissen, an der Entfernung zum Wohnort desselben, an der Notwendigkeit wegen der wiederholten Untersuchung mehrfach die Reise zu unternehmen und dergleichen.

So wird denn häufig die ideale Untersuchung, wie wir sie oben formuliert haben, nicht durchführbar sein. Aber eine einmalige Gonokokken-Untersuchung würde auch schon viel Unglück verhüten. Vielleicht wird sich auch manchmal der Ausweg finden, daß der praktische Arzt nur die Präparate sorgfältig herstellt und sie irgend einem Institut oder einer Spezialklinik zur Untersuchung einsendet.

Die Hauptsache wird aber immer bleiben, in den ersten Stadien der Erkrankung für eine möglichst sorgfältige Behandlung zu sorgen und so die späten und die latenten Stadien der Gonorrhoe wie der Syphilis von vornherein auszuschalten.

Im vorstehenden habe ich nur die ärztlichen Seiten des Ehekonsens-Problems besprochen.

Sie bedürfen aber einer sehr wichtigen Ergänzung durch die Erörterung der Frage, wie nach unserem deutschen Recht die Geschlechtskrankheiten zu einer Ehescheidung führen können. Ich möchte dem Bearbeiter des betreffenden Abschnittes nicht vorgreifen, glaube aber der Meinung Ausdruck geben zu können, daß die zurzeit geltende Rechtsprechung nicht dem Stande unserer medizinischen Kenntnisse Rechnung trägt.

Die Behandlung der Syphilis in der ärztlichen Praxis
(mit einleitender Darstellung der Diagnose des Leidens).

Von **Professor Dr. Carl Bruck,**
Oberarzt der Kgl. dermatologischen Univ.-Klinik in Breslau.

Mit 9 Abbildungen.

Wenn auch die Diagnose der Syphilis durch die Einführung der ätiologischen und biologischen Methoden (Spirochätennachweis und Serumreaktion) eine sehr wesentliche Erleichterung erfahren hat, so hat doch die klinische Diagnose und Erfahrung für den Praktiker in keiner Weise an Bedeutung verloren. Allerdings hat gerade die moderne Syphilisforschung gezeigt, daß das klinische Bild der Lues ein so wechselndes und vielseitiges sein kann, daß die Erkenntnis der Krankheit lediglich durch klinische Symptome eine viel schwerere ist, als man früher ahnte, daß ferner in vielen Fällen die klinische Diagnose überhaupt versagt, so daß bei einer Nichtanwendung der ätiologischen und biologischen Methoden eine erschreckend große Zahl von Luetikern im Zweifel oder Unkenntnis über die Natur ihres Leidens bleibt — zu ihrem eigenen Schaden und dem ihrer Mitmenschen!

Es ist daher ein unbedingtes Erfordernis, daß der ärztliche Praktiker sich nicht nur eine gewisse Kenntnis in der klinischen Symptomatologie der Lues, sondern auch in den modernen diagnostischen Methoden aneignet. Es kann von ihm natürlich nicht verlangt werden, daß er mit derselben Sicherheit ein selteneres Krankheitssymptom als zur Syphilis gehörig erkennt, wie der Spezialist — er muß jedoch die Schulfälle der Lues exakt von anderen, vielleicht harmlosen oder weniger allgemeingefährlichen Prozessen scheiden können Man kann vom praktischen Arzt nicht fordern, daß er bakteriologische oder gar serologische Untersuchungen selbst ausführt, aber man kann von ihm verlangen, daß er die Fälle zu sichten versteht, wo derartige Methoden Erfolg versprechen und vorgenommen werden müssen, daß er, sobald der leiseste Luesverdacht aufsteigt, die Wege weiß, auf denen er direkt oder indirekt diesen Verdacht bestätigen oder widerlegen kann.

Was aber diesen Verdacht selbst anbelangt, so dürfte die Behauptung nicht zu weit gehen: Die Möglichkeit des Vorliegens eines luetischen Prozesses kann — wenn auch natürlich nicht geäußert, so doch gar nicht oft genug im Geiste erwogen werden. Der Praktiker wird nicht am schlechtesten handeln, der bei einem irgendwie zweifelhaften Leiden (nicht nur Hautleiden!) prinzipiell auch an Lues denkt und nach dieser Richtung lieber zu viel als zu wenig untersucht oder untersuchen läßt (Serodiagnose!).

Die folgenden diagnostischen Notizen sollen dem praktischen Arzt sein Werk erleichtern.

A. Klinische Diagnose.

Die Anamnese darf bei Syphilisverdacht nur mit Reserve bewertet werden, wenn sie auch in den meisten Fällen aufgenommen werden muß. Es sei ganz abgesehen von den bei Geschlechtskranken häufiger vorkommenden bewußten Verschweigungen und Täuschungen, die jedoch bei der heute bereits schon vielfach bestehenden Aufklärung des Publikums über die Gefahren dieser Erkrankungen, entschieden seltener zu treffen sind, als früher. Man muß jedoch bedenken:

a) Daß der Primäraffekt und das Sekundärstadium häufig so geringe und schnell vorübergehende Symptome setzen, das subjektive Befinden so wenig beeinträchtigt sein kann, daß die Patienten — und nicht nur die indolenten — die Krankheitserscheinungen tatsächlich übersehen und dann völlig bona fide eine Infektion verneinen.

b) Daß eine extragenitale Infektion vorgelegen haben kann (ca. 10% der Fälle), bei der die Diagnose selbst dem Arzte Schwierigkeiten bereiten kann. Derartige Prozesse sind vom Patienten dann früher mißdeutet oder längst vergessen worden. (Daher bei fehlender Anamnese und dringendem Lues-Verdacht stets auch auf etwaige frühere extragenitale Infektion fahnden, z. B. langdauerndes Panaritium s. später).

c) Daß bei Frauen der Primäraffekt häufig unsichtbar sitzt, so daß tatsächlich ca. $3/4$ aller luetischer Frauen von ihrer Ansteckung nichts wissen.

Die Anamnese kann nur dann als ein Glied in der Kette der Beweise benutzt werden, wenn der Patient präzise Angaben über seine frühere Ansteckung, Kuren etc. machen kann und wenn diese Angaben mit den derzeitig bestehenden Erscheinungen in Einklang stehen. Sie kann für die Wahrscheinlichkeit der Diagnose: Primäraffekt sprechen, wenn exakte Angaben gemacht werden, daß zwischen Infektionstermin und dem ersten Auftreten des Schankers eine längere Inkubation (8—14—30 Tage und noch länger) beobachtet worden ist. Die Angabe, daß der Schanker schon wenige Tage nach dem letzten Koitus entstanden ist, beweist nichts gegen die Diagnose Primäraffekt, denn

1. braucht der letzte Koitus nicht der infektiöse gewesen zu sein, sondern die Ansteckung kann beim vorletzten oder einem noch früheren Verkehr stattgefunden haben oder

2. kann beim letzten Koitus eine Mischinfektion mit Syphilis und Ulcus molle erfolgt sein. Es entsteht dann 1—2—3 Tage post coitum zuerst ein weicher Schanker, der dann erst allmählich in einen harten übergeht.

Die Untersuchung auf Lues soll eine den ganzen Körper berücksichtigende sein: Schanker-Hautsymptome (Haare) — Schleimhautsymptome (Mund — Rachen — Vagina — Rektum) — Drüsen — Nerven — innere Organe.

Die Diagnose Syphilis ist so wichtig und so schwerwiegend, daß man es sich zur Regel mache, selbst wenn die Diagnose noch so wahrscheinlich ist, möglichst nicht auf ein einziges

Symptom hin, den endgültigen Spruch zu fällen. (Also z. B. möglichst: Primäraffekt und Drüsenschwellung, Leukoderm und Polyskleradenitis, Roseola und Angina spec., Schleimhautpapeln und Periostitis etc.)

I. Primärstadium.

Inkubation durchschnittlich 3 Wochen (zuweilen auch 1—7 Wochen). Zunächst gewöhnlich schwach infiltriertes rötliches oder schuppendes stecknadelkopf- bis linsengroßes Knötchen, meist anwachsend zur typischen „Sklerose" mit knorpelartiger Härte. Form meist rundlich, aber auch länglich (z. B. auf Rhagaden), ringförmig (Sulc. coron.) oder plattenförmig (inneres Präputialblatt). Zuweilen sehr groß; (Chancre géant, Bauchhaut). Meist solitär, seltener multipel. — Oft lackartig glänzend erodiert mit speckigem Belag oder ulzeriert mit knorpelharten Rändern (Ulcus durum).

Höhepunkt des Primäraffekts gewöhnlich 3. Woche post Beginn der Erscheinung. Induration meist bis zum Beginn der Sekundärperiode zu fühlen, aber auch nicht selten in späterer Zeit Reinduration an der Stelle des ehemaligen Primäraffektes.

Ein Schankergeschwür heilt mit Vernarbung.

Bei Frauen häufig an Stelle von typischem Primäraffekt: indurative s Ödem an den großen Schamlippen (derbelastische dunkelbraunrote bis violette Schwellung).

Extragenitale Primäraffekte oft an Lippe, Zunge, Tonsille, Finger, Oberschenkel.

Ca. 3 Wochen post infectionem: regionäre Lymphadenitis (bei genitalen Primäraffekten: Inguinaldrüsen, bei Gesichtsprimäraffekt: Maxillar- und Submaxillardrüsen, bei Finger-Primäraffekt: Kubitaldrüsen).

Charakteristika der luetischen Lymphadenitis:

Härte (Skleradenitis) — Schmerzlosigkeit (indolenter Bubo) — Befallensein mehrerer leicht voneinander abgrenzbarer, schnurförmig aufgereihter, sukkulenter, haselnuß- bis taubeneigroßer Drüsen — fehlende Vereiterung. Eine typische regionäre Lymphadenitis kann bei klinisch unsicherem Primäraffekt die Diagnose sichern. Allerdings können bei ulzerierten Primäraffekten durch Mischinfektionen die Charakteristika der Drüsenaffektion mehr oder minder verloren gehen.

Wichtigste Differentialdiagnosen bei Verdacht auf Primär-Affekt.

1. Ulcus molle. Inkubation nur 1—3 Tage. Es entsteht ein kleines rotes, bald eitrig erweichendes Knötchen, das schon nach wenigen Tagen in ein rundes oder längliches Ulcus mit steil abfallenden weichen, häufig unterminierten und gezackten Rändern übergeht. Eitrig belegter Grund, roter entzündlicher Saum. Häufig schmerzhafte Lymphangitis dors. penis und dolenter geröteter, aus Paketen von teigig geschwollenen Drüsen bestehender Bubo, der Tendenz zur Vereiterung hat. — Über den Erreger: Streptobacillus Ducrey s. aetiol. Diagnose.

a) Das klinische Bild kann so charakteristisch sein, daß die Diagnose Ulc. molle auf den ersten Blick feststeht. Diese Diagnose schließt aber nie aus, daß nicht gleichzeitig oder später an der Stelle des jetzigen Ulcus molle eine luetische Infektion stattgefunden hat. Man muß also den Patienten bei Ulcus molle stets auf die Möglichkeit hinweisen, daß das Geschwür allmählich noch hart wird und ein Syphilisschanker nachfolgt (Chancre mixte). Spirochätennachweis bei Chancre mixte gelingt außer wenn der Primäraffekt schon voll ausgebildet ist, meist nicht.

b) Die bestehende Affektion kann auf Ulcus molle suspekt sein. Dafür spricht: geringe Infiltration (Weichheit), Mehrzahl der Geschwüre, dolente paketförmige Drüsenschwellung.

Dagegen (und für Primäraffekt): beginnende Infiltration, Härte, Einzahl der Affektion, indolente Skleradenitis.

Zur Sicherstellung der Ulcus molle-Infektion: Streptobazillennachweis und Autoinokulation (siehe ätiolog. Diag.).

Nachgewiesenes Ulcus molle schließt wieder gleichzeitig bestehenden oder sich erst entwickelnden Primäraffekt nicht aus (Spirochäten-Serodiagnose).

NB. Reine Ulcera mollia, die mit dem Argentumstift häufiger behandelt worden sind, können durch die Ätzung derartig harte Ränder bekommen, daß die Geschwüre nunmehr wie harte Schanker oder Mischschanker erscheinen. Diese Behandlung erschwert also die Diagnose ungemein und sollte daher vermieden werden. Ätzungen mit reiner Karbolsäure sind viel wirksamer und haben den beschriebenen Nachteil nicht!

2. Unspezifische Erosionen können ebenso wie manche Ulcera mollia so wenig charakteristisch sein und beginnende Primäraffekte können denselben derart gleichen, daß eine klinische Diagnose auch dem Geübtesten unmöglich ist. Das sind diejenigen Fälle, in denen wir früher ein Non liquet aussprechen mußten und den Patienten bis zum etwaigen Erscheinen charakteristischer Drüsenschwellungen oder Sekundärerscheinungen vertrösteten. Heute treten in allen derartigen Fällen die ätiologischen Methoden in ihre Rechte, die nicht immer bei der ersten, stets aber bei wiederholten Untersuchungen die Diagnose frühzeitig sichern.

3. Balanitis erosiva häufig kompliziert mit entzündlicher Phimose. Diese Affektion kann mit Primäraffektion oder Ulcus molle, die im Präputialsack sitzen und auch häufig zur Phimose führen, verwechselt werden. Eine Entscheidung ist oft erst möglich, wenn die Phimose zurückgegangen oder operativ beseitigt ist. Etwaige schon bestehende Primäraffekte fühlt man durch ihre Härte schon häufig durch das entzündete Präputium hindurch. Liegt die Glans und das Präputium frei, so können die oberflächlichen weichen Balanitiserosionen, die in wenig Tagen abheilen, leicht erkannt werden. Für die weitere Differentialdiagnose gilt dann das unter 1 und 2 Gesagte.

4. Gonorrhoe kann vorgetäuscht werden, wenn der Primäraffekt am Orificium ext. oder intraurethral sitzt. Es entsteht dann eine seröseitrige Sekretion, die bei flüchtiger Untersuchung als eine Gonorrhoe angesehen werden kann. Die Härte und Infiltration des vorderen Urethralabschnittes, das Fehlen von Gonokokken im Sekret, eventuell der Nachweis von Spirochäten sichern die Diagnose.

5. Gumma, Karzinom, Tuberkulose siehe unter tert. Lues.

NB. Bei einseitigen Anginen mit starker Schwellung der Submaxillardrüse, bei schwer heilenden Panaritien (besonders bei Medizinalpersonen) oder Furunkeln denke man immer an die Möglichkeit eines Primäraffektes!

II. Sekundärstadium.

Sekundärerscheinungen treten meist 8—12 Wochen post infect. auf. Gleichzeitig oder schon früher: Polyskleradenitis. Am regelmäßigsten befallen: Kubital-, Zervikal-, Parasternaldrüsen.

Hauterscheinungen.

Man merke sich, daß die **Sekundärerscheinungen** im allgemeinen:
a) **akut (schubweise)** auftreten.
b) meist **disseminiert** über den ganzen Körper verbreitet oder **symmetrisch** angeordnet sind.
c) meist **oberflächlich sind und sich relativ rasch zurückbilden** (auch ohne Therapie).
d) **ohne Narbenbildung** abheilen (ausgenommen Lues maligna).
e) in **mehreren Rezidiven** verlaufen können. Je mehr Rezidive, um so mehr geht die **disseminierte Verteilung** verloren, um so mehr **Tendenz zur Gruppierung** (Ringbildung etc.). Übergang zum Tertiärstadium.
f) allein oder **kombiniert mit Schleimhauterscheinungen** oder mit inneren Organaffektionen auftreten oder ganz unscheinbar sein oder **überhaupt fehlen können**.
g) meist nicht aus einheitlichen Effloreszenzen (höchstens beim ersten Exanthem) bestehen, sondern **polymorph** zusammengesetzt sind (Maculae + Papulae etc.).
h) **nicht jucken** (ausgenommen mikropapulöses Syphilid = Lichen syph.)

1. Makulöse Exantheme = Roseola.

Hauptlokalisation: Rumpf (Seitenpartien), Beugeseite der Extremitäten; seltener Hals und Gesicht. Blaßrote bis tiefrote Flecke, nicht palpabel, schuppen nicht, jucken nicht. Können sehr rasch wieder zurückgehen (häufig unter De- oder Hyperpigmentation (s. Leukoderma).
Rezidivroseola: großfleckig, gruppiert, ringförmig.

Differentialdiagnose:

a) Akute Exantheme (Morbilli, Skarlatina, Typhus): Allgemeinerscheinungen. Sonstige Symptome.
b) Arzneiexantheme, häufig durch Aspekt gar nicht zu unterscheiden, häufig aber auch mehr urtikariell und stark juckend. Anamnese, Aussetzen des Medikaments.
c) Maculae caeruleae. Bläuliche Farbe, durch Filzläuse (Nachw.).
d) Cutis marmorata. Große von einem bläulich-roten Netz durchsetzte Hautpartien, verschwindet in der Wärme.
e) Pityriasis rosea. Schuppt und juckt meist.
f) Pityriasis versicolor. Mehr gelblich-rötlicher Ton, schuppt. Pilznachweis: Abkratzen der Schuppen — Objektträger — darauf 1 Tr. 10% Kalilauge — Deckglas — starke Vergrößerung — Microsporon minutissimum.

2. Papulöse (knötchenförmige) Exantheme.

Stecknadel- bis linsengroße rundliche, rotbraune bis braune, derb sich anfühlende Knötchen. Können glatt sein, schuppen oder nässen.
Hauptlokalisation: Rumpf, Beugeseiten der Extremitäten, Handteller, Fußsohlen, Stirnhaargrenze (Corona Veneris), behaarter Kopf (impetiginöses Syph.)
Konfluierte, erodierte oder vegetierende Papeln = **Breite Kondylome.** Lokalisation: Penis, Skrotum, Vulva, Anus, Mundwinkel, Gehörgang, Nabel, Zehen.

Differentialdiagnose:

a) **Acne vulgaris:** Schnell in Pustulation übergehende Knötchen von dunkelroter Farbe und mit entzündlichem Hof. Komedonen. Lok.: Gesicht, Rücken.

b) **Psoriasis:** Kann mit papulo-squamösen Syph. verwechselt werden.

Psoriasis	Papulo-squamöses Syph.
Streckseiten der Extr.	Beugeseiten der Extr.
An Vola man. und Planta ped. sehr selten.	An Vola manus und Plant. ped. häufig.
Flaches, hell-hochrotes Infiltrat,	Derbes braunrotes — braunes Infiltrat.
Asbestartige weiße Schuppen; nach deren Entfernung punktförmige Blutung.	Feine graue Schuppen, nach deren Entfernung oft leichtes Nässen.
Keine Drüsenschwellung.	Polyskleradenitis
Anamnese und Verlauf.	
—	Spirochäten, Serodiagnose, Erfolg der Therapie.

c) **Chron. Ekzem** kann mit squamösen Handteller- und Fußsohlensyphiliden verwechselt werden.
Bei Ekzem: Farbe, Jucken, unscharfe Begrenzung. Bläschen- und Pustelbildung. Anamnese (Gewerbe).

d) **Condylomata acuminata**, warzenartige blumenkohlartige Gewächse (häufig bei Gonorrhoe, aber auch nach anderen Ursachen), können mit Cond. lata verwechselt werden. Im Zweifelsfall: Spirochäten, Serodiagnose, andere Luescherscheinungen.

e) **Ulcus molle**, zuweilen mit einzelnen nässenden Papeln zu verwechseln. Differ. häufig nur durch **Streptobazillennachweis** einerseits und **Spirochätennachweis** andererseits zu stellen.

Abarten der papulösen Syphilide.

Impetiginöses Syphilid hauptsächlich an der behaarten Kopfhaut und im Gesicht. Bei ersterer Lokalisation leicht zu verwechseln mit krust. Kopfekzem. Differentialdiagnose bei einzelnen lokalisierten Herden manchmal sehr schwer. Sonstige Luescherscheinungen. Spirochäten. Serumdiagnose.

Bei Lokalisation im Gesicht zu verwechseln mit **Impetigo contagiosa**, einer relativ harmlosen, oft spontan heilenden Kokkeninfektion, die mit oberflächlichen größeren wasserklaren Blasen beginnt, deren Inhalt bald eitrig wird, die platzen und sich mit hellgelben Krusten bedecken. **Hellroter entzündlicher Hof.**

Bei impet. Syph. sitzt der Entzündungsherd **tiefer**, stärkere **Infiltration**, nie Blasenbildung. Im Zweifalle andere Luescherscheinungen. Spirochäten. Seroreaktion.

Zirzinäres Syph. (nur als Rezidivexanthem). In Kreisen
angeordnete schuppende oder nässende Papeln.
Hauptlokalisation: Hals, Gesicht, Skrotum.
Differentialdiagnose mit Trichophytie. Hellrote Papeln,
oder zahlreiche Pusteln, Jucken. Pilze, Nachweis s. bei
Pityr. versicolor.
Mikro-papulöses Syph. (Lichen syph.), selteneres Exanthem
der späteren Sekundärperiode. Kleinste, in Gruppen
stehende und meist an den Follikeln sitzende Knötchen.
Zuweilen ziemlich intensives Jucken. Differentialdiagnose mit Lichen ruber, für den praktischen Arzt
schwierig. Brauner Farbenton bei Lues. Perlmutterartige,
glänzende gedellte polygonale Knöchen bei Lich. ruber.
Andere Luessymptome. Serodiagnose oder Spezialist befragen.
3. Vesiko-pustulöse Exantheme, meist gemeinsam mit anderen
Sekundärformen auftretend, im allgemeinen dieselben Lokalisationen wie die papulösen. Verwechslung möglich mit Vari-
zellen, Variolois und Variola.

Bei Verdacht auf die beiden letzten Affektionen kann zuweilen — falls nicht andere sichere Luessymptome nachweisbar
sind — eine natürlich sehr wichtige schnelle Diagnose nur ätiologisch oder serologisch gestellt werden.

4. Lues maligna = ulzeröse disseminierte Lues der Frühperiode. Die Geschwüre bedecken sich oft mit austernschalen-
artigen Borken (Rupia). Meist schwerere Allgemeinsymptome.
Differentialdiagnose mit Ekthyma (Staphylokokkenprozesse)
oder selteneren Hauterkrankungen (z. B. Tuberkuliden), oft für
den praktischen Arzt sehr schwer. Wenn nicht anderweitige
sichere Lueserscheinungen oder wenigstens Anamnese, dann: Spezialist und Serumreaktion.

Schleimhautsymptome der Lues II.

Entweder zusammen mit Hauterscheinungen auftretend oder
allein. Prädilektionsstellen: Mund-, Rachen-, Nasenschleimhaut. Äußere weibliche Genitalien. — Präputium; seltener:
Konjunktiva — Vagina — Rektum.

Roseola der Schleimhaut = Angina specifica. Hochrote
bis dunkelrote, meist scharf begrenzte Schwellung der Gaumen-
bögen und Tonsillen.

Verwechslung mit Angina follic. (Fieber, follik. Pfröpfe) oder
Diphtherie: fibrinöser Belag, Allgemeinsymptome, Diphtheriebazillen.

Papeln der Schleimhaut = Plaques muqueuses bzw.
opalines.

Teils alleinstehende, teils konfluierte flache Herde mit opal-
artig glänzendem Überzug. Oft erodiert und ulzeriert.

Hauptlokalisation: Lippen, Zunge, Gaumenbogen, Kehlkopf (syph. Heiserkeit).

Differentialdiagnose:

a) Leukoplakie kann sich an der Zungen- und Mundschleimhaut im
   Anschluß an häufigere luetische Schleimhautprozesse [und auch
   spontan] entwickeln, entsteht aber auch nach ganz unspezifischen
   Traumen (Rauchen, schlechte Zähne): sehr chronische, meist un-
   veränderliche weiße derbe Epithelstränge und -Platten.

b) Primäraffekt, besonders wenn er an der Tonsille sitzt. Primäraffekt
   ist meist einseitig. außerdem region. Drüsenschwellung.

c) **Hg-Ulzerationen**, starker Zerfall, schmierige, sehr fötide Belage, meist Mitbeteiligung des Zahnfleisches. Zuweilen aber Differentialdiagnose sehr schwer.
d) **Plaut-Vincentsche Angina.** Ulzero-serpiginöse Geschwüre au Tonsillen und Rachenschleimhaut. Reg. Drüsenschwellungen häufig. Differentialdiagnose zwischen ihr, Primäraffekt und ulzerierten Plaques manchmal enorm schwierig, und nur durch Spir.- oder Seroreaktion zu stellen. Die Belage bei P.-V. Angina enthalten Spirillen und fusiforme Bazillen.
e) **Aphthen**, schnell entstehende und ebenso schnell wieder abheilende Herde mit gelb-eitrigem Belag und entzündlichem Hof.
f) **Herpes simplex**, in Gruppen stehende Bläschen.
g) **Tuberkulöse Geschwüre** meist bei hochgrad. Tub. (Nebenbefunde, Lunge, Drüsen etc.). Tuberkelbazillennachweis: meist zahlreiche Bazillen.

NB. Der Nachweis von Spir. pall. in Schleimhautprozessen erfordert wegen der großen Ähnlichkeit mancher anderer in der Mundhöhle vorkommender und harmloser Spirochäten große Übung!

III. Stadium der Frühlatenz.

Die exanthemfreie Krankheitsperiode während der ca. zwei ersten Jahre der Erkrankung.

Etwaige objektive Symptome:
1. **Leukoderma** meist am Hals, seltener auf Brust und Rücken oder am übrigen Körper. Bei Frauen häufiger als bei Männern.

Beweist bei typischem Befund Frühlues. Mögliche Verwechslung mit Leukoderm bei Psoriasis und mit Vitiligo.

2. **Polyskleradenitis** (s. Primärstadium) oft während der ganzen Frühlatenz nachweisbar.
3. **Alopecia specifica.** Kleinere unregelmäßige, meist nicht ganz haarlose, sondern nur gelichtete Flecken besonders am Hinterkopf und den Seitenteilen.

Zu verwechseln mit Alopecia areata: größere, scharf abgegrenzte ganz haarlose Herde.

IV. Tertiärstadium.

Beginn am häufigsten im dritten Krankheitsjahre, selten früher, oft aber später und nach Jahrzehnten.

Man merke sich, daß die Tertiärerscheinungen:
a) **langsam beginnen und verlaufen** (Lues II akut und schubweise);
b) **tiefe Infiltrate** setzen, zum Zerfall (Ulzerationen) neigen und langsam oder gar nicht sich zurückbilden. (Lues II oberflächlich, nicht ulzerierend (ausg., Lues maligna) rasch abheilend);
c) oft mit **Narbenbildung** oder starker Pigmentation abheilen. (Lues II nie Narbenbildung, ausg. bei Lues maligna).
d) **herdförmig** — vereinzelt — unsymmetrisch auftreten. (Lues II disseminiert und symmetrisch.)
e) **allein oder häufig mit Erscheinungen innerer Organe** vorkommen.

Haupttypen:

1. Tubero-serpigino-ulzeröse Syphilide.
Braunrote derbe, tiefsitzende Knoten, die schuppen oder

ulzerieren, meist Konfluenz und Bildung scharfkantiger, unregelmäßiger, schmieriger Geschwüre. Häufig Abheilung auf der einen und Fortschreiten auf der anderen Seite, wodurch nierenförmige Geschwüre und Narben entstehen. Lokalisation ganz regellos.
Beim Sitz an der Palma manus und Planta pedis kann ein dem palmaren und plantaren Syphilid der Frühperiode (Psoriasis luetica) ähnliches Bild entstehen. Nur sind bei Lues III die Einzelefloreszenzen tiefgreifender und derber und der Sitz der Affektion meist einseitig (asymmetrisch) (bei Lues II meist symmetrisch).
Differentialdiagnose außer mit seltenen Hautprozessen am häufigsten: Lupus vulgaris exfoliativus oder exulcerans.

Beim Nachweis typischer Lupusknötchen nicht schwer, bei uncharakteristischem Aussehen und Fehlen sonstiger in der einen oder anderen Richtung verwendbarer Symptome ungemein schwierig; zuweilen sogar unmöglich.

Die Diagnose ist besonders beim Sitz der fraglichen Herde im Gesicht von der größten Wichtigkeit, da tertiär-luetische Prozesse in relativ kurzer Zeit weiterfressen, große Entstellungen anrichten und lebenswichtige Organe angreifen können, Gefahren, die bei Stellung der richtigen Diagnose und schneller Einleitung einer antiluetischen Behandlung mit Sicherheit verhütet werden können. Immer wieder sieht man Fälle mit enormen Entstellungen, die jahrelang vergeblich als Lupus lokal behandelt worden sind, bei denen in Wirklichkeit Lues III vorlag, und die bei entsprechender Therapie hätten geheilt werden können. Man denke daher bei chronisch ulzerativen Prozessen im Gesicht, falls nicht die Lupusdiagnose außer allem Zweifel ist, immer an die Möglichkeit einer Lues III.

Für die Diagnose Lupus muß verlangt werden, daß entweder sichere Lupusknötchen nachweisbar sind oder daß der betreffende Hautprozeß auf subkutane Tuberkulininjektionen mit einer lokalen, am Krankheitsherd auftretenden entzündlichen Schwellung reagiert. Man gebe je nach Alter des Patienten steigende Dosen von $1/100$—$1/50$—$1/10$—$1/5$—$1/2$—1 Milligramm Alttuberkulin subkutan[1]), in die Rücken- oder Schlüsselbeingrubenhaut oder intramuskulär in die Gluten und beobachte nach 12—24 Stunden die Veränderungen am Krankheitsherd. Tritt keine Schwellung und Rötung auf, so spricht dies gegen die Diagnose Lupus.

Ist Lupus von vornherein unwahrscheinlich oder hat der Herd auf Tuberkulin nicht reagiert, so veranlasse man sofort eine Blutuntersuchung auf Lues. — Ist dieselbe negativ, so beweist dies nichts gegen Lues (s. unten), ist sie positiv, so beweist dies zwar nicht mit Sicherheit, daß der bestehende Krankheitsherd luetischer Natur sein muß, immerhin ist die Wahrscheinlichkeit eine sehr große, und jedenfalls die strikte Indikation zur sofortigen Einleitung einer antiluetischen Therapie gegeben. Wird der Herd von Hg, Salvarsan oder Jod beeinflußt, so ist seine Ätiologie gesichert. Man mache es sich zur Regel, in jedem derartigen Falle zum mindesten den Einfluß großer Joddosen (mindestens 3 g J.K. pro die) auf den Krankheitsprozeß zu prüfen!

2. Gummata.

Einzelne oder in Gruppen auftretende scharf abgesetzte, von

---

[1]) Die angegebenen Dosen Tuberkulin sind nicht so zu verstehen, daß man in jedem Falle in der obigen Weise von $1/100$ auf 1 mg steigen soll; sondern man wird z. B. bei einem Erwachsenen, der nur Hauterscheinungen zeigt und keine schwereren inneren Veränderungen (Lunge) aufweist, zuerst $1/10$ mg Alttuberkulin geben, und falls darauf keine Reaktion erfolgt, sofort auf $1/2$ und 1 mg steigen!

der Haut oder den unter ihr liegenden Organen ausgehende Knoten von gummiähnlicher Konsistenz, meist zu scharfrandigen und mit unterminierten Rändern versehenen, schmierig belegten Geschwüren zerfallend. — **Oft mit strahlenförmig eingezogenen Narben abheilend.**
Hauptlokalisation: Schädel, Unterschenkel, aber auch an jeder anderen Stelle.

NB. **An der Stelle des ehemaligen Primäraffektes kann sich im Tertiärstadium ein Gumma entwickeln, das einem neuentstehenden Primäraffekt (Reinfektion) ähneln kann! (Pseudoschanker).**

Die wichtigsten Differentialdiagnosen umfaßt folgende Tabelle.

	Gumma (gummös. Ulcus)	Primäraffekt	Hauttuberkulose	Hautcarzinom
Alter des Patienten	meist älteres Individuum (ausg. bei Lues congenit.)	meist jugendlich	meist jugendlich	meist alt
Wachstum der Hauterscheinung	langsam (Wochen)	schnell	langsam (Monate)	meist sehr langsam (Jahre)
Anamnese	frühere Lues	Ansteckungstermin	Husten, erbl. Belast.	Kachexie
Aussehen	tiefe gummiähnliche Knoten, Neigung zur Einschmelzung — mit „Locheisen ausgeschlagene" Geschwüre	typ. Induration, meist kein Zerfall, sondern nur Erosion, lackartiger Glanz	weiche abszedierende Knoten, unregelmäß. flache Geschwüre, untermin. Ränder	harter, markig weißer Rand, höckerige Oberfläche
Drüsenschwellungen	keine	region. Skleradenitis	oft abszedierende Drüsen	harte Pakete
Schmerz	mäßig	keiner	keiner	stark
Begleiterscheinungen	tubero-serpig. Syph.	Poleskleradenitis, event. schon Sekundärerscheinungen	Tuberkulose anderer Organe	Metastasen, Kachexie
Alia	Spirochätennachweis negativ. — Serodiagn. in ca. 70 % positiv. — Jodkali!	Spirochätennachweis positiv. Serumreaktion ca. von der 4. Woche post infect. positiv	Tuberkelbazillen. probator. Tuberkulininjektion. — Histol. Unters.	Histolog. Untersuchung

Die Behandlung der Syphilis in der ärztlichen Praxis. 31

Ferner: Ulcera cruris non syphilitica meist auf variköser Basis, im Zweifelsfalle Diagnose auf Grund der Seroreaktion und ex juvantibus.
Furunkel: akute Entzündung, Schmerzen.
Tiefe Trichophytie: Abszedierung. Pilznachweis.

3. Schleimhauterscheinungen bei Lues III.

Gummöse, bis auf das Periost gehende und zur Karies führende Zerstörungen und Perforationen. (Diagnose s. Schleimhautsymptome bei Lues II.)

Gummöse Zungenerkrankung mit tiefen, unregelmäßigen Furchen und Leukoplakie (Lingua scrotalis).

V. Spätlatenz.

Die erscheinungslose Zeit vom ca. dritten Krankheitsjahre ab. In dieser Zeit sind meist gar keine objektiven Symptome vorhanden. Nach etwaiger Leukoplakie (s. d.) ist zu fahnden ebenso nach etwaigen Resten periostitischer Prozesse (Schienbeine etc.). Einen sicheren Beweis geben aber positive Befunde nicht. Drüsenschwellungen, Leukoderm, Alopecia sind in den meisten Fällen der Spätlatenz nicht mehr nachweisbar.

Einen sicheren Anhaltspunkt kann in diesen Fällen nur der positive Ausfall der Serumreaktion geben.

VI. Kongenitale Syphilis.

Die Lues kann bereits intrauterin Erscheinungen machen, und es kann dann zur Geburt toter oder lebender Föten und Kinder mit manifesten Symptomen kommen (Hauterscheinungen, Coryza, Lebervergrößerung, Osteochondritis) oder es werden scheinbar ganz gesunde Kinder geboren, die erst wochen- und monatelang nach der Geburt Erscheinungen aufweisen können.

Kinder luetischer Eltern sind daher mindestens ½ Jahr lang post partum genau zu beobachten. Sind dann noch keine Erscheinungen eingetreten, so ist erst noch eine Serumreaktion vorzunehmen, ehe sie für gesund erklärt werden können. (Wichtigkeit auch für die Ammenfrage: scheinbar gesunde Kinder, die erst später luetische Symptome bekommen, können schon vorher die gesunde Amme infizieren.)

Hauptsymptome der Säuglingslues:

1. Coryza, eitrig-blutiger Katarrh (zuweilen mit Spirochäten im Sekret). Rhagaden an der Nase, Wange und Oberlippe, die mit feinen, strahlenförmigen Narben verheilen können.
2. Hauterscheinungen sind im allgemeinen wie beim Erwachsenen, doch herrscht der vesiko-pustulöse Typus vor. Pemphigus syph. (Lieblingslokalisation Handteller, Fußsohle). Ferner oft teils erodierte, teils exfoliierende flächenförmige Infiltrate, besonders am Gesäß, Handteller und Fußsohlen.
3. Schleimhaut- und Drüsensymptome sind selten.

4. **Erkrankungen innerer Organe** (Leber- und Milzschwellung) und der **Knochen** (Epiphysenauftreibungen und -lösungen).

Differentialdiagnose:

Am leichtesten können jene flachen erodierten oder schuppenden Infiltrate am Gesäß und Anus mit **Ekzemen** verwechselt werden. Sichere Diagnose oft lediglich durch gleichzeitige andere Luessymptome möglich. (Pemph. syph. Coryza etc.)

Pemph. syph. kann mit Pemph. neonatorum verwechselt werden. Die Blasen bei der ersteren Affektion bevorzugen Flachhand und Fußsohle, haben einen braunen Farbenton, zeigen ein stärkeres Infiltrat, entwickeln sich und verlaufen langsamer. Die Blasen bei P. neon. sitzen regellos, oberflächlich, kommen und gehen schneller.

Im späteren Alter sprechen: feine Strahlennarben an der Nasolabialfalte und Oberlippe, Sattelnase, sowie die Hutchinsonsche Trias (Keratitis parenchymatosa, Labyrinthtaubheit, Schneidezahnexkavationen) mit Wahrscheinlichkeit für kongenitale Lues. — Sicherheit gibt jedoch bei einem derartigen Verdacht nur der positive Ausfall der Serumreaktion.

B. Ätiologische Diagnose.

Die Spirochaeta pallida ist, wie heute zweifellos feststeht, der spezifische Erreger der Syphilis. Da nun dieser Mikroorganismus sowohl im gefärbten als ungefärbten Präparat bei einiger Übung mit Sicherheit von anderen ähnlichen Gebilden differenziert werden kann, so ermöglicht sein Nachweis eine spezifische Diagnose der Syphilis. Die Bedeutung dieser spezifischen Diagnose, die zudem noch eine technisch leichte ist, liegt darin, daß der positive Befund von Spir. pall. nicht nur lehrt, daß es sich um einen Syphilitiker handelt, sondern daß er die syphilitische Natur des untersuchten Krankheitsprozesses selbst beweist.

Eine sehr bequeme und — da die Spirochäten auch lebend beobachtet werden können, — sehr sichere Methode ist der Nachweis bei Dunkelfeldbeleuchtung. Da die meisten praktischen Ärzte die hierzu nötige Apparatur (Kosten etwa 50 Mk.; an jedem Mikroskop anzubringen) nicht besitzen dürften, kommt für sie lediglich die Färbung im Ausstrich und das Burrische Tuscheverfahren in Betracht, zwei Methoden, die sehr einfach sind und für praktische Zwecke auch völlig ausreichen. Da auf diese Weise der Spirochätennachweis nicht schwieriger ist und weniger Zeit erfordert als z. B. der Tuberkelbazillennachweis, so braucht in den meisten Fällen die Hilfe eines Spezialisten oder bakteriologischen Instituts nicht in Anspruch genommen zu werden. Erfordernis ist natürlich, daß eine gute Ölimmersion und ein stärkeres Okular zur Verfügung steht.

Gewinnung des Materials für Ausstrichpräparate.

Bei Untersuchung von Primäraffekten und erodierten Papeln empfiehlt es sich, das aus diesen Produkten austretende Serum zu gewinnen, das möglichst wenig Blut enthalten und in möglichst dünner Schicht auf Deckgläschen oder Objektträger aufzustreichen ist.

Der Austritt von Serum kann erzielt werden:

1. dadurch, daß man die vorher mit steriler Kochsalzlösung gereinigte Oberfläche mit einer ausgeglühten Platinöse reibt (Reizserum, Hoffmann, Mulzer);
2. daß man die erkrankte Stelle mit einer Pinzette komprimiert, bis Serum austritt (Blaschko).
3. daß man eine kleine Saugglocke auf die zu untersuchende Stelle einige Minuten aufsetzt. Sehr brauchbar ist die von Schuberg und Mulzer angegebene (zu beziehen durch F. u. M. Lautenschläger, Berlin);
4. Für die Untersuchung derber, geschlossener Produkte, bei denen ein Austritt von Serum nicht zu erzielen ist, verfährt man so, daß man unter Vermeidung einer allzu starken Blutung mit einem ausgeglühten Platinspatel oder einem Messer ein Geschabe gewinnt.
5. Für die Diagnose exzidierter Primäraffekte oder sonstiger Produkte kommt schließlich, falls man nicht eine Konservierung und spätere Untersuchung im Schnitt beabsichtigt, die Quetschmethode in Betracht, indem man das exzidierte Stück zwischen einer Pinzette so lange quetscht, bis reichlich Gewebssaft austritt.

Stets muß verlangt werden, daß mindestens 24 Stunden vor der Untersuchung jede lokale Behandlung sistiert wurde. Je weniger vor der Spirochätenuntersuchung lokal behandelt wurde, um so größer sind natürlich die Chancen, daß man Spirochäten findet! Hat eine lokale Behandlung (Kalomel!) schon stattgefunden, so reinige man die zu untersuchende Stelle sorgfältig mit physiologischer Kochsalzlösung und verbinde die Stelle 24 Stunden lang mit einem in Kochsalzlösung getauchten Multupfer (kein Billrothbattist oder Guttapercha). Dann erst Untersuchung.

Gewebstücke, die man auf Spirochäten im Schnitt untersuchen lassen will (exzid. Primäraffekte, Organe luetischer Föten etc.), lege man in 10%ige Formalinlösung und sende sie so an die Untersuchungsstelle!

Färbungsverfahren für den praktischen Arzt:

Fixation der Ausstriche 5 Minuten lang in absolutem Alkohol oder besser eine Minute lang über den Dämpfen einer 2% Osmiumsäurelösung.

1. Die verbreitetste und zuverlässigste ist die zuerst von Schaudinn-Hoffmann benutzte Giemsafärbung. (Die Giemsalösung (Giemsa III) ist fertig bei Grübler-Leipzig zu beziehen.)

15 Tropfen der Giemsalösung werden unter dauerndem Schütteln aus einer Tropfflasche in 10 ccm Aqu. dest. in weitem Becherglase eingeträufelt und diese jedesmal frisch bereitete Mischung wird über das Deckgläschen, das mit der Schichtseite nach unten, in die Vertiefung eines Färbeblockes gelegt wurde, schnell gegossen. Färbung 1 Stunde, besser länger (über Nacht). Bevor das Deckgläschen mit Pinzette herausgenommen wird, entfernt man das auf der Oberfläche der Farblösung gebildete Häutchen mit einem Fließpapierstreifen. Kurzes Abspülen des Deckgläschens in Leitungswasser, Trocknen und Einschließen in Kanadabalsam (Hoffmann).

2. Sehr gute Resultate gibt die Schnellfärbungsmethode nach Schereschwesky.

Der Ausstrich wird in einer Doppelschale 1 Minute über Osmiumdämpfen fixiert, dann dreimal kurz durch die Flamme gezogen und in eine Petrischale mit Giemsalösung 1 Vol. zu 8—10 Vol. Aqu. dest. gelegt. Hierauf kommt die Schale für 10—15 Minuten auf ein dampfendes Wasserbad. Ein Zuträufeln von neuer Farblösung gegen Ende der Färbung ist wünschenswert.

Oder:

13—15 Tropfen Giemsalösung werden mit 10 ccm einer 0,5% Glyzerinwasserlösung im Reagenzglas aufgekocht und die heiße Lösung, die frei von Fällungen sein muß, wird auf das Deckgläschen gegossen und für 2—3 Minuten darauf belassen. Erscheint das Präparat nach der Abspülung nicht rot genug, so wird die Prozedur wiederholt.

3. Auch die Klaußnersche Methode arbeitet schnell und ist einfach und gut.

Fixation über Osmium 1—2 Minuten. Das Präparat wird mit folgender Lösung übergossen und etwa 20—30 Sekunden über der Flamme erhitzt: 3 ccm Anilinöl mit 20 ccm dest. Wasser 5—10 Minuten kräftig schütteln, filtrieren und das Filtrat im Verh. 2 : 1 mit einer konzentrierten alkohol. Gentianaviolettlösung versetzen. Abspülen in Wasser. Abtrocknen. Die Lösung ist 1—2 Monate haltbar.

Das für den Praktiker bequemste und schnellste Verfahren ist das Burrische Tuscheverfahren:

Dieses Verfahren, das die Vorteile des Dunkelfeldverfahrens auszunutzen versucht und doch die Apparatur desselben vermeidet, beruht auf der Methode Burris, der zur besseren Sichtbarmachung von Bakterien, Reinkulturverdünnungen mit chinesischer Tusche verrieb und auf diese Weise die Bakterien ungefärbt auf schwarzem Untergrunde darstellte. Diese Methode wurde zuerst von Hecht und Wilenko für den praktischen Nachweis der Spir. pall. angewendet. Hecht und Wilenko verdünnten eine Öse spirochätenhaltiges Material mit einigen Tropfen Wasser und verrieben eine Öse dieses Gemisches mit einer Öse flüssiger chinesischer Tusche.

Ich benutze die von Frühwald angegebene Modifikation: Man entfernt mit einem Skalpell die obersten Lagen des zu untersuchenden luetischen Krankheitsherdes und schabt dann noch so lange, bis etwas Serum, das möglichst wenig mit Blut vermengt sein darf, hervortritt. Hiervon nimmt man eine Öse und verreibt sie mit einem Tropfen Tusche in möglichst dünner und gleichmäßiger Schicht, wobei das Präparat einen gelb-braunen Farbenton annimmt. Zweckmäßig verreibt man erst das Material ein wenig mit dem Tuschetropfen und streicht ihn dann mit dem Rande eines Deckglases oder was besonders dünne Ausstriche gibt, mit einer benutzten Gilette-Klinge auf einem Objektträger aus. Nach dem Trocknen des Präparates, was meist in einer halben Minute geschehen ist, untersucht man direkt ohne Deckglas mit der Ölimmersion, indem man einen Tropfen Zedernöl auf den Ausstrich gibt. Im Mikroskop sieht man das Gesichtsfeld ziemlich homogen, gelb oder lichtbraun gefärbt, unterbrochen von verschiedenen weißen Stellen. Es sind dies größere Elemente, rote und weiße Blutkörperchen etc. Kommt man an eine geeignete Stelle, so sieht man klar und deutlich die charakteristischen steilen, korkzieherartigen Windungen der Spir. pall.

Dieses Verfahren, zu dem entweder die Pelikantusche von Grübler-Leipzig oder die Perltusche von Günther & Wagner verwendet werden kann, hat den Vorteil, daß die Technik die bisher einfachste ist, die zur Darstellung der Spir. pall. angegeben wurde und daß es daher von jedem Praktiker ohne irgendwelche Apparate in der Sprechstunde ausgeführt werden kann. Allerdings kann die Herstellung der Präparate auch hier und da mißlingen, ein Ereignis, das aber deshalb nicht stark ins Gewicht fällt, weil man mißlungene Präparate sofort oft schon makroskopisch erkennen und ausschalten kann. Auch kann man entgegen dem Dunkelfeld die Präparate konservieren und erst später untersuchen.

Das Verfahren hat gegenüber anderen Methoden den Nachteil, daß im Burri-Präparat die Diagnose eben nur aus der Form gestellt werden kann, während im Giemsapräparat die eigenartige blaßrosa Färbung, im Dunkelfeld die typische Bewegung

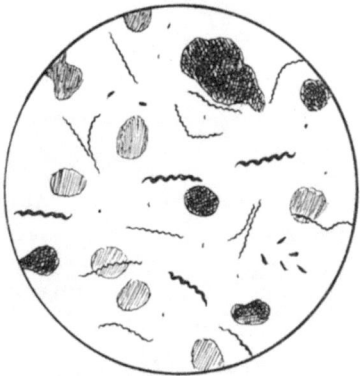

Abb. 1. Ausstrichpräparat aus Spiroch. pall.-haltigem Material.

als zweiter diagnostischer Faktor hinzukommt. Immerhin reicht das Verfahren für die Praxis in den meisten Fällen aus. Schwierigkeiten können bei stark eitrigem Material entstehen, wobei nicht der normale homogene, sondern ein körniger Untergrund zustande

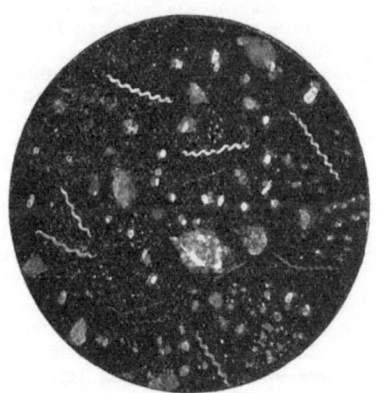

Abb. 2. Tuschepräparat nach Burri.

kommt, der die Auffindung der Spirochäten unmöglich machen kann. —
Die Diagnose auf Spirochaeta pallida erfordert einige Übung, sie kann auch dem Geübteren schwer werden, wenn differentialdiagnostisch andere Spirochäten in Betracht kommen, die der

pallida sehr ähnlich sein können (Spir. dentium). Deshalb ist der Nachweis von Pallidae in Krankheitsprodukten der Mundhöhle nur bei großer Übung mit Sicherheit zu erbringen.

Zur Erkennung der Spirochaeta pallida im gefärbten (Abb. 1) und ungefärbten (Abb. 2) (Burri-) Präparat dienen folgende Hauptmerkmale (E. Hoffmann):

Spiroch. pallidae.	Andere Spirochäten.
Große Länge bei äußerster Feinheit des Fadens.	Faden im Verh. zur Länge weit dicker, daher plumperes Aussehen.
Enden stets spitz.	Enden meist stumpfer.
Spirale besitzt tiefe steile und sehr regelmäßige Windungen von Korkzieherform.	Windungen flacher und unregelmäßiger.
Große Elastizität und Formbeständigkeit der Spirale, daher schwerer deformierbar.	Weicher und biegsamer, daher Form veränderlicher.
Färbung nach Giemsa blaßrosa.	Nach Giemsa bläulichrot.

Am besten ist es, wenn der Praktiker sich ein sicheres und gut ausgeführtes gefärbtes und ein Burripräparat zu eventuellen Vergleichszwecken vorrätig hält und das Auge vor jeder Untersuchung von neuem auf die typischen Merkmale der Spirochaeta pallida einstellt.

Die Menge der Spirochäten ist in den einzelnen luetischen Produkten sehr verschieden. Sie ist am größten in geschlossenen und erodierten Primäraffekten, in erodierten Effloreszenzen der Sekundärperiode (erod. Papeln, breite Kondylome etc.), in Plaques muqueuses der Schleimhaut und in den Organen bei kongenitaler Lues; sie sind spärlich vorhanden in geschlossenen Papeln, luetischen Lymphdrüsen, den Produkten der Lues maligna, sowie den ulzerierten Primäraffekten, Papeln und Schleimhautprodukten. Sie sind praktisch nie nachweisbar in tertiären Produkten und im Blut (daselbst nur durch komplizierte Methoden zuweilen zu finden).

Hieraus ergeben sich die Grenzen der diagnostischen Verwertbarkeit des Spirochätennachweises von selbst. Er tritt vor allem in der Primärperiode in sein Recht, dort wo es gilt, die Natur zweifelhafter Primäraffekte, besonders auch extragenitaler festzustellen. (Siehe klinische Diagnose.) Der Spirochätennachweis ist hier häufig die einzige diagnostische Methode, die uns zur Verfügung steht, da im frühen Primärstadium auch die Serumreaktion meist noch negativ ist. Auf diese Weise ermöglicht der Spirochätennachweis die Stellung einer Frühdiagnose der Syphilis und kann für die Frage der Kupierungsmöglichkeit bzw. Frühbehandlung von ausschlaggebendem Wert sein.

Unentbehrlich ist ferner der Spirochätennachweis bei der Diagnose kongenitaler Lues aus Organen, und bei der Feststellung der Ätiologie pathologisch-anatomischer Veränderungen (Gefäß-, Lebererkrankungen etc.). Auch hier kann häufig nur auf diese Weise Klarheit geschaffen werden.

Schon mehr in den Hintergrund tritt die Spirochätenuntersuchung dagegen in der Sekundärperiode, in der das klinische Bild im Verein mit der Serodiagnose in der Mehrzahl der Fälle ausreichen wird. Immerhin wird es öfters erwünscht sein, die Natur verdächtiger Sekundärerscheinungen trotz positiver Serumreaktion auch mikroskopisch zu sichern. (Über die Leichtigkeit des Spirochätennachweises bzw. ihre Häufigkeit in den verschiedenen Sekundärprodukten s. oben.)

Praktisch aussichtslos ist das Suchen nach Spirochäten in den Latenzzeiten, in der Tertiärperiode und im Blut! Auch die Drüsenpunktion gibt nur sehr unsichere Resultate.

Der positive Befund von Spirochaeta pallida beweist mit absoluter Sicherheit: Syphilis.

Der negative Befund spricht nicht mit derselben Sicherheit gegen die luetische Natur eines bestimmten Krankheitsproduktes. Immerhin wird auch besonders der wiederholterhobene negative Befund in einer auch klinisch zweifelhaften Effloreszenz bis zu einem gewissen Grade diagnostisch verwertet werden können, vorausgesetzt, daß es sich

a) um solche Prozesse handelt, in denen, falls sie luetischer Natur sind, Spirochäten sehr zahlreich zu sein pflegen.
b) keinerlei lokale Behandlung der betreffenden Stelle stattgefunden hatte.

Ätiologische Diagnose des Ulcus molle.
(Wird erzeugt durch die von Ducrey entdeckten Streptobazillen.)

Färbung: Der Eiter des Geschwürbelages (besonders den Geschwürsrändern zu entnehmen) wird dünn auf Objektträger aufgestrichen und kurz über der Flamme fixiert. ½ Stunde färben in polychromer Methylenblaulösung (Grübler, Leipzig). Dann kommt das Präparat in ca. 10 ccm dest. Wasser, dem 2—3 Tropfen Glyzerinäther beigemischt sind. Es wird darin belassen, bis eine gute Entfärbung (Präparat hellblau) eingetreten ist, dann abgespült, getrocknet und mit Ölimmersion untersucht.

Streptobazillen sind nicht in allen Ulcera mollia leicht im Ausstrich nachweisbar. Am ehesten gelingt der Nachweis in ganz frischen Ulzerationen.

Sicherer ist daher der Nachweis durch Autoinokulation, die für den Patienten ganz unbedenklich ist:

Man infiziert eine Lanzette mit etwas Eiter des verdächtigen Ulcus (am besten vom Rande) und setzt am Oberschenkel oder den seitlichen Bauchpartien einen Impfschnitt, den man am besten mit einem Uhrgläschen, das von Heftpflasterstreifen fixiert ist, bedeckt. Nach 24 bis 48 Stunden entwickelt sich ein typisches Ulcus molle, falls die suspekte Stelle Streptobazillen enthielt, anderenfalls heilt die kleine Wunde unter einem unspezifischen Bilde rasch ab. Im Eiter dieses Impfulcus sind nun Streptobazillen mit großer Leichtigkeit nachzuweisen. Ist die Diagnose gesichert, so bepinsele man das Impfulcus 1—2 mal mit Acid. carb. liquefact. und bestreue es mit Jodoform oder einem Ersatzpräparat. Die Autoinokulationsstelle heilt dann rasch und ohne Komplikation ab.

Die Charakteristika der Ulcus molle-Erreger (Stäbchenketten von verschiedener Länge — zuweilen nur wenige Glieder zeigend und Diplo- oder Streptokokken nicht unähnlich, zuweilen aber lange gestreifte Bänder bildend vergegenwärtige man sich am besten jedes Mal vor etwaiger Stellung einer Diagnose an der Hand eines vorrätig gehaltenen typischen Präparates (Abb. 3).

C. Serologische Diagnose.

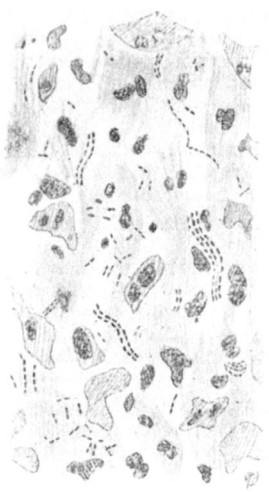

Abb. 3. Ulcus molle-Erreger (Streptobazillen).

Die bisher praktisch einzig bewährte Methode zur serologischen Luesdiagnose ist die im Jahre 1906 von Wassermann, Neißer und Verfasser entdeckte Komplementbindungsreaktion (Wassermannsche Reaktion, W. R.). Sie beruht auf der Eigenschaft syphilitischer Blutsera mit Extrakten aus syphilitischen Organen in eigenartiger Weise zu reagieren: nämlich aus einem hämolytischen System (Komplement = Meerschweinchenserum; hämolytischer Ambozeptor = Serum eines gegen Hammelblut immunisierten Kaninchens; rote Blutkörperchen vom Hammel), Komplement zu binden und so die Auflösung der roten Blutkörperchen zu verhindern. Mischt man also ein syphilitisches Serum mit Organextrakt (Antigen) und fügt nach einiger Zeit die übrigen Faktoren des hämolytischen Systems zu, so bleibt die Hämolyse aus, das Hammelblut behält seine Deckfarbe (positive Reaktion). Setzt man denselben Versuch mit einem nichtsyphilitischen Serum an, so wird das Komplement nicht gebunden, die roten Hammelblutkörperchen können sich daher lösen, das Röhrchen zeigt die durchsichtige Lackfarbe (negative Reaktion).

Das Wesen der Reaktion hat noch keine eindeutige Klärung gefunden, es handelt sich um Änderungen des Blutserums physikalischer oder chemischer Natur, die im Laufe der Luesinfektion zustande kommen. Giftstoffe oder gar Spirochäten werden mit Hilfe der W. R. nicht nachgewiesen, obgleich diese Annahme in Laienkreisen, aber auch bei manchen Ärzten verbreitet ist.

Obgleich die verschiedensten mehr oder weniger brauchbaren vereinfachenden Modifikationen angegeben worden sind, bleibt die Technik der Reaktion immer noch eine so schwierige und erfordert eine so große biologische Schulung, daß nicht dringend genug vor dem Rate, der praktische Arzt solle die Reaktion selbst ausführen, sowie vor der Verwendung fabrikmäßig hergestellter Reagentien gewarnt werden kann. Die Fehlerquellen, die nur der Geübte vermeiden kann, sind so große, die Reagentien selbst so labile, daß kein in diesen Dingen Unbewanderter bei der Schwere der

Die Behandlung der Syphilis in der ärztlichen Praxis.

heute aus der positiven Reaktion zu ziehenden Schlüsse, die Verantwortung für „nebenbei" oder gar in der Sprechstunde ausgeführte Untersuchungen übernehmen kann. Die Reaktion gehört in große Laboratorien, wo stets zahlreiche Seren und Extrakte zu vergleichenden und kontrollierenden Prüfungen sowie geschulte Kräfte zur Verfügung stehen.

Die Tätigkeit des praktischen Arztes sollte sich daher bei der serologischen Diagnose lediglich auf die Blutentnahme, die Einsendung des gewonnenen Serums an eine große und zuverlässige Untersuchungsstelle, sowie auf die Beurteilung und Nutzanwendung des ihm mitgeteilten Resultates erstrecken. Dieser Teil der serologischen Diagnose ist ebenso verantwortungsvoll und schwierig als der rein technische der Ausführung der Reaktion, der dem Praktiker naturgemäß fern liegen muß.

Technik der Blutserumgewinnung.

Die meisten großen Untersuchungsstationen stellen sterile Glasröhrchen zur Blutsendung in versandfähiger Verpackung zur Verfügung. Die Ge-

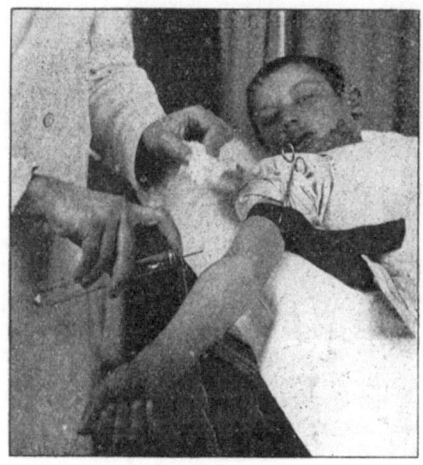

Abb. 4. Venenpunktion.

winnung eines absolut sterilen Serums ist nicht erforderlich, außer wenn das Serum bis zur Untersuchung längere Zeit lagern muß. Es ist besser, der Untersuchungsstelle das abgegossene Serum als das ganze Blut (inkl. Blutkuchen) einzusenden. Bei der jetzt in den meisten Laboratorien üblichen Untersuchung mit mehreren Antigenen und nach mehreren Methoden ist es wünschenswert, ein möglichst großes Serumquantum zu senden (mindestens 2 ccm Serum, also mindestens 5 ccm Blut entnehmen!). Wenn man die Venenpunktion sachgemäß ausführt, ist es für den Arzt ebenso leicht und für den Patienten ganz gleichgültig, ob man ihm nur 1 ccm oder ein halbes Reagenzglas Blut entnimmt! Für die Untersuchungsstelle und im Interesse der Sicherheit des Resultates ist es aber sehr wesentlich, daß eine genügende Serummenge zur Verfügung steht.

Die Blutentnahme (siehe Abb. 4) geschieht folgendermaßen: Um den Oberarm wird ein Stück breites Gummiband (Hosenträger) gelegt und mit einer Arterienklemme so fest angezogen fixiert, daß der Radialpuls eben noch fühlbar ist. Die Kubitalvene springt sodann in den allermeisten Fällen sehr deutlich hervor, besonders wenn man den Patienten noch auffordert, eine Faust zu machen. Ist die Vene nicht sichtbar, so ist ihr Verlauf fast stets dem palpierenden Finger fühlbar. Die Einstichstelle wird dann mit einem in Benzin getauchten Tupfer abgerieben. Der Arzt ergreift nun eine ausgekochte Punktionsnadel, am besten die Strauß sche Nadel (zu beziehen durch Haertel, Breslau M, 2 Mk.) mit der rechten Hand, nimmt in dieselbe Hand in der in der Figur (Abb. 5) ersichtlichen Weise ein sauberes Reagenzröhrchen, in die linke Hand einen sterilen Mulltupfer und geht nun in die Vene ein. Bei einiger Übung gelingt die Blutentnahme regelmäßig und das Blut strömt in einem Strahl in das Röhrchen. Ist die Hälfte desselben gefüllt, so komprimiere man mit der linken Hand die Einstichstelle mit Hilfe des darauf gedrückten Mulltupfers, ziehe die Nadel heraus, lege sie sowie Punktionsnadel und Röhrchen aus der Hand, löse mit der so freigewordenen rechten Hand die Arterienklemme und hebe den Arm des Patienten hoch, während mit der linken Hand immer noch der Mulltupfer auf die Einstichstelle gedrückt wird. Nach einer halben Minute steht die Blutung und die kleine Wunde wird mit einem Zinkoxydpflaster bedeckt. Verband ist überflüssig. Auf diese Weise kann man ohne jede Assistenz sehr bequem die Venenpunktion ausführen, die für den Patienten viel angenehmer ist, als Blutentnahme durch Schröpfköpfe oder Einschnitte, die meist doch nicht die nötige Blutmenge liefert (höchstens bei sehr fetten Leuten oder bei Säuglingen anzuwenden, falls die Venenpunktion nicht gelingen sollte).

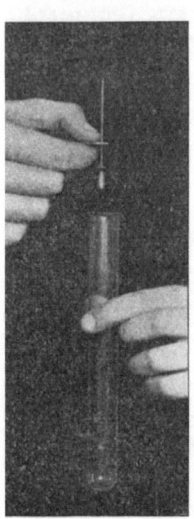

Abb. 5.

Das Blut bleibt nun ca. ½ Stunde kühl stehen und der gebildete Blutkuchen wird dann mit einer ausgeglühten Platinnadel oder Stricknadel von der Glaswand des Röhrchens abgelöst. Nach wiederum 1 Stunde hat sich reichlich Serum abgesetzt, das nun in das sterile Versandröhrchen abgegossen und verschickt wird. (Bezeichnung des Namens von Patient und Arzt sowie Ort nicht vergessen!)

Andere Körperflüssigkeiten (Speichel, Urin etc.) haben sich zur Anstellung der Reaktion als unbrauchbar erwiesen. Ausgenommen ist hier die Untersuchung der Lumbalflüssigkeit.

Die Untersuchungsstelle meldet nach kurzer Zeit: Positiv, negativ oder zweifelhaft.

Positiv ist ein Serum, das vollkommene oder fast vollkommene Hemmung der Hämolyse zeigt.

Negativ ist ein Serum, das keine komplementbindenden Substanzen enthält, das also die Hämolyse nicht hemmt.

Zweifelhaft ist ein Serum, das eine geringe Quantität komplementbindender Substanzen, wie sie zuweilen auch bei nicht luetischen vorkommt, aufweist. Ein solches Serum zeigt also nur eine schwache Hämolysenhemmung und steht in der Mitte zwischen einem sicher positiven und einem sicher negativen Serum.

Wiederholte Untersuchungen sichern meist die Diagnose. Ein Serum ist überhaupt nicht zu untersuchen, das in den Kontrollen (Serum allein ohne Antigen) hemmt. Derartige Selbsthemmungen von Seren kommen zuweilen ohne erkennbare Ursache vor. Wiederholung der Blutentnahme in einiger Zeit ist notwendig. Eine quantitative Auswertung der Reaktion (stark, schwach pos. +, ++, +++ etc.) ist oft irreführend und für den Praktiker von sehr geringem Wert. Man vermeide jedenfalls prinzipiell dem Patienten über die quantitative Stärke Mitteilung zu machen, der naturgemäß derartigen Unterschieden eine Bedeutung beimißt, die ihnen gar nicht zukommt (übertriebene Angst bei drei oder vier Kreuzen-Sorglosigkeit bei einem einzigen etc.).

Diagnostische Bewertung der Reaktion.

Die Komplementbindungsreaktion ist entsprechend ihrem Wesen nicht im biologischen Sinne spezifisch für die Syphilis, sondern nur in hohem Grade charakteristisch für die Krankheit, d. h. es kommt ein der W. R. analoges Phänomen auch bei einigen anderen Krankheiten und Zuständen bei Menschen vor, die nicht an Syphilis leiden. Es beeinträchtigt jedoch dieses Vorkommen in keiner Weise den hohen diagnostischen Wert der Reaktion. Man muß nur diese wenigen Ausnahmen kennen, um keine Fehlschlüsse zu ziehen. Kann man jedoch die gleich aufzuzählenden Affektionen ausschließen, so beweist der positive Ausfall einer einwandfrei ausgeführten Reaktion mit völliger Sicherheit Syphilis.

Die Affektionen mit zuweilen positiver Reaktion ohne Lues sind:
1. Frambösie, Rekurrens und Trypanosomenerkrankungen (Schlafkrankheit). 2. Lepra (anscheinend tuberöse, häufiger als nervöse). 3. Scharlach (nur bei frischen Fällen und rasch wieder verschwindend). 4. Malaria (anscheinend meist nur im Anfall.) 5. Schwere konsumierende Krankheiten (Karzinom, Tuberkulose im Endstadium), besonders kurz vor dem Exitus.

Unzulässig für die Serumreaktionen sind ferner: a) Leichensera; b) Seren, die während schwerer, hoch fieberhafter Erkrankungen entnommen wurden; c) Seren, die während der Narkose gewonnen worden sind.

Im Primärstadium tritt die positive Reaktion in der Regel erst in der 4.—5. Woche post infectionem auf. Es ist das also eine Zeit, in der der Primäraffekt noch nicht deutlich ausgeprägt sein braucht, und es bildet daher die positive Reaktion im Primärstadium neben dem Spirochätennachweis (s. diesen) eines der wichtigsten frühdiagnostischen Symptome der Syphilis. Die positive Reaktion im Primärstadium zeigt an, daß eine allgemeine Durchseuchung des Organismus bereits stattgefunden hat, eine Tatsache, die für Prognose und Therapie von größter Wichtigkeit ist. Ist die Diagnose Primäraffekt durch Spirochätennachweis sicher und die Reaktion negativ, so haben wir mit der Kupierung durch Exzision bzw. lokale Zerstörung und energischer Frühbehandlung noch einige Aussicht auf Erfolg.

In der Sekundärperiode ist die Reaktion positiv in ca. 95% (nach der Sternschen Modifikation sogar fast 100%). Bei maligner Lues sind häufiger negative Reaktionen beobachtet worden.

Im Tertiärstadium finden sich ca. 70%, in den Latenzstadien ca. 50% positive Reaktionen (hier spielt der Einfluß der Behandlung eine große Rolle.)

Die positive Reaktion beweist bei Beachtung der erwähnten Ausnahmen und aus Gründen, auf die hier nicht näher eingegangen werden kann, nicht nur, daß der betreffende Mensch sich einmal mit Lues infiziert hat, sondern daß er noch luetisch ist, d. h. daß er irgendwo im Körper noch Syphilisgift beherbergt. Von der Beachtung dieses Satzes hängt die ganze Verwertbarkeit der Reaktion für die Praxis ab.

Die negative Reaktion kann, weil sie auch in manifesten Fällen (im Sekundärstadium selten, im Tertiärstadium häufiger) vorkommen kann, nie mit Sicherheit gegen Lues verwertet werden. Immerhin spricht ein besonders in Intervallen und wiederholt erhobener negativer Ausfall mit großer Wahrscheinlichkeit gegen Syphilis, ebenso spricht negative Reaktion mit großer Sicherheit gegen progressive Paralyse (siehe unten).

Der diagnostische Wert der Reaktion ist in klinisch zweifelhaften und latenten Fällen ein enormer und es ist nach den bisherigen Erfahrungen nicht dringend genug zu raten, daß jeder Arzt in irgendwie verdächtigen Fällen von diesem neuen diagnostischen Hilfsmittel Gebrauch macht (s. klinische Diagnose).

Es muß jedoch hervorgehoben werden, daß selbstverständlich eine Lokaldiagnose auf serodiagnostischem Wege nicht gestellt werden kann, daß z. B., wenn es sich um die Frage: tubero-serpiginöses Syphilid oder Karzinom? handelt, eine positive Reaktion nur besagt, daß Syphilis vorhanden, nicht aber die verdächtige Erscheinung selbst syphilitischer Natur ist. Deshalb dürfen in derartigen zweifelhaften Fällen zugunsten der Serodiagnose nicht die anderen diagnostischen Methoden (z. B. histologische Untersuchung, Tuberkulin etc.) vernachlässigt werden (s. klinische Diagnose und Spirochätennachweis).

In sozial-hygienischer Beziehung spielt die Reaktion eine große Rolle bei der Feststellung von latenter Lues bei Ammen und Kindermädchen (im Dresdener Säuglingsheim fiel die Reaktion bei 10% der Ammen positiv aus und bei sorgfältiger Weiterbeobachtung ließ sich bei ¾ der Kinder dieser Ammen später Lues feststellen.) Positiv reagierende Ammen sind unter allen Umständen vom Stillgeschäft bei gesunden Kindern auszuschließen.

Ferner wird die Reaktion immer mehr zur Erkennung latent syphilitischer Prostituierter herangezogen. So fanden z. B. Dreyer und Meirowsky nach der Originalmethode bei 80%, nach Stern 98% positive Reaktion bei Prostituierten (s. auch M. Müller).

In anderen medizinischen Disziplinen hat die Reaktion bisher eine Anwendung gefunden, die aus folgender kurzer Zusammenstellung hervorgeht:

1. Neurologie. Bei Tabes dorsalis findet sich positive Reaktion nach Plaut im Serum 79%, in der Lumbalflüssigkeit 64%. Nach Noguchi 78 und 56%, Nonne 60 und 3%. Schütze fand unter 100 Fällen 57 mal das Serum, 18 mal die Lumbalflüssigkeit und 6 mal beide Flüssigkeiten positiv. Einmal reagierte die Lumbalflüssigkeit positiv, das Serum negativ. Ein

großer Teil der Tabesfälle ist also sicher nachweisbaren luetischen Ursprungs. (Trotz häufiger negativer Anamnese.)

Bei progressiver Paralyse läßt sich im Serum zu 100 % positive Reaktion nachweisen. Die Lumbalflüssigkeit reagiert fast immer (unter 147 Paralytikern fand Plaut nur 6 mal die Lumbalflüssigkeit negativ) positiv. Eine positive Reaktion im Serum plus Lumbalflüssigkeit spricht also bei klinischem Verdacht mit größter Wahrscheinlichkeit für Paralyse.

Bei Lues cerebri reagiert das Serum fast konstant positiv, die Lumbalflüssigkeit weit seltener, eine Tatsache, die einigen Wert für die Differentialdiagnose der Lues cerebri und der Paralyse hat.

Bei Idiotie fanden Raviard, Breton und Petit unter 246 Fällen 32 % positive, ohne daß in den meisten Fällen Luesanamnese vorhanden war.

2. Innere Medizin. Luetische Natur der Aorteninsuffizienzen, Arteriosklerose, Aortenaneurysmen (s. Ziesche, Citron, Schütze u. a.).

Positive Reaktion bei Arthritis deformans (Heckmann), Leberzirrhose (Eswein-Parvu), perniziöse Anämie (Roth), Hodgkinsche Krankheit (Kaan).

3. Chirurgie. Ätiologie von Arthritis chronica (Karewski), Differentialdiagnose zwischen Tumor und Lues (Coenen, Baetzner, Wolfsohn u. a.).

4. Augenheilkunde. Ätiologie von Iritis, Keratitis parenchym., Chorioretinitis, Augenmuskellähmungen etc. (Cohen, Gutmann, Wolff, Best u. a.).

5. Geburtshilfe. Positive Reaktion bei Eklampsie (Groß und Bunzel).

6. Laryngologie. Ätiologie der Ozäna (Eisenlohr, Alexander, Wolfstein, Sobernheim), Otosklerose und „nervöse" Schwerhörigkeit (Busch u. a.).

(Genaue Literatur siehe Bruck, Serodiagnose der Syphilis, Springer 1909.)

Eine besondere Beachtung verdient noch die Bereicherung unserer Kenntnisse über hereditäre Lues, die den Serumuntersuchungen zu verdanken ist. In erster Linie wurden hier die sogenannten Vererbungsgesetze eingehend studiert und an der Hand der Serumreaktion kontrolliert.

1. Colles-Baumèssches Gesetz (Frauen, die vom Vater her syphilitische Kinder geboren haben, können gesund bleiben und sind immun gegen Syphilis).

Es geht aus den Untersuchungen von Bauer, Engelmann, Ritschel und anderen hervor, daß alle kurz nach der Geburt hereditär luetischen Kinder untersuchten Mütter positive Reaktion zeigen.

Ferner beweisen die Untersuchungen von Knöpfelmacher und Lehndorff, daß diejenigen Frauen, die innerhalb der letzten 4 Jahre luetische Kinder geboren haben, in demselben Prozentverhältnis positiv reagieren wie latente Luetiker. Daraus ergibt sich, daß Mütter hereditär luetischer Kinder trotz scheinbarer Gesundheit latent luetisch sind und daß die scheinbare Immunität nur durch die noch bestehende Krankheit bedingt wird. Das Colles-Baumèssche Gesetz besteht also nicht zu Recht.

2. Paterne Vererbung. Die Häufigkeit der serodiagnostisch bewiesenen Krankheit der Mutter zeigt, daß die materne Vererbung zum mindesten die Regel ist, wenn diese Kenntnis auch die Möglichkeit einer paternen Vererbung nicht absolut ausschließt.

3. **Profetasches Gesetz** (gesunde Kinder luetischer Eltern sind immun). Außer den zahlreichen klinischen Gründen, die gegen die Richtigkeit dieses Gesetzes sprechen, geht aus den Serumuntersuchungen hervor, daß gerade in den Fällen, die man als Beweise für echte Immunität anscheinend gesunder Kinder angesehen hat, positive Reaktion, also latente Krankheit und daher scheinbare Immunität vorliegt. Das Profetasche Gesetz besteht also ebenfalls nicht zu Recht.

Es muß ferner hervorgehoben werden, daß die positive Reaktion symptomloser Kinder luetischer Mütter häufig erst mehrere Wochen post partum auftritt. Diese Tatsache spricht im Verein mit klinischen Erfahrungen (s. klinische Diagnose) (eigenartige Latenzzeit kongenital-luetischer Kinder in den ersten Lebenswochen) dafür, daß die Infektion der Kinder intra partum bedeutend häufiger ist, als man früher annahm.

Was die Bedeutung der Reaktion für die Prognose anbetrifft, so ist es klar, daß nach dem Gesagten eine positive Reaktion im Latenzstadium für den Träger nie ganz gleichgültig ist, denn wir sehen dieselbe als Beweis dafür an, daß die Krankheit noch nicht geheilt ist oder wenigstens, daß noch irgendwo im Körper Virus vorhanden ist. Dazu kommt die Erfahrung, daß in gar nicht so seltenen Fällen solche Herde trotz jahrzehntelanger Latenz wieder mobil werden und zu Erscheinungen führen. Wir wissen ferner, daß 100% aller Paralytiker positive Reaktion zeigen, und es darf daher die Annahme nicht zu gewagt erscheinen, daß die Paralytiker sich aus den positiven Spätlatenten rekrutieren. Positive Reaktion bedeutet also für uns immer: Möglichkeit eines tertiären oder metasyphilitischen Rezidivs.

Über den Sitz des Virus und über den Grad der Infektiosität sagt uns natürlich die positive Reaktion gar nichts. Deshalb haben wir auch, vor die Frage des Ehekonsenses gestellt, kein Recht, einzig und allein auf die positive Reaktion hin die Ehe zu versagen, weil bereits eine reichliche Erfahrung gelehrt hat, daß mit positiver Reaktion behaftete Männer ohne Gefahr für ihre Frauen geheiratet und gesunde Kinder gezeugt haben. Ein gewisses Risiko ist natürlich bei der Erteilung des Ehekonsenses an solche Personen vorhanden, aber wir haben jetzt durch die positive Reaktion den großen Vorteil überall da, wo es angängig ist, wenigstens den Versuch zu machen, durch noch eine oder mehrere gründliche Kuren die positive Reaktion in eine negative zu verwandeln.

Was die negative Reaktion in den Latenzstadien betrifft, so kann eine einmalige Untersuchung ebensowenig wie in den Stadien mit Erscheinungen mit Sicherheit als beweisend gegen Lues angesehen werden. Wird aber ein negativer Befund in geeigneten Intervallen (etwa 2—3 Monate) mehrfach erhoben, so ist er sicherlich in diagnostischer und prognostischer Beziehung von großer Bedeutung. Auf die Verwertbarkeit der Reaktion zur Beruhigung von Syphilophoben sei nur verwiesen (siehe Mühsam).

Durch die spezifische Therapie kann die positive Reaktion abgeschwächt bzw. negativ gemacht werden. (S. Behandlung.) Man denke daher stets daran, daß bei luesverdächtigen

Fällen mit negativer Reaktion der Ausfall der Reaktion auch von einer etwa eben vorhergegangenen spezifischen Kur beeinflußt worden sein kann. Derartige Fälle muß man dann wiederholt untersuchen, nachdem wochenlang jede antisyphilitische Therapie ausgesetzt worden ist.

D. Diagnose ex juvantibus.

Die mächtige Unterstützung, welche die klinische Syphilisdiagnose durch die ätiologische und serologische erhalten hat, macht die früher wichtige Diagnosenstellung aus der Art der Heilwirkung eines Antisyphilitikums zum größten Teil überflüssig.

Bei zweifelhaften Fällen des Primär- und Sekundärstadiums wird es stets möglich sein, durch Spirochätennachweis oder Seroreaktion oder durch beides die Diagnose zu klären und dann erst die Therapie einzuleiten.

Bei verdächtigen Primäraffekten, bei denen etwa durch voraufgegangene Behandlung oder durch Mischinfektion (Ulcus molle) der Spirochätennachweis bei wiederholten Untersuchungen nicht gelingt und bei denen die Serumreaktion noch negativ ist, wird man nicht mit der Therapie beginnen, sondern erst den weiteren Verlauf und das etwaige Positivwerden der Reaktion (ca. 4—5 Wochen post. inf.) abwarten müssen.

Sekundärfälle mit Erscheinungen, bei denen die Diagnose nicht ätiologisch oder serologisch gesichert werden kann, sind enorm selten. Schwierigkeiten können hier nur manche Fälle von Lues maligna machen, bei denen der Spirochätennachweis häufiger mißglückt und die auch zuweilen negativ reagieren. Hier hat eine Diagnose ex juvantibus (1—2 Salvarsaninjektionen) ihre Berechtigung.

Die Jarisch-Herxheimersche Reaktion (Provokation bzw. Herdreaktion luetischer Produkte im Anschluß an Hg oder Salvarsan) hat für die praktische Syphilisdiagnose eine sehr geringe Bedeutung.

Sichere Methoden, um in verdächtigen oder serologisch negativen latenten Fällen eine etwaige latente positive Reaktion zu provozieren, gibt es vorläufig noch nicht.

Im Tertiärstadium hat auch heute noch die Diagnose ex juvantibus eine höhere Bedeutung. Der Spirochätennachweis ist hier immer, die Serodiagnose nicht selten negativ. In solchen Fällen kann man durch eine kurze Joddarreichung rasch die Diagnose klären. Man mache es sich jedoch zur Regel, nie kleine Joddosen zu geben, die hierfür ganz zwecklos sind und nur irreführen. Man gebe am ersten Tage dreimal täglich 0,5 Jodkali, am zweiten schon dreimal 1,0 und steige eventuell auf 5—6—8 g pro die.

Ebenso berechtigt und direkt indiziert ist eine Diagnose ex juvantibus bei luesverdächtigen, serologisch aber negativen Fällen von Organerkrankungen (Auge, Ohr, Nervensystem, Herz, Aorta, Gelenke etc etc.). Die Art der Therapie (Salv., Hg oder JK) ist von Fall zu Fall zu bestimmen.

Therapie der Syphilis.

Die Behandlung der Syphilis hat durch die großen Entdeckungen der letzten Jahre — Spirochäten, Serumreaktion, Salvarsan

— eine derartige Umgestaltung erfahren, daß fast alles, was früher für den Therapeuten als die Regel galt, heute sich geändert hat. Die Erkennung und Behandlung der Syphilis ist heute viel **sicherer**, aber zugleich auch viel **verantwortungsreicher und schwieriger geworden**. Es muß, wie schon oben gesagt, vom praktischen Arzt die Kenntnis alles dessen verlangt werden, was zur Erkennung der Syphilis gehört. Daß er jedoch bei dem heutigen Stande der Therapie diese mit derselben Sorgfalt und Sachkenntnis leiten kann, wie der Spezialist, ist eine unmögliche Forderung! Doch wird sich auch der praktische Arzt mit den **Prinzipien** der modernen Luesbehandlung genügend bekannt machen müssen, um dort, wo ein Spezialist nicht erreichbar ist, die Behandlung selbst und zwar **so zu leiten, daß die enormen Fortschritte der heutigen Zeit auf diesem Gebiete auch wirklich zum Wohle des Kranken voll ausgenutzt werden**. In vielen Fällen und besonders bei solchen Kranken, die ihren Aufenthaltsort häufig wechseln, wird sich auch immer ein ersprießliches **Zusammenarbeiten** zwischen praktischem Arzt und Spezialarzt ermöglichen lassen, vorausgesetzt, daß der erstere über den modernen Stand der Syphilisfragen ausreichend orientiert ist.

Allgemeine Prinzipien.

Bis vor einigen Jahren wurde in der allgemeinen Praxis die Behandlung der Syphilis etwa folgendermaßen geleitet: Die **Therapie begann mit dem Ausbruch der Allgemeinerscheinungen**, also im **Sekundärstadium** der Krankheit. In dieser Beziehung hatte sich das Dogma ausgebildet, es sei nicht empfehlenswert, im Primärstadium mit der Behandlung zu beginnen, da die Kur viel wirksamer sei, wenn das Exanthem bereits erschienen ist. Dieses Dogma hatte **keinerlei klinische oder experimentelle Stützen**, sondern verdankte in erster Linie der Tatsache seine Entstehung, daß früher in vielen Fällen im Primärstadium keine sichere Diagnose gestellt werden konnte und daher folgerichtig erst das Exanthem zur Entscheidung der Frage abgewartet werden mußte, ob denn überhaupt Lues vorlag oder nicht! Hatte dann endlich die Behandlung begonnen, so wurde sie bekanntlich in zweierlei Weise weitergeführt. Die meisten behandelten **symptomatisch**, d. h. nur bei manifesten Symptomen, indem sie behaupteten, daß die Antisyphilitika **nur dann** wirken könnten, wenn Syphilissymptome vorhanden sind. Die anderen, die den Angaben von **Fournier** und **Neißer** folgten, behandelten **chronisch-intermittierend** und stellten ein Schema auf, nach dem sie auch in den Latenzzeiten der Krankheit in gewissen Intervallen Kuren ausführten und empirisch feststellten, daß ca. 5—7 Kuren im Verlauf von ca. 3—4 Jahren ausgeführt, zur Behandlung genügen. Was die verwendeten Mittel selbst anbelangt, so wurde das **Quecksilber meist in Form von Einreibungen im Frühstadium, das Jod im Spätstadium** benutzt.

Wenn schon die klinische Erfahrung den alten Streit zwischen symptomatischer und chronisch-intermittierender Behandlung **zugunsten der letzteren entschieden hat**, so haben doch erst die letzten Jahre völlig aufklärend gewirkt. Wir wissen jetzt, daß die Syphilis durch ein Lebewesen erzeugt wird, das **möglichst bald und vollkommen zu vernichten das Ziel der Therapie** sein muß. Wir wissen jetzt, daß die Spirochäten nicht nur in allen syphilitischen Produkten sekundärer und tertiärer Natur, sondern auch in den Latenzzeiten in den inneren Organen sich befinden, daß ihre Virulenz ganz die gleiche bleibt und daß in allen Stadien der Syphilis der Kampf gegen die Erreger geführt werden muß. Durch die nachgewiesene Übertragungsmöglichkeit der Syphilis auf das Tier und die experimentellen Impfungen hat sich herausgestellt, daß wir bisher für die Praxis nur zwei echte Antisyphilitika besitzen, die Quecksilberverbindungen und gewisse organische Arsenikalien, Mittel, die eine ätiologische Therapie ermöglichen, d. h. die Spirochäten selbst und zwar zu allen Zeiten der Krankheit vernichten. Das Jod hingegen tötet die Spirochäten gar nicht oder nur sehr unvollkommen ab, wirkt nur auf die pathologisch-anatomischen Produkte, besonders der Tertiärperiode und kann daher nur als Unterstützungsmittel, nicht aber als eigentliches Heilmittel betrachtet werden.

Das Leitmotiv der modernen Syphilistherapie lautet daher: Abtötung der Spirochäten durch Behandlung mit echten Antisyphiliticis sobald und solange noch Erreger im Körper vorhanden sind, gleichgültig, ob die letzteren Symptome machen oder nicht. Daraus ergibt sich:

Die Behandlung hat so zeitig wie nur irgend möglich, d. h. sobald eine sichere Diagnose zu stellen ist, zu beginnen. Diese Frühdiagnose ist nun heute durch Spirochätennachweis und Blutuntersuchung (s. diese) ungleich leichter zu stellen, als das früher aus den klinischen Symptomen möglich war. Sobald wir in einer, wenn auch klinisch noch ganz uncharakteristischen Erosion, typische Spirochaetae pallidae nachgewiesen haben, sind wir heute nicht nur berechtigt, sondern geradezu verpflichtet, die Therapie einzuleiten, weil, wie sich immer mehr zeigt, nicht nur die Frühbehandlung die Chancen für eine schnelle Heilung der Krankheit beträchtlich erhöht, sondern weil es auch in einer anscheinend gar nicht geringen Anzahl von Fällen im frühen Primärstadium gelingt, die Syphilis therapeutisch zu kupieren. Der Spirochätennachweis steht somit als frühdiagnostische Methode in erster Linie. Ergänzend tritt die Blutuntersuchung hinzu und zwar 1. in den (seltenen) Fällen, in denen in lokal noch nicht beeinflußten Primäraffekten Spirochäten nicht nachweisbar sind; 2. wenn der Primäraffekt sekundär infiziert, ulzeriert oder durch Lokalbehandlung (Kalomel!) beeinflußt ist, so daß Spirochäten nicht gefunden wurden; 3. dort, wo der Primäraffekt bereits im Abheilen oder abgeheilt ist, Sekundärsymptome aber noch nicht aufgetreten oder beobachtet sind.

Bei der Verwertung der Serumreaktion für Diagnose und Therapie muß beachtet werden: 1. daß die positive Reaktion im Durchschnitt erst in der 4.—5. Woche post infectionem aufzutreten pflegt und 2. daß die positive Reaktion die bereits eingetretene Generalisation des Virus anzeigt. Daraus ergibt sich, daß in den Fällen, in denen bei positivem Spirochätennachweis die Behandlung schon zu einer Zeit einsetzen kann, in der die positive Reaktion noch nicht aufgetreten ist, die Aussichten für eine erfolgreiche Kupierung bei weitem größer sind als bei schon bestehender positiver Blutreaktion. Es muß schließlich für die Frage der Frühbehandlung der Syphilis noch erwähnt werden, daß wir jetzt durch histologische Untersuchungen wissen, daß Spirochätenhaufen an Stelle des ehemaligen Primäraffektes selbst nach völliger Abheilung desselben noch lange Zeit liegen bleiben und zu Rezidiven führen können.

Wir kommen daher für die **Früh- bzw. Abortivbehandlung der Lues** zu folgenden Prinzipien:

1. Es sind **Spirochäten nachgewiesen,** die **Serumreaktion ist noch negativ: Exzision oder Kauterisation** des beginnenden Primäraffektes. (In sehr seltenen Fällen genügt die Entfernung des Primäraffektes zur Kupierung der Syphilis.) Sicherer ist, an die Exzision **sofort** eine kurze Behandlung mit einem schnell und energisch wirkenden Antisyphilitikum anzuschließen. (Asurol- oder intravenöse Salvarsaninjektion s. später.) In jedem Falle muß sich an die Behandlung eine alle 4 Wochen stattfindende **klinische und serodiagnostische Kontrolle,** die **ein halbes Jahr lang** dauert, anschließen. Ist während dieser Zeit **weder** eine klinische Erscheinung, **noch** positive Reaktion eingetreten, so kann die Syphilis als **kupiert** betrachtet werden.

2. Es besteht **klinischer Verdacht,** es lassen sich **keine Spirochäten** nachweisen, die Reaktion ist noch **negativ:** Serodiagnostische Kontrolle alle 8—14 Tage. Sofortiger Beginn der Behandlung, sobald positive Reaktion auftritt, und zwar wenn möglich Exzision oder Kauterisation des Primäraffektes und Einleitung einer antisyphilitischen Kur. (Kombinierte Asurol- und graue Öl-Kur; intravenöse Salvarsan-Injektionen s. später.) Ist nach der Behandlung die Reaktion negativ geworden, sind Sekundärerscheinungen nicht aufgetreten, so ist man berechtigt, von einer weiteren Behandlung Abstand zu nehmen und alle 1—2 Monate serodiagnostisch zu kontrollieren, um erst dann, falls Symptome oder positive Reaktion auftritt, erneut zu behandeln. Bleibt Patient ein Jahr lang symptomfrei und sein Blut dauernd negativ, so ist die Syphilis als geheilt zu betrachten.

Die durch die moderne Frühdiagnose ermöglichte Frühbehandlung der Syphilis ist als einer der bedeutendsten **Fortschritte** auf dem Gebiete der Syphilistherapie zu bezeichnen. Denn immer mehr bricht sich die Erkenntnis Bahn, daß **je früher eine Lues behandelt wird, desto schneller die Heilung zu erreichen ist und daß gerade die erste oder die ersten Kuren für den ganzen Erfolg der Therapie maßgebend sind.** Es ist zweifellos, daß

1. die einzelne Kur im **Frühstadium leichter** die positive Serumreaktion in eine negative verwandeln kann als im Spätstadium der Erkrankung;
2. eine gründliche, in mehreren energischen Kuren bestehende Behandlung im **Frühstadium** den Patienten **viel häufiger dauernd frei** von Erscheinungen und **die positive Reaktion dauernd verschwinden** machen, d. h. eine Definitivheilung bewirken kann, als im **Spätstadium.**

Die sich an die erste Kur anschließenden weiteren Kuren sind nun nicht wie früher **schematisch** vorzunehmen, sondern sowohl die Länge der einzelnen Kur als die Wiederholung derselben muß außer von etwaigen Erscheinungen von einer **chronisch-intermittierenden** Blutuntersuchung abhängig gemacht werden, wobei die **positive** Reaktion als Syphilissymptom anzusehen und das **Negativwerden** und das **Negativbleiben** der Reaktion als das durch die Therapie zu erstrebende Ziel zu betrachten ist. Wir werden also künftighin die einzelne Kur nicht nach gewissen Schemata (30 Einreibungen, 12 Salizylinjektionen oder dgl.) ausführen dürfen, sondern wir werden unter Kontrolle der Serumreaktion häufig über das bisher übliche Maß hinausgehen.

Im Prinzip halten wir auch im Spätstadium eine positive Reaktion für eine genügende Indikation zur Behandlung. Daß Späterscheinungen mit positiver Reaktion (nicht nur mit Jod, sondern auch mit Hg-Kuren bzw. Salvarsan) zu behandeln sind, ist nach dem oben über die Wirkung des Jod Gesagten selbstverständlich. Aber auch bei Spätlatenten mit positiver Reaktion, bei denen keine oder eine ungenügende Behandlung stattgefunden hat, halten wir erneute Kuren für wünschenswert. Im Spätstadium ist es, wie gesagt, bedeutend schwieriger, eine negative Reaktion zu erreichen, und wir werden daher auch hier besonders häufig über das bisherige Maß der Kur hinausgehen müssen. Daß hierbei natürlich in erster Linie das Allgemeinbefinden des Patienten eine ausschlaggebende Rolle spielt und daß man nicht ad infinitum weiter behandeln kann, um ein Umschlagen der Reaktion zu erzwingen, versteht sich von selbst.

Auf die negative Reaktion hin eine Behandlung zu unterlassen, ist man nur dann berechtigt, wenn die negative Reaktion dauernd und bei wiederholten Untersuchungen zu konstatieren ist und wenn dieselbe nicht mit dem klinischen Befunde kontrastiert.

Was nun die Mittel anbelangt, so kommen, wie erwähnt, für eine Behandlung, die nicht nur auf Beseitigung von Erscheinungen, sondern auf die Vernichtung der Syphiliserreger abzielt, nur zwei in Betracht: die Quecksilber- und die organischen Arsenverbindungen.

I. Quecksilber.

Die experimentelle Syphilisforschung hat gelehrt, daß zwar die Vernichtung der Spirochäten um so sicherer und nachhaltiger gelingt, die Erscheinungen um so schneller verschwinden, je größere Einzeldosen zur Wirkung gelangen (daher die rasche Wirkung der Kalomelkuren!), daß jedoch die therapeutisch anwendbaren Quecksilbereinzeldosen nie eine sofortige vollkommene Sterilisation des Organismus von den Spirochäten zu bewirken vermögen. Es sind demnach diejenigen Kuren am wirksamsten, bei denen eine Ausscheidung des Hg nicht zu rasch erfolgt und der Körper einer kräftigen Dauerwirkung ausgesetzt wird.

Wenig wirksam und den übrigen Kuren bei weitem unterlegen — das hat sich sowohl aus den Tierversuchen als aus serologischen Untersuchungen der letzten Jahre deutlich gezeigt — sind die internen und die Einreibungskuren, bei denen die Menge des zur Resorption gelangenden Hg eine stets wechselnde und unkontrollierbare ist. Es sind daher derartige Kuren nur ausnahmsweise (z. B. bei Säuglingen) zu verwenden.

Interne Kuren (Kalomel, Hg-oxydulat. tannic., Mergal etc.) sind nur ganz selten, wo andere Darreichungsarten nicht möglich sind, oder zu Kombinationen zu empfehlen.

Dort, wo Einreibungskuren, wie es ja in der Praxis häufig vorkommt, nicht zu umgehen sind, verlange man wenigstens, daß der Patient seine Lebensweise der Kur anpaßt. Das Hg bei Inunktionskuren wird durch die Einatmungsluft resorbiert, es muß daher der Patient sich möglichst immer in demselben Raume aufhalten, der nicht unnötig gelüftet werden darf. Einreibungskuren, während deren sich der Patient einen großen Teil des Tages an der frischen Luft aufhält, sind ganz zwecklos.

Für die Einreibungskur benutze man außer der alten grauen Salbe das Ungt. Hydrarg. c. resorbino parat., das in praktischen graduierten Tuben (ad tubam graduatam 30 g 75 Pfg.) in den Handel kommt, oder für besondere Fälle das durch Zinnober rot gefärbte Ung. rubr. c. resorb. parat. Jeder Teilstrich der Tube = 1 g Salbe. Durchschnittsdose für Erwachsene 3 g für jede Einreibung, im ganzen 30—40 Inunktionen.

Ebenso brauchbar sind Hg-vasogen, Hg-vasenol, Hg-mitin, Unguent.-Heyden (eine Calomelolsalbe, die Haut und Wäsche nicht beschmutzt).

Ersatzmittel der Schmierkuren (Welandersche Säckchen, Merkulintschurz etc.) wirken noch unsicherer.

Viel zu schwach wirken ferner die alleinigen Injektionen mit löslichen Hg-Verbindungen (Sublimat, Oxyzyanat, Injectio Hirsch, Enesol, Embarin (führt nach unseren Erfahrungen nicht selten zu sehr heftigen Nebenerscheinungen; Vorsicht!) etc., weil 1. die mit der Einzelinjektion einführbare Hg-Menge eine zu kleine und 2. die Wiederausscheidung des Hg eine viel zu rasche ist.

Brauchbarer ist eine Behandlung mit unlöslichen Quecksilbersalzen.

Technik bei Injektionen unlöslicher Hg-Verbindungen: Als Spritzen wähle man außer für das graue Öl und das 40%ige Kalomel, die besondere Spritzen erfordern (s. unten), Einkubikzentimeter-Spritzen mit langer, nicht zu enger Kanüle. Spritzen und Kanülen werden in Paraffin. liquid., das aseptisch bleibt, aufbewahrt und vor jeder Injektion damit durchgespritzt. Besondere Desinfektionsmaßnahmen sind überflüssig. Wasser darf an die Spritzen und Kanülen nicht herankommen. — Die Präparate werden in kleinen starkwandigen Flaschen mit abgerundetem Boden verschrieben, müssen unmittelbar vor der Injektion sehr gut geschüttelt oder besser leicht erwärmt und mit einem mörserartigen Glasstab nochmals verrieben werden.

Als Injektionsstellen wähle man den oberen äußeren Quadrant des Glutäus, und zwar möglichst immer abwechselnd rechts und links und jedesmal eine andere Stelle. Die Stelle wird mit Benzin gereinigt, dann mit senkrecht stehender Nadel möglichst tief eingestochen. Nun injiziert man nicht sofort, sondern nehme erst die Spritze von der Kanüle und warte eine Viertelminute, ob etwa Blut kommt, d. h. ob die Spitze der Kanüle etwa in einem Blutgefäß liegt (Lungenembolie!) oder noch besser, man aspiriere durch Zurückziehen des Spritzenkolbens und beobachte, ob Blut in die Spritze tritt. Ist das nicht der Fall, so injiziert man den Inhalt der Spritze. Dann spritze man einige Teilstriche Luft nach, um das Hg am Eintritt in den Stichkanal (Infiltrate) zu verhindern, drücke nun mit dem Zeigefinger und Daumen der linken Hand auf den Stichkanal und ziehe nun erst die Kanüle heraus.

Von den unlöslichen Hg-Salzen erfreuen sich bekanntlich das Hg-salizylicum und das Kalomel der größten Beliebtheit.

Das erstere ist ein entschieden noch ziemlich milde wirkendes Präparat, da es nur kleine Mengen Hg einzuführen gestattet und die Ausscheidung auch hier noch rasch vor sich geht. Dagegen ist das Kalomel von ausgezeichneter rascher Wirkung, da die damit einführbare Hg-Menge größer ist als bei allen anderen Hg-Salzen. Allerdings ist die Dauerwirkung der Kalomelkuren wegen der immerhin noch kurzen Remanenz eine weniger gute. Beiden Präparaten haften zudem manche nicht zu vermeidende Nachteile der unlöslichen Hg-Salze (zuweilen schmerzhafte Infiltrate, Abszedierungen bei Kalomel, komplizierte Technik) an.

Verschreibungsweise des Hydrarg. salicylicum (54% Hg.):

Hg-salicyl. 1,0
Paraff. liquid. ad 10,0

Davon ½—1 ccm in 3—4 tägigen Pausen.

Noch besser wird das Präparat vertragen, wenn man das Paraffin durch Vasenol. liquid. ersetzt. (Kommt in den Handel als „Vasenol-Hg-salicyl. steril. 10%. Injectio Köpp.")

Verschreibungsweise des Calomel (84,9 % Hg.):

Entweder ebenso zubereitet wie Hg-salicyl., d. h. 10%ig mit Paraff. liquid. oder Vasenol (Vasenol-Calomel steril. 10% Injectio Köpp). Davon 1—2 mal wöchentlich 0,5—1,0 ccm.

Oder in kleinerem Volumen als 40%iges Calomel-Öl Zieler (Kade-Berlin) mit Barthélemy- oder Zielerscher Spritze zu injizieren!

Kalomel ist das am energischsten wirkende Hg-Präparat. Die Injektionen sind aber häufig nicht schmerzlos und führen besonders bei Frauen zuweilen zu Abszessen. Deshalb immer im Laufe der Kur etwaige Knotenbildung beobachten und eventuell Aussetzen der Injektionen!

Über die Dauer der einzelnen Kur (im Durchschnitt 10—15 Injektionen) siehe die allgemeinen Prinzipien der Therapie!

Unter Berücksichtigung der oben dargelegten Verhältnisse ist in der Breslauer Hautklinik eine Hg-Behandlung üblich, die durch kombinierte Anwendung zweier Hg-Präparate: 1. beim Beginn der Behandlung, Einführung relativ großer und schnell wirkender Hg-Mengen bezweckt und 2. durch kontinuierliche Behandlung mit einem Hg-reichen, aber nur langsam wirkenden und sehr lange remanierenden Präparat eine Dauerwirkung gewährleistet.

Diese beiden Präparate sind das von Neißer empfohlene von Schöller und Schrauth dargestellte Asurol und das graue Öl in Form des Mercinol.

Das Asurol ist ein Doppelsalz aus Hg-salic. und amidooxyisobuttersaurem Natron, mit einem Gehalt von 40,3 % Hg in gebundener, nicht ionisierbarer Form. Das Präparat ist in Wasser löslich und fällt kein Eiweiß. Seiner Wirkung nach steht es ungefähr in der Mitte zwischen löslichen und unlöslichen Hg-Salzen, d. h. es verbindet die Vorteile einer Gruppe mit denen der anderen. Als lösliches Salz ist die Injektion selbst eine äußerst bequeme und gefahrlose; es bilden sich keine schmerzhaften Infiltrate und keine erst allmählich resorbierten Hg-Depots an den Injektionsstellen. Die Resorption erfolgt rasch und die Wirkung ist eine sehr schnelle und energische. Im Organismus selbst wird das Asurol erst allmählich nach Verteilung in den Organen durch die Salze des Serums in eine wirksame Form übergeführt. Es ist daher ungiftiger als gewöhnliche lösliche Hg-Salze und gestattet, viel größere Einzeldosen von Hg dem Organismus zuzuführen.

Dosierung: zweimal wöchentlich 1 bis 3 ccm 5%ige Lösung (1 ccm einer 5%igen Asurollösung = 0,02 Hg, 2 ccm einer 5%igen Asurollösung = 0,04 Hg).

Nebenwirkungen: Zuweilen leichte Schmerzen unmittelbar nach der Injektion, aber meist nach wenigen Stunden vorübergehend. Entsprechend der raschen Resorption und Wirkung Schwellung des Zahnfleisches und zuweilen Darmkoliken, ca. 8—10 Tage post injectionem, jedoch auch schnell und ohne nachteilige Folgen verschwindend. Keine Nierenschädigung.

Die Remanenz des Asurols ist zwar etwas größer als bei den gewöhnlichen löslichen Hg-Salzen, aber nicht genügend, um eine Dauerwirkung zu entfalten. Daher ist eine nur mit Asurol durchgeführte Kur unvollkommen und es muß daher dieses schnell wirkende Präparat kombiniert werden mit dem langsam, aber sehr lange wirkenden Mercinol, ein 40% metallisches Hg enthaltendes salbenförmiges Präparat. Bezüglich seiner Verwendung gibt Neißer folgende Vorschriften:

1. Man muß ein sehr gut hergestelltes „graues Öl"-Präparat haben, wie solche aus Paris und aus Breslau unter dem Namen Mercinol (Engel-Apotheke, Scheitnigerstraße 28) zu beziehen sind. Nur solche tadellose Präparate geben eine Gewähr dafür, daß die Injektionen nicht regelmäßig von starken Infiltraten begleitet werden.

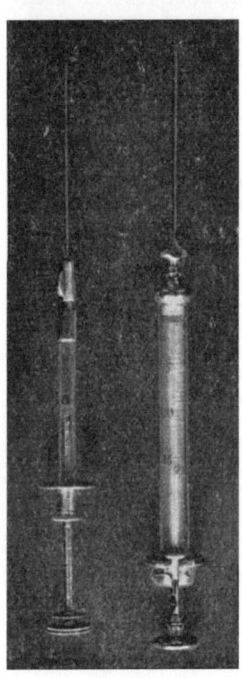

Abb. 6.
a) Barthélemy-Spritze
b) Rekord-Spritze.

2. Man muß sich der „Barthélemy"-schen oder der Zielerschen „Rekord"-Spritze bedienen, d. h. also kleiner (¼ ccm Inhalt), sehr sorgfältig graduierter Spritzen, die die allerfeinste Dosierung erlauben (Abb. 6).

3. Die Injektionen müssen tief in die Glutäen gemacht werden. Die Injektionsmasse darf nicht dicht unter der Haut, sondern muß jenseits der Fettschicht oder in der Muskulatur liegen. Nach der Injektion soll man sorgsam massieren.

4. Embolien und Blutungen vermeidet man (s. oben) dadurch, daß man nach dem Einstechen die mit dem Ol. ciner. gefüllte Spritze von der mit Paraffin. liquid. gefüllten Nadel abnimmt und wartet, ob ein Herausbluten aus der Nadel erfolgt.

Ist dies der Fall, so muß man die Nadel herausnehmen und ein zweites Mal an einer entfernten Stelle einstechen.

5. Man muß bei Menschen, welche trotz der Anwendung guten Öles und trotz regulär gemachter Injektionen harte, feste, das Quecksilberdepot einhüllende Bindegewebsknoten bekommen, mit den Injektionen aufhören! Die Beachtung dieser Vorschrift ist der springende Punkt bei der Durchführung der Ol. ciner.-Kuren! Solche feste Indurationen verhindern die gleichmäßige Resorption des Quecksilbers. Da nun bei einem solchen Menschen durch immer wiederholte Injektionen immer neue Depots, die aber vorderhand nicht verarbeitet werden, angelegt werden, so hat man schließlich eine kolossale Masse von unverarbeitetem Quecksilber aufgespeichert, und diese führt, wenn dann später die Resorption aller dieser Knoten auf einmal beginnt, zu einer solchen Überschwemmung des Körpers mit Hg, daß die allergefährlichste, ja tödliche Intoxikation eintreten muß.

Die Anwendung der Mercinol-Injektionen ist derart, daß 5 Wochen hindurch jede Woche eine Injektion = 0,14 Hg = 1 Barthélemysche Spritze oder zweimal 0,07 Hg = ½ Spritze injiziert wird. Nach 5 Wochen wird eine Pause von 4—5 Wochen gemacht, um abzuwarten, ob nicht etwa von diesem ersten Zyklus von Injektionen eine Stomatitis entsteht. Gewöhnlich ist das nicht der Fall, und so beginnt jetzt ein zweiter Zyklus, ähnlich wie der erste. Die Gesamtkur dauert eigentlich 15 Wochen oder eigentlich noch viele Wochen länger, da ja noch wochenlang der Organismus unter dem Einfluß des injizierten Quecksilbers steht. Während dieser Zeit ist sorgfältigste Mundpflege erforderlich.

Die zur Injektion des grauen Öls zur Verwendung kommende Barthélemy-Spritze hat 14 Teilstriche, jeder Teilstrich entsprechend 1 cg Hg. Die ganze Spritze faßt somit 0,14 g, die halbe 0,07 g Hg.

Eine lediglich Anwendung des grauen Öls ist nur in latenten Fällen indiziert. In Fällen mit manifesten und besonders mit bedrohlichen Erscheinungen genügt die alleinige Anwendung des grauen Öls wegen seiner langsamen Wirkung nicht. Die dann am besten angewendete Kombination von Asurol und Mercinol ist folgende:

Asurollösung, 5%ig, in destilliertem abgekochten Wasser und in dunkler Flasche mit Glasstopfen aufbewahrt (Vermeidung von Kochsalzzusatz: Sublimatbildung!). Hiervon 1—2 ccm zur intraglutäalen Injektion. Oder: Asurollösung, 10%ig, hiervon ½—1 ccm vermischt mit ½—1 ccm einer 5%igen Novocainumnitr.-Lösung (zur Anästhesierung der Injektionsstelle). (Asurol ist auch 5%ig in Ampullen im Handel.)

1. Woche.

1. Tag: Mercinol ½ Barthélemy-Spritze = 0,07 Hg.
2. ,, 1—2 ccm 5%iges Asurol = 0,04 Hg.
4. ,, Mercinol ½ Barthélemy-Spritze = 0,07 Hg.
5. ,, 2 ccm 5%iges Asurol = 0,04 Hg.

Sämtliche Injektionen tief in die Glutäalmuskulatur.

2. Woche.

8. Tag: Mercinol ½ Barthélemy-Spritze = 0,07 Hg.
9. „ 2 ccm 5%iges Asurol = 0,04 Hg.
10. „ Mercinol ½ Barthélemy-Spritze = 0,07 Hg.
11. „ 2 ccm 5%iges Asurol = 0,04 Hg.

Nunmehr wird zur Vermeidung zu starker Wirkung eine Pause von ca. 4 Wochen gemacht, sodann die Kur fortgesetzt, und zwar ohne Asurol; nur noch mit Mercinol: 3 Wochen lang zweimal wöchentlich eine halbe Barthélemy-Spritze = 0,07 Hg oder 3 Wochen lang einmal wöchentlich eine ganze Barthélemy-Spritze = 0,14 Hg, so daß Patient am Schluß der Kur eine Gesamtmenge von 0,7 Hg durch das graue Öl und eine Gesamtmenge von 0,16 Hg durch das Asurol erhalten hat.

Selbstverständlich kann und muß dieses Schema je nach dem Alter und Gewicht des Patienten modifiziert werden. Bei Schwächlichen und besonders bei Frauen gebe man kleinere oder seltenere Dosen.

Bei jeder Hg-Behandlung ist eine sorgfältige Kontrolle des Urins notwendig und ganz besonders eine sorgsame Mundpflege (siehe unten). Bei Erkrankungen innerer Organe (Niere, Darm, Leber), bei chronischen Intoxikationen (Alkohol, Blei, Tabak etc.), ebenso bei alten Leuten, Kachektischen, Gichtikern, Arteriosklerotikern, Tuberkulösen und bei Schwangeren mit Nierenstörungen ist graues Öl kontraindiziert.

Bei jeder Hg-Kur ist regelmäßige Lebensweise erforderlich. Alkohol- und Nikotinabstinenz wünschenswert. Gleichzeitige hydrotherapeutische Prozeduren, Kohlensäure- und Schwitzbäder können nützlich sein, Schwefelbäder sind meist überflüssig, bei gleichzeitiger Schmierkur direkt nachteilig (Bildung unlöslichen und daher unwirksamen HgS auf der Haut).

Peinlichste Mund- und Zahnpflege, auch noch lange nach Abschluß der Kur (Zähne vorher in Ordnung bringen lassen): dreimal täglich reinigen mit Saluferin-, Biox- oder Pebeccopaste. Möglichst zweistündig Spülung mit Menthoxol (H_2O_2 — Menthol) ½ Teelöffel auf ein Glas Wasser.

Bei Stomatitis: Spülen mit Menthoxol, Pinseln mit Tinct. Ratanhiae, Tinct. Myrrhae ana.

In schwereren Fällen: Zahnbürste weglassen, zweimal täglich Reinigen der Zahnzwischenräume und nekrotischen Zahnränder mit Zahnstochern, deren Spitzen mit etwas Watte umwickelt und in reine Karbolsäure getaucht werden (natürlich vom Arzt vorzunehmen). Nach der Reinigung und Ätzung Einlegen von Streifen 5%iger Isoformgaze zwischen Zahnfleisch und Mundschleimhaut. Es ist zuweilen überraschend, wie schnell auf diese Weise selbst schwerere Stomatitiden abheilen, die bei Vernachlässigung zu sehr unangenehmen Erscheinungen führen können.

Bei eintretender Kolitis Aussetzen der Kur. Zuerst milde Abführmittel, dann Opium, Tannin etc., Diät.

Bei jeder Hg-Kur ist dauernd der Urin auf Albumen zu untersuchen, sofortiges Aussetzen der Kur! Schwitzen, Milch.

II. Arsenikalien.

Die früher gebrauchten Präparate Atoxyl und Arsacetin sind wegen ihrer nicht selten beobachteten nachteiligen Wirkung auf den Nervus opticus fast vollkommen verlassen und als einziges ungemein wirksames und zugleich nach den bisherigen Erfahrungen bei richtiger Anwendung unschädliches Mittel hat sich das **Salvarsan** erwiesen.

Salvarsan, früher Ehrlich-Hata 606 genannt, ist das Dichlorhydrat des Dioxydiamidoarsenobenzol, ein im evakuierten Röhrchen haltbares Pulver, das in Wasser (besonders in heißem und nach vorheriger Befeuchtung mit Alkohol) eine gelbe, stark saure Lösung ergibt. Durch Zusatz von Natronlauge fällt in der neutralen Flüssigkeit das Dioxydiamidoarsenobenzol, ein sich sehr leicht zersetzender gelatinöser, gelber Niederschlag aus, während bei weiterem Zusatz von Natronlauge die alkalische klare Lösung des Natronsalzes entsteht.

Neben diesem ,,Altsalvarsan" kommt noch ein ,,**Neosalvarsan**" in den Handel, das folgende Vorteile bieten soll:

1. **Es löst sich leicht in Wasser und mit vollkommen neutraler Reaktion.**
2. **Es wird besser vertragen** und kann daher in größeren Dosen angewandt werden.
3. **Die Wirksamkeit ist zum mindesten ebenso gut,** wie die des Altsalvarsans.
4. Es eignet sich auch zu **intramuskulären Injektionen.**

Es ist ungemein schwierig, aus der Salvarsanfrage, die zur Zeit noch so in Diskussion steht, jetzt bereits das herauszuschälen, was für den praktischen Arzt heute schon als sicher feststehend und verwertbar angesehen werden kann. Ich möchte daher die Frage nicht nach ihrem heutigen Standpunkt eingehend skizzieren, sondern nur die Punkte herausnehmen, die mit **größter Wahrscheinlichkeit als feststehend und erwiesen und für den praktischen Arzt als wichtig** betrachtet werden können. Daß möglicherweise im Laufe der nächsten Zeit unsere Anschauungen auch über diese Punkte sich noch ändern können und daß eine gewisse apodiktische Subjektivität in der Darstellung nicht zu umgehen ist, muß als selbstverständlich angesehen werden.

1. **Soll der praktische Arzt überhaupt selbst Salvarsan anwenden?**

Wenn auch in den **meisten Fällen die Salvarsananwendung besser dem Spezialisten überlassen wird,** der während der bisherigen Entwicklung der Salvarsantherapie seine Erfahrungen gesammelt hat, so besteht bei dem heutigen Stande der Technik kein prinzipieller Gegengrund, warum, falls er für notwendig erachtet, nicht auch der praktische Arzt das Mittel anwenden sollte. Der Praktiker, dessen ganze Luestherapie nicht nur in der Rezeptur von grauer Salbe oder einigen Sublimatinjektionen besteht, wird sich des Salvarsans mit genau dem gleichen Erfolge und ohne Risiko bedienen, wie z. B. der Injektion unlöslicher Hg-Salze. Die Furcht, daß das Salvarsan ,,gefährlicher" ist als das Hg, kann heute bereits als **unbegründet** erachtet werden. Beide Mittel können ihre Gefahren haben, beide Mittel verlangen die Kenntnis ihrer Indikationen und Kontraindikationen. Derjenige Praktiker jedoch, der sich diese Kenntnis aneignet und gewissenhaft vorgeht, wird mit

dem einen Medikament ebensowenig schaden wie mit dem
anderen! —
    2. **Technik für den praktischen Arzt.** Das Präparat,
das der praktische Arzt ausschließlich anwenden möge, ist das
Neosalvarsan. (Es wird von einigen Seiten behauptet, daß es
etwas weniger wirksam ist als das Altsalvarsan.) Jedenfalls ist
die Technik bei Anwendung desselben eine äußerst leichte und
das Präparat wird entschieden besser vertragen.
    Es kann gegeben werden:
        a) In Form der intravenösen Infusion. Man braucht
hierzu: eine Glasbürette, einen Gummischlauch, ein Stückchen
Glasrohr, eine Straußsche Kanüle, die zusammen verbunden und
ausgekocht werden.

Technik (s. Abb. 7).

Man lagert den Patienten, staut mittelst Gummibinde die
Kubitalvene (s. Blutentnahme zur Wassermannschen Reaktion).
Desinfektion mit Alkohol oder Benzin. Man füllt in die Bürette

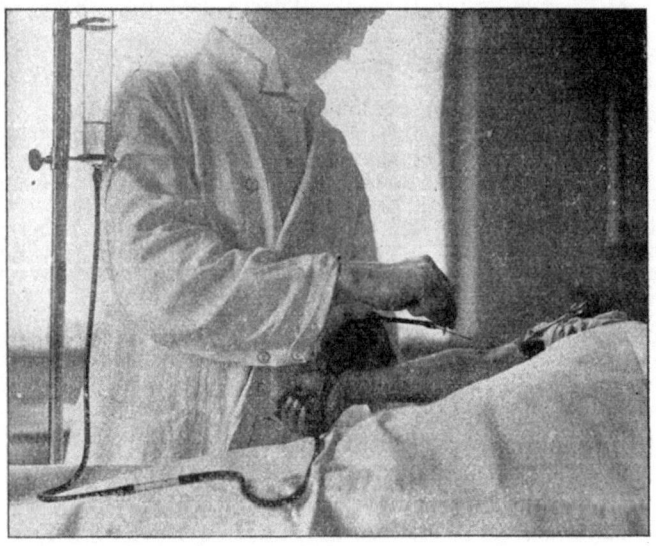

Abb. 7. Salvarsaninfusion.

etwas destilliertes Wasser oder 0,4%ige NaCl-Lösung (Bereitung
s. unten), läßt soviel ablaufen, daß Schlauch und Nadel gefüllt
sind (Vermeidung von Luftblasen) und führt die Nadel in die
Vene ein. Ist die Einführung gelungen, so sieht man das Venen-
blut an dem im Gummischlauch befindlichen Glasröhrchen zurückströmen. — Lösung der Stauungsbinde. — Nun gießt man die
Neosalvarsan-Lösung in die Bürette, die man beliebig höher stellen
oder halten lassen kann, und die Flüssigkeit strömt in die Vene;
ist die Bürette fast leer, so gießt man noch eine geringe Quantität

Die Behandlung der Syphilis in der ärztlichen Praxis.

destillierten Wassers oder NaCl-Lösung nach, die man ebenfalls noch einströmen läßt. Die ganze Prozedur dauert ca. 5—10 Minuten. — Nun klemmt man den Schlauch zu, zieht die Nadel heraus, indem man mit einem in der anderen Hand gehaltenen Tupfer die Einstichstelle komprimiert und verfährt wie nach der Venenpunktion (s. oben).

In bezug auf den Arsengehalt entsprechen
0,15 g „Neosalvarsan" Dosierung   I = 0,1 g „Salvarsan"
0,3   „   „   „   II = 0,2 „   „
0,45 „   „   „   III = 0,3 „   „
0,6   „   „   „   IV = 0,4 „   „
0,75 „   „   „   V = 0,5 „   „
0,9   „   „   „   VI = 0,6 „   „

Die durchschnittlichen Einzeldosen für Neosalvarsan bewegen sich von 0,6 bis 0,9 für Männer, 0,45 bis 0,75 für Frauen und 0,15 bis 0,3 für Kinder.

Die Lösungen für die intravenöse Infusion werden so hergestellt, daß man auf je 0,15 g Neosalvarsan 25 ccm frisch destilliertes und sterilisiertes Wasser oder 0,4%ige NaCl-Lösung von Zimmertemperatur nimmt. Die Lösungen dürfen nicht stehen gelassen werden, sondern müssen stets unmittelbar vor der Injektion bereitet

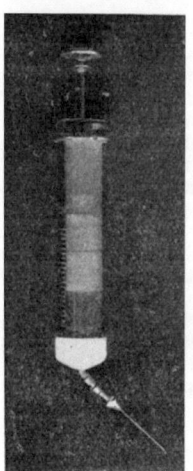

Abb. 8. Spritze zur intravenös. Infektion.

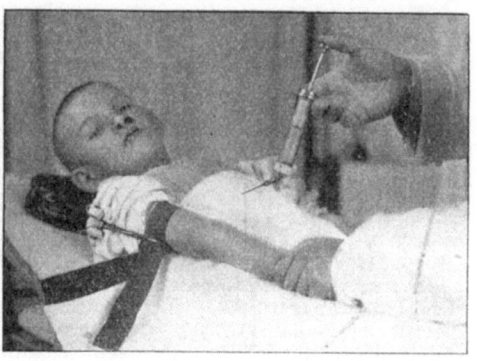

Abb. 9. Technik der intravenösen Infektion.

werden, da sie noch leichter oxydieren als die des Altsalvarsans. Die Temperatur der Injektionsflüssigkeit darf 20—22° nicht übersteigen und jedes etwaige Erwärmen muß unterlassen werden.

Das zu der Infusion zu verwendende Wasser muß kurz vorher zweimal frisch destilliert und sterilisiert werden. Zur Destillation verwende man möglichst nur aus Glas (Jenenser Glas) bestehende Apparate. (Solche werden geliefert z. B. von Alois Schmidt, Breslau, Schuhbrücke. Preis 12,50 Mk. oder „Autodestillator" von B. B. Cassel, Frankfurt a. M., Stiftstr.)

Die nach Salvarsaninfusionen beobachteten Nebenerscheinungen sind zum großen Teil auf mangelhaft destilliertes

Wasser zurückzuführen (Bakterienendotoxine - „Wasserfehler")! Man nehme Rücksprache mit einem bestimmten Apotheker und melde den Bedarf vor jeder Infusion an.
b) **Intravenöse Injektion.** Nötig: 10 ccm fassende Spritze mit Glas- oder Porzellanstempel, am besten mit gekrümmtem Kanülenansatz (Evens & Pistor-Cassel). (Abb. 8).
Die Neosalvarsandose wird in 5—10 ccm dest. Wasser — bei gutem Leitungswasser auch dieses abgekocht zu benützen — gelöst. Die Vene wird gestaut und in dieselbe eingestochen; das Blut beginnt gewöhnlich in die Spritze zurückzuströmen, falls die Nadel gut in der Vene liegt. Lösung der Stauungsbinde, langsame Injektion. — Dauer der Prozedur ca. 3 Minuten (Abb. 9).
c) **Intramuskuläre Injektion. Nur im äußersten Notfalle,** wenn intravenös nicht ausführbar (Säuglinge, starkes Fettpolster).
Je 0,15 g Neosalvarsan werden in je 3 ccm destilliertem Wasser gelöst. — Vor der Injektion (äußerer oberer Quadrant des Glutäus) Injektion von 5 ccm einer ½%igen Novokainlösung; Kanüle stecken lassen und nach einigen Minuten durch dieselbe die Neosalvarsanlösung injizieren.
Schmerzen und Infiltrate bleiben nicht immer aus!
Altsalvarsan-Infusionen und besonders intramuskuläre Injektionen von Altsalvarsan-Suspensionen in ihren verschiedenen Formen werden vom praktischen Arzt besser nicht ausgeführt (Infiltrate, Nekrosen!).
Man gebe Salvarsan am Vormittag, nachdem der Patient nur eine Tasse leichten Tee und Kaffee sowie eine Semmel zu sich genommen hat. — Nach dem Salvarsan bis zum Abend Bettruhe und leichte Diät.
Ein **Krankenhausaufenthalt** ist, wenn nicht besondere Indikationen vorliegen (sehr ausgebreitete manifeste Hauterscheinungen, zerebrale oder maligne Lues, Komplikationen etc.), überflüssig.
3. **Die Wirkung des Salvarsans** kann sich äußern: 1. in einem Verschwinden der Spirochäten in primären oder sekundären Produkten, 2. in einem Verschwinden manifester Erscheinungen, 3. in einem Verschwinden der positiven Serumreaktion.
In allen drei Punkten ist die **eminente Einwirkung des Mittels unverkennbar.** Die Spirochäten verschwinden fast konstant **schon 24 Stunden** nach der ersten Injektion. Sämtliche luetische Produkte können und werden in der Regel **allein vom** Salvarsan mehr oder weniger schnell zur Heilung gebracht. (Am auffallendsten ist die Wirkung bei Schleimhauterscheinungen und bei malignen Formen.) Häufig wird hierbei als der Ausdruck der spezifischen Wirkung des Mittels eine starke **Jarisch-Herxheimersche Reaktion** beobachtet (Lokalreaktion der syphilitischen Herde, bestehend in stärkerem Hervortreten mit roten Höfen oder in Provokation der vor der Injektion nicht sichtbaren Stellen. In selteneren Fällen versagt Salvarsan vollkommen (Arsenfestigkeit der Spirochäten?).
Inwieweit Salvarsan die **Serumreaktion beeinflußt,** kann noch nicht mit Sicherheit angegeben werden, da die einzelnen Angaben sich bei der Verschiedenartigkeit der Technik und Dosierung, die heute noch angewandt wird, naturgemäß widersprechen. Man kann ungefähr soviel sagen, daß eine Salvarsaninjektion in nicht zu kleiner Dosis ein Umschlagen der Reaktion etwa ebenso

häufig bewirkt, als eine gründliche Hg-Kur. Eines ist jedenfalls heute schon sicher, daß nämlich eine **einzige Injektion nur ganz ausnahmsweise** imstande sein dürfte, die Syphilis mit einem Schlage zu beseitigen. Höchstens im **frühen Primärstadium** dürfte es zuweilen gelingen, auf diese Weise die Krankheit zu kupieren. Aber auch mehrere in kurzen Intervallen wiederholte Salvarsaninjektionen dürften in vielen Fällen **nicht** genügen, um eine **Dauerheilung**, d. h. Freibleiben von Rezidiven und dauerndes Negativbleiben der Serumreaktion zu erzielen. Jedenfalls scheinen hierfür die Frühluesfälle viel größere Chancen zu bieten als diejenigen, bei denen die Infektion schon lange zurückliegt. Somit scheint sich auch für die Salvarsan- (wie für die Hg-) Behandlung immer mehr die **Etappenbehandlung** (mehrere in größeren Intervallen durchgeführte, aus mehreren Injektionen bestehende Kuren) notwendig zu erweisen.

Das Salvarsan ist also zweifellos ein **ausgezeichnetes**, dem Hg an Wirkung vielleicht **überlegenes Antisyphilitikum. Eine Dauerheilung der Krankheit wird aber auch durch dieses Mittel nur bei wiederholter Behandlung zu erzielen sein.**

4. **Nebenwirkungen:**

a) **Schmerzen und Infiltrate.** Nur nach intramuskulären Injektionen zuweilen auftretend. Verschwinden meist bald auf heiße Umschläge. — Schmerzen und Infiltrate nach intravenösen Infusionen oder Injektionen sind ausschließlich Folgen mangelhafter Technik (feuchte Verbände).

b) **Temperatursteigerungen, Erbrechen, Durchfälle.** Bei Benutzung **einwandfreien Wassers** und **guter Technik selten.** Zuweilen bei Patienten mit starken **manifesten** Symptomen unvermeidlich (Freiwerden von Toxinen durch Spirochätenauflösung?)

c) Herzpalpationen, Steigerung der Pulsfrequenz, Blutdruckschwankungen, Hyperämien des Gesichtes kommen zuweilen vor, verschwinden aber stets bald ohne Folgen.

d) In seltenen Fällen urtikarielle, morbilli- und skarlatiniforme **Exantheme**; gehen in einigen Tagen ohne Folgen zurück.

e) Die **Neurorezidive** (Augenmuskeln — Vestibularis etc.) sind mit größter Wahrscheinlichkeit **nicht der Ausdruck** einer „neurotoxischen" Komponente, sondern **luetische Erscheinungen.** Die „Neurorezidive" sind entschieden in der ersten Salvarsanzeit, in der man noch vereinzelte Dosen des Mittels gab, gehäufter aufgetreten. Bei **ausreichender Dosierung** und besonders **kombinierter Behandlung** mit Hg sind „Neurorezidive" **enorm selten.** Die meisten heilen prompt auf eine **verstärkte Salvarsan- oder Hg-Behandlung.**

f) Einzelne **Todesfälle** sind unter dem Bilde der Encephalitis haemorrhag. beobachtet worden, deren Entstehung unbekannt ist. **Kontrolle der Nieren vor Salvarsan-Darreichung. Urinmenge kontrollieren! (Verhütung etwaiger Anurie!). Zylinder. Eiweiß.**

5. Als **Indikationsgebiet für das Salvarsan** läßt sich nach den bisher vorliegenden Erfahrungen **jedes syphilitische Stadium**, auch die Latenzzeiten, bezeichnen, wenn das Mittel auch in erster Linie für das Primärstadium (Kupierung) und für Fälle mit bedrohlichen manifesten und malignen Er-

scheinungen, bei denen eine prompte und schnelle Wirkung erwünscht ist, in Betracht kommt. **Kontraindikationen** bieten schwere Herz- und Gefäß- sowie Lebererkrankungen, ferner schwere Diabetes und bereits beginnende Optikusatrophie. Zweifelhaft ist die Anwendung bei anderen **nicht** auf luetischer Basis beruhenden Augenhintergrundveränderungen. Gleichzeitig bestehende Tuberkulose ist **keine** Kontraindikation. Von der intravenösen Infusion sind alle Patienten mit unkompensierten Herzklappenfehlern, schwerer Arteriosklerose und Myokarditis auszuschließen.

6. **Schema der Salvarsanbehandlung**[1]:
a) **Bei manifesten Sekundärerscheinungen und sonst gesunden Erwachsenen**

1. Tag: I. 0,2 Salvarsan = 0,3 Neosalvarsan
4.   „ II. 0,4   „   = 0,6   „
10.—14. „ III. 0,6   „   = 0,9   „
21.—28. „ IV. 0,6   „   = 0,9   „

b) **Bei primären, tertiären und latenten Fällen.**

1. Tag: I. 0,4 Salvarsan = 0,6 Neosalvarsan
4.— 6. „ II. 0,6   „   = 0,9   „
10.—14. „ III. 0,6   „   = 0,9   „
21.—28. „ IV. 0,6   „   = 0,9   „

Bei schwächlichen Personen und Kindern entsprechend weniger (s. oben).

Über die Wiederholung der Kuren gelten die in den „allgemeinen Prinzipien" aufgestellten Regeln.

Kombinationen von Hg und Salvarsan sind gefahrlos und mit bestem Erfolge durchführbar, wenn man Salvarsan mit Mercinol-Injektionen kombiniert, also etwa in einen 4 wöchigen Salvarsanzyklus 4—8 halbe Barthélemy-Spritzen Mercinol einfügt. — Kombinationen mit stark nierenreizenden Hg-Verbindungen (Kalomel) haben Bedenken (Wechselmann). Doch sind bei sorgsamer Überwachung auch Kalomel-Salvarsankuren gefahrlos und mit bestem Erfolge gegeben worden (Gennerich u. a.). Jedenfalls bei jeder Kombinationskur strengste Urinkontrolle! (Urinmenge, Anurie! Eiweiß, Zylinder).

Jod.

Jodkali und seine Ersatzpräparate (Sajodin, Jodival, Jodostarin, Jodglidine etc.) sind **nicht** „echte Antisyphilitika" weil sie die Krankheitsursache (Spirochäten) nicht beseitigen können, sondern nur die pathologisch-anatomischen Prozesse beeinflussen. Ihre Hauptdomäne ist das Tertiärstadium, wo sie vor oder neben der Hg- und Salvarsanbehandlung angewandt werden mögen. Man gebe aber nur Dosen von 3 g JK aufwärts (—10 g). (Ersatzpräparate ihrem Jodgehalt entsprechend.) Niedrige Dosen sind hier zwecklos. — Ebenso leistet Jod in hohen Dosen bei maligner Lues meist ausgezeichnetes.

In den Frühstadien der Krankheit ist Jod meist entbehrlich, doch ist gegen „mobilisierende" (die Spirochäten freilegende) leichte Jodkuren (Touton) in den Intervallen der Hg- und Salvarsanbehandlung nichts einzuwenden.

---

[1] Das Schema entspricht den Erfahrungen der Breslauer Hautklinik. Von manchen Autoren werden kleinere, von anderen wieder größere Einzeldosen angegeben.

Man hüte sich, Jod innerlich während einer Kalomelbehandlung zu geben (Jodquecksilberbildung; schmerzhafte Infiltrate an den Injektionsstellen). — Während der grauen Ölkur kann Jod gegeben werden!
Jodkali wird am besten in folgender Mischung vertragen (Neißer):

    Kal. jodat.
    Natr. jodat.
    Natr. bicarbon. aa 10,0
    Aqua destill. 300,0
M. D. S. 3 mal tägl. 1—3 Eßlöffel in Milch (jeder Eßl. 0,5 JK
    + 0,5 JNa)
Bei Jod-Nebenerscheinungen (Schnupfen, Kopfschmerzen, Akne etc.) zuerst Versuch, die Dosis zu steigern. Man sieht dabei merkwürdigerweise oft, daß nun das Jod gut vertragen wird. — Beim Auftreten von schwereren Hauterscheinungen (Jodpurpura-Pemphigus, Jododerma) sofort aussetzen.

Eine durch andere Mittel als Hg und Salvarsan zu erzielende Beeinflussung oder gar Heilung der Syphilis kennen wir nicht. Jede rein physikalische oder diätetische Behandlung ist daher nicht nur völlig zwecklos, sondern geradezu schädlich, weil derartig behandelte Patienten häufig nicht nur herunterkommen, sondern weil auch gewöhnlich der Zeitpunkt für eine relativ schnelle Heilung (Frühstadium der Syphilis, s. oben) versäumt wird.

Eine Kombination, insbesondere der Hg-Kuren, mit indifferenten, Kochsalz- oder Kohlensäurebädern, Schwitzprozeduren etc., ist, wenn auch nicht gerade notwendig, so doch durch Hebung des allgemeinen Stoffwechsels empfehlenswert. Dagegen sind bei Hg-Inunktionskuren gleichzeitige Schwefelbäder dadurch, daß der Schwefel einen großen Teil des Hg wieder unwirksam macht (durch Bildung von unlöslichen Hg-S) unserer Ansicht nach wenig rationell. Die in Schwefelbädern überraschend gut vertragenen Hg-Dosen erklären sich durch diese Tatsache.

Spezielles.

Lokalbehandlung.

1. **Primärstadium.** Der Primäraffekt darf nur lokal behandelt werden, wenn die Diagnose sicher ist (klinische Symptome, positiver Spirochätennachweis).

Jeder sichere Primäraffekt ist, wenn irgend möglich, zu exzidieren (s. oben). Wenn auch hierdurch die Syphilis meist nicht kupiert wird, so wird doch ein Hauptspirochätenherd, von dem Rezidive ausgehen können, entfernt.

Lokal-Anästhesie, Jodtinkturpinselung — Exzision — Naht — Heilung meist per primam.

Ist die Exzision nicht möglich, dann Lokalbehandlung durch Aufstreuen von reinem Kalomel mehrmals täglich. Reinigen mit Sublimatlösung 1:1000 und Zwischenlegen eines Sublimatgazestreifens zwischen Vorhaut und Eichel.

Bei nicht erodierten oder ulzerierten Primäraffekten bedecke man die Stelle mit Beiersdorffs Hg-Pflastermull (ebenfalls die region. Lymphdrüsen). — Primäraffekte der Portio behandle man mit Sublimatspülungen 1:5000 und Aufstreuen von Kalomel im Spekulum.

2. **Sekundärstadium.** Breite Kondylome werden wie ulzerierte Primäraffekte behandelt (Kalomel). Hartnäckige Papeln (Handteller) werden mit Hg-Pflastermull bedeckt. Schleimhautpapeln werden mit 1—5%iger Chromsäurelösung gepinselt.

Spezifischer Haarausfall: abends Einreiben von
Anthrasol 5,0
Hydrarg. praecip. alb. 2,5
Adep. suill. benzoat. ad 50,0
M. f. ungt.

Morgens mit folgendem Spiritus abzureiben:
Hydrarg. bichlorat. 0,1
Glyzerin. 3,0
Spirit. vin. 70,0
Aqua coloniens ad 100,0
M. f. Kopfspiritus.

Bei innerlicher Jodmedikation dürfen Auge und Kehlkopf nicht lokal mit Kalomel behandelt werden (Bildung von ätzendem Jodquecksilber).

3. Ulzerierte Gummata: Jodoform, später Hg-Pflastermull.

4. Maligne Lues.

Quecksilber wird häufig schlecht vertragen oder erweist sich als unwirksam.

Schleunige Verabfolgung von Salvarsan intravenös nach dem oben bei manifesten Luessymptomen empfohlenen Schema. — Daneben Jod in hohen Dosen.

Hydrotherapeutische Prozeduren sind empfehlenswert. Die anstrengende Zittmannkur in den meisten Fällen überflüssig.

Syphilis congenita.

Hg-Behandlung allein: 0,005—0,02 Kalomel 3 mal täglich innerlich oder Schmierkur mit Hg-Resorbin 0,5—1,0 g Salbe pro Inunktion. Oder: Umwickeln einzelner Extremitäten und abwechselnd mit Hg-Pflastermull, das mehrere Tage liegen bleiben kann. —

Sublimatbäder sind ziemlich überflüssig, da doch nichts oder wenig resorbiert wird.

Salvarsanbehandlung allein: Bei Säuglingen intramuskulär (in Form des Neosalvarsan) 0,05, drei Injektionen in achttägigen Intervallen. (Jedesmal werden 0,15 Neosalvarsan in 3 ccm dest. Wasser gelöst; s. oben, davon 1 ccm injiziert, das übrige weggeschüttet.)

Bei größeren Säuglingen kann man mit einiger Technik auch leicht intravenös injizieren.

Kombinationen der Salvarsanbehandlung mit leichten Inunktionskuren sind empfehlenswert.

Bei Brustkindern gibt auch eine lediglich Salvarsanbehandlung der Mutter gute Resultate (Übergang des Salvarsans mit der Milch).

Die Behandlung der männlichen Gonorrhöe durch den praktischen Arzt.

Von **Professor Dr. H. Hübner,**
leitender Arzt der Hautstation an der medizin. Klinik in Marburg.

Mit 4 Abbildungen.

Die starke Verbreitung der männlichen Gonorrhöe, die im Kreise der Leser dieses Buches nicht mehr durch statistische Zahlenreihen belegt zu werden braucht, ist nicht etwa, wie man wohl glauben könnte, nur an die Großstädte gebunden. Die gegen früher so sehr verbesserten Verkehrsmöglichkeiten zwischen Stadt und Land, die Militär- und Studienjahre, die einen großen Teil der jüngeren männlichen Landbevölkerung in die Städte hineinbringen, schaffen nur allzu oft die Gelegenheit zu einer venerischen Infektion, die in $^2/_3$ der Fälle eine gonorrhoische ist. So wird der Keim der Krankheit immer wieder in die Kleinstädte und auf das Land verschleppt, und die dort praktizierenden Ärzte sehen sich mehr und mehr vor die Notwendigkeit versetzt — die Zahl der gonorrhoischen Infektionen nimmt stärker zu als die Bevölkerung — hier helfend einzugreifen. Diese Notwendigkeit wird zu einer dringenden Forderung, wenn man bedenkt, daß es in der Regel leicht und ohne spezielle Hilfsmittel gelingen wird, eine frische gonorrhoische Infektion zur völligen Heilung zu bringen, und daß es nur die verschleppten, im Anfange nicht oder falsch behandelten Fälle sind, die der spezialistischen Hilfe bedürfen.

Das Schicksal des gonorrhoisch Infizierten liegt also durchaus in den Händen des Arztes, an den er sich zuerst wendet. Da dies für den größeren Teil der Bevölkerung, für die Bewohner des Landes und der Kleinstädte, aus nahe liegenden Gründen in der Regel kein Spezialarzt sein kann, ist ein wichtiger Teil der Gonorrhöebekämpfung zu einer der Aufgaben der praktischen Ärzte geworden. Darzustellen, wie sie dieser verantwortungsvollen Aufgabe mit den ihnen zur Verfügung stehenden Mitteln gerecht werden können, ist der Zweck der nachfolgenden Zeilen.

Es gehört einer vergangenen Epoche der Medizin an, bei der Gonorrhöe nur das Symptom des „Ausflusses", etwa durch Adstringentien zu bekämpfen. Seit wir durch Neissers Entdeckung den Erreger der Krankheit kennen, sind wir in der glücklichen Lage, bei ihr ätiologische Therapie treiben zu können: Sie soll jetzt stets zum Ziele die Vernichtung der Ursache der Erkrankung, der Gonokokken, haben und sie bedient sich dazu bakterizider, gonokkentötender Lösungen. Die Art ihrer Anwendung ist durch den Sitz und die Ausbreitung der Erkrankung bedingt.

Als brauchbarste gonokkentötende Mittel haben sich im Experiment wie in· der Praxis die Silberverbindungen erwiesen. Sie sind von allen in Betracht kommenden Desinfektionsmitteln im Ehrlichschen Sinne am wenigsten organotrop, am meisten ätiotrop, d. h. sie schädigen in den anwendbaren Konzentrationen nur in geringem Maße die Körper-(Schleimhaut)zellen, viel mehr die Gonokokken. Allerdings vermögen auch sie nicht, die Gonokokken mit einem Schlage zu vernichten, sobald diese in die Tiefe der Schleimhaut vorgedrungen sind. Aber auch dann sind sie nicht etwa wirkungslos: sie verhindern das Weiterwuchern der Pilze, verschlechtern den Nährboden, auf dem sie wachsen und hungern sie, wie man sich ausgedrückt hat, schließlich in ihren Schlupfwinkeln aus.

Neben der gonokkentötenden kommt auch die reizende Eigenschaft dieser Mittel in Betracht: Letztere unterstützt einerseits den Heilungsprozeß, indem sie die heilenden Kräfte des Serums nach dem Orte der Infektion zieht, andererseits darf sie nicht zu stark zur Geltung kommen, weil sie sonst die schon durch die Entzündung ausgelösten Schmerzen allzu sehr steigern würde.

Aus diesem Dilemma ergibt sich als das **Prinzip der Lokalbehandlung** der Gonorrhöe:

Die Injektionen (Instillationen, Spülungen) mit den bakteriziden Lösungen müssen stets dem Grade der bestehenden Entzündung angepaßt sein: sie müssen um so **schwächer prozentuiert** sein, um so **weniger oft und kürzer** gemacht werden, je akuter der Entzündungsprozeß noch ist. Die Behandlung soll den an sich heilsamen Reizzustand der Harnröhre stets auf einer gewissen Höhe erhalten, damit durch den aufsteigenden Sekretstrom die in der Tiefe liegenden Gonokokken an die Oberfläche der Schleimhaut gebracht und dort von dem bakteriziden Mittel abgetötet werden. Erst wenn man durch wiederholte, sich über Wochen erstreckende Sekretuntersuchungen zu der Überzeugung gekommen ist, daß die Gonokokken definitiv vernichtet sind, wendet sich die Therapie gegen das Symptom des Ausflusses. Er wird, da er nunmehr nur noch die Folge des längeren Reizes der Urethra durch die Silbersalze ist, durch adstringierende Lösungen meist bald zum Schwinden gebracht. Ist dies geschehen, so soll das Urteil darüber, ob die Heilung erreicht ist, erst abgegeben werden, wenn nach Aussetzen jeder Behandlung und auch ·nach künstlichen Reizungen Ausfluß und Gonokokken dauernd fortbleiben.

Das Ziel der Vernichtung der Gonokokken kann nur durch eine richtig gehandhabte Lokalbehandlung der erkrankten Schleimhaut, nicht aber durch das Einnehmen eines der zahlreichen internen Antigonorrhoika erreicht werden, was in bewußtem Widerspruch zu den Angaben der Prospekte mancher dieser Mittel hier betont sein möge. Sie haben, wie zugegeben werden muß, sehr angenehme Wirkungen auf die Symptome der Gonorrhöe: Sie beschränken die Sekretion und vermindern die Schmerzen der Entzündung. Aber sie sind nicht imstande, wie vorurteilsfreie experimentelle und klinische Untersuchungen gezeigt haben, die Gonokokken abzutöten. So werden bei dem ausschließlichen Gebrauche dieser Mittel die Gonorrhöen nur scheinbar geheilt; sie werden vielmehr nur in ein chronisches Stadium übergeführt.

Es ist daher zu beklagen, daß der an sich bequeme Gebrauch dieser Mittel durch die Gonorrhoiker, oft ohne Vermittelung des Arztes, so große Dimensionen angenommen hat. Sie sind mit Vorteil nur anwendbar in Fällen, in denen aus einem besonderen Grunde eine Lokalbehandlung nicht vorgenommen werden kann oder wegen bestehender Komplikationen kontraindiziert ist[1]).

So kann z. B. in den ersten Tagen der Erkrankung sich ein so starkes kollaterales entzündliches Ödem des Präputiums ausbilden, daß die Injektionsbehandlung rein technisch unmöglich wird. Dann treten natürlich, neben der internen Darreichung der Balsamika, antiphlogistische Maßnahmen, Umschläge mit eisgekühlter essigsaurer Tonerde usw. in ihr Recht.

Von weiteren medikamentösen Maßnahmen können, besonders in der ersten Zeit der Infektion, wenn der konzentrierte Urin auf die entzündeten Harnröhre starke Schmerzen auslöst, die Verordnung diuretischer Tees zur Verdünnung des Harns in Frage kommen. Auch kann zur Bekämpfung der schmerzhaften Erektionen in dieser Periode Brom gegeben werden, etwa nach der Formel: Kalii bromati 10,0
Antipyrini 3,0
Aqua destill. ad 100,0
M.D.S. abends 1 Eßlöffel.
während das vielverordnete Lupulin meist völlig im Stiche läßt.

Von diätetischen Vorschriften ist das allbekannte Verbot des Alkohols durchaus begründet. Er wird bekanntlich zum Teil unverändert im Urin wieder ausgeschieden und schädigt bei seinem Durchtritt durch die Urethra die Schleimhautzellen derart, daß sie dem Vordringen der Gonokokken in die Tiefe entschieden weniger Widerstand entgegensetzen. Im selben Sinne wirken und schaden wohl auch die ätherischen Öle des Pfeffers und anderer scharfer Gewürze.

Als Hauptgrundsatz ist aber daran festzuhalten, daß alle diese internen-diätetischen und medikamentösen Maßnahmen nur den Wert einer unterstützenden Therapie haben. Nur vor der Entdeckung der Gonokokken durch Neisser durfte man glauben, daß die gonorrhoische Infektion bei Bettruhe und möglichst blander Diät in der Regel von selbst ausheile. Heute weiß man, daß trotz des Schwindens der Symptome die Gonokokken am Leben bleiben, daß sich also nur die klinisch sichtbare Gonorrhöe in eine latente umgewandelt hat. Diese Fälle sind es aber, die nicht nur durch die Neigung zur Strikturenbildung noch in späteren Jahren für das erkrankte Individuum höchst gefährlich werden können, sondern auch zur Verbreitung der Krankheit am meisten beitragen. Hieraus

---

[1]) Da das offizinelle Oleum santali bei empfindlichen Patienten oft unangenehmes Aufstoßen und Schmerzen in der Nierengegend verursacht, verordne man in diesen Fällen die zwar teueren, aber von Nebenwirkungen freien Präparate, die aus dem gereinigten Santelöl von verschiedenen chemischen Fabriken hergestellt werden: so das Santyl (Salizylsäureester des Santalols), das, da es geschmacklos ist, auch in Tropfenform (25—30) genommen werden kann. Oder das Thyresol (Santalylmethyläther, auch in Tablettenform mit dem milde abführenden Magnesium carbonicum); ferner das Blenal (Kohlensäureester des Santelöls), Gonorol und Gonosan (Ol. santali + Kawakawa). In derselben Weise wie das Santelöl wirkt auch der Kopaivbalsam, der aber auch nicht immer vom Magen gut vertragen wird und bisweilen skarlatiniforme Erytheme hervorruft.

ergibt sich der an den Beginn unserer Ausführungen gestellte Satz: daß Gonorrhöebekämpfung Gonokokkenbekämpfung ist. Die Anwendungsart der bakteriziden Lösungen muß nun durchaus dem jeweiligen Stadium und der Lokalisation des gonorrhoischen Prozesses angepaßt sein: Es können z. B. die Gonokokken, solange sie nur auf der Oberfläche der Schleimhaut wuchern, dort durch besondere Maßnahmen vernichtet werden, ehe sie Krankheitserscheinungen auslösen und auch noch im ersten Anfange derselben. Andererseits können diese Erreger, wenn sie die Grenze des Musculus Sphincter externus überschritten haben, nur durch besondere Applikationsmethoden von den bakteriziden Lösungen noch erreicht werden: Schon aus diesen beiden Beispielen ergibt sich, daß die Methodik der Behandlung eine verschiedene ist, je nach dem Stadium, in dem die ärztliche Hilfe verlangt wird.

Wir werden daher getrennt zu besprechen haben:
1. Die Vernichtung der Gonokokken kurz nach der Infektion (Prophylaxe der Gonorrhöe).
2. Die Vernichtung der Gonokokken kurz nach Beendigung der Inkubationsperiode (Kupierung der Gonorrhöe).
3. Die Behandlung der Gonorrhöe der vorderen Harnröhre (akutes-chronisches Stadium).
4. Die Behandlung der Gonorrhöe der hinteren Harnröhre (akutes-chronisches Stadium).
5. Die Behandlung der Komplikationen der Gonorrhöe (Cystitis. Prostatitis. Epididymitis. Arthritis).

A. Die Vernichtung der Gonokokken kurz nach der Infektion. (Prophylaxe der Gonorrhöe.)

Wenn bei einem infektiösen Koitus gonokokkenhaltiger Schleim aus dem weiblichen Genitale in der Fossa navicularis der männlichen Urethra deponiert worden ist, so können die Erreger noch 2—3 Stunden nach der Übertragung dort von gonokokkentötenden Mitteln erreicht und unschädlich gemacht werden. Da Reizerscheinungen dann noch völlig fehlen, können hochprozentuierte Lösungen nach Art der Credéschen Instillationen zur Verhütung der Ophthalmoblennorrhöe angewendet werden. Solche werden zu dem bezeichneten Zwecke in den Apotheken unter dem wortgeschützten Namen „Viro", „Samariter", „Phalacos" usw. feilgehalten. Die Viro-Apparate enthalten z. B. Zinntuben, die auf Fingerdruck eine kleine Dosis 10% Protargolgelatine entleeren, wie sie zur Desinfektion der Fossa navicularis genügend ist.

Eine gonorrhoische Infektion kann durch diese Methode, wenn sie gleich oder wenige Stunden nach einem suspekten Koitus angewandt wird, fast mit Sicherheit vermieden werden. Das beweisen die Erfahrungen auf deutschen Kriegsschiffen, auf denen diese Art der Prophylaxe eingeführt ist. Dennoch wird man Bedenken tragen, diese Apparate bedingungslos zu empfehlen. Denn sie verhüten nur die gonorrhoische Infektion, nicht die noch gefährlichere syphilitische. Sie verhindern auch nicht eine ev. außereheliche Schwängerung oder gar Infektion des weiblichen Partners. Andererseits führt die chemische Reizung der hochprozentuierten Lösung oft zu unangenehmen Reizurethritiden. Nur der Kondom, der alle diese möglichen Nachteile vermeidet, verdient dem nach einer Prophylaxe fragenden Patienten empfohlen zu werden.

B. Die Vernichtung der Gonokokken kurz nach Beendigung der Inkubationsperiode. (Kupierung der Gonorrhöe.)

Von der Fossa navicularis aus überziehen die Gonokokken im Laufe der ersten Tage nach der Infektion rasenförmig die Oberfläche der Schleimhaut der Urethra anterior. Die ersten subjektiven Erscheinungen machen sich erst 3—4 Tage nach der Infektion in einem zuerst leichten Stechen und Brennen und einem geringen serösen Sekret bemerkbar. In diesem Stadium liegen die Gonokokken noch auf der Oberfläche der Schleimhaut und nur wenige Zentimeter hinter dem Orificium externum und können hier durch stärkere Silberlösungen noch vernichtet werden, ehe sie in das Epithel der Schleimhaut eingedrungen sind, wo sie nur schwer erreichbar sind. Eine solche Kupierung oder Abortivkur kann mit Aussicht auf Erfolg aber nur unternommen werden, wenn die ersten subjektiven Erscheinungen höchstens vor 24 Stunden bemerkt wurden, wenn das Sekret noch nicht eitrig, sondern noch serös ist und sich in ihm die Mehrzahl der Gonokokken noch extrazellulär befindet. Von den zahlreichen zur Kupierung des beginnenden gonorrhoischen Prozesses angegebenen Methoden verdienen die Injektionen starker Protargollösungen mit der gewöhnlichen Tripperspritze unbedingt den Vorzug vor den Spülungen und Auspinselungen der Harnröhre, durch die viel leichter gonokokkenhaltiges Sekret in die hinteren, noch nicht infizierten Partien der Urethra verschleppt werden kann. Wir haben in mehreren Fällen, die nach den vorher entwickelten Prinzipien sorgfältig ausgesucht waren, einen vollen Erfolg gehabt durch zweistündlich wiederholte Injektionen von 3—5 % Protargollösungen, denen zur Verminderung der Schmerzhaftigkeit 1 % Alypin zugesetzt war.

Sind am zweiten Tage noch Gonokokken im Sekret, so ist die Abortivkur als aussichtslos abzubrechen. Einige Male zwang dazu auch eine allzu erhebliche Steigerung der Entzündung mit blutig eitrigem Sekret. Aber auch in diesen Fällen hatte der Versuch der Abortivkur nicht geschadet, so daß immer zu ihm zu raten ist, wenn die Voraussetzungen gegeben sind. Es bedarf keiner besonderen Erwähnung, daß während der Abortivkur die Balsamika als ausgesprochen schmerzstillende Mittel mit Erfolg gegeben werden können.

C. Die Behandlung der Gonorrhöe der vorderen Harnröhre.

I. Gonorrhoea anterior acuta.

Mit dem Vordringen der Gonokokken zwischen die Zellen des Epithels nehmen die klinischen Erscheinungen der Gonorrhöe rasch zu. Die Schmerzen steigern sich mehr und mehr, der Ausfluß wird rein eitrig, im Sekret finden sich reichlich intrazellulär gelegene Gonokokken. Läßt man den Urin in zwei Gläser entleeren, so ist die erste Portion eitrig getrübt, da der Eiter nur im vorderen Teile der Harnröhre gebildet und von dort durch den Urin fortgespült wird. Dies wird schon durch die erste Hälfte des Urinstrahles bewirkt — vorausgesetzt, daß nicht zu wenig Urin entleert wird, und daß die Eitersekretion keine allzu profuse ist —, der Urin, der durch die ausgespülte Anterior fließt, die zweite Hälfte, ist und bleibt klar. (Thompsonsche Zweigläserprobe.)

Leider suchen die meisten Patienten erst in diesem Stadium den Arzt auf. Dann ist von einer Abortivkur nicht mehr die Rede, dann kann es sich nur noch darum handeln, durch eine planmäßige, lange genug fortgesetzte antiseptische Therapie den Nährboden, in den die Gonokokken eingedrungen sind, so zu verschlechtern, daß sie in ihm schließlich zugrunde gehen. Dieses Ziel kann im besten Falle in 3—4 Wochen erreicht sein. Es schwinden zwar die Gonokokken bei dieser Behandlung sehr bald aus dem Sekret; man darf aber an ihre endgültige Eliminierung erst glauben, wenn sie mehrere Wochen hintereinander im mikroskopischen Präparat nicht mehr gefunden werden. Wir pflegen — bei wöchentlich zweimaliger Untersuchung — erst nach dem fünften gonokokkenfreien Präparat die antiseptische Therapie aufzugeben und gehen dann erst über zu einer gegen das Symptom des Ausflusses gerichteten adstringierenden Behandlung. Unter ihr schwindet die Sekretion gewöhnlich rasch, nach 1—2 Wochen. Das Urteil über die erreichte Heilung soll man aber erst aussprechen, wenn nach Aussetzen jeder, auch der adstringierenden Behandlung, alle Symptome fortbleiben und wenn das nach künstlichen- chemischen oder physikalischen — Reizungen gelieferte Urethralsekret stets gonokokkenfrei bleibt. Die geringste spontan sich zeigende Sekretion muß immer wieder auf Gonokokken untersucht werden. Denn, wenn es auch sicher ist, daß viele dieser Nachtripper nur die Folge der wochenlangen Reizungen der Therapie sind oder auf banalen Mikroorganismen beruhen, so wird man es doch gar nicht selten erleben, daß ein echtes Rezidiv der Gonorrhöe, ausgehend von noch nicht abgetöteten, in den Drüsen der Schleimhaut etwa versteckt gewesenen Gonokokken sich entwickelt hat.

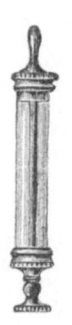

Abb. 1. Tripperspritze.

Als Modus der Behandlung genügt bei der Lokalisation der Prozesses in der Urethra anterior durchaus die Injektion mit des gewöhnlichen Tripperspritze, vorausgesetzt, daß sie von dem Patienten vorschriftsgemäß ausgeführt wird. Die Tripperspritze ist ein Instrument, das dem Patienten unbedenklich in die Hand gegeben werden kann, während die Spülmethoden nur vom Arzte ausgeführt werden sollen.

Die Spritze soll etwa 12 ccm Flüssigkeit fassen und eine Hartgummispitze mit stumpfem, am besten olivenförmigem Ansatz haben. Sie wird mit der Injektionsflüssigkeit gefüllt auf die Fossa navicularis aufgesetzt. Dabei faßt die linke Hand das Glied, die rechte mit Daumen und Mittelfinger die Spritze, während der Zeigefinger in dem Ringe des Spritzenstempels ruht, diesen nach unten drückt und damit den Inhalt der Spritze mit gleichmäßigen Drucke in die Urethra hineinpreßt. Den Schließmuskel überwindet dieser Druck nicht, die Flüssigkeit fließt nicht in die Blase ab, sondern bleibt in der Anterior, indem sie diesen Teil der Harnröhre unter Verstreichung der Falten völlig ausfüllt.

Die Wirkung der Antigonorrhoika wächst nun natürlich mit der Dauer der Injektion: daher soll sie möglichst prolongiert werden. Die weniger schmerzenden Silbereiweißverbindungen können durch Zudrücken des Orificium externum eine Viertel- bis Halbestunde in der Urethra gelassen werden. Gelingt dies, so kann sich der Patient auf drei Injektionen am Tage beschränken, wovon die abendliche am längsten dauern soll. Bei ungenügender Technik im

Zurückhalten der injizierten Flüssigkeit wird diese Zahl zu erhöhen sein.

Als **Injektionsmittel** kommen aus den oben erwähnten Gründen allein die Silberlösungen in Betracht.

Wir haben zwischen zwei Reihen von Silberverbindungen zu unterscheiden: zwischen den **anorganischen Silbersalzen**, als deren meist verwandter Repräsentant das salpetersaure Silber genannt sei und den **Silbereiweißverbindungen** (Protargol usw.). Den letzteren wird nachgerühmt, daß sie eine größere Tiefenwirkung als das Argentum nitricum haben.

Man benutzt das

Argentum nitricum in Konzentrationen von 1:5000—1:2000,
Protargol „ „ „ ¼—1 %,
Argonin „ „ „ 1—3 %,
Albargin „ „ „ 1:3000—1:1000,

indem man mit den schwächeren Konzentrationen anfängt und von Woche zu Woche zu den stärkeren ansteigt. Es wird dem Patienten also jedesmal ein Quantum, das für eine Woche reicht, 200,0 der Lösung, ordiniert.

Die genannten Präparate — und wohl auch viele hier nicht erwähnte — dürften als gleichwertig in ihrer Wirkung anzusprechen sein. Der Vorteil ihrer Vielzahl liegt in der Möglichkeit des Wechsels des Präparates: man kommt oft mit einem anderen Mittel weiter, wenn sich die Schleimhaut an eines in zu langer Anwendung schon gewöhnt hat.

Das gebräuchlichste **adstringierende Injektionsmittel** ist das Zincum sulfuricum in ¼—½ % Lösung, das ebenfalls dreimal des Tages etwa 5 Minuten lang infiziert werden soll. Bei resistenten Fällen bewährt sich oft eine Schüttelmixtur von

Bismuticum subnitricum 4,0,
Aqua destillata ad 200,0.

D. S. morgens und abends zu injizieren.

II. Gonorrhoea anterior chronica.

Wenn die Infektion schon längere Zeit zurückliegt, ohne daß eine sachgemäße Behandlung eingesetzt hat, so haben sich die Gonokokken in den tieferen Partien des Epithels der Schleimhaut verschanzt und unterhalten von hier aus einen chronischen Katarrh. Dabei haben sich die objektiven Erscheinungen wenig verändert: Die Sekretion ist nicht mehr so reichlich, nicht mehr rein eitrig wie im Frühstadium, sondern mehr schleimig bis wässerig; das Sekret enthält im mikroskopischen Bilde mehr Epithelien, aber immer noch Eiterzellen mit mehr oder weniger zahlreichen intrazellulär gelagerten Gonokokken. Der Urinbefund ist im Prinzip der gleiche wie vorher: die erste Portion getrübt, die zweite klar. Nur ist die Trübung entsprechend der geringeren Sekretion weniger stark, ja sie kann schließlich fast völlig fehlen und die Beimischung sich auf einzelne Fäden beschränken, die Ausgüsse der Urethraldrüsen darstellen, und sich im Mikroskop demgemäß als Schleimfäden zeigen, die mit gonokokkentragenden Eiterzellen und Epithelien besetzt sind.

Bei diesen Verhältnissen **kann** man — wegen der geringeren Entzündungserscheinungen — und **muß** man — wegen des tieferen Sitzes der Gonokokken im Gewebe — sofort stärkere Lösungen injizieren, oder man wendet Methoden an, bei denen neben den bakteriziden Wirkungen der Silberlösungen noch andere günstige, nämlich mechanische Momente zur Geltung kommen. Es sind dies die **Spülmethoden**. Sie sollen nur vom Arzte selbst ausgeführt werden, und man kann diese Forderung um so eher aufstellen, da sie nur jeden zweiten Tag einmal gemacht zu werden brauchen — neben der gewöhnlichen Injektionsbehandlung.

Die Spülungen werden am besten gemacht mittelst eines bis zum Sphincter externus vorgeschobenen dünnen Nelatonkatheters, der auf die Spitze einer 100—150 ccm fassenden Handspritze aufgesetzt ist. Durch mehrfaches Füllen der Spritze wird so etwa ein halber Liter einer Arg. nitr.-Lösung 1:4000—1:2000 von hinten nach vorne durchgespült. Der Druck der Hand, der bei der eben beschriebenen Art der Spülung die Flüssigkeit durch die Harnröhre treibt, kann nun auch durch die Schwerkraft ersetzt werden: man läßt die Lösung dann in die Harnröhre aus einem Irrigator einströmen, der etwa einen Meter über dem liegenden Kranken befestigt ist. Auch bei dieser Anordnung wird der Sphincter externus nicht überwunden und die Lösung fließt zwischen Katheter und Schleimhaut zurück nur durch die Anterior.

Der Effekt dieser Spülungen liegt in der ausgiebigen Reinigung der vorderen Harnröhre, in der stärkeren Entfaltung der Schleimhaut und in der mechanischen Reizung, die durch die Einführung des Instrumentes gesetzt wird. Sie bewirkt eine bessere Durchblutung der Schleimhaut, die ihrerseits die Resorption der chronisch entzündlichen Infiltrate begünstigt. Noch mehr serotaktisch als das Arg. nitr. wirken schwache (1:5000—1:3000) Lösungen von Kalium hypermanganicum: sie haben eine starke, nach der Oberfläche der Schleimhaut aufsteigende seröse Exsudation zur Folge, die sehr geeignet ist, die Gonokokken aus der Schleimhaut herauszubringen. Sie werden daher bei der Behandlung der chronischen Gonorrhöen mit Vorteil abwechselnd mit Argentumspülungen, diesen vorangehend, angewandt.

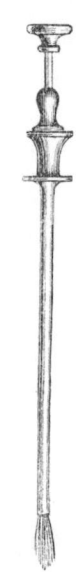

Abb. 2.
Ultzmannsches Urethroskop.

Wenn die chronische Entzündung keine diffuse Oberflächenerkrankung der Schleimhaut mehr, sondern nur noch auf die Drüsen beschränkt ist — dies dokumentiert sich in der Produktion eines klaren Urins mit Beimischung von leukozyten- und gonokokkenhaltigen Filamenten in der ersten Portion — dann wird man zur Behandlung dieser Schleimhautinfiltrate zu noch intensiver reizenden Maßnahmen übergehen. Bougies, Dilatatoren usw. gehören in die Hand des Spezialisten, der praktische Arzt wird in diesen Fällen mit Vorteil Gebrauch machen von Auspinselungen der Harnröhre mit starken, 1—2 % Argent.-Lösungen im Ultzmannschen Urethroskop.

Dieser Apparat läßt sich ohne Schwierigkeiten beim liegenden Patienten in die Anterior einführen. Darauf wird der Mandrin durch einen in die Führung passenden Metallstab ersetzt, dessen Ende mit Watte umwickelt und in 1 % Argent. nitric.-Lösung getaucht ist. Dann wird der äußere Teil über die Spitze des inneren zurück- und schließlich beide zusammen langsam aus der Urethra herausgezogen. Zu beachten ist dabei, daß als Gleitmittel für den Apparat Glyzerin, nicht Olivenöl verwendet werden muß, da letzteres die wässerige Argentumlösung nicht auf der Schleimhaut zur Wirkung kommen ließe. Auch diese Pinselungen werden etwa zweimal wöchentlich vorgenommen.

Daneben soll die Injektionstherapie mit möglichst reizenden Mitteln, etwa Argentamin 1:4000—1:3000, nicht vernachlässigt werden.

Die Bedeutung des zwischen der Pars bulbosa und membranacea urethrae liegenden äußeren Schließmuskels für den Ablauf und die Behandlung des gonorrhoischen Prozesses ist früher nicht genug hervorgehoben worden. Und doch trübt das Übergreifen der gonorrhoischen Entzündung auf die hinteren Partien der Harnröhre entschieden die Prognose des Falles, weil dieser Umstand erst die Möglichkeit zur Entstehung aller jener Komplikationen der Gonorrhöe gibt, deren Behandlung schon wegen der versteckten Lage der in Frage kommenden Organe sehr erschwert ist.

Eine nach den vorher entwickelten Grundsätzen geleitete Behandlung wird in der Regel die Gonokokken zum Schwinden bringen, ehe sie die Barrière des Sphincter externus erreicht und überschritten haben. Immerhin kann es auch durch ungeschickte, allzu brüske Injektionen, wohl auch durch Kohabitationen (oder Pollutionen) bei bestehender Gonorrhoea anterior zu einer Infektion der hinteren Harnröhre kommen.

D. Die Behandlung der Gonorrhöe der hinteren Harnröhre.

I. Gonorrhoea posterior acuta.

Die Erkrankung der Posterior dokumentiert sich nur selten durch stärkere subjektive Erscheinungen: Fieber, Schmerzen und Spannungsgefühl in der Dammgegend, starker Urindrang, der mit einer Erschwerung der Miktion infolge Sphinkterenkrampfes verbunden ist. Selten nur sieht man diesen Erscheinungskomplex der akuten Urethritis posterior.

Bei diesem Zustande ist eine Lokalbehandlung ausgeschlossen. Oft wird dann eine Morphininjektion zur Linderung der Schmerzen und zur Behebung des Sphinkterenkrampfes nicht zu umgehen sein; außerdem wird man hier von den unleugbar guten symptomatischen Wirkungen der Balsamika mit Vorteil Gebrauch machen. Es erübrigt sich auf eines der zahlreichen hierher gehörenden Mittel besonders hinzuweisen; sie dürften im wesentlichen alle dasselbe leisten. Sie werden in der Regel in Kapseln à 0,3, etwa 3 mal täglich zwei Stück, gegeben. Neben diesen medikamentösen Maßnahmen ist natürlich Bettruhe und lokale Antiphlogose (Eisblase auf die Dammgegend) zu empfehlen.

II. Gonorrhoea posterior chronica.

Meist bleibt der Eintritt der Urethritis posterior ohne weitere Symptome und kann nur aus einer charakteristischen Veränderung des Urinbefundes erkannt werden: Der in der Urethra posterior gebildete Eiter bleibt — wegen der Schwäche des Blasenschließmuskels — nicht am Orte seiner Entstehung liegen, sondern er „regurgitiert" in die Blase, mischt sich dort dem Urin bei und trübt letzteren gleichmäßig. Infolgedessen ist der in zwei Portionen entleerte Urin in beiden Teilen gleichmäßig getrübt.

Eine andere diagnostische Probe zur Feststellung einer Posteriorerkrankung hat die Ausspülung der vorderen Harnröhre mit einer indifferenten Lösung zur Voraussetzung: Wenn mit dieser der vordere Teil der Harnröhre mechanisch von Eiter- und Schleimauflagerungen und Fäden rein gespült ist, so kann eine Trübung des dann sofort gelassenen Urins nur durch eine Erkrankung der Posterior zustande gekommen sein.

Hinsichtlich der Behandlung der Gonorrhoea posterior ist es von der größten Wichtigkeit, sich stets vor Augen zu halten, daß alle bisher genannten Methoden für sie unzulänglich sind, weil mit ihnen die bakteriziden Mittel nicht bis an den Ort der Erkrankung gebracht werden. Der Sphincter externus hält dem Drucke der mit der gewöhnlichen Tripperspritze injizierten Lösung regelmäßig stand und ebenso der Irrigatorspülung, wenn, wie oben gesagt, der Wasserdruck geringer als 1—1½ m ist.

Um die Urethra posterior mit dem Medikament zu berieseln, muß die Wassersäule über das genannte Maß erhöht werden: dann gibt der Schließmuskel dem Drucke nach, und die Lösung fließt durch die Posterior, sie rein spülend in die Blase — letzteres, weil der hintere Schließmuskel viel schwächer und nachgiebiger als der vordere ist. Hierin liegt für den Patienten keinerlei Gefahr; denn die etwa mitgeführten Gonokokken— gegen welche die Blase übrigens sehr resistent ist — werden durch die Argentumlösung unschädlich gemacht, und eine ätzende Wirkung kann die letztere auch nicht entfalten, da das Silber durch die Chloride des Harnes sofort ausgefällt wird. Nichtsdestoweniger wird man, schon um eine doppelte Spülwirkung zu erreichen, dem Patienten aufgeben, nach dem Einlauf der Flüssigkeit in die Blase, diese auf natürlichem Wege wieder zu entleeren.

Um die vorher beschriebenen Katheterspülungen für die Posterior wirksam zu machen, muß man den Katheter durch den vorderen Schließmuskel hindurchführen. Man fühlt sofort, wenn der Widerstand des Sphinkter überwunden ist, führt dann den Katheter noch etwas weiter bis in die halbgefüllte Blase vor, bis der Urin durch ihn abzufließen beginnt. Zieht man ihn dann wieder um 1—2 cm zurück, so ist man sicher, daß das Katheterauge im Anfangsteil der Posterior liegt und kann dann die Spülung derselben genau so mit der Druckspritze ausführen, wie es vorher bereits beschrieben ist.

Über die Auswahl der Silberverbindungen, ihre jeweilige Konzentration, Häufigkeit und Dauer der Anwendung gilt das vorher bei der Behandlung der Anterior Gesagte. Als sog. Janetsche Spülungen werden diese Irrigationen der ganzen Harnröhre und Blase mit Kaliumhypermanganat mit Vorteil zwischen die Argentumspülungen eingeschoben, um die Gonokokken durch die seröse Exsudation aus dem Gewebe herausschwemmen zu lassen, und sie dadurch den Angriffen des Argentum besser zugänglich zu machen.

An die Stelle der Spülung der hinteren Harnröhre mit großen Mengen schwach prozentuierter Argentumlösungen kann auch die Instillation kleiner Mengen stärker prozentuierter Lösungen treten. Diese Injektionen werden mittelst des Gyonschen Kapillarkatheters gemacht, der leicht durch den Schließmuskel hindurchgeführt werden kann und durch welchen ohne Benetzung der Anterior ½—1 ccm der 1—2 % Argentumlösung in die Posterior injiziert werden kann. Da auch diese geringe Menge der starken Lösung durch den hinteren Schließmuskel in die Blase abfließt, sollen diese Injektionen nicht bei völlig entleerter Blase gemacht werden.

In der Regel wird zu diesen Gyonschen Instillationen Argent. nitric. genommen, weil man sich gerade von der Bildung eines Chlorsilberniederschlages auf der Schleimhaut — der eine Tiefenwirkung verhindert

— eine bessere Dauerwirkung verspricht. Nach den Tierversuchen von Schindler hat aber die Berührung der Posterior mit dem Katheter und die Benetzung mit Höllenstein die unangenehme Folge, daß retrograde Kontraktionen der Muskulatur der Genitalorgane ausgelöst werden, durch welche die Gonokokken in die tiefer gelegenen Anhangsorgane der Harnröhre verschleppt werden können. Schindler schlägt daher vor, diese glatte Muskulatur durch dauernde Atropinisierung ruhig zu stellen. Er erreicht dies durch Anwendung von Suppositorien mit Atropin (2 mal tägl. 1 mg, am besten in den sog. Hohlkapseln). Ferner ersetzt er aus den vorher erwähnten Gründen den Höllenstein durch Protargol und den Kapillarkatheter durch die einfache Tripperspritze: Er gibt dem Patienten auf, in die durch eine Injektion gefüllte Harnröhre noch den Inhalt einer zweiten Spritze hineinzudrücken. Dann läßt der Sphinkter in der Regel nach und die Flüssigkeit dringt in die Posterior.

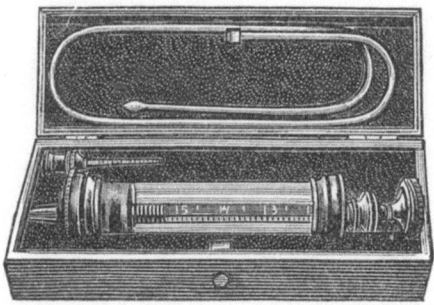

Abb. 3. Gyonspritze mit Kapillarkatheter.

Dieses Vorgehen soll eine bedeutende Prophylaxe der Komplikationen der Gonorrhöe in sich schließen. Dieselben treten indes bei schlecht oder gar nicht behandelten Fällen so häufig auf, daß eine gesonderte Besprechung ihrer Behandlung hier nicht umgangen werden kann.

E. Die Behandlung der Komplikationen der Gonorrhöe.

I. Cystitis gonorrhoica.

Das Weitergreifen der gonorrhoischen Erkrankung von der hinteren Harnröhre auf die Blase ist ein relativ seltenes Ereignis. Meist werden die Symptome einer Urethritis posterior (vermehrter Harndrang etc.) fälschlich auf eine Cystitis bezogen. In Wahrheit ist die Schleimhaut der Blase einer gonorrhoischen Infektion sehr wenig zugänglich. Eine solche wird am besten diagnostiziert mit Hilfe der sog. Dreigläserprobe: Läßt man den Urin in drei Portionen entleeren, so ist bei bestehender Cystitis die letzte am meisten getrübt, weil nämlich der an den Wänden der Blase sitzende Eiter erst durch die letzten Kontraktionen der Blase abgelöst wird.

Die Therapie der Cystitis ist im Prinzip dieselbe wie die der Gonorrhoea posterior. Neben den bereits aufgeführten Spülmethoden und Medikamenten werden die internen Blasenantiseptica: Urotropin, Salol usw. häufig mit gutem Erfolge gegeben.

II. Prostatitis gonorrhoica.

So selten die echte Cystitis gonorrhoica ist, so häufig ist bei bestehender Gonorrhoea posterior die Miterkrankung der Prostata, ja, es gibt Autoren, die die Ausführungsgänge der Drüse als regelmäßig befallen bei der Erkrankung des hinteren Teiles der Harnröhre ansehen.

Diese letztere Form der Prostatitis (Prost. catarrhalis) verläuft stets symptomlos und kann nur durch die mikroskopische Untersuchung des Prostatasekretes diagnostiziert werden[1]). Man findet in ihm Leukozyten und ev. Gonokokken, während die Palpation der Prostata, vom Rektum aus, nicht schmerzhaft ist und keine Vergrößerung des Organs nachweisen läßt.

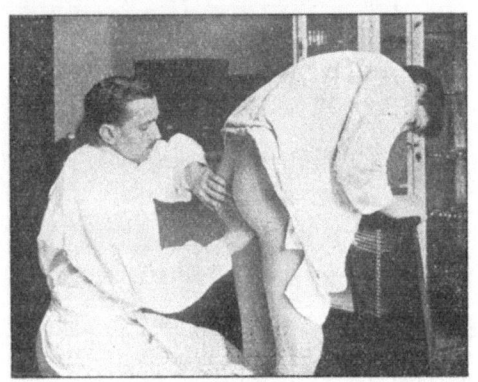

Abb. 4. Expression der Prostata.

In anderen Fällen zeigt sich die Drüse bei der Expression nur wenig geschwollen, aber an einzelnen Stellen stark druckempfindlich, manches Mal geradezu höckerig: Man hat dann die Form der Prostatitis follicularis vor sich, bei der sich aus erkrankten Ausführungsgängen einzelne in der Drüse liegende oder sie vorwölbende Abszesse gebildet haben.

Bei der dritten Form der Erkrankung, der Prostatitis parenchymatosa, ist die Drüsensubstanz selbst entzündlich erkrankt; das Organ ist dann erheblich geschwollen und auf Druck sehr schmerzhaft.

Bei dieser, der schwersten Form der Prostatitis, sind wir auf eine rein symptomatische Behandlung angewiesen. Außerordentlich schmerzstillend wirken hier Morphin-Belladonna Suppositorien, etwa nach der Formel:

---

[1]) Es bedarf wohl keiner besonderen Erwähnung, daß vor der Expression der Prostata die Harnröhre durch Spülung von jedem Sekrete befreit sein muß.

Morphini muriatici 0,03,
Extract. Belladonnae 0,05,
Butyr. cacao q. s. u. f. supp. No. 3.

Sehr angenehm wird auch die Kühlung des erkrankten Organes mittelst des sog. Arzbergerschen Apparates empfunden, einer doppelläufigen Röhre, durch die kaltes, ev. eisgekühltes Wasser fließt, während sie im Rektum liegt.

Nach Abklingen der akuten Erscheinungen, bei den katarrhalischen und follikulären Formen von Anfang an, ist die Massage der Prostata vom Rektum aus eine viel geübte Therapie. Sie wirkt wohl im wesentlichen mechanisch durch Expression der Gonokokken aus den Drüsenausführungsgängen. Darin liegt ihr Nutzen — die exprimierten Gonokokken können durch Gyonisierung abgetötet werden —, aber auch eine Gefahr: sie können in die Funiculi spermatici hineingebracht werden. Die Massage der gonorrhoisch erkrankten Prostata ist daher ein Remedium anceps: der gewissenhafte Arzt hat stets zu erwägen, ob es „melius quam nullum" ist. Man wird mit dieser Methode erleben, daß einzelne Fälle sehr gut durch sie beeinflußt werden, während in anderen eine Epididymitis sich fast unmittelbar anschließt. In jedem Falle soll der Massage stets eine Instillation von 1 % Argentum in die Posterior angeschlossen werden, und am besten wird man Fälle, in denen man noch sehr viele Gonokokken in der Prostata vermuten kann, ganz von dieser Behandlungsart ausschließen und sie mehr für die chronischen Fälle reservieren, in denen man eine Resorption der Entzündungsreste erreichen möchte. In diesem Sinne kann auch der vorher genannte Arzbergersche Apparat, dann aber mit warmem Wasser betrieben, verwandt werden.

III. Epididymitis gonorrhoica.

Die Massage der Prostata ist nun aber nicht etwa die einzige Ursache für das Vordringen der Gonokokken in die Funiculi spermatici und in die Nebenhoden. Oft machen sich nach schweren körperlichen Anstrengungen (Marschieren, Radfahren, Reiten), oder auch ohne erkennbare Gründe die Zeichen einer Infektion der Epididymitis in plötzlichen starken Schmerzen in dem Organ und in dem Auftreten eines Ergusses in die Hüllen desselben bemerkbar.

Bei dieser Lokalisation ist eine direkte Beeinflussung der Gonokokken durch baktericide Mittel naturgemäß unmöglich. Wir wären hier also auf eine rein symptomatische Behandlung angewiesen, wenn die bakteriologische Forschung nicht in der letzten Zeit einen neuen Weg zur direkten ätiologischen Behandlung dieser Affektionen uns gelehrt hätte. Es ist dies die Methode der aktiven Immunisierung mit Gonokokkenvakzin, die uns bei der Behandlung der abgekapselten gonorrhoischen Erkrankungen, also in erster Linie der Epididymitis und Arthritis, erheblich weiter kommen läßt als die frühere, nur symptomatische Behandlung.

Was diese letztere anbetrifft, so können wir auf das vorher bei der Behandlung der Prostatitis Gesagte verweisen: Je nach dem Stadium der Entzündung wird entweder antiphlogistische Kälteanwendung oder resorbierende Wärmeapplikation indiziert sein. Die erstere wird am zweckmäßigsten durch Umschläge mit eisgekühlter essigsaurer Tonerde erreicht, weniger gut durch die Eisblase, deren Gewicht auf dem entzündeten Organ unangenehm empfunden wird. Als Wärmequelle dienen die bekannten Thermophore, die durch Leinsamensäckchen aus Billrothbattist billig ersetzt werden können. Nach dem Schwinden der Schmerzen unter Wärme- oder Kälteanwendung wird die Resorption des entzündlichen Ergusses erheblich beschleunigt durch das Anlegen eines gut sitzenden Suspensoriums, das — ohne schmerzhaft zu drücken — das vergrößerte Organ von allen Seiten gleichmäßig, leicht und dauernd komprimiert. Hierzu eignet sich in erster Linie das Neisser-Langlebertsche Suspensorium, das gut mit Watte ausgepolstert und richtig angelegt die Hoden fixiert und sanft komprimiert. Im übrigen ist gegen die interne Gonorrhöetherapie mit Balsamicis bei frischer und subakuter Epididymitis um so weniger etwas zu sagen, als bei ihr die Lokaltherapie der Harnröhrengonorrhöe doch besser sistiert wird. Wir haben wenigstens bei außerklinischen Patienten, die ihre Injektionen trotz bestehender Epididymitis fortsetzten, doch zu häufig Rezidive und Verschlechterungen der letzteren gesehen, als daß wir zur Weiterbehandlung der Urethra raten könnten.

Die zahlreichen größeren oder kleineren chirurgischen Eingriffe, die zur Behandlung der Epididymitis angegeben sind, wie Punktion, Schlitzung der Tunica vaginalis, Biersche Stauung des Hodens usw., eignen sich, so vortrefflich sie im gegebenen Falle sein können, alle wohl mehr für die Klinik als für den praktischen Arzt und mögen deswegen hier unerwähnt bleiben. Dagegen ist die im folgenden Kapitel zu besprechende Vakzinetherapie ohne weiteres und bei den subakuten und fieberfreien Fällen von Epididymis oft mit offenbarem Vorteil anwendbar.

IV. Arthritis gonorrhoica.

Den metastatischen Gelenkserkrankungen der Gonorrhöe standen wir — wenn wir von der jüngsten Empfehlung des Atophans absehen wollen — bis vor kurzem therapeutisch sehr schlecht gerüstet gegenüber. Wurden sie doch gerade durch die Unwirksamkeit der Salizyltherapie differentialdiagnostisch geschieden von den akuten Gelenkrheumatismus. Auch trotz der Anwendung der Bierschen Stauung, lokaler Hitzeapplikationen und anderer Maßnahmen blieb so manches Gelenk versteift, und so war dies Kapitel bis zur Einführung der Vakzinetherapie wohl das traurigste aus der ganzen Lehre von der Gonorrhöe.

Versuche einer passiven Immunisierung bei Gonorrhöe führten zwar zu keinem Erfolge, dagegen gelang es, in Anlehnung an das Wrigthsche Prinzip der aktiven Immunisierung eine Methode auszubauen, deren Anwendung so einfach ist, daß sie auch außerhalb des Krankenhauses ohne Schwierigkeit angewandt werden kann. Sie besteht in der intramuskulären Injektion abgetöteter Reinkulturen von Gonokokken. Diese bewirken bei Gonorrhoikern — in gleicher Weise wie das Tuberkulin bei Tuberkulösen — eine allgemeine fieberhafte und eine am Krankheitsherde lokal ablaufende entzündliche Reaktion, nach deren Abklingen eine oft erhebliche Besserung des Prozesses und eine Resorption des Infiltrates konstatiert werden kann. Es handelt sich nach Bruck[1], dem wir den Ausbau dieser Methode verdanken, um den Zerfall der Gonokokken im Krankheitsherd und um die Bildung von

---

[1] Therapeutische Monatshefte 1913. Heft 3.

Antikörpern, die nur in abgeschlossenen Höhlen reichlich genug vor sich geht, um heilende Wirkungen auszulösen, während bei offenen Schleimhautkatarrhen die Endotoxine zu rasch durch den Eiter und den Urin fortgeschwemmt werden. Das Verfahren eignet sich demnach in erster Linie zur Behandlung der metastatischen gonorrhoischen Affektionen (Arthritis, Iritis), ferner der Epididymitis, ev. auch der Prostatitis und vielleicht auch alter Schleimhautinfiltrate der Urethra. Für die unkomplizierte Schleimhautgonorrhöe kommt es nicht in Frage, was im Gegensatz zu Menzer und in Übereinstimmung mit Bruck hier betont sein mag.

Bei der Vakzinebehandlung haben wir uns meist des nach den Angaben von Bruck, von Schering hergestellten Arthigons bedient und haben nach Abklingen der Fiebererscheinungen Dosen injiziert, die von einer merkbaren lokalen und Allgemeinreaktion (Temperaturerhöhung um 1 Grad) gefolgt waren. Dazu sind Dosen von 0,5—2 ccm notwendig, die in Zwischenräumen von 2—3 Tagen langsam ansteigend mit einer gewöhnlichen Pravazspritze intragluteal injiziert werden. Wir glauben bei diesem Vorgehen ohne eine erhebliche Belästigung des Patienten eine Abkürzung der bei den in Frage kommenden Affektionen oft überlangen Krankheitsdauer und eine bessere Restitutio ad integrum erreicht zu haben, als bei der früheren rein symptomatischen Behandlung.

Eine Abhandlung über die Therapie der Gonorrhöe darf nicht schließen, ohne auf die schwierige Frage einzugehen, wann man diese Krankheit als geheilt ansehen kann. Diese Frage darf nicht nach den klinischen Symptomen des Ausflusses oder der Fäden im Urin, selbst nicht nach dem Fehlen derselben beantwortet werden, sondern einzig und allein nach dem mikroskopischen Bilde. Jeder, der sich eingehender mit diesen Verhältnissen beschäftigt hat, wird erstaunt sein, zu sehen, wie wenig die Stärke oder Schwäche der Sekretion mit dem bakteriologischen Befunde parallel geht. Ein großer Teil der sogenannten Nachtripper sind bedeutungslose aseptische oder durch banale Mikroorganismen hervorgerufene Katarrhe, während auf der kaum sezernierenden Oberfläche der Urethralschleimhaut noch Gonokokken vegetieren können, die sich bei einer Übertragung ev. als vollvirulent erweisen. Starker Leukozytengehalt des Sekretes oder der Fäden spricht für das Bestehen eines chronischen gonorrhoischen Herdes; aber oft bestätigt erst die Durchmusterung zahlreicher Präparate diesen Verdacht.

Unter diesen Umständen wird man erst nach dem Studium einer großen Anzahl von Präparaten sein Urteil abgeben können. Wenn ein Sekret, auch des Morgens nach längerer Urinpause nicht zu erlangen ist, müssen die ev. in der Schleimhaut sitzenden Gonokokken durch eine Reizung der letzteren „provoziert" werden. Wir pflegen die Schleimhaut entweder mechanisch über der eingeführten Knopfsonde durch Massage zu irritieren oder chemisch durch Argentum nitricum (Injektion von 10 ccm einer Lösung 1 : 4000 oder Pinselung mit einer 1 % Lösung). Das dann produzierte, oft rein eitrige Sekret ist besonders genau auf Gonokokken zu untersuchen. Die subtilste Untersuchung des nach Löffler, in zweifelhaften Fällen nach Gram gefärbten Präparates ist für das Urteil allein ausschlaggebend, die komplizierten und in ihren Ergebnissen unsicheren Züchtigungsmethoden kommen für den praktischen Arzt kaum je in Frage. Es läßt sich natürlich nicht generell sagen, wie viele Präparate zu durchmustern sind; das ist in erster Linie abhängig von der Dauer der Zeit, die seit der Infektion zurückliegt, von der Art der Behandlung und der Ausdehnung der Erkrankung.

Über die Herstellung der Präparate sei folgendes hier bemerkt: Man streiche etwas von dem Sekrete mit der zur Entnahme benutzten, vorher ausgeglühten Platinöse in möglichst dünner Schicht auf dem Objektträger aus, lasse den Ausstrich lufttrocken werden und führe das Glas — „Schichtseite" nach oben — zur Fixierung dann dreimal langsam durch die Flamme. Dann übergieße man die Schichtseite mit Löfflerschem alkalischen Methylenblau (von Grübler - Leipzig oder Leitz - Wetzlar), spüle nach wenigen Sekunden mit Wasser ab und betrachte das zwischen Fließpapier völlig abgetrocknete Präparat mit der Ölimmersion. Man erkennt die tief schwarzblau gefärbten Gonokokken an ihrer charakteristischen Lagerung in Häufchen im Inneren des ganz schwach hellblau gefärbten Protoplasmas der Eiterzellen resp. auf den Epithelien. Da leider nicht alle (wohl aber über 90 %) der in der Harnröhre vorkommenden Diplokokken Gonokokken sind, so ist für irgend zweifelhafte Fälle, d. h. wenn überhaupt wenig Kokken vorhanden sind, die Vornahme der Gramschen Färbung erforderlich. Diese beruht auf der Tatsache, daß einem bestimmten, bei der Färbung entstehenden Pararosanilinfarbstoff gegenüber die Gonokokken sich anders verhalten, als die ihnen gleichen Diplokokken: sie, die Gonokokken, geben ihn bei Entfärbung mit Alkohol wieder ab, sind „gramnegativ", die anderen behalten ihn. Die Vornahme dieser differentialdiagnostisch wichtigen Färbung wird wegen der zahlreichen zu ihr notwendigen Ingredientien in der Regel Sache der Untersuchungsämter sein, denen das fixierte Präparat zuzusenden wäre.

Die vorstehenden Ausführungen sollten keine vollständige Darstellung der Gonorrhöetherapie bilden. Sie sollten nur jene Methoden zusammenfassen, die ohne größeren spezialistischen Apparat überall vorgenommen werden können. Endoskopie, Bougierung, Dilatation der Harnröhre und manche andere Maßnahme, die nur der Spezialist ausführen wird, blieben daher hier unerwähnt. Aber wir glauben gezeigt zu haben, daß auch der praktische Arzt mit wenig Instrumenten — aber einem Mikroskop — ersprießliche Gonorrhöetherapie treiben kann.

Die Therapie der Hauttuberkulose.

Von **Geheimer Hofrat Dr. Th. Veiel,** Stuttgart-Cannstatt.

Wie bei jeder Tuberkulose, sie mag im Körper lokalisiert sein wo sie will, ist es auch bei der Hauttuberkulose von allergrößter Wichtigkeit, sie möglichst frühzeitig zu erkennen, um so mehr, da bei der Hauttuberkulose kleine, umschriebene Erkrankungen im Anfang außerordentlich leicht zu heilen sind, während, wenn die Krankheit einmal größeren Umfang angenommen und sich über ausgedehnte Flächen verbreitet hat, oder gar mit sekundären Erkrankungen der Drüsen oder innerer Organe kombiniert ist, diese Heilung sehr schwer ist. Es ist deshalb die absolute Pflicht des Arztes, die Hauttuberkulose bald zu erkennen und zu heilen, weil er dadurch die Patienten vor einer schweren Zukunft bewahren kann. Zweifellos ist die Hauttuberkulose mit ihrer relativ geringen Zahl von Tuberkelbazillen gutartiger als die meisten Tuberkulosen anderer Organe. Sie kann oft jahrelang auf umschriebene kleine Stellen der Haut beschränkt bleiben, ja in einzelnen Fällen das ganze Leben lang.

Die Tuberkulose tritt auf der Haut in verschiedenen Formen auf. Ich richte mich in der Einteilung der Hauttuberkulose nach den von Jadassohn im Mracekschen Handbuch, Bd. 4, S. 162, gegebenen Vorschlägen, die ich für sehr empfehlenswert halte.

Wir unterscheiden demnach:
1. Tuberkulosis luposa cutis oder Lupus im engeren Sinne.
2. Tuberkulosis verrucosa cutis oder Leichentuberkel.
3. Tuberkulosis colliquativa cutis.
4. Tuberkulosis miliaris ulcerosa cutis.
5. Tuberkulosis miliaris disseminata cutis.
6. Tuberkulide.

Von diesen 6 verschiedenen Formen sind besonders die ersten drei für den praktischen Arzt wichtig, während die andern, wie die Tuberkulide, mehr den Spezialisten für Hautkrankheiten interessieren und ihm zu überlassen sind. Ich will mich auf die Beschreibung und Therapie der oben genannten 3 Formen beschränken.

1. Die Tuberkulosis luposa cutis oder der eigentliche Lupus tritt gewöhnlich in kleinen, umschriebenen, knötchenförmigen, infiltrierten Stellen von roter Farbe mit mehr oder weniger leichter Abschuppung auf der Haut auf und läßt sich oft bei der bloßen Anschauung von andern infiltrierten Hautkrankheiten wie Lues, Psoriasis, Ekzem, schwer unterscheiden. Das Wachstum geschieht durch Anlagern neuer Knötchen in der Peripherie der alten Stelle oder durch Zusammenfließen mit andern, in der Nachbarschaft

schon vorgebildeten Lupusstellen. Im weiteren Verlauf bildet der Lupus entweder flache, glatte Flächen, Lupus planus, oder diese zeigen eine stark schuppende Oberfläche, Lupus pityriasiformis. Viele zeigen eine Tendenz zu zentraler, narbiger Abheilung mit peripherem Weiterschreiten, Lupus serpiginosus, oder es bilden sich lupöse Wucherungen, Lupus hypertrophicus. Alle Formen können verschwären und bilden dann den Lupus ulcerosus, der oft zu raschem Verfall der Gewebe führt und dann besonders an der Nase und den Lippen als Lupus ulcerosus exedens zu schweren Entstellungen Veranlassung gibt.

Charakteristisch für den Lupus sind die kleinen, ihm eigenen, miliaren Knötchen von gelbbrauner Farbe, welche in entzündliches Gewebe eingestreut sind und sich makroskopisch leicht sehen lassen, wenn man die Entzündungshyperämie der Kutis durch Aufdrücken eines Glases (Objektträgers) unsichtbar macht. Dann treten in den unter dem Glasdruck weiß erscheinenden Stellen die bräunlichen Knötchen sehr deutlich hervor. Durch den Nachweis derselben ist die Diagnose des Lupus in der Regel außerordentlich leicht und mit Sicherheit erbracht. Es kommen aber Lupusfälle vor, besonders auf der Nase, bei welchen selbst dem geübtesten Diagnostiker die Differentialdiagnose zwischen Lupus und andern Hautkrankheiten, besonders Syphilis, unmöglich ist und erst bei genauer Beobachtung des weiteren Verlaufs möglich wird, wenn die oben beschriebenen, kleinen Knötchen besonders an der Peripherie der kranken Stelle sichtbar werden. Auf mikroskopischem Wege ist der Nachweis sicher erbracht durch Nachweis der Tuberkelbazillen, während der Bau des lupösen Gewebes nur selten in solchen zweifelhaften Fällen zur Diagnose charakteristische Bilder liefert.

Am häufigsten tritt der Lupus im Gesicht auf der Haut der Nase auf und ist hier oft sekundär die Folge eines schon vorhandenen, auf der Nasenschleimhaut beginnenden, lupösen Primäraffekts. Weiter werden die Lippen, die Augenlider, die Extremitäten, der Hals, der Rumpf und die Glutäalgegend ergriffen, an welch letzterer Stelle er oft mit Fistelbildung infolge tuberkulöser Darmerkrankung auftritt. Von größter Wichtigkeit ist es immer, auch auf die benachbarten Schleimhäute Rücksicht zu nehmen, von denen außer der Nase die Konjunktiva, das Zahnfleisch, der Mund, der Rachen und der Kehlkopf besonders häufig ergriffen werden. Auf der Schleimhaut tritt der Lupus in Form kleiner, granulärer, geröteter Schwellungen mit denselben Knötchen auf.

Der Lupus der Haut kann auf zweierlei Weise entstehen. Entweder durch Eindringen der Tuberkelbazillen in die Haut von außen mit oder ohne Hautverletzung, oder durch Transport der Tuberkelbazillen in die Haut auf dem Blutwege, indem sie an andern erkrankten Körperstellen in die Blutgefäße eindringen und durch den Blutstrom in der Cutis abgelagert werden. Bei der ersteren Form entstehen in der Regel nur einzelne umschriebene Lupusherde und diese geben natürlich die günstigste Prognose, während bei der letzteren Form oft zahlreiche Lupusherde (ich habe bis zu 30 beobachtet) über die ganze Körperhaut zerstreut vorkommen.

2. Nächst dem Lupus tritt am häufigsten die Tuberkulosis verrucosa cutis (Lupus sclerosus, verrucosus, Tuberculum anatomicum, Leichentuberkel genannt) auf. Man findet sie besonders bei Leuten, welche mit tuberkulösem Material hantieren,

bei Anatomen, bei Fleischern, bei Köchinnen, bei Verfertigern von Darmsaiten etc. und bei Personen, welche Patienten mit offener Tuberkulose verpflegen und deren Auswurfschalen und Wäsche reinigen. Meist tritt sie an der Hand und zwar besonders häufig an der Rückseite der Hand und Finger auf als kleine, umschriebene, gerötete, infiltrierte Stellen mit harter, hornartiger Oberfläche, die langsam wallartig peripher sich weiter ausbreiten und dabei meist in der Mitte abheilen, so daß sich um zentrale Narbenbildung ein entzündlicher, hornartiger, von Epidermis bedeckter, häufig Geschwüre bildender, zerklüfteter, wallartiger Rand zeigt, der oft den ganzen Handrücken umsäumt und auch auf die Finger sich ausbreitet. Dieser Tuberkuloseform fehlen die oben erwähnten charakteristischen Lupusknötchen. Sie wird am häufigsten mit Syphilis verwechselt, unterscheidet sich aber von derselben durch den harten, wallartigen Rand und ihr zerklüftetes Aussehen, während die Syphilis meist aus umschriebenen, einzelnen, später zusammenfließenden, mehr flachen Knoten am Rande besteht, welche sehr häufig geschwürig zerfallen und die für Syphilis charakteristischen, ausgezackten, nierenförmigen Geschwürsformen mit speckigem, grauem Grunde zeigen. Diagnostisch wichtig ist, daß die Syphilis meist in wenigen Wochen einen Umfang erreicht, zu welchem die Tuberkulosis verr. cut. viele Monate braucht.

3. Die Tuberkulosis colliquatifa cutis (Scrofuloderma, gumma tuberculosum). Diese tritt in Form umschriebener, erbsen- bis halbhaselnußgroßer, geröteter, von glatter Epidermis überzogener Knoten in der Haut, oder im Unterhautzellgewebe auf, welche allmählich in der Mitte erweichen, perforieren, ein eitrigschleimiges Sekret absondern und dann Geschwüre mit unterminierten, zackigen Rändern und speckigem, grauem Grunde bilden, die nur geringe Tendenz zur Spontanheilung haben und stets mit eingezogenen Narben abheilen. Oft sind mehrere solcher Knoten entlang dem Verlauf der Lymphgefäße vorhanden. Sie werden am häufigsten an den Extremitäten beobachtet, treten aber auch nicht selten in der Umgebung tuberkulöser Drüsen, besonders am Halse, seltener in der Leistengend auf. Auch für das geübteste Auge ist oft die Differentialdiagnose zwischen diesen Herden und syphilitischen Gummen außerordentlich schwierig — besonders wenn diese Herde allein auftreten und nicht auch sonstige Erscheinungen von Syphilis oder Tuberkulose am übrigen Körper zu finden sind. Der Charakter der Erkrankung läßt sich oft nur auf dem Wege der Therapie feststellen, indem die syphilitischen Gummen unter antisyphilitischer Behandlung ausheilen, während die tuberkulösen Gummen unbeeinflußt von dieser Behandlung bleiben. Leicht sind sie dagegen von den, ein ähnliches Bild darbietenden Erweichungsgummen der Aktinomykose, Blastomykose und Sporotrichosis zu unterscheiden durch die für diese charakteristischen Bakterien, welche im Sekret nachzuweisen sind.

Bei der **Therapie** der Hauttuberkulose ist wie bei jeder anderen Form der Tuberkulose, da wir bis jetzt noch kein sicheres spezifisches Mittel gegen die Tuberkulose kennen, die möglichste Allgemeinkräftigung des Organismus anzustreben, um ihn dadurch in den Stand zu setzen, über die eingewanderten Feinde Herr zu werden. Ganz besonders wichtig ist dies bei der durch Verschleppung der Bazillen auf dem Blutwege entstandene Form des Lupus.

Die bei der allgemeinen Tuberkulose empfohlenen Kräftigungsmittel sind also auch hier anzuwenden: Kräftige Nahrung (viel

Milch), frische Luft, Liegekuren, reichlicher Aufenthalt im Freien, besonders auch gesunde, nach Süden gelegene Wohnungen und Solbäder. Bei einzelnen ausgebreiteten Formen des Lupus kann man — leider nur in seltenen Fällen — durch die Allgemeinbehandlung vollständige Heilung erzielen. Bekannt sind ja auch die vorzüglichen Erfolge, die im Hochgebirge von Rollier in Leysin und von Bernhard in Samaden, besonders bei Tuberkulosen der Knochen und Gelenke, doch auch bei Tuberkulose der Haut erzielt werden. Die in Leysin geheilten Lupusfälle wurden nach persönlicher Mitteilung Prof. Rolliers alle der direkten Bestrahlung der Höhensonne ausgesetzt. Leider kommt nur wenigen der an Tuberkulose leidenden Patienten der Gebrauch der Hochgebirgskuren zu, da die Hauttuberkulose in weitaus den meisten Fällen bei Patienten der armen Stände auftritt. Doch sind auch in unserm Klima im Sommer den Lupuspatienten intensive Sonnenbestrahlung der kranken Stellen neben dem Gebrauche der allgemeinen Sonnenbäder aufs wärmste zu empfehlen. Nur sollten letztere nicht so stark gemacht werden, daß sich ein Sonnenbrand und Abschälung der Haut einstellen, sondern nur so stark, daß die Haut dunkel pigmentiert wird.

Durch Tuberkulineinspritzungen allein habe ich noch nie einen Lupus heilen sehen. Hypertrophische, infiltrierte Lupusstellen gehen zwar unter Tuberkulineinspritzungen zurück, aber ich fürchte die Anwendung des Tuberkulins beim Lupus geradezu, weil ich sehr häufig in dem Reaktionshof um die kranke Stelle herum eine rasche Ausbreitung des Lupus gesehen habe. Zur Konstatierung der völligen Heilung des Lupus hat Neißer das Tuberkulin empfohlen und zu diesem Zweck ist es recht brauchbar, da etwa noch zurückgebliebene kleine Herde durch die Tuberkulinreaktion sich nachweisen lassen. Günstig wirkt dagegen beim Lupus der Leberthran und zwar in großen Dosen, wenn er ertragen wird, wie sie seinerzeit schon Viktor v. Bruns in den 50er Jahren warm empfohlen hat und Bazin, der bis zu 300 Gramm pro Tag gab. Leider wird er aber meist in diesen Dosen nicht ertragen. Schwefelbäder und Arsenbäder haben bei Hauttuberkulose keinen Erfolg.

Während die Allgemeinbehandlung bei allen Formen der Hauttuberkulose dieselbe zu sein pflegt, so ist die örtliche Behandlung verschieden. Ich will nun zu dieser übergehen.

Bei der Therapie des Lupus ist in jedem Falle zu überlegen: Welche Behandlungsweise führt am raschesten mit möglichst schönem kosmetischem Resultat und möglichst geringen Kosten zum Ziel? Der Lupus darf erst dann für geheilt erklärt werden, wenn in der Narbe keinerlei Lupusknötchen mehr nachweisbar sind. Die sog. kosmetischen Heilungen, welche so oft in der Literatur erwähnt sind, sind keine völligen Heilungen, da bei ihnen immer noch Lupusknötchen nachzuweisen sind.

Die schönsten kosmetischen Resultate liefert zweifellos in frischen, noch nicht behandelten Lupusfällen die Behandlung mit Finsenlicht, welche nächst der von Lang in Wien hauptsächlich ausgebildeten Exzisionsmethode den größten Fortschritt in der Lupusbehandlung darstellt. (Lang hat 128 Heilungen bei 150 Krankheitsfällen). Leider kann die Finsenlichtbehandlung nur an größeren Instituten ausgeführt werden, wo ein größeres, geübtes und ausdauerndes Heilpersonal für diese Zwecke, wie z. B. in Kopenhagen und andern großen Städten zur Verfügung steht.

Die Lichtseiten der Methode sind: Der fast sichere Erfolg, die Schmerzlosigkeit, das vorzügliche kosmetische Resultat und die elektive Wirkung, so daß man auch an scheinbar gesunden Stellen bestrahlen kann ohne Gefahr häßlicher Narben.

Die Schattenseiten sind: Die großen Kosten (in Kopenhagen ca. Mk. 600 pro Kopf und Kur), die lange Dauer der Behandlung (bei kleinen Lupusstellen ca. 40, bei ausgebreiteten 200 Sitzungen und mehr), der unsichere Erfolg bei schon vorbehandelten Fällen mit starker Narbenbildung, starker Pigmentbildung, reichlicher Gefäßentwicklung mit tief liegenden Herden von sehr großer Ausdehnung, ebenso bei geschwürigem und hypertrophischem Lupus, die Nichtverwendbarkeit bei Schleimhautlupus außer an Naseneingang, an Lippen und Zahnfleisch.

Die Röntgenstrahlen haben bei Lupus leider die auf sie gesetzten Hoffnungen nicht erfüllt. Vollständige Lupusheilungen durch die jetzt üblichen, milderen Röntgenbestrahlungsmethoden sind selten. Weitaus die meisten, als geheilt vorgeführten, mit Röntgenstrahlen behandelten Lupusfälle zeigen bei genauer Besichtigung trotz scheinbarer oberflächlicher Abheilung eine Menge von Lupusherden. Ein gewisser kosmetischer Erfolg ist besonders bei hypertrophischen, geschwürigen Lupusformen den Röntgenstrahlen sicher zuzusprechen und man ist oft von den anfänglich auftretenden, raschen Besserungen überrascht, dann aber tritt bei weiterer Fortbehandlung ein Stillstand ein, und nur bei sehr lang fortdauernder Behandlung lassen sich noch weitere, aber meist unvollständige Erfolge erzielen. Mit Recht haben deshalb so bedeutende Röntgenologen wie Holzknecht und Kienböck und viele Dermatologen wie Blaschko und andere bei flachem Lupus den Röntgenstrahlen die Heilungswirkung abgesprochen. Als Vorbereitungsmittel zu anderen Lupusbehandlungen sind sie aber sicher zu empfehlen. Ich habe den Eindruck, daß seit der Behandlung des Lupus mit Röntgenstrahlen viel häufiger in den Narben Lupuskarzinom auftritt.

Was von den Röntgenstrahlen gesagt ist, gilt auch von der Kromayerschen Quarzlampe. Bei ganz oberflächlichen Formen kann mit dieser Methode eine völlige Heilung erzielt werden. In der Regel aber führt sie nur eine bedeutende Besserung, besonders bei hypertrophischen und geschwürigen Formen herbei, dann aber tritt auch bei ihr ein Stillstand im Erfolge ein.

Die Radiumstrahlen sind für kleine, umschriebene Lupusstellen außerordentlich wirksam, stehen aber leider wegen der enormen Kosten des Radiums dem Arzte nur sehr selten zur Verfügung.

So will ich denn auf die Methoden übergehen, die dem Arzte in der Praxis zur Verfügung stehen. Dabei ist zu bemerken, daß es keine Lupusbehandlungsmethode gibt, die für alle Fälle sich eignet. Der Arzt muß die verschiedenen Methoden beherrschen und je nach der Sachlage verschieden anwenden.

Hier ist nun in erster Linie die Exzision des Lupus zu empfehlen, wo sie irgend wie ohne größere Entstellung möglich ist. Sie führt zweifellos am raschesten und am sichersten zum Ziele, scheitert aber leider oft an der Angst der Patienten und der Eltern. Die Exzisionen müssen unter strengster Asepsis mit Anwendung lokaler oder allgemeiner Anästhesie gemacht werden, die Schnittführung 1 cm im gesunden Gewebe. Nur in Fällen, wo die einfache Exzision nicht genügt und Plastik mit Transplantationen nach Thiersch oder Lappenbildung nach Krause nötig ist, ist Behandlung in chirurgischen Spezialanstalten nötig.

Der Exzision stehen am nächsten die Ausschabung des Lupus mit scharfem Löffel und die Stichelung, bzw. Skarifikation desselben, eine Methode, die ich früher fast ausschließlich geübt habe und welche zu sehr schönen Resultaten führt. Leider aber mußte ich dieselbe verlassen, nachdem ich in 3 Fällen, kurze Zeit nach der Ausführung derselben jugendliche Patienten an tuberkulöser Meningitis zugrunde gehen sah, so daß ich mich des Vorwurfs nicht entschlagen konnte, daß durch die Skarifikationsmethode Tuberkelbazillen in das Blut eingedrungen seien.

Wo die Exzision nicht durchführbar ist, oder wo, wie z. B. bei ganz kleinen Lupusstellen der kosmetische Erfolg von Ätzungen voraussichtlich ein besserer ist, empfiehlt es sich, die kleinen Lupusstellen durch Ätzmittel zu zerstören, und zwar bei ganz oberflächlichen Formen durch rauchende Salpetersäure, welche mit einem spitz zugeschnittenen, in die Säure getauchten Holzstückchen (Zahnstocher) in die Lupusknötchen hineingebracht wird. Meist pflegen die Knötchen rasch abzuheilen, doch ist manchmal eine wiederholte Anwendung nötig.

Dasselbe Resultat läßt sich mit einem gut gespitzten Höllensteingriffel erreichen, welcher in die Knötchen eingebohrt wird. Diese Behandlungsweise wurde vom Altmeister der Dermatologie, Ferdinand Hebra, am meisten geübt. Das Lupusgewebe ist im Verhältnis zum gesunden Gewebe außerordentlich weich und läßt sich daher mit dem Stift sehr leicht ausbohren, während das gesunde Gewebe Widerstand leistet. Die Ausbohrungen müssen nach 8 bis 14 Tagen wiederholt werden und sind leider recht schmerzhaft.

Bei hypertrophischen Lupusformen mit dicker Knotenbildung ist der Ätzkalistift den obigen Ätzmitteln vorzuziehen. Der Stift wird an mit Wasser befeuchteter Baumwolle gespitzt, bis er wie ein gut gespitzter Bleistift aussieht, dann wird er in die kranken Stellen eingebohrt. Er bildet dort einen dunkeln, schwarzen Schorf. In der linken Hand muß stets ein mit Essig befeuchteter Wattebausch gehalten werden, um das Herunterlaufen des Ätzkalis auf die gesunde Haut zu vermeiden, wo es häßliche, rote Narben bildet. Mit solchen in Essig getauchten Tupfern wird die geätzte Stelle immer wieder abgetupft, bis sie zu einem schwarzen Schorf eingetrocknet ist. Die Wirkung des Ätzkalistiftes geht immer $\frac{1}{4}$—$\frac{1}{2}$ cm weit über das geätzte kranke Gewebe hinaus, so daß er größere Narben herbeiführt als zur Zerstörung des Gewebes absolut nötig ist. Daher soll derselbe nur bei hypertrophischen Formen im Gesicht angewendet werden, während er an den Extremitäten, oder an bedeckt getragenen Körperstellen, wo es auf eine mehr oder weniger schöne Narbe nicht ankommt, ruhig Verwendung finden kann. Der schwarze, trockene Ätzkalischorf pflegt sich meist nur außerordentlich langsam abzustoßen. Es empfiehlt sich, die Abstoßung dadurch zu befördern, daß man den Schorf mit einem $2\frac{1}{2}$%igen Salizylseifentrikoplast (Beiersdorf - Hamburg) täglich zweimal belegt. Sobald der Schorf abgestoßen ist, wird die bloßgelegte, wunde Fläche nach vorherigem Betupfen mit 5%iger wässeriger Kokainlösung mit einer konzentrierten, spirituösen Chlorzinklösung bepinselt und der Salizylseifentrikoplast wieder aufgelegt. Die Ätzung wird alle 8 Tage wiederholt, die Heilung wird dadurch zwar verlangsamt, aber auch eine schönere Narbenbildung erzielt.

Zur Zerstörung von Lupusknötchen, welche in sklerotischen Narben liegen, ist am meisten der Thermokauter zu empfehlen, dessen spitziger Ansatz weißglühend in die Knötchen eingebohrt wird. Meist wird dabei aber der Fehler gemacht, daß die Zerstörung nicht intensiv genug gemacht wird.

Während die obigen Ätzmittel keine elektive Wirkung haben und krankes und gesundes Gewebe gleichmäßig zerstören, kommt die elektive Wirkung, d. h. das kranke Gewebe zu zerstören und das gesunde zu verschonen, dem **Pyrogallol** in ganz außerordentlichem Maße zu. Seine Anwendungsweise wurde zuerst von Jarisch im Jahre 1879 empfohlen[1]) und dann von mir im Jahre 1893 modifiziert. Beide Methoden bestehen darin, daß man zunächst starke 10 %ige Pyrogallolsalbe

R. Pyrogallol 10,0,
Vasel. americ. flav. ad 100,0,

mehrere in der Regel 3 Tag lang, morgens und abends frisch auflegt.

An Stellen, wo die Gefahr einer Nekrose des unterliegenden Knorpels groß ist, wie an der Ohrmuschel oder am Nasenrücken, oder an Stellen, wo unmittelbar unter der Haut wichtige Sehnen verlaufen, wie z. B. am Handrücken, darf die starke Salbe nur 2 Tage, keine 3 Tage aufgelegt werden, weil sie sonst zu Nekrose des Knorpels oder der darunterliegenden Sehnen führen könnte. Durch diese 10 %ige Pyrogallolsalbe wird das Lupusgewebe in einen graugrünen Schorf verwandelt; auf der umgebenden Haut bilden sich kleine, schwarze Blasen mit trübem eitrigen Inhalt. Dieser Schorf wurde nach Jarisch unter indifferenten, milden Salben und unter Jodoformbestreuungen abgeheilt. Leider zeigten sich in der bei der Heilung entstehenden Narbe immer wieder zahlreiche Lupusknötchen und so kam ich auf den Gedanken, ob sich nicht durch Fortsetzung der Pyrogallolbehandlung bis zur völligen Heilung diese Rückfälle in der Narbe verhüten lassen, wenn man bei der außerordentlich verschiedenen Widerstandskraft des gesunden und des lupösen Gewebes, welch letzteres so weich wie Butter ist, eine Konzentration der Pyrogallolsäure herausfinde, welche zwar das lupöse Gewebe noch zerstört, dagegen die Bildung einer gesunden Narbe nicht hindert. Hierzu eignet sich nach meinen Versuchen in der Regel am besten eine 2 %ige Pyrogallolvaseline, welche nach der oben erwähnten Verschorfung des Lupus durch 10 %ige Pyrogallolsalbe vom 3. oder 4. Tage der Behandlung ab aufgelegt wird. Sie wird so lange angewandt, bis sich alles auf Lupus verdächtige Gewebe abgestoßen hat, bis die roten Granulationen eine gleichmäßige Fläche bilden ohne eingestreute, graue, froschlaichartige Körnchen, welche von noch vorhandenen Lupusknötchen herrühren. Es dauert dies viele Wochen, läßt sich aber bedeutend beschleunigen, wenn man die in den Granulationsgeweben liegenden grauen Knötchen vermittelst eines kleinen, in rauchende Salpetersäure eingetauchten Hölzchens (Zahnstocher) zerstört, wie ich es oben bei der Behandlung der einzelnen Lupusknötchen angegeben habe. Wenn die Granulationen ganz gleichmäßig geworden sind, so geht

---

[1]) Zeitschr. f. klin. Medizin I, 3 pag. 631.

man allmählich zu schwächeren Salben über: 1%, ½%, ¼%, 1/10%, und bei der letzteren Salbe bleiben wir in der Regel bis zur völligen Heilung. Nur selten muß man auch diesen letzten Rest von Pyrogallol vollends weglassen und zum Schluß zu reiner Vaseline greifen, unter welcher dann meist rasch die Überhäutung vor sich geht[1]).

Leider ist die Methode schmerzhaft und besonders der Übergang von einer starken 10 %igen zu einer schwächeren 2 %igen Salbe bereitet dem Patienten heftige Schmerzen und macht bei empfindlichen Patienten die Anwendung von Morphium nötig. Man kann dem Patienten viele Schmerzen durch exaktes Verbinden ersparen.

Nur kurz noch einige Ratschläge, die Technik der Methode betreffend.

Die Salben, die starke und später die schwache, werden dick auf Lint gestrichen aufgelegt. Zum Streichen nehme man einen Glasspatel, keinen Metallspatel, da sonst pyrogallolsaures Eisen sich bildet, welches später der Narbe eine graue oder bräunliche Farbe gibt. Nach Auflegen des dick gestrichenen Salbenfleckes kommt Watte darüber und dazu nimmt man zweckmäßigerweise sterilisierte, nicht entfettete, sog. kardätschte Watte, da die sonst übliche entfettete Baumwolle die Vaseline von dem Lint wegsaugt und die Wunde trocken legt und dadurch die Wirkung der Salbe bedeutend vermindert. Sehr wichtig ist es, daß der Verband ganz exakt angelegt wird, und es ist dies, wenn beispielsweise größere Partien des Gesichts an Lupus erkrankt sind, technisch oft schwierig. Vor allem ist darauf zu achten, daß der Verband sich an den Rändern nicht abheben kann, da der Zutritt von Luft zu den wunden Stellen den Patienten sehr starke Schmerzen macht. Man muß deshalb auch beim Verbandwechsel, der regelmäßig morgens und abends stattfindet, die Salbe schon vorher auf den Lint streichen, und alles zum Verband nötige vorbereiten, damit die Wunde nur möglichst kurze Zeit der Luft ausgesetzt ist. Ich erkläre mir die Schmerzhaftigkeit dadurch, daß das Pyrogallol eine stark reduzierende Wirkung auf die Gewebe ausübt und daß der hinzutretende Sauerstoff der Luft, in entgegengesetzter Richtung wirkend, die Schmerzen hervorruft. Die Verbände sollten möglichst vom Arzt oder von sehr geübtem Wartepersonal gemacht werden, da an den Schwierigkeiten des Verbindens oft die ambulatorische Behandlung scheitert. Leider dauern derartige Kuren lange Zeit, viele Wochen und Monate und nehmen die Geduld des Arztes und des Patienten sehr in Anspruch. Ein Trost dabei ist, daß die Narben um so schöner und weicher werden, je langsamer die Heilung erfolgt. Die Erfolge sind aber auch ganz außerordentlich befriedigend und viele dauernde Heilungen sehr ausgedehnter Lupusformen mit schöner, nicht entstellender Narbe sind durch die Methode bis jetzt erzielt worden, so daß sie aufs wärmste zu empfehlen ist, besonders für Ärzte, denen die Lichtstrahlen nicht zur Verfügung stehen. Selbstverständlich ist, daß bei der Pyrogallolbehandlung der Urin stets zu kontrollieren ist und sobald Eiweiß oder Blut in demselben auftritt, was jedoch sehr selten der Fall ist, ist die Pyrogallolbehandlung

---

[1]) Berliner klin. Wochenschr. No. 39, 1893 und Dr. Fritz Veiel: Zur Pyrogallolbehandlung des Lupus vulgaris, Berliner klin. Wochenschr. No. 6, 1908.

auszusetzen. Ich habe nie bleibende Schädigungen der Niere infolge der Pyrogallolbehandlung auftreten sehen.

Bei Patienten mit schlechtem Allgemeinbefinden, mit hohem Fieber und mit ausgedehnter sonstiger Tuberkulose ist jede lokale Behandlung des Lupus zu unterlassen.

Selbstverständlich muß mit dem Lupus der äußeren Haut auch der Schleimhautlupus behandelt werden, wenn man dauernde Erfolge erzielen will. Sitzen die Herde auf der Schleimhaut der Nase und zwar in der Nähe des Naseneingangs an den Nasenlöchern, so wenden wir auch hier Pyrogallolsalbe an, welche auf Wattepfröpfe gestrichen in die Nase eingelegt werden. Gewöhnlich nehmen wir 2 %ige Salbe. Manchen Patienten machen diese eingelegten Pfröpfe erhebliche Atembeschwerden. Dann legen wir in den Wattepfropf ein dünnes Drainrohr ein, durch welches das Atmen erleichtert wird. Bei den tieferen Herden in der Nase, sowie bei Lupus der Mund- und Rachenhöhle und des Kehlkopfes muß unbedingt ein tüchtiger Laryngologe zugezogen werden. Durch das Zusammenarbeiten mit dem Laryngologen lassen sich oft noch Fälle heilen, an deren Heilbarkeit Patient und Arzt verzweifeln wollten.

In seltenen Fällen tritt zum Lupus Karzinom hinzu, das sich sofort vom Lupusgewebe durch die harten infiltrierten Ränder unterscheidet. Diese Lupuskarzinome müssen sofort operativ entfernt werden, und es darf keine Zeit mit der Behandlung derselben durch Röntgenstrahlen verloren werden.

Die Tuberkulosis verruccosa cutis heilt unter der Pyrogallolbehandlung auch außerordentlich günstig ab, die Kur dauert aber leider lange. Es ist daher, besonders bei umschriebenen, kleineren Formen unbedingt die Entfernung der kranken Stellen mit dem Messer oder die Zerstörung derselben mit Ätzmitteln, von welch letzteren die Karbolsäure am meisten zu empfehlen ist, zu versuchen. Die Einpinselungen mit unverdünntem Acid. carbol. liquefact. werden mittelst kleiner Holzstäbchen, die mit Watte umwickelt und in die Karbolsäure eingetaucht sind, vorgenommen. Die Stellen werden so lange überstrichen, bis sich ein weißer Schorf gebildet hat und wenn sich nach dessen Abstoßung noch kranke Stellen zeigen, wird die Karbolätzung wiederholt. Die von anderer Seite gegen Lupus sowohl, wie gegen diese Form empfohlene Kältebehandlung durch Kohlensäureschnee oder durch flüssige Luft hat sich weder bei Lupus noch bei der Tuberkulosis verrucosa cutis bewährt und ich kann sie deshalb nicht empfehlen. Ebenso führt die Behandlung der Tuberkulosis verrucosa cutis mit dem Thermokauter in der Regel nicht zum Ziele, weil sich in dem Entzündungswall, der um die kauterisierte Stelle herum entsteht, sehr leicht wieder die Krankheit bildet und in der Peripherie weiterschreitet.

Die Tuberkulosis colliquativa muß, wenn irgend möglich, chirurgisch behandelt werden. Die Höhlen sind zu eröffnen, die Ränder sind abzutragen und der auf diese Weise bloßgelegte Geschwürsgrund muß durch Ätzungen mit konzentrierter, spirituöser Chlorzinklösung zerstört werden. Meist treten nach Abstoßung des Schorfs gesunde Granulationen auf, welche rasch in Heilung übergehen. Die Chlorzinkätzungen sind sehr schmerzhaft und es empfiehlt sich deshalb, vor Applikation derselben die Geschwürsflächen mit einer 5 %igen Kokainlösung zu überpinseln. Bei

Patienten, welche die chirurgische Behandlung fürchten, kann ich auch für diese Formen die Behandlung mit Pyrogallol warm empfehlen. Meist tritt unter Behandlung mit 1%igen oder 2%igen Pyrogallolsalben (die 10 %ige ist für diese Fälle nicht nötig) vollständige Heilung ein und die so gebildeten Narben pflegen sich durch ganz besondere Schönheit auszuzeichnen. Das ist besonders wichtig, wenn die Tuberkulosis colliquativa bei jungen Mädchen am Hals über tuberkulösen Drüsen auftritt. Hier pflegen sich dann bei dieser Behandlung, wenn sie konsequent durchgeführt wird, nicht bloß die tuberkulösen Höhlen zu reinigen, sondern auch die erkrankten Drüsen abzustoßen.

Die Behandlung des Ekzems[1].

Von Professor Dr. Karl Zieler,
Vorstand der Universitätsklinik und Poliklinik für Hautkrankheiten in Würzburg.

Das **Wesen des Ekzems**, der häufigsten Hautkrankheit, harrt noch der völligen Aufklärung. Wir können es weder ätiologisch noch klinisch scharf begrenzen. Das zeigt sich schon in den Definitionen dessen, was als Ekzem bezeichnet wird. Unna z. B. versteht darunter „chronische, zu diffuser Ausbreitung neigende, juckende und schuppende parasitäre Oberhauterkrankungen, welchen die Fähigkeit innewohnt, auf Reize mit serofibrinöser Exsudation (nässende Form) oder mit Epithelwucherungen, übermäßiger Verhornung, abnormen Fettgehalte oder Kombinationen letzterer Vorgänge (trockene Form) zu antworten". Nach Neißer zeigt „das echte Ekzem im engeren Sinne als objektives Merkmal die mit intraepithelialer Bläschenbildung einhergehende flächenhafte Entzündung und fast regelmäßig die Neigung sich in eine chronische, hartnäckige, durch fortwährende akute Exazerbationen sich in die Länge ziehende und verschlimmernde Erkrankung umzuwandeln".

Unnas Definition ist vielleicht eine zu weitgehende (parasitäre Entstehung), diejenige Neißers berücksichtigt wohl nicht genügend die chronischen Veränderungen.

Je nach der Ausbildung der einzelnen Erscheinungen kann man klinisch ein erythematöses, papulöses und vesikulöses Stadium unterscheiden; als weitere Ausbildung des vesikulösen Stadiums Veränderungen, die man als „Ekzema pustulosum", als „Ekzema madidans bzw. rubrum", als „Ekzema crustosum oder impetiginosum" bezeichnen kann. Sind die entzündlichen Erscheinungen von vornherein geringe oder läßt ihre Stärke nach, so ist eine Bläschenbildung nur mikroskopisch zu erkennen, während im klinischen Bilde mehr eine stärkere Epithelwucherung und Abschuppung als „Ekzema squamosum" hervortritt. Natürlich können diese verschiedenen Stadien sich im Verlaufe des Ekzems in verschiedenster Weise kombinieren und miteinander abwechseln.

---

[1] Wenn ich auch in der folgenden Darstellung meine eigenen Erfahrungen bringe, so bauen sich diese, da prinzipiell neue Ergebnisse für die Therapie im letzten Jahrzehnt nicht gewonnen worden sind, naturgemäß auf dem auf, was ich während meiner Tätigkeit in der Neißerschen Klinik als brauchbar erkannt habe, wenn das auch nicht überall betont worden ist.

Zu den zunächst rein exsudativen und transsudativen Prozessen gesellen sich später auch infiltrative und zwar um so mehr, je länger der Zustand der ekzematösen Hautentzündung besteht. Schließlich entsteht eine derbe, schwer verschiebliche und schlecht oder gar nicht faltbare Verdickung der Haut, an der durch Einwirkung (äußerer) die Entzündung steigernder Reize wieder das Stadium des Nässens eintreten kann.

Unna stellt zwar in seiner Definition die parasitäre Entstehung als ein Charakteristikum des Ekzems hin; die frischen Bläschen des Ekzems werden aber stets steril gefunden. Dagegen fehlen beim chronischen Ekzem niemals virulente, in der Regel gelbe, Staphylokokken (F. Veiel), denen wir eine ätiologische Bedeutung zwar nicht beimessen können, die aber vielleicht nicht ohne Einfluß auf den Verlauf und die Dauer der Erkrankung sind.

Zweifellos besteht oft eine Disposition zu Ekzem, die meist erworben ist, in seltenen Fällen aber auch angeboren (Th. Veiel) vorzukommen scheint. Die meisten Ekzeme werden durch äußere Ursachen, teils mechanischer, teils chemischer Natur (Gewerbeekzeme usw.) bedingt. Ob es innere, selbstständig Ekzem erzeugende Ursachen gibt, ist mindestens zweifelhaft. Allerdings können innere Störungen verschiedener Art, auch wohl nervöse Einflüsse, mittelbar den Ausbruch eines Ekzems begünstigen (Diabetes, Gicht, Erkrankungen der Leber, der Nieren, exsudative Diathese, Blutarmut, Zirkulationsstörungen usw.). Selbstverständlich müssen derartige Störungen behandelt bzw. geheilt werden (siehe die entsprechenden Kapitel). Denn sonst wird die äußere Ekzembehandlung kaum befriedigende Erfolge bringen. Aber selbst die beste, sachgemäße Behandlung derartiger innerer Störungen kann allein ohne örtliche Einwirkung das echte Ekzem nie beseitigen, sondern höchstens den einzelnen Ausbruch mildern (z. B. Kinderekzeme). Die charakteristische Neigung des chronischen Ekzems zu Rückfällen verschwindet auf diesem Wege nie. Stets bleibt die äußere Behandlung des einzelnen Ekzems das wichtigste und nie zu entbehrende therapeutische Rüstzeug. Die äußere Behandlung kann aber unter Umständen bei gleichzeitiger Allgemeinbehandlung sehr wesentlich unterstützt werden durch Maßnahmen, die sonst beim Ekzem im allgemeinen nicht günstig wirken. So bewähren sich nicht selten Soolbäder bei Ekzemen skrofulöser Patienten. Natürlich muß hier sehr vorsichtig begonnen werden und es darf damit nur fortgefahren werden, wenn sie nicht reizend wirken. Dann kann dadurch sowohl die Allgemeinerkrankung wie das Ekzem sehr günstig beeinflußt werden. Selbstverständlich gilt das nicht für akute nässende, sondern nur für die mehr chronischen infiltrierten und schuppenden Formen.

In ähnlicher Weise müssen gleichzeitig vorhandene Ernährungsstörungen, einseitige bzw. unzweckmäßige und Überernährung, zumal bei Kinderekzemen, bekämpft werden. Niemals aber lassen sich Ekzeme allein durch eine besondere Diät heilen, wie das mehrfach empfohlen worden ist, auch nicht bei Kindern. Stets ist daneben sorgsame örtliche Behandlung nötig. Denn sonst beseitigen wir eben nicht die Neigung zu Rückfällen.

Der Volksaberglaube, daß Ekzeme bei Kindern nicht geheilt werden dürfen, hat auch bei Ärzten, insbesondere französischen Dermatologen, Anhänger gefunden. Wir halten das für unberechtigt. Jedes Ekzem darf und muß geheilt werden. Daß andere Krankheiten durch das Bestehen des Ekzems günstig beeinflußt würden, das Ekzem also ableitend wirke, ist zum mindesten nicht erwiesen. Ebenso fehlen Beweise dafür, daß die Heilung des Ekzems in solchen Fällen ungünstig wirke. Bei den Fällen von sog. „Ekzemtod" hat es sich wohl stets oder wenigstens in der Regel um Tod an Status thymico-lymphaticus gehandelt. Daß eine unzweckmäßige Behandlung, z. B. mit undurchlässigen Salbenverbänden bei sehr ausgedehnten, stark nässenden Kinderekzemen schaden kann, hat mit der vorliegenden Frage nichts zu tun.

Veiel betont, daß er oft Bronchialasthma und Bronchitis gleichzeitig mit Ekzem habe auftreten sehen. Eine Erklärung hierfür fehlt (Schleimhautbeteiligung?). Ich selbst habe, wie Veiel, selbst bei regelmäßiger Beobachtung durch viele Monate dabei niemals ein Alternieren beider Erkrankungen, sondern nur ein ganz regelloses Neben- und Nacheinander gesehen.

Von praktischer Wichtigkeit ist auch die Frage, ob Ekzemkinder geimpft werden dürfen, Sie ist unbedingt zu verneinen. Es kommt infolge des Juckens und Kratzens bei solchen Kindern sehr leicht zu einer Infektion der ekzematösen Flächen mit der Vakzine und dadurch zu schwerer, unter Umständen tödlicher Erkrankung.

Die **allgemeine Behandlung des Ekzems** hat also neben der sorgsamen örtlichen Behandlung auch etwa vorhandene konstitutionelle und funktionelle Störungen zu berücksichtigen, die in irgendwelchem Zusammenhang mit dem Auftreten und Verlauf des Ekzems stehen könnten, sowie etwaige Gelegenheitsursachen auszuschalten. Auch wenn allgemeine Störungen nicht vorhanden sind, empfiehlt sich eine milde reizlose Diät, das Verbot erregender Getränke, wie Kaffee, Tee und Alkohol und die Regelung der Darmtätigkeit. Irgendein innerliches Ekzemmittel von dem wir uns eine direkte Wirkung versprechen könnten, gibt es nicht. Insbesondere ist eine günstige Wirkung des Arsens nicht erwiesen, abgesehen vielleicht von den Fällen mit gleichzeitiger Blutarmut; größere Dosen scheinen sogar eher schädlich zu wirken. Arsen, von dem auch Neißer, Veiel u. a. nie einen wirklichen Erfolg gesehen haben — Klingmüller lobt es in kleinsten Dosen für Kinderekzeme —, führt außerdem leicht zu Nebenwirkungen (Darmstörungen, Melanose, Hyperkeratose usw.) und macht die Haut meist sehr empfindlich, so daß sich seine Anwendung nicht gerade empfiehlt. Man würde das höchstens mit in den Kauf nehmen, wenn irgendein Erfolg von der Arsenanwendung erwartet werden könnte.

Sind neben dem Ekzem innere Störungen vorhanden, welche die Behandlung des Kranken in irgendeinem Badeorte oder in einem Sanatorium wünschenswert erscheinen lassen, so kann diese nur günstig wirken. Sie macht aber die örtliche Behandlung niemals überflüssig und man soll auch hierauf bei der Wahl des Kurortes Rücksicht nehmen.

Die Behandlung des Ekzems im engeren Sinne muß selbstverständlich auch dem Umstand Rechnung tragen, daß ursächliche und andere Schädlichkeiten ferngehalten werden. Der Versuch, die vielleicht (beim chronischen Ekzem) mitwirkenden Staphylokokken oder andere Parasiten abzutöten, an deren ätiologische Bedeutung wir bei manchen Ekzemformen denken, ist im Beginn der Behandlung gänzlich zwecklos, da einigermaßen wirksame Desinfektionsmittel das Ekzem nur verschlimmern. Wir können ja auch nicht einmal die gesunde Haut vollkommen keimfrei machen. Natürlich soll nicht nur der Arzt alles vermeiden hinsichtlich der Stärke und Konzentration der Medikamente, was irgendwie schaden könnte, auch der Patient muß sich vor äußeren Schädlichkeiten hüten. Am meisten gilt das für die Einwirkung von Wasser und Seife, die schädlich sind, solange das Ekzem noch im akuten Stadium sich befindet. Will man Wasser anwenden — und wir können das zuweilen, zumal beim chronischen Ekzem, mit großem Vorteil —, so muß es möglichst warmes Wasser sein, dessen Anwendung stets· eine spirituöse Waschung bzw. eine Einfettung zu folgen hätte. Das Abtrocknen hat hierbei stets durch Abtupfen, nicht durch Abreiben zu geschehen.

Beim chronischen Ekzem, wenn es nicht gerade einen akuten Schub zeigt, können wir zuweilen neben heißem Wasser auch Seifen zur Reinigung anwenden, aber nur möglichst milde, überfettete Seifen (z. B. Lanolinseife, Mandelkleieseife, Bergmanns Lilienmilchseife, Beiersdorfs Basisseife Nivea usw.). Die medikamentösen Seifen, insbesondere die so beliebten Teerseifen sind für die meisten Ekzeme eher schädlich als nützlich und als alleinige Behandlung, wie es oft geschieht, keine zweckdienliche Methode.

Der Praktiker berücksichtigt meist zu wenig, daß es sich bei der Ekzembehandlung viel mehr um die Beeinflussung der entzündlichen Vorgänge handelt als um die Wirkung spezifischer Medikamente. Es kommt eben „mehr auf die Auswahl der Methode und die Sorgfalt der Applikation an, als auf die Auswahl des verwandten Medikamentes. Ekzemheilung erreicht man mehr durch die Kunst der Technik, als durch pharmakologische Tüfteleien" (Neißer).

Diesen allgemeinen Grundsätzen widerspricht es natürlich nicht, daß einzelne Medikamente, wie besonders der Teer, dann das Tumenolammonium und das Resorcin, auch das Chrysarobin und die Pyrogallussäure bzw. das Lenigallol zweifellos günstig wirken, teils auf die entzündlichen Veränderungen der Kutis, teils hinsichtlich der Umwandlung der kranken Epithelien in normale.

Für die **örtliche Behandlung** der akuten sowohl wie der chronischen Ekzeme gilt als Grundsatz, um so mildere Methoden und Heilmittel anzuwenden, je akuter die Entzündung ist. Jedenfalls muß alles vermieden werden, was die Entzündung steigern kann. Will man zu stärker wirkenden Mitteln übergehen, so sollen diese zunächst stets in schwacher Konzentration und an kleinen Stellen versucht werden. Auch wenn subjektive Beschwerden nicht mehr vorhanden sind, muß die Behandlung noch so lange fortgesetzt werden, als noch Krankheitsherde vorhanden oder (wie in chronischen Fällen) zu vermuten sind. Sonst sind Rückfälle unvermeidlich. Dabei sind etwaige Auflagerungen, wie Krusten, Schuppen usw. vorher zu entfernen. Haben wir es z. B. im chronischen Stadium nur mehr mit festen und derben Infiltrationen zu tun, deren vollständige Resorption für die dauernde Heilung unerläßlich ist, so sind unter Umständen energische, eine künstliche akute Entzündung hervorrufende Methoden angebracht. So hat Hebra chronische, nicht beeinflußbare Ekzeme mit Kalilauge (Kal. caustic. 5,0, Aq. destill. 10,0) einpinseln lassen. Die eingepinselte Stelle wird dann sofort feucht abgewaschen und feucht verbunden. Das bewirkte starke akute Reizungen, nach deren Ablauf die Reste des chronischen Ekzems der Behandlung leichter zugänglich waren. Das gleiche können wir wohl durch entsprechende Pflasteranwendung (s. u.) bzw. durch Röntgenbestrahlungen erreichen. Auch die Einwirkung medikamentöser Seifen (z. B. überfette Resorcin-, Salizyl-, Teerseifen) für 5 Minuten bis eine Stunde, abwechselnd mit Salbenverbänden wirken hierbei meist günstig.

Ganz akute Ekzeme, wenigstens solange es nicht zum Nässen gekommen ist, heilen nicht selten von selbst, wenn man nur für die Beseitigung von Schädlichkeiten sorgt (Wasser und Seife s. o.) und die entzündete Haut schützt. Spirituöse Waschungen und Trockenbehandlung (Puder, Trockenpinselungen), eventuell Kühlsalben genügen hier meist (s. u.).

Es ist besonders ein subjektives Symptom, das Jucken, das wir in allen Stadien des Ekzems finden und dessen mangelnde Berücksichtigung beim beginnenden akuten Ekzem mindestens zu einer Verschlimmerung führen kann und damit die eigentliche örtliche Behandlung aufhält. Das Jucken tritt häufig nicht nur an die Krankheitsherde gebunden auf, sondern auch als Allgemeinerscheinung und kann dann zu Schlaflosigkeit und nervösen Erregungszuständen führen, die zuweilen durch Narkotika (Chloralhydrat, Sulfonal, Morphium, das man sonst natürlich möglichst vermeidet, in kräftigen subkutanen Dosen) energisch bekämpft werden müssen. Veronal nützt bei wirklich starkem Jucken nichts, kleine Morphiumdosen sind wie die Salizylpräparate eher schädlich. Auch das lokalisierte Jucken bedarf meist einer symptomatischen Behandlung, weil es stärkeres Kratzen veranlaßt und so die Erkrankung unterhält (vgl. die Abhandlung von Klingmüller in diesem Band).

Da die Behandlung der akuten Ekzeme, soweit sie nicht, wie eben erwähnt, einen verhältnismäßig harmlosen und fast spontan heilenden Prozeß darstellen, ebenso wie die der chronischen eine Beherrschung der verschiedenen therapeutischen Methoden verlangt, so wollen wir, um Wiederholungen zu vermeiden, erst die Methoden besprechen, die wir je nach den verschiedenen Stadien und Lokalisationen anwenden.

A. Spirituöse Waschungen.

Spirituöse Waschungen sind natürlich bei nässenden Flächen wegen der Schmerzhaftigkeit ausgeschlossen. Sie sind besonders wichtig in der Umgebung kranker Stellen und als Nachbehandlung für längere Zeit. Dem 50—90%igen Spiritus kann man 2½—10% Glyzerin oder 2—5% Rizinusöl (dieses löst sich aber nur in 90%igem Alkohol!), an Medikamenten ¼—1% Thymol oder 1—2% Salizylsäure zusetzen, z. B. Thymol 1,0 Glyzerin 10,0, Spirit. dilut. ad 200,0 oder: Acid. salicyl. 2,0, Ol. Ricin. 5,0, Spirit. ad 200.0.

Wenn auch das Hauptgebiet der Spirituswaschungen (zweckmäßig durch Betupfen mit angefeuchtetem Wattebausch) das noch nicht oder nicht mehr nässende akute Ekzem ist, so erweisen sie sich doch auch bei den chronischen Formen sehr nützlich als juckstillendes Mittel und wohl auch als Desinfiziens.

B. Feuchte Umschläge.

Feuchte Umschläge bewähren sich besonders bei akutem, starken Nässen und müssen hier recht häufig gewechselt werden.

Sie begünstigen die Überhäutung der wunden Flächen und befördern als Dunstverbände die Entfernung der Krusten und die Abstoßung der verdickten Hornschicht und die Resorption tiefer Infiltrationen. Geeignete Lösungen sind solche von 1—2%iger essigsaurer oder milchsaurer Tonerde, 1—2%iger Borsäure oder $^1/_{10}$—$^1/_4$%iger Salizylsäure, z. B. Liq. Alumin. subacet. bzw. lactic. 200,0. D. S. 4—8 Eßlöffel mit abgekochtem Wasser auf ½ Liter aufzufüllen. Von Borsäure oder Salizylsäure verschreibt man die nötige Menge am besten als Pulver und läßt diese in abgekochtem Wasser (½ bzw. 1 Liter) auflösen. Bei häufigem Wechsel der feuchten Umschläge läßt man zweckmäßig eine 2—4fache Mullschicht auf der kranken Haut liegen, die bei jedem Wechsel wieder gründlich angefeuchtet wird. Regelmäßig gewechselt werden nur die darüber liegenden Mullagen, weil der Verband doch an der einen oder anderen Stelle infolge stärkerer Verdunstung ankleben kann und dadurch den Patienten unnötige Schmerzen bereitet werden. Für die äußeren Schichten kann Watte gebraucht werden, die aber unter keinen Umständen direkt auf nässende oder wunde Flächen gebracht werden darf. Feuchte Verbände mit äußerer Watteschicht oder Watte zwischen Mullagen bleiben besser feucht als Mull allein. Besonders angebracht sind feuchte Umschläge, wenn es sich nicht mehr um einfaches Nässen, sondern schon um eitrige Sekretion handelt. So hat Hidaka nachgewiesen, allerdings an gesunder Haut, daß z. B. feuchte Umschläge mit essigsaurer Tonerde wesentlich stärker keimtötend wirken als dasselbe Medikament als Salbe oder Paste angewendet.

Sublimat und Karbolsäure, diese besonders wegen der Gefahr der Resorption, sind gänzlich ungeeignet. Übermangansaures Kalium hat keine besonderen Vorzüge und den Nachteil der Färbung.

Als abschließenden Stoff für die Dunstverbände verwendet man zweckmäßig sog. Guttaperchapapier (Percha lamellata) oder Mosetigbatist. Billrothbatist ist hierfür zu steif und wirkt dadurch bei größeren Verbänden leicht belästigend, kostet allerdings auch nur halb so viel als Mosetigbatist.

Den gleichen Zwecken wie feuchte Umschläge und Dunstverbände dienen örtliche Bäder, insbesondere bei Ekzemen der Hände und Füße und der Anal- und Genitalgegend.

Die Bäder wirken nicht nur als bequemes Reinigungsmittel, sondern in der Regel auch beruhigend und juckstillend. Besonders an Stellen mit stärkerer Verdickung der Hornschicht, mit mächtiger Schuppenauflagerung u. dgl. erweisen sie sich als sehr geeignet zu deren Entfernung. So sind für akute Ekzeme der Hände und Füße heiße Bäder ganz unentbehrlich, sie beseitigen (im Verein mit guten Salbenverbänden) und eröffnen am schnellsten die wegen der darüber liegenden festen Hornschicht unerträglich juckenden und spannenden tiefen Bläschen.

Bei sehr ausgedehnten, stark schuppenden und sezernierenden chronischen Ekzemen sind Vollbäder, z. B. mit ½—1 Pfund Bolus, mit vorher gekochter und durch ein Tuch ins Bad geseihter Kleie (4 Pfund) zwar subjektiv für den Kranken sehr angenehm, aber im allgemeinen nur empfehlenswert, wenn nachher Salbenverbände angelegt werden können. Die Wirkung von Teer- und Schwefelbädern bei Ekzemen steht in keinem rechten Verhältnis zu ihren Schattenseiten.

Feuchte Verbände und Bäder kommen vorwiegend für die unbehaarten Körperstellen in Betracht. Zur Entfernung der Krusten und zur Beseitigung des Nässens an stark behaarten

Stellen, also vor allem am Kopf, eignen sich 5—10%ige Salizylsalben sehr, weil sie schneller wirken als Dunstverbände. Als Salbengrundlage wählt man nach dem Vorschlage von Veiel Schweinefett, weil dieses verseifbar und leicht zu entfernen ist. Vaseline verfilzt die Haare und macht dadurch die Behandlung, z. B. bei Frauen, fast unmöglich. Und der Behandlung wegen etwa die Haare abzuschneiden, wäre eine Rohheit.

C. Trockenbehandlung.

Die Trockenbehandlung kann selbstverständlich nur ganz oberflächliche Prozesse beeinflussen, eignet sich also außer für eben beginnende akute Ekzeme mehr für die Nachbarschaft der erkrankten Stellen. Sie kann besonders das Jucken mildern, da sie einerseits einen Luftabschluß bewirkt und vor äußeren Schädlichkeiten schützt, andererseits kann sie auch die Entzündungserscheinungen günstig beeinflussen, da sie als luftdurchlässiger Überzug kühlend wirkt. Die Puder (am besten Talc. venet., das sich nicht zersetzt, für die Gelenkbeugen usw. wichtig, sonst ist auch Reispuder geeignet), haften wenig an der Haut und sind deshalb höchstens bei Bettruhe verwendbar. Wir benützen meist Schüttelmixturen (Trockenpinselungen), bestehend aus gleichen Teilen Zinkoxyd, Talk, Glyzerin und Wasser bzw. 50%igen Spiritus (Neißer), denen man eine ganze Reihe von Medikamenten zusetzen kann, z. B. 2—10% Tumenolammonium, 5—10% Thigenol oder Liquor carbonis detergens anglicus, also z. B.: Tumenolammon. 5,0, Zinc. oxyd., Talc. venet., Glyzerin āā 25,0, Aq. destill., Spirit. āā ad 100,0. M. D. ad vitrum amplum.

Die gut umgeschüttelten Mischungen werden dünn aufgepinselt und trocknen schnell. In zu dicker Schicht werden sie klumpig und sind dann für den Kranken sehr lästig. Sonst bilden sie eine sehr geschmeidige Schutzschicht auf der Haut, die mit warmem Wasser, Spiritus oder Benzin wieder beseitigt werden kann. Zum Aufpinseln benutzt man am besten Holzstäbchen (Wurstspeile), die mit Watte umwickelt sind. Pinsel werden leicht zu hart. Dickt die Mischung (bei mangelhaftem Verschluß) zu sehr ein, so kann man etwas Spirit. dilutus und wenig Glyzerin zufügen.

Der Zinkleim (Unna): Zinc. oxydat. 20,0, Gelatin. alb. 15,0, Glyzerin 25,0, Aq. destill. 40,0. M. leni calore wirkt ähnlich. Die Masse wird am besten als Zinkleim weich (ebenso in einer härteren Mischung) von der Firma Beiersdorf & Co. bezogen, muß vor dem Gebrauch durch Erwärmen im Wasserbad verflüssigt werden und wird nicht zu dünn mit einem Borstenpinsel aufgetragen. Der Zinkleim wirkt heilend und juckstillend. Als Kompressionsverband verwenden wir ihn bei chronischen Unterschenkelekzemen besonders zur Nachbehandlung. Die Kompression und damit die günstige Wirkung auf die chronische Stauung wird verstärkt, wenn man, während die aufgetragene Masse noch feucht ist, Mullbinden hineinwickelt und so mehrfache Schichten aufeinander folgen läßt. Derartige Verbände können mehrere Tage liegen bleiben.

In ihrer Wirkung stehen den Trockenpinselungen die Firnisse nahe. Sie sind geeignet, geringes Nässen zum Eintrocknen oder beginnende Blasenbildung zum Rückgang zu bringen. Auch geringe Pustulationen werden meist schnell beseitigt. Wir verwenden hierfür meist folgende Mischung, deren durch das Anthrarobin bedingte Färbung allerdings eine unangenehme Beigabe ist: Anthrarobin. 2,0, Tumenolammon. 8,0, Aether. sulfur. 20,0, Tinctur. Benzoes (oder Spirit.) ad 60,0. M. D. S. Arningsche Pinselung.

Die Unnaschen Kaseinsalben (Beiersdorf & Co.) trocknen firnißartig ein, sind leicht abwaschbar und leiten mit ihrem Gehalt von 50% Vaseline zu den Salben über. Ihnen können ebenfalls Medikamente (Ichthyol, Teer, Tumenol) zugesetzt werden. Auch diese Mischungen werden am besten fertig von der Fabrik bezogen.

Billiger ist das Lassarsche Zinköl, bestehend aus 60 Teilen Zinkoxyd und 40 Teilen Olivenöl, das hier gleichfalls zu nennen wäre.

D. Die Salbenbehandlung.

Der wichtigste Teil der Ekzembehandlung ist die Behandlung mit Salben. Die Wirkung der Salben besteht in erster Linie in einer physikalischen Beeinflussung, indem die Fettdurchtränkung der Hornschicht eine Konsistenzveränderung der Haut bedingt und gleichzeitig der undurchlässige Fettüberzug die Wasserverdunstung und damit die Eintrocknung hindert. Das gilt natürlich nur für die Salben im eigentlichen Sinne, die fetten Salben, nicht für die austrocknenden Salben, die Pasten.

Soll die Salbenbehandlung eine rationelle sein, so sind verschiedene Punkte zu berücksichtigen. Nicht selten hört man Klagen darüber, daß eine bestimmte Salbe nicht vertragen werde. Das kann einmal daran liegen, daß der betreffende Kranke die Anwendung von Medikamenten in Salbenform überhaupt nicht verträgt, wie wir das gelegentlich, z. B. bei bestimmten Gesichtsekzemen sehen. Häufiger ist der Grund, daß eine besondere Empfindlichkeit für bestimmte Salbengrundlagen besteht oder daß die Salben nicht sachgemäß hergestellt worden sind. Das einzelne Medikament trägt viel weniger die Schuld. Eine gute Salbenbehandlung erfordert also nicht nur einen guten Arzt, sondern auch einen tüchtigen Apotheker, denn eine mangelhaft verriebene Salbe muß oder kann wenigstens trotz der besten Zusammensetzung stark reizend wirken. Wird also eine Salbe anscheinend nicht vertragen, so soll man sich davon überzeugen, ob das etwa an schlechter Verreibung liegt. Dann wäre diesem Schaden ja leicht abzuhelfen. Es kann natürlich auch an zu starken Konzentrationen des Medikamentes liegen. Und das ist ein Fehler, der in der Praxis sehr häufig gemacht wird. Fallen aber diese Möglichkeiten weg und reizt die Salbe auch ohne medikamentösen Zusatz, so liegt die Annahme einer Empfindlichkeit des Patienten gegen die Salbengrundlage vor. Wird z. B. Vaseline, selbst die reizlosere gelbe amerikanische Vaseline, nicht vertragen, so wähle man Schweinefett oder Lanolin (z. B. mit 20% Paraffinum liquidum) oder auch Unguentum paraffini. Gute und brauchbare Salbengrundlagen, aber wesentlich teurer sind auch das Jeßnersche Mitin und das Unnasche Eucerin, die Kühlsalben darstellen und damit allein schon bestimmten Indikationen gerecht werden.

Weiterhin ist die Konsistenz der Salben ein wichtiger Punkt. Akut-entzündliche Prozesse erfordern eine weiche, chronisch infiltrative mehr eine zähe Konsistenz. Auch wenn hiergegen nicht gesündigt wird, vertragen manche Kranke Salben nur schlecht. Dadurch bedingte Reizungen treten jedenfalls seltener ein beim Gebrauch von Pasten. Die Pastenbehandlung ist außerdem billiger als die Anwendung von Salben und erfordert im allgemeinen keine Verbände. Dadurch eignen sich die Pasten bei der Behandlung des chronischen Ekzems allerdings nur für die Beseitigung der mehr akuten, stärker entzündlichen Veränderungen. Die chronisch-infiltrativen Verdickungen werden besser durch Salben beeinflußt. Denn die Salben entwickeln ihre hervorragende Wirksamkeit gerade in der Form sachgemäßer Verbände, die also eigentlich nie dem Patienten überlassen werden können, sondern ein geschultes Wartepersonal verlangen oder der Arzt muß die Verbände selbst anlegen. Dadurch wird die Anwendung von Salben bei einigermaßen ausgedehnten Ekzemen zu einer recht teuren Behandlung. Viel Mißerfolge in sonst sehr geeigneten Fällen werden auch dadurch veranlaßt, daß man aus diesem Grunde zu sehr mit den Salben spart. Für viele Ekzeme, insbesondere für die chronischen, sind Zinkpasten nach der ursprünglichen Vorschrift von Lassar nicht so geeignet (weil sie zu stark trocknen) als etwas weichere mit einem größeren Fettgehalt. Wir wählen statt je 25% Zinkoxyd und Amylum und 50% Vaseline etwa nur je 20—22% Zink und Amylum. Bei derartigen weicheren Pasten können medikamentöse Zusätze, die ja für die Ekzembehandlung in der Regel nur in schwächeren Konzentrationen, etwa 1—3% in Frage kommen, vernachlässigt werden. Bei höheren Konzentrationen zieht man feste Bestandteile von Zink und Amylum, ölige von der Vaseline ab.

Abgesehen von den Änderungen in der Menge der festen Bestandteile kann man die Pasten auch dadurch in ihrer Konsistenz verändern, daß man an Stelle der Vaseline andere Grundlagen verwendet. So liefert eine Mischung von Vaseline und Unguentum leniens zu gleichen Teilen oder Naphthalan sehr geschmeidige Pasten, Ähnlich verhält sich eine Mischung aus 80 Teilen Lanolin und 20 Teilen Paraffinum liquidum. Auch mit Mitin und Eucerin können sehr geschmeidige Pasten hergestellt werden, sie sind aber wesentlich teurer, wenn wir von der Verwendung des Unguentum leniens absehen.

Die Pasten haben nun vermöge ihrer festen Bestandteile die Fähigkeit, Flüssigkeit aufzusaugen, die dann an der Außenseite der Paste verdunsten kann, so daß bei nicht zu reichlicher Transsudation eine trockene Deckschicht entsteht. Dadurch können die Pasten mit großem Vorteil in frischeren, noch nässenden Stadien des chronischen Ekzems verwendet werden, in denen die Salbenanwendung wegen des luftdichten Abschlusses nicht geeignet wäre. Überhaupt trocknen die Pasten, wenn sie dünn aufgetragen werden, in kurzer Zeit ein, was man durch Pudern über die Paste noch befördern kann. Dabei kann die erkrankte Haut frei bleiben oder wie bei Salbenverbänden verbunden werden.

Als Verbandmittel gebraucht man am besten einen dünnen Flanellstoff, sog. Lint, auf dessen glatte Fläche die Salbe oder Paste etwa messerrückendick aufgetragen wird. Der Lint legt sich sehr gut und glatt der Haut an und wird, z. B. im Gesicht, viel angenehmer empfunden als andere Verbandstoffe, bei denen sich auch weniger leicht die sehr lästige Faltenbildung vermeiden läßt. Ist das Nässen beseitigt, so kann man selbstverständlich auch die Salbe direkt auf die Haut auftragen, den Verbandstoff darüber legen und dann das Ganze mit einigen Bindentouren befestigen. So wird eine dauernde Einwirkung des Medikamentes, ein guter und vollständiger Luftabschluß, die Erweichung von Infiltraten und durch Pasten auch das Eintrocknen von oberflächlichen Exsudationen erzielt. Der an sich ja juckstillende Luftabschluß ist bei den Pasten nicht so vollständig, daß dadurch die Verdunstung gehindert würde. Es kann also nicht zur Resorption zersetzter Entzündungsprodukte kommen. Damit können wir auch in solchen Fällen die Einwirkung des Medikaments erreichen, in denen die Salbenanwendung nur wie ein undurchlässiger Stoff wirken würde. Das ist besonders wichtig für die oft sehr ausgedehnten, stark juckenden, chronischen Ekzeme der Kinder.

Vor Anlegen eines neuen Verbandes muß das erkrankte Gebiet stets nach Möglichkeit gereinigt werden. Dazu gehört die Entfernung der alten Salbe und der oberflächlich anhaftenden Krankheitsprodukte. Das geschieht am besten mittelst eines mit Benzin angefeuchteten Wattebäuschchens oder mit dem allerdings nicht billigen Unguentum leniens.

Auf behaarten und nicht rasierten Körperstellen können Pasten selbstverständlich nicht angewendet werden, da sie bei vorhandenem Nässen mit dem Sekret und den Haaren zu einer fast unlöslichen Masse zusammentrocknen. Das gilt besonders für zähe Salben.

Die Kenntnis der Konsistenz von Salben und Salbengrundlagen ist daher sehr wichtig. Die weichste Salbengrundlage ist Adeps suillus benzoatus. Etwas zäher ist die gelbe Vaseline, ebenso Naphthalan, das aber geschmeidiger ist, ziemlich zäh, aber auch sehr geschmeidig ist Lanolin.

Sehr weiche Salben sind Zinksalbe (1 Teil Zinkoxyd, 9 Teile Adeps suillus benzoat.), Unguentum molle (s. u.) und das sehr weiche und geschmeidige Unguentum leniens. Wir verwenden es meist in der Neißerschen Zinkwismutsalbe, einer vollkommen reizlosen, angenehm kühlenden Salbe, die durch den Zusatz von Unguentum cereum[1]) eine festere Konsistenz erhält, als das für die meisten Zwecke zu weiche Unguentum leniens: Zinc. oxydat., Bismut. subnitric. āā 1,0, Ungt. cerei, Ungt. lenien. āā ad 20,0. Unguentum molle (Miehle)[2]) besteht aus: Paraff. solid. 22,0, Paraff. liquid. 68,0, Lanolin. ad 100,0. Es ist absolut haltbar und nimmt bis 100% Wasser auf, eignet sich also als Grundlage für Kühlsalben, z. B. mit einem Zusatz von 2—10% Liq. Alumin. subacet. Das Muster einer Kühlsalbe ist: Lanolin 50,0, Vaselin. flav. 20,0, Ol. Ricin. 10,0, Aq. destill. 20,0. Feste Bestandteile werden vom Lanolin, ölige vom Ol. Ricini und wässerige vom Aq. destill. abgezogen.

Zähe Salben sind Unguentum cereum und Bleivaseline. Die Bleivaseline muß stets frisch hergestellt werden, weil sie sonst leicht Reizungen hervorruft. Wir verwenden eine Mischung aus gleichen Teilen Emplastrum Lithargyri, Lanolin und Vaseline.

—

Das, was wir bisher über Methoden und Technik der Ekzembehandlung ausgeführt haben, können wir dahin zusammenfassen: „Je geübter man in der Ekzembehandlung ist, mit um so weniger Mitteln wird man auskommen."

—

[1]) Ungt. cereum (früher Ungt. simplex) besteht aus Cera flava 30,0 und Paraffin. liquid. 70,0 (haltbarer als mit Ol. olivar., wie es die Pharmakopoe vorschreibt).

[2]) Das Ungt. molle der Pharmakopoe besteht aus gleichen Teilen Lanolin und Vaselin. flav.

Wir können uns deshalb auch hinsichtlich der **einzelnen Medikamente** ziemlich kurz fassen und uns auf Mittel beschränken, denen wir eine besondere Wirkung zuschreiben können. Zunächst sei das Tumenolammonium genannt, das wegen seiner juckstillenden und entzündungswidrigen Eigenschaften fast unentbehrlich ist und das man in 1—10%igen Zusätzen zu Pinselungen, Pasten und Salben verwenden kann. Allerdings ist es nicht ganz billig.

Während das Tumenolammonium und ähnlich das ebenso verwendete Thigenol sich hauptsächlich für die akuteren Stadien des Ekzems eignen, ist später insbesondere für stark infiltrierte Formen nach der Empfehlung Veiels das Chrysarobin und auch die Pyrogallussäure in $^1/_{10}$—2%igen Salben und Pasten oft mit großem Nutzen zu gebrauchen, selbst dort, wo der Teer zu versagen scheint. Das Lenigallol, ein Derivat der Pyrogallussäure von ziemlich milder Wirkung, kann in schwachen Konzentrationen (1—3—5%) ähnlich angewendet werden wie Tumenolammonium.

Der Teer in seinen verschiedenen Formen ist das wichtigste und jedenfalls ein ganz unentbehrliches Medikament für die Behandlung chronischer Ekzeme. Die Teerpräparate wirken hervorragend juckstillend, beseitigen die entzündliche Hyperämie in den tieferen Schichten und befördern die normale Verhornung. Oft gelingt es hiermit, langdauernde, sehr hartnäckige Ekzemreste in kurzer Zeit zu beseitigen. Auf der anderen Seite verlangt allerdings auch kein Medikament eine so große Erfahrung in der Anwendung, da schwere Verschlimmerungen eintreten können, wenn es in unrichtiger Weise und zu ungeeigneter Zeit angewendet wird. Die Kunst der Behandlung chronischer Ekzeme besteht eben darin, daß man zur rechten Zeit zu Teerpräparaten übergeht, d. h. dann, wenn die akute Hyperämie einer mehr atonischen Platz gemacht hat. Allerdings sind die Schwierigkeiten der Teeranwendung heutzutage nicht mehr so große als früher, weil die Menge der verschiedenen Teerpräparate uns erlaubt, uns gewissermaßen in die eigentliche Teerbehandlung langsam einzuschleichen. Wir können so die milderen Teere zuweilen schon im nässenden Stadium anwenden. Stets aber soll man an ganz kleinen Stellen und mit schwachen Konzentrationen beginnen.

Steinkohlenteere sind im allgemeinen milder als Holzteere, die dafür aber intensiver wirken. Die unangenehmste Eigenschaft der Teerpräparate ist, daß sie schwer zu beseitigende Flecke machen und meist auch unangenehm riechen. Am wenigsten ist das der Fall bei dem englischen Steinkohlenteer, dem Liquor carbonis detergens anglicus, der rein und, wie bereits erwähnt, als Schüttelmixtur verwendet werden kann. Er eignet sich sehr gut als Nachbehandlung, da er die Haut fast gar nicht färbt. Recht brauchbare Vorschriften stammen von Veiel. Er empfiehlt bei trockener Haut eine wässerige Lösung mit Glyzerin von folgender Zusammensetzung: Liquor. carb. deterg. angl. 2,0, Boracis 1,0, Acid. salicyl. 0,1, Glycerin. 10,0, Aq. dest. ad 100,0.

Bei fetter Haut, insbesondere bei sog. seborrhoischen Ekzemen, verwendet er eine spirituöse Lösung: Liquor. carb. deterg. angl., Glycerin. āā 10,0, Spirit. ad 200,0.

Sehr milde ist auch das angeblich farb- und geruchlose Anthrasol, das aber riecht und Flecke macht, wenn auch weniger als die eigentlichen Teere, aber auch als ein vollwertiger Teerersatz nicht anzusehen ist. Es kann aber vielfach verwendet werden, wo die reinen Teere wegen ihrer Färbung und ihres Geruches ausgeschlossen sind.

Am besten, wenn sie auch die meisten Erfahrungen verlangen, sind die reinen Teere. Von den Steinkohlenteeren verwenden wir den Gasteer, das Oleum Lithanthracis verdünnt oder gelöst in Aceton: Ol. Lithanthracis 5,0—30,0, Spirit. 20,0, Aceton. ad 100,0 (Sack).

An Stelle des ungereinigten Gasteeres kann man auch einen gereinigten und als Liantral bezeichneten (Beiersdorf & Co.) verwenden, z. B.: Liantral. 5,0—20,0, Benzol. 20,0—40,0, Spirit. ad 100,0.

Bei der Anwendung des Steinkohlenteers verfährt man am besten so, daß man die 5—30%ige spirituöse Lösung oder den reinen Teer auf die erkrankten Hautpartien früh und abends aufpinselt und je nach der Verträglichkeit alle 1—2 Tage mit einer schwachen (etwa 2%igen) Ichthyolzinkpaste verbindet. Mit der Paste zusammen läßt sich der Teer am folgenden Tage leicht (mit Benzin) abputzen. Der Turnus beginnt dann von neuem unter allmählichem Steigen mit der Konzentration. Während der alleinigen Teerbehandlung entfernt man den Teer nicht, sondern pinselt einfach über den auf der Haut noch vorhandenen Teer weg, da das Beseitigen mit Benzin zuweilen stärker reizt.

Auch die Holzteere wendet man am besten zunächst in spirituöser Lösung an. Sie erlauben mehr als die Steinkohlenteere die Wirkung abzustufen, weil wir ohne Nachteil auf die mit Teer bepinselten Stellen Salben und Pasten auftragen können. Eine zuweilen auftretende sehr lästige Sprödigkeit wird so am besten vermieden. Von den Holzteeren läßt sich der Wacholderteer, das Oleum cadinum, am leichtesten unverdünnt verwenden, weil er sehr dünnflüssig ist. Das kommt für spröde, rissige Haut in Betracht, oder wenn die spirituösen Lösungen zu sehr austrocknend wirken und lästige Risse bedingen, an denen der Teerspiritus starke Schmerzen hervorruft.

Als Teerspiritus verwenden wir: Picis liquid. 5,0—15,0, Spirit. ad 50,0. M. et filtra. Oder als Tinct. Rusci viennensis: Ol. Rusci 10,0, Spirit., Äther sulfur. āā ad 40,0.

Für die ersten Versuche verdünnt man die Tinctura Rusci zweckmäßig 5—10fach mit Spiritus (90%) und Aether sulfur. zu gleichen Teilen oder mit Chloroform (Neißer). An dicht behaarten Körperteilen sollen möglichst keine stärkeren als 5—10%ige Konzentrationen verwendet werden. Im Beginn der Teerbehandlung empfiehlt es sich, nach dem Aufpinseln (Holzstäbchen mit Watte umwickelt) die überflüssige Menge mit Mullbäuschchen abzutupfen.

Nicht immer kann man von Anfang an Teer in spirituöser Lösung anwenden. Es empfiehlt sich dann, ihn zunächst den Pasten und Salben (z. B. der Bleivaseline) in schwachen Konzentrationen zuzusetzen, etwa mit $\frac{1}{4}$% beginnend und bis zu 5% und 10% steigend. Auf diese Weise gewöhnt sich die Haut zuweilen leichter an den Teer. Wir verwenden hierzu in der Regel den Birkenholzteer, Oleum Rusci. Teersalben haben nur den einen Nachteil, daß sie im Gegensatz zu den spirituösen Teerlösungen an stark behaarten Stellen, also im Bart und in der Genitalgegend, im Gegensatz zur behaarten Kopfhaut oft schlecht ver-

tragen werden. Sie bewirken hier leicht lästige Follikulitiden und
selbst Furunkulose. Auch sonst kann die Ausbildung einer Teerakne die Teerbehandlung unmöglich machen. In solchen Fällen
würde eine vorsichtige Chrysarobin- oder Pyrogallusbehandlung
sich empfehlen. Nach Veiel läßt sich die Teerakne, die auch
sonst unter milden Salben meist leicht abheilt, durch Zusatz von
3% Schwefel oder Salizylsäure zu den Teersalben vermeiden.

Es ist selbstverständlich, daß während der Anwendung des
Teeres und ebenso der Pyrogallussäure der Urin regelmäßig kontrolliert wird. Manche Menschen besitzen augenscheinlich eine Idiosynkrasie gegen Teer und erkranken bei seiner Anwendung sogar
unter Fieber, Schüttelfrost und Erbrechen, Durchfällen und Nierenentzündung.

Schwache **Chrysarobinpasten** verursachen kaum allgemeine Nebenwirkungen. Am besten wendet man sie als Verbände
an. Dann läßt sich eine Konjunktivalreizung leicht vermeiden.
Selbstverständlich soll es bei der Ekzembehandlung mit Chrysarobin
oder Pyrogallussäure nicht zu stärkeren Reizungen der Haut
kommen, sondern nur zu leicht hyperämisierender Wirkung.

Den Medikamenten können wir die Behandlung mit **Röntgenstrahlen** anreihen. Sie ist eines der besten Mittel, das wir besitzen und das besonders geeignet ist, die Behandlung chronischer
Ekzeme abzukürzen.

Allerdings kommt es sehr auf eine genaue Indikationsstellung an. Solange noch stärkere entzündliche Erscheinungen vorhanden sind, ist ein
wesentlicher Nutzen von der Röntgenbestrahlung nicht zu erwarten. Dagegen
eignet sie sich ausgezeichnet für alle chronischen, mit tiefen Infiltrationen
einhergehenden Ekzeme, so insbesondere für die chronischen Ekzeme der
Hände und Nägel und auch für die Formen, die man als Lichen chronicus
wegen ihrer klinischen Sonderstellung vom Ekzem abgetrennt hat. Der Lichen
chronicus stellt eine dem chronischen Ekzem mindestens nahestehende, langsam sich entwickelnde, stark juckende, zu tieferen Infiltrationen führende
Entzündung der Haut dar, der ein nässendes Stadium im allgemeinen fremd
ist. Bei dieser Erkrankung gelingt es oft durch die sorgfältigste Behandlung
mit Salben, Pflastern usw. nicht, zum Ziel zu kommen und das gerade am
meisten quälende Symptom, das Jucken, wird durch Röntgenbestrahlung oft
überraschend schnell beseitigt. Allerdings ist bei der Ekzembehandlung eine
exakte und vorsichtige Dosierung besonders nötig, damit Schädigungen vermieden werden.

Zum Schluß möchte ich noch die Behandlung einiger häufigerer
Ekzemlokalisationen kurz besprechen: Zunächst die **Ekzeme
des Kopfes und des Gesichtes,** die wir besonders häufig bei kleinen
Kindern finden. Sie erfordern große Sorgfalt, wenn ein Erfolg
erreicht werden soll. Verbände sind zwar sehr lästig, aber, zumal
bei Kindern, häufig unentbehrlich. Zur Entfernung der Krusten
verwenden wir, außer bei Säuglingen, Salizylöl: Acid. salicyl.
5,0—10,0, Ol. olivar., Ol. ricini āā ad 100,0.

Der Kopf wird gründlich mit dieser Masse eingerieben, darüber
kommt ein ebenfalls mit dem Öl getränkter Lintfleck, dann eine
Lage Billroth- oder Mosetigbatist und schließlich ein fest abschließender Bindenverband. Nach 24 Stunden, bei starker
Sekretion nach 12 Stunden, wird die Ölkappe abgenommen, der
Kopf mit heißem Wasser und einer milden überfetteten Seife
(Lanolinseife, Lilienmilchseife, Niveaseife usw.) gewaschen und

das gleiche Verfahren wiederholt, bis alle Krusten entfernt sind und das Nässen nachläßt. Dann geht man zu Salizylsalben über, z. B.: Acid. salicyl. 5,0—10,0, Adeps. suill. benzoat. ad 100,0. Bei ganz jungen Kindern muß man das Nässen durch feuchte Verbände beseitigen, z. B. durch schwache Salizylsäurelösungen ($^1/_5$—$^1/_{10}$%), denen Veiel noch 1% Borax zuzusetzen empfiehlt. Im Gesicht wird dann die Behandlung mit geeigneten Salben, z. B. mit Zinkwismutsalbe, 1—2%iger weißer Präzipitatsalbe oder Salben und Pasten mit 2—10% Tumenolammonium fortgesetzt. Auf der behaarten Kopfhaut kann man schon vorher zur Teerbehandlung übergehen, indem man z. B. schwache, allmählich steigende Mengen (1—2—10%) der Salizylsalbe zusetzt (ebenso können z. B. bei sog. seborrhoischen Ekzemen 1—5% Schwefel und 1—2% Resorcin [nur bei Dunkelhaarigen] zugefügt werden) oder die Kopfhaut mit Oleum cadinum einpinselt (bei Kindern) und darüber feuchte Verbände oder direkt Wilkinsonsalbe anwendet. Eine milde Vorschrift für die sog. Wilkinsonsalbe ist: Ol. Rusci 1,0—5,0, Sulf. praecip. 2,0—10,0, Lanolin. 15,0—10,0, Adip. suill. benzoat. ad 50,0.

Die Haut wird darunter bald blaß und schuppt sich ab. Als Abschluß der Behandlung käme dann bei Erwachsenen für längere Zeit ein schwacher, bis 10%iger Teerspiritus in Betracht. Teerpräparate können selbstverständlich nur bei dunkelhaarigen Personen angewendet werden, sonst gebraucht man besser schwache Präzipitatsalben (1—5%), bzw. an Stelle spirituöser Teerlösungen einen Thymolspiritus ($^1/_4$—1%). Dabei ist darauf zu achten, daß weiße Präzipitatsalbe nicht direkt nach der Salizylanwendung benützt wird wegen der Möglichkeit der Bildung des ätzenden Quecksilbersalizylats.

Chronische hartnäckige Ekzeme der Kopfhaut vertragen in späteren Stadien energische Waschungen (Seifenspiritus) meist recht gut und werden dadurch günstig beeinflußt. Die Kopfhaut wird damit eingerieben und dann der Seifenspiritus durch heißes Wasser unter weiterem Einreiben zum Schäumen gebracht und nach einigen Minuten abgespült. Darauf muß selbstverständlich eine Salbenanwendung (Teer usw.) folgen.

Auch **Gesichtsekzeme der Erwachsenen** müssen im allgemeinen verbunden werden, wenn ein schneller Erfolg erzielt werden soll. Mit offener Behandlung erreicht man in der Regel wenig oder nichts. Werden hier Salben nicht vertragen, wie des öfteren z. B. bei gleichzeitiger Rosacea, so sind nach Beseitigung des Nässens durch feuchte Verbände Trockenpinselungen anzuwenden oder ähnliche Zusammensetzungen wie Kaseinsalben, auch die an Trockensubstanz sehr reichen Mattanpräparate (Berliner Formpuderwerke) eignen sich.

Daß gerade die Kinderekzeme (nicht nur des Kopfes) sehr häufig durch Störungen der Ernährung beeinflußt werden, ist so bekannt, daß ich hier nicht näher darauf einzugehen brauche. Es gilt auch hier der für die Ekzembehandlung überhaupt gültige Grundsatz, daß gleichzeitig vorhandene, konstitutionelle und funktionelle Störungen behandelt und beseitigt werden müssen. Nur darf man eben darüber die örtliche Behandlung nicht vernachlässigen, wenn man einen dauernden Erfolg erreichen will.

Ekzeme der Oberlippe und des Bartes werden bei Männern leicht sykosisartig. Am schnellsten kommt man hier vorwärts, wenn man die Haare durch eine entsprechende Röntgendosis entfernt. Die Pustulation wird so am besten beseitigt. Bei Oberlippenekzemen, die fast stets von Erkrankungen der Nasenschleimhaut fortgeleitet sind, ist ohne deren gleichzeitige Behandlung kaum etwas zu erreichen. Das Ekzem selbst wird dann durch schwache Präzipitat- oder Schwefelsalben meist schnell beeinflußt.

Eine große praktische Bedeutung besitzen die **Ekzeme der Hände,** die eigentlich stets gewerbliche Erkrankungen sind oder wenigstens durch äußere, berufliche und sonstige Schädlichkeiten hervorgerufen werden. Sie müssen besonders sorgfältig behandelt werden, da sonst bei der verhältnismäßigen Dicke der Haut entzündliche Veränderungen in der Tiefe übrig bleiben, von denen immer wieder Rückfälle ausgehen. Selbstverständlich müssen auch die Schädlichkeiten, die das Ekzem hervorgerufen haben, ausgeschaltet werden. Eine möglichst frühzeitige und energische Behandlung ist zwar sehr erwünscht; die meisten derartigen Ekzeme kommen aber leider erst in einem recht chronischen Stadium zum Arzt. Akute, noch nicht nässende Ekzeme werden in der Regel durch Anthrarobintinktur beseitigt, die sich der unangenehmen Färbung wegen allerdings für die Hände weniger eignet als für die Füße. An den Händen können sonst Spirituswaschungen, Trockenpinselungen und Zinkwismutsalbe von Nutzen sein. Bei nässenden Ekzemen führen recht heiße Handbäder früh und abends und daran anschließend feuchte Verbände meist schnell zu einem Schwinden der selten fehlenden tiefen Bläschen und der pustulösen und krustösen Prozesse. Stark spannende Bläschen und Pusteln müssen mit der Schere oder dem Messer regelmäßig geöffnet werden. Später läßt man den Bädern gut angelegte Verbände mit Zinkpasten, bzw. Salben mit Zusatz von 2—10% Tumenolammonium folgen, ebenso, wenn von vornherein mehr infiltrative Verdickungen mit dichten Schuppenauflagerungen und Rhagaden das Bild beherrschen. Meist kann man dann bald zu Bleivaseline und zu stärkeren Teerzusätzen übergehen. Außer der Bleivaseline eignen sich zur Erweichung hartnäckiger Infiltrate und zur Beseitigung der Neigung zur Rhagadenbildung Pflasterverbände, z. B. mit den Beiersdorfschen Salizylseifentrikoplasten (2½ bis 10%), die man auch nach vorheriger Teereinpinselung anwenden kann. Derartige Pflaster werden auch mit einem Zusatz von 5—10% Liantral oder Oleum Rusci geliefert. Ich ziehe der stärkeren Wirkung wegen die Einpinselung mit den reinen Teerlösungen, insbesondere Liantral, vor und lege das Pflaster darüber an. Wichtig ist, daß man die auf Trikot gestrichenen, luftdurchlässigen Trikoplaste verwendet, nicht die kautschukhaltigen, undurchlässigen und viel stärker mazerierenden Salizylsäurepflaster. Man verschreibt deshalb nicht Salizylseifenpflaster, sondern Salizylseifentrikoplast am besten mit der Fabriknummer, z. B. Salizylseifentrikoplast 2½% bzw. 5% (Beiersdorf & Co., Nr. 405 bzw. Nr. 407). Verschreibt man „Salizylseifenplaster", so liefert der Durchschnittsapotheker sicher ein Salizylsäurepflaster.

Da die Salizylseifentrikoplaste sich leicht rollen, wird zweckmäßig das Pflaster mit einer Mullbinde befestigt. An den Händen muß Finger für Finger eingewickelt werden.

Für die **Fußekzeme** gilt das gleiche. Chronische Hand- und Fußekzeme, insbesondere solche mit Beteiligung der Nägel stellen eines der Hauptanwendungsgebiete der Röntgenbehandlung dar.

Die **Ekzeme in der Umgebung der Genitalien und des Afters** gehören zu denjenigen, die eine große technische Sorgfalt und meist eine Allgemeinbehandlung (sehr milde reizlose Diät ohne Alkohol, Kaffee u. dgl.) verlangen. Jedenfalls ist hierbei vor allem auf das etwaige Vorhandensein eines Diabetes, sodann auf chronische Darmstörungen, sowie überhaupt auf Störungen im Bereich der Unterleibsorgane, wie Stauungen im Pfortadersystem, Erkrankungen der inneren weiblichen Genitalien, Fluor, Erkrankungen der Prostata, Würmer, Rhagaden oberhalb des Sphincter ani externus usw. zu achten. Derartige Störungen brauchen ja nicht als Ursache des Ekzems zu wirken, sie rufen aber oft einen dauernden Juckreiz hervor, auch ohne daß schon ein Ekzem vorliegt, der wie beim sog. Lichen chronicus schließlich zu ekzematösen Zuständen führt. Bäder von längerer Dauer, zumal Sitzbäder, bewähren sich gegen das ganz besonders quälende Jucken dieser Ekzeme neben der sonstigen örtlichen Behandlung, die nicht vernachlässigt werden darf, sehr gut. Den meisten Kranken ist eine mittlere Temperatur angenehmer als eine möglichst hohe, die sich mehr bei den Handekzemen bewährt. Außer Kleie, Bolus (s. o.) kann man auch Kamillenabkochungen, die den Vorzug der Billigkeit haben, verwenden, sowie Schwefelkalziumlösung (Sol. Vlemingkx), von der wir 15—40 ccm je nach dem Stadium auf 50 Liter Badewasser rechnen. Bei diesen Ekzemen sind täglich ein- oder zweimalige Bäder, die wir sonst bei akuteren Ekzemausbrüchen vermeiden, in jedem Stadium angebracht und eigentlich schon aus Reinigungsgründen nicht zu entbehren. Für die Reinigung nach der Defäkation eignet sich am besten mit warmem Wasser (eventuell mit Boraxzusatz [1%]) angefeuchtete Watte. Jedes Reiben ist unbedingt zu vermeiden, ebenso beim Abtrocknen nach dem Bade. Stärker nässenden Formen dienen am besten zunächst feuchte Umschläge oder Verbände, z. B. mit schwachen Salizyllösungen, unter denen die Haut meist schnell trocknet. Solche Fälle verlangen also für einige Tage Bettruhe! Später eignen sich Schüttelmixturen mit Zusatz von 5—10% Tumenol oder entsprechende Pasten, wenn die Haut für Pinselungen zu spröde ist. Trocknende Pinselungen haben den großen Vorteil, daß sie eine trockene Schutzschicht auf der Haut bilden, die das Aneinanderreiben der kranken Teile verhindert. Das ist sonst sehr schwer zu verhüten, weil Verbände, die den Kranken nicht behindern, großes Geschick erfordern. Am besten geht das noch, wenn man den Verband mit Trikotbadehosen fixiert. Teerpräparate können erst angewendet werden, wenn Rhagaden und die Sprödigkeit der Haut beseitigt sind, da sie in der Genitalgegend ja nur in spirituöser Lösung angewendet werden können. Kommt es trotzdem zur Furunkelbildung und läßt sich deshalb eine Teerbehandlung nicht durchführen, so können $^1/_5$—5 %ige Kalomelpinselungen, Pasten und Salben, insbesondere bei Analekzemen nach dem Vorschlage von Veiel mit großem Vorteil angewendet werden, wenn nicht etwa zufällig eine Hg-Idiosynkrasie besteht. Veiel empfiehlt hierfür z. B. bei torpiden Fällen: Hydrarg. chlorat. mit. 0,4—2,0, Ungt. lenien. ad 20,0.

Bei stärkerer Entzündung mildert er die Wirkung durch Zinkoxydzusatz: Hydrarg. chlorat. mit. 0,2—5,0, Zinc. oxydat., Talc. pulv. āā 15,0, Vaseline americ. alb. ad 100,0.

Hierbei ist eine Furunkelbildung, die eine sehr unangenehme

und nicht leicht zu beseitigende Komplikation dieser Ekzeme darstellt, nicht zu fürchten.

In diesem kurzen Überblick habe ich selbstverständlich nicht alle Einzelheiten der Ekzembehandlung vorführen können. Es sollte aber nach Möglichkeit wenigstens gezeigt werden, welche Punkte für eine rationelle Behandlung des Ekzems besonders zu berücksichtigen sind und welche Fehler hauptsächlich vermieden werden müssen. Gewiß ist die Behandlung des Ekzems eine Kunst, die große Anforderungen an den Arzt stellt. Sie ist aber nicht eine Kunst in dem Sinne, daß sie nicht von jedem erlernt werden könnte. Nur insofern ist sie schwierig, als sich kaum auf einem Gebiete der Dermatologie ein schablonenmäßiges Vorgehen so sehr rächt wie hier. Darauf beruhen auch zum großen Teile die vielen Mißerfolge. Es ist nicht nötig, bei geringen anscheinenden Verschlechterungen das Verfahren zu wechseln, wenn es sonst sachgemäß ist. Denn mit Polypragmasie heilt man kein Ekzem und besonders kein chronisches Ekzem. Nicht die Menge der Rezepte oder die Verwendung möglichst vieler verschiedener Medikamente ist das Heil, sondern die Beherrschung der Technik und der Methoden.

Das Jucken und seine Behandlung.

Von **Professor Dr. Viktor Klingmüller,**
Direktor der Kgl. dermatologischen Klinik in Kiel.

Unter den subjektiven Symptomen, welche wir bei Hautkrankheiten beobachten, spielt das Jucken die hauptsächlichste Rolle. In manchen Fällen tritt es nur in geringerem Grade auf, in anderen stört es den Kranken so sehr, daß er alles tut und versucht, um von dem quälenden Zustand befreit zu werden. Das Jucken ist teils für eine Reihe von Hautkrankheiten charakteristisch, teils tritt es bei anderen nur gelegentlich auf; ferner beobachten wir Jucken bei manchen inneren Leiden und außerdem kann es sich einstellen, ohne daß sich eine Ursache ausfindig machen läßt. In vielen Fällen ist das Jucken die alleinige Ursache, daß der Kranke den Arzt aufsucht. Es spielt also dieser Zustand in der Praxis eine große Rolle und deshalb ist eine zusammenfassende Besprechung gerechtfertigt.

Die Entstehung des Juckreizes ist noch sehr strittig. Nach neueren Untersuchungen von Winkler (Arch. f. Dermatol. Bd. 99) ist aber folgendes anzunehmen.

Kitzel und Jucken sind physiologische Empfindungsqualitäten, Ameisenlaufen, welches mit ihnen oft verwechselt wird, aber eine Parästhesie. Kitzel und Jucken müssen voneinander scharf geschieden werden.

Das Jucken ist an das Vorhandensein der Epidermis gebunden. Es müssen diejenigen Teile der Epidermis, in welchen die freien intraepithelialen Nerven liegen, erhalten sein.

Trotz der nahen Verwandtschaft von Schmerz und Jucken muß eine Verschiedenheit beider Empfindungsqualitäten angenommen werden.

Das Jucken hängt innig mit der Wirkungsweise der Vasomotoren zusammen; an einer vasomotrisch leicht erregbaren Haut kommen leicht Mitempfindungen zustande. Auch das sogenannte reflektorische Jucken und das neurogene Jucken sind vasomotorischen Ursprungs.

Durch den Juckreiz wird der Patient veranlaßt zu kratzen. Das Kratzen ist als eine Reflexbewegung aufzufassen, welche entweder durch den dabei ausgeübten Druck die Juckempfindung vorübergehend unterdrückt oder durch Aufkratzen der veränderten Hautoberfläche der Gewebsflüssigkeit einen Ausgang verschafft und dadurch die Gewebsspannung herabsetzt. Das Kratzen verschafft dem Patienten auch dann Erleichterung, wenn wie bei Pruritus an der Haut keine nachweisbaren Veränderungen vorhanden sind. Eine weitere Folge des Kratzens ist die, daß sich sekundäre Infektionen einstellen, welche wir als Pyodermieen bezeichnen. Eine Pyodermie ist fast bei jedem Juckzustand vorhanden, vorausgesetzt, daß der Patient durch Verbände oder ähnliches nicht verhindert wird, die Haut zu zerkratzen. Diese Pyodermieen äußern sich als einfache oder schwerere impetiginöse Ausschläge, als Follikulitiden, namentlich an behaarten Hautstellen, und schließlich als Furunkel. Bei langdauerndem Juckreiz und Kratzen entwickeln sich schließlich Pigmentierungen, wie sie z. B. für die Pediculi vestimentorum charakteristisch sind. Schließlich kann durch das fortwährende Kratzen und Scheuern die Haut in einen Zustand kommen, welcher sich durch Ödem und Infiltration kennzeichnet und, den wir wegen der eigenartigen lichenartigen Felderung der Hautoberfläche als Lichenifikation bezeichnen.

Von dem Grade und der Dauer des Juckreizes ist es abhängig, inwieweit das Allgemeinbefinden gestört werden kann. So ist es bekannt, daß namentlich Kinder durch anhaltenden Juckreiz in ihrem Allgemeinzustand stark beeinflußt werden und dadurch eine Disposition für neuropathische Zustände bekommen können.

Die Form der Kratzeffekte ist für eine Reihe von Dermatosen charakteristisch. Sind primäre Effloreszenzen vorhanden, welche den Juckreiz auslösen, so werden sie um so eher zerkratzt, je kleiner sie sind, also z. B. die primären Ekzembläschen. Sind die primären Effloreszenzen größer, wie z. B. beim Strophulus der Kinder, so wird meist nur die Mitte zerkratzt, weil hier am Orte der größten Gewebsspannung die Herstellung einer Gewebsverletzung genügt, um den Druck innerhalb der Effloreszenzen zu beseitigen. Bei sehr großen Herden, wie z. B. bei der Urtikaria zerkratzt die Patient die Quaddeln nicht ganz, weil er sie mit dem Nagel nicht ganz fassen kann, sondern er scheuert auf der Quaddel herum so lange, bis an einzelnen Stellen die Hornschicht aufreißt und Gewebssaft heraustreten kann. Ganz andere Kratzeffekte finden wir dagegen dort, wo der Juckreiz an einer ganz umschriebenen Stelle nicht vorhanden ist, sondern wie bei den herumwandernden Kleiderläusen oder wie auch bei Pruritus an größeren Flächen sich äußert. Hier kratzen die Nägel auch über größere Strecken und es entstehen dadurch strichförmige Kratzeffekte.

Die Verteilung der Kratzstellen ist bei einigen Dermatosen so auffällig, daß dadurch schon eine Diagnose gestellt werden kann, so z. B. bei Skabies, bei Pediculi, auch bei Strophulus (Kreuzbeingegend) usw.

Die Ursachen des Juckreizes lassen sich in äußere und innere einteilen. Was die äußeren Ursachen anbelangt, so wissen wir, daß rein mechanische Reize Jucken auslösen können. Dazu sind zu rechnen z. B. ungeeignete Unterkleidung. Manche Haut ist gegen Wolle so empfindlich, daß ein fortwährender Juckreiz besteht. Ferner wissen wir, daß Temperaturübergänge (aus heißer Luft in kalte und umgekehrt) Jucken verursachen können. Ebenso ist wohl auch die Anwesenheit tierischer Parasiten auf der Haut zunächst rein als mechanischer Reiz zu deuten. Bei den pflanzlichen Parasiten kommen dagegen wohl andere Ursachen wahrscheinlich chemischer Natur in Frage, insofern, als die Erreger Stoffe absondern oder anlocken, welche die Nervenendigungen reizen.

Unter die äußeren Ursachen für die Entstehung des Juckens sind ferner zu rechnen gewisse unter pathologischen Verhältnissen sich bildende **Epidermiserkrankungen**, welche offenbar die Nervenendigungen in der Epidermis so reizen, daß Jucken ausgelöst wird. In diese Gruppe gehören die ekzematösen Erkrankungen, Lichen ruber, Dermatitis herpetiformis, Pemphigus usw. Ferner die urtikariellen Erkrankungen: die eigentliche Urtikaria, Strophulus und Prurigo Hebrae. Wir müssen uns vorstellen, daß bei diesen Krankheiten einerseits durch das Exsudat eine rein mechanische Dehnung oder Zerrung an den Nervenendigungen ausgeübt wird, andererseits durch die gewebsfremde Beschaffenheit des Exsudates eine chemische Einwirkung auf die Nerven stattfindet. Für die meisten juckenden Krankheiten mit Epidermisveränderungen kommen wahrscheinlich diese beiden Möglichkeiten gleichzeitig in Betracht.

Außerdem kommen aber eine Reihe **innerer** Ursachen in Betracht, welche viel schwieriger zu deuten sind. Hier ist anzuführen, daß wir bei rein **psychischen Erkrankungen**, z. B. bei Melancholie u. a., Jucken auftreten sehen. Wir können uns zunächst keine andere Deutung machen, als daß hier möglicherweise doch das Jucken zentral ausgelöst wird, denn es ist selbst bei langem Bestehen des Juckreizes außer den Kratzeffekten von Veränderungen an der Haut nichts zu entdecken. Ähnliche Verhältnisse liegen scheinbar vor, wenn Jucken sich einstellt bei **funktionellen Neurosen**, wie z. B. bei Hysterie, Neurasthenie, viel seltener bei organischen Veränderungen des Zentralnervensystems.

Eine rein **reflektorische Entstehung** des Juckreizes müssen wir annehmen bei Juckzuständen infolge von Krankheiten der weiblichen Geschlechtsorgane, bei Gravidität, Basedow u. ä.

Unter die inneren Ursachen ist ferner zu rechnen die **hämatogene Entstehung**. Wir vermuten, daß hierbei durch das Blut Stoffe verschleppt werden, welche normalerweise gar nicht oder in geringer Menge darin vorhanden sind und zu einer chemischen Reizung der Nervenendigung führen können. Auf diese Weise läßt sich erklären, wenn Jucken bei Ikterus oder Leberleiden, bei Leukämiezuständen, bei Diabetes, Urämie, Darmkrankheiten, Karzinose usw. auftritt. In dieselbe Gruppe zu rechnen sind Arzneiintoxikationen.

Für die Ursache des eigentlichen **Pruritus**, welcher als senilis, hiemalis, aestivalis, vulvae auftritt, haben wir zurzeit noch keine annehmbare Erklärung.

Bei allen Juckzuständen ist eine genaue **Diagnose** erste Bedingung. Im großen und ganzen wird in der Praxis die Diagnose eines sog. Pruritus viel zu häufig gestellt. Die Fälle mit wirklichem Pruritus sind tatsächlich selten und wenn wirklich keine andere Diagnose übrig bleibt, so sind wir erst recht verpflichtet, aufs genaueste nachzuforschen, ob nicht doch ein Grundleiden vorhanden ist, welches das Jucken verursacht. Auf diese Weise fallen noch eine ganze Menge Fälle von sog. Pruritus aus, denn es ist in der Tat oft möglich, bei genauen und wiederholten Untersuchungen eine Ursache zu finden. Nie zu vergessen ist, daß Parasiten viel häufiger die Ursache von Juckzuständen sind, als es in der Praxis diagnostiziert wird. Gerade in der besseren Praxis ist eine solche Diagnose aus vielerlei Gründen häufig außerordentlich schwer, weil wir es dabei oft nicht mit zahlreichen Herden zu tun haben, sondern mit vereinzelten Stellen, wodurch das Krankheitsbild eben viel weniger deutlich erscheint. Das gilt sowohl für Parasiten, die auf der Haut vegetieren (Flöhe, Pediculi, Wanzen usw.), als besonders auch für die Skabies. Gerade letztere Krankheit wird recht oft nicht erkannt, wie jeder erfahrenere Arzt bestätigen wird, weil wir eben in besseren Gesellschaftskreisen die Skabies nicht immer in ihrer typischen Ausbreitung über den ganzen Körper zur Beobachtung bekommen, sondern die Betreffenden häufig schon mit den ersten Anfängen der Krankheit, wo erst nur vereinzelte Herde vorhanden sind, zum Arzt kommen.

Für die innerliche Behandlung von Juckzuständen besitzen wir kein Spezifikum. Es stehen uns aber eine Reihe Mittel zur Verfügung, welche zur Linderung mehr oder weniger beizutragen vermögen. In erster Linie sind es Narkotika, welche wenigstens für eine Nacht in solcher Dosis gegeben werden sollen, daß wenigstens einmal Ruhe eintritt. Damit ist häufig schon viel gewonnen, wenn der Kranke sieht, daß sein quälender Zustand beeinflußbar ist und dadurch allein schon eine psychische Ablenkung erreicht wird. Außer den üblichen Schlafmitteln scheint mir neben Morphium besonders Pantopon wertvoll. In schwereren Fällen empfiehlt es sich, durch Pantopon zunächst eine allgemeine Beruhigung herbeizuführen und ab und zu durch ein Schlafmittel eine ungestörte Nacht dem Patienten zu verschaffen. Von anderen Beruhigungsmitteln sind zu erwähnen Brom (2—4 g tägl.), Bromwasser, Sedobrol (1—3 Tabl. tägl.), welche unter Umständen auch mit einem Schlafmittel zu verbinden sind. Gute Dienste leisten Antipyretika, Antineuralgika, doch darf man sie nicht in einer solchen Dosis geben, daß Schwitzen entsteht, weil der Schweiß von sich aus wieder das Jucken verschlimmern kann. Als gutes Hausmittel ist zu empfehlen Baldriantee mehrmals am Tage oder besonders abends kalt mehrere Tassen trinken lassen. Zu versuchen sind ferner Atropin ($\frac{1}{4}$—$\frac{3}{4}$ mg 1—2× tägl.), Chinin (0,1—0,3 g 2—3× tägl.), Arsen, welches in einzelnen Fällen schon in kleinen Dosen, 1 bis mehrere mg am Tage, wirksam sein kann, besonders bei manchen Ekzemformen, vor allem bei Lichen und auch bei Psoriasis.

Von Abführmitteln kann man selbst auch dann Erfolge erwarten, wenn keine Darmstörungen vorhanden sind. Man kann sie entweder in der Form von Bitterwasser (Friedrichshaller), Karlsbader Salz usw. verordnen, oder manchmal ist es zweckmäßiger, einmal kräftig abführen zu lassen, etwa einmal in der Woche mit Rizinus oder Kalomel usw.

Zur sog. Verbesserung des Blutes sind in manchen Fällen zu empfehlen Aderlaß oder die von Bruck empfohlene Blutauswaschung. Die letztere wird so ausgeführt, daß man dem Patienten 100—200 ccm Blut entnimmt und sofort 200—500 ccm physiologische Kochsalzlösung intravenös einlaufen läßt. Diese Blutauswaschungen können öfter wiederholt werden und bewirken manchmal sogar erst bei wiederholter Anwendung Besserung oder Heilung, ebenso wie einfache Aderlässe.

In erster Linie bei den urtikariellen Juckzuständen haben sich für eine Reihe von Fällen Serumeinspritzungen glänzend bewährt. Bedingung ist, daß das Serum möglichst frisch und in nicht zu geringer Menge, bei Kindern 5—10 ccm, bei Erwachsenen mindestens 20 ccm eingespritzt wird. Um das Serum möglichst frisch zu haben, ist es ratsam, das Blut eines gesunden Menschen im Eisschrank absetzen zu lassen oder sofort zu zentrifugieren und das Serum sofort zu benutzen. Erwähnen möchte ich, daß diese Serumeinspritzungen uns auch bei Strophulus der Kinder sehr gute Dienste geleistet haben.

Die **diätetische Behandlung** bei Juckzuständen gibt im großen und ganzen keine sehr befriedigenden Erfolge. Man wird selbstverständlich alle Reizmittel, wie Kaffee, Tee, Gewürze, Nikotin, Alkohol usw. nach Möglichkeit zu vermeiden suchen, denn erfahrungsgemäß reagieren im großen und ganzen Patienten auf derartige Reizmittel mit Kongestionszuständen, welche ihrerseits den Juckreiz verstärken können. Bei besonders reizbarer Haut ist es ratsam, eine möglichst einfache, in erster Linie vegetarische Kost zu verordnen, obgleich ich zugestehen muß, daß ich von rein vegetarischer Ernährung keinen direkten Einfluß auf Juckzustände gesehen habe. Auch beim Strophulus der Kinder, welcher häufig durch irgend eine bestimmte Nahrung hervorgerufen oder verschlimmert wird, stößt man nicht allzu selten auf große Schwierigkeiten, diese Überempfindlichkeit gegen die entsprechende Nahrung herauszufinden. Häufig genug sind es sogar vegetarische Stoffe, welche den Strophulusanfall auslösen, so z. B. Milch, Käse, ganz abgesehen von den natürlich unter Umständen differenteren Früchten. Gerade hierbei muß fast jeder Fall individuell behandelt werden.

In manchen hartnäckigen Fällen, bei welchen man mit der üblichen Behandlung durchaus nicht zum Ziel kommt und namentlich bei nervösen Patienten wirkt oft ein **Klimawechsel** überraschend günstig. Ob es tatsächlich die Veränderung des Klimas allein ist, oder ob nicht vielmehr die Veränderung der gewöhnten Umgebung und Lebensführung auf die durch Juckzustände hervorgerufene Nervosität allein schon rein psychisch wirkt, möchte ich dahingestellt sein lassen. Im allgemeinen möchte ich Aufenthalt in waldiger gebirgiger Gegend mehr empfehlen; je mehr Ruhe, um so besser; je weniger Verpflichtungen, um so angenehmer. Aus diesen Gründen genügt oft der Aufenthalt in einem Sanatorium, um in kurzer Zeit Erfolge zu zeitigen. Seebäder sind nicht für alle Patienten zu empfehlen, bei anderen wirken sie ganz überraschend.

In jedem Falle soll man sich auch darum kümmern, ob nicht eine unzweckmäßige **Unterkleidung** den Juckreiz nicht bloß hervorruft, sondern auch verschlimmert. Es ist bekannt, daß eine ganze Reihe Menschen wollene Unterkleider nicht tragen können, weil sie dadurch von beständigem Juckreiz belastigt werden. Im allgemeinen ist jedenfalls Leinenunterwäsche, weil sie mehr kühlt, bei Jucken vorzuziehen. Desgleichen ist auch die Art der **Bettwäsche** zu berücksichtigen und man tut gut, im allgemeinen einen mit Jucken behafteten Patienten lieber unter leichten Bettdecken als unter schweren Federbetten schlafen zu lassen.

Der Einfluß von **Temperaturschwankungen** auf den jeweiligen Juckzustand ist bekannt. Es führen sowohl plötzliche Abkühlung wie plötzliche Erwärmung zu einer Beeinflussung der Füllung der Blutgefäße der Haut und lösen damit von neuem wieder Jucken aus. Ein juckender Patient wird sich deshalb also möglichst in gleichbleibender Temperatur aufzuhalten haben.

Hydrotherapeutische Maßnahmen verdienen bei Juckzuständen häufiger angewandt zu werden als es im allgemeinen in der Praxis geschieht. Selbst bei den ekzematösen Erkrankungen haben sie oft einen ausgezeichneten Einfluß, aber besonders sind sie angebracht bei ausgedehnten urtikariellen Formen und vor allem auch bei den Juckzuständen aus inneren Ursachen. Es kommen in Betracht einfache Packungen für einzelne Körperteile oder was meist noch besser wirkt, Ganzpackungen, d. h. man läßt den Kranken in ein feuchtes Leinentuch einpacken und deckt ihn nur mit leichten Bettdecken zu. Es ist nicht nur der kalte Reiz auf die Haut, welcher das Jucken lindert, sondern in vielen Fällen sicherlich ein allgemeines Gefühl der Beruhigung rein psychischer Art. Ferner sind kurzdauernde Duschen warm oder kalt oder abwechselnd zu versuchen. Ebenso sollte man von dem beruhigenden Einfluß der Bäder häufiger Gebrauch machen. Es ist im einzelnen Fall nicht vorauszusagen, ob ein heißes oder kühles Bad vorzuziehen ist und es empfiehlt sich, zunächst nur kurzdauernde Bäder (5 Minuten, später länger) zu verordnen. In manchen Fällen wird man Zusätze zu den Bädern besser wirkend finden als einfache Wasserbäder. Bei Kindern bade man am Abend nur dann, wenn sie danach gut schlafen, während dagegen bei Erwachsenen abendliche Bäder meist beruhigender wirken. Als Zusätze kommen in Betracht: Kohlensäure, Fichtennadel, Sauerstoff, Schwefel (ganz besonders als Solutio Vlemingkx, bei Prurigo, Strophulus usw. für ein Kinderbad 1—5 Eßlöffel, für Erwachsene dementsprechend mehr). Bei universellem chronischem Juckzustand, auch bei der ekzematösen Gruppe, ferner auch bei Dermatitis herpetiformis haben sich uns schon seit langem sehr gut bewährt Essigsäure-Bäder (10—50 g Eisessig.) Auch von Teerbädern machen wir sehr ausgedehnten Gebrauch. Wir benutzen fast ausschließlich folgende Mischung: Ol. rusci, Spiritus sapon. kalin. āā 24, Glyzerin 48, offizinelle Natronlauge 8 und setzen etwa 50—100 ccm davon dem Bade zu. Nach dem Bade, besonders nach den Teerbädern, wie überhaupt nach allen Bädern tut man gut, nachher einfetten zu lassen mit irgend einem Fett oder Einpudern, oder Abwaschen mit 2—10% Glyzerin-Spiritus, wofür man auch in der besseren Praxis eine der flüssigeren Brillantinen benutzen kann.

Bei begrenzteren Juckzuständen sind statt der Bäder Teilpackungen oder feuchte Umschläge oder feuchte Verbände bequemer. Als Flüssigkeit ist in erster Linie zu nennen schwacher Kamillentee, ferner Essigsäure-Lösungen 1:4000—1000 (ganz besonders auch bei akuteren Ekzemformen), 2—3 % Borsäure, essigsaure Tonerde (1 Teelöffel auf ein Glas Wasser) usw.

Ein wertvolles Heilmittel bei Juckzuständen sind einfache Verbände, welche allein durch den Luftabschluß jucklindernd wirken. Nur müssen solche Verbände nicht so dick angelegt werden, daß die Haut darunter hyperämisch wird oder schwitzt. Allen Verbänden vorzuziehen ist der Unnasche Zinkleim (zu beziehen am besten von Beiersdorf, weil seine gleichmäßige Herstellung doch nicht ganz einfach ist). Seine Anwendung ist folgende: Man erwärmt ihn im heißen Wasserbad bis zum Flüssigwerden und pinselt ihn dann mit einem weichen Pinsel bis weit in die gesunde Umgebung hinein auf. Ehe der Leim beginnt einzutrocknen, betupfe man mit Wattebäuschen, so daß die Wattefasern an dem zähen Leim hängen bleiben und mit ihm antrocknen. Sehr zu empfehlen sind solche Zinkleimverbände auch für die Unterschenkel (Jucken bei ekzematösen Veränderungen im Anschluß an Ulcera cruris). Solche Verbände erfüllen nicht bloß den Zweck, einen Luftabschluß herbeizuführen, sondern sie verhindern auch, daß die Haut durch das Kratzen geschädigt wird. Unbedenklich kann der ganze Körper mit Zinkleim bedeckt werden, ohne daß es zu irgendwelchen Nebenwirkungen oder Störungen kommt. Das Verfahren ist um so praktischer, wenn der Zinkleim die richtige elastische Konsistenz hat und sich dadurch allen Falten gut anlegt. Die dünne Schicht verhindert die Perspiration der Haut jedenfalls nicht derartig, daß dadurch Juckreiz entsteht. Außerdem können unter dem Zinkleim noch geeignete trocknende Pinselungen, z. B. Teer, Chrysarobin usw. aufgetragen werden. Im allgemeinen wird man den Zinkleimverband so lange liegen lassen, bis keine neuen Juckbeschwerden auftreten oder bis er sich von selbst ablöst.

Sehr beliebt sind spirituöse Waschungen, einmal wegen ihrer bequemen Anwendung und vor allem wegen des angenehmen Gefühls für den Patienten. Man nimmt am besten verdünnten Spiritus (40—70%) und setzt dazu Glyzerin oder Ol. Ricini oder beides 2—10%. Auf rauher oder stärker zerkratzter Haut wird es notwendig sein, hinterher einzufetten oder zu pudern. Als bewährtere Zusätze nenne ich folgende: Menthol, Karbol, Chloralhydrat, Kampfer, Salizyl 1—2—5%, Thymol ¼—1%, Chloroform 5—10%, Äther und Benzin 5—20%, Aqua Colon. 20—50%. Bei einer Reihe von Fällen wirkt nicht ein einziger Zusatz, sondern man muß mehrere kombinieren. In vielen Fällen hat sich mir folgender Spiritus bewährt: Sublimat 0,2, Resorzin 1,0, Glyzerin 20, Aqua Coloniens. 100, Spiritus vini ad 400.

Die spirituösen Waschungen wirken nicht bloß reinigend, desinfizierend und jucklindernd, sondern sie vermögen sogar bei empfindlichen Dermatosen Wasser und Seife zu ersetzen. Bei ausgedehnteren Exkoriationen wende man sie weniger an, weil sie dann doch mehr oder weniger stark Brennen verursachen und dadurch eine Verschlimmerung des Juckreizes ausgelöst werden kann. Oder man vermeide die aufgekratzten Stellen, welche selbst ja meist nicht mehr jucken und wische die Umgebung mit einem solchen glyzerin- oder fetthaltigen Spiritus ab.

Die Behandlung mit Pudern oder Trockenpinselungen ist zunächst für alle diejenigen Fälle anzuwenden, wo stärkere Exkoriationen vorhanden sind, aber auch bei andersartigen Juckzuständen können sie Gutes leisten.

Von den eigentlichen Pudern ist Zinc. oxydat. wegen seiner stark austrocknenden Wirkung am meisten zu empfehlen. Außerdem kann man natürlich auch jeden anderen Puder versuchen, oder mehrere Puderarten zusammen.

Äußerst bequem in der Anwendung sind die sog. Trockenpinselungen, welche mit einem weichen Pinsel aufgetragen werden sollen. Sie trocknen in einigen Minuten ein, wirken durch ihren Gehalt an Puder trocknend, schließen die Luft ab und machen andererseits durch ihren Gehalt an Öl oder Glyzerin die Haut wieder so geschmeidig, daß sie durch die Eintrocknung nicht spröde wird. Als billigste Pinselung ist Zinköl zu empfehlen (Zinc. oxydat., Ol. olivar. aa), ferner Zinc. oxydat., Amyl., Glyzerin āā 20,0, Aqua dest., Spiritus vin. aa ad 100. Alle Trockenpinselungen müssen vor Gebrauch gut umgeschüttelt werden. Bei ausgedehnten Exkoriationen muß Spiritus wegbleiben, weil er zu starkes Brennen verursachen kann. Als Zusätze sind zu empfehlen: Menthol 1—5%, Tumenol Ammonium, Thigenol, Liqu. carbon. deterg. 3—10%, Resorzin ¼—½%, Balsam. peruv. ¼—3%. Auch hier empfiehlt es sich für eine Reihe von Fällen, nicht ein Mittel zuzusetzen, sondern zu kombinieren. Will man aus irgend einem Grunde von der Haut die eingetrocknete Pinselung entfernen, so verfahre man so schonend wie möglich, um nicht durch die Reibung der eingetrockneten Körnchen die Haut von neuem zu reizen. Entweder spült man mit heißem Wasser und Watte vorsichtig ab oder fettet reichlich mit Öl oder Salbe ein und wischt die so aufgeweichten Massen mit Benzin und Watte ab.

Die Anwendung von Salben kann je nach dem gewünschten Zweck in einfachem Einfetten bestehen oder in Salbenverbänden. Im allgemeinen wird man mit Salbe nur dann einfetten lassen, wenn das einfache Einfetten zur Linderung des Juckreizes genügt. Meist wird aber die aufgeschmierte Salbe zu leicht und zu schnell abgewischt, so daß es sich schon deshalb empfiehlt, Verbände mit Salbe anlegen zu lassen. Durch die Verbände schützt man auch die Haut gegen das Kratzen und seine Folgezustände. Es kommen zunächst in Betracht einfache Kühlsalben: Liquor alum. acet. 5 bis 10%, Acid. acetic. ¼—½% mit Adeps lanae und entsprechenden Zusätzen von Menthol, Chloralhydrat, Kampfer, Karbolsäure etwa 3—5%. Diese kühlenden Salben wirken fast nur vorübergehend, sie müssen deshalb häufig aufgeschmiert werden. Wirksamer sind natürlich Zusätze von differenten Stoffen zur Behandlung des Grundleidens, wie die meisten im folgenden aufgeführten Mittel. Im allgemeinen sollen diese Mittel zunächst nur in schwachen Konzentrationen verordnet werden, um Reizungen zu vermeiden, welche für sich den Juckreiz nicht nur nicht beseitigen, sondern sogar erheblich verschlimmern können. Jede Salbe wird am bequemsten und schonendsten mit Benzin und Watte abgewischt, möglichst ohne stärker zu reiben. Benzin wird fast von jeder Haut gut vertragen. Ist die Salbe zu fest, z. B. Pasten oder ist sie zu stark eingetrocknet, so weiche man sie vorher noch auf durch reichliches Einölen.

Im folgenden gebe ich eine Übersicht über die gebräuchlichsten differenteren Mittel, welche in erster Linie für den praktischen Gebrauch zu empfehlen sind. Ich habe mich absichtlich auf die erprobteren beschränkt, deren Wirkung durch vielfache Erfahrung gewährleistet ist.

Die Anwendung des Schwefels ist in erster Linie bei Skabies von ausgezeichneter Wirkung (s. später bei Skabies). Auch sonst ist Schwefel in Form von Salben oder Pinselungen zu empfehlen, namentlich bei pruriginösen Affektionen und Strophulus; doch ist vor der wahllosen Anwendung des Schwefels dringend zu warnen, weil er bei einer Reihe von Patienten unangenehme Reizwirkungen im Gefolge hat, welche nicht selten der Behandlung hartnäckigeren Widerstand leisten können, als das Grundleiden. Für Prurigo und Strophulus sind Schwefelbäder vorzuziehen, am besten in der Form der bewährten Solutio Vlemingkx (1—5 Eßlöffel auf ein Bad für Kinder, für Erwachsene entsprechend mehr).

Ähnlich wie Schwefel wirken Ichthyol und seine Ersatzpräparate, verursachen aber viel weniger Reizung und sind deshalb häufiger als Schwefel anzuwenden. Unter den Ersatzmitteln kommt in erster Linie in Betracht Thigenol, welches weniger unangenehm riecht und billiger ist. Wir verwenden es in ausgedehntem Maße als Zusatz zu den oben angeführten Trockenpinselungen, ferner als Thigenol-Glyzerin-Tampons (Tampol) bei Pruritus vulvae et ani.

Als sehr wertvolles Präparat, namentlich in der Kinderpraxis, verdient die weiße Präzipitatsalbe ganz besonders erwähnt zu werden. In erster Linie kommt sie in Betracht bei begrenzteren ekzematösen Herden, welche nicht selten in ganz auffallender Weise günstig beeinflußt werden. Wie bei allen differenteren Mitteln soll man auch bei ihrer Anwendung vorsichtig sein und lieber erst mit einer $\frac{1}{4}\%$igen Konzentration versuchen, ob nicht eine Überempfindlichkeit bei dem betreffenden Patienten vorliegt. Wird sie vertragen, so steige man in Abständen von einigen Tagen mit der Konzentration, schließlich bis auf 1, 3, 5—10%.

Das Resorzin benutzen wir in Form feuchter Umschläge oder Verbände (0,1—0,5%) in erster Linie bei ekzematösen Juckzuständen, selbst im akuten Stadium; ferner sehr gern als Zusatz bei den Trockenpinselungen ($\frac{1}{4}$—1%), Salben, Pasten, Pflastern ($\frac{1}{2}$—5%). Die stärkeren Konzentrationen sollen im allgemeinen nur Anwendung finden bei chronischeren Prozessen, bei denen in erster Linie eine Schälung beabsichtigt ist.

Chrysarobin verdient ausgedehntere Anwendung, namentlich bei ekzematösen Juckzuständen. Seine Anwendung erfordert, wie bekannt, gewisse Vorsichtsmaßregel, da es 1. die Wäsche so verfärbt, daß sie nicht mehr gereinigt werden kann und 2. mehr oder weniger unangenehme Konjunktivitiden hervorrufen kann. In erster Linie möchte ich Chrysarobin warm empfehlen für alle Juckzustände in der Crena ani und an den Genitalien. Notwendig ist aber hierbei, um einen Erfolg zu erreichen, daß auch die Schleimhaut gleichzeitig behandelt wird, denn entweder ist die Schleimhaut selbst der Ausgangspunkt des Juckzustandes oder sie ist sekundär mitbeteiligt. Man beginne im großen und ganzen bei der Anwendung des Chrysarobins mit schwächsten Konzentrationen, z. B. als Paste mit $\frac{1}{4}$—$\frac{1}{2}$%, oder als Salbe mit der gleichen oder noch geringeren Konzentration und steigert den Zusatz alle paar Tage unter Umständen bis zu 10%. Wegen der Reizung, welche das Chrysarobin verursacht, ist es oft erforderlich, die Umgebung davor zu schützen, indem man die Umgebung abdeckt mit Zinkpaste, Bleivaseline, Pflastern, Zinkleim u. ä. Handelt es sich um kleinere disseminierte Herde, so ist es praktisch, lieber eine Chrysarobinpinselung anzuwenden (Chrysarobin 1, Chloroform ad 10) und diese Herde dann noch mit einem Pflaster (Zinkoxyd, Guttaplast, Salizyl-Trikoplast, Heftpflaster) zu bedecken.

In ganz ähnlicher Weise wie Chrysarobin soll Pyrogallol verwandt werden, doch ist noch größere Vorsicht bei ihm geboten, weil bei stärkeren Konzentrationen Verätzungen möglich sind. Außerdem wird man wegen der Gefahr einer Intoxikation niemals größere Flächen damit behandeln. Beide Präparate ergänzen sich oft in ihrer Wirkung und so wenden wir häufig genug erst Chrysarobin an, setzen eine geringe Reizung, lassen diese abklingen und behandeln dann mit Pyrogallol. Das Pyrogallol kommt gerade auch bei Affektionen an den Genitalien vornehmlich in Betracht.

Die Salizylsäure verwendet man ihrer aufquellenden Eigenschaften wegen und zwar am praktischsten als 2—5% Spiritus mit Zusatz von 2—10% Glyzerin oder Ol. Ricini. Die Anwendung eines solchen Salizylspiritus empfiehlt sich zur Reinigung größerer Hautflächen, wirkt gleichzeitig jucklindernd und gewebslockernd, so daß dadurch eine Gewebsentspannung eintreten kann. In ähnlicher Weise ist sie als Salbe (1—5%) zu verwenden. Eine sehr wirksame Salizylsalbe, welche gute erweichende Eigenschaften besitzt, ist folgende: Acid. salcyl. 1—10,0, Ol. Ricini qu. s. ut. f. solut., Ugt. Vaselin. plumb. ad 50. Eine sehr bequeme und praktische Anwendungsweise der Salizylsäure ist die in Form von Pflastern, in erster Linie als Salizyl-Trikoplast (2½—20%), welche wegen ihrer Geschmeidigkeit sich auf alle Unebenheiten auflegen lassen, und mit Zinkoxyd-Pflastermull oder reizlosen Heftpflastern befestigt werden können.

Häufige Anwendung gegen allerlei Juckzustände, in erster Linie bei urtikariellen Formen und bei Pruritus findet das Menthol. Der kalte Reiz lindert zwar nur vorübergehend den Juckreiz und es muß deshalb das Menthol wiederholt angewendet werden, aber schließlich ist seine beruhigende Wirkung häufig nicht zu entbehren. Man verordnet es entweder als Spiritus (s. oben) allein oder in Kombination mit anderen Mitteln unter Zusatz von etwa 5% Glyzerin, oder Ol. Ricini, oder in gleicher Konzentration und Kombination als Salben.

Dem Menthol ähnlich in seiner Wirkung ist die Karbolsäure, welche in gleicher Konzentration und Kombination zu verordnen ist.

Zu den differenteren Mitteln gehört Perubalsam. Bei seiner Anwendung sei man vorsichtig wegen seiner Reizwirkung auf die Nieren und untersuche vorher den Urin, da bei schon bestehenden Nierenschädigungen seine Anwendung kontraindiziert ist. Namentlich sind diese Vorsichtsmaßregeln bei Kindern zu beachten. Andererseits wird man gerade Perubalsam ungern entbehren wollen, weil er trotz aller Ersatzmittel bei Skabies noch heute eines der besten Mittel ist. Ferner ist seine Verordnung bei Strophulus der Kinder sehr zu empfehlen. Man verwende ihn als Salbe oder Pinselung (¼—1%). Gerade bei Strophulus ist seine jucklindernde Wirkung in vielen Fällen ganz auffallend und dauernd. Ebenso verwende ich ihn gern bei trockeneren disseminierten Ekzemen der Kinder, welche von starkem Juckreiz begleitet sind.

Ein gutes Hausmittel, namentlich bei urtikariellem Jucken, bei Pruritus ist Zitronensaft; man läßt die Haut mit Zitronenscheiben abreiben und den Zitronensaft eintrocknen.

Teerpräparate werden in erster Linie bei ekzematösen Dermatosen häufig und oft anzuwenden sein. Welches Präparat man wählt, ist ziemlich gleichgültig; man versuche nur erst an einer kleineren Stelle, ob Teer überhaupt vertragen wird und zwar in geringer Konzentration (¼—½%). Teer macht unter Umständen Reizungserscheinungen, welche sich für gewöhnlich als Follikulitis äußern. Wird er aber bei einem solchen vorsichtigen Versuch vertragen, so behandele man dann größere Flächen und steigere langsam die Konzentration. Oft ist es ratsam, mit den milderen Ersatzpräparaten vorzubehandeln, z. B. mit Tumenol Ammon., Liquor carbo. deterg., Liantral, Carboneol usw. Diese Präparate können von vornherein in der Stärke von 1—3% angewendet werden oder man pinselt sie als Tinktur auf und bedeckt mit Zinkpaste oder einer festeren Salbe: Zinc. oxyd. Bismuthum subnitric. āā 1,0, Ugt. len., Ugt. simplex āā 10 (Neißer), Ugt. Vaselin. plumb., Kühlsalben u. ä. Ebenso kann man Tinctura rusci verwenden und, wenn sie unter diesen Vorsichtsmaßregeln vertragen wird, zu stärkeren Teersalben übergehen. Als mildere Teersalben sind folgende zu empfehlen: Tumenol. ammon. 3—10, Zinc. oxyd., Amylum aa 20, Adip. suill. benzoat. ad 100; ferner Tumenol. ammon. 3—10, Zinc. oxyd., Bismut. subnitr. aa 4,5, Ugt. len., Ugt. simplex aa 45. Diese beiden schwachen Teersalben sind für die Praxis mir fast unentbehrlich geworden, sie empfehlen sich nicht nur für ekzematöse Juckzustände, sondern für pruriginöse Dermatosen, Strophulus usw.

Ebenso sind Teerpräparate als Zusatz für Trockenpinselung zu benutzen (s. oben).

Ausgedehnte Verwendung finden bei uns Teerbäder in der oben gegebenen Vorschrift. Wir wenden sie an bei allen universelleren Juckzuständen im Verlaufe von ekzematösen Dermatosen, Psoriasis, Lichen ruber, Dermatitis herpetiformis, Pyodermieen, postskabiösen Dermatosen usw.; sie haben sich uns in vielen Fällen als ein Mittel bewährt, welches keine Reizerscheinungen verursacht, dagegen eine ausgesprochene jucklindernde Wirkung ausübt.

Die Anwendung von Pflastern ist bei begrenzteren Juckzuständen eine der saubersten, bequemsten und wirksamsten Behandlungsarten. Sie wirken als Luftabschluß, erweichen, verhindern das Kratzen und beeinflussen je nach den entsprechenden Zusätzen das vorliegende Grundleiden. Sie werden mit fast allen gewünschten Zusätzen von Beiersdorf hergestellt.

Ausgedehntere Verwendung sollten für eine Reihe von Juckzuständen die Röntgenstrahlen finden, seit es durch genaue Dosierung mit der durch Hans Meyer an unserer Klinik ausgearbeiteten Technik möglich ist, die unangenehmen Nebenwirkungen ganz auszuschließen. Wir verwenden die Röntgenstrahlen in weitgehendstem Maße bei universelleren und begrenzteren ekzematösen Dermatosen im subakuten und chronischen Zustand, mit ausgezeichnetem Erfolge besonders bei Neurodermitis, ferner bei Lichen ruber, wenn er — was gar nicht so selten ist — auf Arsen nicht reagiert, und Pruritus vulvae. Es bleibt natürlich für jenen einzelnen Fall vorbehalten, welche Dosis zu geben ist und wie oft die Sitzungen zu wiederholen sind.

Auch die violetten und ultravioletten Strahlen wenden wir nach wie vor gern an. Wir setzen nach Möglichkeit geringfügige Erytheme bei Fällen von universellem Lichen ruber, Pyodermie, Dermatitis herpetiformis, Pityriasis rosea, ausgedehnteren Ekzemen, Strophulus und erreichen dadurch nicht bloß eine Beseitigung des Juckreizes, sondern auch Heilung der Dermatosen. Zu solchen Bestrahlungen verwenden wir die große Beleuchtungslampe.

Aus der großen Gruppe von Juckzuständen, möchte ich zum Schluß nur noch einige für die Praxis wichtigere Krankheiten besprechen.

Für die Ekzeme ist in erster Linie zu berücksichtigen, daß in der Praxis die Behandlung nicht gründlich genug geschieht und nicht lange genug fortgesetzt wird. So lange noch Jucken vorhanden ist, oder doch auch nur gelegentlich Jucken einstellt, ist das Ekzem noch nicht geheilt.

Gegen diesen Grundsatz wird in der Praxis vielfach gesündigt, deshalb treten so häufig bei sich wieder einstellendem Juckreiz durch das Kratzen verursachte Rückfälle des Ekzems auf. Es sollte kein Ekzemkranker aus der Behandlung entlassen werden, welchem man nicht eine genaue Vorschrift über eine geeignete Hautpflege für lange Zeit mitgibt. Eine solche Hautpflege soll in erster Linie bestehen natürlich in Fernhalten anderer schädigenden oder reizenden Umstände, in spirituösen Waschungen zur Reinigung und Säuberung der Hautoberfläche, besonders nach Bädern, Schwitzen und unter Umständen auch in Einfetten mit einem geeigneten Hautcream, wozu sich ganz besonders die Zink-Wismutsalbe Neißer oder Goldcream oder Brillantine eignen. Wenn diese Vorschriften allein nach Waschen, Baden und besonders nach Abseifen befolgt werden, so ist schon viel erreicht und dem Rückfall eines Ekzems vorgebeugt. Wir wollen damit erreichen, daß die „Ekzemempfindlichkeit" der Haut ausgeschaltet und die Haut dadurch gegen Reize allerlei Art, welche Ekzeme wieder auslösen können, abgehärtet wird. Ganz besonders kommt eine solche Hautpflege auch für Kinder in Betracht, an deren Haut so wie so schon durch das übertriebene Baden, Waschen und Abseifen starke Anforderungen gestellt werden.

Bei der Behandlung der Skabies sollen in der Praxis folgende Gesichtspunkte dringend beobachtet werden:

1. Die Ansteckungsquelle muß festgestellt werden, um in erster Linie Übertragungen innerhalb der Familie auszuschalten. Familienmitglieder sollten alle zusammen gleichzeitig behandelt werden.

2. Die Leib- und Bettwäsche muß gereinigt werden und es soll kein Stück, welches mit dem Kranken in Berührung gekommen ist, vergessen werden.

3. Die Behandlung der Skabies soll kurz, aber ausreichend sein, denn erfahrungsgemäß wird durch eine lange Zeit fortgesetzte Behandlung mit den doch sehr differenten Mitteln die Entstehung von pruskabiösen Juckzuständen begünstigt. Deshalb soll eine Skabiskur nur höchstens 2 Tage dauern, dann badet der Patient, seift sich gründlich ab und wird auf jeden Fall mit Zinkpaste oder Zinköl 1—2 Tage nachbehandelt.

Von den einzelnen Mitteln ist wegen seiner Geruchlosigkeit der Schwefel als 5—10%ige Salbe sehr zu empfehlen.

Eine der quälendsten und lästigsten Zustände sind die als Pruritus ani oder vulvae bezeichneten Affektionen. In der größten Mehrzahl der Fälle handelt es sich hierbei um primäre Erkrankungen der Schleimhaut des Rektums und besonders der weiblichen Genitalien, also in erster Linie um Katarrhe und Hämorrhoiden. Daraus ergibt sich, daß bei diesen Zuständen in erster Linie die Schleimhaut genauestens zu untersuchen und, da man häufig an den Schleimhäuten Veränderungen nachweisen kann, deshalb die Schleimhaut energisch zu behandeln ist. Für das Rektum kommen in Betracht Spülungen, Einführung von Suppositorien mit entsprechenden Zusätzen, für die Vagina die außerordentlich praktischen und wirksamen Thigenol-Glyzerintampons (Tampol). Große Aufmerksamkeit ist etwa vorhandenen Rhagaden zu schenken und sie sind energisch zu behandeln, weil entweder von ihnen der Juckreiz überhaupt ausgeht, oder dann dauernd unterhält. Man behandle sie mit Argent. nitric. (starke Lösungen oder Stift), Chrysarobin, Pyrogallol. Für diffusere Juckzustände an den Genitalien kommen in Betracht: kurzdauernde heiße Sitzbäder mit Zusätzen von Teer (s. oben), Eisessig (s. oben), heiße Luftduschen, Hochfrequenz, Röntgenstrahlen. Gerade letztere haben eine ausgezeichnete Wirkung und besonders dann, wenn es sich, wie so häufig, um beginnende oder bereits vorhandene Neurodermitis handelt.

Der Strophulus und die Prurigo Hebrae erfordern im großen und ganzen die gleichen Verordnungen. Beide stellen für die Kinder ein ungemein quälendes und lästiges Leiden dar wegen des starken Juckreizes, welches den Allgemeinzustand in starkem Grade beeinflussen kann. Durch den fortwährend sich geltend machenden Juckreiz wird der Schlaf gestört, die Kinder schlafen schlecht ein oder schlafen unruhig. Es gilt also zunächst, den Juckreiz schnell zu beseitigen. Von den zahlreich empfohlenen Mitteln kommen als bewährteste folgende in Betracht: Schwefelbäder (Solutio Vlemingkx 1—5 Eßlöffel auf ein Bad), Perubalsam (als Salbe oder Pinselung ¼—2%), Tumenol-Ammonium (als Zinkpaste oder Zinkwismutsalbe Neißer 5—10% in Verbindung mit Thigenol 5—10%).

Zur Verhütung von sekundären Infektionen müssen täglich die Nägel abgeschnitten, abgefeilt und gebürstet werden.

Der Zusammenhang mit alimentären Intoxikationen ist wenigstens für den Strophulus in vielen Fällen sicher nachzuweisen. Ehe man von einer Änderung der Ernährung einen Erfolg erwarten kann, soll ein kräftiges Abführmittel (Kalomel, Rizinus) gegeben werden.

Wie oben erwähnt, haben wir mit Serumeinspritzungen bei Strophulus bisher sehr gute Erfolge gehabt.

Bei Prurigo Hebrae sind ferner von guter Wirkung Salizylsalben (2—5%) und oft hilft nichts so schnell als Änderung der Umgebung oder des Klimas.

Die Behandlung der parasitären Hautkrankheiten.

Von **Professor Dr. Fr. Bering,**
Oberarzt der Kgl. dermatologischen Klinik in Kiel.

Mit 5 Abbildungen.

A. Dermatomykosen.

Unter Dermatomykosen sind jene Erkrankungen der Haut zu verstehen, welche durch pflanzliche, der Gruppe der Schimmelpilze zugehörige Parasiten hervorgerufen werden. Für die klinisch abgrenzbaren Krankheitsbilder sind durch Züchtung und Impfversuche bestimmte Erreger nachgewiesen. Die Dermatomykosen sind in zwei Gruppen zu trennen, deren Vertreter auf der einen Seite die Pityriasis versicolor und das Erythrasma, auf der anderen der Favus und die Trichophytie sind.

Trichophytie ist aber auch eine Kollektivbenennung einer ganzen Reihe von Fadenpilzerkrankungen der Haut, welche klinisch unter sich große Differenzen zeigen, aber alle den gemeinsamen Charakter besitzen, daß sie 1. eine schuppende Erkrankung des Oberflächenepithels, 2. einen zur Zerstörung oder wenigstens zum Ausfall des Haarschaftes führende Haarerkrankung erzeugen, aber 3. nicht zur Bildung von Skutula führen.

Der letzte Punkt unterscheidet die Gruppe der Trichophytien von der der Favuserkrankungen, der zweite von einer Reihe anderer Hyphomycetien der Haut (Pityriasis versicolor etc.), der erste von gewissen Pilzerkrankungen, die lediglich den Haarschaft befallen (Unna).

Bei der Trichophytie dringen die Pilze entlang den Haaren in die Kutis und Subkutis. Auch der Favus stellt keine oberflächliche Erkrankung dar. Im Gegensatz zu ihnen beschränkt sich die Pityriasis versicolor und das Erythrasma stets nur auf die obersten Schichten der Haut. Auf diese beiden unterschiedlichen Momente hat die Behandlung natürlich Rücksicht zu nehmen.

Die **Pityriasis versicolor** ist charakterisiert durch bräunlich gefärbte, leicht schilfernde, bei Erhöhung der Körperwärme juckende Flecken. Sie lokalisieren sich an jeder Körperstelle mit Ausnahme der Flachhände und Fußsohlen; insbesondere aber bevorzugen sie die untere Halsgegend, vordere und hintere Thoraxwand, Schultern, Achselhöhlen und Gelenksbeugen. Phthisiker sind fast durchwegs mit Pityriasis versicolor behaftet, weil die Pilze bei der vielfach erhöhten Körpertemperatur gut wachsen.

Zur Behandlung der Pityriasis versicolor eignen sich alle jene Mittel, welche eine Abschälung der Haut herbeiführen. Es ist jedoch von vornherein zu bedenken, daß die völlige Beseitigung dieser an und für sich harmlosen Krankheit nur durch große Ausdauer gelingt. Sehr oft treten Rückfälle auf, welche von den Follikeln, in denen die Pilze nicht getötet waren, ausgehen. Den Frauen ist aus kosmetischen Gründen die Behandlung anzuraten. Zunächst sind solche Maßnahmen zu empfehlen, welche die Haut „umzustimmen" vermögen: Kalte Abreibungen, häufiges Wechseln der Wäsche und heiße Waschungen. Kleine Herde werden meist erfolgreich mit Jodtinktur gepinselt, zwei- bis dreimal hintereinander. Auch bei größeren Herden kann vorsichtig die Jodtinktur (Tinct. jodi fort. oder mit Spiritus verdünnt) angewandt werden, in der Weise, daß von der Peripherie her handtellergroße Flächen bestrichen werden. Der unangenehme Geruch der Jodtinktur läßt sich durch Abreiben mit Aq. coloniensis beseitigen. Häufig genügen Waschungen mit Schmierseife und Abreibungen mit Sublimatspiritus — Sublimat 0,2 auf 200 Spiritus dem 5—10% Ol. Ricini zugesetzt wird; die Pilze entwickeln sich in dem Öl schlecht weiter; oder 2—3%igen Salizylspiritus, Einreibungen mit Lac. sulfur. 5%.

Mit diesen Mitteln wird man fast ausnahmslos zum Ziele kommen, nur selten wird man zu Chrysarobin (1—2% in Chloroform) oder Formalin (in Gestalt des Paraformkollodiums) greifen. Uns haben auch Sonnenbäder, die zu einem leichten Erythem mit Abschuppung führten, (keine Dermatitis durch Sonnenbäder setzen wegen der Gefahr einer Nephritis!) recht gute Dienste geleistet. Bei Rezidiven ist besonders auf kleine Überbleibsel zu achten. Deshalb ist es nach wahrscheinlicher Heilung empfehlenswert, die Probe mit Jod zu machen: Die verdächtigen Partien werden mit einem mit Lugolscher Lösung durchtränkten Wattebausch bedeckt, der einige Minuten liegen bleibt. Sind durch das Jod stärker gefärbte Partien vorhanden, als die übrige Haut, so enthalten diese noch den Mikrosporon furfur, den Erreger der Pityriasis versicolor. Zur Hintanhaltung von Rezidiven, die besonders bei stark schwitzenden Personen, z. B. Phthisikern, zu befürchten sind, sind tägliche Abwaschungen von Benzin, Gebrauch von Schwefelbädern und Trockenhalten der Haut durch Puder (Amylum und Talkum āā), schwefelhaltigen Pasten oder Pasta Lassari zu empfehlen.

Das **Erythrasma,** dessen Erreger das Microsporon minutissimum ist, tritt in Form scharf begrenzter, punktförmiger bis handtellergroßer, braunroter Verfärbungen auf, deren Oberfläche leicht gefaltet und schilfernd ist, am Rande etwas stärker schuppt, auf erythematösem Grunde. Lieblingsstellen sind die inneren Schenkelflächen, soweit ihnen das Skrotum anliegt, seltener die Crena ani und die Achselhöhlen. Gelegentlich greift es auch auf benachbarte Hautpartien über, z. B. auf den Bauch und die Oberschenkel. Die Behandlung ist fast dieselbe wie die der Pityriasis versicolor; Rezidive sind hierbei mindestens ebenso häufig. Da das Erythrasma sehr oft mit einer intertriginösen Reizung an den Oberschenkeln kombiniert ist, so muß diese erst durch Zinköl (Zinc. oxyd. und Ol. oliv. āā), Zinkpasta usw. beseitigt werden. Wegen der großen Empfindlichkeit dieser Regionen hat man auch bei der Verwendung der Jodtinktur eine gewisse Vorsicht walten zu lassen. Recht gute Wirkung hat eine 2—5%ige Chrysarobinsalbe.

Trichophytie (Bartflechte).

Es gibt eine oberflächliche (Trichoph. superficialis, Herpes tonsurans) und eine tiefe (Trichoph. profunda, Sycosis hyphomycotica) Trichophytie.

Die oberflächliche Trichophytie tritt in Form scharf begrenzter, oberflächlicher Entzündungsherde, vereinzelt, in Gruppen (Abb. 1) oder ganze Körperteile bedeckend (Abb. 2) auf. Die Herde präsentieren sich bald als rote, mit festen Schüppchen bedeckte Scheiben, bald als Kreise, deren Zentrum etwas schilfernd und mehr oder weniger pigmentiert erscheint. Sie bestehen aus kleinen, schuppenden roten Flecken, die sich aus kleinsten, nicht immer mehr sichtbaren Bläschen entwickeln. Die Flecken wachsen rasch peripherwärts und heilen zentral unter Ablösung der Schuppen und Pigmentbildung ab, wodurch die Kreisform bedingt ist.

Die tiefe Trichophytie, die eigentliche Bartflechte, ist charakterisiert durch tiefgreifende, mit Eiterung einhergehende follikuläre und perifollikuläre Entzündungen. Sie sitzt als Sycosis parasitaria im Bart (Abb. 3), als Kerion Celsi auf dem behaarten Kopf und als aggregierte Follikulitiden auf sämtlichen unbehaarten Körperteilen. Sie beginnt regelmäßig mit der Bildung einzelner oberflächlicher Herde im Bereiche behaarter Teile. Die Trichophytonpilze dringen an den Haaren hinab in die tieferen Hautschichten, wodurch es zu isoliert und in Haufen angeordneten Follikulitiden kommt, welche durch Ausbreitung des Infiltrats konfluieren und so zur Bildung von prominierenden Knoten führen, mit besonderer Vorliebe am Kinn. Die mehrere Zentimeter hervorragenden, ziemlich scharf umschriebenen, sezernierenden und mit Krusten bedeckten Knoten sind schmerzhaft.

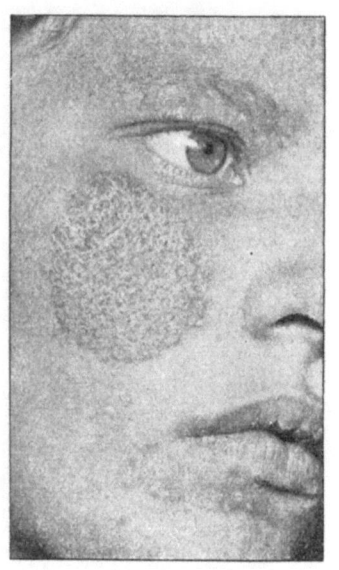

Abb. 1. Trich. superficialis.

Nach Entfernung der Krusten bleiben Eiterpusteln und trichterförmige Öffnungen zurück. In den Tumoren liegen die kranken Barthaare, welche mit vereiterten Wurzelscheiden versehen sind, sehr lose und lassen sich durch einen leisen Zug entfernen; stellenweise sind sie ganz ausgefallen.

Die klinische Diagnose der Trichophytie stößt nur selten auf Schwierigkeiten. Mikroskopisch lassen sich die Pilzelemente in den Schuppen und Haaren nach Aufhellung in 10%iger Kalilauge oder 10%igem Antiformin leicht nachweisen.

Bei der Behandlung sind die oberflächlichen Formen gesondert von den tiefen zu besprechen.

Alle die zur Abschälung der Hornschicht führenden Mittel sind bei der oberflächlichen Form zweckdienlich. Kleine Herde verschwinden unter 2—3 maliger Einpinselung mit Jodtinktur 2—3 Tage und nachheriger Anwendung indifferenter Salbe

(3%iger Borsalbe) sehr schnell und sicher. Die Jodpinselungen im Gesicht und am Hals sind zu vermeiden, weil leicht eine dauernde Gelbfärbung zurückbleibt oder man verwende Tinct. jodi decolo-

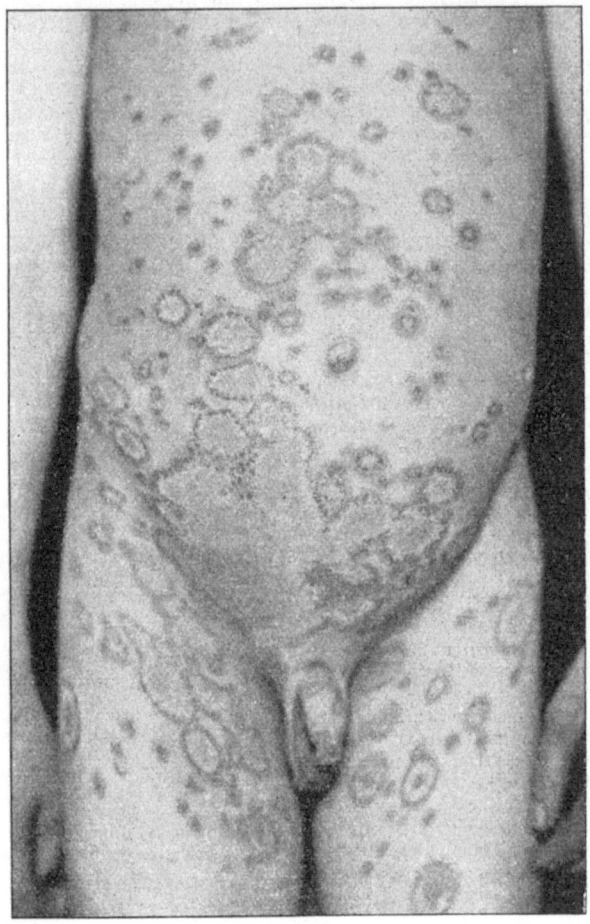

Abb. 2. Trichoph. superficialis.

rata. Man tupfe lieber die Herde mehrere Male täglich mit einer 1%igen Sublimatlösung ab, nachdem die charakteristischen Randschuppen vorher mit einer 10%igen Salizylvaseline (Acid. salicyl. 10,0, Öl. Ricin. qu. a. s. Vaselin. flav. ad 100) entfernt sind; ferner leisten Gutes: 10%ige weiße Präzipitatsalbe, Waschungen mit Schmierseife, Karbol-Hg-Salizylpflaster und Naphtholsalben:

β-Naphthol 1,5, Lanolin Vaselin āā 15, oder β-Naphthol 1,5, sap. Kal. Vaselin āā 15.

Sind größere Herde, z. B. an den Extremitäten vorhanden, so sind Sublimatumschläge empfehlenswert, wobei mit Sorgfalt jede Reizung, vor allem auch der umgebenden Haut, zu vermeiden ist. Diese wird durch Zinkpaste geschützt. Die Sublimatlösungen genügen in einer Konzentration von 1:20000 bis zu 1:5000.

Als wenig reizend ist folgende Salbe empfehlenswert: Lact. sulfur. 4,0, Oxydat zinci. 6,0, Adipis benzoat. 3% 28,0, Terrae siliceae 2,0, welche in das kranke Gebiet dünn eingerieben und nachher reich mit Puder bedeckt wird.

Auch das Chrysarobin in 1—5%iger Salbe oder in Traumatizinpinselung ist angewandt worden, darf jedoch im Gesicht wegen der Gefahr einer Konjunktivitis nicht appliziert werden, ist außer-

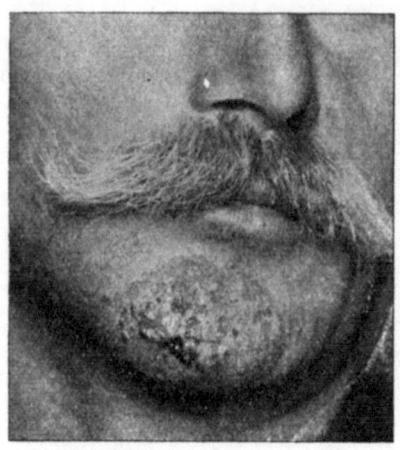

Abb. 3. Trichoph. profunda.

dem in fast allen Fällen überflüssig. Das Chrysarobinguttaplast (oder paraplast) bringt die Trichophytie innerhalb weniger Tage zur Heilung.

Wenn eine Quecksilberdampflampe zur Verfügung steht, kann man ausgedehnte Trichophytien, die nicht selten bei Viehwärtern beobachtet werden, mit ausgezeichnetem Erfolge bestrahlen. Dabei braucht es nur zu einem sehr geringen Erythem, keineswegs zur Dermatitis zu kommen; die Schuppen fallen ab, eine Verbrennung der Haut, die höchst unangenehm empfunden wird, muß mit Vorsicht vermieden werden.

Die Behandlung der tiefen Trichophytieformen stößt oft auf recht erhebliche Schwierigkeiten. In einzelnen Fällen, bei ausgedehnten Eiterungen, lassen sich Inzisionen oder Skarifikationen nicht umgehen; sie sind jedoch wegen der entstellenden Narben möglichst zu vermeiden.

Für alle Formen hat sich uns das Sublimat in Art von Umschlägen, die Tag und Nacht getragen werden, bewährt; auf einen guten Verschluß mit Guttapercha muß besonders geachtet werden. Wir beginnen in einer Konzentration von 1:20000, steigen rasch hinauf von 1:1000, sogar 1:500. Natürlich ist die Gefahr einer Dermatitis immer zu berücksichtigen. Bei Kindern sind wir besonders vorsichtig. Die umgebende Haut gut schützen mit Zinkpaste! Die Knoten schmelzen schnell zusammen. Ein annähernd ebenso guter Effekt wird auch mit heißen Umschlägen von Liq. aluminii acetici oder mit Alkoholdunstumschlägen erreicht. In dem erkrankten Gebiet werden die Haare möglichst kurz abgeschnitten, aber nicht epiliert oder rasiert. Abends werden zwischendurch Seifenwaschungen vorgenommen, oder die feuchten Verbände durch heiße Breiumschläge abgelöst. Wenn größere Knoten gar nicht weichen wollen, so staue man sie mit der Saugglocke. Offenbar infolge einer sich während des Verlaufs ausbildenden Immunität tritt relativ schnelle Heilung ein. Kleine nachher auftretende Pusteln werden mit Tinct. jodi fort., Epilation, Brookescher Paste (Hygrarg. olein 5% 28,0, Vaselin. flav. 14,0, Zinc. oxyd. Amylum purum āā 7,0, Ichthyol 1,0, Acid. salicyl. 1,2, m. f. U.) oder ev. Karbolöl behandelt.

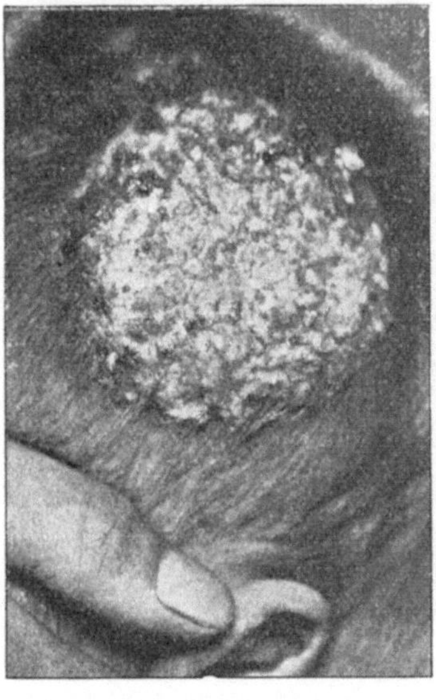

Unna empfiehlt eine dauernde Applikation des Quecksilber-Ichthyolguttaplastes oder des Quecksilber-Karbolguttaplastes. Zur Beschleunigung der Heilung läßt er täglich erst mit Benzin und Watte, dann mit Acid. salicyl. 50, Ichthyol 10,0, Sapon. unguinosi ad 100 einschäumen und mit Seife und warmem Wasser abwaschen; darauf folgt die Pflasterbedeckung. Wir haben gern die Pflasterbehandlung mit essigsaurer Tonerde oder heißen Breiumschlägen kombiniert.

Abb. 4. Kerion Celsi.

Auch das Kerion Celsi (Abb. 4) wird in derselben Weise behandelt. Bei diesem bildet sich hin und wieder eine Reihe kleiner, weicher, mit serös-eitriger Flüssigkeit gefüllter Abszesse, die der Behandlung sehr widerstreben; dafür seien noch erwähnt Chrysarobin mit 10% Chloroform, Sublimat mit Tinct. benzoes ½%, Pyrogallol in Aceton oder Salbe 1—5%; ferner der Krotonölstift Sabourauds: Ol. Croton. 5,0, Adips lanae, cerae flav. āā 2,5, mit dem die rasierten Herde bestrichen und nachher wieder abgewischt werden. Dann sei noch das täglich mehrmals wiederholte Bestreichen mit purem Ichthyol oder Thiol sehr empfohlen.

Bei einer Trichophytie der Nägel müssen die erkrankten Teile abgeschnitten oder abgeschabt werden; darauf Einwickeln mit 2—5%igem Salizylsäurepflaster, heiße Handbäder in Sublimat

1 : 1000. Einpinseln mit Tinct. jodi fort., 1%igem Sublimatalkohol oder Kalilauge. Nach unseren Erfahrungen ist die Röntgenbehandlung bei der Trichophytie recht gut zu entbehren. Es soll nicht unerwähnt bleiben, daß infolge von Immunitätsvorgängen in der Haut die Trichophytie auch spontan zur Ausheilung kommen kann. Aus demselben Grunde kommt es auch nur sehr selten zu einer wiederholten Erkrankung.

Neuere Versuche einer spezifischen Behandlung mit Trichophytin, welches aus Reinkulturen der Pilze hergestellt wird, haben noch keine für die Praxis brauchbaren Resultate gebracht.

Favus (Erbgrind).

Bei dem Favus wurden zuerst durch Schoenlein Mikroorganismen aus der Klasse der Pilze als Krankheitserreger nachgewiesen; nach ihm wird der Pilz Achorion Schönleinii genannt. Der Favus kommt auch über die Pubertät hinaus vor, wenn er auch in der überragenden Zahl der Fälle im zweiten und dritten Jahrzehnt spontan ausheilt. Am häufigsten trifft man ihn bei Kindern vor und in dem schulpflichtigen Alter; er tritt allerdings auch schon bei Neugeborenen und Säuglingen auf, bei denen er die Haut des Stammes, besonders da, wo sie mazeriert ist, ergreift.

Bei den größeren Kindern aber ist er mit Vorliebe auf dem Kopf lokalisiert und charakterisiert sich durch schwefelgelbe, meist von einem Haar durchbohrte, in ihrer Mitte gedellte, feste Körper — Skutula, welche in die Haut eingesenkt sind und sich mit einer Sonde aus der Haut herausheben lassen. Die Skutula entwickeln sich auf der mehr oder weniger geröteten Kopfhaut aus kleinen, um die Follikelmündungen sitzenden gelblichen Pünktchen, welche sich allmählich vergrößern. Durch Konfluenz mehrerer Skutula kommt es zur Bildung größerer umfangreicher Auflagerungen, welche nur mehr am Rande die charakteristischen Elemente erkennen lassen.

Die favöse Kopfhaut hat einen eigentümlichen, ganz typischen und charakteristischen Geruch, welcher an jenen von Mäusen erinnert.

Sekundäre Veränderungen, teils durch die Pilze selbst bedingt, teils durch bakterielle Beimischungen veranlaßt, verursachen Dermatitiden, impetiginöse Ekzeme und Abschuppung. Die Haare lockern sich und fallen aus. Fallen die Skutula aus, so hinterlassen sie Narben.

An den unbehaarten Körperpartien tritt der Favus als trichophytieähnliche, gutartige, oberflächliche Entzündung, sog. herpetisches Vorstadium, oder in Form typischer Skutula auf. Es sind auch einige Fälle von generalisiertem Favus beschrieben worden: das Allgemeinbefinden der Kranken litt sehr.

Die klassische Schönleinsche Form wird verursacht durch den humanen Typus des Favus. Ihre Übertragung geschieht fast ausnahmslos von Mensch zu Mensch. Charakteristisch ist nach Bloch die relativ große Infektiosität, lange Dauer resp. geringe Tendenz spontaner Rückbildung und der geringe Grad entzündlicher Reaktion, den die Invasion beim Menschen auslöst.

Drei andere Gruppen des Favuspilzes (Achorion Quinckeanum, Gypseum Bodin und Violaceum Bloch) faßt Bloch als den Tiertypus des Favus auf. Sie werden fast stets vom Tier auf Menschen übertragen und zwar am meisten von Mäusen. Sie erzeugen nie einen typischen chronischen Kopffavus, sondern nur gutartige Läsionen der glatten Haut, der Augenlider und des Bartes, welche sich durch einen entzündlichen Charakter und durch große Ähnlichkeit mit Trichophytie auszeichnen.

Die Favuspilze lassen sich in den Schuppen, in den Skutulis und in der inneren Wurzelscheide der Haare nachweisen. Es ist eine auffallende, in ihrer Ursache noch nicht geklärte Tatsache, daß mit der Pubertät der Favus spontan ausheilt, daß eine einmalige Erkrankung auch eine Neuinfektion verhindert. Auch die Mikroskopie ist eine Kinderkrankheit in diesem Sinne.

Durch die Geschlechtsreife wird die Haut offenbar verändert, so daß sie einen schlechten Nährboden für die Pilze abgibt — Terrainveränderung.

Das Prinzip der **Behandlung** des Favus ist: Zunächst werden durch **Kurzschneiden der Haare** — der Favus ist meist auf dem Kopfe lokalisiert, wenn auch keine Stelle des Körpers für ihn unempfänglich ist — alle Krankheitsherde sichtbar gemacht zur Entfernung der Skutula und der charakteristischen gelben Borken, in denen die Pilze massenhaft enthalten sind: Aufweichung mit 2%igem Salizylöl, Salizylsalbe 2—5%, Abhebung mit Kamm und Pinzette, Abseifen mit Schmierseife oder Seifenspiritus. Dann hat die **künstliche Epilation** einzusetzen. Alle die hierfür angegebenen Methoden leisten nur unvollkommenes; die weniger erkrankten Haare lassen sich zwar mit einer Pinzette leicht entfernen, aber die schwerer erkrankten sitzen fest, so daß immer noch Pilze in den Follikeln sitzen bleiben und Rezidive unausbleiblich sind. An Arzt und Patient werden große Anforderungen von Geduld gestellt. Das früher so viel angewandte Auflegen von Pechkappen und Pflastern, die dann mit einem einzigen Zug abgerissen wurden (ev. in Narkose), ist wegen der Schmerzhaftigkeit und auch wegen der Unzulänglichkeit verlassen worden. Heute wird die Epilation, da wo man von einer Röntgenbestrahlung abstehen muß, am besten mit der Zilienpinzette oder mittelst Unnas „Enthaarungsstengelchen", einer in Form eines Salbenstiftes gegossenen Harzmischung vorgenommen. Die Spitze eines solchen Stiftes wird in einer Flamme erweicht, noch heiß fest auf die Haarstümpfe gepreßt, wo sie erkaltet und dann rasch in der Richtung der Haarstümpfe abgezogen wird. Wenn die Epilation beendet ist, werden stärker wirkende Desinfizientien in Anwendung gebracht, um die trotz der Epilation stets zurückgebliebenen Pilze zu zerstören: Pyrogallol in einer 10%igen Salbe, Sublimat (1 : Spiritus 100), β-Naphthol 10,0, Vaselin. flav. ad 100; Kali caust. 10,0, Ol. Rusci aq. dest. āā ad 100, Tinct. jodi fort., zweimal täglich aufgepinselt. Auf diese Weise wird man bei entsprechender Geduld und Konsequenz den Favus zur Heilung bringen.

In den letzten Jahren sind die verschiedensten Epilationsmethoden durch die **Epilation mittelst Röntgenbestrahlung** verdrängt worden. Die Röntgenbestrahlung erfordert aber eine große Vorsicht und eine ganz exakte Dosierungstechnik, ein Verfahren, welches von dem praktischen Arzt nicht ausgeübt werden kann. Da diese Methode eine große Überlegenheit gegenüber anderen Methoden bewiesen hat und da die Behandlung des Favus dem Praktiker wohl nur wenig Freude bringt, so ist die Überweisung an Röntgeninstitute zu raten. Bei nicht genauer Dosierung versagt aber die Röntgenbestrahlung. Auch nach der Röntgenepilation muß der Kopf wöchentlich nach neuen Herden untersucht werden, wozu wiederum das Betupfen mit Lugolscher Lösung sehr dienlich ist. Wegen der Empfindlichkeit röntgenisierter Haut wird mit einer erneuten Bestrahlung mindestens $\frac{1}{2}$ Jahr lang gewartet. Rezidive werden deshalb in der Zwischenzeit behandelt, die Applikation stärker reizender Medikamente hat jedoch wegen der Gefahr einer Dermatitis zu unterbleiben; höchstens pfennigstückgroße Herde dürfen z. B. mit Jodtinktur behandelt werden;

Der Favus der nackten Haut heilt nach Entfernung der Skutula oder Schuppen und wiederholter Jodtinkturpinselung. Der Favus der Nägel wird in derselben Weise behandelt, wie die Trichophytie der Nägel.

Mikrosporie.

Die Mikrosporie ist eine Kinderkrankheit, welche fast ausschließlich den Kopf befällt. Hier treten etwa 14 Tage nach der Infektion runde und längliche, graue, etwas erhabene schuppende Herde von verschiedener Größe ohne Entzündungserscheinungen auf.

Auf diesen Flecken sitzen abgebrochene und gekrümmte, von einer weißlichgrauen Scheide umzogene Haare. Aus anfangs kleinen schuppigen Flecken, die nur bei genauer Untersuchung zu finden sind, bilden sich größere, deutlich sichtbare Herde, so daß nach und nach die ganze Kopfhaut erkrankt ist. Inzwischen heilen die älteren Herde, ohne irgendwelche Spuren zu hinterlassen, ab. Hierdurch liegen geheilte und kranke Partien durcheinander. Die Krankheit macht sich hin und wieder durch ein leichtes Jucken bemerkbar. In ganz seltenen Fällen kommt es zu Entzündungen oder sogar zu Kerionbildung. Die kurz über dem Haarboden abgebrochenen Stümpfe ragen nur wenige Millimeter hervor. Der silbergraue Glanz der Haarstümpfe rührt von einer Scheide her, welche sich bei mikroskopischer Untersuchung als die aus dem Follikel stammende innere Wurzelscheide des Haares entpuppt. Die Wurzelscheide ist im Innern mit Sporen des Pilzes ausgekleidet.

Die Krankheit ist im Westen Europas heimisch. Bei der außerordentlich großen Infektiosität bedarf sie der Behandlung. Sie heilt übrigens mit der Pubertät spontan aus. In Paris sind eigens Schulen für mikrosporiekranke Kinder eingerichtet. Auch in Deutschland sind bereits mehrere Epidemien beobachtet worden. Eine größere Verbreitung ist zu befürchten, weshalb ich die Diagnose etwas weitgehender beleuchtet habe.

Zur Behandlung der Mikrosporie ist in erster Linie die Röntgenbehandlung zu nennen. Es liegt eine große Anzahl von Erfahrungen vor, in denen nach einer einzigen Epilation dauernde Heilung eingetreten ist.

Es ist deshalb den praktischen Ärzten dringend anzuraten bei gehäuftem Vorkommen die Kinder sofort einem Krankenhause, in dem die Röntgenbestrahlung sachgemäß ausgeführt wird, zu überweisen.

Zur Behandlung vereinzelter Fälle eignet sich die von Trachsler und Unna angegebene Methode: Der Kopf wird glatt rasiert und mit grüner Seife gewaschen. Sodann wird jeder einzelne Fleck, dessen makroskopische Diagnose durch die oben erwähnte Jodreaktion gesichert ist, und seine Umgebung mit Kollodium 5—7 Tage hintereinander bestrichen. Das Kollodiumhäufchen wird darauf mit der Pinzette in der Haarrichtung abgelöst, was nur wenig Schmerz verursacht. Sodann wird jeder Fleck mehrmals mit Jodtinktur gepinselt und mit einem Stückchen Jodbleiguttaplast oder Jodbleiparaplast belegt. Wöchentlich zweimal wird nun fürderhin der Kopf auf junge Herde untersucht, die dann wie die alten behandelt werden. Die Pflaster werden entfernt, die Stellen mit Benzin gereinigt, rasiert und wiederum Jodtinktur appliziert.

Heilung kann nur durch monatelang fortgesetzte vorsichtige Behandlung erzielt werden.

Das **Eccema marginatum** ähnelt der oberflächlichen Trichophytie sehr; auch der Erreger, das Epidermophyton inguinale, steht der Trichophytiegruppe sehr nahe. In der Inguinal- und Femuro-sakral-Gegend, an den Gelenkbeugen, den Mammafalten, Interdigitalfalten der Hände und Füße, und unregelmäßig über den Körper zerstreut treten linsengroße, das Niveau der Haut wenig überragende rote, schuppende Flecken auf, welche in 10—20 Tagen bis zur Fünfmarkstückgröße anwachsen, zentral einsinken und peripher scharf begrenzt sind. Die Schuppenbildung ist gering. Das Eccema marginatum unterscheidet sich von der oberflächlichen Trichophytie durch Chronizität, geringe Tendenz zur Spontanheilung, intensives Jucken und regelmäßiges Aufschießen neuer Eruptionen in den schon befallenen Stellen. Die Herde sind vielfach zerkratzt und mit Exkoriationen und Krusten bedeckt. Für die Behandlung eignen sich schwächere Salben: ½—2 %iges Chrysarobin oder Pyrogallolvaselin, ¼—1 %ige Naphtholsalbe; Ugt. resorcini comp. Unna (Resorcin, Ichthyol āā 5,0, Acid. salicyl 2,0, Vaselin. flav. 88,0).

Piedra.

Eine in Deutschland und Frankreich seltene, in Kolumbien z. B. häufige Krankheit besteht in der Bildung sehr harter, heller Knötchen am Haarschaft, die aus großsporigen Fadenpilzen bestehen.

Die Therapie besteht in Abwaschung der Haare mit 1 %iger Sublimatlösung oder 1 %iger Essigsäure und Abkämmen der Schuppen.

Creeping disease.

Die Creeping disease wird durch einen in die Haut eindringenden Parasiten hervorgerufen. Über die Klassifizierung herrscht keine Einigkeit. Nach Vorausgehen eines roten juckenden Flecks entwickelt sich ein 1—3 mm breiter, roter, leicht erhabener, bald geradlinig, bald guirlandenförmig verlaufender Streifen, der sich innerhalb weniger Tage auf große Hautbezirke ausbreitet; er kann auch auf die Schleimhaut übergreifen.

Spontanheilungen gibt es hierbei. Exzision und Galvanokaustik des aktiven Endes führt oft zum Ziele; ferner sind subkutane Injektionen von 50 %iger Karbolsäurelösung angewandt worden, dann Jodtinktur, Waschungen mit Schmierseife und Teer.

Pityriasis rosea Gibert.

Die Pityriasis rosea ist charakterisiert durch das mehr oder minder akute Auftreten zart roter Flecken oder Knötchen, welche fast stets symmetrisch über den Körper verteilt, sich rasch in die Fläche ausbreiten und unter zentraler Abschuppung bis zu Fünfpfennigstückgroßen Herden wachsen, deren Peripherie im Gegensatz zu der oberflächlichen Trichophytie unregelmäßig begrenzt ist. Besonders charakteristisch ist die sepiabraune Farbe des Zentrums der Effloreszenzen (Abb. 5).

Am stärksten werden die seitlichen Partien des Halses, der Brust, die Bauch- und Inguinalgegend und die Vorderseiten der Oberschenkel befallen; fast nie Gesicht, Hände und Füße. Der Allgemeineruption geht meistens 8—14 Tage eine Primäreffloreszenz, ein größerer isolierter, runder oder ovaler Fleck am Stamm oder Hals voraus. In den meisten Fällen ist der ganze Körper innerhalb 1—2 Tagen mit schuppenden, blaßroten Papeln be-

Die Behandlung der parasitären Hautkrankheiten.

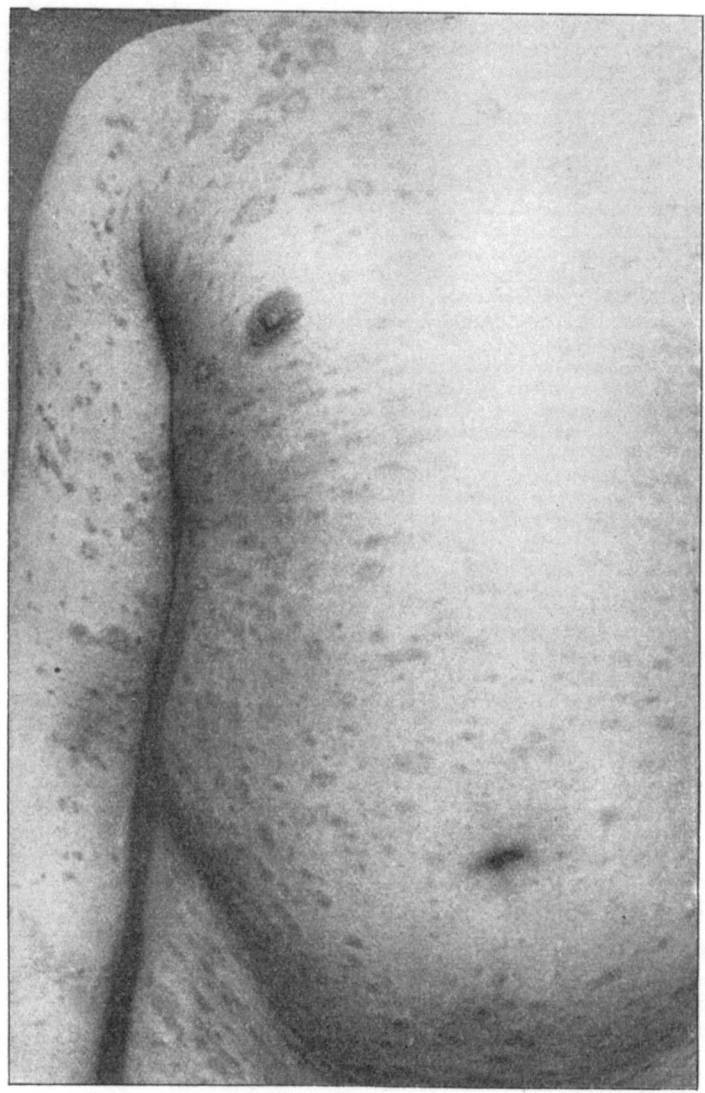

Abb. 5. Pityriasis rosea.

deckt, die nur durch die Schuppenbildung von einer Urtikaria zu unterscheiden sind oder einem seborrhoischen Ekzem sehr ähneln. Bei diesen ist ein peripheres Fortschreiten des Prozesses kaum zu konstatieren; auch fehlt das sepiabraune Zentrum.

Das Jucken ist oft so gering, daß der Ausschlag von den Patienten kaum bemerkt wird. Mit dem seborrhoischen Ekzem kann die Pityriasis rosea wohl verwechselt werden, doch hat dieses einen mehr gelblichen Farbenton und wahrt außerdem den Charakter des Ekzems dadurch, daß am Rande, entsprechend den Follikeleingängen Erosionen oder Knötchen sitzen.

Die Ätiologie der Pityriasis rosea ist noch nicht geklärt; der ganze klinische Verlauf deutet jedoch auf eine parasitäre Ursache hin. Interessant ist in dieser Beziehung die zuerst von Lassar gemachte Beobachtung, daß Infektionen auftreten, wenn Wollwäsche, welche vor der ersten Anwendung noch nicht gewaschen ist, auf dem Körper getragen wird. Auch die Benutzung von Woll- und Baumwollstoffen nach langer Lagerung gibt Gelegenheit zur Übertragung der Pityriasis, eine Beobachtung, die jeder erfahrene Arzt nicht selten machen kann.

Die Prognose des Leidens ist eine sehr günstige. Eine Tendenz zum Rezidivieren besteht nicht. Wegen einer gleichzeitig bestehenden leichten Reizbarkeit der Haut dürfen irritierende Mittel nicht angewandt werden; so z. B. sind Schmierseifenwaschungen gänzlich zu vermeiden. In der Mehrzahl der Fälle wird man nach Anwendung austrocknender Mittel innerhalb 2—3 Wochen Heilung sehen: Einreiben mit Pasta Lassari mit nachfolgender Einpuderung; ferner eine sog. Trockenpinselung: Tumenol ammon. 5—10%, Glyzerin, Amylum, Zinc. oxyd. āā 25, Aq. dest., Spiritus vini āā ad 100. Diese wird mehrere Tage lang getragen, dann in einem warmen Bad durch Seife abgerieben, ev. noch einmal aufgepinselt. Hartnäckigere und bereits länger bestehende Fälle werden mit einer 5%igen Schwefelsalbe (Sulfur praecip. 5,0, Vaselin. flav. ad 100,0) oder Naphthol, Flor. sulfur. āā 10,0, Sap. virid. 50,0, Axung. porc. 100,0, Cret. alb. 10,0 behandelt. Auch Abreibungen mit 1—2%igem Salizylalkohol mit 10%igem Glyzerin führen oft rasch zum Ziele.

Treten während der Behandlung bei aller Vorsicht Reizungen auf, so tritt an Stelle des reizenden Medikaments für einige Tage Zinkpaste.

Sporotrichose.

Der Erreger dieser in Frankreich häufigeren, in Deutschland bisher nur selten beobachteten, sicher oft nicht diagnostizierten Krankheit ist das Sporotrichum Beurmannii.

Das klinische Bild der Sporotrichose ist sehr mannigfaltig; es ähnelt bald der Tuberkulose (dem Skrophuloderma), bald der tertiären Lues, seltener akuten Strepto- und Staphylokokkeneiterungen. Sie kann lokal beschränkt bleiben, oder sie tritt im Anschluß an einen Hautherd disseminiert über den ganzen Körper oder einzelne Partien auf. In den meisten Fällen ist die Haut und das subkutane Gewebe infiziert; nicht selten erkranken aber auch die inneren Organe. Nach de Beurmann muß der Verdacht auf Sporotrichose aufkommen bei Krankheitsbildern, in denen die Polymorphie der Erscheinungen die der Tuberkulose weit übertrifft; wenn eine oberflächliche zentrale Erweichung der Hauttumoren eintritt, die Zahl der Herde außerordentlich groß ist (20—30), wenn Drüsenschwellungen und innere Tuberkulose fehlen, der Eiter zäher, homogener und schleimiger ist als bei Tuberkulose. Die sichere Diagnose wird aber nur durch die Reinzüchtung des Erregers (auf Maltoseagar) gestellt.

Die Therapie ist einfach: 14 Tage bis 3 Wochen lang Jodkali 4—5 g pro die. Es tritt in kurzer Zeit völlige Heilung ein. Da aber Rezidive vorkommen, so ist eine zeitweilige Nachuntersuchung notwendig.

Der Sporotrichose ähnlich sind die Hemisporose, die Diskomykose und die Kladiose.

Aktinomykose (Strahlenpilzerkrankung).

Die Aktinomykose wurde im Jahre 1877 von Bollinger am Rinde entdeckt; er fand auch ihren Erreger. Israel beschrieb 1878 eine neue Krankheit beim Menschen, die 1879 von Ponfick als die von Bollinger am Rinde beobachtete Krankheit erkannt wurde.

Der Aktinomyzespilz ist der Erreger der Krankheit. Er ist in den charakteristischen stecknadelkopfgroßen graugelben Körnern des Eiters und des Gewebes durch Aufhellung derselben in Kalilauge leicht nachweisbar. Diese Körner bestehen aus einer Masse Myzel, welches an der Peripherie die typischen kolbigen radiär ausstrahlenden Anschwellungen der Myzelfäden erkennen läßt. Auch im Schnitt des Granulationsgewebes lassen sich die Fäden nach Weigert leicht darstellen. Da die Kultur des Aktinomyzespilzes nicht ganz leicht ist, kommt sie für die Praxis nicht in Frage.

Die Übertragung geschieht nur selten von Mensch zu Mensch oder von Tier zu Mensch. Die meisten Infektionen kommen dadurch zustande, daß die Pilze, welche auf den Getreideähren schmarotzen, durch Verletzung der Schleimhaut oder Schlucken der Halme oder auch durch Holzsplitter in die Haut oder Schleimhaut gelangen. Aus diesem Grunde ist vor dem Kauen von Gräsern oder Strohhalmen zu warnen.

Die Aktinomykose ist eine in Deutschland nicht sehr seltene Erkrankung, die man am häufigsten bei landwirtschaftlichen Arbeitern trifft.

Sie entwickelt sich nur selten primär in der Haut, sondern meist sekundär im Gefolge einer Erkrankung tiefer gelegener Organe (Knochen, Lunge, Darm).

Die Aktinomykose tritt unter sehr verschiedenen Krankheitsbildern auf: Sie kann der Tuberkulose der Haut, dem Skrophuloderma, der Lymphdrüsentuberkulose, der gummösen Lues, dem Epitheliom oder der Sporotrichose ähnlich sein. Diese Erkrankungen sind in zweifelhaften Fällen differentialdiagnostisch in Erwägung zu ziehen. Die Diagnose wird durch den mikroskopischen Nachweis der Aktinomyzespilze in den mit freiem Auge sichtbaren Körnern gesichert.

In der Mehrzahl der Fälle sitzt die Erkrankung an den Gesichts- und Halspartien, dann am Thorax, Abdomen, Anus, an den Unterschenkeln und Händen.

Bei der primären Hautaktinomykose treten knötchenförmige schlaffe Effloreszenzen auf, die nur von einer dünnen violetten oder kupferroten Haut bedeckt sind und deutlich fluktuieren. Teilweise heilen die Herde unter Atrophie ab und in der Umgebung schießen neue auf, teilweise konfluieren sie zu größeren Knoten. Das Infiltrat kann perforieren oder sich sowohl in die Fläche als auch in die Tiefe ausbreiten. Im Bereiche der Wange kommt es leicht zu einer Kieferklemme. Die Ränder der Geschwüre sind gezackt und unterminiert. Die Herde sezernieren nur eine geringe Menge trübseröser Flüssigkeit; sie stoßen verfettetes Granulationsgewebe ab, eitern aber nur wenig. Eine Schwellung der regionären Drüsen fehlt; auch Schmerzhaftigkeit besteht nicht. In einzelnen Fällen kommt es allerdings infolge sekundärer Infektionen zu phlegmonösen, schmerzhaften Erscheinungen.

Bei der sekundären Aktinomykose, welche ihren Ausgang von einem Kieferknochen, von der Lunge oder vom Darm nimmt, bilden sich zunächst subkutane Knoten, die allmählich zu Fisteln und unregelmäßigen Geschwüren führen. An vielen Stellen kommt es zur Spontanheilung, wobei sich charakteristische strangartige, eingezogene Narben bilden.

Die Aktinomykose heilt oft spontan aus. Wenn auch die Prognose der Hautaktinomykose durchweg eine günstige ist, so ist doch stets an eine Miterkrankung innerer Organe zu denken. Wenn diese vorliegt, so besteht die große Gefahr einer Pleuritis oder Peritonitis, oder die Patienten gehen nach Monaten bis Jahren an Marasmus oder Amyloidose zugrunde.

Die Therapie hat, wenn möglich, in völliger Entfernung der Krankheitsherde durch Exzision, Exkochleation oder Kautherisation zu bestehen.

In sehr vielen Fällen führt jedoch eine über Monate fortgesetzte Jodkalibehandlung zur Heilung, wobei täglich 2—4 g Jodkali gegeben werden, bei tiefen Fällen jedoch bis zu 12 g. Auch die Radiotherapie scheint nach wenigen bisher vorliegenden Beobachtungen den Krankheitsprozeß günstig zu beeinflussen.

B. Dermatozoonosen.

Krätze; Skabies.

Der Krankheitserreger ist der Sarcoptes (acarus) scabiei. Das geschlechtsreife Weibchen, welches bedeutend größer ist als das Männchen, dringt durch die Hornschicht der Haut bis zur Malpighischen Schicht vor und gräbt sich immer horizontal weiter voran; auf diesem Wege läßt es zahlreiche Eier zurück.

Das Männchen hält sich in der Nähe der von den Weibchen bewohnten Milbengänge auf; ihm fällt lediglich die Aufgabe der Befruchtung zu.

Die Diagnose bereitet in ausgesprochenen Fällen — nächtliches Jucken, typische Gänge, zerkratzte disseminierte papulöse Effloreszenzen, vornehmliche Lokalisation in Achselfalten, Inguinalgegend, Brustwarzengegend, Hosenträger-, Gürtel- und Strumpfbandstreifen, Handwurzelgelenke, Interdigitalfalten, Nates und Penis, bei Freibleiben des Halses und Gesichtes — keine Schwierigkeiten. Sind die Krankheitserscheinungen jedoch weniger ausgebildet, so sichert in den meisten Fällen das Ausgraben einer Milbe, resp. von Eiern, indem man mit einem spitzen Messer oder einer Nadel den Gang bis zu seinem Ende entleert, die Diagnose.

Die Behandlung hat die Aufgabe, die Milben zu vernichten und zugleich die ekzematösen Nebenerscheinungen zur Heilung zu bringen. Da letztere — schwere Ekzeme, Pusteln, Furunkel und Lymphangitis — häufig den Patienten mehr belästigen, als die Skabies selbst, so hat die Behandlung dagegen zunächst einzusetzen. Unter sofortiger Anwendung reizender und energisch wirkender Salben wäre eine Verschlimmerung dieses Zustandes zu befürchten. Lauwarme Bäder, Einreibungen mit Zinkpasten, der Pasta Lassari (Acid. salicyl. 2,0, Vaselin. 50,0, Zinc. oxydat. und Amylum āā 25,0) oder vor allem der Unnaschen Schwefelzinkpaste (Zinc. oxyd. 14,0, Sulfur. praecip. 10,0, Terra siliceae

4,0, Ol. benzoinat 12,0, Adip. benzoinat 60,0), deren milde und austrocknende Wirkung bei pustulösen Ekzemen geradezu Hervorragendes leistet; feuchte Umschläge mit essigsaurer Tonerde bei Lymphangitis bessern den Zustand innerhalb weniger Tage.

Besonders bei Kindern, welche sich ob der erwähnten Komplikationen oft in trauriger Verfassung befinden, soll eine Vorbehandlung stattfinden. Erst hierauf wird zur Behandlung der Krätze selbst geschritten.

Eine große Anzahl Mittel ist angegeben worden, und viele neue werden immer noch in den Handel gebracht, so daß sie nicht alle hier besprochen werden können. Schwefel und Teer nebst ihren Derivaten sind die gebräuchlichsten. Unter ihnen sind jene auszuwählen, welche nicht zu heftige Dermatitiden erzeugen; leider haftet sehr vielen noch der große Nachteil an, in den Kleidern und Betten einen intensiven Geruch zu hinterlassen.

In Frankreich sind die Schwefelschnellkuren vielfach in Gebrauch; eine Applikationsmethode, welche durchaus befriedigendes leistet, wenn sie nur in solchen Fällen angewandt wird, in denen die erwähnten Reizerscheinungen auf der Haut gering sind.

Die Schnellkur wird in folgender Weise durchgeführt: Zuerst reiben sich die Patienten 20 Minuten tüchtig den Körper mittelst Flanell mit Schmierseife ein, besonders die Prädilektionsstellen, steigen gleich darauf in ein warmes Bad zur gründlichen Abreibung des Körpers unter Wasseroberfläche. Wenn die Hornschichtdecke der Milbengänge erweicht ist (nach 15—20 Minuten), verlassen sie das Bad, trocknen sich ab und reiben sich 20 Minuten lang die Hardysche Salbe ein: Flor. sulf. 20,0, Kal. carbon. 10,0, Axung. porci 120. Diese Salbe bleibt bis zum nächsten Tage auf der Haut und wird dann in einem Reinigungsbad abgewaschen. Bei großer Empfindlichkeit der Haut reizt diese stark kalihaltige Schwefelsalbe; sie kann in der Privatpraxis ersetzt werden durch: Lanolin, Axung. ãã 100, Kali carbon. 10,0, Sulfur. praecip. 40,0, Menthol 0,25 bis 1,0. Diese Salbe wird jedoch nur eine Stunde auf der Haut belassen, während welcher Zeit der Patient vollständig bekleidet mit Strümpfen und Handschuhen versehen ist, sich dann im Bade abwäscht und nachher mit Zinkpaste, Coldcream oder Lassarscher Paste einreibt. Als Schnellkur sei ferner noch die von Vlemingk empfohlen: ½stündiges warmes Bad mit Zusatz von 250 g Soda unter starker Friktion der befallenen Stellen, dann 30 Minuten langes Einreiben des Vlemingkschen Gemisches (Solutio Vlemingkx): Calcis vivae 100,0, Sulfur. sublim. 250,0, Aq. 1000, mittelst eines kräftigen Pinsels in der Nähe eines geheizten Ofens zum Zwecke rascher Verdunstung und Eintrocknung der eingeriebenen Kalkschwefellebermilch; danach ein warmes Bad mit Zusatz von zwei Hand voll Soda; schließlich Zinkpaste.

Ich wiederhole nochmals, daß die Auswahl der Fälle zur Schnellbehandlung vorsichtig getroffen werden muß. Die Methoden haben den Vorzug der Billigkeit und sind durchweg für Krankenhauspraxis geeignet.

Wenig reizend auf die Haut wirken Styrax und Perubalsam; sie haben keinen Einfluß auf die Komplikationen bei Skabies. Da sie außerdem leicht eine Nephritis verursachen, so sind sie bei jeder Nierenerkrankung kontraindiziert; bei ihrer Anwendung muß der Urin kontrolliert werden.

Beide Mittel haben einen unangenehmen intensiven und charakteristischen Geruch, sind auch nicht billig, so daß sie für die Kassenpraxis kaum in Frage kommen. Perubalsam entweder unverdünnt oder mit Alkohol āā 75 g und Styrax 180, Spiritus 60, Ol. olivarum 600 werden folgendermaßen in gleicher Weise angewandt: Zunächst reiben sich die Patienten mit Schmierseife ein — die Interdigitalfalten der Hände und Füße nicht vergessen! —, bleiben so lange an der Luft stehen, bis sie ein unangenehmes Jucken empfinden, waschen sich dann in einer Badewanne oder über einen Waschbottich ab und reiben sich den ganzen Körper mit dem Medikament ein. Der Patient sucht sofort das Bett auf, nachdem er vorher altes wollenes Unterzeug angezogen hat. Die Bettwäsche braucht nicht gewechselt zu werden. Es empfiehlt sich zum Zwecke einer Temperaturerhöhung — die Milben wandern dann aus ihren Gängen heraus — im Bett heiße Getränke zu sich zu nehmen. Nach 12 Stunden wird der Patient zum zweiten Male und nach 24 Stunden zum dritten Male eingerieben, während er dauernd im Bett liegt — an den Händen Handschuhe und den Füßen Strümpfe. — Nach 36 Stunden nimmt der Patient ein Reinigungsbad und wechselt seine Wäsche. Bei dieser Kur ist ein Rezidiv so gut wie ausgeschlossen. Diese Methode läßt sich bei vorsichtigen Patienten auch ambulant durchführen. Sie eignet sich besonders für behaarte Patienten. In derselben Weise wird auch das wegen seines Geruches und seiner schmutzenden Farbe lästige Ugt. Wilkinsonii angewandt, meist allerdings nur zweimal eingerieben: Flores sulfur., Ol. fagi āā 40,0, Sapon virid., Axung. āā 80,0, Cret. alb. 5,0, oder die weniger unangenehme Weinbergsche Salbe: Styrac. liquid., Flor. sulf., Cretae albae āā 10,0, Sapon. virid. axung. porc. āā 20,0.

In der poliklinischen und klinischen Praxis hat sich uns eine dreimalige vorher geschilderte Einreibung mit der nicht stark riechenden und billigen Schwefelsalbe Sulfur. praecip. 30,0, Vaselin. flavum 170 bewährt, eine Behandlungsmethode, die wir für die Kassenpraxis empfehlen können. Die Reizung durch den Schwefel kann recht unbequem sein. Sie wird von vielen Patienten daher als eine erfolglose Kur angesehen und dementsprechend mit Schmierseifenwaschungen etc. weiter behandelt. Der Patient ist ratsamerweise vor der Kur darauf aufmerksam zu machen. Unter Zinkpaste heilt die Reizung innerhalb weniger Tage ab.

Besonderer Beliebtheit erfreut sich Ugt. Naphthol. compos., eine nicht schmutzende und nicht riechende, wenig reizende Salbe: β-Naphthol 15,0, Sapon. virid. 50,0, Axung. 100, Cret. alb. 15,0, oder noch besser β-Naphthol, Flores sulf. āā 10,0, Axung. porc. 100,0, Sapon. virid. 50,0, Cret. alb. 10,0.

Die Patienten tragen während dieser Kur ihre Wäsche, nur ist durch Einpudern mit Amylum, Verbänden an den Händen, oder Tragen von Handschuhen dafür Sorge zu tragen, daß die Salbe sich nicht verwischt. Die Salbe wird zweimal eingerieben; nach 36 Stunden erfolgt das Reinigungsbad.

Unna empfiehlt bei starker Reizung der Haut etwa 30% Perubalsam-Resorbin, bei geringerer Reizung eine aus 10% Naphthol und 6% Schwefel bestehende Salbe viermal im Laufe von 2—3 Tagen einzureiben und zur Beseitigung der artifiziellen Reizung mit 30% Zinkoxyd-Resorbin nachzubehandeln.

In letzter Zeit ist ,,durch die Einführung der sehr stark wirksamen Derivate des Perubalsams und Nikotins eine wesentliche Verbilligung der Therapie erreicht worden."

Peruskabin, der Benzoesäurebenzylester des Perubalsams, und das Peruol, eine 25%ige Lösung des Peruskabins sind recht sicher wirkend und reizlos. Peruol wird 3—4 Tage hintereinander alle 12 Stunden mittelst eines kräftigen Borstenpinsels eingerieben (200—300 g sind dazu notwendig), darauf mit Schmierseife abgewaschen, dann gebadet. Das Epikarin, ein Derivat des β-Naphthols und der Kreosotinsäure, wird in 10—20%iger Salbe angewandt (im ganzen 2—6 Einreibungen). Das Ristin wird im Verlauf von 24 Stunden dreimal eingerieben; es ist geruchlos und reizt wenig.

Bei Kindern muß man in der Konzentration der Medikamente sehr vorsichtig sein, weil Nierenreizungen leicht zu einer dauernden Schädigung führen können. Gerade bei ihnen sind die Komplikationen — Ekzeme und Pusteln — unbedingt vorher zu behandeln. Wir verwenden bei Kindern ausschließlich Schwefelsalben: Sulfur. praecip. 2—5% in Zinkpaste je nach dem Alter des Kindes; sie werden 4—6mal damit eingerieben, inzwischen mehrere Male gebadet oder in warme Decken eingehüllt. Trotz geringer Konzentration sind nach vorschriftsmäßiger Durchführung der Methoden die Krätzmilben sicher getötet.

Die Erscheinungen, die nach der Kur dem Patienten oft große Beschwerden machen — das Jucken auch bei Tage — sind lediglich unter dem Einfluß der Reizung, welche alle Krätzmittel in mehr oder minder hohem Grade bewirken, zustande gekommen. Dementsprechend hat man auch wie bei jeder artifiziellen Dermatitis zu verfahren: Bäder mit Weizenkleie, Puder, Pasta Zinci, 5%ige Tumenol. ammon. Zinkpaste: das bekannte postskabiöse Ekzem heilt dann schnell ab.

Ein unbedingtes Erfordernis ist, in der Familie nach weiteren Krankheitsfällen zu suchen; Kinder und Eheleute, welche zusammen schlafen, infizieren sich gegenseitig; auf dem Lande sind oft ganze Höfe infiziert. In solchen Fällen sind sämtliche Personen, die das Bett miteinander teilen, oder in enger räumlicher Beziehung zueinander stehen, zu behandeln, auch wenn sie noch keine subjektiven Krankheitssymptome zeigen. Wird das vergessen, so bereitet die Säuberung eines Hauses von Krätze große Schwierigkeiten.

Nach beendeter Kur darf eine Desinfektion der Kleidungsstücke und Wäsche nicht versäumt werden. Alle Kleidungsstücke und Wäsche müssen gewechselt werden, wobei besonders auf das Bettzeug zu achten ist. Die getragene Wäsche wird gründlich ausgekocht. Die Kleider bedürfen einer Desinfektion in trockener Hitze oder durch strömenden Dampf. Eine einfache Räucherung mittels schwefliger Säure desinfiziert auch. Die Kleidungsstücke werden an Seilen über eine Tonschüssel gespannt, in der Stangenschwefel angezündet wird; die Türen werden bei dieser Prozedur, die am besten in einer Dachkammer vorgenommen wird, geschlossen.

Bei Frost genügt es, die Kleider mehrere Nächte hindurch im Freien hängen zu lassen. Auch im heißen Backofen sterben die Milben und ihre Brut schnell ab.

Dermanyssus avium.

Die zur Klasse der Gamasidenmilben gehörige Vogelmilbe, welche auf Hühnern, Tauben und Vögeln lebt, befallen auch Menschen und erzeugt oft Epidemien bei Geflügelzüchtern. An den unbedeckten Körperteilen erscheinen stark juckende, diffuse pruriginöse Ekzeme. Zur Beseitigung der Milben dienen Einreibungen mit Perubalsam. Die Herde der Schmarotzer werden durch kochendes Wasser oder Chlorkalk ausgerottet.

Leptus autumnalis.

Die Grasmilbe befällt Personen, die sich im Gras aufhalten, namentlich im Juli und August. Sie bohrt sich mit ihrem Kopfteil senkrecht in die Haut, erzeugt stark juckende, stecknadelkopfgroße Knötchen und Quaddeln, die sich über den ganzen Körper verbreiten können und nicht selten ein leichtes Fieber hervorrufen (fièvre de grain).

Die Behandlung besteht in Waschungen mit Alkohol, verdünntem Essig, Benzin, Perubalsamemulsion oder in Einreiben einer 5%igen Karbollösung.

Ebenso wird auch die durch Critoptes monunguiculosus hervorgerufene Quaddeleruption mit Ekzem der mit Gerste arbeitenden Personen behandelt.

Sarcopsylla penetrans.

Der in Südamerika heimische Sandfloh bohrt sich unter den Zehennägeln oder in der Knöchelgegend ein, wo er Entzündungen macht, die sekundär zu Phlegmonen, Lymphangitiden usw. führen. Prophylaktisch muß gutes Fußzeug getragen werden, abends die Füße mit Kopaivabalsam oder Petroleum eingepinselt oder mit einer Quecksilbersalbe eingerieben werden.

Ixodes ricinus.

Der Holzbock bohrt sich in die Haut von Menschen, auch Hunden, Katzen ein und saugt sich voll Blut. Er wird am besten durch Überstreichen mit Petroleum, Benzin oder Terpentin getötet. Bei der mechanischen Entfernung bleibt der Kopf zurück und ruft Entzündungen hervor.

Cysticercus cellulosae.

Die Finne der Taenia solium sitzt im Unterhautbindegewebe als ein verschieblicher linsen- bis haselnußgroßer Tumor.
Die Therapie besteht in der Exstirpation.

C. Epizoonosen.

Pediculosis (Läuse).

1. Pediculi capitis.

Die Pedikulosis ist vornehmlich eine Krankheit des jugendlichen Alters, die in den Schulen durch Übertragung von Kind zu Kind wahre Epidemien erzeugt, bei Mädchen natürlich viel häufiger als bei Knaben. Jedes Weibchen produziert nur selten unter 50 Eier, die nach 5—6 Tagen auskriechen und· nach 3—4 Wochen wiederum Eier legen können; daher eine geradezu unheimliche Geschwindigkeit der Fortpflanzung. Die Nissen sind mittelst Chitinscheiden an den Haaren befestigt.

Das heftige Jucken, welches durch die krabbelnden Tiere hervorgerufen wird, nötigt die Kinder zum Kratzen, daher ist ein massenhaftes Einimpfen von Eitererregern unausbleiblich. So präsentiert sich dann bald ein Kopf, der mit Ekzem, Knoten, Pusteln und Krusten, welche namentlich am Hinterkopf zu größeren eiternden Flächen zusammenfließen, in denen die Haare zusammengeballt liegen. Verkrustet schließlich das eitrige Sekret des ganzen Kopfes und bildet mit dem ungepflegten klebrigen Haaren eine schmutzige, übelriechende Masse, in denen sich außer Läusen auch sonstiges Ungeziefer und Schimmelpilze einnisten, so sprechen wir von einem Weichselzopf (Plica polonica), den man allerdings in Deutschland nur selten antrifft. Die Läuse fallen vom Kopf herab und verursachen durch ihren Juckreiz im Gesicht, vor allem aber an Hals und Nacken jene außerordentlich charakteristischen impetiginösen Ekzeme. In allen derartigen Fällen von hartnäckigen impetiginösen und pustulösen Ekzemen an der Haargrenze, im Nackengebiet und der Umgebung des Halses empfiehlt sich, um diagnostischen Irrtümern zu entgehen, eine gründliche Untersuchung des Haarbodens auf Pediculi. Wenn auch nicht immer lebende gefunden werden, so sichert oft die Feststellung von Nissen die Diagnose.

Die Behandlung hat die Vernichtung der Läuse und ihrer Brut zum Ziele, richtet sich aber nach dem Zustande, in welchem sich der Kopf befindet. Starke Krusten müssen zuerst entfernt werden, wozu Verbände mit 2—5%igem Salizylöl mehrere Tage hintereinander geeignet sind. Von den Mitteln, welche die Läuse am sichersten töten, ist an erster Stelle das Petroleum zu nennen. Das ganze Haupthaar wird mehrere Male damit völlig durchtränkt und nachher der Kopf mit Flanell oder Tüchern oder Guttapercha 12 Stunden lang eingebunden. Wegen der Feuersgefahr ist das Petroleum gefürchtet; der unangenehme Geruch wird durch Zusatz von Olivenöl oder Perubalsam āā gemildert. Ein gutes Mittel ist das Acetum sabadyllae, welches in derselben Weise angewandt wird. Sind die Läuse getötet, so geht es an die Beseitigung der Nissen, wozu viel Zeit und Geduld erforderlich ist. Die Haare werden täglich mit gesättigter Sodalösung, Schmierseife, Seifenspiritus oder heißem Essig gewaschen und sorgfältig mit einem feinen Kamm (Staubkamm) ausgekämmt.

Zur Heilung der Kopfekzeme führt meist sehr schnell eine 5%ige weiße Präzipitatsalbe.

Das Kurzschneiden der Haare, welches einer schnellen Beseitigung der Pedikuli am meisten dienlich wäre, ist gerade bei Mädchen zu vermeiden, zumal sie oft der dienenden Klasse angehören und dadurch in ihrem Fortkommen auf längere Zeit hinaus beeinträchtigt werden.

2. Pediculi vestimenti.

Die Kleider- oder Leibläuse, welche etwas größer sind als die Kopfläuse, leben in den Kleidern, in deren Falten sie nisten. Sie vermehren sich erheblich rascher als die Kopfläuse. Auf dem Körper findet man sie nur äußerst selten, so daß man stets bei Verdacht die Kleider durchsuchen muß.

Zu den Symptomen gehören die durch Bisse erzeugten Quaddeln, dann die durch den intensiven Juckreiz verursachten hochgradigen Kratzeffekte und ihre Folgeerscheinungen, wie Ulzerationen, Furunkel, Abszesse usw. Besonders charakteristisch sind die striemen- oder strichförmig, fast parallel nebeneinander laufenden Erosionen, welche durch Kratzen dort erzeugt werden, wohin der Betroffene mit seinen Fingern reichen kann. Durch das dauernde Kratzen nimmt der Pigmentgehalt der Haut zu, so daß sie allmählich graubraun bis schwarz verfärbt wird.

Die Säuberung der Kleider und Vernichtung der Läuse gelingt am besten durch mehrstündiges Auskochen oder Erhitzen auf 70—80°. Erst dann können sie wieder getragen werden.

3. Pediculi pubis (Phthyrii).

Die Filzlaus sitzt mit Vorliebe im Bereiche der Schamhaare, wandert von dort in die Achselhöhle, den Schnurr- und Backenbart bis hinauf zu den Augenwimpern, erscheint bei stark behaarten Individuen aber auch auf Brust, Rücken und Extremitäten; nur der Kopf bleibt stets verschont.

Das Jucken ist in einigen Fällen ein sehr heftiges, in anderen bleibt es fast ganz aus. Die Kratzeffekte sind nicht sehr hochgradig und bestehen in der Form eines papulösen Ekzems. Besonders charakteristisch sind die Maculae ceruleae (taches bleues), dunkelblau gefärbte, runde oder ovale Flecken, welche den Weg anzeigen, den die Läuse gewandert sind. Sie entstehen durch bisher noch unbekannte Stoffe, welche von den Läusen ausgeschieden werden.

Die Beseitigung der Filzläuse geschieht am besten durch dreimaliges Einreiben mit grauer Salbe (Ungt. hydrarg. ciner.) innerhalb 3 Tagen; in gleicher Weise wird auch verwendet Hydrarg. praecip. alb. 5,0, Vaselin. flav. 50. Diese weiße Präzipitatsalbe ist bei blonden und rothaarigen Individuen wegen der geringeren Gefahr universeller Ekzeme zu bevorzugen. Gut wirkt auch ein mehrmaliges kräftiges Abreiben mit Petroleum, Benzin und Petroleum zu gleichen Teilen, Waschung mit 1%iger Sublimatlösung.

Das vielfach verordnete Abrasieren der Haare ist überflüssig und wegen des lästigen Juckreizes der neu nachwachsenden Haare zu vermeiden.

Aus den Zilien werden die Phthyrii am besten durch eine 1—2%ige gelbe Präzipitatsalbe entfernt.

Pulex irritans (Floh).

Der Pulex irritans spritzt während des Bisses eine irritierende Flüssigkeit unter die Haut des Menschen und erzeugt dadurch die charakteristischen Flohstiche; runde, lebhaft rote Flecken, welche in der Mitte eine punktförmige Hämorrhagie zeigen, bei Personen mit einem leicht reizbaren Gefäßsystem hin und wieder auch Quaddeln.

Der Hundefloh geht auch auf den Menschen über, ohne jedoch dauernd zu bleiben.

Therapeutisch kommen juckstillende Mittel (s. d. Kapitel) gegen das Jucken und die Quaddeln in Betracht; ferner ist große Reinlichkeit und der Gebrauch von stark riechenden Essenzen denen zu empfehlen, für die die Flöhe eine gewisse Vorliebe zeigen.

Zur Entfernung der Flöhe aus den Betten ist Insektenpulver unbedingt erforderlich (ein sehr gutes das aus den wilden Chrysanthemumblüten hergestellte).

Cimex lenticularius (Wanzen).

Ein von Wanzen Gestochener zeigt am nachsten Tage ein charakteristisches Aussehen: Die beim Schlafe unbedeckten Teile wie Gesicht, Hals, Brust und Unterarme sind mit großen, derben, auf der Höhe mit einem feinen Einstich versehenen, stark juckenden Quaddeln, die bald zerkratzt werden, bedeckt. Sie entstehen durch das unter die Haut gespritzte Wanzensekret. Das heftige Jucken wird gelindert durch Essig, Menthol, Salmiakgeist.

Die Entfernung des Ungeziefers ist nicht leicht und wird am besten einem Kammerjäger überlassen. Wo dieses nicht möglich ist, räuchere man mehrere Tage die verschlossenen Räume durch die Dämpfe der schwefligen Säure aus. Auch Formalindämpfe töten die Wanzen mit Sicherheit.

Grundzüge der ärztlichen Kosmetik.

Von **Spezialarzt Dr. Conrad Siebert**, Charlottenburg.

—

Die Kosmetik befaßt sich einerseits mit der Hygiene d. h. Pflege der Haut und ihrer Anhangsgebilde (Haare, Nägel), andererseits mit der Beseitigung geringfügigerer Erkrankungen, die vom Laien nur als sog. „Schönheitsfehler" angesehen werden. Da diese aber meistens nur geringere Grade von pathologisch-anatomischen Veränderungen uns sonst wohl bekannter Krankheiten darstellen, so berührt hier die Kosmetik eng die gesamte Dermatologie. Auch die Beseitigung von Residuen überstandener Erkrankungen ist häufig Aufgabe der Kosmetik (z. B. Narben, Keloide etc.).

Wir wollen auf Grund des oben Erwähnten unsere Ausführungen in
1. hygienische resp. prophylaktische Kosmetik,
2. therapeutische Kosmetik
gruppieren.

A. Hygienische Kosmetik.

Die hygienische Kosmetik bezweckt die Haut „gesund", was hier mit dem ästhetischen Begriff „schön" zusammenfällt, zu erhalten. Eine gesunde Haut muß ein glattes, straffes, nicht zu trockenes, nicht zu fettiges Aussehen, einen matten Glanz haben, und ein normales Kolorit aufweisen. Ferner muß die Haut gut ihre physiologischen Funktionen, normale Fett- und Schweißsekretion erfüllen. Ein Hauptpunkt der hygienischen Kosmetik fällt streng mit dem Begriff „Reinlichkeit" zusammen. Es kommt darauf an, die auf der Haut zurückbleibenden Reste der Hautsekretion, die abgestoßenen Epidermiszellen und die von außen auf der Haut sich ansammelnden Partikelchen periodisch zu entfernen. Ein anderer Gesichtspunkt ist der, die Haut durch Verwendung bestimmter Pflegemittel zu schützen, in ihrer Funktion zu unterstützen und so „gesund" zu erhalten.

I. Hautreinigungsmittel.

Das Wasser löst gewisse Produkte der Sekretion und Transpiration, wie Salze, einige Fettsäuren, einige Eiweißkörper auf und bringt die obersten Lagen der Hornschicht zum Quellen. Wir sind in der Lage durch Wasser auch verschiedene Temperaturgrade auf die Haut zu übertragen, und so auf die Zirkulation einzuwirken. Die der freien Luft ausgesetzten Körperpartien sollen, falls nicht besondere Kontraindikationen in Gestalt von speziellen Erkrankungen vorliegen, nicht mit warmem, sondern mit Wasser von Zimmertemperatur gewaschen werden. Warmes Wasser verweichlicht im allgemeinen die Haut, d. h. es macht sie für Erkrankungen anfälliger. Nach Waschungen muß die Haut mit einem Frottierhandtuch unter Reiben getrocknet werden, um die Poren gut zu öffnen und um alle Feuchtigkeit zu entfernen. Ungenügendes Abtrocknen führt zu rauher und rissiger Haut. Liegt eine Neigung zur Bildung von Rissen, Rhagaden vor, wie sie sich häufig bei Dienstmädchen, Hausfrauen etc. infolge von Hantieren mit Seifen, Laugen, Soda etc. an den Händen findet, so empfiehlt es sich, die Hände vor dem Waschen mit einigen Tropfen Olivenöl zu benetzen und sie nach dem Waschen mit einem der Mittel, auf die wir noch weiter unten bei der Hautpflege zu sprechen kommen werden, einzufetten (s. S. 142). Man unterscheidet beim Wasser weiches und hartes Wasser. Letzteres hat einen größeren Gehalt von Kalk- und Magnesiumsalzen. Hartes Wasser ist nicht für jede Haut verträglich und macht sie leicht rauh und spröde. Hartes Wasser kann man durch vorheriges Abkochen oder durch Zusatz von Borax verträglicher machen. In staubfreien Gegenden genügt zur rationellen Hautpflege des Gesichtes die morgendliche Waschung. In Industriegebieten, Großstädten etc. ist auch noch eine abendliche Waschung zweckmäßig. Jedoch ist diese nicht kurz vor dem Schlafengehen vorzunehmen, da bei nervösen Personen das Einschlafen erschwert wird. Vor einem allzu exzessiven Gebrauch warmer Vollbäder ist zu warnen. Zwei Bäder wöchentlich genügen. Durch allzu häufige warme oder gar heiße Bäder wird die Haut empfindlich und schlaff. Dasselbe kann man auch von täglichen kalten Bädern sagen, und die so oft beliebten täglichen kalten Duschen führen bei manchen Personen leicht zu nervösen Irritationen.

Die Seifen dienen dazu, die Einwirkung des Wassers noch intensiver zu gestalten. Seifen sind fettsaure Alkalien. Man unterscheidet Natronseifen (Stück- oder Kernseifen) und Kaliseifen (Schmierseifen). Als Fette zur Herstellung von besseren Seifen gebraucht man Rindertalg, Oliven-, Kokosnußöl, zur Herstellung minderwertiger Seifen Tran, Rüböl etc. Eine Seife muß „neutral" sein, wenn sie hygienischen Ansprüchen genügen soll. Bei neutralen Seifen ist der Alkaligehalt möglichst durch den Fettsäuregehalt neutralisiert, d. h. sie enthalten kein freies Alkali. Freies Alkali hat stark hornschichtlösende Eigenschaften. Der Gebrauch stark alkalischer Seifen ruft auf der Haut ein lästiges Spannungsgefühl hervor. Unna fügt seinen Seifen, um die Neutralität in jedem Falle zu sichern, noch etwas überschüssiges Fett zu (überfettete Seife). Eine andere Methode zur Herstellung von milden Seifen besteht im Zentrifugieren der Seife (zentrifugierte Kinderseife von Dr. Heine in Köpenick). Empfehlenswerte milde Seifen sind außer den erwähnten noch Mitinseife, Palmitinseife, Albumosenseife etc. Der Gebrauch von Seifen beseitigt einerseits akzessorische Unreinlichkeiten der Haut, andererseits tötet sie die auf die Haut gelangenden Bakterien ab, d. h. sie desinfiziert. Die mechanisch-reinigende Wirkung der Seife besteht darin, daß entweder das freie Alkali bei den gewöhnlichen Seifen oder bei den überfetteten Seifen, die bei der Lösung entstehenden geringen Spuren von Alkali, die Schmutzteile auflösen oder wenigstens von der Hautoberfläche ablösen. Der entstehende Seifenschaum hilft dann mechanisch die losgelösten Partikelchen entfernen. Die mechanisch-reinigende Wirkung der Seifen kann noch dadurch erhöht werden, daß der Seife gepulverte feste Substanzen zugesetzt werden (Marmor-, Bimstein-, Sandseifen). Die der Seife als solche innewohnende bakterizide Kraft hat man noch durch

Zusatz von Desinfizientien, wie Sublimat, Karbolsäure, Salizylsäure etc. zu steigern versucht.

Die Wirkung dieser Desinfizientien wird aber in der Seife durch gewisse chemische Umsetzungen eine sehr unzuverlässige. Eine Seife, die tatsächlich die ganze Desinfektionskraft des ihr zugesetzten Medikamentes erhält, ist die Afridolseife, eine besondere Quecksilberseife. Eine ähnliche Seife, nur mit einem geringeren Zusatz des betreffenden Quecksilberpräparates und daher auch zu dauerndem Gebrauche geeignet, ist die neuerdings empfohlene Providolseife.

Neben den festen und weichen Seifen gibt es noch flüssige Seifen. Am bekanntesten sind Spiritus saponatus und Spiritus saponatus kalinus. Der erstere ist eine Lösung von Natronseife, der zweite eine solche von Kaliseife in Alkohol. Beide Präparate wirken sehr energisch reinigend, besonders fettlösend, werden aber nicht von jeder Haut vertragen. Zu erwähnen wäre noch die Sargsche flüssige Glyzerinseife, eine Olein-Kaliseife mit starkem Glyzerinüberschuß. Seifen haben, wie erwähnt, die Eigenschaft, die fettigen Sekrete der Haut zu entfernen. Infolgedessen ist Individuen, die eine natürliche fette Haut haben (seborrhoischer Habitus), eine häufigere Anwendung von Seifen zu raten. Personen mit sehr trockener Haut müssen in der Anwendung der Seifen vorsichtiger sein.

Alkalien finden hauptsächlich bei sehr fettiger Haut Verwendung als Zusatz zu dem Waschwasser. Bei Gebrauch derselben ist eine weise Beschränkung zu beobachten, um die Haut nicht zu schädigen. Am bekanntesten und am mildesten ist ein Zusatz von etwas Borax zum Wasser. Auch Kal. carbonicum und Natr. bicarbonicum dienen zu diesem Zweck. Die letzteren bilden die hauptsächlichsten Bestandteile sog. „Waschwässer".

Hier einige Beispiele derselben: Kali carbon. 2,0, Tinct. Benzoes. 10,0, Aqu. Rosar. ad 200,0; Natr. bicarbon. 1,0, Borax 5,0, Aqu. Rosar. ad 200,0; Borax 4,0, Tinct. Benz. 2,0, Aqu. Rosar. ad 200,0. Von diesen Mischungen werden 1—2 Eßlöffel dem Waschwasser zugefügt.

Der Alkohol kann auch zur Hautreinigung dienen. Er löst gut Schmutz und Fett und hat außerdem die Eigenschaft, die Haut straff zu machen, ihren Tonus zu erhöhen. Vor der Verwendung zu starker Alkohole ist zu warnen, da er die Haut zu sehr entfettet. Der Alkohol wird am besten in Form des Spirit. vini gallici oder Spirit. Coloniensis verwendet. Ferner eignet sich Spirit. dilut. mit Zusatz einer parfümierenden Substanz (Balsam peruvianum, Tinct. Benzoes 1—2%). Um die stark entfettende Wirkung des Alkohols zu mildern, empfiehlt es sich, Zusätze von Ol. Ricini (5—10%) oder Glyzerin (10—20%) zu machen.

II. Hautpflegemittel.

Salben bestehen aus einer Mischung von Fetten oder fettähnlichen Körpern mit oder ohne Zusatz eines Medikamentes. Pasten sind Salben mit Zusatz von pulverigen Substanzen (Zinc. oxydat., Amylum, Talkum, Kaolin etc.). Eine für kosmetische Zwecke brauchbare Salbe muß für die Haut indifferent, farb- und geruchlos sein und muß sich leicht ohne Zurücklassen von Spuren auf der Haut entfernen lassen. Von Fetten, die dem Tier- oder Pflanzenreich entstammen, kommen für kosmetische Salben in Betracht: Schweineschmalz, Rindermarkfett, Bienenwachs, Spermacetum und Cetaceum, weiter Ol. Olivarum, Ol. Sesami, Ol. Arachidis, Ol. Kakao, von fettähnlichen Körper, die alle mineralischen Ursprunges sind, Paraffinum liquid. und solidum und Vaseline. Die eigentlichen Fette haben alle den Nachteil, daß sie durch Bildung freier Fettsäuren leicht **ranzig** werden, was bei den mineralischen Fetten nicht der Fall ist. Manche Individuen sind gegen die „ranzigen" Fette sehr **empfindlich**, sie reagieren darauf mit Hautreizungen oder Ekzemen. Salben aus wirklichen Fetten haben daher keine sehr lange Haltbarkeit. Da die einzelnen aufgeführten Bestandteile allein als Salbengrundlage verwendet, nach dieser oder jener Richtung hin Nachteile haben, so hat man durch Kombinationen der Fette und durch die Eigenschaften korrigierende Zusätze, sog. **Salbengrundlagen** hergestellt.

Solche kombinierte Salbengrundlagen sind: **Unguentum paraffinum** (ein Gemisch aus flüssigem und festem Paraffin), **Resorbin** (aus Mandelöl und Wachs durch Emulgieren mit Wasser nebst Zusatz von Gelatine und Seife hergestellt), **Mitin** (eine mit Seife und Eiweißkörpern versetzte Fettemulsion), **Lanolin** (Mischung von Wollfett, Wasser und Ol. olivarum), **Eucerin** (Cholesterinoxydate und Vaseline). Alle diese Salbengrundlagen mit Ausnahme der Unguentum paraffinum haben die Eigenschaft Flüssigkeiten aufzunehmen, so daß man ihnen auch flüssige Medikamente inkorporieren kann (Kühlsalbe). Ferner wird aus den bei der Hautpflege so beliebten **Glyzerin** für kosmetische Zwecke eine Salbengrundlage hergestellt: Amyli tritici 10,0, Aqu. destillat. 15,0, Glyzerin 100,0. Aus den genannten Fetten oder Salbengrundlagen werden die kosmetischen Hautpflegemittel in den verschiedensten Kombinationen hergestellt. Das bekannteste Mittel ist wohl der Coldcream: Cerae albae, Cetacei āā 8,0, Ol. Amygdal. 50,0, Vaselini, Aqu. rosar. āā 20,0, Borax. ven. 1,0, Ol. rosar. gutt. 2 (Paschkis). Diese Salbe ist in der wärmeren Jahreszeit sehr weich und Paschkis empfiehlt für den Sommer die Formel: Lanolini anhydr. 13,0, Ol. Vaselini 4,0, Ceresini 1,0, Aqu. destillat. 6,0, Terpineoli. 0,01. Zur Herstellung von Pasten werden den Salbengrundlagen Pulver: Zinc. oxydat., Amyl., Terra silicea, Kaolin etc. zugefügt. Diese Verordnungsweise empfiehlt sich bei fetter, glänzender, feuchter Haut. Die Paste hinterläßt nach der Resorption der Fette einen leichten Überzug auf der Haut, der diese matt erscheinen läßt und befähigt ist Feuchtigkeit aufzusaugen. Sehr zu empfehlen ist die käufliche, rosa gefärbte **Mitinpaste**. Man kann auch Pasten verordnen nach der Formel: Zinc. oxydat., Amyl., Vaselin, Lanolin āā 25,0 oder Zinc. oxydat., Bismut. subnitrici āā 5,0, Unguent. lenient., Ungt. simpl. āā ad 100,0 (läßt sich leicht durch Wasser und Seife von der Haut entfernen); Zinkoxydat 24,0, Terra silicea 4,0, Ol. Benzoinat. 12,0, Adpes. Benz. 60,0 (Unna). Will man eine kosmetische Salbe, die man sich·kombiniert hat, selbst parfümieren, so setzt man nach **Saalfeld** auf 30 g Salbe einen Tropfen Rosenöl zu, oder auf das gleiche Quantum die Mischung: Ol. Gaulther. gtt. I., Ol. Bergamott., Ol. citri āā gtt. III.

Unter „Puder" verstehen wir Mischungen von sehr fein gepulverten mineralischen oder vegetabilischen Stoffen. Die Puder haben den Zweck, der Haut einen gewissen Schutz zu verleihen und derselben Feuchtigkeit und Fett zu entziehen. Da diese beiden letztgenannten Eigenschaften dem Puder in nicht unbedeutender Weise zukommen, so ist die Verwendung von Puder nicht so indifferent, wie man allgemein in Laienkreisen annimmt. Besonders bei der trockenen Haut muß man mit seiner Verwendung sehr vorsichtig sein, während er bei fettiger, schweißiger Haut ausgezeichnete Dienste leistet. Als mineralische Ingredienzien für Puder verwendet man **Talkum**, **Kaolin**, **Terra silicea**, **Bolus**, **Zinkoxyd**, **Magnesia carbonica**, **Kreide** etc., von Pflanzenstoffen, verschiedene „Stärken" (Reis- und Kartoffelstärke), **Lykopodium**. Eine einfache, aber gute **Puderzusammensetzung** ist: Zinc. oxydat., Amyl., Talc., Magnesia carbonica āā 10,0; weiter: Talci 25,0, Ol. rosar. gtt. I, Zinc. oxydat. 10,0 oder Pulv. irid. flor. 25,0, Ol. Geranii gtt. III, Amyl. oryzae ad 100,0. Um ein allzu intensives Entfetten der Haut zu verhüten, kann man dem Puder etwas Fett zusetzen (Fettpuder) in Gestalt von 3—5% Lanolium anhydric., 5—10% Spermacet. etc. Die Aufsaugefähigkeit für Flüssigkeiten ist bei den verschiedenen Substanzen nicht gleich. Am ausgesprochensten ist dieselbe beim Lycopodium. Unna und Pincus geben als einen Puder mit außerordentlicher Aufsaugefähigkeit die Formel an: Karnaubawachs 1,0, Magnesium carbonat 1,0, Kartoffelstärke 98,0. Da die gewöhnlichen Puder der Haut ein etwas fahles Kolorit verleihen, so sind färbende Zusätze wie Eosin, Ichthyol, Bolus rubra, Ocker, Umbra etc. zweckmäßig. Ein sehr gut gefärbter Puder ist das Unnasche Pulvis cuticolor: Zinc. oxydat. 5,0, Magn. carbon. 4,0, Boli albae 2,5, Boli rubrae 0,5, Amyl. oryzae 8,0. Steht die Farbe dieses Puders noch in Kontrast zu der Hautfarbe, so kann man einen rötlichgelben Farbenton durch Zusätze von Mischungen aus Kurkumapulver mit Bolus rubra, einen bräunlichen durch Ichthyol (10%) und einen rotbräunlichen durch Ichthyol 10% und Zinnober 1% erzielen (Golodetz). Der käufliche Ichthyosinpuder enthält als färbenden Zusatz Ichthyol und Eosin.

B. Therapeutische Kosmetik.

Hyperidrosis.

Die Hyperidrosis ist eine anormale quantitative Schweißabsonderung. Soweit diese eine universelle ist, gehört sie nicht in den Kreis unserer Betrachtungen, da sie als solche Begleiterscheinung irgendwelcher anderer Allgemeinerkrankungen oder Schwächezuständen ist. Kosmetisches Interesse hat nur die Hyperidrosis der Hände, der Füße, der Achselhöhlen. Die primäre Ursache der lokalen Hyperidrosis liegt oft in konstitutioneller Schwäche, Anämie, Nervosität etc. Es ist bei der Behandlung auf solche Zustände Rücksicht zu nehmen. Von internen Medikamenten gegen Hyeridrosis wird Atropin und Bromural empfohlen. Der Erfolg ist aber zweifelhaft und die lokale Therapie müssen wir in den Vordergrund stellen. Bei Hyperidrosis ist zunächst auf die Pflege der betreffenden Hautstellen Wert zu legen, um sekundäre Erkrankungen, Dermatitiden, Ekzeme, Furunkulosis etc. zu verhüten. Die Stellen sind mehrmals täglich mit kaltem oder lauem Wasser zu waschen. Solange die Haut nicht mazeriert ist, ist Seife nicht kontraindiziert. Nach dem Waschen erfolgt ein Abtupfen mit einem Spiritus (Thymol 0,25, Glyzerin 10,0, Spirit. dilut. ad 100,0 oder Acid. boric. pulv. 2,0—5,0, Spirit. dilut. ad 100,0). Unerläßlich ist aber zum Schluß ein Decken der betreffenden Hautpartien mit einem Puder (Lenicetstreupulver). Handelt es sich um Hyperidrosis der Hände, so läßt man den Patienten zur Nacht weiße baumwollene Handschuhe anlegen, in die vorher tüchtig Puder gestreut wird. Neben Lenicetpuder sind Salizylpuder (Acid. salicyl., Acid. boric., Acid. tartaric. āā 10,0, Zinc. oxydat., Talc. praeparat āā 40,0 (Binz) zu empfehlen. Bei geringgradigen Formen der Hyperidrosis kommt man mit derartigen Maßnahmen aus. In den schweren Fällen muß man energischer vorgehen und stärker wirkende Adstringentien verwenden, wie **Kaliumpermanganat, Formalin, Tannoform** etc. Das **Kaliumpermanganat** wird zu lokalen Bädern 1—6% allmählich steigend verordnet. Es ist ein gutes Mittel gegen die Fußschweiße, für die Hände empfiehlt es sich weniger, da es Verfärbungen, besonders an den Nägeln, hinterläßt. **Formalin** wird zu gleichen Teilen mit Wasser verdünnt auf die Haut aufgepinselt. Die Hautpartien dürfen aber keine Rhagaden und mazerierte Stellen haben, da Formalin dann einen brennenden Schmerz, allerdings nur von kurzer Dauer, verursacht. **Solche Stellen** müssen vorher durch Pinselungen mit Argent. nitric. und Applikation von indifferenten **Salben zur Heilung** gebracht sein.

Für die Hände empfiehlt sich die Verwendung eines **Formalinspiritus**. Formaldehyd (40%) 20,0, Spirit. colon. 20,0, Spirit. rectificat. ad 500,0 (Gerson). **Tannoform** verwendet man am besten in Gestalt des käuflichen **Tannoformpuders**. In ganz verzweifelten Fällen kann man auch zur Verwendung der Röntgenstrahlen greifen. Es sind jedoch, um Erfolge zu zeitigen, stärkere wiederholte Dosen erforderlich, und die Resultate anscheinend auch nicht immer von Dauer.

Erwähnen will ich noch eine andere Anomalie der Schweißsekretion, die **Chromidrosis**, die farbigen Schweiße. Durch die Ansiedlung von Mikroorganismen in der Achselhöhle (Bacillus prodigiosus, Zooglea, Micrococcus tetragenus) färbt sich der Schweiß verschiedenartig, rot, orange, blau etc. Die Blaufärbung des Schweißes kann mitunter auch auf einer Indikanausscheidung beruhen. Durch Desinfektion der Achselhöhlen mittelst Sublimatwaschungen und Umschläge, weiter durch gründliche Desinfektion der getragenen Kleider gelingt es meistens, die Prozesse zu beseitigen. Bei Indikanausscheidungen in den Achselhöhlen wird man für Darmdesinfektion und Diätregelung Sorge tragen müssen. Es gibt noch sehr seltene Formen von Chromidrosis, bei denen sich weiter keine Ursache erweisen läßt, und die wohl auf Erkrankung des Nervensystems zurückzuführen sind.

Seborrhoea faciei.

Wir kennen eine **Seborrhoea oleosa** und eine **Seborrhoea sicca**. Obgleich diese beiden Krankheitszustände eigentlich Gegensätze darstellen, so finden wir doch, daß häufig die **Seborrhoea oleosa** in die **sicca** übergeht. Die **Seborrhoea oleosa** ist eine gesteigerte Talgdrüsenfunktion. Wir finden sie häufig bei jugendlichen und besonders weiblichen Individuen im Gesicht. Die Haut sieht in schweren Fällen wie mit Fett eingerieben aus. Die Seborrhoea oleosa läßt sich am besten durch häufiges Waschen mit warmem Wasser und Seife, durch alkoholische Waschwässer (s. S. 324), in hartnäckigen Fällen durch Waschen mit Spirit. saponat. kalinus bekämpfen. Ein den Waschungen folgendes Einpudern ist sehr zweckmäßig. Bei der Seborrhoea oleosa sehen wir auch häufig eine sehr lästige durch die schwarze Punktierung entstellende Komedonenbildung. Bei dem Vorhandensein derselben muß man sich **hüten, schwefel-resorcin-, blei- oder teerhaltige Salben** zu verordnen, da nach diesen die Komedonen **noch stärker** hervortreten. Gegen die Komedonen wendet man nach Unna folgende Paste an: Acetum 10,0, Glyzerin 20,0, Kaolin 30,0. Auch **Wasserstoffsuperoxyd** entfernt die Schwarzfärbung der Komedonen. Man gebraucht es als Salbe: Perhydrol 5,0, Eucerin anhydric. 20,0 oder in Form der **Natriumsuperoxydseife**. Mit dieser Seife, die 2½-, 5- und 10%ig in den Handel kommt, schäumt man die betreffenden Hautstellen unter Hilfe von ein wenig Wasser ein, und läßt den Schaum so lange wirken, bis leichtes Brennen eintritt. Man muß die Wasserstoffsuperoxydpräparate von den Haaren, besonders dunklen, fernhalten, da sie diese in unliebsamer Weise bleichen. Kommen Haare in Gefahr (Augenbrauen, Stirnhaargrenze), so fette man dieselben vor der Applikation tüchtig ein. Häufig sehen wir nun, wie schon erwähnt, daß die Seborrhoea oleosa sich in eine Seborrhoea sicca verwandelt. Man findet jetzt im Gesicht, auf dem Kopf und auf dem Körper eine sehr trockene Haut mit kleienförmigen Abschilfungen. Solch eine Haut muß man nun bemüht sein, möglichst geschmeidig zu erhalten, da sie Neigung hat, leicht spröde zu werden, Rhagaden zu bilden, und weil sich diese Prozesse leicht zu einem vollwertigen Ekzema seborrhoicum ausbilden können. Die Patienten, die häufig über ein Spannungsgefühl der Haut klagen, dürfen nur ganz milde Seifen gebrauchen. Man betupft die Haut, besonders nach dem Waschen mit der Unnaschen Mischung: Acid. benzoic. 3,0, Boracis. Glyzerin āā 15,0, Aqu. destill. Spir. retificat. āā 100,0 oder streicht die wasserlösliche Salbe auf: Tragacanthi 3,0, Contere exactissime cum Spirit. 5,0, deinde misce cum Glycerino 50,0 adde Aqu. destill. 42,0 (Stephans). Auch Kühlsalben sind wegen ihres Feuchtigkeitsgehaltes hier angebracht: Zinc. oxydat. 20,0, Aqu. Calcis 45,0, Lanolin, Vaselin āā ad 100,0 oder Liquor plumbi subacet. 10,0, Eucerin anhydric. 20,0. Zweckmäßig ist auch die schon erwähnte Zinkwismutsalbe (s. S. 142). In manchen Fällen tritt ein sehr heftiges Jucken in den Vordergrund, hier verordne ich mit gutem Erfolge: Liqu. carbon. deterg. angl. 0,6—1,5, Ungt. Hydrarg. praecipitat. alb. Vaseline āā ad 30,0. In juckenden Fällen, die meistens darauf hinweisen, daß die Erkrankung in ein richtiges Eccema seborrhoicum überzugehen droht, bewährt sich auch Resorcin: Resorcini 1,0, Zinc. oxydat. 7,5, Glycerini, Acid. boric. exact. pulv. āā 3,5, Ol. Amygdal. 50,0, Aqu. calcis ad 100,0 (Joseph). Diese Mischung wird umgeschüttelt und abends aufgepinselt.

Rosacea der Nase und der Wangen.

Die Rosacea der Nase und der Wangen, die im einfachsten Stadium in einer diffusen bläulich-roten mit Gefäßektasien durchsetzten Verfärbung der betreffenden Partien besteht, kann verschiedene Ursachen haben, die zu eruieren zwecks Durchführung einer kausalen Therapie von Wichtigkeit ist. Zunächst muß man sich vergewissern, daß keine chronischen Entzündungsprozesse in der Nase vorhanden sind, die durch Hervorrufen von Stauungserscheinungen die Ursache der Erkrankung bilden. Nach Trautmann genügt oft die Beseitigung der Erkrankungen des Naseninnern oder der mit ihm kommunizierenden Nebenhöhlen, um roten Nasen wieder ihre normale Färbung zurückzugeben. Nach Unna sind bei dem Entstehen der Rosacea, Reibungen der Gesichts- und Nasenhaut mit Hand- und Taschentuch, der Einfluß von Kälte mit darauffolgendem Wärmereiz (plötzlicher Übertritt aus der winterlichen Kälte in ein geheiztes Zimmer), nach meiner Erfahrung bei Damen auch das Tragen von Schleiern im Winter (Anfrieren derselben durch die Feuchtigkeit der Atemluft an Nase und Wangen) häufig die Ursache. Eine Rolle bei der Rosaceabildung spielt auch der Alkohol, wenn auch nicht in solchem

Maße, wie man im Volke glaubt. Auch übermäßiger **Kaffee-, Tee- und Tabakgenuß** sollen zur Rosacea führen. Ferner können innere Erkrankungen das auslösende Moment spielen, wie **Nerven-, Gefäß- und Herzkrankheiten,** desgleichen **Leber-, Magen-, Darm-, Uterusaffektionen, Menstruationsstörungen** etc. Sitzende Lebensweise fördert ohne Frage die Rosaceabildung ebenso wie starkes **Schnüren der Taille.** Bevor man an die **lokale** Therapie herantritt, ist es notwendig, die eventuelle primäre Ursache zu beseitigen.

Die gewöhnliche Rosacea kann leicht in die sog. **Acne rosacea** übergehen und diese in das entstellende **Rhinophym. Unna** empfiehlt zur Behandlung der leichteren Fälle von Rosacea eine **Schwefelzinkpaste:** Zinc. oxydat. 14,0, Sulf. praecip. 10,0, Terr. siliceae 4,0, Ol. benzoinat. 12,0, Adipis benzoinat 60,0. Die Salbe wird am besten abends messerrückendick auf ein Leinenläppchen oder auf Borlint aufgestrichen, aufgelegt und mit einer Binde leicht fixiert. **Joseph** verordnet eine Salizylschwefelpaste: Acid. salicyl. 2,0, Sulf. depur. 5,0—10,0, Zinc. oxydat. Amyl. āā 20,0, Vaselin, Lanolin āā ad 100,0. Am Tage pudert der Patient das Gesicht mit dem Unnaschen **Pulvis cuticolor** (s. S. 143), ev. mit einem Ichthyolzusatz, etwa: Pulvis cuticolor 9,0, Ichthyoli 1,0. Auch Zinkpasten mit 2—5 % Resorcin oder 5—10 % Ichthyol bewähren sich ganz gut. In **schweren** Fällen muß man zu einer **Schälkur** greifen. Hier ist wohl die Unna-Schälsalbe die beste: Pastae Zinci, Resorcini subtil. pulv. āā 20,0, Ichthyoli, Vaselini āā 5,0. Die Salbe wird auf die zu schälende Stelle 3 Tage morgens und abends eingestrichen. Nach dieser Zeit wird die Haut stark gespannt und schwartig. Man klebt jetzt nach vorheriger gründlicher Reinigung der Haut mit Coldcream, Ol. Olivar. oder Benzin, einen milden **Salizylsäure** (2½%)**-Seifen-Trikoplast** darauf, läßt denselben womöglich 48 Stunden liegen. Beim Abheben des Pflasters klebt an demselben die abgestoßene Haut. Mit Aufstreichen von 5 bis 10%iger Salizylsäure-Vaseline erreicht man denselben Zweck, wenn auch in etwas längerer Zeit.

Nach der Schälung appliziert man eine milde Salbe, bis die Reizung der Haut sich gelegt hat und kann dann die Prozedur ev. wiederholen. Besteht eine **Idiosynkrasie** gegen Resorcin, was man an den stürmischen Reizerscheinungen schon nach einmaligem Auflegen merkt, so verwende man die **Lassarsche Schälpaste:** Sulf. depurat. 50,0, Sapon. viridis, Vaseline āā 25,0, β-Naphthol 10,0. Diese Paste wird früh und abends je eine halbe bis eine Stunde lang dick aufgestrichen, dann mit trockener Watte abgewischt und durch eine milde Salbe ersetzt. Die Beförderung der Abstoßung der mortifizierten Oberhaut erfolgt wie oben durch Pflaster.

Zwei **operative** Eingriffe stehen uns noch zur Verfügung, um die Rosacea zu bekämpfen. 1. Die **Skarifikation,** 2. die Verwendung des **Unnaschen Mikrobrenners.** Die Skarifikation wird mit dem sog. **Skarifikator,** einem Instrument, das aus mehreren mit geringen Zwischenräumen übereinander befestigten Skalpellklingen besteht, ausgeführt. Mit diesem Instrument fährt man ritzend kreuz und quer über die geröteten Stellen. Es tritt ziemlich starke Blutung ein, die man durch Aufdrücken von mit Liqu. ferri. sesquichlorat. getränkten Tampons stillt. Durch die Operation werden zahlreiche der gewucherten Gefäßchen zum Veröden gebracht und die Haut blaßt ab. Der **Unnasche Mikrobrenner** ist ein Paquelinbrenner, an dem ein Kupferdraht angeschmolzen ist. Wird der Paquelin erhitzt, so teilt sich dem Kupferdraht eine etwas gemilderte Hitze mit. Mit diesem nicht glühenden, aber doch heißen Draht berührt man flach und nur momentan die betreffende Hautpartie. Der Berührungsstelle entsprechend, bildet sich ein weißer Strich von oberflächlich versengter Epidermis. Man legt über die zu behandelnde Stelle eine Anzahl solcher Brandstriche in Entfernung von etwa 1—2 mm. Nach der Operation schont man die Haut einige Tage. Im Laufe einer Woche sind die Brandstriche narbenlos abgeheilt und der größte Teil der Gefäße ist verödet. Ist der Erfolg nicht voll erreicht, so kann die Prozedur des öfteren wiederholt werden.

Pigmentation und Depigmentation.

Pigmentationen, die kosmetisch störend wirken, treffen wir häufig im Gesicht, als **Epheliden, Chloasmen** oder **Naevi**. Die Behandlung der Pigmentnaevi wird in dem Abschnitt über Naevibehandlung erörtert werden (s. S. 148). **Epheliden**, (punktförmige Pigmentierungen, Sommersprossen) und zum Teil auch **Chloasmen** (größere pigmentierte Flächen, Leberflecke) entstehen bei dazu disponierten Personen (Frauen, hellblonden oder rothaarigen Personen) durch die Einwirkung der **ultravioletten Strahlen des Sonnenlichtes.** Chloasmen können aber auch durch innere Ursachen, wie z. B. das Chloasma uterium durch Schwangerschaft, entstehen. Schon im ganz frühen Frühjahr muß man bei den dazu disponierten Personen das Entstehen von **Epheliden** oder **Chloasma solare** durch Tragen von roten oder grünen Schleiern, die die schädlichen Strahlenarten absorbieren, zu verhüten suchen. Auch Lösungen von **Chininum sulfuricum** besitzen die Eigenschaft die ultravioletten Strahlen unschädlich zu machen. Das Gesicht wird daher mit einer Lösung: Chinini. sulfuric. 1,0, Glyzerin 9,0 (Jeßner) öfter am Tage bestrichen. Die Behandlung bestehender Pigmentationen im Gesicht erstreckt sich darauf, die obersten Zellschichten, die das Pigment beherbergen, zur Abstoßung zu bringen. Die Abstoßung der oberflächlichen Zellschichten übt einen Wachstumsreiz auf die unteren Zellschichten aus. Es stellt sich eine stärkere Zellproliferation ein, die die Zellen schneller nach oben bringt, so daß zur Pigmentbildung in den Zellen nicht Zeit genug bleibt. Alle die anzuführenden Methoden haben aber nur einen palliativen Einfluß. Die Pigmentation bildet sich bei Aussetzen der Behandlung nach einer gewissen Zeit wieder. Energische Maßnahmen sind: **Sapo kalinus**, 12—24 Stunden aufgestrichen, **Spirit. saponat.** kalinus dreimal täglich aufgepinselt, tägliches Bestreichen mit 1%igem Sublimatalkohol oder **Acid. carbolic. liquefact.** Diese Verordnungen führen sehr bald zu einer Schälung der Haut, und es ist darauf acht zu geben, daß keine zu starke Reizung eintritt. Von Salben zu Schälungszwecken sind bei Pigmentationen zu erwähnen: Hydrarg. praecipitat. alb., Bismut subnitr. āā 2,5, Vaseline flav. 5,0 (Jeßner) oder Sol. Hydrogen. peroxydat. (3%) 20,0, Hydrarg. bichlorat. 0,05, Bismut oxychlor. 0,15, Adip. lanae 5,0, Vaseline flav. 10,0. Bald tritt nach diesen Salben Rötung und Schuppung ein. Von diesem Zeitpunkte an muß eine indifferente Therapie einsetzen. Eine Salbe, die eine milde, daher aber auch langsamere Wirkung entfaltet, ist: Hydrarg. praecipitat. alb., Bismut. subnitric. āā 1,0—2,0, Unguent. pomad. 50,0 (Paschkis). Können Epheliden und Chloasmen im Gesicht nicht behandelt werden, so bleibt nur der Weg übrig, durch **Schminken** oder **Pudern** dieselben zu verdecken. Über Puder ist S. 142 das nötige gesagt. Als Zusatz zu Schminken wird Karmin (Karmin 0,5—1,0, Talci veneti alcoholisati 50,0 (Saalfeld) gebraucht. Die Hautstellen werden dünn und gleichmäßig mit Goldcream eingefettet, zunächst ein weißer Puder in leichter Schicht aufgetragen und dann mit der angegebenen Schminke gedeckt.

An den Arzt tritt häufig die Forderung heran, Tätowierungen zu entfernen, die Patienten im jugendlichen Alter an sich haben vornehmen lassen, die ihnen in den späteren Jahren aber lästig werden. Alle bis jetzt angegebenen Methoden sind wirkungslos, soweit sie nicht darauf ausgehen, auch die tieferen Hautschichten zu zerstören, da nur in diesen der künstlich deponierte Farbstoff liegt. Zerstört man die Haut wie vorgeschlagen energisch durch 20%ige Pyrogallussalbe (Meirowsky), Kalilauge, Kohlensäureschnee etc.), so resultieren immer Narben, die kosmetisch oft entstellender als die Tätowierungen wirken.

Während wir die erwähnten Hyperpigmentierungen, wenn auch nicht immer radikal und dauernd beseitigen, so doch bedeutend bessern können, sind wir störenden Depigmentierungen gegenüber sehr viel hilfloser. Depigmentierungen finden wir an oberflächlichen Narben und bei der Vitiligo. Ein geschickter Patient wird durch einen geeignet gefärbten Puder und Schminken bis zu einem gewissen Grade Depigmentierungen zu verdecken imstande sein. Es ist empfohlen worden, solche Stellen, wenn sie klein sind, mit einer Farbe, die dem normalen Hautkolorit entspricht, zu tätowieren. In Amerika (Heidingsfeld) sind auch solche Tätowierungen mit bestimmten Ockergemischen an größeren Hautflächen ausgeführt worden. Das Gelingen scheint aber sehr vom persönlichen Geschick und ausgedehnter Übung abhängig zu sein. Das richtige Treffen der Hautfarbe ist sehr schwierig und wird noch dadurch kompliziert, daß einmal ausgeführte Tätowierungen, falls sie nicht die richtige Färbung ergeben, kaum wieder zu entfernen sind, was besonders verhängnisvoll werden kann, falls man einen zu dunklen Farbenton getroffen hat, so daß die Patienten für ihre Depigmentation eine Hyperpigmentation eintauschen.

Naevi und Angiome.

Für die kosmetische Behandlung kommen wohl in der Hauptsache nur Naevi und Angiome des Gesichtes in Frage. Bei ganz oberflächlichen Naevi kommt man mit den Behandlungsmethoden, wie sie bei den Epheliden und Chloasmen angegeben sind, aus. Bei tieferen, aber nicht sehr ausgedehnten Naevi, seien es Pigmentnaevi, seien es Angiome, erhält man mittelst der Elektrolyse die ausgezeichnetsten Resultate.

Ein sog. elektrolytischer Nadelhalter wird mit dem negativen Pol eines konstanten Stromes verbunden, den positiven Pol hält der Patient in der Hand. Die Nadel wird in den Naevus eingestochen und langsam läßt man den Strom durch den Patienten gehen. Wenn man eine Stromstärke von 1—2 Milliampère erreicht hat, läßt man denselben 1—2 Minuten einwirken. Daß der Strom auch ordentlich zur Wirkung kommt, sieht man daran, daß um die Nadel herum sich Wasserstoff in Gestalt von Schaumbläschen entwickelt. Ein Rheostat und Milliampèremeter sind für die Ausführung der Operation, zur Abstufung und Beobachtung der Stromstärke unerläßlich. Die Dosierung des Stromes muß man unbedingt in der Hand haben,

Grundzüge der ärztlichen Kosmetik.

da man sonst größere Gewebszerstörungen als die gewünschten setzen kann. An der Stelle der Elektrolyse entwickelt sich nach einigen Tagen ein kleiner Schorf, der sich erst nach 10—14 Tagen abstößt. Ist dies geschehen, so muß eine kleine, feine, glatte Narbe an Stelle des Naevusgewebes da sein. Die zerstörte Partie hat meistens nur den Durchmesser von 2—3 mm. In einer Entfernung, die sich hiernach richtet, stößt man die Nadel wieder ein und wiederholt die Prozedur bis der ganze Naevus in einer oder mehreren Sitzungen zerstört ist. Man tut gut, erst eine Stelle zur Probe vorzunehmen mit etwa 1 Milliampère Stromstärke und 1 Minute Zeitdauer und dann 14 Tage abzuwarten. Ist der Erfolg nicht eingetreten, so wiederholt man den Versuch mit doppelter Zeitdauer und Stromstärke. Wenn man nach dem ersten Versuch die Abheilung der elektrolysierten Stelle abwartet, hat man auch noch den Vorteil, daß man frühzeitig merkt, ob der Patient zur Keloidbildung neigt, was nach Elektrolyse gar nicht so selten ist. In diesem Falle muß man natürlich von dieser Behandlungsmethode absehen.

Die Elektrolyse ist nicht ganz schmerzlos, aber sehr bedeutend ist die Schmerzhaftigkeit jedenfalls nicht. Man kann sie dadurch mildern, daß man nicht plötzlich, sondern ganz allmählich, die gewünschte Stromstärke einschaltet. Wird Elektrolyse an derselben Stelle wiederholt, so ist dieselbe nicht mehr so schmerzempfindlich wie das erste Mal.

Es ist natürlich klar, daß man auf diese doch etwas mühevolle Weise nur Naevi und Angiome von geringerem Umfange beseitigen kann. Bei größeren Naevi verwendet man Röntgenstrahlen, Quarzlampe oder Kohlensäureschnee. Röntgenstrahlen- und Quarzlampenbehandlung werden sich wohl nur von spezialistischer Seite ausführen lassen können, und sind besonders bei Gefäßnaevis indiziert, während die Anwendung des Kohlensäureschnees auch der praktische Arzt mit einfachen Hilfsmitteln ausführen kann. Kromayer unterscheidet drei Arten von Gefäßnaevi: 1. oberflächlich gelegene mit geringem arteriellen Zufluß; 2. solche mit stärkerer Beteiligung der kleinen Arterien; 3. tiefliegende mit sehr starker Gefäßerweiterung und Hypertrophie des Hautgewebes. Die Formen 1 und 2 eignen sich besonders für die Behandlung mit der Quarzlampe, während die Form 3 für die Röntgenstrahlen zu reservieren ist.

Zu der Kohlensäureschneetherapie sind viele komplizierte und teuere Apparaturen angegeben worden, die man nach meiner Meinung aber völlig entbehren kann. Man braucht eine Stahlflasche (Bombe) mit flüssiger Kohlensäure, die man in den Kohlensäurefabriken wohlfeil erhält (Stahlflaschen leihweise). Die Flasche legt man horizontal auf den Tisch, das hintere Ende etwas erhöht. Mit dem dazu gehörigen Schlüssel öffnet man die Flasche und läßt die flüssige Kohlensäure in einen Beutel von Leder oder auch sonst einem dicken Stoff laufen. Sobald die flüssige Kohlensäure mit der atmosphärischen Luft in Berührung kommt, schlägt sie sich als -85^0 kalter Schnee an den Wandungen des Beutels nieder. Man schüttet den Schnee jetzt auf einen Tisch und bringt ihn in eine Form. Derartige Formen sind käuflich zu haben. Ich improvisiere mir aber eine solche in der Art, daß ich ein hölzernes Versandröhrchen für Reagenzgläser am unteren Ende absägen lasse, so daß ich jetzt ein hölzernes Rohr habe, und besorge mir einen Holzstab, der annähernd den Durchmesser des Rohres hat. Das Holzrohr stelle ich auf den Tisch, halte es fest, stopfe die feste Kohlensäure hinein und drücke sie mit dem Holzstab so fest wie möglich zusammen. Habe ich eine Holzröhre von etwa 15 cm Länge bis zur Hälfte vollgestopft, so drehe ich das Röhrchen um und mit Hilfe des Stabes drücke ich den Kohlensäurestift, den ich jetzt im Röhrchen habe, heraus, so daß er etwa 1 cm über dem Holze herausragt. Will ich Stellen behandeln, die kleiner sind als der Durchmesser des Kohlensäurestiftes, so schneide ich ihn mit einem Messer ringsherum auf das gewünschte Maß zurück. Wenn man den Kohlensäureschnee in das Röhrchen einfüllt, so faßt man die Kohlensäure entweder mit einem **Lederhandschuh** an oder hebt sie nur ganz leicht zwischen Fingern gefaßt empor. Faßt man fest zu, so läuft man Gefahr, sich die Finger zu verbrennen. Den **Kohlensäureschneestift** faßt man zur Behandlung an die Holzhülse und drückt ihn leicht auf die zu behandelnde Stelle, je nach der Tiefe des Naevis 5—30 Sekunden. Die Stelle ist zunächst scharf eingedrückt, entsprechend den Konturen des Stiftes, und hart gefroren.

Nach kürzerer Anwendung, 5—15 Sekunden, zeigt sich am nächsten Tage ein leichter Schorf, der fest antrocknet und sich erst nach etwa einer Woche abstößt. Bei längerer Applikation bildet sich bald eine Blase, und die Stelle braucht längere Zeit bis zur Abheilung. Der Erfolg ist immer von Narbenbildung begleitet, die bei kurzer Applikation sehr wenig auffallend ist. Man soll es sich zum Prinzip machen, mit möglichst kurzer Applikationszeit und mit möglichst geringem Aufdrücken, von dem die folgende Gewebsreaktion auch in hohem Maße abhängig ist, auszukommen, und die Behandlung lieber öfter wiederholen. Beachtung der erwähnten Gesichtspunkte garantieren dann aber für ausgezeichnete kosmetische Effekte. Kohlensäureschnee eignet sich sowohl für **Pigmentnaevi**, als auch für **Gefäßnaevi**. Strauß empfiehlt für Angiome eine Kombination von Röntgenbestrahlungen und Kohlensäureschnee. Das Angiom erhält erst eine kräftige Röntgendosis (etwa $\frac{3}{4}$ Erythendosis) und wird dann vereist.

Narben und Keloide.

Substanzverluste, sei es traumatischer, sei es pathologischer Natur, gleichen sich oft durch den Heilungsprozeß derart aus, daß kosmetische Schäden restieren. Narben können sehr starken **Schrumpfungsprozessen** unterliegen, so daß sie sich strahlig zusammenziehen und dadurch unschön wirken. Manchmal bleiben tiefere Substanzverluste zurück (Acne varioliformis, Variola, Lues, Hautverätzungen etc.). Bei den stark kontrahierten Narben kann man Massage versuchen, die allerdings lange und konsequent ausgeführt werden muß, um Erfolge zu zeitigen. Auch das Auflegen von Thiosinamin- oder Fibrolysinpflastermull empfiehlt sich, um die Narbe zu erweichen und geschmeidiger zu machen. Für die eingesunkenen Narben empfiehlt **Unna** die **Sapo cutifricius:** Sapon. unguinos. 40,0, Cremoris gelanthi 10,0, Pulveris pumicis 50,0. Diese Seife bildet eine Art Schleifmittel der Haut. Sie wird mit etwas Wasser auf die Haut verrieben und verbleibt dort eine bis mehrere Stunden.

Narben, die man als einen physiologischen Regenerationsprozeß anzusehen hat, weisen mitunter gewisse pathologische Erscheinungen auf, wie z. B. eine starke **Hypertrophie**. Hypertrophische Narben überragen als Wülste das Hautniveau und sind infolge stärkerer Vaskularisation gerötet. Man findet sie besonders häufig nach skrofulösen Drüseneiterungen am Halse. Die hypertrophischen Narben zeigen oft Neigung sich spontan zurückzubilden. Beschleunigen kann man die Rückbildung durch Auflegung von **Quecksilber-, Thiosinamin- oder Fibrolysinpflastermull**, auch **Chrysarobinpflaster** wird angewendet. Unterstützen kann man die lokale Behandlung durch subkutane

Injektion von Fibrolysin. Unna empfiehlt das Auflegen von Thiosinaminseife (Thiosinamin 2,0, Sapon. unguinos. 10,0). Auch nach Röntgenstrahlen sieht man häufig auffallende Besserung.

Mit den hypertrophischen Narben nahe verwandt sind die sog. Keloide, und wir unterscheiden nach Joseph wahre und falsche Keloide. Die wahren Keloide sind Bindegewebstumoren, die in 50% aller Fälle auf dem Sternum gefunden und hier besonders von Frauen als kosmetische Störung empfunden werden. Man sieht auf dem Sternum ein oder mehrere scharfbegrenzte, lange oder runde Geschwülstchen, ohne eine nachweisbare Ursache entstehen. Die Hautoberfläche ist normal, manchmal etwas rötlich verfärbt. Außer auf dem Sternum können die kleinen Tumoren auch auf dem Körper zerstreut vorkommen. Die falschen Keloide entwickeln sich immer auf Grund eines Substanzverlustes, der aber manchmal ganz minimal zu sein braucht, und diese Tumoren nähern sich den hypertrophischen Narben. Der Grund zur Entwicklung eines falschen Keloides kann eine Aknepustel, ein Kratzeffekt, eine Verbrennung, das Durchstechen des Ohrläppchens, ein pustulöses Syphilid, eine Injektionsstelle, ein Vakzinationsschnitt etc. sein. Das falsche Keloid setzt sich scharf zur Umgebung ab, ist erbsen- oder bohnengroß, mitunter auch viel größer, besonders wenn die vorausgegangenen Traumen etwas umfangreicher waren (Verbrühungen, Verätzungen), bläulichrot, manchmal auch blaß, häufig mit stark erweiterten Gefäßen bedeckt. Das falsche Keloid ist häufig schmerzhaft. Das Entstehen scheint in einer individuellen Disposition zu liegen, worauf man bei einer ev. chirurgischen Therapie Rücksicht zu nehmen hat. Fast ausschließlich folgt der Exzision eines solchen Tumors ein Rezidiv, das natürlich der Operationsnarbe entsprechend, einen größeren Umfang hat. Ausgezeichnete Einwirkung auf Keloide sieht man nach Röntgenbestrahlungen, wenn sie von sachkundiger Hand vorgenommen werden. Wirkungsvoll ist auch die allmähliche elektrolytische Zerstörung der Geschwülste (s. S. 142), wenn sie nicht zu groß sind. Statische Elektrizität, Hochfrequenzströme und Radium sind auch mit Erfolg verwendet worden.

In der Praxis wird es sich empfehlen, zuerst den Versuch zu machen, durch Auflegen von Thiosinamin- oder Fibrolysinpflaster den Tumor zur Resorption zu bringen und den Prozeß noch durch Injektion von Fibrolysin in die Umgebung des Tumors oder in denselben selbst zu beschleunigen. Man injiziert jeden zweiten Tag eine Ampulle der gebrauchsfertig erhältlichen Lösung von Fibrolysin.

Warzen.

Wir unterscheiden drei Arten von Warzen: Verrucae vulgares, Verrucae planae juveniles, Verrucae seborrhoicae. Die Verrucae vulgares stellen größere Gebilde dar, von erwiesener Kontagiosität. Bei der Behandlung der Verrucae vulgares ist dringend davor zu warnen, daß man scharfe Ätzmittel, wie Chrom-, Salz- oder Salpetersäure verwendet. Diese hinterlassen oft sehr entstellende Narben. Eine einfache Methode zur Entfernung von Warzen ist bei weniger empfindlichen Personen der scharfe Löffel. Mit einem kräftigen Ruck, nachdem man vorher ev. mit Äthylchlorid anästhesiert hat, reißt man mittelst dieses Instrumentes die Warze heraus und verätzt den meistens sehr stark blutenden Boden mit Liquor ferri sesquichl. Man muß acht geben, daß das Blut nicht mit der umgebenden Haut in Berührung kommt, da sonst leicht neue Warzen nach ziemlich langer Inkubationszeit entstehen können. Mildere Ätzmittel sind: Acid. salicyl. 1,0, Acid. acetic. glaciale 9,0, täglich aufgetupft, desgleichen auch reines Formalin. Dauert es dem Patienten zu lange, bis die Abstoßung der Warze eintritt, so kann man mit dem scharfen Löffel nachhelfen. Sind die Warzen mit den obigen Mitteln einige Tage behandelt, so lassen sie sich meistens leicht und ohne besondere Schmerzen mit dem scharfen Löffel herausheben. Eine Verätzung des Warzengrundes ist aber immer erforderlich, um das Rezidivieren zu verhüten. Gibt man dem Patienten die erwähnten Ätzmittel in die Hand, so muß man ihm einschärfen, das Medikament mit einem Hölzchen nur auf die Warze selbst zu applizieren und sich nicht die umgebende Haut zu verätzen. Auch Salizylkollodium (Acid. salicyl. 2,0, Extr. Cannabis indic. Collodii āā 16,0) zweimal täglich aufgepinselt leistet gute Dienste. Eine sehr ausgezeichnete Behandlungsmethode mit außerordentlichem sicherem und kosmetischem Erfolg ist die Elektrolyse.

Man bedient sich desselben Instrumentariums wie bei der Elektrolyse der Naevi erwähnt ist (s. S. 148). Man sticht die Nadel horizontal durch die Basis der Warze und läßt einen Strom von 1—2 Milliampère etwa 1—2 Minuten hindurchgehen. Sobald reichlich Wasserstoffentwicklung eintritt und die Nadel in der Warze leicht beweglich wird, stellt man den Strom ab. Hat die Warze einen sehr großen Durchmesser oder ist sie langgestreckt, so führt man die Nadel nochmals in einer der ersten Einführung senkrechten Richtung in die Basis der Warze ein, so daß beide Einführungsrichtungen ein liegendes Kreuz bilden.

Die Verrucae planae juveniles sind zwar meistens sehr viel kleiner als die Verrucae vulgares aber dafür sehr viel zahlreicher. Sie heilen merkwürdigerweise häufig auf interne Arsendarreichung ab (Sol. Arsen. Fowler. Aqu. Cinnamom. āā 7,5, D. S. dreimal täglich 6—20 Tropfen in Wasser nach dem Essen). Der Erfolg ist nicht immer zuverlässig und auf einige Wochen ev. Monate muß man sich immer gefaßt machen, bis derselbe eintritt. Man kann auch sonst nach den Methoden behandeln, die bei Verrucae vulgares angegeben sind. Gaucher gebraucht mit Erfolg die Salbe: Acid. salicyl. 1,0, Hydrarg. praec. alb. 5,0, Vaseline flav. ad 50,0. Ich wende bei den Warzen auch häufig die Beiersdorfschen Seifentrikoplasto mit 5% Salizylsäure an. Ich decke damit die ganzen Hautpartien. Die Warzen weichen gut auf und lassen sich leicht mit dem scharfen Löffel entfernen.

Verrucae seborrhoicae sind Warzen, die meistens in den späteren Lebensaltern besonders im Gesicht und auf dem Rücken auftreten. Brocq streicht täglich einmal eine Salbe auf: Naphthol Campher āā 5,0, Resorcini 3,0, Sulfur. praec. 5,0—10,0, Sapon. virid. ad 100,0. Falls Reizung auftritt muß eine indifferente Salbe appliziert werden.

Xanthoma palpebrarum.

Xanthoma palpebrarum sind hirsekorn- bis bohnengroße gelbe Tumoren der Augenlider, die oft sehr entstellend wirken. Man entfernt sie durch Applikation von 10%igem Sublimatkollodium. Auch mittelst Elektrolyse

(s. S. 152) kommt man zum Ziele. Unna empfiehlt eine multiple Punktierung mit dem Mikrobrenner (s. S. 146).

Milien.

Milien stellen kleine, bis stecknadelkopfgroße Hornzysten auf den Wangen, Stirn, Augenlidern dar, die mit einer minimalen Epidermisschicht bedeckt sind. Ritzt man die dünne Epidermisschicht mit einer Nadel ein, so kann man die Hornzysten in toto leicht entfernen. Ist die Zahl der Milien sehr groß, so streicht man Sapo viridis auf. Hierauf stößt sich die oberflächliche Epidermisschicht ab, und die Milien, entleeren sich spontan.

Lippenekzeme.

Die Lippenekzeme sind eine häufige kosmetische Störung, die man vulgär als „aufgesprungene Lippen" bezeichnet. Die Ursache bildet in vielen Fällen die Einwirkung von Kälte, der Genuß von Tabak, starken Gewürzen etc. Auch die Verwendung stark mit ätherischen Ölen parfümierter Mundwässer, Zahnpulver und Zahnpasten führt häufig zu dieser Erkrankung. Die Lippen sind rauh, mit weißlichen trockenen Schuppen bedeckt und weisen oft tiefe, leicht blutende Rhagaden auf, sowohl auf den Lippen selbst, als auch an den Mundwinkeln. Ein selteneres Vorkommnis ist die Bildung von dicken, gelblichweißen, fettigen Schuppen. Dieser Fall tritt ein bei sehr starker Seborrhoe des Gesichtes, und die normalerweise kaum sichtbaren sezernierenden Talgdrüsen der Lippen üben hier eine gesteigerte Funktion aus. Man wird zunächst versuchen müssen, die oben angeführten ätiologischen Momente auszuschalten. Weiter schützt man die Haut vor schädlichen Einflüssen durch eine Lippenpomade: Eucerini 10,0, Ol. citri gtt. II., Tinct. Alkannae gtt. III (Unna). Schäffer empfiehlt als Lippensalbe: Ammon. sulfo-ichthyol. 0,2—1,0 Zinc. oxydat., Bismut. subnitr. āā 2,0, Ungt. lenient. ad 20,0. Rhagaden sind mit einer 5—10 %igen Argent. nitric.-Lösung zu tuschieren und gleich darauf mit einer indifferenten Salbe (Coldcream) zu decken. Paschkis verwendet Borsäurepflastermull. Vor der Verwendung des in solchen Fällen so beliebten Glyzerins warnen alle Autoren als direkt schädlich. Für die oben erwähnte Seborrhoe der Lippen verordnet C. Boeck: Resorcin 2,0, Mucil. gumm. arab., Aqu. destillat. āā 5,0, Talc. putv. 1,0 (vgl. den Aufsatz von Zieler-Würzburg über Ekzembehandlung in diesem Band).

Haarausfall.

Das frühzeitige Kahlwerden liegt ohne Frage als hereditäres Moment in einer Anzahl von Familien, vielfach ist es aber der Ausdruck und das Endstadium einer sehr verbreiteten Erkrankung der Kopfhaut, der Alopecia seborrhoica s. pityrodes s. furfuracea, der Kopfschuppenbildung, die in einem engen Zusammenhange mit dem auf dem Körper vorkommenden Eczema seborrhoicum steht. Um einem frühzeitigen Haarausfall vorzubeugen ist es angezeigt, sich schon bei jugendlichen Individuen um den Haarwuchs und die Pflege desselben zu kümmern und nicht erst abzuwarten, bis irreparable Schädigungen eingetreten sind. Jede Kopfhaut bedarf mindestens einmal wöchentlich einer gründlichen Reinigung mit warmem Wasser und einer milden Seife (Palmitinseife, zentrifugierte Kinderseife nach Heine etc.). Da durch die Waschungen den Haaren ihr natürliches Fett entzogen wird, so muß für den Ersatz desselben Sorge getragen werden, um die Haare nicht rauh und brüchig werden zu lassen. Nur für die Personen, die von Natur ein sehr fettes

Haar haben, erübrigt sich diese Maßnahme. Als Ersatz des ausgewaschenen Fettes eignen sich Pomaden und Haaröle und zwar am besten solche, die man nach einer gegebenen Vorschrift in der Apotheke anfertigen läßt. Formeln für gute Pomaden und Haaröle sind folgende: Medullae oss. bovin. 60,0, Cerae albae 15,0, Ol. Violar. 4,0, Pomade (Joseph), Tannini 1,0—5,0, Spirit. q. s. Ol. Amygdal. ad 50,0, Haaröl (Paschkis); Ol. Ricin. 50,0, Tinct. Canthari d., Ol. Jasmin āā 5,0, Haaröl (Eichhoff).

Sobald sich auf einer Kopfhaut Spuren von Schuppen vorfinden, muß dies für den Arzt ein alarmierendes Signal sein, den bedrohten Haarwuchs zu schützen. Der pathologisch-anatomische Vorgang, der der Schuppenbildung zugrunde liegt, ist eine unvollkommene Verhornung der obersten Zellschichten. Die Zellen werden abgestoßen, bevor die Verhornung vollendet ist. Diese frühzeitige Zellabstoßung setzt sich in die Wurzelscheiden fort, ruft bei dem Haar Ernährungsstörungen hervor, die zu einem frühzeitigen Ausfall führen. Daß der ganze Vorgang auf einer infektiösen Basis beruht, ist nicht ausgeschlossen. Bei der Seborrhoea capitis verwende ich mit besonders ausgezeichnetem Erfolge spirituöse Waschungen. Bei Erkrankungen geringeren Grades verordne ich Resorcin 4,0, Acid. salicyl. 1,0, Ol. Ricin. 0,5—1,0, Spir. Colon. 50,0, Spirit. dilut. ad 200,0. Mit diesem Spiritus wird jeden Morgen der Kopf gewaschen und dann noch feucht frisiert.

Der Zusatz von Ol. Ricini wird dem natürlichen Fettgehalt des Haares entsprechend gewählt. Bei sehr trockenem, spröden Haar läßt man die Salizylsäure zweckmäßig weg. Einmal in der Woche wird der Kopf mit Wasser und Seife gereinigt, um die anhaftenden Medikamente gründlich zu entfernen.

Ist der Krankheitsfall schon weiter vorgeschritten, d. h. ist die Schuppenbildung eine exzessive und ist schon beträchtlicher Haarausfall vorhanden, so füge ich obigem Haarspiritus noch 1 ‰ Sublimat, oder 1,5 % Epikarin, oder 1—1,5 % Kaptol zu. Diese Mittel üben einen Reiz auf die Kopfhaut aus, der zum Haarwachstum anregt. Den Resorcingehalt kann man auch bis 3 % steigern. Wenn diese Therapie wochen- und monatelang durchgeführt wird, so ist der Erfolg immer ein ausgezeichneter. Die Schuppenbildung und der Haarausfall hört nicht nur auf, sondern es kommt auch zu einer kräftigen Neubildung von Haaren. Sehr einfach gestaltet sich diese Therapie beim Manne, schwieriger bei der Frau. Hier läßt man die Waschungen der Kopfhaut am besten abends vornehmen. Das Haar wird gescheitelt und mit einem Wattebausch der Haarspiritus energisch in die Kopfhaut des Scheitels eingerieben, hierauf wird zweifingerbreit weiter ein Scheitel gelegt, ebenso verfahren und in dieser Weise der ganze Kopf behandelt. In besonders schweren Fällen leistet auch der Schwefel bei Alopecia seborrhoica gute Dienste.

Leider hat er den Nachteil, daß er in Form von Salben oder öligen Lösungen appliziert werden muß, was auf der Kopfhaut zumal bei Frauen sehr unbequem ist. Man verwendet 5—10 %ige Schwefelvaseline, ev. auch mit einem Zusatz von 2 % Resorcin. Ein neueres, sehr warm empfohlenes Schwefelpräparat (Joseph) ist das Sulfoform. Man verordnet es: Sulfoformis 2,5, Ol. oliva. 3,0, Vasel. amer. alb. opt. ad 25,0. Joseph läßt damit jeden Abend ein Viertel des Kopfes einfetten, so daß in vier Tagen der ganze Kopf einmal durchbehandelt ist. Am fünften Tage wird der Kopf mit alkalischem Seifenspiritus gereinigt, und Tags darauf beginnt wieder die Salbenbehandlung. Diese Kur wird etwa 4 Wochen lang durchgeführt. Das Sulfoform kann auch als ölige Lösung appliziert werden. Mit einer Mischung: Sulfoformis 10,0, Äther-Petrol. 2,0—3,0, Ol. olivarum opt. ad 100,0 wird die Kopfhaut eingerieben. Am nächsten Tage folgt eine Seifenwaschung, nach der die Anwendung eines austrocknenden Haarwassers, z. B. Resorcini 2,0, Spirit. Lavand., Spirit. Rosmarin āā ad 100,0 angebracht ist.

Zwei Erkrankungen der Haare selbst, die aber relativ selten vorkommen, sind die Trichorrhexis nodosa und die Trichoptilosis. Die Trichorrhexis nodosa besteht in einer enormen Brüchigkeit der Haare und in knotigen Auftreibungen derselben. Die Trichoptilosis dokumentiert sich durch Spaltungen der Haare in der Längsrichtung. Beide Erkrankungen werden nach Joseph auf starkes Austrocknen und mangelndem normalen Fettgehalt zurückgeführt. Es sind daher häufigere Waschungen zu verbieten und Einfetten mit Ölen oder Brillantine zu empfehlen: Ol. amygdalar. 27,0, Ol. Bergamott. 3,0 (Joseph); Glycerin. Succi citri āā 10,0, Aqu. Coloniensis 80,0 (Unna).

Hypertrichosis s. Hirsuties.

Die Hypertrichosis stellt meistens eine Entwicklung von Lanugohärchen zu vollwertigen Haaren dar. Sie führt bei Frauen zu dem sog. „Frauenbart". Auf flachen, sonst wenig störenden Naevis findet man bei Frauen auch oft eine starke entstellende Haarentwicklung. Die Hypertrichosis wirkt besonders störend bei dunklen Personen. Etwas naheliegendes ist es, solche auffallenden dunklen Haare durch Bleichen weniger sichtbar zu machen. Man läßt mehrmals täglich 3%iges Wasserstoffsuperoxyd auf die behaarten Teile einreiben und zur Nacht, um Hautreizungen zu vermeiden, eine indifferente Salbe auflegen. Auch eine Salbe: Perhydrol 10,0, Lanolin 20,0 wird zum Bleichen der Haare empfohlen (Saalfeld).

Die Behandlung der Hypertrichosis kann sich weiter darauf richten, die Haare über der Hautoberfläche zu zerstören und bei Nachwachsen die Prozedur zu wiederholen. Hierzu gehört das Abschneiden, Rasieren und die Anwendung von Depilatorien, die bei geringfügigeren Hypertrichosen ihren Zweck erfüllen. Diese Methoden haben aber den Nachteil, daß durch das immer von neuem angeregte Wachstum, die nachwachsenden Haare dicker und auffälliger werden. Depilatorien sind Mischungen von Metallsalzen, die die Fähigkeit haben, die Haarsubstanz aufzulösen.

Vorschriften für derartige Depilatorien sind z. B.: Barii sulfurat. rec. parat., Zinci oxydati āā part. acqu. oder Strontii sulfuric. 8,0, Zinci oxydati, Amyli āā 12,0. Die angeführten Pulver werden vor dem Gebrauch vom Patienten mit etwas warmem Wasser zu einer Paste angerührt und messerrückendick auf die zu epilierende Stelle aufgetragen. Nach etwa 5 Minuten, höchstens aber nach 15 Minuten wird die Paste mit Öl entfernt, die Haut mit Wasser gereinigt und mit einer indifferenten Salbe gedeckt. Man muß sich davor hüten das Depilatorium zu lange auf der Haut liegen zu lassen, da es sonst Reizungen verursacht. Je nach der verschiedenen Empfindlichkeit der Haut muß die Zeit bei den einzelnen Individuen ausprobiert werden.

Neuerdings wird auch wieder das tägliche Abreiben der behaarten Stellen mit einem Stück Bimsstein empfohlen. Dauernde Anwendung des Verfahrens soll schließlich auch eine Atrophie der Haarpapillen herbeiführen, so daß ein Nachwachsen nicht mehr stattfindet. Leider bereitet die Empfindlichkeit der Haut bei manchen Individuen (Eintreten von Dermatitis) auch diesem Verfahren Schwierigkeiten. Palliativ kann man weiter die Hypertrichosis dadurch beeinflussen, daß man die Haare mechanisch entfernt. Man zupft einzelne Haare einfach mit der Epilationspinzette aus, bei größerer Menge gebraucht man den **Unnaschen Harzstift**. Es ist dieses eine Stange aus einer harzigen Substanz, die an einem Ende erwärmt, auf die zu epilierende Stelle gesetzt und nach dem Erkalten mit kurzem Ruck entfernt wird. Die Haare des behandelten Bezirkes haften dann an dem Harzstift.

Die oben angeführten Methoden stellen alle keine Radikalbehandlung der Hypertrichosis vor. Solche besitzen wir in der **Röntgenbestrahlung** und in der **elektrolytischen Zerstörung** der Haarpapillen. Von der Röntgenbestrahlung ist man im Laufe von langjährigen Erfahrungen im allgemeinen abgekommen. Um einen Dauererfolg zu haben und die Haarpapillen wirklich zur Atrophie zu bringen, müssen die Röntgenbestrahlungen öfter wiederholt und ziemlich energisch vorgenommen werden. Die Erfahrung hat nun gelehrt, daß sich im Anschluß an solche Bestrahlungen öfter pigmentierte und mit Gefäßektasien durchsetzte Hautatrophien bilden, die häufig kosmetisch noch auffälliger wirken als die Hypertrichosis. Zu beachten ist noch, daß die oben erwähnten Veränderungen der Haut öfter erst mehrere Jahre nach den Bestrahlungen eintreten. Die **Elektrolyse** der Haarwurzeln ist jedenfalls das beste Haarentfernungsmittel. Das Verfahren erfordert spezialistisch-technisches Können und stellt kolossale Anforderungen an die Geduld des Patienten und des Arztes, da die Behandlung in ausgedehnteren Fällen sich über Monate erstrecken muß. Nach den vorliegenden Erfahrungen rezidivieren zunächst 50% der einmal behandelten Haare, die dann einer nochmaligen Behandlung unterzogen werden müssen. Ist die Behandlung mit eiserner Konsequenz durchgeführt worden, so ist das kosmetische Resultat in den meisten Fällen ein ausgezeichnetes.

Die Apparatur ist dieselbe, wie sonst bei der Elektrolyse (s. S. 148). Der negative Pol wird mit einem Nadelhalter verbunden und dieser mit einer sehr dünnen Nadel armiert. Als Nadel eignet sich am besten die von Joseph verwendete englische Zapfenreibahle Nr. 74 (Hagenmeyer & Kirchner, Berlin C, Unterwasserstr. 9a). Die positive Kathode hält der Patient gut angefeuchtet in der Hand. Die Nadel wird jetzt in den Haarbalg bis zur Haarpapille an dem Haar entlang eingeführt. Wenn man die Papille getroffen hat, merkt man gewöhnlich einen kleinen Widerstand. Man läßt jetzt den Strom in Stärke von 2—3 Milliampère durch, bis sich reichliche Wasserstoffbläschen um die Nadel herum gebildet haben, was je nach der Stromstärke $\frac{1}{2}$—1 Minute dauert. Nach einigen Minuten hat sich das Haar gelockert und man zieht es mit einer Zilienpinzette heraus. Ist die Haarpapille gut getroffen gewesen, so folgt das Haar ganz leicht der Zange. In dieser Weise elektrolysiert man nun ein Haar nach dem anderen. Am nächsten Tage stellt sich etwas Rötung und Entzündung an den behandelten Stellen ein, die aber bald abklingt.

Nagelpflege.

Die Pflege der Nägel ist ein sehr wichtiges Moment der allgemeinen Hygiene, da man von vernachlässigten Nägeln sehr häufig akute (Panaritien, Phlegmonen, Erysipele) oder chronische (Paronychien) Entzündungserscheinungen ausgehen sieht. Die Nägel sowohl an den Händen als auch an den Füßen dürfen nicht zu lang und nicht zu kurz gehalten werden. Sie müssen parallel dem Fingerrande beschnitten sein. Man muß sich davor hüten, die Ecken zu tief auszuschneiden, da dadurch besonders an den Füßen der sog. eingewachsene Nagel entsteht. Besteht ein eingewachsener Nagel (Ulzeration des Nagelbettes), so kann man die Affektion wohl in den meisten Fällen ohne Operation durch tägliches Zwischenlegen eines Gazestreifens zur Heilung bringen. Die Bildung von ,,Nietnägeln" verhütet man dadurch, daß man den Nagelwall in regelmäßigen Zeiträumen reduziert. Man hält die Hand kurze Zeit in warmes Wasser und hebt dann mit der Spitze eines Nagelreinigers den Nagelwall empor, schneidet ihn mit einer feinen Schere soweit als möglich ab und drückt den Rest zurück. Vorhandene Nietnägel reißt man mit einer feinen Pinzette (Splitterpinzette) aus und betupft die dadurch entstandene Erosion mit 5%iger Höllensteinlösung oder Jodtinktur. Haben Nägel ihren natürlichen Glanz verloren, so kann man denselben durch Poliermittel wieder herstellen. Ein Poliermittel ist: Stanni oxydati 50,0, Carmin. 0,5, Ol. Bergamotti, Ol. Lavendul. āā 0,25 (Heller). Das Pulver wird mit einem Lederläppchen auf den Fingernägeln verrieben. Sehr vernachlässigte Nägel kann man durch Abreiben mit verdünnter Salzsäure wieder glänzend machen (Saalfeld). Hervorheben wollen wir noch, daß das tägliche und sehr lange fortgesetzte Polieren der Nägel diese mitunter sehr brüchig macht und zur Bildung von Paronychien führt. Man poliere nur, wenn die Nägel ein stumpfes Aussehen bekommen haben. In der Zwischenzeit läßt sich der Glanz lange Zeit dadurch erhalten, daß man die Nägel täglich mit etwas Lanolincreme, Coldcreme etc. einstreicht und mit einem Lederläppchen tüchtig abreibt.

Die Ernährung des gesunden und des kranken Kindes.

Von **Professor Dr. Hans Vogt,** Magdeburg.

Die Aufgabe der Ernährung des gesunden Kindes besteht darin, ihm die zur Bestreitung seines Energiebedarfes und zur Ermöglichung des Anwuchses erforderlichen Stoffe in ausreichender Menge und in solcher Form zu liefern, daß sie von dem Kinde ertragen und verwertet werden können.

Wenn bis auf den heutigen Tag noch keine allgemeine Übereinstimmung darüber erzielt worden ist, was man als zweckmäßige Ernährung des gesunden Kindes betrachten kann, so liegt das mindestens zum Teil darin begründet, daß der Begriff des gesunden Kindes nicht genügend scharf umgrenzt wurde. Wenn wir ein Kind als gesund im strengen Sinne des Wortes bezeichnen sollen, so gehört dazu nicht nur, daß es am normalen Ende der Schwangerschaft in normalem Entwicklungszustand zur Welt gekommen ist, Bedingungen, deren Erfüllung man verhältnismäßig leicht beurteilen kann, wir müssen vielmehr auch sicherstellen, daß es sich um einen Abkömmling gesunder Eltern handelt, der frei von erblicher Belastung ist (Czerny-Keller). Gerade diese letztere Forderung wird leicht in ihrer Bedeutung unterschätzt. Sowohl die neuropathische Belastung wie auch die mit exsudativer Diathese sind in der Regel im Augenblick der Geburt noch nicht festzustellen, sondern verraten sich erst im Lauf der Entwicklung und auch dann häufig nur einem aufmerksamen Beobachter. Und doch sind beide Formen von Belastung von ausgesprochener Bedeutung für den Erfolg der Ernährung. Nur an solchen Kindern also, die frei sind von neuropathischer Veranlagung und von Neigung zu exsudativer Diathese, lassen sich Beobachtungen anstellen, die für die Ernährung des gesunden Kindes verwertet werden können.

Das gesunde Kind unterscheidet sich vom konstitutionell kranken oder durch vorausgegangene Ernährungsstörungen geschädigten darin, daß es kleine und vorübergehende Schädigungen durch nicht einwandsfreie oder fehlerhaft bemessene Nahrung ohne erkennbaren Nachteil zu überwinden vermag. Doch ist natürlich die Widerstandskraft des gesunden Kindes auch nicht unbegrenzt und sicherlich auch im einzelnen Falle verschieden groß. Daraus ergibt sich ohne weiteres, daß Regeln für die Ernährung gesunder Kinder nicht aus Beobachtungen an einem einzelnen Individuum, sondern nur aus ausgedehnteren Erfahrungen an zahlreichen Kindern abgeleitet werden dürfen. Zweckmäßige Ernährungsvorschriften, die als richtig für die Gesamtheit der gesunden Kinder gelten sollen, können also nicht aus Beobachtungen an einer kleinen Zahl von Kindern gewonnen werden, weil auch unter normalen Verhältnissen eine gewisse Schwankungsbreite im Nahrungsbedarf und in der Widerstandsfähigkeit gegen Überernährung etc. sich geltend macht.

Als Nahrungsmittel für die erste Lebenszeit verwenden wir, wenn es sich irgend ermöglichen läßt, die **Frauenmilch.** Wir dürfen zwar zugeben, daß Kinder, die alle Bedingungen erfüllen, um als gesund zu gelten, auch mit einer Tiermilch von einwandsfreier Beschaffenheit erfolgreich ernährt werden können. Doch sind die Gefahren, die durch künstliche Ernährung, besonders in der allerersten Lebenszeit, heraufbeschworen werden können, so groß, daß niemand ohne zwingende Veranlassung ein Kind ihnen aussetzen sollte. Man kann ohne Übertreibung sagen, daß in den ersten Lebenswochen jeder Tag mit natürlicher Ernährung einen Gewinn an Lebensaussichten für das Kind bedeutet. So ist es zu verstehen, daß wir schon über zahlreiche Beobachtungen an Kindern verfügen, die etwa von der dritten Lebenswoche an mit Erfolg künstlich ernährt wurden, dagegen nur über recht wenige mit künstlicher Ernährung vom ersten Lebenstag ab.

Diese Erfahrung muß uns auffordern, die künstliche Ernährung nur aus triftigen Gründen an die Stelle der natürlichen treten zu lassen. Noch immer werden ungezählte Kinder zu ihrem Unheil wegen Rückenschmerzen, Blutarmut und ähnlichen Beschwerden der Mutter von der Brust abgesetzt, während etwas Zureden oder eine suggestive Behandlung der Mutter genügt hätte, dem Kind die Brustnahrung zu erhalten. Demgegenüber hat die Erfahrung gezeigt, daß Frauen sogar bei kürzeren und selbst bei länger dauernden fieberhaften Erkrankungen ihre Kinder ohne Nachteil an der Brust ernähren können. Ebenso ist eine Lues des Kindes kein Grund, auf die natürliche Ernährung zu verzichten, da die Mutter in solchen Fällen als infiziert gelten muß, auch wenn sie keine Symptome manifester Lues aufweist.

Die Frage, ob eine tuberkulös erkrankte Frau ihr Kind stillen darf, wird verschieden beantwortet. Die Gefahr einer Infektion des Kindes durch die Muttermilch besteht nicht, solange nicht die Brustdrüsen selbst der Sitz eines tuberkulösen Herdes geworden sind. Eine Infektion auf anderem Wege läßt sich mit ausreichender Sicherheit vermeiden, wenn die Mutter imstande und gewillt ist, den elementarsten Forderungen der Hygiene in bezug auf Sauberkeit etc. nachzukommen. Entscheidend dürfte dagegen die Rücksicht auf den Gesundheitszustand der Mutter sein, der jedenfalls sorgfältig überwacht werden muß. Aktive oder gar fortschreitende tuberkulöse Lungenerkrankung der Mutter muß zur sofortigen Unterbrechung der natürlichen Ernährung auffordern.

In sehr vielen Fällen wird zwar ein Versuch mit der natürlichen Ernährung gemacht, aber zu frühzeitig wieder aufgegeben, weil angeblich keine Nahrung für das Kind vorhanden war. In Wirklichkeit dürfte es nur äußerst selten vorkommen, daß die Brustdrüsen einer Frau überhaupt nicht zur Sekretion zu bringen sind. Meistens wird der Versuch, das Kind an der Brust zu ernähren, vorzeitig aufgegeben, oder aber der Erfolg bleibt darum aus, weil man zu schnell bereit war, dem Kind nebenher künstliche

Nahrung zu reichen, was zur Folge hat, daß es dem anstrengenderen Saugen an der Brust das bequeme Trinken aus der Flasche vorzieht.

Es kann vorkommen, daß die Milch statt am vierten Tage erst einige Tage später in die Brust einschießt. Außerdem beobachtet man nicht selten, daß die Kinder besonders in der ersten Lebenszeit trotz ausgiebiger Sekretion der Brustdrüsen beim Anlegen nur sehr wenig Nahrung aufnehmen. In solchen Fällen trinkt ein anderes Kind, das nach dem ersten angelegt wird, noch reichliche Mengen an der Brust, und auch durch Ausdrücken der Brust nach dem Anlegen läßt sich zeigen, daß die geringe Trinkmenge nicht durch Nahrungsmangel zu erklären ist. Wenn man sich dadurch nicht schnell zum Übergang zu künstlicher Ernährung verleiten läßt, so sieht man in der Regel, daß die Säuglinge nach einigen Wochen kräftiger trinken und daß dann die mangelhaften Gewichtszunahmen der ersten Lebenszeit schnell nachgeholt werden.

Um die Ernährung des Kindes an der Brust erfolgreich leiten zu können, muß man die Gesetze kennen, welche die Milchabsonderung beherrschen. Das beste Mittel, die Sekretion der Brustdrüse in Gang zu bringen, ist ihre möglichst vollständige Entleerung. Auf der anderen Seite bringt fehlende oder ungenügende Entleerung der Brust, also Milchstauung, die Sekretion früher oder später mit Sicherheit zum Erlöschen. Damit sind auch die Wege gewiesen, wie eine ungenügende Sekretion gesteigert werden kann, nämlich dadurch, daß man ein kräftig saugendes zweites Kind anlegt oder die Brust nach dem Anlegen des Kindes durch Ausdrücken oder mit Hilfe einer Saugpumpe völlig entleert.

Neben der mehr oder weniger vollständigen Entleerung kennen wir noch einen anderen Faktor, der zwar nicht den Sekretionsvorgang an sich, wohl aber die Möglichkeit der Entleerung der Milch aus der Brustdrüse und damit der natürlichen Ernährung beeinflußt. Es gibt psychische Hemmungen, welche die Entleerung der Brustdrüse unmöglich machen können. Wahrscheinlich ist es auf die Einwirkung derartiger Hemmungen und nicht auf mangelhafte Sekretion in erster Linie zurückzuführen, wenn das Stillen der Frauen aus wohlhabenden Kreisen seltener mit Erfolg durchzuführen ist als bei der armen Bevölkerung. Diese psychischen Hemmungen sind es wohl auch, denen die sog. Laktagoga in erster Linie ihre Erfolge verdanken. Denn eine Abhängigkeit der Menge oder Beschaffenheit der Milch von der Nahrung hat sich bisher beim Menschen noch nicht überzeugend nachweisen lassen.

Dieser Punkt ist von praktischer Bedeutung, da er uns die Berechtigung gibt, alle die lästigen früher üblichen Einschränkungen in der Auswahl der Nahrung für stillende Frauen über Bord zu werfen. Eine freigewählte Nahrung, die sich als bekömmlich für die Mutter erweist, bringt auch dem von ihr gestillten Kinde keinen Nachteil, selbst wenn die Nahrung saure oder gewürzte Speisen etc. enthält. Auch hat es keine Berechtigung, bei stillenden Frauen auf sehr reichlichen Milchgenuß zu dringen, der häufig den Nachteil hat, starke Obstipation herbeizuführen. Hervorgehoben sei auch, daß der Wiedereintritt der Menstruation ohne praktische Bedeutung für die Möglichkeit der Ernährung an der Brust ist. Man hat zwar gelegentlich beobachtet, daß die Säuglinge geringfügige Störungen in ihrem Befinden aufwiesen, die mit dem Ende der Menstruation wieder verschwanden. Darin ist aber nie ein Grund gegeben, die natürliche Ernährung zu unterbrechen. Auch das Eintreten einer neuen Gravidität braucht die Durchführung des Stillens nicht zu vereiteln. Nur wenn die Beobachtung ergeben sollte, daß der Gesundheitszustand der Mutter leidet, wird es richtiger sein, zu künstlicher Ernährung überzugehen, falls keine Amme zu Gebote steht.

Für den Fall der Ernährung durch eine **Amme** ist es wichtig, zu wissen, daß der Zeitpunkt der Laktation, anders ausgedrückt, das Alter des Ammenkindes bei der Auswahl einer Amme nicht berücksichtigt zu werden braucht. Im allgemeinen gelten für die Amme dieselben Gesichtspunkte wie für die eigene Mutter, nur werden die Anforderungen an den Gesundheitszustand einer Amme mit Recht höher gestellt. Besonders peinliche Berücksichtigung verdient dabei die Möglichkeit einer Übertragung von Lues, sei es von der Amme auf das Kind oder umgekehrt.

Schwierigkeiten für die Ernährung an der Brust können sich ergeben, wenn die Warze so beschaffen ist, daß das Kind sie nicht fassen kann. In solchen Fällen schafft die Verwendung eines Saughütchens zuweilen Abhilfe. Schmerzhafte Schrunden und Einrisse können das Stillen zur Qual machen und zu Milchstauung und damit zur Entstehung einer Mastitis Gelegenheit geben. Auch hierbei können Saughütchen verwendet werden, unter entsprechender Behandlung der Brust mit adstringierenden und desinfizierenden Mitteln (Glyzerin mit oder ohne Zusatz von Tannin, Schwarzsalbe, Höllensteinstift etc.). Die Linderung der Schmerzen wird durch 10 %ige Anästhesinsalbe oder Aneson lokal erreicht.

Entwickelt sich eine Mastitis, so wird die kranke Brust hochgebunden und eine Eisblase aufgelegt. Die regelmäßige Entleerung der Brust ist zwar oft mit Schmerzen verbunden, scheint aber günstig auf den Ablauf der Entzündung einzuwirken; deshalb soll das Kind weiter angelegt werden, falls nicht Eiter der Milch sich beimischt. Unter allen Umständen sollte bei Erkrankung einer Brust der Säugling an der anderen weiter ernährt werden, genügt doch eine Brust in der Regel zur ausreichenden Ernährung.

Am ersten Lebenstage soll das neugeborene Kind keine Nahrung erhalten und am zweiten Tag nur dann angelegt werden, wenn es von selbst erwacht. Die Zahl der Mahlzeiten steigt dann allmählich an, soll aber im allgemeinen über fünf in 24 Stunden nicht hinausgehen. Die Empfehlung des späteren Beginns der Nahrungszufuhr und der anfänglich knappen Bemessung gründet sich auf die Erfahrung, daß bei dieser Art des Vorgehens die so häufigen und mit Recht gefürchteten enteralen Infektionen der Neugeborenen seltener sind, als wenn die Nahrungszufuhr früh einsetzt. Die Zahl der Mahlzeiten auf fünf in 24 Stunden einzuschränken ist eine Regel, die aus der Beobachtung vollkommen gesunder und gut gedeihender Brustkinder abgeleitet ist; auch geht man so den Gefahren der Überfütterung am sichersten aus dem Wege. Fünfmaliges Anlegen reicht fast immer aus, um das Nahrungsbedürfnis des Kindes zu befriedigen, und nur in selteneren Fällen bei schlecht trinkenden Kindern ist man genötigt, die Trinkpausen zu verkürzen. Wo eine Ergänzung der Flüssigkeitszufuhr oder eine Beruhigung des Kindes erwünscht erscheint, kann ein schwacher, mit Saccharin gesüßter Teeaufguß Verwendung finden.

Bei reichlich sezernierenden Brüsten ist es zweckmäßiger, das Kind bei jedesmaligem Anlegen immer nur an einer Seite trinken zu lassen, um eine möglichst vollständige Entleerung der Brust herbeizuführen. Bei geringerer Ergiebigkeit der Brüste erreicht man vollständige Entleerung auch dann, wenn bei jedem Trinken beide Seiten herangezogen werden und sichert damit gleichzeitig dem Kind eine etwas reichlichere Nahrungszufuhr.

Bei einer in der geschilderten Weise durchgeführten Ernährung an der Brust beobachtet man, daß die Nahrungsaufnahme an den einzelnen Tagen sowohl wie bei jedem einzelnen Anlegen verschieden groß ist. Das hängt offenbar damit zusammen, daß die Frauenmilch in ihrer Zusammensetzung zu verschiedenen Zeiten ganz unregelmäßige Schwankungen aufweist. Bei Verfolgung längerer Zeiträume ergibt sich, daß nach raschem Ansteigen in den ersten Lebenstagen das neugeborene Kind in 24 Stunden etwa $1/6$ seines Körpergewichtes an Frauenmilch aufnimmt und daß dieses Verhältnis bei rasch wachsendem Körpergewicht und annähernd gleichmäßiger Nahrungsaufnahme in den nächsten Monaten auf $1/7$ bis $1/8$ zurückgeht. Im allgemeinen steigt die Nahrungsmenge an, bis sie etwa 1 Liter beträgt und hält sich dann durch Monate mit kleinen Schwankungen annähernd auf gleicher Höhe.

Während der ersten Lebenstage zeigt bekanntlich die Milch eine besondere Beschaffenheit, weshalb sie auch einen besonderen Namen als Kolostrum oder Erstlingsmilch erhalten hat. Sie ist in dieser Zeit namentlich viel reicher an Eiweiß als die fertige Frauenmilch. Auch wenn wir darin eine Anpassung an die besonderen Bedürfnisse des neugeborenen Kindes erkennen wollen, so zeigt doch die Erfahrung, daß Neugeborene ohne erkennbaren Nachteil auch mit fertiger Frauenmilch ernährt werden können.

Die großen Schwankungen in der Zusammensetzung, wie sie die Frauenmilch bei wiederholter Untersuchung erkennen läßt, lassen es als unmöglich erscheinen, aus der Untersuchung einzelner Proben ein Urteil über die Brauchbarkeit der Milch, die von einer bestimmten Frau herstammt, abzugeben, wie das früher vielfach üblich war.

Wir haben bisher keine Berechtigung, die von einer gesunden Frau abgesonderte Milch als minderwertig zu bezeichnen, und wenn der Ernährungserfolg in manchen Fällen derartige Schlüsse nahe zu legen scheint, so lassen sich solche Beobachtungen meist auf andere Weise einfacher erklären.

Wenn die Frauenmilch nicht in ausreichender Menge zur ausschließlichen Ernährung an der Brust zur Verfügung steht oder äußere Gründe ein ausreichend häufiges Stillen unmöglich machen, so läßt sich oft noch ein sog. **Allaitement mixte** durchführen, d. h. eine Art der Ernährung, bei der teils natürliche, teils künstliche Nahrung verabreicht wird. Das hat vor einer rein künstlichen Ernährung den schwerwiegenden Vorteil, daß die Aussichten auf die Erhaltung des Kindes wesentlich größer sind. Deshalb sollte in entsprechenden Fällen immer von dieser Art der Ernährung Gebrauch gemacht werden. Dabei ist es zweckmäßig, die Zahl der künstlichen Mahlzeiten auf das unbedingt erforderliche Maß einzuschränken. Die künstlichen Mahlzeiten schiebt man zwischen die natürlichen ein und erschwert dem Kind die Aufnahme der künstlichen Mahlzeiten durch entsprechende Auswahl der Saugflaschen, damit es nicht das mühsamere Trinken an der Brust aufgibt. Bei unvollständiger Entleerung der Brust, z. B. wenn lediglich aus sozialen Gründen die ausschließliche Brusternährung durch ein Allaitement mixte ersetzt wird, muß durch Abdrücken oder Abziehen der Milch dem vorzeitigen Erlöschen der Sekretion vorgebeugt werden. Das gilt besonders dann, wenn das Anlegen des Kindes weniger als dreimal in 24 Stunden erfolgt.

Es ist nicht zweckmäßig, die ausschließliche Ernährung an der Brust länger als bis zum Ende des ersten Halbjahres fortzusetzen, weil die Kinder sonst häufig zu fett werden. Auch macht die Gewöhnung an einen neuen Geschmack bei älteren Kindern eher größere Schwierigkeiten als zu diesem Zeitpunkt. Selbst wo eine länger fortgesetzte ausschließliche Ernährung eines Kindes an der Brust möglich wäre, ist es deshalb richtiger, vom Ende des sechsten Monats ab eine Mahlzeit Frauenmilch durch künstliche Nahrung zu ersetzen. Dazu verwenden wir mit Vorliebe eine Fleischbrühe mit Einlage von Grieß von der Konsistenz eines dünnen Breies und in der Menge von 150—200 g. Diese Brühe bildet den Übergang zur salzigen Kost und ergänzt zugleich die Frauenmilch in erwünschter Weise durch ihren Gehalt an Kohlehydrat. Nach dem neunten Monat etwa wird das Kind allmählich ganz auf künstliche Nahrung übergeführt. Dieses Abstillen kann, wenn bestimmte Gründe dies wünschenswert erscheinen lassen, ohne Nachteil auch etwas früher oder später erfolgen. So vermeidet man z. B. gern das Abstillen während der heißen Jahreszeit. In jedem Falle soll der Übergang so geschehen, daß auf einmal immer nur eine Mahlzeit Frauenmilch durch künstliche Nahrung ersetzt und vor jeder neuen Änderung ein Zwischenraum von einigen Tagen eingeschaltet wird. Als Ersatz der Frauenmilch dient eine Mischung einer Tiermilch mit einer Mehlabkochung (Hafer-, Reis-, Weizenmehl, Mondamin) in der Menge von 200, höchstens 250 ccm. Die Nahrungsmengen sollen beim Abstillen zunächst eher etwas zu knapp als zu reichlich bemessen werden, um den Gefahren der Überernährung oder akuten Ernährungsstörungen, die gerade in der Zeit des Absetzens von der Brust vielen Kindern verhängnisvoll werden, aus dem Wege zu gehen.

Wo eine Ernährung mit Frauenmilch nicht möglich ist, kommt als Ersatz besonders für junge Säuglinge nur eine **Tiermilch** in Frage. Kuhmilch und Ziegenmilch sind im allgemeinen als gleichwertig zu betrachten. Das ist deshalb von Bedeutung, weil es nicht selten leichter ist, Ziegenmilch von entsprechender Beschaffenheit zu bekommen als Kuhmilch. Wir verwenden die Milch für Zwecke der Säuglingsernährung nur in gekochtem Zustand. Eine Überlegenheit der rohen Milch über die gekochte ist bisher aus Beobachtungen an Kindern nicht erwiesen. Dagegen besteht bei Verwendung von roher Milch die Gefahr der Zersetzung der Milch und die Gefahr der Übertragung von krankheitserregenden Mikroorganismen, wie Tuberkelbazillen u. a. Durch kurzdauerndes Abkochen (5, höchstens 10 Minuten) werden die meisten pathogenen Keime in der Milch vernichtet, wenn auch die Milch dadurch nicht vollkommen „sterilisiert" wird. Nach dem Abkochen soll die Milch schnell abgekühlt und bei einer Temperatur von weniger als 10^0 nicht länger als 24 Stunden für den Gebrauch aufbewahrt werden. Durch langdauerndes Kochen wird die Milch so verändert, daß damit ernährte Säuglinge auf die Dauer von infantilem Skorbut (Möller-Barlowscher Krankheit) befallen werden. Die Verwendung von Milchkonserven (kondensierte Milch, Milchpulver) hat nur da eine Berechtigung, wo vorübergehend, etwa auf Reisen, eine frische Milch von guter Beschaffenheit nicht zu erlangen ist.

In der ersten Lebenszeit wird die Milch zweckmäßig mit zwei Teilen Wasser verdünnt. Dies Vorgehen ist vorsichtiger als die von einzelnen Kinderärzten empfohlene Verwendung unverdünnter Milch. Von der verdünnten Milch werden dem Kind von der zweiten Lebenswoche ab fünfmal 100 g angeboten, die mit je einem Teelöffel Zucker versetzt sind. Dabei soll eine nicht zu fettarme Milch verwandt werden, oder der Fettgehalt der Mischung wird etwas erhöht durch den Zusatz von abgeschöpftem Rahm. Als Zucker kann Rohrzucker oder Milchzucker verwendet werden. Eine Überlegenheit des einen über den anderen ist aus Beobachtungen an Kindern bisher nicht überzeugend erwiesen.

In der Bemessung der Milchmenge ist bei künstlicher Ernährung größere Vorsicht nötig als bei natürlicher. Denn bei überreichlicher Zufuhr an Kuhmilch werden die Kinder übermäßig fett, dabei blaß und muskelschwach. Die Milchmenge soll bis zum Abschluß des ersten Lebensjahres nie mehr als 1 Liter in 24 Stunden betragen. Eine Steigerung der Nahrungsmengen soll niemals bloß aus dem Grunde erfolgen, weil das Kind älter oder schwerer geworden ist, sondern nur dann, wenn die Beobachtung des Kindes ergibt, daß die Nahrungszufuhr nicht mehr ausreicht.

Etwa vom vierten Monat ab verwenden wir statt des Wassers als Zusatz zur Milch anfangs dünnere, später konsistentere Mehlabkochungen, die aus Weizen-, Hafer- oder Maismehl hergestellt werden. Die Verwendung dextrinisierter Mehle, wie sie die Industrie anpreist, für diesen Zweck bietet keinen Vorteil. Nach dem sechsten Monat wird die bis dahin in 24 Stunden verabfolgte Menge Milch auf vier Mahlzeiten verteilt und mittags eine Grießbrühe eingeschoben. Gegen Ende des ersten Jahres, bei starken Kindern schon früher, werden in der Grießbrühe noch einige Teelöffel fein zerteiltes Gemüse (Spinat, Karotten, Blumenkohl etc.) verabreicht. Die Flüssigkeitszufuhr soll während des ersten Jahres die Menge von 1 Liter in 24 Stunden nicht übersteigen.

Im **zweiten Lebensjahre** verlangt die Ernährung auch des gesunden Kindes noch sorgfältige Überwachung, weil erst etwa gegen Ende des zweiten Jahres die größere Neigung des Kindes zu Ernährungsstörungen zurückzutreten pflegt. Als Hauptbestandteil der Nahrung kann die Kuhmilch beibehalten werden, wenn auch die Erfahrung gelehrt hat, daß Kinder in diesem Alter auch Fleisch in entsprechender Menge ohne Schaden genießen können. Die Milch wird in einer Gesamtmenge von höchstens 1 Liter verabreicht, die sich auf vier Mahlzeiten verteilt. Dazu kommen beim ersten Frühstück und abends soviel Weißbrot, Zwieback oder ähnliches Gebäck, als zur Sättigung des Kindes hinreicht. Als Mittagsmahlzeit dient eine Fleischbrühe mit Einlage von Grieß oder Reis etc. und fein zerteiltes Gemüse.

Vom **dritten Lebenshalbjahr** ab, spätestens nach dem zweiten Lebensjahr kann die Kost derjenigen der Erwachsenen entsprechend eingerichtet werden. Nur ist es zweckmäßig, bis zu einem Alter, in dem das Kind seine Zähne entsprechend zu gebrauchen gelernt hat, die Speisen in breiiger Form zu geben. Dabei ist zu berücksichtigen, daß Kinder bestimmte Speisen, wie Brot, schon zeitig zu kauen pflegen, während sie Fleisch erst in späterem Alter nicht mehr ungekaut verschlucken. Einer Überernährung wird am sichersten vorgebeugt, wenn die Kinder von diesem Alter an daran gewöhnt werden, nur dreimal des Tages Nahrung zu sich zu nehmen.

Zur Bemessung der Nahrungsmenge eines Kindes ist es für praktische Zwecke nicht notwendig, sich der Kalorienrechnung zu bedienen. Die Kalorienrechnung wird in ihrer praktischen Bedeutung leicht überschätzt, da sie den Anschein einer wissenschaftlich gut begründeten Lehre für sich hat. Trotzdem ist sie für unsere Zwecke nur mit gewisser Einschränkung brauchbar. Der Nahrungsbedarf eines Kindes ist ja nicht nur von seinem Körpergewicht abhängig oder von der Größe seiner Körperoberfläche; er hängt auch in weitgehendem Maße von dem individuell verschieden großen Wachstumstrieb und ebenso von dem gleichfalls stark wechselnden Bewegungsdrang ab. Außerdem ist der Kalorienbedarf ganz verschieden je nach der Form, in der die Kalorien in der Nahrung enthalten sind. Aus allen diesen Gründen ist es auch nicht zweckmäßig, Tabellen aufzustellen über den Nahrungsbedarf, die aus zahlreichen unter sich stark verschiedenen Einzelwerten abgeleitet sind, und diese als Norm für den einzelnen Fall gelten zu lassen. Die Kalorienrechnung ist praktisch für uns nur insofern wertvoll, als sie uns ermöglicht, schnell zu überschlagen, ob die Nahrung eines Kindes sich stark von dem mittleren zu erwartenden Bedarf entfernt. Eine Zufuhr von etwa 100 Kalorien auf 1 kg Körpergewicht dürfte unter allen Umständen den Bedarf des Kindes decken, doch sind häufig schon etwa 80 Kalorien dazu ausreichend. Die entscheidenden Anhaltspunkte zur Beurteilung, ob die Nahrungszufuhr groß genug ist, liefert uns nur die Beobachtung des Kindes selbst.

Von den Müttern wird gern jede Unruhe des Kindes im ersten Lebensjahr als Ausdruck des Hungers aufgefaßt. Es bedarf keiner Begründung, daß Unruhe viel häufiger als Folge einer Erkrankung oder von Überfütterung des Kindes auftritt. **Auch mangelnde Gewichtszunahme ist für sich allein kein Beweis der Unterernährung, sondern nur dann, wenn gleichzeitig der Leib seine normale Füllung verliert und die Stühle spärlich und selten werden und dunkle Färbung annehmen.** Wo diese sicheren Zeichen der Unterernährung auftreten, ist die Indikation gegeben, die Nahrungsmengen zu steigern. Über die nicht seltene Unterernährung an der Brust kann man sich auch dadurch leicht Aufklärung verschaffen, daß man die Kinder unmittelbar vor und nach dem Anlegen an die Brust wiegt.

Häufiger und in der Regel verhängnisvoller als Unterernährung sind die Schäden, die bei Brustkindern durch **Überernährung** entstehen. Um sie zweckentsprechend zu behandeln, ist es notwendig, in ihre Pathogenese nach Möglichkeit einzudringen. Die Folgen einer übermäßigen Nahrungszufuhr werden im einzelnen Falle je nach der Natur des Kindes verschieden ausfallen. Ein Teil der Kinder beantwortet überreichliche Nahrungsaufnahme mit Abwehrmaßregeln wie Erbrechen und Durchfall; bei anderen bleiben diese Schutzmaßregeln des Körpers aus, aber dafür entwickeln sich andere Schädigungen, wie übermäßige Fettentwicklung, starker Meteorismus etc., die hier nicht im einzelnen verfolgt werden können. Den akuten Symptomen des Erbrechens und der beschleunigten Darmentleerung können aber auch tiefer greifende Störungen zugrunde liegen, wie abnorme Gärungs- und Fäulnisprozesse, die sich innerhalb des Magendarmtraktus abspielen, oder auch Infektionen, die sich an der Darmschleimhaut einnisten oder sich im ganzen Körper ausbreiten. Entsprechend den so entstehenden verschiedenartigen Krankheitsbildern ist auch die **Behandlung** im einzelnen Falle verschieden einzurichten. Während es beim Fehlen akuter Erscheinungen genügt, die Nahrung auf das richtige Maß zurückzuführen, sind wir im anderen Falle, der besonders bei Brustkindern in der ersten Lebenszeit uns gar nicht so selten begegnet, gezwungen, die Nahrungszufuhr für 12—24 Stunden ganz auszusetzen und auch dann die Ernährung zunächst mit kleinen vorsichtig ansteigenden Mengen zu beginnen.

Es ist vielleicht nicht überflüssig zu erwähnen, daß die Ausscheidung gelber Stühle von salbiger Konsistenz nicht zu den beim gut gedeihenden Brustkind unbedingt zu fordernden Erscheinungen gehört. Zahlreiche Brustkinder scheiden oft zerfahrene, grün gefärbte und auch dünne Stühle aus, ohne daß sich eine Schädigung an ihrem Allgemeinzustand, ihrer Gewichtszunahme etc. nachweisen ließe. Es hat also keine Berechtigung, nur auf dieses Symptom hin eine „Dyspepsie" beim Brustkind zu diagnostizieren.

Wenn man die Entwicklung neugeborener Kinder verfolgt, die ausschließlich an der Brust ernährt werden, so zeigt sich, daß nur ein Teil von ihnen nach 2—3 Wochen sein Geburtsgewicht erreicht und auch weiterhin regelmäßig zunimmt. Einzelne brauchen viel länger, um den anfänglichen Gewichtssturz wieder einzuholen und bleiben manchmal 2 Monate und länger auf demselben Gewicht stehen. Verfolgt man das weitere Schicksal dieser Kinder, so sieht man, daß sie früher oder später Erscheinungen aufweisen, die wir zu der Konstitutionsanomalie der **exsudativen Diathese** zurechnen. Als bezeichnend für die exsudative Diathese sehen wir eine gesteigerte Empfindlichkeit der äußeren Haut und der Schleimhäute an, die sich deutlich abhängig erweist von der Art der Ernährung. Daneben macht sich die exsudative Diathese geltend in einer besonderen Beschaffenheit der lymphoiden Gewebe der Verdauungswege, d. h. des lymphatischen Nasenrachenrings sowie der lymphoiden Apparate des Darms, ferner des Thymus und der Milz, die sämtlich die Neigung zur Hyperplasie zeigen. Zu den Erscheinungsformen der exsudativen Diathese auf der äußeren Haut rechnen wir den Gneis, den Milchschorf oder Vierziger, die Intertrigo, die Prurigo; auf den Schleimhäuten äußert sie sich in Gestalt der Phlyktaenen, der Lingua geographica, als Neigung zu rezidivierenden Katarrhen im Nasenrachenraum und an der Bronchialschleimhaut, seltener an der Schleimhaut des Darmes und der Scheide.

Die Beobachtung, daß von mehreren mit derselben Frauenmilch ernährten Säuglingen der eine Symptome der exsudativen Diathese aufweisen kann, während der andere davon verschont bleibt, zeigt klar die Bedeutung der angeborenen Veranlagung für die Entwicklung der Diathese. Daneben ist zu beachten, daß das Krankheitsbild im einzelnen Falle durch dazutretende Infektionen stark beeinflußt werden kann. Durch zweckmäßige Regelung der Ernährung gelingt es uns, die Verletzbarkeit der Haut und Schleimhäute zu bekämpfen und die Hyperplasie der lymphoiden Organe zu verhüten.

Für die Ernährungstherapie der exsudativen Diathese gibt uns die Erfahrung folgende Grundsätze an die Hand. Mit dieser Konstitutionsanomalie behaftete Kinder werden ungünstig beeinflußt durch Überernährung. Die Nahrungsmenge soll deshalb bei ihnen so bemessen werden, daß sie gerade ausreicht, eine langsame Zunahme der Kinder zu ermöglichen. Diejenigen Nahrungsbestandteile, welche ganz besonders geeignet sind, eine Mästung herbeizuführen, das Fett und die Kohlehydrate, wirken auf die

Symptome der exsudativen Diathese nachteiliger ein als die Eiweißkörper. Das zeigt sich in der Wirkung einer einseitigen Ernährung mit Milch und Eiern oder mit Kohlehydraten im Vergleich zu einer gemischten Kost mit Bevorzugung von Gemüse und Fleisch. Die Empfindlichkeit der Kinder mit exsudativer Diathese macht sich, wie schon erwähnt, bei einem Teil schon in der ersten Lebenszeit bei Ernährung an der Brust geltend. Mehrere Symptome der exsudativen Diathese, wie der Milchschorf, die Prurigo, die Milzvergrößerung treten ganz überwiegend in dem Lebensalter auf, wo die Milch das Hauptnahrungsmittel bildet. Daraus ergibt sich der Hinweis, **die Milch im ersten Lebensjahre auf das unentbehrlichste Mindestmaß einzuschränken und wenn möglich schon am Ende des ersten Lebensjahres zu gemischter Kost überzugehen.** Um eine Überernährung an der Brust zu verhüten, muß die Zahl der Mahlzeiten begrenzt werden auf höchstens fünf in 24 Stunden. Ausbleibende Zunahme des Körpergewichts in der ersten Lebenszeit bei ausreichender Nahrungsaufnahme braucht nicht zum Eingreifen veranlassen, vor allen Dingen nicht zum Aufgeben der natürlichen Ernährung, weil ein bleibender Nachteil daraus nicht entsteht. Dagegen wird man bei stark hervortretenden Erscheinungen von exsudativer Diathese zeitiger als sonst ein Allaitement mixte einleiten.

Ärztliche Erfahrung läßt keinen Zweifel daran zu, daß die **Rachitis** zu denjenigen Erkrankungen gehört, die sich auf dem Boden einer erblich übertragenen Disposition entwickeln. Andererseits zweifelt wohl heute kein Arzt an dem Einfluß, den die Art der Ernährung auf die Entstehung und auf den Verlauf der Rachitis ausübt. Nur darüber gehen die Ansichten noch auseinander, welche Art von Ernährung als fehlerhaft für ein zu Rachitis disponiertes Kind zu betrachten ist. Das wird verständlich, wenn man bedenkt, daß neben der durch eine fehlerhafte Ernährung gesetzten Schädigung die Schwere der entstehenden Symptome von dem Grade der erblichen Disposition abhängig ist. Außerdem steht der Grad der rachitischen Veränderungen in direkter Beziehung zur Schnelligkeit des Wachstums. Nur bei lebhaftem Wachstum entwickeln sich hochgradige rachitische Veränderungen am Skelett. So ist es zu verstehen, daß eine bestimmte Ernährung die Disposition zur Rachitis ungünstig beeinflussen kann und daß trotzdem hochgradige rachitische Veränderungen nicht zur Ausbildung kommen, weil die Art der Ernährung ein lebhaftes Wachstum nicht ermöglicht. Stark atrophische Säuglinge weisen klinisch selten starke rachitische Veränderungen auf. So kommt es auch, daß die rachitischen Veränderungen überwiegend im Beginn des Frühjahrs zutage treten, wo ebenso wie im Winter schwere zu starken Gewichtsverlusten führende Ernährungsstörungen an Zahl zurücktreten.

Wenn wir die Schwere der erblichen Belastung, über die uns die Kenntnis der Entwicklung von Eltern und Geschwistern ein Urteil ermöglicht, entsprechend berücksichtigen, so kommen wir zu folgenden Anschauungen über die **Bedeutung der Ernährung für den Ablauf der Rachitis.**

Bei Ernährung mit Frauenmilch entsteht Rachitis weniger häufig als bei künstlicher Ernährung und nimmt selten so schwere Grade an als bei dieser; doch können auch bei ausschließlicher Ernährung an der Brust recht schwere Fälle sich entwickeln. Bei künstlicher Ernährung sehen wir die schwersten Grade von Rachitis bei solchen Kindern, die ausschließlich mit Vollmilch ernährt wurden oder aber große Mengen Kohlehydrate und nur wenig Fett in ihrer Nahrung erhielten. Beide Arten von Ernährung sind dadurch verwandt, daß sie zur Entwicklung eines überreichen Fettpolsters Gelegenheit geben, während gleichzeitig das Längenwachstum in normalem Umfang erfolgt. Außerdem führt sowohl ein Übermaß von Fett in der Nahrung wie auch ein Überfluß an Kohlehydraten zu einer gesteigerten Abgabe von Kalk durch den Darm, wohl in erster Line durch Ausscheidung unlöslicher Kalkseifen. Umgekehrt haben uns Stoffwechselversuche gelehrt, daß eine Änderung der Ernährung, die zu einer Herabsetzung der Kalkseifenbildung führt, den Kalkansatz im Organismus begünstigt. Das läßt sich schlagend zeigen am alkalisierten Malzextrakt, der nach den Untersuchungen von Stolte und Dubois seine Wirksamkeit in erster Linie dem Gehalt an löslichen Alkalien verdankt. Noch nicht ganz aufgeklärt ist die auch im Experiment nachweisbare, klinisch unverkennbare günstige Wirkung des Lebertrans auf den Kalkansatz, die sie sich anscheinend nicht auf die veränderte Fettverteilung im Stuhl (Herabsetzung der Seifenmenge) allein zurückführen läßt.

Aus den angeführten theoretischen Überlegungen, die mit der ärztlichen Erfahrung durchaus übereinstimmen, lassen sich folgende **Grundsätze für die Ernährung rachitischer Kinder** ableiten. Die Aufgabe der Ernährungstherapie besteht darin, eine Ablagerung von Kalk im Körper in genügender Menge zu ermöglichen. Dazu reicht in leichteren Fällen die Einschränkung der Milchmenge, genauer gesagt, der Menge des Milchfettes, schon hin. Da das Fett den Hauptkalorienträger in der Milch bildet, so muß natürlich für den Ausfall an Kalorien durch Vermehrung der Kohlehydrate Ersatz geschaffen werden. In diesem Sinne wirkt z. B. der Austausch eines Teiles der Milch gegen Buttermilch oder eine Suppe mit Einlagen von Kohlehydraten. Wenn diese Maßnahmen nicht hinreichen, eine Besserung der rachitischen Symptome herbeizuführen, so gelingt es meist durch eine Anreicherung der Nahrung mit Alkalien. Die erreichen wir bei jungen Kindern durch Verwendung von Malzsuppe, bei älteren Kindern dient dem gleichen Zwecke die Verwendung von Gemüse und Obst.

Die praktische Durchführung dieser Grundsätze gestaltet sich etwa in folgender Weise:

Treten ausgeprägte Symptome von Rachitis bei einem Kinde auf, das bis dahin ausschließlich an der Brust ernährt wurde, so darf das Stillen nicht so lange fortgesetzt werden, wie unter normalen Verhältnissen. Bei jungen Brustkindern wird man unter solchen Umständen ein Allaitement mixte einleiten und bei der Auswahl der künstlichen Nahrung die Kohlehydrate gegenüber dem Fett bevorzugen. Als künstliche Nahrung käme also eine Mischung von kleinen Mengen Milch mit Schleim oder Mehl oder auch Malzsuppe oder Buttermilch in Frage. Handelt es sich um ein etwas älteres Brustkind, so kann als erste künstliche Mahlzeit eine Brühe mit Gries gereicht werden. Bei schweren Graden von Rachitis ist man gezwungen, wenn diese Maßregeln nicht ausreichen, schon frühzeitig, mit etwa 6 Monaten, zur ausschließlichen künstlichen Ernährung überzugehen.

Ist die Rachitis bei künstlicher Ernährung entstanden, so ist es notwendig, wenn die Nahrung bis dahin überwiegend aus Milch bestanden hatte, die Menge der Kohlehydrate in der Nahrung zu erhöhen und die Milchmenge stark einzuschränken. Das läßt sich um so leichter durchführen, je älter das betreffende Kind ist, da man bei älteren Kindern etwa vom zweiten Halbjahr ab, schon durch kleine Mengen Fleisch an Stelle der Milch den Stickstoffbedarf decken kann. Im ersten Halbjahr wird man als oberste zulässige Grenze der Milchzufuhr $1/_{10}$ des Körpergewichts betrachten müssen. Im zweiten Halbjahr muß die Milchmenge ev. bis auf 200—250 ccm in 24 Stunden herabgesetzt werden. Hat eine einseitige Kohlehydraternährung Gelegenheit zur Entwicklung der Rachitis gegeben, so ist für ausreichende Fettzufuhr in Gestalt kleiner Mengen Milch zu sorgen, die man durch Lebertran und Sesamöl ergänzen kann. In allen Fällen ist es zweckmäßig, verhältnismäßig frühzeitig zu einer gemischten Kost überzugehen.

Diese Forderung könnte manchen befremden, der die Neigung rachitischer Kinder zu akuten Verdauungsstörungen kennt, denen früher viele noch im Laufe des zweiten Lebensjahres zum Opfer fielen. Trotzdem läßt sich der Übergang zur gemischten Kost schon zeitig erfolgreich durchführen unter der Voraussetzung, daß man gleichzeitig die Zahl der Mahlzeiten einschränkt. Schon mit 9 Monaten sollten ausgesprochen rachitische Säuglinge nicht mehr als vier Mahlzeiten im Tage erhalten. Das führt dazu, daß eine Überernährung mit größerer Sicherheit vermieden werden kann und hat außerdem den Erfolg, daß akute Störungen dann zu den Seltenheiten gehören. Dabei vermeidet man auch die Ausbildung eines stärkeren Meteorismus mit Ausweitung des Darmes und Auftreibung der Bauchdecken oder sieht diese Erscheinungen allmählich sich zurückbilden, wo sie schon vorher bestanden hatten.

Wenn man auch mit hinreichendem Grunde daran zweifeln kann, daß die **Spasmophilie** (spasmophile Diathese, latente Tetanie) zu den direkten Äußerungen der Rachitis gehört, so kann doch nicht geleugnet werden, daß rachitische Kinder häufiger als andere Symptome von Spasmophilie aufweisen. Bei beiden Krankheitszuständen spielen offenbar Kalkverluste des Körpers eine wichtige Rolle, und dieselben ernährungstherapeutischen Grundsätze, die wir für die Rachitis aufgestellt haben, gelten im wesentlichen auch für die Spasmophilie. Eklamptische Anfälle spasmophiler Kinder pflegen bald zu erlöschen, wenn man zur Ernährung an der Brust zurückkehrt. In gleichem Sinne wirkt die vorübergehende völlige Ausschaltung der Milch aus der Nahrung. Bei älteren Kindern etwa vom zweiten Halbjahr ab, läßt sich das schon für etwas längere Zeiträume durchführen, wenn schwere und gehäuft auftretende eklamptische oder laryngospastische Anfälle bestehen, während wir bei jüngeren Kindern unter solchen Umständen gezwungen sind, unsere Zuflucht zur natürlichen Ernährung zu nehmen. Im übrigen diene als Richtschnur, daß man dauernd die Milchmengen soweit als zulässig einschränkt und die Nahrung im übrigen so einrichtet, wie wir sie für ein normales Kind der betreffenden Altersklasse als zweckmäßig betrachten würden.

Wie die Spasmophilie kommt auch eine **Anämie** recht häufig gerade bei rachitischen Kindern zur Entwicklung, wenn auch der Zusammenhang beider Erkrankungen kein zwingender ist. Bei übermäßig lang fortgesetzter ausschließlicher Milchernährung werden die meisten Kinder auf die Dauer anämisch. Bei einzelnen entwickelt sich aber dabei eine Anämie schon sehr frühzeitig oder sie erreicht besonders schwere Grade. Unter diesen Umständen pflegen Eisenpräparate allein keinen sichtlichen Nutzen zu bringen, ebensowenig die bloße Zugabe von eisenhaltiger Nahrung in Gestalt von Gemüse. Ein Erfolg tritt erst ein, wenn die Milchmenge in der Nahrung gleichzeitig erheblich eingeschränkt wird, bis auf ¼ Liter und weniger in 24 Stunden. Zur Deckung des Eiweißbedarfs dienen dann entsprechende Mengen von fein zerteiltem Fleisch. Dadurch ergeben sich für die Ernährung der Kinder mit Anämie ganz ähnliche Indikationen wie für die mit Rachitis. Worauf die schädigende Wirkung der Milch bei anämischen Kindern beruht, ist vorläufig nicht durchsichtig, aber nach klinischen Beobachtungen ist sie nicht zu bezweifeln.

Die Ernährung der **neuropathischen Kinder** bedarf einer besonderen Besprechung nicht etwa deshalb, weil wir bei Kindern durch die Art der Ernährung einen weitgehenden Einfluß auf den Grad der Neuropathie und ihre Entwicklung ausüben könnten, sondern in erster Linie wegen der Bedeutung, welche der Neuropathie für den Ablauf der Ernährungsvorgänge und den Erfolg der Ernährung zukommt. Der Zusammenhang zwischen nervöser Konstitution und Ernährung zeigt sich in gleicher Weise bei jüngeren und älteren Kindern. Die neuropathische Veranlagung kann sich schon beim Säugling darin zu erkennen geben, daß die normalen Reize, wie sie mit jeder Art von Ernährung verbunden sind, abnorme Reaktionen auslösen. Bekannt ist das Erbrechen als nervöse Reaktion; daß aber auch an Zahl vermehrte und entsprechend dünnflüssige Stuhlentleerungen als Folge beschleunigter Peristaltik wegen abnormer Reizbarkeit des Darmnervensystems entstehen können, wird noch viel zu wenig gewürdigt. Von der Richtigkeit dieser Auffassung kann man sich am besten überzeugen durch Beobachtungen an Brustkindern. Säuglinge, die von Anfang an ausschließlich an der Brust ernährt werden und dauernd zahlreiche dünne Stühle, oft bis zu 10 in 24 Stunden, ausscheiden, ohne daß dabei Störungen in der Gewichtszunahme oder in ihrer sonstigen Entwicklung auftreten, weisen fast immer auch anderweitige neuropathische Stigmata auf. Es ist sehr wohl denkbar, daß auch Störungen der sekretorischen Vorgänge, wie beispielsweise überreichliche Sekretion von Darmsaft, bei neuropathischen Kindern vorkommen und in den Ablauf der Darmverdauung in unerwünschter Weise eingreifen können. Sind doch auch bei Erwachsenen die überwiegende Mehrzahl der Sekretionsstörungen des Magens auf abnorme Beschaffenheit des Nervensystems zurückzuführen. Diese Dinge muß man kennen und gebührend berücksichtigen, um nicht fehlerhafte Behandlungsversuche zu machen. Wer z. B. einen nervösen Säugling wegen zahlreicher Stuhlentleerungen von der Brust absetzt, läßt sich auf ein gewagtes Unternehmen ein. Denn es ist klar, daß die Gefahren der künstlichen Ernährung durch die abnorme Reizbarkeit solcher Kinder keineswegs herabgesetzt werden, sondern eher größer sind als sonst.

Sehr bedeutungsvoll für den Erfolg der Ernährung ist auch die Unruhe des nervösen Kindes. Stoffwechseluntersuchungen aus letzter Zeit haben uns den zahlenmäßigen Nachweis dafür erbracht, wie stark der Kalorienbedarf eines Säuglings durch anhaltendes Schreien in die Höhe getrieben wird. Es ist nicht zu viel gesagt, wenn man in der neuropathischen Veranlagung eines Kindes ein wichtiges Hilfsmoment für die Entstehung einer Atrophie erblickt. Das gilt auch für Kinder, bei denen sich erst im zweiten oder dritten Jahr ein schwer atrophischer Zustand entwickelt, wie er in letzter Zeit unter der Bezeichnung „intestinaler Infantilismus" mehrfach beschrieben worden ist.

Bei älteren Kindern kann eine nervöse Anorexie zu ausgesprochener Unterernährung führen. Oft genug werden Kinder dem Arzt zugeführt wegen Appetitlosigkeit, die sich in ausgezeichnetem Ernährungszustande befinden. Eine genauere Erhebung ergibt dann meist, daß die Kinder, die „gar nichts essen", doch reichlich Nahrung zu sich nehmen in Gestalt von Dingen, die von den Eltern nicht als Nahrung betrachtet werden, wie Milch oder Süßigkeiten etc. Bei solcher Scheinanorexie bedarf es natürlich nur einer entsprechenden Belehrung der Eltern. Die Behandlung einer wirklichen nervösen Anorexie muß sich in erster Linie gegen die abnorme Beschaffenheit des Nervensystems richten. Alle sog. appetitanregenden Mittel haben nur dann eine Berechtigung und einen Erfolg, wenn sie als Suggestivmittel verwandt werden, also in Verbindung mit einer entsprechenden Verbalsuggestion. Ohne diese wirkt eine medikamentöse Behandlung eher schädlich, da man bei älteren Kindern Gefahr läuft, dadurch ein Krankheitsbewußtsein zu befördern oder hervorzurufen. Den ersten Anstoß zur Entstehung nervöser Anorexie bildet meist das Bestreben der Eltern, die Nahrungszufuhr über das normale Maß hinaus zu steigern. Dazu kommt häufig als weiteres ursächliches Moment die Neigung der Eltern, die Frage der Nahrungsaufnahme in Gegenwart des Kindes weitläufig zu erörtern und in übertriebener Weise zu bewerten. Noch schädlicher wirken Zwangsmaßregeln, wenn „das Essen mit dem Stock beigebracht" werden soll etc. Für die Behandlung ist zu beachten, daß dieselben Kinder, die zu Hause das Essen verweigern, oft bei einem Wechsel der Umgebung, besonders in Gesellschaft gesunder Kinder aus anderen Familien oder nach Entfernung einer psychisch ungünstig auf sie einwirkenden Persönlichkeit aus ihrer Nähe, spontan reichliche Nahrungsmengen zu sich nehmen. Es ist sicher kein Zufall, daß gerade die einzigen Kinder so häufig das Symptom der Anorexie aufweisen.

Die Bedeutung psychischer Faktoren für die Nahrungsaufnahme kann sich schon bei Säuglingen darin geltend machen, daß sie die Nahrungsaufnahme absolut verweigern, wenn jemand anders als die Person, an die sie gewöhnt waren, ihnen die Nahrung darreicht. Eine weitere Schwierigkeit für die Ernährung neuropathischer Säuglinge ergibt sich nicht selten dadurch, daß sie sich gegen Änderungen im Geschmack oder in der Konsistenz der Nahrung ablehnend verhalten. Diese Widerstände sind bei jüngeren Säuglingen mit weniger weit entwickelter Intelligenz leichter zu überwinden als bei älteren. Deshalb soll man bei ausgesprochen neuropathischen Säuglingen den Übergang zur gemischten Kost durch Anpassung an den salzigen Geschmack der Grießbrühe schon zeitiger anzubahnen versuchen als es beim normalen Kinde die Regel ist.

In Fällen, wo sich die Abneigung der Säuglinge nur gegen einzelne bestimmte Nahrungsmittel richtet, wie gegen Tiermilch nach vorhergegangener Ernährung mit Frauenmilch oder gegen Eier etc., und wo die Reaktion gegen die neue Nahrung sehr heftige Formen annimmt und sich in Erbrechen, in Durchfall, mehr oder weniger schwerem Kollaps und Gewichtsverlust äußert, spricht man neuerdings gewöhnlich von Idiosynkrasie. Diese sog. Idiosynkrasie ist ein Vorrecht der neuropathischen Kinder und scheint sich vorwiegend da zu entwickeln, wo einmal eine akute Ernährungsstörung vorausgegangen ist. Ob die Idiosynkrasie mit den anaphylaktischen Erscheinungen wesensverwandt ist, bleibe dahingestellt. Für uns ist es wichtig, zu wissen, daß sie sich stets überwinden läßt durch methodische Gewöhnung an das betreffende

Nahrungsmittel, wenn man mit der Zufuhr kleinster Mengen beginnt. Dagegen muß man sich wohl davor hüten, in solchen Fällen eine schnelle Anpassung an die schädlich wirkende Nahrung erzwingen zu wollen. Denn damit setzt man unter Umständen das Leben des Kindes aufs Spiel. Nach einem verunglückten Versuch, dem Kinde eine bestimmte Nahrung beizubringen, darf der Versuch nur nach einer längeren Pause und mit kleinen Mengen wiederholt werden. Dabei hat man Aussicht auf Erfolg, weil die Überempfindlichkeit gegen Tiermilch im Laufe der Zeit spontan abzusinken pflegt.

Ebenso wie die nervöse Appetitlosigkeit kann das **nervöse Erbrechen** durch eine Überernährung zuerst hervorgerufen werden. In anderen Fällen entwickelt es sich unter dem Einfluß psychischer Erregungen, wie z. B. das morgendliche Erbrechen der Schulkinder. Es versteht sich von selbst, daß da, wo die Eltern geneigt sind, eine übermäßige Nahrungszufuhr der Kinder zu erzwingen, ärztliche Belehrung einsetzen muß. Bei Kindern, die infolge übermäßiger Reizbarkeit an Erbrechen leiden, sollen überflüssige Erregungen vermieden werden. Wird dagegen das Erbrechen ausgelöst durch solche Reize, die, wie der Schulbesuch, mit dem normalen Leben unvermeidlich verbunden sind, so wird man eine vorsichtige Anpassung des Kindes an den Reiz zu erreichen trachten und nur in Ausnahmefällen, etwa wenn der Ernährungszustand stark leidet etc., das Kind vorübergehend aus der Schule herausnehmen.

Erbrechen aus nervösen Ursachen ist bei Säuglingen noch viel häufiger als bei älteren Kindern. Einzelne Säuglinge haben die Neigung, nach jedem Trinken einen Teil der Nahrung zurückzugeben, ohne daß das in erkennbarer Weise auf ihre Entwicklung einwirkt. In anderen Fällen wieder stellt sich das Erbrechen so häufig ein und wird so hochgradig, daß die Kinder dadurch in den schwersten Hungerzustand geraten. Dann haben wir ein Krankheitsbild vor uns, das wir gewohnt sind, als Pylorospasmus zu bezeichnen. Zwischen den leichtesten Fällen von Erbrechen und dem ausgesprochenen Pylorospasmus beobachtet man klinisch alle Übergänge. Am lebenden Kinde läßt sich im einzelnen Falle oft schwer entscheiden, ob man es mit einem solchen rein nervösen Pylorospasmus zu tun hat oder ob eine primäre Hyperplasie des Pylorusrings vorliegt.

Die Behandlung des nervösen Erbrechens der Säuglinge kann am ehesten auf Erfolg rechnen, wenn das Alter des Kindes eine Ernährung mit konsistenter Kost ermöglicht. Breiförmige Nahrung wird viel seltener erbrochen als flüssige, eine Erfahrung, die man therapeutisch entsprechend ausnutzen wird. Über ursächliche Beziehung einzelner Bestandteile der Nahrung zum Auftreten des Erbrechens wissen wir zu wenig sicheres, um Indikationen für die Auswahl der Nahrung daraus herzuleiten. Dem Fettgehalt der Nahrung sind wir geneigt, am ehesten eine Bedeutung beizulegen, weil Fett von allen Nahrungsbestandteilen am längsten im Magen verweilt und weil zuweilen bei Pylorusstenose eine erhebliche Fettanreicherung des gestauten Mageninhaltes beobachtet wurde. Man wird also bei künstlicher Ernährung dem Fettgehalt der Nahrung Beachtung schenken müssen. Wo eine ausgesprochene Stagnation von Mageninhalt erkennbar wird, haben Spülungen Berechtigung, sei es auch nur als Palliativmethode. Medikamentöse Behandlung mit anästhesierenden Substanzen wie Chloroform, Kokain etc. leistet nichts Erhebliches. Lokale Wärmeapplikation mit Hilfe von Kataplasmen oder Thermophoren wirkt beruhigend auf die gewaltsame Magenperistaltik, doch hüte man sich vor Schädigungen der zarten Säuglingshaut durch Verbrennungen. Wie A. Heß gezeigt hat, ist es möglich, mit einem Nélatonkatheter entsprechender Länge, der wie ein Magenschlauch eingeführt wird, durch den verengten Pylorus in das Duodenum zu gelangen und auch mit Hilfe eines mehrmals täglich eingeführten Katheters eine Zeitlang die Ernährung vom Duodenum aus durchzuführen. Doch ist die Methode nicht völlig gefahrlos. Durch Verweilklystiere aus Frauenmilch läßt sich für eine gewisse Zeit das Leben fristen, wenn die Nahrungsaufnahme auf dem gewöhnlichen Wege fast ganz ausgeschaltet ist. Wo Frauenmilch nicht zur Verfügung steht, sollte wenigstens der Wasser- und Salzbedarf des Körpers auf diesem Wege gedeckt werden.

Auf jeden Fall vergehen bei innerlicher Behandlung eines ausgesprochenen Falles von Pylorusstenose mehrere Monate, ehe eine ausreichende Nahrungszufuhr vom Munde aus wieder möglich wird. Andererseits waren die Gefahren des operativen Vorgehens bisher so groß, daß man sich dazu nur im Notfalle entschloß, wenn die Abnahme des Körpergewichts eine solche Höhe ($\frac{1}{3}$ des Körpergewichts) erreichte, daß sie als unmittelbar lebensbedrohlich angesehen werden mußte. Neuerdings haben wir in der einfachen Durchtrennung des muskulösen Pylorusringes (Rammstedt) ein Verfahren kennen gelernt, das weitaus schonender als alle früheren ist und die Gefahren des operativen Eingriffs offenbar ganz wesentlich herabsetzt. Unter diesen Umständen wird man sich viel eher zur Operation entschließen, die im Falle des Gelingens eine schnelle Erholung ermöglicht. Über die Dauerresultate der Operation des Pylorusspasmus müssen weitere Erfahrungen gesammelt werden.

Zu den bei älteren neuropathischen Kindern vorkommenden Störungen im Ablauf der Verdauungsprozesse gehört auch die **Obstipation.** Sie entwickelt sich bei neuropathischen Kindern leicht, wenn die regelmäßige Stuhlentleerung einmal aus irgend einem Grunde, wie bei einer fieberhaften Krankheit oder bei reizloser Kost während der Rekonvaleszenz von einem Durchfall, vorübergehend unterbrochen wird. Dann setzen meist alsbald unzweckmäßige Behandlungsversuche der Eltern ein, wie die Verwendung stark wirkender Abführmittel, die einen neuen Durchfall und damit einen Circulus vitiosus schaffen können. In vielen Fällen kommt es dann bald dahin, daß die Kinder spontan überhaupt keinen Stuhl mehr entleeren, sondern nur nach Abführmitteln oder Einläufen. Dann bleibt nichts übrig, als die Diät entsprechend zu regeln, also eine reizlose Kost durch eine schlackenreiche zu ersetzen, und den Gebrauch der Abführmittel und Einläufe vollkommen abzustellen. Zuweilen vergehen dann eine ganze Reihe von Tagen bis zur ersten spontanen Stuhlentleerung, doch hat das keinerlei bedenkliche Folgen für die Kinder. Ist aber die spontane Stuhlentleerung erst einmal erfolgt, so hat man gewonnenes Spiel.

Um eine rationelle Therapie der akuten und chronischen Ernährungsstörungen des Säuglings treiben zu können, ist es unerläßlich zu wissen, was aus den **Hauptbestandteilen der Nahrung** im Körper unter normalen wie pathologischen Bedingungen wird und welche Wirkungen sie innerhalb des Organismus entfalten können. Deshalb ist es notwendig, diese Fragen, soweit sie unmittelbare Beziehungen zu unserem therapeutischen Vorgehen haben, hier kurz zu besprechen. Als wesentliche Bestandteile der Nahrung kommen die Eiweißkörper, die Fette, die Kohlehydrate und die Salze für uns in Betracht. Lange Zeit wollte man Mißerfolge, die sich bei künstlicher Nahrung einstellten, ausschließlich dem Kasein der Kuhmilch zur Last legen. Für diese Anschauung schien die gröbere Gerinnselbildung der gelabten Kuhmilch im Vergleich zur Frauenmilch zu sprechen, die aber immer nur außerhalb des Organismus beobachtet war, und dann das Auftreten der sog. Kaseinbröckel. Echte Kaseinbröckel scheinen im Stuhl fast nur bei Ernährung mit roher Milch vorzukommen und haben deshalb für uns kein praktisches Interesse. Aus der klinischen Beobachtung läßt sich eine schädliche Wirkung des Eiweißes der Nahrung nur in seltenen Fällen ableiten. Bei Ernährung mit Frauenmilch scheidet der Säugling Stühle aus, die sauer reagieren, und sein Harn enthält keine aus dem Darm stammenden Fäulnisprodukte. Bei Ernährung mit Kuhmilch weisen dagegen die Reaktion und der Geruch der Stühle wie auch die Untersuchung des Harns auf eine gewisse Darmfäulnis hin. Man könnte also vermuten, daß hierin eine Ursache von Mißerfolgen bei Ernährung mit Kuhmilch zu suchen sei. Gegen Schädigungen durch Darmfäulnis stehen aber dem Organismus auch des Säuglings weitgehende Schutzvorrichtungen zu Gebote. Für gewöhnlich ist übrigens gerade die Milch und ebenso der aus der Milch stammende Käse der Fäulnis nur schwer zugänglich. Das hängt davon ab, daß sie neben Eiweiß gleichzeitig Kohlehydrat enthalten. Durch fortdauernden Zusatz von Alkali zur Abstumpfung der bei der Gärung des Milchzuckers gebildeten Säuren gelingt es jedoch leicht, auch die Milch der Einwirkung der Fäulniserreger zugänglich zu machen. In demselben Sinne kann natürlich eine reichliche Produktion alkalischer Sekrete der Verdauungsdrüsen und der Darmwand auf die Milch innerhalb des Darmes einwirken. Mäßige Grade von Darmfäulnis werden aber, wie bereits betont, vom Organismus auch des Säuglings ohne Schaden ertragen. Eine Schädigung ist da, wo sie eintritt, offenbar weniger von den Fäulnisprodukten, als von der Natur der Fäulniserreger und ihrer Einwirkung auf den Organismus abhängig.

Steigt die Eiweißzufuhr mit der Nahrung über ein gewisses Maß, so kommt es auch beim Säugling zu einer erheblichen Steigerung der Verbrennungsprozesse (Howland). Übermäßige Eiweißzufuhr ist auch insofern nicht gleichgültig, als bei dem Abbau des Eiweißes im Körper anorganische Säuren frei werden, die zu ihrer Sättigung Alkali vom Bestand des Organismus heranziehen.

Die angeführte Beobachtung, daß der Zusatz von Kohlehydraten der Entstehung der Fäulnis in der Milch vorbeugt, entspricht einem auch sonst geltenden Gegensatz zwischen Gärungs- und Fäulnisprozessen. Darin ist eine wichtige Seite der Bedeutung der Kohlehydrate gegeben, die wir auch therapeutisch ausnützen können, wenn es sich darum handelt, Fäulnisvorgänge im Darm einzuschränken. Die bei der Gärung der Kohlehydrate entstehenden sauren Gärungsprodukte, wie die niederen Fettsäuren, wirken anregend auf die Peristaltik. Von dieser Wirkung der Kohlehydrate auf die Darmperistaltik machen wir zu therapeutischen Zwecken häufig Gebrauch.

In demselben Sinne wie die Gärungsprodukte wirkt die Zellulose auf die Peristaltik. Darauf gründet sich die Verwendung der zellulosehaltigen Gemüse und Gebäcke, sowie des Agar (Regulin) zur Regelung der Stuhlentleerung. Bekannt ist der Gebrauch des

Milchzuckers als Abführmittel. Geht der Gehalt der Nahrung an Kohlehydraten über ein gewisses Maß hinaus, so kommt es zur Entstehung eines Durchfalls. Diese Möglichkeit liegt besonders nahe bei Zufuhr größerer Mengen von Zucker, der leichter vergärbar ist als die Mehle, aus denen im Darm in erster Linie leicht resorbierbare Abbauprodukte, wie Dextrine und Maltose entstehen und erst weiterhin Zucker. Die verschiedenen zusammengesetzten Kohlehydrate sind der Vergärung nicht mit gleicher Leichtigkeit zugänglich und sind so auch in ihrer abführenden Wirksamkeit einander nicht gleich zu setzen (Klotz). Am leichtesten wird nach klinischer Beobachtung das Hafermehl vergärt, danach folgen in absteigender Reihe Roggen-, Weizen-, Gersten- und Reismehl. Wie die Gegenwart von Kohlehydraten der Fäulnis entgegenwirkt, so läßt sich umgekehrt durch Zufuhr größerer Mengen Eiweiß eine Einschränkung der Gärungsprozesse erreichen.

In auffallendem Gegensatz zu der soeben betonten leichten Vergärbarkeit des Hafermehls steht die im Volk verbreitete Ansicht, daß Haferschleim bei Kindern stopfend wirke. Diese Ansicht ist offenbar auf eine an sich richtige Beobachtung zurückzuführen, die aber falsch gedeutet wurde. Durchfälle, die auf zersetzte Milch zurückzuführen sind, können zum Stehen kommen, wenn die Milch aus der Nahrung weggelassen und durch Haferschleim ersetzt wird. Der Durchfall verschwindet, weil die Schädigung durch Milch ausgeschaltet wurde, nicht aber infolge einer stopfenden Wirkung des Haferschleims.

Abgesehen von ihrer anregenden Wirkung auf die Darmperistaltik brauchen wir ferner die Kohlehydrate in der Nahrung, wenn es sich darum handelt, einen Gewichtsanstieg zu erzwingen. Die Bedeutung der Kohlehydrate für diesen Zweck könnte mit ihrer Rolle als Eiweißsparer zusammenhängen, doch spricht manches dafür, daß ihnen daneben in besonderem Maße die Fähigkeit zukommt, einen Gewichtsanstieg durch Wasseransatz am Körper zu befördern. Ein bestimmter Gehalt der Nahrung an Kohlehydraten scheint außerdem eine Voraussetzung zu sein, an die eine normale Entwicklung der Muskulatur geknüpft ist. Denn bei gemischter Kost, die entsprechende Mengen Kohlehydrate enthält, entwickelt sich selten bei Kindern eine so auffallende Schlaffheit der Muskulatur, wie sie bei einseitiger Milchernährung die Regel ist.

Unter normalen Verhältnissen werden die Kohlehydrate, auch die zusammengesetzten, vom Säugling sehr gut ausgenutzt. Die Empfindlichkeit gegen Kohlehydrate ist individuell verschieden und in den ersten Lebensmonaten zwar nicht immer, aber häufig ausgeprägter als im späteren Alter.

Fett ist in der Nahrung des Säuglings besonders reichlich vertreten, wenn er an der Brust ernährt wird. In Form von Tiermilch ist es meist nicht möglich, Säuglingen ohne Schaden ebenso große Fettmengen wie in Frauenmilch (30—50 g in 24 Stunden) zuzuführen. Ob das an chemischen Unterschieden des Fettes der Tiermilch von dem der menschlichen Milch liegt oder andere Gründe hat, ist noch nicht sicher zu entscheiden. Wahrscheinlich ist, daß die Erträglichkeit des Fettes stark abhängt von der Art und der Menge der neben ihm vorhandenen sonstigen Nahrungsbestandteile.

Schädigende Wirkungen kann das Fett zunächst dadurch entfalten, daß die niederen Fettsäuren, wie Buttersäure etc., erregend einwirken auf die Peristaltik. Dann aber kann durch reichliche Fettzufuhr dem Körper Alkali entzogen werden. Die Fettsäuren binden Kalk oder Magnesia, die sonst als Phosphate ausgeschieden würden. Dadurch ist die Möglichkeit zur Rückresorption von Phosphorsäure gegeben, die an Alkali gebunden im Harn erscheint und so einen Verlust des Körpers an Alkali herbeiführt. Bei empfindlichem Darm führt fettreiche Nahrung zur Ausscheidung dünner Stühle, die viel Alkali enthalten. Entsprechend sehen wir auch bei ernährungsgestörten Säuglingen bei fettreicher Nahrung einen hohen Ammoniakkoeffizienten des Harns auftreten.

Die Resorption des Fettes wird nur durch schwere akute Ernährungsstörungen erheblich beeinträchtigt, während sie bei chronischer Erkrankung selten stärker geschädigt ist. Reichlicher Fettgehalt der Nahrung kann der Entstehung von Verdauungsstörungen dadurch Vorschub leisten, daß das Fett die Sekretion des Magensaftes hemmt und die Dauer der Magenverdauung verlängert, indem es reflektorisch einen Pylorusverschluß auslöst. Vielleicht hängt es damit zusammen, daß Kohlehydrate schlechter vertragen werden, wenn die Nahrung gleichzeitig viel Fett enthält.

Die Abhängigkeit von der Gegenwart anderer Substanzen, die das Fett in seinem Verhalten im Organismus zeigt, macht sich auch bei den Salzen sehr ausgesprochen geltend. Zu reichlicher Gehalt der Nahrung an Fett, aber auch an Kohlehydrat z. B. wirkt ungünstig auf die Kalkretention im Organismus. Wenn das Fett der Nahrung Verdauungsstörungen auslöst, so kommt es, wie schon erwähnt, auch zu Verlusten an Alkalisalzen. Diese Beziehungen zwischen Fett und Mineralbestandteilen sind praktisch sehr wichtig. Die Kalkseifen der höheren Fettsäuren lösen sich nicht in Wasser, und Stühle, die reichlich Kalkseifen enthalten, sind trocken, hell und voluminös. Im Gegensatz dazu sind die Alkaliseifen wasserlöslich. Bei Gegenwart von überschüssigen Kalkmengen neben einer ausreichenden Menge Fett sind die Bedingungen günstig für die Entstehung fester Stühle. In diesem Sinne ist die obstipierende Wirkung der von Finkelstein und L. F. Meyer in die Therapie eingeführten Eiweißmilch zu verstehen, die etwas ärmer an Fett und Alkalisalzen, aber reicher an Kalk ist als die Vollmilch, ferner auch die Wirkung der Buttermilch, die sehr fettarm ist, aber nahezu den ganzen Kalkgehalt der Vollmilch aufweist (Stolte). Im Gegensatz dazu wirkt Molke leicht abführend, da ihr Fett und Kalk, die zur Seifenbildung nötigen Bestandteile, fehlen. Die Frauenmilch kann ebenfalls nicht leicht zu festen Stühlen führen, da sie zwar reich an Fett, aber verhältnismäßig arm an Kalk ist. Die nebenstehenden Tabellen sollen einen schnellen Überblick über die Zusammensetzung der angeführten Nahrungsmittel ermöglichen, soweit sie uns in diesem Zusammenhang interessiert. Bei mäßigem Kalkgehalt kann eine fettreiche Nahrung dem Organismus Kalk entziehen, während bei Ernährung mit Buttermilch oder Eiweißmilch solche Kalkverluste nicht zu befürchten sind.

Die Alkalisalze stehen in engen Beziehungen zum Wasserhaushalt des Organismus. Auch die Wirkung der Alkalien auf den Wasseransatz ist abhängig von der Gegenwart oder Abwesenheit organischer Substanzen in der Nahrung. Die gleichen Mengen an Alkalisalzen z. B., die in Form von Molke verabreicht Ödeme auslösen, können in Form von Buttermilch aufgenommen werden, ohne daß es zum Auftreten von Ödem kommt.

Prozentische Zusammensetzung verschiedener zur Säuglingsernährung dienender Nahrungsmittel.

	Fett	Kohlehydrat	Eiweiß	Salze	Kalk
Frauenmilch	4,5	6,8	1,0	0,2	0,04
Kuhmilch	3,5	4,5	3,5	0,7	0,19
Molke	0,2	4,5	0,7	0,6	0,05
Buttermilch	0,9	3,7	3,3	—	0,19
Eiweißmilch	2,5	1,5	3,0	0,5	0,14
Kaseinfettmilch ⅓ . .	2,35	1,8	2,14	—	0,14
Molkeadaptierte Milch	ca. 3,5	—	—	0,2	0,04
Kefyr	ca. 1,7	1,5	1,5	—	—
Larosan	ca. 1,8	ca. 2,3	ca. 3,0	0,4	0,14

	Verhältnis von Kalk zu Fett in 100 Teilen
Frauenmilch	0,04 : 4
Kuhmilch	0,19 : 3,5
Buttermilch	0,19 : 0,1 (0,2)
Eiweißmilch	0,14 : 2,5

Während ein günstiges Verhältnis von Fett zu Kalk die Entstehung von Seifenstühlen begünstigt, wird durch Eiweißanreicherung überdies die Möglichkeit herbeigeführt, den Kohlehydratgehalt der Nahrung auch bei solchen Kindern zu steigern, bei denen sonst dadurch dünne Stühle ausgelöst werden würden. Das zeigt sich besonders bei Verwendung von Eiweißmilch und von Buttermilch, die beide einen Zusatz von Kohlehydraten ermöglichen und seiner meist auch bedürfen, wenn sie Gewichtszunahmen herbeiführen sollen.

Die Zusammensetzung der Frauenmilch, in der einem hohen Kohlehydrat- und Fettgehalt ein niedriger Gehalt an Kalk gegenübersteht, läßt es begreiflich erscheinen, daß es durchaus nicht immer gelingt, Durchfälle, die bei künstlicher Ernährung entstanden sind, durch Übergang zur natürlichen Ernährung schnell zum Abklingen zu bringen. Schneller und sicherer gelingt dies meist, wenn die Nahrung zwar überwiegend aus Frauenmilch besteht, daneben aber gewisse Mengen Buttermilch enthält. Der geringe Gehalt der Frauenmilch an Eiweiß und an Salzen reicht zwar unter normalen Verhältnissen infolge sehr vollkommener Ausnützung wohl aus, den Bedarf des Kindes an diesen Substanzen zu decken; dagegen ermöglicht er nur schwer und innerhalb langer Zeiträume das Einbringen von Einbußen, die ein Säugling im Verlauf von schweren Ernährungsstörungen an seinem Bestand erlitten hat. Das erklärt uns, warum bei Brusternährung so lange Zeit vergeht, ehe ein Kind sich von einer heftigen Ernährungsstörung völlig erholt, und macht verständlich, daß dazu oft Mengen von Frauenmilch erforderlich sind, die über das hinausgehen, was wir als die Bedarfsgröße unter normalen Verhältnissen zu betrachten gewohnt sind.

Aus dieser kurzen Übersicht über die Bedeutung der einzelnen Nahrungsbestandteile für die Säuglingsernährung ergeben sich schon einige Gesichtspunkte für die **Pathogenese der Ernährungsstörungen der Kinder.** Zu reichlicher Gehalt der Nahrung an Kohlehydraten und an Fett kann zur Entstehung eines Durchfalls führen. Das ist praktisch in zwei Formen möglich, einmal derart, daß von bestimmten Nahrungsmitteln, wie Frauenmilch oder Kuhmilch, dem Säugling ein Übermaß zugeführt wird, dann aber auch durch Anreicherung einer an sich nicht überreichlichen Nahrung mit einzelnen Bestandteilen, wie Fett, Zucker etc. In beiden Fällen entsteht durch Zersetzung der Nahrung innerhalb der Magendarmwege ein Übermaß an niederen Fettsäuren, die abführend wirken und einen Durchfall hervorrufen. Ganz dieselben Folgen werden sich da einstellen, wo die Nahrung bereits außerhalb des Organismus vor ihrer Verwendung durch bakterielle Einwirkungen zersetzt worden ist. Wahrscheinlich handelt es sich in beiden Fällen um gleichartige Zersetzungsprodukte der Nahrung, die ihre schädigende Wirkung auf den Organismus entfalten, nämlich um niedere Fettsäuren. Die so entstandenen Ernährungsstörungen bezeichnen wir als alimentäre Toxikosen und stellen sie als alimentär entstanden solchen Ernährungsstörungen gegenüber, die auf Infektionen der Kinder zurückzuführen sind. Eine scharfe Abtrennung der alimentären und der infektiösen Ernährungsstörungen von einander ist natürlich nicht immer möglich. Auch bei den infektiösen Ernährungsstörungen können darmreizende und Peristaltik auslösende Zersetzungsprodukte der Nahrung im Spiele sein. Seltener als die Überernährung mit ihren schädlichen Folgen begegnet uns die Unterernährung, der, wenn sie einmal sichergestellt ist, meist, wenn auch nicht immer, leicht abzuhelfen ist. Bei Kindern in der ersten Lebenszeit kommt es nicht selten zu schweren enteralen Infektionen, die vom Darmtraktus ausgehend sich oft im ganzen Organismus ausbreiten.

Außerdem beobachten wir häufig bei Säuglingen, aber auch noch bei älteren Kindern, ausgesprochene nachteilige Einwirkungen infektiöser Prozesse, die sich irgendwo im Körper abspielen, auf den Ablauf des Ernährungsvorgangs und bezeichnen die so entstandenen Ernährungsstörungen als parenterale. Es scheint, daß ihnen zum Teil ähnliche Vorgänge zugrunde liegen wie den Ernährungsstörungen ex alimentatione, indem unter dem Einfluß der Infektion die Reizbarkeit des Darmnervensystems so zunimmt, daß Reize von normaler Intensität schon hinreichen, dieselben Störungen auszulösen, die im anderen Falle durch Steigerung der Reizungsgröße entstehen. Bei den akuten Ernährungsstörungen ex alimentatione kommt es ebenso wie bei denen ex infectione sehr frühzeitig zu Rückwirkungen der im Darm sich abspielenden Vorgänge auf den gesamten Organismus. In diesem Zusammenhang genüge es, die Blässe der Hautdecken, das Absinken des Gewebsturgors, die Störungen im psychischen Befinden der Kinder u. a. als frühzeitige Äußerungen solcher Fernwirkungen der enteralen Prozesse anzuführen. Außerdem ist die Tatsache wichtig, daß nach jeder akuten Ernährungsstörung für kürzere oder längere Zeit eine gesteigerte Empfindlichkeit gegen schädliche Einwirkungen durch die Nahrung zurückbleibt. Säuglinge, die eine akute Ernährungsstörung ex alimentatione überstanden haben, sind in der Regel nicht mehr mit Milch allein ohne Kohlehydrate zum Gedeihen zu bringen. Es gibt aber auch nicht wenige Säuglinge, die ein entsprechendes Verhalten von Anfang an aufweisen, ohne je eine alimentäre Toxikose erlitten zu haben. Das sind Kinder, die bei Ernährung mit gesüßter Kuhmilch dauernd obstipiert sind und sog. Seifenstühle ausscheiden. Unter solchen Umständen entwickelt sich, wenn die Nahrung nicht entsprechend geändert wird, allmählich ein Krankheitsbild, das wir als **Milchnährschaden** bezeichnen. Dabei bleiben die Kinder in ihrem allgemeinen Ernährungszustand und in ihrer Entwicklung zurück und können selbst hochgradig atrophisch werden. Sie zeigen sich darüber hinaus auch geschädigt in ihrer Widerstandskraft gegen Infektionen, die sich häufig in Gestalt von Furunkulose, Otitis media, Pyelozystitis etc. bei ihnen einnisten.

Noch ausgesprochener ist die Beeinträchtigung der natürlichen Immunität bei solchen Säuglingen, die lange Zeit hindurch überwiegend oder ausschließlich von Schleim- oder Mehlabkochungen gelebt haben. Als die Hauptschädigung, die dem sog. **Mehlnährschaden** zugrunde liegt, müssen wir nicht die übermäßige Kohlehydratzufuhr mit der Nahrung ansehen, sondern die mangelnde Versorgung mit Eiweiß, Fett und Salzen. Kinder, die von vornherein infolge des reichlichen Gehaltes ihrer Nahrung an Kohlehydraten vermehrte Stühle aufweisen, kommen nicht leicht in die Lage, an Mehlnährschaden zu erkranken, weil bei ihnen die Nahrung mit Rücksicht auf den Durchfall in der Regel zeitig geändert wird.

Bei konstitutionell abnormen Kindern verläuft der Ernährungsvorgang in besonderer Weise; sie sind deshalb auf eine bestimmte Regelung der Ernährung angewiesen, wenn sie gedeihen sollen. Aber abgesehen davon sind sie natürlich den gleichen Möglichkeiten einer Schädigung durch zersetzte Nahrung ausgesetzt wie die normalen Kinder.

Aus allem, was wir angeführt haben, leuchtet wohl ohne weiteres ein, daß im einzelnen Falle zahlreiche krankmachende Ursachen vereint wirksam werden können, und daraus ergibt sich die Möglichkeit der Entstehung einer Fülle verschiedenartigster klinischer Krankheitsbilder.

Wir fassen noch einmal die Hauptgruppen der Ernährungsstörungen, die wir bei unserer Darstellung zu berücksichtigen haben, kurz zusammen. Bei unzweckmäßiger Auswahl der Nahrung oder fehlerhafter Bemessung ihrer Menge kann eine Unterernährung oder eine Überernährung oder eine abnorme einseitige Ernährung, besonders wenn sie längere Zeit beibehalten werden, zu bestimmten Schädigungen des Kindes führen. Durch die Nahrung kann ein Kind auch dann geschädigt werden, wenn sie Trägerin pathogener Keime ist und so die Gelegenheit zu einer enteralen Infektion des Kindes, einer Ernährungsstörung ex infectione, vermittelt. Schließlich — und das ist der uns in der wärmeren Jahreszeit am häufigsten begegnende Fall — kann die Nahrung infolge bakterieller Zersetzung, von der sie vor ihrer Aufnahme in den Körper betroffen wurde, toxisch wirkende Produkte enthalten, die einen Durchfall mit allen seinen Folgen auslösen. Toxisch wirkende Substanzen können auch aus einer vorher einwandfrei beschaffenen Nahrung durch Zersetzungsprozesse entstehen, die sich innerhalb der Verdauungswege abspielen. In beiden Fällen ist eine alimentäre Toxikose die Folge. Häufig und zu wenig gewürdigt sind schließlich die parenteralen Ernährungsstörungen, die den Ausdruck schädigender Einwirkungen von außerhalb des

Magendarmkanals sich abspielenden Infektionen auf die Ernährungsvorgänge darstellen.

Die Hauptbedeutung für die Säuglingssterblichkeit haben wohl die **alimentären Toxikosen**, deren Verhütung und Behandlung deshalb von größter Bedeutung ist. Um der Entstehung von alimentären Toxikosen durch zersetzte Nahrung vorbeugen zu können, muß die Möglichkeit zur Beschaffung einwandfreier Milch gegeben sein. Frauenmilch ist der Zersetzung durch Bakterien nicht ausgesetzt und kann deshalb nur bei Zersetzung innerhalb des kindlichen Organismus eine Toxikose auslösen. Anders die Kuhmilch. Deshalb müssen wir diese vor dem Eindringen von Mikroorganismen nach Möglichkeit schützen. Dazu gehört auch die Sorge für eine entsprechende Ernährung der Milchtiere, da die Gefahr einer bakteriellen Verunreinigung der Milch natürlich größer ist, wenn die milchliefernden Kühe diarrhoische Entleerungen haben. Durch Unreinlichkeit beim Melken, durch Unsauberkeit der zum Transport oder zur Aufbewahrung der Milch dienenden Gefäße sind weitere vermeidbare Infektionsmöglichkeiten gegeben. Zu einer Zersetzung der Milch kommt es um so eher, je länger sie bis zum Gebrauch aufbewahrt wird und je höher die Temperatur ist, bei der sie gehalten wird. Deshalb soll die Milch nach dem Melken sogleich gekühlt und beim Transport sowie später im Hause des Verbrauchers bei Temperaturen unter 10° gehalten werden; sie soll möglichst schnell durch Aufkochen von pathogenen Mikroorganismen befreit und bis zum Verbrauch, zumal in der heißen Jahreszeit, nicht länger als 24 Stunden aufbewahrt werden. Es muß hervorgehoben werden, daß das Aufkochen der Milch einer Zersetzung bis zu einem gewissen Grad vorbeugen kann, daß aber in der Milch bereits vorhandene Zersetzungsprodukte damit nicht unschädlich gemacht werden. Die Gefahr der Zersetzung ist noch größer bei Mischungen, die aus Milch und Kohlehydratabkochungen bestehen; deshalb sollten solche Mischungen nicht im voraus für eine Anzahl von Mahlzeiten hergestellt werden.

Ein gewisses Urteil über die Beschaffenheit der Milch ermöglicht die Alkoholprobe — bei Mischung gleicher Teile Milch mit Alkohol von 68 % soll keine Gerinnung entstehen — sowie die Feststellung des Säuregrades: bei Titration mit Viertelnormalnatronlauge und Phenolphthalein als Indikator sollen bei frischer Milch nicht mehr als 2—4 ccm zur Neutralisation von 50 ccm Milch erforderlich sein.

Wo die Beschaffung von einwandfreier Kuhmilch auf Schwierigkeiten stößt, kann oft Ziegenmilch mit Vorteil zum Ersatz herangezogen werden. Sollte auch diese, etwa auf Reisen, nicht zu beschaffen sein, so hat es Berechtigung, Milchkonserven zu verwenden, doch immer nur für beschränkte Zeiträume.

Hat einmal eine Aufnahme von zersetzter Nahrung durch den Säugling stattgefunden, so besteht die erste Aufgabe der Behandlung darin, ihre Reste möglichst schnell und vollständig aus dem Körper wieder herauszuschaffen. Dafür tragen in vielen Fällen die Abwehrvorrichtungen des Organismus schon genügend Sorge, indem die zersetzte Nahrung durch Erbrechen und beschleunigte Darmperistaltik nach außen entleert wird. Wo diese Reaktionen ausbleiben, ist es zweckmäßig, den Magen auszuspülen, auch wenn schon 5—6 Stunden nach der Aufnahme der schädlichen Nahrung abgelaufen sein sollten. Denn unter pathologischen Bedingungen kann die Nahrung wesentlich länger als sonst im Magen zurückgehalten werden. Durch eine ausgiebige Darmspülung versuchen wir, Anteile der schädlichen Nahrung zu entfernen, die bereits aus dem Magen in den Darm übergetreten waren. Dem gleichen Zwecke dient die Verwendung von Abführmitteln, die aber auch nur im ersten Beginn einer Ernährungsstörung berechtigt ist, solange noch kein Durchfall besteht. Als Abführmittel wird Kalomel noch immer am meisten verwendet. Wir vermeiden seinen Gebrauch, weil es in kleinen Gaben nicht zuverlässig abführend wirkt, in großen Gaben aber die Schleimhäute des Darms reizt. Eine desinfizierende Wirkung des Kalomels ist weder aus klinischen Beobachtungen zu erschließen, noch auch experimentell zu erweisen. Zweckmäßige Abführmittel sind Rizinusöl in Mengen von etwa 5—10 g oder Pulvis magnesiae cum rheo in Mengen von 0,3 g.

Die Zufuhr neuer Nahrung ist besonders bei schweren Fällen erst dann erlaubt, wenn alle zersetzte Nahrung aus dem Körper herausbefördert worden ist und auch keine Stühle mehr entleert werden, die nach Aussehen und Geruch eine Zersetzung der Darmsekrete vermuten lassen, weil sonst die Zersetzungsvorgänge im Magendarmkanal nicht erlöschen. Man erkennt den Zeitpunkt, wann man mit der Nahrungszufuhr beginnen kann, an dem Auftreten des Hungerstuhles, der spärlich an Masse, dunkel gefärbt und frei von erkennbaren Nahrungsresten ist. Auf keinen Fall darf die Ernährung wieder aufgenommen werden, solange die Zahl der Stühle nicht abgenommen hat oder noch erhöhte Körpertemperatur besteht. Das kann 48 Stunden, unter Umständen noch länger dauern.

Ein so lange währender Hungerzustand könnte bedenklich erscheinen, wird aber in den meisten Fällen gut ertragen. Vorsicht in dieser Hinsicht ist jedoch bei neuropathischen Kindern geboten, bei denen hochgradige Unruhe zur Erhöhung der Ausgaben des Körpers an Energie wesentlich beitragen kann. In solchen Fällen ist die Verwendung von Beruhigungsmitteln (Chloral, Urethan, Brom oder auch Veronal 0,05—0,1 pro dosi) entschieden angezeigt. Gefährlich werden kann längere Nahrungsentziehung ferner bei solchen Kindern, die infolge von vorausgegangenen Ernährungsstörungen bereits erheblichere Gewichtseinbußen erlitten haben. Sie können sich sonst derjenigen Verlustgröße (ca. $\frac{1}{3}$ des ursprünglichen Gewichtes) nähern, die erfahrungsgemäß mit der Fortdauer des Lebens in der Regel nicht mehr vereinbar ist.

Während der Dauer der Nahrungsentziehung muß wenigstens der Wasserbedarf des Körpers nach Möglichkeit gedeckt werden. Das geschieht durch Verwendung dünner Teeaufgüsse, die mit Saccharin gesüßt werden. Sie werden erfreulicherweise von vielen Laien, die zu einer völligen Nahrungsentziehung ungern ihre Zustimmung geben würden, als Nahrungsmittel angesehen. Wo den Eltern Tee nicht als ausreichende Nahrung erscheint, kann an seiner Stelle Eiweißwasser verwendet werden, das bei richtiger Herstellung nur Spuren von Eiweiß enthält und auch nur scheinbar ein Nahrungsmittel darstellt. Man muß wissen und auch die Eltern darauf vorbereiten, daß bei vielen Kindern nach Teegenuß leicht Erbrechen auftritt, das bedeutungslos ist. Sonst ereignet es sich wohl, daß das Erbrechen nach Teegenuß als Ausdruck einer Schädigung angesehen und aus diesem Grunde die Teezufuhr aufgegeben wird und der Säugling dann nicht nur hungert, sondern gleichzeitig auch durstet. Bei schweren alimentären Toxikosen können die Verluste an Wasser durch den Stuhl und besonders durch die Atmung so hochgradig werden, daß sie ohne weiteres am Einsinken der Fontanelle, an den tiefliegenden Augäpfeln, an der Abnahme der Gewebsspannung (des Turgors) etc. erkannt werden können und an sich bedrohlich wirken.

In solchen Fällen wird natürlich die Sorge für ausreichende Wasserzufuhr noch dringlicher. Subkutane Kochsalzinfusion hat den Vorteil der schnellen Wirkung, dem aber gewisse Nachteile gegenüberstehen. Sie ist umständlich und zeitraubend, dabei recht schmerzhaft und bedingt bei nicht absolut aseptischem Vorgehen eine gewisse Infektionsgefahr. Bequemer und recht wirksam ist die Wasserzufuhr vom Darm aus in Gestalt von Verweilklysmen oder mit tropfenweiser Einführung von Flüssigkeit.

Eine vorübergehende Zurückhaltung des Wassers im Körper läßt sich beim kranken Säugling erzwingen durch Salzzusatz. Doch muß man die Menge des Salzes vorsichtig bemessen, um das Auftreten von Ödemen zu vermeiden. Von Heim und John wurde eine Lösung von je 0,5 g Kochsalz und Natr. bicarb. in 100 Wasser empfohlen. Aber selbst bei dieser Konzentration treten oft schon Ödeme auf. Denselben Zweck wie mit der Heim-Johnschen Lösung erreicht man natürlich auch durch Zusatz kleiner Mengen Kochsalz zum Tee oder zum Klysma (1—2: 1000). Flüssigkeiten, die subkutan zugeführt werden sollen, dürfen größere Mengen von Alkali nicht enthalten, weil Alkali die Gewebe schädigt. Es kommt nur physiologische Kochsalzlösung in Form von Ringerscher Lösung Chlornatrium 0,7% Chlorkalzium 0,02%, Chlorkalium 0,01%, doppeltkohlensaures Natrium 0,01% in Betracht, 100—150 cc, 1—2—3 mal pro die, bei Frühgeburten die Hälfte.

Die weitere Behandlung nach erreichter Leerstellung des Darms richtet sich nach der Schwere des einzelnen Falles. Als günstiger sind diejenigen Fälle zu betrachten, bei denen das Aussetzen der Nahrung in kurzer Zeit alle pathologischen Symptome zum Verschwinden bringt. Wenn dagegen die Zahl der Stuhlentleerungen noch vermehrt bleibt, wenn die Körpertemperatur nicht bald zur Norm absinkt und der Gewichtsverlust auch nach dem ersten Tage noch schnell und hochgradig erfolgt, so verrät das eine schwere Erkrankung. In gleichem Sinne ist das wiederholte Auftreten von Blut und Eiter in den Stühlen zu deuten sowie jede schwerere Störung des Sensoriums. Auf zwei wertvolle Anhaltspunkte zur Abschätzung der Prognose sei noch besonders hingewiesen, nämlich auf das Verhalten der Bauchdecken und der Herzaktion. Auch wo sonstige auffallende Störungen fehlen, muß ein durch Palpation erkennbarer Verlust der normalen Bauchdeckenspannung und ebenso eine Abnahme der Intensität und eine Verschleierung der Herztöne zu großer Vorsicht in der Stellung der Prognose mahnen.

Bei den leichtesten akuten Störungen gelingt es, die Ernährung nach Leerstellung des Darmes mit derselben — nur unzersetzten — Nahrung wie zuvor, aber in kleinsten, ganz allmählich ansteigenden Mengen, wieder aufzunehmen. Doch kommen derartige Fälle wenigstens in der ärmeren Bevölkerungsschicht nur selten in ärztliche Beobachtung. Meist ist man genötigt, die Nahrung zu ändern. War die Störung durch eine schon vor dem Genusse zersetzte Nahrung ausgelöst, so ist mit Wahrscheinlichkeit zu erwarten, daß sie nicht wieder auftritt, wenn sicher unzersetzte Nahrung verwendet wird. Am zuverlässigsten in dieser Beziehung ist natürlich die Frauenmilch, und ihre Verwendung ist zumal dann angezeigt, wenn es sich um Kinder in den ersten Lebensmonaten handelt. Bei Ernährung mit Frauenmilch sind jedenfalls die Aussichten am größten, ein Kind am Leben zu erhalten. Doch haben wir schon darauf hingewiesen, daß die Frauenmilch nach ihrer Zusammensetzung nicht geeignet ist, vorausgegangene Verluste in kurzer Frist zu decken und so eine schnelle Erholung zu ermöglichen.

Bei alimentären Toxikosen, die durch Zersetzungsprozesse innerhalb des Magendarmschlauchs entstanden sind, ist Milch wegen ihres hohen Fettgehaltes nicht geeignet, als erste Nahrung zu dienen. Die für solche Fälle vorgeschlagene Verwendung abgerahmter Frauenmilch setzt voraus, daß eine Zentrifuge zur Verfügung steht und ausreichende Mengen von Frauenmilch, da ja der Nährwert der Frauenmilch durch Entfernung des Fettes stark herabgesetzt wird. In den meisten Fällen können wir auf einfachere Weise zum Ziele kommen.

Gewisse Anhaltspunkte für die Auswahl der ersten Nahrung nach einer akuten Ernährungsstörung kann die Berücksichtigung der Frage ergeben, ob die Zersetzungsprodukte, die zur Entstehung der Durchfälle geführt haben, im gegebenen Falle auf einen bestimmten Bestandteil der Nahrung zurückzuführen sind. Im allgemeinen deuten stark saure, mit Gasblasen durchsetzte Stühle auf abnorme Gärungsprozesse hin, alkalische, faulig riechende Stühle dagegen auf erhöhte Darmfäulnis. Auch die Kenntnis der Art der vorausgegangenen Ernährung kann gewisse Schlußfolgerungen zulassen. In der Tat gelingt es zuweilen, auf solche Überlegungen und Beobachtungen gestützt durch eiweißreiche Nahrung eine gesteigerte Gärung, seltener durch vermehrte Zufuhr von Kohlehydraten eine abnorme Fäulnis erfolgreich zu bekämpfen und so einen Durchfall zu beseitigen. Doch darf man nicht vergessen, daß sich auch unter normalen Verhältnissen schon Gärungs- und Fäulnisprozesse innerhalb der Verdauungswege abspielen, daß also nur hohe Grade als sicher pathologisch betrachtet werden dürfen. Auch wird die Beurteilung des einzelnen Falles dadurch erschwert, daß auch eine überreichliche Zufuhr von Kohlehydraten gelegentlich Fäulnisprozesse auslösen kann, indem sie zu einer Reizung der Darmschleimhaut und zur Produktion massenhaften Darmsekretes führt, das für Fäulnisbakterien einen sehr günstigen Nährboden darstellt.

Akute Störungen, die auf das Fett der Nahrung zurückzuführen sind, weisen meist keine so charakteristischen Symptome auf, daß sie in ihrer Natur ohne weiteres erkannt werden könnten. Zuweilen sieht man bei makroskopischer Betrachtung des Stuhles eine fettig glänzende Beschaffenheit, die auf eine Störung der Fettresorption hinzuweisen scheint. Bei mikroskopischer Untersuchung der Stühle ist es schwer, eine Grenze zwischen normalem und abnormem Fettgehalt der Stühle zu ziehen. Ein sehr ernst zu nehmendes, auf Schädigung durch Fett hinweisendes Symptom ist es, wenn die Stühle bei Ernährung mit Kuhmilch oder Frauenmilch dünn sind und eine sehr helle, graue bis weiße Farbe annehmen.

In solchen Fällen, wo von vornherein sehr schwere Krankheitserscheinungen bestanden, die durch 1—2 tägige Nahrungsentziehung nicht zum Erlöschen kommen, kann der Übergang zur eigentlichen Ernährung im Laufe einiger Tage durch Molke angebahnt werden. Die Molke hat zwar nur einen geringen Nährwert, sie liefert aber wenigstens eine gewisse Menge an Stickstoff und an Salzen. Infolge ihres Salzgehaltes ist sie meist imstande, ein schnelles Absinken des Körpergewichtes zu verhüten. Andererseits kommt es besonders bei jungen Kindern bei Ernährung mit Molke leicht zur Entstehung von Ödemen, die bei höheren Graden ohne weiteres sichtbar sind, in anderen Fällen sich nur durch einen Anstieg des Körpergewichts verraten, der bei dem geringen Energiegehalt der Nahrung unmöglich als Ansatz von fester Substanz aufgefaßt werden kann. Immer muß man bei Verwendung von Molke berücksichtigen, daß sie als fettfreie Nahrung die Bildung fester Stühle nicht begünstigt, so daß man auf ein Erlöschen des ,,Durchfalls" nicht rechnen kann, solange eine ausschließliche Molkeernährung fortgeführt wird. Nach 1—2 tägiger Ernährung mit reiner Molke setzt man allmählich steigende Mengen Milch zu und zwar zweckmäßig abgerahmte Milch, da Fett bei Gegenwart der Alkalisalze der Molke schlechter vertragen wird. Damit nähern wir uns dann dem Ziel, das jeder Ernährungstherapie bei alimentärer Toxikose vorschweben muß, den Durchfall zum Erlöschen zu bringen.

In dieser Hinsicht hat sich die Berücksichtigung des Verhältnisses, in dem Fett und Kohlehydrate sowie Alkalisalze auf der einen Seite und andererseits Kalk und Eiweiß in der Nahrung vertreten sind, als praktisch wertvoller erwiesen als die bloße Gegenüberstellung von Gärungs- und Fäulnisprozessen. Fett und Kohlehydrat sind diejenigen Nahrungsbestandteile, die wir als gefährlich betrachten müssen, als um so gefährlicher, je weniger Eiweiß und Kalk und je mehr Alkalisalze ihnen in der Nahrung gegenüberstehen. Unter diesem Gesichtspunkt wird es verständlich, wenn Durchfälle oft bei der Ernährung mit der fettreichen und kalkarmen Frauenmilch nicht zum Stehen kommen, wohl aber, wenn man ein Allaitement mixte mit Frauenmilch und Buttermilch einleitet. Zu diesem Zweck ersetzen wir von den fünf Mahlzeiten Frauenmilch eine oder zwei durch **Buttermilch,** die aber nicht wie gewöhnlich mit Rohrzucker und Mehl versetzt ist, sondern an Kohlehydraten nur 3 % Mondamin enthält. Auf dem gleichen Prinzip beruht auch die Verwendung der **Eiweißmilch** bei akuten Toxikosen. Denn die Eiweißmilch enthält nur halb so viel Molkesalze, d. h. im wesentlichen Alkalisalze, wie die Kuhmilch, ihr Fettgehalt ist geringer (2,5% gegen 3,5%) und ihr Kalkgehalt entspricht etwa demjenigen der Vollmilch. Die Verwendung von Mondamin oder auch von Nährzucker als Zusatz zur Eiweißmilch hat die Bedeutung, daß so der leicht vergärbare Rohrzucker durch Kohlehydrate ersetzt wird, die der Gärung weniger zugänglich sind. Der Herabsetzung des Kohlehydratgehaltes im ganzen kommt keine so wesentliche Bedeutung zu, denn es hat sich als notwendig erwiesen, der Eiweißmilch Kohlehydrate in wechselnder Menge zuzusetzen, wenn man einen Gewichtsanstieg damit erreichen will. Der Eiweißgehalt der Eiweißmilch entspricht etwa dem der Kuhmilch. Wegen der Herabsetzung des Gehaltes an löslichen Alkalisalzen und an Fett bei unvermindertem Kalkgehalt muß Eiweißmilch die Entstehung von Seifenstühlen, also von festen Stühlen, begünstigen. Auch ist der Eiweißgehalt verhältnismäßig hoch, da wir ja bei Kindern mit Ernährungsstörungen sonst in der Regel keine Vollmilch, sondern mit Wasser oder Kohlehydratabkochungen hergestellte Verdünnungen verwenden, die nur ein Drittel bis die Hälfte vom Eiweißgehalt der Vollmilch aufweisen.

Die Einführung der Eiweißmilch in die Behandlung der alimentären Toxikosen hat sich als ein wertvoller Fortschritt erwiesen. Doch ist ihre Herstellung im Hause recht mühsam und kaum durchführbar, das fabrikmäßig hergestellte Produkt aber ist ziemlich teuer und nicht immer gleichmäßig zusammengesetzt. Außerdem ist zu beachten, daß Eiweißmilch bei einzelnen Fällen von schwerer Toxikose ungünstig wirkt — solche erholen sich zuweilen bei einem Allaitement mixte aus Frauenmilch und Buttermilch — und daß sie von kranken jungen Kindern unter 3000 g und solchen aus den ersten drei Lebensmonaten häufig schlecht vertragen wird. Auch bei Verwendung von Eiweißmilch ist es zweckmäßig, zunächst durch etwa 12—24 stündige Teediät den Darm leerzustellen. Danach beginnt die Ernährung in schweren Fällen mit etwa 50 g Eiweißmilch, die man auf den Tag verteilt, und steigt um 50 g täglich, und sobald der Durchfall aufhört, schneller bis auf 120—200 g auf das Kilogramm Körpergewicht. Bei leichten Fällen kann man die Ernährung mit 300 g anfangen und schnell bis zu denselben Mengen ansteigen. Von vornherein muß der Eiweißmilch etwas Nährzucker (1—3%) oder Mondamin zugesetzt werden. Durch Steigerung des Kohlehydratgehaltes auf 5%, ev. noch mehr, läßt sich ein Gewichtsanstieg oft erzwingen, wo er anfänglich ausblieb. Nach einer durch einige Wochen durchgeführten Ernährung mit Eiweißmilch gelingt es meist, die Eiweißmilch durch eine aus Milch und Mondaminabkochung zu gleichen Teilen bestehende und mit Malzsuppenextrakt in Mengen von 30—50 g versehene Nahrung zu ersetzen. Dabei beginnt man zweckmäßig mit 300 Milch + 300 Mehl + 30 Malz, d. h. einem Verhältnis von 1 : 1 : 1/10. Beim Abgehen von der Eiweißmilch soll der Übergang zur neuen Art der Ernährung nicht allmählich angebahnt, sondern mit einem Schlage durchgeführt werden. Es ist meist nicht zweckmäßig, die Ernährung mit Eiweißmilch länger beizubehalten als notwendig ist, um den Durchfall zu beseitigen.

Von der Buttermilch gilt ebenso wie von der Eiweißmilch, daß sie unter einfachen Verhältnissen schwer zu beschaffen ist, weil sie nicht leicht im Hause hergestellt werden kann. Käufliche Buttermilch darf zur Säuglingsernährung meist nur dann verwendet werden, wenn sie aus einem Großbetrieb stammt, der für tadellose Beschaffenheit Gewähr leistet. Selbst dann muß ihre Azidität vor der Verwendung geprüft werden. Buttermilch ist fast fettfrei und eine Nahrung, die lediglich aus Buttermilch besteht, ist in ihrer Einseitigkeit gefährlich, weil der Säugling nicht dauernd bei fettfreier Nahrung bestehen kann. Wir verwenden aus diesem Grunde Buttermilch nur als Zusatz zur sonstigen Nahrung und zwar vorzugsweise bei natürlicher, aber auch bei künstlicher Ernährung. Wenn eine oder zwei Flaschen Milch durch Buttermilch ersetzt werden, so begünstigt das die Entstehung fester Stühle, da die Buttermilch fast fettfrei und gleichzeitig reich an Kalk ist. Im allgemeinen wurde die Buttermilch für Zwecke der Säuglingsernährung als sog. holländische Säuglingsnahrung früher mit reichlichen Mengen von Rohrzucker und Mehl versetzt. Wo es sich aber darum handelt, die Bildung fester Stühle zu begünstigen, setzen wir der Buttermilch nur 3% Mondamin zu. Ein reichlicherer Zusatz von Kohlehydraten tritt erst dann in sein Recht, wenn die Neigung zu dünnen Stühlen geschwunden ist und es sich darum handelt, im Reparationsstadium die Zunahme des Körpergewichts zu begünstigen.

In ähnlicher Art wie die Eiweißmilch und die Buttermilch sind noch einige andere Nahrungsarten zusammengesetzt, die ebenfalls zur Behandlung alimentärer Toxikosen erdacht oder herangezogen worden sind. Dahin gehört die sog. molkenadaptierte Milch, bei der die Molkensalze auf etwa $2/7$ vom Gehalt der Vollmilch herabgesetzt sind, während ihr Fettgehalt etwa dem der Vollmilch entspricht. Die sog. Kaseinfettmilch, d. i. eine mit Kasein und Fett angereicherte Kuhmilch, enthält ein Drittel oder die Hälfte der Molkensalze der Kuhmilch, ihr Fettgehalt entspricht etwa dem der Milch. Mit einem Zusatz von 3 % Nährzucker enthält sie als $1/3$ Kaseinfettmilch nur etwa 500 Kalorien im Liter, so daß etwa 200 g für das Kilo Körpergewicht erforderlich sind. In dieser Zusammensetzung soll sie nach den Angaben von Heim und John in der dritten bis fünften Lebenswoche verwendet werden. Für die Zeit vom zweiten bis zum fünften Monat wird sie ersetzt durch Milch, der gleiche Teile von der Kaseinfettaufschwemmung in Wasser zugefügt werden nebst einem Zusatz von 5—6 % Nährzucker. Noch ältere Säuglinge erhalten $3/4$ Kaseinfettmilch mit 5—7 % Nährzucker. Dabei ist sorgfältig zu achten auf eine zuweilen sich schnell entwickelnde Blässe der Haut, die das einzige Symptom einer schweren Ernährungsstörung bilden kann, die schnell tödlich endigt, wenn sie nicht rechtzeitig beobachtet wird und dann Veranlassung gibt, die Ernährung mit Kaseinfettmilch abzubrechen und zur Ernährung mit Frauenmilch überzugehen. Besonders gute Resultate gibt angeblich die Kaseinfettmilch bei chronischen Ernährungsstörungen mit Neigung zu Durchfall.

Sowohl die molkenadaptierte Milch wie die Kaseinfettmilch sind nach den bisherigen Erfahrungen nur für leichte Ernährungsstörungen zu verwenden. Die Herstellung der Kaseinfettmilch ist zwar etwas einfacher als die der Eiweißmilch, weil keine Buttermilch dazu erforderlich ist, aber immer noch zu kompliziert für einfache häusliche Verhältnisse. Leichter zu beschaffen ist Kefir, der nach 24 stündiger Gärung in der Wärme (30 bis 35° C) zur Hälfte mit Wasser verdünnt, mit 5 ccm 20 % Natriumkarbonatlösung auf $1/2$ Liter Kefir versetzt und auf 3 % Nährzuckergehalt gebracht wird (Peiser). Er ist dann eiweißärmer (1,5 gegen 3 %), aber auch fettärmer (1,7 gegen 2,5 %) als Eiweißmilch, während sein Kohlehydratgehalt annähernd der gleiche ist. Dabei ist der leicht gärbare Milchzucker zum Teil durch das schwer gärbare Mondamin ersetzt. Nach kurzem Aussetzen der Nahrung wird der Kefir in Mengen von $1/60$ des Körpergewichts verabreicht und schnell auf $1/30$ des Körpergewichts gesteigert. Die Ernährung mit Kefir soll nur eine Reihe von Tagen fortgesetzt werden, da er für eine länger dauernde Ernährung zu kalorienarm ist. Er wird dann ersetzt durch eine Mischung von Milch und Mehl, der ev. noch Malz in entsprechender Menge zugesetzt wird. Als einfach herzustellender und billiger Ersatz der Eiweißmilch ist schließlich das Larosan (Stoeltzner) zu nennen, das der Eiweißmilch in der Zusammensetzung recht nahe kommt und vermutlich etwa dasselbe leisten dürfte. Noch billiger und auch im Haushalt leicht herzustellen ist die in allerjüngster Zeit von Fur angegebene Eiweißrahmmilch, die ebenfalls der Eiweißmilch nahezu gleichwertig zu sein scheint.

Säuglinge, die eine akute Ernährungsstörung überstanden haben, sind meistens mit Milch als einziger Nahrung nicht mehr zum Gedeihen zu bringen. Wenn man versucht, durch Erhöhung der Milchmenge eine Zunahme des Körpergewichts bei ihnen zu erzwingen, so bleibt der gewünschte Erfolg aus. Die Stühle werden spärlich, sie sind auffallend trocken, hell gefärbt und riechen ausgesprochen nach Fäulnisprodukten. Ganz dieselben Erscheinungen machen sich bei manchen Säuglingen bei Ernährung mit Kuhmilch von Anfang an geltend, ohne daß sie jemals eine akute Ernährungsstörung erlitten haben. Die meisten Säuglinge, die bei Ernährung mit Frauenmilch trotz Aufnahme ausreichender Nahrungsmengen obstipiert sind, haben bei Ernährung mit Kuhmilch Stühle von der geschilderten Art, die Seifenstühle genannt werden, weil sie überwiegend aus Kalkseifen bestehen. Beharrt man trotz Ausscheidung von Seifenstühlen bei reiner Milchernährung, so entwickelt sich allmählich das Krankheitsbild des **Milchnährschadens.** Die Kinder werden hochgradig atrophisch, sie sind ausgesprochen blaß, haben dünne Bauchdecken und gehen leicht an Infektionen (Furunkulose, Zystitis etc.) zugrunde.

Die Behandlung des unkomplizierten Milchnährschadens ist eine dankbare ärztliche Aufgabe. Da die Störung darauf zurückgeführt werden muß, daß das Fett nicht in normaler Weise verwertet werden kann, so muß der Fettgehalt der Nahrung eingeschränkt werden. Der einfachste Weg dazu ist die Verwendung kleiner Milchmengen. Das setzt voraus, daß der Ausfall an Nährwert auf anderem Wege gedeckt wird. Das erreichen wir durch Zusatz von Kohlehydraten, deren Verwendung gleichzeitig noch einen weiteren Zweck erfüllt. Die beim bakteriellen Abbau der Kohlehydrate entstehenden niederen Fettsäuren wirken befördernd auf die Darmperistaltik. Diese abführende Wirkung ist bei den einzelnen Kohlehydraten verschieden stark ausgesprochen. Hafermehl wirkt stärker abführend als Weizenmehl. Am geringsten ist in der Regel die Wirkung einer dünnen Mehlabkochung oder des Schleims, d. h. einer Abkochung der unzerkleinerten Getreidekörner. Milchzucker wirkt etwas intensiver als Rohrzucker. Bei der Verwendung der Kohlehydrate zur Bekämpfung des Milchnährschadens ist sorgfältige Abmessung der Mengen notwendig, wenn nicht die Wirkung über das Ziel hinausschießen und zur Entstehung eines Durchfalls führen soll. Wir gehen deshalb im einzelnen Falle so vor, daß wir bei jungen Kindern zunächst bei einzelnen Mahlzeiten die Milch mit Schleim statt mit Wasser verdünnen, und erst wenn das vertragen wurde, den Schleimzusatz durchgehend verwenden. Dabei ist es zweckmäßig, nach jedem neuen Kohlehydratzusatz zur Nahrung einige Tage verstreichen zu lassen, ehe man weitergeht, da die volle Wirkung sich nicht sofort geltend zu machen pflegt. Erweist sich dieses Vorgehen als nicht ausreichend, so ersetzen wir den Schleim durch eine Mehlabkochung. Wenn wir auch damit noch nicht zum Ziele kommen, so steht uns noch die Verwendung von zwei Kohlehydraten als wirksame Steigerung zu Gebote. Dazu gebrauchen wir mit Vorliebe Malz in Form des sog. Löfflundschen Malzsuppenextraktes (nach Keller). Wir setzen also der von Milch und Mehlabkochung aus gleichen Teilen bestehenden Nahrung 20 g Malzsuppenextrakt zu und steigern die Menge, wenn nötig, bis zu 50 g in 24 Stunden (1 Teelöffel etwa 7—25 g je nach Konsistenz).

Bei der Wirkung des Malzsuppenextraktes kommt zur Kohlehydratwirkung noch eine Alkaliwirkung hinzu, da er aus Malzextrakt mit einem Zusatz von Kalium carbon. besteht. Die Gegenwart der löslichen Alkalisalze wirkt der Kalkseifenbildung entgegen, indem sie eine Überführung der unlöslichen Kalkseifen in wasserlösliche Alkaliseifen begünstigt. Malzextrakt ohne diesen Zusatz von Alkali erweist sich als weit weniger wirksam.

Gelingt die Regelung der Ernährung in Fällen von Milchnährschaden in der geschilderten Weise, so macht sich der Erfolg regelmäßig schnell geltend. Sobald die richtig ausgewählten Kohlehydrate in genügender Menge zugeführt werden, verschwinden nicht nur die Seifenstühle, sondern es kommt auch innerhalb weniger Tage zu einem oft beträchtlichen Gewichtsanstieg und einer entsprechenden Änderung des Allgemeinzustandes. Diese schönen Erfolge erzielt man besonders bei Kindern, die immer nur die Symptome des Milchnährschadens aufgewiesen haben und von akuten Ernährungsstörungen verschont geblieben sind. Schwieriger gestaltet sich die Behandlung da, wo akute alimentäre Störungen vorausgegangen sind. In solchen Fällen bleibt oft für lange Zeit eine gesteigerte Empfindlichkeit bestehen, die sich ebenso wie gegen das Fett auch gegen die Kohlehydrate in der Nahrung geltend macht. Unter diesen Umständen führt oft nur eine noch weitergehende Einschränkung des Fettes in der Nahrung zum Ziel. Wir erreichen sie durch Verwendung der Kellerschen Malzsuppe, die aus einer Mischung von einem Teil Milch mit zwei Teilen einer Abkochung von Mehl und Malzsuppenextrakt in Wasser besteht, oder aber durch Ernährung mit kleinen Mengen Milch neben Buttermilch, die mit entsprechenden Mengen von Kohlehydrat (die ursprüngliche Vorschrift lautete: 10—12 g Mehl und 70—90 g Rohrzucker auf 1 Liter Buttermilch) versetzt ist.

Einer ausschließlichen Ernährung mit Kellerscher Malzsuppe oder mit Buttermilch haftet ein großer Nachteil an, der es uns verbietet, sie durch längere Zeit beizubehalten: sie sind beide sehr reich an Kohlehydraten und dabei arm an Fett oder fast fettfrei. Eine so einseitig zusammengesetzte Nahrung eignet sich natürlich nicht zur Verwendung für längere Zeiträume. Wir sind aber auch nur selten genötigt, zu solchen extremen Maßnahmen zu greifen, wenn wir statt dessen nur einzelne, eine bis zwei Mahlzeiten, durch Buttermilch ersetzen, die nur einen Zusatz von 3% Mondamin enthält. Auf diese Weise wird ein Verhältnis von Fett und Kalk in der Nahrung hergestellt, das die Entstehung fester Stühle begünstigt und eine ausreichende Zufuhr von Kohlehydraten ermöglicht. Wo diese Korrektur der Nahrung mit Buttermilch sich gleichfalls nicht als ausreichend erweist, gelingt es oft noch, durch eine während einiger Wochen fortgesetzte Ernährung mit Eiweißmilch oder noch besser durch ein Allaitement mixte von Frauenmilch und Buttermilch eine Erholung des Kindes anzubahnen. Bei älteren Säuglingen etwa vom sechsten Monat ab kann in Fällen, wo die Zucker- und Mehlarten nicht gut vertragen werden, die Verwendung der nicht aufgeschlossenen Kohlehydrate wie Grieß, Reis etc. in Form von Brei den gewünschten Erfolg herbeiführen. Dabei ist zu berücksichtigen, daß man in Form von Breien die Kohlehydrate in konzentrierterer Form zuführt, wodurch es möglich wird, die Menge der einzelnen Mahlzeit kleiner zu bemessen.

Gegen Ende des ersten Jahres kann zur Bekämpfung der mit dem Milchnährschaden verbundenen Obstipation auch die Verwendung von Zellulose in der Form von fein zerteiltem Gemüse und Obst mit herangezogen werden.

Bei Kindern, die bei Ernährung mit Milch, Wasser und Zucker Störungen aufgewiesen haben, wird häufig mit und ohne ärztliche Verordnung die Milch aus der Nahrung weggelassen und statt dessen nur Schleim und Mehlsuppe verabreicht. Wenn dabei die Stühle normale Beschaffenheit annehmen, während der Versuch einer Zugabe von Milch wieder neue Störungen auslöst, so ist die Gefahr gegeben, daß eine reine Kohlehydraternährung durch längere Zeit fortgesetzt wird. Diese Gefahr ist um so naheliegender, als die Kinder das eine Zeitlang ganz gut zu vertragen scheinen. Sie können dabei viele Wochen lang normale Stuhlentleerungen haben, sehen gut aus und halten sich auf ihrem Körpergewicht oder nehmen sogar zu. Auf die Dauer kommt es aber so unausbleiblich zu einer schweren Schädigung des Organismus, die um so früher eintritt und um so schwerere Grade erreicht, je jünger die Kinder sind. Die Schädigung beruht in erster Linie darauf, daß bei dieser Art von Ernährung der Bedarf des Körpers an Eiweiß und Fett und meist auch an Salzen ungedeckt bleibt. Es handelt sich also bei dem sog. **Mehlnährschaden** nicht um eine direkte schädigende Wirkung des Mehls oder der Kohlehydrate, sondern um eine Schädigung des Körpers durch eine extrem einseitige Nahrung, der lebenswichtige Bestandteile fehlen.

Die Berücksichtigung dieser Tatsache ist wesentlich auch für die Art der Behandlung. Diese hat in erster Linie die Aufgabe, dem Körper die fehlenden Bestandteile zuzuführen. Dazu genügt es, die Nahrung in zweckmäßiger Weise zu ergänzen, während wir nicht genötigt sind, die Kohlehydrate aus der Nahrung ganz auszuschalten. Sehr viele derartige Kinder sind ja in den Zustand des Mehlnährschadens geraten, weil die Ernährung mit Milch ohne Kohlehydrate bei ihnen auf Schwierigkeiten stieß. Etwas anderes ist es natürlich, wenn sich bei einem durch längere Zeit nur mit Kohlehydraten ernährten Kinde ein Durchfall entwickelt, der dann nur auf Zersetzung der Kohlehydrate im Darm zurückgeführt werden kann. In diesem Falle ist man bei jüngeren Kindern auf Ernährung mit Frauenmilch angewiesen, während bei älteren Säuglingen Eiweißmilch oder Quark am ehesten die Gärungsprozesse zum Erlöschen kommen lassen. Bei den Fällen von Mehlnährschaden, die ohne Durchfall in Behandlung kommen, genügt es, der Nahrung entsprechende Mengen von Milch zuzusetzen. Wie schwer die Schädigung des Organismus ist, die durch lang dauernde einseitige Kohlehydraternährung herbeigeführt wird, das zeigt sich daran, daß viele dieser Kinder Infektionen erliegen, die an sich geringfügig sind und vom normalen Organismus leicht überwunden werden.

Die große Empfänglichkeit für Ernährungsstörungen, die den Säugling kennzeichnet, verliert sich erst gegen das Ende des zweiten Lebensjahres. Zwar kommen Kinder im zweiten Lebensjahr bei akuten Ernährungsstörungen selten mehr so schnell in Lebensgefahr, wie wir es bei Säuglingen oft beobachten; aber an länger dauernden Ernährungsstörungen und selbst an akuten sterben doch auch im zweiten Lebensjahr noch zahlreiche Kinder. Besonders bedroht sind die Kinder aus diesem Lebensalter von der Gefahr der Überernährung und der einseitigen Ernährung. Eine Überernährung kommt sehr leicht dadurch zustande, daß beim Übergang zur gemischten Kost der Erwachsenen die Milchmenge nicht entsprechend eingeschränkt wird. Auch wird die gemischte Kost den Kindern selten so genau zubemessen, wie das mit den Trinkmengen im ersten Lebensjahr fast allgemein der Fall ist.

Den Gefahren der Überernährung entgeht man am einfachsten und sichersten, wenn man die Zahl der Mahlzeiten auf vier oder drei in 24 Stunden einschränkt. Es ist überraschend, wie günstig dadurch z. B. die Neigung rachitischer Kinder zu Verdauungsstörungen beeinflußt wird, die es sonst so erschwert, ihnen die für ihr Gedeihen notwendige gemischte Kost zu verabreichen.

Die einseitige Ernährung kann beim älteren Kinde verschiedene Formen annehmen. Mit Milch und Vegetabilien (Gebäck, Gemüse) allein lassen sich ältere Kinder auf die Dauer nur dann ohne Nachteil ernähren, wenn sie frei von konstitutionellen Anomalien (Rachitis, exsudativer Diathese, Anämie) sind. Die Schädigung durch einseitige Milchernährung gibt sich beim älteren Kinde in erster Linie durch Blässe der Haut und der Schleimhäute, durch Entwicklung eines reichlichen, aber schlaffen Fettpolsters und durch Obstipation zu erkennen. Zur Beseitigung dieser Erscheinungen ist es notwendig, die Milchzufuhr stark einzuschränken und den Eiweißbedarf durch Fleisch zu decken.

Bei einseitiger Kohlehydraternährung älterer Kinder, wie sie besonders in den ärmeren Bevölkerungsschichten uns nicht selten begegnet, sehen die Kinder meist für den ersten Blick ganz gut aus, werden aber häufig ausgesprochen pastös. Die Hauptschädigung, die durch einseitige Kohlehydraternährung beim älteren Kinde herbeigeführt wird, besteht in der verminderten Widerstandskraft gegen Infektionen, wie sie sich z. B. im Falle einer Infektion mit Tuberkulose erkennen läßt. Die Fälle von einseitiger Kohlehydraternährung älterer Kinder erweisen sich als sehr dankbar für die Behandlung mit Lebertran, und bei ihnen haben auch die Wohltätigkeitsbestrebungen, die sich in unentgeltlicher Milchverabreichung an ältere Kinder äußern, eine gewisse Berechtigung.

Akute alimentäre Störungen können bei älteren Kindern in verschiedener Weise ausgelöst werden. Am häufigsten kommen wohl Gärungsprozesse nach überreichlichem Genuß von Kohlehydraten in Betracht, auf die z. B. die meisten nach Festtagen gehäuft auftretenden Fälle zurückzuführen sind. In anderen Fällen können mechanische Reize mit in Betracht kommen, wie nach übermäßigem Genuß zellulosereichen Obstes. Schließlich können ältere Kinder natürlich ebenso wie Erwachsene besonders in der heißen Jahreszeit infolge der Aufnahme zersetzter Nahrung an heftigen Magendarmerscheinungen erkranken. Dann kommen selbstverständlich auch enterale Infektionen, z. B. mit Paratyphus, bei ihnen vor.

Die Behandlung der akuten alimentären Störungen der älteren Kinder folgt in der Hauptsache denselben Gesichtspunkten, wie wir sie für die Säuglinge auseinandergesetzt haben. Zunächst gilt es, die zersetzte Nahrung aus dem Körper herauszuschaffen. Wenn im Beginn der Erkrankung noch keine Durchfälle aufgetreten sind, ist ein Laxans (Rizinus, Sennainfus etc.) angebracht. Bis zur Leerstellung des Darms wird nur Fleischbrühe oder schwacher Tee verabreicht. Waren Gärungsprozesse die Ursache des Durchfalls, so sind alle aufgeschlossenen Kohlehydrate, namentlich Zucker, zunächst zu vermeiden. Wir bevorzugen dann die schwer gärbaren Kohlehydrate wie Kartoffelstärke, Mondamin und Reis. Ein zweckmäßiges Präparat ist Eichelkakao. Die Kohlehydrate können als Suppen verabfolgt werden, denen man ein Eiweißpräparat (Plasmon, Roborat etc.) zusetzt. Auch Quark, der aus Magermilch gewonnen wird, leistet gute Dienste zur Bekämpfung der Gärung. Fetthaltige Nahrungsmittel sollen bis zum Verschwinden aller akuten Erscheinungen vermieden werden. Als erste ausgiebigere Nahrung kann ein Mondaminpudding dienen, der mit kleinen Mengen Milch und

Ei zubereitet wird; beliebt ist ein Zusatz von Blaubeersaft. Der Übergang zur gewöhnlichen Kost soll nur langsam erfolgen und besonders der Genuß von Obst und Gemüse nicht zu zeitig erlaubt werden. Eine medikamentöse Behandlung mit Adstringentien etc. ist meist überflüssig.

Bei parenteralen Ernährungsstörungen älterer Kinder, die mit beunruhigenden Erscheinungen und selbst mit Ausscheidung von Blut und Eiter in den Stühlen einhergehen können, braucht die Ernährung meist nicht so streng gehandhabt zu werden. Es genügt dabei in der Regel, wenn man die Nahrungsmengen etwas einschränkt und alle stärkeren Reize aus der Nahrung ausschaltet, wie Zellulose, leicht gärbare Kohlehydrate etc.

Bei unserer Besprechung der Behandlung der Ernährungsstörungen im Kindesalter haben wir bisher Nährpräparate und Medikamente fast unerwähnt gelassen. Die Nährpräparate stellen mit wenigen Ausnahmen nicht etwa besonders sorgfältig hergestellte einzelne Nahrungsstoffe, sondern Gemische dar, die mit oder ohne Zusatz von Milch als alleinige Nahrung für Kinder empfohlen werden. Gegen die Verwendung derartiger Nährpräparate bestehen mehrfache Bedenken. Sie stellen Konserven dar, und Konserven sollen nur im Notfalle an die Stelle frischer Nahrung treten. Tritt bei Behandlung mit Nährpräparaten ein Mißerfolg ein, so ist es meist unmöglich zu sagen, auf welchen Bestandteil der Nahrung er zurückzuführen ist. Man gelangt also zu keiner klaren Indikationsstellung. Schließlich wird für einen großen Teil der ,,Kindernährmittel" eine Propaganda entfaltet, die alle Merkmale der Kurpfuscherei an sich trägt und geeignet ist, schweren Schaden zu stiften. Unter diesen Umständen sind wir genötigt, die Verwendung von Nährpräparaten, die für Kinder bestimmt sind, nach Möglichkeit auszuschalten.

Die medikamentöse Behandlung der Ernährungsstörungen verfolgt zum Teil den Zweck, antiseptisch zu wirken. Doch stehen uns bisher keine Medikamente zu Gebote, die in solchen Mengen und Konzentrationen, wie sie bei Kindern verwandt werden können, eine zuverlässige antiseptische Wirkung ausüben. Von einer augenfälligen therapeutischen Wirksamkeit der verschiedenen Tanninpräparate haben wir uns bei Ernährungsstörungen des Kindesalters nie überzeugen können. Dasselbe gilt vom Wismut. So beschränkt sich unsere medikamentöse Behandlung der Ernährungsstörungen in der Hauptsache auf die Verwendung von Beruhigungsmitteln und von Exzitantien wie Kampfer, Koffein, Digalen, Adrenalin u. a., wo solche angezeigt erscheinen.

Technik der Säuglingspflege.

Von **Privatdozent Dr. K. Stolte,**
Universitätskinderklinik in Berlin.

Die Pflege eines gesunden jungen Säuglings erfordert in der Regel keine großen Vorkenntnisse. Eine einsichtige Mutter vermag ihr Kind ohne große Mühe aufzuziehen und vor Erkrankungen zu bewahren. Das Interesse, mit dem sie die Entwicklung des Kindes verfolgt, läßt sie alle Störungen in dem Befinden desselben rechtzeitig erkennen, und in den meisten Fällen wird es ihr allein, ohne die Hilfe eines Arztes, gelingen, dieselben zu bekämpfen. Sie lauscht dem Kinde gewissermaßen das ab, was zu seinem Wohlbefinden notwendig ist, und wenn es eine intelligente Mutter ist, so vermag sie auch bei leichten Erkrankungsfällen die richtige Behandlungsweise selber herauszufinden.

Ein wesentlicher Faktor bei dem Aufziehen von Säuglingen, der erst in den letzten Jahren in seiner vollen Tragweite erkannt wurde, ist bei der Pflege des Säuglings durch die eigene Mutter gegeben, die von jeher die besten Resultate gezeitigt hat. Gerade die Beobachtung der Entwicklung junger Kinder im Elternhause bei gesunden und kranken Tagen hat uns die Erkenntnis von der Notwendigkeit gebracht, bei einem Säugling nicht eine schematische Pflege durchzuführen, sondern schon bei den jüngsten Kindern auf die Eigenart jedes einzelnen Rücksicht zu nehmen. Erst die Durchführung dieses als notwendig erkannten Prinzips hat uns soweit gebracht, daß die Spitalbehandlung der Säuglinge keine Gefahr mehr bietet, sondern mit der häuslichen Pflege sehr wohl konkurrieren kann, ja derselben sogar unter Umständen überlegen ist.

Es genügt eben nicht, daß der Säugling zur rechten Zeit die richtige Nahrung erhält, daß er hier und da gebadet und häufig trocken gelegt wird. Eine Unmenge mehr oder minder leicht zu erkennender Kleinigkeiten bedeuten für sein Wohlbefinden und dadurch indirekt für sein Gedeihen sehr viel. Darum kann man zur Säuglingspflege auch nur solche Personen verwenden, welche sich die Mühe nicht verdrießen lassen, auf all die Kleinigkeiten, die ihrem Pfleglinge das Dasein angenehmer machen können, zu achten, und die vor allem auch den nötigen Blick und das erforderliche Verständnis für die verschiedenartigen Äußerungen des Wohlbefindens bzw. des Unbehagens bei einem Säuglinge haben. Bei der Abhängigkeit aller Organfunktionen von der Regulierung durch das Zentralnervensystem wird es verständlich, daß auch schon beim Säuglinge das psychische Befinden die körperliche Entwicklung nennenswert beeinflussen kann. Gröbere Insulte wird das Kind stets durch Schreien zum Ausdruck bringen; es ist ja seine kräftige Stimme fast das einzige Mittel, mit dem es seine berechtigten Wünsche und Beschwerden der Umgebung mitteilen kann, mit der es dieselbe auf Hunger und Durst, unbequemes Liegen und unter Umständen auch auf seine Krankheit hinweisen kann. Nur wer die Äußerungen eines Kindes richtig zu deuten vermag und wer auf der anderen Seite sich von einer unnützen Vielgeschäftigkeit fernhält, nur der vermag die Entwicklung des Säuglings in richtigen Bahnen zu leiten.

Erforderlich für die verständnisvolle Pflege gesunder, noch mehr aber kranker Säuglinge ist die Kenntnis des normalen Verhaltens. Man muß wissen, daß ein gesunder Säugling zumeist schläft, nur selten erwacht und gleich wieder einschläft, sobald wohl begründete Forderungen erfüllt sind, daß heißt sobald er trocken und sauber, weich und warm gebettet ist und sein Durst durch eine nach Menge und Art der Zusammensetzung zweckmäßige Nahrung von entsprechender Temperatur gestillt ist. Je nach der Empfindlichkeit des Kindes ist es außerdem notwendig, allzu grelle Belichtung, laute akustische Reize von dem Kinde fernzuhalten. Und in der Erkenntnis gerade der vielen Einzelheiten, die bei dem einen oder anderen Kinde berücksichtigt werden müssen, ist so manche Mutter oder Pflegerin dem Arzte weit überlegen. Deswegen sollte man nie versäumen, schon beim Aufnehmen der Anamnese die Eigenart des Kindes mit in Erfahrung zu bringen. Denn während der Erwachsene stets seine Wünsche anzubringen weiß, werden die Ansprüche eines Säuglings oft übersehen, unter Umständen aber auch falsch gedeutet und dementsprechend behandelt.

Die Ansprüche der Kinder sind außerordentlich verschieden. Die normalen Kinder zeigen das eben geschilderte Verhalten. Bei entsprechender Pflege und Wartung schlafen sie die längste Zeit des Tages, solange sie ganz jung sind, in den späteren Monaten liegen sie aber auch im wachen Zustande ruhig im Bett und warten, bis sie ihre Mahlzeit erhalten, um sofort wieder einzuschlafen, sobald ihr Hunger gestillt ist. Es gehört schon recht erheblicher Lärm dazu, oder ein empfindliches Trauma z. B. der Stich einer Wespe oder der Fall aus dem Bett, um sie zu wecken. Sonst aber kann man ein gesundes Kind aus dem Bette nehmen, herumtragen und wieder hinlegen, ohne daß sein Schlaf dadurch unterbrochen würde — es erwacht nicht, sondern bleibt mit seinen zu Fäustchen geballten Händen und beiderseits am Kopf hinaufgeschlagenen Armen ruhig liegen. Wie manches Kind erwacht nicht einmal wenn es aus dem Bette fällt!

Entsprechend diesem beschaulichen Dasein vollzieht sich auch bei zunehmendem Alter die geistige Entwicklung der Kinder in behaglicher Ruhe. Sie wachen zwar immer längere Stunden am Tage, aber sie beanspruchen nicht, daß sich dauernd jemand mit ihnen abgibt. Es genügt ihnen, die Dinge in ihrer Umgebung zu betrachten, dabei lernen sie unbewußt das Fixieren (7. Woche), sie bemühen sich aus eigenem Antriebe den Kopf zu erheben, um ihren Gesichtskreis zu erweitern, und falls ihnen das nicht mehr genügt, nach den Gegenständen zu greifen. Ebenso erlernen sie die völlige Aufrichtung des Rumpfes, das Sitzen und Stehen und zuletzt das Laufen aus innerem Antriebe. Da bei allen diesen Funktionen die Mitwirkung des tätigen Gehirnes das Maßgebende ist, so wird ohne weiteres verständlich, daß je nach der Leichtigkeit mit welcher das Zentralnervensystem anspricht, erheblichere oder minder starke Reize notwendig sind, um das Kind zur Betätigung zu bringen. Doch soll nicht bestritten werden, daß man durch fleißige Übung den Zeitpunkt des Gehens und Stehens, sowie des Sprechens vordatieren kann, ebenso wie bei frühzeitigem Abhalten oft schon im ersten Lebensjahre ein Säugling zur Sauberkeit erzogen werden kann.

So erfreulich es auch im allgemeinen für die Eltern sein mag, wenn sie ein auffallend braves, auffallend ruhiges Kind im Hause haben, so daß sie fast garnichts von seiner Anwesenheit merken, so wird dem Arzte doch diese völlige Anspruchslosigkeit, das Fehlen aller Reaktionen auf diejenigen Reize, auf welche ein normales Kind reagieren muß, als unbedingt pathologisch erscheinen. Diese Kinder, die während des 1. Lebensjahres wenig zu Klagen Anlaß geben, stellen im späteren Leben viel größere Ansprüche als die normalen, da sie Gehen und Stehen, Essen und Trinken, Sauberkeit und Sprache oft erst spät, wenn überhaupt, erlernen.

Im Gegensatz dazu kommt es bei Kindern mit gesteigerter Aufnahme- und Lernfähigkeit sehr rasch zur Ausbildung von Gewohnheiten, die unter Umständen für die Umgebung lästig und für das Kind selbst schädlich werden können. Ein leicht aufnahmefähiges Kind merkt sich schon in den ersten Lebenstagen, daß es beim Schreien gewiegt oder aus dem Bette genommen wird, gelegentlich auch zu Trinken erhält, und ertrotzt sich dann diese Annehmlichkeiten mit unglaublich zäher Energie. Wer den Zusammenhang nicht kennt und aus falscher Vorstellung über die Gründe des Geschreies mit stets neuen Reizen (Schaukeln, Singen, Klappern und dgl.) das Kind zu beruhigen versucht, erreicht gerade den entgegengesetzten Erfolg. Die Ansprüche des Kindes wachsen dadurch nur noch mehr.

Es wäre ja für manche Eltern und törichte Erzieher gewiß eine ausgezeichnete Lehre, wenn sie ihre falschen pädagogischen Maßnahmen in dieser Weise büßen müßten. Leider bleiben aber solche Erziehungsfehler auch nicht ohne nachteiligen Einfluß auf das Kind. Statt den physiologisch notwendigen Schlaf zu finden, durchwacht das Kind viele Stunden des Tages; es leidet die Tiefe des Schlafes, immer geringere Störungen genügen, um ihn zu unterbrechen. Jede Unterbrechung aber bedeutet für solche Kinder einen schweren Insult, so daß sie gleich wieder mit Schreien erwachen. Auf diese Weise bildet sich in kurzer Zeit ein Cirkulus vitiosus aus, dem sich die Eltern nicht mehr herausfinden. Da es zumeist ,,nervöse", neuropathische Naturen sind, so leiden sie selbst eben so schwer, wenn nicht noch schwerer als das Kind unter dessen abnormem Verhalten. Und während sie ihrerseits aus Unverstand den Zustand verschlimmern und die Herrschaft über die Situation verlieren, so sehen sie sich bald veranlaßt, um ihrer eigenen wie auch um der Kinder Ruhe willen, mit einem Schlaftrunk — meist Mohnsamenabkochung — dem Schreien ein Ende zu machen. Leider wissen auch Ärzte oftmals nichts Besseres zu raten. Und doch leitet das Erfassen des Grundübels darauf hin, daß es nicht so sehr darauf ankommt, die Reizbarkeit des Nervensystems, sondern die darauf einwirkenden Reize zu vermindern. So kommen wir denn auch in den meisten Fällen damit aus, daß das Kind trotz des Geschreies nicht aufgenommen wird und nur, falls das allein nicht helfen sollte, falls auch die Gewährung eines sauberen Schnullers nicht genügt, in einem anderen Zimmer sich allein überlassen bleibt. In vielen Fällen genügt es, wenn man über das ganze Bett des Kindes eine Decke breitet, so daß dasselbe von den Vorgängen in seiner Umgebung nichts mehr sieht. Nach einem kurzen Versuche, durch heftiges Schreien sich aus der Lage zu befreien, beruhigt sich das Kind und lernt oft schon nach 2 bis 3 Tagen begreifen, daß unnützes Geschrei und Zugedecktwerden eine ebenso sichere Zusammengehörigkeit besitzen, wie zuvor Geschrei und Herumtragen aufeinander folgten. Nur in Fällen äußerster Unruhe, zumal bei unbelehrbaren schreienden Idioten, ferner bei Säuglingen, die wegen Krankheit oder vor Schmerzen stöhnen und jammern — es hat der Ton der Stimme schon etwas viel kläglicheres an sich — kann, ja sollte man stets von narkotischen Mitteln Gebrauch machen. Ein Klysma von $\frac{1}{2}$ g Chloralhydrat in Wasser gelöst oder eine Gabe von 0,05 bis 0,1 g Veronal (-Natrium) per os pflegen schnell zu wirken und für vorübergehenden Gebrauch zweckmäßig zu sein. Für längeren Gebrauch sind Bromkaliumdosen 10,0:300,0 teelöffelweise zu bevorzugen.

Die Kleidung des Säuglings soll ihn vor unnötiger Wärmeabgabe schützen und soll die Möglichkeit bieten, ihn ohne große Mühe trocken und sauber zu halten. Dazu reicht bei ausgetragenen Kindern, die bekanntlich ein genügendes Temperaturregulierungsvermögen besitzen, die Bekleidung mit einem leinenen Hemdchen, die Lagerung in leinener Windel auf einer Unterlage, die aus einer Barchentwindel, darunter einem Gummituche, dann Bettlaken und Matratze besteht, sowie die Bedeckung mit einer leichten Wolldecke im Sommer aus, während im Winter je nach der Zimmertemperatur dieselbe Aufmachung genügt oder ev. ein Wolljäckchen über dem Hemde und ein Federbett über der Wolldecke notwendig wird. Eine Erhöhung des Kopfes durch Kopfkissen ist nicht notwendig, doch ist zur Vermeidung des Aufliegens des Hinterkopfes auf dem Gummituche das Unterschieben eines dünnen Roßhaar- oder Spreukissens empfehlenswert.

Kranke Kinder und insbesondere Frühgeburten (auch „gesunde") erfordern dagegen eine viel genauere Überwachung ihrer Temperatur. Es sei nur kurz erwähnt, daß das Unvermögen, die Temperatur auf der Norm zwischen 36,8 und 37,2 Grad (Rektaltemperatur, andere Messungen sollte man nie vornehmen) zu halten, oftmals das erste Zeichen beginnender Ernährungsstörung ist. Hier soll nur daran erinnert werden, daß bei frühgeborenen und lebensschwachen Kindern sehr häufig zuerst eine gewisse Zyanose, dann Sklerödem, die Steifheit der Glieder schließlich des Rumpfes bei starren Fettpolstern auf die Gefahren der Unterkühlung aufmerksam machen. Bei Vernachlässigung dieser ersten Zeichen der Auskühlung kommt das Kind sehr rasch in Lebensgefahr. Und doch sind nicht alle solche Kinder trotz des scheinbar bedrohlichen Zustandes verloren. Durch Bäder, die etwas höhere Temperatur haben, als die Körperwärme des kleinen Patienten beträgt, und die allmählich durch Zugießen von heißem Wasser auf etwa 38 Grad gebracht werden, läßt sich die Abkühlung rasch beheben. Durch zweckmäßige Lagerung zwischen Wärmflaschen (beiderseits eine Mineralwasserkruke mit heißem Wasser in Flanell eingeschlagen um Hautverbrennung zu vermeiden) und Bedecken des Köpfchens mit einer dicken Watteschicht, über welche zur Befestigung ein Häubchen gezogen wird, ev. durch Einpacken des ganzen Kindes in Watte, wird die Wärmeabgabe auf ein Minimum reduziert. Man braucht zur Pflege solcher schwacher Kinder bei sorgfältiger Überwachung keineswegs besonders komplizierte Apparate (Wärmewannen, Couveusen); es genügt, wenn man zwischen Kind und Bettdecke ein Thermometer legt und durch mehrmaliges vergleichendes Messen der Rektaltemperatur ermittelt, bei wieviel Grad des äußeren Thermometers das Kind seine Innentemperatur auf der Norm (37 Grad) zu halten vermag, und alsdann nur für konstante Außentemperatur sorgt. Es ist eben so falsch, wenn das Kind überhitzt wird, als wenn es unterkühlt ist. Die jagende Atmung der zwischen Wärmeflaschen liegenden Kinder kann schon auf die Wärmestauung hinweisen, ehe es noch zum Ausbruch reichlichen Schweißes kommt. Bei einiger Übung kann ein Blick das Wartepersonal darüber belehren, ob die richtige Temperatur vorhanden ist oder nicht. Die unterkühlten Kinder erscheinen bläulichblaß, die überhitzten turgeszent und rot, die richtig temperierten dagegen rosig, so wie es das normale neugeborene Kind tun soll.

Bei der Empfindlichkeit der kindlichen Haut ist die Beachtung peinlichster Sauberkeit unbedingt notwendig. Morgendliches Baden der Säuglinge in einer etwa 20 l fassenden Wanne bei etwa 35 Grad ist unbedingt erforderlich, der Gebrauch von Seife erlaubt, zumal um die Schuppen auf dem Kopfe zu entfernen. Die Entfernung der Schuppen macht gelegentlich erhebliche Schwierigkeiten. Dann kann man Benzin in Anwendung bringen, doch muß die Kopfhaut hinterher mit einer indifferenten Salbe oder mit einem sauberen Öle wieder eingefettet werden. Bei lebensschwachen oder frühgeborenen Kindern werde die Prozedur des Badens in etwas wärmerem Wasser möglichst rasch vorgenommen. Bei älteren Kindern, die kräftig im Wasser strampeln, kann ein kühleres Bad von längerer Dauer mit nachfolgendem Frottieren der Haut (dabei muß über dem Tuche und nicht mit dem Tuche die Haut gerieben werden) als energischer Reiz für die Wärmeregulation, zur Abhärtung empfohlen werden. Doch sei vor Übertreibungen gewarnt. Eltern, die sonst ihre Kinder in sehr reichlichen dicken und wollenen Kleidern und Betten einpacken, sollten sich zunächst damit begnügen, die Kinder bei leichterer Bekleidung (Hemd und Windelhöschen) im warmen Zimmer strampeln zu lassen und sie ins Freie zu bringen.

Die Sauberhaltung der Kinder macht ebenso, wie die Erhaltung der Ruhe und Zufriedenheit, je nach der Veranlagung der Kinder verschiedene Mühe. Niemand wird bestreiten, daß hie und da stark ammoniakalischer Urin wegen des Geruchs und wegen der starken Hautreizung ein häufigeres Trockenlegen erfordert, desgleichen daß häufige dünne Stühle oft zu schwerer Schädigung der Haut führen. Viel wichtiger ist die Kenntnis, daß Neigungen zu Haut- und Schleimhauterkrankungen beim Fehlen der genannten Ursachen als eine angeborene Eigenschaft, als Manifestation der exsudativen Diathese aufzufassen sind. Trotz einer gewissen sorglosen Behandlung und trotz nur 1—3 maligen Trockenlegens in 24 Stunden wird das normale Kind nicht zur Intertrigo neigen, während bei den exsudativen Kindern weder häufiges Erneuern der Windeln, selbst wenn dies stets unmittelbar nach dem Naßwerden erfolgt und mit sorgfältigerem Trocknen und Pudern verbunden wird, noch die Behandlung mit Öleinreibungen vor dem Wundwerden schützt. Solche Kinder werden eben nicht nur an den Stellen wund, die der Reizung durch Exkrete ausgesetzt sind, vielmehr auch in der Halsfalte und unter den Armen, endlich auch auf Brust, Rücken, im Gesicht und an allen anderen Stellen des Körpers. Die Hervorhebung dieser Veranlagung soll nun nicht dazu führen, daß man dem Übel als etwas Unvermeidlichem gegenüber steht; sie soll vielmehr nur daran erinnern, daß eine Behandlung des Wundseins solcher Kinder ohne diätetische Maßnahmen zwecklos ist. Diese müssen aber durch alle zu Gebote stehenden Mittel der Hautpflege unterstützt werden. In leichten Fällen genügt ein Pudern mit einem der vielen empfohlenen Streupulver (Salizyl-Streupulver, Zinkpuder, Bolus alba), bei ausgebreiteten Ekzemen wird zweckmäßig Zinköl oder eine mit 0,5—2 % Lenigallol versetzte Zinkpaste auf die nässenden Stellen aufgetragen, dagegen von der reichlicheren Verwendung von Salizylpulvern auf stark nässende Flächen wegen der Resorptionsgefahr abgesehen. Auf alle Fälle decke man Körperstellen, die den Exkreten am meisten ausgesetzt sind, mit einer fest haftenden Paste; die Aufsaugung des Urins oder dünner Stühle begünstige man durch Lagerung auf Kleie, die man zwecks Verhütung der Zerstreuung im Bette in Mull einschlagen kann. — Dasselbe empfiehlt sich für die Lagerung von Kindern bei nässenden Ekzemen oder rezidivierenden Furunkeln am Kopfe. Es scheint, als ob bei luftiger Lagerung auf Spreukissen viel wirksamer als bei dem unmittelbarem Aufliegen auf dem Gummituche solche, sonst so hartnäckige Leiden vermieden, oder, falls sie schon vorhanden, bekämpft würden.

Vor allem muß hier aber noch einer weitverbreiteten Unsitte, dem Verbote des Badens solcher Kinder, mit aller Entschiedenheit entgegengetreten werden. Es ist gar kein Wunder, daß Kinder, die wochenlang nicht gebadet werden, ihre Ekzeme nicht verlieren. Das zersetzte, oft unglaublich widerlich riechende Sekret unterhält einen steten Reiz; einfaches ,,Abölen" vermag aber keineswegs die wäßrigen Hautsekrete und Zersetzungsprodukte zu entfernen, schon deswegen, weil sich Öl und Wasser nicht mischen. Ein Abspülen der Sekrete durch ein warmes Bad, zu dem auch ohne Bedenken eine milde Seife verwendet werden darf, wirkt oft Wunder. Selbstverständlich soll die Haut solcher Kinder nicht wie die gesunder Säuglinge frottiert werden, sondern sie muß mit Watte, die in Mull eingeschlagen wird, vorsichtig abgetupft und danach, je nachdem sie rot und trocken oder nässend erscheint, in der eben beschriebenen Weise behandelt werden.

Ernährungstechnik.

Über die Notwendigkeit der möglichst langdauernden Brusternährung, sowie über die Indikationen für die Wahl künstlicher Nahrungsmittel ist im Abschnitte über Ernährungstherapie genügendes gesagt. Hier haben wir uns nur mit den rein technischen Fragen der Ernährung zu beschäftigen. Wie auch bezüglich der anderen Punkte bereits hervorgehoben wurde, so bedarf es auch für gesunde, kräftige Kinder zumeist keiner besonderen Maßnahmen. Sie trinken kräftig und geschickt an der Brust, wie aus der Flasche, es bedarf dazu kaum besonderer Unterstützung. Sobald das Kind in eine Lage gebracht wird, bei der es die Brustwarze ordentlich fassen kann, ist seine Geschicklichkeit allen noch so wohl erdachten Manipulationen zur Entleerung der Brust weit überlegen. Der Saugmechanismus des Säuglings unterscheidet sich bekanntlich erheblich von dem des Erwachsenen. Das Kind saugt nicht, indem es ,,aspiriert", sondern es atmet und saugt gleichzeitig. Der Saugakt vollzieht sich in der Weise, daß das Kind durch Abwärtsdrängen des Zungenbodens eine Mulde und dadurch ein Vakuum

im Munde schafft, in welches die Milch aus der Brustdrüse oder
Flasche hineinfließt. Dieses Saugen unterstützt das Kind durch
ein Beißen mit den zahnlosen Kiefern auf die Brustwarze. Dadurch
mag es wohl ähnlich der manuellen Entleerung etwas Milch aus der
Brust hervorspritzen; vor allem aber übt es damit einen die Brustentleerung begünstigenden Reiz auf die Drüse aus. Die Kombinationen von rhythmischem Saugen und Beißen vermochte auch die
sinnreichste Erfindung bisher nicht nachzuahmen. Sie scheint
aber den physiologischen Reiz darzustellen. Anhaltende Übung
setzt zwar Frauen allmählich in den Stand, ohne ein Kind anzulegen,
viele Monate hindurch reichliche Mengen von Milch abzuspritzen.
In der weitaus überwiegenden Zahl von Fällen bedarf es jedoch
zur Unterhaltung dieser Funktionen des physiologischen Reizes.

Dieser Reiz allein genügt aber trotz reichlich in der Brust
vorhandener Milch oftmals nicht, um die Sekretion in Gang zu
bringen. Es ist leider viel zu wenig bekannt, daß psychische Hemmungen vielfach ein nicht zu überwindendes Hindernis für das
Stillen abgeben. Während in Entbindungsanstalten die Möglichkeit des Stillens ein Axiom ist und als solches den Müttern immer
wieder vorgehalten wird, während hier eine Mutter bei der anderen
verfolgt, wie trotz anfänglicher Schwierigkeiten endlich doch das
Stillen möglich wird, stellen sich in der Hauspraxis viel größere
Schwierigkeiten in den Weg. Die Angst der Mutter, daß das Stillen
ev. nicht möglich wäre, kann solche Hemmungen zur Folge haben,
daß das Kind nur wenig oder gar keine Milch aus der Brust herausbekommt. Diese Hemmungen zu überwinden ist nicht immer leicht,
und doch kann ein Zuspruch von seiten des Arztes, dem die Mutter
vertraut, oder der Glaube an die Wirkung eines Nährpräparates
bzw. einer die Milchsekretion fördernden Medizin (gleichgültig ob
es ein Laktagogum oder Stomachikum oder Amarum ist) Großes
leisten. Ein andermal geht es am besten, wenn niemand außer
Mutter und Kind zugegen ist.

Gegenüber diesen Hemmungen tritt Behinderung des Stillens
durch Bestand einer Senkwarze an Häufigkeit weit zurück. Auch
hier sollte viel häufiger der Versuch gemacht werden, das Stillen
durchzuführen — das Kind faßt dann den Warzenhof statt der Warze
—. Leider ist aber bei Frauen und Ärzten die Vorstellung, daß
durch diese Abweichung vom gewöhnlichen Bau der Brustwarze
ein absolutes Hindernis für das Stillen gegeben sei, zu sehr verbreitet
und deswegen schwer zu widerlegen.

Sollte aber der anatomische Bau der Brustdrüse hie und da
einmal ein Hindernis abgeben, oder sollten schmerzhafte Rhagaden
das Anlegen unmöglich machen, so sollte doch nicht auf die natürliche Ernährung verzichtet werden, ehe nicht der Versuch gemacht
wurde, durch manuelle Entleerung die Milch zu gewinnen. Daß
dies möglich ist, beweisen die alten Erfahrungen aus Findelhäusern
und Entbindungsanstalten, in denen auf die genannte Weise für
luetische Kinder Frauenmilch gewonnen wird. Daß es aber vom
ersten Tage ab geht, ohne daß überhaupt je ein Kind angelegt
wurde, ist erst kürzlich von Helbich bewiesen.

Die Art und Weise, wie die Brust künstlich entleert wird,
wechselt von Ort zu Ort. Vielfach sind Saugvorrichtungen, Glasglocken mit Gummiballon oder mit einer Vorrichtung zum Saugen
für die Mutter verwendet worden. Es geht mit solchen Apparaten ganz gut, wenn nur für genügende Weite des Glasansatzes
gesorgt wird, der über die Brustwarze gestülpt wird, und wenn

durch gehörige Ausbuchtung des Glases eine Berührung von Milch und Gummiballon ausgeschlossen ist, da der letztere zu schwer zu reinigen ist. Die meisten Modelle, die verkäuflich angeboten werden, haben eine zu schlanke Form. Sie passen gerade eben über die Brustwarze bei der Ruhe und tragen nicht der Anschwellung während des Saugens Rechnung. Infolgedessen verursachen sie leicht Schmerzen und verhindern die vollkommene Entleerung. Zweckmäßiger scheint daher das mannuelle Abspritzen zu sein. Mit sauber gewaschenen Händen spritzt die Frau selbst die Milch ab in ein vorgehaltenes sauberes Glas, indem sie von der Peripherie her mit dem Handballen die Drüse ausstreicht und mit den Fingerspitzen dicht hinter der Warze zufaßt. Das Verfahren erfordert zum Anfang etwas Geduld, aber eine Amme vermag es von der anderen binnen kurzem zu lernen, außerdem hat es den Vorteil größter Sauberkeit. Die Milch wird eben sofort in einem sauberen Glase aufgefangen und auf diese Weise vor Verunreinigungen bewahrt.

Dasselbe Verfahren der **Brustmilchgewinnung** sollte auch in all den Fällen zur Anwendung kommen, wenn ein Säugling vorübergehend oder dauernd (Hasenscharte, Wolfsrachen) nicht in der Lage ist, zu saugen. Es wurde bereits erwähnt, daß der Säugling im Gegensatze zum Erwachsenen neben dem Saugen und Schlucken atmet. (Dies ist ihm ermöglicht durch ein Hochstehen des Kehlkopfes, welches ein Herabfließen der Nahrung zu beiden Seiten der Epiglottis erlaubt.) Sobald die Atmung eine Behinderung erfährt, muß das Kind beim Trinken absetzen. Ist die Behinderung erheblich und das Kind sehr kurzatmig, so kann ein Säugling trotz langdauernden Anlegens bei einer milchreichen Amme verhungern. Sehr oft ist nur ein fehlerhaftes Anlegen mit Anpressen der Nasenlöcher gegen die Brust der Mutter die Ursache der mangelhaften Nahrungsaufnahme. Dies läßt sich leicht beheben, indem die Stillende die Brust an der Stelle der Nase des Kindes mit den Fingern etwas zurückhält. Andere Male sind Respirationserkrankungen, vor allem Verlegung der Nase, daran schuld. Bei reichlichem Sekret kann eine Nasenspülung vor dem Anlegen (mit 2% Wasserstoffsuperoxyd), bei erheblicher Schleimhautschwellung das Einlegen eines mit Adrenalinlösung benetzten Tampons, die Atmung soweit ermöglichen, daß für das Trinken keinerlei Hindernis besteht. Ist die Nasenatmung frei, so kann selbst bei ziemlich erheblicher Bronchitis oder Pneumonie ein Kind genügend an der Brust trinken, solange nicht Symptome der Herzschwäche sich bemerkbar machen. Sind aber solche vorhanden — sie äußern sich in Nasenflügelatmung, Leiserwerden der Herztöne, Abblassen der Hautfarbe, Schwellung der Leber und Unvermögen zu Trinken — so kann die Nahrungsaufnahme erheblich erschwert werden. Alsdann sind all jene Maßnahmen am Platze, die dem Kinde die Nahrungsaufnahme erleichtern. Zunächst die Flaschenfütterung. Sie stellt für das Kind zumeist eine wesentliche Erleichterung dar; eine so wesentliche, daß sie gelegentlich zum Nachteile gereichen kann, weil Kinder, die einmal die Fütterung aus einer leicht fließenden Flasche kennen gelernt haben, unter Umständen die mühevolle Brusternährung mit solcher Energie abweisen, daß der Beginn der Zufütterung durch eine Flasche gleichbedeutend ist mit dem Abstillen. Dieses „Selbstabsetzen" der Kinder kann man jedoch leicht vermeiden, wenn man bei der Zufütterung [aus Brustmangel z. B.] das Trinken aus der Flasche so sehr erschwert, daß das Kind länger aus der Flasche als an der Brust trinken muß. Am besten sollte man die Weite des Schnullerloches stets so wählen, daß das Kind eine Viertelstunde bis 20 Minuten zum Leertrinken braucht. Diese Regel trägt sowohl dem Kräftezustand der Kinder als jeder Form der Nahrung Rechnung. Erfordert doch ein jedes Nahrungsgemisch entsprechend seiner Konsistenz verschiedene Schnullerweite.

Bei kranken, schlecht trinkenden Kindern wird in den meisten Fällen die Flaschenfütterung, die durch bequeme Lagerung im Bette oder auf dem Arme der Pflegerin unterstützt werden kann, eine genügende Nahrungsaufnahme ermöglichen. Aber doch wird, zumal bei Frühgeburten oder schwerkranken Kindern, hier und da eine sorgfältige Fütterung aus einer Schnabeltasse oder mit dem Löffel nicht zu umgehen sein, wenngleich es in solchen Fällen einer geschickten Pflegerin auch gelingt, bei langsamem Ausfließenlassen der Milch aus horizontal gehaltener Flasche durch ein weites Schnullerloch die Ernährung durchzuführen. Hiermit kommt man aus bei allen Fällen von schwerer Behinderung der Nasenatmung oder hochgradiger Herzschwäche, die eine Schonung der Kräfte beim Trinken wünschenswert erscheinen läßt. Sobald aber jede Berührung der Rachenwand mit der Nahrung einen asphyktischen Anfall auslöst, was bei Frühgeburten gar nicht selten vorkommt, oder einen Hustenanfall provoziert, tut man gut, nicht die Fütterung in der genannten Weise zu erzwingen, sondern zur Sonde zu greifen. Es ist der Umschwung in dem Befinden der Kinder oftmals ganz erstaunlich. Denn ähnlich wie ein Bepinseln der Rachenwand mit einer $\frac{1}{2}$ bis 1 prozentigen Lösung von Argentum nitricum einen Keuchhustenanfall im Entstehen abbrechen kann, so ist wohl auch das Trauma der Sondeneinführung imstande, den Husten zu unterdrücken, selbst bei solchen Kindern, die sonst bei jedem Schluck zu husten beginnen.

Die Sondenfütterung ist beim Säugling einfach. Ein Nélatonkatheter von der Weite 19—22 dient als Sonde. Diese wird dem liegenden Kinde, nachdem sie mit Wasser befeuchtet wurde, ohne Mühe in den Rachen und Magen eingeschoben. Sobald das Kind heftig schreit, wird sie durch ein Ansatzrohr aus Glas mit dem mit Nahrung gefüllten Schlauch und Glastrichter verbunden. Bei einem Druck, der 50 cm Wassersäule nicht überschreiten soll, läßt man die Nahrung, die natürlich stets dünnflüssig sein muß, einfließen. Währenddessen dreht man den Kopf des Kindes zur Seite, um ein Aspirieren etwa zurückfließender oder herausgewürgter Nahrungsbestandteile zu vermeiden. In einem Augenblick, da das Kind nicht schreit und preßt, wird die Sonde mäßig schnell herausgezogen. Häufigere Wiederholung der Sondenfütterung schadet nichts. 18 Tage lang, ja in einem anderen Falle 2½ Monate auf diese Weise zwangsweise ernährte äußerst elende Kinder habe ich gesund das Spital verlassen sehen. Vor einer unnötig langen Fortsetzung der Sondenfütterung sei jedoch dringend gewarnt, weil die Kinder dabei unter Umständen das Trinken verlernen und nach überstandener Krankheit selbst in den Mund eingegossene Nahrung nicht schlucken. Um dies zu vermeiden, dazu genügt es, wenn man den Kindern auch zur Zeit der Sondenfütterung einigemale am Tage wenigstens einige Schluck Tee aus der Flasche anbietet.

Ganz anders liegen die Verhältnisse, wenn gesunde Kinder die angebotene Nahrung verweigern. Hier gilt es nicht, dem schwachen Säugling die zur Erhaltung der Kräfte notwendige Nahrung beizubringen, sondern bei einem sich sträubenden Kinde den Widerwillen gegen eine Nahrung, die man für notwendig erachtet, zu überwinden. Zumeist treten diese Schwierigkeiten bei der Fütterung der ersten künstlichen Mahlzeit bei vorher ausschließlich an der Brust genährten Kindern auf, in anderen Fällen, wenn ein Flaschenkind zu konsistenterer Nahrung übergeführt werden soll, zumal wenn diese Nahrung, wie es bei der Grießbrühe der Fall ist, nicht einen süßen, sondern salzigen Geschmack hat. Die Schwierigkeiten werden umso größer, je älter und kräftiger das Kind ist. Sie sind um so eher zu erwarten, je sensibler sein Nervensystem ist. Solche Kinder, die es gewohnt sind, ihren Willen durchzusetzen, können ihren willensschwachen Eltern unter Umständen unüberwierigliche Schwierigkeiten bereiten.

Es wäre falsch, diese Kinder durch Strafen zur Nahrungsaufnahme bewegen zu wollen. Solche Maßnahmen, ebenso zwangsweise Fütterung durch Einstopfen der Nahrung bei zugehaltener Nase (um die Öffnung des Mundes zu erzielen), sind vollkommen verfehlt. Solch ein Kampf endet gewöhnlich mit einem Erbrechen der aufgezwungenen Nahrung; außerdem führt er auch zu einer schweren psychischen Schädigung der Kinder.

Viel mehr läßt sich erreichen, wenn man den Nachahmungstrieb der Kinder praktisch auszunutzen versteht. Ein Kind, das die Umgebung essen sieht, ist zumeist ohne Mühe zum Mittessen zu bewegen; ja es verlangt spontan etwas von der gleichen Kost. In anderen Fällen kommt man eher zum Ziele, wenn man die Menge der neuen Reize, die die Nahrungsänderung mit sich bringt, etwas vermindert und nur ein neues Moment zur Zeit einführt, in dem steten Bestreben, in möglichst kurzer Zeit die als zweckmäßig erkannte Nahrung ausschließlich zu geben. So müßte man z. B. bei dem Übergang von der Milchernährung zu einer Mahlzeit Grießbrühe nicht auf einmal dem Kinde eine Ernährung aufzwingen, die von breiiger statt flüssiger Konsistenz ist, die mit dem Löffel gegeben statt aus der Flasche getrunken wird, und die sich außerdem durch den salzigen Geschmack erheblich von der früheren Kost unterscheidet. Man gebe die Brühe mit wenig Gries und ungesalzen durch die Flasche und steigere die Konsistenz und den Salzgehalt ganz allmählich bis zur gewünschten Zusammensetzung.

Häufig genügt es, wenn man der besonderen Geschmacksrichtung der Säuglinge Rechnung trägt. Die überwiegende Mehrzahl bevorzugt süße Nahrung, nur wenigen ist salziger Geschmack der Speisen angenehmer. So kommt es, daß man unter Umständen einem Kinde, das an stark gesüßte Nahrung gewöhnt war, erst dann das Trinken an der Brust beibringt, wenn man die Brustwarze mit Saccharinlösung bestreicht oder zu der abgespritzten Frauenmilch, die nicht sehr süß schmeckt, vorübergehend Spuren von Zucker oder Saccharin zugibt. Auch die Temperatur der Nahrung ist oftmals von erheblicher Bedeutung.

Falls die psychisch bedingten Schwierigkeiten bei Kindern angetroffen werden, die sich in gutem Ernährungszustande befinden, so kann ruhig eine längere Nahrungspause vor dem Anbieten der unerwünschten Mahlzeit eingeschaltet werden, um die Fütterung zu erleichtern.

Gegen das Erbrechen der Säuglinge sind eine ganze Reihe von Maßnahmen gebräuchlich, ohne daß man der einen oder der anderen eine größere Bedeutung zuschreiben könnte. Gelegentlich helfen Kataplasmen (nicht zu heiß aufzulegen wegen der Möglichkeit der Verbrennung), in anderen Fällen die Verabfolgung gekühlter Nahrung: vor allem aber scheint die Reduktion der Nahrungsmenge und die Darreichung konzentrierterer Nahrungsmittel empfehlenswert zu sein. Gelegentlich kann auch das Aufsetzen oder Herumtragen der Kinder nach der Nahrung bis sie „Aufstoßen" dem Speien entgegenwirken. Die größten Schwierigkeiten ergeben sich bei neuropathischen Kindern, bei denen das Erbrechen unter Umständen so hochgradig werden kann, daß man einen Pylorospasmus vor sich zu haben glaubt. Ja es gibt sogar Autoren, welche bei jedem Falle von Pylorospasmus, nicht nur bei den funktionellen, sondern auch bei den anatomischen Behinderungen der Magenentleerung dem Nervensystem eine dominierende Rolle zuerkennen. Für diese Fälle wurde in letzter Zeit von A. Heß ein Fütterungsverfahren empfohlen, das darin besteht, daß man eine dünne Sonde (Katheter Nummer 9 und 11) so weit in den Magen einführt, daß die Sonde durch die Bewegung des Magens durch den Pylorus in den Dünndarm vorgeschoben wird. Bei der Einführung der Sonde muß man zumeist längere Zeit warten, aber nach etwa 5 Minuten pflegt eine Sonde, die etwa 25 bis 30 cm tief eingeführt wurde, den Pylorus passiert zu haben. Wenn man mittelst eines Gummiballons an der Sonde aspiriert, so kann man sich an dem Zurückfließen von galligem Inhalt davon überzeugen, daß man tatsächlich bis in das Duodenum vorgedrungen ist. Nahrung, die auf diese Weise dem Kind beigebracht wurde, kann nicht erbrochen werden. Doch ist das Verfahren mühevoll, und außerdem muß bedacht werden, daß eine Überschreitung von 30 bis 40 g Gesamtnahrungsmenge nicht ungestraft erlaubt ist.

Die Nahrungsmengen, die man einem Kinde auf diese Weise mittelst Duodenalsondierung beibringen kann, sind sehr unbedeutend. Wer sich vor der operativen Behandlung scheut und wer den Eltern diese Sondenfütterung nicht anvertrauen kann, der muß sich mit der rektalen Ernährung der Säuglinge behelfen. Für kurz dauernde fieberhafte Erkrankungen, die mit schwerer Anorexie einhergehen, genügt oft die Zufuhr von Wasser oder Ringerscher Lösung, die ev. mit Wasser verdünnt wird. Bei wirklichen Ernährungsschwierigkeiten kommt als Nährklysma nur Frauenmilch in Betracht. Die Größe der Klysmen betrage etwa ein 100 tel des Körpergewichtes (30 bis 50 g bei 4000, 50 bis 70 g bei 6000 g schweren Kindern). Die Wiederholung der Injektionen kann alle zwei Stunden erfolgen. Die Ausführung geschieht mittelst einer Hartgummispritze, an welche ein Gummidarmrohr angesetzt wird, oder mittelst eines Glastrichters, ähnlich wie es bei der Magenfütterung mittelst Sonde angegeben wurde. Ein etwaiges Herauspressen der Flüssigkeit muß man durch Überkleben der mit Heftpflasterstreifen gegeneinandergepreßten Glutaei zu verhindern suchen. Sollte eine häufige Wiederholung der Klysmen notwendig sein, so empfiehlt es sich, das erste Pflaster zu durchschneiden und die späteren immer wieder auf das erste aufzukleben, um eine Schädigung der Haut zu vermeiden.

An Stelle dieser häufig wiederholten Klysmen kann man auch sog. Dauertropfklysmen verwenden, bei denen dem Säugling durch ein stundenlang im Darm verweilendes Gummirohr bis zu 500 ja 800 ccm beigebracht werden. Die dazu notwendige Vorrichtung entspricht der für die Magenfütterung angegebenen

Apparatur mit dem einzigen Unterschiede, daß ein Glasröhrchen zum Zählen der Tropfen eingeschaltet ist. Selbstverständlich können alle genannten Maßnahmen der Flüssigkeitszufuhr auch bei der Bekämpfung akuter Wasserverluste Anwendung finden. Man wird zumal bei somnolenten Kindern, ferner bei solchen, die zu schwach sind, um noch Saugbewegungen auszuführen, ferner in allen jenen Fällen, wo es sich um rasche Wasserzufuhr handelt, vielfach die subkutane Zufuhr von physiologischer Kochsalzlösung nicht entbehren können. Die Einzeldosen, die bis zu 4 bis 5 mal täglich gegeben werden können, betragen 80 bis 100 ccm. Diese relativ kleinen Mengen lassen sich aber auch außerordentlich leicht mit einer großen Rekordspritze beibringen. (Man benutze zwei Nadeln, von denen die eine in der Haut verbleibt, während eine zweite weitere Nadel zum Aspirieren der Kochsalzlösung dient.)

Pflege bei Respirationserkrankungen.

Für die Behandlung von Kindern mit Respirationserkrankungen sind eine enorme Menge von Maßnahmen von den verschiedensten Seiten empfohlen worden. Und doch ist gerade auf diesem Gebiete eine möglichst genaue Indikationsstellung, sowie eine möglichst sorgfältige Auswahl aller in Betracht kommenden therapeutischen Maßnahmen und vor allem die peinlichste Beurteilung des Kräftezustandes, sowie der Konstitution des Kindes unbedingt zu fordern. Sicher gehen jahraus jahrein viele Kinder an den Folgen unzweckmäßiger Behandlung zugrunde. Schon bezüglich der Prophylaxe wird enorm viel versäumt. Während man bei der Wahl von Ammen stets die Möglichkeit der Übertragung von Lues, Tuberkulose und Gonorrhoe durch Untersuchung ausschließt, versäumt man Mütter und Pflegerinnen darauf hinzuweisen, daß sie durch ihren Schnupfen sehr leicht schwere Infektionen des Säuglings verursachen können. Gehäuftes Auftreten von Respirationskrankheiten auf Säuglingsstationen ist viel häufiger hierauf zurückzuführen als auf die Übertragung von Kind zu Kind, sobald für entsprechenden Abstand der Betten gesorgt wird (1 m Zwischenraum), und ein hustendes Kind nicht gerade in der Richtung des Luftzuges liegt.

Vor allen Dingen spielt aber die Kleinheit des kindlichen Körpers, ferner die Unkenntnis des Atemmechanismus beim Säuglinge eine unheilvolle Rolle. Denn wenn ein „Brustwickel" verordnet wird, so macht die Mutter nur allzu leicht eine Einwicklung des Thorax und des Bauches. Dadurch tritt beim jungen Säuglinge binnen kurzem eine erhebliche Wärmestauung ein, außerdem wird die Möglichkeit der unbehinderten abdominalen Atmung ausgeschaltet. Ein Säugling ist eben im Gegensatz zum Erwachsenen nicht in der Lage thorakal zu atmen. Der Kopf sitzt viel zu dicht auf dem Rumpfe und das Kinn berührt fast die Brust. Erst wenn das Kind stehen und gehen lernt, erst dann nimmt der Thorax solche Körperformen an, wie wir sie beim Erwachsenen sehen. Es modelliert sich der Hals, die Rippen senken sich und können nunmehr im Falle der Not zur Vertiefung der Atmung gehoben werden. Muß der junge Säugling durch Heben der Rippen den Innenraum des Thorax vergrößern, so muß er dazu den Kopf gewaltsam nach hinten zurückbiegen. So sieht man in der Tat sehr oft einen ausgeprägten Opisthotonus bei Säuglingen mit

Pneumonie; ein Befund, der schon zu zahlreichen Fehldiagnosen auf Meningitis Veranlassung gab. Jedes Moment, das zum Hinaufdrängen des Zwerchfells führt, erschwert die abdominale Atmung und kann bei Lungenerkrankungen gefährlich werden. So sind alle festschließenden Brustwickel, die das Abdomen mitumfassen, so sind zirkulär um den Bauch gelegte Bruchbänder, so alle möglichen festanliegenden Bauchverbände nach Operationen Kunstfehler. Nicht minder aber auch alle jene Ernährungsfehler, die zu starkem Meteorismus führen.

Umgekehrt ist eine richtige, bequeme Lagerung ein die Heilung wesentlich unterstützender Faktor. Wer sich ernstlich mit lungenkranken Säuglingen abgibt, wird bald erkennen, daß nicht das Aufrichten des ganzen Körpers dem Säuglinge angenehm ist, sondern daß er erst dann Ruhe findet und einschläft, wenn sein Kopf auf dem Arm der Pflegerin so ruht, daß er spontan nach hinten überfällt. Diese Lage kann man dem Säugling aber auch im Bett ermöglichen, wenn man durch Unterschieben von Kissen unter die Schultern den Kopf passiv herabsinken läßt. Dadurch erspart man dem Kinde die aktive Herstellung des Opisthotonus, dadurch vermindert man außerdem das Andrängen des Bauchinhaltes gegen das Zwerchfell. Häufig genügt diese Lagerung allein, um ein Kind, das tagelang keine Ruhe fand, in erquickenden Schlaf kommen zu lassen. Wie man durch Vermeidung leicht gährender Kohlehydrate (zu vermeiden Zucker und Haferderivate) den Meteorismus bekämpft, ist in dem Abschnitte über Säuglingsernährung nachzulesen. Hier soll nur noch daran erinnert werden, daß oftmals auch Zirkulationsstörungen zu hochgradigem Meteorismus führen, und alsdann Herzmittel allein die Auftreibung des Leibes wirksam bekämpfen können. Daß man in akuten Fällen von Tympanie des Bauches nicht lange abwartet, sondern durch Magenschlauch und Darmrohr die Gase abströmen läßt, ist selbstverständlich. Die Wirkung dieser Maßnahmen ist oft überraschend. Das in Lebensgefahr schwebende Kind wird wieder munter; und es kommt dann darauf an, diesen Zustand zu erhalten.

Richtige Lagerung vermag in vielen Fällen das Herumtragen der Säuglinge zu ersetzen. Der Hauptwert des Herumtragens beruht eben in der Lageänderung, zum Teil aber auch in der Zuführung von frischer Luft, die, selbst wenn sie kalt ist, dem pneumoniekranken Säuglinge nicht schadet. Im Gegenteil, genaue spirometrische Untersuchungen haben gelehrt, daß beim Atmen in kalter Luft die Respiration verlangsamt und vertieft wird. Daß dadurch eine Kräfteersparnis erreicht wird, liegt auf der Hand. Man kann daher selbst im Winter ein pneumoniekrankes Kind ruhig am offenen Fenster oder auf dem Balkone lagern, solange man es nur durch richtiges Einpacken vor Wärmeverlusten bewahrt.

Eine medikamentöse Behandlung der Lungenerkrankungen bringt wenig Nutzen. Wir kennen kein zuverlässiges Expektorans, und die früher benutzten Brechmittel sind wegen der Anforderungen, die sie an die Herzkraft stellen, nicht immer ungefährlich. Dagegen haben sich Bäder seit jeher großer Beliebtheit erfreut. Ein warmes Bad (36^0) mit nachfolgender zwei- bis dreimaliger Übergießung mit kaltem Wasser über Brust und Rücken, wobei das Kind zwischendurch durch Eintauchen in das warme Wasser wieder erwärmt wird, hat zumeist tiefe Inspiration mit nachfolgender kräftiger Expektoration zur Folge. Sehr oft kann man sich durch Auskultation vor und nach dieser Prozedur, die ein bis viermal täglich wiederholt werden kann, von der bedeutenden Änderung im Lungenbefunde direkt überzeugen. Bei schweren Erkrankungen, wenn das Kind infolge von nachlassender Herzkraft durch Zirkulationsstörung und Stauung in der Lunge reichlichstes dichtes Rasseln aufweist, kann oftmals durch **Senfbäder** oder **Senfpackungen** ein Umschwung erreicht werden. Das Wirksame bei diesen Maßnahmen ist die Erzielung eines heftigen Hautreizes durch die freiwerdenden Senföldämpfe. Dadurch wird eine starke aktive Hyperämie der Haut und somit eine Entlastung des rechten Herzens herbeigeführt. Es ist wesentlich, daß nur frisch gemahlenes oder in Blechbüchsen festverschlossen aufbewahrtes Senfmehl zur Verwendung komme. Das in Papiertüten aufgehobene Präparat verliert sehr rasch seine Wirksamkeit. Durch Überbrühen des Senfmehls mit heißem Wasser werden die Dämpfe des Senföls frei gemacht, und man kann alsdann ein Kind in solchem senfmehlhaltigem Wasser baden, man kann es auch in Tücher einschlagen, die mit solchem Wasser getränkt sind, oder endlich, und das ist das beste Verfahren, man kann den Senfmehlbrei auf Tücher ausbreiten und die Kinder ganz und gar in solche Tücher einschlagen. Im Einzelnen gestaltet sich der Vorgang folgendermaßen: zwei bis drei gehäufte Hände voll Senfmehl werden in einer zuvor angewärmten Schüssel mit ca. 80° warmem Wasser übergossen und zu einem Brei verrührt. Sobald stechende Dämpfe die Augen heftig reizen, wird der Brei auf ein Tuch ausgebreitet und das Kind vom Hals bis zu den Fußspitzen dahinein eingeschlagen. Will man ein Haftenbleiben des Senfmehles am Körper des Kindes verhindern, so ist es zweckmäßig, eine einfache Lage Mull über das Senfmehl auszubreiten, ehe man das Kind einschlägt. Über das wollene Tuch, in welchem das Senfmehl ausgestrichen war, wird ein Wachstuch gelegt (besonders um den Hals), um ein Entweichen der Senföldämpfe zu verhindern. Das Kind kann 5 bis 15 Minuten in dieser Senfpackung liegen bleiben. Am besten bestimmt man die Zeitdauer durch die genaue Beobachtung der Wirkung: man lasse das Kind solange in der Senfpackung, bis es eine lebhafte Röte der Haut bekommt, danach wird es in warmem Wasser gebadet, ev. kühl übergossen, und im Anschluß daran läßt man es nach einer Abreibung mit schwachem Essigwasser (1 bis 2 Prozent Essigsäurelösung) in wollene Tücher gehüllt nachschwitzen. Dadurch wird die Hyperämie der Haut noch länger unterhalten und die Wirkung der Packung verstärkt. Schreit das Kind heftig in der Senfpackung, wird die Haut lebhaft gerötet, so ist das ein prognostisch günstiges Zeichen; wird das Kind blaß und still, so ist ein akuter Kollaps zu befürchten und die Senfpackung sofort zu unterbrechen. Gerade weil die Senfpackung vielfach erst in den schwersten Zuständen angewendet wird, und weil dann Kollapse auftreten können, deswegen soll und darf der Arzt sie nicht den Angehörigen oder einer Pflegerin zur Ausführung überlassen. Er muß sie selbst überwachen, um im Notfalle mit Kampferinjektionen der versagenden Herzkraft nachzuhelfen. Die Senfpackung bedeutet einen schweren Eingriff für das Kind. Sie leistet in vielen Fällen ausgezeichnetes, oft aber schadet sie direkt, wenn es sich um sehr elende Kinder handelt. Alle jene Fälle, bei denen reichliches dichtes Rasseln über den Lungen akut auftritt, so beim Anschoppungsstadium einer diffusen Bronchitis oder Bronchopneumonie, scheinen für diese Behandlung geeignet zu sein. Kindern jedoch, die hauptsächlich Zeichen schwerer Herzinsuffizienz haben, bei denen große

Leberschwellung und Herzdilatation bestehen, erspare man den Eingriff. Sie kollabieren gar zu leicht und können andererseits durch richtige Lagerung und reichliche Verwendung von Herzmitteln viel besser beeinflußt werden.

Ein Mittel, das **ähnliches leistet wie die Senfpackung**, und das man den Eltern selbst in die Hand geben darf, sind die **Abreibungen mit einer Schüttelmischung von Spiritus vini und Oleum olivarum āā**. Dadurch wird ebenfalls eine Hyperämie der Haut erzeugt, und wenn auch die Röte viel weniger lang anhält, so kann diese Procedur doch bei häufigerer Wiederholung zur Beförderung des Kreislaufs verwendet werden.

Daß häufig die Gefahr bei Pneumonien nicht auf der Einengung der respirierenden Fläche der Lunge beruht, sondern von seiten des Herzens droht, ist stets zu berücksichtigen. Es bedarf oft reichlicher Kampfer- oder Digitalisgaben (Digalen 0,5 ccm intramuskulär 1 mal oder 3 bis 4 mal täglich 3—5 Tropfen per os), doch sei vor Ätherinjektionen besonders gewarnt, da diese sehr oft bei Säuglingen zu Nekrosen der Haut führen.

Es soll noch mit wenigen Worten auf einige beachtenswerte Punkte bei **chirurgischen Eingriffen** hingewiesen werden. Eingehender Begründung bedarf es dabei nicht mehr in jedem Falle, da sich diese aus dem bereits Besprochenen ergibt. Insbesondere sei nochmals vor allzu eng anliegenden zu Wärmestauungen führenden und atembehindernden Verbänden gewarnt. Man kommt zumeist mit Heftpflasterverbänden aus, selbst wenn sich es um die Nachbehandlung von Laparotomien handelt. Es ist sehr wahrscheinlich, daß viele Fälle von sog. Ekzemtod vielfach nur die Folge von Überhitzung gewesen sind. — Zur Vermeidung der Benetzung von Verbänden, die vor allem bei Herniotomien sich unangenehm bemerkbar macht, empfiehlt sich wiederum das Lagern der Kinder in reichlicher Kleie, wenn man es nicht vorziehen sollte, durch ein vorgelegtes Glasrohr, das mit Heftpflaster befestigt wird, bei leichter Fixation der Beine durch Anstecken der Windeln an die Unterlage, den Urin abzuleiten.

Falls es sich um das Auffangen von Urin zu diagnostischen Zwecken handelt, kann man in der gleichen Weise verfahren, indem man dickwandige Reagenzgläser vorlegt.

Die Verordnung von **Medikamenten** sollte sich bei Säuglingen nach Möglichkeit auf Lösungen beschränken, die man den Kindern mittelst Teelöffels oder durch den leer in den Mund gesteckten Schnuller verabreicht. Man kann aber auch Pulver den Säuglingen beibringen, indem man diese, falls sie nicht von unangenehmen Geschmack sind, in der Nahrung suspendiert. Anderenfalls ist es zweckmäßiger, die Pulver in den Schnuller zu tun und mit einigen Schluck Tee austrinken zu lassen. Bei benommenen Kindern, z. B. bei Säuglingen, die an eklamptischen Anfällen leiden, wird man natürlich die rektale Zufuhr allein verwenden.

Bereitung der Säuglingsnahrung.

Von **Privatdozent Dr. K. Stolte,**
Universitätskinderklinik in Berlin.

Für die Herstellung einer Säuglingsnahrung ist es erforderlich, von durchaus einwandfreiem Materiale auszugehen und dafür zu sorgen, daß bis zur Aufnahme der fertigen Nahrung durch das Kind keinerlei Zersetzungen möglich sind. Mehle und Zuckerarten werden in so guter Beschaffenheit im Handel geliefert, daß hier kaum je Beanstandungen vorkommen werden. Auch Gemüse und Obstarten dürften nur selten in verdorbenem Zustande Säuglingen verabreicht werden, da deren Zersetzung auch von Laien leicht erkannt werden kann. Dagegen spielt eine mehr oder weniger einwandfreie Beschaffenheit der Milch eine große Rolle für die Ernährung gesunder und kranker Säuglinge. Es ist daher nötig, daß ein Arzt sich selbst von der Beschaffenheit des Rohproduktes überzeugen kann, und daß er außerdem mit allen jenen Maßnahmen vertraut ist, welche eine Einwirkung von Mikroorganismen auf die Milch verhindern können.

Außerdem ist es aber für den Arzt noch aus einem anderen Grunde wünschenswert, die Herstellung komplizierterer Nahrungsgemische genauer zu kennen. Denn nur wenn er diese Dinge beherrscht, kann er die erwünschten und unerwünschten Wirkungen einer verordneten Nahrung in vollem Umfange übersehen. So allein wird er Wirkungen, die auf falsche Auswahl der Nahrung zurückgeführt werden müssen, von solchen zu unterscheiden verstehen, die auf fehlerhafter Zubereitung einer an und für sich richtig gewählten Kost beruhen. So allein wird es ihm aber auch erst möglich sein, sich der verschiedenen wirksamen Faktoren der modernen Ernährungstherapie der Säuglinge mit Erfolg zu bedienen, wenn er nicht nur verordnen kann, sondern auch durch Belehrung der Mutter bzw. Pflegerin des Kindes die richtige Ausführung seiner Verordnungen ermöglicht.

Darum sollen im Nachstehenden neben den einfachsten Methoden zur Prüfung der Milch die zur ,,Sterilisation" empfehlenswerten Maßnahmen und endlich eine genaue Beschreibung der Nahrungszubereitung gegeben werden. Weil aber das Gelingen der Speisenzubereitung, sowie die Bekömmlichkeit der Nahrung oftmals von einer Menge Kleinigkeiten abhängt, so mag damit die hie und da etwas breite Wiedergabe der Dinge gerechtfertigt erscheinen.

Am zweckmäßigsten wäre es, könnte man sich stets frisch gemolkene Milch von gesunden Kühen aus sauberem Stalle zur Säuglingsernährung besorgen. Dadurch wäre man all den Gefahren, die der Übergang der Milch aus einer Hand in die andere mit sich bringt, am sichersten enthoben. Je direkter und je schneller die Milch vom Produzenten zum Konsumenten kommt, um so besser ist sie. Zumal für kranke, ernährungsgestörte Kinder sollte man stets bestrebt sein, frischgemolkene Milch zu beschaffen. Wenn mit Kuhmilch diese Bedingung nicht zu erfüllen ist, so kann sehr oft statt deren eine Ziegenmilch gewonnen werden, die allen Anforderungen genügt. Irgend ein nennenswerter Unterschied besteht zwischen beiden Milcharten für die Säuglingsernährung nicht; sie können sich darin gegenseitig vollkommen vertreten. Die Ziege ist billiger anzuschaffen und zu erhalten; sie kann auch öfter gemolken werden als die Kuh, sie vermag daher mehrmals am Tage eine frische Milch zu liefern. Zudem ist die Gefahr der Tuberkulose bei Ziegen viel geringer.

Aber auch die Beschaffung von Ziegenmilch ist in der Großstadt selten möglich. Man muß daher immer noch Methoden besitzen, die eine einfache Beurteilung der Brauchbarkeit der Kuhmilch gestatten. Durch Filtration oder Zentrifugieren kann man wohl ein Urteil über die Menge des beigemengten Schmutzes gewinnen. Aber abgesehen davon, daß diese Verfahren nicht in jedem Haushalte durchführbar sind, geben sie auch keinen Maßstab ab, für die in der Milch aufgetretenen Zersetzungen. Dagegen besitzen wir in der Bestimmung des Säuregrades der Milch einen Maßstab für die bakteriellen Veränderungen und können daraus ersehen, ob eine Milch für Säuglinge zuträglich ist oder nicht. Um jedoch nicht mißverstanden zu werden, sei darauf hingewiesen, daß nicht etwa die durch Zuckergärung gebildete Milchsäuremenge an sich als schädlich angesehen werden darf; geben wir doch oftmals aus therapeutischen Gründen den Säuglingen eine gesäuerte Nahrung. Worauf es bei dem genannten Untersuchungsverfahren ankommt, das ist die Möglichkeit, aus dem gefundenen Säuregrade einen Rückschluß auf die Bakterienwirkung im allgemeinen zu ziehen. Denn in einer Milch, die an irgend einer Stelle auf dem Wege vom Orte der Produktion zu dem des Verbrauches mit Mikroorganismen verunreinigt wurde, wird nur selten eine Reinkultur von Milchsäurebazillen wirksam sein. Zumeist werden daneben sonstige Mikroorganismen vorkommen, die andersartige Veränderungen der Milch, Eiweißzersetzungen, Veränderungen des Fettes und unter Umständen die Bildung giftiger Produkte zur Folge haben. Somit bedeutet die Säurebestimmung nur eine leicht ausführbare Prüfung darauf, ob reichlichere Beimischung von Bakterien und günstige Entwicklungsbedingungen für dieselben vorhanden waren.

Es wäre zu umständlich, wollte man stets die komplizierte Apparatur, die zur Säuretitration notwendig ist, in Anwendung bringen. Für den Hausbedarf genügt ein Verfahren, welches darin besteht, daß man gleiche Mengen von Milch und 68prozentigen Äthylalkohol mischt und nun beobachtet, ob die Milch hierbei dünnflüssig bleibt oder flockig gerinnt. In ersterem Falle ist die Milch für Säuglinge zu verwerten, in letzterem ist sie zu verwerfen.

Damit aber die Milch bis zur Verfütterung nicht verdirbt, ist es notwendig, die darin enthaltenen Mikroorganismen möglichst zu vernichten oder doch an Zahl zu vermindern. Das geschieht durch gründliches Kochen; einfaches „Pasteurisieren" gewährt dagegen keine genügende Sicherheit, z. B. können Tuberkelbazillen diese Temperatur überdauern. Aber auch das gründliche Aufkochen vermag nicht etwa alle Bakterien abzutöten. Vor allem sind es die eiweißzersetzenden, peptonisierenden Bakterien, welche das Kochen überdauern und hinterher noch die Milch wesentlich verändern und für den Säugling schädlich machen können. Durch ausgiebige Kühlung kann aber die weitere Entwicklung von etwa überlebenden Bakterien und damit eine Zersetzung der Milch durch sie hintangehalten werden. Solange die Temperatur 9⁰ C nicht überschreitet, kann ein nennenswertes Wachstum der Milchflora nicht mehr stattfinden. Es kommt also darauf an, die Milch durch Aufkochen von der Hauptmasse der Bakterien zu befreien und danach das Wachstum und die zersetzende Wirksamkeit der überlebenden Mikroorganismen durch energische Kühlung zu verhindern. Das Aufkochen kann im Haushalt in jedem beliebigen Milchtopfe geschehen; man kann natürlich auch den einen oder anderen Apparat oder Milchtopf zum „sterilisieren" verwenden. Dabei genügt es, wenn die Temperatur der Milch allmählich auf 100⁰ steigt, dann die Erhitzung unterbrochen wird und durch Zugießen von kaltem Wasser zur Außenflüssigkeit für rasche Abkühlung gesorgt wird. Alsdann werden die Flaschen in den Eisschrank oder, was noch zweckmäßiger ist, in einen Topf mit Wasser, in dem man Eis schmelzen läßt, aufbewahrt. Es ist nur wichtig, darauf zu achten, daß die ganze Flüssigkeitssäule der Gefäße in das kalte Wasser eintaucht. Sonst kann es vorkommen, daß die Milch wohl in den untersten Schichten gekühlt wird, daß aber in den darüberstehenden Schichten Temperaturen von 14, ja 18⁰ und mehr im Sommer erreicht werden und dadurch die Wirkung der Kühlung vereitelt wird. Weil ferner die Erfahrung lehrt, daß Mischungen von Milch und Kohlehydratabkochungen sich rascher zersetzen, als die einzelnen Bestandteile, so ist es zweckmäßig (zumal im Privathause), die Milch erst im Augenblicke des Bedarfes mit den entsprechenden Zusätzen zu mischen. In Anstalten, die über zuverlässige Einrichtungen zur Sterilisation und zur Kühlung der Milch verfügen, kann man jedoch getrost die Nahrung in der trinkfertigen Mischung „sterilisieren" und aufbewahren. In der Armenpraxis muß man sich oftmals darauf beschränken, die gründlich gekochten Nahrungsmittel im Keller oder im fließenden Leitungswasser zu kühlen.

Da es sich aus Gründen der Milchkontrolle, unter Umständen aber auch wegen therapeutischer Indikationen als notwendig erweisen kann, den Fettgehalt der Milch zu bestimmen, so sei hier mit wenigen Worten auf die Technik der Fettbestimmung hingewiesen. Am besten bedient man sich dazu des Gerberschen Verfahrens. Dabei wird das Fett der Milch in einem graduierten Glasrohre, dem sogenannten Butyrometer, zur Abscheidung gebracht, so daß seine Menge direkt in Prozenten abgelesen werden kann. Es ist dazu notwendig, das Glasgefäß zunächst mit 10 ccm technischer Schwefelsäure (von 1,820—1,825 spez. Gew.) zu beschicken, darüber 11 ccm von der zu untersuchenden zuvor gründlich durchgerührten Milch zu schichten, 1 ccm Amylalkohol hinzuzufügen und nach dem Verschließen des Glasrohres mit Gummistöpsel durch Umschütteln eine gründliche Mischung der drei Flüssigkeiten zu bewirken.

Weil sich aber bei dieser Mischung eine außerordentlich große Hitze entwickelt, so muß man vorher ein Handtuch um das Glas schlagen. Dadurch beugt man gleichzeitig einer Beschädigung der Kleider und Hände vor, die durch verspritzende Schwefelsäure entstehen könnte, falls je einmal das Glas zerbrechen sollte. Noch heiß zentrifugiert man die Milch, indem man den Butyrometer mit dem schmalen Ende nach der Achse der Zentrifuge gerichtet, in diese einstellt. Nach etwa 3 Minuten langem Zentrifugieren stellt man das Glas mit dem schmalen Ende nach oben in Wasser von ca. 65⁰ und liest, sobald das Glasrohr mit seinem Inhalt diese Temperatur angenommen hat, den Fettgehalt der Milch direkt in Prozenten ab.

Eine gute, zur Säuglingsernährung brauchbare Milch sollte mindestens 3,5 % Fett enthalten. Doch wird man häufig genötigt sein, den Fettgehalt zu vermindern, falls das Kind nur wenig Fett verträgt. Nur selten wird es notwendig sein, Magermilch zu verwenden, die man heute fast fettfrei aus Molkereien bekommen kann. Solche Milch pflegt im Durchschnitt nur 0,1—0,2 % Fett zu enthalten. (Die Herstellung geschieht zumeist in der Weise, daß man die Milch nach Anwärmen auf etwa 40^0 durch einen sog. Separator (d. i. eine Zentrifuge) hindurchschickt, der einerseits die fettfreie Milch, andererseits eine hochprozentige Sahne (bis zu 50 %) abfließen läßt. Die Temperatur der Milch sowie die Tourenzahl des Separators sind von Einfluß auf die Ausbeute[1]).)

Für den Hausbedarf dürfte zumeist ein viel einfacheres Verfahren genügen. Man kann, so wie es früher allgemein üblich war, die Milch in flachen Schalen ,,aufrahmen" lassen und dann mit einem flachen Löffel die Sahne abschöpfen. Zweckmäßiger erscheint mir jedoch ein Verfahren, welches sich an die Gewinnung der Sahne anschließt, wie sie in Amerika zur Herstellung von Säuglingsnahrung üblich ist, und welches darin besteht, daß man das ,,Aufrahmen" in einer weithalsigen Flasche sich vollziehen läßt und danach die Fett mit einem sog. Milchdipper abhebt. Für die Gewinnung der Magermilch aber genügt es, wenn man mit einer Pipette, die man am oberen Ende mit dem Finger verschließt, die Fettschichte durchsticht und die am Boden der Flasche befindliche fettarme Milch herausnimmt. Ein großer Vorteil dieses Verfahrens besteht darin, daß die Möglichkeiten zur Verunreinigung viel geringer sind, und daß sich die Flasche leichter kühl aufbewahren läßt, als flache Schalen. Durch Abkürzung der Zeit des Aufrahmens aber auch durch Mischung von Voll- und Magermilch kann man jeden beliebigen Fettgehalt für die Säuglingsnahrung erreichen und so bei zunehmender Befestigung der Gesundheit des Kindes einen allmählichen Übergang zur Vollmilchernährung ermöglichen.

Eine ebenfalls fettarme, aber außerdem im Verhältnis zur Milch erheblich eiweißärmere Kost, ist die Molke. Man gewinnt dieselbe, wenn man Milch durch Labferment, z. B. mit v. Dungerns Pegnin, von dem man 5 kleine beigefügte Löffelchen auf 1 Liter Milch nimmt, oder z. B. Simons Labessenz: (1 Eßlöffel auf 1 Liter Milch, oder irgend ein anderes Labpulver)[2]) bei einer Temperatur von 37—40° zur Gerinnung bringt und den abgeschiedenen Käseklumpen von der beigemengten Flüssigkeit trennt.

Der Labungsvorgang hat eine Spaltung des in der Milch enthaltenen Kaseines zur Folge. Es entstehen dabei 2 Eiweißkörper: eine kleine Menge Molkeneiweiß und eine größere Menge Parakasein. Letzteres bildet mit der Hauptmenge der in der Milch vorhandenen Kalksalze das sog. Parakaseinkalzium, das sich als gelatinöse Masse abscheidet und dabei das Fett der Milch zum größten Teil mechanisch einschließt. Die Entfernung des Fettes erfolgt fast quantitativ, wenn man die spontane Zusammenziehung des Gerinnsels nicht stört, wenn man also vom Beginnen des Er-

---

[1]) Da die Magermilch in den meisten Molkereien als Abfallprodukt behandelt wird, so gelten für das käufliche Produkt dieselben Beurteilungsgründe wie für die Buttermilch vgl. unten.

[2]) Die Pulver sind den flüssigen Präparaten im allgemeinen wegen der Haltbarkeit vorzuziehen

starrens ab nicht mehr umrührt, und wenn man hinterher nur die Molke abgießt — aber nicht abpreßt. Dann stellt die Molke eine fast durchsichtige, grünlich gefärbte Flüssigkeit dar, aus der sich beim Kochen bzw. Sterilisieren stets einige weiße Flocken abscheiden, die man ruhig mitverfüttern darf. (Ausbeute $^1/_2$ Liter Molke aus 1 Liter Milch.)

Aus der beschriebenen Herstellungsart geht hervor, daß die Milch durch die Labung in 2 Teile getrennt wird. Beide können bei der Säuglingsernährung mit Erfolg Verwendung finden.

Die Molke ist fettfrei, eiweißarm und arm an Kalksalzen. Sie kann aber wegen ihres Gehaltes an reichlichen Alkalisalzen, an Milchzucker und Eiweiß (Lactalbumin, Laktoglobulin und Molkeneiweiß) vorübergehend zur Ernährung der Säuglinge verwendet werden, zumal wenn erhebliche Gewichtsverluste einen raschen Wasseransatz notwendig machen.

Der Käse dagegen kann — zumal wenn ein erheblicher Teil des Fettes abgepreßt wurde, wegen seines Eiweiß- und Kalkgehaltes zur Bekämpfung von Schädigungen, die durch Fett und Kohlehydrate bedingt sind, Verwendung finden.

Für diejenigen Fälle, bei denen man neben der Verminderung des Fettes eine solche des Milchzuckers wünscht, empfiehlt sich die Verwendung von Buttermilch. Es ist jedoch nicht jede käufliche Buttermilch für die Zwecke der Säuglingsernährung geeignet. In vielen Fällen ist die Beimischung aller möglichen Milchreste wegen der darin vorhandenen bakteriellen Stoffwechselprodukte Schuld an der Unbekömmlichkeit. Findet doch die Buttermilch zumeist als Viehfutter Verwendung und fehlt es dann bei ihrer Gewinnung an der nötigen Sorgfalt, die zur Herstellung einer Heilnahrung für kranke Säuglinge unumgänglich notwendig ist. In anderen Fällen aber trägt der zu hohe Säuregrad allein die Schuld an dem Mißerfolge bei der Buttermilchverwendung.

Man sollte daher, wenn irgend möglich, die Säuerung der Milch mit Reinkulturen von Milchsäurebazillen bewirken, um ungewollte andersartige Zersetzungen auszuschließen. Man sollte sich ferner stets der kleinen Mühe unterziehen, den Säuregrad der Buttermilch zu bestimmen und, falls dieser zu hoch ist, ihn durch Zugabe von Soda abstumpfen. Im einzelnen würde sich danach das Verfahren folgendermaßen gestalten:

Von der Versuchsanstalt für Molkereiwesen in Kiel bezieht man im Winter etwa alle Monate, im Sommer ev. häufiger, ca. 100 ccm „Säurewecker", d. i. eine Kultur von Milchsäurebazillen in Milch. Die aus Kiel bezogene Probe verwendet man zur Herstellung einer größeren Menge „Säurewecker", indem man 1 Liter tadellos frischer Vollmilch einige Minuten energisch kocht, dann im zugedeckten Topfe auf 25^0 C abkühlen läßt und mit der ganzen Menge des gekauften Säureweckers mischt, auf 11 sterile Flaschen zu 100 g verteilt und 20 Stunden bei 35^0 hält. Die so gewonnenen Reinkulturen werden im Eisschranke aufbewahrt. Zur Herstellung der Buttermilch werden je ca. 1,5 Liter Vollmilch mit 100 ccm des selbsthergestellten Säureweckers gemischt und etwa 20 Stunden im Wärmeschrank bei ca. 35^0 C gehalten. Das Ausbuttern erfolgt nach Zugabe von etwa 80 ccm Wasser pro Liter bei einer Temperatur von ca. 18^0. Nach völligem Ausbuttern muß die Buttermilch zur Entfernung kleiner Fettpartikelchen durch ein mittelweitmaschiges Sieb oder Tuch geschüttet werden. Trotzdem wird es kaum möglich sein, einen niedrigeren Fettgehalt als 0,7—1,4 % zu erreichen. Ist diese Fettmenge zu groß, dann kann man ev. von tadellos sauberer Magermilch nach derselben Vorschrift eine saure Milch bereiten (Fettgehalt 0,1—0,3 %).

Trotz des Einhaltens dieser Vorschrift schwankt der Säuregrad der fertigen Buttermilch in weiten Grenzen. Daher muß die Buttermilch vor dem Kochen titriert und auf den richtigen Säuregrad eingestellt werden. 25 ccm Buttermilch sollen von 4,3 cm $\frac{n}{2}$ Natronlauge eben neutralisiert werden (Indikator Phenolphtalein). Ist die Milch saurer, so werden für jedes Zehntel Kubikzentimeter Lauge, das bei der Titration mehr gebraucht wurde, auf einen Liter Buttermilch 4 ccm einer Sodalösung von der Konzentration 26,5 : 1000,— zugesetzt. Ergibt z. B. die Titration von 25 ccm Buttermilch den Verbrauch von 4,8 ccm $\frac{n}{2}$ NaOH, so sind also 4,8—4,3 = 0,5 ccm Lauge zuviel verbraucht. Da für je 0,1 Lauge 4,0 ccm Sodalösung zum Liter Buttermilch hinzuzusetzen sind, so wäre hier 5 × 4 = 20 ccm der Sodalösung zu jedem Liter Buttermilch zuzusetzen.

Für den Gebrauch der Buttermilch im kleinen wird es sicherlich oftmals genügen, die sauber gewonnene Milch der spontanen Säuerung zu überlassen und sie dann in einem der vielen künstlichen kleinen Buttermaschinen (aus Glas) zu buttern.

Da es nicht möglich ist, im Haushalte immer eine Titration der Buttermilch auf ihren Säuregehalt vorzunehmen, so kann man sich zweckmäßig folgenden kleinen Kunstgriffes bedienen. Man läßt in der Apotheke je 4,3 cm Halbnormalnatronlauge durch Zusatz von einer Spur Phenolphtalein und Wasser auf 25 cm auffüllen. Alsdann hat man eine Alkalilösung, die durch ein gleiches Volum Buttermilch genau neutralisiert werden muß.

Man verschreibt also
43 ccm ½norm. Natronlauge }
0,5 Phenolphtalein   } oder ein Vielfaches davon.
Aq. dest. ad 250,—   }

Zu 10 ccm dieser Mischung setzt man 10 ccm Buttermilch. Wird die vorher intensiv rote Farbe gerade eben noch als rosa angedeutet erscheinen, so ist der Säuregehalt der richtige. Ist aber die Phenolphtaleinlösung vollkommen entfärbt, so setzt man zu der Buttermilch unter Umrühren[1]), solange Natrium carbonic. purissim. messerspitzenweise zu, bis bei wiederholter Prüfung gerade eben noch eine Entfärbung der Farbstofflösung eintritt. Das Verfahren ist natürlich etwas zeitraubender als das der Titration und der Zugabe berechneter Sodamengen. Es bedarf dafür aber weder besonderer Apparate noch der Erlernung der Technik des Titrierens. Sollte je einmal der Sodazusatz bei diesem vereinfachten Verfahren etwas zu reichlich ausfallen, so kann die Buttermilch dennoch verwendet werden. Wissen wir doch aus Mitteilungen von Moll, daß auch eine alkalisierte Buttermilch (mit 3 g Soda pro Liter) von Säuglingen gut vertragen wird.

Beim Kochen der Buttermilch ist darauf Rücksicht zu nehmen, daß das Eiweiß bei der stark sauren Reaktion sehr leicht grobflockig gerinnt. Man hat deswegen von jeher die Buttermilch unter Zusatz von Mehl gekocht. Vermutlich beruht die Bedeutung des Mehlzusatzes darin, daß die Beimengung der kolloidalen Stärke ein Zusammenballen des Eiweißes leichter verhindern läßt. Aber trotzdem ist es notwendig, energisch zu quirlen, solange die Buttermilch mit dem Mehlzusatze auf dem Feuer erhitzt wird. Sonst erlebt man trotz des Mehlzusatzes oftmals eine so grobflockige Gerinnung, daß die Ernährung der Säuglinge dadurch in Frage gestellt wird, weil viele von den Kindern zumal zur Zeit der

---

[1]) Damit die Kohlensäure entweiche; leichtes Erwärmen beschleunigt das Entweichen derselben.

Erkrankung die körnige Beschaffenheit der Nahrung nicht mögen und deshalb nicht trinken. Ist aber die Buttermilch unter lebhaftem Quirlen aufgekocht, so ist ein nachträgliches Zusammenballen nicht mehr möglich. Man kann sie dann auch ohne diese Gefahr in Flaschen sterilisieren. Nur muß man beim Einfüllen in die Flaschen die Buttermilch stets umrühren, um eine gleichmäßige Verteilung der schwereren Gerinnsel zu bewirken.

Daß es zweckmäßig ist, bei der Verwendung von Buttermilch genau so wie bei den einfachen Milchmischungen die Kohlehydrate zu dosieren und nur auf bestimmte Indikationen hin Mehl und Zucker zuzusetzen, das ist im Abschnitte über Säuglingsernährung auseinandergesetzt. Für diejenigen, welche die holländische Säuglingsnahrung anwenden wollen, sei jedoch hier mitgeteilt, daß darin 15 g Weizenmehl und 60—80 g Rohrzucker pro Liter enthalten sind. Die Zugabe des Zuckers erfolgt erst, nachdem die Buttermilch mit dem Weizenmehle in der vorhin angegebenen Weise unter Quirlen aufgekocht ist. (Sie ist auch im Handel als Konserve zu haben).

Die **Eiweißmilch** ist zwar ebenfalls käuflich zu erhalten, aber dennoch wird es manchem Arzte willkommen sein, eine Vorschrift zu besitzen, nach welcher er sie sich selbst herstellen kann. Es ist dazu notwendig:

1. ½ Liter Buttermilch (Eigenschaften derselben s. o.),
2. der gut abgepreßte Quark, der aus einem Liter Vollmilch durch Labung gewonnen wird,
3. ½ Liter Leitungswasser.

Der Quark, der durch das kräftige Auspressen in einem Koliertuche von der eingeschlossenen Molke, aber auch von erheblichen Teilen des Fettes befreit wurde, muß zum Zwecke der feineren Verteilung mehrfach (2—4 mal) durch ein engmaschiges Sieb getrieben werden. Das geschieht unter erheblicher Kraftanwendung mittelst eines Holzlöffels. Erst wenn das Durchpressen durch das Haarsieb 2—3 mal wiederholt wurde, erst dann wird ½ Liter Wasser zu der krümeligen Masse zugesetzt und auch ½ Liter Buttermilch zugegeben. Bei dem nunmehr erfolgenden Aufkochen sind dieselben Vorsichtsmaßregeln wie bei der Buttermilch zu beachten, auch hier muß die ganze Mischung während des Aufkochens in lebhafter Bewegung gehalten werden, auch hier gibt man zweckmäßig eine kleine Menge (1%) Mehl hinzu, um die feinflockige Gerinnung zu begünstigen. Dieser Zusatz entspricht zwar nicht der Originalvorschrift; er hat sich aber bei der Herstellung der Eiweißmilch im kleinen bewährt und dürfte um so weniger Bedenken erregen, als auch von Finkelstein und Meyer der Zusatz von Kohlehydraten zur Eiweißmilch von Anfang an empfohlen wird.

Das gebräuchlichste Kohlehydrat, das als Zusatz zur Eiweißmilch verwendet wird, ist der Soxhletsche Nährzucker. Es wird aber auch vielfach Nährmaltose gebraucht. Man kann ebenso gut verschiedene Mehle (Weizenmehl, Mondamin) hinzusetzen. Nur findet die Mehlzugabe verhältnismäßig rasch ihre Grenzen, weil schon bei 5% im allgemeinen eine so dicke Konsistenz erreicht wird, daß die Flaschenfütterung auf Schwierigkeiten stößt.

Die **Kasein-Fettmilch** wurde von Heim und John als Ersatz für Eiweißmilch empfohlen. Sie leistet auch in der Tat oftmals Gutes; beruht doch ihre Zusammensetzung auf einem ganz ähnlichen Prinzipe, wie das der Eiweißmilch. Sie unterscheidet sich von ihr nur dadurch, daß an Stelle der Buttermilch Vollmilch benutzt wird. — Aber in die Vollmilch wird genau derselbe Quark gegeben, wie wir es bei der Eiweißmilch beschrieben haben. Von den beiden Autoren wurden zwei Mischungen angegeben: die eine, für schwächere Kinder berechnete, wird so hergestellt, daß man $\frac{1}{3}$ Liter Vollmilch mit dem Käsestoff aus $\frac{2}{3}$ Liter Vollmilch mischt, welches genau so mit Lab abgeschieden und dann durch ein Sieb gepreßt wird, wie wir es für die Eiweißmilch beschrieben haben, und dann mit Wasser auf einen Liter auffüllt. Bei der Mischung für ältere Kinder wird nur die Hälfte der Milch ausgelabt und das Gerinnsel nach entsprechender Zerkleinerung mit der anderen Hälfte der Milch und unter Wasserzusatz auf das ursprüngliche Volumen aufgefüllt. Ehe man jedoch das Quarkgerinnsel mit der Milch mischt, muß es in Wasser aufgekocht werden, damit das darin enthaltene Labferment abgetötet wird und nicht die zugesetzte Milch zur Koagulation bringt. Eine grobflockige Ausfällung kommt alsdann bei dem Aufkochen nicht vor.

Der Quark, der wegen seines hohen Eiweiß- und Kalkgehaltes in Form der Eiweißmilch aber auch in der Kaseinfettmilch wegen seiner gärungswidrigen und fettsäurebindenden Eigenschaften solch heilsame Wirkungen entfaltet, kann auch in beliebiger, je nach dem Erfolg zu bemessender Menge zu Milch-Wasser- bzw. Milch-Mehlmischungen hinzugesetzt werden. Dadurch wird eine ähnliche Wirkung erzielt wie in der Heim-Johnschen Kasein-Fettmilch. Vielfach wird aber auch Quark allein zur Ernährung erkrankter Säuglinge verwendet. Der dazu gebräuchliche Quark wird aber häufig nicht durch Labung, sondern durch Säuerung der Milch gewonnen — am besten unter Beobachtung all jener Vorsichtsmaßregeln, die für die Herstellung der Buttermilch beschrieben wurden, d. h. man läßt Milch mit ,,Säurewecker" versetzt bei warmer Temperatur stehen, bis sie erstarrt, schöpft alsdann die obersten sahnehaltigen Schichten ab und preßt die saure Molke vom Käse ab. So erhält man einen nur 3 % Fett enthaltenden sauren Quark, der sich von dem durch Labung gewonnenen ganz wesentlich in seiner Zusammensetzung unterscheidet. Es ist nur oder doch in der Hauptsache Eiweiß, das bei der Säuerung der Milch ausgefällt wurde, es ist dagegen keine Kalkverbindung, wie das Parakaseinkalzium, das beim Labungsvorgange abgeschieden wird. Es fehlt somit die basische Komponente. Das sollte man immer bedenken, wenn man Kinder mit solchem Quarke ernährt. Denn das Kasein enthält reichliche Mengen phosphor- und schwefelhaltiger Verbindungen, die den Körper als Phosphor- bzw. Schwefelsäure verlassen unter Mitnahme von alkalischem Materiale. Deswegen darf eine ausschließliche Ernährung mit Quark, der durch Säuerung gewonnen ist, nicht allzulange fortgesetzt werden.

Diesen Nahrungsmitteln, die durch ihren erhöhten Gehalt von Eiweiß und Kalk die frühzeitige Zufütterung von Fett und von Kohlehydraten gestatten, stehen jene Milchderivate gegenüber, bei welchen durch Verminderung der Molkebestandteile das Fett bekömmlicher gemacht werden soll. In der Zusammensetzung stehen ihnen viele der früher empfohlenen Rahmgemische nahe, in denen ebenfalls auf den Fettgehalt berechnet, die Menge der Salze herabgesetzt ist, wie die Gärtnersche Fettmilch, das Biedertsche Rahmgemenge (in verschiedenen Konzentrationen hergestellt, die einen Übergang zur Vollmilch vermitteln sollen). Hierher gehört auch die sog. **molkenadaptierte Milch,** die sich in ihrer Zusammensetzung derjenigen der Frauenmilch möglichst nähern soll.

Es wird die Kuhmilch so stark verdünnt, daß ihr Salzgehalt dem der Frauenmilch entspricht; durch einen Zusatz von Kaliumchlorid (KCl) und von Plasmon wird dann auch die Zusammensetzung der Salze und der Eiweißgehalt demjenigen der Frauenmilch möglichst nahe gebracht. Die Herstellung geschieht in der Art, daß

1/7 Vollmilch,
1/7 20 % Sahne
5/7 Wasser

miteinander gemischt werden, daß außerdem auf je 1000 ccm solcher Mischung 5 g Nutrose oder Plasmon, 0,2 g Kaliumchlorid (= 10 ccm einer 2 %igen Lösung) sowie 25—35 g Nährzucker (Soxhlet) und 25—15 g Mondamin, bei älteren Kindern ev. auch noch mehr Nährzucker hinzugegeben werden. Es ist notwendig, zwecks guter Verteilung, die Mischung während des Kochens gründlich umzurühren. Beim Abfüllen in Einzelportionen ist jedoch keine besondere Vorsicht mehr nötig, da später eine Entmischung nicht mehr leicht stattfindet.

Für den Haushalt kann man sich nach Schloß in der Weise die Herstellung vereinfachen, daß man 100 g Milch, 100 g 20 %ige Sahne mit 500 g Wasser und einem Teelöffel eines Eiweißpräparates sowie 3—4 Teelöffeln Nährzucker mischt. Bei mangelhaftem Gedeihen kann selbst bei jungen Säuglingen ein Teil des Zuckers dieser Mischung durch Mehl ersetzt werden. Bei Neigung zu dünnen Stühlen aber wird auch hier eine Steigerung des Eiweißgehaltes auf 2—3 % durchgeführt, indem die Menge des Plasmons oder der Nutrose entsprechend erhöht wird.

Glücklicherweise kann man für die Mehrzahl der Säuglinge mit erheblich einfacher zubereiteter Nahrung auskommen, während alle die genannten Milchderivate nur hin und wieder resp. in Ausnahmefällen in der häuslichen Praxis zur Anwendung gelangen. Die Mehrzahl der Säuglinge ist mit einfachen Milchverdünnungen zu erhalten und auch zum Gedeihen zu bringen.

Diese Verdünnungsmittel bestehen in Wasser, in Schleim oder Mehlabkochungen mit oder ohne Zuckerzusatz. Die Herstellung der Kohlehydratzusätze erfordert nur wenig Mühe. Dagegen beansprucht die Zubereitung des Schleimes verhältnismäßig viel Zeit.

Die **„Schleime"** werden meist aus Hafer, Gerste oder Reis gekocht. Ihr Kohlehydratgehalt wird um so größer, je feiner das Korn zermahlen ist, bei Reisschleim kann sogar die ganze Kohlehydratmenge des weichgekochten Reiskornes mit Leichtigkeit durch das Sieb getrieben werden. Man nimmt gewöhnlich 40 g Hafergrütze oder Haferflocken (letztere sind gröber als erstere), Gerste bzw. Reis, spült mit kaltem Wasser ab, setzt sie alsdann mit 1 Liter kaltem Wasser bei gelindem Feuer auf und läßt etwa 1—2 Stunden kochen, bis ein Schleim von etwas zäher Konsistenz entstanden ist. Dieser wird durch ein Sieb gegeben, um die Reste der Getreidekörner zurückzuhalten. Eine kleine Menge Salz (1 $^0/_{00}$) kann zugesetzt werden, nur bei Kindern mit Ödemen muß unter Umständen salzfreier Schleim Verwendung finden.

Die **Mehlabkochungen** enthalten in der Regel mehr Kohlehydrate als die Schleime. Man kann hier den Kohlehydratgehalt bis zu 5 % steigern. Mehr ist kaum möglich, da wegen der damit verbundenen Konsistenzzunahme die Flaschenfütterung unmöglich wird. 5 prozentige Mehlabkochungen werden beim Erkalten starr wie eine Gallerte, der nachherige Zusatz von Milch bedeutet jedoch eine solche Verdünnung, daß die Mischung wieder flüssig wird. Zumeist wird ja auch ein Eßlöffel Mehl auf ½ Liter Wasser verordnet, was etwa einer 3 %igen Abkochung entspricht. Je feiner die Qualität des Mehles ist, um so leichter ist die Zubereitung.

Weniger feine Mehle führen leicht zur Klumpenbildung, somit zu ungleichmäßiger Mehlverteilung und unter Umständen zu Behinderung beim Trinken. Auf jeden Fall aber rühre man das Mehl zunächst in wenig kaltem Wasser zu einer feinen Suspension an und schütte es dann unter Umrühren in kochendes Wasser. Danach schicke man die Mehlabkochung ev. durch ein Sieb und salze sie schwach (Einschränkung wie beim Schleim!).

Sieht man sich genötigt, einem Säuglinge größere Mengen von Kohlehydraten zu geben, so stehen dazu 2 Wege offen:
1. die sog. Verwendung von „2" Kohlehydraten,
2. der Übergang zur breiigen Kost, d. h. der Ersatz der Flaschenfütterung durch die Löffelfütterung.

Als „zweites" Kohlehydrat kommen nur lösliche Kohlehydrate in Betracht. Sie können in sehr erheblichen Mengen zugesetzt werden, ohne auf die Konsistenz besonderen Einfluß auszuüben. Zur Verwendung kommen alle möglichen Polysaccharide von der molekularen Größe der Dextrine bis zu den Disacchariden. Erstere sind überwiegend enthalten im Nährzucker, ein Gemenge mit mehr Maltose in der Nährmaltose und im Malzsuppenextrakt, nur Disaccharide in Milchzucker und Rohrzucker oder Rübenzucker. Bei ihrer Auswahl ist zu berücksichtigen, daß die einfacheren Polysaccharide energischer auf die Peristaltik wirken, als die höhermolekularen, daß ferner in dem Malzsuppenextrakt auch der Alkaligehalt von Bedeutung ist (vgl. Säuglingsernährung).

Der Zusatz der pulverförmigen, leichtlöslichen Zuckerarten kann sowohl beim Kochen als unmittelbar vor dem Trinken erfolgen. Bei empfindlichen Kindern ist letzteres Verfahren zweckmäßiger, weil man alsdann jederzeit die Menge des Zusatzes ändern kann, ohne neue Nahrung kochen zu müssen.

Die **Kellersche Malzsuppe,** die das Prototyp einer Säuglingsnahrung mit 2 Kohlehydraten darstellt, wird folgendermaßen zubereitet: In $\frac{1}{3}$ Liter Milch werden 100 g Löfflunds-Malzextrakt nach Prof. Keller hineingequirlt, in $\frac{2}{3}$ Liter Wasser werden 50 g feinsten Weizenmehles gekocht und alsdann beide Teile vereint zum Sieden gebracht.

Statt dessen kann man aber auch kleine Mengen von Malzextrakt löffelweise den einzelnen Trinkportionen zugeben. Doch muß dabei berücksichtigt werden, daß ein Teelöffel Malzsuppenextrakt wegen der zähen, sirupösen Beschaffenheit im einzelnen Falle sehr verschiedene Mengen (7—25 g!) enthalten kann.

Ist ein Kind alt genug, um breiige Kost zu erhalten, so kann die Steigerung der Kohlehydrate in Form einer Suppe mit Einlage oder in Form von **Milchbreien** erfolgen. Welcher Art diese „Einlagen" sind, ist ziemlich belanglos. Man kann Grieß, Reis, Graupen, Tapioka nehmen, aber auch von Mehlen Gebrauch machen. Die Ausnutzung ist, sofern diese Einlagen nur entsprechend weich gekocht wurden, eine ausgezeichnete; Grieß wird z. B. ebensogut wie Mehl ausgenutzt. Die Konzentration sollte stets eine solche sein, daß beim Erkalten der eingesteckte Löffel stehen bleibt. Dazu sind ca. 10 % Kohlehydratzugabe nötig. Während die Mehle auch hier erst in kalter Milch oder Wasser zur Suspension gebracht werden müssen, ehe sie zur kochenden Milch gegeben werden, können Grieß und Graupen direkt in die heiße Milch geschüttet und unter Umrühren darin aufgekocht werden. Nur der Reis und Graupen erfordern ein längeres Kochen (bis zu 2 Stunden), damit sie ordentlich weich werden. Es empfiehlt sich dieses lange

Kochen im Wasserbade (Einstellen des Topfes in einen größeren, mit Wasser gefüllten) vorzunehmen, um ein Anbrennen zu verhüten.
Brühen mit Einlage werden in ganz derselben Weise hergestellt, nur wird an Stelle der Milch eine Fleischbrühe, eine Gemüsebrühe oder auch, wo die Verhältnisse dies verlangen, nur ein schwach gesalzenes Wasser verwendet. Da bei der Verwendung von Brühe meist die Absicht zugrunde liegt, die Milchmenge und insbesondere den Fettgehalt der Nahrung nicht zu vermehren, so sind „magere" Brühen zu bevorzugen und Zusätze von fettem Mark oder Butter und dergleichen fehlerhaft.

Als **Gemüse** für den Säugling ist nahezu jede Gemüse-, ja sogar jede Kohlart gestattet, die der Erwachsene genießt, sofern sie nur mit Wasser gekocht, danach zu Mus zerkleinert wird und wohl etwas Salz, nicht aber scharfe, pikante Gewürze zugesetzt werden. Eine Abwechselung verlangt der Säugling zwar nicht, doch kann die Jahreszeit dazu nötigen. Man kann bei Beobachtung der eben gegebenen Kochvorschrift ruhig Spinat, Spargeln, Blumenkohl, Rosenkohl, Oberrüben (Kohlrabi), Karotten u. w. a. geben, wenn man nur stets mit kleinen Mengen ca. 1 Teelöffel beginnt und dann langsam steigert. Wer dies nicht beachtet, kann durch die verschiedenartige Reaktion der Kinder auf einzelne Gemüsearten, ja ev. auf verschiedene Spezies ein- und derselben Art (z. B. Spinat) überrascht werden.

Dasselbe gilt für die Verwendung der mannigfaltigsten **Obstarten.** Auch hier ist ein weiter Spielraum gestattet, doch wird man diejenigen Früchte bevorzugen, die sich leicht in Püreeform überführen lassen. Daher erfreuen sich die Bananen so besonderer Beliebtheit für die Ernährung junger Kinder. Sie können aber sehr wohl durch feingeschabten Apfel, durch Birnen, den Saft von Kirschen, Erdbeeren, ja sogar Pflaumen und dergl. ersetzt werden. So hat sich ja der Zitronen- und Apfelsinensaft bei der Behandlung der Barlowschen Krankheit längst eingebürgert. Die wichtigsten Erfordernisse sind feine Verteilung und roher, d. i. ungekochter Zustand und damit die Vermeidung von Zuckerzusatz.

Auch bezüglich der Zugabe von **Fleisch** braucht man keine besondere Auswahl zu treffen. Wir haben keinerlei Anlaß „weißes Fleisch" zu bevorzugen. Die Ernährung kann mit jeder Art Fleisch durchgeführt werden, wenn dasselbe nur gehörig fein zerkleinert wird. Nur aus dem Grunde sind Kalbsthymus (Bries), Kalbsleber oder Hühnerleber besonders zu empfehlen, weil sie sich nach kurzdauerndem Kochen in Fleischbrühe und nach Abziehen der Kapsel sehr leicht durch ein enges Sieb pressen und somit in Breiform überführen lassen. Wird das so fein zerkleinerte Fleisch bzw. Bries oder Leber der Grießbrühe beigemengt, so wird es ohne weiteres von Säuglingen mit der Suppe verzehrt.

Es erübrigt noch auf 2 für die Bekämpfung des Durchfalls bei älteren Kindern zu empfehlende Kostformen einzugehen:

Den Eichelkakao, der in Mengen von 1 Tee- bis 1 Eßlöffel pro Mahlzeit (150—200 g) in Wasser kurz aufgekocht und nur mit Saccharin gesüßt, gegeben wird, sowie die

Blaubeersuppe, die ebenfalls wegen ihres Tanningehaltes verordnet wird. Sie wird so hergestellt, daß man 1 Eßlöffel voll getrockneter Blaubeeren (Heidelbeeren) in $\frac{1}{4}$ Liter Wasser 10 bis 15 Minuten lang kocht, alsdann durch ein Tuch seiht und mit Saccharin süßt. Eine Zugabe von etwas Kartoffelmehl mildert den meist recht herben Geschmack.

Grundlinien der modernen Säuglingsfürsorge.

Von Dr. H. Kleinschmidt,
Privatdozent für Kinderheilkunde in Marburg-Berlin.

In gewissem Sinne hat es eine Säuglingsfürsorge zu allen Zeiten gegeben, und noch heute finden wir bei den meisten Naturvölkern, daß ein Kind, welches von seiner eigenen Mutter nicht ernährt und gepflegt werden kann, von einer anderen Frau übernommen, gestillt und bewahrt wird. Auf der anderen Seite ist selbst bei weit vorgeschrittenen Kulturvölkern die Erhaltung des kindlichen Lebens nicht immer oberstes Gesetz gewesen. Bei den alten Römern galt der Säugling noch nicht als Glied des Staates, ja nicht als Mensch, und so waren Aussetzungen und Kindsmorde ein häufiges Ereignis. Im Mittelalter suchte dem die Kirche durch Gründung von Findelanstalten zu steuern. Die Erfolge dieser Findelhäuser waren jedoch wenig erfreulich, und es war nicht ganz unberechtigt, wenn man in Paris vorschlug, das Findelhaus mit der Inschrift zu versehen: ,,Hier werden auf Staatskosten Neugeborene vom Leben zum Tode befördert."

Die moderne deutsche Säuglingsfürsorge gründet sich auf den Fortschritten der wissenschaftlichen Kinderheilkunde. Ihre Anfänge werden vielfach zurückgeführt auf gleichgerichtete Bestrebungen in Frankreich; und in der Tat waren es die Berichte über die Erfolge der Consultations des Nourrissons und der Gouttes de Lait in den neunziger Jahren, die die Anregung zur Gründung ähnlicher Einrichtungen in Deutschland gebracht haben, aber schon vorher besaßen wir in der städtischen Kinderfürsorgezentrale des Sanitätsrats Taube in Leipzig eine Mutterberatungsstelle und in Hamburg eine Milchküche, die von der St. Gertrud-Gemeindepflege betrieben wurde. Waren es zunächst nur Privatleute, insbesondere Ärzte und Wohlfahrtsvereine, die dem Säuglingsschutz ihre Aufmerksamkeit zuwandten, so haben sich späterhin auch Staat und Kommunen wirksam beteiligt, und heute ist geradezu ein Wettkampf unter den einzelnen Städten und Bezirken des Landes entstanden, die am besten organisierte Säuglingsfürsorge zu besitzen. Eine besondere Förderung erfuhren diese Bestrebungen durch das Interesse der Deutschen Kaiserin, das in dem denkwürdigen an den Vaterländischen Frauenverein gerichteten Handschreiben vom 15. November 1904 zum Ausdruck kam.

Es muß eigentlich wundernehmen, daß die vielgerühmte deutsche Wohlfahrtspflege sich erst so spät in umfangreicherem Maße der Säuglinge angenommen hat. Denn Jahr für Jahr nennt uns die Statistik ganz erschreckende Sterbeziffern, die uns die dringende Notwendigkeit einer Fürsorge vor Augen halten. Ich zitiere nur die letzte Zahl, welche uns die Statistik des Deutschen Reiches bringt: Im Jahre 1910 starben 311462 Kinder vor Vollendung des ersten Lebensjahres. Diese Zahl stellt das Minimum dar, das seit langem erreicht worden ist, und wurde, wie wir bereits wissen, 1911 wieder erheblich übertroffen. Wenn wir die Säuglingssterblichkeit Deutschlands mit derjenigen anderer Staaten vergleichen, so ergibt sich, daß Deutschland mit die ungünstigsten Verhältnisse darbietet.

Tabelle I.

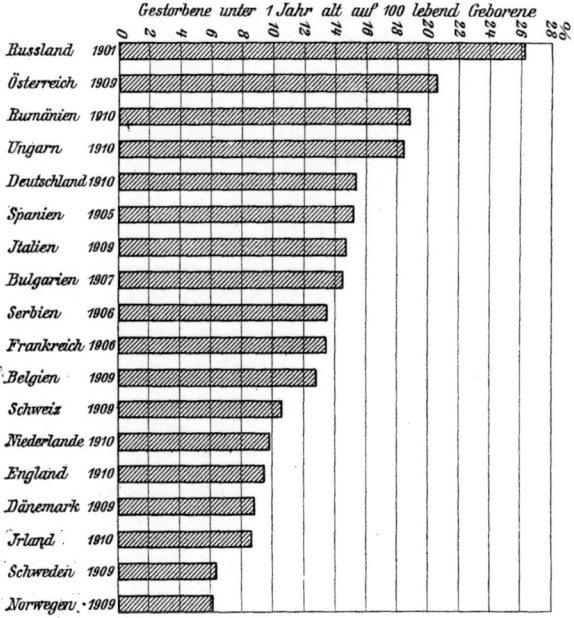

Man hat also gerade bei uns alle Veranlassung energisch einzugreifen. Warum man sich hierzu erst so langsam hat entschließen können, nun das hat seinen Grund vor allem in dem immerhin noch großen Geburtenüberschuß, den das Deutsche Reich aufzuweisen hat (1910: 879113). In den letzten Jahren macht sich jedoch hierin ein bedeutender Rückgang bemerkbar. Die Höchstzahl der Geburten wurde im Jahre 1901 erreicht. Seit dieser Zeit sinkt, wie Tabelle II zeigt, langsam, aber ständig die Geburtenziffer und damit auch der Geburtenüberschuß.

Daß der Bevölkerungszuwachs nicht eine noch größere Abnahme erfahren hat, ist lediglich auf das starke Sinken der allgemeinen Sterblichkeit zurückzuführen, die wir der fortschreitenden Entwicklung der Volksbildung, der Wohlfahrt und Gesundheitspflege verdanken. Es erscheint jedoch zweifelhaft, ob wir

Tabelle II.

Jahr	Geborene überhaupt einschl. Totgeborene im Deutschen Reich	Auf 1000 Einwohner kamen Geborene	Geburtenüberschuß
1901	2 097 838	36,9	15,1
1902	2 089 414	36,2	15,6
1903	2 046 206	34,9	13,9
1904	2 089 347	35,2	14,5
1905	2 048 453	34	13,2
1906	2 084 739	34,1	14,9
1907	2 060 973	33,2	14,2
1908	2 076 660	33,0	14,0
1909	2 038 357	31,9	13,8
1910	1 982 836	30,7	13,6

mit einer derartigen Abnahme der Gesamtsterblichkeit auch weiterhin noch in gleicher Weise rechnen können. Denn beispielsweise die Sterblichkeit an übertragbaren Krankheiten zeigt bereits Stillstand oder nur mehr geringe Abnahme.

Will man also den vorhandenen Geburtenüberschuß auf seiner jetzigen Höhe erhalten, so kann dies nur durch weitere Einschränkung der Säuglingssterblichkeit erreicht werden, die fast ⅓ der Gesamtsterblichkeit ausmacht. Und a priori muß diese Herabminderung der Säuglingsmortalität für durchaus möglich erklärt werden. Gewiß hat man mit einer unvermeidbaren Säuglingssterblichkeit zu rechnen, aber sie kann auf keinen Fall mehr als 7% betragen, eine Zahl, die wir in Norwegen und Schweden antreffen. Setzen wir nur diese Zahl für Deutschland ein, so ergibt sich, daß jährlich bei uns mindestens 170000 Säuglinge dem Tode unrechtmäßig zum Opfer fallen und uns einen nicht unbeträchtlichen Teil unseres Nationalvermögens nehmen.

Man sollte glauben, daß diese Tatsachen genügen, um auch den lässigsten Patrioten zur Mitarbeit an unserem großen sozialen Problem anzuregen. Denn der größte nationale Gewinn ist doch ein starker Nachwuchs, das höchste Gut des Staates ist doch der Mensch. Aber noch fehlt vielfach das genügende Verständnis hierfür. Man stellt sich der Lehre des Malthus entsprechend vor, daß die Ertragsfähigkeit der Erde nicht im gleichen Verhältnis wächst wie die Vermehrung des menschlichen Geschlechtes, und hält eine „weise Beschränkung des Geburtenüberschusses" für notwendig. Dabei sehen und lesen wir täglich, wie es mit fortschreitender Entwicklung der Wissenschaft und Technik gelingt, die Ertragsfähigkeit der Erde immer weiter zu steigern. Andere verhalten sich deshalb der Säuglingsschutzbewegung gegenüber passiv, weil sie annehmen, bei großer Kindersterblichkeit sei der übrigbleibende Nachwuchs um so lebensfähiger und kräftiger, sie halten die Kindersterblichkeit für eine natürliche Auslese im Sinne der Darwinschen Lehre. Wir können jedoch eine Reihe von statistischen Arbeiten anführen (Prinzing, Groth und Hahn, Kaup), die diese Anschauung schlagend zu widerlegen imstande sind. Wenn gelegentlich bei hoher Säuglingssterblichkeit eine relativ geringe Mortalität in den folgenden Kinderjahren oder wenig Tuberkulose bei den Erwachsenen gefunden worden ist, so muß dies als ein durchaus zufälliges Zusammentreffen bezeichnet werden. Maßgebend für die Sterblichkeit im späteren Kindesalter sind vielmehr die häufigen infektiösen Kinderkrankheiten und für die Tuberkulosesterblichkeit die verschiedensten Ursachen, so die Art des Wohnens, die Zahl der Städte, die Ausdehnung der Industrie u. a. Ebenso wird ein geringer Prozentsatz der Militärtauglichkeit durch Stammesunterschiede und schädigende Einflüsse vorwiegend der Berufstätigkeit, nicht aber durch eine niedrige Säuglingssterblichkeit zustande gebracht. Tatsächlich sterben ja auch nicht nur von Geburt kranke und schwächliche Kinder, sondern eine **Unzahl von Säuglingen, die sich zunächst gut entwickelt, geht später an Ernährungsstörungen, Krämpfen usw. zugrunde.**

Übrigens spricht gegen einen natürlichen Ausleseprozeß auch schon der große Unterschied in der Höhe der Säuglingssterblichkeit, wie wir ihn in den verschiedenen Staaten finden. Das Bild, das uns Tabelle I hiervon gegeben hat, wiederholt sich im kleinen, wenn wir die einzelnen deutschen Bundesstaaten oder die preußischen Provinzen vergleichen. 1910 begegnen wir in Mecklenburg-Strelitz der Höchstzahl von 22,5%, der als Minimum in Schaumburg-Lippe 9,8% gegenübersteht.

Deutsches Reich
Säuglingssterblichkeit 1910.
Tabelle III.

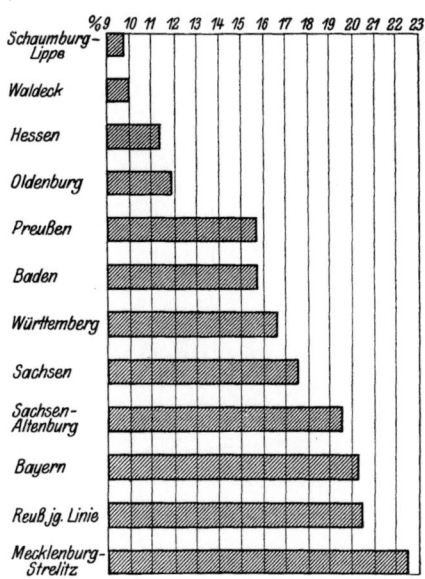

Diese Feststellung gibt uns den bestimmten Hinweis, daß nicht eine Ursache für die hohe Säuglingssterblichkeit zu beschuldigen ist, sondern verschiedene, und daß diese an verschiedenen Orten in der mannigfaltigsten Kombination und Stärke einwirken. Es ist das Verdienst der deutschen Kinderheilkunde, hier die notwendige Aufklärungsarbeit geleistet zu haben. **Künstliche Ernährung und Armut sind als die in vielfacher Wechselbeziehung stehenden Hauptursachen der großen Säuglingssterblichkeit erkannt worden.** Daß die Kinder unbemittelter Eltern gefährdeter sind als die in begüterte Verhältnisse hineingeborenen, ist jedermann geläufig. Um Zahlen anzuführen, brauche ich nur Berlin zu nennen, wo 1900/02 die Sterblichkeit der Kinder von Offizieren, Beamten und Angehörigen freier Berufe 10,9, der Kinder der ungelernten Industriearbeiterschaft 17,9% betrug. Die Tatsache an sich bedarf also keiner Diskussion, wohl aber verdient das Warum eine weitere Erörterung. Da zeigt sich nun, daß die Ernährung an der Brust die Einwirkungen der Armut in weitestem Maße zu lähmen vermag; die Verbreitung der künstlichen Ernährung in Proletarierkreisen ist es, die die Sterblichkeitsziffer so stark anwachsen läßt. **Die Statistik läßt die Abhängigkeit der Todesfälle von der Stillung und im speziellen von der Stillungsdauer deutlich erkennen.**

Stilldauer und Säuglingssterblichkeit.

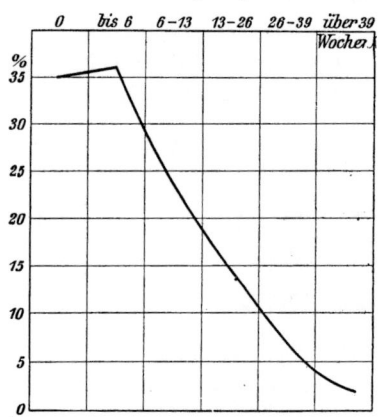

Nach Untersuchungen von Dr. M. Baum-Düsseldorf.

Stilldauer und Säuglingssterblichkeit.
Wöchnerinnenasyl Cöln 1900/01 628 Kinder.

Stilldauer	Zahl der Kinder	Gestorben unter 1 Jahr	Auf 100 Lebendgeborene gestorben
9 Monate und länger	135	4	3 ⎫ 8
3—9 Monate	185	22	12 ⎭
weniger als 3 Monate	242	84	35 ⎫ 37
garnicht	66	31	47 ⎭

(Dietrich, Zeitschr. f. allgemein. Gesundheitspflege 22. Bd. S. 46).

Unter den Todesursachen findet man an erster Stelle die unmittelbaren Folgen der künstlichen Ernährung, die akuten Magendarmkatarrhe, Brechdurchfälle usw. sowie die chronischen Ernährungsstörungen. Aber man darf nicht vergessen, daß auch die in der Statistik außerordentlich häufig als Todesursache angegebene angeborene Lebensschwäche und vor allem die Krämpfe in einem großen Prozentsatz der Fälle in Zusammenhang mit der künstlichen Ernährung gebracht werden müssen. Die Krämpfe sind vielfach lediglich die Begleiterscheinung des durch die Ernährungsstörung verursachten Todes oder sie stellen ein selbständiges Leiden dar, das auf einer abnorm gesteigerten Erregbarkeit des Nervensystems (Spasmophilie) beruht, aber auch fast ausschließlich bei künstlich ernährten Kindern zustande kommt. Ähnlich steht es mit den Erkrankungen der Atmungsorgane. Jede Infektion, somit auch eine Bronchitis oder Pneumonie überwindet der künstlich ernährte Säugling weniger sicher als das Brustkind. Mit Recht gefürchtet als ernste Komplikation bei allen Lungenkrankheiten ist die Rachitis; denn die mit ihr verbundene Weichheit der Rippen und der mangelhafte Tonus der Bauchdecken beeinträchtigen die Atmung beträchtlich. Und auch diese Erkrankung findet sich fast nur bei Flaschenkindern. Immer und immer wieder sehen wir es bestätigt: **die künstliche Ernährung ist die weitaus häufigste Endursache des Todes beim Säugling.**

Leider ist nun in Deutschland in der zweiten Hälfte des vorigen Jahrhunderts ein erheblicher **Rückgang der Stillhäufigkeit** eingetreten. Eine allgemeine Statistik hierüber liegt nicht vor, doch können beispielsweise von Berlin folgende Zahlen mitgeteilt werden:

Jm Jahre 1885 wurden 55,2% aller Kinder gestillt.
           1890   50,7%
           1895   43,14%
           1900   31,37%
           1905   31,21%

Was sind die **Gründe dieser Stillungsnot?** Die insbesondere von Bunge vertretene Auffassung, daß unsere heutige Generation an einer zunehmenden physischen Unfähigkeit zur Stillung leide, ist durch die modernen Anstaltserfahrungen **nicht** bestätigt worden. Manche Kliniker berichten sogar von einer Stillfähigkeit der Mütter bis zu 100%, eine Angabe, die sich allerdings nur auf die Beobachtungsdauer von 10—14 Tagen stützt. Zweifellos spielen hier das Interesse des Chefarztes, die Schulung des Personals und vor allem die sozialen Lebensverhältnisse der Mütter eine große Rolle. Bei 80% der Mütter kann man jedoch sicherlich, auch wenn sich das Material aus Dienstmädchen, Fabrikarbeiterinnen und Handwerkerfrauen der ärmsten und schwer arbeitenden Großstadtbevölkerung zusammensetzt, für die Dauer von 6 Wochen bis 3 Monaten eine hinreichende Milchsekretion erreichen.

Wenn nun in praxi in einem weit geringeren Prozentsatz gestillt wird, so müssen hierfür andere Gründe als physische Unfähigkeit maßgebend sein, und diese möchte ich mit Agnes Bluhm in drei Gruppen einteilen: ethische, intellektuelle und soziale.

Ethisch: Die Mutter steht der Gesundheit und dem Leben des Neugeborenen gleichgültig gegenüber. Etwas derartiges findet man in Entbindungsanstalten und Mütterheimen nicht gerade selten, aber es betrifft immerhin nur die Hefe des Volkes und spielt bei der großen Zahl nichtstillender Mütter eine nur untergeordnete Rolle.

Intellektuell: Die Mutter kennt nicht die unersetzbaren Eigenschaften der Muttermilch, nicht die großen Gefahren, welche die künstliche Ernährung dem Säugling bringt; sie weiß nicht, wie bei schwergehender Brust die Milchsekretion in Gang gebracht werden kann, wodurch es zum Nachlassen der Sekretion kommt. Diese fehlende Schulung zur Mutter ist zweifellos ein wesentlicher Faktor unter den Ursachen des Rückgangs der Stillhäufigkeit. Die Unterweisung in den mütterlichen Pflichten ist daher eine Hauptaufgabe der Säuglingsfürsorge. Zweifellos wäre es jedoch besser und wirksamer, wenn die Belehrung bereits früher einsetzte. Wie dies geschehen kann, darüber wird später noch zu sprechen sein.

Sozial: Die Armut zwingt die junge Mutter möglichst bald wieder außerhäuslichem Erwerb nachzugehen und hindert sie so daran, dem Kinde die Brust zu reichen. Unsere bisherigen Fürsorgemaßnahmen, die sich auf diese Kategorie von Frauen erstrecken, tragen, wie Tugendreich mit Recht betont, rein symptomatischen Charakter. Eine kausale Therapie treiben wir nicht; denn diese besteht allein in einer **Beschränkung der immer mehr zunehmenden Frauenarbeit.**

Eine soziale Notlage liegt vor allem bei den **unehelichen Kindern** vor. In der überwiegenden Mehrzahl der Fälle steht hier die Mutter allein, die Alimentation ist, wenn überhaupt vorhanden, nicht ausreichend, um ihr und dem Kinde Unterhalt zu verschaffen, sie ist also gezwungen, auf Erwerb auszugehen und ihr Kind fremden Leuten gegen geringes Entgelt anzuvertrauen. Damit ist das uneheliche Kind in der Regel der künstlichen Ernährung und zweifelhaften Pflegeverhältnissen preisgegeben. **Die Folge ist eine ungleich höhere Sterblichkeit als wir sie bei ehelichen Kindern finden.** Während im Jahre 1910 15,2% der ehelichen Kinder zugrunde gingen, betrug die Sterblichkeit der unehelichen 25,7%. Diese Zahlen sind sehr beachtenswert, wenn man bedenkt, daß der Entwicklung unserer sozialen Verhältnisse entsprechend in den letzten 10 Jahren nach vorherigem Abfall wieder eine **stetige Zunahme der unehelichen Geburten** festzustellen ist (1910 9,1% aller Geburten).

In nicht unbeträchtlichem Maße wird ferner die allgemeine Säuglingssterblichkeit durch diejenigen Familien belastet, in denen bei hoher Geburtenziffer das Hinsterben der Säuglinge die Regel bildet. Eruiert man diese Verhältnisse genauer, so ergibt sich, daß **nicht Kinderreichtum an sich die Lebensaussichten der Säuglinge beeinträchtigt.** Handelt es sich um Familien, in denen die Mutter keinen oder nur unbedeutenden außerhäuslichen Nebenerwerb hat und zu wirtschaften versteht, in denen vor allem die Kinder lange gestillt werden, so ist die Sterblichkeit nicht größer als in kinderärmeren Familien. **Künstliche Ernährung und mangelhafte Pflege sind auch hier allein die Gründe des massenhaften Hinsterbens.**

Schließlich wäre noch der allgemein bekannten Erscheinung zu gedenken, daß in den heißen **Sommermonaten** Morbidität und Mortalität der Säuglinge erheblich ansteigt. Zu den Schädlichkeiten, die die allgemeine Säuglingssterblichkeit bedingen, kommt im Sommer ein neues schädliches Moment hinzu, die Hitze. Sie wirkt in der verschiedenartigsten Weise ein, einmal direkt, indem sie zu Temperatursteigerungen, ja zu Hitzschlag führt, vor allem aber indirekt durch Erschwerung der Ernährungs- und Pflegeverhältnisse. Die Nahrung kann einerseits durch die Hitze eine dem Kind schädliche Veränderung (Zersetzung) erfahren, andererseits regt das starke Durstgefühl der Kinder zur Darreichung übermäßiger Milchmengen an, wodurch es leicht zu einer Toleranzüberschreitung kommt. Wird im Sommer nicht erhöhtes Gewicht auf eine vernünftige Pflege (Kleidung, Reinlichkeit) gelegt, so ist die Gelegenheit zur Infektion wesentlich vermehrt. Dementsprechend sehen wir in den heißen Monaten **ein starkes Anschwellen der Ernährungsstörungen und eine beträchtliche Zunahme der Hautaffektionen** (Furunkulose, Abszesse, Phlegmone), in jedem Falle aber handelt es sich um die Erkrankung eines künstlich ernährten Kindes. **Die Muttermilch ist auch gegen die Gefahren der Sommerhitze ein vortreffliches Schutzmittel.**

Den Kampf gegen die Säuglingssterblichkeit zu führen, ist Sache des Staates und der Gemeinden, aber sie bedürfen dringend der Mitarbeit des Arztes. Worin diese zu bestehen hat, sollen die folgenden Ausführungen lehren. Leider besitzt ja der Student noch immer auf den Universitäten eine erstaunlich geringe Möglichkeit sich in der Kinderheilkunde auszubilden, unserer heutigen Ärztegeneration fehlt daher vielfach noch die rechte Freude an dem großen sozialen Werk der Säuglingsfürsorge.

Zunächst ist zu besprechen, in welcher Weise der einzelne Praktiker in seiner privaten Tätigkeit mitzuhelfen vermag. **Als Hauptaufgabe fällt ihm eine energische Stillpropaganda zu.** Die Notwendigkeit immer wieder und unter allen Umständen zum Stillen anzuregen, geht ja mit aller Deutlichkeit aus den vorher erwähnten statistischen Untersuchungen hervor. Wir nannten als Ursache der Säuglingssterblichkeit künstliche Ernährung und schlechte soziale Lage, wir hoben hervor, wie sehr diese beiden Faktoren in ihrer Kombination schädlich wirken, konnten aber zugleich die wichtige Feststellung machen, daß die Ernährung an der Brust die Einwirkungen ungünstiger sozialer Verhältnisse vollständig auszugleichen vermag. Muß also der Arzt es auch andern überlassen, gegen die Armut vorzugehen, so kann er doch vielfach unter armen Verhältnissen einen Erfolg erzielen, wenn er verhindert, daß die Kinder den Gefahren der künstlichen Ernährung preisgegeben werden. Das ist möglich, wenn das Stillen aus Unwissenheit unterlassen wird.

Zu solcher Propaganda gehört freilich vor allen Dingen, daß der Arzt selbst von der Unersetzbarkeit der Muttermilch überzeugt ist. Das aber ist leider heutzutage noch keineswegs der Fall, und gerade deshalb habe ich das statistische Material ausführlich behandelt. Thiemich klagt darüber, daß häufig junge Brustkinder wegen ganz geringfügiger Erkrankungen ins Krankenhaus eingewiesen werden. Man denkt nicht daran, daß die klinische Behandlung des interkurrenten Leidens viel weniger wichtig ist als die Erhaltung der Mutterbrust, und daß die Gefahren der späteren künstlichen Ernährung unvergleichlich größer sind als das vorübergehende Leiden, das sich ebensogut in der Sprechstunde behandeln läßt. Es ist unumgänglich erforderlich, wenn ein Brustkind dringend klinischer Behandlung bedarf — es handelt sich hier insbesondere um chirurgische Leiden — die Mutter mit ins Krankenhaus aufzunehmen. Es gibt überhaupt (mit Ausnahme ganz seltener Formen schwerster Ernährungsstörung auf konstitutioneller Basis) keine Krankheit des jungen Säuglings, die das Abstillen rechtfertigt. Wohl kann es in gewissen Krankheitsfällen erforderlich sein, die Milch abgespritzt aus der Flasche darzureichen, und sicherlich ist es zuweilen zweckmäßig, ein oder zwei Brustmahlzeiten durch Tiermilch zu ersetzen, aber jeder vollständige Verzicht auf die Mutterbrust ist unangebracht und kann schweren Schaden zur Folge haben.

Dieselbe Reserve ist bei Erkrankungen der Mutter am Platze. Es ist bekannt, daß gewisse Kontraindikationen für das Stillen bestehen, ich nenne in erster Linie Tuberkulose, ferner Diabetes, Nephritis, dekompensierte Herzfehler, bösartige Neubildungen sowie Psychosen. Absolut verfehlt ist es jedoch, wenn wegen leichter Formen von Blutarmut oder Nervosität das Stillverbot ausgesprochen wird, wie es häufig geschieht. Es mag zugegeben werden, daß der Arzt häufig nicht primär hierzu Veranlassung gibt, sondern erst auf das Zureden von Verwandten oder der Mutter sein Einverständnis erklärt, es soll auch nicht unterschätzt werden, wie schwierig es ist, in solchen Fällen das Stillen durchzusetzen, da alle kleinen Störungen und Beschwerden, die die Mutter in der nächsten Zukunft hat, dem Stillen zur Last gelegt werden. Aber Standhaftigkeit in solcher Lage wird dem Arzte später vielfach doch noch Dank eintragen. Das gleiche ist von den akuten, infektiösen Krankheiten zu sagen. Ansteckung kann man bei einiger Vorsicht vermeiden, zumal der junge Säugling gegen gewisse Krankheiten wie Scharlach und Masern relativ immun ist. Im Notfall kann auch hier die Milch abgespritzt in der Flasche gegeben werden. Kommt es wie nicht selten zu einer Verminderung der Milchmenge infolge der Krankheit, so gibt man eine Zeitlang Tiermilch zu und wird oft die Freude erleben, daß in der Rekonvaleszenz die Milchmenge sich wieder steigert und für die Ernährung des Kindes vollkommen ausreicht. Daß Hohlwarzen und Rhagaden das Stillen keineswegs unmöglich zu machen brauchen, sei nur kurz erwähnt. Wie man sich bei der Mastitis zu verhalten hat, darüber sind Gynäkologen und Pädiater vorerst noch nicht einig. Bekanntlich spielt diese Erkrankung aber in den ärmeren Volksschichten keine große Rolle, hier sind es vor allem noch die Vorstellungen von der zu dünnen oder in ihrer Zusammensetzung schlechten Muttermilch, die so manchem Kind die künstliche Ernährung aufzwingen. In solchem Falle ist es Sache des Arztes, aufklärend zu wirken. Wir besitzen keine sicheren Anhaltspunkte dafür, daß es eine Frauenmilch gibt, die durch die Art ihrer Zusammensetzung dem Säugling unzuträglich wäre, jedenfalls haben wir keine Veranlassung, aus solchen Mutmaßungen heraus zum Abstillen zu raten.

Eine besondere Aufgabe erwächst dem Arzte bei den sog. stillschwachen Frauen. Wir müssen uns darüber klar sein, daß in erster Linie der immer wieder einsetzende Saugreiz die Milchsekretion zu steigern vermag. Das Kind muß also auch bei zunächst unzureichender Nahrungsaufnahme in regelmäßigen Zeitintervallen (5—6 mal in 24 Stunden) angelegt werden, und zwar jedesmal an beide Brüste, bis sich das Stillgeschäft ohne Schwierigkeiten vollzieht. Nichts ist falscher als in solcher Lage zu früh verzweifeln; es ist keine Seltenheit, daß erst nach einer Woche ausreichende Milchmengen vorhanden sind, ja es kommt vor, daß noch nach mehreren Wochen die Sekretion ausreichend wird. In letzterem Falle kann man natürlich auf Beikost nicht verzichten. Nicht genügend bekannt ist, daß häufig auch bei ausreichender Nahrung das Geburtsgewicht erst nach 14 Tagen bis 3 Wochen eingeholt wird statt am 10. Tage, wie noch vielfach zu lesen ist. Nachdem wir wissen, daß die Mortalität in hohem Grade von der Stillungsdauer abhängig ist, muß ein möglichst langes Stillen (8 oder 9 Monate) angestrebt werden. Ich verweise noch einmal auf die vorher erwähnte Zusammenstellung von Marie Baum, erinnere insbesondere daran, daß eine bis höchstens 6 Wochen dauernde Stillung nicht imstande ist, dem Kinde irgendwelchen Schutz gegen tödliche Erkrankung zu verleihen.

Ist wegen dauernden Milchmangels das Stillen unmöglich, so schlage man unbedingt zunächst noch einen Versuch mit Allaitement mixte vor. Man verlasse sich nicht auf die Angaben der Mütter über das Nachlassen der Milchsekretion — sie befürchten nur allzu leicht ein Verhungern des Kindes —, sondern richte sich nach dem Körpergewicht des Kindes. Die Zwiemilchernährung wird heutzutage bei weitem noch nicht in dem Umfange zur Anwendung gebracht, in dem sie es verdient. Sie ist insbesondere auch in solchen Fällen wertvoll, wo die Mutter den Morgen und Nachmittag außerhäuslichem Erwerb nachgehen muß. Man läßt das Kind morgens vor der Arbeit, in der Mittagspause und abends nach der Arbeit stillen und in der Zwischenzeit je eine Flasche reichen.

Läßt sich die künstliche Ernährung nicht umgehen, so richten wir uns zweckmäßigerweise nach dem Prinzip der Minimalernährung, d. h. wir geben das Minimum von Nahrung, das zu normalem Gedeihen erforderlich ist. Am einfachsten ist es, dem Säugling den 10. Teil seines Körpergewichts an Milch in Mischung mit Wasser oder später Mehlabkochung zu geben (Budinsche Zahl) und so viel Rohrzucker zuzufügen, wie an der Menge fehlt, die in der gleichen Gesamtmenge Frauenmilch enthalten sein würde (Kuhmilch enthält rund 5%, Frauenmilch 7% Zucker). Das Flüssigkeitsquantum soll 150—200 ccm pro kg Körpergewicht betragen. Von einer solchen Mischung kann man jedenfalls immer ausgehen und eventuell später der Reaktion entsprechend, die man beim Kinde beobachtet, modifizieren. Frühzeitige Beikost — nach dem 6. Monat beginnend — in Gestalt von Suppe, Gemüse, Brei ist unbedingt erforderlich. Vollmilch sollte nur in Ausnahmefällen im 1. Lebensjahr gegeben werden. 1 Liter Gesamtflüssigkeit zu überschreiten ist nicht ratsam. Im allgemeinen genügen 5 Mahlzeiten in 24 Stunden, nur in Ausnahmefällen sind 6 erlaubt.

Besonderes Interesse müssen wir außer den quantitativen Verhältnissen der Beschaffenheit der verabreichten Milch entgegenbringen. Denn einmal können durch sie pathogene Keime auf das Kind übertragen werden (am häufigsten Tuberkelbazillen von der kranken Kuh, Typhusbazillen durch Behandlung der Milchgefäße mit verunreinigtem Wasser) und ferner kann bei Anwesenheit zahlreicher saprophytischer Keime Zersetzung der Milch eintreten, die Darmstörungen zur Folge hat. Eine sogenannte Kindermilch muß also folgenden Bedingungen entsprechen:

1. Sie muß von gesunden Tieren stammen. Tuberkulose läßt sich mit Sicherheit nur ausschließen durch regelmäßige klinische Untersuchung und negative Tuberkulinreaktion.

2. **Sie muß reinlich gewonnen werden.** Die Melker müssen gesund sein, die Hände müssen vor dem Melken gründlich gereinigt werden, die Melkgefäße sind gut auszuspülen. Tiere (Euter!) und Stallung sind sauber zu halten.

3. **Sie muß möglichst schnell in die Hände des Abnehmers gelangen.** Bei einem irgend längeren Transport ist vorherige Kühlung erforderlich, unter allen Verhältnissen aber muß die Milch im Hause bis zum Verbrauch kühl gehalten werden. Stehen kühle Keller nicht zur Verfügung und verbietet sich die Beschaffung von Eis wegen der Kosten, so empfiehlt sich das Einstellen des Milchgefäßes in mehrfach zu wechselndes Wasser. Wenigstens in Städten mit Grundwasserleitung läßt sich auf diese Weise infolge der niederen Temperatur dieses Wassers eine genügende Kühlung der Milch erzielen. Werden diese Bedingungen nicht mit aller Sicherheit erfüllt, so ist die Milch unmittelbar nach der Ankunft im Hause 2—3 Minuten abzukochen.

Daß auf die Beschaffenheit der Nahrung besonders im heißen Sommer geachtet werden muß, liegt auf der Hand. Aber hier spielt außer der Ernährungsfrage noch anderes eine wichtige Rolle. Um Wärmestauungen bei den Kindern zu vermeiden, muß die Kleidung leicht sein. Steckbett und Federbetten sind zu verbieten, vor allem darf das Gummituch nur zum Schutz der Matratze verwandt werden, der „Gummiwickel" sollte verschwinden. Das Kind ist täglich zu baden, womöglich mehrmals kühl abzuwaschen. Der Durst muß durch Wasser oder Tee gelöscht werden. Auf peinliche Sauberkeit in der Wohnung ist zu achten.

In seiner privaten Tätigkeit wird der Arzt mit all den Ratschlägen, wie sie vorhin kursorisch besprochen worden sind, vielfach zu spät kommen. Große Erfolge lassen sich in der Säuglingsfürsorge nur durch Prophylaxe erzielen; die Mütter aus den ärmeren Bevölkerungsschichten aber, auf die es uns ganz besonders ankommt, konsultieren, wenn es sich um die Ernährung ihres gesunden Kindes handelt, erfahrungsgemäß nicht den Arzt, sondern suchen sich an anderer Stelle Rat, ja auch in Krankheitsfällen ist dies nicht viel anders. Erst wenn die Erkrankung zu ernster Besorgnis Veranlassung gibt, wird der Arzt aufgesucht. In zahlreichen Fällen läßt sich dann das Ende nicht mehr aufhalten, in anderen gelingt es vielleicht, die akuten Erscheinungen seitens des Magendarmtraktus zu beseitigen. Damit ist aber auch schon die ärztliche Tätigkeit beendet; denn die wirtschaftlichen Verhältnisse der Eltern erlauben nicht eine weitere ärztliche Kontrolle, obwohl diese dringend erwünscht wäre, um eine vollständige Reparation zu erreichen und weitere Schäden zu verhüten.

Diesem Mißstand kann vorerst nur dadurch in wirksamer Form entgegengetreten werden, daß sich die Öffentlichkeit der Fürsorge annimmt und Mutterberatungsstellen gründet, Vielfach haben sich Vereine oder einzelne Großindustrielle entschlossen, Beratungsstunden einzurichten, oder es haben bereits bestehende Anstalten der Säuglingsfürsorge ihr Tätigkeitsgebiet durch Angliederung einer Fürsorgestelle erweitert. Erfreulicherweise mehrt sich aber in letzter Zeit die Zahl derjenigen Fürsorgestellen, die von den Gemeinden ins Leben gerufen und unterhalten werden. Nur in diesem Falle nämlich kann die Mutterberatungsstelle das darstellen, was sie sein soll, nämlich eine Zentrale aller Fürsorgebestrebungen, nur so hat sie den notwendigen Konnex mit der Armenverwaltung, dem Standesamt, der Vormundschaft usw. Die wesentlichste Aufgabe der Mutterberatungsstelle ist eine methodische Aufklärung und Belehrung der Mütter durch den dazu berufenen Vertreter, den Arzt. In erster Linie handelt es sich hier also um eine energische mündliche Propaganda für das Stillen, und nur, wo dieses absolut nicht möglich ist, sind die nötigen Anweisungen für die künstliche Ernährung zu geben. Die Behandlung kranker Kinder ist im allgemeinen nicht Sache der Fürsorgestelle. Erkrankte werden sofort an den behandelnden Arzt oder einen beliebig zu wählenden Arzt, eventuell auch an den Armenarzt gewiesen. Nur bei den Ernährungs- und Stoffwechselkrankheiten muß eine Ausnahme erlaubt sein; denn zur Bekämpfung dieser Krankheiten, die die hohe Säuglingssterblichkeit bedingen, ist ja die Fürsorgestelle bestimmt. Daß dadurch dem praktischen Arzt kein nennenswerter Verlust entsteht, geht wohl aus meinen früheren Ausführungen bereits zur Genüge hervor. In manchen Städten leitet die Mutterberatungsstelle ein von der Stadt angestellter Arzt (städtischer Kinderarzt), in anderen wird ein Arzt von den Kollegen des gleichen Ortes ausgewählt, zuweilen mit der Bedingung des Wechsels nach Ablauf eines Jahres. Das empfiehlt sich insbesondere für kleinere Städte, um das Übergewicht eines einzelnen Arztes, das sich bald auch in der Praxis bemerkbar machen würde, zu vermeiden. Allerdings ist es dann notwendig, für sämtliche beratende Ärzte „Ärztliche Regeln für stillende Mütter" und „Arztregeln für künstliche Ernährung" zu verfassen, um sie so auf die gleiche Beratungsmethode zu verpflichten. Die Beratung erfolgt kostenlos, doch ist eine Bezahlung des Arztes durch die Gemeinde unbedingt anzustreben (desgleichen durch Wohlfahrtsvereine, die solche Beratungsstunden bestreiten), nicht zuletzt deshalb, weil beim Publikum für gratis geleistete Ärztearbeit weder Verständnis noch Anerkennung zu finden ist. Die Säuglingsfürsorge ist ein Teil der öffentlichen Wohlfahrtspflege, nicht aber eine Standespflicht der Ärzte (Trumpp).

Die äußere Aufmachung der Beratungsstelle, wie wir sie zur Zeit finden, ist denkbar verschieden. Es genügen vollständig zwei Räume, Wartezimmer und Sprechzimmer, die die Gemeinde, sei es im Rathaus, Gemeinde- oder Privathaus zur Verfügung stellt. Schulen sind zu vermeiden wegen der Ansteckungskeime, die durch Schulkinder hineingetragen, den Säuglingen gefährlich werden könnten. Ebensowenig empfiehlt es sich, die Beratungsstelle in die Sprechstunde oder Wohnung eines einzelnen Arztes zu verlegen, da Frauen, die einen bestimmten Hausarzt haben, nicht gerne in die unentgeltliche Beratungsstunde eines anderen Arztes gehen. Die Fürsorgestelle muß den Charakter einer öffentlichen Einrichtung tragen. Als Mobiliar genügen einige Stühle, Bänke und ein Tisch. Im Untersuchungszimmer ist ein gepolsterter hoher Tisch angenehm. Die wichtigste Anschaffung ist eine Kinderwage, außerdem sind Waschgelegenheit, Eimer, Wiegepapier [1]) (Seidenpapier) und Schreibutensilien erforderlich (Kosten insgesamt 50 Mk.). Für Reinhalten des Lokals, Waschen der Handtücher, Arzt- und Schwesternschürzen bedarf man eines jährlichen Etats von ca. 40 Mk. Die Schreibarbeit und das Wiegen der Kinder wird gern von jungen Mädchen ehrenamtlich übernommen. Man sieht also: die Einrichtung läßt sich einfach und billig gestalten. Der Erfolg einer

---

[1]) Zu beziehen von der Papierhandlung H. A. Weber, Charlottenburg, Berlinerstr. 124. (1 Block à 250 Blatt 55 Pfg.).

Fürsorgestelle ist eben nicht von der äußeren Form abhängig, für ihn ist allein das Wissen und die Lehrgeschicklichkeit des leitenden Arztes maßgebend.
Von größter Bedeutung ist allerdings fernerhin die Mitarbeit einer verständigen Fürsorgerin. Als solche ist vielfach noch ehrenamtlich eine in Kinderpflege unterrichtete Dame tätig, zweifellos besser ist jedoch eine von der Gemeinde angestellte und bezahlte, für ihren speziellen Zweck geschulte Schwester, die allein schon ihrer Tracht wegen vom Volke mehr respektiert wird. Außerdem ist die Aufgabe der Fürsorgerin eine so große und zeitraubende, daß sie sich ihrem Berufe ganz hingeben muß. Dazu aber sind wohltätige Damen im Ehrenamte kaum je imstande. Neben der Hilfe in der Sprechstunde liegt der Fürsorgeschwester die Überwachung der Kinder im Elternhause ob. Sie kontrolliert, ob die in der Sprechstunde gegebenen Anordnungen richtig ausgeführt werden, sie sorgt für eine vernünftige Behandlung der Kindermilch und trägt überhaupt richtige hygienische Vorstellungen in die Familie. Sie fordert zum Besuch der Mutterberatungsstelle auf und hält die Mütter zum Stillen an zu einer Zeit, wo sie den Weg zum Fürsorgearzt noch nicht machen können, in der ersten Woche nach der Entbindung. Zu diesem Zwecke werden ihr regelmäßig vom Standesamt sämtliche Geburten gemeldet. Ist die Schwester geschickt, so gelingt es ihr leicht, den Frauen nicht als eine unangenehme Aufpasserin, sondern als gerne gesehene Beraterin zu erscheinen, und mit der Zeit gewöhnen sie sich daran, in zweifelhaften Fällen nicht mehr die Nachbarin, die Großmutter oder eine weise Frau um Rat anzugehen, sondern sie wenden sich vertrauensvoll an die Fürsorgerin.

Die unentgeltlichen Sprechstunden stehen vielfach nur Familien unter einer bestimmten Vermögensgrenze zur Verfügung. Man läßt sich die Invalidenversicherungskarte vorzeigen, richtet sich nach dem Wochenlohn (bis zu 30 Mk.) oder dem Jahreseinkommen (bis zu 1500 Mk.) und läßt die Einkommensverhältnisse von einer städtischen Behörde (z. B. der Armendirektion) prüfen; im allgemeinen ist jedoch zu sagen, daß der Begriff der Bedürftigkeit möglichst weit gefaßt werden sollte. Mit Recht betont Tugendreich, daß nicht nur die Höhe des Einkommens, sondern auch seine Regelmäßigkeit Beachtung verdient. Im übrigen wird an vielen Orten eine Kontrolle der wirtschaftlichen Verhältnisse nicht vorgenommen und gleichwohl eine mißbräuchliche Benutzung seitens begüterter Eltern nicht beobachtet.

Die individuelle mündliche Belehrung kann man zu unterstützen suchen durch eine allgemein gehaltene, schriftliche Belehrung in Form der Merkblätter. Wir verstehen darunter jene kurzen Schriften von 1—4 Seiten Umfang, in denen Ernährung und Pflege des Säuglings abgehandelt werden — gewöhnlich in Gebotform, um eindringlich zu wirken. Sie werden von Behörden oder Vereinen bei irgendeiner offiziellen Gelegenheit (z. B. auf dem Standesamt bei der Anmeldung der Geburt) oder in den Fürsorgestellen ausgegeben. Die Ansichten über den Wert der Merkblätter, deren Zahl Legion ist, sind geteilt. In der Tat weist das Merkblätterwesen erhebliche Mißstände auf. Einmal nämlich enthalten sie in den verschiedenen Orten und Bezirken des Landes, ja in derselben Stadt außerordentlich wechselnde Angaben, und dann versprechen sie vielfach Dinge, die nicht immer zutreffen oder behaupten gar falsches. Mit Recht strebt man deshalb danach, für größere Bezirke des Landes ein einheitliches offizielles Merkblatt zu verwenden. Wir besitzen derartiges in Bayern (Vaterländ. Frauenverein), Sachsen und im Regierungsbezirk Düsseldorf. Großen Nutzen wird man freilich auch hier nicht zu erwarten haben; mehr verspreche ich mir von kleinen „Merkblättchen", die lediglich dazu dienen, auf das Vorhandensein einer Mutterberatungsstelle und ihren Zweck aufmerksam zu machen.

In vielen Orten wird der Mutterberatungsstelle dadurch eine besondere Anziehungskraft verliehen, daß Stillprämien ausgegeben werden. Manche behaupten, daß überhaupt erst durch die Gewährung von Unterstützungen eine genügende Frequenz erreicht werden kann. Ich selbst halte sie auf Grund persönlicher Erfahrung nicht für notwendig, solange es sich um einen Ort handelt, in dem nicht viel industriell arbeitende Frauen sind. Hier wird der Wunsch nach Belehrung, das Vertrauen auf Arzt und Pflegerin zu einem ausreichenden Besuch und Erfolg verhelfen. Sonst aber wird man mit Vorteil Stillbeihilfen verausgaben. Denn es läßt sich der Nachweis führen, daß hierdurch bei Frauen, die bisher nicht gestillt haben, für das Stillen Propaganda gemacht wird, und bei anderen, die ihr Kind vorzeitig absetzen wollten, die Stilldauer verlängert wird. (Breslau, Berlin.) Allgemein anerkannt ist, daß die Unterstützung möglichst schnell mit Vermeidung aller Formalitäten zu erlangen sein muß, daß sie nicht als Armenunterstützung anzurechnen und unmittelbar durch die überwachenden Stellen — also die Organe der Säuglingsfürsorgestelle — auszuzahlen ist. Vergehen, wie dies in München der Fall war, Wochen bis die behördlichen Nachforschungen über Würdigkeit in materieller und sittlicher (!) Hinsicht beendet sind, so gelangt die Prämie zu einer Zeit zur Verteilung, wo oft die Milchsekretion schon fast versiegt ist. Die Frauen der allerärmsten Stände, der ungelernten Arbeiter, und vor allem die unehelichen Mütter ziehen es vor, frühzeitig die Arbeit wieder aufzunehmen und machen gar keinen Anspruch mehr auf die Auszahlung der Stillprämie. Sie fällt vielmehr wesentlich solchen Müttern zu, die schon früher mit Erfolg gestillt haben. Will man derartiges vermeiden, so muß die Information über die Würdigkeit der Mütter den Fürsorgeschwestern übertragen werden und gleich in der ersten Woche einsetzen. Da sie die Bedürfnisse jeder einzelnen Mutter kennen lernen, ist es auch möglich, sich in Höhe und Art der Unterstützung den wechselnden Verhältnissen anzupassen, die die Durchführung des Stillens verhindern oder erschweren. Von manchen Seiten wird lediglich die Geldprämie empfohlen (ca. 1 Mk. pro Woche, ev. Erhöhung auf 2 Mk. im Sommer). Man hat jedoch meines Erachtens mit Recht hiergegen geltend gemacht, daß der liederliche Ehemann das Geld vielfach seiner Frau fortnimmt und in seinem persönlichen Interesse verwendet. Wo man damit rechnen muß, sollten also lieber Naturalien geliefert werden. Es geschieht dies an vielen Orten in Form von Milch (täglich 1 l); aber dagegen ist wieder einzuwenden, daß die Mutter leicht verführt werden kann, ihrem Säugling von dieser Milch zuzufüttern. Am besten ist es, wenn man sich nach den Wünschen richtet, die die Mütter selbst äußern und der Fürsorgeschwester auf Grund ihrer eigenen Beobachtungen berechtigt erscheinen. Allerdings ist eine solch individualisierende Form der Stillunterstützung sehr viel schwieriger und mühevoller als die schematische, aber sie allein entspricht wirklichem Bedürfnis. Alle Unterstützungen haben eine fortlaufende Vorstellung der Säuglinge in meist 14 tägigen Zwischenräumen in der Beratungsstelle zur Voraussetzung. Sie ist notwendig, um festzustellen, ob tatsächlich gestillt wird, und gibt Gelegenheit, das Kind genau zu beobachten. Die Prämie wird zweckmäßigerweise bei dem jedesmaligen Besuch ausgezahlt, und zwar für die Dauer von 3 Monaten oder auch länger bis $\frac{3}{4}$ Jahr. Extraprämien (5 Mk.) nach $\frac{1}{4}$ oder $\frac{3}{4}$ Jahr sind empfehlenswert.

Wo das Stillen unmöglich ist, erwächst der Fürsorgestelle die Aufgabe, die Kinder mit einer guten Tiermilch zu versorgen. Wir haben ja schon früher besprochen, was wir unter einer hygienisch einwandsfreien Milch zu verstehen haben, es bleibt jedoch noch zu erörtern, wie sie den unbemittelten Kreisen zugänglich gemacht werden kann. In vielen Städten dienen diesem Zweck eigene Anstalten, die Milchküchen. Sie sind entweder aus städtischen Mitteln gegründet oder von Wohlfahrtsvereinen geschaffen worden und werden von ihnen unterhalten. Gerade diese Art der Fürsorgeeinrichtung war es, der man das Hauptinteresse zuwandte, als die Säuglingsfürsorge von Frankreich nach Deutschland hinübergriff. Wir besitzen daher seit Jahren in Deutschland eine große Zahl von Milchküchen und können heute über die zweckmäßigste Art ihrer Einrichtung, ihres Betriebes und auch über ihre Erfolge ein gut fundiertes Urteil abgeben. Vor allem hat man erkannt, daß einseitige Bevorzugung der Milchküche in der Säuglingsfürsorge verfehlt ist. Mit der alleinigen Abgabe qualitativ einwandfreier (sterilisierter) Milch an unbemittelte, ungebildete Familien wird mehr Schaden als Nutzen gestiftet. Denn einmal bleibt diese Milch nur einwandfrei, wenn sie auch nach der Lieferung im Hause sachgemäß behandelt wird, und dann muß man doch bedenken, daß die Quantität der Milch mindestens ebensoviel Berücksichtigung verdient als die Qualität. Eine Verabfolgung von Milchmischungen, deren Auswahl sich lediglich nach dem Alter des Kindes richtet, muß in zahlreichen Fällen zu Mißerfolgen führen. Denn die künstliche Säuglingsernährung läßt sich nicht in ein Schema einzwingen, sie ist eine unphysiologische Ernährung und muß in ihrer Zusammensetzung und Menge von Fall zu Fall durch den Arzt bestimmt werden. Der größte Nachteil einer solchen absoluten Milchküche aber ist, daß sie geradezu Propaganda für die künstliche Ernährung macht, während wir als Hauptaufgabe aller Säuglingsfürsorge ein energisches Eintreten für das Stillen erkannt haben. Aus all diesen Gründen kann eine Milchküche nur dann ihren Zweck erfüllen, wenn neben ihr eine Beratungsstelle existiert, in der die Mütter über die Behandlung der Milch im Hause belehrt, die Milchmischungen genau vorgeschrieben werden und vor allem nur dann künstliche Ernährung des Kindes gestattet wird, wenn das Stillen gänzlich ausgeschlossen ist. Unter solchen Bedingungen aber ist die Milchküche in der Tat ein recht nützliches Glied unter den verschiedenen Fürsorgeeinrichtungen, wie ich aus eigener Erfahrung auch gegenüber gegenteiligen Äußerungen behaupten kann.

Leider ist nun der Betrieb einer Milchküche keineswegs billig. Es wäre deshalb sehr unrentabel, wenn man zur Unterstützung einer Fürsorgestelle, in der nur oder fast nur gesunde Kinder vorgestellt werden, eine Milchküche einrichten würde. In diesem Falle tritt man besser mit einer Molkerei in Verbindung, die ihre Milch aus einem reinlichen Stall von gesunden, tierärztlich überwachten Kühen gewinnt, und verschafft so den der Fürsorge unterstehenden Kindern eine tadellose Milch, die zum Marktpreise abgegeben wird. Über die Behandlung und Zubereitung der Milch wird in der Beratungsstelle genaue Anweisung gegeben. Müssen jedoch auch **kranke** Kinder versorgt werden, besteht etwa gleichzeitig eine Säuglingskrankenabteilung, dann verdient die Abgabe der Säuglingsnahrung in fertigen Einzelportionen ernstlich erwogen zu werden, **dann ist die Gründung einer Milchküche kein unnützes Unternehmen mehr.** Denn für Kranke müssen alle Nahrungsmischungen, die der Arzt verlangt, hergestellt werden können, es ist deshalb ein leichtes, gleichzeitig gesunde Kinder mit Milchmischungen zu versorgen. Bei der Verabreichung von Vollmilch aus der Molkerei besteht immer die Gefahr, daß sie widerrechtlich zur Herstellung von Speisen für die ganze Familie benutzt wird; die Neigung zur Überfütterung ist andererseits in keiner Weise gehemmt, eine Garantie dafür, daß die in der Fürsorgestelle gegebenen Ratschläge wirklich befolgt werden, ist auch nicht annähernd vorhanden. Ich will durchaus nicht behaupten, daß diese Mißstände durch die Verabreichung von Einzelportionen vollständig beseitigt werden können, aber sie erscheint mir in vielen Fällen die einzige Möglichkeit, wirksam hiergegen anzukämpfen. Die in der Milchküche hergestellten Mischungen sind $\frac{1}{3}$, $\frac{1}{2}$ und $\frac{2}{3}$ Milch in Flaschen von 100, 150 und 200 g. Außerdem muß sie imstande sein, Malzsuppe, Buttermilch (Magermilch) und Eiweißmilch zu liefern. Aus Rücksichten der Rentabilität kann die Milchküche neben ihrem Hauptzweck, der Lieferung von guter Säuglingsnahrung an Unbemittelte, noch Milch an Bemittelte, an Schulen, Behörden, Fabriken und Bauküchen abgeben. Das städtische Krankenhaus, Lungenfürsorgeanstalten und Wohltätigkeitsvereine können ebenfalls aus einer solchen städtischen Zentrale versorgt werden, auch lassen sich städtische Trinkhallen (Milchhäuschen) einrichten, die zugleich als Abgabestellen für die Säuglingsmilch dienen. **Die Abgabe der Milch ist an die Verpflichtung gebunden, das Kind regelmäßig in der Fürsorgestelle vorzustellen.** Die Preise sind niedrig gehalten (4—6 Mk. pro Monat), in einzelnen Fällen ist auch Gratisverabreichung am Platze. Immerhin muß diese auf ein Minimum beschränkt bleiben; denn die Erfahrung lehrt, daß gerade arme Leute eine Gabe, die ohne Gegenleistung gewährt wird, nicht hoch einschätzen und sich im allgemeinen um etwas, was sie selbst bezahlt haben, viel sorgfältiger kümmern.

Als letzte wichtige Aufgabe fällt der Mutterberatungsstelle die Ziehkinderaufsicht zu. Die Notwendigkeit, diejenigen Kinder, die nicht von ihren natürlichen Pflegern, den Eltern, aufgezogen werden, sondern bei fremden Leuten untergebracht sind, unter besonderen Schutz zu nehmen, liegt ja klar auf der Hand. Denn abgesehen von den Gefahren der künstlichen Ernährung sind sie unter Umständen einer schlechten, ja gewissenlosen Pflege ausgesetzt, sie sind der häufigste Gegenstand der sog. Engelmacherei. Infolgedessen haben sich fast alle deutschen Bundesstaaten veranlaßt gesehen, das Ziehkinderwesen einer polizeilichen Aufsicht zu unterstellen. In Preußen ist die entgeltliche Abnahme von Kindern unter 6 Jahren von vorheriger Erlaubnis der Polizeibehörde abhängig. Es sollen vor der Erteilung der Erlaubnis Ermittelungen angestellt werden über den Leumund, die persönlichen Verhältnisse, den Kinderreichtum der betreffenden Haltefrau und die Wohnung in Augenschein genommen werden. Wie vortrefflich hierin die Polizei durch die als ihre Beauftragte anerkannte Fürsorgeschwester unterstützt werden kann, ist ohne weiteres verständlich. Ihrer fachlichen Vorbildung entsprechend wird sie sich auch über den Gesundheitszustand der Hausbewohner ein gewisses Urteil bilden können, ein nicht zu unterschätzender Faktor, da nur die Pflegefrau selbst ärztlich untersucht zu werden pflegt und ein Gesundheitszeugnis beibringt.

Die weitere Bestimmung, daß das Kind auf Verlangen vorgezeigt werden muß, wird am besten in der Weise gehandhabt, daß eine regelmäßige Vorstellung in der Fürsorgestelle gefordert wird. Im allgemeinen wird es genügen, wenn dies innerhalb der ersten 8 Tage nach der Übernahme und dann alle 4 Wochen geschieht. Doch sollte der Fürsorgearzt das Recht besitzen, darüber zu bestimmen, wie oft das Kind gebracht werden muß. Denn bei schwächlichen Säuglingen der ersten Monate ist ein Zeitintervall von 4 Wochen entschieden zu groß. Allerdings wird auch die Fürsorgeschwester durch ihre Hausbesuche dafür sorgen, daß Krankheitsfälle nicht übersehen werden. Sie lernt gewöhnlich recht schnell die einzelnen Pflegefrauen ihres Bezirkes kennen, sie weiß, welche die ärztlichen Anordnungen genau befolgt, welcher also auch einmal ein schwächliches Kind ohne Sorge anvertraut werden kann. Da sie zugleich stets darüber unterrichtet ist, welche Pflegestellen gerade unbesetzt sind, so ist sie die zur Vermittlung von Pflegestellen gegebene Persönlichkeit. Mit ihrer Hilfe kann die Fürsorgestelle einen unentgeltlichen Pflegestellennachweis unterhalten. Er scheitert allerdings heutzutage noch manchmal daran, daß die Höhe des Kostgeldes allzu knapp bemessen ist und sich infolgedessen einfach keine Frau ausfindig machen läßt, die das Kind zu so geringem Preise annehmen will. Sicher weichen ja die Unkosten in verschiedenen Gegenden und Städten nicht unerheblich voneinander ab. Der von den Armenverwaltungen vielfach noch gezahlte Preis von 15 Mk. pro Monat ist jedoch wohl allerorten als zu gering anzusehen. Aber die Inanspruchnahme der Armenverwaltungen in der Fürsorge der Pflegekinder ist in der Tat vorläufig noch eine so enorme, daß an vielen Orten höhere Preise unmöglich sind. Die Folge ist, daß die Kinder der geschlossenen Fürsorge überantwortet werden müssen, was ihnen keineswegs immer zum Vorteil gereicht.

Von den Bestimmungen des preußischen Landesgesetzes wird leider nur ein Teil der gefährdeten Kinder getroffen. Die polizeiliche Konzessionserteilung müßte sich ebensogut auf diejenigen Kinder erstrecken, die sich in unentgeltlicher Haltepflege befinden, also z. B. bei Verwandten der Mutter. Württemberg besitzt bereits ein entsprechendes Landesgesetz und in Leipzig wird gar durch Polizeiverordnung die Aufsicht auf alle unehelichen Kinder ausgedehnt, ganz gleich, ob sie von der Mutter oder von fremden Personen verpflegt werden. Es wäre sehr zu wünschen, daß nach diesem Vorbild möglichst bald das Ziehkinderwesen durch Reichsgesetz geregelt würde.

Wenn vorhin von einer allzu starken finanziellen Belastung der Armenverwaltungen durch die Pflegekinderfürsorge gesprochen worden ist, so beruht diese darauf, daß die Väter der unehelichen Kinder viel zu wenig zur Alimentation herangezogen werden. Um diese Verhältnisse zu bessern, bedürfen wir dringend einer Reform unseres bisherigen Vormundschaftswesens. Bekanntlich erhalten alle unehelichen und verlassenen Kinder durch das Vormundschaftsgericht als Ersatz der elterlichen Gewalt einen Vormund, dem das Recht und die Pflicht der rechtlichen Vertretung des Kindes zukommt. Das Amt ist grundsätzlich ein Ehrenamt, zu dessen Übernahme jeder Deutsche verpflichtet ist. Die Heranziehung des unehelichen Vaters zum Unterhalt seines Kindes, von der dessen Wohl und Wehe meistens in so erheblichem Maße abhängt, liegt dem Vormunde allein ob. **Auf die Person des Vormundes kommt daher alles in dieser Sache an.** Er muß nicht nur in der Lage sein, gelegentlich Zeitversäumnis und Erwerbsverlust auf sich zu nehmen, um seinen Verpflichtungen nachzukommen, er bedarf auch eines gewissen Maßes von Geschäftsgewandtheit und Rechtskenntnissen, um Erfolg zu haben. Unter diesen Umständen wird man es verstehen, daß die Auswahl an wirklich brauchbaren und willigen Vormündern nicht gerade groß ist. Hinzu kommt noch, daß die Anstellung eines Vormundes immer 6—8 Wochen, häufig aber noch erheblich mehr Zeit beansprucht, das Mündel muß also gerade in der Zeit, in der es der Hilfe eines Vormundes am dringendsten bedarf, diese vollständig entbehren.

Diese Mißstände lassen sich lediglich durch berufsmäßige Führung der Vormundschaft (**Berufsvormundschaft**) vermeiden, wie sie neuerdings in einer stetig wachsenden Zahl von Städten einer Behörde oder einem Beamten übertragen wird. Dem Berufsvormund wird vom Standesbeamten jede Anzeige über die Geburt eines unehelichen Kindes alsbald übersandt, ein rasches Eingreifen ist also garantiert; ebenso ist infolge seiner geschäftlichen Routine die Durchführung der Unterhaltsansprüche gegen den unehelichen Vater in ganz anderer Weise sichergestellt als beim Ehrenvormund. Andererseits besteht jedoch zweifellos hierbei die Gefahr des Schematismus und der formularmäßigen Erledigung. Eine „persönliche Fürsorge" kann der Berufsvormund in großen Städten nicht ausüben; dazu ist die Zahl seiner Mündel viel zu groß. Deshalb sollte die Berufsvormundschaft nur für die **beiden ersten Lebensjahre bestehen und mit der pflegerischen Fürsorgeaufsicht verbunden sein**, wie dies beispielsweise in Magdeburg und Charlottenburg der Fall ist. Die **Fürsorgestelle mit dem Fürsorgearzt und der Fürsorgeschwester muß die Zentrale darstellen, an die alle anderen Einrichtungen angegliedert sind.**

Dieses Grundprinzip muß die gesamte offene Fürsorge beherrschen. Wenn das der Fall ist, ist sie imstande, allen Anforderungen, die an sie herantreten, gerecht zu werden, ist sie das brauchbarste Mittel im Kampfe gegen die Säuglingssterblichkeit. In kleineren Orten wenigstens genügen die besprochenen Einrichtungen allein, um einen vollen Erfolg zu erzielen; in den größeren kommt notwendigerweise die geschlossene oder Anstaltsfürsorge hinzu.

Den Übergang von der offenen zur geschlossenen Fürsorge bilden die **Krippen.** Sie sind für die Kinder außerhäuslich tätiger Mütter geschaffen und nehmen die Kinder tagsüber, während die Mutter auf Arbeit ist, auf, um sie ihr abends wieder zu übergeben und auch an Sonn- und Festtagen vollständig zu überlassen. Vielfach ist die Aufnahme in die Krippe noch gleichbedeutend mit Überantwortung der künstlichen Ernährung, ja es kommt vor, daß die Kinder schon vorher nicht gestillt werden, weil die Absicht besteht, sie für die Krippe anzumelden! Richtiger ist es selbstverständlich, wenn die Mutter Gelegenheit hat, wenigstens morgens, mittags und abends das Kind zu stillen, am wünschenswertesten aber sind vollständige Stillkrippen, wie sie in Fabriken oder in nächster Umgebung mehrerer großer Fabriken bereits an einigen Orten bestehen, in noch viel größerer Zahl jedoch gegründet werden sollten. In diesem Falle nämlich können die Mütter alle Arbeitspausen ausnützen, deren Verlängerung bei Fortzahlung des vollen Stundenlohnes eine für den Arbeitgeber leicht erschwingliche, geringfügige Last ist. Das Zusammenleben zwischen Mutter und Kind wird so in denkbar geringster Weise gehemmt und dem Säugling ist die vollständige Ernährung an der Mutterbrust gesichert.

An vielen Orten ist allerdings die Einrichtung derartiger Stillstuben auf Widerstand gestoßen. Einmal hat die Arbeiterschaft dagegen agitiert, weil die Arbeiterinnen in eine zu große Abhängigkeit von den Arbeitgebern kämen, dann hindert vielfach die Akkordarbeit oder die Notwendigkeit eine besondere Kleidung in der Fabrik zu tragen, die alle drei Stunden zu wechseln natürlich ein allzu großes Zeitversäumnis bedeuten würde. Der wesentlichste Grund aber dafür, daß in Deutschland bisher nur wenig Fabrikkrippen gegründet wurden, ist zweifellos in den nicht unerheblichen Kosten zu suchen, die den Fabrikunternehmungen durch Einführung solcher Anstalten erwachsen. Thiemich hat bei bescheidensten Ansprüchen in der Magdeburger städtischen Stillkrippe einen Pflegesatz von 60 Pfg. pro Kopf und Tag erreicht. Dabei gaben die Mütter eine Pflegevergütung von 20 Pfg. pro Kind und Tag. Es bleibt also immer noch eine recht große Summe, die nur eine sehr wohlwollende Fabrikleitung im Interesse der Fürsorge für die Säuglinge ihrer Arbeiterinnen aufwenden kann. Die Absicht, durch eine stärkere Heranziehung der Mütter das Defizit zu verringern, scheitert an den Lohnverhältnissen. Der einzige Weg, der zu einer Verminderung der Ausgaben führt, ist die Vereinigung der Krippe mit einem Wöchnerinnen- oder Säuglingsheim. Das hat außerdem den Vorzug, daß sich die Pflege zuverlässiger gestalten läßt und auch in Krankheitsfällen für die Kinder gesorgt ist. Bedingung ist natürlich, daß die Anstalt in nächster Nähe der Fabriken gelegen ist.

Ich will nicht unerwähnt lassen, daß das Prinzip der reinen Stillkrippe in praxi kaum durchgeführt werden kann. Man muß zum mindesten Gelegenheit haben, vom 7.—8. Monat an ein Allaitement mixte einführen zu können, auch macht es sich sehr unangenehm bemerkbar, wenn für die Kinder nach dem 1. Jahr nicht mehr in gleicher Weise gesorgt werden kann. Es erscheint deshalb richtiger, von vorneherein Vollkrippen zu schaffen, in denen ausreichende Gelegenheit zum Stillen der Kinder gegeben wird.

Über Einrichtung und Betrieb der Krippen möchte ich mich kurz fassen. Man muß an sie dieselben Anforderungen stellen wie an jede andere Säuglingsanstalt. Peinlichste Sauberkeit, genügende Separierung der einzelnen Kinder, ausreichende Pflegerinnenzahl, helle, luftige Räume mit Veranden sind die Grundbedingungen für das Gedeihen der Kinder. Die ärztliche Versorgung wird am besten von dem Fürsorgearzt übernommen. Denn nur in diesem Falle ist es möglich, die nötige Auswahl unter den Kindern, deren Aufnahme begehrt wird, zu treffen. Die Krippe darf es der Mutter nicht unnötig leicht machen, die Sorge für ihr Kind von sich abzuwälzen, sie sollte nur solche Kinder aufnehmen, über deren Familienverhältnisse sich die Fürsorgeschwester orientiert hat und die der Fürsorgearzt für geeignet hält. Kindern unter 6 Wochen oder kranken Kindern sollte die Aufnahme grundsätzlich verweigert werden.

Zweifellos wirkungsvoller als Krippen sind Anstalten, in denen **Mutter und Kind** für mehrere Wochen bzw. Monate Unterkunft findet, die **Wöchnerinnen- und Mütterheime** oder **Versorgungshäuser.** Sie bieten ihre Unterstützung denjenigen Müttern, die entweder ein Heim überhaupt nicht besitzen oder deren Heim aus ärztlich-hygienischen und aus sozialen Gründen für Entbindung und Wochenbett nicht in Betracht kommt. Es handelt sich also im wesentlichen um ledige Mütter, eheverlassene und geschiedene Frauen, denen sie eine Zufluchtsstätte geben. Gewöhnlich treten die Frauen und Mädchen bereits kurze Zeit vor der Entbindung in die Anstalt ein, die Entbindung findet im Mütterheim selbst oder einer öffentlichen Entbindungsanstalt statt, und nun bleiben die Mütter noch längere Zeit mit ihren Kindern zusammen und sind in der Lage, ihnen die Mutterbrust zu geben. Der Verpflegungssatz wird möglichst niedrig gehalten, die Kosten der Anstalt werden im wesentlichen — außer Zuschüssen von Wohlfahrtsvereinen — dadurch bestritten, daß eine Wäscherei und Bügelei angegliedert wird, in der sich die Mütter beschäftigen.

Im Gegensatz zu diesen Anstalten nehmen die **Säuglingsheime** unterkunftslose **gesunde Säuglinge ohne die Mutter** auf. In Betracht kommen natürlich auch hier wieder hauptsächlich **uneheliche** Kinder, von denen sich die Mutter mit Rücksicht auf ihre pekuniäre Lage, die Notwendigkeit dem Erwerbe nachzugehen, getrennt hat. Zweck hat eine derartige Anstalt nur, wenn reichlich **Ammenmilch zur Verfügung steht**; denn wir wissen, daß Säuglinge bei künstlicher Ernährung im allgemeinen in einer sorgfältig ausgewählten und überwachten Außenpflege besser gedeihen als in der geschlossenen Anstalt. Es ist also die **Verbindung mit einem Wöchnerinnen (Mütter-) heim** anzustreben, damit die Insassen der Wöchnerinnenabteilung ihren Überfluß an Milch der Säuglingsabteilung zur Verfügung stellen können. Trotz gegenteiliger Behauptung kann ich aus eigener Erfahrung sagen, daß dies bei gutem Schwesternpersonal **ein durchaus gangbarer Weg** ist.

Wo eine derartige Verbindung aber nicht besteht, da sollte das mit einigen Ammen ausgestattete Säuglingsheim nur diejenigen Kinder aufnehmen, die nicht ohne **Gefahr in Außenpflege** gegeben werden können, ich meine also vor allem debile Säuglinge und Frühgeburten. Gelegentlich mögen auch äußere Gründe für die Aufnahme maßgebend sein, z. B. wenn nicht sogleich eine passende Pflegestelle ausfindig gemacht werden kann oder wenn die Mutter (Pflegemutter) sich wegen Krankheit dem Kinde nicht widmen kann. In den großen Städten, wo viele Kinder der Armenverwaltung zur Last fallen, bestehen entsprechende Anstalten für diese Kinder unter dem Namen der Säuglingsasyle.

Im Laufe der Jahre haben jedoch die wenigsten Säuglingsheime und -asyle diese ihre ursprüngliche Form gewahrt. Der Vorteil, den diese Anstalten durch ihren Ammenreichtum besitzen, konnte und durfte nicht unausgenutzt bleiben für **kranke Säuglinge, bei denen ja bekanntlich die Darreichung von**

Frauenmilch oft genug die einzige Rettung bedeutet. Einer Ammenhaltung in der Praxis stellen sich meist große Schwierigkeiten entgegen. Zunächst ist es vielfach ganz unmöglich, eine Amme zum sofortigen Eintritt zu erhalten, worauf es oft genug ankommt, und dann spielen die recht beträchtlichen Unkosten, die Unbequemlichkeiten im Hause, ethische und moralische Bedenken eine so schwerwiegende Rolle, daß in den dringendsten Fällen auf eine Amme verzichtet werden muß. Wird aber eine Amme angenommen, so ist sie bei den anfangs nur geringen Nahrungsmengen, welche der darmkranke Säugling erhalten darf, der Gefahr der Milchstauung und ihren Folgen ausgesetzt, und in anderen Fällen wird dem ernährungsgestörten Säugling durch den Milchreichtum der Amme direkter Schaden zugefügt. Diese Mängel werden auch nicht bei Benutzung einer sog. Stillfrau ausgeglichen, d. h. einer Frau, die ihren eigenen Haushalt führt und neben ihrem Kind 2—3 mal täglich ein fremdes anlegt. Stillfrauen sind im allgemeinen leichter zu finden als Ammen, auch natürlicherweise billiger (25—50 Pfg. für die Brustmahlzeit), auf der anderen Seite ist es jedoch weit schwieriger, sich über ihren Gesundheitszustand zu informieren, als dies bei Ammen der Fall ist, die doch heutzutage fast immer aus Anstalten hervorgehen und hier nebst ihrem Kinde eingehend untersucht (Wassermannsche Reaktion!) und beobachtet worden sind. Hierzu kommen die Schwierigkeiten der Nahrungsdosierung, die Notwendigkeit einer Kontrolle der aufgenommenen Nahrungsmengen durch die Wage und anderes mehr, die der stationären Behandlung schwer ernährungsgestörter Säuglinge den Vorzug geben.

Mit der Vervollkommnung der Säuglingsanstalten hat sich jedoch gezeigt, daß auch bei einer Reihe anderer Erkrankungen die stationäre Behandlung der ambulanten weit überlegen ist. Ich nenne die schweren akuten Krankheiten der Respirationsorgane, chronische Infektionen wie Syphilis und Tuberkulose, Spasmophilie, ausgedehnte Hauterkrankungen usw. Dergleichen findet man denn auch heutzutage in fast jedem Säuglingsheim. Der einzige Unterschied zwischen Säuglingsheim und Säuglingskrankenhaus besteht eigentlich nur mehr darin, daß in diesem außerdem noch Kinder mit den akuten Infektionskrankheiten Aufnahme finden.

Viele ältere Ärzte verhalten sich leider der Unterbringung kranker Säuglinge in Anstalten gegenüber noch vollständig ablehnend und raten in ihrer Klientel direkt davon ab. Sie erinnern sich offenbar der traurigen Resultate, welche die Spitalsbehandlung junger Kinder in früherer Zeit, ja noch in den achtziger und neunziger Jahren, zeitigte. Heute liegen jedoch die Verhältnisse ganz anders. Durch die Vervollkommnung der Ernährungskunst, von denen die Einführung der natürlichen Ernährung ins Säuglingsspital nur einen, wenn auch den wichtigsten Faktor darstellt, durch die Verbesserung der hygienischen Verhältnisse, die vor allem in der Durchführung einer strengen Asepsis und Isolierung der einzelnen Säuglinge zum Ausdruck kommt, und schließlich durch die bessere Ausbildung des Pflegepersonals und der Ärzte sind in kurzer Zeit so gewaltige Fortschritte gemacht worden, daß an der Leistungsfähigkeit des Säuglingsspitals Zweifel nicht mehr aufkommen können.

In kleineren Städten dürfte es sich empfehlen, Säuglingskrankenhaus, Säuglingsheim und Mütterheim zu einer Anstalt zu vereinigen; unter allen Umständen aber ist es erforderlich, die geschlossene Fürsorge in engsten Konnex mit der offenen zu bringen. Die Fürsorgestelle muß die der Anstaltsbehandlung bedürftigen Kinder auswählen, sie muß sie wieder unter ihre Obhut nehmen nach der Entlassung. Die Entscheidung darüber, welche Säuglinge aus der offenen Fürsorge der Anstalt zu überweisen sind, kann nur unter Berücksichtigung der individuellen Verhältnisse, der Beschaffenheit der häuslichen Pflege, der Intelligenz der Mutter oder Pflegemutter gefällt werden, und ebenso kann für die Entlassung der rechte Zeitpunkt nur dann getroffen werden, wenn man über die häuslichen Verhältnisse orientiert ist, wenn auch in der Außenpflege ständige Weiterbeobachtung möglich ist. Nur zu oft kommt es sonst vor, daß in relativ gutem Zustande entlassene Kinder wenige Tage nachher wiederum schwer krank aus der Außenpflege ins Krankenhaus zurückgebracht werden und hier womöglich schon in den ersten 24 Stunden zugrunde gehen. Zweifellos die besten Erfolge weist deshalb die Säuglingsfürsorge auf, wenn offene und geschlossene Fürsorge durch Personalunion verbunden ist.

Auf dem flachen Lande muß die Säuglingsfürsorge etwas andere Gestalt annehmen. Es ist wesentlich schwerer hier wirksame Maßnahmen zu ergreifen als in der Stadt, und doch ist ein Einschreiten dringend erforderlich. Denn während in früheren Zeiten die Landbezirke in der Sterblichkeitsziffer gegenüber den Städten erheblich zurückstanden, macht sich in letzter Zeit ein Umschwung der Sterblichkeitskurve bemerkbar. Es gehen jetzt mehr Säuglinge auf dem Lande als in den Städten zugrunde. Während in Preußen die durchschnittliche Sterblichkeitsziffer im Jahre 1904 in den Städten noch 192, auf dem Lande 179 auf 1000 Lebendgeborene betrug, waren es im Jahre 1909 in den Städten 158, auf dem Lande dagegen 167 Todesfälle. Die Ursachen dieser hohen Mortalität sind im großen und ganzen die gleichen, wie sie früher für die Gesamtsäuglingssterblichkeit geschildert worden sind. In viel größerem Maßstabe als früher muß die heutige Landfrau an der Bewirtschaftung des Besitzes teilnehmen, da die Männer sich mehr und mehr der Industrie zuwenden oder Leutemangel, hohe Lohnforderungen u. a. eine bessere Arbeitsteilung verhindern. Hierzu kommt — vielleicht mehr als in den Städten — eine gewisse Kulturrückständigkeit, d. h. der Mangel an Wissen, das Herrschen von Aberglauben und Vorurteilen, Trägheit, Gemütsstumpfheit und schließlich die Gleichgültigkeit gegen das Leben überhaupt, insbesondere das des Kindes.

Die Grundmaßnahme, die hiergegen eingeleitet werden kann, besteht natürlich wiederum in einer sachgemäßen Belehrung, die in erster Linie das Wiedereinbürgern des Stillens zum Ziele hat. Als nächstliegende Beratungsstelle wird jetzt und wohl noch auf lange hinaus die Hebamme von den Frauen aufgesucht werden. An ihre Mithilfe muß also unter allen Umständen eine zielbewußte Säuglingsfürsorge appellieren. Selbstverständlich ist dabei zu vermeiden, daß die Hebammen zu Kurpfuscherinnen erzogen werden. Sie müssen jedoch besser als bisher über das Stillen und, was dazu gehört, unterrichtet sein. Sie müssen über die Vorurteile und falschen Anschauungen des Volkes hinsichtlich der Säuglingsernährung und -pflege belehrt werden. Sie müssen auch wissen, wie bei künstlicher Ernährung des Säuglings die Milch zu behandeln und aufzubewahren ist. Zurzeit läßt der Hebammenunterricht in diesen Dingen noch viel zu wünschen übrig, und es ist als ein erfreulicher Fortschritt zu bezeichnen, wenn an einzelnen Hebammenschulen neuerdings durch Angliederung einer kleinen Kinderabteilung hierzu Gelegenheit geboten wird. Sehr zweckmäßig erscheint es, gleichzeitig die Hebammenschülerinnen durch den Besuch von Fürsorgestellen in das Wesen und die Einrichtungen des öffentlichen Säuglingsschutzes einzuführen. Von den alten Hebammen ist natürlich nicht viel Verständnis für unsere Bestrebungen zu erwarten, immerhin sollte man sich bemühen, ihnen in den Wiederholungskursen eine gewisse Ausbildung in diesen Dingen zu geben. Die erhöhten Anforderungen, die hiermit an die Hebammen gestellt werden, verlangen sicherlich auch eine bessere Bezahlung, doch empfiehlt sich diese nicht in Form von Einzelprämien (für jedes Kind, das eine bestimmte Zeit gestillt wurde), da dadurch außerordentlich leicht Eifersüchteleien zustande kommen und Ungerechtigkeiten nicht zu vermeiden sind.

Ungleich wertvoller ist es, wenn statt der Hebammen **besonders angestellte, aufs beste ausgebildete Fürsorgerinnen,** die gebildeteren Kreisen entstammen, auf dem Lande tätig sind und Hygiene und Kultur der Landbevölkerung übermitteln, wie dies im Regierungsbezirk Düsseldorf der Fall ist. Eine solche Einrichtung ist jedoch mit so erheblichen Kosten verbunden, daß sie nur in wenigen Orten Eingang finden wird. **Beratungsstellen, Milchküchen und Stillprämien haben auf dem Lande nur einen sehr zweifelhaften Erfolg.** Die Beratungsstellen können wegen der Weg- und Witterungsverhältnisse von den Müttern des flachen Landes nicht benutzt werden. Stillprämien sind bei der Unmöglichkeit, eine regelmäßige Kontrolle durchzuführen, nicht am Platze; auch sind die Bauersfrauen meist zu stolz, solche Prämien anzunehmen. Sterilisierte Säuglingsmilch ohne genaue ärztliche Vorschrift abzugeben wurde schon früher als unrichtig bezeichnet. Die Versorgung mit guter Kindermilch kann aber dadurch gefördert werden, daß die Tierärzte immer wieder den Viehbesitzern den Nutzen einer sauberen Viehhaltung und Milchgewinnung ans Herz legen; auch kann durch Prämierung mustergültiger Ställe der ländlichen Bevölkerung die Wichtigkeit der Milchhygiene zum Bewußtsein gebracht werden. Daneben ist die Verbreitung der Ziegenzüchterei zu unterstützen, da ihre Milch sich in gleicher Weise für die Säuglingsernährung eignet wie die Kuhmilch, bezüglich der Gewinnung und des Transportes aber entschieden Vorteile bietet.

Weit mehr als in der Stadt muß die Säuglingsfürsorge auf dem Lande mit der Mitarbeit **sämtlicher Ärzte** rechnen. Die Zentralstelle der städtischen Fürsorge ist, wie ich früher ausführte, die Mutterberatungsstelle, an der nur einige wenige Ärzte beschäftigt sind. **Auf dem Lande muß diese ärztliche Beratung von jedem einzelnen ausgehen.** Daß heutzutage die Vorbildung der Ärzte in der Säuglingsheilkunde hierzu nicht immer ausreicht, ist ein bedauerliches Hemmnis in unseren ganzen Bestrebungen.

Zum Schluß habe ich noch die Frage zu beantworten, **welche Erfolge die moderne Säuglingsfürsorge aufzuweisen hat.** Die Antwort, welche die allgemeine Statistik gibt, ist nicht einwandfrei. Der Rückgang der Sterblichkeit, den wir in den letzten

Jahren beobachtet haben, kann, aber muß nicht eine Folge der Fürsorgeeinrichtungen sein. Von Jahr zu Jahr bessern sich die allgemeinen hygienischen Verhältnisse, die natürlich auch den Gang der Säuglingssterblichkeit erheblich beeinflussen. Die Tatsache, daß vorübergehend unter ungünstigen klimatischen Verhältnissen — im Jahre 1911 — die Mortalität wieder stark gestiegen ist, spricht sogar geradezu gegen einen Nutzen der Fürsorge. Vorsichtiger allerdings ist es, wenn man sagt, die bisherigen Fürsorgemaßnahmen sind für dies ungewöhnlich ungünstige Witterungsjahr noch nicht ausreichend gewesen. Denn es scheinen im wesentlichen (!) solche Kinder zugrunde gegangen zu sein, welche noch nicht unter ausreichender ärztlicher und pflegerischer Überwachung standen, wie dies beispielsweise aus den Beobachtungen Kellers in der Charlottenburger Fürsorge, Japhas im Berliner Kinderschutzverein hervorgeht.

Diese Feststellung gilt nun nicht nur für das Jahr 1911, sondern es kann ganz allgemein festgestellt werden, daß die Fürsorgesäuglinge eine geringere Mortalität haben als die nicht überwachten. Statistisch hat dies Keller für die im Kaiserin Augusta-Viktoria-Haus geborenen Kinder gezeigt, statistisch ergibt sich dies aus der eklatanten Herabminderung der Unehelichensterblichkeitsziffer, die an einzelnen Orten (Hamburg, Freiburg) ganz offenkundig mit der Einführung bestimmter Fürsorgemaßnahmen zusammenfällt. Aber auch ohne exakte statistische Beweise beibringen zu können — was nach Lage der Dinge außerordentlich schwierig ist — wird jeder Fürsorgepraktiker überzeugt für den Nutzen unserer Einrichtungen eintreten. Wer die Frequenz seiner Fürsorgestelle von Jahr zu Jahr wachsen sieht, kann den Glauben an die gute Sache nicht verlieren, zugleich aber weiß jeder, der selbst erfahren hat, mit wieviel Vorurteil und Aberglauben, mit wieviel Unkenntnis und Torheit hier der Kampf aufgenommen werden muß, daß auf einen frappanten Augenblickserfolg nicht gerechnet werden kann. Es wird Jahre und Jahrzehnte langer Arbeit bedürfen, um genügend Verständnis für Kinderpflege und -ernährung ins Volk zu tragen. In den meisten Städten sehen wir, daß das große Publikum Neigung hat sich belehren zu lassen, und so können wir auf eine Zeit hoffen, wo die Grundanschauungen wissenschaftlicher Säuglingskunde Allgemeingut des Volkes geworden sind. Eine wichtige Vorarbeit in diesen Dingen vermag die Schule zu leisten, und zwar sollte es auch hier der Arzt sein, der die jungen Mädchen unterrichtet. Ob es zweckmäßig ist, einen Mutterschaftsunterricht bereits in der Volksschule einzuführen, erscheint mir persönlich zweifelhaft. Besser wäre es wohl, wenn der Fortbildungsunterricht überall obligatorisch gemacht würde und hier neben einem praktischen hauswirtschaftlichen Unterricht die Hygiene der Mutterschaft und des Säuglingsalters eingehende Erörterung fände. Die Grundlinien der Säuglingspflege sollten jedoch bereits in der Volksschule gelehrt werden. Die deutsche Vereinigung für Säuglingsschutz hat kürzlich eine Reihe von Leitsätzen entworfen über die Einführung der Säuglingspflege als Lehrgegenstand in die Unterrichtsanstalten und eine entsprechende Eingabe an die Zentralbehörden gerichtet.

Wir dürfen hoffen, daß uns die Zukunft noch viele Besserungen in dieser Hinsicht bringen wird. Die deutsche Säuglingsfürsorge ist jungen Datums, aber ihr Weg ist vorgezeichnet und die ersten

Erfolge sind bereits erreicht. **Mögen die Ärzte stets freudig ihre Hand zur Mitarbeit reichen, mögen sie auch in diesem großen sozialen Werk die Führer der Nation sein und bleiben!**

Literatur.

Tugendreich, Die Mutter- und Säuglingsfürsorge und die Fürsorge für das Kleinkinderalter. Handb. d. Hygiene v. Th. Weyl Bd. 6, 2. Abt.

Derselbe, Der Einfluß der sozialen Lage auf Krankheit und Sterblichkeit des Kindes in Mosse-Tugendreich Krankheit und soziale Lage.

Engel und Baum, Grundriß der Säuglingskunde nebst Grundriß der Säuglingsfürsorge.

Trumpp und Salge, Milchküchen und Beratungsstellen im Dienste der Säuglingsfürsorge. Verhandl. d. 24. Vers. d. Gesellsch. f. Kinderheilk. Dresden 1907.

Neumann, Aus der Berliner Säuglingsfürsorge. Ergebn. d. Säuglingsfürsorge Heft 5, 1910.

Keller und Klumker, Säuglingsfürsorge und Kinderschutz in den europäischen Staaten. Handb. Bd. 1, 1912.

Keller, Aus der Praxis der Säuglingsfürsorge. Monatsschr. f. Kinderheilk. Bd. 4 u. 5.

Dietrich, Wesen und Ursachen der Säuglingssterblichkeit. Festschr. z. Eröffnung d. Kaiserin Auguste Viktoria-Hauses 1909.

Dörfler, Säuglingsfürsorge auf dem Lande. Zeitschr. f. Säuglingsschutz, II. Jahrg., Heft 6, 7, 1910.

Die Tuberkulose des frühen Kindesalters, ihre Entstehung, Vorbeugung und Behandlung.

Von Dr. H. Kleinschmidt,
Privatdozent für Kinderheilkunde in Marburg-Berlin.

Mit 5 Abbildungen.

„Die menschliche Lungenschwindsucht ist bloß das Ende vom Liede, welches einem Schwindsuchtskandidaten schon an der Wiege gesungen worden ist." Dieser vor nunmehr 10 Jahren ausgesprochene Satz von Behrings war es, der das allgemeine Interesse für Tuberkuloseinfektion und Tuberkulosekrankheit des Kindes wachgerufen hat. Eine Unsumme von Erfahrungen sind seitdem gesammelt worden. Wir wissen heute mit Bestimmtheit, daß die Infektion mit dem Tuberkelbazillus im Kindesalter von Jahr zu Jahr an Häufigkeit zunimmt, so daß im Pubertätsalter schon fast alle Kinder — wenigstens der ärmeren Stadtbevölkerung — tuberkuloseinfiziert sind. Wir wissen ferner, daß die chronische Lungentuberkulose sich nur bei einem Menschen zu entwickeln pflegt, bei dem die erste Tuberkuloseinfektion längere Zeit zurückliegt. Das Prinzipielle der Behringschen Lehre hat sich somit als richtig erwiesen. Kein Arzt kann sich heute mehr der Ansicht verschließen, daß die Beschäftigung mit der Tuberkulose des Kindes unbedingt erforderlich ist, wenn wir in der ganzen Tuberkulosefrage Fortschritte machen wollen; ja die Verhütung und Bekämpfung der Tuberkulose im Kindesalter erscheint mindestens ebenso wichtig wie die Heilstättenbehandlung der Erwachsenen.

Genaue Kenntnis über die Tuberkuloseverbreitung im Kindesalter erhielten wir, nachdem uns v. Pirquet mit seiner Kutanreaktion die Möglichkeit gegeben hatte, in durchaus ungefährlicher und bequemer Weise eine Tuberkulinimpfung bei jedem Menschen vorzunehmen. Die Tuberkulinreaktion zeigt mit großer Schärfe jeden tuberkulösen Herd im Körper an, mag er auch mikroskopisch klein sein. Epidemiologisch statistische Untersuchungen, die mit Hilfe der Tuberkulinreaktion angestellt sind, übertreffen daher diejenigen, welche sich auf einem auch noch so genau durchforschten Sektionsmaterial aufbauen. In vereinzelten Fällen führt die kutaneTuberkulinapplikation allerdings nicht zur Reaktion, während subkutane Injektion noch Entzündungserscheinungen verursacht. Bei Anwendung dieser Methode werden also die genauesten Werte erzielt. Als Beispiel so gewonnener Statistik führe ich die Tabelle von Hamburger und Monti an, in die nur das erste Lebensjahr noch nicht aufgenommen ist.

Tabelle.

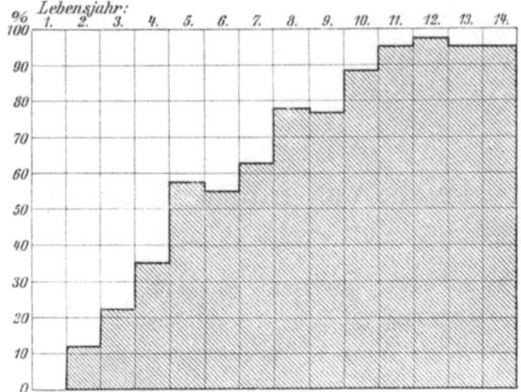

Es geht daraus hervor, daß die Tuberkulosehäufigkeit in rasch und gleichmäßig ansteigender Kurve im Kindesalter zunimmt, um mit 12—13 Jahren den Höhepunkt zu erreichen. Zu dieser Zeit fanden Hamburger und Monti bereits 95% aller Kinder der ärmeren Bevölkerung Wiens tuberkulös infiziert. Es ist anzunehmen, daß auf dem Lande und in wohlhabenderen Kreisen derartige Zahlen nicht erreicht werden, für die unteren Volksschichten der Großstädte wurden sie verschiedentlich bestätigt.

Wie kommt die Tuberkuloseinfektion zustande? Diese vieldiskutierte Frage läßt sich heute dahin beantworten, daß in der überwiegenden Zahl der Fälle der an offener Tuberkulose leidende Erwachsene als Infektionsquelle dient. Bei Kindern unter zwei Jahren, die ja stets nur mit einem kleinen Kreise von Menschen in Berührung kommen, läßt sich mit großer Regelmäßigkeit erweisen, wer die Infektion vermittelt hat. Mir persönlich ist dies noch bisher in jedem Falle gelungen, in dem anamnestische Angaben zu erhalten waren, und von vielen anderen Seiten wird das gleiche berichtet. Oft sind es nicht gerade die Eltern oder die Bewohner des gleichen Hauses, auf die man sein Augenmerk richten muß, sondern ein Verwandter, der womöglich nur vorübergehend zu Besuch war, eine Frau, der das Kind für kurze Zeit in Pflege gegeben wurde usw. Hieraus geht bereits hervor, daß die Infektion außerordentlich leicht und schnell erfolgen kann. Am eklatantesten aber zeigen dies Beobachtungen von Ansteckung im Krankenhaus, wie sie Hamburger beschrieben hat[1]). Er vergleicht daher die Tuberkuloseinfektion geradezu mit derjenigen der Masern.

Der Infektionsmodus ist offenbar ein verschiedener. Entweder handelt es sich um Tröpfcheninfektion im Sinne Flügges: durch die Hustenstöße, durch Niesen und lautes Sprechen werden kleinste Sputumteilchen in die Luft geschleudert, verbreiten sich

---

[1]) Neuerdings habe ich auch selbst leider einen analogen Fall beobachten müssen.

mit den ihnen anhaftenden Tuberkelbazillen weit im Raum und werden vom Kinde eingeatmet. Oder wir haben es mit der sog. Schmutz- oder Schmierinfektion zu tun. Sie fällt in die Zeit, wo die Kinder anfangen, sich selbständig freier zu bewegen, auf dem Boden zu kriechen, sich die Hände zu beschmutzen und diese dann dem Munde zuzuführen. Auf solche Weise kann es, wie ich nebenbei erwähne, gelegentlich auch zu einer primären Tuberkuloseinfektion der Haut kommen. Ich selbst sah dergleichen erst einmal bei einem Kinde, das beim Spielen gestolpert und in den Spucknapf seines Großvaters gefallen war. Eine kleine Wunde am Kopf war die Folge, die zunächst verheilte, nach 14 Tagen aber wieder aufbrach. Ausgedehnte Lymphdrüsenverkäsungen am Halse führten zur Aufnahme in die Klinik. Ähnlich kann durch Rutschen auf ungereinigtem Boden eine tuberkulöse Erkrankung der Vulva zustande kommen.

Praktisch spielen diese Raritäten nur eine untergeordnete Rolle; und auch die kongenitale Übertragung der Tuberkulose ist gegenüber den zuerst beschriebenen Infektionsarten von geringer Bedeutung. Freilich ist durch Schmorl und seine Schule in letzter Zeit wiederholt gezeigt worden, daß die tuberkulöse Erkrankung der Plazenta keineswegs zu den Seltenheiten gehört und selbst bei Frauen auftreten kann, die klinisch eine initiale Tuberkulose aufweisen. Ein Übertritt von Tuberkelbazillen auf den Fötus ist jedoch, wie Schmorl selbst sagt, weniger zu fürchten, da durch die Tuberkulose Veränderungen an den Zottengefäßen gesetzt werden, die dies erschweren, höchstens kann im Momente der Geburt der Übergang von Bazillen von der Mutter auf das Kind eintreten, wenn durch die Uteruskontraktionen ein Zerreißen der tuberkulösen Plazentarteile stattfindet. In der Praxis ist der Beweis für eine solche plazentare Infektion schwer zu führen, da in den seltensten Fällen eine Isolierung des Kindes von seiner tuberkulösen Mutter unmittelbar nach der Geburt stattfindet, die Ansteckung in den ersten Lebenstagen also nicht auszuschließen ist. Immerhin sind einige sichere Fälle von kongenitaler Tuberkulose in der Literatur bekannt geworden.

Schließlich ist noch der Infektion durch tuberkelbazillenhaltige Milch zu gedenken. Weniger kommt hier die Frauenmilch in Betracht. Erst kürzlich untersuchte Noeggerath die Milch von 26 tuberkulösen Frauen und fand nur bei einer ziemlich virulente Bazillen, bei dreien sehr schwach virulente. Nach diesem Ergebnis hält er die Infektion des Säuglings durch die Muttermilch nicht für sehr wahrscheinlich; diese Möglichkeit tritt jedenfalls zurück gegenüber den sonstigen Infektionsgelegenheiten. Anders steht es mit der Tiermilch. Die Annahme, daß sie die hauptsächliche Infektionsvermittlerin für das junge Kind darstelle, hat sich allerdings nicht bestätigt. Aber es gelingt doch in einem beachtenswerten Prozentsatz aus der Leiche Bazillen vom Typus bovinus zu züchten und damit die Milchinfektion zu erweisen. Die Angaben hierüber wechseln in verschiedenen Ländern und Gegenden sehr. Man darf jedoch im allgemeinen rechnen, daß 6—10% der Fälle von kindlicher Tuberkulose durch den Rindertuberkelbazillus herbeigeführt werden.

Die alimentäre Infektion bringt uns auf die Frage des Infektionsweges. Leider herrscht auch heute noch hierüber trotz vieler Studien keine Einigkeit. Die Pathologen und die Mehrzahl der Kliniker stehen allerdings auf dem Standpunkte, daß die Infektion überwiegend auf aerogenem Wege erfolgt. Sie werden hierin neuerdings ganz besonders gestützt durch die überraschenden Sektionsergebnisse von Küß, E. und H. Albrecht, sowie Ghon. Diese fanden nämlich fast regelmäßig im Quellgebiet der tuberkulös erkrankten, bronchopulmonalen oder tracheobronchialen Drüsen bei genauem Nachsuchen einen Krankheitsherd in der Lunge selbst, der als der ältere, als der Primäraffekt angesprochen werden mußte. Die hämatogene Entstehung eines derartigen in 83% der Fälle einzelnen Herdes in der Lunge ist gewiß schwer zu verstehen, zumal wenn man berücksichtigt, daß bei gleichzeitigem Vorhandensein von manifesten tuberkulösen Herden in einem anderen Organ niemals der Lungenherd mit Sicherheit als der jüngere angesprochen werden konnte. Andererseits sind eine Reihe von Fällen bekannt geworden, in denen sich Tuberkelbazillen durch den Tierversuch in Hals- und Mesenterialdrüsen nachweisen ließen, während makro- und mikroskopische Veränderungen vollständig vermißt wurden. Auch ohne daß Krankheitsherde im übrigen Köper vorhanden sind, könnte also von solchen Drüsen aus eine hämatogene Infektion der Lungen stattgefunden haben. Etwas Sicheres läßt sich zurzeit hierüber nicht aussagen, hervorheben möchte ich jedoch, daß selbstverständlich auch diejenigen Autoren, die der aerogenen Infektion den Vorzug geben, unbedingt anerkennen, daß sich die primäre Tuberkuloseerkrankung auch einmal in den Tonsillen, der Mundschleimhaut oder im Darm lokalisieren kann, lediglich die Häufigkeit, das Überwiegen der intestinalen Infektion wird bestritten.

Großes Interesse bringt von jeher der Laie nicht minder als der Arzt dem Problem der Disposition zur Tuberkulose entgegen. Nachdem festgestellt ist, daß sich die Mehrzahl der Kinder bis zur Pubertät mit Tuberkulose infiziert, kann von einer besonderen individuellen Disposition zur Tuberkuloseinfektion nicht mehr gesprochen werden. Anders steht es mit der Disposition zur Tuberkulosekrankheit im klinischen Sinne. Hier ist schon immer aufgefallen, daß bei jungen Kindern auf die Infektion regelmäßig manifeste Krankheitserscheinungen folgen. Diese Tatsache glaubte man nur durch eine besondere innere Anlage erklären zu können. Das Tierexperiment hat keine Stütze für eine derartige Annahme gebracht (P. H. Römer), man muß sich daher die Frage vorlegen, ob nicht hier andere Gründe geltend gemacht werden können. In erster Linie ist daran zu denken, daß das junge Kind größere Infektionsgelegenheit hat. Der Säugling steht ja zweifellos in innigerem Kontakt mit den mit ihm zusammenlebenden Menschen als jedes andere Menschenalter und ist somit der Infektion mit einer massiven Bazillendosis auch eher ausgesetzt. Vorerst ist es auch nicht ausgeschlossen, daß uns nur die schweren Kindheitsinfektionen bekannt werden. Leichte Infektionen, wie ich sie eben schon erwähnte, können vielleicht lange latent bleiben und erst nach Jahr und Tag durch die Tuberkulinreaktion, noch später durch Krankheitserscheinungen erkennbar werden. Ähnliches ist von der Familiendisposition zu sagen. P. H. Römer fand, daß die Lämmer schon in der dritten Generation tuberkulöser Schafe sich der Infektion gegenüber nicht anders verhielten als diejenigen, welche von gesunden Eltern abstammten. Auch hier mag also die sogenannte erhöhte Disposition gewöhnlich nichts anderes sein als erhöhte Exposition. Immerhin, glaube ich, wird man nicht bestreiten können, daß die Kinder tuberkulöser

Eltern — ganz allgemein gesagt — vielfach weniger widerstandsfähig sind als die Nachkommen gesunder Menschen[1]), man darf also annehmen, daß sie unter Umständen auch auf eine verhältnismäßig geringfügige Tuberkuloseinfektion eher mit Krankheitserscheinungen reagieren als andere.

Bedürfen diese Verhältnisse auch zweifellos noch weiterer Klärung, so sind wir doch über einen Punkt der Dispositionsfrage schon heute gut unterrichtet. Wir kennen eine Reihe von **äußeren Einflüssen, die die Disposition erhöhen oder herabsetzen**. Von ungünstiger Wirkung sind vor allem schlechte hygienische Verhältnisse, ungenügende und unzweckmäßige Nahrung, des weiteren aber auch eine Reihe von Infektionskrankheiten, insbesondere Masern, Keuchhusten und Influenza. Ob das Verschwinden der Tuberkulinhautreaktion während der Masern hiermit in Zusammenhang gebracht werden darf, steht noch nicht fest.

Wenden wir uns nunmehr zur **Klinik der Kindertuberkulose**, so liegt auf der Hand, daß nur ein kleiner Teil der mit Tuberkulose infizierten Kinder **Krankheitserscheinungen** darbietet. Das geht ja ohne weiteres aus der früher angeführten Häufigkeitsstatistik hervor. Nur die **Kinder der beiden ersten Lebensjahre** machen eine Ausnahme, bei ihnen wird man **regelmäßig** Manifestationen finden, ja in der Mehrzahl der Fälle treten so schwere Veränderungen auf, daß sie gar nicht übersehen werden können. Dem häufigsten Infektionswege entsprechend sind die ersten Krankheitsherde der Primäraffekt der Lunge und die sich alsbald daran anschließende Erkrankung der Bronchialdrüsen. In diesem Stadium werden die Kinder dem Ärzte mit **allgemeinen Klagen** wie Fieber, Durchfall, Husten, schlechtes Gedeihen zugeführt. Sie fallen auf durch eine gewisse Blässe, die Gewichtszunahme erweist sich trotz guten Appetits und richtiger Ernährung als unzureichend, auch Abnahmen kommen vor, doch **fehlt beim Säugling gewöhnlich recht lange eine stärkere Abmagerung**. Dies betone ich ausdrücklich, da mir wiederholt Atrophiker mit der Vermutungsdiagnose Tuberkulose zugewiesen wurden, bei denen lediglich eine chronische Ernährungsstörung bestand. Das Bild extremer Abmagerung ist dem Arzte von der Phthise des Erwachsenen so bekannt, daß er auch beim Anblick eines stark abgemagerten Säuglings in erster Linie an Tuberkulose denkt.

Unter den **objektiven Symptomen** erwähne ich an erster Stelle das **Fieber**. Nicht als ob es regelmäßig die aktive Tuberkulose des jungen Kindes begleiten müßte — man kann hier lange Zeit einen fieberlosen Verlauf beobachten —, wenn es jedoch vorhanden ist, so veranlaßt es zu genauer Untersuchung, und es gilt die alte Regel, daß, wenn kein anderer Grund für eine Temperatursteigerung gefunden werden kann, immer an latente Tuberkulose gedacht werden muß. Einigermaßen charakteristisch für das tuberkulöse Fieber ist sein unregelmäßiger Verlauf und der häufige Wechsel zwischen fieberhaften und völlig fieberfreien Perioden. Im Beginn der Erkrankung beobachtet man beim Säugling öfter Schnupfen, in der Regel tritt auch bald **Husten** ein. Der Husten hat einen auffallend hohen Klang, häufig tritt er in Anfällen auf, die an Keuchhusten erinnern, jedoch nicht mit starken Einziehungen verbunden sind.

---

[1]) Hierfür sprechen auch die neuerdings mitgeteilten Ergebnisse umfangreicher statistischer Untersuchungen von Weinberg.

Wichtig sind eine Reihe von Symptomen, die sich bei äußerer Untersuchung leicht feststellen lassen. Ich erwähne hier von Lymphdrüsenschwellungen speziell die Supraklavikular- und die seitlichen Thoraxdrüsen (im V. Interkostalraum) [1]), den fast stets vorhandenen Milztumor, wenngleich diese Erscheinungen keineswegs pathognomonisch sind, ferner Symptome der äußeren Haut. Als solche sind zu nennen das Ekzem an den Gesichtsöffnungen (sog. skrofulöses Ekzem), das Ekthyma, zu hartnäckiger Eiterung und Gangrän neigende Blasen, die scharf umschriebene, kreisrunde, unter dem Niveau der Haut liegende Narben zurücklassen, und schließlich die Hauttuberkulide. Im frühen Kindesalter kommt speziell das Gumma scrophulosorum in Betracht, meist nur wenige, subkutan gelegene, vollständig schmerzlose Infiltrate, über denen die Haut oft einen bläulichen Farbton annimmt (Differentialdiagnose Furunkel), und exulzeriert (Skrophuloderm), ferner das papulöse und papulonekrotische Tuberkulid. Die Tuberkulide treten gewöhnlich spärlich auf, man muß also nach ihnen suchen. Nur selten findet man sie in solcher Häufung, daß schon der Laie auf sie aufmerksam wird. Unter dem papulösen Tuberkulid versteht man stecknadelkopfgroße Effloreszenzen von blaßroter oder livider Färbung, die im Zentrum eine leichte Depression zeigen und bei Hautspannung einen auffallenden Glanz darbieten. Sie werden insbesondere bei Säuglingen beobachtet und sind hier ein wertvolles Hinweissymptom auf das Bestehen einer Tuberkulose. Das papulonekrotische Tuberkulid hat größeren Umfang, etwa Linsengröße, und ist von einer braunroten Kruste bedeckt, nach deren Abheben man einen leicht blutenden Geschwürsgrund erblickt. Die Eruptionen sitzen mit Vorliebe an den Streckseiten der Extremitäten, kommen aber auch am Rumpf und im Gesicht vor.

Gar nicht selten werden die Kinder zuerst dem Augen- oder Ohrenarzt zugeführt. Die häufige Erkrankung der Konjunktiven und des Mittelohrs ist der Grund. Erst einmal sah ich bisher eine phlyktänenartige Infiltration der Konjunktiva, ohne daß Tuberkulose nachweisbar war (negative Tuberkulinreaktion), sie war in diesem Falle mit auffallend geringen Reizerscheinungen vorhanden, im allgemeinen ist die Conjunctivitis phlyctaenulosa (ekzematosa) ebenso wie die kleinen scharf umschriebenen Hornhautinfiltrate in gleicher Weise für die Diagnose verwertbar wie die Hauttuberkulide. Langdauernde Otitis media mit multiplen Perforationen des Trommelfells und rezidivierender Granulombildung muß ebenfalls stets den Verdacht auf Tuberkulose wachrufen.

Daß viele Knochen- und Gelenkveränderungen ohne weiteres die Diagnose ermöglichen, ist hinreichend bekannt. Im frühen Kindesalter präValiert die Spina ventosa, die hier durch eine relativ geringe Destruktionstendenz charakterisiert ist.

Alle diese Erscheinungen sind letzten Endes zurückzuführen auf die Bronchialdrüsentuberkulose und dabei ist diese selbst auch durch genaue physikalische Untersuchung kaum feststellbar. Die vielen Symptome, die hier angegeben sind, die Dämpfung über dem 5. und 6. Brustwirbeldorn, das Venensausen unter dem Manubrium bei starker Rückwärtsbeugung des Kopfes, die Druckempfindlichkeit der Wirbelsäule und des Manu-

---

[1]) Halsdrüsentuberkulose im frühen Kindesalter ist selten.

briums, Hauthyperalgesie und paravertebrale Dämpfung sind zum mindesten beim jungen Kinde nicht zu verwerten. Ebenso ergibt der Druck auf benachbarte Nerven, Gefäße, auf den Ösophagus und die Bronchien nur gelegentlich Anhaltspunkte. Auch scharfes Bronchialatmen im Interskapularraum ist, wie ich mich mehrfach überzeugen konnte, nicht immer auf Bronchialdrüsenschwellung zu beziehen. Dagegen ist sicher, daß bei sehr starker Vergrößerung der vorderen Mediastinaldrüsen **Dämpfung über dem Manubrium sterni** und zu seinen beiden Seiten zustande kommt (Verwechslung mit vergrößertem Thymus möglich!).

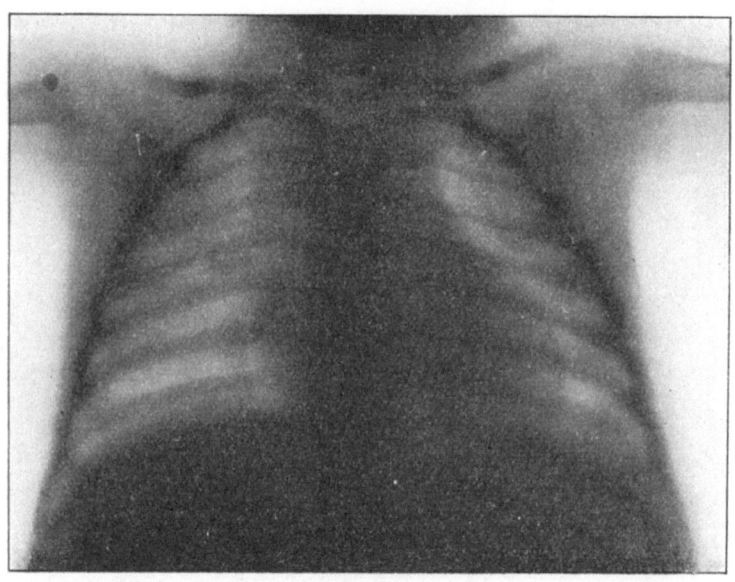

Abb. 1. Tuberkulose der rechtsseitigen bronchopulmonalen Lymphdrüsen. (14 Monate altes Kind.)

Mehr dürfen wir von der **Röntgenuntersuchung** erwarten, wenngleich auch diese gerade im frühen Kindesalter große Schwierigkeiten bietet. Denn der Säugling besitzt ein im Verhältnis zum Gesamtvolumen des Thoraxinnern großes Herz, sein Brustkorb selbst ist kurz, infolgedessen liegen die Drüsen insgesamt im Gebiete des relativ großen Herz- und Gefäßschattens. Immerhin gelingt es, **vergrößerte paratracheale und bronchopulmonale Lymphknoten der rechten Seite zu erkennen**, wie Abbildung 1 lehrt. Erst im späteren Kindesalter können wir mit besseren Aussichten die Röntgenaufnahme heranziehen. Hier ist das Herz so tief getreten und der Gefäßschatten so schmal geworden, daß die Bifurkation und die großen Bronchien weit weniger in den Bereich des Herzschattens fallen als beim jungen Kinde (Abbildung 2).

Der Praktiker wird aus diesen Ausführungen entnehmen, daß der Kliniker durch die Möglichkeit einer Röntgenuntersuchung — wenigstens in diesen Fällen — nur geringe Vorteile hat. Im Mittelpunkte unserer Diagnostik steht die **Tuberkulinreaktion** und **diese kann der Praktiker ebenso gut ausführen.** Ich betonte bereits früher, daß die positive Tuberkulinreaktion lediglich einen Beweis darstellt für die stattgehabte **Infektion mit Tuberkelbazillen, sie zeigt nicht Tuberkulosekrankheit an.** Das gilt sowohl von der Kutan- wie auch der Subkutanreaktion. Früher erklärte man einen Menschen, der auf 1 mg Tuberkulin subkutan

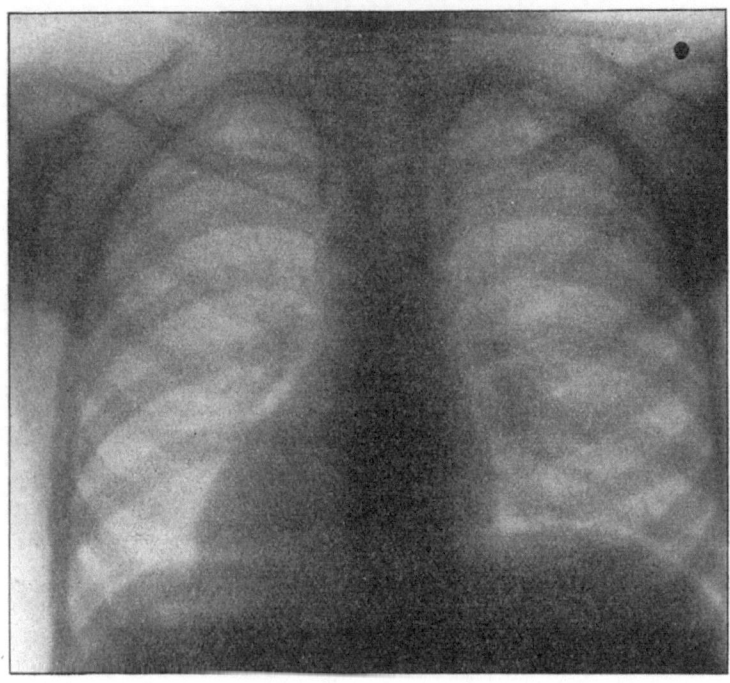

Abb. 2. Tuberkulose der Bronchialdrüsen bei einem 10 Jahre alten Kinde.

eine fieberhafte Allgemeinreaktion zeigte, für tuberkulosekrank. Tatsächlich aber kann man sehr ausgeprägte Reaktion auch bei Kindern antreffen, die während einer langen Beobachtungszeit keinerlei Krankheitszeichen darbieten. **Nur im frühen Kindesalter (bis zur Vollendung des zweiten Lebensjahres) besteht eine Ausnahme. Hier zeigt jede positive Tuberkulinreaktion aktive Tuberkulose an,** aus dem einfachen Grunde, weil es in diesem Lebensalter noch keine inaktive Tuberkulose gibt. Und einen ebenso großen Wert besitzt der negative Ausfall der Reaktion, weil er Tuberkulose ausschließen läßt.

Für die Praxis empfiehlt sich in erster Linie die Anstellung der **Kutanreaktion nach v. Pirquet.** Seine Methode ist folgende:
Man bringt auf die mit Äther gereinigte Haut der Beugeseite des Unterarms im Abstand von ungefähr 10 cm zwei Tropfen unverdünnten Alttuberkulins. Hierauf setzt man den Impfbohrer (Med. Warenhaus, Berlin) senkrecht auf die trockene, leicht gespannte Haut in der Mitte zwischen den beiden mit Tuberkulin beschickten Stellen und bohrt zunächst unter leicht drehenden Bewegungen die Kontrolle. Dann wiederholt man die gleiche Prozedur im Zentrum der beiden Tuberkulintropfen. Zur Anfertigung der Bohrungen genügen ca. 5 Drehungen; es soll nur eine oberflächliche Skarifikation sein, Blutung darf nicht eintreten. Das Tuberkulin läßt man einige Minuten einwirken, gibt dann etwas Watte darauf und entläßt das Kind ohne Verband. Wird von den Eltern diese „Impfung" nicht gestattet, so verwende man **Moros Salbenprobe** (Alttuberkulin und Lanolin. anhydric. aa) Die Tuberkulinsalbe reibt man auf der Bauch- oder Brusthaut ungefähr ½ Minute lang ein und läßt einige Minuten eintrocknen. Die Lokalreaktion ist meist schon nach 24 Stunden, zuweilen aber erst nach 48 Stunden zu sehen, man bestellt also zweckmäßigerweise das Kind auf den **zweitnächsten** Tag zur Kontrolle. Der „Pirquet" ist positiv, wenn bei reaktionsloser Kontrollwunde ein Reaktionsbezirk um die „Tuberkulinwunde" vorhanden ist, der gerötet und infiltriert ist und mindestens 5 mm im Durchmesser mißt. Die positive Salbenreaktion besteht darin, daß am Orte der Einreibung kleinere oder größere Knötchen erscheinen, die meist entzündeten Follikeln entsprechen. Tritt keine Reaktion ein, so muß die Impfung, um Sicherheit zu bringen, wiederholt werden. Fällt auch diese wiederum negativ aus — was beim Vorhandensein einer Tuberkulose im frühen Kindesalter selten ist —, so ist die subkutane Injektion von 1 mg Tuberkulin nach 1 oder 2 × 24 Stunden anzuschließen. Eine mindestens 3 Tage anhaltende Rötung und Schwellung an der Stelle des Injektionsdepots sprechen wir als positive Reaktion an. Bei deutlichem Lungenbefund vermeidet man besser die subkutane Applikation von Tuberkulin, da sie den Krankheitsprozeß ungünstig beeinflussen kann. Ebenso wie **Stricker** und **Vogt** sah ich in einem Falle im Anschluß an die Injektion von 1 mg Alttuberkulin eine deutliche Vergrößerung und Erweichung von Halsdrüsen, die sich vorher hart und schmerzlos anfühlten. Zu beachten ist, das bei **Pneumokokkenerkrankungen** (Pneumonie, Meningitis), bei Masern, Typhus und progresser **Tuberkulose die Tuberkulinempfindlichkeit herabgesetzt ist oder ganz fehlt.**

Gehen wir nunmehr zur Besprechung der weiteren **klinischen Tuberkuloseerscheinungen** über, so ist ganz allgemein zu sagen, daß die **Tuberkulose des jungen Kindes eine ausgesprochene Neigung zur Generalisierung hat.** Zwar beschränkt sich sicher die Erkrankung in einer größeren Zahl von Fällen, als man früher glaubte, auf die Lymphdrüsen oder manifestiert sich lediglich durch spezifische Erscheinungen an Augen, Ohren, Knochen und Haut, aber nur zu häufig müssen wir doch eine Ausbreitung des Prozesses auf andere innere Organe, insbesondere die Lungen feststellen. Als erstes kommt ein Übergreifen der Bronchialdrüsenerkrankung auf das angrenzende Lungengewebe in Betracht. Bei Kindern zwischen 3 und 7 Jahren entwickelt sich in solchem Falle gewöhnlich eine **gutartige Hilusphthise.** Sie wird erkannt an kleinen Dämpfungszonen neben der Wirbelsäule oder oberhalb des Herzens neben dem Sternum, seltener sind Rasselgeräusche vorhanden (stets dreieckförmiger Schatten im Röntgenbild). **Beim jungen Kinde dagegen schreitet** die Infiltration rasch fort, die Dämpfung wird entsprechend ausgedehnter und kompakter, Bronchialatmen tritt auf und reichliches Rasseln. In diesem Stadium ist die Verwechslung mit chronischer Pneumonie außerordentlich naheliegend, zumal diese gerade im Kindesalter keineswegs zu den Seltenheiten gehört. Klärt nicht alsbald das Auftreten von Kavernensymptomen (mittel- bis großblasige klingende Rasselgeräusche, amphorisches Atmen) das Krankheitsbild, so ist wiederum die Tuberkulinreaktion heranzuziehen. Noch sicherer ist es natürlich, wenn der Tuberkelbazillennachweis im Sputum gelingt, wie dies bei

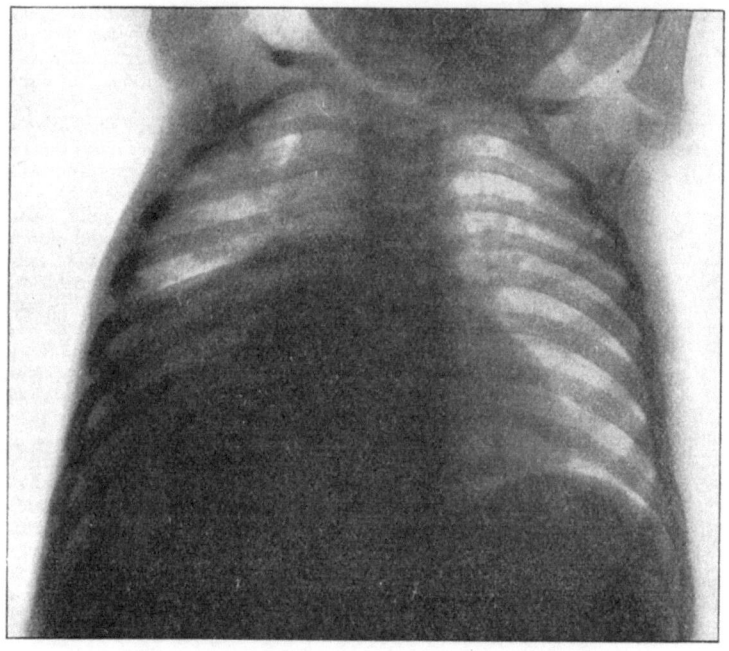

Abb. 3. Käsige Pneumonie bei zweijährigem Kinde.

ausgedehnterer Lungenerkrankung sehr wohl möglich ist. Die Schwierigkeiten der Sputumgewinnung sind dadurch zu überwinden, daß man mit einer watteumwickelten Sonde den Kehleingang betupft, so einen Hustenanfall auslöst und den Auswurf auffängt. Oder aber man spült morgens nüchtern den Magen aus und behandelt das so gewonnene heruntergeschluckte Sputum mit Antiformin, eine Methode, die gelegentlich noch bessere Resultate gibt.

In anderen Fällen dieser Art ist die Atmung abgeschwächt, man findet eine absolute Dämpfung und erhöhtes Resistenzgefühl, also Symptome, die unbedingt den Gedanken an einen Pleuraerguß aufkommen lassen müssen, tatsächlich handelt es sich jedoch auch hier um ausgedehnte Verkäsung der Lunge, deren Ausgangspunkt die intrathorakalen Drüsen bilden (Abbildung 3).

Mit diesen Krankheitsbildern sind die subakuten und chronischen Formen der Tuberkulose des frühen Kindesalters bereits erschöpft; alles, was wir sonst sehen, entspricht eigentlich mehr einer **akuten Infektionskrankheit**. Bricht eine mit erweichtem Inhalt gefüllte Drüse plötzlich in einen Haupt- oder größeren Bronchus durch, so entsteht die **akute käsige Pneumonie**, die symptomatologisch mit der kruppösen Pneumonie viel Ähnlichkeit besitzt. Das Fieber steigt schnell hoch an, rasch kommt es zu Nahrungsverweigerung und starken Gewichtsstürzen. Differentialdiagnostisch sind die Anamnese, Erscheinungen der

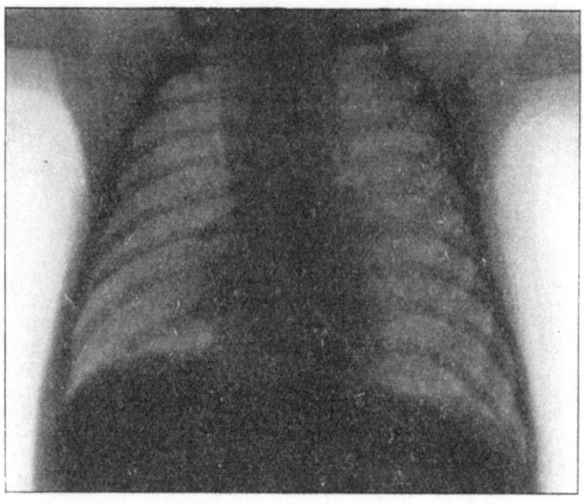

Abb. 4. Miliartuberkulose (z. T. käsige Bronchopneumonie) bei einem 3 Monate alten Kinde.

Haut, die schwere Asthenie und auffallende Blässe und vor allem wiederum der positive Bazillenbefund zu verwerten.

Ein gleich schweres Krankheitsbild mit hohem, entweder kontinuierlichem oder remittierendem Fieber haben wir gewöhnlich, wenn es zu **allgemeiner Ausbreitung der Tuberkulose** kommt. Geschieht diese auf dem Bronchialwege, so entwickelt sich eine **disseminierte käsige Peribronchitis**, handelt es sich um den Einbruch eines tuberkulösen Herdes in die Körpervenen, so sprechen wir von **Miliartuberkulose**. Die physikalischen Erscheinungen über den Lungen sind in beiden Fällen meist sehr geringfügig — wir finden nur die Zeichen einer leichten Bronchitis —, daneben aber vielfach eine auffallende Dyspnoe und leichte Zyanose. Sind die Symptome bei einem Kinde mit schwerem Allgemeinzustand nachzuweisen, so ist die **Wahrscheinlichkeitsdiagnose** möglich. Gelegentlich werden auch einzelne der früher geschilderten Hinweissymptome den Arzt auf den richtigen Weg führen. Es muß jedoch darauf aufmerksam gemacht werden, daß bei einem nicht ganz akuten Verlauf der Miliartuberkulose das Krankheitsbild zunächst als ein durchaus leichtes imponieren kann, auch das Fieber ist in diesem Falle nur geringfügig, Dyspnoe und Zyanose können fehlen. Früher hieß es dann abwarten, bis sichere Symptome auftreten, Chorioidealtuberkel oder auch einmal Miliartuberkulose der Haut, stecknadelkopf- bis hirsekorngroße Effloreszenzen von purpuraähnlichem Charakter. Heute besitzen wir in der Kutanreaktion und der Röntgenuntersuchung außerordentlich wertvolle diagnostische Hilfsmittel. Die Kutanreaktion fällt bei fortgeschrittener Lungentuberkulose und Miliartuberkulose oft bis wenige Tage vor dem Tode nicht vollständig negativ aus (s. oben), sondern sie ist abgeschwächt, es tritt Rötung oder livide Verfärbung ein ohne nennenswerte Infiltration. Das Röntgenbild zeigt in überraschender Deutlichkeit die Veränderungen an schon zu einer Zeit, wo die sonstigen klinischen Anhaltspunkte zu einer Diagnose nicht ausreichen (Abbildung 4).

Die Meningitis tuberculosa ist in mehr als der Hälfte der Fälle lediglich die Teilerscheinung einer allgemeineren Tuberkelaussaat. Die zerebralen Symptome überwiegen nur derart, daß die Erkrankung der übrigen Organe nicht zur Geltung kommt. Nach Hamburgers reicher Erfahrung ist die Meningitis bei Kindern zwischen 2 und 4 Jahren die häufigste Todesursache an Tuberkulose. Daß sie oft erst spät erkannt wird, bedarf kaum der Erwähnung, es ist jedoch nicht möglich, an dieser Stelle genauer auf die Symptomatologie einzugehen, ebensowenig wie ich mich über die Pleuritis exsudativa näher aussprechen kann. Aufmerksam machen möchte ich jedoch noch auf folgende Dinge, die dem Arzt, der überwiegend Erwachsene sieht, gewöhnlich nicht genügend bekannt sind. Bestehen beim Kinde die Zeichen eines Hirntumors, so ist in erster Linie an den Hirntuberkel zu denken, da mehr als die Hälfte aller Hirntumoren im Kindesalter tuberkulösen Ursprungs ist. Dagegen beruht nicht jede Auftreibung des Leibes mit verschieblicher Dämpfung auf Tuberkulose; während und im Gefolge von Verdauungsstörungen findet man häufig die Zeichen des sog. Pseudoaszites. Ebenso ist bei hartnäckigen Diarrhöen des frühen Kindesalters nur selten Tuberkulose im Spiele; zum mindesten darf man Blutbeimengungen zum Stuhle erwarten. Schließlich wird das gewöhnliche konstitutionelle Säuglingsekzem gelegentlich für tuberkulös erklärt. Demgegenüber ist zu betonen, daß das „skrofulöse" Gesichtsekzem sich speziell an den Gesichtsöffnungen lokalisiert und auch die Nase befällt, zwei Momente, die die Unterscheidung mit Leichtigkeit ermöglichen.

Von einer wirksamen **Therapie** kann im frühen Kindesalter im allgemeinen nur die Rede sein, solange sich die Erkrankung auf die Lymphdrüsen, Augen, Knochen, Gelenke, Haut und Serosa beschränkt. Ist die Lunge von der Erkrankung ergriffen, so ist nur in den seltensten Fällen Heilung möglich. Die allgemeine Bazillenaussaat führt mit Sicherheit zum Tode.

Eine spezifische Tuberkulosebehandlung mit Tuberkulin sollte der Praktiker in diesem Lebensalter vermeiden. Alles, was bisher hierüber veröffentlicht worden ist, muß als Versuch betrachtet werden; eine auf gesicherten Grundlagen fundierte Methode der Tuberkulinbehandlung besitzen wir nicht. Wird sie von den

Eltern des Kindes verlangt, so empfiehlt sich in erster Linie wöchentlich 1—2 mal multiple Kutanimpfungen nach **Wolff-Eißner** vorzunehmen, da dies zweifellos das schonendste Verfahren darstellt und wiederholt mit Erfolg angewandt worden ist. Wirksame Tuberkulosesera kennen wir nicht.

Wir beschränken uns also gewöhnlich auf die **physikalisch-diätetische Behandlung.** Wenn einzelne Autoren einen deutlichen Einfluß der **natürlichen Ernährung an der Brust** auf die Prognose gesehen zu haben glauben, so muß dies nach neueren Arbeiten zweifelhaft erscheinen. Jedenfalls bietet es wegen der Gefahr der Reinfektionen keine Vorteile, wenn die tuberkulöse Mutter selbst stillt. Dies erscheint ja im übrigen auch mit Rücksicht auf den Krankheitszustand der Mutter nicht zweckmäßig. Besser sind dagegen vielleicht die Aussichten, wenn es möglich ist, eine Amme (Stillfrau) zu beschaffen oder das Kind in ein modernes Säuglingsheim aufzunehmen, wo stets Frauenmilch in genügenden Quantitäten zur Verfügung steht. Ist man gezwungen, zur **künstlichen Ernährung** überzugehen, so vermeide man alle Mästung. Gewichtszunahme ist zweckmäßig — das entspricht uralter ärztlicher Erfahrung —, aber nicht **einseitiger Fettansatz.** Meines Erachtens ist ein besonderes Nahrungsregime nicht erforderlich, man wähle die Form der gemischten Kost, die wir im allgemeinen als die Normalkost des jungen Kindes betrachten. Man hat empfohlen, eine besonders fettreiche Nahrung zu geben, bisher ist jedoch ihr günstiger Einfluß bei experimenteller Tuberkulose einer Tierart erwiesen. **Langstein** berichtet neuerdings von guten Erfolgen bei Eiweißmilchernährung. Sie beruhen wohl auf der Vermeidung von Ernährungsstörungen.

Als einen sehr wirksamen Faktor im Kampfe gegen die Tuberkulose kennen wir seit alters her den **Aufenthalt in frischer reiner Luft,** den **Aufenthalt in der Sonne.** Liegekuren im Freien sind im frühen Kindesalter ebenso sehr indiziert wie beim Erwachsenen, der unsinnigen Angst vor Erkältung, die man immer wieder im Publikum findet, sollte energisch entgegengetreten werden. Handelt es sich um etwas ältere Kinder, so lasse man sie möglichst leicht bekleidet in der Sonne spielen, ohne ihnen ein zu großes Maß körperlicher Anstrengung zuzumuten. Bei intensiver Sonnenstrahlung treten leicht Erytheme der Haut ein, die durch Aufstreichen von Zeozonpaste (in Tuben von Kopp & Joseph-Berlin) verhindert werden können. Besonders empfehle ich die **Walderholungsstätten,** die heute vielfach in der Umgebung der Städte gegründet werden und auch dem Stadtkind langdauernden Aufenthalt im Freien nach allmählicher Angewöhnung ermöglichen.

Kinder begüterter Eltern schickt man für mehrere Monate an die See (Nord- und Ostsee) oder ins Hochgebirge; sind sie nicht allzu zart und schwächlich, so sind auch Winterkuren angebracht. Gerade neuerdings hört man immer wieder von den erstaunlichen Erfolgen, den die Sonnenbestrahlung in den Alpen (z. B. Leysin) und an der See bei tuberkulösen Knochen- und Gelenkerkrankungen hat. Einen beachtenswerten Ersatz stellt übrigens die „künstliche Höhensonne", die Quarzlampe von Dr. Bach-Nagelschmied, dar. Für Kinder mit Lungentuberkulose eignet sich das Höhenklima besser als die See, da das Gebirge mehr schont. Die Annahme, daß Kinder der ersten Lebensjahre hochgelegene Gebirgsstationen nicht vertragen, ist unberechtigt.

Von Medikamenten kommen gelegentlich Stomachika in Betracht, wenngleich in erster Linie der Appetit durch den Aufenthalt im Freien und eine gewisse körperliche Bewegung angeregt werden soll. 1%iger Kreosotlebertran ist bei Kindern das bevorzugte Mittel unter den Kreosotpräparaten, Sirolin eignet sich für Begüterte.

Bei einseitiger oder wenigstens vorwiegend einseitiger Lungentuberkulose ist auch im frühen Kindesalter bereits die Anlegung eines **künstlichen Pneumothorax** zu erwägen (Abbildung 5).

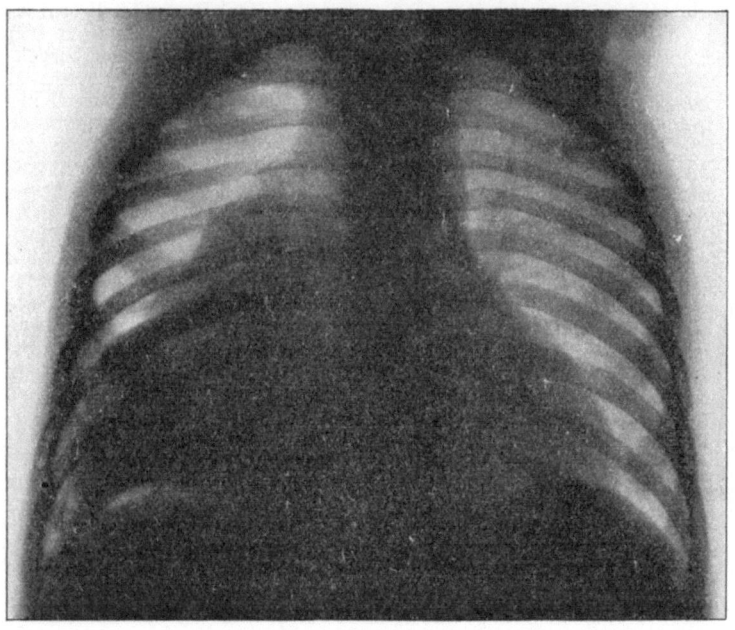

Abb. 5. Künstlicher Pneumothorax bei rechtsseitiger Lungentuberkulose eines zwei Jahre alten Kindes (Aufnahme nach erstmaliger Auffüllung won 300 ccm N).

Wichtiger als alle Behandlung ist die **Prophylaxe**. Wir wissen, daß die Infektion mit dem Tuberkelbazillus in den **ersten Lebensjahren** außerordentlich häufig zu **manifesten Krankheitserscheinungen** führt, bei Infektion **nach dem 6. Lebensjahr** resultiert dagegen gewöhnlich (!) eine **latente Tuberkulose**. Es muß also die **Infektion in den ersten Kinderjahren vermieden werden**, das ist die nicht leicht zu erfüllende Forderung, die wir aufzustellen haben. Die Prophylaxe muß mit **dem Tage der Geburt** beginnen, und zwar handelt es sich unseren früheren Ausführungen entsprechend hauptsächlich darum, **Menschen mit offener Tuberkulose aus der Umgebung des Kindes zu entfernen**. Man achte hierbei nicht allein auf die Eltern oder Geschwister, sondern auch andere Verwandte, Dienstboten und Mitbewohner. Es ist eine der wichtigsten Aufgaben der modernen Tuberkulosefürsorge, hier unterstützend mitzuwirken. Wir haben mancherorts bereits die Gelegenheit, unheilbare Phthisiker in Anstalten unterzubringen und andererseits gefährdete Säuglinge einem Säuglingsheim zuzuführen oder auf das Land in tuberkulosefreie Familien zu schaffen. Gewiß ist es schwer, Eltern von dieser Notwendigkeit zu überzeugen, aber den Versuch sollte jeder Arzt machen.

Ist eine vollständige Separierung unmöglich, so sorge man wenigstens dafür, daß das Kind sich dauernd in einem anderen Zimmer der Wohnung aufhält als der Kranke und halte auf peinlichste Sauberkeit (Sputumentleerung, Eßgeschirre, Bodenreinigung). Das Anfeuchten des Saugers mit dem Speichel, das Auswischen des Mundes mit dem Finger, das Küssen des Kindes auf den Mund, der Gebrauch eines Schnullers, der fortwährend zu Boden fällt und ungereinigt wieder benutzt wird, sind Dinge, gegen die mit allem Nachdruck Front gemacht werden muß. Man trifft dergleichen leider auch heute noch bei Leuten, die sonst auf ihre Reinlichkeit stolz sind.

Wenn auch der tuberkulöse Mensch die Hauptquelle der Infektion für das Kind darstellt, so darf andererseits nicht die Gefahr unbeachtet bleiben, die der Genuß von Milch perlsüchtiger Kühe mit sich bringt. Um mit Sicherheit tuberkelbazillenfreie Milch zu erhalten, muß bei sämtlichen Kühen des Stalles die Tuberkulinprobe angestellt werden. Klinische Untersuchung des Viehbestandes schließt Tuberkulose nicht aus. Steht eine derart einwandfreie Milch nicht zur Verfügung, so ist das regelmäßige Kochen der Milch (3 Minuten) unbedingt erforderlich.

Trotz solcher Vorsichtsmaßregeln wird die Infektion nicht stets vermeidbar sein. Sie wird nicht jedesmal sogleich zu Krankheitserscheinungen führen, aber wir erkennen sie doch an der positiven Kutanreaktion. Diesen Kindern gilt unser besonderes Augenmerk. Man hat sie geradezu Prophylaktiker genannt und damit zum Ausdruck gebracht, daß sie besonderer Schutzmaßregeln bedürfen. Soll die Tuberkulose dieser Kinder wirklich latent bleiben, so müssen alle die Momente Berücksichtigung finden, die die Disposition zur Erkrankung erhöhen. Als solche erwähnte ich früher gewisse Infektionskrankheiten und ungünstige hygienische Verhältnisse, hier möchte ich nur noch auf die Bedeutung der Reinfektionen hinweisen. Mögen auch bei dem Ausbruch der Tuberkuloseerkrankung vielfach Autoreinfektionen von einem früher akquirierten Herd im Spiele sein, so müssen jedenfalls auch stärkere Reinfektionen von außen her verhütet werden. Denn die klinische Erfahrung lehrt, daß solche exogenen Reinfektionen nicht allzu selten sind.

Hamburger, Die Tuberkulose des Kindesalters. Leipzig-Wien 1912.

Ghon, Der primäre Lungenherd bei der Tuberkulose des Kindes. Berlin-Wien 1912.

Stricker und Vogt, Die Diagnose der Lungentuberkulose im Kindesalter. Fortschr. d. deutsch. Klinik Bd. 3.

Römer, Experimentelle Tuberkuloseinfektion des Säuglings. Beitr. zur Klinik der Tuberkulose Bd. 17, 1910.

v. Leube, Über die Bekämpfung der Tuberkulose im Kindesalter. Münch. med. Wochenschr. 1912, Nr. 31 u. 32.

Finkelstein, Lehrb. der Säuglingskrankheiten Bd. 1, 1905.

Die Pylorusstenose der Säuglinge und ihre Behandlung.

Von Dr. H. Kleinschmidt,
Privatdozent für Kinderheilkunde in Marburg-Berlin.

Mit 1 Abbildung.

Wenn dem Arzt ein Brustkind zugeführt wird, das an häufigem Erbrechen leidet, so pflegt er dies nicht gerade ernst anzusehen. Ein jeder kennt ja den alten Satz: Speikinder — Gedeihkinder. In der Tat gibt es viele Säuglinge, die gewohnheitsmäßig einen Teil des Mageninhaltes auswerfen und gleichwohl eine normale oder gar die Norm überschreitende Gewichtszunahme aufweisen. Stellt man in solchen Fällen durch Wägung die aufgenommene Nahrungsmenge fest, so läßt sich regelmäßig eine Überfütterung nachweisen, gewöhnlich ist auch die Zahl der Mahlzeiten größer, als wir im allgemeinen für zulässig halten, und dadurch allein kommt bereits eine übermäßige Nahrungszufuhr zustande. Wir wissen heute, daß dauernde Überfütterung — auch an der Brust — nicht selten von anderweitigen Störungen der Verdauungsfunktionen gefolgt ist, und bei konstitutionell abnorm veranlagten Kindern das Auftreten beispielsweise von Kopfgneis, Milchschorf u. dgl. erleichtert, wir werden also auch in solchen Fällen eingreifen müssen und für eine Beschränkung der Nahrungszufuhr sorgen.

Doch von diesen einfach liegenden Fällen will ich hier nicht sprechen, vielmehr von Säuglingen, die durch das fast nach jeder Mahlzeit einsetzende abundante Erbrechen in ihrem Ernährungszustand innerhalb kurzer Zeit erheblich herunterkommen, ja schließlich das ausgesprochene Bild der Atrophie bieten. Schon die Art des Erbrechens ist bei ihnen gewöhnlich eine besondere und deshalb auffallende; immerhin wird man die Mutter darnach fragen müssen und erfährt dann, daß es sich nicht, wie z. B. bei den vorhin beschriebenen Kindern, um ein Speien, ein einfaches Hinauslaufenlassen des Mageninhalts, handelt, sondern daß der Brechakt ruckweise, äußerst heftig erfolgt, ja womöglich daß der Mageninhalt im Bogen weithin ins Zimmer geschleudert wird. Freilich in den Anfangsstadien braucht dies Symptom noch nicht so ausgesprochen zu sein. Auch dann bietet jedoch das Krankheitsbild schon so charakteristische Züge, daß es bei aufmerksamer Untersuchung kaum übersehen werden kann.

Typisch ist zunächst der Beginn der Krankheitserscheinungen in den ersten Lebenswochen. In der Regel setzt das Erbrechen Ende der zweiten oder in der dritten Woche ein, seltener früher oder erst nach 6 oder gar 8 Wochen. Zu dieser Zeit werden ja die Kinder noch überwiegend gestillt und so erklärt es sich, daß weitaus die Mehrzahl der Krankheitsfälle sich **unter physiologischen Ernährungsverhältnissen** entwickelt. Diese Tatsache gibt der Erkrankung ein charakteristisches Gepräge und vereinfacht von vorneherein alle differentialdiagnostischen Erwägungen. Handelt es sich um einen künstlich ernährten Säugling oder beginnen die ersten Erscheinungen etwa in direktem Anschluß an die Einführung des Allaitement mixte, so denkt man gewohnheitsgemäß noch mehr, als ich es vorhin für die Brustkinder schilderte, an quantitative oder auch qualitative Verfehlung bei der Darreichung der Nahrung und übersieht die Besonderheiten des Falles. Der Arzt beeilt sich, wie ich es mehrfach erlebte, einen Nahrungswechsel vorzunehmen und verschleiert sich dadurch nicht allein den Krankheitszustand, sondern verschlechtert ihn geradezu. Nur die genaue Untersuchung des Verdauungsapparates vermag derartiges zu verhindern.

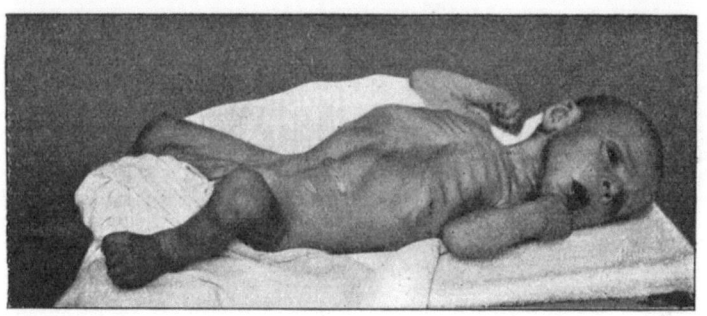

Abb. 1.
Magenperistaltik bei Pylorusstenose (2 Monate altes Kind).

Bei der Besichtigung des Abdomens fällt auf, daß die **Magengegend vorgewölbt** ist, während gleichzeitig das Hypogastrium abgeflacht erscheint. Dieser Befund steht in einem bemerkenswerten Gegensatz zu der allgemeinen Auftreibung des Leibes, wie sie — durch Meteorismus der Därme bedingt — während und im Gefolge von Ernährungsstörungen im Säuglingsalter ungemein häufig angetroffen wird. In dem vorgewölbten Abschnitt des Leibes beobachtet man deutliche **peristaltische Bewegungen**, die ihrem Verlaufe nach nur dem Magen angehören können. Unter dem linken Rippenbogen wölbt sich eine halbkugelige Geschwulst hervor, die langsam über den Leib nach der Lebergegend vorschreitet und tiefe Einziehungen der Bauchwand zur Folge hat (Abb. 1). Auch tonische Kontraktion der gesamten Magenwand kommt vor, das Organ ist dann in seiner ganzen Konfiguration durch die Bauchdecken sichtbar. Am ausgesprochensten werden die Magenbewegungen während oder kurz nach der Nahrungsaufnahme wahrgenommen, in zweifelhaften Fällen ist es also ratsam, das Kind während des Stillens zu beobachten, im Notfall läßt man es am Schnuller oder der leeren Flasche saugen; auch Bestreichen der

Magengegend sowie Auflegen eines kalten Gegenstandes vermag zuweilen Peristaltik auszulösen. Zwar sind Fälle bekannt geworden, in denen das Phänomen der sichtbaren vermehrten Magenperistaltik bei Säuglingen auftrat, die nie an Erbrechen litten — ich selbst sah dergleichen bisher nur bei kachektischen Kindern oder solchen mit Zerebralleiden —, besteht jedoch hartnäckiges Erbrechen, so ist mit der Feststellung dieses Symptoms außerordentlich viel für die Diagnose gewonnen.

Schon schwieriger ist es, Veränderungen durch Palpation aufzudecken. Man fühlt gelegentlich etwas nach rechts von der Mittellinie in Nabelhöhe oder wenig oberhalb ein kleines rundliches Gebilde von wechselnder Konsistenz, das als der verdickte Pylorus gedeutet werden muß. Es gehört zweifellos Geduld und eine gewisse Übung dazu, eine solch kleine Geschwulst zu tasten, auch kann bei einem noch nicht erheblich abgemagerten Kind die Spannung der Bauchdecken die Palpation sehr erschweren oder gar unmöglich machen.

Weiteren sicheren Aufschluß bringt uns dagegen die Prüfung der Magenfunktion. Ganz regelmäßig läßt sich durch Aushebung eine Verzögerung der Magenentleerung feststellen. (Verweildauer unter normalen Verhältnissen bei natürlicher Ernährung 2—2½ Stunden, bei künstlicher 3—3½ Stunden.) Sie ist übrigens gelegentlich auch schon aus der Anamnese ersichtlich, wenn nämlich das Erbrechen mehrere Stunden nach der letzten Nahrungsaufnahme erfolgt und eine größere Menge entleert wird, als der letzten Mahlzeit entspricht. Die Untersuchung des Mageninhaltes ergibt vielfach auffallend hohe Säurewerte und das Vorhandensein von freier Salzsäure. Galle- oder Blutbeimengung ist höchst selten. In der Praxis erfreuen sich derartige Untersuchungen keiner großen Beliebtheit, obwohl es gerade beim Säugling außerordentlich leicht ist, den Magenschlauch (einen weichen Katheter) einzuführen. Freilich für den Kliniker ist es noch einfacher und zugleich exakter, die Magenmotilität mit dem Röntgenverfahren zu prüfen, da der Füllungszustand des Säuglingsmagens ohne weiteres vor dem Schirme erkennbar wird. Eine Erweiterung des Magens ist bisher nur vereinzelt in späteren Stadien der Erkrankung beobachtet worden, sonst trifft man die große Kurvatur höchstens in Nabelhöhe oder wenig darunter. Der Stuhlgang nimmt, wenn der größte Teil der aufgenommenen Nahrung wieder erbrochen wird, eine besondere Beschaffenheit an, er ist selten und an Quantität sehr gering — die Mutter spricht von Verstopfung —, seine Farbe ist dunkel, mekoniumartig, es handelt sich kurz gesagt um Hungerstuhl.

Der gesamte Symptomenkomplex deutet auf ein Hindernis am Magenausgang. Dies kann verschiedener Natur sein. Selten handelt es sich um angeborene Bildungsanomalien, bindegewebige Stenosen, Fehlen der Sphinktermuskulatur, angeborene Enge des Pyloruslumens, peritonitische Stränge, selten auch findet sich Kompression des Magenausganges durch abnorm gelagerte Darmschlingen, weitaus die Mehrzahl der Fälle erklärt sich in anderer Weise. Die Autopsie ergibt fast regelmäßig eine Hypertrophie der Magen- und insbesondere der Antrum-Muskulatur, ohne daß eine Verengerung des Pförtnerringes vorliegt. Der Durchtritt des Mageninhaltes wird lediglich dadurch erschwert, daß das Antrum zu einem langen Kanal mit starren Wandungen geworden ist. Hierzu mag noch kommen, daß Schleimhautfalten ventilartig die Passage verlegen.

Es sind jedoch auch einige wenige, klinisch gut beobachtete Fälle mit völlig negativem Obduktionsbefund bekannt geworden. Unter solchen Umständen ist das Krankheitsbild nur ungezwungen zu erklären, wenn wir einen Spasmus der Magen- und insbesondere der Antrum-Muskulatur annehmen. Diese funktionelle Ursache der Pylorusstenose mag sogar recht häufig vorliegen, da naturgemäß die Mortalität der funktionellen Fälle weit geringer ist als derjenigen mit organischer Grundlage, wir also auf dem Sektionstisch überwiegend solche mit anatomischem Befund antreffen müssen. Ja, es ist sehr wohl denkbar, daß, wenn eine Hypertrophie der Muskulatur besteht, diese in letzter Linie auf häufig wiederkehrende Spasmen zurückzuführen ist. Hierfür lassen sich die verschiedensten Gründe beibringen. Die Säuglinge, welche an Pylorusstenose leiden, stammen — wie auch aus meinem eigenen Material in ganz eindeutiger Weise hervorgeht — gewöhnlich aus neuropathischen Familien, wiederholt ist das Auftreten der Erkrankung bei Geschwistern beobachtet worden. Die Kinder selbst tragen nervöse Züge und zeigen vielfach auch in späteren Jahren allerlei nervöse Störungen. Legt dies schon den Gedanken einer Neurose nahe, so werden wir in unserer Auffassung bestärkt durch die Tatsache, daß mehrfach unter sorgfältiger klinischer Kontrolle ein auffallend rasches Verschwinden aller Symptome beobachtet worden ist. Erwähnenswert erscheint ferner, daß die Erkrankung besonders in der ersten Zeit gelegentlich mit Schmerzanfällen verbunden ist, welche während des Trinkens an der Brust auftreten. Sie können so intensiv sein, daß die Kinder jegliche Nahrungszufuhr verweigern.

Es ist ohne weiteres zuzugeben, daß die vorgebrachten Gründe nicht geeignet sind, die Frage endgültig zu entscheiden. Wie dem aber auch sei, mag es sich um die rein spastische Form der Pylorusstenose handeln, mag eine Hypertrophie der Magenmuskulatur bestehen, in beiden Fällen ist eine vollkommene Heilung möglich. Die Behandlung ist zwar langwierig (man muß mit 2—3 Monaten rechnen), bei konsequentem Vorgehen haben wir jedoch in recht vielen Fällen die Genugtuung, unsere Bemühungen von Erfolg gekrönt zu sehen.

Wie bei allen Krankheiten ist die Prognose zu einem nicht geringen Teile von der sozialen Lage, dem Milieu des Kranken, abhängig. Unter günstigen äußeren Verhältnissen gehen kaum 10 % der Säuglinge mit Pylorusstenose zugrunde. Der Praktiker wird hieraus die richtige Schlußfolgerung ziehen und bei Kindern, deren Ernährung und Pflege den notwendigsten Anforderungen nicht entspricht, die Überführung in ein Krankenhaus vorschlagen. In anderen Fällen gestaltet sich das Vorgehen folgendermaßen: Wird das Kind gestillt, so darf es auf keinen Fall des Vorteils der natürlichen Ernährung verlustig gehen. Die Neigung, bei Verdauungsstörungen des Brustkindes sogleich zur künstlichen Ernährung überzugehen, ist leider noch viel zu sehr verbreitet. Es empfiehlt sich lediglich die Frauenmilch in der Flasche zu geben, da bei dieser für das Kind weit bequemeren Form der Nahrungsaufnahme weniger leicht Spasmen ausgelöst werden. Die Milch wird also entweder manuell abgespritzt — am ehesten erlernt sich der rhythmische Druck auf den zwischen Daumen und Zeigefinger gefaßten Warzenvorhof — oder abgepumpt, wozu sich bei weitem am besten nach meiner Erfahrung die von Jaschke-Scherbak angegebene Milchpumpe eignet. (Zu beziehen von der Firma Holzhauer-Marburg, Preis 16 M.; billiger ist die Ibrahimsche Pumpe.) Da sich gezeigt hat, daß das Fett der Nahrung bei der Pylorusstenose besonders lange im Magen zurückgehalten wird, verdient auch der Vorschlag Beachtung, die Frauenmilch entfettet oder wenigstens fettarm zu geben. Das läßt sich leicht durchführen, indem man nur immer den ersten Teil der abgepumpten Milch verabreicht; denn dieser enthält bekanntlich wesentlich geringere Fettmengen als die später sezernierte Milch.

Die Frage, wieviel Mahlzeiten gegeben werden sollen, ist verschieden beantwortet worden, die einen raten seltene große Mahlzeiten mit vierstündigen Pausen an, andere sahen von ein- bis zweistündlicher Darreichung kleiner Mengen gute Erfolge. Sicher ist, daß bei der Pylorusstenose vielfach auch kleinere Quantitäten Frauenmilch nach zwei Stunden den Magen noch nicht verlassen haben (eigene Beobachtungen vor dem Röntgenschirm). Erbrechen während oder bald nach der Nahrungsaufnahme hindert nicht, sogleich eine zweite Flasche nachzugeben, da diese dann oft zurückgehalten wird. Steht Muttermilch nicht zur Verfügung, läßt sich auch keine Amme beschaffen, so ist die künstliche Ernährung nicht zu umgehen. Mit Rücksicht auf die schon erwähnte Tatsache, daß der Magenrückstand bei Pylorusstenose oft auffallend große Fettmengen enthält, verwenden wir fettarme Gemische, die durch Kohlehydratzulage zu einer kalorisch ausreichenden Nahrung gemacht werden, also mit Mehl (1%) und Rohrzucker (4%) präparierte Magermilch oder Buttermilch.

Kommt man auf diese Weise nicht zum Ziel, so kann man versuchen, wenigstens einen Teil der Nahrung per rectum einzuverleiben (Frauenmilchklistiere), auf alle Fälle ist es bei reichlichem Erbrechen notwendig, dem Körper ausreichende Flüssigkeit zuzuführen. Das geschieht entweder durch subkutane Infusionen oder Darminstillationen mit Ringerlösung [8,0 NaCl (Natriumchlorid), 0,25 KCl (Kaliumchlorid), 0,2 $CaCl_2$ (Kalziumchlorid), auf 1000,0 Aq. dest.]. In der Rektalinstillation hat man nebenbei auch eine direkt gegen das Erbrechen gerichtete Maßnahme sehen zu können geglaubt. Wenn das auch nicht zuzutreffen scheint, so verdient sie doch vor der subkutanen Wasserzufuhr den Vorzug. Man präpariert einen Irrigator mit einem langen Schlauch, schaltet in die Mitte ein Glasrohr mit Hahn ein und setzt das Ende durch ein zweites Glasrohr mit einem längeren Darmrohr in Verbindung. Um die Flüssigkeit warm zu erhalten, kann man einen Thermophorzylinder zwischenschalten oder einfacher den Schlauch über zwei Wärmkrüge leiten. Das Darmrohr führt man recht weit ein und verklebt es durch Heftpflaster am After so, daß nichts herausfließen kann. Dann stellt man die Tropfvorrichtung derart ein, daß in der Minute etwa 30—40 Tropfen austreten. Ein- bis zweimalige Anwendung für 1—1½ Stunden führt dem Kinde eine reichliche Flüssigkeitsmenge (bis 150 ccm) und zugleich Nährsalze zu. Magenspülungen sind wiederholt angewandt worden, ich selbst bin bisher stets ohne sie ausgekommen.

Bei Hyperazidität gibt man zweckmäßigerweise Alkalien, z. B. Natron bicarbonicum (5—8 g p. d.) oder Karlsbader Mühlbrunnen (ein Eßlöffel vor der Mahlzeit). Auf Spasmen und Schmerzen wirken warme Breiumschläge anerkannt günstig ein.

Zahllose Fälle sind in dieser Weise zur Heilung gebracht worden, und zu dem früher vielfach angeratenen chirurgischen Vorgehen hat man sich immer weniger entschließen können. In der Tat bietet die chirurgische Behandlung — es kam bisher eigentlich nur die Gastroenteroanastomie in Frage — bei der Kleinheit der Verhältnisse, den Unannehmlichkeiten der Narkose und dem elenden Zustande der Kinder erhebliche Schwierigkeiten, und die Mortalitätsziffer war dementsprechend stets recht groß. Durch Anwendung einer neuen Operationsmethode, die einfache Einkerbung des hypertrophischen Pylorusmuskels, scheinen sich allerdings die Aussichten wesentlich zu verbessern. Immerhin wird man, bevor man sich zu chirurgischem Vorgehen entschließt, noch einen andern Weg versuchen, nämlich die Ernährung des Kindes mit dem Duodenalkatheter, ein Verfahren, das neuerdings mit großem Erfolge angewandt worden ist. Man gebraucht einen Gummischlauch von 4½—5 mm Durchmesser und 50—60 cm Länge, der in der Länge von 20, 25, 30 und 40 cm mit einer Marke versehen ist. Man führt ihn in den Magen 20 cm tief ein; hier fühlt man einen Widerstand — den Pylorus, man wartet einen Augenblick ab und fühlt bald, wie die Sonde mit einem Ruck vorwärts durch den Pylorus gleitet; nun kann man den Katheter bis 30 oder 35 cm vorschieben und die Nahrung unter geringem Druck einfließen lassen. Es liegt auf der Hand, daß eine derart regelmäßige Ernährung nur im Krankenhause durchgeführt werden kann.

Literatur.

Ibrahim, Die Pylorusstenose der Säuglinge. Ergebnisse der inn. Medizin u. Kinderheilk. 1908. Bd. 1.

Pfaundler, Beiträge zur Frage der „Pylorusstenosen" im Säuglingsalter. Jahrb. f. Kinderheilk. 1909.

Heß, Untersuchungen über Pylorospasmus beim Säugling mittelst eines einfachen Duodenalkatheters. Deutsche med. Wochenschr. 1913, Nr. 9.

Kleinschmidt, Die Pylorusstenose der Säuglinge und ihre Behandlung. Münch. med. Wochenschr. 1911, Nr. 17.

Über chronische Darmerkrankungen.

Von Professor Dr. M. Matthes,
Direktor der medizin. Univ.-Klinik in Marburg.

Mit 4 Abbildungen auf Tafeln.

Einleitung.

Die Lehre von den chronischen Erkrankungen des Darmes war bis vor nicht langer Zeit für den Arzt eine wenig befriedigende, weil unsere exakten Kenntnisse dieses Gebietes nur geringe waren. Bei chronischen Verdauungsstörungen sprach man z. B. vielfach von chronischen Katarrhen, indem man Vorstellungen von chronisch entzündlichen Zuständen anderer Schleimhäute auf die des Darmes übertrug, ohne eigentlich dafür eine Berechtigung zu besitzen.

Der Hauptgrund für diese geringe Exaktheit liegt in dem Umstande, daß uns die pathologische Anatomie bei der näheren Analyse der chronischen Verdauungsstörungen fast völlig im Stich läßt. Es ist allgemein bekannt, daß schwerste das Leben direkt gefährdende Zustände keine oder nur sehr geringe anatomische Veränderungen hervorzurufen brauchen und daß andererseits schwerste anatomische Veränderungen, wie ausgedehnte Geschwüre klinisch völlig symptomlos verlaufen können. Es kommt dazu, daß nicht nur die makroskopischen, sondern auch die mikroskopischen Bilder der Darmschleimhaut außerordentlich durch den jeweiligen Blähungszustand des Darmes beeinflußt werden. Bei geblähtem Darm erscheinen die Schichten der Schleimhaut naturgemäß viel dünner als beim kontrahierten; man hat bekanntlich derartige Verdünnungen irrtümlicherweise für durch Schleimhautatrophie bedingte angesprochen. Endlich kann man wegen der rasch einsetzenden postmortalen Veränderungen nur an ganz unmittelbar nach dem Tode sezierten Därmen wirklich einwandsfreie Befunde erheben. So kann es nicht Wunder nehmen, daß die pathologische Anatomie die Lehre von den chronischen Darmerkrankungen verhältnismäßig wenig hat fördern können.

Die Fortschritte, die tatsächlich gemacht sind, die allerdings immerhin noch recht bescheidene sind, verdanken wir vielmehr physiologischen Untersuchungsmethoden, den Funktionsprüfungen, dem Röntgenverfahren und der möglichst genauen klinischen Analyse der einzelnen Störungen, insbesondere auch der des Stuhlbildes.

Entsprechend der Aufgabe dieses Buches werde ich mich darauf beschränken, die diagnostischen und therapeutischen Methoden und Behelfe zu schildern, die der praktische Arzt ausführen kann, dem die Hilfsmittel der Klinik und des Laboratoriums nicht zu Gebote stehen. Ich werde aber wenigstens die Indikationen für eine genauere klinische Beobachtung und Behandlung besprechen und insofern Dinge berühren müssen, die über den Rahmen der Praxis hinausgehen. Ich werde mich ferner auf die Darstellung der chronischen Darmkrankheiten der Erwachsenen beschränken, denn die analogen Störungen des Kindes- und namentlich des Säuglingsalters erfordern eine gesonderte und umfangreiche Darstellung.

Diagnostische Vorbemerkungen.

Die klinischen Untersuchungen der Inspektion, Palpation, Perkussion mögen als bekannt vorausgesetzt werden. Hingewiesen sei nur besonders auf die von Hausmann eingeführte **Gleitpalpation**. Sie wird in der Art ausgeführt, daß man im allgemeinen quer zur Längsrichtung des zu untersuchenden Darmteils gleitend palpiert, indem man die Haut bzw. die Bauchdecken über dem Darm verschiebt. Man kann bei einiger Übung oft den ganzen Dickdarm gut abgreifen und fühlt besonders spastisch kontrahierte Därme sehr deutlich. Unbedingt erforderlich ist bei den meisten Darmerkrankungen die **rektale Exploration,** und zwar nicht nur die Touchierung, sondern auch die **Rektoromanoskopie,** die der Arzt in der Praxis bei ihrer so einfachen Technik regelmäßig betreiben sollte.

Die **Untersuchung des Stuhles** liefert zwar schon ohne Vorbereitung des Kranken Ergebnisse, indem sich aus Form, Konsistenz, Farbe, auffälligen Beimengungen bestimmte Schlüsse ziehen lassen, im allgemeinen erfordert sie aber eine diätetische Vorbereitung des Kranken. Sie muß je nach dem Zweck der Untersuchung eine verschiedene sein. In den Fällen, in welchen man geschwürige Prozesse im Darm vermutet, wird man auf okkulte Blutungen untersuchen. Die Kranken müssen dazu 3 Tage fleischfrei ernährt werden [1]. Will man das Stuhlbild auf die einzelnen Funktionen des Darmes prüfen, so muß man dasselbe zu einem gleichmäßigen und leicht analysierbaren machen und bedient sich dazu der **Schmidtschen Probediät.** Es kann dieselbe um so mehr für die Anwendung in der Praxis empfohlen werden, als man die hauptsächlichsten Aufschlüsse schon durch die makroskopische Betrachtung erhält und nicht unbedingt auf die mikroskopische Analyse angewiesen ist.

---

[1] Es darf also nichts genossen werden, was Blut enthält, weder Fleisch noch Fisch noch Wurstwaren, dagegen sind Eier und Milch erlaubt. Man schreibt also für die kurze Untersuchungszeit am besten eine lakto-vegetarische Diät vor. Am dritten Tage untersucht man in folgender Weise. Ein etwa nußgroßes Stück Kot oder eine entsprechende Menge weichen bzw. flüssigen Kotes verreibt man im Mörser unter Zusatz von starker Essigsäure (Eisessig mit 2 Teilen Wasser verdünnt). Die erhaltene flüssige Masse schüttelt man in einem Reagenzglas mit Äther aus und läßt diesen absitzen. Mit dem abgegossenen Äther stellt man dann die Webersche Probe an: Ein Gemisch von frischbereiteter Guajaktinktur und 3%igem Wasserstoffsuperoxyd (oder altes Terpentinöl) zu gleichen Teilen, wird mit dem Äther überschichtet. An der Berührungsstelle tritt bei Gegenwart von Blut ein blauer Ring auf. Beim Schütteln wird die Flüssigkeit schmutzig-blau. Nach Schumm kann man die Stuhlprobe vorher wiederholt mit Alkoholäther ausziehen, diesen abfiltrieren und nun erst den Rückstand in der oben beschiebenen Weise behandeln, die Probe wird dann noch schöner.

Die Probediät besteht aus einer gemischten, dem Darm adäquate Reize zumutenden Kost nach folgender Vorschrift: **Erstes Frühstück**: Milch oder Kakao mit Milch, dazu eine Semmel und ein weiches Ei. **Zweites Frühstück**: Ein Teller gut durchgeseihte Haferschleimsuppe. **Mittags**: ¼ Pfd. gehacktes mageres Rindfleisch mit Butter nur soweit überbraten, daß es innen noch roh ist, dazu Kartoffelbrei. **Nachmittags** wie erstes Frühstück, aber ohne Ei. **Abends**: Ein Teller Haferschleim, dazu Semmel und ein bis zwei Eier. Die Menge der Speisen ist kalorisch ausreichend; sie kann übrigens variiert und dem vorhandenen Appetit angepaßt werden. Außerdem darf die Kost durch Fleischbrühe und etwas Rotwein abwechslungsreicher gestaltet werden.

Nachdem diese Kost drei Tage gegessen ist, analysiert man den Kot. Man verreibt ein etwa nußgroßes Stück unter allmählichem Wasserzusatz in einem Mörser und gießt den fein verriebenen Stuhl in dünner Schicht auf einen schwarzen Teller zur **makroskopischen Besichtigung** aus.

Man prüft zunächst die **Reaktion** durch Auflegen eines Stücks Lackmuspapier. Normalerweise ist sie ganz schwach alkalisch oder sauer. Jede stärkere saure oder alkalische Reaktion ist pathologisch, und zwar macht Gärung saure, Fäulnis alkalische Reaktion. Der normale Probestuhl ist gleichmäßig homogen und läßt höchstens kleine bis stecknadelkopfgroße, braune Punkte erkennen, die Pflanzenzellresten entsprechen und als solche im Zweifelsfall mikroskopisch sofort sich feststellen lassen: An pathologischen Befunden kann man folgendes finden: 1. **Bindegewebsreste**: weißgelbe, fädige Gebilde von ziemlich fester Konsistenz, aus dem nicht durchgebratenen Fleisch stammend, bei Störungen der Magenverdauung, und zwar insbesondere bei Salzsäuremangel, denn ungekochtes Bindegewebe wird nur durch die Pepsin-Salzsäureverdauung gelöst (s. Abb. 1 auf Tafel I). 2. Makroskopisch sichtbare, gelblich-braune **Splitter**, die unter dem Mikroskop sich als nur wenig angedaute quergestreifte Muskelstücke mit scharfen Ecken erkennen lassen und eine Störung der Fleischverdauung durch ungenügende Funktion des Pankreas erweisen. 3. Kugelige, durchscheinende sagoartige **Körner**, Kartoffelzellenreste, die durch Jod färbbare Stärke enthalten und auf eine Störung der Kohlehydratverdauung hinweisen. 4. **Schleim** in glasig durchscheinenden Flocken von verschiedener Größe mit unregelmäßigen Rändern, die sich bei einiger Übung leicht schon makroskopisch von den Kartoffelzellresten unterscheiden lassen, ev. auch durch Thioninfärbung oder durch die streifige Struktur ihrer Substanz nach Essigsäurezusatz als aus Schleim bestehend erkannt werden. 5. Selten sind kleine weiche, gelbe **Klümpchen**, die aus reinem Fett bestehen bei schwerer Störung der Fettverdauung.

Bei starken Störungen der Fettverdauung namentlich bei Pankreaserkrankungen kann auch flüssiges Fett entleert werden, das dann an der Luft erstarrt und die Fäzes einhüllt oder in größeren Klumpen auftritt (Steatorrhoe).

Meist aber ist das Fett dem Stuhl innig beigemischt und verleiht ihm dann eine den ikterischen Stühlen ähnliche Tonfarbe. Behandelt man derartige Stühle mit Äther, so löst sich das Fett und die braune Farbe tritt im Gegensatz zu dem Verhalten bei acholischen Stühlen hervor.

Zur **mikroskopischen** Untersuchung kann man das Präparat zunächst ohne Zusatz betrachten (erst mit schwacher, dann mit stärkerer Vergrößerung, etwa Zeiß A, Leitz 2 oder 4 als schwache, Zeiß D

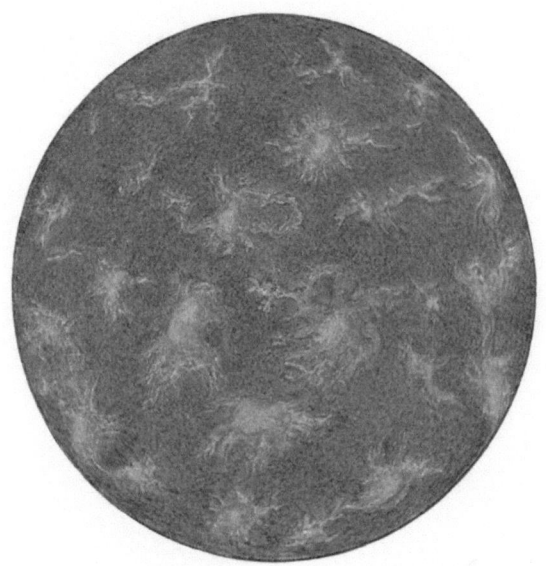

Abb. 1. Reste von Bindegewebe im Kot mit Probekost.

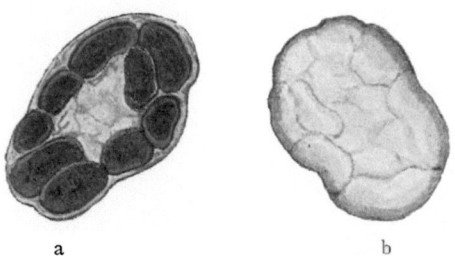

a b

Abb. 2. Stärkehaltige Kartoffelzelle,
a) mit Jod gefärbt, b) ungefärbt.

Therapeutische Fortbildung. I. Matthes. Tafel II.

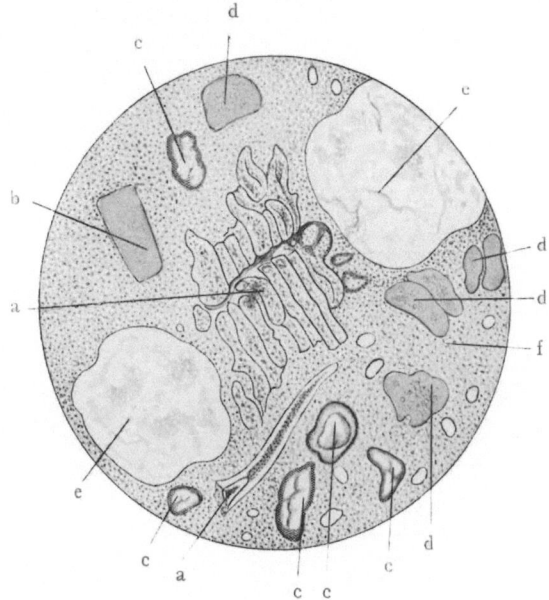

Abb. 3.

a) Pflanzenreste.
b) Muskelfaserreste.
c) Weiße fettsaure Kalksalze.
d) Gelbe fettsaure Kalksalze.
e) Leere Kartoffelzellen.
f) Detritus.

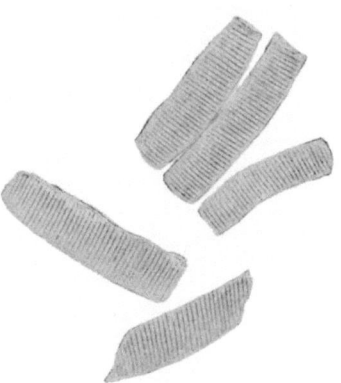

Abb. 4. Pathologische Muskelfaserreste mit scharfen Ecken aus Faeces.

Verlag von Julius Springer in Berlin.

bzw. Leitz 7 als starke Vergrößerung). Man sieht normalerweise neben Detritus und Mikroorganismen nur vereinzelte stark angedaute Muskelfasern mit runden Ecken, leere Kartoffelzellen und Reste von Haferspelzen und Schollen von fettsaurem Kalk (s. Abb. 3 auf Tafel II). Die Gegenwart von wohl erhaltenen Muskelfasern mit scharfen Ecken weist auf eine Störung der Eiweißverdauung (Abb. 4 auf Tafel II). Färbt man das Präparat mit Lugolscher Lösung (Jod 1, Jodnatr. 2, Wasser 30), so findet man bei Störungen der Kohlehydratverdauung mit Jod sich färbende, gefüllte Kartoffelzellen und meist auch mit Jod sich blaufärbende Mikroorganismen (Abb. 2 auf Tafel I). Versetzt man das Präparat mit Essigsäure, so findet man bei Störung der Fettverdauung, daß die Fettsäure und Seifennadeln, die schon das native Präparat sehr reichlich in solchem Falle zeigt, zu Tropfen schmelzen und zu Schollen wieder erstarren.

Man kann so also sich über die Störungen der Eiweiß-, Kohlehydrat- und Fettverdauung einigermaßen unterrichten. Feinere Methoden, wie die Bestimmung des gelösten Eiweißes, der Quantität der freien und verseiften Fette und der Fermente dürften für den Praktiker zu umständlich sein. Höchstens kann noch die Schmidtsche Kernprobe vorgenommen werden. Man gibt dazu nach Schmidts neuester Vorschrift ein Gemisch von gefärbten Gewebskernen mit Lykopodiumkörnern in Gelatinekapseln. (Das Präparat ist unter dem Namen gefärbte Gewebskerne nach Schmidt und Kashiwado bei Merk in Darmstadt erhältlich.) Man sucht zunächst die leicht auffindbaren Lykopodiumkerne und findet man in ihrer Nähe erhaltene gefärbte Zellkerne, so ist eine Störung der Pankreasverdauung anzunehmen, denn nur diese löst die Kerne.

Endlich kann man die Probe auf die Gegenwart von Bilirubin anstellen. Nach Verreiben frischen Kotes mit konzentrierter wässeriger Sublimatlösung werden bilirubinhaltige Stellen in einigen Stunden in zugedeckten Glasschälchen grün.

Steht ein Brutschrank zur Verfügung oder wenigstens kann man ihn improvisieren, so liefert die Nachgärung im Schmidtschen Gärungsröhrchen reichlich Kohlensäure bei Störung der Kohlehydratverdauung, bei vorhandener Fäulnis dagegen tritt stark alkalische Reaktion auf.

Die Indikationen zur Untersuchung mit dem Röntgenapparat und zur Untersuchung in Narkose werden an den einschlägigen Stellen besprochen werden.

Die chronischen Diarrhöen.

An die Spitze dieses Kapitels mag das Bekenntnis gestellt werden, daß wir auf Grund unserer heutigen Kenntnisse Diarrhöen, die chronisch entzündlichen Zuständen der Darmschleimhaut ihre Entstehung verdanken, nicht immer mit Sicherheit von solchen unterscheiden können, die durch abnorme Veränderungen des Darminhaltes (Fäulnis, Gärung) ausgelöst werden und gleichfalls nicht von den Diarrhöen, die man vorläufig noch unter dem Sammelbegriff der nervösen zusammenfaßt.

Die Produkte entzündlicher Vorgänge erscheinen nämlich nur dann im Stuhl, wenn sie aus den untersten Darmabschnitten stammen, andernfalls werden sie verdaut und entziehen sich damit der diagnostischen Feststellung. Man glaubt allerdings heute meist noch, daß der Nachweis von innig dem Stuhl beigemischtem Schleim die Diagnose Entzündung der Darmschleimhaut gestatte;

da man aber für die unteren Darmabschnitte bereits zugibt, daß sogar sehr starke Schleimabsonderungen (Colica pseudomembranacea) auf nervöser Basis vorkommen, so ist es mir zweifelhaft, wieweit dieser Schluß berechtigt ist. Besonders erschwert wird im einzelnen Fall die Unterscheidung noch dadurch, daß wohl sicher abnorme Zersetzungen des Darminhaltes eine reizende Wirkung auf die zarte Darmschleimhaut haben, so daß primäre reine Darminhaltsveränderungen entzündliche Zustände der Schleimhaut im Gefolge haben können.

Mit ganz geringen Ausnahmen (den Schreckdiarrhöen z. B.) sind wohl abnorme Zersetzungen des Inhaltes oder was dasselbe sagt, eine abnorme Veränderung oder Wucherung der Bakterienflora des Darmes das eigentlich ursächliche Moment für Diarrhöen. Die diarrhoischen Stühle entsprechen daher nur in ganz seltenen Fällen einem unveränderten Dünndarminhalt, wie er durch eine reine Beschleunigung der Peristaltik oder mangelhafte Resorption zutage gefördert werden müßte, sondern sie zeigen entweder eine faulige Zersetzung oder Gärung oder beide Prozesse nebeneinander. Außerdem läßt sich auch annehmen, daß die Darmschleimhaut selbst Flüssigkeit, sei es durch Sekretion oder Transsudation dabei liefert, ja es steht ein derartiger Flüssigkeitserguß der besonders leicht zersetzlich ist, vielleicht in ursächlicher Beziehung zum Symptom Diarrhöe. Er würde auch erklären, daß die mit dem Stuhl entleerten Flüssigkeitsmengen namentlich bei akuten Diarrhöen die aufgenommenen Mengen übertreffen, so daß es direkt zur Flüssigkeitsverarmung des Körpers, wie z. B. bei der Cholera, kommen kann.

Das Zustandekommen von Diarrhöen hat zur Voraussetzung, daß der Dickdarm am pathologischen Prozeß beteiligt ist, denn erst in ihm geht die definitive Eindickung des Kotes vor sich.

Während bei den akuten Diarrhöen die ursächliche Schädigung, sei sie infektiöser Art, sei es eine direkte Vergiftung oder eine alimentäre Schädigung oder eine Erkältung, meist durchsichtig ist, liegt die Ätiologie der chronischen Diarrhöen oft nicht so klar zutage, sie wechseln auch oft mit interkurrenten Obstipationen.

Immerhin kann man sie in prognostisch und therapeutisch recht verschieden zu bewertende Gruppen einteilen und eine solche Einteilung muß der Besprechung der Therapie, weil sie grundlegend für dieselbe ist, vorangehen. In der Mehrzahl der Fälle ist Dünn- und Dickdarm beteiligt. Wir wollen deswegen für die Einteilung die Fälle mit wahrscheinlicher Beteiligung des ganzen Darmtraktus, die Enterokolitis, wie sich A. Schmidt ausdrückt, voranstellen und die reinen Dickdarmerkrankungen am Schluß besprechen.

1. Bei jeder chronischen oder in interkurrenten Schüben auftretenden Diarrhöe ist stets eine allgemeine Körperuntersuchung vorzunehmen, damit die erste Gruppe, die der **symptomatischen Diarrhöen,** richtig erkannt wird.

Dahin zählen namentlich die Verdauungsstörungen bei beginnender Leberzirrhose, bei Nephritis, bei Tuberkulose des Darmes, bei Amyloid, bei chronischen Infektionen, wie Malaria, bei Bluterkrankungen, wie bei perniziöser Anämie und andere mehr. Ihre Therapie deckt sich naturgemäß mit der der Grundkrankheit und kann sonst nur eine rein symptomatische sein.

2. Die **gastrogenen Diarrhöen.** Diarrhöen, die einer primären Störung der Magenverdauung ihren Ursprung verdanken.

Ihr nicht seltenes Vorkommen erheischt bei jeder chronischen
Diarrhöe eine genaue Untersuchung des Magens. Weitaus am
häufigsten verdanken sie einer Achylie ihre Entstehung. Der
Magen entleert dann vorzeitig weder mechanisch noch chemisch
genügend vorbereiteten Inhalt in den Darm. Es kommt aber auch
vor, daß man namentlich bei nervösen Menschen das Kennzeichen
einer ungenügenden Magenverdauung, unverdautes Bindegewebe
im Stuhl vorfindet und vielleicht bei der Magenuntersuchung den
Befund einer Perazidität erhebt. Ich habe das namentlich bei
gleichzeitig vorhandener Magenatonie gesehen und es mag sein,
daß dabei die Durchmischung der Speisen im Magen eine ungenügende ist, so daß die Salzsäure den Inhalt nicht gleichmäßig
erreicht. Es kann aber wohl auch bei nervösen Menschen ein
Wechsel zwischen Vorhandensein und Mangel von Salzsäure, eine
sog. Heterochylie vorliegen.

3. Die sog. **Gärungsdyspepsie.** Dieses Krankheitsbild ist
dadurch gekennzeichnet, daß die Probestühle hellgelb aussehen,
oft schon mit Gasblasen durchsetzt sind, stark nachgären und eine
saure Reaktion zeigen. Es handelt sich sicher um eine Störung
der Kohlehydratverdauung. Die Erkrankung ist wenigstens in
reiner Form nach meiner Erfahrung nicht sehr häufig und kommt
auch in Verbindung mit den gastrogenen Formen der Diarrhöe vor.

4. Die Diarrhöen, welche wir vielleicht auf die Einwirkung
von **inneren Sekretionen** zurückzuführen haben. Es ist uns die
Wirkung innerer Sekretionen auf die motorischen Vorgänge im
Darm dadurch klar geworden, daß Zülzer zeigen konnte, daß sein
Peristaltikhormon in der Tat offenbar auf dem Blutwege die
Peristaltik steigert. In diese Gruppe von chronischen Diarrhöen
gehören vor allem die bei Morbus Basedowii und vielleicht auch die
bei Addison. Beim Basedow beobachteten verschiedene Autoren,
und auch ich selbst wiederholt Fettstühle, d. h. die Stühle enthielten reichlich fein verteiltes Fett, ohne daß sich eine Störung
der Pankreassekretion in dem Darm nachweisen ließ.

5. Schmidt hat chronische Verdauungsstörungen mit Diarrhöen abzugrenzen versucht, bei denen in der Tat die Pankreassekretion in den Darm hinein gestört zu sein schien, ohne daß man
die Annahme einer organischen Pankreaserkrankung zu machen
berechtigt war. Es ließ sich bei diesen Formen ein Fehlen des
Pankreassekretes mit der Schmidtschen Kernprobe nachweisen.
Schmidt hat sie deswegen als **funktionelle Pankreasachylien** bezeichnet.

6. Verwandt mit den Diarrhöen auf Basis gestörter innerer
Sekretionen sind vielleicht Diarrhöen, die man neuerdings als
anaphylaktisch bedingt hat auffassen wollen. Es unterliegt
keinem Zweifel, daß man bei sensibilisierten Tieren durch Verfütterung des Antigens Diarrhöen erzeugen kann [1]. Es liegt auch
nahe, idiosynkrasische Diarrhöen, wie die nach Milchgenuß bei
manchen Menschen, auf derartige anaphylaktische Erscheinungen
zurückzuführen, doch ist es wohl zweifelhaft, ob sich dieser Zusammenhang im einzelnen Falle wird nachweisen lassen.

---

[1] Man kann bekanntlich durch subkutane oder intravenöse Injektion
einer beliebigen Eiweißart ein Tier gegen diese Eiweißart — das Antigen —
sensibilisieren. Wiederholung der Injektion nach einem gewissen Zeitraum
löst dann schwere Krankheitserscheinungen aus oder tötet sogar das Tier
unter einem bestimmten — dem anaphylaktischen — Symptomenkomplex.

7. **Die sog. nervösen Diarrhöen.** Wir kennen solche in reiner Form als die Schreckdiarrhöen. Eine Untersuchung, ob bei diesen regelmäßig unveränderter Dünndarminhalt entleert wird, wäre sehr erwünscht. Es ist aber naturgemäß selten Gelegenheit, derartige Stühle zu untersuchen. Abgesehen aber von diesen evident psychisch bedingten Störungen unterliegt es wohl keinem Zweifel, daß bei Neurasthenikern und an anderweitigen, funktionellen Neurosen erkrankten Menschen Diarrhöen vorkommen, für die psychische Einflüsse maßgeblich sind, oft sogar direkt Angstgefühle oder Zwangsvorstellungen sich als auslösend erweisen lassen. Das Charakteristische dieser Störungen ist, daß sie launenhaft, durch die Diät nicht beeinflußbar sind und daß sie schließlich mit der Besserung des Allgemeinbefindens ohne jede direkt auf den Darm gerichtete Therapie ausheilen können. Wie weit bei ihnen wirklich rein psychische Momente wirken, wieweit man an Störung innerer Sekretionen oder an eine abnorme Erregbarkeit des autonomen und sympathischen Systems zu denken hat, läßt sich bei dem heutigen Stande unserer Kenntnisse kaum sagen.

8. Durch **wirklich chronisch entzündliche Zustände** der Darmschleimhaut bedingte Diarrhöen. Sie kommen meiner Erfahrung nach namentlich als Reste akuter und besonders infektiöser Prozesse vor. Man sieht sie nach schweren Typhen, nach Ruhr zurückbleiben. Außerdem ist ja oben schon erwähnt, daß alle ursprünglich funktionellen Störungen bei längerem Bestande sich wohl mit entzündlichen paaren bzw. solche auslösen können. Man sei jedenfalls in der Diagnose chronischer Darmkatarrhe sehr zurückhaltend und nehme chronisch entzündliche Veränderungen nur dann an, wenn man eine ätiologische Begründung dafür hat.

9. Es kann keinem Zweifel unterliegen, daß manche Menschen zu Diarrhöen neigen, die man nicht klassifizieren kann. Schütz hat für solche gewöhnlich schon aus der Jugend her bestehende Formen gemeint, daß es sich um eine funktionelle Minderwertigkeit und abnorme Reizbarkeit des ganzen Verdauungskanals handeln möge und sie um nichts zu präjudizieren als **chronische Dyspepsien** bezeichnet. Man kann für diese Fälle vielleicht daran denken, daß ihre Darmbakterienflora nicht genügend fest domiziliert ist. Wissen wir doch durch Bierstocks Untersuchungen, daß die individuelle Darmflora bis zu einem gewissen Grade Schutz gegen das Eindringen fremder Arten gewährt.

10. Die letzte Gruppe würden die chronischen Diarrhöen bilden, die **lokalen Erkrankungen des Dickdarms,** und zwar namentlich seiner unteren Abschnitte, ihre Entstehung verdanken. Als wichtigste ist neben der infektiösen Ruhr die Colitis ulcerativa zu nennen, deren Kenntnis uns erst durch die Rektoromanoskopie vermittelt wurde. Es handelt sich um geschwürige Prozesse des Dickdarms oder wenigstens um stärkere Entzündungen, deren Entstehung nicht immer klar ist. In einigen Fällen mögen gonorrhoische Infektionen der Grund sein, doch ist das selten, einmal sah ich bei Gicht einen derartigen Prozeß, der auf Verabreichung von Atophan sich besserte. In der Mehrzahl der Fälle hat die bakteriologische Untersuchung im Gegensatz zur echten Amöben- oder Bazillenruhr einheitliche Infektionserreger nicht feststellen lassen. Da die Colitis exulcerativa schleimig-eitrige und blutige Stühle liefert, so ist sie sowohl gegen die chronischen Ruhrformen, als auch gegen die Rektumkarzinome diagnostisch abzugrenzen,

in vielen Fällen wird dazu eine Krankenhausbeobachtung nötig sein.

Die klinischen Erscheinungen der chronischen Diarrhöen außer den dünnen Stühlen, die oft mit Obstipationen wechseln, stimmen für die einzelnen Formen mehr minder überein und sind höchstens verschieden stark ausgeprägt. Es sind allerlei unbehagliche Gefühle im Leib, bis zu direkten und dann meist peristaltischen (auf- und abschwellenden) Charakter tragenden Schmerzen, namentlich auch Gefühle von Blähungen, unangenehmes Kollern usw. Bei der Untersuchung kann man den Leib oft etwas aufgetrieben finden, mitunter auch leichte Druckempfindlichkeit ohne Bauchdeckenspannung konstatieren. Nicht selten läßt sich in den flüssigkeitsgefüllten Darmschlingen Plätschern erzeugen. Die Kranken kommen mitunter erheblich in der Ernährung zurück, sehen blaß aus, neigen wohl auch zu hypochondrischer Beachtung ihrer Beschwerden. Bei der Colitis exulcerativa kann es zu direktem Tenesmus kommen.

Die Therapie der chronischen Diarrhöen.

Die Therapie der chronischen Diarrhöen muß in erster Linie eine diätetische sein, die arzneiliche und physikalische Therapie stellt nur ein Unterstützungsmittel für die diätetische Therapie dar.

Die Diätetik hat die Aufgabe, die fehlerhaften Zersetzungen des Darminhalts nach Möglichkeit zu korrigieren. Selbstverständlich ergeben sich dabei für die einzelnen oben geschilderten Formen der Diarrhöen speziellere Indikationen, die später besprochen werden sollen. Zunächst seien die Anforderungen, die im allgemeinen an die Diät bei chronischen Diarrhöen zu stellen sind, erörtert.

Da man immerhin auch bei den rein funktionellen Diarrhöen damit zu rechnen hat, daß der abnorme Darminhalt die Schleimhaut in einen Reizzustand versetzt, so darf die Kost weder mechanisch noch chemisch reizen, sie muß eine **Schonungsdiät** sein. Andererseits muß die Kost bei dem häufig mangelhaften Ernährungszustand der Kranken eine nach Möglichkeit kräftige und kalorisch ausreichende sein. Man wird also zunächst empfehlen, daß die Kranken langsam essen, gut kauen, daß ferner die Mahlzeiten streng regelmäßig zu derselben Zeit genommen werden und daß Überladungen durch zu große Mahlzeiten vermieden werden. Selbstverständlich ist auch das Gebiß zu revidieren und ev. durch Prothesen zu ergänzen. Am zweckmäßigsten ist eine etwa dreistündige Ernährung.

Die Kost selbst wird man so einrichten, daß überflüssiger Ballast vermieden wird und daß sie in der Hauptsache aus leicht resorbierbaren, wenig Kot liefernden Speisen besteht.

Es sind zu verbieten alle gröberen oder besonders fetten Fleischsorten, ebenso alle viel und schwer aufschließbare Zellulose enthaltenden Speisen, die gröberen Brotsorten, die härteren Gemüse, die Salate, Gurken, Rettiche und ähnliche Früchte. Auch Obst wird besser nicht genossen. Ferner sind alle in Zersetzung befindlichen oder leicht in Gärung übergehenden Speisen zu vermeiden wie Fleisch mit Hautgout, die Süßigkeiten, Kompotte, Honig, schwere Kuchen. Endlich wird man stark gewürzte Speisen, insbesondere geräuchertes und gepökeltes Fleisch besser nicht geben. Von den Fetten vermeide man die schwer schmelzbaren, dagegen kann Butter und Sahne in mäßiger Menge gestattet werden. Sahne und besonders Milch werden von manchen Kranken gut vertragen, wirken sogar stopfend, viele Kranke aber mit chronischen Diarrhöen vertragen Milch nicht. Man kann dann versuchen, um nicht auf ein so wertvolles Nahrungsmittel verzichten zu müssen, sie entweder in anderen Speisen, z. B. in dicken Suppen unterzubringen oder sie mit Zusätzen zu versehen, wie Kognak, Bittermandelwasser, Kalkmilch oder endlich nach einem Vorschlag von Schmidt mit Salizylsäure in geringer Menge. Von sonstigen Getränken sind in erster Linie die gärenden zu verbieten. Bier vermeidet man überhaupt besser. Dagegen ist gegen Rotwein, Kakao, Tee kaum etwas einzuwenden.

Man wird in der Kost bevorzugen die zarteren Fleischsorten, die mageren Fische, die feineren Gemüse, die man am besten noch durchpassiert, endlich die gut aufgeschlossenen Mehle und daraus hergestellte Gebäcke und Speisen. (Ein gutes Präparat sind auch die Friedenthalschen Gemüsepulver.) Wertvoll können namentlich die Kindermehle sein. In schwereren Fällen muß man die Kost ev. als reine Breikost anordnen. Bei akuteren Exazerbationen kann es sogar nötig werden, für einige Tage wie bei den akuten Katarrhen eine überhaupt nicht zu Zersetzungen Veranlassung gebende Kost zu ordinieren, also sich auf Fleischbrühe, Schleimsuppen, ev. Tee und Rotwein zu beschränken. Außerordentlich wichtig ist es, die Kost bei den chronischen Diarrhöen abwechslungsreich zu gestalten. Abgesehen von den später zu erörternden Einschränkungen bei den Gärungsdyspepsien, gastrogenen Diarrhöen usw. vermeide man jede Eintönigkeit.

Nur als Paradigma also diene folgender Speisezettel:

8 Uhr 1. Frühstück: Tee oder Kakao, ev. Eichelkakao, nach Möglichkeit mit Milch. Dazu Zwieback oder Toast mit Butter und 1 Ei, ev. etwas zarten kalten Braten.

11 Uhr 2. Frühstück: 1 Teller Schleimsuppe (Hafer, Gerste) oder Kindermehlsuppe.

2 Uhr Mittag: Dicke Suppe, zartes Fleisch (Geflügel, Filet, Roastbeef, Kalbfleisch) mit Kartoffelpüree und passiertem Gemüse. Ein Glas Rotwein ev. auch eine nicht zu süße und fette Mehlspeise.

5 Uhr Vesper: Wie Frühstück 1 oder Kefir bzw. Yoghurt (in dazu geeigneten Fällen).

8 Uhr Vesper: Abwechselnd oder je nach Wunsch kalt oder warm, z. B. entweder Milchbrei (Reis, Grieß, Mondamin etc.) mit Eiern, Weißbrot und Butter oder etwa wie die Mittagsmahlzeit, aber ohne Mehlspeise. Als Getränk Rotwein, Heidelbeerwein oder Tee.

Medikamentös kann hier und da ein vorsichtiger Opiumgebrauch bei sehr starken Diarrhöen notwendig sein, meist wird man ohne Opium auskommen. Dagegen bewährt sich an opiumähnlich wirkenden Mitteln der Gebrauch des Uzara (entweder in Tinktur 20 Tropfen mehrmals oder in Form der käuflichen Zäpfchen). An anderen Mitteln hat sich mir oft ein Versuch mit der ganz reizlosen Bolus alba bewährt, mehrmals täglich ein Eßlöffel in Wasser suspendiert. Die Bolus alba wirkt in ihrer Eigenschaft als feines Pulver wie ein Deckverband auf die Schleimhaut. Ähnlich stellt man sich ja auch die Wirkung der Adstringentien vor, die eine dünne, schützende Koagulationsschicht auf der Schleimhaut erzeugen. Ihre Zahl ist sehr groß. Man bevorzuge die den Magen nicht belästigenden wie Tannalbin, Tannigen, Tannoform. Auch Wismut wirkt in größerer Dosis (etwa 10—15 g) oft gut. Man wendet wegen der Vergiftungsgefahr am besten das Wismutum carbonicum an, kann aber auch Bismutose nehmen. Bismut bewährt sich besonders, ebenso auch Bolus alba bei Neigung zu Flatulenz und dadurch bedingte Beschwerden. Außerdem kann man gegen belästigende Blähungen oft mit Nutzen die Carminativa anwenden, namentlich Pfefferminze in Form von Pfefferminztee verordnen. Bei sehr heftigen Blähungsbeschwerden empfiehlt sich während der Bettruhe ein Darmrohr einzulegen.

Darmantiseptika haben meist nicht viel Erfolg. Immerhin kann man bei starker Fäulnis einen Versuch mit Naphthalin oder mit Resorcin machen, z. B. Naphthalin 0,1—0,2; Elacosacchar. Menth. pip. 0,3, M. f. pulv., 3 täglich 3 Stück oder Resorcin 0,5, Aq. destill. 60, 2 stündlich ein Teelöffel.

Von sehr gutem Erfolg sind oft warme Mineralwässer in nicht allzu großer Dosierung, namentlich die Karlsbader Brunnen, etwa 3—4 Becher zu 100 g in stündlichen Zwischenräumen, aber auch die kalkhaltigen wie Wildunger oder die Kochsalzquellen wie Homburger, Kissinger können Verwendung finden.

Von oft ausgezeichnetem Erfolge sind systematische Darmwaschungen, die allerdings dann der Arzt am besten selbst ausführt und zwar in Knieellenbogenlage des Kranken. Man kann dazu warmen Kamillentee oder Karlsbader Wasser nehmen oder auch wohl Adstringentien wie eine ½ %ige Tanninlösung.

Notwendig ist endlich die Kranken vor Erkältungen zu schützen. Das Tragen von Flanellbinden und nachts von Prießnitzschen Umschlägen (ohne undurchlässige Schicht) ist zu empfehlen. Von hydrotherapeutischer Seite (Winternitz) ist bei heftigeren Diarrhöen ein auf den ersten Blick merkwürdig erscheinendes Verfahren angegeben worden. Es besteht in einer kalten Abreibung mit folgendem kalten Sitzbad. In der Tat haben sowohl v. Jacksch als auch ich gelegentlich davon gute Erfolge gesehen.

Man sieht also, es stehen eine ganze Reihe von Mitteln zur Verfügung und es ist oft gut, gelegentlich mit denselben zu wechseln.

Auf wesentlich sicherem und auch erfolgreicheren Boden bewegt sich die Therapie bei den ätiologisch schärfer abgrenzbaren Formen der chronischen Verdauungsstörungen. Klar vorgezeichnet ist besonders das Vorgehen bei der Gärungsdyspepsie. Es sind alle Speisen, die gärungsfähig sind und die pathologische Gärung unterhalten können, auf einige Zeit, etwa eine Woche lang streng zu vermeiden. Man wählt also eine der streng diabetischen Kost gleiche, reine Fleisch-Fettdiät und legt erst, wenn die pathologischen Stühle verschwunden sind, vorsichtig wieder Kohlehydrate zu, zuerst nur aus feinsten Mehlen bereitete Speisen, besonders lange sei man mit Kartoffeln in jeder Form zurückhaltend.

Gute und schnelle Erfolge erzielt man auch oft bei den gastrogenen Diarrhöen. Hierbei muß vor allem die Magenstörung behandelt werden. Nützlich ist bei allen Formen dieser Störung eine regelmäßig einige Zeit hindurch ausgeführte morgendliche Magenspülung. Besteht, wie recht häufig, eine Achylie, so verabreiche man reichlich Salzsäure zu den Mahlzeiten, 20—30 Tropfen als Salzsäurelimonade, während des Essens zu trinken oder verordne die allerdings ziemlich teueren Acidolpepsintabletten. Da nicht selten sich mit dem Salzsäuremangel eine Pankreasachylie oder wenigstens eine ungenügende Pankreassaftsekretion kombiniert, so kann der Gebrauch von Pankreatin Rhenania (1 g nach dem Essen) oder der Pankreontabletten ganz nützlich die Salzsäuremedikation unterstützen. Bei den auf Salzsäuremangel beruhenden Verdauungsstörungen hat sich mir oft auch eine von den oben gegebenen Vorschriften abweichende Anordnung der Diät bewährt, für die natürlich der Ausschluß eines Magenkarzinoms Bedingung ist. Man ordnet stark safttreibende Speisen an, insbesondere also stärker gewürzte und solche, die Fleischextraktivstoffe und Wein gleichzeitig enthalten, z. B. also Ochsenschwanzsuppe, Schildkrötensuppe, Gullasch und ähnliche Speisen. Nur rohes und ungekochtes geräuchertes Fleisch ist streng zu vermeiden, da das ungekochte Bindegewebe ja nicht verdaut werden kann. Ich habe wiederholt gesehen, daß unter solcher natürlich auch den Appetit anregenden Diät sich sehr herabgekommene Kranke rasch erholten. Besteht eine Peracidität, wie oben geschildert, ist das meist bei Nervösen der Fall, so kann neben einer Atropinbehandlung im Gegenteil eine möglichst vegetarische Kost gute Erfolge auch auf die Darmstörungen haben, nur muß sie besonders gut aufgeschlossen sein.

Bei chronischen Diarrhöen jeder Form, bei denen die Fäulnis stark hervortritt, kann man den Versuch machen, sie durch Einleitung einer Gärung zu unterdrücken, also die Darmflora gründlich zu ändern. Das kann namentlich auch bei den Achylien nützlich sein. Es bewährt sich dann die Verordnung von Yoghurt oder Kefyr, die bei Gärungsdiarrhöen naturgemäß nicht angezeigt sind.

Bei den Diarrhöen der Basedowschen Krankheit sollen sich nach einer kürzlich von der von Noordenschen Schule gegebenen Vorschrift ganz ausgezeichnet Adrenalinklysmen (30 Tropfen der Stammlösung auf ein Klysma von $\frac{1}{4}$ Liter) bewähren.

Recht schwierig kann die Behandlung der sog. nervösen Diarrhöen sein. Ich kenne Fälle, wo eine systematische Nichtbeachtung der Darmstörungen in der Diät bei gleichzeitiger allgemein antinervöser Behandlung (Hydrotherapie, Elektrizität, Isolierung, psychischer Beeinflussung) zu einem glänzenden Resultate führten. Es waren dies meist Kranke, die lange erfolglos streng diätetisch behandelt waren und bei denen es darauf ankam, Appetit und Ernährungszustand durch eine systematische Mastkur zu heben. Aber man wird sehr individuell dabei verfahren müssen und jedenfalls sich nur dann zu einem solchen Vorgehen entschließen dürfen, wenn die genaueste Untersuchung, namentlich auch die Probediät, keinen nachweisbaren Grund für die diarrhoischen Entleerungen hat entdecken lassen.

Die Fälle endlich von wirklichen chronischen Darmkatarrhen und angeborenen oder wenigstens aus der Kindheit stammenden Verdauungsschwächen wird man am besten nach den eingangs gegebenen diätetischen und sonstigen Vorschriften behandeln.

Die Colitis exulcerativa ist einer lokalen Therapie zugänglich und diese ist neben einer vorsichtigen Diät dabei unbedingt angezeigt. Am meisten hat sich mir immer ein ev. durch das Rektoromanoskop angebrachte Klysmenlösung von 5 g Dermatol auf 200 g Mucilago Gummi arabici bewährt, sie ist ungefährlicher als das früher viel verwandte Jodoform. Man kann auch die Geschwüre im Rektoromanoskop einstellen und mit Argentum ätzen oder mit Dermatol pudern. Mitunter ist es nützlich, diesen Prozeduren eine sorgfältige Darmwaschung in der oben beschriebenen Form vorangehen zu lassen. In einem Falle einer sehr hartnäckigen und bereits lange behandelten Colitis exulcerativa, bei einer gichtischen Patientin, sah ich die Colitis auf kräftige Gaben von Atophan überraschend heilen.

Hartnäckige Formen von chronischen Diarrhöen wird man oft sehr zweckmäßig in Bädern, wie Karlsbad, Kissingen, Homburg, Wildungen, Wiesbaden schicken. Es empfiehlt sich dann, die Kranken in eins der in den Bädern vorhandenen Sanatorien aufnehmen zu lassen, damit die Vorteile einer Anstaltsbehandlung mit genauer Beobachtung und Diät sich zu denen des Badeaufenthalts gesellen.

In sehr schweren Fällen vorwiegend auf den Dickdarm beschränkter Katarrhe kommen endlich chirurgische Eingriffe in Betracht. Meist genügt die zeitweise Anlegung eines Anus praeternaturalis und die dadurch ermöglichte Ablenkung des Kotes von der kranken Schleimhaut. Mitunter ist auch nur die Appendix eröffnet und eingenäht worden, um so den Darm von oben spülen zu können, ein Verfahren, welches mir aber weniger zweckmäßig als die Anlegung des Anus praeternaturalis erscheint. Am häufigsten kommt ein derartiger Eingriff bei schwerer Colitis exulcerativa in Betracht. Wenn eine so schwere Kolitis peritoneale Infiltrationen um den Darm herum oder wenigstens im Beckenbindegewebe gemacht hat, so ist an sich ja die Differentialdiagnose gegenüber dem Mastdarmkarzinom sehr schwer. Ich kenne verschiedene Fälle, in denen ein Mastdarmkarzinom diagnostiziert war und nach Anlegung des Anus sich der vorhandene Tumor als ein rein entzündlicher erwies.

Es ist schon oben erwähnt, daß man hartnäckige Fälle ev. in eins der in den Badeorten bestehenden Sanatorien mit Vorteil verweisen kann. Aber auch abgesehen von derartigen Kuren in Bädern wird der Arzt in der Praxis, wenn im Hause des Patienten eine notwendige diätetische Behandlungsweise nicht durchführbar und namentlich wenn die funktionelle Diagnose nicht möglich ist, gut daran tun, dem Kranken eine Behandlung und Beobachtung in einem Krankehause anzuraten.

In den meisten Fällen wird es genügen, eine Beobachtungszeit und ev. kurze Behandlungszeit vorzuschlagen, damit die Diagnose präzis gestellt werden kann und der Kranke lernt, wie er leben soll. Schicken wir doch gerade aus dem letzteren Grunde z. B. auch Lungenkranke in Sanatorien und Krankenhäuser, die dann, wenn sie selbst in ihrer Lebensweise geschult sind, nach Hause in die Behandlung des Hausarztes zurückkehren, dem vorher durch die äußeren Verhältnisse die Diagnose und diätetische Behandlung erschwert oder unmöglich gemacht war.

Freilich kommen dafür nur Krankenhäuser und Sanatorien in Betracht, die entsprechend eingerichtet sind und namentlich wirklich eine diätetische Küche führen, was leider noch vielfach ein pium desiderium ist.

Die chronischen Darmgeschwüre.

Es soll hier gleich die Besprechung der chronischen Darmgeschwüre angeschlossen werden, weil ihre Behandlung kaum von der der chronischen Diarrhöen abweicht.

Es verlaufen auch die meisten Darmgeschwüre ausschließlich unter dem Krankheitsbild der chronischen Diarrhöe, wenigstens kann spontaner Schmerz dabei völlig fehlen, oder tritt erst auf, wenn die Geschwüre in die Tiefe greifen und das Peritoneum beteiligen. Man wird ihre Gegenwart also meist nur bei den Krankheiten, bei denen sie häufig vorkommen, vermuten dürfen und kann sie sicher nur diagnostizieren, wenn sie Blutungen verursachen oder wenn man wenigstens okkulte Blutungen nachweisen kann. Die Therapie ist durchaus dieselbe, wie bei den schwereren Diarrhöen, also eine strenge Schonungsdiät und eine arzneiliche Behandlung mit Adstringentien. Oft wird man auch die Opiate nicht entbehren können.

Die Folgezustände der Geschwüre, chronische Narbenstenosen und Adhäsionen werden später besprochen werden.

Einer gesonderten Besprechung bedarf allein das Duodenalgeschwür. Seine Symptome sind bekanntlich neben dem Druckschmerz rechts die der periodisch intermittierenden Perazidität (Hungerschmerz oder Spätschmerz, mehrere Stunden nach der Nahrungsaufnahme). Gelegentlich klärt eine Blutung die Situation oder man kann okkulte Blutungen nachweisen. Die strikturierenden Narben als Folge dieses Geschwürs erzeugen eine Gastrektasie. Zur exakten Diagnose ist die Röntgenuntersuchung unerläßlich, auf deren Einzelheiten hier nicht eingegangen werden kann (frühzeitige Entleerung des Magens bei bestehender Perazidität, zeitweiliger Pylorospasmus daneben, Sichtbarwerden zapfenförmiger Schatten oder des Haudeckschen Nischensymptoms).

Die Behandlung ist dieselbe wie die eines chronischen Magengeschwürs.

Man läßt die Kranken einige Wochen Bettruhe halten und über Tags Cataplasmen bzw. mit Thermophoren, Heißwasserschläuchen oder den sehr bequemen und leichten elektrischen Thermophoren Wärme auf den Leib anwenden und nachts Prießnitzsche Umschläge machen. Außerdem läßt man strenge Ulcusdiät, also flüssige bzw. breiige Kost in den ersten Wochen einhalten. Medikamentös ordne man Wismut an (15 g Bismut. carbonic. nüchtern in einem Glase Wasser). Eine Stunde nach den beiden Hauptmahlzeiten gibt man, insbesondere wenn eine Perazidität vorhanden ist, Alkali und Belladonna zweckmäßig in Kombination mit etwas Rheum, um der stopfenden Wirkung des Wismut vorzubeugen, etwa Extr. Belladonn. 0,2, Magnes. phosphoric., Natr. bicarbon. āā 10, Radix. Rhei 2—5 und läßt davon ½ Kaffeelöffel nehmen. Selbstverständlich kann man die Belladonna auch nach dem Vorschlag Taboras in größeren Dosen als Atropin oder Eumydrin (Methylatropinnitrat) subkutan oder in Tropfen ordinieren. Nach einigen Wochen kontrolliert man wieder, ob noch okkulte Blutungen vorhanden sind.

Gehen die Beschwerden unter einer solchen Behandlung nicht zurück oder bleiben die okkulten Blutungen, so zögere man nicht zu lange mit dem operativen Eingriff.

Die chronische Obstipation.

Bei chronischer Obstipation, mag sie allein vorhanden sein oder mit interkurrenten Diarrhöen wechseln, hat man vor allem in jedem Fall die Pflicht, genau zu untersuchen, ob die Obstipation nicht eine symptomatische ist, d. h. durch stenosierende Prozesse bedingt ist (Tumoren, Narben, peritoneale Stränge und Adhäsionen, Retroflexionen usw.). Um dies sicher auszuschließen, ist nicht nur die Rektaluntersuchung erforderlich, sondern bei irgend begründetem Verdacht auf solche Prozesse, die rechtzeitige Röntgenuntersuchung und eine ev. Untersuchung in Narkose neben der selbstverständlichen genauen, klinischen, allgemeinen körperlichen Untersuchung. Abgesehen von diesen symptomatischen Obstipationen ist aber die Behandlung der chronischen Obstipation je nach der Form derselben eine ganz verschiedene und deswegen soll mit einigen Worten auf die einzelnen Formen der selbstständigen Obstipation eingegangen werden.

Der wesentlichste Unterschied zwischen ihnen besteht darin, daß erstens eine wirkliche Darmträgheit bestehen kann, also eine ungenügende Tätigkeit des Darmes sowohl wie der Bauchpresse und daß zweitens eine Übererregbarkeit mit Neigung zu anhaltenden spastischen Kontraktionen des Darms die Obstipation bedingen kann. Es wird dann der Inhalt an bestimmten Stellen durch die Spasmen aufgehalten. Beide Zustände können sich selbstverständlich kombinieren, da oberhalb einer spastisch kontrahierten Stelle der Darm gedehnt werden kann. Da Darmspasmen oft den Kot an einer bestimmten Stelle aufhalten, nämlich am Anfang des Querdarms (an welcher Stelle schon normalerweise eine Kontraktion einen gewissen Abschluß gegenüber dem Colon ascendens eine Zeitlang zustande kommen läßt), so hat man die durch krankhaft andauernde Kontraktionen an dieser Stelle erzeugte Obstipation neuerdings als **Obstipation von Ascendenztypus** bezeichnet. Wenn ferner dadurch das Colon ascendens und das Zökum wie ein Magen bei Pylorusstenose gedehnt und atonisch werden, so hat man diesen Zustand als **Typhlatonie** bezeichnet. Endlich kann man noch eine Art der Obstipation unterscheiden, die ausschließlich auf einer ungenügenden Tätigkeit oder Reflextaubheit des Rektums beruht. Man bezeichnet diese Form neuerdings als **Dyschezie.** Die Darmspasmen sind meist fühlbar und oft schmerzhaft; sie können auch selbständig, ohne daß sie Obstipationen erzeugen, vorkommen. Öfter äußert sich die Übererregbarkeit der untersten Darmabschnitte dann darin, daß die Kranken häufig Stuhldrang haben, aber jedesmal nur unter Mühen kleine Quantitäten Kot vom Charakter des spastischen absetzen, ein Zustand, den Boas, weil eine eigentliche Obstipation nicht dabei besteht, als **fragmentäre Entleerungen** bezeichnet wissen will.

Die Stühle bei der atonischen Form der Obstipation sind großkalibrig und auffallend trocken, die bei Darmspasmen meist kleinkalibrig (Schafkot, Bleistiftkot) und oft schmierig, so daß die Kranken, worauf Mayr aufmerksam gemacht hat, viel Klosettpapier verbrauchen und doch oft die Wäsche beschmutzen. Man hört auch oft die Angabe, daß bei solchen Kranken, selbst wenn sie Erfolg gehabt haben, der Stuhldrang weiter besteht. Die spastischen Formen kommen besonders häufig bei nervösen Menschen vor und sind oft mit Perazidität und Magenatonien kombiniert. In ganz reiner Form sind sie bei gewissen Vergiftungen bekannt, von denen ich neben der Bleikolik besonders den chronischen Nikotinabusus erwähnen möchte. Bemerkt mag auch werden, daß die Obstipationen bei organischen Nervenkrankheiten, besonders bei der Meningitis und bei Tabes, meist spastischen Charakter tragen.

Die Diagnose der atonischen Form ist aus der Beschaffenheit der Stühle und dem Vorhandensein der Obstipation leicht zu stellen, die der Dyschezie aus dem Rektalbefund, der die Anhäufung des Kotes in der Ampulle erkennen läßt; die Diagnose der spastischen Obstipation dagegen kann sehr schwer sein, und besonders ihre differentialdiagnostische Abgrenzung gegen organische Stenosen und gegenüber der chronischen Appendizitis. Sie soll im nächsten Kapitel ausführlich besprochen werden.

Die Therapie der chronischen Obstipation.

Die Behandlung der atonischen Form muß naturgemäß eine die Tätigkeit des Darmes anregende sein. Das wird in erster Linie durch die sog. Obstipationsdiät erreicht. Das Wesen derselben besteht darin, daß sie reichlich unresorbierbare Schlacken enthält, die den Kot massig machen und damit mechanisch die Peristaltik erregen; ferner daß sie Substanzen enthält, die leicht zur Gärung führen und damit Gase und chemisch die Peristaltik anregende Stoffe bilden. Endlich gilt auch ein starker Fettgehalt der Nahrung für nützlich. Es sind also die gut resorbierbaren, meist animalischen Nahrungsmittel zu beschränken oder wenigstens mit Ballastträgern zu kombinieren. Die Kost wird sich der vegetarischen nähern.

Im einzelnen eignen sich die groben Brotsorten, Schwarzbrot, Kommisbrot, Graham- und Simonsbrot, wegen ihres reichlichen Gehaltes an Spelzen besser als die Weißbrote. Die Kost soll reichlich alle Gemüsesorten, namentlich die gröberen wie die Kohlarten, aber auch Spargel, Spinat usw., dann die Salate und Obst enthalten. Ferner sind die süßen Speisen wie Kompotte, unter ihnen auch wieder die gröberen, wie Backpflaumen, dann Honig, Honigkuchen und Milchzucker wegen ihrer leichten Gärungsfähigkeit nützlich. An fetthaltigen Speisen eignen sich Nüsse und Mandeln, für manche Menschen auch Sahne, reichlich Butter und auch die Milch, die oft eine abführende Wirkung hat. An Getränken sind die gärenden, obergärige Biere, Moste u. dgl. nützlich. Zu beachten ist bei einer solchen Obstipationsdiät nur, daß die Kost den Kranken nicht belästigende Blähungen verursacht. Bekanntlich sind gerade die Hülsenfrüchte, wie Linsen, gelbe Erbsen und weiße Bohnen, sowie manche Kohlarten in dieser Richtung gefährlich.

Außer der Diät wird man sich bemühen, etwaige sonstige Gründe der Obstipation zu eliminieren. In erster Linie ist da die habituelle Unterdrückung des Stuhldranges zu bekämpfen und zwar am besten dadurch, daß die Kranken angehalten werden, regelmäßig zu einer auf die Minute bestimmten Zeit den Abort aufzusuchen und eine Entleerung zu versuchen. Man kann das Eintreten des Stuhldranges dabei suggestiv unterstützen, indem man irgendeine bestimmte, sich regelmäßig wiederholende Maßnahme damit verbindet, z. B. das Rauchen einer Frühzigarre, das Trinken von Wasser, den Genuß eines Stück Schokolade. Natürlich kann man namentlich zu Anfang der Behandlung den Stuhldrang zu bestimmter Stunde auch durch ein passendes Abführmittel erzielen.

Dann ist ferner darauf zu achten, daß bei mangelnder Körperbewegung nicht nur regelmäßige Spaziergänge angeordnet werden, sondern daß besonders bei mangelhafter Bauchpresse die Arten der Bewegung, die die Bauchpresse üben, regelmäßig ausgeführt werden. Endlich ist daran zu denken, daß viele Menschen bei einer Änderung ihrer Lebensweise Verstopfungen bekommen, z. B. bei Reisen und zu solchen Zeiten ist dann besonders darauf zu sehen, daß zeitliche Regelmäßigkeit inne gehalten wird.

Neben diesen Anordnungen spielen dann physikalische Methoden eine berechtigte Rolle. Besonders eine schulgerechte

Massage des Leibes, ferner hydrotherapeutische Prozeduren, wie Leibduschen, kalte Sitzbäder und Abwaschungen. Endlich hat auch die Elektrisation des Leibes namentlich die faradische Reizung der Bauchdecken öfter Erfolg, der übrigens teilweise suggestiv bedingt sein mag. Zur Kräftigung schlaffer Bauchdecken ist die gut abstufbare Elektrisation mittelst dem modernen ursprünglich zu Entfettungszwecken angegebenen Apparate von Bergonier und anderen sehr zweckmäßig.

Mit den eigentlichen Abführmitteln sei man zurückhaltend und vermeide jedenfalls ihren dauernden Gebrauch. Wohl gibt es Menschen genug, die die harmloseren Abführmittel täglich ohne sichtbaren Schaden benutzen. Bei diesen wird aber die Obstipation eben nie wirklich geheilt.

Die Wirkung der Abführmittel ist in neuerer Zeit genauer studiert worden. Wir wissen, daß die Drastika, wie Rizinus, Koloquinten, Podophylin, Gummi gutti vorzugsweise auf den Dünndarm wirken, während die milderen Mittel, besonders die, welche Antrachinonderivate enthalten, wie Senna, Rheum, Frangula, Rhamnus, Aloe und ebenso das Phenolphthalein ausschließlich auf den Dickdarm wirken und deswegen wird man, wenn im Anfang der Behandlung Abführmittel noch notwendig sind, diese letzteren vorziehen und die ersteren auf Fälle beschränken, in denen eine einmalige gründliche Reinigung des Darmes erforderlich erscheint. Empfehlenswert sind außerdem noch als ziemlich harmlos die Tamarinden, das Pulvis liquiritae compositus und endlich das von Schmidt eingeführte Regulin. Dasselbe ist ein Agar-Agar, der ursprünglich allein als Ballastmittel gedacht war, da er aber in dieser Form nicht ausreichende Wirkung entfaltete, so ist das Präparat später mit Cascara versetzt worden.

Der regelmäßige Gebrauch der abführenden Mineralwässer, also der glauber- und bittersalzhaltigen Wässer, ist im allgemeinen nicht rätlich. Wohl benütze ich aber gerade das Friedrichshaller Bitterwasser gern, wenn ich die Stuhlentleerung auf eine bestimmte Stunde gewöhnen will. Man läßt dann ganz früh nüchtern im Bett eine ausreichende Menge (ein Wasserglas voll) Bitterwasser trinken und verringert diese Quantität, wenn der Stuhl einige Tage zu bestimmter Zeit erfolgt ist, dann in der Weise, daß man das Bitterwasser durch einfaches Brunnenwasser allmählich ersetzt, so daß das getrunkene Flüssigkeitsquantum gleich bleibt.

Für sehr hartnäckige Fälle ist neuerdings mehrfach das von Zülzer eingeführte Peristaltikhormon ein Organpräparat, das intramuskulär oder intravenös verwendet wird, empfohlen worden. Es hat häufig einen dauernden Erfolg. Da aber nicht selten danach Fieber auftritt, ist seine Anwendung wohl auf die schwersten Fälle zu beschränken. Ein anderes subkutan zu verwendendes Präparat, das kein Hormon ist, sondern als wirksames Prinzip Sagrada enthält, das Peristaltin, hat sich nicht eingebürgert.

Außer den Abführmitteln kommen als Stuhl erzwingende Mittel die Klysmen in Betracht. Ihre Wirkung ist je nach ihrer Art eine etwas verschiedene. Größere Klysmen etwa bis zu einem Liter dürften bis zur Bauhinschen Klappe vordringen, wenigstens kann man dies nach dem Verhalten der Kontrasteinläufe bei den Röntgenuntersuchungen annehmen, kleinere Klysmen bis zu $\frac{1}{3}$ Liter dürften nicht viel über die Ampulle hinaus gelangen. Nur die Öleinläufe dringen auch in kleineren Mengen weit nach oben. Bekanntlich gibt man die Einläufe entweder als reine Wassereinläufe oder mit reizenden oder mildernden Zusätzen. Als wenig reizend sind besonders die Kamilleneinläufe und die von warmen Karlsbader Brunnen in Gebrauch, als reizverstärkend braucht man Seife oder Rizinusöl. Der dauernde Gebrauch von Wassereinläufen ist jedenfalls zu widerraten, gegen einen zeitweiligen, namentlich bei akut eintretenden Verstopfungen, z. B. den durch Reisen bedingten ist kaum etwas einzuwenden. Die Ölklysmen, die meist in einer Menge von ½—¾ Liter gegeben werden, sollen möglichst lange gehalten werden. Das Öl muß auf Körpertemperatur erwärmt sein und soll mittelst eines hoch eingeführten, weichen Darmschlauches aus einem Irrigator unter nur geringem Druck (½ m) bei linker Seitenlage des Kranken langsam (20 Minuten) einfließen. Diese Ölklysmen gibt man am besten abends, muß dann aber das Bett durch eine undurchlässige Unterlage vor Beschmutzung schützen. Sie sind eine zweckmäßige und, wie noch geschildert werden wird, bei allen Formen der Obstipation verwendbare Maßnahme, aber selbstverständlich auch nur ein Aushilfs- und kein Heilmittel.

Bei den nur das Rektum befallenden Formen der Obstipation, bei der Dyschezie kommen naturgemäß Klysmen in erster Linie in Betracht. Hierbei wirken auch die kleinen Klysmen, insbesondere die Glyzerinklysmen und Glyzerinzäpfchen oder Seifenzäpfchen gut. Auch andere lokale Prozeduren, wie die direkte Galvanisation des Rektums mittelst Mastdarmelektroden, sowie Sitzbäder sind dabei nützlich. Mitunter kann es nötig werden, das Rektum, welches voll von Kot gestopft ist, so daß Einläufe nicht eindringen, manuell auszuräumen. Dies ereignet sich namentlich bei schweren Verstopfungen bettlägeriger, an fieberhaften Krankheiten leidender Menschen, z. B. bei Typhuskranken.

Wesentlich anders als die bisher geschilderte Therapie der atonischen Formen muß die Therapie der durch Spasmen bedingten geleitet werden.

Zwar ist auch hierbei ein großes Kotvolum zu erstreben, aber man wird mechanische Reizwirkungen zu vermeiden suchen. Die Kost soll also zwar gleichfalls viel Ballast enthalten, aber in fein verteilter Form. Man gibt deswegen die Gemüse in passierter Form (sehr empfehlenswert sind auch hier die Gemüsepulver von Friedenthal) und sorgt dafür, daß auch Obst und Kompotte möglichst als Breie gegeben werden, vermeidet grobe Fasern enthaltende Speisen, wie Salate und ähnliches. Ich will aber nicht unterlassen, zu bemerken, daß die Ansichten über Zweckmäßigkeit dieser Vorschriften geteilt sind. Von Noorden z. B. rät auch bei den spastischen Formen die gewöhnliche Obstipationsdiät an. Hervorheben möchte ich ferner, daß man oft gerade bei den spastischen Formen, gelegentlich aber auch bei den atonischen die Beobachtung machen kann, daß unter Bettruhe und Schmidtscher Probekost sich der Stuhl reguliert ohne jede sonstige Maßnahme.

Physikalische Maßnahmen wie Massage oder Duschen sind bei den spastischen Formen kontraindiziert, es kommen im Gegenteil eher beruhigende Verfahren, namentlich über Nacht zu applizierende Prießnitzsche Umschläge in Betracht, nur eine vorsichtige Vibrationsmassage hat sich mir mitunter nützlich erwiesen.

Abführmittel sind streng zu vermeiden, namentlich dann, wenn die Kranken wie sehr häufig, vorher damit Mißbrauch getrieben haben. Höchstens kann das Regulin gestattet werden. Muß man eine Entleerung erzwingen, so sind bei der spastischen Obstipation die Öleinläufe das geeignetste Verfahren. Man versetzt das Öl dann gern noch mit beruhigenden Mitteln, etwa einem Eßlöffel Bromipin. Die eigentliche Behandlung der Darmspasmen ist aber eine medikamentöse und zwar ist das souveräne Mittel die **Belladonna**, ev. in Verbindung mit ganz kleinen Dosen von Opium. Mir hat sich immer am besten die alte Trousseausche Vorschrift bewährt. (Trousseau kannte diese Form der Obstipation bereits gut, ihre Kenntnis war dann aber, bis Fleiner wieder darauf aufmerksam machte, ganz in Vergessenheit geraten.) Die Formel lautet: Extract. Belladonn., Fol. Belladonn. āā 0,3 auf 30 Pillen, davon täglich 3 bis zu höchstens 5! Trousseau ließ sie morgens nüchtern auf einmal nehmen, ich habe es zweckmäßiger gefunden, abends zwei, morgens eine Pille nehmen zu lassen. Ein Zusatz von 0,1 Opium oder 0,05 Pantopon auf die 30 Pillen verstärkt oft ihre Wirkung. Bei gleichzeitig vorhandener Perazidität des Magens ist diese sorgfältig zu behandeln (möglichste Vermeidung der Säfteerreger in der Diät, ev. Magenspülungen, Belladonna beeinflußt die Perazidität bekanntlich günstig). Endlich ist die oft bei Spasmen bestehende oder sie hervorrufende allgemeine Nervosität im Behandlungsplan passend zu berücksichtigen.

In den nicht seltenen Fällen, in denen atonische und spastische Formen zusammen bei demselben Individuum vorkommen, bewährt sich diese Behandlung meist auch, doch kann man dabei allerdings, wie es ja seit langem bei der Bleikolik üblich ist, ev. Belladonna mit Opium und ein mildes Abführmittel gleichzeitig ordinieren.

Als Begleitzustand der spastischen Obstipation findet sich nicht selten die Colica pseudomembranacea, die bekanntlich heftige Schmerzen machen kann und durch die Entleerung pseudomembranartiger Röhren und Fetzen charakterisiert ist. Ihre Behandlung weicht nicht von der der spastischen Obstipation ab, nur wird man die Belladonna dabei zweckmäßig in Form von Zäpfchen oder Klysmen geben.

Über die Differentialdiagnose und Behandlung einiger chronischer mit Schmerzen verbundener Erkrankungen des Darmes.

(Darmspasmen, Rektalkarzinom, Narbenstenosen, chronische Appendizitis, Arteriosklerose der Darmgefäße, peritoneale Adhäsionen.)

Bei den zu besprechenden Zuständen ist die einzuschlagende Therapie durchaus von einer genauen Diagnose abhängig, denn es handelt sich dabei stets um die Frage, ob ein chirurgischer Eingriff indiziert ist oder ob eine interne Behandlung Aussicht auf Erfolg hat. Es mögen deswegen diese differenten Krankheiten, die aber sehr ähnliche Bilder ergeben können, differentialdiagnostisch nebeneinander verglichen werden.

Das Krankheitsbild der Darmspasmen wird, abgesehen von der dadurch bedingten Obstipation, durch das Fühlbarsein der spastisch kontrahierten Schlingen, durch die Druckempfindlichkeit derselben und endlich durch mitunter sehr heftige spontane Schmerzen gekennzeichnet. Mitunter kann man den ganzen Darm abgreifen, meist ist der Querdarm weniger gut fühlbar und sind nur das Zökum bzw. Colon ascendens und die Flexura sigmoidea zu palpieren. In einer Reihe von Fällen, und dies sind naturgemäß die diagnostisch schwierigsten, ist nur einseitig ein Palpationsbefund zu erheben.

Da die spastische Kontraktion eine funktionelle Stenose macht, so muß das Bild Ähnlichkeit mit dem der organischen

Stenosen haben und ist von diesen zunächst abzugrenzen. In praxi handelt es sich dabei meist um die Frage, ob ein links unten fühlbarer Tumor durch Darmspasmen sich erklärt oder einem hoch sitzenden Rektalkarzinom bzw. der Muskelhypertrophie des Darmes über dem Karzinom seinen Ursprung verdankt. Zunächst sollte man meinen, würden die übrigen Erscheinungen eines Rektalkarzinoms den Ausschlag geben (Fühlbarkeit bzw. Sichtbarkeit vom Rektum aus, blutige oder Gewebsfetzen enthaltende Stühle, Absetzung kleinster diarrhoischer Entleerungen, sog. Spritzer, Blasenbeschwerden, ausstrahlende Schmerzen im Ischiadikusgebiet), aber diese Erscheinungen können bekanntlich anfänglich fehlen und Eiter, Schleim oder Blut enthaltende Stühle kommen auch bei der schon erwähnten Colitis exulcerativa vor, die sehr häufig gleichfalls zu einem lokalen Darmspasmus führt.

Ich möchte betonen, daß in solchen Fällen sogar die Untersuchung in Narkose ergebnislos sein kann. Ich sah in einem Falle, daß der gefühlte, wurstförmige, empfindliche Tumor in Narkose vollkommen verschwand und trotzdem war die daraufhin gestellte Diagnose Spasmus irrig, es lag, wie sich ein Jahr später herausstellte, doch ein kleines Karzinom vor.

Außerdem ist auch, worauf bei der Besprechung der Colitis exulcerativa schon hingewiesen wurde, eine Täuschung durch einen rein entzündlichen Tumor in der Gegend des Rektum möglich. Den Ausschlag kann in solchen schwierigen Fällen mitunter die Röntgenuntersuchung geben, allerdings nur dann, wenn in wiederholten photographischen Aufnahmen und Schirmbeobachtungen sich nachweisen läßt, daß die Stenose eine vorübergehende, also funktionelle ist. Ebenso kann auf der rechten Seite die Unterscheidung starker Darmspasmen von einem Karzinom des Colon ascendens schwierig sein. Außer dem Nachweis von okkulten Blutungen spricht dann für Karzinom, wenn die Röntgenuntersuchung eine Aussparung des Schattens erkennen läßt. Natürlich ist auch an die Möglichkeit von Narbenstenosen des Darmes selbst zu denken. Sie kommen als Folgezustände tuberkulöser Geschwüre und namentlich auf luetischer Basis vor und sind an sich nicht selten multipel, so daß eine Verwechslung mit rein spastischen multiplen Einschnürungen wohl möglich ist. Über die luetischen Formen sei noch folgendes bemerkt. Sie kommen erstens als die bekannte trichterförmige Mastdarmstenose vor, dann aber auch besonders gern im Dünndarm oder Colon ascendens. Diese meist multiplen Stenosen können aus luetischen Geschwüren hervorgegangen sein, häufiger aber sind sie Folgen schrumpfender fibröser Prozesse in den tieferen Darmwandschichten. Man wird also im Zweifelsfall an die Möglichkeit einer Lues denken müssen und darauf untersuchen (Wassermannsche Reaktion).

Die Therapie der organischen Stenosen ist natürlich eine chirurgische und zwar auch bei den stärker ausgeprägten luetischen, da die spezifische Therapie die Narben nicht mehr beseitigt. Bemerken möchte ich, daß ich einige Male Fibrolysin versuchte, aber deutliche Erfolge davon nicht sah.

Sehr schwierig kann auch die Abgrenzung der Darmspasmen gegenüber der chronischen Appendizitis sein. Der objektive Befund in der Ileozökalgegend gibt oft keinen sicheren Aufschluß, denn wer will entscheiden, ob ein gefühlter wurstförmiger, empfindlicher Tumor dort einer chronisch entzündeten Appendix entspricht oder nur ein spastisch kontrahiertes Zökum ist. Die differentialdiagnostische Erwägung hat folgendes zu berücksichtigen. Ist anamnestisch das Überstehen eines oder mehrerer Anfälle von akuter Appendizitis mit Fieber und Erbrechen feststellbar, so spricht ein Tumor in dieser Gegend für das Bestehen einer chronischen Appendizitis. Fehlt eine solche Anamnese, so ist Vorsicht geboten und ist dann etwa nicht nur rechts, sondern auch links in der Gegend der Flexur eine kontrahierte Darmschlinge zu tasten und ev. auch dort Schmerz und Druckempfindlichkeit vorhanden, so spricht ein solcher Befund gegen die Annahme einer chronischen Appendizitis und für Darmspasmen. In demselben Sinne spricht ferner die Feststellung, daß der Palpationsbefund nicht konstant ist, sondern wechselt und der Tumor zeitweilig nicht gefühlt werden kann. Immerhin ist dabei zu bedenken, daß auch bei Neigung zu Spasmen oft die Palpation allein genügt, um den Darm zur Kontraktion zu veranlassen und daß deswegen auch bei Spasmen der Tumor regelmäßig fühlbar sein kann. Für das Bestehen von Spasmen sprechen gleichzeitig vorhandene spastische Stühle und bis zu einem gewissen Grade auch das gleichzeitige Bestehen einer allgemeinen Neurasthenie, obwohl auch Menschen mit chronischer Appendizitis recht nervös durch ihre langdauernden Beschwerden werden können. Der Röntgenbefund kann ausschlaggebend sein, wenn man etwa, wie es uns in einem Falle gelang, Kotsteine in der Appendix feststellen kann oder wenn es gelingt, nachzuweisen, daß der gefühlte Tumor dem Zökum nicht angehört.

Ich möchte dabei bemerken, daß eine tuberkulöse Infiltration des Zökums, die naturgemäß auch dann und wann diagnostisch in Betracht gezogen werden muß, sich durch eine mangelhafte Füllung des infiltrierten Stückes mit dem Kontrastmittel kenntlich machen kann. Neuerdings hat man endlich versucht, durch eine Luftaufblähung des Darmes in solchen Fällen Klarheit zu gewinnen und glaubt annehmen zu dürfen, daß eine bei der Aufblähung eintretende Schmerzhaftigkeit in der Appendixgegend für eine chronische Appendizitis spräche. Dieses Symptom scheint allerdings den reinen Spasmen nicht zuzukommen, allein zweifellos können es einfache Verwachsungen in der Appendixgegend auch bei schon längst erloschenen entzündlichem Prozeß hervorrufen. Mir scheint das über die Resultate der Luftaufblähung bisher in dieser Richtung vorliegende Material noch nicht genügend groß zu sein, um ein definitives Urteil zu gestatten. Endlich sei noch bemerkt, daß man auch daran denken muß, daß derartige spastische Kontraktionen bei Tabes und bei chronischer Bleiintoxikation sowie bei Nikotinabusus vorkommen. Eine solche Ursache läßt sich ja aber leicht feststellen.

Bleiben nun, und das ist recht oft der Fall, Zweifel, so ist zunächst, da wenigstens bei chronischer Appendizitis ein operativer Eingriff niemals dringlich ist, eine sorgfältige interne Behandlung der Darmspasmen in der oben geschilderten Weise zu versuchen und erst wenn diese versagt, die Operation in Betracht zu ziehen. Hat man dagegen Verdacht auf eine Neubildung, so wird man sich eher zu einer Probelaparotomie entschließen dürfen. Wenn man so verfährt, wird man in den meisten Fällen vor den Enttäuschungen bewahrt bleiben, die neuerdings so oft vorkamen, daß nämlich die Wegnahme der Appendix die Beschwerden der Kranken nicht beseitigte. Der Vollständigkeit wegen sei endlich erwähnt, daß Wilms manche derartige Beschwerden und auch das Bestehen chronischer Obstipationen auf das Vorhandensein eines sog. Coecum mobile zurückführt und daß er durch eine operative Fixation des Zökums die Beschwerden beseitigen konnte. Man kann die Wilmsschen Resultate nicht wohl bestreiten, die meisten Autoren haben sich aber deswegen gegen einen derartigen Zusammenhang ausgesprochen, weil man an Leichen oft ein Coecum mobile findet, dessen Träger im Leben nie nachweisbare Beschwerden gehabt haben.

Anfallsweise auftretende heftige Schmerzen, die meist um den Nabel herum lokalisiert sind, können durch die Arteriosklerose der Darmarterien bedingt werden. Häufig kombinieren sie sich mit intermittierendem lokalen Meteorismus und haben Obstipation mit stark stinkenden Stühlen zur Folge. Sie treten besonders gern nach reichlichen Mahlzeiten auf, können aber auch von der Nahrungsaufnahme ganz unabhängig sein. Sie kommen augenscheinlich durch eine für die momentane Beanspruchung unzureichende Blutversorgung des Darmes zustande. Ortner hat diese Anfälle deswegen in Analogie mit dem intermittierenden Hinken als Dyspraxia intestinalis arteriosclerotica intermittens bezeichnet. Hat man Verdacht auf eine solche arteriosklerotische Ätiologie, so wird derselbe mitunter zur Gewißheit durch den Erfolg der Therapie. Die bei arteriosklerotischen Anfällen erprobten Mittel helfen dann, namentlich ist eine Behandlung mit Diuretin in Kombination mit Jod angeraten worden. (Diuretin 1 g, Jodkali 0,15 in Oblaten dreimal täglich.)

Daß sehr unangenehme Schmerzen durch peritoneale Verwachsungen oder durch ein subseröses Lipom der Linea alba erzeugt werden können, die gleichfalls anfallsweise auftreten und von den Bewegungen der Därme abhängig sind, sei nur beiläufig erwähnt. Eine Hernia der Linea alba darf nicht übersehen werden. Peritoneale Verwachsungen darf man nur annehmen, wenn entweder die Anamnese diese Annahme rechtfertigt oder wenn sie, wie nicht häufig, Andeutungen von Stenosenerscheinungen zur Folge haben (lokalen wechselnden Meteorismus oder Darmsteifungen). Mitunter kann man auch die peritonealen Fixationen wenigstens des Dickdarms im Röntgenbild, durch die mangelnde passive Verschiebungsmöglichkeit bei Druck auf den Leib erkennen. Ihre Behandlung soll zunächst auf physikalischem Wege versucht werden. Wärmeapplikationen jeder Art in Kombination mit vorsichtiger Massage haben oft guten Erfolg. Außerdem ist wie bei allen Stenosen durch die Diät dafür zu sorgen, daß der Kot gröbere Bestandteile, die der peristaltischen Fortbewegung Schwierigkeiten machen, nicht enthält. Man wird im allgemeinen nach den bei der spastischen Obstipation gegebenen Vorschriften verfahren und auch von der Belladonna Gebrauch machen, um sekundäre Spasmen einzuschränken. Wenn wie häufig oberhalb der Stenosierungen sich dagegen geschwürige Prozesse bilden (die als Dehnungs- bzw. Dekubitalgeschwüre aufzufassen sind), und Diarrhöen die Folge sind, so ist eine Schonungsdiät wie bei den chronischen Diarrhöen anzuordnen. In den schwereren und auf diese Weise nicht zu bessernden Fällen ist ein operativer Eingriff anzuraten, dessen Prognose leider nicht immer absolut günstig gestellt werden kann, da sich die Verwachsungen auch nach operativer Lösung wieder bilden können.

Das Asthma und seine Behandlung.

Von **Professor Dr. O. Bruns**,
Oberarzt der medizin. Univ.-Klinik in Marburg.

Mit 1 Abbildung.

Schon Laënnec und nach ihm Trousseau sahen im Asthma eine nervöse Erkrankung und sind der Ansicht, daß die charakteristischen dyspnoischen Anfälle durch krampfhafte Zusammenziehung der Bronchialmuskulatur zu erklären seien.
Ihnen schloß sich in Deutschland Biermer an. Biermer spricht sich aber noch dahin aus, daß neben dem tonischen Krampf der kleinen Bronchien auch ,,das fluxionäre Element", die Schleimhautschwellung beim Bronchialasthma von Bedeutung sei.

Diese katarrhalische Hyperämie der Schleimhaut mit nervöser Sekretionsstörung wird besonders von Strümpell als Ursache der asthmatischen Dyspnoe in den Vordergrund gestellt.

Alle anderen Theorien über die Entstehung der asthmatischen Dyspnoe, so auch die bekannte von Riegel und Edinger aufgestellte Theorie, daß ein Zwerchfellkrampf den asthmatischen Symptomenkomplex auslöse, haben sich nicht dauernd halten können.

Unsere heutige Auffassung über die pathologisch-physiologische Grundlage des asthmatischen Anfalles ist also die, daß er durch zwei pathologische Vorgänge bedingt ist, nämlich erstens einen Bronchialmuskelkrampf, zweitens durch eine Gefäßhyperämie mit Schwellung der Bronchialschleimhaut und Absonderung eines spezifischen Sekrets. Dabei ist es zurzeit noch völlig unmöglich zu entscheiden, welcher der beiden Faktoren in dem jeweiligen Asthmaanfall der präponderierende ist.

Auf welchem Wege wird nun ein solcher Asthmaanfall ausgelöst? Kurz gesagt: auf reflektorischem Wege; darüber ist man sich allgemein einig.

Wir stellen uns vor, daß ein von der Peripherie kommender sensibler oder sensorischer oder psychischer Reiz (Vorstellungen, Gemütserregungen) nach dem Zentralorgan, speziell nach dem Atemzentrum in der Medulla oblongata fortgeleitet wird, hier auf den motorischen Vaguskern überspringt und nun durch die Vagusfasern zur Lunge weitergeleitet wird. Hier löst er die obengenannten motorischen und katarrhalisch-sekretorischen Vorgänge aus, die zu dem noch näher zu schildernden klinischen Bilde des asthmatischen Anfalles führen.

Es liegt auf der Hand, daß es sich hier um einen ungewöhnlichen Reflexvorgang handelt. Ungewöhnlich ist es, daß jeder beliebige periphere Reiz das Atemzentrum in Erregung zu versetzen vermag, ungewöhnlich ist aber auch die Ausbreitung, das Überspringen des Reizes auf den motorischen Vaguskern.

Das Atemzentrum als Reflexzentrum muß sich also wohl im Zustand der Übererregbarkeit und Überregung befinden, so daß schon schwache sensible Reize abnorm starke Wirkungen in ihm ausüben und dadurch die Erregung auf zentrifugale Bahnen übergreift, die normalerweise mit dem Reflexvorgang an und für sich nichts zu tun haben. Wir bezeichnen dementsprechend die asthmatische Erkrankung als eine Reflexneurose. Da sich sowohl die Schleimhauthyperämie wie der Bronchialmuskelkrampf durch eine Vagusreizung erklären lassen und andererseits das asthmakupierende Atropin die Vagusendigungen lähmt, so hat man vielfkch die asthmatische Erkrankung auch als eine Vagusneurose bezeichnet.

Der Erregungszustand des Atemzentrums steigt mit jedem neuen Anfall, so daß dann Asthmaanfälle, die primär z. B. von der Nase ausgingen, später sogar durch Vorstellungen aller Art ausgelöst werden können.

Soviel über das Wesen des Asthmas. Wir wenden uns nun zu der Ätiologie, d. h. den disponierenden und auslösenden Ursachen des asthmatischen Anfalles.

Von besonderer Bedeutung ist die neuropathische Disposition und zwar die angeborene wie die erworbene. Gelegentlich kombiniert sich die angeborene Neuropathie mit der exsudativen Diathese. Wir beobachten dann ein gleichzeitiges oder sich ablösendes Vorkommen von Ekzem, Urtikaria, Psoriasis, Magen-Darmstörungen und Asthma.

Nicht immer wird das Asthma direkt von den Eltern auf die Kinder vererbt. Manchmal beobachten wir in der Aszendenz Hysterie, Epilepsie, Migräne etc.

Die erworbene neuropathische Disposition finden wir auf dem Boden geistiger Überanstrengung, sowie eines durch Kummer und Sorge erschütterten Nervensystems.

Die Zahl der auslösenden Gelegenheitsursachen ist Legion. Jeder natürliche physiologische Reiz kann ja gelegentlich infolge der Hyperästhesie des Atemzentrums einen Asthmaanfall auslösen. Am wichtigsten sind die Reizzustände der Nasenschleimhaut, wie sie bei allen chronisch entzündlichen Prozessen in der Nase sich einstellen. Man kann dann durch Touchieren mit der Sonde nach vorheriger Kokainisierung die sog. asthmogenen Punkte nachweisen (Brügelmann.) Sehr häufig bilden die chronische Bronchitis sowie der akute Bronchialkatarrh bei Masern, Keuchhusten, Influenza die Gelegenheitsursache. Wir wissen, daß jeder heftige Hustenreiz einen Anfall auslösen kann.

Nicht zu verwechseln mit dem Asthma ist die akute Herzdyspnoe bei Nieren- und Herzkranken. Das Asthma stellt, wie wir sehen, eine Reflexneurose dar und zeichnet sich durch anfallsweise auftretende Bronchialmuskelkrämpfe und Schwellungszustände der Bronchialschleimhaut aus. Die fälschlicherweise Asthma cardiacum bzw. renale sive uraemicum bezeichneten Atemnots-Zustände bei Herz- und Nierenkrankheiten beruhen dagegen auf akuter Schwäche des linken Ventrikels, bzw. auf Vergiftung des Organismus durch Retention harnfähiger Substanzen.

Ebenso unangebracht ist es, die **akute dyspeptische Dyspnoe** als **Asthma dyspepticum** zu bezeichnen, denn diese Dyspnoe hat mit dem Asthma nur das paroxysmale Auftreten gemein, besteht aber im wesentlichen ebenfalls in einer akuten Herzschwäche.

Weiterhin kommen als **Gelegenheitsursachen** des einzelnen asthmatischen Anfalles in Betracht: Verdauungsstörungen, Obstipation, uterine Erkrankungen, überhaupt Reizzustände in der Genitalsphäre. Die chronischen Genitalerkrankungen ziehen aber auch häufig das Nervensystem in Mitleidenschaft und schaffen so die neuropathische Disposition, auf der das Asthma sich entwickeln kann, aber durchaus nicht sich entwickeln muß.

Von großem Einfluß auf den Eintritt von Asthmaanfällen ist die **seelische Verfassung**, das Vorstellungsleben. Bei so manchem Asthmatiker genügt die Angst vor den Anfällen oder die Vorstellung, daß ein solcher z. B. beim Betreten eines verrauchten Lokales eintreten müsse, zur prompten Auslösung eines Anfalles.

Wir kommen nun zu den in ihrer Wirkung noch recht unklaren **Einflüssen des Klimas**, der **Luft** und des **Ortes** auf die asthmatischen Anfälle. Die einen Asthmatiker bekommen ihre Anfälle im Winter oder bei feuchtem, nebeligem Wetter oder in rußiger, staubiger Luft. Die andern im Sommer oder in trockener reiner Bergluft. Man kann mit Avellis sagen, daß viele Asthmatiker ihr Privatklima haben. Es beruht diese Eigentümlichkeit vielleicht auf Vorgängen, deren Verständnis uns das Studium der Anaphylaxie näher gerückt hat, also auf „lokalisierten, zellulären Überempfindlichkeitserscheinungen" (Schittenhelm), wie wir sie z. B. beim Heuschnupfen vor uns haben. Früher sprach man von der Idiosynkrasie der Asthmatiker bestimmten Staubarten oder Gerüchen gegenüber. Diese Anaphylaxie, diese spezifische Überempfindlichkeit ist dann aber nur eine Gelegenheitsursache zum Ausbruch des asthmatischen Anfalles. Sie bildet den Reiz, der den asthmatischen Reflexvorgang auslöst. Der anaphylaktische Chock unterscheidet sich im klinischen Bild durchaus vom asthmatischen Anfall.

Unter dem Begriff Asthma verstehen wir also heute nur jene Reflexneurose im Gebiet der Respirationsnerven, die sich klinisch jedesmal in anfallsweise auftretender, vorwiegend exspiratorischer Atemnot, in Lungenblähung und spezifischer Schleimsekretion, d. h. pfeifenden und giemenden Rasselgeräuschen äußert. Auch die Beiworte a. nasale, bronchiale, uterinum, die den Sitz der auslösenden Gelegenheitsursachen andeuten sollen, lassen wir beiseite. Das geschieht besonders deshalb, weil bei vielen Asthmatikern die Gelegenheitsursachen der einzelnen asthmatischen Anfälle wechseln bzw. weil die asthmatischen Anfälle sich von der primär auslösenden Ursache unabhängig gemacht haben. Wenn also z. B. die ersten asthmatischen Anfälle von Wucherungen in der Nasenhöhle ausgingen, so können im weiteren Verlauf des Leidens psychische Alterationen, Vorstellungen, sowie Erinnerungen an frühere qualvolle Anfälle einen solchen verursachen.

Nun einige Worte über den **Mechanismus** und die **Symptomatologie** des asthmatischen Anfalles.

Der Bronchialmuskelkrampf im Verein mit der katarrhalisch-hyperämischen Schwellung erzeugen eine Atembehinderung und dadurch ein subjektives Unlustgefühl, das Gad mit „Lufthunger" bezeichnet, „weil das Bedürfnis nach Befreiung von diesem Unlustgefühl erfahrungsgemäß durch gesteigertes Luftholen befriedigt werden kann". Auch der Asthmatiker versucht diese Atembehinderung, diesen Lufthunger durch vertiefte Inspirationen zu heben. Die Vertiefung der Einatmung gelingt ihm, die Ausatmung aber kommt zu kurz weg. Denn je mehr sich der Kranke bemüht, die vermehrt zugeführte Luft durch verstärkte Ausatembewegungen, also durch Anspannung der Bauchpresse aus der Lunge zu entfernen, desto mehr werden durch den erhöhten intrapulmonalen Ausatmungsdruck die durch Krampf und Schwellung an sich schon verengten Bronchien komprimiert und ventilartig verschlossen. Dadurch wird die Luft statt aus der Lunge entfernt in den Alveolen zurückgehalten. Ehe demnach der Kranke imstande ist, die mit der letzten Einatmung der Lunge zugeführte Luft wieder auszuatmen, setzt der Lufthunger wieder ein und erzwingt eine neue vertiefte Inspiration. Auf diese Weise vermehrt sich der Luftgehalt der Lunge rasch und wir haben die asthmatische, für den Kranken so qualvolle Lungenblähung vor uns.

Die interessanten Untersuchungen von Stähelin haben ergeben, daß seine Asthmatiker im Anfall trotz der Atembehinderung mehr Luft aus- und einatmeten als in der anfallsfreien Zeit. Das muß ja wohl auch so sein. Die aufs äußerste angestrengte Tätigkeit der gesamten auxiliären Atemmuskeln, sowie die Mehrarbeit, welche dem rechten Herzen durch die Zirkulationserschwerung im kleinen Kreislauf zugemutet wird, steigern den Sauerstoffbedarf beträchtlich und verlangen daher eine Vermehrung der Lungenlüftung.

Ausgeschlossen ist, daß die gewaltige Lungenblähung im asthmatischen Anfall durch eine irgendwie bedingte Dyspnoe hervorgerufen wird.

Die klinische Beobachtung des asthmatischen Anfalles ergibt: Der Thorax steht in Inspirationsstellung, die auxiliären Inspirationsmuskeln sind straff gespannt und heben den Thorax in die Höhe. Die Bewegungen des Zwerchfells sind fast aufgehoben. Die Bauchmuskulatur ist bretthart. Die Dyspnoe trägt einen vorzugsweise exspiratorischen Charakter.

Besonders quälend sind die Anfälle, wenn sie mit Hustenparoxysmen beginnen und einhergehen. Sie sind dann von starker Zyanose begleitet und strengen den Kranken aufs äußerste an.

Die Asthmaanfälle charakterisieren sich ferner durch die oft weithin hörbaren, pfeifenden, trockenen Rasselgeräusche, das zähe Sputum, die Eosinophilie des Blutes, sowie die Charkot-Leydenschen Kristalle und die Curschmannschen Spiralen. .

Über den Verlauf des Asthmas ist zu sagen, daß sich in sehr vielen Fällen an den asthmatischen Anfall ein mehrtägiger sog. asthmatischer Katarrh anschließt, der dann allerdings wieder spurlos verschwinden kann. Häufig aber entwickelt sich im Anschluß an die Anfälle im Lauf der Jahre ein chronischer Bronchialkatarrh. Tritt das Asthma in früher Jugend mit gehäuften Anfällen und sekundärer Bronchitis auf, so führt die häufige, mit den Anfällen verbundene Lungenblähung zur Entstehung einer stationären Lungenüberdehnung und zu einer faßförmigen Thoraxerweiterung. Dabei kann die Exkursionsfähigkeit des Brustkorbs eine durchaus gute sein.

Stellt sich dagegen bei dem Asthmatiker eine emphysematöse Thoraxstarre ein, so ist die Atmung dauernd erschwert. Die asthmatischen Anfälle verlieren ihren Typus und bestehen nur noch in zeitweisen Verschlimmerungen der dauernden Atemnot. Nunmehr wird auch das Herz in Mitleidenschaft gezogen. Auch das Nervensystem und der Gemütszustand der Kranken leiden auf die Dauer begreiflicherweise. Der Asthmatiker wird mit der Zeit meist Neurastheniker und Hypochonder.

Ich habe absichtlich die Genese und die Ätiologie des Asthmas genau besprochen, da nur der Arzt diese Erkrankung wirksam bekämpfen kann, dem das Wesen des Asthmas und der Mechanismus des einzelnen Anfalles bekannt sind.

Bei der **Behandlung des Asthmas** muß man sich darüber klar sein, daß das Asthma erwachsen ist auf der Basis einer angeborenen bzw. erworbenen neuropathischen Disposition. Die Behandlung muß also darauf ausgehen, unter Vermeidung der den Anfall auslösenden Gelegenheitsursachen diese Disposition abzuschwächen, um dadurch die krankhafte Erregbarkeit der respiratorischen Zentren zu dämpfen. Da die neuropathische Konstitution sehr häufig mit einer krankhaften Willensschwäche einhergeht, so vermögen die törichtsten Vorstellungen einen Anfall auszulösen. Es muß also der behandelnde Arzt für den Asthma-Kranken eine autoritative Persönlichkeit und zugleich ein guter Psychotherapeut sein.

Die Therapie des Asthmas ist insoweit kausal, als sie sich bemühen muß, die auslösenden Gelegenheitsursachen auszumerzen. Nasenpolypen z. B. sind zu entfernen, Obstipationen zu beheben, Zervixkatarrhe zur Heilung zu bringen. Wie wir sehen, ist damit aber leider häufig das Asthma nicht beseitigt, weil sich die Anfälle in ihrem Auftreten von der primär auslösenden Ursache unabhängig gemacht haben.

Von diesem Gesichtspunkt ausgehend, beginnen wir mit der Methode, die eine planmäßige Regulierung und Übung der Atemtätigkeit bzw. des Atemzentrums darstellt. Es ist das die Sängersche Zählmethode. Sie dient in erster Linie der Regelung der Atmung im Asthmaanfall.

In den ersten Zeiten ihrer Erkrankung versuchen die Asthmatiker im Anfall forciert auszuatmen, um das Atemhindernis zu beseitigen. Daß das fehlerhaft ist und nur zur Vermehrung der Lungenblähung führt, haben wir oben besprochen. Der Arzt muß also den Kranken anhalten, ruhig, oberflächlich und gedehnt auszuatmen und nicht zu tief und nicht zu lange einzuatmen. Das geschieht sehr zweckmäßig in der von Sänger angegebenen Form: Während der Ausatmung zählt der Kranke mit mäßig lauter Stimme von 1 etwa bis 4, indem er jede Sekunde eine Zahl ausspricht. Während der 5. Sekunde bzw. der Zahl 5 wird eingeatmet, dann weiter gezählt 6, 7, 8, 9 etc. Abgesehen von der Disziplinierung der Atmung wird der Kranke durch diese Methode psychisch abgelenkt. Um die Energie des Kranken im Anfall wach zu halten, müssen Ärzte oder Angehörige im Anfang mitzählen. Aus eigener Erfahrung kann ich bestätigen, daß Kranke bei ganz leichten Anfällen rasch durch diese Methode „aus eigener Kraft des Anfalls Herr wurden". Diese Schulung der Atemtätigkeit durch Verteilung des auszuatmenden Luftquantums auf eine bestimmte Zeitspanne lernen die Kranken aber nur durch systematisches Üben in anfallsfreier Zeit. Nur diese energisch fortgesetzten Übungen geben ihnen das Bewußtsein der Kraft, drohende Anfälle im Keim ersticken zu können.

Zur Kupierung des Anfalles dienen ferner folgende Medikamente, die sich mir gut bewährt haben. Grundbedingung ist, daß sie angewandt werden, sobald der Kranke das erste verräterische Pfeifen in der Brust wahrnimmt, also noch ehe das Gefühl der Atembehinderung und des Lufthungers eintreten.
Rp. 1. Antipyrini 0,8, Coffeini 0,2, D. tal. dos. Nr. 4. S. zu Beginn des Anfalles ein Pulver zu nehmen.
2. Aspirini 0,5, D. tal. dos. Nr. 4. S. zu Beginn des Anfalles ein Pulver zu nehmen.

Am weitesten verbreitet sind die Inhalationsmittel, welche der Kranke im Zerstäuber in der Tasche mit sich herum trägt. Die Inhalate enthalten alle Atropin, Kokain, Nitrite und Glyzerin. Die Anwendungsweise ist folgende: Das Auspuffrohr des gefüllten Zerstäubers wird in ein Nasenloch gesteckt, das andere wird zugehalten und nun wird, während der Kranke etwa 10 mal tief inspiriert, der Ballon des Zerstäubers je 3—4 mal zusammengedrückt. Wird das richtig gemacht, so muß bei der Exspiration der Inhalationsnebel wieder zum Teil aus dem Mund entweichen.

Die gebräuchlichsten Flüssigkeiten und Apparate sind:
1. Tucker-Apparat mit etwa 28 ccm Flüssigkeit. 63 Mk.

Nach Einhorns Analyse besteht dieses Inhalat aus Atropinnitrit 0,581, Kokainnitrit 1,028, Glyzerin 32,16 und H_2O 6,23. Man bezieht daher das Inhalat nebst Zerstäuber viel billiger in Form von
2. Einhorns Apparat und Lösung (Zerstäuber 8,50 Mk., Flüssigkeit 30 ccm 3 Mk.), Einhornapotheke, Berlin C.

Noch zweckmäßiger ist es, nach Goldschmidts Vorschlag das Atropin durch das wesentlich ungiftigere Eumydrin und ebenso das Kokain durch das ungefährlichere Alypin zu ersetzen.
3. Goldschmidts Inhalat Tulisan ist nach folgendem Rezept zusammengesetzt: Perubalsam 73,59, Alypini 0,94, Eumydrini 0,47, Adrenalin (1:1000) 5,0, Glyzerin 20,0. Tulisan Sprayapparat nebst Inhalat 11 Mk., Bezugsquelle: Chem. Institut Berlin W 30, Dr. Ludw. Östreicher. Ferner Vixol 45 Mk.
4. Adrenalin Inhalat Parke Davis & Co. 4,00—6,85 Mk., 10 ccm Flüssigkeit 2,25 Mk. (Adrenalin 1:1000).
5. Stäublis Inhalat.-Apparat und Flüssigkeit. Die Flüssigkeit besteht aus:
Rp. Adrenalini (1:1000) 9,0
Sol. Atropini sulf. 0,1
Sol. Cocain muriat 0,25 } 1,0
Aqua dest. 10,0.
M. D. S. zu Inhalat. Hausmann, Sanitätsgesellschaft, St. Gallen.

Über die pharmakologische Wirkung dieser Substanzen ist folgendes bekannt: Atropin, Eumydrin wirken bronchodilatatorisch, also krampflösend, indem sie die Vagusendigungen und die glatte Muskulatur lähmen.

Kokain wirkt anästhesierend und anämisierend. Es setzt dadurch die hyperämische Schwellung der Bronchialschleimhaut herab und sensibilisiert außerdem die sympathischen Nervenendigungen für Adrenalin.

Adrenalin wirkt bronchodilatatorisch, indem es den bronchodilatatorisch wirkenden Sympathikus reizt. Ferner wirkt es anämisierend.

Die Wirkung der Inhalationsmittel pflegt sich erst nach Jahren abzuschwächen, dann tut man gut, die Inhalatflüssigkeit zu wechseln.

Von physikalischen Methoden sind zur Bekämpfung des Anfalles oft wirksam: heiße Hand- und Fußbäder, sowie Anwendung von Senfteig und heißen Kompressen auf die Brust, ebenso Kreuzwickel. Ferner nasse, kalte Klatschungen oder Güsse in der Nackengegend.

Albin Hoffmann rühmt die Einatmung warmer Wasserdämpfe. Gut wirkt auch Menthol aufs Taschentuch geträufelt im Anfall sowie zur Linderung des asthmatischen Bronchialkatarrhs.

Sehr verbreitet sind die Räuchermittel, die zweifellos bei leichten Anfällen sehr wirksam sind. Sie kommen als Räucherpulver, Papier, Zigaretten zur Anwendung. Sie enthalten meist Stramonium, Belladonna, Salpeter, manchmal auch Opium. Sie wirken außerdem stark hustenreizend und rufen Expektoration hervor. Durch die Befreiung der Bronchien von Schleim werden die Beschwerden des Kranken wesentlich erleichtert.

Auch die Anwendung der Räuchermittel muß sofort bei den ersten Anzeichen des beginnenden Anfalles geschehen. Später angewandt kann der durch die Räucherung erzeugte Husten den Anfall verschlimmern.

Die bekanntesten Räuchermittel sind:
1. Reichenhaller Asthmaräucherpulver 1 Mk.
2. Schiffmanns Asthmaräucherpulver 4,50 Mk.
3. Zematone 2,50 Mk.
4. Salpeterpapier — Charta nitrate. Das Papier ist vor dem Anzünden zu zerknittern.
5. Asthma-Räucherkerzen 1:10.
6. „Exibard" in Zigaretten 1,20 Mk. und Pulverform 5 Mk.
7. Holländisches Asthmakraut. Das zerschnittene Kraut des Stechapfels wird auf glühende Kohlen gestreut.
8. Espic Zigaretten nach Trousseaus Rezept.

Rp. Pulv. fol. Belladonn. 0,36, Pulv. Hyoscyam 0,18, Pulv. Stramonii 0,18, Pulv. Phellandr. aquat. 0,06, Extr. opii gutt. 3. Dieses Pulver kommt in Zigarettenpapier, das vorher mit Aqua laurocerasi getränkt wurde.

Wir kommen nun zu den Mitteln, die nur der Arzt selbst während des Anfalles anwenden kann. Es ist das:

1. Rp. Adrenalin 1:1000.
1 Pravazspritze subkutan einspritzen.

Adrenalin beseitigt in einer Reihe von Fällen den Anfall prompt. Eine Dauerwirkung besitzt das Mittel nicht.

2. Atropin wirkt subkutan injiziert in sehr vielen Fällen außerordentlich rasch. Der Anfall ist nach wenigen Minuten kupiert. Atropin ist kontraindiziert bei chronischer Bronchitis, da es den Bronchialschleim zäh und trocken macht und dadurch die Expektoration desselben hemmt.

Rp. Atropin. sulfur. 0,01:10,0. S. 1 Pravazspritze voll (0,001) zur subkutanen Injektion oder Eumydrin 0,01:10.

3. Asthmolysin nach Weiß und Krause, in Ampullen, besteht aus Adrenalin 0,0008 und Hypophysenhormon 0,04. Letzteres soll das Atemzentrum bzw. die Bronchialmuskeln sensibilisieren und dadurch die Adrenalinwirkung verstärken.

4. Ist der Anfall sehr schwer, und durch keines dieser Mittel zu beseitigen, so greifen wir zu dem hier wirklich souveränen Morphium und zwar in solchen Fällen stets subkutan 0,01—0,015.

Rp. Sol. Morph. muriat. 0,2 : 10,0. S. ½ Pravazspritze.

Oder zu dem modernen Ersatzpräparat Pantopon.

Rp. Pantoponi in Ampullen à 0,02. S. davon die Hälfte oder $^2/_3$ subkutan injizieren.

Bei **chronischem Asthma** wird man wegen der Gefahr des Morphinismus nur sehr sparsam mit diesem Mittel sein. Einem morphiumsüchtigen Asthmatiker wird man das Morphium durch Atropin ersetzen und dadurch den Morphinismus beseitigen.

Überhaupt empfiehlt sich eine Kombination von Morphium und Atropin, um im Sinne Burgis die heilsame Wirkung zu potenzieren.

Rp. Atropin. sulf. 0,005, Morphium murat. 0,03, Auqa dest. 10,1. S. Pravaspritze zu subkutaner Injektion.

Behandlung des Asthma außerhalb des Anfalles.

Der asthmatische Katarrh, der sich an die einzelnen Anfälle anschließt, wird chronisch, wenn die Anfälle sich häufen und bildet nun die Grundlage zur chronischen Bronchitis. Vielfach stellt ja aber auch die chronische Bronchitis die Ursache des Asthmas dar. Wie die Genese auch sein mag, jedenfalls müssen diese Bronchialkatarrhe behandelt werden.

Hierbei spielt Jod die Hauptrolle. Zur Erzielung einer energischen Wirkung verordnet man:

Rp. Sol. Kal. jodati. 8,0 / 200,0. S. zweistündlich einen Eßlöffel voll zu nehmen in Milch, nie auf den leeren Magen.

Ist die Expektoration im Gange, so gehe man mit der Zahl der Joddosen herab.

Sehr gute Dienste tun nach meiner Erfahrung auch folgende Kombinationen:

Rp. Ammon. jodat. 6,0—10,0, Tinct. opii benz. 4,0, Succ. liquirit. 20,0, Aqua dest. ad 200,0. S. dreimal täglich einen Eßlöffel voll zu nehmen.

Man kann das Jod auch an organischen Substanzen gebunden verabreichen. Es wird dann länger im Körper zurückgehalten. Diese Präparate kommen in Betracht, wenn man eine weniger intensive Jodwirkung nötig hat, oder wenn eine Idiosynkrasie besteht. Ich nenne Jodostarin in Tabletten à 0,5. Ebenso Jodglidine, Sajodin. 3—4 mal täglich eine Tablette à 0,5.

Neuerdings ist auch das Kalzium in die Therapie der Rhinitis und Asthmabronchitis mit Erfolg eingeführt worden.

Rp. Calc. chlorat
Calc. lactic.   āā 10,0
Sirup. simpl.   40,0
Aqu. dest. ad   400
MDS. 2stündlich 1 Eßlöffel.

Um die meist nächtlicherweile auftretenden Anfälle zu umgehen, empfiehlt es sich, abends Jod mit Chloralhydrat zusammen zu geben.

Rp. Kal. jodat. 10,0, Chloralhydrat 5,0, Aqua dest. ad 200. S. abends 1—2 Eßlöffel voll zu nehmen.

Als Schlaf- oder Vorbeugemittel ohne Jod empfiehlt sich:

Rp. Sol. Codein. phosph. 0,5 / 15,0. S. abends 10—15 Tropfen zu nehmen.

Oder Rp. Medinali 0,5.

Oder Rp. Adalini 1,0, S. abends 1—2 Pulver zu nehmen und heiße Milch oder Tee nach zu trinken.

Die in den Inhalationsmitteln wirksamen Substanzen können wir den Kranken auch in folgenden Rezepten verschreiben:

Rp. Kal. jodati. 8,0, Tinct. Lobeliae, Tinct. op. benzoic. ad 2,5, Decoct. polygall. 10: 140. M. D. S. dreimal täglich ein Eßlöffel voll zu nehmen.
Oder Rp. Tinct. Stramonii, Tinct. opii. benzoic. ad 10,0. M. D. S. „Asthmatropfen" nach Bedarf 3—4 mal täglich 15—20 Tropfen zu nehmen.
Oder in Form der Trousseauschen Pillen.
Rp. Extr. Belladonn., Fol. Belladonn. āā 0,3, Mas. pill. q. s. u. f. Pill. Nr. 30. S. nüchtern täglich eine Pille, steigend alle 4 Tage bis 5 Pillen täglich.

Ich habe absichtlich eine große Anzahl von Asthmamitteln hier aufgezählt, da man erfahrungsgemäß bei vielen Asthmatikern erst viele Mittel erproben muß, bis man das jeweils wirksame findet. Zweitens aber haben die Asthmatiker, die schon lange

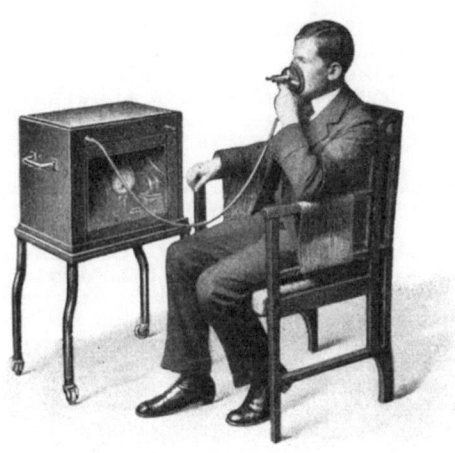

Abb. 1. Brunsscher Unterdruck-Atmungsapparat Modell „Inhabad". Inhabad-Gesellschaft Charlottenburg, Marchstr. 9.

Zeit mit diesem Leiden behaftet sind, meist ein großes Repertoire an Asthmamitteln durchprobiert, wenn sie in unsere Sprechstunde kommen. Kennt nun der konsultierte Arzt diese Mittel nicht, so hat der Kranke von Anfang an zu ihm das Vertrauen nicht, das die Grundbedingung einer erfolgreichen Behandlung ist.

Von physikalischen Heilmethoden hat sich in vielen Fällen die Anwendung des galvanischen und faradischen Stroms bewährt. Mit starken Strömen läßt sich ev. ein Anfall kupieren. Bei chronischem Asthma empfiehlt es sich, einmal den Versuch mit täglicher Galvanisation von 15 Minuten Dauer zu machen. Die Elektroden werden entweder am Hals oder auf Brust und Rücken aufgesetzt.

Sehr günstige Erfolge mit dem von mir angegebenen Unterdruckatmungsapparat berichten Reuter, Pescatore, Grödel, Pick, Braunwarth u. a. Der Apparat erzeugt eine dauernde Druckdifferenz zwischen dem Atmosphärendruck auf der Außenfläche des Körpers und dem künstlich erniedrigten Druck in den Luftwegen und im Lungeninnern. Wendet der Kranke den Unterdruckatmungsapparat bei den ersten Erscheinungen des beginnenden Asthmaanfalles an, so gelingt es ihm, die drohende Lungenblähung hintanzuhalten. Durch das Einatmen einer verdünnten Luft wird der Asthmatiker gezwungen, langsam und ruhig statt überhastet einzuatmen und ganz besonders die Ausatmung in verdünnte Luft sorgt dafür, daß keine Luft in den Alveolen zurückgehalten wird. Kommt der Apparat erst auf der Höhe des Anfalls zur Anwendung, so gelingt es bei zweckmäßiger Dosierung des Unterdruckes, durch das Ausatmen in verdünnte Luft die in der Lunge zurückgehaltene Luft, welche die überaus qualvolle Lungenblähung verursacht, auch jetzt noch wieder abzusaugen.

Außerdem geben die Asthmatiker und Bronchitiker übereinstimmend eine Erleichterung der Expektoration an.

Die Unterdruckatmung ist eine sehr wirksame Atemgymnastik für den Asthmatiker auch außerhalb der Anfälle; ebenso wie sie sich in der Behandlung des Emphysems und der chronischen Bronchitis einer großen Reihe von Ärzten gut bewährt hat.

Zur Abhärtung und Erfrischung der Kranken dienen kühle bzw. kalte Wasserprozeduren, in Form von Teilabreibung, die man der Vorsicht halber erst mit Franzbranntwein und dann mit allmählich immer kälterem Wasser ausführt. Die früher so viel gerühmten Schwitzprozeduren in Form von Ganzpackungen, Dampfkastenbäder, Lichtbäder haben an Beliebtheit eingebüßt. Sie heilen weder das Asthma noch beseitigen sie die asthmatische Disposition. Sie sind nur dann indiziert, wenn eine chronische Bronchitis oder ein asthmatischer Katarrh besteht, und Herz und Gefäße völlig gesund sind.

Über den Wert der Schrotschen Durstkuren, die Singer für die Behandlung des Asthmas empfiehlt, fehlen noch genügende Erfahrungen.

Die pneumatische, medikomechanische und Inhalations-Behandlung der Asthmatiker ist nur in Kuranstalten und entsprechend eingerichteten Sanatorien durchführbar. Als Ort derartig spezialistischer Behandlung kommen in erster Linie in Betracht: Ems und Reichenhall. Handelt es sich darum, dem Kranken einen Klimawechsel zu empfehlen, so kommt hier vor allem das erfahrungsgemäß sehr wirksame Höhenklima in Betracht. Man schicke die Kranken in alpines Klima, in Höhen von über 1200 m, z. B. Pontresina, Arosa, St. Moritz, Davos, Madonna di Campiglio, San Martino di Castrozza, Bormio.

Zum Schluß will ich noch einmal die Behandlung des Asthmas durch folgende Beispiele illustrieren. Ein junger Mann aus neuropathischer Familie kommt zu uns mit einem ganz frischen Asthma ohne Komplikationen. Wir stellen bei der Untersuchung Nasenpolypen fest als auslösende Ursache der Anfälle und versuchen daher eine kausale Therapie durch galvanokaustische Entfernung dieser Wucherungen. Hier ist aber gleichzeitig eine energische Stählung des Willens und Erlernung einer zweckentsprechenden Atemtechnik in Form der Sängerschen Methode am Platze. Während der Anfälle zählen Arzt oder Angehörige mit. Um die Erregbarkeit des Vagus herabzusetzen, verordneten wir Trousseausche Pillen. Da die Anfälle bei dem jungen Mann meist nachts auftreten, so geben wir abends 8 Uhr eine feuchte Ganzpackung, die eine Stunde liegen bleibt. Zur Nacht als Schlafmittel und zur Vorbeugung der Anfälle bekommt der Kranke um 10 Uhr 2 g Chloralhydrat.

2. Beispiel. Wir werden zu einem Kranken während eines schweren, typisch-asthmatischen Anfalles gerufen. Wir versuchen es erst mit einem heißen Hand- und Fußbad und machen gleichzeitig feuchte Nackenklatschungen. Kein Erfolg. Jetzt greifen wir zur Adrenalininjektion, die aber ebenfalls versagt, während dagegen 1 Centi Morphium subkutan den Anfall sofort kupiert.

Der Kranke leidet, wie man uns erzählt, schon seit 5 Jahren an Asthma.

Wir stellen bei ihm eine chronische Asthmabronchitis fest, die mit quälendem Husten und spärlicher Expektoration eines zähen Schleimes einhergeht.

Wir verordnen daher Jodammonium 10:200 mit Opium, vermeiden aber Liquor. ammon. anisat. wegen des Hustenreizes und ebenso Atropin, um das Bronchialsekret nicht noch zäher und trockener zu machen. Ferner bekommt der Kranke täglich abends eine Kreuzpackung und inhaliert zweimal Wasserdämpfe. Die Bronchitis bessert sich unter dieser Behandlung, die Anfälle werden milder, so daß auf Morphium verzichtet werden kann. Wir empfehlen nun dem Kranken den abwechslungsweisen Gebrauch von Koffein-Antipyrinpulvern und des Einhornschen Sprayapparates. Wir schärfen ihm ein, den Apparat stets bei sich zu tragen und ihn sofort anzuwenden, sobald nur das erste Pfeifen auf der Brust sich hörbar macht, oder eine leichte Atembehinderung eintritt. Das Bewußtsein, ein im Anfall prompt wirksames Mittel bei sich zu haben, wirkt auf den Kranken außerordentlich beruhigend und einem Anfall vorbeugend. Der Kranke ist nun wieder in der Lage, an gesellschaftlichen Veranstaltungen teilzunehmen, die er bisher meiden mußte, in der Furcht, von einem Anfall überrascht zu werden.

Als Schlaf- oder Vorbeugemittel verordneten wir Medinal oder Pantopon. In der anfallsfreien Zeit hat der Kranke zwecks Abhärtung gegen Witterungseinfluß täglich sich nach dem Aufstehen, anfangs mit Franzbranntwein, später mit lauwarmem Wasser abzuwaschen und zu frottieren. Auf dem Körper trägt er im Winter Wolle, im Sommer Halbwolle bzw. seidene Netzunterhemden. Außerdem hat er täglich zweimal $\frac{1}{2}$ Stunde Atemgymnastik vorzunehmen.

Die Therapie des Diabetes melitus.

Von **Professor Dr. Joseph Forschbach,**
Privatdozent an der Universität Breslau.

Vorbemerkungen: Der Diabetes melitus zeigt sich in der Schwäche oder Unfähigkeit des Organismus, die meisten Kohlehydrate, zu denen die wichtigsten Bestandteile der Nahrung, z. B. Stärke und Rohrzucker gehören, in normaler Weise zu verwerten. Die Folge dieser Störung ist eine Traubenzuckeranreicherung in Blut und Geweben und ein Übertreten von Zucker in den Harn. In schwereren Fällen der Erkrankung vermehrt auch die Eiweißzufuhr die Zuckerausscheidung. Unter dem Ausfall der Kohlehydratverwertung kommt es beim schweren Diabetes oft zur Bildung und Ausscheidung von z. T. säureartigen Substanzen (Azeton, Azetessigsäure, β-Oxybuttersäure), deren toxische Wirkung Koma und Tod herbeiführen kann. Eine weitere schwere Gefahr besteht in der Disposition des Zuckerkranken zu Infektionen (Furunkulose, Tuberkulose).

Der Diabetes melitus erscheint bald als eine genuine, öfters erbliche Krankheit, bald als Folge oder Komplikation anderer Leiden (Arteriosklerose, Gicht, Fettsucht). Es mehren sich die Anhaltspunkte dafür, daß die meisten Formen der Krankheit gemeinsam auf eine primäre oder sekundäre Schädigung einer inneren Sekretion der Bauchspeicheldrüse zurückgeführt werden können.

I. Die Versuche einer kausalen Therapie.

a) Die Versuche, entsprechend der Annahme einer pankreatogenen Natur des Diabetes eine Organotherapie durch Zufuhr von Pankreasextrakten oder Anregung der inneren Sekretion der Drüse zu finden, sind fehlgeschlagen. Der Praktiker muß deshalb auf die Anwendung des Pankreashormons (Zülzer) oder des Sekretins englischer Ärzte etc. verzichten.

b) Auch eine kausale Chemotherapie ist gegen den Diabetes melitus bis heute nicht gefunden. Nur insofern Mittel gegen ein Grundleiden z. B. Syphilis, wirksam sind, können sie auch einen sekundären Diabetes bessern. Höchstens von dem Opium läßt sich auf Grund exakter Beobachtungen behaupten, daß es bei gleichem diätetischen Regime eine meist freilich nur vorübergehende günstige Wirkung auf die Glykosurie entfaltet, nicht nur in Fällen, die auf „nervöser Basis" entstanden sind, sondern auch bei den „genuinen" Formen der Krankheit. Man gibt im allgemeinen etwa 3—4 mal 0,1 p. d. Extr. Op., aber nach von Noorden nicht länger wie 2 Wochen.

Nächst den Opiaten könnten auf Grund gut gestützter Erfahrungen die Salizylpräparate, am besten als Aspirin, ferner allenfalls das Zyzygium Jambolanum in Form eines Dekoktes von pro die 20 g der getrockneten Früchte, mit ⅓ % Salizylsäure versetzt, versucht werden.

Damit sind für den gewissenhaften Kritiker die Arzneimittel erschöpft, denen man wenigstens in etwa einen von der Diätregulierung unabhängigen Einfluß auf die Glykosurie zutrauen darf. Die Wirksamkeit anderer Mittel ist vielfach nur auf Grund methodisch ungenügender Versuche behauptet. Dahin gehören vor allem die Berichte über das Absinken der Traubenzuckerprozente im Urin ohne Kontrolle der Urinmenge. Zum Teil werden auch in betrügerischer Irreleitung des Publikums Erfolge proklamiert, die nicht den betreffenden „Geheimmitteln", sondern der gleichzeitig geforderten Diätregelung zuzuschreiben sind. Oft wird der Arzt seine Kranken über diese Verhältnisse aufklären, schon um zu verhüten, daß sie einen bequemen „Medikament"gebrauch der peinlichen Diätregulierung vorziehen.

II. Die diätetische Therapie.

a) Allgemeine Gesichtspunkte und Ziele der Diätbehandlung.

Solange wir kein empirisch oder auf Grund tieferer Einsicht in die Ursachen des Diabetes melitus gefundenes Spezifikum haben, ist die einzig erfolgreiche und dankbare Therapie die diätetische.

Sie ist aufgebaut auf der Erfahrung, daß der Zucker im Blut und Urin des Diabetischen abnimmt oder verschwindet, wenn wir seine Nahrung nach bestimmten Gesichtspunkten regulieren, vor allem die Zufuhr der Kohlehydrate beschränken. Es könnte den Anschein haben, als bessere der Arzt mit einer derartigen Diätregelung nur das sinnfälligste Krankheitssymptom, die Glykosurie, ohne jedoch, was wir von einer Therapie erwarten dürften, das Übel an seiner Wurzel anzugreifen. Demgegenüber lehrt aber die Erfahrung, daß Einschränkung oder Entziehung zuckergebenden Materials mit der Zeit nicht nur das Blut zuckerarm macht und den Harnzucker zum Verschwinden bringt, sondern auch zur Stärkung des kranken Mechanismus der Kohlehydratverwertung führt. Der Diabetische gewinnt die Fähigkeit zurück, Kohlehydrate ohne Zuckerverluste zu vertragen: seine Toleranz steigt wieder. Durch diese Tatsache kommt die Regelung der Nahrungszufuhr dem Range eines Spezifikums nahe, und in der Tat hat bei wenigen inneren Krankheiten der Arzt über gleich mächtige Heilmittel zu verfügen.

Ein Hauptpunkt der Diabetesbehandlung ist also zunächst die Einschränkung in der Zufuhr zuckergebenden Materials. Obenan stehen natürlich die Zuckerarten selbst, die Kohlehydrate, gerade die wichtigen Nährstoffe, die in Form der Stärke (Amylazeen) Hauptbestandteil des Brotes sind, in Form des Rohrzuckers unsere Speisen süßen, als Traubenzucker, als Malzzucker in beliebten Genußmitteln vorkommen, deren Ausfall also im täglichen Diätzettel des Reichen wie des Armen eine empfindliche Lücke bedeutet. Andere Kohlehydrate gehen nur unvollkommen in Traubenzucker über; dies gilt vom Milchzucker, der Lävulose und dem besonders in Knollengewächsen enthaltenen Inulin.

Schwerere Fälle von Diabetes melitus lehren uns, daß neben den Kohlehydraten oft auch das Eiweiß ein unliebsamer Zuckerbildner ist. Der Umfang der Zuckerbildung aus Eiweiß ist bei jedem Falle verschieden groß. Es mag dabei einesteils die Eigenschaft dieses Nährstoffes, den Gesamtstoffwechsel anzuregen, eine Rolle spielen; eher hat man an eine vermehrte Umbildung von Teilen des Eiweißmoleküls zu Zucker, vielleicht an den hemmenden Einfluß von Eiweißprodukten auf die Zuckerverbrennung zu denken. Es ist als großer Fortschritt der Diabetestherapie anzusehen, daß unter der Autorität Naunyns die Eiweißzufuhr gegenwärtig in gleicher Strenge unter die Kontrolle des Arztes gestellt wird, wie die der Kohlehydrate. Die stärkere glykosuriesteigernde Wirkung animalischer Eiweißkörper gegenüber vegetabilischen wird der Praktiker bisweilen berücksichtigen müssen. Wenn demnach in schweren Fällen der Arzt die Aufgabe hat, auch die Eiweißzufuhr auf Mindermaße zu reduzieren, so darf er andererseits die Menge dieses lebenswichtigsten Stoffes nur soweit herabsetzen, daß der Organismus vor Stickstoffpassiva geschützt ist. Die Tagesnahrung des erwachsenen Diabetikers muß mindestens 100 g Eiweiß enthalten.

Einzig die Fette, die glücklicherweise mit 9,3 Kal. pro g an Brennwert Kohlehydrate (4,1 Kal. pro g) und Eiweiß (4,1 Kal. pro g) um das Doppelte übertreffen, sind keine Zuckerbildner und daher berufen, den notwendigen und schwierigen Ersatz der anderen Nahrungsmittel beim Zuckerkranken zu bestreiten.

Nicht genug kann aber die gute alte Richtlinie der Diabetestherapie wieder zu Ehren kommen, daß man keinen, am wenigsten den schweren Diabetiker, auch nicht mit den erlaubten Nahrungsmitteln überfüttern soll. Denn trotz weitgehender Kohlehydratbeschränkung kann man in vielen Fällen gerade deshalb nicht die erwünschte Entzuckerung des Organismus erreichen, weil das Gesamtkostmaß ein zu großes war. Die empfohlene Beschränkung des Eiweißes kommt ja dieser Forderung schon erheblich entgegen. Im ganzen können 35 Kal. pro kg Körpergewicht als ausreichend gelten.

So wird die an den Arzt gestellte Aufgabe sich dahin zusammenfassen, unter Beschränkung von Kohlehydraten ev. auch von Eiweiß, seinen Kranken eine nicht überreichliche Nahrung zu geben, die aber so ausreichend sein muß, daß auch die mit dem Zuckerverlust eintretende Kalorienschmälerung verhindert wird. Die Körpergewichtskontrolle orientiert am besten über die Zulänglichkeit der Nahrung.

Gilt es, den Kohlehydratgehalt der Nahrung einzuschränken, um Zuckerfreiheit der Gewebe zu erreichen, so birgt gerade diese Maßnahme bei vielen schweren Diabetikern die Gefahr der Entstehung von Azidosekörpern. Darum ist man in solchen Fällen wiederum gezwungen, dem Organismus die eben erforderliche Kohlehydratmenge zuzuführen und damit manchmal das Interesse der Entzuckerung dem der Azidosebeseitigung hintanzustellen.

Auch dann noch werden genug Fälle von Diabetes übrig bleiben, deren Glykosurie und Azidosis den genannten Kostregelungen trotzen und deshalb zu später zu besprechenden Sondermaßregeln zwingen.

b) Die Toleranzbestimmung.

Die Vorbedingung für eine rationale diätetische Behandlung ist zunächst die Bestimmung der Menge Kohlehydrate, die dem diabetischen Organismus zugeführt werden kann, ohne daß eine Glykosurie auftritt. Wir müssen heute den Begriff der Toleranz für viele mittelschwere und schwerere Fälle noch weiter begreifen, indem wir auch die glykosurische Eiweißwirkung zahlenmäßig festzulegen suchen. Treten unter den gewählten Kostbedingungen Azidosekörper im Harn auf, so ergibt sich die weitere Aufgabe die Ermittlung eines Mindestmaßes von Kohlehydrate, das für die Unterdrückung der Azidose erforderlich ist.

Vom Arzte verlangt die Durchführung der Toleranzbestimmung zunächst die Einrichtung einer Fett-Eiweißkost. Deshalb muß er in großen Zügen vertraut sein mit dem Nährgehalt und dem Kohlehydratgehalt der hauptsächlichsten Nahrungsmittel. Für Details sind Tabellen zur Hilfe zu nehmen (s. Tabellen am Schluß).

Ferner muß er in der Lage sein, die quantitative Kontrolle über die Zuckerausscheidung seines Patienten zu übernehmen. Er darf sich nicht damit begnügen, nur den Prozentgehalt an Traubenzucker im Harn festzustellen, sondern es kommt für die Beurteilung des Umfanges der Glykosurie auf die Ermittlung der absoluten Zuckermenge in 24 Stunden an. Der Patient ist anzuweisen, vor jeder Defäkation Urin zu lassen und die ganze Harnmenge ist zur Vermeidung der Zersetzung (Zuckerverluste namentlich im Sommer!) kühl aufzuheben. Nur bei besonderer Zuverlässigkeit wird dem Patienten die Messung des Urins in einem großen Urinmeßglas selbst überlassen werden können. Eine Probe des Mischharn dient der Zuckerbestimmung.

Von quantitativen Methoden der Zuckerbestimmung stehen eine Reihe zur Verfügung. Nur der Spezialarzt verfügt im allgemeinen über einen Polarisationsapparat. Die chemischen Methoden der Titration sind nur in Händen Geübter brauchbar, aber auch dann noch zeitraubend. Die Lösungen sind vielfach schwer zu beschaffen und schlecht haltbar. Weitaus am bequemsten, am leichtesten zu handhaben und für die praktische Diätbehandlung von völlig genügender Genauigkeit sind die Gärungsapparate in der verbesserten Form des alten Lohnsteinschen Apparates (Modifikation von Wagner). Sie haben den Nachteil, daß selbst bei hoher Zimmertemperatur das Resultat oft erst 6 Stunden später abgelesen werden kann. Das ist für den Gang der Toleranzbestimmung insofern ein Nachteil, als von dem Untersuchungsergebnis die Diätverordnung für den nächsten Tag jeweils abhängig gemacht werden muß. Es bleibt nur übrig, die Abgrenzung der Urinmenge auf die frühen Morgenstunden zu verlegen. Schon nach 4 Stunden orientiert der Apparat an sehr warmem Standort meist über Zuckergehalt so ausreichend, daß man wenigstens den Kostplan danach einrichten kann. Bei allen schwereren Fällen muß dauernd Azeton- und Azetessigsäureauftreten im Harn überwacht werden. Für diese Substanzen kann sich der Praktiker mit qualitativen Proben begnügen, weil auch nach ihrem mehr oder minder intensiven Ausfall Schwankungen in der Azidosekörperausscheidung ganz gut beurteilt werden können. Ebenso muß und darf auf die vielfach postulierte Bestimmung des Ammoniaks im Harn als Ausdruck für die Azidosis verzichtet werden.

Man erleichtert sich die Durchführung der Toleranzbestimmung sehr durch eine übersichtliche Eintragung der Untersuchungsergebnisse in eine kleine Tabelle, in der zweckmäßig zu jedem Prüfungstag auch die zugehörige Nahrung notiert ist. Auf solche ordentliche Notizen ist der Arzt schon deshalb angewiesen, um bei einer nach langer Zeit wiederholten Prüfung etwaige Veränderungen der Toleranz durch das Diätregime beurteilen zu können. Es sei als Schemavorbild auf die später folgenden kleinen Beispieltabellen verwiesen.

Vom Patienten verlangt die Toleranzbestimmung Zuverlässigkeit. Davon ist auch im wesentlichen abhängig, inwieweit der Kranke selbst dem Arzte die Mühe der Urinmessung abnehmen kann. Intelligente und willige Patienten unterstützt man in der exakten Durchführung der Vorschriften am besten dadurch, daß man ihnen in angemessener Weise Einblick in den Sinn der systematischen Diätregulierung gewährt und sie selbst sich von dem guten Einfluß der Anordnungen überzeugen läßt.

Gegenüber den Schwierigkeiten einer Toleranzbestimmung für Patienten und Arzt ist allerdings die Frage am Platze, inwieweit man die Durchführung einem Krankenhause oder Sanatorium anvertrauen soll. Ärmere Kranke, namentlich soweit sie Kassenkranke sind, werden unter allen Umständen einem Krankenhause überwiesen werden müssen, schon weil die Durchführung einer Toleranzbestimmung in der Häuslichkeit zu teuer ist. Bemittelteren Patienten würde der Arzt immer dann dazu raten, wenn sie unzuverlässig sind und nach Lage der Verhältnisse zu Hause nicht genügend überwacht werden können. Bei solchen empfiehlt sich diese Maßregel auch deshalb, weil die Unterwerfung unter eine strenge Krankenhaus- oder Sanatoriumsdisziplin gleichzeitig eine gute Schule für die spätere Durchführung der strengen Kostregelung ist. In schwereren Fällen, bei denen die Toleranzbestimmung wegen vieler Komplikationen sich hinzieht, muß dem Praktiker dringend geraten werden, den Patienten einer Anstalt zu überweisen.

Immer aber wird es Kranke auch schwereren Grades geben, die unter keinen Umständen in ein Krankenhaus wollen und deren Fürsorge damit dem praktischen Arzte überlassen bleibt.

Was die Technik der Toleranzbestimmung betrifft, so beginnt man zweckmäßig damit, die bisher vom Kranken genommene Tagesnahrung nach Quantität und Qualität annähernd zu taxieren und die zugehörige Tageszuckerausscheidung festzustellen. Bei der Taxe der Nahrung kommt es hauptsächlich darauf an, mit wieviel Kohlehydrat (Brot, Zucker, Kartoffeln, Hülsenfrüchte, Mehlsaucen) der Kranke seine Nahrung belastet hat. Wenn wenigstens Zucker, Brot und Kartoffeln gesondert gewogen werden, bekommt man von der Kohlehydratzufuhrganz gute Vorstellungen. Oft erfährt man von einem erstaunlichen Brot- und Zuckerkonsum, und es würde bei sehr leichten Fällen vielfach schon ohne weitläufige Toleranzbestimmung die Beschränkung auf ein Normalmaß der Kost und speziell der Kohlehydrate genügen, um den Zucker zum Verschwinden zu bringen. Doch dürfen auch solche Kranke nach Feststellung der ausgeschiedenen Zuckermengen nicht mit allgemeinen Vorschriften: „Essen sie weniger Brot und Kartoffeln" entlassen werden, sondern die Anordnungen sind auf Grund zahlenmäßiger Unterlagen über ihre Toleranz genau zu präzisieren.

Im allgemeinen soll die Toleranzbestimmung mit einer allmählichen Entziehung der Kohlehydrate beginnen. Sicherlich wird diese Regel bei vielen mittelschweren Fällen, bei denen die besprochenen Folgen des Kohlehydratausfalls in Gestalt der Azidosis zu befürchten stehen, die einzig richtige sein. Doch muß entgegen vielen anderen Darstellungen betont werden, daß man unbedenklich sofort zur totalen

Kohlehydratentziehung schreiten darf, wenn bei gemischter Kost und Azidosefreiheit der Kranken nur geringe Zuckerwerte festgestellt sind. In diesen Fällen verschwindet eine mit der plötzlich erzielten Aglykosurie auftretende Azetonurie unter der Weiterbehandlung meist prompt. Die allmähliche Entziehung ist jedoch namentlich bei schwerer Glykosurie jugendlicher und heruntergekommener Kranker der sicherere Weg und soll immer eingehalten werden, wenn bereits eine Azidose bei gemischter Kost bestanden hat.

Bei allmählicher Entziehung der Kohlehydrate reicht man der besseren Übersicht wegen das Kohlehydrat nur in Form von Weißbrot. Man legt also einer kohlehydratfreien Kost, die ausreichend ist, am 1. Tage 100, am 2. Tage 75, am 3. Tage 50 g Weißbrot zu. Tritt Entzuckerung des Urin sein, so steigert man die Brotzulage allmählich um 20 g pro Tag, bis wieder die ersten Spuren Zucker im Harn erscheinen. Von manchen Autoren ist betont worden, daß für die Bemessung der Kohlehydratstörung beim Diabetischen es auch die Aufgabe der Toleranzbestimmung sei, diejenige Menge Brot zu bestimmen, bei der der Kranke am meisten verwertet. Inwieweit eine solche rechnerische Unterlage auf die Einrichtung der Behandlung einen Einfluß haben darf, wird später erörtert.

Bei der Toleranzprüfung setzt man also die Nahrung zunächst kohlehydratfrei und möglichst übersichtlich zusammen und in einer Menge, daß der Kranke pro kg ungefähr 35 Kalorien erhält. Dabei soll die Nahrung nur aus im wesentlichen eiweiß- und fetthaltigen Substanzen bestehen: Fleisch, Fisch, Eiern, Käse, Fetten in Form von Butter, Schmalz, Speck und aus Gemüsen, deren Kohlehydratgehalt sehr gering (2—5 %) beträgt, also grünen Gemüsen und Salaten. An Getränken enthält sie: Wasser, Kaffee und Tee ohne Zucker, herben Wein, Zitronensaft. Später haben wir in tabellarischer Übersicht den Nährgehalt erlaubter Nahrungsmittel mitzuteilen; in diesen Tabellen (1—7) sind durch Sternchen die bei der Toleranzbestimmung am meisten in Betracht kommenden Nahrungsmittel hervorgehoben.

Man sieht daraus, daß es ihrer eine ganze Blütenlese gibt, die selbst für den Verwöhntesten ein gutes Menu ohne Mehl zu komponieren gestattet. Da auch in der späteren Einrichtung der Diät die Kohlehydratfreiheit oder Beschränkung oft im Vordergrunde der Behandlung steht, so sei gleich hier betont, daß ein solches Regime in der Praxis aurea kaum auf Schwierigkeiten stößt. Anders in der Armenpraxis! Weil weniger Bemittelte, kleinere Krankenhäuser und Kassen bei der Erfüllung solcher Diätvorschriften große Sparsamkeit üben müssen und die Teuerung der letzten Jahre gerade die für Zuckerkranke wichtigen Nahrungsmittel wie Fleisch, Speck etc. betrifft, so ist wohl angebracht, neben dem Kalorien- und Nährgehalt einer Diät auch deren Kosten zu rubrizieren.

Beispiele einer Speiseordnung bei der Toleranzbestimmung.
a) für ärmere Klassen.

Kostenpunkt: ca. Mk. 1,30; Nährwert: ca. 2100 Kal. mit ca. 100 g Eiweiß.
Frühstück: Dünner Kaffee (kein Malzkaffee) oder Teeaufguß (ungesüßt) und 2 Eier mit etwa 10 g Butter oder Kunstbutter oder Schmalz, dazu ca. 60 g billigen Käses (Kuhkäse, Kümmelkäse).

Mittags: ca. ½ Pfund Fleisch (ev. Pferdefleisch) in 50 g Butter (ev. Kunstbutter) gebraten, dazu grünes Gemüse oder Sauerkohl, im Sommer Blattsalat, Spinat, alle Gemüse in 40 g Fett.
Nachmittags: Kaffee mit Ei.
Abends: 150 g Schlackwurst oder Mettwurst oder 2 Häringe oder Bücklinge

b) für bemitteltere Klassen.

(Kostenpunkt: ca. Mk. 3,30; Nährwert: ca. 2100 Kal. mit 130 g Eiweiß.)
I. Frühstück: Kaffee, Tee mit Saccharin, dazu 2 Eier mit 50 g fettem Schinken.
II. Frühstück: 2 Spiegeleier in 50 g Butter, dazu Bouillon.
Mittags: ca. ½ Pfund Fleisch in möglichst viel Butter oder Fett gebraten, dazu alle Arten von grünen Gemüsen, ev. als Vorgericht etwas Kaviar. Mineralwasser.
Nachmittags: Kaffee oder Tee mit 2 Eiern.
Abends: Kalter Aufschnitt aus fettem Schinken, Roastbeaf, (100—150 g), dazu 75 g Schweizer Käse. Saure Gurken. Getränk wie Mittags.

Der Ausfall der Toleranzbestimmung, speziell die Entzuckerungsmöglichkeit und die Größe der Kohlehydrattoleranz liefert so außerordentlich verschiedene Bilder von der Eigenart und Schwere des Diabetes, daß man unendlich viele Gruppen der Krankheit unterscheiden könnte.

c) Die Behandlung der leichten Diabetesfälle.

In einer Gruppe der „leichten Fälle" lassen sich diejenigen vereinigen, bei denen die Zuckerfreiheit des Harnes schon durch eine Einschränkung der Kohlehydratzufuhr zu erzielen ist.

Hierher gehören viele diabetische Erkrankungen der älteren Leute oberhalb 50 Jahren, vielfach mit den Zeichen leichter oder schwererer Arteriosklerose, aber in gutem Ernährungszustande. Auch bei jüngeren Individuen zeigt mitunter der Diabetes diesen leichten Charakter, wie das folgende Protokoll über eine Toleranzbestimmung zeigen soll:

G. P., 29 Jahre, Gutsbesitzer, seit 4 Wochen mit Durst und Mattigkeit und Wadenkrämpfen erkrankt.

Datum	24 stdl. Urinmenge	Zucker %	g	Azeton	Azetessigsäure	Diät	Körpergew.
3./5. 13	2000	4,7	94	—	—	StrengeDiät u. 100 g Br.	61 kg
4./5. 13	800	0	0	—	—	,, ,, ,, 50 ,, ,,	61 ,,
5./5. 13	900	0	0	—	—	,, ,, ,, 50 ,, ,,	60 ,,
6./5. 13	1000	0	0	—	—	,, ,, ,, 60 ,, ,,	60,5 ,,
7./5. 13	1300	0	0	—	—	,, ,, ,, 70 ,, ,,	60,5 ,,
8./5. 13	1700	0,2	3,4	—	—	,, ,, ,, 80 ,, ,,	60,5 ,,
9./5. 13	1550	0,15	2,32	—	—	,, ,, ,, 80 ,, ,,	60,6 ,,

Ohne Zweifel also das Bild einer leichten Erkrankung: Promptes Verschwinden einer nicht unbedeutenden Glykosurie auf eine mäßige Nahrungs- und Kohlehydratbeschränkung! Genau das gleiche Bild, wie es so viele Fälle von Diabetes der älteren Leute bieten.

Und doch muß der Praktiker bei gleichem Ausfall der Toleranzbestimmung den Diabetes der alten und jungen für die Weiterbehandlung grundsätzlich verschieden bewerten. Der Diabetes der älteren, meist arteriosklerotischen ist erfahrungsgemäß das harmlosere Leiden, während der gleiche Krankheitsfall beim jüngeren Individuum die allergrößte ärztliche Überwachung verlangt.

Beim **leichtkranken älteren Diabetiker** lautet die Regel für die ersten Wochen nach der Toleranzbestimmung, daß man in allen Fällen das Gesamtkostmaß in angemessene Grenzen bringt, vor allem beim Fettleibigen, der ein gewohnheitsmäßiger Vielesser ist. Die Kohlehydratmenge soll nie mehr wie etwa $^2/_3$ der von ihm tolerierten Kohlehydratmenge betragen. Nur so dient man dem Prinzip der Toleranzhebung. Ihm widerspricht die vielfach befürwortete, aber gewagte Empfehlung, ohne Rücksicht auf eine dauernde Glykosurie die Kohlehydratmenge zuzuführen, von der der größte Teil verwertet wird. In welcher Form der Kranke die zugemessene Kohlehydratmenge genießt, ist gleichgültig; der Arzt muß bei seinen Anweisungen die Äquivalentwerte der kohlehydrathaltigen Nahrungsmittel (Tabelle 13) zu Rate ziehen. Dem Praktiker sei hier in Erinnerung gebracht, daß 100 g Weizenbrot ca. 120 g Roggenbrot und ca. 300 g Kartoffeln gleichzusetzen sind. Eine Verteilung der erlaubten Kohlehydratmengen auf Brot und Kartoffeln wird in den meisten Fällen vom Kranken gewünscht.

Die Menge Kohlehydrate ist dem Patienten auf einer Küchenwage oder Briefwage alltäglich zuzumessen, und die Köchin ist strengstens anzuweisen, alle Zusätze von Mehl, Sago etc. in Saucen oder an Suppen zu unterlassen. Vor allem ist auch der Genuß von Bier und süßem Wein zu verbieten. Besondere Eiweißeinschränkung erheischen solche leichte Fälle sehr selten. Doch muß in jedem Falle der Versuch gemacht werden, in wie weit die Milch vertragen wird. Wo sie in kleineren Mengen (300—500 ccm pr. die) die Glykosurie nicht nennenswert beeinflußt, wird man gern von diesem ausgezeichneten Nahrungsmittel Gebrauch machen. Nur ist auch die strenge und öftere Überwachung des Urins nötig.

Nachdem dieses Regime etwa 2—3 Wochen durchgeführt ist, läßt sich die Strenge der Weiterbehandlung je nach der Höhe der Toleranz variieren. Es wäre überflüssig, wollte man Kranke, die noch eine Toleranz von ca. 150 g Brot aufweisen, an die straffsten Zügel nehmen. Es genügt, ihnen zunächst alle rohrzuckerhaltigen Eßwaren zu verbieten, neben einer Brotmenge von etwa 100 g noch 100—150 g Kartoffeln und auch am Tage ein Glas Bier zu gewähren. Man erlaube aber nicht Zusätze von Kohlehydraten, über die keine genaue Kontrolle geübt werden kann; darum ist auch der Genuß von Hülsenfrüchten am besten ganz zu verbieten.

Je niedriger aber beim älteren Individuum die Toleranz ist, um so mehr soll man auf die strikteste Durchführung des Regimes mit zugemessener Kohlehydratmenge dringen, und um so wertvoller zeigt sich die Vorschrift, daß sich an die Toleranzbestimmung gleich einmal eine 14tägige kohlehydratfreie Diätkur anschließt.

Sieht man dem älteren Diabetiker einmal eine gelegentliche Übertretung nach, so fordert der **leichte Diabetes eines jüngeren Individuums**, wie ihn das angeführte Beispiel darstellt, eine viel größere Strenge. Hier ist auch bei einer relativ umfangreichen Toleranz zunächst einmal strikt eine Zeit hindurch (je nach dem Fall 1—4 Wochen) kohlehydratfreie Kost am Platze, unter allen Umständen aber darüber zu wachen, daß der Kranke strengstens mit Kohlehydraten nur unter seiner Toleranzgrenze bleibt. Nur so läßt sich ein. Übergang scheinbar harmloserer Formen in schwerere mit Erfolg bekämpfen.

Bei beiden Kategorien der leichten Form tritt bei besserer Vermögenslage des Kranken immer wieder die Frage der Badeortbehandlung in Karlsbad oder Neuenahr an den Arzt heran. Wenn schon überhaupt Diabetesfälle in Badeorte gehören, so eignen sich zweifellos die leichten Fälle am besten dafür. Den Beweis, daß die Badeorte und ihre Wässer die Zuckerkrankheit spezifisch beeinflussen, sind sie uns freilich bis heute schuldig geblieben. Aber sie sind in der Behandlung gewiß nicht wertlos. Oft hat der Arzt nur so die Möglichkeit, seinen Patienten aus der Unruhe des Berufslebens und gesellschaftlicher Rücksichten einmal nachdrücklich in Ruhe und ein geordneteres Diätregime hineinzubringen. Die Kranken kehren mit für die Krankheit vorteilhaften Lebens- und Ernährungsgewohnheiten aus dem Bade zurück und zeigen sich fügsamer wie zuvor. Im übrigen aber bietet gerade für den vernünftigen leichten Diabetiker die häusliche Behandlung die geringsten Schwierigkeiten, und nur Arme und Kassenpatienten bedürfen aus ökonomischen Rücksichten des Krankenhauses oder Sanatoriums. Besonders stellen Kranke, für die nur mäßige Kohlehydratbeschränkung einzutreten hat, der Küche keine sehr große Aufgaben.

Körperliche Bewegungen ohne körperliche Überanstrengungen sind für alle leichten Diabetesformen durchaus zu empfehlen. Diese Vorschrift erfährt eine Einschränkung, wo beim älteren Diabetiker, wie so häufig, komplizierende Leiden (Arteriosklerose, Myokarditis, Nephritis etc.) vorhanden sind. Im einzelnen Falle ist natürlich die Wirkung der ausgiebigen Körperbewegungen auf die Glykosurie genau zu beachten!

d) Die Behandlung der mittelschweren Diabetesfälle.

Nicht immer aber gibt die Toleranzbestimmung in so kurzer Frist das eindeutige Resultat der Entzuckerung.

Es muß von den „leichten" eine Gruppe der „mittelschweren" Fälle abgetrennt werden. „Mittelschwer" ist meist eine vorläufige Verlegenheitsbezeichnung dafür, daß Fälle dieser Gattung keine so prompte Klärung des Krankheitsbildes zulassen, wie die leichten, sondern erst die längeren und besonderen diätetischen Maßnahmen über ihren gutartigen oder bösartigen Charakter entscheiden. Wir dürfen zunächst zu den „mittelschweren" gewiß alle Fälle rechnen, bei denen wir bis zur völligen Entziehung der Kohlehydrate gehen müssen, um Zuckerfreiheit des Harns zu bekommen und die Entzuckerung nur allmählich vor sich geht. Abgesehen von häufig schlechtem Ernährungszustande der Kranken kommen aber schon bei den mittelschweren Fällen zwei Eigentümlichkeiten in ganz verschiedener Intensität zum Vorschein, die ein Fingerzeig für die tieferen Störungen im Kohlehydratstoffwechsel sind: 1. Eine höhere Eiweißzufuhr steigert die Glykosurie, so daß therapeutisch für diese zu der Kohlehydratentziehung auch das Postulat der Eiweißbeschränkung hinzukommt. 2. Die Kohlehydratentziehung wird zuweilen mit Azidosekörperausscheidung beantwortet. In günstigen „mittelschweren" Fällen bringt man schließlich auch ausschließlich mit der Kohlehydratausschaltung die Krankheit in das Fahrwasser der leichten Fälle. Es versteht sich, daß hier die Eiweißfettdiät mit dem Aufwand größter Energie wochenlang durchgeführt werden muß, um eine wenn auch kleine Toleranz gegenüber Kohlehydraten wiederherzustellen. Dementsprechend wachsen die Schwierigkeiten in der Zusammensetzung der Nahrung, die wir bei leichten Fällen noch niedrig einzuschätzen hatten, bereits bei den mittelschweren Fällen auf die Dauer enorm, namentlich unter wirtschaftlich beschränkten Verhältnissen des Diabetikers. Wir wollen bei dieser Gelegenheit die einzelnen für die Kranken hauptsächlich in Betracht kommenden Nahrungsmittel aufführen und auch hier die Kostordnung der diabetischen Minderbemittelten berücksichtigen [1]):

Für begüterte Klassen:	Für ärmere Klassen:
1. Alle Fleischarten und innere Organe der Tiere, roh, gebraten, gekocht (außer frischer Leber), Fleischkonserven, auch in Form von mehlfreien Würsten (Leberwurst, Erbswurst ausgenommen.)	Pferdefleisch, Mettwurst etc.
2. Fische aller Art und Fischkonserven, besonders fette Fische, wie Aal.	Kabliau, Stockfisch, Schellfisch, Hering.
3. Eier, auch in mehlfreier Anrichtung, Kaviar, Hummern, Krebse.	Eier beliebiger Qualität. Muscheln.
4. Fettarten als Zusatz zu allen Nahrungsmitteln (Butter, Speck, Gänseschmalz und Schweineschmalz, Olivenöl, Rindermark auch in Saucen ohne Mehl).	Margarine, amerikanisches Schweineschmalz, künstliche Fette wie Palmin etc.
5. Sahne (möglich saure Sahne).	—
6. Käse, vor allem fetter Käse. (Gervais, Schweizer Käse, Edamer, Holländer, Tilsiter.)	Kümmelkäse, Kuhkäse.
7. Kraftbrühe aller Art und Fleischsäfte.	—
8. Gemüse, deren Kohlehydrate 6 % und weniger betragen (Kohlarten, Salate, Spargel, Schnittbohnen).	Sauerkraut, Rettich, Kopfsalat, Gurken.

[1]) In größeren Städten, z. B. in Breslau, besteht die nachahmenswerte Einrichtung von öffentlichen Krankenküchen, die auf ärztliche Verordnung bestimmte Kostformen an Kranke abgeben. Die Breslauer Krankenküche verabreicht ein Diabetesmittagessen zum Preise von Mk. 1,10.

9. **Getränke**, Kaffee oder Tee, Mineralwässer. Mosel-Rheinweine, gute franz. und deutsche Rotweine (keine Südweine!) Kognak, Rum.

Wasser, Kaffee, Tee. (Kaffeesurrogate aus Malz, Gerste, Zichorie etc. sind zu verwerfen!) Kornbranntwein, Nordhäuser.

Im einzelnen sei zu diesen Kostordnungen folgendes bemerkt: Je mehr wir die Kohlehydrate aus dem täglichen Kostmaß eines Zuckerkranken aus den besprochenen Gründen verbannen müssen, um so notwendiger ist es, durch eine hohe Fettzufuhr dem Kranken die nötige Kalorienmenge zuzuführen. Es ist darum rätlich, auf den Erwachsenen pro Tag ein Fixum von ca. 150 g Fett als Butter, resp. Margarine oder Schweinefett oder Öl zu rechnen und die abgewogene Tagesmenge nach Belieben auf die verschiedenen Gerichte verteilen zu lassen. Die Fette lassen sich unterbringen als Zusatz zu: Fleisch beim Braten, Fisch in Form von Butter und Buttersauce, Eiern in Form von Schmalz, Butter und Speck bei Rühreiern und Spiegeleiern, gekochten Eiern, Gemüsen in Form von allen genannten Fettarten, Salaten in Form von Öl und Speck und fetter Sahne. Auch von den übrigen erlaubten Nahrungsmitteln kann man unauffällig oft denjenigen mit größerem Fettgehalt im Diätzettel den Vorzug geben. Man empfiehlt stets fette Fleischsorten, z. B. fettes Schweinefleisch, fettes Hammelfleisch, von Fischen z. B. den Aal, Sardinen in Öl, vom Ei wenn möglich den Genuß des Eidotters, von Käsearten die besonders fettreichen, wie Neuchateler, Roquefort, Edamer, Gervais, Holländer, die im Mittel 5 mal so viel Fett enthalten, als die Magerkäse (6—7 %). (Tabellen 2 a und 5 a erleichtern die Auswahl besonders fetter Nahrungsmittel). Für den Tisch des Proletariers sind die fettreichen Fleischsorten oft zu teuer; wenn er Pferdefleisch genießen muß, so ist im günstigsten Falle der Fettgehalt mit ca. 15 % etwa nur ca. $^2/_3$ so hoch wie bei fettem Schweinefleisch. Darum ist bei beschränkten wirtschaftlichen Verhältnissen mehr der Genuß des gesalzenen Herings, von Bücklingen, Mettwurst und dergleichen zu empfehlen.

Zu den hochwertigen Nährstoffen für den Diabetiker darf man aber auch unbedenklich den Alkohol rechnen. Der kalorische und auch der energetische Nutzeffekt ist gerade in neuester Zeit wiederum durch eine Anzahl von Arbeiten erhärtet. Gewährt man einem Kranken den Genuß von 20—30 g Alkohol, = ca. $1/_2$ Flasche Wein, so hat er einen Energiegewinn von 150—200 Kalorien (vgl. Tabelle 7 über die unbedingt erlaubten Alkoholika). Der Genuß von so kleinen Alkoholmengen wird in seltensten Fällen verweigert werden, weil er namentlich die Aufnahme fettreicher Speisen ermöglicht. Erst recht bei der Behandlung eines Kranken aus den ärmeren Volksklassen der Städte und des Landes kann dem Arzte ein mäßiger Alkoholkonsum seines Kranken angesichts der schwierigen Ernährungsmöglichkeiten nur willkommen sein. Ist der Diabetiker gewohnheitsmäßiger Trinker, zu denen der unbefangene Beobachter doch einen großen Prozentsatz von Leuten der arbeitenden Klasse rechnen muß, so sind bei ihm in Form des Alkohols ganz bedeutende kalorische Werte in die Rechnung einzusetzen. Natürlich ist es Pflicht des Arztes, beim schwächlichen zuckerkranken Individuum die toxische Wirkung des Alkohols aufs schärfste zu überwachen.

Ein Wort noch über die jetzt weit verbreiteten Ersatzpräparate für Brot. Eine Erfahrungstatsache ist, daß ein Brot um so schlechter schmeckt, je weniger Kohlehydrat es enthält; deshalb werden alle Brotsurrogate, die wirklich frei von Kohlehydraten oder sehr arm daran sind, von den meisten Kranken verschmäht. In einzelnen Fällen wird vielleicht von Mandelgebäcken, wie sie von Rademann (Frankfurt a. M.) hergestellt werden, Gebrauch zu machen sein. Für die Allgemeinheit dagegen kommen meist nur wirklich nach Brot schmeckende Präparate in Betracht. Namentlich für die ärmeren Klassen ist von großer Bedeutung, daß die groben Brotsorten, Roggenbrot, Schwarzbrot (besonders das am Rhein beliebte saure Schwarzbrot), Pumpernickel, Kommißbrot, fast ein Drittel Kohlehydrat weniger enthalten, als Weißbrot. Besondere für Diabetiker hergestellte Brotsorten, denen noch größere Mengen von Klebereiweiß zugesetzt sind, wie das Aleuronatbrot, sind nicht, wie fälschlich von Laien und vielfach auch von Ärzten angenommen wird, kohlehydratfrei, sondern nur kohlehydratarm; sie verlangen also, wie alle andere kohlehydrathaltigen Nahrungsmittel entgegen vielen Laienmeinungen, entsprechende rechnerische Berücksichtigung[1]). Mit großem Vorteil kann außerdem von den Brotarten Gebrauch gemacht werden, die durch ihre außerordentlich lockere Backart schon bei geringem Gewicht den Eindruck einer großen Brotmenge machen; namentlich ist das von Rademann hergestellte „Luftbrot" empfehlenswert.

Gar nicht zu entbehren sind in Behandlung ernster Erkrankungen an Diabetes die grünen Gemüse. Weil nur relativ geringe Mengen davon genossen werden können, spielt ein Kohlehydratgehalt bis zu 6% keine wesentliche Rolle. Dazu enthalten sie bisweilen das Kohlehydrat als Inosit, Mannit, Inulin, also in einer für den Diabetiker unschädlichen Form. Sie sind besonders als Fettvehikel zu schätzen.

Zur Obstdarreichung sei folgendes gesagt: Von frischem Obst sind vor allem Himbeeren, Stachelbeeren, Erdbeeren, Aprikosen, namentlich im Zustande kurz vor der Reife auszuzeichnet zu verwenden. Zu Kompott dürfen die Früchte natürlich nicht gezuckert werden. Der niedrige Kohlehydratgehalt der Preißelbeeren macht daraus bereitetes Kompott auch für den minder Begüterten verwendbar. Die genannten, weniger kohlehydrathaltigen Früchte können für Diabetiker ohne Zuckerzusatz im eigenen Saft gekocht werden. Fertig sind sie in dieser Form aus der Rademannschen Fabrik zu beziehen. Es versteht sich, daß alles Obst mit etwas höherem Kohlehydratgehalt in die Rechnung des Gesamtkostplans eingezogen werden muß. (Vgl. Tabellen 13 und 14.)

Als allgemeines Süßungsmittel kommen in Betracht: Saccharin, in Form der Tabletten, Kristallose, Hediosit. Eine Saccharintablette à 0,05 genügt für die Süßung einer Tasse Kaffee. Ihr Preis erlaubt auch Verwendung in der Armen- und Kassenpraxis.

Richtet man die Toleranzdiät so ein, daß sie nur 100 bis 120 g Eiweiß enthält, so tritt bei mittelschweren Fällen eine Eiweißempfindlichkeit niemals hervor. Sie wird erst offenbar, wenn

---

[1]) Anmerkung: Die Angaben der Fabrikanten über den Kohlehydratgehalt der Brotsurrogate sind unverläßlich (vgl. die in Tabelle 12 von Magnus-Levy ermittelten Kohlehydratwerte).

man in der Weiterbehandlung des Falles den Kohlehydratausfall durch größere Eiweißmengen zu decken versucht. Das folgende Beispiel zeigt, daß in einem „mittelschweren" Falle erst die Einschränkung der Eiweißmenge zu dem erwünschten Ziele der Aglykosurie geführt hat.

Ein „schwerer" Diabetiker scheidet bei gemischter Krankenhauskost mit ca. 180 g Eiweiß und ca. 250 Kohlehydraten durchschnittlich 280 g Zucker aus bei schwacher Azetonurie. Bei 170 g Kohlehydraten produziert er durchschnittlich 145 g Zucker. Einschränkung der Eiweißzufuhr setzt bei 100 g Kohlehydraten die Glykosurie am 1. Tage auf 53,4 herunter. Allmählich bessert sich unter diesem Regime die Toleranz gegenüber 100 g Kohlehydrat so erheblich, daß nach 12 Tagen nur noch 24,4 g Zucker ausgeschieden werden.

Also eine erhebliche Besserung der Kohlehydratbilanz unter Eiweißeinschränkung.

Es gehört zu den häufigen Ereignissen, daß bei der Toleranzbestimmung an einzelnen mittelschweren Fällen eine schroffe Kohlehydratentziehung mit Ausscheidung von Azidosekörpern beantwortet wird (Azeton, schwache Azetessigsäurereaktion). Diese Erscheinung, die bei bereits eingetretener Entzuckerung länger fortbestehen kann, ist meistens harmlos. Die Azidosekörper verschwinden oft genug unter der strengen Diät von selbst. Wird die Azetessigsäurereaktion stärker, so wird man aus Vorsicht am Tage etwa 20 g Natron bicarbonicum zuführen.

Uns sind jedoch „mittelschwere" Fälle genug bekannt, in denen die Azidosis nur unter einer geringen Kohlehydratzulage verschwand. Ein Beispiel:

Ein 68jähriger Diabetiker wird unter stufenweiser Brotbeschränkung zwar zuckerfrei, bekommt aber bei 25 g Brot Azeton und Azetessigsäurereaktion. Nachdem etwa 14 Tage hindurch unter Natrium bicarbonicumgaben Zuckerfreiheit mit Azidose bestanden hat, verschwindet beides nach nunmehriger Erhöhung der Zulage auf 50 g Brot.

Gleichwohl muß die Forderung der stufenweise fortschreitenden Kohlehydratentziehung für die Fälle aufrecht erhalten bleiben, bei denen es sich um jüngere Individuen in schlechtem Ernährungszustande handelt.

Die Erfahrung lehrt, daß die vom Arzte verlangte Kohlehydratarmut der Nahrung bei dem Kranken oft eher auf unüberwindliche Abneigung stößt, als es im Interesse der Behandlung erforderlich wäre. Die Schwierigkeit liegt einmal in dem Ekel des Patienten vor dem Fettreichtum der Kost, dann aber auch darin, daß manche auf die erhöhte Fettzufuhr mit Durchfällen und auch schwereren gastrischen Störungen reagieren. Es besteht die Gefahr, daß der ernährungsbedürftige Kranke den Appetit vollkommen verliert und eine Unterernährung Platz greift. In solchen Fällen ist es durchaus vorteilhaft, die Fettzulagen zu Beginn der Behandlung nicht allzugroß zu nehmen und erst allmählich den Kranken und seinen Magen an diese Kost zu gewöhnen. Es sei nochmals darauf hingewiesen, daß die fettigen Speisen unter Zugabe von Alkoholika viel besser vertragen werden. Die Kohlehydratentbehrung kann ja bei manchen durch reichliche Darreichung von Gemüsen und vor allen Dingen mit Früchten gemildert werden. Der Ersatz durch Obst ist freilich im Winter namentlich für den Minderbegüterten äußerst schwer zu bestreiten.

Über Perioden schwerer Verdauungsstörungen kann oft die Darreichung von Hafer hinweghelfen, auch wird eine Verordnung von Milch für einige Tage den Gang der Kur nicht allzu sehr beeinträchtigen.

Immer aber werden Diabetiker übrig bleiben, denen die raffinierteste Küche nicht das Brot ersetzen kann und diese Lücke wird von dem brotgewohnten armen Manne oft noch mehr empfunden, als vom wohlhabenden. Wenn unter solchen Umständen eine Brotzulage unvermeidbar ist, so ist dafür zu sorgen, daß sie auf das Mindestmaß beschränkt bleibt, und der Kranke sich jedenfalls zur Zwischenschaltung kohlehydratfreier Perioden versteht.

Wenn ein Fall von Zuckerkrankheit auf die erwähnten diätetischen Einschränkungen von Kohlehydrat und Eiweiß auf die Dauer nicht zuckerfrei wird und dabei die Neigung zur Azidose immer deutlicher hervortritt, so pflegte man ihn früher zu den schweren zu rechnen. Heute können derartige schwere Erkrankungen unter dem Einflusse einiger besonderer Maßnahmen für die Gruppe der mittelschweren zurückgewonnen werden. Zu diesen besonderen Maßnahmen gehören:

1. Die Naunynschen Hungertage. Man schaltet von Zeit zu Zeit in die Behandlungsfolge einen völligen Hungertag ein, an dem der Kranke nur Wasser, Tee, Kaffee, allenfalls ein bis zwei Glas Wein oder etwas Branntwein zu sich nehmen soll. Es ist erstaunlich, wie schnell sich die Gewebe von der Zuckerüberschwemmung befreien und wie günstig die Entlastung nicht nur auf die Kohlehydrattoleranz, sondern auch auf die Azidosis wirkt. Freilich bedeutet für viele Kranke der Hungertag eine gewaltige Entbehrung, ist jedoch in einer Krankenanstalt ohne Schwierigkeiten durchführbar.

2. Die Gemüsetage nach v. Noorden: Sie gewähren dem Kranken das Fett in ausgiebigem Maße, schränken nur die Eiweiß- und Kohlehydratzufuhr auf ein Minimum ein. Wenn ihre Wirkung oft nicht so prompt eintritt, wie die des Hungertages, so ist sie doch für den Kranken angenehmer und daher einige Tage hintereinander durchführbar. Nach v. Noorden kann der Kranke neben den bei der Hungerkur erlaubten Getränken Gemüse und Salate genießen, zu deren Zubereitung große Mengen von Fett in Form von Öl, Butter, Speck, Eigelb (nicht das weniger fetthaltige Eier-Eiweiß) Verwendung finden. Formel: 4 mal 200 g Gemüse; 6 Eigelb; 120 g Butter, dem Gemüse zugesetzt; 20 g Öl zu Salat; ¾ Flasche Wein oder 120 ccm Kornbranntwein.

3. Die Kohlehydratkuren. In den letzten Jahren erfreuen sich namentlich in Form der von v. Noorden eingeführten Haferkur die Kohlehydratkuren einer weiteren Anwendung in mittelschweren und schweren Fällen von Diabetes.

In der allgemeinen Anwendungsweise der Kur sollen nach v. Noorden zunächst 1—2 Gemüsetage durchgeführt werden. Dann erhält der Kranke an 3—4 folgenden Tagen täglich in 4—5 Rationen je 50—60 g Haferflocken (Hohenlohesche Haferflocken, Knorrs Hafergrütze, amerikanische Hafergrütze) in Suppenform unter Salzzusatz und Zusatz von 40—50 g Butter. Außerdem soll an den Hafertagen nur schwarzer Kaffee, Tee, Zitronensaft, guter alter Rotwein, Kognak, Whisky, gestattet werden. Die früher viel geübte Zulage von täglich 100 g vegetabilischem Eiweiß unterbleibt am besten; allenfalls können noch etwa 4—5 Eier, am besten nur die Eidotter, erlaubt werden.

Auch die Beigabe von Gemüsen an den Hafertagen ist in manchen Fällen nicht zu entbehren. Den Hafertagen soll dann wiederum ein Gemüsetag folgen, und der ganze Turnus, falls die Wirkung noch ungenügend ist, mehrmals wiederholt werden. Es steht außer Frage, daß mit dieser Kostanordnung bei vielen mittelschweren und schweren Diabetesfällen eine auffallend gute Toleranz gegenüber dem Haferkohlehydrat zutage tritt. Selbst wenn während der Haferperiode die Glykosurie sogar in geringem Grade ansteigt, so beobachtet man doch in der Nachperiode sehr häufig eine rasche Entzuckerung und ein erfreuliches Anwachsen der Toleranz auch gegenüber anderen Kohlehydraten. Ganz besonders aber ist auch die günstige Wirkung auf eine bestehende Azidosis allgemein anerkannt.

Ich gebe folgendes Beispiel einer erfolgreichen Haferkur in Verbindung mit Gemüsetagen wieder:

L. Sch., 9 Jahre alt, Gewicht 26,5 kg, typischer „schwerer" Diabetes mit Polydipsie.

Datum	Harn-menge	Zucker %	gg	Azeton	Azet-essig-säure	Körper-gew.	Kost	Med.
11./3. 13	2900	6,6	191,4	+	—	26,5	Gemischte Kost mit ca. 220 g KH.	Natr. bicarb. tgl. 30 g
12./3. 13	3500	6,2	217,0	+	—	—		
13./3. 13	2400	5,2	124,8	+0,40g	—	26,0	Strenge Diät	
14./3. 13	2800	4,4	123,2	++2,5g	++	27,0		
15./3. 13	2600	0,2	5,2	+	+	27,0	Gemüsetage	
16./3. 13	2700	0	0	+	+	27,5		
17./3. 13	3000	0,2	6,0	+	+	27,5	tgl. 100 g Hafermehl mit 50 g Butter	
18./3. 13	2200	1,2	26,4	+	+	27,5		
19./3. 13	1800	2,7	48,6	+	+	27,0		
20./3. 13	3700	1,4	51,8	Spur	—	26,5		
21./3. 13	1800	0,4	7,2	—	—	27,5	Gemüsetag	
22./3. 13	2300	0	0	—	—	27,5		
23./3. 13	2400	0	0	—	—	27,5	Strenge Diät und 50 g Hafermehl	
24./3. 13	2500	0,2	5,0	—	—	27,5		
25./3. 13	3500	0,2	7,0	—	—	27,0		
26./3. 13	2100	0,4	12,0	—	—	26,5		
27./3. 13	3000	9,3	9,0	—	—	27,0		
28./3. 13	2200	0	0	—	—	26,5	Strenge Diät und 40 g Brot	
29./3. 13	2200	0	0	—	—	27,0		
30./3. 13	1400	0	0	—	—	26,5		
31./3. 13	1600	0	0	—	—	26,5		

In der Folge blieb das Kind noch 8 Tage lang mit 40 g Brot gänzlich zuckerfrei, die Azidose war geschwunden.

Das Beispiel zeigt eine schwere Glykosurie, die erst durch 2 Gemüsetage zum Schwinden kommt. Die Azidosis steigt aber. Unter einer Haferperiode nimmt die Glykosurie gradatim zu, doch schwinden Azeton und Azetessigsäure nur allmählich. Wiederholung von 2 Gemüsetagen bringt Zucker und Azidosekörper zum Schwinden. Übergang zur strengen Diät und einer Haferzulage verursacht wiederum geringe Glykosurie ohne Azidosis. Doch nun wird die Brotzulage von 40 g ohne Glykosurie und Azetonurie vertragen.

Von dem geschilderten Typus einer Haferkur wird man in vielen Fällen abweichen können und müssen. Die Vorperiode in Form von Gemüsetagen soll man solange ausdehnen, bis die Glykosurie erheblich heruntergedrückt ist. Wenn man der Vorsicht halber in mittelschweren Fällen mit Neigung zur Azidosis zeitig 20—30 g Natrium bicarbonicum am Tage nehmen läßt, so ist die Gefahr schwererer Azidosis an den Gemüsetagen sehr gering. Auch in bezug auf die Menge des Hafers müssen je nach Lage des Falles weitgehende Variationen eintreten. Je geringer die Toleranz gegen Kohlehydrate anderer Art war, um so geringer soll man auch die Haferzufuhr bemessen! Man kommt in sehr vielen Fällen mit 100 g Hafermehl pro Tag vorzüglich zum Ziele. Ist die Glykosurie unter Hafer sehr bedeutend, so muß man häufiger einen Gemüsetag, resp. einen Hungertag interpolieren. Es wird vom Autor besonders hervorgehoben, daß eine Zugabe von Eiweiß in Form von Fleisch und von anderen Kohlehydraten zum Hafer ungünstig wirkt. Abgesehen von der Beschwerlichkeit der einseitigen Ernährung, die im allgemeinen nur bei vernünftigen Patienten durchführbar ist, werden als Folgezustände der Haferkur Verdauungsstörungen in Form von Durchfällen beobachtet, die man am besten durch 3 mal 10 Tropfen Opiumtinktur p. d. bekämpfen kann. Empfindlicher ist das auch ohne Verabreichung von Natrium bicarbonicum öfters auftretende Haferödem. Wir haben uns selbst von der günstigen Wirkung des Theophyllins (3 mal täglich 0,2 g) auf das Haferödem überzeugen können. Für die Gewichtskontrolle bedeutet das Haferödem eine unangenehme Schwierigkeit.

Die Theorie der Haferwirkung harrt noch ihrer Lösung. Die Bemühungen um ihre Erklärungen haben mehrere auch für die Therapie wichtige Gesichtspunkte gefördert. Auch andere Mehle, wie das Weizenmehl, teilen nach anderer und unserer Erfahrung mit dem Hafermehl fast die gleiche Wirkung. Dagegen ist sicher, daß aus diesen Mehlen hergestelltes Brot eine viel stärkere glykosurische Wirkung entfaltet. Wahrscheinlich spielt dabei der Backprozeß, vielleicht die damit verbundene stärkere Dextrinisierung der Stärke, eine Rolle. Durch den Beweis, daß mehreren Mehlarten die gleiche günstige Wirkung zukommt, wäre allerdings die Annahme einer spezifischen Haferwirkung stark erschüttert. In allen Fällen ist es ganz fraglos, daß auch die der Haferdarreichung vorausgehenden in ihre nachfolgenden diätetischen Maßnahmen in Form von Gemüsetagen resp. Hungertagen der Entzuckerung enorm förderlich sind. Sicher ist die Wirkung der Haferkur, außer von einem etwaigen spezifischen Moment abhängig von dem Effekt der Vorperiode auf die Entzuckerung des Blutes und der Gewebe, überdies auch von der Eiweißarmut der Haferkur selbst, sowie der Vor- und Nachtage.

Über die Indikationen für die Einleitung einer Haferkur kann folgendes gesagt werden:

1. Leichte Diabetesfälle kommen für die Behandlung nicht in Betracht.

2. **Mittelschwere Fälle, die unter Anwendung des alten Regimes schließlich in die Bahn des leichten Diabetikers gebracht werden können, scheiden gleichfalls von der Behandlung aus.**

3. **Mittelschwere Fälle, die auf strenge Kost nicht zuckerfrei werden, und zur Azidose neigen, sowie die schweren Fälle ohne eine Entzuckerungsmöglichkeit eignen sich besonders für die Haferkur.** Bei ihrer Anwendung muß aber mit dem Autor nachdrücklichst vor Schematismus der Behandlung gewarnt werden.

e) Die Behandlung der schweren Fälle der Zuckerkrankheit.

Wenn wir uns bezüglich der Einteilung der Diabetesfälle dem Vorschlag der Mehrzahl anschließen, so bezeichnen wir als **schwere Fälle diejenigen, bei denen der Zucker aus dem Harn unter der Kohlehydratbeschränkung nicht verschwindet und die Entzuckerung erst bei einem Mindestumsatz von Eiweiß (Ausscheidung von etwa 10 g Stickstoff pro Tag) heruntergedrückt wird.** Da sich aber mitunter unter diesen Fällen doch noch viele befinden, bei denen sich Kohlehydrat- und Eiweißtoleranz und Azidose unter einer Haferkur etc. erheblich bessern, so halte ich es für zweckmäßiger, daß der Praktiker als schwere Fälle erst diejenigen bezeichnet, **bei denen Glykosurie und Azidosis auch unter den erwähnten besonderen Maßregeln nicht mehr zum Verschwinden gebracht werden können.**

Diese Krankheitsformen bei meist dem jugendlichen Alter angehörenden Kranken geben quoad vitam eine schlechte Prognose. Gleichwohl kann die Lebensdauer durch die ärztlichen Bemühungen zweifellos auf Jahre hinaus verlängert werden. Die Versuche, den Krankheitsprozeß durch die gleichen Anordnungen zu bekämpfen wie die mittelschweren Formen der Zuckerkrankheit, bleiben vielfach fruchtlos. Natürlich sind alle Kombinationsmöglichkeiten der Diät zu versuchen, namentlich durch gründliche Haferkuren und Einschaltung von Gemüsetagen die möglichste Entzuckerung der Gewebe anzustreben. Doch sind dem Arzte sowohl in der Beschränkung des Eiweiß wie der Kohlehydrate leider bald die Hände gebunden. Die hochgradige Unterernährung solcher Kranken, ihre große, körperliche Schwäche machen die Eiweißeinschränkung, die meist schon bei gemischter Nahrung bestehende Azidosis die Kohlehydratkarenz gefährlich. Wenn man beide Gefahren durch eine entsprechende Zufuhr von Eiweiß und Kohlehydrat noch herabmindern kann, so muß man sich in diesen Fällen damit begnügen, die Zuckerausscheidung nach Kräften auf einem niedrigen Niveau zu halten. Es erweist sich von großem Nutzen, auch hier zur Beseitigung der hochgradigen Zuckerüberschwemmung des Organismus ab und zu Hungertage oder Gemüsetage einzuschalten. Die Gefahr des Komas muß an solchen Tagen dauernd durch große Gaben von Natrium bicarbonicum (bis 100—120 g pro die) bekämpft werden. Die Einrichtung der Diät bevorzugt natürlich das Fett als Hauptnahrungsmittel, auch muß von dem Nährwert des Alkohols noch in größerem Umfange Gebrauch gemacht werden, als bei mittelschweren. Daß es bisweilen gelingt, auf diese Weise die Kranken zu bessern, soll folgendes Beispiel zeigen.

G. J., 21 jähriger Fabrikarbeiter wird am 12. März 1910 aufgenommen. Lungentuberkulose in erheblicher Ausdehnung. Körpergewicht 34 kg.

Zuckerausscheidung bei 100 g Brot ca. 200 g. Mäßige Azidosis. Milchzulage von 500 ccm p. d. zur kohlehydratfreien Kost bringt Glykosurie in ca. 1 Monat auf ca. 10—20 g herunter und 2 eingeschaltete Haferkuren erreichen bei dauernder Kohlehydratbeschränkung im nächsten Monat zeitweise Zucker- und Azetonfreiheit des Harns. Am 13. Mai werden bei 50 g Brot und 1 Liter Milch nur mäßige Zuckermengen ausgeschieden. Toleranz bei der Entlassung im September: ca. 50 g Brot und 1 Liter Milch. Nach der Entlassung hielt Patient Diät mit gelegentlichen Übertretungen. Als der Kranke im Juli 1911 wieder aufgenommen wurde, war er unter strenger Diät sogar relativ leicht zuckerfrei und vertrug 100 g Brot bei einer mäßigen Glykosurie von 10—20 g pro Tag, die Azidose war verschwunden. Der Kranke ist später durch weitere Ausbreitung der Lungentuberkulose zugrunde gegangen.

Bei den schweren Fällen müssen die Kranken unbedingt alle körperlichen Anstrengungen und auch schwerere geistige Tätigkeit aufgeben. Der Kranke der unteren Klassen gehört wenigstens so lange ins Krankenhaus, als die Gefahr der schweren Azidose mit Koma es erfordert. Ist die Azetessigsäurereaktion schwächer geworden, so wird man ihn schon aus psychischen Gründen wieder eine Zeitlang in die häusliche Behandlung zurückverweisen können.

Der Aufenthalt in Badeorten, wie Karlsbad und Neuenahr ist zwecklos.

Mehr und mehr tritt in diesen Fällen an den Arzt die Aufgabe heran, psychisch auf den Schwerkranken einzuwirken. Bei verwöhnteren Kranken wird man die psychische Therapie am leichtesten dadurch unterstützen können, daß man einen Aufenthalt im Mittelgebirge oder am Meere nicht verweigert.

Je mehr sich aber die Aussichtslosigkeit jeder diätetischen Beschränkung zeigt, um so weniger soll der Arzt die Qualen des diabetischen Leidens noch durch rigorose Diätvorschriften erhöhen. Sein Hauptaugenmerk hat sich dann mehr auf die Verhütung des letzten traurigen Ausganges, des Coma diabeticum, zu richten.

f) Die Behandlung des Coma diabeticum.

Sobald bei einem schwer diabetischen Kranken sich das Coma diabeticum in Form einer leichten Benommenheit oder Schwindelzuständen ankündigt, ist sofort mit einer großen Alkalizufuhr zu beginnen. Im reichlichen Getränk, besonders in Limonaden, lassen sich große Mengen von Natrium bicarbonicum 50, 60 g bis zu 100 g am Tage einführen. Wir sahen, daß ein so behandelter Zuckerkranker, der bereits bewußtlos mit tiefer, schnarchender Atmung fünf Stunden lag, wieder zu sich kam und am nächsten Tage die Klinik verließ. Es gelingt also fraglos, durch die Alkalieinverleibung die großen, im Körper entstehenden Säuremengen zu neutralisieren. Oft sind selbst Mengen bis zu 150 g Natron bicarbonicum in 24 Stunden nötig, um eine Alkaleszenz des Urins zu erreichen. Sobald das Koma tiefer wird, kann eine ungenügende Alkalimenge per os nicht mehr zugeführt werden. Es empfiehlt sich dann steril 3—5 %-Lösung von Natrium bicarbonicum in einer Menge von $\frac{1}{2}$—$\frac{3}{4}$ Liter in die Vene einlaufen zu lassen. Solche Infusionen können in mehrstündigen Abständen wiederholt werden. Wir haben auch wiederholt das Natrium bicarbonicum durch die Schlundsonde gegeben und 5%-Lösungen zu hohen Darmeinläufen verwendet. Mit letzterem Vorgehen sorgt man zugleich in vielen Fällen für eine ausgiebige Stuhlentleerung.

Über die Frage der Nahrungszufuhr während des Komas bestehen noch verschiedene Meinungen. Viele Autoren haben unter Hungertagen die besten Erfolge gesehen. Führt man Nahrung zu, so wählt man die leicht assimilierbaren Kohlehydrate (Milch, Hafer). Die Kohlehydratzufuhr ist in allen Fällen zweckmäßig, wo das Koma infolge unvorsichtiger Entziehung derselben entstanden ist. Auch Alkoholika leisten hervorragende Dienste. Wenn das Koma überstanden wird, folgt am besten zunächst eine Haferkur ev. mit Einschaltung von Hunger- und Gemüsetagen.

Die Behandlung der Komplikationen der Zuckerkrankheit.

Die Begleitleiden, als deren Ursache die Zuckerüberschwemmung des Organismus anzusehen ist, beruhen zum Teil auf der außerordentlichen Disposition des zuckerkranken Körpers für Infektionen. Für die Beseitigung muß dem Therapeuten als oberster Satz gelten, daß derartige Leiden am allergründlichsten durch die Entzuckerung von Blut und Gewebe zu bekämpfen sind; deshalb ist die Einhaltung des antidiabetischen Diätregimes in allen Fällen, wo Komplikationen bestehen, noch rigoroser durchzusetzen.

Soweit zunächst die Komplikationen des Diabetes in Form des Pruritus an den Genitalien der Frauen, ferner die häufige Furunkulosis der Haut und die mangelhafte Heilungstendenz von Hautverletzungen in Frage kommen, kann die Prophylaxe recht vieles leisten: Sauberhalten der Haut, der Genitalien, der Mundhöhle durch regelmäßige Waschungen, resp. Bäder, ferner Schutz gegen scheuernde Kleidungsstücke (Halskragen etc.).

Sowohl gegen das häufige allgemeine Hautjucken, wie gegen den Pruritus können mit Erfolg 10%ige Anästhesinsalben verwendet werden. Für den Praktiker ist von größerer Wichtigkeit die Behandlung von Furunkeln und Karbunkeln bei Diabetikern. Je unvollständiger in solchen Fällen die Entzuckerung der Gewebe durchzusetzen ist, um so gefährlicher ist ein chirurgischer Eingriff. In allen Fällen ist solange von Kompressen mit Alkohol Gebrauch zu machen, als nicht Karbunkelbildung und phlegmonöse Prozesse die chirurgische Hilfe unentbehrlich machen. Auch den diabetischen Gangrän gegenüber, die so häufig Zehen und Fuß der Kranken befällt, sind die Chirurgen sehr messerscheu. Bei trockener Gangrän empfiehlt sich, zunächst unter Wärme von 40—50° im Heizkasten Mumifizierung und Demarkation des brandigen Gliedstumpfes abzuwarten. Dann erst soll die Amputation möglichst hoch im gesunden Gewebe vorgenommen werden. Feuchte Gangrän erfordert sofortiges chirurgisches Eingreifen. Ganz besonders soll man in der Vorperiode der Operation durch Einschaltung von Hunger- und Gemüsetagen den Zucker herunterzudrücken suchen. Da aber während des operativen Eingriffes namentlich unter dem Einflusse der Narkose die Azidosegefahr die größte ist, so ist während und nach der Operation mit der Zufuhr von Kohlehydrat und Natrium bicarbonicum nicht zu sparen. Wie erfolgreich oft unter der vorbereitenden Entzuckerung des Organismus die Absetzung eines gangränösen Gliedes gelingt, dafür führe ich ein Beispiel an:

Eine 30 jährige Frau scheidet unter gemischter Diät bei starker Azetonurie täglich ca. 170 g Traubenzucker aus. Es liegt Komplikation des Diabetes vor mit Mitralstenose, älterer rechtsseitiger Hemiplegie und einer Embolie in die linke Arteria poplitea, die zu einer beginnenden Gangrän des linken Fußes geführt hat. — Durch strenge Diät, Hafertage und Gemüsetage gelingt es in 5 Wochen, die Glykosurie bis auf 3—4 g pro die, die Azidosis ganz zu unterdrücken. Bei dauernd strenger Diät und Heizbehandlung bei 50^0 kommt die Gangrän unterhalb des Knies zur Mumifizierung und Demarkation, so daß die Kranke nach im ganzen 3 Monaten zuckerfrei zur Operation gebracht werden kann. Absetzung des Beines oberhalb des Kniees. Die Wunde ist nach $1\frac{1}{2}$ Monaten geheilt. Geringe Glykosurie und Azidosis, die wieder aufgetreten sind, können schnell beseitigt werden. Patientin verläßt in sehr gutem Zustande die Klinik.

Nächst dem Koma droht dem Zuckerkranken wohl als schwerste Gefahr die Tuberkulose. Allgemeine Regeln über die Behandlung solcher Fälle lassen sich nicht aufstellen. Solange die Tuberkulose der Lungen leicht ist, tritt das Postulat einer überreichen Ernährung oft in den Hintergrund. Damit wird die Durchführbarkeit einer Diabetesdiät leichter möglich; es muß darauf sogar mit aller Strenge bestanden werden. Bei sichtlich progredientem Charakter der Tuberkulose wird in vielen Fällen das strenge Regime in der Kost undurchführbar, wenigstens die sonst etwa gebotene Eiweißbeschränkung. Ärmere Kranke gehören ins Krankenhaus, für begüterte ist eine Anstaltsbehandlung durchgängig der häuslichen Pflege vorzuziehen.

Prophylaktisch muß der Arzt jeden Zuckerkranken vor der Möglichkeit einer tuberkulösen Infektion schützen. Der Krankenhausarzt hat insbesondere darüber zu wachen, daß Diabetische und Tuberkulöse nicht in einem Raume untergebracht sind.

Für den schweren Diabetiker bedeuten Störungen der Magen- und Darmtätigkeit stets eine erhebliche Gefahr der Unterernährung und der Azidosis. Für die Behandlung von Durchfällen kann die Arzneibehandlung die gleiche sein, wie bei den Nichtdiabetikern. Die Eiweißfettdiät muß unter solchen Umständen bisweilen abgesetzt werden, und an ihre Stelle treten vor allen Dingen Haferschleimsuppen, ev. auch kleine Mengen Milch. Etwaige Obstipation muß durch die üblichen Mittel bekämpft werden (vgl. Therapie der Darmkrankheiten).

Zur Behandlung von den häufigen, auch bei leichten Diabetesfällen auftretenden Neuralgien und Neuritiden sei ganz besonders hervorgehoben, daß das souveränste Mittel in der Entzuckerung besteht. Sonst ist man auf die allgemein bei diesen Leiden bestehenden therapeutischen Möglichkeiten angewiesen. Salizylate leisten bisweilen gute Dienste.

Eine zweite größere Gruppe von Begleitleiden der Zuckerkrankheit können nicht als deren Folgen aufgefaßt werden. Einesteils entstehen sie mit der Zuckerkrankheit, vielleicht auf einer gleichen breiten, krankhaften Anlage des Stoffwechsels, wie die Gicht und die Fettsucht oder sie sind, wie Arteriosklerose, Schrumpfniere, ebenso wie der Diabetes auf dem Boden einer Gefäßerkrankung entstanden.

Der Diabetes der Gichtischen und Fettsüchtigen ist zugleich meist der Diabetes der älteren Leute und somit eine leichte Form. Die für die Zuckerkrankheit des leichteren Grades so wohltätige Beschränkung des Gesamtkostmaßes und die Körperbewegung decken sich mit den therapeutischen Forderungen beim Fettsüchtigen.

In den meisten Fällen wird es auch kaum Schwierigkeiten bieten, aus der Diät des gichtischen Diabetikers die nukleinreichsten Nahrungsmittel wegzulassen. Der Anwendung des ausgezeichneten Gichtmittels, des Atophans, stehen beim Diabetiker keine Hindernisse entgegen. Die einfache diabetische Albuminurie verlangt keine Sonderbehandlung, dagegen tritt eine Schrumpfniere bei Diabetikern mit ihren Beschwerden und Gefahren oft in den Vordergrund des Krankheitsbildes. Eine ausschließliche Milchernährung ist für den diabetischen Nierenkranken unzureichend. Ohne Fleischzufuhr kann man bei diesen Kranken nicht auskommen. Ein chlorfreies Regime verträgt sich auch mit den Prinzipien der diabetischen Kostregelung. Sobald die sekundären Erscheinungen der Schrumpfniere in Form stärkerer Schädigung des Herzens und urämischer Erscheinungen auftreten, ist eine schroffe Diabetesdiät unangebracht. Diese Patienten sind nach den Grundsätzen zu behandeln, die für Nierenkrankheiten gelten, daneben ist für die Ausschaltung von größeren Kohlehydratsexzessen Sorge zu tragen.

Beruht der Diabetes auf einer Erkrankung des Pankreas, so stellen sich sehr häufig die schweren Darmfunktionsstörungen ein, welche durch den Ausfall der äußeren Funktionen des Pankreas bedingt sind. Ihrer Behandlung ist an anderer Stelle Erwähnung getan.

g) Heilverfahren und Erwerbsfähigkeit beim Zuckerkranken.

Die Gutachtertätigkeit stellt den Arzt oft vor die Frage, für welche Formen der diabetischen Erkrankung die Empfehlung eines Heilverfahrens in einem Krankenhause, einer Spezialanstalt oder einem Badeort in Betracht kommt. Alle Diabetiker leichten Grades, die bei der Toleranzbestimmung zuckerfrei werden, können durch ein Heilverfahren, das ihre Toleranz in erheblichem Maße steigert, zweifellos arbeitsfähiger gemacht werden. Es ist unrichtig, von vornherein jeden Fall, bei dem Azeton festgestellt worden ist, von einem Heilverfahren auszuschließen, weil oft genug, wie wir gesehen haben, Azidosekörperausscheidungen in mittelschweren Fällen nur auf eine schroffe Kohlehydratentziehung aufzutreten pflegt, später aber von selbst wieder verschwindet. — Kranke der arbeitenden Klasse mit einer Toleranz von 150 g Kohlehydrat können im allgemeinen noch als voll erwerbsfähig im Sinne des Gesetzes betrachtet werden. Es ist jedoch vor der Urteilsfällung wünschenswert, den Einfluß ev. schwerer Arbeitsleistung auf die Zuckerausscheidung festzustellen.

Mittelschwere Fälle der Zuckerkrankheit mit hartnäckiger Glykosurie und starker Neigung zur Azetonkörperbildung, selbst auch solche, die schließlich unter besonderem Regime zucker- und azetonfrei gehalten werden können, sind vom Heilverfahren auszuschließen. Nur unter besonders günstigen Arbeitsverhältnissen (leichte Arbeit) des Kranken wird man ihre Erwerbsfähigkeit über ein Drittel der Norm einschätzen können, andererseits aber auch überlegen müssen, daß bei der knappen Invalidenrente die Beschaffung der Diabeteskost auf besondere Schwierigkeiten stößt. Leichte Fälle mit den geringsten Anzeichen einer Tuberkulose sind ohne weiteres für die Invalidisierung zu empfehlen. Bei

Die Therapie des Diabetes melitus. 317

Komplikationen mit Gicht, Arteriosklerose, Fettsucht,
hängt die Abschätzung der Erwerbsfähigkeit bei leichten Diabetesfällen wesentlich von der Schwere der Begleitleiden ab.

Tabellarische Übersicht über die für die Diabetesbehandlung wichtigen Nahrungsmittel

(zusammengestellt unter Benutzung der Nahrungsmitteltabellen von König
und Schwenkenbecher und der speziellen Angaben von Naunyn, von
Noorden, Magnus-Levy, Strauß, Albu u. a.).

I. Nahrungsmittel, die ohne Einschränkung[1]) erlaubt sind.

Tabelle 1:
Fleisch (roh), Innere Organe (roh), Fleischkonserven.

100 g	Eiweiß	Fett	Kal.
Rindfleisch, mager	21,90	0,90	98
Kalbfleisch, mager	19,00	0,82	85
Hammelfleisch, mag.	19,18	2,82	105
*Schweinefleisch, mag.	19,98	4,68	125
Pferdefleisch, mager	21,71	2,55	113
*Ochsenzunge	17,10	18,10	238
Kalbsmilch	15,45	2,29	85
Kalbslunge	15,25	2,04	81
Räucherschinken (roh u. gekocht)	25,1	8,1	178
Lachsschinken	26,4	3,6	141
*Geräucherte Zunge	35,2	45,8	570
*Mettwurst	19,0	40,8	457
*Cervelatwurst	23,9	45,9	525
*Salamiwurst	27,8	48,4	564
*Schlackwurst	20,3	27,0	334
Taube	22,9	1,00	103
Feldhuhn	25,26	1,43	117
Hase	23,24	1,13	107
Truthahn	24,70	8,5	180
Gans	15,91	45,49	489
Reh	21,19	1,92	105
Huhn	19,36	2,85	106

Tabelle 2:
Fisch (roh), Fischkonserven, Weichtiere.

100 g	Eiweiß	Fett	Kal.
*Flußaal	12,83	28,37	319
Meeraal	18,46	5,0—	160
		9,09	
Flußbarsch	18,53	0,70	82
Forelle	19,18	2,10	98
Hecht	18,71	0,51	81
*Hering	18,99	10,95	180
*Kabliau	16,23	0,33	70
Karpfen	21,86	1,09	100
Lachs	21,60	12,72	207
*Schellfisch	16,93	0,26	72
Scholle	19,35	1,80	96
Stockfisch	53,2–66,5	0,78	c. 230
*Bückling	21,1	8,5	166
*Räucherlachs	24,2	11,9	211
Sardellen	22,3	2,2	112
*Sardinen (in Öl)	25,9	11,27	105
Muscheln	15.62	1,9	64
Krebse	13,63	0,36	114
Hummernfleisch (roh)	18,31	1,17	166

Bemerkung: 100 g rohen
Fleisches sind gleich ca. 60—80 g
gekochten und gebratenen
Fleisches.

---

[1]) Natürlich müssen auch diese Nahrungsmittel eingeschränkt werden,
wenn der Krankheitsfall Beschränkung des Gesamtkostmaßes und speziell
des Eiweißes erfordert.

Tabelle 2 a:

Fleisch, Fleischkonserven, Fischkonserven nach ihrem Fettgehalt geordnet.

100 g	Fett	100 g	Fett
*Reiner, gut geräucherter, nicht durchwachsener Speck	92,20	Salm	6,42
		Strömling	5,87
		Halbfettes Hammelfleisch	5,77
*Fette Gans	45,59	Getrocknetes Fleisch	5,24
*Westfäl. Mettwurst	39,88	Mittelfettes Ochsenfleisch	5,19
*Zervelatwurst	39,76	*Meeraal	5,02
*Frankfurter Würstchen	39,61	Ente (wilde)	3,11
*Fettes Schweinefleisch	37,34	Gründling	2,68
*Sehr fettes Hammelfleisch	36,39	*Mittelfettes Pferdefleisch	2,55
*Pommersche Gänsebrust	31,49	Sardellen	2,21
*Flußaal	28,37	Reh	1,92
*Fettes Ochsenfleisch	26,38	Scholle	1,80
Geräucherte und eingelegte Neunaugen	25,59	Mageres Kuhfleisch	1,78
		Krammetsvogel	1,77
Hering (eingesalzen)	16,89	Mageres Ochsenfleisch	1,50
Sprotten	15,94	Feldhuhn	1,43
*Sehr fettes Pferdefleisch	15,64	Haushuhn (mager)	1,42
Rauchfleisch vom Ochsen	15,35	Hase	1,13
Makrele (eingesalzen)	14,10	Karpfen	1,09
*Eingemacht.Büchsenfleisch (geräuchert u. gesalzen)	12,63	Taube	1,00
		Mageres Kalbfleisch	0,82
Lachs	11,86	*Stockfisch	0,78
Blutwurst	11,48	Fischmehl von Gadusanten	0,70
Knackwurst	11,40	Hecht	0,51
Makrele (frisch)	10,10	Sehr mageres Pferdefleisch (Minimum)	0,50
Lapin (fett)	9,76		
Haushuhn (fett)	9,34	Rochen	0,47
*Bücklinge	8,51	Flußbarsch	0,44
Uklei	8,13	*Kabeljau	0,39
*Fettes Kuhfleisch	7,41	Krebsfleisch	0,35
*Hering (frisch)	7,11	*Schellfisch	0,30
Strömling	7,05	Dorsch	0,20
*Mageres Schweinefleisch	6,81		

Tabelle 3: Eier.

100 g = 2 Eier	Eiweiß	Fett	Kohlehydrat	Kal.
*Ganzes Ei	12,55	12,11	0,55	166
Eiweiß	12,87	0,25	0,77	58
*Eigelb	2,58	5,02	0,08	58
*Kaviar	~6,52	14,28	—	241

Tabelle 4: Fette.

100 g	Eiweiß	Fett	Milchzucker	Kal.
*Marktbutter	0,74	84,39	0,5	790
*Feine Butter	1,2	86,70	—	811
*Margarine	1,14	85,82	—	803
*Knochenmark	—	100,00	—	930
*Pflanzenöl	—	100,00	—	930
*Schmalz	—	100,0	—	930
*Geräucherter Speck	—	95,6	—	889

Tabelle 5: Molkereiprodukte.

100 g	Eiweiß	Fett	Milchzucker	Kal.
Sahne i. D.	4,0	25,0	3,5	c. 240
*Gervais	7,0	49,18	—	480
*Fromage de Brie	18,34	27,50	—	331
*Camembert	22,2	26,75	—	340
*Emmenthaler	29,49	29,75	1,46	404
Edamer	25,89	28,85	3,42	388
*Holländer	28,21	27,83	2,5	385
*Tilsiter	26,23	26,69	—	356
Roquefort	24,67	31,62	1,69	402
Parmesan-Käse	41,19	19,52	1,18	355
Mainzer	37,33	5,55	—	205

Tabelle 5a:
Verschiedene Käsearten, nach ihrem Fettgehalt geordnet.

100 g	Fett	100 g	Fett
Neufchateler	40,80	Chester Käse	27,46
Stiltonkäse	34,55	Holländer Käse	26,70
Stracchinokäse	33,67	Kunst-Oleomargarinekäse	25,95
Roquefortkäse	33,44	Schweizer Käse (ordinär)	23,54
Backsteinkäse	32,78	Kunst-Schmalzkäse	21,70
Cheddarkäse	32,37	Ramadour	20,66
Edamer Käse	30,26	Camembert	21,00
Gervaiskäse	29,75	Brie	20,27
Emmenthaler Käse	29,67	Parmesankäse	19,52
Gloucester	28,08	Magerkäse	6,84
Greyerzer Käse	28,04		

Tabelle 6:
Gemüse, Salate (roh).

100 g	Eiweiß	Fett	Kohlehydrate	Kalorien
Grüne Bohnen	2,72	0,14	6,6	39
Kürbis	1,1	0,13	6,5	32
Rosenkohl	4,83	0,46	6,22	50
Wirsing	3,31	0,71	6,02	45
Rotkraut	1,83	0,19	5,86	33
Weißkraut	1,89	0,20	4,87	30
Blumenkohl	2,48	0,34	4,55	32
*Spinat	3,49	0,58	4,44	38
Radieschen	1,23	0,15	3,79	22
*Sauerkraut	1,48	0,70	2,88	24
*Feldsalat	2,09	0,41	2,73	24
Spargel	1,79	0,25	2,63	20
Endiviensalat	1,76	0,13	2,58	19
*Gurken	1,18	0,09	2,31	15

In kleinen Mengen sind auch statthaft:

Meerrettich	2,73	0,35	15,89	80
Sellerie	1,48	0,39	11,80	58
Zwiebel	1,68	0,10	10,82	52
Petersilie	3,66	0,72	7,44	52

Tabelle 7:
Weine und Spirituosen.

	Kohlehydrat	% Alkohol
*Leichte weiße Tischweine (Mosel-, Saar-, Pfälzer-, Rheingau-, Hessische, Badische, Elsässer, Schweizer, Österreichische Weine)	ca. 1,5—2,5	7—12
*Rotweine (französische, rheinische, Ahrweine)	ca. 2,5	ca. 9
Russischer Wutky	—	62
Arrak	0,8	60,05
Cognac	—	55,00
Rum	—	51,40
*Schnaps (Nordhäuser)	—	45,00

II. Nahrungsmittel, deren Kohlehydratgehalt in Rechnung gestellt werden muß.

Tabelle 8:
Fleisch (roh), Innere Organe (roh), Fleischkonserven.

100 g	Eiweiß	Fett	Kohlehydrate	Kalorien
Kalbsleber	18,72	5,14	4,18	126
Leberwurst	9,1	14,8	19,13	254
Blutwurst	9,9	8,9	15,8	188
Erbswurst	15,5	37,9	31,4	544
Auster	5,95	1,15	3,57	50

Tabelle 9:
Milch und Molkereiprodukte.

100 g	Eiweiß	Fett	Milchzucker	Kalorien
Kuhmilch	3,0	3,55	4,5	65
Ziegenmilch	2,8	3,40	3,8	59
Sauermilch	3,41	3,65	3,5	62
Buttermilch	3,80	1,2	3,38	41
Kefir	3,7	3,2	3,6	66
Yoghurt	—	—	—	—
Chesterkäse	27,68	27,46	5,89	393
Kümmelkäse	31,45	12,11	9,32	280

Tabelle 10:
Gemüse, Salate, Pilze (roh).

100 g	Eiweiß	Fett	Kohlehydrate	Kalorien
Speisemorchel	27,64	1,23	37,86	280
Steinpilz (lufttrocken)	36,12	1,72	37,26	317
Champignon (lufttrocken)	37,45	1,45	34,09	307
Trüffel (lufttrocken)	30,26	2,19	27,44	257
Kartoffeln (oder gekocht)	2,08	0,15	21,01	96
Gartenerbsen	6,35	0,53	12,00	80
Blaukohl, Kohl, (Braun-, Grün- und Winter-)	3,99	0,90	11,63	72
Teltower Rübchen	3,52	0,14	11,34	62
Möhren, gelbe Rüben	1,23	0,30	9,17	45
Kohlrüben, weiße Rüben	1,54	0,21	8,22	42
Kohlrabi-Knollen	2,87	0,21	8,18	47
Puffbohnen, grüne Pferdebohnen	5,43	0,33	7,35	55
Kohlrabi-Blätter	3,03	0,45	7,28	46

Therapeutische Fortbildung. I.

Tabelle 11:

Getreidekörner, Hülsen, Mehle, Gebäck, Mehlspeisen.

In 100 g	Eiweiß	Fett	Kohlehydrat	Kalorien
Weizenkörner	12,04	1,85	68,65	348
Roggenkörner	10,81	1,77	70,21	349
Gerstenkörner	9,66	1,93	66,99	332
Haferkörner	10,66	4,99	58,37	329
Kochreis, geschälter Reis	6,73	0,88	78,48	357
Mais	9,45	4,29	69,33	363
Buchweizen	11,32	2,61	55,41	298
Erbsen	23,15	1,89	52,68	328
Linsen	25,94	1,93	52,84	341
Bohnen	25,31	1,68	48,33	318
Weizenmehl (fein)	10,21	0,94	74,71	357
Gries	12,15	0,75	76,12	369
Graupen	7,25	1,15	76,19	353
Roggenmehl	11,57	2,08	69,61	352
Gerstenmehl	11,38	1,53	71,22	353
Hafergrütze	13,44	5,92	67,11	385
Reismehl	6,91	0,67	78,84	358
Maismehl	9,65	3,80	69,55	360
Buchweizenmehl	8,87	1,56	74,25	355
Erbsenmehl (Knorrs)	25,20	2,01	57,17	356
Linsenmehl	25,46	1,83	57,35	356
Bohnenmehl	23,19	2,13	59,37	358
Stärkemehl	1,18	0,06	82,13	342
Feineres Weizenbrot, Brötchen, Semmel	7,06	0,46	56,58	265
Gröberes Weizenbrot, Wasserwecken	6,15	0,44	51,12	239
Schwarzbrot (fein)	8,50	1,30	52,50	262
„ (gröber)	6,11	0,43	49,24	231
Kommißbrot	7,47	0,45	52,40	250
Pumpernickel	7,59	1,51	45,12	230
Grahambrot (Schrotbrot)	9,00	1,00	50,00	251
Röstbrot	8,00	1,00	77,00	360
Zwieback	8,55	0,98	75,10	352
Albertkakes	11,00	4,60	73,30	388
Biskuits	11,93	7,47	68,67	400
Abgetrocknete Nudeln	4,7	11,2	26,8	234
Maccaroni (roh)	11,58	0,6	75,2	361

Tabelle 12:

Gebäckersatzpräparate, Mehle und Chokoladen des Handels für Diabetiker (nach Magnus-Levy).

100 g	Eiweiß	Fett	Kohlehydrat
Die kohlehydratärmsten Brote.			
Gerickes Sifarbrot	37,3	5,3	12,3
Rademanns Lithonbrot	30,2	2,5	17,5
Gumperts Ultrabrot	28,2	32,2	6,8
Goldscheiders Sinamylbrot	28,2	4,6	17,3
Diabetiker-Brote.			
Gerickes Einfach-Porterbrot	17,8	1,8	ca. 43
„ Doppel- „	21,9	1,5	ca. 32
„ Dreifach- „	30,7	6,5	19,8
Rademanns Diabetiker Schwarzbrot	14,5	2,5	45,8
„ „ „	14,9	1,9	ca. 42
„ „ Weißbrot	23,3	0,5	37,0
„ „ Grahambrot	9,8	5,1	45,6
Gumperts Diabetiker-Doppel-Weißbrot	18,8	15,4	36,8
„ „ „ Schwarzbrot	18,5	11,8	39,4
„ „ „ „	15,9	12,7	ca. 39
„ „ Einfach-Weißbrot	16,2	6,5	ca. 42
„ „ „ Schwarzbrot	15,6	3,4	ca. 45
Diabetiker-Aleuronatbrot	17,6	1,6	ca. 44
Klopfers Glidinebrot	47,6	2,2	32,8
Diabetiker-Zwiebacke.			
Gerickes Doppel-Porterzwieback	34,2	19,5	ca. 34
Rademanns Diabetiker-Zwieback	25,2	11,9	47,0
Gumperts Doppel-Diabetiker-Zwieback	32,5	32,1	27,1
Diabetiker-Stangen, Makronen usw.			
Rademanns Diabetiker-Stangen	29,8	33,0	ca. 20
Gumperts „ „	31,1	49,5	ca. 8
Rademanns Diabetiker-Makronen	22,3	48,0	8,8
Groetzschs „ Salzbretzeln	36,3	29,3	ca. 14
„ „ idem	34,5	35,4	ca. 20
Diabetiker-Delikatessen.			
Groetzschs Kochschokolade	25,3	25,1	15,9
„ Eßschokolade, Orange	10,8	60,7	12,0
„ Pfeffernüsse	38,7	24,0	—
„ idem	39,2	32,0	ca. 7,0
Diabetiker-Mehle.			
Gerickes Aleuronat	83,4	3,3	ca. 1—2
Gerickes Mehlgemisch	31,1	4,1	—
Gumperts Ultramehl	56,5	44,6	ca. 4—5

Tabelle 13:

Äquivalenttabelle für Weißbrötchen nach von Noorden, bearbeitet von Strauß, zugleich Tabelle über den Kohlehydratgehalt von Früchten (roh und im eigenen Saft), Kohlehydrat- und Alkoholgehalt von Bier und Wein.

	Prozentgehalt an Kohlehydrate	100 g Weißbrötchen entsprechen
Brot und andere Gebäcke.		
Albert-Biskuits	88	7
Roggenbrot	ca. 50	ca. 12
Kommißbrot	,, 50	,, 12
Steinmetz-Kraftbrot	,, 50	,, 12
Seidls Kleberbrot	,, 50	,, 12
Simonsbrot	,, 50	,, 12
Aleuronatzwieback	,, 50	,, 12
Kleberzwieback von Seidl	45	,, 13
Pumpernickel	45—48	,, 13
Graham-Schrotbrot	45—48	,, 13
Gerickes Porterbrot	47	,, 13
Patentkonglutiube	40	15
Aleuronatbrot	40	15
Salusbrot	35	17
Diabetikerbrot von Gericke-Potsdam	34	18
Diabetikerbrot v. O. Rademann-Frankfurt	ca. 37—45	ca. 14
Aleuronatbrot nach Ebstein	27	22
Cerealien.		
Reis	70	8
Gerste	66	9
Hafer	60	10
Hülsenfrüchte.		
Trockene Erbsen, Linsen, Bohnen	53	11
Ausgekernte frische Erbsen u. Bohnen	30	20
Knollen.		
Kartoffeln im Winter	20—22	30
Kartoffeln im Sommer	16—18	35
Sellerie	12	50
Früchte im eigenen Saft.		
Weichselkirschen	6—8	ca. 85
Mirabellen	6—8	,, 85
Aprikosen	6—7	,, 90
Zwetschgen	6—7	,, 90
Birnen	5—8	,, 100
Erdbeeren	5—7	,, 100
Reineclauden	5—7	,, 100
Äpfel	5—7	,, 100
Heidelbeeren	3—4	,, 170
Stachelbeeren	2—4	,, 200

	Prozentgehalt an Kohlehydrate	100 g Weißbrötchen entsprechen
Kakao.		
Lävulose-Schokolade	55,6	10
Eichelkakao	48,5	12
Kakaopulver rein	30	20
Saccharinschokolade	18	33
Mehlarten.		
Weizen, Roggen, Gerste, Hafer, Mais, Hirse, Buchweizen	75—80	7
Bohnen, Erbsen, Linsen	58	10
Sojabohnen	38	15
Aleuronat	7	85
Stärkemehl.		
Von Kartoffeln, Weizen, Tapioka, Reis, Sago, Maizena, Mondamin	82	7
Mehlfabrikate.		
Nudeln, Makkaroni, Grünkern	80	7
Frische Obstfrüchte.		
Süße Kirschen	10—12	50—60
Saure Kirschen	8—10	60—75
Äpfel	8—10	60—75
Birnen	8—10	60—75
Ananas, sehr süß	8	75
Stachelbeeren, reif	7—8	75—85
Zwetschgen, deutsche	6—8	75—100
Johannisbeeren	6—8	75—100
Erdbeeren	5—7	85—120
Orangen	5—6	100—120
Aprikosen	4—6	100—150
Pfirsich	4—6	100—150
Himbeeren	4—5	120—150
Heidelbeeren	5	120
Mirabellen	4	150
Runde, deutsche Pflaumen	4	150
Reineclauden	4	150
Brombeeren	4	150
Stachelbeeren	2,4	250
Preißelbeeren	1—2	200—600
Mandeln (süß) } Mandeln (bitter) }	ca. 8	ca. 100
Haselnüsse	7	„ 100

	Prozentgehalt an Kohlehydrate	100 g Weißbrötchen entsprechen
Milch.		
Vollmilch	ca. 4—5	ca. 140
Saure Milch	„ 4	„ 150
Guter Süßrahm	„ 2,5 —3,0	„ 200—240
Kefir	„ 2,5	„ 240
Diabetesmilch	„ 0,9—1,0	„ 550—600
Biere.		
Bayerische Exportbiere	4,5—5,5	110—140
Bayer. Sommerlagerbier	4,0—5,5	110—140
Berliner Weißbier	4,3	ca. 150
Pilsner Exportbier	3,8—4	150—160
Bayrische Winterschankbiere	3,5—4,5	140—170
Lichtenhainer	2,0—2,5	240—300
Weine (nach Albu).		
Ausleseweine (Pfälzer, Rheinweine etc.)	4—7	85—150
Tokayer		
Griechische Weine		
Italienische Weine	6—20	30—100
Spanische (Sherry etc.)		
Portugiesische (Madeira)		
Kapwein		
Sekt trocken	0,5—2	ca. 250 ccm
Sekt, süß	11—18	ca. 30—40 ccm
Obstwein.		
Äpfel-Birnenwein	0,5—1,0	ca. 370
Beerenwein (Stachelbeer-, Johannisbeer-, Heidelbeerwein) herb	0,5	1000
süß	10—15	60—40
Alkoholfreie Weine, Pomril etc.	8—15	75—40

III. Nahrungsmittel, die unbedingt verboten sind.

Tabelle 14:
Obst und Beerenfrüchte.

In 100 g	Eiweiß	Fett	Kohlehydrat	Kalorien
Getrocknete Äpfel	1,28	0,82	59,79	258
Getrocknete Birnen	2,07	0,35	58,80	253
Getrocknete Zwetschgen	2,25	0,49	62,32	269
Weintrauben	0,59	—	16,32	69
Getrocknete Weintrauben, Rosinen	2,42	—	62,04	270
Kastanien, geschält	10,76	2,90	73,04	370

Tabelle 15:

Süße Gebäcke, Zucker, Honig, Fruchtsäfte, Zuckerwaren, Schokolade.

In 100 g	Eiweiß	Fett	Kohlehydrate				Kalorien
Honigkuchen, Lebkuchen, Pasteten	4—11	2—7	ca. 80				300—400
Guter Zucker	—	—	99,75				410
Trauben- oder Stärkezucker	—	—	Traubenzucker 65,00	Dextrin 18,00			340
Fruchtzucker	—	—	76,50				314
Obstkraut (Sirup)	—	Säure 2,26	Fruchtzucker 52,94	Rohrzucker 2,77		Nichtzucker 5,23	228
Honig	—	—	Traubenzucker 34,00	Fruchtzucker 39,00	Rohrzucker 2,00	5,00	307
Himbeersaft	—	—	Traubenzucker 18,20	Rohrzucker 40,20			239
Johannisbeersaft	—	—	23,60	28,00			212
Kirschsaft	—	—	16,00	38,00			221
Marzipan	—	29,51	40,24			Zuckerfreie Mandelsubstanz 14,40	439
Gewöhnliche Bonbons	0,68	0,21	72,86			Unlöslicher Rückstand 21,03	400
Fruchtbonbons	0,31	0,07	96,63			0,24	400
Kakao entölt	21,50	27,34	34,18			5,44 } Zellulose	482
Schokolade	6,18	21,02	67,67			1,35 }	498

Tabelle 16:
Alkoholische Getränke.

In 100 g	Alkoholgewicht %	Extrakt	Dextrin und Zucker	Kalorien 1 g Alk. = 7 Kalorien
Biere.				
Münchner Bockbier (Salvator)	4,85	9,80	7,43	74
Porter	4,90	9,60	5,20	74
Weine und Liköre.				
Most	—	18,78	16,05	77
Schaumwein (Matth. Müller)	10,2	14,00	12,10	129
Veuve Cliquot	10,5	18,50	16,20	149
Griechische Süßweine	12,6	20,32	12—19	171
Tokayer	11,3	9,74	8,34	119
dto. alter	12,9	15,84	10,63	155
dto. Ausbruch	10,3	22,70	19,99	165
Malaga	11,9	21,73	17,11	172
Kümmel	26,0	29,80	28,2	304
Pfefferminz	28,0	44,00	43,2	376
Benediktiner	42,4	35,00	33,4	440
Chartreuse	35,2	35,40	34,0	391

Die Therapie der Gicht.

Von Dr. E. Frank,

Privatdozent an der Universität Breslau.

Die gegenwärtig geübte Therapie der Arthritis urica ruht einerseits auf alten, zum Teil Jahrhunderte alten empirischen Grundlagen, andererseits hat sie sich in neuerer Zeit wesentlich nach der Harnsäure und ihrem Verhalten im gichtischen Organismus orientiert. Man kann allerdings auch heute noch die Meinung, es werde mit der Bekämpfung der Harnsäurestauung im Organismus auch die Krankheit selbst bekämpft, als wissenschaftliches Vorurteil bezeichnen. Denn noch immer fehlen die vollgültigen Beweise, daß das obligate Begleitsymptom der gichtischen Entzündungen, die Ablagerung harnsaurer Salze, auch in kausalem Zusammenhange mit dem Entzündungsprozeß stehe. Aber niemand wird heute eine Anzahl derjenigen Maßnahmen missen wollen, welche aus dieser Betrachtungsweise hervorgegangen sind. Immerhin kann die theoretische Begründung einer therapeutischen Maßregel mit dem Hinweis auf die Beeinflussung dieser oder jener Phase des Harnsäureumsatzes ihr noch keine genügende Legitimation verleihen, sondern sie muß sich noch eine rein klinische Prüfung gefallen lassen, und wenn dann ein auf diese Weise, also doch wieder empirisch erprobtes Verfahren dem Heilschatze einverleibt wird, so hat sich als Ursache seiner Wirksamkeit — wie das mehrfach beobachtet worden ist — eine ganz andere herausgestellt als diejenige Beziehung zum Harnsäurestoffwechsel, auf Grund deren sie eingeführt wurde.

Wahrscheinlich spielt aber doch auch bei diesen therapeutischen Maßnahmen zum Teil und bei anderen vielleicht ganz die Beeinflussung des Harnsäurestoffwechsels eine wichtige Rolle für das Zustandekommen des Heileffekts, und es wird jedenfalls, um viele bei der Gicht vorgeschlagene Behandlungsweisen mit Verständnis anzuwenden, die Kenntnis der wichtigsten, den Harnsäurestoffwechsel unter physiologischen und pathologischen Bedingungen betreffenden Tatsachen nicht entbehrt werden können.

Die Harnsäure gilt heute nicht mehr als Zwischenprodukt des Eiweißabbaues überhaupt, wir dürfen vielmehr annehmen, daß sie beim Menschen lediglich aus den sog. Nukleinsäuren stammt, die sich hauptsächlich in den Zellkernen, wohl aber auch im Protoplasma, z. B. dem der Muskulatur, finden. In den Nukleinsäuren sind Vorstufen der Harnsäure, die Purinbasen, enthalten, die man im Experiment durch eine Reihe von Organfermenten in Harnsäure überführen kann. Mit der Nahrung werden demnach Harnsäurebildner eingeführt hauptsächlich in den zellkernreichen Organen (Kalbsmilch, Leber, Niere, Gehirn) und im Muskelfleisch. Streicht man diese Bestandteile aus der Nahrung, so erhält man eine für jeden Menschen verschiedene, aber bei dem einzelnen nur ganz wenig schwankende tägliche Harnsäureausscheidung, die man als endogenen Harnsäurewert bezeichnet. Beim Gichtkranken pflegt der endogene Wert nicht höher zu sein als beim Gesunden — wie oft fälschlicherweise aus der Anwesenheit eines Harnsäuresedimentes geschlossen wird —, sondern er bewegt sich an der unteren Grenze der Norm. Trotzdem enthält das Blut des Gichtkranken wahrscheinlich dauernd mehr Harnsäure als das des Gesunden, und es läßt sich diese Kombination: erhöhter Harnsäuregehalt des Blutes bei niedrigem Harnsäuregehalt des Harnes — kaum anders erklären als durch die Annahme, daß die Ausscheidung der Harnsäure bei Gichtkranken erschwert ist. Das scheint auch daraus hervorzugehen, daß die aus einem purinbasenhaltigen Nahrungsmittel entstehende Harnsäuremenge vom Gichtkranken viel langsamer ausgeschieden wird als vom Gesunden. Kurz vor dem Gichtanfall wird die Harnsäureausscheidung besonders niedrig — der Kranke retiniert Harnsäure —, sie steigt aber zugleich mit dem Beginn des Anfalles stark in die Höhe. Dabei kann ein Harnsäuresediment im Urin sich zeigen, aber es darf nicht umgekehrt aus dem Vorhandensein eines solchen Sedimentes in einem fraglichen Falle die Diagnose auf Gicht gestellt werden, wie das noch manchmal in der Praxis geschieht. Es darf nämlich aus einem Harnsäureniederschlag im Urin nicht ohne weiteres auf eine Vermehrung der ausgeschiedenen Harnsäuremenge geschlossen werden, und wenn eine solche Vermehrung bestünde, so würde sie, wie bereits erwähnt, in anfallsfreier Zeit eher gegen die Diagnose Gicht sprechen. Die Ablagerung der harnsauren Salze im Gewebe scheint nach experimentellen Erfahrungen begünstigt zu werden durch reichlichen Natriumgehalt der Kost; sie kann dagegen verhindert werden durch Säure oder Kaliumdarreichung.

Die Therapie des akuten Gichtanfalles.

Die Behandlung der Gicht gliedert sich naturgemäß in die Therapie des akuten Anfalls, in die Behandlung der Residualsymptome, resp. der von vornherein oder in den späteren Zeiten der Erkrankung chronisch verlaufenden Formen und in die Maßnahmen der Intervallzeit, die darauf ausgehen, einer Wiederkehr der Anfälle vorzubeugen.

Was die medikamentöse Beeinflussung des akuten Gichtanfalls anbetrifft, so wird man bei heftigen Schmerzen, zumal in der Nacht, das Morphin nicht immer entbehren können, im allgemeinen aber darf man wohl auf Narkotika verzichten, da wir neuerdings Gichtmittel kennen, die außerordentlich rasch schmerzstillend wirken.

In leichteren Anfällen lassen sich Schmerzen und Entzündungsvorgänge oft schon durch die Salizylate, vor allem das Aspirin (3—5 g pro die) beheben. Bei schwereren Attacken greift man meist zum Colchicum. Die Wirkung der bekanntesten Geheimmittel gegen die Gicht (Liqueur Laville [1—3 Teelöffel in 24 Stunden], Alberts Remedy) dürfte lediglich auf ihrem Colchicingehalt beruhen und man erreicht die Wirkung dieser von vielen Gichtkranken sehr gelobten Präparate auch mit dem rein dargestellten Alkaloid der Herbstzeitlose (Colchicin Merck à 0,0005 g oder Granules de Colchicin Houdé à 0,001 g; 0,002 pro dosi, 0,005! pro die); man gibt am besten den 1. Tag 4—5 mal halbstündlich 1 mg, den 2. und 3. Tag weniger.

Bei Gichtkranken mit kräftiger Konstitution ist gegen den

Gebrauch des Colchicums wenig zu sagen, doch können seine Nebenwirkungen (Koliken, Durchfälle, Herzbeschwerden) bei geschwächten Individuen seinen Gebrauch kontraindizieren.

Dem Colchicum macht in neuester Zeit seinen Rang als bewährtes Mittel im akuten Anfall die Phenylchinolinkarbonsäure streitig, die unter dem Namen Atophan in Tablettenform in den Handel kommt. Diese Substanz ist ein ausgezeichnetes Mittel sowohl um den sich meldenden Anfall im Keime zu ersticken, als um den in voller Höhe entwickelten rasch zu beenden: Man gibt zunächst (bei reichlicher Flüssigkeitszufuhr) 3 mal 1,0 in etwa 6 Stunden und läßt dann noch 2 Tage lang 6 mal 0,5 pro die nehmen. Die Besserung der Gelenkbeschwerden, selbst außerordentlich heftiger Schmerzen, pflegt oft erstaunlich rasch vor sich zu gehen. Es können nach 3—4 Stunden die spontanen Schmerzen so gut wie ganz geschwunden sein, und oft ist nach 24 Stunden ein Gelenk, das man am Tag vorher kaum berühren durfte, nicht mehr druckempfindlich. Auch periartikuläre Schwellungen und Gelenkergüsse können sich sehr rasch zurückbilden.

Das Atophan wird von vielen Menschen gut vertragen, doch pflegt es bei einigen Sodbrennen oder Magenbeschwerden hervorzurufen. In diesen Fällen kann man es in Geloduratkapseln verabreichen oder durch die von ihm abgeleiteten Präparate Novatophan und Acitrin, die zudem noch den Vorteil der Geschmacklosigkeit haben, ersetzen. Es kommen Fälle vor, in denen nach dem Aussetzen des Atophans sogleich sehr heftige Schmerzen hervortreten. In solchen Fällen hat man es sehr lange Zeit ohne Schaden weitergegeben, und da man, wie noch zu erörtern sein wird, vielleicht mit einer chronischen Atophandarreichung den Gichtkranken nützt, so wird man selbst diesen eigentümlich reagierenden Patienten das Mittel nicht vorzuenthalten brauchen.

Mit Hilfe der Colchicum- und Atophanpräparate dürfte man der Mehrzahl aller Gichtattacken, auch bei schon lange bestehender Erkrankung, Herr werden. Die Wirkung des Colchicums ist noch nicht aufgeklärt, wahrscheinlich ist es ein Gelenkanästhetikum. Das Atophan pflegt die Menge der im Harn ausgeschiedenen Harnsäure beträchtlich zu vermehren und ist auf Grund dieser Tatsache in die Gichttherapie eingeführt worden. Es stellte sich aber bald heraus, daß es auch andere Arthritiden, speziell den akuten Gelenkrheumatismus, sehr gut beeinflußt, und da sich neuerdings auch Derivate des Atophans wirksam erwiesen, die gar keine harnsäuretreibende Wirkung mehr besaßen, so ist wohl die auch im Experiment nachweisbare antiphlogistische Wirkung gemeinsam mit der antineuralgischen zum mindesten an dem Erfolge beteiligt: doch wie dem auch sei, Tatsache ist jedenfalls, daß unter den vielen Gichtmitteln, die jahraus, jahrein auf den Markt gebracht werden, das Atophan eines der wenigen darstellt, die wirklich eine Bereicherung der Therapie bedeuten. Wegen des völligen Fehlens von Nebenwirkungen und des oft wirklich erstaunlich prompten Rückganges aller krankhaften Erscheinungen darf man es vielleicht über das altbewährte Colchicum stellen.

Die lokale Behandlung des akuten Anfalls besteht in Ruhigstellung, ev. Hochlagerung des erkrankten Gelenkes, das man am besten in Watte einhüllt, nachdem die Haut mit Rheumasan, Spirosal, Jodvasogen, Mixtura oleoso-balsamica eingerieben worden ist; auch Umschläge mit essigsaurer Tonerde (Alsol) sind am Platze. Sobald die Schmerzen nur einigermaßen nachlassen, sollen die Kranken das Gelenk wieder bewegen und bald auch versuchen, es in den Dienst seiner Funktion zu stellen.

Gelegentlich kann man von der Injektion eines Lokalanästhetikums (2 %ige Novokainlösung mit etwas Adrenalin) in das periartikuläre Gewebe Gebrauch machen, die, wie es scheint, nicht nur schmerz-, sondern auch entzündungshemmend wirken können. In sehr eigentümlicher Weise behandelt Falkenstein die Gelenkentzündung, angeblich mit sehr gutem Erfolge. Er spritzt subkutan in der Nähe des Gelenkes 2 ccm einer 1%igen Anreibung fein geschlemmter Harnsäure, ein- oder mehrmals am Tage (mit 0,0075 Cocain. hydrochlor. und 0,0005 Adrenalin. hydrochlor., als „Urosemin" im Handel).

Die Ernährung während des Anfalls wird sich nach Art und Menge dem oft durch Fieber, Appetitlosigkeit und anderen Beschwerden von seiten des Magendarmkanals komplizierten Zustande anpassen; unter Vermeidung aller schweren Speisen wird sich aus Milch, Eiern, Breien, durchgeschlagenen Gemüsen, kleinen Mengen zarten Geflügelfleisches ein Regime aufstellen lassen. Oft ist die Zeit erheblicheren Krankheitsgefühls auch der geeignete psychologische Moment, um mit einer strengen diätetischen Therapie zu beginnen.

Zur Behandlung der in gehäuften Attacken auftretenden Gicht oder der von vornherein chronisch verlaufenden Fälle, sowie der residualen Gelenkbeschwerden dürfte meist die Kombination von lokalen Schwitzprozeduren, Bierscher Stauung und Massage herangezogen werden. Soll die Behandlung zu Hause durchgeführt werden, so bedient man sich neben warmen Wasserbädern (37—40°) gern der bekannten Heißluftapparate, entweder in der alten, von Bier angegebenen Form oder eines der neueren Modelle, bei denen die Erhitzung der das Gelenk umgebenden Luft nicht durch die Flamme des Bunsenbrenners, sondern durch elektrische Erwärmung der Kastenwände geschieht.

In hartnäckigen Fällen empfiehlt sich das neue physikalische Verfahren der Diathermie, durch dessen Hilfe man eine wesentlich intensivere Hyperämie der Gelenkkapsel und der Knochenenden erreichen kann, als durch die einfache Überhitzung der Haut: Es handelt sich dabei nämlich um Hochfrequenzströme, welche den Körper durchdringen und dabei auf dem Wege zwischen den Elektroden eine erhebliche Wärme entstehen lassen; man kann auf diese Weise im Innern von Organen, Gelenken usw. eine Temperatursteigerung erzeugen, die auch subjektiv durch ein in der Tiefe verspürtes Wärmegefühl sich kundgibt. Das Verfahren muß in Krankenhäusern oder Instituten für physikalische Therapie von geschulten Händen ausgeübt werden, da sonst leicht Verbrennungen entstehen. Sein Hauptwert scheint darin zu liegen, daß auch sehr heftige Schmerzen rasch beseitigt werden.

Soll die Behandlung in einem Badeorte durchgeführt werden, so empfehlen sich die indifferenten Thermen (Gastein, Ragaz, Wildbad, Warmbrunn), die Kochsalzthermen (Wiesbaden, Baden-Baden) und die Schwefelthermen (Aachen, Pistyan, Trenczin-Teplitz); auch die natürlichen Schlammbäder, in denen es sich weniger um eine Allgemeinbehandlung mit Bädern, als um lokale Einpackungen und Umschläge handelt (der Schwefelschlamm von Nenndorf, der Fango von Battaglia, auch der Eifelfango) genießen einen Ruf in der Gichtbehandlung. Neuerdings rechnet man bei den Badekuren auch vielfach mit dem Radiumgehalt der

Quellen, einem Heilfaktor, von dem noch ausführlicher die Rede sein wird.

1. Die gegen die Stoffwechselstörung gerichtete Therapie.

Der symptomatischen Behandlung des vorübergehenden einzelnen Anfalles steht gegenüber die Bekämpfung der „unsterblichen" Diathese. Man hat dabei zu denken einerseits an die unmittelbar den Anfällen zugrunde liegende Dauerursache, als welche meist die Harnsäurestauung bezeichnet wird, andererseits an die diese erst wieder bedingende primäre Stoffwechselanomalie. Gegen die letztere können wir allerdings nur empirisch vorgehen, und es ist wohl möglich, daß manches Verfahren, das sich gegen die Harnsäure zu richten vermeint, doch auch gegen die Wurzel der Krankheit selbst sich wendet.

An die Spitze aller Behandlungsweisen der Gicht ist die diätetische zu stellen. Sowohl als Prophylaktikum für den Erben der Diathese oder den durch den ersten Anfall Gewarnten wie als Therapeutikum für den bereits häufig von Anfällen Geplagten gilt als Regel: Vermeidung jedes Übermaßes von Nahrungszufuhr und Einschränkung des Alkoholgenusses. Dazu kommt als wichtiger Heilfaktor intensive Betätigung der Muskulatur, sei es durch Wanderungen, Gartenarbeit, Gymnastik oder durch eine der körperlichen Verfassung angepaßte Art des Sportes (Reiten, Radfahren, Rudern, Tennis).

Vermeidung eines Übermaßes der Ernährung bedeutet quantitative und qualitative Beschränkung der Nahrungszufuhr. Es soll die Gesamtmenge der eingeführten Nahrung den bei der gewählten Lebensweise benötigten Kalorienbedarf jedenfalls nicht übersteigen. Es soll die oft vorwiegend animalische Kost durch Beschränkung des Fleischgenusses und Einführung von Gemüsen einen mehr lakto-vegetabilischen Zuschnitt gewinnen. Es sollen die Speisen leicht verdaulich und einfach bereitet sein (Vermeidung sehr fetter Nahrung, schweren Backwerkes, von Wild mit Hautgout, Ragoût fin, pikanter Saucen, Mayonnaisen und starker Gewürze). Alkohol sei, wenn er schon nicht ganz vermieden werden kann, in Form geringer Mengen leichten Tischweines (1—2 Gläser, am besten mit Mineralwasser verdünnt) oder Pilsener Bieres ($\frac{1}{4}$—$\frac{1}{2}$ Liter) gestattet. Als Richtschnur mag etwa folgendes von Minkowski aufgestellte Regime für einen Gichtkranken dienen, der auf seinem Körperbestande erhalten werden soll:

Frühstück	Eiweiß	Fett	Kohlehydrate	Kalorien
200 g Tee mit	—	—	—	—
50 g Rahm	2	10	2	—
10 g Zucker	—	—	10	—
50 g Zwieback	6	2	35	—
15 g Butter	—	13	—	—
80 g 2 Eier	12	10	—	—
Summe	20	35	47	600
Mittagessen				
300 g Suppe mit	1	2	—	—
30 g Gerste	3	0,5	21	—
150 g Brot	10	0,5	75	—
Übertrag	14	3	96	—

	Mittagessen	Eiweiß	Fett	Kohlehydrate	Kalorien
	Übertrag	14	3	96	—
100 g	Hecht mit	18	0,5	—	—
10 g	Butter	—	8,5	—	—
50 g	Kartoffeln	0,5	—	10	—
100 g	Kalbfleisch mit etwas Fett gebraten ...	20	7	—	—
100 g	Spinat mit ca. 5 g Butter	2	5,5	5	—
30 g	Käse	8	6	—	—
10 g	Butter	—	8,5	—	—
100 g	Obst	0,5	—	7	—
	Summe	63	39	118	1015
	Abendessen				
200 g	Milch, als Suppe mit	7	7	10	—
20 g	Grieß.......	2	—	15	—
100 g	Brot	6	0,5	50	—
20 g	Butter	—	17	—	—
75 g	Schinken, mager ..	16	7,5	—	—
200 g	Tee mit	—	—	—	—
10 g	Zucker	—	—	10	—
	Summe	31	32	85	773
	Insgesamt	114	106	250	2478

Wo immer die Gichtanfälle sich häufen, eine größere Anzahl von Gelenken ergreifen, wo Schmerzen und Beschwerden überhaupt nie mehr ganz weichen wollen, große Gichtknoten sich bilden oder wo der von vornherein chronische Verlauf der Erkrankung den Patienten dauernd in seiner Tätigkeit und Lebensfreude hemmt, wird man heute nicht umhin können, von zwei Ernährungsprinzipien Gebrauch zu machen: der **purinarmen Kost** und in besonders hartnäckigen Fällen von einer aufs knappste bemessenen Diät mit weitgehender **Einschränkung des Eiweißes**.

Indem man die Nahrungsmittel, welche Purinbasen enthalten, von der Tafel streicht, kann man eine der Quellen, aus denen die Harnsäure fließt, verstopfen (auf den endogenen Harnsäurewert haben wir leider kaum Einfluß) und dadurch die Harnsäurebildung im Körper bedeutend verringern; es wird so jedenfalls nicht nur einer ferneren Harnsäureüberladung des Körpers vorgebeugt, sondern auch die Entfernung bereits abgelagerter Harnsäure erleichtert. Man verspricht sich weiter von der purinarmen Kost eine Schonung der mit dem Purin- resp. Harnsäurestoffwechsel betrauten Organe, die sich von ihrer Insuffizienz erholen und später wieder zum mindesten eine gewisse Menge von Nahrungspurin bewältigen sollen. Rät man zu einer solchen Diät, so mache man dem Patienten von vornherein klar, daß eine kurz dauernde Änderung der gewohnten Lebensweise wenig Sinn habe, **sondern daß nur eine wochen- und monatelang durchgeführte strenge Diät nachhaltigere Erfolge wahrscheinlich mache**. Eine purinarme Kost ist nicht ganz identisch mit einer fleischfreien Kost, denn manche **pflanzliche Nahrungsmittel enthalten ebensoviel Purin, wie das Fleisch (Schoten, Erbsen, Linsen, Bohnen)** Immerhin dürften die in diesen enthaltenen Purine, da die Gemüse im Darm schlechter aufgeschlossen werden, nicht in dem gleichen Maße zur Resorption gelangen, wie die des Fleisches, so daß de facto der Verzicht auf Fleisch das wesentliche Moment der purinarmen Kost darstellt.

Eine solche Diät setzt sich demnach aus Milch, Butter, Speck, Eiern (zu diesen gehört auch der Kaviar), Käse, Brot, Mehlen, Gemüsen und Früchten zusammen. Von Getränken ist Kaffee, Tee und Kakao erlaubt, da die in ihnen enthaltenen methylierten Purine (Koffein, Theobromin) nicht in Harnsäure übergehen.

Je nach der Schwere des Falles wird zu individualisieren sein: allen Gichtkranken ist die zellkernreiche Kalbsmilch, deren Genuß direkt Gichtanfälle provozieren kann, zu verbieten, den meisten der Genuß von Organen wie Leber und Niere (Lunge und Hirn sind etwa dem Fleisch gleichzusetzen).

In leichteren Fällen wird man nur alle Wochen einen Fleischfasttag einschieben, in schweren umgekehrt nach jeder Fleischmahlzeit zwei bis drei Tage warten, ehe man nach dem Abklingen der durch die Fleischzufuhr bedingten Harnsäurevermehrung von neuem Fleisch gestattet.

Gekochtes Fleisch, aus dem die Purinstoffe zu einem guten Teil in die Brühe (die demnach ebenso wie Fleischextrakt verboten ist) übergegangen sind, ist dem gebratenen vorzuziehen. Zwischen schwarzem und weißem Fleisch (Fisch) ist, was den Gesamtpuringehalt anlangt, kein Unterschied. Wahrscheinlich hat es keinen Sinn, das weiße Fleisch, wie das lange üblich war, zu bevorzugen.

Als Schema einer strengen, purinarmen Kost möge der von Brugsch entworfene Behandlungsplan dienen:

Morgens: Koffeinfreier Kaffee[1]) mit 50 g Sahne oder 100 g Milch, 150 g Weißbrot, 25—50 g Butter, 25—50 g Honig, Fruchtgelee, Marmelade.
2. Frühstück: 2 Eier oder 80—100 g Käse (Emmenthaler, Quark, Limburger, Holländer, Fromage de Brie, Sahnenkäse, Roquefort, Kuhkäse, Edamer Käse etc.), 25 g Butter, Weißbrötchen 70—75 g.
Mittags: 300 g einer sämigen Suppe (Grieß, Graupe, Reis, Tapioka, Sago, Hafermehl, Fruchtsuppe; Cave Bouillon!), 150 g Kartoffeln ev. als Kartoffelmus, 150 g grüne Gemüse, durchs Sieb geschlagen, ev. Salate 200 g Pudding (Grieß, Reis, Mondamin), 50—100 g Butter.
Nachmittags: Koffeinfreier Kaffee mit Milch oder Sahne, 50—100 g gerösteten Zwieback mit Butter (25—50 g) oder Marmelade.
Abends: Omelette mit Marmelade oder Rührei oder Eier in sonstiger Form (ev. eine Mehl-, Grieß-, Reisspeise mit Fruchtsaucen), 100 g Brot mit 25 g Butter, 50 g Käse und 100 g Obst.

Diese strenge purinarme Kost soll 2—3 Monate durchgeführt werden, dann sind etwa 8 Wochen lang 2—3 mal wöchentlich 150 g Fleisch zu gewähren, später wenigstens ein Fleischfasttag in der Woche einzuschieben; die tägliche Fleischration betrage nicht mehr als 150—200 g.

Es wird sich im allgemeinen empfehlen, über eine obere Grenze von 0,3—0,4 g harnsäurebildenden Materials in der Nahrung bei einem Gichtkranken, der unter seiner Gicht leidet, nicht hinauszugehen. Mit Hilfe der nachfolgenden Tabelle läßt sich aus der Zahl der purinhaltigen Nahrungsmittel eine Auswahl zusammenstellen, die je nach der Individualität des Falles sich diesem Höchstwert mehr oder minder nähert.

---

[1]) Eigentlich nicht nötig, da Koffein, wie erwähnt, kein Harnsäurebildner ist.

auf 100 g	Purinbasengehalt als Harnsäure		
	Schmid und Bessau	Walker Hall	Hesse
Rindfleisch	0,111	0,135	0,182
Kalbfleisch	0,114 { Lende / Hals	0,1395 / 0,9	0,183 / —
Hammelfleisch	0,078	0,1158	0,19
Schweinefleisch	0,123 { Lende / Hals	0,1458 / 0,0681	0,183 / —
Gekochter Schinken	0,075	—	—
Roher Schinken	0,072	—	—
Lachsschinken	0,051	—	—
Zunge (Kalb)	0,165	—	—
Leberwurst	0,114	—	—
Braunschw. Wurst	0,030	—	—
Mortadellenwurst	0,036	—	—
Salamiwurst	0,069	—	—
Blutwurst	0	—	—
Gehirn (Schwein)	0,084	—	0,233
Leber (Rind)	0,279	—	0,372
Niere (Rind)	0,240	—	0,320
Thymus (Kalb)	0,990	1,20875	1,308
Lungen (Kalb)	0,156	—	—
Huhn	0,087	—	0,186
Taube	0,174	—	0,154
Gans	0,099	—	—
Reh	0,117	—	0,182
Fasan	0,102	—	—
Bouillon (100 g Rindfleisch, 2 Std. gekocht	0,045	—	—
Schellfisch	0,117	—	—
Schlei	0,081	—	—
Kabeljau	0,114	0,0699	0,131
Aal geräuchert	0,081	—	—
Lachs frisch	0,072	0,1398	0,201
Karpfen	0,162	—	—
Zander	0,135	—	—
Hecht	0,144	—	0,222
Bückling	0,084	—	—
Hering	0,207	—	—
Forelle	0,168	—	0,213
Sprotten	0,248	—	—
Ölsardinen	0,354	—	—
Sardellen	0,234	—	—
Anchovis	0,435	—	—
Krebse	0,060	—	—
Austern	0,087	—	—
Hummern	0,066	—	—
Kaviar	0	—	—
Frische Schoten	0,081	—	—
Erbsen	0,054	—	—
Linsen	0,162	0,075	—
Bohnen	0,051	0,0765	—

Für einzelne, besonders schwere Fälle von subakuter oder chronischer Gicht ist neben der Purinarmut der Kost noch deren Gesamtenergiemenge und der Eiweißgehalt zu berücksichtigen. Wir wissen jetzt, daß man lange Zeit mit einem wesentlich geringeren Kalorienbedarf auskommen kann, als bis vor kurzem angenommen wurde und daß, auch wenn man in diesem Falle die Eiweißzufuhr knapp bemißt, doch Eiweißverluste nicht einzutreten brauchen. Es wird damit eine Kost empfohlen, die nur etwa 40—50 g Eiweiß und an Brennwert etwa 1600—1800 Kalorien enthält. Bei fettleibigen Gichtkranken besonders angezeigt, scheint sie sich aber, wie gesagt, auch direkt zur Bekämpfung des gichtischen Gelenkleidens zu eignen. Die lakto-vegetabilische Form der Ernährung geht in diesem Falle in eine rein vegetarische über, da eine so eiweißarme Kost sich hauptsächlich auf Reis, Gemüse, Früchte, Kartoffeln stützen muß. Der Physiologe Chittenden hat 17 Monate mit 35 g Eiweiß pro Tag gelebt und sich dadurch, wie er berichtet, von lästigen rheumatischen Beschwerden befreit und Hindhede hat 17 Jahre lang sich bei einer Kost, die nicht mehr als 42—50 g Eiweiß enthielt, sehr wohl befunden. Eine solche Therapie, die, wie gesagt, nur für einige, besonders schwere Formen zu reservieren ist, muß natürlich unter ständiger Kontrolle des Körpergewichts, des Ernährungszustandes und des subjektiven Befindens durchgeführt werden.

2. Medikamentöse Therapie.

Die gegen die Gichtkrankheit angewendete medikamentöse Therapie zielt vornehmlich auf die Harnsäure als die Materia peccans. Man sucht die Harnsäureausscheidung zu befördern, die Harnsäure innerhalb des Körpers zu oxydieren, die Lösungsbedingungen der Urate in den Flüssigkeiten des Körpers zu verbessern oder wenigstens ihr Ausfallen zu erschweren.

Diejenigen Mittel, welche im Reagenzglase leicht Harnsäure lösen, sind dazu aber unter den komplizierten Bedingungen, die in den Säften des Körpers herrschen, durchaus unbrauchbar und können daher heute als obsolet gelten. Hierher zu rechnen sind das Piperazin, Lysidin, der Formaldehyd (Urotropin, Citarin) sowie die Lithiumsalze.

Auch die Chinasäuretherapie der Gicht gehört wohl heute bereits der Geschichte an; man glaubte, daß die Chinasäure (Urosin, Sidonal, Chinotropin, Urol), welche man für das wirksame Prinzip der volkstümlichen Erdbeer- und Traubenkuren bei Gicht hielt, die Menge der synthetisch gebildeten Harnsäure herabsetzen könne; wir haben aber bei der Erörterung der Entstehung der Harnsäure im Körper eines synthetisch gebildeten Anteils überhaupt keine Erwähnung getan und, wenn ein solcher existiert, ist er jedenfalls minimal.

Auch das Solurol, ein angeblich (aber in Wirklichkeit durchaus nicht) purinbasenfreier Nukleinsäurerest, von dem man eine Verbindung mit der Harnsäure im Körper und damit deren raschere Elimination erhoffte, hat sich nicht bewährt.

Alle diese Mittel sind, obwohl sie überflüssig sind, hier erwähnt worden, weil sie noch häufig genug in Reklamen angepriesen werden und weil infolgedessen auch das Publikum vom Arzte gelegentlich Auskunft über sie verlangt.

Gewisse alkalisch-erdige und alkalisch-sulfatische Mineralquellen erfreuen sich seit Jahrhunderten eines Rufes als Heilmittel gegen die Gicht, und obwohl wir auch heute die Wirksamkeit dieser Quellen nicht mit Sicherheit begründen können, werden wir doch darin keinen Grund sehen, von einer empirisch scheinbar so erprobten Behandlungsweise abzugehen. Nach dem Gesagten kann jedenfalls darin, daß die Harnsäure in alkalisch reagierenden Flüssigkeiten löslich ist, die Ursache der Heilwirkung nicht gesucht werden. Wahrscheinlich wirken die Wässer zunächst einmal günstig auf die Verfassung einer Reihe bei der Gicht nicht selten in Mitleidenschaft gezogenen und vielleicht auch ursächlich bedeutsamen Organe ein (Verdauungstraktus, Leber, Niere und Harnwege). Weiter ist von einer Durchspülung des Körpers eine allerdings nicht allzu erhebliche Beförderung der Harnsäureausscheidung zu erwarten. Nach neueren Untersuchungen ist vielleicht der Kalium- und Magnesiumgehalt vieler dieser Quellen von Bedeutung, wenigstens erhöht Zufügung von Kalium- und Magnesiumsalzen die Löslichkeit der Harnsäure im Blutserum und die Kaliumsalze scheinen die Ausbildung von Uratablagerungen hemmen zu können, vielleicht sogar auf die Wiederauflösung bereits deponierter Natriumurate von Einfluß zu sein. Vielleicht ist auch der Nutzen einer vegetarischen Lebensweise zum Teil auf den Kaligehalt der Früchte etc. zu beziehen. Umgekehrt ist der Natriumgehalt der Quellen in dieser Hinsicht wenig nützlich und man wird daher die arzneiliche Zufuhr größerer Mengen von Natriumsalzen eher unterlassen (also auch die des Urizedins, das eine Mischung von zitronensaurem, weinsaurem, schwefelsaurem Natrium mit Kochsalz darstellt). Statt dessen könnte eine von Cohn empfohlene Kaliummixtur (Kal. sulf., Kal. phosphor., Kal. bitartar., Kal. citr.) versucht werden.

Die stärkeren Mineralwässer können kurmäßig an der Quelle selbst gebraucht werden, wenn noch die spezielle Indikation, der sie dienen, erfüllt ist (also die Wässer von Wildungen und Vichy bei Kombination der Gicht mit Uratsteindiathese, der Marienbader Brunnen bei Fettleibigkeit, chronischer Obstipation, Homburg und Kissingen bei Magendarmbeschwerden überhaupt, bei Gallensteinen und Störungen der Leberfunktion Karlsbad oder Bertrich und schließlich bei gleichzeitiger Bäderbehandlung der Arthropathien die Brunnen von Wiesbaden und Salzschlirf.

Für den täglichen Gebrauch als Tafelwasser empfehlen sich etwa Fachinger, Biliner, Contrexéville, Salzbrunner Kronenquelle oder Oberbrunnen, Offenbacher Kaiser Friedrichquelle.

In diesem Zusammenhange sei auch die Salzsäuretherapie der Gicht besprochen, die von Falkenstein eingeführt ist mit der Begründung, daß bei dem Gichtkranken die Abscheidung der Salzsäure im Magen darniederliege und dadurch die Verarbeitung der Eiweißnahrung mangelhaft sei. Wir werden diese Auffassung kaum akzeptieren, aber die Behandlung mit größeren Mengen verdünnter Säure über Wochen und Monate hin sehr in Erwägung ziehen, mit Rücksicht auf die älteren Versuche Pfeiffers am Menschen, nach denen die heftige Entzündung in der Umgebung subkutan eingespritzter Harnsäure bei gleichzeitiger Salzsäuredarreichung per os völlig ausblieb, und die neueren Tierversuche, denen zufolge die Salzsäure, ähnlich wie wir das vom Kalium berichtet haben, die Umbildung eingespritzter Harnsäure in Depots von harnsaurem Natrium verhindert. Falkenstein empfiehlt 2 mal täglich je 2 Glas mit je 15 Tropfen Acid. hydrochlor. pur. (!) in etwa 200 ccm Appollinaris trinken zu lassen. Das erste Glas während einer Mahlzeit, das zweite ein bis zwei Stunden später.

Ein Mittel, mit welchem man — im Gegensatz zu den vergeblichen Versuchen mit den in vitro harnsäurelösenden Substanzen — wirklich eine starke Harnsäureausschwemmung aus dem Organismus des Gichtkranken herbeiführen kann, ist das Atophan. Beim Gesunden findet sich eine erhebliche Vermehrung der Harnsäureausscheidung nur am ersten und zweiten Tag der Darreichung. Anders beim Gichtkranken mit seinen Harnsäurevorräten, bei welchem wir, wie wir uns selbst überzeugten, wochenlang eine gewaltige Vermehrung der Harnsäuremenge im Harn erzielen und so den Körper von der Harnsäureüberladung befreien sowie die Anhäufung der neu entstehenden Harnsäure verhindern können. Da der dauernde Gebrauch des Mittels harmlos ist, unerwünschte Nebenerscheinungen nicht hervortreten, abgesehen vielleicht von der Magenbelästigung, die bei Ersetzung des Originalpräparates durch Acitrin und Novatophan vermieden werden können, scheint nichts im Wege zu stehen, Gichtkranke mit ausgedehnter Tophusbildung und mit sich häufenden Attacken größeren und kleineren Stils langdauernde Atophankuren machen zu lassen. Es würde sich in schweren Fällen etwa der 4 wöchige Gebrauch des Mittels mit einer gleichlangen Pause, zunächst etwa 4—6 Monate lang, empfehlen (8 Tage lang 6 mal 0,5, dann 4 mal 0,5 Atophan). Will man sich in weniger schweren Fällen zum kontinuierlichen Gebrauche des Mittels nicht entschließen, so wähle man die mildere Form der chronisch intermittierenden Darreichung, bei welcher der Patient etwa alle 14 Tage 2—3 Tage lang 3 g Atophan über den Tag verteilt einnimmt. Gerade während der Atophankur ist es sehr nützlich, ein leicht alkalisches Wasser in größeren Mengen trinken zu lassen, um die reichlich ausgeschiedene Harnsäure in Nierenbecken und Harnwegen in Lösung zu erhalten.

3. Die Radium- und Thoriumtherapie der Gicht.

Es ist schon erwähnt worden, daß man bei der Heilwirkung mancher Badequellen, besonders der indifferenten Thermen, neuerdings an die Radiumemanation, jenes gasförmige Umwandlungsprodukt des Radiums, gedacht hat, das gerade in einer Reihe dieser Quellen in größerer Menge enthalten ist. Man ist deshalb sehr bald mit künstlich hergestellten Radiumemanationspräparaten an die Behandlung der rheumatischen und gichtischen Erkrankungen herangetreten und speziell die Gicht wurde bald als ein sehr dankbares Objekt dieser Therapie angesehen, da die Harnsäure in vitro und in vivo eine vollkommene Zerstörung unter dem Einflusse der von der Emanation ausgesendeten Strahlen zu erleiden schien. Diese Behauptung von einer spezifischen Einwirkung auf die Harnsäure hat sich aber nicht halten lassen und man muß sich daher für die von einer Anzahl kompetenter Beobachter mitgeteilte günstige Einwirkung auf den Verlauf der Gicht nach anderen Erklärungen umsehen. Möglicherweise liegt die Sache so, daß die Strahlenwirkung ein akut entzündliches Moment in den chronischen Prozeß bringt, zu Hyperämie und seröser Durchtränkung führt, während andererseits die Leukozyten- und Gewebszellenanhäufungen verhindert zu werden scheinen.

Die gasförmige Emanation kann auf vierfache Weise dem Körper einverleibt werden: durch Inhalation oder, in Wasser absorbiert, durch orale, subkutane und perkutane Zufuhr. Da man durch Resorption vom Magen-Darmtraktus die gleiche Emanationsmenge ins Blut bringen kann, wie durch Einatmung, scheint die Trinkkur der empfehlenswerte Weg für die Praxis.

Manche wollen allerdings von der Inhalation gerade bei der Gicht bessere Wirkungen gesehen haben. Emanationsreiche natürliche Wässer sind die von Gastein, Landeck i. Schlesien und Baden-Baden (50—320 Mache-Einheiten im Liter[1]). Einen noch größeren Emanationsgehalt haben die Grubenwässer von Joachimsthal in Böhmen, der Hauptfundstätte des Radiums, woselbst ein Radiumkurhaus errichtet worden ist. Künstliche Präparationen sind im Handel zu haben, entweder in Form emanationhaltigen Wassers, das einem Apparate (Emanator) entnommen wird und sich nur etwa 2 Tage hält oder in Form von haltbaren Lösungen, die etwas Radiumsalz enthalten, welches immer neue Emanationsmengen bildet. Solche Präparate werden von der Radiogengesellschaft Charlottenburg, der allgemeinen Radium-Gesellschaft und der Radium-Heilgesellschaft in den Handel gebracht; man kann sie auch aus Kreuznach beziehen, woselbst sie aus dem radiumhaltigen Sinter der Quelle hergestellt werden. Eine Menge von 1000 Mache-Einheiten in drei Fläschchen verteilten Radiogenwassers kostet 1,75 M., sie stellt etwa die Tagesdosis dar, die man auf jeden Fall zu erreichen suchen wird. Straßburger läßt mehrfach am Tage Einzeldosen mit etwa 165 Mache-Einheiten in einer Zeit von 70 Minuten austrinken und empfiehlt wegen der gleich zu erwähnenden Reizwirkungen nicht über 1000 Mache-Einheiten pro Tag hinauszugehen. Lazarus läßt in Schlückchen innerhalb von 3 Stunden 1000—5000 Mache-Einheiten trinken. Das Trinken erfolgt am besten während und nach den Mahlzeiten, nicht auf den nüchternen Magen. Man hat sich in der Menge nach den Reizerscheinungen zu richten, die häufig im Anfange auftreten und bis zu eigentlichen Gichtanfällen sich steigern können. Wegen dieser Exacerbation der Beschwerden, die häufig erfolgt, ist die Radiumemanation kein geeignetes Heilmittel für den akuten Gichtanfall. Ihr Hauptanwendungsgebiet sind die subakuten und chronischen Formen und die Prophylaxe für die Zukunft.

Die Radiuminhalation geschieht in eigens dazu eingerichteten Emanatorien, Zimmern von 20—30 cbm Rauminhalt, in denen pro Liter Luft wohl wenigstens 4—5 Mache-Einheiten enthalten sein sollen. Man findet diese Emanatorien jetzt in einer Reihe größerer Städte, vor allen Dingen auch in vielen Badeorten, wo sie zum Teil so eingerichtet sind, daß über die Wände des Raumes ständig das emanationsführende Wasser der Badequellen herabrieselt und durch Zerstäubung die Luft mit Emanation anreichert.

Außerhalb der Badeorte werden emanationshaltige Bäder, von denen aus die Emanation zum Teil sicherlich auch durch die Haut in den Körper eindringt, dadurch hergestellt, daß man emanationsführendes Wasser dem Bade zufügt. Der Gesamtemanations-

---

[1] Die Messung der Radioaktivität gründet sich auf die Tatsache, daß die von den radioaktiven Substanzen ausgesendeten Strahlen die Luft für die Elektrizität leitend machen. Die gespreizten Blättchen eines geladenen Elektroskops, die in der Luft nur ganz langsam zusammenfallen, erfahren in einer Atmosphäre, die Emanation enthält, also eine Beschleunigung des Zusammenklappens, die sich als Voltabfall messen läßt. Unter Berücksichtigung der Kapazität des Meßinstrumentes gelangt man so zu einem Maße, dessen Einheit nach dem Physiker, der sie vorschlug, als Mache-Einheit (M-E) bezeichnet wird.

gehalt soll etwa 5000—10000 Mache-Einheiten betragen. Eine andere Art der perkutanen Anwendung sind Umschläge mit radiumhaltigem Wasser oder Kompressen mit radio-aktiver Substanz. Schließlich sind zur lokalen Behandlung noch subkutane Injektionen von etwa 1000 Mache-Einheiten, die man in sterilen Ampullen im Handel beziehen kann, im Gebrauch. An Stelle der Radiumemanation wird neuestens auch die Thoriumemanation verwendet, die aber so rasch zerfällt, daß man, um sie in wirksamer Form zu applizieren, den Körper, aus dem sie entsteht, das Thorium X (eine feste, wasserlösliche Substanz) in den Organismus einführen muß. Laqueur rät bei Individuen, bei denen es noch leicht zu akuten Schüben kommt, mit Thorium X-Lösungen von nicht mehr als 800 Mache-Einheiten Aktivität anzufangen und erst allmählich bis zu 5000, ausnahmsweise 10000 Mache-Einheiten zu steigen.

Die Behandlung der Fettsucht.

Von Dr. J. Hürter,
Privatdozent an der Universität Marburg.

Ätiologie. Ein Überschuß an Nahrung führt zur Fettanreicherung und bei längerer Dauer dieses Mißverhältnisses zur Fettsucht. Die täglichen Überschreitungen brauchen dabei nicht sehr groß zu sein und doch können sie im Laufe von Monaten eine ansehnliche Gewichtszunahme bedingen. Angenommen, die Erhaltungskost wird täglich um 200 Kalorien, die z. B. in zwei Tafelbrötchen à 40 g, in 50 g Schokolade, in $\frac{1}{4}$ Liter Bier, in $\frac{3}{10}$ Liter Milch usw. enthalten sind, überschritten, so ist es möglich, daß diese geringe Mehraufnahme an Brennmaterial, die sehr leicht, ohne daß der Vorwurf der Vielesserei gerechtfertigt wäre, vorkommt, im Jahre einen Fettansatz von ca. 7,80 Kilo oder, da gleichzeitig Wasser retiniert wird, eine Gewichtszunahme von ca. 11 Kilo veranlaßt. In ähnlicher Weise kann eine auch nur geringe Verminderung der Muskelarbeit und der hierdurch ersparte Energieaufwand bei gleichbleibender Ernährung zur Fettsucht führen. Derartige kleine Einschränkungen des Stoffumsatzes können z. B. durch die Verlegung der Wohnung aus einem höheren Stockwerk in das Erdgeschoß (Wegfall des durch das Auf- und Absteigen der Treppen bedingten Energieverbrauches) oder durch einen örtlichen Domizilwechsel (wodurch der Weg zu und von der Arbeitsstätte kleiner wird) veranlaßt werden. Ähnliche Momente sowie die kleinen Verschiebungen in den Lebensgewohnheiten, wie sie oben angedeutet wurden, sind in recht vielen Fällen als Ursachen der langsamen aber ständig fortschreitenden Fettleibigkeit anzusprechen.

Ein Mißverhältnis zwischen Nahrungsaufnahme und Energieverbrauch kann demnach durch eine erhöhte Nahrungszufuhr bei normalen Energieausgaben entstehen. Hierbei ist entweder die Menge der Speisen oder die Art ihrer Zubereitung (zu fett usw.) ausschlaggebend (Überfütterungsfettsucht). Die Nahrungsaufnahme entspricht der Erhaltungskost und trotzdem kommt es zur Fettanreicherung. In diesen Fällen ist der Stoffumsatz durch verminderte körperliche Leistungen, die ihre Ursache in Faulheit, in dem Berufe, in organischen Leiden (Arthritis, Vitium cordis, Emphysem, Apoplexie usw.) haben können, herabgesetzt (Faulheitsfettsucht). Fast regelmäßig ist aber die Fettsucht in einer Überernährung und einer mangelhaften Muskelarbeit, also durch ein Zusammenwirken der eben erwähnten Ursachen, begründet.

Dieser Fettleibigkeit, bei der keine Anomalie des Stoffwechsels vorliegt, die deswegen auch als exogene bezeichnet wird, ist jene gegenüberzustellen, wo zwischen Energieaufnahme und -verbrauch bezogen auf normale Zustände ein Mißverhältnis nicht besteht. Selbst wenn die Nahrungsaufnahme unter die Erhaltungskost sinkt, kann es zur Fettanreicherung kommen. Für diese Fettsucht, die auf einer Anomalie des Stoffwechsels beruhen muß, hat man den Ausdruck endogene Fettsucht geprägt. Man nimmt an, daß in diesen Fällen die Zersetzungsenergie der Zellen herabgesetzt ist. Mit hinlänglicher Sicherheit steht fest, daß die Zersetzungsgröße des Organismus durch die Schilddrüse geregelt wird (v. Noorden). Gegen den thyreogenen Ursprung der endogenen Fettleibigkeit lassen sich heute kaum noch ernsthafte Bedenken erheben. Hyperthyreoidismus führt zu einem gesteigerten Stoffumsatz. Schilddrüsenschwund und mangelhafte Entwicklung der Schilddrüse gehen, wie dies Magnus-Levy bei Myxödem nachgewiesen hat, mit einer enorm tiefen Einstellung des Kalorienumsatzes einher.

Die Funktionsschwäche der Thyreoidea kann angeboren resp. ererbt sein. Man muß aber annehmen und klinische Beobachtungen machen dies sehr wahrscheinlich, daß ähnlich wie eine Hyperfunktion (Basedow), so auch eine Hypofunktion der Schilddrüse in späteren Jahren erworben werden kann. Infektionskrankheiten, die ja alle drüsigen Organe mehr minder schädigen können, sind in ätiologischer Hinsicht an erster Stelle zu berücksichtigen.

Von anderen Organen, die den Stoffumsatz beeinflussen, seien noch die Keimdrüsen und die Hypophysis erwähnt. Es fragt sich nur, ob ein Ausfall dieser Organfunktion direkt oder über den Weg der Schilddrüse zur Fettanreicherung führt. Auch ist nicht zu vergessen, daß eine Änderung des Temperamentes, wie sie sich nach dem Eintritt in das Klimakterium, nach der Kastration entwickeln kann, für das Körpergewicht von ausschlaggebender Bedeutung sein wird. Der Energieverbrauch des Lebhaften ist ein viel größerer als der des gleichviel essenden Phlegmatischen, der deshalb auch ständig an Gewicht zunimmt. Vollzieht sich ein Wechsel in dem Temperament, ohne daß gleichzeitig eine Beschränkung der Nahrungszufuhr eintritt, so müssen die durch den Wegfall der unnötigen Bewegungen ersparten Kalorien zur Anreicherung der Fettdepots dienen. Dies ist aber eine Fettsucht nicht endogener, sondern exogener Ätiologie.

Es ist klar, daß bei einem verminderten Umsatzniveau Überschreitungen der normalen Erhaltungskost zu besonders hochgradiger Fettsucht führen müssen. Man begreift auch sehr leicht, daß solche Fälle sich einer Behandlung gegenüber, die nur eine Bilanzierung der Energieaufnahmen und -ausgaben im Auge hat, die Stoffwechselanomalie aber unberücksichtigt läßt, refraktär verhalten.

Die Indikation zur Abmagerungskur liegt, wofern nicht eine der später zu besprechenden Gegenanzeigen besteht, bei jeder stärkeren Fettleibigkeit vor. Sie stützt sich auf die Schäden, die dem Herzen durch die Mehrarbeit, welche die Bewegung des größeren Ballastes bedingt, erwachsen. Ferner werden durch die übermäßig entwickelten Fettdepots des Abdomens die Exkursionen des Zwerchfells erschwert und die Bewegungsfreiheit des Herzens durch die aufgelagerten Fettmassen eingeschränkt. Die Muskulatur leidet unter dem Druck des längs des Bindegewebes einwuchernden Fettes und diese Druckatrophie setzt die Leistungsfähigkeit herab. Schließlich ist die Wärmeabgabe der Haut durch Strahlung und Leitung erschwert. Die dicke, Wärme schlecht leitende Fettschicht verhält sich für den Fettleibigen ähnlich, wie ein dicker Pelzmantel, der ständig getragen wird (Kraus)! Die Wärmeabgabe erfolgt bei den Fettsüchtigen, wenn die Oxydationsvorgänge gesteigert werden, in erster Linie durch Wasserverdunstung auf der Haut. Um eine Überhitzung des Organismus zu verhindern, schwitzen die Fettsüchtigen so stark. Daher sind auch Fettleibige gegen Hitze mit großem Feuchtigkeitsgehalt der Luft, der das Verdunsten des Schweißes erschwert, sehr empfindlich.

Eine **stärkere Fettleibigkeit** besteht, wenn das Normalgewicht um 15—20 Kilo überschritten ist.

Geringere Grade indizieren Abwehrmaßregeln nur dann, wenn der **progressive** Charakter der Fettanreicherung feststeht. Man soll auch die aus Eitelkeit oder sportlichem Interesse geäußerte Bitte um Entfettungsvorschriften bei einem absolut nicht pathologischen Fettreichtum grundsätzlich nicht abschlägig bescheiden, da dann nur zu oft Entziehungskuren auf eigene Faust und unter Beihilfe kurpfuscherischer Mittel, deren Folgen nicht abzusehen sind, versucht werden. Doch hüte man sich besonders bei jungen Mädchen und Frauen vor größeren Gewichtsverlusten. Sie lassen die betreffenden Individuen frühzeitig alt erscheinen, indem sie der Haut ein welkes Aussehen verleihen, Schönheitsfehler, die in der Regel nicht mehr rückgängig zu machen sind.

Von einer **relativen Fettsucht** spricht man bei Erkrankungen der Kreislauf-, Atmungs- und Bewegungsorgane, da hier schon verhältnismäßig geringe Zunahmen der Fettpolster empfindliche Störungen des Allgemeinbefindens auslösen können. Die Klagen von solchen Kranken über beängstigende Verschlimmerung ihres Leidens sind begründet. Sie sind aber nicht primär bedingt, sondern durch Gewichtszunahmen veranlaßt. Der durch die reicheren Fettpolster vermehrte Ballast erfordert zu seiner Bewegung einen größeren Kraftaufwand. Verhält sich schon der Fettsüchtige mit gesunden Organen wie ein normales Individuum, das beständig eine größere Last mit sich schleppt, so muß sich dieser Zustand bei einer Schädigung, bei einer verminderten Leistungsfähigkeit derjenigen Organe, die bei Anstrengungen am ersten affiziert werden, ganz besonders frühzeitig bemerkbar machen. Der Versuch in solchen Fällen mit einer spezifischen Therapie, etwa Digitalis, Atemübungen usw. die Beschwerden heben zu wollen, zeitigt nur vorübergehende und halbe Erfolge, da ja die vorliegende Insuffizienz sekundär bedingt ist. Sie schwindet erst, wenn ihre Ursache, die Gewichtszunahme, beseitigt ist. Daher bildet auch die Behandlung der relativen Fettsucht ein sehr dankbares Feld für Entziehungskuren. Man achte in allen Fällen, wo bei gutem Appetit die **Bewegungsfreiheit** durch irgendwelche Organschädigungen eingeschränkt ist, auf die **Größe der Fettpolster**.

Die **endogene Fettsucht** entwickelt sich mit Vorliebe in jugendlichen Jahren. Nur sie erfordert therapeutische Maßnahmen, nicht aber die eigentümliche Verteilung des Fettes, wie man sie bei einer unvollkommenen Entwicklung der Sexualorgane beobachtet, die dem betreffenden Individuum ein feminines oder infantiles Aussehen verleiht. In solchen Fällen bringen die Entziehungskuren mehr Schaden als Nutzen.

Bei der endogenen Fettsucht ist die **spezifische**, die Organtherapie, mit nur geringen Ausnahmen, die später besprochen werden, indiziert, da selbst eine planmäßig durchgeführte Abmagerungskur das Gleichgewicht zwischen Einnahmen und Ausgaben nicht herzustellen vermag; denn auch der Größe der Nahrungsentziehung und der Muskelübungen sind Grenzen, die ohne Gefährdung der Gesundheit nicht überschritten werden können, gezogen.

Die eben aufgestellten **Indikationen** für die Entfettungskuren unterliegen **bestimmten Einschränkungen**. **Im kindlichen Alter** sollen strenge Entfettungskuren nicht durchgeführt werden. Hier begnügt man sich mit einer Regelung der Energieaufnahme und des Energieverbrauches. Handelt es sich um endogene Fettleibigkeit dann kann man der spezifischen Behandlung nicht entraten.

Das **Greisenalter** an sich gibt keine Kontraindikation, sondern nur der körperliche Zustand. Senile Hinfälligkeit verbietet jede Entziehungskur. Da aber auch bei körperlicher Rüstigkeit im höheren Alter Einschränkungen in der Nahrungszufuhr — eine wesentliche Steigerung der Ausgaben durch Muskelarbeit ist in der Regel nicht möglich — anerkanntermaßen schlecht vertragen werden, so ist auch hier Vorsicht geboten. Menschen, die **zeitlebens** fett gewesen sind, soll man nicht im hohen Alter durch strenge Entziehungskuren mager zu machen versuchen.

Die Beschwerden fettleibiger **Neurastheniker** können durch eine Abmagerungskur beseitigt werden. Doch ist hier gleichfalls größte Zurückhaltung indiziert, da nicht selten die entgegengesetzte Wirkung eintritt.

Auch **Nephritiker** sind in der Regel einer Entfettung gegenüber sehr empfindlich. Die notwendige Steigerung der Eiweißzufuhr, um das Organeiweiß zu schützen, ist in diesen Fällen nicht gleichgültig.

Tuberkulöse Fettlinge werden ebenfalls durch eine Nahrungseinschränkung bei gesteigerten körperlichen Leistungen gefährdet.

Der **Diabetiker** soll nur bei erheblicher Fettsucht und, wenn Komplikationen von seiten der Zirkulations- und Respirationsorgane vorliegen, einer **vorsichtigen** Entziehungskur unterworfen werden. Mittlere Grade von Fettleibigkeit, die ja bei der Zuckerharnruhr etwas Erwünschtes darstellen, erfordern nur bei dem progressiven Charakter der Fettanreicherung Abwehrmaßregeln.

Die Methodik der Entfettung:

Das Grundprinzip einer **rationellen** Abmagerungskur besteht darin, die Energiezufuhr und den Energieverbrauch so zu regeln, daß der Körper gezwungen wird, zur teilweisen Deckung des letzteren unter Schonung des Körpereiweißbestandes die eigenen Fettdepots anzugreifen. Die Behandlung der Fettsucht gliedert sich demnach in eine **diätetische**, die auf eine mehr minder starke Einschränkung der Nahrungsaufnahme hinausläuft und auf eine **physikalische**, die in einer Steigerung des Energieverbrauches gipfelt. Bei endogener Fettleibigkeit wird die Erhöhung des Umsatzniveaus durch die Schilddrüsentherapie erstrebt.

Das **Tempo**, in dem die Abmagerung erfolgt, ist bei der exogenen Fettleibigkeit von beiden Faktoren, im wesentlichen von der Größe der Energiezufuhr abhängig. Es fragt sich nur, ob es ratsam ist langsam oder schnell zu entfetten. Eine schwächende Wirkung wohnt den Schnellkuren (Gewichtsverlust von 10 Kilo in 4—6 Wochen) nicht inne, wenn sie **rationell** durchgeführt werden. Ein langsames und vorsichtiges Entfetten ist bei Muskelschwachen, Anämischen, Herzkranken usw. angezeigt. Bei kräftigen, robusten Fettsüchtigen, vorausgesetzt daß nicht eine der oben zusammengestellten Gegenanzeigen zutrifft, wird man mit einer Schnellkur, die für die Kranken schon wegen der Dauer der Behandlung weniger quälend ist, bessere und sicherere Erfolge erzielen. Sie erscheint aber dann ganz unbedingt indiziert, wenn schon langsame Entfettungsversuche gescheitert sind.

I. Die physikalische Behandlung:

a) Muskelarbeit. Aus einem zweifachen Grunde sind körperliche Übungen bei den Abmagerungskuren unentbehrlich. Durch Muskelarbeit wird der Stoffumsatz erhöht und wenn die Energiezufuhr rationell geregelt ist, werden diese Leistungen größtenteils aus den Fettdepots bestritten. Der hohe Kalorienwert des Fettgewebes und der oft enorme Fettreichtum machen es aber zur Unmöglichkeit, daß man durch Muskelübungen allein bemerkenswerte Gewichtsverluste erzielen kann. Selbst bei der Faulheitsfettsucht müssen die physikalischen Anordnungen noch durch diätetische unterstützt werden, sonst bleibt ein befriedigender Erfolg aus oder er läßt sehr lange auf sich warten. Der zweite und ohne Zweifel größere Nutzen, den der Fettleibige aus systematischen Leibesübungen zieht, besteht darin, daß das Körpereiweiß während der Entziehungskur durch gleichzeitig einsetzende Muskelarbeit besser geschützt ist als bei Ruhe.

Zuntz und Schumberg fanden, daß durch systematische Muskelarbeit Gewichtsverluste mit Stickstoffansatz erzielt werden können. Die Muskeln kräftigen sich durch die Arbeit. Ja selbst im Zustande der Unterernährung, also bei einer kalorisch unzureichenden Kost, reißt der Körper Stickstoff an sich, wenn er gleichzeitig trainiert wird. Mit diesen Untersuchungen stimmt die klinische Erfahrung sehr schön überein, die lehrt, daß alle Entziehungskuren viel besser und viel leichter ertragen werden, wenn der Organismus gleichzeitig geübt und gekräftigt wird. Es erklären sich so auch die Klagen der Muskelfaulen und Schwächlichen, die zu systematischen Übungen sich nicht heranziehen lassen oder nicht herangezogen werden dürfen. Bei ihnen scheitert daher auch eine intensive Entfettungskur resp. sie ist nicht indiziert.

Schwierigkeiten macht es nur, die der Leistungsfähigkeit des einzelnen angepaßte Arbeitsmethode zu wählen; denn daß man besonders bei Herzschwächezuständen sehr vorsichtig zu Werke gehen muß, bedarf keiner besonderen Betonung. Bei dem Zumaß der Muskelarbeit müssen wir von der augenblicklichen Leistungsfähigkeit ausgehen. Es wird groß ausfallen, wenn es sich um robuste Fettsüchtige handelt, deren Muskelkraft nicht hinter der des Normalgewichtigen zurücksteht. Es wird sehr bescheiden sein, wenn es einen an dem Herzen und der Muskelkraft geschädigten Fettling betrifft. Hier ist es unter Umständen nötig, die Abmagerungskur mit einer Ruhekur einzuleiten, um eventuell unter gleichzeitiger Anwendung von Herztonika die Zirkulationsverhältnisse zu verbessern. Erst wenn dies erreicht ist, wird man sehr vorsichtig mit Übungen beginnen, da bei ausgesprochenen Insuffizienzerscheinungen die Annahme einer organischen Herzläsion immer gerechtfertigt ist. Aber selbst unter solchen Verhältnissen kann man es noch zu bemerkenswerten körperlichen Leistungen bringen, die man sogar häufig bei dem gesteigerten Selbstvertrauen der Kranken eindämmen muß. Die zu stellende Arbeitsaufgabe ist sowohl hinsichtlich ihrer Quantität wie Qualität zu überlegen. Es ist z. B. für einen herzkranken Fettsüchtigen nicht gleichgültig, ob er die Arbeiten langsam oder schnell erledigt, während dies an dem absoluten Maß der Arbeit nichts ändert. Einen Nachteil schließen auch die richtig dosierten Muskelübungen in sich; sie steigern die Appetenz. Aufgabe der Diätetik ist es, Sorge zu tragen, daß trotz einer kalorisch unzureichenden Ernährung und trotz der Muskelarbeit ein Hungergefühl, das in erster Linie die Willenskraft der Kranken untergräbt, nicht auftritt.

Was nun den Wert der einzelnen Übungsmethoden anbetrifft, so haben die Untersuchungen von Zuntz und Katzenstein dargetan, daß die Stoffzersetzung zehnmal größer ist, wenn der Mensch 1 m steigt, als wenn er 1 m auf ebener Erde marschiert. Man wird daher in erster Linie Wanderungen im gebirgigen Gelände zu empfehlen haben. Für Herzkranke eignen sich am besten Spaziergänge auf allmählich ansteigenden Wegen, deren Länge und Steigung dem Arzte annähernd bekannt sein sollen, damit er entsprechend dem Einfluß dieser Übungen auf den Kreislauf und das Allgemeinbefinden seine Dosierung treffen kann. Bekanntlich hat Örtel das Verdienst, diese sogenannten Terrainkuren eingeführt und auch gleichzeitig ihren günstigen Effekt auf die Herztätigkeit durch systematische Untersuchungen erbracht zu haben. Diese günstige Nebenwirkung soll aber nur auftreten, wenn beim Steigen tief und regelmäßig geatmet wird. Von anderen Übungen verdienen die eine Bevorzugung, bei denen gleichfalls die gesamte Muskulatur in Bewegung gesetzt wird, also Rudern, Reiten, Holzhacken, Graben, Schlittschuhlaufen usw. Beim Radfahren wird die Herzkraft zu einseitig angestrengt. Man beschränke daher diese Muskelarbeit nur auf völlig herzgesunde und widerstandsfähige Kranke.

Turnen und Zimmergymnastik sind in ihrer Wirkung auf die Oxydationsprozesse den eben erwähnten Muskelübungen nicht gleichzustellen. Sie mögen als willkommene Beigabe und angenehme Abwechslung in dem Rahmen der körperlichen Übungen betrachtet werden. Das Hauptgewicht lege man stets auf ausgiebige Wanderungen besonders in den Bergen.

Zu den medikomechanischen Apparaten wird man nur dann seine Zuflucht nehmen, wenn aus irgendeinem Grunde (Lähmungen usw.) die natürlichste Form der Muskelarbeit nicht oder nur sehr unvollkommen durchgeführt werden kann. Diejenigen Apparate, die gleichzeitig systematisch die Atmung schulen, sind, da sie die Arbeit des Herzens wesentlich erleichtern, zu bevorzugen. Sie eignen sich daher auch bei muskelschwachen Herzkranken, um sie unter genauer Dosierung für größere Übungen vorzubereiten.

Ein gleiches Indikationsgebiet hat die von Bergonié-Bordeaux inaugurierte elektrische Behandlung der Fettsucht, die darauf beruht, daß die Muskelübungen durch elektrische Reizungen herbeigeführt werden. Nagelschmidt berichtet über günstige Erfolge, die er mit dieser, von ihm modifizierten Methode bei Fettleibigen, die an Störungen der Kreislauf- oder Atmungsorgane litten, erzielte.

Stüve und Leber haben an der von Noordenschen Klinik die Einwirkung der passiven Bewegung, der Massage, auf die Oxydationsprozesse verfolgt und konnten feststellen, daß der hierdurch erzielte Effekt nicht so groß ist, als wenn man einige Male kräftig die Hand öffnet und wieder schließt.

Trotzdem wird man bei stärkerer Fettleibigkeit ungern auf die passiven Bewegungen verzichten, da ihr günstiger Einfluß auf Stimmung usw. ganz unverkennbar ist.

b) Bäder. Die Hauptindikationen zur Bäderbehandlung bei Fettsucht sind folgende:

a) Steigerung der Oxydationsprozesse,
b) Pflege der Haut,
c) Verbesserung der Zirkulation.

Der Einfluß hydriatischer Prozeduren auf den Stoffwechsel ist abhängig von der Temperatur des Bades und der Art der Applikation. Bäder, deren Temperatur unter dem Indifferenzpunkt liegen, entziehen dem Körper Wärme und lösen einen lebhaften Bewegungsdrang aus. Beide Faktoren müssen den Stoffumsatz erhöhen. Rubner berechnete auf Grund der Liebermeisterschen Zahlen die Steigerung der Fettoxydation und fand für ein einstündiges Bad folgende Zahlen.

bei 15° C	Wassertemperatur	52,0 g Fett
„ 20° C	„	37,0 „ „
„ 25° C	„	22,0 „ „
„ 30° C	„	9,0 „ „
„ 35° C	„	0,7 „ „

Da die Werte mit der Dauer des Bades sinken und außerdem nur bei niedrigen Temperaturen nennenswerte sind, so erhellt ohne weiteres, daß der Einfluß auf die Oxydation bei den Bädern wie sie gewöhnlich genommen werden, sehr gering ist.

Die durch kurze kalte Duschen veranlaßten Umsetzungserhöhungen können enorm sein. Doch spielt diese Steigerung im Verhältnis zur Tagesumsetzung eine bescheidene Rolle. Schwimmen, wo die oxydationsanregende Wirkung der unter dem Indifferenzpunkt liegenden Wassertemperatur sich mit ausgiebigeren Muskelübungen kombiniert, kann neben Bädern von 20° C noch am meisten empfohlen werden. Bei widerstandsfähigen Kranken beginnt man mit einer Badetemperatur von 25° C und kühlt allmählich auf 15° C ab. Bei schwächern wählt man die Temperatur höher und geht auch weniger tief.

Die Anregung des Stoffumsatzes durch heiße Bäder steht hinter der durch kalte zurück, da hier die wärmeentziehende Wirkung und der durch die Kälte ausgelöste Bewegungsdrang in Wegfall kommen. Eine Ausnahme bildet nur das Sandbad. Die durch Heißluft und elektrische Bäder bedingten Gewichtsverluste sind reine Wasserverluste. H. Salomon berechnete die durch ein Lichtbad von 144 Minuten Dauer veranlaßte Fettzersetzung auf 3 bis 4 g!!!. Das Fett läßt sich eben nicht abschwitzen. Es kann nur weggehungert und weggearbeitet werden (von Noorden).

Wenn trotz dieser Resultate die Hydrotherapie in der Behandlung der Fettsucht eine wichtige Rolle spielt, so muß dies eben auf anderen Momenten beruhen. Der erfrischende, belebende Einfluß aller hydriatischen Prozeduren hebt das Allgemeinbefinden. Sie erhöhen das Wohlbehagen und unterstützen so recht häufig die Durchführung anderer Verordnungen z. B. körperlicher Übungen. Die starke Schweißproduktion führt bei vielen Fettleibigen an den bekannten Prädilektionsstellen zu Erythem, Ekzem, nässenden Intertrigo, Veränderungen, die unter einer guten Hautpflege meist schwinden. Eine quälende Hyperhydrosis wird auch gar nicht so selten durch Licht- und Heißluftbäder gebessert. CO_2-Bäder wird man neben ihrer erfrischenden Wirkung besonders bei Zirkulationsstörungen geringeren Grades mit Erfolg anwenden.

II. Die diätetische Behandlung:

Wenn es auch durch Muskelarbeit gelingt, den Stoffumsatz und damit die Fettabschmelzung zu erhöhen, so wird man doch

Die Behandlung der Fettsucht.

nur in den seltensten Fällen auf diesen Faktor allein die Abmagerungskur stellen; denn der Gesunde reagiert in der Regel auf eine Arbeitssteigerung mit einem erhöhten Hungergefühl. Um dieses rationell zu beseitigen und um auch gleichzeitig die Entfettung zu beschleunigen, sind diätetische Vorschriften unerläßlich. Der Kranke gibt sich nun sehr leicht übertriebenen Vorstellungen von dem Einfluß dieser Anordnungen hin und es erscheint daher praktisch wichtig, um ihm Enttäuschungen zu ersparen, rechtzeitig darauf hinzuweisen, daß infolge des hohen Kalorienwertes des Fettgewebes die tägliche Fettabschmelzung eine gewisse Höhe nicht überschreiten kann. Der Brennwert von 1 Pfund Fettgewebe beträgt annähernd 3000 Kalorien, die ja, wie bekannt, ausreichen, um den Kalorienbedarf eines Mannes von 75—80 Kilo bei gewöhnlicher Beschäftigung für einen ganzen Tag zu decken. Da es aber ausgeschlossen ist, den Energiebedarf des Organismus aus seinen Fettdepots zum wenigsten für längere Zeit vollständig zu decken, so ergibt sich ohne weiteres, daß die tägliche auf Fettabschmelzung beruhende Gewichtsabnahme fast stets unter einem Pfund bleiben muß.

Bei den diätetischen Vorschriften hat man folgende Gesichtspunkte strikte zu beachten. Die Kalorienzufuhr wird unter den Bedarf eingeschränkt. Der Körpereiweißbestand muß geschützt sein. Ein quälendes Hungergefühl darf nicht auftreten.

Einschränkung der Nahrungszufuhr. Der Kalorienwert der Abmagerungskost richtet sich nach dem der Erhaltungskost und dem Tempo, in dem entfettet werden soll. Die Größe des täglichen Nahrungsbedarfes berechnet man aus dem Normalgewicht und dem Kalorienbedarf bei Ruhe, gewöhnlicher Arbeit usw. Es ist nicht angängig, dieser Berechnung das wirkliche Gewicht des Fettsüchtigen zu Grunde zu legen, da der Fettballast in nur geringerem Maße sich an den Umsetzungen beteiligt und die Erhaltungs-, mithin auch die Entziehungskost zu hoch ausfallen würde. Das Normalgewicht stellt man fest mit Hilfe der auf S. 365 beschriebenen Methoden oder man ermittelt es nach einem Vorschlage von Moritz, der angibt, daß das Normalgewicht in Kilo angegeben der Zahl entspricht, um die die Körperlänge in cm ausgedrückt ein Meter übertrifft.

Beispiel: Körperlänge 180 cm,
Normalgewicht 180 minus 100 = 80 kg,
Wirkliches Gewicht 95 kg
Gewichtsüberschuß 15 kg

Ein Mensch von mittlerer Größe und mittlerem Gewicht benötigt pro Kilo und pro Tag:

bei leichter Arbeit 35—40 Kalorien
bei mittlerer Arbeit 40—50 „
bei schwerer Arbeit 50—60 „

Da es sich bei Abmagerungskuren fast nur um Kranke handelt, die unter die leicht Arbeitenden einzureihen sind, so erlaubt nachfolgende Tabelle eine schnelle Orientierung über den jeweiligen Kalorienwert der Erhaltungskost:

	Kalorienbedarf	
	Minimum	Maximum
Gewicht ca. 75—80 Kilo	2625	3200
„ „ 65—75 „	2275	3000
„ „ 60—65 „	2100	2600
„ „ 55—60 „	1925	2400

Der Brennwert der Entziehungskost darf immer nur einen bestimmten Bruchteil des der Erhaltungskost betragen. Er wird größer zu nehmen sein, wenn man langsam entfetten will. Er muß kleiner gewählt werden, wenn eine Schnellkur beabsichtigt ist. Von Noorden bezeichnet als ersten Grad der Entfettungsdiät eine Nahrung, die $4/5$ des Kalorienwertes der berechneten Kost enthält. Handelt es sich um einen Menschen von 80 Kilo, dessen Nahrung mithin einen Brennwert von 3200 Kalorien haben müßte, so darf die Entziehungskost nur 2560 Kalorien bieten. Nach unserer früheren Ausführung über den Brennwert des Fettgewebes werden bei einer solchen Diät die Gewichtsabnahmen sehr bescheiden ausfallen, wenn es nicht möglich ist, durch kräftige Muskelarbeit den Umsatz zu erhöhen. Mithin eignet sich diese leichteste Entfettung nur für robuste, rüstige Fettsüchtige, die den Willen und die Zeit haben, sich zu trainieren. Durch kleine Abstriche in der gewohnten Nahrungsaufnahme, wie Ersatz des Zuckers durch Saccharin, Einschränkung des Butter- und Brotkonsums, Verbot von Süßigkeiten usw. erreicht man ohne Schwierigkeiten die erwünschte Reduktion der Kalorienzufuhr.

Bessere und sicherere Resultate erzielt man bei dem zweiten Grad der Entfettungsdiät, die etwa $3/5$ des Kalorienwertes der Erhaltungskost, unter Zugrundelegung des obigen Falles, also 1920 Kalorien, betragen müßte. Diese Entziehungskur ist in erster Linie bei Menschen, die während der Behandlung ihrer Berufstätigkeit nachgehen und bei solchen, wo schnelle Gewichtsverluste aus irgendeinem Grunde unerwünscht sind, indiziert. Sie eignet sich auch zur Bekämpfung der sog. relativen Fettsucht (s. S. 344). Es bedarf keiner besonderen Erwähnung, daß sie die besten Resultate zeitigt, wenn mit ihr kräftige Muskelarbeit (Gebirgstouren, Holzhacken, Graben, Rudern, usw.) vereinigt wird.

Die stärksten Gewichtsabnahmen bewirkt man durch eine Beschränkung der Nahrungszufuhr auf $3/5$ bis $2/5$ der berechneten Kost (dritter Grad der Entfettungsdiät). Eine weitere Reduktion ist nur unter Kontrolle der Stickstoffbilanz zulässig, da, wie Untersuchungen von Hirschfeld, Moritz, Hedinger lehrten, bei einer so hochgradigen Unterernährung das Körpereiweiß nicht immer hinlänglich geschützt ist.

Ein Kalorienangebot von nur etwa $2/5$ des notwendigen ist in den früher sehr beliebten Entfettungskuren von Banting, Ebstein, Oertel enthalten.

Ob ein Individuum sich zu einer solch rigorosen Entziehungskur, die in 4—6 Wochen bei ruhigem Verhalten einen Gewichtsverlust von 6—12 Pfund und bei gleichzeitiger Muskelarbeit einen solchen von 20—30 Pfund bedingt, eignet, muß von Fall zu Fall entschieden werden. Die Gefahr droht von seiten des Herzens. Es ist bekannt, daß sich an derartige Entfettungen tödliche Herzschwäche anschließen kann. Man wird daher bei der Wahl von Kranken zu solchen Abmagerungskuren eine eingehende Untersuchung des Zirkulationssystems und eine fortlaufende ärztliche Kontrolle während der Behandlung verlangen müssen. Die eben erwähnte Gefahr wird vermindert resp. beseitigt, wenn durch systematische Muskelübungen der Schutz des Körpereiweißes erhöht wird. Die Bedeutung dieses Momentes wurde schon eingehend gewürdigt. Nicht in der Bevorzugung des einen oder anderen Nahrungsmittels — eine bestimmte Größe der Eiweißzufuhr muß unter allen Umständen gewahrt werden — beruht die leichtere

Durchführbarkeit dieser Schnellkuren, sondern sie ist begründet in einer richtigen Indikationsstellung und in der gleichzeitigen Verordnung von Muskelarbeit. Auf letztere muß man aber verzichten und event. sogar absolute Bettruhe anordnen, wenn es sich um Kranke mit Myodegeneratio cordis handelt. Solch energische Entziehungskuren dürfen auch nicht unbegrenzt lange erlaubt werden. Man begnüge sich mit dem im Verlauf von 4—6 Wochen erzielten Erfolge und sorge dann durch diätetische und physikalische Vorschriften, daß das Erreichte gewahrt bleibt oder daß nur langsam entsprechend dem 2. oder 3. Grad der Entfettungsdiät weitere Gewichtsabnahmen stattfinden. Eine Wiederholung der strengen Abmagerungskur wird man erst nach Verlauf einiger Monate gestatten.

Diese intermittierenden Entziehungskuren sind auch schon bei dem zweiten Grade der Entfettungsdiät angebracht, wenn es sich um anämische, muskelschwache Individuen oder um Herzkranke handelt. Man kann sogar in der Zwischenzeit den Kalorienwert der Nahrung auf den der berechneten Erhaltungskost erhöhen und sorgt nur durch Muskelarbeit und Bäder für eine weitere Stählung des Organismus, um ihn dann erneut einer Entziehungskur zu unterwerfen.

Ist man sich über den Grad der Abmagerungskur im klaren, dann muß man sich über die Zusammensetzung der vorzuschreibenden Kost Rechenschaft ablegen.

Die Sonderstellung des Eiweißes in der Ernährung ist schon früher eingehend besprochen. Diese darf besonders bei der schnellen Entfettung nicht unberücksichtigt bleiben. Bietet die Entziehungskost nicht einmal das Chittendensche Eiweißminimum (50—60 g Reineiweiß), dann muß es zur Einschmelzung von Muskel- und Organeiweiß kommen. Wenn ein solch kurzdauernder Verlust bei robusten Menschen kaum nennenswerte Folgen nach sich ziehen und bei Übergang zur eiweißreicheren Nahrung bald wieder ausgeglichen sein wird, so verhalten sich doch Herzkranke in dieser Richtung ganz anders. Bei ihnen können, wie ich in Köln erleben mußte (es betraf einen Fall, der mit Karellscher Milchkur behandelt wurde), schon kurz dauernde Unterernährungen, die das Eiweißminimum nicht enthalten, zur tödlichen Verschlimmerung des Leidens führen. Als auslösendes Moment der Katastrophe kam in dem angezogenen Falle in Betracht, daß der Kranke trotz strengen Verbotes das Bett verließ. Daher muß als einer der wichtigsten Grundsätze einer rationellen Abmagerungskur die Zufuhr eines ausreichenden Eiweißquantums gefordert werden. Die Erfahrung lehrt, daß das Körpereiweiß besser geschützt ist, wenn nicht das Eiweißminimum, sondern mehr gereicht wird. Bei den Entfettungskuren 1. und 2. Grades genügen 100—120 g. Bei den sogenannten Schnellkuren wird man aber bestrebt sein müssen, schon von Anfang an die Eiweißzufuhr auf eine höhere Stufe zu stellen und, was sehr wichtig ist, diese allmählich zu erhöhen. Die Entfettungsdiät 3. Grades soll einen Eiweißgehalt von 120 g enthalten, der im Laufe der Behandlung auf 150—160 g gesteigert wird (von Noorden). Dapper zeigte ferner, daß eine Erhöhung der Eiweißzufuhr nicht in allen Fällen für den Schutz des Körperprotoplasmas ausschlaggebend ist. Dieses wird vor Verlusten viel sicherer geschützt, wenn man gleichzeitig die Aufnahme von Kohlenhydrate, die ja gute Eiweißsparer sind, erhöht. Auf sie gründet sich der Schutz des Körpereiweißes aber dann in besonders hohem

Maße, wenn aus irgendeinem Grunde die Eiweißzufuhr die eben erwähnte Größe nicht erreichen kann. Auch auf die früher schon eingehend besprochene Bedeutung der Muskelarbeit für das Körperprotoplasma sei nochmals hingewiesen. Am rationellsten bedient man sich bei Entfettungskuren des mageren Fleisches als Eiweißträger. Mageres Fleisch — fettdurchwachsenes ist in seinem Brennwert unkontrollierbar — ist deswegen am geeignetsten, da es einen niedrigen Brennwert hat, den Fleischhunger und damit auch zum guten Teil das Hungergerfühl überhaupt befriedigt. Als magere Fische gelten: Seezunge, Flußbarsch, Schellfisch, Schleie, Hecht, Flunder, Kabeljau. Zu den fetten Fischen werden gezählt: Weißfisch, Hering, Karpfen, Lachs, Heilbutt, Salm, Aal.

Die Frage, ob man, abgesehen von dem Eiweiß, vorzüglich **Kohlehydrate oder Fette** bei der weiteren Ausgestaltung des Diätzettels heranziehen soll, ist zugunsten der ersteren zu entscheiden. Praktisch genommen verdienen die Kohlehydrate schon aus erzieherischen Gründen den Vorrang, da die Kranken für später die Fette meiden lernen. Es ist dabei selbstverständliche Voraussetzung, daß die konzentrierten Kohlehydrate wie Süßstoffe und die feinen kalorienreichen Mehle, sowie die aus ihnen hergestellten Speisen zu verbieten sind. Ferner wird die Absicht Ebsteins, durch fette Gerichte den Appetit zu verlegen, nur sehr selten verwirklicht, da in der Regel die meisten Fettsüchtigen an solche Gerichte gewöhnt sind, ja sie mit Vorliebe genießen.

Schließlich weisen experimentelle Erfahrungen darauf hin, daß das Körpereiweiß bei gleichzeitiger Kohlehydratfütterung weniger zu Verlust geht als bei reiner Fettfütterung.

Die **Verteilung der einzelnen Nahrungsmittel** vollzieht man daher am besten so, daß der kleinere Prozentsatz der Kalorien, etwa 25%, auf die Fettzufuhr, der Rest fast gleichmäßig auf Eiweiß und Kohlehydrate entfällt. Scheitert die Aufnahme dieses größeren Eiweißquantums an dem Willen der Kranken, so findet seine Reduktion, die nicht unter 100 g gehen soll, zugunsten der Kohlehydrate statt:

Die dritte Aufgabe, die im wesentlichen die Diätetik zu erfüllen hat, besteht in der **Bekämpfung des Hungergefühls**. Das Gefühl des Nichtsattseins beeinträchtigt das Allgemeinbefinden in viel höherem Grade als das Kaloriendefizit oder die Fettabschmelzung. Nicht auf einer schwächenden Wirkung der kalorisch unzureichenden Nahrung, nicht auf einem entkräftigenden Einfluß der Fettverluste beruhen die zumeist im Anfange der Abmagerungskuren zu beobachtenden Schwächezustände, die sich zu Ohnmachten mit kleinem frequentem Puls und kühler Peripherie steigern können, sondern diese Reaktionen löst der aufreibende Kampf gegen die immer wiederkehrenden Hungerempfindungen aus. Wären diese Schwächeerscheinungen durch eine Einschmelzung von Körpersubstanz bedingt, dann müßten sie später auftreten und nicht in den ersten Tagen der Behandlung, wo von einem nennenswerten Verluste noch nicht die Rede sein kann.

Eine Entziehungskur, die das Hungergefühl aufkommen läßt, ist **fehlerhaft** angelegt und sie ist auch **undurchführbar**, da der stete Kampf gegen einen unserer mächtigsten Triebe die Willenskraft untergräbt. Das Bewußtsein nicht satt zu sein und sich nicht satt essen zu dürfen, macht die Kranken nervös, reizbar und übellaunig.

Die Behandlung der Fettsucht

Die eben angeführten Gründe sind so schwerwiegender Natur, daß mit Recht jeder Entfettungskur von diesem Gewichtspunkte aus die größte Aufmerksamkeit zu schenken ist. Man kann auch bei einer kalorisch unzureichenden Nahrung, das Gefühl des Sattseins erregen, wenn man Speisen wählt, die bei niedrigem Brennwert ein großes Volumen haben. Diesen Vorzug vereinigen in erster Linie die fettarmen Gemüse in sich. Man wird daher bedacht sein, sie als Stopfmittel allein oder in Verbindung mit anderen Speisen in den Diätzettel einzureihen. Es ist selbstverständlich, daß diese Gerichte nur mit geringem Butterzusatz usw. hergestellt werden dürfen. Eine Zusammenstellung der Gemüse- und Obstarten (nach der Tabelle von Schall und Heisler), die sich zu dem in Frage stehenden Zweck am besten eignen, sei hier wiedergegeben:

300 g	Blumenkohl	haben	einen	Brennwert	von	78 Kalorien
,,	,, Kohlrabi	,,	,,	,,	,,	117 ,,
,,	,, Rosenkohl	,,	,,	,,	,,	120 ,,
,,	,, Rotkraut	,,	,,	,,	,,	81 ,,
,,	,, Wirsing	,,	,,	,,	,,	108 ,,
,,	,, Weißkraut	,,	,,	,,	,,	72 ,,
,,	,, Sauerkraut	,,	,,	,,	,,	48 ,,
,,	,, Speisemöhren	,,	,,	,,	,,	96 ,,
,,	,, Roterüben frisch	,,	,,	,,	,,	102 ,,
,,	,, Roterüben eingemacht	,,	,,	,,	,,	75 ,,
,,	,, Salate	,,	,,	,,	,,	45 ,,
,,	,, Tomaten	,,	,,	,,	,,	54 ,,
,,	,, Kürbis	,,	,,	,,	,,	78 ,,
,,	,, Melone	,,	,,	,,	,,	75 ,,
,,	,, Ananas	,,	,,	,,	,,	144 ,,
,,	,, Gurke	,,	,,	,,	,,	36 ,,
,,	,, Rhabarbar	,,	,,	,,	,,	48 ,,
,,	,, Spargeln frisch	,,	,,	,,	,,	48 ,,
,,	,, Spargeln eingemacht	,,	,,	,,	,,	42 ,,
,,	,, Schwarzwurzeln	,,	,,	,,	,,	168 ,,
,,	,, Spinat	,,	,,	,,	,,	84 ,,
,,	,, Kartoffeln	,,	,,	,,	,,	264 ,,
,,	,, Äpfel	,,	,,	,,	,,	156 ,,
,,	,, Birnen	,,	,,	,,	,,	147 ,,
,,	,, Weintrauben	,,	,,	,,	,,	216 ,,
,,	,, Apfelsine	,,	,,	,,	,,	138 ,,
,,	,, Banane	,,	,,	,,	,,	237 ,,
,,	,, Kirschen	,,	,,	,,	,,	159 ,,
,,	,, Mirabellen	,,	,,	,,	,,	168 ,,
,,	,, Reineclaudes	,,	,,	,,	,,	171 ,,
,,	,, Pflaumen	,,	,,	,,	,,	177 ,,
,,	,, Zwetschgen	,,	,,	,,	,,	153 ,,
,,	,, Aprikosen	,,	,,	,,	,,	123 ,,
,,	,, Pfirsische	,,	,,	,,	,,	129 ,,
,,	,, Himbeeren	,,	,,	,,	,,	93 ,,
,,	,, Brombeeren	,,	,,	,,	,,	102 ,,
,,	,, Erdbeeren	,,	,,	,,	,,	126 ,,
,,	,, Johannisbeeren	,,	,,	,,	,,	123 ,,
,,	,, Heidelbeeren	,,	,,	,,	,,	96 ,,

300 g	Preiselbeeren (mit Saccharin eingemacht)	haben	einen	Brennwert	von	72 Kalorien
„ „	Champignons frisch	„	„	„	„	87 „
„ „	Pfifferling frisch	„	„	„	„	72 „
„ „	Speiselorchel frisch	„	„	„	„	87 „
„ „	Speisemorchel frisch	„	„	„	„	84 „
„ „	Steinpilz frisch	„	„	„	„	111 „

Die Tabelle ist so mannigfaltig, daß man mit ihrer Hilfe auch ohne Rücksicht auf die Jahreszeit in dem Diätzettel eine reiche Abwechslung schaffen kann. Vergleicht man mit den obigen Zahlen den Brennwert auch der groben Brotsorten (in 100 g durchschnittlich 200 Kalorien), so erhellt ohne weiteres die große Bedeutung der Vegetabilien als Füllmittel. Man ersetze die üblichen Butterbrote, Brötchen usw. durch die angegebenen Nahrungsmittel, die stark sättigen und doch nicht mästen.

Daß man dabei unter Umständen einige Modifikationen des Speisezettels eintreten lassen muß, ist begreiflich. So empfiehlt es sich z. B. an Stelle der Brötchen mit Butter zum Morgenkaffee, diesen mit einem frisch gebratenen mageren Schnitzel oder Rumsteak (Sauce nicht genießen) mit reichlich Gemüse zu geben. Die verschiedenen Zwischenimbisse brauchen absolut nicht wegzufallen. Nur gestatte man zu diesem Zweck große Mengen frischen Obstes.

Bekanntlich wirken warme Speisen sättigender als kalte Auch diesen Kunstgriff wird man sich zunutze machen. An den Tagen, wo die Küche nur Kaltes liefern kann, ermahne man die Kranken nicht Brot, sondern Gemüse oder Kompotte (mit Saccharin) zu den Gerichten zu nehmen.

Muskelarbeit steigert den Stoffumsatz und erhöht die Appetenz. Aus diesem Grunde hat Rosenfeld empfohlen, die Fettsüchtigen zunächst Bettruhe beobachten zu lassen. Leidet ihr Hungergefühl unter dem verminderten Energieverbrauch, so gelingt eine Disziplinierung in der Nahrungsaufnahme leichter. Man wird sich dieser Tatsache bei Vielessern erinnern und sie auch erfolgreich anwenden können. Erst wenn ihre Eßgier gemäßigt ist, wird man sie zur Muskelarbeit antreiben.

Durch Schwitzbäder leidet die Appetenz gleichfalls. Es empfiehlt sich daher solche Prozeduren kürzere Zeit vor den Hauptmahlzeiten zu verordnen.

Unter den Laien findet man vielfach die Ansicht verbreitet, daß der Genuß von Getränken, auch von Wasser, zu den einzelnen Mahlzeiten gewichtsvermehrend wirke, eine Meinung, die sich wahrscheinlich auf die von Oertel und Schweninger vertretenen Theorien stützt. Durch Stoffwechseluntersuchungen ist es sichergestellt, daß eine Beschränkung der Flüssigkeitszufuhr eine Steigerung der Oxydationsprozesse nicht zur Folge hat. Wohl begegnet man einem bestimmten Prozentsatz von Fettleibigen, deren Appetit stark leidet, wenn ihnen das Trinken zu den Mahlzeiten untersagt wird. Bei einigen wird hierdurch die Appetenz dauernd geschädigt.

Bei anderen tritt Gewöhnung ein, so daß eine nachhaltige Wirkung dieses Verbotes nicht besteht. Es erscheint aber immerhin empfehlenswert, wo die Anamnese den Einfluß des Trinkens auf die Größe der Appetenz dartut, auch diesen Faktor zur Bekämpfung des Hungergefühls heranzuziehen.

Schließlich steht uns in einer rationellen Verteilung der einzelnen Mahlzeiten noch ein kräftiges Mittel zur Verfügung, um Hungerempfindungen nicht aufkommen zu lassen. Die drei Hauptmahlzeiten sollen am Morgen, Mittag und Abend gereicht werden. Nur ist es nötig, diese nicht zu inhaltsreich auszustatten, damit eine bestimmte Kalorienmenge zur Verteilung auf die üblichen Zwischenimbisse zur Verfügung bleibt.

Der Wert dieser kleinen kalorienarmen Zwischenmahlzeiten beruht darin, daß der Magen auch in der zwischen den Hauptnahrungsaufnahmen liegenden Zeit beschäftigt wird. Einige Nahrungsmittel, die sich zu solchen kleinen Imbissen gut eignen, seien hier genannt. Abgefettete Bouillon, 1 Glas Rhein- oder Moselwein, frisches Obst, 1 Tasse schwarzen Kaffees, 1 Tasse Tee eventuell mit Kristallose, Molken. Bei Männern, die während der Abmagerungskur ihrem anstrengenden Berufe nachgehen, gewährleistet ein etwas kalorienreicher ausgestattetes erstes Frühstück eher die Frische und Leistungsfähigkeit.

Kaffee ohne Milch mit Kristallose gesüßt.

1 Rumsteak oder Schnitzel, mager, frisch, mit sehr wenig Butter gebraten.

Oder:

1 Teller Mehlsuppe 10 : 100 mit Bouillon oder Fleischextraktzusatz,
2 Eier,

Nach Wahl eines der Nahrungsmittel mit großem Volumen doch geringem Brennwert.

In der Regel kommt man mit 3 Mahlzeiten sehr gut aus. Leiden aber die Leistungsfähigkeit und das Wohlbefinden, so schiebe man noch 2 kleine Zwischenmahlzeiten, die in erster Linie aus frischem, etwas sauerem Obst bestehen sollen, ein. Eine weitere Zersplitterung der Nahrungsaufnahme, so daß z. B. stündlich irgend etwas, natürlich nur in kleinen Mengen, genossen wird, ist überflüssig.

Größe der Flüssigkeitszufuhr. Die Annahme Oertels, daß die Beschränkung der Wasserzufuhr primär zu einer Einschmelzung des Fettes führe, ist durch Stoffwechseluntersuchungen von Straub, Heilner und Salomon als exakt widerlegt zu betrachten. Nicht direkt, sondern indirekt, entweder über den Weg des geschädigten Appetits, wie schon erwähnt, oder über den des gesteigerten Umsatzes durch größere Muskelarbeit infolge Verbesserung der Zirkulationsverhältnisse bei Stauungen, führt die Wasserbeschränkung zu dauernden Gewichtsverlusten. Wo aber die eben erwähnten Voraussetzungen nicht zutreffen, bewirkt diese Verordnung nur vorübergehende, durch Wasserverarmung des Körpers bedingte, Gewichtseinbußen, die bei Freigabe der Flüssigkeitsaufnahme sehr bald wieder ausgeglichen werden. Die zeitliche Trennung der flüssigen und festen Nahrung nach Schweningers Vorschlag ist auf die Stoffumsetzung gleichfalls ohne jeden direkten Einfluß. Auch sie veranlaßt durch eine Schädigung der Appetenz Gewichtsverluste. Der Schweningerschen Entfettungsmethode darf als Vorzug nachgesagt werden, daß die vorerwähnte Trennung naturgemäß zu häufigeren Nahrungsaufnahmen führen wird, die ihrerseits den Hungerempfindungen entgegenarbeiten.

Eine **Einschränkung** der Flüssigkeitszufuhr erscheint demnach gerechtfertigt, wenn Stauungen mit Herzschwäche vorliegen. Der ausgezeichnete Einfluß, den eine Regelung der Flüssigkeitsaufnahme in solchen Fällen auf die Herztätigkeit ausüben kann, ist gar nicht zu bestreiten. Um die Kranken für die unentbehrliche Muskelarbeit vorzubereiten, wird man die Flüssigkeitsbeschränkung anordnen, nicht aber in der Hoffnung, hierdurch direkte Fettverluste zu erzielen. Es wurde schon erwähnt, daß die anfänglichen Gewichtsverluste Wasserverluste sind, deren Größe bei Zirkulationsstörungen individuell verschieden sein müssen.

Eine weitere Indikation liegt in der **Schädigung der Appetenz**, die ja schon erwähnt wurde. Ferner wird eine quälende **Hyperhydrosis** gar nicht so selten durch eine Abstinenz im Trinken günstig beeinflußt.

Die Flüssigkeitszufuhr soll nicht weiter wie auf 1,25 Liter, **im Höchstfall auf 1 Liter**, beschränkt werden, worunter alles, was fließt, zu verstehen ist. Weitere Einschränkungen sind nicht ungefährlich, da es hierdurch zur Retention harnpflichtiger Stoffe, zur Schädigung des Protoplasmus usw. kommen kann, besonders wenn schon durch eine starke Schweißproduktion größere Wasserverluste anzunehmen sind.

Während es nicht gelang, durch eine verminderte Aufnahme von Flüssigkeit eine Steigerung der Oxydationsprozesse nachzuweisen, kann man durch reichliches Wassertrinken den Stoffumsatz auf 6—8 % erhöhen (Heilner). Insbesondere gilt dies von der Aufnahme kalter Getränke, die ja wärmeentziehend wirken müssen.

Liegen die oben erwähnten Indikationen zur Flüssigkeitsbeschränkung nicht vor, so wird man, um durch eine unnütze Quälerei die Entziehungskur nicht zu komplizieren, die Größe der **Flüssigkeitsaufnahme freigeben**.

Es ist selbstverständlich, daß dabei der Brennwert der Getränke in Rechnung gestellt werden muß. Alkoholhaltige Getränke z. B. können nicht nur durch ihren Gehalt an Kohlehydraten wie Bier, Schaum- und Südweine fettbildend wirken, sondern auch durch ihren Alkoholgehalt. Es ist zwar nicht bekannt, daß Alkohol in Fett oder sonst einen dauernden Bestandteil des Körpers übergehen kann. Er schützt aber durch seine Oxydation (1 g Alkohol = 7 Kalorien) andere Nahrungsstoffe vor der Verbrennung und ist mithin ein Fettsparer. Ob man bei den Entziehungskuren völlig auf ihn verzichten kann, hängt von der Gewohnheit und dem Allgemeinbefinden des Kranken ab. Auf die günstige Wirkung eines Glas Weins zur Unterdrückung der Hungerempfindungen wurde schon hingewiesen. Die analeptische Wirkung alter Rhein- und guter Schaumweine wird man bei Schwächezuständen kaum entbehren wollen. Ferner führt eine völlige Abstinenz bei Menschen, die seit Jahrzehnten an ein bestimmtes Alkoholquantum gewöhnt sind, zu nervöser Unruhe, zur Schlaflosigkeit, zur Reizbarkeit, Erscheinungen, die gerade bei einer Entfettungskur recht unerwünscht sind. Der Brennwert einiger wichtiger alkoholischer Getränke sei hier wiedergegeben.

Die Behandlung der Fettsucht. 357

	100 ccm		
Most	entsprechen ca.	77	Kalorien
Mosel-, Saar- und Ahrweine	,, ,,	63	,,
Rhein-, Main- und Pfälzerweine	,, ,,	68 bis 82	,,
Französische Rotweine	,, ,,	65	,,
Tiroler Rotwein	,, ,,	73	,,
Tokaier	,, ,,	119	,,
Portwein	,, ,,	149	,,
Madeira	,, ,,	130	,,
Malaga	,, ,,	172	,,
Sherry	,, ,,	138	,,
Schaumweine	,, ,,	129	,,
Schankbiere	,, ,,	36	,,
Exportbiere	,, ,,	51	,,
Berliner Weißbier und Lichtenheiner	,, ,,	41	,,
Apfelwein	,, ,,	43	,,
Kognak	,, ,,	298	,,
Kirschwasser	,, ,,	293	,,

Aufstellen des Diätzettels:

Eine Entfettungskur wird um so leichter durchzuführen sein, je mehr sie sich den **Eigentümlichkeiten des Einzelnen** anpaßt, je individueller die Entziehungsdiät zusammengestellt ist. Daher ist es ein Gebot der Klugheit, den Kranken die Grundprinzipien der Abmagerungskur kurz auseinanderzusetzen und sie bei der Aufstellung des Kostzettels, damit sie ihre Wünsche vorbringen können, selbst nach Möglichkeit mitwirken zu lassen. In dieser Mitarbeit liegt auch ein großes erzieherisches Moment, da die Patienten sehr schnell und sicher die ihnen schädlichen und nützlichen Speisen unterscheiden lernen. Bis das Schätzungsvermögen hinreichend geschult ist, muß man darauf bestehen, daß die zugebilligten Mengen der einzelnen Nahrungsmittel mit Meßglas und Wage bestimmt werden. Diese Arbeit wird meistens ganz erheblich überschätzt. Die Zeit, die sie beansprucht, ist minimal.

Obwohl nun die **Berechnung des Kalorienwertes** der einzelnen Nahrungsmittel an Hand der auf S. 491 mitgeteilten Tabellen keine nennenswerte Schwierigkeiten bereitet, so bedeutet ein von Umber erprobtes Verfahren in dieser Richtung doch noch eine gewisse Erleichterung und vor allen Dingen eine willkommene Vereinfachung. Umber hat einen Speisezettel aufgestellt, den er als Kostgerüst, da er durch Zulagen von bestimmtem Kalorienwert individuell weiter ausgebaut werden soll, bezeichnet. Dieses **Kostgerüst** enthält das Eiweißminimum, sehr wenig Fett und reichlich Kohlehydrate. Sein Brennwert beläuft sich ca. auf 900 Kalorien.

	Kostgerüst	N	Eiweiß	Fett	Kohlenhydrate	Kalor.
Morgens	200 qcm Kaffee od. Tee	0,1	—	—	—	—
	20 qcm Milch	0,1	0,6	0,7	0,9	13
	50 g Simons- od. Schrotbrot	0,5	3,0	0,25	25,0	117
	30 g Weißbrot (Semmel)	0,3	2,1	0,14	17,0	80
	Übertrag:	1,0	5,7	1,09	42,9	210

	Kostgerüst	N	Eiweiß	Fett	Kohlenhydrate	Kalor.
	Übertrag:	1,0	5,7	1,09	42,9	210
Vormitt.	100 g Obst (Äpfel)	—	0,36	—	12,0	51
Mittags	200 g Fleisch, gebraten	8,4	52,8	4,0	—	254
	200 g Gemüse in Salzwasser gekocht	0,6	4,0	—	10,0	58
	80 g Obst	—	0,28	—	9,6	41
Nachmitt.	150 qcm Kaffee	0,07	—	—	—	—
	20 qcm Milch	0,1	0,6	0,7	0,9	13
Abends	100 g Fleisch	4,2	26,4	2,0	—	127
	100 g Gemüse	0,3	2,0	—	5,0	29
	20 g Simonsbrot	0,2	1,2	0,1	10,0	47
	200 qcm Tee	0,1	—	—	—	—
Vor dem Schlafen	100 g Obst	—	0,36	—	12,0	51
		14,97	93,70	7,89	102,4	881

Um nun den Brennwert dieses Kostgerüstes auf die jedesmal erwünschte Höhe zu bringen, werden die einzelnen Mahlzeiten um bestimmte Zulagen bereichert. Umber schlägt vor, damit auch diese Arbeit möglichst vereinfacht wird, sich aus den gebräuchlichsten Nahrungsmitteln eine Tabelle aufzustellen, die kalorisch gleichwertige Mengen der einzelnen Speisen enthält. Seiner Zusammenstellung, die hier wiedergegeben wird, die man aber beliebig erweitern kann, ist ein Brennwert von 100 Kalorien zugrunde gelegt.

100 Kalorien sind enthalten in:

80 g Rostbeef,
40 „ Brot,
30 „ Zwieback,
12½ „ Butter,
20 „ Schweizer- oder Holländerkäse,
25 „ Zucker,
100 „ Kartoffeln,
30 „ Reis, Linsen, Bohnen,

20 g Hafermehl oder Weizenmehl,
200 „ Äpfel,
150 „ Äpfelbrei,
400 „ Preißelbeeren ohne Zuckerzusatz eingemacht,
150 „ Milch,
150 „ Wein,
30 „ Kognak oder Kirsch

Der Brennwert von 2 Eiern beträgt 150 Kalorien.

Bedient man sich dieser Äquivalententabelle und der Zusammenstellung der Nahrungsmittel mit niedrigem Brennwert aber großem Volumen, so macht es in der Tat keine Schwierigkeiten und auch keine Mühe, einen Diätzettel der allen Anforderungen entspricht, aufzustellen. Wenn man z. B. eine Entziehungskost, die 1500 Kalorien enthalten soll, verordnen will, so legt man zum Frühstück 200 g Äpfel und 80 g mageres Fleisch, mittags 100 g Bouillonkartoffeln, zum Vesper 200 g frisches Obst, zum Abendessen 200 ccm Mehlsuppe 10 : 100 aus Bouillon mit Maggi oder Fleischextrakt und 40 g Brot zu.

Die Kranken lernen die einzelnen Speisen des Kostgerüstes und ihre Mengen sehr schnell kennen. Daß auch hierin wiederum ein großer erzieherischer Faktor steckt, braucht nicht besonders betont zu werden, Da es eine Kleinigkeit ist, das Kostgerüst jedem Kalorienbedarf anzupassen, so erübrigt sich die Aufstellung von einzelnen Diätschemen, die den verschiedenen Graden der Entziehungskuren entsprechen.

Auch im Verlauf einer richtig geleiteten Abmagerungskur, die anfänglich zu befriedigenden Ergebnissen geführt hat, kann es zum Stillstand des Körpergewichtes kommen. Ein solches Ereignis ist für den betreffenden Kranken außerordentlich entmutigend und Abhilfe daher dringend erwünscht. Ferner ist es sehr zweckmäßig, den Beginn einer Kur bei Fettleibigen, die schon manches erfolglos gegen ihre Korpulenz getan haben, mit Maßnahmen einzuleiten, die einen sicheren Gewichtssturz im Gefolge haben. Dies können wir auf verschiedene Weise erreichen. Jeder größere Wasserverlust bedingt auch eine entsprechende Gewichtsschwankung. Eine Wasserverarmung des Körpers tritt ein, wenn man die Flüssigkeitsaufnahme erheblich auf etwa 1—1,25 Liter (hierunter verstehen wir alles, was fließt) einschränkt. Man steigert und beschleunigt die Entwässerung durch gleichzeitig verabreichte Schwitzbäder. Beide Maßnahmen wirken noch auf die Appetenz ein, so daß hierdurch ein weiterer Gewichtsverlust veranlaßt wird. Einen gleichen Effekt kann man auch durch reine Milchtage erzielen, wie dies Roemheld vorgeschlagen hat. Man gestattet am besten an zwei aufeinanderfolgenden Tagen nur den Genuß von 1½—2 Liter Milch, die man eventuell, um das Hungergefühl der Kranken zu betäuben, verdünnt. Da die reine Milchnahrung eine kochsalzarme Ernährung darstellt, kommt es an diesen Tagen zu stärkeren Urinabscheidungen. Der Brennwert von 1½—2 Liter Milch schwankt zwischen 1000 und 1350 Kalorien. Es findet an diesen Tagen also gleichfalls eine kräftige Unterernährung statt.

Boas ging noch weiter, er reduzierte den Brennwert der Nahrung auf ca. 400 Kalorien und nannte einen solchen Tag Karenztag. Der Erfolg einer derartigen Unterernährung, die selbstverständlich nur an einem Tage der Woche erlaubt ist, besteht darin, daß der Gewichtsstillstand nicht nur an dem Hungertage selbst unterbrochen wird, sondern daß sich die Wirkung des Fastens auch noch an den folgenden Tagen (an denen die gewöhnliche Entziehungskost gereicht wird) in Gewichtsabnahmen bemerkbar macht. Ein Karenztag bringt in der Regel einen Gewichtssturz von 700 bis 800 g.

Man gestattet nach einem Vorschlage von Boas an den Fasttagen nur: Tee mit Zusatz von Saccharin oder Kristallose und Zitrone, 100 g Grahambrot, einen Teller fettfreier Bouillon, zwei bis drei harte Weißeier, einige saure Äpfel. Von Noorden gibt nur Tee mit Zitrone, abgefettete Bouillon mit schwarzem Kaffee, Mineralwasser nach Belieben.

Kräftige Fettleibige vertragen diese Fasttage anstandslos. Schwächliche Kranke läßt man vorsichtshalber Bettruhe beobachten. Dies hat nebenbei noch den Vorzug, daß das Hungergefühl nicht allzu stark durchbricht.

Einseitige Entfettungskuren.

a) Mineralwasserkuren. Die Versuche Heilners lehren, daß man durch eine sehr reichliche Wasserzufuhr die Oxydationsvorgänge steigern kann. Es handelt sich aber stets nur um eine bescheidene Erhöhung im Vergleich zum Gesamtumsatz.

Löwy sowie Salomon gelang dann des weiteren der Nachweis, daß durch die Wässer, die peristaltikanregend wirken, eine geringe Steigerung des Umsatzniveaus herbeigeführt wird. Kalte Getränke entziehen dem Körper, bis sie isothermisch sind, Wärme und regen auf diesem Umwege die Verbrennungsvorgänge an. Von Noorden berechnet den durch 2 Liter Wasser von 10^0 C bedingten Wärmeverlust auf 54 Kalorien, die 6 g Fett entsprechen. Die durch diarrhoische Entleerungen veranlaßten Einbußen an nutzbaren Nahrungsmaterial werden stets überschätzt. Sie entfallen auf den Stickstoff und auf das Rohfett der Nahrung. Bei den üblichen Trinkkuren betragen die zu Verlust gehenden Werte 0,3 N und 1—2 g Rohfett (von Noorden).

Man darf daher mit Sicherheit behaupten, daß die an den weltbekannten Kurplätzen Karlsbad, Kissingen, Marienbad, Homburg usw. durch Trinkkuren erzielten Gewichtsverluste nur zu einem verschwindend kleinen Prozentsatz auf das Konto der Quellen zu setzen sind.

Daß in diesen Bädern ganz ausgezeichnete Resultate erzielt werden, soll nicht bestritten werden. Sie beruhen aber nicht auf einer Spezifität der Wässer, sondern auf der diätetischen Behandlung und der systematischen Muskelarbeit. Nicht in der geringen Steigerung des Umsatzniveaus liegt die Bedeutung der Glauber- und Kochsalzwässer, sondern in ihrer purgierenden Wirkung. Dort wo Stuhlträgheit herrscht, wird man diese durch einen kurmäßigen Gebrauch der Quellen von Homburg (Elisabethquelle), von Kissingen (Rakoczy) oder durch die Bitterwässer (Friedrichshall, Apenta und Hunjadi Janos) bekämpfen. Ein bis höchstens zwei nicht diarrhoische Stühle täglich genügen, da stärkere Entleerungen, besonders bei wenig widerstandsfähigen Kranken leicht Schwächezustände auslösen.

b) Milchkuren. In den letzten Jahren ist in Anlehnung an ältere Vorschläge von Lenhartz, Jakob sowie von F. Moritz der ausschließliche Milchgenuß zu Abmagerungskuren empfohlen worden. Um den täglichen Kalorienbedarf eines Mannes von mittlerer Größe und mittlerem Gewicht zu befriedigen sind etwa 4 Liter Milch nötig. Bei jenen Kuren werden aber durchschnittlich nicht mehr wie 2 Liter gestattet. Zieht man dabei noch in Rechnung, daß nach Rubner der Erwachsene bei fast ausschließlicher Milchnahrung ca. 8—10 % unausgenutzt mit den Fäzes wieder ausscheidet, so erhellt ohne weiteres, daß die oft rapiden Gewichtsabnahmen nicht auf einer spezifischen Eigenschaft dieses Nahrungsmittels beruhen, sondern daß diese Ernährung einer ganz rigorosen Entziehungskur gleichzustellen ist. Die erheblichen Verluste an Körpergewicht in den ersten Tagen der Milchkuren sind auf Wasserverluste des Organismus, die in der Salzarmut der Milch begründet sind, zurückzuführen. Bekanntlich werden sie deswegen auch sofort wieder ersetzt, wenn eine gemischte Nahrung von üblichem Salzgehalte gegeben wird. Nach der Entwässerung des Körpers entsprechen die Gewichtseinbußen völlig dem Brennwert der Nahrung und der Größe der Muskelarbeit. Ein sehr berechtigter und überaus schwerwiegender Vorwurf läßt sich aber gegen die Milchkuren erheben, der darin besteht, daß die Eiweiß- und Kohlehydratzufuhr bei dieser Unterernährung nicht ausreicht, das Organ- und Muskeleiweiß zu schützen. Stoffwechseluntersuchungen an der Moritzschen Klinik zeigten dann auch, daß unter diesen Regime recht beträchtliche Stickstoffverluste eintreten. Auf die Bedeutung dieser Tatsache ist schon früher hingewiesen worden. Das Mißverhältnis zwischen Eiweiß und Kohlehydraten kann man durch die Zulage irgend eines kohlehydratreichen Nahrungsmittels (z. B. Kartoffeln in der Menge von 250 g = 50 g Kohlehydrate) auszugleichen trachten. Auch diese modifizierte Milchkur stellt immer noch eine kräftige Abmagerungskur dar. Schließlich bedenke man, daß es für die Mehrzahl der Erwachsenen einer sehr starken Entsagung und Überwindung gleichkommt, sich fast ausschließlich durch Milch längere Zeit zu ernähren.

c) Kartoffelkuren: Rosenfeld empfiehlt als Entfettungskost eine Diät bestehend aus: 800—1200 g Kartoffeln in verschiedener, aber fetter Zubereitung, 200 g Fleisch, etwas Käse, Kaffee, Tee und abgefettete Fleischbrühe. Diese Kost enthält ca. 70 g Eiweiß, 145215 g Kohlehydrate und etwa 10—12 g Fett. Trotz der geringen Eiweißzufuhr erscheint durch die stärkere Kohlehydrataufnahme der Körpereiweißbestand hinlänglich geschützt. Unterstützt wird die Wirkung dieser Kur noch durch den Genuß von 2 Liter kalten (10^0 C) Wassers. Den Hauptvorzug dieser Kostanordnung sieht Rosenfeld in der stark sättigenden Wirkung der großen Kartoffelmengen. In der Praxis scheitert aber die Durchführung dieser einseitigen Unterernährung (der Brennwert schwankt zwischen 974 und 1350 Kalorien) an dem Widerwillen der Kranken. Der Ersatz eines bestimmten Kartoffelquantums durch kaloriengleichwertige Mengen anderer füllender Gemüse oder durch entsprechende Obstmengen gleicht nur schlecht den erwähnten Nachteil aus.

d) Rein vegetarianische Kuren: Die Vorzüge solcher Entziehungskuren beruhen auf der stark sättigenden Wirkung der Vegetabilien infolge ihres großen Volumens, der reichen Abwechslung in den einzelnen Gerichten, dem hohen Gehalt an Kohlehydraten und schließlich noch auf dem die Darmperistaltik anregenden Einfluß. Nur der geringe Eiweißgehalt der beliebtesten Gemüse usw., die außerdem das Eiweiß in schwer aufschließbarer Form enthalten, mahnt bei diesen Kuren zur Vorsicht. Aus diesem Grunde empfiehlt es sich nicht, rein vegetarianische Schnellentfettungskuren zu machen. Die Furcht, daß dann Körpereiweiß zu Verlust geht, ist berechtigt und sie macht es zur Pflicht, auf einem Brennwert der Entziehungskost von 1600 bis 1800 Kalorien bestehen zu bleiben. Ansehnliche Gewichtsabnahmen wird man dann freilich erst nach Monaten erzielen. Da aber andererseits die reine Pflanzenkost sich außerordentlich abwechslungsreich gestalten läßt, so tritt auch in der Regel nicht frühzeitig eine Ermüdung ein.

Welche Vegetabilien man bevorzugt, entscheidet die Neigung des Einzelnen. Es ist selbstverständlich, daß die reinen Zuckerstoffe und die konzentrierten Mehle nach Möglichkeit aus der Nahrung ausscheiden.

Anhangsweise sei noch das neue Entfettungsmittel „Leptynol" (kolloidales Palladiumhydroxydul) erwähnt. Ob demselben irgendeine Bedeutung in der Behandlung der Fettsucht zukommt, läßt sich heute noch nicht entscheiden.

Alle einseitigen Abmagerungskuren haben den großen Nachteil gemeinsam, daß der Kranke nicht lernt, wie er sich nach der Entfettung verhalten soll. Rückfälle sind daher viel eher zu befürchten.

Die Schilddrüsentherapie.

Die Zufuhr von Schilddrüsenpräparaten steigert die Oxydationsprozesse. Die hier dadurch erzielten Gewichtsverluste sind durch Fett, Eiweiß und Salz sowie durch Wasserverluste bedingt. Es scheint aber, daß diese Wirkung nur eintritt, wenn eine Minderfunktion der Schilddrüse (Hypothyreoidismus) vorliegt (von Noorden). Jedenfalls weist die Literatur Mitteilungen gut beobachteter Fälle auf, wo eine Steigerung der Oxydationsvorgänge durch diese Organtherapie nicht zu erzielen war. Es handelte sich um Gesunde und Fettlinge. Abgesehen von weniger bedenklichen **Nebenerscheinungen** bei der Darreichung von Schilddrüsentabletten wie Kopfschmerz, neuralgiforme Schmerzen, Hautjucken und Schlaflosigkeit fordern die eventuell einsetzenden **Stickstoffverluste**, **Herzbeschwerden** und **Glykosurie** ernste Berücksichtigung.

Die Erfahrung lehrt, daß man ziemlich sicher den Körpereiweißbestand durch eine an Eiweiß und Kohlehydraten reiche Kost schützen kann. Eine Bevorzugung des pflanzlichen Eiweißes ist dabei unnötig. Eiweiß und Kohlehydrate, von welch letzteren der Erwachsene mindestens 200 g am Tage erhalten soll, müssen $^2/_3$ der Kalorienzufuhr betragen. Ohne den Erfolg dieser Therapie zu gefährden, kann der Energiewert der Kost auf 2500 Kalorien bemessen werden. Tritt nur unter Beschränkung der Nahrungszufuhr ein Gewichtsverlust ein, so liegt wahrscheinlich kein Hypothyroidismus vor und die Zufuhr von Schilddrüsensubstanz ist kontraindiziert, ja sogar direkt schädlich. Bei älteren Personen (über 50 Jahre etwa) ist mit der Schilddrüsenkur besondere Vorsicht geboten, da rascher Kräfteverfall und senile Schwäche als Folgen zu fürchten sind.

Störungen der Herzaktion (Erhöhung der Pulsfrequenz über 100 Schläge, Irregularität, Senkung des Blutdruckes um 10—15 mm Hg, stenokardische Beklemmungsgefühle) indizieren den Abbruch der Behandlung. Es scheint, daß Tabakabusus das Auftreten dieser Symptome begünstigt. Daher ist der Tabakkonsum und auch der Genuß der Alkoholika während der Schilddrüsenkur möglichst einzuschränken. Koffeinhaltige Getränke (Kaffee, Tee usw.) werden dahingegen anstandslos vertragen.

Die bedenklichste Nebenerscheinung stellt ohne Zweifel das Einsetzen einer Glykosurie dar, da sie früher oder später in einen echten Diabetes übergehen kann. Eine sorgfältige Kontrolle des Urins und ein sofortiges Abbrechen der spezifischen Behandlung, wenn Zucker nachweisbar wird, muß unbedingt gefordert werden.

Die eben geschilderten Gefahren machen es zur Pflicht, nur dann zur Schilddrüsentherapie zu greifen, wenn durch Nahrungsbeschränkung und Steigerung der körperlichen Leistungen dem Fettreichtum, vor allem dem weiteren Fettansatz nicht gesteuert werden kann; denn auch der Nahrungsbeschränkung sind, besonders in der Wachstumsperiode, Grenzen, die nach unten ohne schwere Gefährdung des Organismus nicht überschritten werden dürfen, gezogen.

Leider sind die klinischen Kriterien der endogenen Fettsucht so unbestimmt, daß sich ihre Annahme im wesentlichen nur auf die Erfolglosigkeit exakt durchgeführter Entziehungskuren stützt. Wo diese Annahme aber gerechtfertigt ist, da soll man nach von Noorden auch nicht zögern, unter vorsichtiger ärztlicher Überwachung die Stoffwechselstörung spezifisch zu bekämpfen.

Als sehr zuverlässiges Präparat empfiehlt er Thyreoidinum siccatum Merk. Man beginnt mit 0,1 g und steigert die Dosis allmählich auf 0,3 g. Von den aus Rohmaterial hergestellten Tabletten ist bei Kindern 0,15 ,bei Erwachsenen 0,3 g die Einzeldosis. Durchschnittlich werden täglich 3—4 Tabletten. die zu den Mahlzeiten zu nehmen sind, gereicht. Die Dauer der Behandlung erstreckt sich auf 6—8 Wochen. Die Gewichtsverluste machen sich erst nach der ersten, zweiten oder dritten Woche bemerkbar.

Eine Wiederholung der Kur ist zulässig. Durchschnittlich entfallen, entsprechende Pausen eingefügt, 3—4 Kuren von angegebener Zeitdauer auf ein Jahr. Der Erfolg ist verschieden. Unter Umständen bringen 3—4 Kuren die gewünschte Entfettung. In anderen Fällen muß die Behandlung mit größeren und kleineren Unterbrechungen jahrelang fortgesetzt werden.

Überernährungskuren.

Von Dr. J. Hürter,
Privatdozent an der Universität Marburg.

Überernährungs- oder Mastkuren sind in erster Linie zur Beseitigung einer Unterernährung, deren Nachteile und Gefahren als bekannt vorausgesetzt werden, indiziert. Die Ursachen, die zu einer Inanition führen können, sind recht mannigfaltige.

Ohne daß eine krankhafte Veränderung vorliegt, kann es aus rein äußeren Gründen zu einer starken Abmagerung kommen, wie man sie ja gar nicht selten bei Angehörigen, insbesondere Kindern und Frauen, des Proletariates sieht. Die schlechte körperliche Verfassung ist hier in den unzureichenden Existenzbedingungen begründet.

Aber auch bei ausgezeichneter sozialer Lage und bei gesunden Organen kann der Ernährungszustand und damit schließlich die Leistungsfähigkeit sehr viel zu wünschen übriglassen, wenn nämlich die täglichen Ansprüche des Berufes so intensiv sind, daß die betreffenden Individuen sich die zu den einzelnen Mahlzeiten erforderliche Zeit nicht gönnen.

Ein Mittelglied zwischen dieser Kategorie der Unterernährten und der, wo organische Veränderungen zu einer Konsumption geführt haben, bilden die Hysterischen und Neurasthenischen, die aus irgendeiner funktionell bedingten Ursache ihre Nahrungsaufnahme mehr und mehr einschränken, das Essen schließlich fast verlernen und einer unter Umständen hochgradigen Abmagerung anheimfallen. Hier liegt ein außerordentlich dankbares Feld für Überernährungskuren vor uns, da eine Hebung des allgemeinen körperlichen Zustandes auch gleichzeitig die nervösen Beschwerden zum Verschwinden bringt oder sie doch erheblich mildert.

Diesen Indikationen zur Mastkur sind dann jene anzureihen, wo irgendeine pathologische Veränderung zum Kräfteschwund geführt hat. Rein interne sowie ausgesprochen chirurgische Erkrankungen können entweder durch die Intensität oder durch die Dauer des Leidens eine mehr minder starke Konsumption veranlassen.

Es sei an die Abmagerungszustände bei den ätiologisch so verschiedenen Magendarmerkrankungen, bei den akuten und chronischen Infektionskrankheiten, bei den Störungen im hämatopoetischen System, bei Morbus Basedowii und Banti, bei Neoplasmen usw. erinnert. Neben der spezifischen Behandlung ist es hier in erster Linie die Aufgabe einer rationellen Ernährung, nicht nur einem weiteren Verluste an Körpersubstanz vorzubeugen, sondern auch für den Wiederaufbau des Eingebüßten Sorge zu tragen.

Seit Dettweiler auf die ausschlaggebende Bedeutung einer planmäßigen Überernährung bei der Behandlung der Lungenschwindsucht hingewiesen hat, sucht man auch dann, wenn nur der Verdacht einer spezifischen Erkrankung vorliegt oder wenn infolge einer erblichen Belastung ein Individuum besonders bedroht erscheint, durch eine systematische Mastkur den Allgemeinzustand zu heben, um den Organismus bei Zeiten kampfbereit zu machen. Der Wert eines durch systematische Überernährung bedingten Schutzes kann heute nicht mehr bestritten werden. Gerade der Hausarzt sollte es sich angelegen sein lassen, bei jugendlichen Individuen, die ja in erster Linie gefährdet sind, zeitig durch entsprechende Maßnahmen, die, wie wir sehen werden, sich in jedem Haushalt durchführen lassen, vorsorgend zu wirken. Daß man dabei nicht wahllos jeden, bei dem die erwähnten Voraussetzungen zutreffen, einer Überernährung unterzieht, versteht sich eigentlich von selbst. Nur dann, wenn der körperliche Zustand zu wünschen übrigläßt, ist eine derartige Behandlung indiziert.

Schließlich kann eine zielbewußte Mastkur noch von einem ganz anderen Gesichtspunkt aus Vortreffliches leisten. Bei der Enteroptose mag sie konstitutionell oder erst in späteren Jahren, etwa durch zahlreiche Geburten mit einer mangelhaften Pflege im Wochenbett, erworben sein, gelingt es gar nicht so selten dadurch, daß man die abdominellen Fettdepots anreichert und hierdurch die Beweglichkeit der gesenkten und in ihrer Befestigung gelockerten Organe einschränkt, die Beschwerden zum Verschwinden zu bringen oder sie doch erheblich zu mindern. Die Bedeutung dieser Therapie erhellt ohne weiteres daraus, daß es doch bekanntlich nur in den seltensten Fällen möglich ist, auf operativem Wege dauernd die Folgen einer partiellen, geschweige denn allgemeinen Enteroptose zu beseitigen.

Großen Schwierigkeiten begegnet sehr häufig die Beantwortung der Frage, bei welchem Gewicht ist die Vornahme einer Mastkur indiziert?

Zweig macht mit Recht aufmerksam, daß man sich dabei nicht ohne weiteres an die auf schematischem Wege ermittelten sog. Normalgewichte halten soll. Er schlägt vor, wenn möglich festzustellen, wie hoch das Körpergewicht bei bester Gesundheit war und von der Gewichtsdifferenz die Notwendigkeit und die Dauer einer Überernährung abhängig zu machen. Ohne Zweifel hat dieser Gedankengang bei allen schnell einsetzenden konsumierenden Erkrankungen wie bei Morbus Basedowii, Leukämie, Tuberkulose, bei der großen Gruppe der Magendarmerkrankungen Berechtigung. Neurasthenische und Hysterische, die sich schon seit Jahren in einem Zustande der Unterernährung befinden, Individuen, die auf Tuberkulose verdächtig sind, sowie auch die Mehrzahl der eben erwähnten Kranken sind aber kaum in der Lage, wirklich brauchbare Angaben zu machen. Infolgedessen wird man doch gezwungen, mit Hilfe der üblichen Methoden das Normalgewicht zu bestimmen, um einen sicheren Stützpunkt für die Therapie zu gewinnen. Am zuverlässigsten erscheint mir die Methode von Oeder. Dieser Autor bestimmt die Höhendifferenz vom Scheitel bis zur Mitte der Symphyse. Von dem Duplum dieser Größe, die er proportionale Länge nennt, werden 100 abgezogen. Die Restzahl in Kilo übertragen gibt dann das ideale Körpergewicht an.

Beispiel:
Wirkliche Länge 178; wirkliches Gewicht 65 Kilo,
proportionale Länge 180 cm,
Normalgewicht 180 minus 100 = 80 Kilo,
Gewichtsdefizit 15 Kilo.

Da die Normalgewichte stets nur Mittelzahlen darstellen können, so muß ein Verfahren, das es ermöglicht, die untere und die obere Grenze dieser Größe zu ermitteln, für den vorliegenden Zweck besonders brauchbar erscheinen. Multipliziert man die in Zentimeter ausgedrückte Körperlänge

mit 430 g als unteren und mit 480 g als oberen Wert, so erhält man zwei
Zahlen, die den natürlichen Schwankungen des Körpergewichtes am nächsten
kommen.
Beispiel:
Körperlänge 165 cm; wirkliches Gewicht 53 Kilo.
a) 430 mal 165 = 70,9 Kilo; Defizit 17,9 Kilo,
b) 480 mal 165 = 79,2 Kilo; Defizit 26,2 Kilo.

Die Frage, wie lange eine Überernährung fortzusetzen
ist, läßt sich nicht einheitlich beantworten. Sie darf als erfolgreich
beendet angesehen werden, wenn das Optimum des Gewichtes erreicht ist. Die Zeit, in der dieses Resultat erzielt werden kann,
wechselt und ist in erster Linie von dem Grade der Unterernährung
und der Kapazität der Patienten, die inhaltsreicheren Mahlzeiten
bewältigen zu können, abhängig. Stößt eine geregelte Nahrungsaufnahme nicht auf unüberwindliche Schwierigkeiten, so genügt bei den geringeren Graden der Unterernährung, wie sie bei
Spitzenaffektionen, Chlorose, Hysterie usw. in der Regel vorliegen,
eine Mastkur von 4—6 wöchiger Dauer. Die schweren Inanitionszustände, welche sich im Verlaufe einer Tuberkulose, bei
Hyperthyreoidismus und Basedow, bei Endocarditis lenta, bei
chronischen Magen- und Darmaffektionen, bei Neoplasmen, bei
schwerer Hysterie ausbilden können, werden meistens nicht in
so kurzer Zeit beseitigt, da man die Kranken erst allmählich wieder
an das Essen gewöhnen muß. In solchen Fällen kann die Überernährung, bis sie ein brauchbares Resultat zeitigt, Wochen, ja
Monate in Anspruch nehmen.

Entsprechend der recht verschiedenen Ätiologie der Inanition
gestaltet sich die Behandlung dieser Zustände. Im Prinzip ist die
Ernährung mit nur geringen Ausnahmen die gleiche, anders dahingegen die physikalische und sonstige Therapie. Es liegt auf
der Hand, daß eine durch ihr soziales Elend geschwächte Arbeiterfrau anders zu behandeln ist, wie eine Kranke, die die gleiche Unterernährung einer Hysterie verdankt. Unsere Anordnungen werden
zu modifizieren sein, wenn die Konsumption im wesentlichen auf
einer mangelhaften Appetenz beruht oder wenn es gilt, den Kräftezustand eines organisch Erkrankten zu heben.

Da Hysterische und Neurasthenische in der Regel bei
einer unverständigen Umgebung die Anordnungen des Arztes nicht
oder nur unvollkommen erfüllen, so soll man in solchen Fällen,
um die mit der Mastkur verbundenen Unkosten nicht erfolglos zu
opfern, die Überführung der Kranken in eine gut geleitete Krankenanstalt oder in ein Sanatorium empfehlen. Schon der Begründer
der Mastkur, Weir-Mitschell, hat darauf hingewiesen, von wie
entscheidender Bedeutung für den Erfolg der Überernährung es
ist, die schädlichen Einflüsse der häuslichen Umgebung auszuschalten. Insbesondere gilt dies von jenen Hysterischen, die
über ihre schwache Umgebung dominieren und deren krankhaft
gesteigerter Eigenwillen der Schrecken der ganzen Familie ist.

Bei Hausfrauen liegen die Verhältnisse anders. Sie bilden
den Mittelpunkt des häuslichen Lebens und in der Regel finden die
kleinen und großen Sorgen der Wirtschaft doch ihren Weg bis zum
Krankenbett, so daß eine wirkliche Ruhe den Erschöpften kaum
zuteil wird. Ist eine Dislokation aus äußeren Gründen oder weil die
Entfernung aus der gewohnten Umgebung eine schwere psychische
Depression hervorrufen würde, nicht angängig, so sorge man für
eine geschickte und geschulte Pflegerin, die jene schäd-

lichen Einflüsse nach Möglichkeit auszuschalten imstande ist. Im Interesse der ärmeren aber versicherungspflichtigen Schichten der Bevölkerung mag daran erinnert sein, daß die Durchführung einer Mastkur durch Überweisung in ein Krankenhaus auf Kosten der Kassen oder der staatlichen Versicherung möglich ist.

Körperliche Betätigung erhöht den Stoffwechsel und verschlechtert dementsprechend die Bedingungen zum Ansatz. Wir wissen durch die Untersuchungen von Zuntz, daß der Lebhafte bis 1700 Kalorien für unnötige Bewegungen ausgeben kann. In dem Temperament ist dieser erhebliche Mehrverbrauch begründet. Er wird nicht durch die großen Leistungen sondern nur durch die begleitenden kleinen Muskelbewegungen beim Sprechen, Arbeiten usw. beansprucht. Dieser überaus wichtigen Tatsache müssen wir uns bei der Beurteilung der Zustände bewußt sein, die mit motorischer Unruhe verknüpft sind, oder bei denen die Erkrankung eine Änderung des Temperamentes veranlaßt hat. In solchen Fällen wird man, um die Vorbedingungen für eine erfolgreiche Überernährung günstiger zu gestalten, in der ersten Zeit, bis sich jene Veränderungen mehr weniger ausgeglichen haben, absolute Bettruhe verordnen. Bei Hysterischen mit Jaktationen, bei Chorea, bei Morbus Basedowii treffen die eben erwähnten Voraussetzungen zu.

Stark Erschöpften, die nichts zuzusetzen haben und bei denen auch die durch geringe körperliche Bewegung veranlaßte Steigerung des Energieverbrauches unerwünscht ist, wird man ebenfalls in den ersten Wochen eine absolute Schonung auferlegen.

Handelt es sich um Kranke, deren Allgemeinzustand noch nicht allzu sehr erschüttert, deren Zukunft aber durch eine chronische Erkrankung, speziell Tuberkulose, bedroht ist, dann ist es gleichfalls angezeigt, für eine möglichste Einschränkung aller Bewegungen zu sorgen. Man wird aber in diesen Fällen, vorausgesetzt, daß sie fieberfrei sind, nichts dagegen einwenden können, daß das Bett stundenweise mit dem Liegestuhl vertauscht wird.

Wo immer man gezwungen ist, absolute Körperruhe zu verordnen, da bleibe man der vorzüglichen Wirkung von Sonne und frischer Luft auf das Allgemeinbefinden und insbesondere auf den Appetit eingedenk. Man gestalte derartige Kuren zu Liegekuren im Freien. Gedeckte Hallen sind hierfür wohl erwünscht aber nicht unbedingt erforderlich. Auch auf einem geschützten Balkon, ja selbst am offenen Fenster lassen sich solche Kuren improvisieren.

Erst wenn die Erholung zufriedenstellende Fortschritte gemacht hat, wird man zu körperlichen Übungen, die in kleinen Spaziergängen usw. bestehen, übergehen. Dahingegen ist es bei den Fällen, wo nur eine einfache Überernährung indiziert ist, z. B. bei Verdacht auf Tuberkulose, bei Überarbeiteten usw. sehr zweckmäßig von vornherein auf leichten, nicht erschöpfenden, Muskelübungen zu bestehen, da man sonst Gefahr läuft, widerstandsschwache Fettlinge heranzuziehen. Durch die Muskelübungen wird die Stickstoffretention gefördert und der größere Energieverbrauch durch die gesteigerte Appetenz wettgemacht. Man lasse solche Kranke aber morgens später aufstehen, etwa gegen 11 Uhr, und sehe darauf, daß nach den größeren Mahlzeiten stets eine längere Ruhepause eintritt.

Die Abflußbedingungen für den Magen sind in rechter Seitenlage am günstigsten. Eine dahin zielende Belehrung ist bei allen Kranken durchaus nötig. Durch passive Bewegungen, also durch Massage usw., werden die Oxydationsvorgänge nur unwesentlich erhöht. Die kräftige Durchknetung der Muskulatur führt zu einer reaktiven Gefäßerweiterung. Sie verbessert die Zirkulation in den massierten Körperteilen. Der wohltuende Einfluß einer Ganzmassage läßt sich nicht leugnen und tritt besonders dann hervor, wenn durch absolute Bettruhe eine aktive Betätigung ausgeschlossen ist. Weir-Mitchell maß den passiven Bewegungen, die er durch Massage und Faradisieren erzeugte, eine große Bedeutung bei. Wir sehen auch heute noch mit Recht in der Massage einen sehr wichtigen Faktor der physikalischen Therapie bei der Überernährung und machen von ihr in jedem Stadium der Behandlung Gebrauch. Die Dauer und Stärke der Massage wird man aber je nach dem Kräftezustand zu individualisieren haben. Man beginnt mit leichter Massage von kürzerer Dauer (etwa $\frac{1}{4}$ Stunde) und steigert allmählich beide Komponenten. Von der Faradisation sieht man bei Hysterischen oftmals guten Nutzen.

Ein besonderes Gewicht ist auf die Hautpflege zu legen. Bei der Verordnung absoluter Bettruhe und bei den stark reduzierten Fettpolstern treten früher als sonst die bekannten Druckschmerzen an den exponierten Körperstellen auf. Neben geeigneten Betteinlagen werden diese Beschwerden in erster Linie durch regelmäßige, täglich öfters zu wiederholende Waschungen mit Spirituosen hintangehalten. Bei Kranken, die an Hyperhydrosis leiden, müssen die Folgen dieses Übelstandes auf gleiche Weise beseitigt werden. Aber auch ohne diese Indikationen gehören kühle oder lauwarme Ganz- und Teilwaschungen zu dem physikalischen Behandlungsapparat bei Mastkuren. Da diese Prozeduren erfrischend wirken und den Appetit beleben, so läßt man sie mit Vorteil vor dem ersten Frühstück täglich ausführen und schließt einige Zeit nach demselben eine Ganzmassage an. Bei widerstandsfähigeren Kranken gibt man ferner mehrmals wöchentlich ein warmes Bad, dem man Fichtennadelextrakt oder Ähnliches zusetzt. Auch kohlensaure Bäder wirken recht erfrischend.

Der Grundsatz, nach dem jede Mastkur diätetisch zu leiten ist, besteht darin, daß der Brennwert der Nahrung die Erhaltungskost übertrifft und daß dieser Überschuß an Kalorien so gewählt wird, daß er auch wirklich zum Ansatz kommt. Den Brennwert der Erhaltungskost können wir ohne Schwierigkeiten ermitteln, da ein erwachsenes Individuum von mittlerer Ernährung und mittlerer Körpergröße pro Tag und Kilogramm Körpergewicht bei gewöhnlicher Bettruhe 30 Kalorien, außer Bett ohne körperliche Arbeit 32—35 Kalorien, bei leichter Arbeit 35—40 Kalorien, bei mittlerer Arbeit 40—50 Kalorien benötigt.

Mit Hilfe dieser Zahlen und des Idealgewichtes läßt sich leicht der tägliche Kalorienbedarf feststellen.

Beispiel: Das ermittelte Normalgewicht beträgt 75 Kilo. Bei gewöhnlicher Bettruhe müßte mithin die Erhaltungskost einen Wert von 75 mal 30 = 2250 Kalorien haben. Eine Nahrung von solchem Brennwert stellt aber keine Überernährung dar, bei der ja eine bestimmte Kalorienzahl nicht verbraucht, sondern zum Ansatz gebracht werden soll. Mithin muß der Kalorienwert der Nahrung in dem angezogenen Falle erhöht werden und etwa 3500 betragen. Der Kalorienüberschuß richtet sich selbstverständlich nach dem

Tempo, in dem man überernähren will. Seine Grenzen werden in der Regel durch die Appetenz der Kranken bestimmt. Ein Mehr von 1000 bis 1500 Kalorien bedingt einen Fettansatz von 110—150 g und im Laufe eines Monates, da auch gleichzeitig Wasser retiniert wird, ganz erhebliche Gewichtszunahmen. Grafe und Koch erscheint es auf Grund ihrer Erfahrungen bei Respirationsversuchen untunlich, die Kalorienzufuhr zum Zwecke der Überernährung sofort exorbitant zu steigern. Nach ihren Ausführungen ist es vielmehr ökonomischer, den Brennwert der Nahrung nur allmählich zu vergrössern, um zu verhindern, daß der Organismus sich sehr schnell auf ein höheres Oxydationsniveau einstellt. Auf diese Weise glauben die beiden Autoren, am sichersten eine Luxuskonsumption vermeiden zu können. Sie schlagen daher vor, die Mastkuren mit einer geringfügigeren Überernährung einzuleiten, die man erst erweitert, wenn mit der gleichen Kost Gewichtszunahmen nicht mehr zu erzielen sind.

Für den Erfolg einer Überernährung ist es nun nicht gleichgültig, in welchen Mengen die einzelnen Nahrungsstoffe, Eiweiß, Fett und Kohlehydrate in der Nahrung geboten werden.

Wir haben schon früher auseinandergesetzt, daß es infolge der spezifisch dynamischen Wirkung des Eiweißes auch bei einer abundanten Eiweißzufuhr nur unter bestimmten Voraussetzungen möglich ist, nennenswerte Retentionen von Stickstoff zu erzielen. Der wachsende Organismus, mag dies nun allgemein sein wie in der Jugend oder partiell wie während der Schwangerschaft, und der Körper in der Rekonvaleszenz, wenn er durch konsumierende Krankheiten an seinem Eiweißbestand schwer geschädigt ist, vermögen das mehr zugeführte Eiweiß zum Aufbau resp. Wiederaufbau ihrer Zellen zurückzuhalten. Bei einem gesunden Menschen gelingt es aber nur unter bestimmter, keineswegs physiologischer, Versuchsanordnung (erheblich gesteigerte Eiweißzufuhr bei sehr reichlicher Kohlehydrataufnahme und Muskeltätigkeit), eine nennenswerte Stickstoffretention zu erzielen. Dieser Stickstoff wird wahrscheinlich zu Eiweiß regeneriert und er vermag vielleicht die Qualität der Zelle zu verbessern. Auf die Quantität der Zellen ist er selbstverständlich ohne Einfluß.

Der Wert einer solchen unter rigorosen Bedingungen erzielten Eiweißmast wird noch dadurch in Frage gestellt, daß dieses Reserveeiweiß (von Noorden) beim Übergang zur gewöhnlichen Kost wieder gefährdet wird.

Diese Tatsachen der Physiologie geben uns die Unterlage für die Größe der Eiweißzufuhr während der Überernährung. Bei jugendlichen Individuen, deren Wachstumsperiode noch nicht abgeschlossen ist und bei Rekonvaleszenten nach erschöpfenden Krankheiten werden wir mit gutem Erfolge das tägliche Eiweißquantum erheblich über das Voitsche Eiweißminimum von 100 g Reineiweiß erhöhen. Hier ist eine tägliche Eiweißaufnahme von 150—180 g durchaus indiziert. In den anderen Fällen, wo nur eine mäßige oder gar keine Schädigung des Muskel- oder Organeiweißbestandes anzunehmen ist, genügt es, die Eiweißzufuhr auf 110 bis 120 g zu steigern. Jedenfalls ist es irrationell, hier eine abundante Eiweißernährung einzuleiten, da sie nur nutzlos die Stoffumsetzungen erhöht und, was wohl von entscheidender Bedeutung sein dürfte, da sie die Aufnahme anderen Nährmaterials, das sich besser zum Ansatz eignet, einschränkt.

Therapeutische Fortbildung. I.

Die spezifisch dynamische Wirkung des Eiweißes muß bei der Bewertung der künstlichen Eiweißpräparate, die heute noch sehr gern als besonders kräftigend verordnet werden, Berücksichtigung finden. Bedenkt man dann ferner, daß der Eiweißgehalt sehr vieler, auch leicht verdaulicher Nahrungsmittel ein relativ großer ist, so liegt die Entbehrlichkeit dieser häufig exorbitant teueren Präparate für die unkomplizierte Überernährung auf der Hand. Den eben auf gestellten Forderungen hinsichtlich des Eiweißgehaltes der Nahrung kann auch die einfachste Küche gerecht werden. Es ist auch durchaus unnötig, ja direkt unwillkommen, den Eiweißbedarf nur durch Fleisch decken zu wollen. Milch, Eier und auch die eiweißreichen Gemüse (eventuell in fein verteilter Form) können ebenso wie das Fleisch verwandt werden. Im Überschuß zugeführte Kohlehydrate werden nur zu etwa 10 % infolge ihrer spezifisch dynamischen Wirkung verbrannt, während ca. 90 % als Glykogen oder Fett gestapelt werden. Da außerdem die Kohlehydrate sehr gute Eiweißsparer darstellen, so wird man sie besonders dort bevorzugen, wo die Eiweißbestände des Körpers gefährdet sind. Es ist selbstverständlich, daß sich die voluminösen Kohlehydrate wegen ihrer schnell sättigenden Wirkung weniger als die konzentrierten, feinverteilten wie die verschiedenen Mehlarten (Weizenmehl, Maizena, Mondamin, Reis, Grieß usw.) und die verschiedenen Zuckerarten (Traubenzucker, Milchzucker, Maltose usw.) eignen. Die sogenannten dextrinisierten Kindermehle von Kufeke, Rademann, Theinhardt und anderen bilden, weil sie schon teilweise aufgeschlossen sind, leicht assimilierbare und gut resorbierbare Nährmittel.

Da die spezifisch dynamische Wirkung der Fette gleich Null ist, so kommen sie im Überschuß aufgenommen fast völlig zum Ansatz. Sie stellen daher mit den Kohlehydraten das beste Material zur Fettanreicherung dar. Um einen möglichst großen Nutzen aus ihrer Zufuhr zu ziehen, muß man die leicht resorbierbaren, also Butter, Sahne, Eigelb, mit anderen Worten die emulgierten bevorzugen. Von den tierischen Fetten werden am leichtesten die mit niedrigem Schmelzpunkt wie Schweine- oder Gänsefett, weniger gut Rinder- oder Hammelfett verdaut. Auch Lebertran sowie die pflanzlichen Fette insbesondere Olivenöl sind recht empfehlenswert. Gegen den Gebrauch der Kunstbutter bestehen hygienische Bedenken nicht. Leider scheitert die allgemeinere Verwendung an einem eigentümlichen Beigeschmack der meisten Fabrikate. Als Beilage zu Brot eignen sich daher nur die besten Präparate. Das Fett wird in großen Mengen, bis zu 300 g, vom Darm resorbiert.

Es ist nicht bekannt, daß der Alkohol in irgendeinen festen Bestandteil des Körpers, wie etwa Kohlehydrate und Fette übergehen kann. Die starken Gewichtszunahmen, denen man häufig bei jugendlichen Biertrinkern begegnet, sind durch den Gehalt der Biere an Kohlehydraten und dadurch bedingt, daß der Alkohol andere Nahrungsstoffe vor der Oxydation schützt, also ein indirekter Fettbildner ist. Der Genuß alkoholhaltiger Getränke zu den Mahlzeiten steigert bei vielen die Appetenz. Auch als Korrigenz z. B. als Kognakzusatz zur Milch ist er häufig unentbehrlich. Schließlich sei noch daran erinnert, daß der gewohnte abendliche Trunk durch die reflexlähmende Wirkung des Alkohols gar nicht so selten einen ausgezeichneten sedativen Effekt auslöst. Diese vielseitige Wirkung alkoholhaltiger Getränke wird man auch mit Vorteil bei den Überernährungskuren auszunutzen suchen. Unter den verschiedenen Erzeugnissen verdienen die kohlehydratreicheren wegen ihres höheren Brennwertes den Vorzug. Von den Bieren empfehlen wir die Münchener und Kulmbacher Biere, das Köstritzer Schwarzbier, die Braunschweigsche Mumme. Unter den Weinen eignen sich in erster Linie die zuckerreichen Südweine und unsere Fruchtweine, wie Johannisbeer- und Stachelbeerwein.

Der Wert eines Nahrungsmittels für die Überernährung hängt aber nicht allein von seinem kalorimetrisch ermittelten Brennwert und seiner spezifisch dynamischen Wirkung ab, sondern ausschlaggebend ist sein Nutzeffekt im Organismus, der seiner Resorbierbarkeit proportional ist. Folgende Tabelle, die wir Rubner verdanken, zeigt wie verschieden die einzelnen Nahrungsmittel vom Darm aufgenommen werden.

	Gewichte der Speise in gr		Resorbiert in Prozenten an				
	frisch	trocken	Trockensubstanz	Eiweiß	Fett	Kohlenhydraten	Asche
Fleisch	884	367	95	97	95	—	82
Eier	984	247	95	97	95	—	82
Milch	2470	315	92	94	95	100	51
Milch und Käse	2490	420	94	96	97	100	74
Weißbrot	860	753	95	81	—	99	93
Schwarzbrot	1360	765	85	68	—	89	64
Makkaroni	695	626	96	83	94	99	76
Mais	750	641	93	85	83	97	70
Reis	638	552	96	80	93	99	85
Erbsen	600	521	91	83	—	96	68
Kartoffeln	3078	819	91	68	.96	92	84
Wirsingkohl	3830	406	85	82	94	85	81
Gelbe Rüben	2566	352	79	61	94	82	76

Das Eiweiß des Fleisches, der Eier und der Milch wird demnach am besten ausgenützt, während von den Vegetabilien 15—39% zu Verlust gehen können. Bei den zellulosereichen Gemüsen und bei dem Schrotbrot ist die Resorbierbarkeit bedeutend geringer als bei Makkaroni, Mais, Reis usw.

Wird der Darm mit einem Nahrungsmittel überschwemmt, so leidet gleichfalls das Resorptionsvermögen. Rubner ermittelte, daß der Erwachsene bei ausschließlicher Milchnahrung im Durchschnitt 8,8% unausgenutzt mit den Fäzes wieder ausscheidet.

Allgemein darf man sagen, daß der Ausnutzungskoeffizient umso größer ist, je besser aufgeschlossen, je intensiver zerkleinert die einzelnen Nahrungsmittel in den Verdauungstraktus gelangen, da die Angriffsfläche für die Verdauungssekrete mit dem Grade der Zersplitterung der Speisen wächst.

Es ist daher unbedingt notwendig, daß die einzelnen Bissen gut gekaut und eingespeichelt werden. Wo infolge eines schadhaften Gebisses dies erschwert ist, suche man durch eine sachgemäße Zahnpflege, durch das Anbringen von Prothesen usw. den Mangel zu beseitigen.

Sind die Kranken sehr stark geschwächt, so wird man die Zerkleinerungsarbeit der Speisen künstlich vornehmen und alle Speisen in fein verteilter oder flüssiger Form reichen. Dies gilt insbesondere von den Gemüsen und dem Fleisch. Wo aber diese Voraussetzung nicht zutrifft, da läßt man die einzelnen Nahrungsmittel in ihrer durch den Zubereitungsprozeß bedingten Form servieren; da nur zu oft durch die starke Zerkleinerung die Schmackhaftigkeit leidet.

Auf einige Nahrungsmittel, deren Resorptionsverhältnisse besonders günstig sind, sei noch kurz hingewiesen. Die Sahne kann in der mannigfaltigsten Form Verwendung finden. Mit ihr verbessert man regelmäßig den Brennwert der Milch, indem man anfangs kleinere, nach der Gewöhnung größere Mengen derselben beimischt. Fast reine Sahne wird sehr gerne mit Kakao, mit Kaffee oder Tee genommen. Als Zusatz zu Saucen oder Gemüsen benutzt man in der Regel saure Sahne. Man sehe darauf, daß durchschnittlich am Tage 300—400 ccm konsumiert werden. Wo es Schwierigkeiten bereitet, frische Ware zu bekommen, da bediene man sich der sterilisierten Präparate, z. B. von O. Rademann in Frankfurt a. M., die auch recht schmackhaft und dabei dauerhaft sind.

Ein ausgezeichnetes Mittel, um den Kalorienwert anderer Nahrungsmittel zu erhöhen, steht uns neben der Sahne in der Butter zur Verfügung. Bei einer nur einigermaßen geschickten Verteilung macht es keine Schwierigkeiten pro Tag 100 g Naturbutter, die einen Brennwert von 750 Kalorien haben, den Kranken beizubringen. Man sorge dafür, daß neben den Zulagen zu Brot, Zwieback, Toast usw. vor allen Dingen die Gemüse reichlich mit Butter geschwenkt werden.

Auch den Fettgehalt der Eier wird man sich zunutze machen, die als weich gekochte am leichtesten verdaulich sind. Sehr zweckmäßig ist ihre ausgiebige Verwendung in Suppen, Kakao oder Milchkaffee.

Die nicht emulgierten Fette läßt man, wo möglich, mit Gemüsen verarbeiten. Zu fettes Fleisch ist deswegen irrationell, da es sehr schnell den Appetit verlegt.

Unter den Mehlen verschiedenster Herkunft werden die fein gemahlenen am besten resorbiert. Wir bevorzugen daher die feinen Weizenmehle und die aus ihnen hergestellten Backwaren wie Weißbrot und Einback. Der Nutzeffekt der gerösteten Gebäcke, wie Zwieback und Toast ist, da sie durch den Kauakt sehr fein zersplittert werden müssen, größer. Außerdem sind sie durch den Röstprozeß wasserärmer und infolgedessen kalorienreicher.

Auf die dextrinisierten sogenannten Kindermehle ist schon hingewiesen.

Außerordentlich fein gemahlen sind die Knorrschen Mehle (Hafer, Reis, Gerste, Tapioka, Erbsen) ferner Maizena, Mondamin, Arrowroot. Die Hartensteinschen Leguminosemischungen sind bis zu 97 % resorbierbar.

Die Verdaulichkeit der Speisen steht in enger Abhängigkeit zu der Geschwindigkeit, mit der sie den Magen verlassen. Wullach ermittelte durch Röntgenuntersuchungen, daß Kohlehydratmischungen in $2\frac{1}{2}$—$3\frac{1}{2}$ Stunden, Eiweißmischungen in 5—6 Stunden und Fette in 7—$8\frac{1}{2}$ Stunden in den Dünndarm übertreten.

Wie sich in dieser Richtung bestimmte Gewichtsmengen einzelner Nahrungsmittel verhalten, hat Penzold schon vor Jahren untersucht und die Ergebnisse dieser Arbeit in einer Verdaulichkeitstabelle vereinigt.

Es verlassen den Magen in 1—2 Stunden inkl.:

100—200 g Wasser, rein,
    220 ,, Wasser, CO_2-haltig,
    200 ,, Tee ⎱
    200 ,, Kaffee ⎬ ohne Zutat,
    200 ,, Kakao ⎰
    200 ,, Bier,
    200 ,, leichte Weine,
100—200 ,, Milch, gesotten,
    200 ,, Fleischbrühe, ohne Zutat,
    100 ,, Eier, weich,

2—3 Stunden:
    200 g Kaffee mit Sahne,
    200 ,, Kakao mit Milch,
    200 ,, Malaga,
    200 ,, Ofener Wein,
300—500 ,, Wasser,
300—500 ,, Bier,
300—500 ,, Milch, gesotten,
    100 ,, Eier, roh und Rührei, hart oder Omelette,
    100 ,, Rindfleischwurst, roh,
    250 ,, Kalbshirn, gesotten,
    250 ,, Kalbsbries, gesotten,
     72 ,, Austern, roh,
    200 ,, Karpfen, gesotten,
    200 ,, Hecht, gesotten,
    200 ,, Schellfisch, gesotten,
    200 ,, Stockfisch, gesotten,
    150 ,, Blumenkohl, gesotten,
    150 ,, Blumenkohl als Salat,
    150 ,, Spargel, gesotten,
    150 ,, Kartoffel, Salzkartoffel,
    150 ,, Kartoffel als Brei,
    150 ,, Kirschenkompott,
    150 ,, Kirschen, roh,
     70 ,, Weißbrot, frisch und alt, trocken oder mit Tee,
     70 ,, Zwieback, frisch und alt, trocken oder mit Tee,
     70 ,, Brezel,
     50 ,, Albert-Biskuits.

3—4 Stunden:
    230 g junge Hühner, gesotten,
    230 ,, Rebhühner, gebraten,
220—260 ,, Tauben, gesotten,
    195 ,, Tauben, gebraten,
    250 ,, Rindfleisch, roh, gekocht,
    250 ,, Kalbsfüße, gesotten,
    160 ,, Schinken, gekocht,
    160 ,, Schinken, roh
    100 ,, Kalbsbraten, warm und kalt, mager,
    100 ,, Beefsteak, gebraten, kalt oder warm,
    100 ,, Beefsteak, roh, geschabt,

100 g Lendenbraten,
200 „ Rheinsalm, gesotten,
 72 „ Kaviar, gesalzen,
200 „ Neunaugen in Essig, Bücklinge geräuchert,
150 „ Schwarzbrot,
150 „ Schrotbrot,
150 „ Weißbrot,
100—150 „ Albert-Biskuits,
150 „ Kartoffeln, Gemüse,
150 „ Reis, gesotten,
150 „ Kohlrabi, gesotten,
150 „ Möhren, gesotten,
150 „ Spinat, gesotten,
150 „ Gurkensalat
150 „ Radieschen,
150 „ Äpfel,

4—5 Stunden:
210 g Tauben,
250 „ Rindsfilet, gebraten,
250 „ Rindszunge, geräuchert,
100 „ Rauchfleisch in Scheiben,
250 „ Hase, gebraten,
240 „ Rebhühner, gebraten,
250 „ Gans, gebraten,
280 „ Ente, gebraten,
200 „ Heringe in Salz,
150 „ Linsen als Brei,
200 „ Erbsen als Brei,
150 „ Schnittbohnen, gesotten.

Um die Aufnahmefähigkeit der Kranken zu steigern, **ist eine rationale Einteilung der Mahlzeiten unbedingt erforderlich.** Die deutsche Gewohnheit, inhaltsreiche Abend- und Mittagsmahlzeiten und mehr oder weniger kalorienarme Zwischenimbisse zu genießen, eignet sich für eine Überernährung nicht, da hierbei das Hungergefühl zur Unterstützung der Appetenz nicht genügend ausgenützt wird. Am zweckmäßigsten ist es, die Nahrungsaufnahme so einzuteilen, daß, wenn möglich, alle zwei Stunden eine Mahlzeit eingenommen wird, wobei das sogenannte erste Frühstück, die Mittag- und Abendkost besonders kalorienreich ausgestaltet werden. Aber auch zu den Zwischenimbissen müssen Nahrungsmittel von möglichst hohem Brennwert gewählt werden. Wichtig ist es, damit die Zahl der Mahlzeiten erhöht wird und damit die einzelnen Nahrungsaufnahmen nicht zu schnell aufeinander folgen, schon am frühen Morgen und noch am späten Abend einen Imbiß zu reichen. Bei Überernährungskuren beginnen wir morgens um $\frac{1}{2}7$ Uhr etwa mit einer Mehlsuppe, der reichlich Butter beigefügt ist, oder mit 300 ccm Milch-Sahne (250 Milch, 50 Sahne), lassen dann um 8 Uhr das erste Frühstück folgen, woran sich gegen 11 Uhr das zweite Frühstück anschließt. Die Hauptmahlzeit fällt auf 1 Uhr. Um 4 Uhr wird der übliche Kaffee mit Zutaten gereicht (eventuell auch Kakao, Milch, Sahne usw.). Das sogenannte Vesper wird um 6 Uhr aufgetragen. Die Hauptabendmahlzeit läßt man um 8 Uhr servieren. Gegen 10 Uhr wird als letzte Nahrung ($\frac{1}{2}$ Liter Milch, 250 g Joghourt oder Ähnliches) gegeben. Von größter Bedeutung ist es, darüber wachen zu lassen, daß die einzelnen Mahlzeiten auch recht pünktlich serviert werden, da sie

Überernährungskuren. 375

sich sonst zu schnell aufeinander folgen und die eine oder andere aus diesem Grunde ausfallen muß.

Gehen wir nun zur Technik der Mastkuren über, so ist ganz allgemein daran festzuhalten, daß inhaltsarme Speisen wie z. B. Bouillon, Kaffee, Tee durch kalorienreiche ersetzt werden resp. Zutaten erhalten, wie Einläufe von Ei, Sago, Tapioka, Nudeln, bei den koffeinhaltigen Getränken von Sahne und Zucker, die einen hohen Brennwert haben. Bei der Mittagsmahlzeit achte man darauf, daß verhältnismäßig nur wenig Suppe gereicht wird, da hierdurch die Kapazität der Kranken zuungunsten der wertvolleren Nahrungsmittel zu stark in Anspruch genommen werden kann. Süße Speisen erlaube man wegen ihrer sättigenden Wirkung stets nur als Nachtisch.

Kommt es darauf an, leichtere Grade der Überernährung zu erzielen, dann genügt es, die an sich schon auskömmliche Nahrung durch bestimmte Beilagen, z. B. ein Liter Milch-Sahne (¾ Liter Milch, ¼ Liter Sahne), 50—75 g Butter, 2—3 Eier zu verbessern. Hierdurch wird der Nährwert der gewöhnlichen Kost um ca. 1700 Kalorien erhöht. Eine solch einfache Mastkur ist bei jugendlichen Individuen, die durch Tuberkulose gefährdet sind, oder bei überarbeiteten und nervösen Menschen, deren Gesundheitszustand nicht allzu sehr erschüttert ist, angebracht. Einige kalorienreiche Nahrungsmittel, die sich zu dem eben erwähnten Zwecke besonders eignen, enthält folgende Tabelle:

Der Brennwert von 100 g:

Butter	beträgt	761	Kalorien
Sahne	,,	244	,,
Eier	,,	168	,,
Lebertran	,,	920	,,
Frühstücksspeck	,,	650	,,
Rahmkäse	,,	606	,,
Mehle und Kindermehle	,,	300—370	Kalorien
Zwieback	,,	362—396	,,
Keks	,,	400	Kalorien
Nudeln und Makkaroni	,,	336	,,
Hartensteinsleguminose-mischungen	,,	375	,,
Zucker	,,	380	,,
Honig	,,	316	,,
Malzextrakt, flüssig	,,	300	,, } als Zusatz zu Milch,
,, trocken	,,	400	,, } Kakao, Suppen,
Schokolade	,,	424	,,
Kakaopulver	,,	423	,,
Hygiama	,,	387	,,
Odda	,,	293	,,
Biere	,,	36—51	Kalorien.

Diesen leicht durchzuführenden Überernährungskuren seien die gegenübergestellt, die dem Arzte und der Umgebung die größten Schwierigkeiten bereiten können. Während der Gravidität, bei Sepsis, Tuberkulose, perniziöser Anämie, viel häufiger noch bei Hysterie und aus unklarer Ätiologie kommt es infolge einer sehr ausgeprägten Brechneigung zu hochgradigen Erschöpfungszuständen. Es bedarf keiner Betonung, daß gerade bei diesen teilweise infausten Fällen eine gewissenhafte und gründliche allgemeine Untersuchung mit besonderer Berücksichtigung des Digestionstraktus und des Nervensystems angezeigt ist. Nicht das sogenannte nervöse Erbrechen soll Gegenstand der nachfolgenden Ausführungen sein, das sich durch die auffallende Leichtigkeit des Erbrechens, das ganz unabhängig von der Nahrungsaufnahme und der Zeit eintritt, auszeichnet, und das in der Regel nicht zu stärkeren Graden der Abmagerung führt, sondern jener oft jeder Therapie trotzende Brechreiz, der den Kranken Angst vor einer neuen Nahrungszufuhr einflößt und nur in den seltensten Fällen nicht mit heftigen Schmerzen verbunden ist. Diese Gastralgien beruhen, wie ich mich einwandfrei am Röntgenschirme überzeugen konnte, im wesentlichen auf einem echten Magenkrampf. Gemäß der Ätiologie muß die Behandlung dieser Zustände eine verschiedene sein. Hier trifft in erster Linie das zu, was weiter oben über die Isolierung derartiger Kranken gesagt wurde. Besonders bei Hysterischen kann die ausschlaggebende Bedeutung einer Entfernung aus der gewohnten, unverständigen Umgebung nicht genügend betont werden. Jedenfalls muß man, wenn eine Dislokation undurchführbar ist, eine strenge Isolierung zu Hause, deren Überwachung einer geschickten und energischen Pflegerin übertragen wird, verlangen. Daß solche Patienten absolute Bettruhe zu beobachten haben, wurde schon betont. Man wird in der ersten Zeit bis eine Besserung sich bemerkbar macht, die Besuche auf ein Minimum beschränken, auch die Beschäftigung mit Lektüre usw. untersagen.

Weir-Mitschill ließ solche Kranke in einem abgedunkelten Zimmer unterbringen und beschränkte den Verkehr nur auf den Arzt und die Pflegerin.

Bei organisch Erkrankten wird man aus nahe liegenden Gründen so rigorose Bestimmungen nicht treffen. Aber auch hier sollte das Prinzip der geistigen und körperlichen Schonung strikte durchgeführt werden.

Die Ernährung richtet sich gleichfalls nach der Ätiologie der Erschöpfung. Ist der Brechreiz rein funktionell begründet, so kann man die alten Vorschriften Weir-Mitschells unter Umständen mit Erfolg in Anwendung bringen. Er gestattete in den ersten Tagen nur reine Milchkost und zwar werden alle zwei Stunden 100 ccm gereicht. Die Aufnahme wird so gesteigert, daß am vierten Tage der tägliche Milchkonsum drei Liter beträgt. Die Milch soll sehr langsam, schluckweise genossen werden. Der Genuß eines halben Liters kann eine halbe Stunde und mehr beanspruchen. Allmählich erfolgen Zulagen von Weißbrot, Kartoffelpüree und schließlich von Fleisch, Gemüse aller Art und Butter.

Die ausschließliche Milchkost, welche, nebenbei bemerkt, eine kalorisch unzureichende Ernährung darstellt, erweckt durch ihre Eintönigkeit bei den Kranken das Verlangen nach anderen Speisen und mit diesem Wunsche verliert sich fast regelmäßig die rein funktionell bedingte Brechneigung.

Anders muß sich die Beköstigung gestalten, wenn die Reflexstörung im Zusammenhang mit einem organischen Leiden auftritt. Mit einem brüsken Wechsel in der Ernährung erleidet man meist Schiffbruch. Es nützt auch nichts, den Kranken größere Mahlzeiten aufzuzwingen, denn sie werden doch wieder erbrochen. Weit besseren Erfolg verspricht dahingegen ein recht vorsichtiges Handeln, indem man sich mit kleinen Imbissen, die stündlich gereicht und ganz allmählich vergrößert werden, einzuschleichen versucht. Die Angst der Kranken schwindet, wenn man kleine Quantitäten leicht resorbierbarer Speisen löffelweise reicht. Man gehe nur langsam, sobald eine gewisse Zuversicht Platz gegriffen hat, zu größeren Mengen über. In der Regel tritt die Brechneigung bei eisgekühlten Speisen nicht so stark hervor, wie bei warmen. Man verordne daher kleine Portionen frischer, gekühlter Milch, der etwas Natron oder Pegnin zugesetzt ist, um die groben Gerinnungsvorgänge im Magen zu verhindern. Gegebenenfalls muß man den Geschmack der Milch durch Zusatz von Kognak, Kalkwasser, Anistinktur, Orangenblüten, Kirschlorbeerwasser, Vanille oder Selterswasser zu verdecken suchen. Einen sehr guten Ersatz bildet auch die kalorisch hochwertige Mandelmilch. Empfehlenswert ist ferner das Speiseeis, insbesondere das aus Sahne, Ei und Zucker hergestellte. Sehr brauchbar sind auch gekühlte Fleisch- und Weingelees oder kalte Puddings aus Ei und Gelatine, denen Schokolade, Mondamin, Rum usw. beigesetzt sind.

Unter den Suppen wird man je nach der Geschmacksrichtung zu wählen haben. Solche, die stark gewürzt sind und gleichzeitig Wein enthalten, wie Ochsenschwanzsuppe, werden häufig wider Erwarten gut vertragen. Die Flaschenbouillon entfaltet in der Regel eine energisch belebende Wirkung. Der Brennwert der Mehlsuppen ist unvergleichlich höher. Ihre Aufnahme wäre daher in erster Linie erwünscht. Nahrhaft ist auch der frisch ausgepreßte Fleischsaft, den man sehr zweckmäßig mit der Kleinschen Presse (Alexanderwerke, Remscheid) herstellt. Er sowie der gebrauchsfertige Fleischsaft von Valentine (Konserve) lassen sich auch gekühlt reichen. Von den Fleischsorten eignen sich nur die zarten, wie das Fleisch einer Taube, eines Huhns, eines frischen Fisches. Das Fleisch muß von faserigen und sehnigen Bestandteilen befreit, fein zerkleinert, löffelweise gegeben werden. (Die zellreiche Kalbsmilcher, auch Bries genannt, genießt mit Unrecht ihre bevorzugte Stellung in der Krankenkost.) Die leicht resorbierbaren, fein gemahlenen und zum Teil künstlich aufgeschlossenen Mehle wurden schon früher aufgeführt.

Hier sei nur noch auf die Friedenthalschen Gemüsepulver, die sich durch ihren mäßigen Preis und ihre Schmackhaftigkeit auszeichnen, aufmerksam gemacht[1]). Selbstverständlich können auch andere Gemüse sowie Kompotte in passierter Form erlaubt werden.

Die analeptische Wirkung des Alkohols kann man in diesen Fällen kaum entbehren. Auch sein Brennwert verdient Berücksichtigung. Man gebe gute Rhein- und Bordeauxweine in kleinen Mengen über den Tag verteilt. Schaumweine werden durch ihren CO_2-Gehalt schneller resorbiert.

Wenn wir bei einer unkomplizierten Überernährung mit Recht von den künstlichen Eiweißpräparaten keinen Gebrauch machen, so sind sie uns aber bei den hier in Frage stehenden Zuständen außerordentlich willkommen, denn sie ermöglichen es, den Brennwert der nur in bescheidenem Umfange aufgenommenen Nahrungsmittel zu erhöhen und man kann, was wichtig ist, mit ihrer Hilfe unschwer das Eiweißminimum einführen. Die alte Leube-Rosenthalsche Fleischsolution (Leurose) hat auch heute noch ihre Ver-

---

[1]) Zu beziehen durch M. Töpfer Trockenmilchwerke G. m. b. H. Böhlen bei Rötha i. Sa.

ehrer. Als **sehr brauchbares Eiweißpräparat** darf man wohl die Fortose bezeichnen, die fast geschmacklos ist, und sich unbemerkt in Kakao, Bouillon, Milch, Suppen usw. unterbringen läßt. Die Somatose kann löffelweise gegeben appetitanregend wirken. Tropon, dessen sandiger Geschmack sehr vielen unangenehm ist, wird auch wegen seiner schweren Löslichkeit oft schlecht vertragen. Aus der Milch werden folgende Eiweißpräparate gewonnen: Plasmon, Nutrose, Sanatogen, Protylin, Visvit, Bioson. Den Vorzug der absoluten Freiheit von etwaigen Krankheitskeimen haben die pflanzlichen Präparate: Aleuronat und Roborat. Durch ihre Geschmacklosigkeit und Billigkeit im Verhältnis zum Nährwert zeichnen sich Plasmon, Aleuronat, Roborat und Glidin aus.

Sehr lehrreich ist eine von Wegele nach dem Preis vorgenommene Zusammenstellung der wichtigsten Eiweißpräparate:

Man erhält für 1 Mark:

von Aleuronat	250 g	ca.	1725	Kalorien,
„ Tropon	160 „	„	615	„
„ Plasmon	160 „	„	545	„
„ Roborat	100 „	„	340	„
„ Prothaemin	62 „	„	230	„
„ Liebigs Fleischpepton	55 „	„	138	„
„ Visvit	33 „	„	127	„
„ Sanatogen	30 „	„	115	„
„ Fersan	25 „	„	90	„
„ Hämalbumin	30 „	„	80	„
„ Fortose	17 „	„	73	„
„ Somatose	20 „	„	65	„

Diätschema bei schwerster Untererährung mit Brechneigung.

(Sämtliche Speisen werden löffelweise in kleinen Mengen gegeben.)

7 Uhr eisgekühlte Milch mit Pegninzusatz,
8 „ Hygiama mit 1—2 Keks,
9 „ Milch wie vorher oder Kefir,
10 „ ein weichgekochtes Gelbei mit einem halben Glase alten Rheinweins,
12 „ ein bis zwei Eßlöffel flüssiger Somatose, Fleischgelee,
1 „ Ochsenschwanzsuppe oder andere gewürzte Suppe, hachiertes Hühnerfleisch, passiertes Gemüse (Friedenthal), 1 Glas Wein,
4 „ Kakao mit Zutaten von Ei und Fortose, ein bis zwei Keks oder Sahneeis,
6 „ Fleischgelee mit ½ Glas Wein oder eisgekühlter Fleischsaft,
7½ „ Mehlsuppe mit Ei-, Fortose- und Bouillonzusätzen oder hachiertes Fleisch mit Obstpüree.
9 „ Eisgekühlte Milch oder ein Glas Wein mit Fortose.

Als Getränk verwende man neben Wein in erster Linie frisch gewonnenen Fruchtsaft (Apfelsinen), da er gekühlt gegeben oft ausgezeichnet den Brechreiz unterdrückt. Die Beköstigung ist mühevoll und auch wenig befriedigend, da von den einzelnen Speisen immer nur kleine Quantitäten verzehrt und behalten werden. Wir suchen daher in den ersten Wochen der Behandlung durch Nährklistiere die Kalorienzufuhr zu verbessern. Ich glaube, daß hier noch ein dankbares Feld für die **Duodenalernährung** vor uns liegt, die sich bei verständiger Umgebung auch sehr gut in der Praxis durchführen läßt. Von systematischen

Magenspülungen sah ich immer nur recht bescheidene Erfolge. Bei Hysterischen kann der suggestive Einfluß sowie die Furcht vor der unangenehmen Prozedur heilsam wirken. In den anderen Fällen rate ich aber nur bei widerstandsfähigen Kranken zu morgendlichen Ausspülungen im nüchternen Zustande. Ich lasse im Anschluß an die letzte Waschung stets unbemerkt ein kalorienhochwertes Nahrungsmittel (Mehlsuppe mit Butter, Fortose, Zucker- und Salzzusatz) in der Menge von 200 ccm einlaufen. Ordnet man dann sofort rechte Seitenlage an, so wird der Mageninhalt nicht erbrochen, sondern in den Dünndarm weiter befördert.

Schon aus suggestiven Gründen halte ich es für außerordentlich wichtig, den Brechreiz medikamentös zu bekämpfen. Bei schmerzhaftem Erbrechen kommen in erster Linie Narkotika in Betracht. Nur in den ganz refraktären Fällen wird man zu kleinen Morphiumdosen greifen. In der Regel genügen die Opiate und Belladonna.

>   Tinctur. opii. simpl.
>   Tinctur. Belladonn.
>   Tinctur. Valerian. āā 5,0
>   MDS. 3 mal täglich 30 Tropfen nehmen.

oder

>   Extract. opii
>   Extract. Belladonnae āā 0,03
>   Butyr. Cacao 2,5
>   M. f. supp. d. t. D. Nr. 6
>   3 mal tägl. 1 Zäpfchen nehmen.

Matthes lobt das Eumydrin.

>   Eumydrini 0,02
>   Aqu. dest. ad 20.0.
>   MDS. 3 mal tägl. 20 Tropfen nehmen.

Pantopon hat den Vorzug, daß man es subkutan applizieren kann. Man injiziert je nach Bedarf 1—2 mal täglich eine Ampulle.

Auch Kodein ist in solchen Fällen eines Versuches wert, nur gebe man ausreichend große Mengen: 0,05 g mehrmals täglich.

Ganz gute Erfolge sah ich einige Mal vom Anästhesin, das in der Menge von 0,25—0,5 10—15 Minuten vor der Nahrungsaufnahme gegeben wird. Wegen seiner Wasserlöslichkeit verdient das paraphenolsulfosaure Anästhesin, das unter der Marke Subcutin im Handel ist, den Vorzug. Man gibt von der 2%igen Lösung 20 Tropfen mehrmals täglich.

See rühmt der Herba Cannabis indicae in den hier in Frage kommenden Zuständen eine sehr günstige Wirkung nach.

>   Extract. cannabis indic. 0,03—0,1
>   Sacch. alb. 0,5
>   M. f. p. d. t. D. Nr. 10 in chart. cerat.
>   Bei Brechanfällen 1 Pulver nehmen,

oder

>   Tinctur. cannab. indic. 4,0
>   Tinctur. Valer. 6,0
>   MDS. Nach Bedarf mehrmals tgl. 20 Tropfen nehmen.

Schließlich sei auf die sedative Wirkung des Chloralhydrats

>   Chlorali hydrat. 4,0
>   Sirup. Cort. Aurant.
>   Aqu. font āā 30,0
>   Mehrmals täglich 1—2 Eßlöffel nehmen

und auf das weniger intensiv wirkende Chloroformwasser
>   Chloroform. 1,0
>   Aqu. dest. ad 100
>   MDS. eßlöffelweise

hingewiesen.

Bei dem rein nervösen Erbrechen entfaltet hin und wieder das Orexin. subtannicum 0,3—0,5 mehrmals täglich einen günstigen Einfluß.

Den gleichen Effekt erreicht man mitunter durch Cerium oxalicum.
>   0,1—0,2, Sacchar. alb. 0,3.
>   D. t. D. Nr. 10 in caps. amylac.
>   [DS. 2—3 mal täglich eine Kapsel nehmen oder durch Solutio Adrenal.
>   1,0 : 1000, 10,0.
>   DS. 3 mal täglich 20 Tropfen.

Oehlschläger will besonders bei der Hyperemesis gravid. durch die Kombination von Strichnin mit Natr. bicarb. gute Erfolge erzielt haben.

>   Tinctur. Strichn. 3,0
>   Natrii bicarbonic. 8,0
>   Sirup. Cinnamon. 30,0
>   Aqu. font. 150,0
>   MDS. Alle 2—3 Stunden 1 Eßlöffel nehmen.

Die Mittel, die uns der Arzneischatz zur Bekämpfung der Brechneigung zur Verfügung stellt, sind recht mannigfaltig. Mit Absicht wurden sie ausführlicher geschildert, da ihre Wirksamkeit individuell durchaus verschieden ist.

Hin und wieder wirkt auch die Faradisation (Anode auf das Epigastrium, Kathode in die Axillargegend oder in die Gegend der Wirbelsäule) beruhigend.

Stets machen wir uns die kalmierende Wirkung warmer Umschläge auf die Magengegend, die mehrmals täglich, besonders im Anschluß an die Nahrungsaufnahme zu empfehlen sind, zunutze.

Bessert sich der Allgemeinzustand, so darf man auch mit der Größe der einzelnen Mahlzeiten in die Höhe gehen. Vorsichtshalber bleibt man aber noch eine Zeitlang bei flüssigen, breiigen und fein verteilten Speisen. Werden alle Nahrungsmittel in diesen Formen gereicht, so fehlt durch die mangelhaft angeregte Speichelsekretion die physiologische Säuberung der Mundhöhle. Eine peinliche künstliche Mundpflege ist dann ganz besonders angezeigt (Soor!). Zweckmäßig ist es, während dieser Ernährung mehrmals am Tage durch das Kauen irgend eines spröden Gebäckes (Zwieback, Taost, Keks), eine kräftige Speichelproduktion und damit eine normale Reinigung der Mundhöhle herbeizuführen.

Die weitere diätetische Behandlung dieser Kranken deckt sich schließlich, wenn die Nahrungsaufnahme geregelt ist, mit den Verordnungen, die bei einer mittelschweren Unterernährung ohne Störung im Ablauf der Verdauungsvorgänge indiziert sind. An Hand eines Diätschemas, das beliebig erweitert und geändert werden kann, sei die Unterlage für eine solche Mastkur gegeben.

		Kalorien
½7 Uhr morgens	300 ccm Milch (200 ccm Milch, 100 ccm Rahm)	378
8 ,,	100 ccm Kaffee	0
	100 ccm Rahm	244
	2 Brötchen à 40 g	280
	(oder 8 Zwieback = 366 Kalorien)	
	30 g Butter	228
	20 ,, Zucker	76
	2 Eier	150

Überernährungskuren. 381

	Kalorien
oder Zulagen von Schinken, Speck (50 g = 199 Kalorien)	
„ „ „ Marmeladen, Gelee, Honig, 30 g (75—93 Kal.)	
10 Uhr 150 ccm fette Bouillon mit 2 Eiern	150
30 g geröstetes Brot mit	100
20 g Butter	152
oder 200 g Joghourt	
mit Brot und Butter wie vorher	
1 Uhr 150 ccm Suppe aus Mehl (Hafer, Gerste, Grünkern, Reis, Tapioka 10 : 100)	97
100 g gebratenes Fleisch = 3 Stücke Braten (200—495) im Mittel	347
200 g Reis, Makkaroni, Nudeln (Butterzusatz!) im Mittel	555
150 g Kompott oder abgekochtes Obst (Zuckerzusatz!) ca.	120
100 g Kartoffelbrei, Butterkartoffeln, Sahnekartoffeln im Mittel	105
200 g Pudding oder Fruchtomelette	400
oder 30 g geröstetes Brot Kalorien 100	
20 g Butter „ 152	
20 g Rahmkäse „ ca. 82	
Kalorien 334	
4 Uhr 100 ccm Kaffee oder Tee mit	0
100 ccm Sahne	244
5 Zwieback	210
20 g Butter	152
15 g Honig, Fruchtgelee ea.	46
6 „ 200 ccm Kefir (oder Joghourt)	100
5 Keks à 10 g	200
8 „ 200 ccm Mehlsuppe 10 : 100	130
(oder 200 g Porridges)	
100 g Weißbrot	253
30 g Butter	228
50 g kalten Braten oder Schinken	199
10 „ ½ Liter Milchsahne (400 ccm Milch, 100 ccm Sahne)	512
	5656

Diese Kost enthält 5656 Kalorien und stellt mithin eine ganz erhebliche Überernährung dar. Schon nach Verlauf von vier Wochen bedingt sie Gewichtszunahmen, die 20—25 Pfund und mehr betragen können.

Bei der Aufstellung eines Kostzettels für weniger bemittelte Kranke wird man neben den Mehlsuppen, den verschiedenen Milchbreien aus Hafer, Gerste, Grieß, Reis etc. in erster Linie Fetten, wie Schmalz, Kunstbutter, Öl, sowie fettreichen Fleischwaren und fetten Käsen den Vorzug geben.

Auch ist es angebracht, das teure Fleisch durch Fische in frischem, geräuchertem oder getrocknetem Zustande nach Möglichkeit zu ersetzen. Als Unterlage zu einem Speisezettel für eine Überernährungskur in weniger wohlhabenden Kreisen sei folgende Zusammenstellung, die gleichfalls einen gesunden Digestionstractus voraussetzt, wiedergegeben:

½7 Uhr 1 Becher Milch oder eine Suppe aus Hafer, Gerste, Grünkern etc., Pflanzenbutterzusatz

8 Uhr Gersten- oder Kornkaffee mit Milch und Zucker
  Weißbrot, Pflanzenbutter
  als Beilage Speck oder Eier.

10 Uhr Weißbrot, Pflanzenbutter
   als Beilage Käse: Backsteinkäse, Mainzerkäse, Romadour, Quark, Topfen oder geräucherte Fische: Bückinge, Sprotten.
1 Uhr Erbsen-, Linsen-, Bohnensuppe (am besten durch das Sieb getrieben) mit Einlagen von Speck, fettem Schweinefleisch, Wurst oder dicke Suppe aus Hafer, Griess, Gerste, Mondamin, Maizena mit Pflanzenbutterzusatz
   Ochsen- oder Schweinefleisch mit Kartoffeln, Möhren, Wirsing unter Schmalz- oder Kunstbutterzusatz gekocht
   oder in Fett gebratene Wurst mit Krautgemüsen (Rotkraut, Sauerkraut etc.) und Kartoffelbrei
   oder Fisch, der sowohl in frischem wie getrocknetem Zustande in der Küche Verwendung finden kann, Kartoffeln und reichlich Pflanzenbuttersauce.
   Als Getränk ein Glas Bier nach Münchener oder Kulmbacher Brauart.
4 Uhr Gersten- oder Kornkaffee mit Milch und Zucker
   Weißbrot, Pflanzenbutter
   als Beilage Zwetschgen- oder Birnenmus.
6 Uhr 1 Becher Milch oder Bier, eventuell mit Brot und Kunstbutter.
8 Uhr Milchbrei aus Hafer, Gerste, Reis, Tapioka, Sago etc. mit Pflanzenbutterzusatz, Weißbrot, Pflanzenbutter, Eier
   oder dicke Suppe wie mittags
   Weißbrot, Pflanzenbutter, Hering und Pellkartoffeln.
   Als Getränk Milch oder Bier
10 Uhr 1 Becher Milch.

Kleine Modifikationen in der Kostordnung sind nötig, wenn Stuhlträgheit besteht, die bekanntlich in ungünstiger Weise die Aufnahmefähigkeit der Kranken beeinflußt.

Zweig gibt in solchen Fällen folgenden Diätzettel.

Diätschema bei einer Mastkur mit begleitender Verstopfung:

		Kalorien
Früh 8 Uhr:	½ l Milch mit Tee, 50 g Weißbrot, 20 g Butter, 1 Eßlöffel Honig	680
Vormittag 10 Uhr:	¼ l eintägiger Kefir, 50 g Grahambrot, 20 g Butter	420
Mittags ½1 Uhr:	Keine Suppe, 150 g Fleisch oder Fisch, 250 g Gemüse, 50 g Apfelpüree, 1 Omelette soufflé aus 2 Eiern, 10 g Zucker, 10 g Butter, Obst (Trauben, Orangen, Datteln, Feigen).	900
4 Uhr: 6 Uhr:	½ l Milch, ½ l Milchschokolade (Mehringsche Kraftschokolade), 50 g Grahambrot, 20 g Butter, 1 Eßlöffel Honig	1020

Abends 8 Uhr: 2 Eier oder Eierspeise ⎫ Kalorien
100 g Fleisch, Geflügel oder Fisch
50 g Kompott
100 g Gemüse
50 g Grahambrot
20 g Butter
20 g weicher Käse (Camembert, Imperial, ⎬ 1190
Gervais, Topfen)
¼ l Milch

Schlaftrunk ¼ l eintägiger Kefir
½10 Uhr:

Summe 4210

Man hat also in erster Linie auf die schlackenreichen Nahrungsmittel seine Aufmerksamkeit zu richten. An Stelle der feinen und ausgetrockneten Gebäcke wird man die Schrotbrote (Simons-, Graham-, Kommißbrot und Pumpernikel) reichen. Von den Gemüsen kämen die zellulosereichen, wie die Salate, die Kohlarten und die Schalengemüse, in Betracht. Auch süße Früchte, wie Birnen, Trauben, Bananen, sind hier indiziert. Desgleichen wird man sich der abführenden Wirkung süßer Speisen, insbesondere des Honigs, erinnern.

Sollte es hierdurch nicht möglich sein, die Obstipation zu beheben, so muß die Peristaltik durch die einschlägigen sonstigen Verordnungen angeregt werden.

Diarrhoische Entleerungen, deren Ursache selbstverständlich nach Möglichkeit festgestellt und die entsprechend behandelt werden müssen, bedingen gleichfalls Änderungen im Speisezettel. Schlackenreiche Nahrungsmittel und sehr süße oder sehr saure Speisen sind zu verbieten. Man verordnet dahingegen die reizlindernden Schleimsuppen, Reis, Grieß, Nudeln, Makkaroni. Auch der dreitägige Kefir wirkt häufig stopfend. Wertvoll sind ferner, wegen ihrer adstringierenden Wirkung, die tanninhaltigen Weine, Rotwein, Heidelbeerwein. Den gleichen Effekt entfaltet auch Heidelbeergelee.

Bei Neigung zu Durchfällen empfiehlt sich folgende Speiseanordnung:

½7 Uhr: 300 ccm dreitägiger Kefir,

8 ,, ½ Liter Eichelkakao oder Prometheuskakao mit Milch,
100 g Zwieback
20 g Butter,

10 ,, 200 ccm Schleimsuppe,
50 g Taost,
10 g Butter,

1 ,, Suppe aus Grieß, Reis, Gerste mit Eieinlauf,
100 g Geflügel oder geschabtes Beefsteak,
200 g Kartoffelpüree,
200 g Milchreis mit Heidelbeergelee,
geröstetes Brot,
ein Glas Rotwein,

4 ,, 200 ccm schwarzen Tee mit etwas Milch,
10 g Zucker,
50 g Zwieback mit
10 g Butter,

6 Uhr: 250 ccm dreitägiger Kefir,
8 ,, Porridges aus Reis, Hafer, Grieß, Tapioka oder Sago, oder
   2 weichgekochte Eier,
   100 g Toast mit
   20 g Butter,
   50 g kalten Braten, Kalbfleisch oder Geflügel,
   1 Glas Rotwein,
9½ ,, 250 ccm dreitägiger Kefir.

Eine Sonderstellung in der Überernährung nehmen häufiger die Basedowkranken ein. Starke rapide Gewichtsverluste gehören mit zu den charakteristischen Erscheinungen des Hyperthyreoidismus. Diese werden sowohl durch den krankhaft gesteigerten Stoffumsatz als auch durch die Änderung des Temperates, die sich in der nervösen Unruhe usw. kundgibt, bedingt. Die Erhöhung des Stoffwechsels kann 30—50 % betragen und muß, wenn dieselbe nicht durch eine spezifische Behandlung und durch eine Überernährung ausgeglichen wird, zur schnellen Einschmelzung von Körpereiweiß und -fett führen. Nur durch ein sehr großes Kalorienangebot in der Nahrung gelingt es, den Organismus vor weiteren Verlusten zu schützen. Bekanntlich benötigt der stark Arbeitende pro Tag und Kilo Körpergewicht 45—60 Kalorien. Bei Morbus Basedowii kann diese Zahl trotz Bettruhe auf 50 bis 80 steigen. Da ein toxischer Eiweißzerfall vorliegt, so muß die tägliche Eiweißzufuhr ganz erheblich erhöht werden. Es empfiehlt sich in solchen Fällen 130—180 g zuzuführen. Die Annahme, daß das Fleischeiweiß die Störungen im regulatorischen Mechanismus der Drüsen mit innerer Sekretion fördert, wird durch die klinische Beobachtung gestützt. Es empfiehlt sich daher, jene großen Eiweißmengen nicht in erster Linie durch animalisches Eiweiß, sondern durch eine lakto-vegetabilische Diät zu decken. Auch ist hier die Verwendung von künstlichen, insbesondere von pflanzlichen und Milcheiweißpräparaten indiziert.

Die Neigung der Basedowkranken zu alimentärer und transitorischer Glykosurie macht es zur Pflicht, bei der oft gewaltigen Überernährung, wo man schon wegen des günstigen Einflusses auf den Eiweißzerfall Kohlehydrate in größerer Menge heranziehen muß, den Urin fortlaufend zu untersuchen, um gegebenenfalls entsprechend der Toleranz die Zufuhr der Zuckerbildner einzuschränken. Es ist selbstverständlich, daß man auch durch eine größere Fettaufnahme die nötige Kalorienzahl beizubringen versucht. Hin und wieder begegnet man aber Fällen, wo die Fettresorption ganz zweifellos gelitten hat. Infolgedessen wird man für eine gleichmäßige Verteilung dieses Nahrungsstoffes über den ganzen Tag, wodurch die Resorptionsmöglichkeiten verbessert werden, Sorge tragen und die emulgierten Fette, Butter, Sahne, Eigelb, bevorzugen.

Eine Crux sämtlicher Überernährungskuren besteht darin, daß sehr oft die Appetenz des Kranken mit dem Angebot von Nahrungsmitteln nicht gleichen Schritt hält.

Man muß daher von vorneherein alle die Momente, die den Appetit anregen können, auszunutzen und zu steigern suchen. Die weitgehende Abhängigkeit der Appetenz von den Sinnesorganen macht es zur Pflicht, stets für eine tadellose Beschaffenheit der Speisen Sorge zu tragen. Die Rückschläge, die in dieser Richtung durch ein schlechtes Ei, durch einen schlechten Beigeschmack der Milch usw. herbeigeführt werden können, brauchen oft Tage, um wieder ausgeglichen zu werden. Von welch eminenten

Einfluß allein der Anblick schmackhaft zubereiteter Speisen auf die Saftsekretion des Magens ist, wissen wir hinlänglich durch Beobachtungen an Fistelträgern. Man hat daher auf ein sorgfältiges, das Auge erfreuendes Servieren sehr großen Wert zu legen. Lommel zeigte, daß unangenehme Empfindungen (Ärger und dergleichen) die motorische Tätigkeit des Magens sofort zum Stillstand bringen können. Man wird sich dieser Tatsachen zu erinnern haben, wenn es gilt die Zulässigkeit von Besuchen zu beurteilen. In der Regel schaden sie den Kranken durch Aufregungen mehr als wie sie ihnen durch Anregungen nützen. Absolut verboten sollen sie aber während der Essensstunden sein, da sie in diesen wichtigen Augenblicken häufig nur dazu dienen, die Aufmerksamkeit des Patienten abzulenken.

Wichtig ist es ferner, nur solche Quantitäten auftragen zu lassen, die von den Kranken auch wirklich bewältigt werden können. Nichts wirkt störender auf die Appetenz als eine Vernachlässigung dieses Punktes. Reste dürfen nicht so aufgehoben werden, daß ihr Anblick und ihre Nähe dem Kranken Unbehagen und Ekel bereiten. Bei Bettlägerigen achte man darauf, daß die Aufnahme der Mahlzeiten ohne große körperliche Anstrengungen vollzogen werden kann. In der Regel wird gerade diesem Momente keine Aufmerksamkeit geschenkt. Auch unter bescheidenen Verhältnissen läßt sich ein Bettisch von der Gestalt eines Bänkchens, das über den Kranken gestellt wird, improvisieren. Wo es möglich ist, da bestehe man auf der Anschaffung eines komfortableren Möbels.

Der Widerstand gegen die Aufnahme der vorgeschriebenen Mahlzeiten wird häufig, besonders bei Neuropathischen, durch die Autorität des Arztes gebrochen. Der Arzt soll sich dieses seines Einflusses stets bewußt bleiben und durch ihn zunächst die Befolgung der gegebenen Verordnungen zu erzwingen suchen. In vielen Fällen wird man aber dem Wunsche nach einem appetitanregenden Mittel nachkommen müssen, um unter der suggestiven Wirkung des Stomachikums eine geregelte Nahrungsaufnahme in Gang zu bringen.

Die Amara stellen stark bitter schmeckende pflanzliche Arzneistoffe dar. Ihre Wirkung wird bekanntlich sehr in Frage gestellt. Pawlow, der diesen Mitteln eine wichtige therapeutische Bedeutung zuspricht, glaubt, daß die Wirkung der Bitterstoffe hauptsächlich mit ihrer Wirkung auf die Geschmacksnerven verbunden ist. „Um wieder kräftige und normale Geschmacksempfindungen entstehen zu lassen, müssen scharfe, unangenehme Geschmackseindrücke eintreten, die durch die Kontrastwirkung die Vorstellung angenehmer Eindrücke wachrufen."

Reichmann versuchte experimentell am Menschen die Wirksamkeit der Bittermittel zu prüfen. Bringt man das Infusum amarum während der Verdauung in den Magen, so leidet diese und wahrscheinlich auch die motorische Tätigkeit des Magens. In dem nüchternen Magen ruft sie nur eine geringe Sekretion hervor. Mit dem Verschwinden der Bittermittel, und dies erscheint wichtig, tritt aber eine energische Produktion von Magensaft mit einer Zunahme des Aziditätsgrades ein. Borissow, der an nach Pawlow operierten Hunden experimentierte, fand, daß eine Steigerung der Sekretion nach Bitterstoffen nur eintritt, wenn unmittelbar nach ihrer Darreichung eine Scheinfütterung erfolgt. Zu ähnlichen Resultaten kam auch Hoppe. Rodari erkennt die kalmierende Wirkung dieser Mittel bei reinen Magenneurosen wie auch bei organisch bedingten Reizzuständen der Magenschleimhaut an. Gottlieb stellte fest, daß die Amara wie alle örtlich reizenden Substanzen die Pankreassekretion erheblich steigern.

Bei richtiger Anwendung scheint demnach doch eine sekretionserregende Wirkung den besonders bei den Laien im guten Ansehen stehenden Bitterstoffen innezuwohnen. Mit Nutzen wird man die Amara verwenden, wenn man sie ½—¾ Stunde vor den Mahlzeiten aufnehmen läßt.

Einige der wichtigsten seien hier wiedergegeben.

Tinctura amara,
20—60 Tropfen.
Tinctura Gentianae
20—60 Tropfen.
Tinctura corticis aurantiorum
15—20 Tropfen
Infus. cort. Condurango frigide parat. 20,0 : 300,0
1 Eßlöffel.
Vinum Condurango
1—2 Teelöffel
Tinctura Absynthii
15—30 Tropfen.
Tinctura Chinae composita
20 Tropfen.
Extractum Chinae Nanning (sehr empfehlenswertes Präparat)
20 Tropfen.
Decoct. Chinae regiae cum Vino Xerens. 10,0 : 180,0
Sirup cortic. aurant. 20,0
1 Eßlöffel.

Penzold empfahl seiner Zeit das Orexin. Die Ansichten über seine Wirksamkeit sind recht geteilt. Immerhin ist ein Versuch angezeigt. Man gibt es in der Menge von 0,5 g als Orexinum subtannicum in Bouillon, Milch oder Wein gleichfalls eine halbe Stunde vor den Mahlzeiten.

Als Stomachicum verdient schließlich noch Vials tonischer Wein eine Erwähnung. Sein Einfluß auf die Appetenz beruht auf der sekretionserregenden Wirkung des in ihm enthaltenen Fleischextraktes und Weins. Man verordnet ein Likörglas voll eine halbe Stunde vor der Nahrungsaufnahme.

Die Behandlung der diffusen Nierenerkrankungen.

Von **Dr. J. Hürter,**
Privatdozent an der Universität Marburg.

Mit 1 Abbildung.

Die exakte Behandlung erkrankter innerer Organe stützt sich in erster Linie auf die Kenntnis der Funktion des gesunden Organs. Fragen wir uns, was wir in dieser Richtung über die einzelnen Organabschnitte der Niere wissen, so muß die Antwort zur Zeit noch recht wenig sicher lauten.

Die Behauptung Ludwigs, daß dem Glomerulus ein Plasma minus Eiweiß entströmt, hat heute wiederum recht viele Anhänger. Für die Annahme, daß es sich um eine einfache Filtration handelt, die dahin zu ergänzen ist, daß die an Kolloide[1]) gebundenen Stoffe (Phosphorsäure, Zucker) nicht mitfiltrieren, spricht manches. Man nimmt ferner an, daß das Glomerulusfiltrat auf seinem Wege durch die Harnkanälchen durch Wasserresorption eingeengt wird. Die Rückresorption in den langen Windungen der Harnkanälchen stellt H. Meyer in Parallele mit der Rückresorption der Verdauungssekrete, die täglich in Magen und Dünndarm in einer Menge von ca. 6 Liter sezerniert und bis auf ca. 100 ccm wieder aufgesaugt werden. Durch eine aktive Tätigkeit der Epithelien in den Henleschen Schleifen, in den Tubul. contort. und auch in den Sammelröhren soll diese Arbeit geleistet werden, da mit dieser Wasserentziehung eine auswählende Rückresorption gelöster Bestandteile verbunden ist. Die Harnsäure, Phosphorsäure und blutfremde Stoffe werden in die Harnkanälchen (Tubul. contort. und Teile der aufsteigenden Schleifenschenkel) durch echte Sekretion abgeschieden. In gleicher Weise erfolgt sehr wahrscheinlich auch die Abgabe des Harnstoffes, der aber auch durch die Glomeruli eliminiert wird, eine Ansicht, die neuerdings von Monakow bestätigt. Der Mechanismus dieser Sekretionsvorgänge ist noch recht wenig durchsichtig. Die Annahme Heidenhains, daß mit der Sekretion der Harnsäure usw. von den Zellen auch Wasser (Lösungswasser) abgeschieden wird, hat mehr und mehr Freunde gefunden. Die Niere besitzt ferner als echte Drüse die Fähigkeit, blutfremde Stoffe aus ihren Komponenten aufzubauen (z. B. die Hippursäuresynthese durch Vereinigung von Glykokoll und Benzoesäure unter Wasserabspaltung). (Metzner, Nagels Handb. d. Physiolog.). Die Beobachtung Grijns, der den Harn konstant wärmer fand, als das Blut der Nierenvene, machen auch die Annahme von Oxydationsvorgängen in den Nieren wahrscheinlich (Hirsch).

Die spaltende Kraft des Nierenparenchyms ist durch den Nachweis spaltender Nierenenzyme (Schmiedeberg) sicher gestellt. Auf dieser

---

[1]) Kolloide sind Körper, die keine wirklichen Lösungen bilden können, z. B. Eiweiß, Leim, Silber, Gold usw.

Eigenschaft beruht wahrscheinlich die Wirkung bestimmter Harnantiseptica. So wird der wirksame Bestandteil der Folia uv. urs., das Arbutin, in der Niere in Zucker und das antiseptisch wirkende Hydrochinon gespalten. Auch die Formaldehydverbindung Urotropin und seine Verwandten, das Helminthol u. a., spalten in der Niere Formaldehyd ab und wirken so desinfizierend. In gleicher Weise ist wahrscheinlich auch die Wirkung des Salols und der ätherischen Öle (Copaivabalsam) zu erklären (H. Meyer).

Alle von der Niere ausgeschiedenen Stoffe erscheinen im Harn gelöst. Die Beschaffenheit des Harns muß, abgesehen von dem Zustande der Nieren selbst, in einem sehr engen Verhältnis zu der Blutversorgung der Nieren stehen. Mit einem Wechsel im Blutstrom tritt nämlich auch eine Änderung in der Blutmenge, die an den Epithelien vorbeifließt, ein, was wiederum von Einfluß auf das Quantum und die Qualität des abgesonderten Harns ist. Steigt die Blutmasse, die die Niere durchströmt, dies kann entweder durch Zunahme des arteriellen Druckes ohne Veränderung an den Nierengefäßen selbst oder durch starke Erweiterung dieser Gefäße bei mittlerem konstantem Drucke erfolgen, so wächst auch die Urinmenge. Eine Steigerung des arteriellen Druckes und der Stromgeschwindigkeit zu mindesten in den gesunden Nierenpartien muß bei der Mehrzahl der chronischen Nephritiden angenommen werden. Doch wird nur dann eine Zunahme der Harnmenge zu erwarten sein, wenn noch genügend funktionstüchtiges Parenchym erhalten geblieben und wenn die allgemeine Spannung im Arteriensystem nicht auch zu einer Verengerung der Nierengefäße geführt hat (Krehl). Hierauf beruht wahrscheinlich die gar nicht so seltene Beobachtung, daß auch Schrumpfnierenkranke mit hohem Blutdruck nicht polyurisch sind. Die große Bedeutung des arteriellen Druckes für die Durchblutung der Nieren und gleichzeitig für die Größe der Harnabsonderung erhellt aus der Digitaliswirkung bei Herzkranken.

Steigt die Wasserabgabe, so werden auch, vorausgesetzt, daß keine Nierenläsion vorliegt, die festen Harnbestandteile in größerer Menge ausgeschieden. Wird die Niere schlechter durchblutet, treten geringere Blutmengen an die Epithelien heran, so sinkt die Urinproduktion und mit ihr auch die Menge des ausgeschiedenen Kochsalzes. Es steigt aber der prozentuale Gehalt an den übrigen Harnbestandteilen. Am klarsten liegen diese Verhältnisse bei der Herzschwäche verschiedenen Ursprungs.

Die Durchblutung der Nieren muß alteriert werden, wenn es zu einer Entzündung des Organs kommt. Wir wissen aus den Grundtatsachen der allgemeinen Pathologie, daß bei den entzündeten Geweben eine Verlangsamung des Blutstromes eintritt (Krehl). Schlayer und Takayasu wiesen nach, daß schon außerordentlich geringe, oft kaum nachweisbare Schädigungen der Malpighischen Körperchen von eminentem Einfluß auf die Gefäßfunktion und die Harnabsonderung sein können. Diese Wirkung kann sich in einer herabgesetzten oder gesteigerten Erregbarkeit bemerkbar machen. Wird die Gefäßmobilität eingeschränkt, so verschlechtert sich die Diurese; wird sie gesteigert, so tritt eine Harnflut ein.

Über die sicherlich auch für die Nierenfunktion recht bedeutungsvolle Lymphversorgung des Organs in gesunden oder in kranken Tagen wissen wir wenig.

In außerordentlich enger Abhängigkeit von der Blutversorgung stehen die Epithelien der Niere. Ihre Funktion und Struktur ist Strömungsschwankungen gegenüber ganz eminent empfindlich. Diese Tatsache ist auf experimentellen Wege gesichert und wird tagtäglich durch die Klinik bestätigt. Ich erinnere an die Reizerscheinungen bei körperlichen Anstrengungen, bei Herzschwäche usw.

Aber auch der Blutbeschaffenheit gegenüber zeigt sich diese Empfindlichkeit. Fassen wir die Schädigungen der Zellen bei Kreislaufstörungen mit Krehl als eine Autointoxikation auf, die auf einer Anhäufung von Zersetzungsprodukten und auf einer ungenügenden Ernährung beruht, so erhellt ohne weiteres, daß auch die Art der Blutbeschaffenheit von schwerwiegendem Einfluß auf die Epithelien sein muß; denn die Nieren sind als Wächter der normalen Blutzusammensetzung anzusehen. Ihnen fällt es zu, schädliche Substanzen nach Möglichkeit aus der Blutbahn zu extrahieren. Diesen wertvollen Dienst muß das Organ recht häufig mit seiner eigenen Schädigung bezahlen.

Die im Blute kreisenden Gifte können verschiedener Art sein. Bei der Besprechung der Ätiologie der Nephritis ist es nötig, auf Einzelheiten einzugehen. Allgemein kann man sagen, daß sie entweder chemisch-toxischer oder organisiert-infektiöser Natur sind.

Viele dieser Schädlichkeiten führen über die einfache Degeneration zu echt entzündlichen Veränderungen.

Diese Gifte können an bestimmten Teilen der Niere elektiv angreifen. So sehen wir, daß bald mehr das Parenchym (Harnkanälchen, Bowmannsche Kapsel, die Glomeruli), bald wieder das Stroma oder das interstitielle Gewebe (die bindegewebigen Interstitien und die Gefäße) in Mitleidenschaft gezogen werden. Bei den Noxen, die vorzüglich das Parenchym schädigen, läßt sich sowohl beim Menschen als beim Tierexperiment zeigen, daß je nach der Art des Giftes die Glomeruli oder die Tubuli der Zerstörung ganz besonders anheimfallen können. Demzufolge sprechen wir von einer Glomerulonephritis oder einer tubulären Nierenentzündung.

Außer durch die Blutbahn können auch von den Harnwegen her (Nierenbecken, Urether usw.) entzündliche Veränderungen der Nieren ausgelöst werden. Diese sog. aszendierenden Nephritiden führen aber nicht zu diffusen, sondern zu mehr minder ausgesprochenen, herdförmigen Erkrankungen. Dabei ist aber wohl zu berücksichtigen, daß auch bei den hämatogenen Nierenentzündungen die Veränderung keineswegs völlig gleichmäßig das ganze Organ zu durchsetzen braucht. Daß die Intensität dieser Gifte zeitlich und örtlich häufig großen Schwankungen unterworfen ist, ist hinlänglich bekannt.

Die eben erwähnten Läsionen des Nierenparenchyms bedingen eine Durchlässigkeit der Membranen in der Niere. Während man lange annahm, daß der Harn des gesunden Menschen frei von Eiweiß und Zucker ist, ergaben neuere Untersuchungen, daß sich Spuren dieser Substanzen bei geeigneter Untersuchungstechnik in jedem Harne nachweisen lassen. Man muß, um diese kleine Mengen zu finden, den Harn stark einengen. Die Behauptung, daß der normale Urin bei der gewöhnlichen Untersuchungstechnik frei von diesen Bestandteilen ist, besteht mithin immer noch zu Recht. Die Membranen, die den Austausch der Flüssigkeit zwischen der Blutbahn und den harnableitenden Wegen vermitteln, sind die Gefäßendothelien, die Grundmembranen und die Epithelien der Glomeruli und Kanälchen. Von den Gefäßendothelien wissen wir, daß sie für Eiweiß durchlässig sind. Es kann demnach der Übertritt von Blut und Eiweiß in den Urin nur durch eine Schädigung der Grundmembranen und der Glomerulus- und Tubulusepithelien bedingt sein. Die Art dieser morphologischen oder chemischen Veränderung ist uns unbekannt. Die Glomerulusepithelien sollen die empfindlichsten sein und zuerst durchlässig werden. Es ist aber sicher, daß auch die Tubulusepithelien sich an der Eiweißausscheidung beteiligen.

Wie schon erwähnt, stammt das bei einer Degeneration oder Entzündung des Nierenparenchyms im Harn nachweisbare Eiweiß aus dem Blut und es besteht demnach im wesentlichen aus dem Albumin und den Globulinen des Blutplasmas. Die Mengen, die unter solchen Umständen zu Verlust gehen, sind außerordentlich wechselnde und dieser regellose Wechsel läßt sich häufig weder zu den Nierenveränderungen, noch zu den Kreislaufverhältnissen, noch zu dem Allgemeinbefinden des Kranken in eine auch nur annähernd feste Abhängigkeit bringen. Auch von der Menge des täglich sezernierten Urins ist diese Größe unabhängig. Beeinflußt wird sie in erster Linie von der Ausdehnung der Parenchymveränderung und höchstwahrscheinlich von der Beschaffenheit der Nierendurchblutung. Nur sehr selten werden die Nierenepithelien in diesem krankhaften Zustande auch für andere Körper, z. B. Zucker, durchlässig.

Mit dem Eiweiß können gleichzeitig die korpuskulären Elemente des Blutes durch die geschädigten Membranen hindurchtreten. Rote und weiße Blutkörperchen gehören daher mit zu den charakteristischen Befunden in dem Harnsediment.

Aus welchem Stoff die Zylinder gebildet werden, darüber besteht auch heute noch keine Einigkeit. Bekanntlich wird teils angenommen, sie gingen aus einer Masse, die durch die Epithelien aus dem Blutplasma austritt und in den Harnkanälchen gerinnt, hervor, teils wird behauptet, daß die Epithelien das Material selbst liefern. Man sieht in ihnen Abgüsse der Harnkanälchen und betrachtet sie in letzter Zeit als das früheste Symptom einer Nierenläsion.

In gesunden Tagen hat die Niere darüber zu wachen, daß sich die Konzentration des Blutes in den physiologischen Grenzen bewegt. Sie sorgt daher dafür, daß harnpflichtige Stoffe, sobald sie den mittleren Gehalt des Blutplasmas überschreiten, soweit eliminiert werden, als dies nötig ist, um wieder physiologische Verhältnisse zu schaffen. Andererseits schränkt die Niere die Ausscheidung ein, sobald eine Verarmung des Körpers an dem betreffenden Stoffe droht.

Die durch eine Läsion der Epithelien gesetzte Störung in der Ausscheidung bewegt sich nun nicht nur in der Richtung einer stärkeren Durchlässigkeit, sondern auch in der einer erschwerten Ausscheidung bestimmter Substanzen. Von der häufig stark geschädigten Diurese soll hierbei ganz abgesehen werden.

Stoffwechseluntersuchungen Nephritischer lehrten, daß die Elimination der Produkte des Eiweißabbaues eine völlig regellose sein kann. Es wechseln Perioden, in denen größere Mengen stickstoffhaltigen Materials ausgeschieden werden, mit solchen, in denen starke Retentionen stattfinden. In anderen Fällen ist eine deutliche Störung der Stickstoffbilanz nicht festzustellen. Daß aber auch dann eine krankhafte Veränderung der Membranen vorliegt, beweist außer der pathologischen Beschaffenheit des Urins die Höhe des Reststickstoffes. Der im Blutserum nach seiner völligen Enteiweißung nachweisbare Stickstoff (Reststickstoff) ist in allen Fällen von chronischer Nephritis erhöht (Hohlweg). Auf die Bedeutung dieses Symptoms wird weiter unten noch ausführlicher einzugehen sein.

Von den Salzen, die unter Umständen sehr schwer ausscheidbar werden können, spielt praktisch die wichtigste Rolle das Chlornatrium. Die hierdurch hervorgerufenen Krankheitserscheinungen, sowie die Bestimmung der Kochsalztoleranz müssen bei der Therapie noch eingehend besprochen werden. Hier sei nur erwähnt, daß diese Störungen völlig getrennt auftreten können, so daß bei einer Kochsalzretention eine normale Stickstoffausscheidung beobachtet werden kann und umgekehrt.

Man hat nun versucht, auf dem Unvermögen der Niere, bestimmte Körper normal ausscheiden zu können, eine Untersuchungstechnik aufzubauen, die es ermöglichen soll, die Erkrankung bestimmter Abschnitte dieses Organs zu erkennen. Insbesondere Schlayer, v. Monakow u. a. haben sich sehr intensiv mit dieser Frage beschäftigt. Voraussetzung für diese

Versuche ist natürlich die Kenntnis der Ausscheidungsstätte dieser Stoffe in gesunden Nieren. Hierüber herrscht aber noch keine völlige Klarheit.

Die **Wasserausscheidung** wird z. B. in erster Linie den Glomeruli zugeschrieben. Man kann aber eine Ausscheidung auch durch die Tubuliepithelien nicht mit Sicherheit verneinen. Man neigt im Gegenteil heute mit der Ansicht dahin, daß diese Frage zu bejahen ist (Fr. v. Müller und v. Monakow). Die **Kochsalzelimination** soll vorzugsweise eine Tätigkeit der Kanalepithelien sein. Aber auch diese Auffassung hat ihre Gegner gefunden. In ähnlicher Weise stehen sich die Ansichten hinsichtlich des Harnstoffes gegenüber, der nach v. Monakow, wie der Stickstoff überhaupt, von den Glomeruli eliminiert werden soll. Die **Harnsäureabscheidung** wird fast allgemein den Epithelien der gewundenen Harnkanälchen zugeschrieben.

Da ferner die von Schlayer und seinen Mitarbeitern, sowie von Monakow ausgearbeitete Untersuchungstechnik in der Praxis nur schwer durchführbar ist, so sollen von den Funktionsprüfungsmethoden nur die der **Kochsalz- und Wasserausscheidung**, die große praktische Bedeutung haben, wiedergegeben werden (s. S. 428 u. 441). Ob eine Störung in der Stickstoffelimination vorliegt, kann man bis zu einem gewissen Grade aus der Größe des Reststickstoffes erkennen. Die zur Bestimmung dieses Wertes nötige Technik wird auf S. 422 besprochen[1]).

Es fragt sich nun, auf welche Weise wir die die **Diurese** bestimmenden Faktoren, nämlich: Hydrämie, Blutdruck und Stromgeschwindigkeit in den Nierengefäßen, sowie Resorption und Sekretion in den Tubuli in verbesserndem Sinne beeinflussen können.

Durch Aufnahme von **Flüssigkeit** wird das Blut vorübergehend verdünnt und hierdurch die Harnproduktion verstärkt. CO_2 haltige Wässer gelangen schneller zur Resorption und sind daher harntreibender. Die so bedingte Harnflut hat den großen Nachteil, daß sie die Wasserbestände des Körpers, wenn auch ev. nur zeitweise, vermehrt.

Diese unter Umständen sicherlich nicht bedeutungslose Tatsache kann man vermeiden, wenn man die Verdünnung des Blutes auf Kosten der Gewebsflüssigkeit herbeizuführen trachtet. Ein Übertritt von Lymphplasma, das dreimal ärmer an Eiweißstoffen wie das Blut ist, erfolgt nach ausgiebigen Aderlässen, die dann auch nach H. Meyer diuretisch wirken.

Führt man Stoffe ein, die den **osmotischen Druck erhöhen** und nicht oder nur langsam die Gewebsmembranen durchdringen, so wird aus den Geweben Wasser in Blut und Lymphe gezogen. Diese Körper müssen selbstverständlich für die Glomerulusmembran leicht passierbar sein. In den Tubuli werden sie, wenn die Annahme einer physiologischen Rückresorption zutrifft, die Resorption osmotisch verhindern und gewissermaßen Tubulusdiarrhoe hervorrufen. Die **diuretische Salzwirkung** wäre demnach doppelter Art: 1. Hydrämie, 2. Diarrhöe in den Tubuli (H. Meyer).

Der harntreibende Effekt des auch heute noch vielfach gebräuchlichen Kalium aceticum wäre dann so zu erklären, daß sich das Azetat nach seiner Resorption im Organismus innerhalb der Blutbahn in das schwer diffusible und nur diuretisch wirkende Karbonat verwandelt.

Die nach Traubenzucker und dem noch schwerer diffusiblen Milchzucker beobachtete stärkere Urinproduktion wäre auf ähnliche Vorgänge zurückzuführen. In gleicher Weise dürfte auch das Kalium nitricum wirken.

---

[1]) Eine gute Zusammenstellung der neuen Methoden der funktionellen Nierendiagnostik geben Michaud und Schlecht im Aprilheft der Jahreskurse für ärztliche Fortbildung 1913.

Die Weite der Nierengefäße und gleichzeitig auch die Rückresorption in den Harnkanälchen sind durch Körper der Puringruppe, nämlich das Koffein, das Theobromin und ihre Verwandten beeinflußbar. Die Wirkung des Koffeins auf den Kreislauf durch die zentral ausgelöste Konstriktion der Arteriolen und durch den Einfluß auf das Vaguszentrum, die peripheren, beschleunigenden Herzganglien, auf den Herzmuskel und auf die Koronargefäße ist hierfür nicht maßgebend. Sondern die bessere Durchblutung der Nieren durch diese Mittel kommt dadurch zustande, daß sie unabhängig von dem Nervenapparat auf die Wandmuskeln der Nierengefäße selbst einwirken und dadurch gewisse Nierengefäßgebiete elektiv erweitern. Es ist ferner sehr wahrscheinlich gemacht, daß die so bedingte stärkere Diurese durch eine gehemmte Rückresorption in den Tubuli ganz wesentlich verstärkt wird (cf. H. Meyer). Die eben erwähnte Wirkung des Coffeins auf das Gefäßnervenzentrum kann diesen gefäßerweiternden Einfluß auf die Nierenarterien bei leicht erregbarem Zentrum aufheben. Es ist daher angebracht, um diese, im vorliegenden Falle unzweckmäßige Nebenwirkung auszuschalten, sich gleichzeitig solcher Mittel zu bedienen, die reflexlähmend wirken, z. B. Alkohol, Brom.

Dem Theobromin kommt diese zentralerregende Wirkung nur in sehr geringem Maße zu. Infolgedessen eignet es sich gleichwie das Theophyllin in noch ausgesprochener Weise als Diuretikum.

Außerordentlich wichtig für die Verwendung dieser Präparate am Krankenbett ist die Tatsache, daß diese Körper, auch wenn sie in großen Gaben und lange gereicht werden, keine Nierenschädigungen hinterlassen.

Endlich muß noch die Wirkung der Digitalis erwähnt werden. Ihr diuretischer Effekt beruht im wesentlichen darauf, daß durch sie die geschwächte Herzkraft gehoben und durch die allgemein verbesserten Zirkulationsverhältnisse auch eine ausreichendere Durchblutung der Nieren erfolgt.

Es ließ sich aber zeigen, daß neben dieser Wirkung dem Fingerhut auch ein örtlicher Einfluß auf die Nierengefäße, ähnlich wie den Körpern der Puringruppe, innewohnt. Der unmittelbare diuretische Effekt ist nur deshalb nicht so ausgesprochen wie bei den Koffeinpräparaten, da eine gleichzeitige Hemmung der Rückresorption wahrscheinlich nicht stattfindet. Man erzielt die eben erwähnte gefäßerweiternde Wirkung am sichersten mit kleinen Digitalisgaben.

Aufmerksam gemacht sei schließlich noch darauf, daß rein mechanisch die Zirkulation in den Nieren durch Druck auf die Nierenvene infolge von Flüssigkeitsansammlung im Abdomen erschwert werden kann. Alle jene Momente, die eine Verringerung des Aszites herbeiführen, wie Punktion, starke Wasserableitung auf den Darm und Diaphorese, müssen verbessernd in dieser Richtung wirken.

Wie wir gesehen haben, kann die Niere als Ausscheidungsorgan sehr leicht geschädigt werden. Diese Läsionen können mit einem Funktionsausfall verbunden sein. In allen Fällen von Nephritis müssen wir daher bestrebt sein, das geschwächte Organ zu entlasten, indem wir eine Diät, die der individuellen Leistungsfähigkeit angepaßt ist, wählen, die in möglichst geringem Maße die Stoffe enthält, die notorisch von der erkrankten Niere schlechter eliminiert werden, in erster Linie Kochsalz und Eiweiß.

Wir treiben somit eine ausgesprochene Nierenschonung.

Andererseits steht einer derartigen Therapie die Tatsache im Wege, die die einfache klinische Beobachtung und die Päßlerschen Experimente (stückweise experimentelle Verkleinerung des sezernierenden Parenchyms) lehren, daß nämlich Nierenkranke, sobald das Parenchym in einem größeren Grade der Zerstörung anheimgefallen ist, in einen, man kann sagen, der Kachexie vergleichbaren Zustand geraten. Diese Gefahr muß bei der Unterschreitung der Eiweißzufuhr wohl berücksichtigt werden. Sie verhindert jedenfalls eine Ernährung, in der das physiologische Eiweißminimum nicht geboten wird, längere Zeit durchzuführen. Wie außerordentlich wichtig es andererseits ist, die Eiweißzufuhr zu regeln, insbesondere dafür zu sorgen, daß der Eiweißgehalt der Nahrung die Grenzen des Eiweißminimums nicht überschreitet, muß bei der diätetischen Behandlung eingehend erörtert werden.

Ätiologie. Es wurde schon erwähnt, daß die Entzündung der Nieren auf zwei Wegen erfolgen kann. Entweder wird die Noxe, was am häufigsten der Fall ist, durch die Blutbahn der Niere zugeführt oder sie tritt auf den harnableitenden Wegen an das Organ heran.

Diese sog. aszendierenden Nephritiden verdanken insbesondere einer Infektion der Blase und des Nierenbeckens durch das Bacterium coli ihre Entstehung. Diese Infektion kann namentlich beim weiblichen Geschlecht durch die Harnröhre erfolgen. Bei männlichen Patienten trifft vielleicht der angegebene Infektionsweg seltener zu. Es muß vielmehr die Möglichkeit einer Koliinfektion des uropoetischen Systems auch durch die Blut- und Lymphbahnen zugegeben werden (A. Müller, Steven und Bauereisen, Widal, Münnich u. a.).

Die Nephropyelitis ist durch ein inselförmiges Auftreten der Veränderungen in der Niere charakterisiert. Ödeme, Blutdruckerhöhung und Urämie bleiben in der Regel aus, da genügend funktionstüchtiges Gewebe, das vikariierend eintreten kann, zur Verfügung steht. Sie zeichnet sich des weiteren durch eine geringe Albumenausscheidung und Polyurie aus.

Es liegt auf der Hand, daß diese Erkrankung nicht doppelseitig aufzutreten braucht.

Bei den hämatogen entstehenden Nephritiden werden in der Regel beide Nieren affiziert. Doch erstreckt sich die Läsion in den meisten Fällen nicht gleichmäßig über das Organ, sondern es lassen sich sowohl hinsichtlich des Alters wie des Grades der Schädigungen an den einzelnen Teilen deutliche Unterschiede wahrnehmen. Bakterien- oder Kokkenembolien führen sogar zu ausgesprochen herdförmigen Entzündungen.

In ätiologischer Hinsicht spielen bei den diffusen Nierenentzündungen die Infektionskrankheiten die wichtigste Rolle. Dabei werden die Nieren augenscheinlich weniger durch die Ausscheidung resp. lokale Ansiedelung der Bakterien geschädigt, als wie durch die Elimination der Bakterientoxine. Ob es zu einer Nierenschädigung kommt oder nicht, hängt bis zu einem gewissen Grade auch von dem genius epidemicus ab. An dem großen Kölner Scharlachmaterial fiel es uns häufiger auf, daß während einzelner Epidemien Nierenentzündungen ganz besonders oft zu verzeichnen waren, wohingegen andere in dieser Richtung sehr gutartig verliefen.

Bekannt ist es ja ferner, daß die Schwere der Grundkrankheit für den Grad der Nierenläsion nicht entscheidend ist, indem man auch nach relativ leichten Verlauf der primären Erkrankung sehr schwere Nierenentzündungen sich entwickeln sieht. Die Intensität der Nierenschädigung kann von der einfachen Epitheldegeneration bis zu der schweren Entzündung alle Stufen durchlaufen. Auch können diese Prozesse bisweilen auffallend lokalisiert sein, so z. B. bei Scharlach und Diphtherie in elektiver Weise die Glomeruli bevorzugen. Bei anderen Infektionen wird hinwiederum in erster Linie das Kanälchenepithel in Mitleidenschaft gezogen. Nierenentzündungen können sich an alle akuten und chronischen Infektionskrankheiten anschließen, wenn auch einige ganz besonders häufig zu dieser Komplikation führen. Chemisch differente Körper, die in die Blutbahn gelangen und durch die Nieren ausgeschieden werden, führen gleichfalls zu Degenerationsprozessen, deren Ausbreitung und Intensität je nach der Art und Menge des eingeführten Giftes schwanken. Hiervon wird es auch in der Regel abhängen, ob eine Reparation möglich ist oder nicht. Werden kleine Mengen dauernd zugeführt, wie z. B. bei den chronischen Bleivergiftungen, dann entwickeln sich auch chronische Nierenerkrankungen.

Von der Unzahl dieser chemisch differenten Körper seien nur die wichtigsten aufgeführt: Mineralsäuren, Blei, Quecksilber, Kalium chloricum, Phosphor, Arsen, Kanthariden, Terpentinöl, Teer-, Naphthol-, Salizylpräparate, Karbolsäure, Sublimat. Es sei auch daran erinnert, daß giftig wirkende Substanzen im Körper selbst gebildet werden können, z. B. bei Verbrennungen. Bekannt ist ferner die Nierenschädigung bei Ikterus und im Coma diabetic.

Die Frage, ob eine Nephritis durch Erkältung oder starke Abkühlung (Sturz ins Wasser, Durchnässung) ausgelöst werden kann, wird nicht einheitlich beantwortet. Experimentell will Siegel durch starke Abkühlung der Extremitäten akute Nephritiden erzeugt haben. Daß zwischen der Durchblutung der Körperoberfläche und der Nieren innige Wechselbeziehungen bestehen, hat Wertheimer durch seine Untersuchungen sichergestellt.

In sehr vielen Fällen bleibt uns aber ein Einblick in die Ätiologie sowohl der akuten wie der chronischen Nierenentzündungen verschlossen. Es läßt sich nicht abstreiten, daß in einzelnen Familien eine ganz besondere Disposition zu Nierenentzündungen besteht. Es betrifft dies zwar in der Regel die chronischen Formen, insbesondere die chronische interstitielle Nephritis. Da hier die Gefäßveränderungen im Vordergrund stehen und sich zweifellos an eine Atherosklerose der Nieren ausgesprochene, degenerative Veränderungen des Parenchyms anschließen, so kann klinisch die Beantwortung der Frage Schwierigkeiten bereiten, ob primär die Nierenläsion oder die Gefäßerkrankung anzunehmen ist, insbesondere da sich an eine primäre Parenchymerkrankung stets sekundär Gefäßveränderungen anschließen können.

A priori läßt es sich ferner nicht von der Hand weisen, daß genau wie andere Organe so auch die Niere minderwertig angelegt sein kann und daß ein solches von Haus weniger widerstandsfähiges Organ naturgemäß viel leichter den nun einmal nicht zu vermeidenden Insulten erliegen muß.

Die Symptomatologie eingehender zu besprechen erübrigt sich. Bei den chronischen Nephritiden sollen noch einige Punkte ausführlicher behandelt werden.

Fr. von Müller hat zuerst den Versuch gemacht einzelne Nephritisformen ätiologisch abzugrenzen. Auf Grund seiner Ausführungen gibt Lüthje folgende Zusammenstellung:

1. Infektiöse Pyelonephritiden: Polyurie, mäßiger Eiweißgehalt, spärliche Zylinder, keine Blutdrucksteigerung, keine Herzhypertrophie, keine Ödeme, fast nie Urämie.

2. Choleraniere: Stürmische Erscheinungen, selbst mit Anurie und Urämie. Tritt in dieser nicht der Tod ein, so folgt bald völlige Heilung.

3. Nephritis bei Pneumonie, Meningitis epidemica, Keuchhusten: Bisweilen hochgradige Albuminurie und Zylindrurie, niemals

Anurie, Urämie, Ödeme und Blutdrucksteigerung; nach Heilung der Grundkrankheit auch Heilung des Nierenleidens.

4. **Nephritus bei Typhus:** Ev. starke Albuminurie und Hämaturie bei normalen Harnmengen, nie Oligurie, Ödeme, Blutdrucksteigerung und Urämie; wird der Typhus überstanden, so heilt auch die Nephritis aus.

5. **Influenzaniere:** Starke Albuminurie, Zylindrurie und Hämaturie, selten Ödeme, mäßige Blutdrucksteigerung. Prognose gut.

6. **Diphtherieniere:** Stürmische Erscheinungen (Albuminurie, Zylindrurie, Blut), manchmal Übergang in chronische Nephritis.

7. **Scharlachniere:** Meist erst 3—5 Wochen nach Beginn der Infektion auftretend. Schwerste akute Symptome: Albuminurie, Oligurie, Zylindrurie, Ödeme, Urämie. Oft Übergang in chronische Nephritis.

8. **Anginanephritis:** Meist schleichend mit mäßiger Albuminurie und nur mikroskopisch erkennbarer Blutbeimengung; später oft leichte Ödeme. Neigung zu vollständiger Ausheilung oft gering. Manchmal stellen sich mit der Zeit Blutdrucksteigerung, Herzhypertrophie und alle Zeichen der Schrumpfniere ein.

9. Ähnliches gilt von den Nephritiden, die im Verlaufe von **septisch** infizierten Wunden (Phlegmonen, akuter Osteomyelitis) auftreten.

10. **Tuberkulöse Nephritis** (hier ist die richtige diffuse Nephritis bei Tuberkulösen gemeint, nicht etwa die zirkumskripte Tuberkelbildung oder die amyloide Degeneration bei Tuberkulösen): meist starker Eiweiß- und Zylindergehalt, nicht selten auch starke Hämaturie, häufig Ödeme, niemals Blutdrucksteigerung und Herzhypertrophie; urämische Symptome äußerst selten.

Die Prophylaxe steht der akuten Nephritis meist machtlos gegenüber. Die neuerdings dem Urotropin nachgerühmte wertvolle Wirkung bei frühzeitiger Applikation eine Scharlachnephritis zu verhindern, hat sich uns nicht bestätigt. Da erst in der Niere das Formaldehyd abgespalten wird, so kann man sich auch nur sehr schwer vorstellen, daß die desinfizierende Wirkung dieses Körpers schon der Niere selbst zugute kommen soll. (Der günstige Einfluß auf infektiöse Prozesse des harnableitenden Apparates ist dahingegen als sicher anzunehmen und wird auch durch die klinische Erfahrung vollauf bestätigt.) Infolgedessen muß man sich bei denjenigen Infektionskrankheiten, die notorisch außerordentlich häufig zu einer Nephritis führen, dahin beschränken, alles, was eine Nierenreizung begünstigt, zu meiden. Die einzelnen hierbei zu berücksichtigenden Punkte decken sich mit der Behandlung der akuten Nephritis. Eine **fortlaufende, genaue Kontrolle des Urins** sorgt dafür, daß der Augenblick, wo strenge diätetische und physikalische Verordnungen indiziert sind, nicht verpaßt wird.

Sehr schwierig ist die Frage zu beantworten, wie man sich den **zyklischen Albuminurien** gegenüber zu verhalten hat; denn es handelt sich hier um Verordnungen, die sich auf Jahre erstrecken und demgemäß besonders bei dem jugendlichen Alter der betreffenden Individuen von einschneidender Bedeutung sind. Zu den zyklischen Albuminurien sind die juvenile, pubertätsorthotische und orthostatische Albuminurie zu rechnen. Das Charakteristische dieser Eiweißabscheidung, die von spärlicher Zylindrurie begleitet sein kann, liegt in der großen Abhängigkeit zur Körperlage- oder haltung.

Wenn auch vereinzelte Obduktionsbefunde ein völlig negatives Resultat ergeben haben, so sind wir doch in der Hauptsache über das Schicksal dieser Kranken sehr wenig **sicher** unterrichtet. Der Charakter solcher Albuminurien läßt sich nur mit Hilfe der Nierenfunktionsprüfung beleuchten. Die Überweisung derartiger Patienten in geeignet geleitete Krankenanstalten ist, da ein Teil dieser Methoden sich nur bei entsprechenden Untersuchungsmöglichkeiten erledigen läßt, dringend anzuraten.

Man darf wohl annehmen, daß es sich stets um recht empfindliche Nieren handelt, die durch eine systematische Behandlung natürlich auch nicht widerstandsfähiger gemacht werden können. Es erscheint mir aber doch wichtig, in solchen Fällen die Umgebung über die Momente aufzuklären, die anerkanntermaßen auch von völlig gesunden Nieren mit Reizerscheinungen beantwortet werden. In erster Linie wären hier Abkühlungen, Durchnässungen jeder Art zu nennen. Auch kühle Bäder und Abreibungen müssen von der Peripherie aus zu einer schlechteren Durchblutung der Nieren führen, wenn diese Kaltprozeduren nicht durch kräftiges Frottieren, das zu einer Hyperämie der Haut führt, geschlossen werden.

Gegen Muskelbetätigung jeder Art ist sicherlich nichts einzuwenden, aber alle Übungen, die zu einer mehr minder ausgesprochenen, wenn auch nur vorübergehenden Erschöpfung führen, sind zu meiden.

Ohne daß eine durchgreifende Änderung in der Ernährung Platz zu greifen hätte, werden doch vorsichtshalber jene Speisen, die durch ihre starke Würzung oder durch ihren Gehalt an ätherischen Ölen (cf. Behandlung der chronischen Nierenentzündungen), auch bei widerstandsfähigen Nieren leichte Reizerscheinungen auslösen können, verboten.

Da es noch keineswegs feststeht, ob diese zyklische Eiweißabscheidungen auch wirklich als Vorzeichen einer langsam ausbildenden schweren Nierenschädigung anzusehen sind, so dürfen diese vorbeugenden Verordnungen auch nicht so angeordnet werden, daß die von ihnen Getroffenen in ihrer Lebensfreude geschmälert und durch unsere Vorsicht zu Neurasthenikern erzogen werden. Es ist ganz selbstverständlich, daß man sich durch gelegentliche Untersuchungen im Laufe der Jahre überzeugen wird, ob der Charakter der Albuminurie sich ändert.

Die Behandlung der akuten Nephritis.

Medikamente, die die akute Nierenentzündung in spezifischer Weise günstig beeinflussen und der Heilung zuführen, gibt es nicht. Es ist daher auch überflüssig, die nach dieser Richtung hin früher gerühmten Mittel aufzuzählen. Der Einfluß der Alkalien auf die Größe der Albuminurie wird weiter unten besprochen.

Päßlers Studien über das Krankheitsbild der permanenten Mandelgrubeninfektion verdient auch bei der Behandlung der akuten Nierenentzündungen durchaus Berücksichtigung. Die Tatsache, daß ein außerordentlich großer Prozentsatz akuter Nierenschädigungen mit einer vorausgegangenen Tonsillitis im Zusammenhange steht, wird von keiner Seite bestritten.

Päßlers Verdienst ist es, die Exstirpation krankhaft veränderter Mandeln empfohlen zu haben, um die Quelle einer dauernden Infektion aus dem Körper zu räumen und damit die Abheilung der Nierenschädigungen anzubahnen. Wenn auch die Päßlerschen Voraussetzungen mehr für subakute und chronische Nephritisformen zutreffen, so sei doch schon hier auf die Bedeutung dieser Behandlung hingewiesen. Die permanente Infektion der Mandelgruben macht sich klinisch durch zeitweilige oder fortwährend stattfindende Bildung eines eitrigen Sekretes, das flüssig, breiig oder zu

Pfröpfen eingedickt in den Lakunen der Tonsillen und in dem Recessus supratonsillaris nachweisbar ist, bemerkbar. Neben der Sekretbildung braucht an den Tonsillen irgend etwas Charakteristisches nicht erkennbar zu sein. Sie sind häufig etwas geschwollen, gerötet, stark zerklüftet. Sie können aber auch von normaler Größe, blasser Farbe und glatter Oberfläche sein. Unter Umständen liegen sogar Schrumpfungsprozesse vor. Subjektiv bestehen alle Übergänge von heftigen, dauernden oder schubweise auftretenden Schmerzen, bis zu einem leichten Kratzen und Brennen im Halse, Erscheinungen, die häufig auf einen begleitenden Rachenkatarrh zurückgeführt werden. Wichtig ist es aber, zu wissen, daß eine chronische Mandelinfektion ohne subjektive Beschwerden bestehen kann und daß als einziges Symptom der bestehenden Tonsillitis die eitrige Sekretbildung zu erkennen ist. Um die Tonsillen dem Auge besser sichtbar zu machen, empfiehlt es sich, mit einem stumpfen Haken den vorderen Gaumenbogen zur Seite zu ziehen. Auch die Digitaluntersuchung unterrichtet häufig besser über bestehende Veränderungen, wie die einfache Inspektion. Diagnostisch wichtig ist es noch, auf geringe, aber schmerzhafte, schubweise auftretende und bald wieder abklingende Schwellungen der Kieferwinkel-, der Hals- und nicht selten auch der Drüsen, die ungefähr in der Mitte des oberen Randes der zweiten Rippe häufig bis zum vorderen Winkel der Achselhöhle verfolgbar sind, zu achten. Geringe Temperatursteigerungen bis 37,4, die den Verdacht auf eine versteckte Tuberkulose nahelegen, sind recht häufig (Päßler). Die Behandlung ist nur dann eine erfolgreiche, wenn die Mandeln möglichst ganz entfernt werden. Schlitzen oder Absaugen der Tonsillen stellen nur einen unvollkommenen, Rückfälle nicht ausschließenden Ersatz dar.

v. Leube empfiehlt bei akuten Nephritiden, die sich in eklatanter Weise an eine Erkältung anschließen, bei denen insbesondere eine Abkühlung der unteren Extremitäten eintrat, die Behandlung mit einem kräftigen Schwitzbad und mit starkem Frottieren der Haut einzuleiten, da nach Siegels experimentellen Untersuchungen gerade starke Abkühlungen der unteren Extremitäten durch renale Vasokonstriktion und Ischämie zur Nephritis führen, die sich aber durch warme, resp. heiße Prozeduren und kräftige Massage parallelisieren lassen.

Entwickelt sich die Nierenentzündung im Anschluß an eine Infektionskrankheit, so muß die Behandlung der primären Erkrankung unter Berücksichtigung der Nierenschädigung erfolgen. Alle Maßnahmen, die eine Nephritis erfahrungsgemäß fördern könnten, sind zu meiden und durch Verordnungen zu ersetzen, die beiden Indikationen gerecht werden.

Man befindet sich dann häufig in einer Zwangslage, da die primäre Erkrankung wie z. B. Polyarthritis, Lues usw. die Verwendung der Salizylpräparate resp. des Hg. sehr erwünscht macht, ja sie strikte indizieren kann, andererseits die anerkannte nierenreizende Wirkung dieser Mittel ihre Verwendung kontraindiziert. Erschwert wird eine Entscheidung in solchen Fällen, da nicht selten erst mit der Beseitigung der Infektion auch die Nephritis abklingt und insbesondere dadurch, daß die Schwere der Infektion ein energisches therapeutisches Eingreifen erheischt. Wo man auf das spezifische Medikament nicht verzichten kann, soll die Behandlung unter steter Kontrolle des Urins (Menge, Eiweißgehalt, womöglich auch mikroskopischer Befund) erfolgen. Es ist selbstverständlich, daß Mittel wie z. B. das Kal. chloric. zur Behandlung einer Angina bei bestehender Nephritis ungeeignet sind.

Die Wertheimerschen Feststellungen, daß die Nieren- und Hautgefäße in gleichsinniger Weise, entgegen dem Dastre - Moratschen Gesetz des Antagonismus, auf thermische Reize reagieren, machen es zur Pflicht, alle Kältereize von Nephritikern fernzuhalten, da durch Abkühlungen eine Vasokonstriktion mit nachfolgender Ischämie der Nieren, die die Entzündung dieses Organs nur fördert, ausgelöst werden kann. Indiziert die Grundkrankheit etwa Typhus, Pneumonie eine Behandlung mit kühlen Bädern, so dürfen bei komplizierender Nephritis nur warme, am besten etwas prolongierte Bäder verabreicht werden. Kühle Übergießungen sind gleichfalls peinlichst zu meiden.

Was nun die **allgemeine Behandlung akuter Nephritiker** anbetrifft, so haben dieselben unbedingt das **Bett** zu hüten. Hierdurch werden am sichersten unerwünschte Abkühlungen vermieden, deren ungünstiger Einfluß auf den Verlauf der Erkrankung als erwiesen zu betrachten ist. Auch die **Bekleidung** im Bette soll diesem wichtigen Gesichtspunkt Rechnung tragen. Man kleide solche Kranke in Wolle. Die absolute Bettruhe verhütet ferner die nachteilige Einwirkung körperlicher Bewegungen auf den Entzündungsprozeß. Daß diese tatsächlich von großer Bedeutung für die Heilungsvorgänge in den Nieren sind, erhellt ohne weiteres aus der alten klinischen Erfahrung, daß in der Rekonvaleszenz, wo bei absoluter Ruhe ein eiweißfreier Urin sezerniert wird, schon nach geringen körperlichen Leistungen ein eiweißhaltiger Urin und ein entsprechend mikroskopischer Befund erhoben werden kann.

Die Beobachtungen **Ekgrens**, der nach Massage eine Zunahme des Albumengehaltes feststellen konnte, lassen auch passive Bewegungen in dem akuten Stadium der Nephritis als ungeeignet erscheinen. Jedenfalls mache man es sich zur Regel, **körperliche Bewegungen** jeder Art während der akuten Nephritis möglichst **einzuschränken.**

Schwieriger erscheint die Frage, bis zu **welchem Zeitpunkte absolute Bettruhe** anzuordnen ist. Der akute Reizzustand der Nieren soll abgeklungen sein, wenn keine Erythrozyten und Nierenepithelien im Urin mehr nachweisbar sind. Der positiven Eiweißprobe wird eine gleich entscheidende Bedeutung nicht beigemessen, da der Charakter der Albuminurie in der Rekonvaleszenz der akuten Nephritis ein verschiedener ist. Bekanntlich kann die Eiweißausscheidung nach Wochen oder Monaten symptomlos für immer verschwinden. Nicht selten besteht sie aber, ohne daß die sonstigen Zeichen einer chronischen Nephritis (Akzentuation des 2. Aortentones, Herzhypertrophie, Blutdrucksteigerung) sich entwickeln, jahrelang weiter. Der relativ gutartige Charakter derartiger Albuminurien ist damit wahrscheinlich gemacht (von **Noorden**). Treten aber zu der Albuminurie die erwähnten klinischen Symptome, auch wenn der Urin frei von korpuskulären Elementen bleibt, so ist die Annahme durchaus gerechtfertigt, daß sich aus der akuten Nephritis eine chronische entwickelt. Den gleichen Verdacht muß man hegen, wenn an eiweißfreie Perioden sich solche anschließen, in denen die Eiweißreaktionen wieder positiv werden. In der Regel lassen sich dann gleichfalls die Folgen der vermehrten Herzarbeit resp. die beginnende Blutdrucksteigerung nachweisen. Auch der Ausfall der Nierenfunktionsprüfung macht in solchen Fällen die Annahme, daß es sich um eine harmlose Albuminurie handelt, zunichte. Hier mag auf die große klinische und prognostische Bedeutung von Nachuntersuchungen auch scheinbar geheilter Nephritiker kurz hingewiesen sein.

Den Zeitpunkt, an dem wir die absolute Bettruhe unterbrechen, wählen wir so, daß 14 Tage seit der letzten Eiweißausscheidung zurückliegen müssen. Voraussetzung dabei ist es selbstverständlich, daß weder Erythrozyten, noch Nierenepithelien im Urin nachweisbar sind. Wird nach einem 1—2 stündigen Aufsein die Eiweißprobe wieder positiv und gelingt der Nachweis von korpuskulären Elementen, so muß absolute Bettruhe weiter beobachtet werden, bis auch diese Reizerscheinungen dauernd verschwinden. Bleibt dahingegen der Urin frei, so vergrößert man langsam unter ständiger Kontrolle des Harns die Bewegungsfreiheit.

Läßt sich als letztes klinisches Zeichen der überstandenen Entzündung nur eine Albuminurie ohne korpuskuläre Beimischung und ohne Zeichen der beginnenden Hypertension nachweisen, so darf man gleichfalls nach einem hinreichenden Zuwarten, dessen Größe im wesentlichen der gesamte klinische Eindruck bestimmt, vorsichtig unter ständiger Kontrolle des Urins mit körperlichen Bewegungen beginnen. Häufig steigt in den ersten Tagen die Albumenmenge etwas an, um alsbald wieder auf die frühere Höhe abzufallen. Doch ist es wegen des zweifelhaften Charakters der Albuminurie unbedingt notwendig, den Kranken Verordnungen zu erteilen, die sich mit denen bei zyklischer Albuminurie decken.

Rechtfertigen dahingegen die Akzentuation des 2. Aortentones, die beginnende Herzhypertrophie und die Zunahme des Blutdrucks die Annahme, daß die Nephritis nicht ausgeheilt ist, sondern in das Latenz- resp. chronische Stadium überzutreten droht, so müssen Maßnahmen, wie sie bei der chronischen Nephritis indiziert sind, Platz greifen.

Für eine ordnungsmäßige Hautpflege ist auch während des akuten Stadiums Sorge zu tragen. Wenn der Krankheitszustand die Anstrengungen eines Bades verbietet, so beschränke man sich auf warme Abwaschungen. Wo aber keine Kontraindikation vorliegt, lasse man die Kranken wöchentlich 3 bis 4 mal ein warmes Bad von 34 bis 36° C nehmen. Sehr kräftige Patienten können sich eine solche Wohltat auch täglich leisten. Die Dauer des Bades richtet sich nach der Leistungsfähigkeit. Man beginne mit Bädern von kürzerer Dauer (15 bis 20 Minuten) und steigere dieselbe allmählich bis auf eine halbe Stunde. Der ausgezeichnete Einfluß dieser Warmprozeduren auf die Durchblutung der Nieren und damit auf die Entzündungsvorgänge darf als sicher angenommen werden (s. S. 419). Nur ist es nötig, bei diesen Prozeduren die Kranken vor Abkühlungen jeder Art zu bewahren.

Die Frage, ob Schwitzprozeduren bei akuter Nephritis angezeigt sind und die Technik dieser Bäder wird auf S. 406 besprochen.

Ernährung: Die Kost des akuten Nephritikers muß so gewählt werden, daß sie der Empfindlichkeit und den Funktionsstörungen des erkrankten Organs gerecht wird, mithin die Nieren möglichst wenig reizt und in weitgehendstem Maße entlastet.

Die Diät im akuten Stadium soll eine strengere sein wie im chronischen, das ja in der Regel bis an das Lebensende dauert. Die Neigung akuter Nierenentzündungen chronisch zu werden, rechtfertigt auch eingreifende Maßregeln und macht es zur Pflicht, die Durchführung derselben genau zu überwachen.

Entsprechend der gesteigerten Empfindlichkeit ist eine würzlose Zubereitung aller Speisen zu fordern. Dies gilt auch für den gebräuchlichsten Würzstoff, das Kochsalz. Eine kochsalzarme Ernährung, deren Technik auf S. 432 eingehend auseinandergesetzt ist, erscheint deshalb durchaus gerechtfertigt, weil die Elimination des NaCl für das erkrankte Organ eine große Arbeitsleistung bedeutet, die zu vermeiden die erste Aufgabe einer rationellen Therapie ist. Mithin liegt der Verordnung einer kochsalzarmen Ernährung bei der akuten Nephritis nicht etwa die Annahme zugrunde, daß jede Nephritis mit einer Störung des Kochsalzwechsels einhergeht.

Fleisch: Während der Dauer der akuten Nephritis geben wir den Kranken weder Fleisch noch Fisch. Es ist eine immer wiederkehrende klinische Erfahrung, daß Fleisch-Eiweiß einen ungünstigeren Einfluß auf den Verlauf der Erkrankung als Milch und vegetabilisches Eiweiß ausübt. Worauf diese Wirkung beruht, läßt sich mit Sicherheit nicht sagen (vgl. S. 422), da sie recht oft auch schon bei auffallend kleinen Mengen zu konstatieren ist. Fleischbrühe, Fleischextrakte, künstliche Eiweißpräparate scheiden gleichfalls aus der Kost aus.

Die Entbehrungen, die dem Kranken durch eine reine laktovegetabilische Diät auferlegt werden, sind nicht sehr hoch anzuschlagen, da bei einer nur einigermaßen leistungsfähigen Küche auch unter bescheidenen Verhältnissen eine reiche Abwechslung in den einzelnen Gerichten geboten werden kann.

Das Eiweiß der Milch scheint von allen Eiweißarten die Albuminurien am günstigsten zu beeinflussen. Es stehen diesem Vorzug aber so mannigfache Nachteile gegenüber (s. S. 425), daß die heute noch sehr viel vertretene Ansicht, in der Milch ein ganz vorzügliches Nahrungsmittel bei der akuten Nephritis zu erblicken, nicht zu billigen ist. Der Eiweiß- und auch Salzgehalt der Milch entspricht nicht den Anforderungen, die wir an ein Nahrungsmittel bei echter Nierenschonung stellen müssen. Es ist daher vorteilhafter, nur in bescheidenem Umfange von ihr Gebrauch zu machen und sie größtenteils durch Mehlsuppen und Mehlbreie zu ersetzen. Ist dies aber unmöglich, so gestatte man die Aufnahme nur in gekochtem Zustande.

Die alkoholischen Derivate der Milch, Kefir und Kumys, werden nicht erlaubt. Der Verwendung des alkoholarmen Joghourt steht sein Eiweißreichtum im Wege. Gegen den Genuß der sauren Milch lassen sich dieselben Bedenken wie gegen die native Milch erheben. Da die Molken keinen Nährwert haben, immerhin aber noch bestimmte Mengen von Salzen enthalten, so ersetzt man sie vom Standpunkte der Nierenschonung besser durch reines Wasser.

Frische ungesalzene Butter verdient wegen ihrer leichten Resorbierbarkeit unter den Fetten eine bevorzugte Stellung. Sie eignet sich ganz ausgezeichnet zur Nephritikerkost. — Da die verschiedenen Käse bei ihrem Reifungsprozesse bakterielle Zersetzungsprodukte bilden, so muß ihre nierenreizende Wirkung als möglich angenommen werden. — Nur die forzierte Aufnahme roher Eier rechtfertigt die Befürchtung einer Nierenreizung durch Ovalbumin. Bei gekochten und verarbeiteten Eiern ist dieser Verdacht unbegründet. Der wertvollere Teil des Eies ist der Dotter. Das Eiereiweiß wird, um die Eiweißzufuhr nicht unnötig zu steigern, besser gemieden. Auf Grund unserer klinischen Erfahrung halten wir den täglichen Genuß von mehr als 3 Eigelb (gekocht, gebacken und verarbeitet), nicht für zweckmäßig.

Neben Milch soll der Eiweißbedarf hauptsächlich aus pflanzlichem Eiweiß gedeckt werden. Der günstige Einfluß eines vorwiegend vegetarianischen Regimes auf bestimmte Formen der chronischen Nephritis ist ganz unverkennbar und ich meine, daß diese Erfahrung bei der Behandlung der akuten Nephritis nicht hoch genug angeschlagen werden kann.

Wir bevorzugen im akuten Stadium die kohlehydratreichen Vegetabilien, die **Körnerfrüchte**. Die dicken Suppen aus Hafer, Gerste, Grünkern, Reis, Sago, Grieß werden in unserer Klinik mit Vorliebe verwandt. Bei jugendlichen Kranken bilden die etwas süßeren Breie aus dextrinisierten Mehlen, die von **Kufeke, Rademann, Theinhardt** u. a. hergestellt werden, nicht selten eine ganz angenehme Abwechslung. Kohlehydrate und Fette belasten nach ihrer Verbrennung im Organismus die Nieren nicht. Wir geben daher zu den flüssigen Speisen reichlich leichtverdauliche **Gebäcke von Weizenmehl**, wie Weißbrot, Einback, Zwieback, Kakes, Biskuits usw. Als Beilagen dienen Butter, die verschiedenen Gelees, Marmeladen, Honig. Auch süße Speisen spielen besonders bei Kindern eine wichtige Rolle. Die **Gemüse** dürfen nicht unterschiedslos den Kranken gereicht werden (s. S. 427). Wir empfehlen Blumenkohl, Rosenkohl, Erbsen, junge Möhrchen, Wirsing, Spinat, Kohlrabi, Kartoffeln in der verschiedensten Zubereitung usw. Verboten sind die Pilze und die Wurzelgemüse, die ätherische Öle enthalten, wie Radies, Rettich, Meerrettich, Sellerie, Zwiebeln, Schwarzwurzeln usw. Der Spargel wird von **von Noorden** als nicht reizend zur Nephritikerkost empfohlen. Im akuten Stadium wird man sich aber vorsichtshalber auf die erwähnten Gemüse beschränken. Eine ganz hervorragende Stellung in der Diät sollte aber den verschiedenen **Obstsorten** eingeräumt werden. Sie können roh, gekocht, gebacken und verarbeitet genommen werden. Äpfel, Birnen, die verschiedenen Kernobste, die Beerenfrüchte, die südländischen Früchte wie Apfelsinen, Bananen, Datteln usw. verdienen nicht nur wegen ihres Wohlgeschmackes eine weitgehende Berücksichtigung, sondern vor allen Dingen auch deshalb, weil sie das Verlangen nach inhaltsreicheren Speisen unterdrücken und weil sie wegen ihres geringen Eiweißgehaltes und ihres hohen Kohlehydratgehaltes eine echte Schonungsdiät darstellen.

Der Eiweißgehalt der Nahrung soll besonders während des akuten Stadiums der Nephritis beachtet werden, da eine abundante Eiweißzufuhr, auch wenn sie pflanzlichen Ursprungs ist, schädlich ist.

Chittenden hat nachgewiesen, daß mit ca. 60 g Eiweiß Stickstoffgleichgewicht erzielt werden kann, und man tut gut, im akuten Stadium der Nephritis als oberste Grenze der täglichen Eiweißzufuhr an dieser Zahl festzuhalten. Dies schließt aber keineswegs aus, daß vorübergehend die Eiweißzufuhr noch weiter beschränkt wird. Hierzu wird man sich entschließen, wenn durch eine hochgradige Oligurie die Elimination der Stoffwechselschlacken Not leidet oder wenn der Verdacht einer Urämie aufsteigt. In solchen Fällen pflegen wir mit sehr gutem Erfolge die Nahrung im wesentlichen auf Kohlehydrate und Fette zu beschränken. Wir geben **Obst in rohem und verarbeitetem Zustande**. Besonders gern nehmen die Kranken in Butter gebackene Äpfel, die mit Zucker und ganz geringen Mengen von Zimt bestreut werden. Apfelmuß oder ein Salat, der aus Apfelsinen und Apfelscheiben unter Zugaben von Zucker hergestellt wird. Auch in Butter gebackene Bananen werden gern aufgenommen. Die große Zahl der eingemachten Kompotte bietet ferner eine solch reiche Abwechslung, daß es unschwer gelingt, den an sich schon geschädigten Appetit zu befriedigen. Zu den Mehlspeisen verwendet man die eiweißarmen Mehle Maizena (Maisstärke), Kartoffelmehl, Sago, Tapioka usw. Die Furcht, daß durch eine solche Kost gröbere Organschädigungen ausgelöst werden können, ist sicher übertrieben, da es sich in der Regel um kurzdauernde Verordnungen handelt. Wir glauben im Gegenteil durch diese Diät den augenblicklichen Stoffwechselstörungen am besten gerecht zu werden und wählen von zwei Übeln das kleinere, da trotz der daniederliegenden Appetenz, in der man nicht mit Unrecht eine Abwehrmaßregel des Organismus erblickt, die eben erwähnten Speisen ihres erfrischenden Wohlgeschmackes wegen noch relativ gern aufgenommen werden und da Kohlehydrate und Fette Eiweißsparer sind.

Der diätetische Plan bei der akuten Nephritis hätte sich demnach folgendermaßen zu gestalten: Während des ganz akuten Stadiums oder bei Exazerbationen der Entzündung würzlose und kochsalzarme Kost, die sich im wesentlichen aus den eiweißarmen Mehlen, geringen Mengen von Milch, ungesalzener Butter, salzfrei gebackenem Weißbrot und Obst zusammensetzt. Lassen die akuten Erscheinungen nach, so werden Eidotter, die gewöhnlichen Mehle, sowie die erwähnten Gemüse gestattet. Erst spät in der Rekonvaleszenz wird man animalisches Eiweiß und auch bestimmte Zulagen von Kochsalz erlauben. Insbesondere schärfe man den Kranken ein, sich noch monatelang gewürz- und fleischarm zu ernähren.

Der Größe der Wasserzufuhr muß im akuten Stadium der Nephritis gleichfalls eine genügende Aufmerksamkeit geschenkt werden. Die Hoffnung durch Aufnahme großer Flüssigkeitsmengen, die per os, per klysma und subkutan zu erfolgen hätten, eine etwaige Harnsperre zu sprengen, erweist sich in der Regel als trügerisch. Das schwer geschädigte Organ ist gar nicht in der Lage, einer so starken Inanspruchnahme gerecht zu werden. Nicht in einem mangelhaften hydrostatischen Drucke, sondern in der schweren Läsion der Nierengefäße ist der Grund der mangelhaften Sekretion zu erblicken. Unsere Verordnungen müssen auf eine möglichste Verminderung der Arbeit der erkrankten Nieren in solchen Fällen hinzielen. Der Wunsch, etwaige Stoffwechselschlacken aus dem Körper und Entzündungsprodukte aus den Nieren durch eine gesteigerte Wasserzufuhr herauszubefördern, bleibt infolge der Nierenläsion doch unerfüllt.

Eine Schonung der Nieren kann man aber nur erreichen, wenn man die Flüssigkeitszufuhr beschränkt. Wir geben im Stadium hochgradiger Oligurie mit ausgezeichnetem Erfolge kleine Mengen gekühlter Fruchtlimonaden. Von Noorden läßt kleine Eisstückchen lutschen, die man gelegentlich durch kleine Quantitäten von Fruchteis ersetzen kann. Hierdurch wird der häufig fast unstillbare Brechreiz, der sich mit einem Widerwillen gegen jede Nahrungsaufnahme verbindet, gemildert. Diese Schonungstherapie führt nach einigen Tagen fast regelmäßig zu einer langsam einsetzenden aber stetig zunehmenden Besserung der Diurese. Setzt die Sekretion wieder ein, so wird auch die Flüssigkeitszufuhr allmählich gesteigert, und zwar derart, daß sie schließlich bei gutem Arbeiten der Nieren die Normalaufnahme an Flüssigkeit noch um einiges übersteigt.

Macht sich die Nierenschädigung durch Reizung der Nierengefäße mit konsekutiver Polyurie bemerkbar, dann ist es angezeigt, durch geringe Flüssigkeitszulagen diesen Zustand für eine kräftige Durchspülung des Körpers und der Nieren auszunützen.

Die Auswahl der Getränke in solchen Fällen muß nach bestimmten Gesichtspunkten getroffen werden. Alkoholhaltige Getränke jeder Art sind ganz strikte zu meiden. Ganz schwache Aufgüsse von Tee und Kaffee, deren spezifischer Bestandteil, das Koffein, ausgesprochen diuretische Eigenschaften entfalten kann, sind zu gestatten. Da aber unter Umständen die vasokonstriktorische Wirkung des Koffeins auf die kleinsten Arterien überwiegen, eine schlechtere Durchblutung der Nieren und damit eine Herabsetzung der Diurese herbeiführen kann, wird man die Größe der täglichen Harnmengen unter Koffeingenuß kontrollieren müssen. Der durchschnittliche Gehalt einer guten Tasse Tee oder Kaffee an Koffein beträgt 0,1 g. Ich mache aufmerksam, daß Weißenberg auch bei Gesunden nach Aufnahme von mehr als 0,6 g Koffein pro Tag Albumen und Zylinder im Urin erscheinen sah. Vorsichtshalber wird man daher besonders, wenn die entzündlichen Erscheinungen noch sehr ausgeprägt sind, die koffeinhaltigen Getränke meiden oder koffeinfreien Kaffee, Gersten- resp. Kornkaffee gestatten. v. Noorden empfiehlt dünne Aufgüsse von chinesischem Tee, getrockneten Erdbeeren, Himbeeren oder Brombeerblättern.

Bei reichlichem Genuß von Milch ist deren Eiweiß- und Salzgehalt zu berücksichtigen.

Bis in die jüngste Zeit erfreuen sich besonders die alkalischen Säuerlinge eines guten Rufes bei der Behandlung der Nierenentzündungen, auch der akuten. Diese Ansicht schien um so mehr Berechtigung zu haben, als v. Hößlin vor einiger Zeit den günstigen Einfluß des Natr. bicarb. auf die Eiweißausscheidung betonte. Vom Standpunkte der Nierenschonung läßt sich aber jene Empfehlung der Alkalien nicht aufrecht erhalten. Ganz abgesehen davon, daß ihr Effekt doch nur ein vorübergehender ist, können sie, wie dies L. F. Meyer und E. Schloß dargetan haben, auch auf den Kochsalzwechsel ungünstig einwirken. Unter der Zufuhr von Natr. bicarb. kommt es zu einer mehr minder ausgesprochenen Kochsalzretention, die man in sehr einfacher Weise durch die tägliche Kontrolle des Gewichtes feststellen kann. Aus meinem Material möchte ich einen Fall hervorheben, bei dem zwar unter der Alkalibehandlung die Albuminurie zurückging, sich aber andererseits unter Kochsalzretention ein ausgesprochener Hydrops entwickelte. Erst nach Weglassen des Natr. bicarb. gelang es, die Kochsalzretention — der Kranke verlor, nebenbei bemerkt, innerhalb einiger Tage ca. 150 g Kochsalz — und damit die Wasseransammlungen zu beseitigen. Ich halte daher nicht nur in dem akuten, sondern auch in dem chronischen Stadium die Alkalitherapie für verfehlt. Reines Quell- oder Leitungswasser ist ohne Zweifel das beste und einwandfreieste Getränk für Nephritiker jeden Stadiums, insbesondere aber für Kranke mit akuter Nephritis. Durch Zusatz von Fruchtsäften (Apfelsinensaft, Himbeersaft usw.) sowie von Zucker kann man den Geschmack ganz wesentlich verbessern und dem Getränk einen gewissen Brennwert verleihen. Erwähnen möchte ich noch, daß v. Noorden auch destilliertes Wasser wegen seiner entsalzenden Wirkung empfiehlt. Man reicht es morgens und abends in der Menge von 100—150 g. Bei manchen verursacht es Dyspepsien.

Treten in der Nierengegend dumpfe Schmerzen, die hin und wieder recht quälend werden können, auf, so wirken warme Umschläge, das Auflegen eines Thermophors häufig ausgezeichnet. Das Gleiche leisten auch trockene Schröpfköpfe. Unter unserem großen Material in Köln befindet sich nicht ein einziger Fall, in dem aus dieser Indikation ein chirurgisches Eingreifen nötig gewesen wäre. Bei versagender Diurese ist der sofortige Versuch, diese wieder in Gang zu bringen, indiziert, da die schlechtere Elimination der harnpflichtigen Stoffe die Gefahr einer Urämie näher rückt. Auf die Beschränkung der Flüssigkeitszufuhr als eines wichtigen Faktors, um die diuretische Kraft zu schonen, ist schon hingewiesen. Welch ausschlaggebende Rolle eine Störung des Kochsalzwechsels im Wasserhaushalt des Nephritikers unter Umständen spielen kann, wird auf S. 428 eingehend abgehandelt.

Ausnahmslos und zwar recht frühzeitig sind neben einer Regelung der Wasser- und Kochsalzzufuhr die spezifisch diuretisch wirkenden Arzneimittel angezeigt. Nur hat man Kalomel, Kanthariden, Terpentinöl, Cubeben, Wacholderbeeren (Species diuretic.!) Bulbus scill. zu meiden, da sie das Parenchym der Nieren angreifen. Frei von dieser gefährlichen Nebenerscheinung ist das Kalium acetic. Wie dieser Körper seine diuretische Wirksamkeit entfaltet, ist eingangs besprochen. Ich möchte diesem Mittel, da es ohne Zweifel die Arbeit der Nieren vergrößert, nicht das Wort reden. Zuverlässiger in ihrem harntreibenden Effekt sind die Xanthinpräparate, deren pharmakologische Eigenschaften an gleicher Stelle auseinandergesetzt wurden. Eines sehr guten Rufes erfreut sich zurzeit das Diuretin (Theobrominum natriosalicylicum), dessen höchste Einzeldosis 1,0 und dessen höchste Tagesdosis 6,0 g beträgt.

Übertroffen werden diese Mittel an Wirksamkeit durch das dem Theobromin isomere Theozin oder Theophyllin. An Stelle des reinen Theozin gibt man gewöhnlich das leichter lösliche Theocin natrio-aceticum, das schon in der Gabe von 0,1 bis 0,3 g mehrmals täglich eine mächtige Harnflut entfalten kann.

Neuerdings wird vielfach das Euphyllin (Theophyllin Äthylendiamin) wegen seiner noch größeren Löslichkeit gerühmt. Auf Grund eigener Erfahrung kann ich den günstigen Effekt dieses Mittels bestätigen. Es eignet sich besonders zur rektalen Applikation. Aber auch die subkutane Injektion wird ohne lokale Reaktionserscheinungen vertragen. Das Euphyllin kommt in Originalampullen, die 0,48 der wirksamen Substanz enthalten, in den Handel. Man injiziert dreimal tgl. 1,5 ccm der Lösung. Die Originalsuppositorien enthalten 0,36 Euphyllin. Man gibt täglich 2 bis 4 Zäpfchen. Bei der oralen Verwendung bedient man sich wegen des schlechten Geschmackes des Präparates folgender Verordnung:

Solut. Euphyllin. puri 1,0: 160,0,
Sirup. simpl.
Tict. cort. Aurant. āā 20,0,
2stündl. ein Eßlöffel.

Den Theobromin- und Theozinpräparaten ist es eigentümlich, daß sie sehr häufig Magenstörungen, Erbrechen und Durchfall auslösen. Läßt man diese Mittel aber auf den vollen Magen nehmen, und dabei reichlich Flüssigkeit trinken, so treten diese sehr unerwünschten Nebenerscheinungen nicht auf.

Daß sie in den angegebenen Mengen keine Reizung der Nierenepithelien veranlassen, wurde schon eingangs betont.

Die Wirksamkeit der erwähnten Diuretika ist in den einzelnen Fällen recht verschieden. Die Möglichkeit, mit ihnen wechseln zu können, ist daher nur zu begrüßen. Nach Romberg ist es angezeigt, den gewünschten Effekt mit möglichst kleinen Dosen zu erzielen, da sonst, wie Schlayer nachwies, die Nieren übermäßig angespannt, sehr schnell ermüden, was zu einer entgegengesetzten Wirkung, nämlich zu einer Verschlechterung der Diurese führt. Auch beginnt man zweckmäßiger mit dem schwächer wirkenden Diuretin. Bei leichten Störungen läßt man etwa 0,5 bis 1,0 g im Laufe des Nachmittags in 2 Portionen geteilt aufnehmen. Genügt dies nicht, um die Diurese in Gang zu bringen, so steigert man langsam die tägliche Dosis. In gleicher Weise geht man mit Theocin natrioaceticum und Theophyllin vor. Da es sich aber um ausgesprochen differente Körper handelt, so muß man bei größeren Gaben oder bei längerem Gebrauch diese Mittel nur ein um den anderen Tag verordnen.

Auch durch den Genuß starken Kaffees kann man mitunter eine kräftige Diurese entfalten. Doch findet das Koffein heute in erster Linie seiner Herzwirkung wegen Verwendung.

In verzweifelten Fällen erweist sich häufiger noch eine Kombination der einzelnen Präparate als erfolgreich.

Man gibt:
Diuretin 0,3,
Theocin natrio acetic.,
Euphyllin āā 0,1,
MDS. 3 mal tägl. ein Pulver in Oblate nehmen.

Kommt es zu einem völligen Versagen der Diurese, zu einer kompletten Anurie, so ist die Dekapsulation der Nieren in Frage zu ziehen. Man wird sich aber zu diesem großen Eingriff, der keineswegs stets einen sicheren Erfolg garantiert, nur dann entschließen, wenn die Harnsperre trotz sachgemäßer interner Therapie nicht zu sprengen ist und wenn die Anurie schon mehrere Tage währt.

Ein Nachlassen der Herzkraft kann nicht nur bei der chronischen, sondern auch bei der akuten Nephritis eintreten, da, wie wir uns besonders bei Skarlatina überzeugten, neben der Mehrbelastung des Herzens durch die Erhöhung der Widerstände in dem Nierenfilter auch eine direkte Schädigung des Herzmuskels durch die Grundkrankheit in der Regel festzustellen ist. Erlahmt aber die Herzkraft, so wird die Durchblutung der Nieren schlechter, die Diurese sinkt weiter ab und damit wächst die Gefahr der Urämie. Die sorgfältige Beobachtung der Herztätigkeit bildet daher auch bei der Behandlung der akuten Nephritis einen wichtigen Teil unserer ärztlichen Tätigkeit. Machen sich Zeichen einer Herzschwäche bemerkbar, so muß dieser so frühzeitig wie möglich gesteuert werden. Die Verordnung der Digitalis und des Strophantus sind hier weniger indiziert. In der Regel gelingt es, durch Koffein natro salicylicum

Coffein natrio salicyl. 3,0
Spirit. Menth. pip. gtt. VI
Aqu. dest. ad 200,0
MDS. 2 stdl. 1 Eßlöffel.

die Kreislaufstörung zu beheben. Am sichersten wirkt das Koffein bei subkutaner Injektion (0,2 ad 10,0 Aqu. dest. 3 mal täglich 1 ccm). Auch die Applikation als Suppositorium 0,2 Coffein natro salicyl. ad 2,0 Butyr. Cacao ist wirkungsvoll und reizt die Darmschleimhaut nicht. An Stelle des Koffein oder abwechselnd mit ihm kann auch der Kampfer als Oleum camphorat. forte subkutan verwendet werden. Bei der Dosierung des Kampfers braucht man nicht eine solche Vorsicht wie bei dem Koffein walten zu lassen. Man kann hier dreist größere Gaben verabreichen, je nach dem Alter event. stdl. 1—2 ccm. Im **akuten Herzschwächezustand** versagen aber diese Mittel meist. Lebensrettend kann dann die intravenöse Injektion von Strophantin (1 mg = dem Inhalt der käuflichen Ampullen) oder auch von Digalen (2—5 ccm) wirken, dessen Effekt hinter dem des Strophantins zurücksteht, das aber den Vorzug hat ev. auch intramuskulär (Nates) verabfolgt werden zu können. Von Leube rühmt bei drohendem Lungenödem dem Plumbum acetic. (Plumbum acetic. 0,05 in Pulverform stündlich) einen oft eklatanten Erfolg nach. Gleichzeitige Darreichung von Exzitantien (Kampfer, Koffein, Strophantin), sowie ein kräftiger Aderlaß (beim Erwachsenen 300—400 ccm; bei jugendlichen oder anämischen Individuen entsprechend weniger) unterstützen in ausschlaggebender Weise diese Verordnung. Bei starker Dyspnoe müssen auch ev. Transsudate in den Körperhöhlen abgelassen werden.

Auf die Beeinflussung der **Ödeme** durch eine kochsalzarme Kost ist schon hingewiesen, auch ihr oft erstaunlicher Rückgang nach Anwendung der jetzt gebräuchlichen Diuretika bereits erwähnt.

Erweisen sich diese Verordnungen als unzureichend, so kann, wenn eine Insuffizienz der Wasserausscheidung vorliegt, eine vorsichtig tastende **Beschränkung der Wasserzufuhr** noch erfolgreich sein. Jedenfalls ist es gut in solchen Fällen sich Klarheit über die Flüssigkeitsmengen, die täglich aufgenommen werden, zu verschaffen. Eine Beschränkung unter 1,5 Liter (alles, was fließt, ist einbegriffen) sollte aber nur bei ganz strikter Indikation (siehe oben) erfolgen.

Ein machtvolles Mittel, um dem Körper große Flüssigkeitsmengen zu entziehen, steht uns schließlich noch in der **Anregung der Diaphorese** durch Schwitzprozeduren zur Verfügung. Auf dem Wege der Schweißdrüsen verlassen neben Wasser geringe Quantitäten von Harnstoff und ganz beachtenswerte Mengen von Kochsalz den Körper. Außer der hierdurch bedingten Entlastung der Nieren darf aber der günstige Einfluß aller Warmprozeduren, die die Körperoberfläche treffen, auf die Nierengefäße nicht unberücksichtigt bleiben. Den eben erwähnten Vorteilen dieser Behandlungsmethode steht als angeblicher Nachteil eine Eindickung retinierter Stoffwechselschlacken und das dadurch bedingte Heraufbeschwören einer Urämie gegenüber. Diese Gefahr wird ganz sicher überschätzt, da wir an unserem Material, bei dem die diaphoretische Behandlung **sofort** nach Feststellung der Nephritis eingeleitet wird, derartig bedrohliche Nebenerscheinungen nicht zu beklagen haben. Vielleicht sind diese günstigen Erfolge zum Teil dadurch bedingt, daß wir während der Schwitzprozeduren kochsalz- und eiweißfreie Flüssigkeiten (Fruchtlimonaden) aufnehmen lassen. Die heißen Bäder mit nachfolgender Einpackung haben wir schon seit Jahren durch die sog. Glühlichtbrücken ersetzt. Diese komfortable Einrichtung wird sich in der Praxis nur gelegentlich durchsetzen lassen. Man erreicht aber die gleich günstigen Erfolge, wenn man mit Hilfe eines sog. Quinckeschen Schornsteins ein Heißluftbad improvisiert.

Diesen Apparat kann man aus sehr einfachen Mitteln zusammenstellen lassen: Ein winklig gebogenes dünnes Ofenrohr wird mit Hilfe von drei kleinen Blech- oder Eisenstücken so auf ein kleines, viereckiges Brett montiert, daß man einen Spiritusbrenner unter die Öffnung des Rohres schieben kann. Das freie Ende des Ofenrohres kommt unter die durch einen Reifen gehobenen Bettdecken zu liegen und mündet, um Verbrennungen zu verhüten, am besten nicht frei, sondern in die Mitte eines kurzen, rechtwinklig zum Verlauf des Ofenrohres gerichteten, einfach gezimmerten Holzrohres. Hierdurch ist es möglich, die von der Spiritusflamme produzierte trockene, heiße Luft seitlich vom Körper in das Bett zu leiten. Da das Ofenrohr sich auch in dem dem Bett aufliegenden Teile stark erhitzt, so ist dessen Isolierung mittels nasser Tücher nötig.

Bei diesen Prozeduren muß stets eine kühle Stirn- resp. Kopfkompresse die durch die zentrale Wallung herbeigeführte plötzliche Überlastung der Hirngefäße auszugleichen trachten. Man beginnt mit Bädern von kürzerer Dauer, um den Einfluß auf die Zirkulationsorgane usw. zu beobachten, und verlängert dieselbe allmählich auf ½ bis ¾ Stunde. Die Bäder können bei geöffnetem Fenster verabreicht werden, was viele Kranke begrüßen. Um eine Abkühlung nach Schluß der Schwitzprozedur zu vermeiden, ist es unbedingt nötig, in diesem Augenblicke für ein gleichmäßig temperiertes Zimmer zu sorgen, sowie die Bett- und Leibwäsche vorzuwärmen. Der Kranke wird möglichst schnell abgerieben, kräftig frottiert und ordnungsmäßig gebettet. Ob man die Diaphorese während des Bades durch bestimmte Medikamente (etwa $^1/_2$—1 Teelöffel Liquor ammoni acetic. in einer Tasse Fliedertee) oder durch heiße Milch mit Mineralwasser noch anregen soll, hängt von der Leistungsfähigkeit der Schweißdrüsen ab. Pilokarpin benutzen wir nie. Erinnert sei noch daran, daß man eine gute Diaphorese durch Einschlagen des Kranken in ein heißes, nasses Betttuch und durch Anlegen von Krügen, die mit heißem Wasser gefüllt und gleichfalls in Tücher eingehüllt sind, erzielen kann, wenn man den Kranken nach diesen Vorbereitungen in mehrere Wolldecken eindreht und die erwähnten heißen Getränke aufnehmen läßt. Doch eignet sich dieses Verfahren ausschließlich für Nephritiker mit ungeschädigtem Herzen.

Ist es nicht möglich, auf diesen natürlichen Wegen den Wasserhaushalt ins Gleichgewicht zu bringen, so muß man sich entschließen, durch Anlegung von Hautkanülen dem Kranken die erwünschte Erleichterung zu verschaffen (cf. S. 411).

Die Behandlung der zerebralen Erscheinungen leitet uns zu dem wichtigen Abschnitte

Die Behandlung der Urämie
über.

Je frühzeitiger eine planmäßige Bekämpfung der urämischen Intoxikation einsetzt, um so durchschlagender ist in der Regel der Erfolg. In den meisten Fällen glückt es, durch entsprechende Eingriffe den Ausbruch des schweren, oft letal endigenden Krankheitszustandes zu verhindern. Man gewöhne sich daher schon bei Beginn der Behandlung eines jeden Nephritikers auf **Frühsymptome** der Urämie zu fahnden, um rechtzeitig die gebotenen Maßnahmen anordnen zu können. Reizerscheinungen von seiten des Zentralnervensystems bilden meistens die Vorläufer des akut einsetzenden urämischen Anfalls. Schwere im Kopf, Schwindel, Kopfschmerzen, häufig solche die halbseitig auftreten, allgemeine Unruhe, Reizbarkeit, Schlaflosigkeit, unter Umständen auch Schläfrigkeit, leichte Benommenheit, Übelkeit, Appetitlosigkeit, Brechneigung, insbesondere Erbrechen, selten Durchfälle, Atemnot, Hautjucken. Man achte auf das Verhalten der Sehnenreflexe, da eine stärkere Erregbarkeit fast regelmäßig zeitig festzustellen ist.

Der urämische Anfall entwickelt sich entweder langsam aus Symptomen, wie sie eben als Früherscheinungen dieses schweren Krankheitsbildes geschildert wurden oder er setzt ganz unerwartet mit voller Kraft ein, so daß die Kranken durch ihn plötzlich niedergeworfen werden. Der Symptomenkomplex des ausgebildeten urämischen Zustandes ist so schwer, daß er wohl stets richtig gedeutet wird, wenn die Nephritis vorher nicht übersehen wurde. Die charakteristischen Kennzeichen sind: Erbrechen, starke Kopfschmerzen, Benommenheit, tonisch klonische Krämpfe, passagere Hemiplegien, Erblindung und Taubheit, Dyspnoe, Cheyne-Stokessches Atmen, Herzschwäche.

Die klinische und experimentelle Erfahrung weisen darauf hin, daß dieser außerordentlich bedrohliche Krankheitszustand durch Zwischen- und Endprodukte des Eiweißstoffwechsels hervorgerufen wird. Auf die prognostische Bedeutung der Höhe des Reststickstoffes im Blute sei hier kurz hingewiesen (s. S. 446). Neuere Untersuchungen machen es wahrscheinlich, daß es sich um eine Säurevergiftung handelt (Schlayer und Straub, Porges). Die Frage, ob hierbei auch bestimmte Gifte (Nephrolysine, Ascoli), die im Verlaufe der Nephritis gebildet werden sollen, eine Rolle spielen, ist noch nicht spruchreif.

Die Prophylaxe der Urämie und ihre Behandlung hat daher Sorge zu tragen, daß die von dem Eiweißabbau herrührenden Stoffwechselschlacken in möglichst geringem Maße gebildet und in möglichst großem Umfange aus dem Körper herausgeschafft werden.

Der ersten Indikation kann man durch diätetische Maßnahmen relativ leicht gerecht werden. Der Organismus treibt in dieser Richtung meist schon eine ausgezeichnete Selbsthilfe. Die Nahrungsaufnahme ist häufig bereits im Vorstadium der Urämie durch die bestehenden Dyspepsien stark eingeschränkt und man sieht in diesem Verhalten wohl mit Recht eine instinktive Abwehrmaßregel, die einer weiteren Überschwemmung des Organismus mit Stoffwechselschlacken vorbeugen soll. Das Bestreben, dem Kranken in einem solchen Zustande die Speisen aufdrängen zu wollen, ist nicht zu billigen. Jedenfalls muß eine weitgehende Beschränkung der Eiweißzufuhr unter Bevorzugung der Kohlehydrate und ev. der leicht resorbierbaren Fette eintreten. Die Furcht durch eine allzu geringe Eiweißzufuhr den Körpereiweißbestand zu gefährden und konsekutiv Störungen bestimmter Organe besonders des Herzens auszulösen, ist sicher begründet, nur fragt es sich, ob die Schädigungen, die eine Urämie hinterläßt, nicht größer als die eben erwähnten sind. Diese Frage ist ganz sicher zu bejahen und daher ist auch eine weitgehende Kürzung der Eiweißzufuhr nicht nur zu befürworten, sondern direkt zu fordern. Bei drohender Urämie bewilligen wir den Kranken weit weniger als Chittenden zur Aufrechterhaltung des Stickstoffgleichgewichtes ermittelte. Je nach der Schwere der Frühsymptome wird man sich zu einer milderen oder strengeren eiweißarmen Diät entscheiden, ja an bestimmten Tagen, um eine Entlastung des Organismus von Stoffwechselschlacken zu ermöglichen, direkt Eiweißkarenztage einführen. Da im Hungerzustande das Körpereiweiß am besten durch Kohlehydrate und Fette geschützt wird, so muß man insbesondere, da diese Nahrungsstoffe bei ihrer Verbrennung keine Schlacken zurücklassen, eine Kohlehydratfettdiät reichen. Ferner ist es wichtig, in solchen Fällen die erlaubten Eiweißmengen nicht durch Fleisch oder Fisch, sondern durch Vegetabilien, Milch und

Die Behandlung der diffusen Nierenerkrankungen.

Eidotter zu decken. Ein Kostschema, das einen Eiweißgehalt von 25 bis 35 g hat, und das selbstverständlich beliebig geändert werden kann, sei hier eingefügt. Die Kalorienzahl schwankt zwischen 2000—3000.

		E.	Kalor.
1.	Frühstück: Kaffee, Menge beliebig		
	Milch 20 ccm	0,6	16
	Zucker 15—20 g		57—76
	2 Tafelbrötchen à 40 g	4,0	200
	mit Butter 30 g	0,2	228
	und Honig, Gelee 30 g		70—100
2.	Frühstück: 200 g frische oder eingemachte Früchte	1,5	100—150
	Mittagessen: Reis- oder Kartoffelsuppe	1,0	100
	Erbsen nnd Möhren mit reichlich Butter 20 g	3,6	226
	2 Eidotter als Spiegelei mit Butter	5,2	150
	Reichlich Kompott, Apfelmarmelade usw.		350
	1 Brötchen	2,0	100
	Vesper wie erstes Frühstück	4,8	620
	6 Uhr: Frisches oder eingemachtes Obst oder 1 Becher Milch	1,0	100—150
	8 Uhr: Hafer, Gerste, Mondamin, Milchbrei mit beliebigen Mengen Kompott (30—40 g Mehl)	3,5	270
	2 Tafelbrötchen mit reichlich Butter	4,0	400

Schränkt man die Brotzulagen ein und gibt keine Eier, dafür die eiweißarmen Mehle (Maizena, Reismehl, Tapioka, Sago usw.), sowie die eiweißarmen Gemüse: Blumenkohl mit Buttersauce, Kopfsalat mit reichlich Olivenöl, Rosenkohl, Wirsing, Spinat, so kann man mit Leichtigkeit eine Kost zusammenstellen, deren Eiweißgehalt 20 g nicht überschreitet.

Nach Ausbruch der Urämie oder als Karenztag bei bedrohlichen Vorzeichen muß man sich auf eine äußerst eiweißarme Diät beschränken. Da ein unstillbarer Brechreiz in solchen Tagen recht häufig einer geregelten Nahrungsaufnahme sowieso im Wege steht, so bildet eine derartige Kost für die Kranken auch keine Entsagung. Im Gegenteil, sie empfinden es dankbar, daß man sie zu größeren inhaltsreichen Mahlzeiten nicht drängt.

An den Karenztagen bildet frisches, gebackenes oder eingemachtes Obst den Hauptbestandteil der täglichen Nahrung. Fruchtlimonaden jeder Art stillen den Durst. Mittags und abends wird man außerdem eine Schleimsuppe, sowie morgens und abends je ein Brötchen reichen, so daß sich im wesentlichen folgende Speiseordnung ergibt:

1. Frühstück: Kaffee mit Milchzusatz, 1 Brötchen mit Butter und Zulage von Honig oder Fruchtgelee, Zucker, ev. frisches Obst in beliebiger Menge.
2. Frühstück: Obst oder Kompott.

Mittagessen: Ein Teller Schleimsuppe (Reis), reichlich Kompott oder frisches Obst, oder Blumenkohl, Rosenkohl, Spinat mit einigen Butterkartoffeln.

Vesper: 250 ccm Milch, ½ Brötchen, Butter, Honig usw.
6 Uhr: Obst in irgendeiner Zubereitung als Muß, Salat, Kompott usw.
8 Uhr: Ein Teller Schleimsuppe, ½ Brötchen, Salat, einige Butterkartoffeln.

Nach Ausbruch der Urämie suchen wir dem Kranken nur gezuckerte Fruchtlimonaden oder frisch ausgepreßten Fruchtsaft (Apfelsinen) beizubringen. Auch kleine Mengen von Fruchteis sind empfehlenswert. Widal empfiehlt Laktose in der Menge von 80—100 g.

Eiweißarme Suppen lassen sich herstellen aus Reis, Maisstärke (Maizena), Sagomehl, Tapiokastärke, doch auch der Eiweißgehalt unserer bekannten Schleimsuppen ist so gering, daß gegen ihre Verwendung Stichhaltiges nicht vorgebracht werden kann. Zutaten von Butter und Zucker sind erwünscht, dagegen nicht von Ei usw. Wichtig ist es, die Umgebung über die Ernährung während des urämischen Zustandes aufzuklären und dahin zu wirken, daß die eben auseinandergesetzten Prinzipien der Ernährung beobachtet werden.

Ist der urämische Anfall glücklich überstanden, so muß der Kranke so beköstigt werden, daß eine erneute Intoxikation vermieden wird. Man tut gut, in den ersten Tagen noch eine möglichst eiweißarme Kost zu reichen und erst bei fortschreitender Erholung mit der Eiweißzufuhr in die Höhe zu gehen. Die obere Grenze derselben soll aber 50—60 g nicht überschreiten und das Eiweiß soll ausschließlich lacto-vegetabilischer Herkunft sein. Würzstoffe jeder Art sind auf ein Minimum zu beschränken. Die Speisen werden kochsalzarm zubereitet. Handelt es sich um eine chronische Nephritis, so wird man die Dauer und Strenge der kochsalzarmen Ernährung von dem Ausfall der nach Überwindung aller Gefahr auszuführenden Toleranzbestimmung abhängig machen. Welche Gesichtspunkte für die Größe der Flüssigkeitsaufnahme maßgebend sind, ist auf S. 402 u. 441 auseinandergesetzt.

Der zweiten Indikation, die retinierten Giftstoffe aus dem Organismus zu schaffen oder sie auf ein unwirksames Maß zu reduzieren, wird man am sichersten und schnellsten durch einen kräftigen Aderlaß gerecht. Diese kleine Operation kann direkt lebensrettend wirken und der durch sie herbeigeführte Umschwung im Krankheitsbilde ist nicht selten zauberhaft. Wichtig ist es, daß man den richtigen Zeitpunkt für die Venae sectio wählt. Ich rate bei den ersten urämischen Symptomen zum Aderlaß, da er in Verbindung mit den diätetischen Verordnungen die wirksamste Waffe zur Bekämpfung dieses furchtbaren Krankheitszustandes darstellt. Einer späteren Wiederholung der Venae sectio steht außerdem nichts im Wege.

Die Kubitalvene in der Ellenbogenbeuge wird entweder durch eine Kanüle von breitem Durchmesser, die in der Richtung des Blutstromes einzustoßen ist, oder bei starker Fettentwicklung scharf durch Schnitt schräg zur Verlaufsrichtung des Gefäßes geöffnet, nachdem der Ablauf des Blutes am Oberarm durch eine Gummibinde, einen etwas dickeren Gummischlauch oder im Notfalle durch ein zusammengelegtes Tuch so erschwert ist, daß der Radialispuls eben noch fühlbar bleibt. Kleine Aderlässe leisten nur halbes und beseitigen die Lebensgefahr nicht. Der Aderlaß soll bei Plethorischen mindestens 400—500 ccm betragen. Bei weniger blutreichen Individuen 300—400 ccm. Bei Kindern muß man die Menge nach dem Ernährungszustande und dem Alter abschätzen, doch sei man in der Größe der Blutentnahme nicht zu ängstlich. Ich habe bisher nur Nachteile von kleinen, niemals Schaden von großen Aderlässen gesehen.

In der Regel schließt sich an eine Venae sectio eine Kochsalzinfusion an, deren Zweck es ist, die verloren gegangene Blutmenge zu ersetzen, die retinierten Giftstoffe zu verdünnen und harnfähig zu machen. Nach unserer Erfahrung spielt die Kochsalzinjektion

Die Behandlung der diffusen Nierenerkrankungen. 411

keine so entscheidende Rolle, daß sie unbedingt ausgeführt werden müßte. Die Wirkung des einfachen Aderlasses oder die einer Venae sectio mit anschließender Infusion unterscheiden sich nicht, da die Verdünnung des Blutes durch Übertritt von Lymphplasma erfolgt. Ist man dahingegen gezwungen, den Aderlaß zu wiederholen und vor allem, wenn die Diurese ausreichend ist, das Coma aber eine Aufnahme per os unmöglich macht, dann raten wir dringend zur subkutanen Injektion. An Stelle der physiologischen Kochsalzlösung verwenden wir jetzt regelmäßig die den Körpersäften ähnlichere Ringersche Lösung. Die Vorschrift für diese Lösung lautet: Natr. chlorat. 7,5—9,0, Natr. bicart. 0,1—0,3, Calc. chlor. 0,2, Kal. chlor. 0,2—0,4 in einem Liter Wasser. Die subkutanen Injektionen kann man, was für die Praxis recht wichtig ist, durch die sog. Wernitzschen Klystiere ersetzen. Es sind dies Klystiere, die man langsam in den Darm einlaufen läßt, damit die Resorption besser erfolgt. Für eine gleichmäßige Erwärmung der Einlaufflüssigkeit ist Sorge zu tragen, da sonst die Klysmen reizen.

Daß eine Lumbalpunktion, bei der eine größere Menge von Zerebrospinalflüssigkeit abgelassen wird, allein imstande ist, die zerebralen Reizerscheinungen erheblich und auch für längere Zeit zu mildern, habe ich nie gesehen. Die Venae sectio übertrifft an Wirksamkeit bei weiten diesen Eingriff. In verzweifelten Zuständen, wo auch der Aderlaß erfolglos bleibt, rate ich trotzdem zu einem Versuch, da auch die Zerebrospinalflüssigkeit sich mit den Stoffwechselschlacken belädt und eine Verminderung derselben vielleicht noch in letzter Stunde den gewünschten Umschwung im Krankheitsbilde herbeiführen kann. Man lasse den Liquor sehr langsam abfließen, bis wieder ein normaler Druck erreicht ist. Schnelles Ablassen der Spinalflüssigkeit kann Hirnblutungen nach sich ziehen.

Die Frage, ob man bei drohender Urämie ein stärkeren Hydrops (Aszites, Anasarka) operativ bekämpfen soll, möchte ich nicht ohne weiteres bejahen. Die klinische Erfahrung, daß ödematöse Nephritiker ungleich später einer Urämie anheimfallen, darf wohl so gedeutet werden, daß in den Transsudaten die supponierten Toxine verankert werden. Entschließt man sich zu einem chirurgischen Eingreifen, so wähle man wegen der Erysipelgefahr nicht die Skarifikation. Durch das Einlegen von Curschmannschen Hautkanülen, ovale, siebförmig durchlöcherte Röhrchen, die jene Infektion erfolgreich umgehen, gelingt es nicht selten in 24 Stunden 6—8 Liter Ödemflüssigkeit abzulassen.

Technik der Hautdrainage: Desinfektion der Haut und Anästhesierung der Punktionsstelle mit Äthylchlorid. Einstoßen der Kanüle parallel zur Haut in das Unterhautzellgewebe des Unter- oder Oberschenkels. Ableiten der Flüssigkeit durch einen entsprechenden Gummischlauch in ein Glasgefäß, das auf dem Boden des Zimmers steht. Einbetten der Kanüle in sterilen Mull und Fixieren derselben durch Heftpflaster. Der Schlauch wird mit einigen Sicherheitsnadeln am Bettrande befestigt. Die Drainage bleibt in der Regel nur tagsüber liegen. Die Kanülen können von Alwin Schütze, Leipzig, Windmühlenstraße bezogen werden.

Bekanntlich vermögen Darm und Schweißdrüsen bestimmte Mengen von Abbauprodukten des Eiweißstoffwechsels auszuscheiden. Es sind dies Wege, die ja die Natur häufig spontan zur Entlastung des Organismus beschreitet. Ich erinnere an die urämischen Diarrhöen und an die seltenen Fälle, wo mit dem Schweiße so große Mengen von Harnstoff ausgeschieden werden, daß er nach Verdunsten des Wassers als feine Kristalle die Haut bedeckt. Es liegt nahe, bei drohender Urämie diese Kompensationsvorgänge künstlich nachzuahmen. Leider bleibt aber der Erfolg sozusagen regelmäßig aus und daher sind sie an Wirksamkeit dem Aderlaß auch nicht im entferntesten gleichzustellen. Infolgedessen beschränken wir uns auch nur auf warme Bäder, die mehr aus Rücksicht der Hautpflege und der sedativen Wirkung verabreicht werden. Will man trotzdem einen Versuch mit forcierter Diaphorese machen, so sorge man durch Aufnahme von gekühlten Limonaden oder durch Klysmen für den Ersatz des zu Verlust gehenden Wassers. Stärkere Darmentleerungen erzielt man am besten, wenn nicht heftiges Erbrechen die orale Zufuhr unmöglich macht, durch die Verordnung von Drasticis, per os (1—2 Eßlöffel Karlsbadersalz, 1,0—3,0 Rheum.). Klysmen bleiben meist erfolglos.

Größte Aufmerksamkeit ist schließlich noch der Herztätigkeit zu widmen. Bildet die Urämie den Höhepunkt einer akuten Nephritis, so ist durch Coffein 0,2 ad Aqu. dest. 10,0, 3 mal tägl. eine Injektion oder durch große und oft wiederholte Kampfergaben eine Herzschwäche zu verhindern. Auch hier erweist es sich als praktisch wichtig, mit dem Beginn dieser Maßnahmen nicht zu warten, bis eine ausgesprochene Herzinsuffizienz eingetreten ist, sondern prophylaktisch mit kleineren Dosen dem Nachlassen der Herzkraft vorzubeugen. Reichen diese Mittel nicht aus, kommt es zu Lungenödem, so ist nach einem kräftigen Aderlaß die intravenöse Injektion von Strophantin oder Digalen (Dosierung S. 406) indiziert.

Bildet die Urämie resp. urämische Symptome nur Etappen einer langen Erkrankung, wo man ohne weiteres mit einer organischen Schädigung des Herzmuskels zu rechnen hat, dann ist eine planmäßige Digitaliskur kombiniert mit gefäßerweiternden Mitteln angezeigt (s. S. 448). In der Regel werden aber diese Medikamente per os bei der schon bestehenden Dyspepsie schlecht vertragen und wieder erbrochen. Man gebe in solchen Fällen die Digitalis als Klysma 1,0:150,0 fünfmal zwei Eßlöffel pro Tag oder als Suppositorium 0,2 ad 2,0 Butyr. cacao fünfmal pro die. Event. kann man auch eine Strophantininjektion machen und dieselbe nach 1 oder 2 Tagen wiederholen. (Cave cumulation.)

Der urämische Anfall wird selbstverständlich leichter überwunden, wenn das geschädigte Herz zeitig für die Mehranforderungen gewappnet wird. Die bessere Durchblutung der Nieren nach Hebung der Herzkraft trägt gleichfalls durch Exkretion der toxisch wirkenden Stoffwechselschlacken zur Besserung des allgemeinen Krankheitszustandes bei.

Mit der Anwendung der Diuretika (s. S. 404) kommt man meistens nach Ausbruch der Urämie zu spät. Hier hilft nur eine schnelle Entlastung durch den Aderlaß. Auch bei dem Auftreten von urämischen Frühsymptomen erweisen sich die auf diese Mittel gesetzten Hoffnungen nicht selten als trügerisch, da sie ihre volle Wirksamkeit in der Regel erst nach einigen Tagen entfalten. Von diesem Gesichtspunkte aus aber ist ihre sofortige Applikation indiziert, die wegen des Brechreizes am zweckmäßigsten rektal oder subkutan erfolgt.

Schließlich erfordert noch die motorische Unruhe der Komatösen unser Eingreifen. Die Jaktationen und Krämpfe verbrauchen noch einen ganz erheblichen Teil der an sich schon stark in Anspruch genommenen Herzkraft. Daher muß für eine hinreichende Beruhigung der Kranken Sorge getragen werden. Warme auch etwas prolongierte Bäder sind in ihrer Wirkung als Sedativa recht unzuverlässig. Außerdem stellen sie eine erneute Leistung für das Herz dar. Bei Kindern kommt man in der Regel mit Opium oder Pantopon als Zäpfchen oder Klysma ev. Chloral hydrat 6,0, Mucil. Salep. 150,0, Sirup. Rub. Idaci 30,0, MDS. 1—2 Eßlöffel (=0,5—1,0) am zweckmäßigsten als Klystier aus. Bei Erwachsenen mache man von Morphium subkutan auch in größeren Dosen ohne Bedenken Gebrauch.

Die Behandlung der chronischen Nierenentzündungen.

Bei den chronischen Nephritiden rücken naturgemäß die **Folgeerscheinungen** der Nierenläsion stärker in den Vordergrund, wohingegen die Anzeichen der akuten Entzündung etwas mehr zurücktreten. Doch zeichnet sich die **chronisch parenchymatöse Nephritis** in der Regel durch Exazerbationen der Entzündung, die gar nicht so selten trotz aller Vorsicht in der Behandlung einsetzen, aus. Veränderungen von seiten des **Zirkulationssystems** werden auch bei parenchymatösen Prozessen mit mehr minder ausgesprochener Deutlichkeit nachweisbar. Die Angaben über die Werte der arteriellen Tension schwanken. Fr. von Müller betont die stets erhebliche Steigerung. Löb an der Krehlschen Klinik in Straßburg fand bei der einfachen chronischen parenchymatösen Nephritis normale Werte oder nur unwesentliche Erhöhungen. Bei längerer Dauer der Erkrankung vermißten wir fast nie eine Hypertension, jedoch erreicht dieselbe nicht die Grade wie bei der Schrumpfniere. Beherrscht wird das gesamte Krankheitsbild von den oft außerordentlich mächtigen Ödemen, da nur selten ein stärkerer Hydrops fehlt. Häufig beunruhigen albuminurische Veränderungen der Retina die Kranken auf das Lebhafteste. Unter den Anzeichen der Urämie, der Herzschwäche oder unter denen einer interkurrenten Erkrankung erfolgt in der Regel innerhalb von 2 Jahren der Exitus letalis, wenn sich nicht der Symptomenkomplex der **sekundären Schrumpfniere** ausbildet.

Jores Verdienst ist es, vom pathologischen Standpunkt aus die Möglichkeit einer Trennung dieser Nierenerkrankung, die rein nephritischen Ursprungs ist, von der **primären, interstitiellen chronischen Nephritis** scharf betont zu haben. Er prägte für letztere den Ausdruck rote Granularniere und machte aufmerksam, daß dieselbe stets von einer erheblichen Herzhypertrophie, im Gegensatz zur sekundären Schrumpfniere, bei welcher die Herz- und Gefäßveränderungen zurücktreten, begleitet ist.

Auf Grund klinischer Beobachtungen bestätigt Volhard die Untersuchungen von Jores. Er geht aber in der Differenzierung der einzelnen Formen der Schrumpfniere noch weiter, indem er, wenn man von der nur kurz erwähnten Schrumpfniere ohne Blutdrucksteigerung absieht, drei auch klinisch leicht zu trennende Arten aufstellt.

1. Die arteriosklerotische Schrumpfniere, die rote Granularniere (Jores). Die klinischen Erscheinungen sind in erster Linie die einer Kreislauferkrankung. Das anatomische Bild wird von der Herzhypertrophie und der elastisch hyperplastischen Intimawucherung der kleinen Gefäße (Jores) beherrscht. Die Nierenschrumpfung kann fehlen oder nur gering sein. In den ersten Jahren der Erkrankung ist der Urin eiweißfrei, später, besonders bei Herzinsuffizienz, werden die Eiweißproben deutlich positiv. Retinitis albuminurica kommt so gut wie nie zur Beobachtung. Der Exitus letalis erfolgt nicht unter urämischen Erscheinungen, sondern er tritt im Anschluß

an mehr minder langdauernde Herzinsuffizienz ein, wenn ihn nicht eine Apoplexie, ein plötzlicher Herzstillstand usw. herbeiführen. Die Funktionsprüfung ergibt in jedem Stadium, ausgenommen zur Zeit der Herzinsuffizienz, normale Wasserausscheidung und normales Konzentrationsvermögen. Die quantitative Kochsalz- und Stickstoffbestimmung läßt gleichfalls eine Störung vermissen. Diese Form der Schrumpfniere ist die am häufigsten vorkommende und ihre Prognose relativ gut.

2. Die sekundäre Schrumpfniere, das Ausgangsstadium der entzündlichen Nephritis. Hier treten die Herzsymptome weniger hervor. Die Folgen der chronischen Nierenentzündung stehen im Vordergrund. Zu dem Symptomenkomplex dieses Krankheitsbildes gehören: mehr minder starke Albuminurie, Zylindrurie, weiße und rote Blutkörperchen im Urin, Appetitlosigkeit, Dyspepsien, Abmagerung, Kräfteverfall, Urämie. Retinitis albuminurica ist hier die Regel. An Komplikationen sind noch zu erwähnen Lungen-, Rippenfell- und Herzbeutelentzündungen.

Die klinische Trennung von der Granularniere ermöglicht die Funktionsprüfung. Sie zeigt, daß eine Verzögerung der Wasserausscheidung und das Unvermögen, einen konzentrierten Urin produzieren zu können, vorliegt. Die Unfähigkeit, einen eingeengten, konzentrierten Urin absondern zu können, wird in dem Stadium der relativen Suffizienz durch eine Polyurie ausgeglichen. Im Stadium der Insuffizienz, also der Retention, bleibt das spezifische Gewicht des Urins stets fast gleich, mag der Kranke größere Mengen von Wasser getrunken haben oder nicht, mag es sich um einen Nacht- oder Tagurin handeln. Das Charakteristische liegt in der Konstanz des spezifischen Gewichtes. Die quantitative Bestimmung der Kochsalz- und Stickstoffausscheidung ergibt im Stadium der Insuffizienz Konstanz der prozentualen Ausscheidung und das Unvermögen, nach Kochsalz- oder Harnstoffzulage die prozentische Ausscheidung oder durch Polyurie die absolute wesentlich zu steigern.

Diese Form der Schrumpfniere ist seltener wie die arteriosklerotische. Ihre Prognose schlechter.

3. Die dritte Art der Schrumpfniere stellt eine Kombination der roten Granularniere und der echten Nephritis dar. Nach mehr minder langem Bestehen einer arteriosklerotischen Schrumpfniere entwickelt sich auf dem Boden derselben eine echte Nierenentzündung, deren Einsetzen sich nicht selten durch klinische Symptome: stärkere Eiweißreaktion, Auftreten von korpuskulären Elementen im Urin, durch Müdigkeit, dyspeptische Störungen, Sehstörungen usw. bemerkbar macht. Es wird demnach der Granularniere eine echte Nierenentzündung aufgepfropft. Dementsprechend ändert sich auch der Charakter der bis dahin relativ gutartigen Erkrankung. Die schweren Symptome der Niereninsuffizienz, wie sie der sekundären interstitiellen Nephritis eigentümlich sind, gesellen sich zu den Erscheinungen der Granularniere, die im wesentlichen solche von seiten des Kreislaufes sind.

Die Funktionsprüfung ergibt die Konstanz des niedrigen spezifischen Gewichtes, Polyurie und schließlich den völligen Verlust, einen verdünnten Urin absondern zu können.

Anatomisch sind die elastisch hyperplastische Intimaverdickung der Gefäße, wie bei der roten Granularniere und die entzündlichen Veränderungen, wie bei der sekundären Schrumpfniere nachweisbar. Es besteht regelmäßig eine hochgradige Hypertrophie und Dilatation des Herzens.

Diese Form der Schrumpfniere ist seltener wie die beiden vorhergehenden und ihre Prognose noch schlechter.

Die primäre chronische interstitielle Nephritis entwickelt sich schleichend. Man darf annehmen, daß der Beginn der Erkrankung schon viele Jahre zurückliegt, bis sie zu deutlicheren Beschwerden Veranlassung gibt. Wer sich aber daran gewöhnt, regelmäßig bei seinen Kranken den Blutdruck zu bestimmen, dessen Aufmerksamkeit wird nach unserer Erfahrung viel häufiger und, was besonders wichtig ist, viel frühzeitiger auf diese Veränderung hingelenkt.

Die Blutdruckmessung, die eine so außerordentlich einfache, wenig zeitraubende Untersuchungsmethode ist, kann für die Diagnose von ausschlaggebender Bedeutung sein; denn Werte, die 180 mm Hg (gemessen mit der breiten Gummimanschette nach von Recklinghausen) überschreiten, rechtfertigen den Verdacht auf chronische interstitielle Nephritis, auch wenn die übrigen Symptome nicht einwandfrei festzustellen sind. Es ist nicht zur Genüge bekannt, daß Schrumpfnierenkranke gar nicht so selten einen eiweißfreien Urin abscheiden. Im Zweifelsfall empfiehlt es sich, zum Nachweis einer positiven Eiweißreaktion eine Mischprobe des vierundzwanzigstündigen Sammelurins zu untersuchen. Die Essigsäure-Ferrocyankaliumprobe ist schärfer wie die Kochprobe und gibt daher noch positive Resultate, wenn letztere versagt. Man achte auch auf ganz geringe Trübungen, die nicht selten nach längerem Stehen der Reaktion nachweisbar werden. In der Regel findet man bei einer Hypertension von mehr wie 180 mm Hg im Harnsediment Zylinder. Pathologische Blutdrucksteigerungen von der eben erwähnten Höhe werden aber noch durch andere Ursachen ausgelöst. Es ist aus differentialdiagnostischen Gründen nötig, kurz auf diese hinzuweisen.

Bei der Atherosklerose bestimmter Gefäßprovinzen, insbesondere der des Gehirns oder des Splanchnikusgebietes, können erhebliche Steigerungen der arteriellen Tension eintreten. Die Differentialdiagnose wird ganz außerordentlich erschwert, ja nach unserer Erfahrung direkt unmöglich, wenn gleichzeitig durch multiple Erweichungsherde urämische Symptome vorgetäuscht werden. Nach H. Strauß kann übrigens in solchen Fällen die Größe des Reststickstoffes differentialdiagnostisch verwertet werden.

Unter dem Namen Hochdruckstauung hat Sahli bei Herzkranken eine Hypertension beschrieben, die im Gegensatz zu der nephritischen durch Digitalis günstig beeinflußt wird.

Daß auch Gewebsverluste in den Nieren durch zahlreiche Infarkte von steigerndem Einfluß auf den Blutdruck sind, können wir durch zwei Autopsien belegen.

Die Polycythämie hypertonica Gaisböck geht, wie schon ihr Name sagt, mit einer arteriellen Hypertension einher. Bei dem einzigen bis jetzt durch Sektion kontrollierten Falle lag eine interstitielle Nephritis vor.

Kranke mit Schrumpfniere, speziell solche mit roter Granularniere, sind auch Herzkranke. Daran ist zu denken, wenn über Kurzatmigkeit nach körperlichen Anstrengungen, über anfallsweise auftretende Dyspnoe vom Charakter des Asthmas häufig ohne ersichtliche Ursache und mit Vorliebe nachts einsetzend, über Opressionsgefühl auf der Brust, über eine stärkere Diurese in der Ruhe, besonders nachts (Nykturie), geklagt wird. Eine Blutdruckmessung klärt sofort die ganze Situation.

Bei Kopfschmerzen, insbesondere wenn sie von Kranken vorgebracht werden, die früher frei von solchen Beschwerden waren, denke man stets an eine Nierenveränderung. Mit ausgesprochener Arteriosklerose, auch anderer Gefäßbezirke, ist in erster Linie die arteriosklerotische Schrumpfniere verbunden. Infolgedessen versäume man nicht bei apoplektischen Insulten den Blutdruck zu messen und Urin zu untersuchen.

Gar nicht so selten ist die auf Koronarsklerose beruhende Angina pectoris durch eine interstitielle Nephritis kompliziert. Bei Schmerzen in den Beinen, die nach Anstrengungen stärker werden und die häufig trotz fehlender Ischiasphänomene auf einen Reizzustand des Nerv. ischiadicus zurückgeführt werden, muß der Verdacht auf eine Dysbasia angiosclerotica und damit auf eine Schrumpfniere aufsteigen, denn die Neigung der Gefäße zur krankhaften Spannung ist hier gegeben. Man kontrolliere die Fußpulse. Ich verfüge über mehrere Fälle, die jahrelang unter der Flagge Ischias segelten, bis erst durch eine genaue Untersuchung, bei der die Blutdruckmessung mitentscheidend wirkte, die richtige Diagnose gestellt wurde. Treten bei Schrumpfnierenkranken mit Hypertension krampfartige, blähende Schmerzen in der Umgebung des Nabels auf, die mit Vorliebe einige Stunden nach den Mahlzeiten einsetzen, in unbestimmten Interwallen sich wiederholen und von übelriechenden Durchfällen begleitet sind, so erinnere man sich der Dyspragia intermittens angiosclerotica.

Es erscheint vielleicht nicht unwert noch kurz hinzuweisen, daß ein großer Prozentsatz von Kranken mit chronischer Nephritis eine durchaus charakteristische Gesichtsfarbe haben. Bei leidlich vollem Gesicht fällt die blasse leicht gelbliche Farbe auf, so daß die differentialdiagnostischen Gedanken des Kundigen schon durch die einfache Inspektion in die richtige Bahn gelenkt werden. Hier handelt es sich in der Regel um die sekundäre Schrumpfniere, und zwar in dem Stadium vor der Kachexie. Bei der arteriosklerotischen interstitiellen Nephritis fehlt sehr häufig diese charakteristische Blässe. Die Kranken machen im Gegenteil einen plethorischen Eindruck.

A. Die Behandlung der chronisch parenchymatösen Nephritis.

Ätiologie: Die chronisch parenchymatöse Nephritis verdankt ihre Entstehung im wesentlichen den gleichen Schädigungen wie die akute Nierenentzündung. In der Ätiologie spielen gleichfalls die akuten und chronischen Infektionskrankheiten eine sehr wichtige Rolle.

Insbesondere scheinen Infektionen, die von den Mandeln ausgehen und nicht selten in fast ununterbrochener Reihe, schubweise exazerbierend den Organismus verseuchen, als Ausgangspunkt dieser häufig schleichend sich entwickelnden Erkrankung anzusprechen zu sein. Bietet die Anamnese keine anderen ätiologischen Anhaltspunkte, so ist mit dieser Infektionsquelle ernstlich zu rechnen und nach den auf S. 396 näher beschriebenen charakteristischen Veränderungen der Tonsillen zu suchen. Auch die Scharlachnephritis klingt recht häufig nicht nach einigen Wochen symptomlos ab, sondern bleibt in chronischer Form und dann meistens bis ans Lebensende bestehen. Besonders hartnäckig scheinen die Nierenschädigungen nach Diphtherie zu sein. Phthise, Malaria, Lues können gleichfalls zu chronischparenchymatöser Nephritis führen.

Von den Intoxikationen ist wohl an erster Stelle die akute und chronische Bleivergiftung zu nennen, weil ihr ein großer Prozentsatz unserer arbeitenden Bevölkerung (Bleiweißarbeiter, Anstreicher, Buchdrucker usw.) ausgesetzt ist. Andere Gifte wie Quecksilber, Chrom usw. treten an Bedeutung vor der Häufigkeit des Saturnismus zurück. Daß der chronische Alkoholismus gleichfalls zu einer dauernden Schädigung des Nierenparenchyms führen kann, ist nicht abzustreiten. Der wechselnde Einfluß dieses Abusus legt aber doch den Verdacht nahe, daß neben der zerstörenden Wirkung

Die Behandlung der diffusen Nierenerkrankungen. 417

des Alkohols noch andere Momente vielleicht angeborene oder erworbene Minderwertigkeit der Niere für das Zustandekommen des chronisch entzündlichen Prozesses verantwortlich zu machen sind.
Auch der übermäßige Genuß scharfer Gewürze wie Paprika, Pfeffer, Senf, der scharfen sog. englischen Saucen, bestimmter Wurzelgemüse, die ätherische Öle enthalten, wie Rettig, Meerrettig usw. sollen in ätiologischer Hinsicht nicht bedeutungslos sein. Ob man es hier nicht mit einer alten Überlieferung, die einer exakten klinischen Nachprüfung kaum Stand halten wird, zu tun hat, lasse ich dahingestellt. Nachprüfungen über die Giftigkeit des Spargels an der von Noordenschen Klinik führten z. B. zu einem negativen Ergebnis.
Der übermäßige chronische Genuß von starkem Tee oder Kaffee soll nach von Leube gleichfalls zu einer dauernden Schädigung des Nierenparenchyms führen können. Untersuchungen Weißenbergs über die Wirkungen des Koffeins auf gesunde Nieren, die in der Würzburger Klinik ausgeführt wurden, scheinen diese Annahme zu bestätigen.
Von jeher wurde angenommen, daß starke und langdauernde Abkühlungen, besonders Arbeiten in naßkalten feuchten Räumen, die mit Durchnässungen verknüpft sind, naßkaltes Klima, feuchte Wohnungen den Boden für eine schleichend sich entwickelnde Nephritis vorbereiten. Siegels experimentelle Untersuchungen tragen zur Befestigung dieser Anschauung bei.
Die **Prophylaxe** hat in erster Linie den eben auseinandergesetzten ätiologischen Faktoren Rechnung zu tragen. Bei Bleiintoxikation ist eine Berufsänderung das beste Mittel, um einer weiteren Vergiftung aus dem Wege zu gehen. Einem Abusus unserer Genußmittel muß gesteuert werden. Wieweit diese Beschränkung zu treiben ist, wird später noch zu erwähnen sein. Besondere Aufmerksamkeit ist aber dem Klima (Malaria), den Wohnungsverhältnissen und Durchnässungsmöglichkeiten zu schenken. Ausdrücklich sei nochmals auf die Wichtigkeit der Tonsillen als Eingangspforte und Brutstätte für chronische Infektionen hingewiesen.
Eine Kausaltherapie läßt sich nur im bescheidenen Umfange treiben. Ich erinnere an die Nephritis bei Malaria und Lues.
Weitere Beobachtungen müssen lehren, ob wir auch in der Exstirpation oder Enukleation der Mandeln das Übel an der Wurzel angreifen, wie dies mit so großer Bestimmtheit Päßler behauptet. Jedenfalls muß in allen Fällen unklarer Ätiologie eine genaueste Prüfung der Tonsillen erfolgen. Bedenkt man, daß bis jetzt wirkliche Heilungen von chronisch gewordenen Nierenentzündungen zu den größten Seltenheiten gehören, so darf man wohl auch zu einer Entfernung der Tonsillen raten, wenn der Verdacht, daß hier der Ausgangspunkt der ganzen, zu mehr oder minder starken Siechtum führenden Erkrankung zu suchen ist, durch die einfache Inspektion nicht allzu sicher begründet wird. Der zu erwartende Erfolg steht in keinem Verhältnis zu der Größe des Eingriffs. An die Päßlersche Erfahrung, daß nur die wirkliche Ausräumung der Mandeln aber nicht ihr Schlitzen oder gar Absaugen diesen Effekt herbeiführen, sei nochmals ausdrücklich erinnert. Mit Päßler übereinstimmende Resultate wurden an der Klinik von v. Müller, sowie von v. Noorden gewonnen.
Ebensowenig wie es möglich ist durch irgendeine arzneiliche Verordnung die akute Nephritis zu kupieren, ebenso machtlos

sind die früher von verschiedener Seite angepriesenen Mittel zur Beseitigung einer chronischen Nierenschädigung.

Wenn nach diesen Ausführungen die Hoffnungen sehr gering sind, den chronischen Krankheitsprozeß in den Nieren zum Stillstand und zur Ausheilung zu bringen, so leistet doch andererseits eine planmäßige Behandlung, die danach strebt, jeden Reiz von dem erkrankten Organe fernzuhalten und seinen Funktionsstörungen gerecht zu werden, sehr häufig Ausgezeichnetes.

Das Hauptgewicht ist hierbei auf die Ernährung zu legen. Unser Bestreben muß es sein, die Diät so zu individualisieren, daß sie nicht nur dem einzelnen Kranken, sondern auch den wechselnden Stadien ihrer Erkrankung angepaßt ist. Hierdurch gelingt es, in der Regel schwere sekundäre Störungen anderer Organe zu vermeiden oder zu mildern, alles in allem die Lebensdauer unter erträglichen Verhältnissen oft erheblich zu verlängern, ein Ziel, das sicherlich sehr erstrebenswert ist. Die Ernährung des Nephritikers erfordert aber vom Arzte nicht weniger Überlegung und klinisches Beobachten und Denken wie z. B. die des Diabetikers.

Der diätetischen Behandlung seien die Grundzüge der **physikalischen Behandlung** vorausgestellt.

Zunächst erheischt die Frage eine Besprechung, in welchem Maße man einem an chronisch parenchymatöser Nephritis Leidenden **körperliche Bewegungen** erlauben darf. Es unterliegt keinem Zweifel, daß die absolute Ruhe die Herzkraft am wenigsten in Anspruch nimmt und am sichersten eine ausgiebige Durchblutung der Nieren gewährleistet. Außerdem hält die gleichmäßige Erwärmung des Körpers bei Bettruhe Abkühlungen nach Möglichkeit fern und schützt hierdurch die Nieren vor erneuten Schädigungen. Andererseits muß man aber bedenken, daß der Krankheitsprozeß leider nur in vereinzelten Fällen zum Stillstand kommt und daß es unmöglich ist, einem Kranken, der zudem lange Zeit keine merkliche Beschwerden durch sein Leiden verspürt, jahrelang Bettruhe zu verordnen. Beobachtet man ferner den Einfluß absoluter körperlicher Ruhe auf den Verlauf der Entzündungsvorgänge in den Nieren, so macht man gar nicht so selten die Feststellung, daß trotz aller Vorsicht ganz unerwartet und ohne ersichtliche Ursache Nachschübe der Entzündung einsetzen. Trotzdem lassen wir die Kranken im Anfange der Behandlung wochenlang das Bett hüten, um die Ausschaltung körperlicher Bewegung und anderer damit verbundener Schädlichkeiten in ihrem Effekt auf das Nierenleiden zu verfolgen. Konsequent an der Verordnung möglichster Ruhe festzuhalten, erscheint uns dann dringend wünschenswert, wenn sich die Entzündungsanzeichen im Urin mindern. Ferner ist es selbstverständlich, daß Kranke mit Hydrops nicht aufstehen dürfen. Muß man sich wegen der Dauer des Leidens oder aus äußeren Gründen dazu verstehen, die körperliche Schonung zu unterbrechen, so ist dies nur unter bestimmten Einschränkungen zu gestatten. In erster Linie sehe man darauf, daß öfters im Jahre eine mehrwöchige Liegekur durchgeführt wird. Stets sind die Kranken vor forcierten Anstrengungen zu warnen, die nicht nur in ermüdenden Spaziergängen, sondern auch in erschöpfender Bureauarbeit usw. bestehen können. Wichtig ist es auch, keine Unklarheit über den Einfluß der **Witterung** auf den Krankheitsprozeß zu lassen. Die Kleidung muß der Jahreszeit entsprechend so gewählt werden, daß der Körper stets von einer gleichmäßigen, wohltuenden Wärme umgeben ist, da die

Gefäße der Körperoberfläche und die Nierengefäße auf thermische Reize in gleichsinniger Weise reagieren.

Die Unterkleidung soll daher während der rauhen Jahreszeit aus Wolle bestehen. In den warmen Monaten verhüten netzartig gestrickte Unterjacken noch am sichersten die Folgen einer zu starken Schweißproduktion.

Es ist selbstverständlich, daß alle körperlichen Leistungen so zu mäßigen sind, daß sich bei Eintritt der Ruhe nicht ein Gefühl der Kälte und des Fröstelns bemerkbar macht. Während gegen einen Aufenthalt im Freien bei sonnigem, warmem Wetter nichts einzuwenden ist, muß, wenn eben möglich, bei naßkalten, nebelig regnerischem Wetter das Zimmer gehütet werden, um den unausbleiblichen Schädlichkeiten der Witterung sicher zu entgehen. Es bedarf keiner Erwähnung, daß jede Erkältung und namentlich Infektionskrankheiten (Angina) zu ganz besonderer Vorsicht in der Behandlung mahnen, da hierdurch nur zu leicht eine Exazerbation der Entzündung herbeigeführt wird. Überhaupt ist es ratsam, bei dem unberechenbaren Verlauf der chronisch parenchymatösen Nephritis sich recht häufig durch Stichproben des Urins von dem augenblicklichen Stand der Nierenläsion zu überzeugen. Kommt es zu Nachschüben der Entzündung (plötzlich erhebliche Zunahme des Albumens und der korpuskulären Elemente, Abnahme der Urinmenge), so ist die strenge Behandlung wie bei akuter Nephritis indiziert.

Bäderbehandlung: Die Wertheimerschen Feststellungen, daß die Nieren- und Hautgefäße in gleichsinniger Weise, entgegen dem Dastre-Moratschen Gesetze des Antagonismus reagieren, wurden später durch onkometrische Messungen von Cohnheim und Roy, Francois Frank, Strasser und Wolf sowie anderen bestätigt. Damit fand die Furcht, Nephritikern durch kalte oder kühle hydrotherapeutische Prozeduren zu schaden ihre wissenschaftliche Begründung und die auf Empirie beruhende Tatsache der günstigen Einwirkung aller warmen resp. heißen Applikationen wurde durch diese exakten Versuche gestützt. Demnach kommen für die Behandlung Nierenkranker nur die warmen Bäder der verschiedensten Art in Betracht. Ihr Wert beruht aber nicht allein auf der Verbesserung der Blutversorgung und der Eliminationskraft der erkrankten Organe, sondern in nicht geringerem Grade auf einer Anregung der Schweißsekretion. Bekanntlich können durch die Schweißdrüsen außer Wasser auch bestimmte Mengen von Kochsalz und Harnstoff ausgeschieden werden, und zwar enthält nach von Leube der Schweiß durchschnittlich 0,6 % NaCl und 0,1 % Harnstoff. An sich sind diese Quantitäten ja nicht sehr bedeutend, doch spielt die hierdurch bedingte Abgabe von Kochsalz, da bei kräftigen Schwitzprozeduren ein Wasserverlust von 1 Liter eintreten kann, unter Umständen eine wichtige Rolle. Auf eine sorgfältige Hautpflege ist demnach in jedem Falle von Nephritis zu achten und man sieht mit Recht in einer mangelhaften sekretorischen Tätigkeit der Schweißdrüsen eine prognostisch ungünstige Erscheinung.

Blumenkranz und Strasser sahen besonders nach Bädern von 1—2 stündiger Dauer die Eliminationskraft der Nieren für Kochsalz und Stickstoff-Schlacken wachsen. Trotz dieses günstigen Einflusses können wir uns der Empfehlung solch prolongierter Bäder nicht anschließen, da sie uns zu anstrengend erscheinen. Wir lassen die Kranken wöchentlich 2—3 warme Bäder (34—35° C

Dauer 25—30 Min.) nehmen, wie dies Matthes schon vor Jahren in seinem Lehrbuche empfohlen hat.

Die digitalisähnliche Wirkung CO_2-haltiger Bäder auf ein geschwächtes Herz wird heute wohl allseits anerkannt. Es liegt nahe bei Nierenkranken, deren Kreislauforgane besonderen Anstrengungen gegenüberstehen, derartige Bäder mit Nutzen zu verwenden. Diese Annahme ist aber falsch und auf Grund meiner Erfahrung, die sich auf systematische Untersuchungen stützt, widerrate ich den Gebrauch von CO_2-Bädern bei jeder Art von Nierenentzündung.

Über Sauerstoffbäder entbehre ich einer eigenen hinreichenden Erfahrung. Ihrer Verwendung bei Nephritis möchte ich aber nicht das Wort reden. Das wirksamste Verfahren eine kräftige Diaphorese herbeizuführen, steht uns in den Schwitzprozeduren der verschiedensten Art zur Verfügung. Der günstige Einfluß dieser Prozeduren auf die Zirkulationsverhältnisse der Niere ist von Strasser sichergestellt. Über Indikation und Dauer dieser Behandlung gehen die Ansichten ziemlich weit auseinander. An der Matthesschen Klinik beginnen wir mit den Schwitzprozeduren, sobald die Nephritis erkannt ist, gleichgültig, ob Ödeme vorhanden sind oder nicht, und wir empfehlen, dieselben solange wie möglich fortzusetzen. Die Furcht durch den Wasserverlust eine Urämie heraufzubeschwören (von Leube), erwies sich uns als unbegründet (die Technik der Schwitzbäder S. 406). Wie schon erwähnt, kommt, wenn auch in sehr bescheidenem Maße, der Darm als Eliminationsstätte für Stoffwechselschlacken noch in Betracht und daher ist für eine geregelte Darmtätigkeit Sorge zu tragen. Es ist aber zwecklos und direkt schädlich, den Kranken durch zu starkes Purgieren zu schwächen, denn die auf diese Weise zu erzielende Entlastung des Organismus bleibt doch stets von untergeordneter Bedeutung. Zum länger fortgesetzten Gebrauch empfiehlt von Leube als Abführmittel die Verbindung des Rhabarbers mit Mittelsalzen (Rhei pulverat. 20,0, Natrii sulfuric. 15,0, Natr. bicarb. 5,0 oder Rhei pulverat. 10,0, Tartar. depurat. 20,0, abends 1 Kaffeelöffel voll in Oblate nehmen.)

Die physikalische Behandlung der Nierenkranken darf, wie schon eingangs betont, nicht überschätzt werden, sie allein kann den Stoffwechselstörungen nicht gerecht werden.

Die diätetische Behandlung. Es wird heute wohl ziemlich allgemein angenommen, daß die Kochsalzausscheidung im wesentlichen eine Funktion der Tubuli ist und daß die Glomerulusepithelien die Ausscheidung des Wassers besorgen. Nach v. Monakow gehört die Elimination der stickstoffhaltigen Endprodukte des Stoffwechsels, speziell des Harnstoffs, zu der Tätigkeit der letzteren und es beteiligen sich auch die Tubuli an der Wassersekretion. Da nur ein sehr bescheidener Teil der festen Harnbestandteile durch den Darm und die Schweißdrüsen unter Umgehung der Nieren ausgeschieden werden kann, so liegt es auf der Hand, daß eine Retention dieser Stoffwechselprodukte bei Schädigung der Nierenepithelien nur dann vermieden wird, wenn zwischen Aufnahme resp. Bildung derselben und Ausscheidung kein Mißverhältnis besteht. In Anbetracht dessen, daß es außerordentlich schwierig, ja in sehr vielen Fällen unmöglich ist, die Eliminationskraft der erkrankten Nieren wesentlich zu heben, so kann eben eine Stapelung der Endprodukte des Stoffwechsels

Die Behandlung der diffusen Nierenerkrankungen.

nur hintangehalten werden, wenn ihre Vorstufen in der Nahrung möglichst wenig geboten werden. Abgesehen von den durch die Retention dieser Schlacken hervorgerufenen schweren sekundären Krankheitserscheinungen, leidet durch eine zu starke Inanspruchnahme die geschädigte Eliminationskraft weiter und es entwickelt sich so ein Circulus vitiosus.

Eine der wichtigsten diätetischen Aufgaben ist es daher, nach Möglichkeit die durch die Ausscheidung der stickstoffhaltigen Harnbestandteile bewirkte Arbeitsleistung der Nieren zu vermindern. Der günstige Einfluß einer Eiweißbeschränkung während des akuten Stadiums ist heute wohl allseits anerkannt und ich meine, daß man diese Erfahrungen, wenn auch mit gewissen Einschränkungen, auf die chronische Form der Nierenentzündungen übertragen sollte.

Insbesondere liegt in dem Eiweißverlust durch den Urin kein Moment, das eine eiweißreiche Kost rechtfertigte. D. Gerhard berechnet z. B. den hierdurch bedingten Verlust bei einer täglichen Urinmenge von 1—2 Liter und bei einem Albumengehalt von $5\,^0/_{00}$ auf ungefähr 5—10 g.

Nach meiner Erfahrung wird die Bedeutung einer Kontrolle der täglichen Eiweißzufuhr noch recht häufig unterschätzt und infolgedessen werden den Kranken keine bestimmten Verhaltungsmaßregeln gegeben. Bei dem relativ hohen Eiweißgehalt unserer gewöhnlichen Nahrungsmittel ist aber eine zu große Eiweißaufnahme fast die Regel.

Auch wenn keine bedrohliche Erhöhung des sog. Reststickstoffes (s. S. 446) vorliegt, darf die tägliche Eiweißzufuhr eine bestimmte Höhe nicht überschreiten. Diese obere Grenze wird am zweckmäßigsten so gelegt, daß sie ungefähr eine Mittelzahl aus dem Chittendenschen und dem Voitschen Eiweißminimum bildet. Demnach soll die tägliche Zufuhr von Eiweiß 70—80 g nicht überschreiten. Wenn es auch in gesunden Tagen sicherlich erwünscht scheint, die Eiweißzufuhr nicht gerade an der unteren Grenze zu halten, so liegen bei dem Nephritiker doch ganz andere Verhältnisse vor. Das Prinzip der Schonung sollte hier schon sehr zeitig in Anwendung kommen, um die schweren sekundären Erscheinungen möglichst hinauszuschieben und die Lebensdauer zu verlängern.

Die Furcht, daß bei der eben angegebenen Beschränkung Körpereiweiß zur Einschmelzung gelangt und daß hierdurch der Organismus, insbesondere der Herzmuskel, geschwächt werden könnte, wird sicher gegenstandslos, wenn auf eine ausreichende Zufuhr von Kohlehydraten und Fett gesehen wird. Ein Blick auf die Nahrungsmitteltabelle lehrt, daß die beliebten und gewöhnlichen Nahrungsmittel einen relativ hohen Eiweißgehalt haben und daß die Zusammenstellung eines Speisezettels, der nicht mehr wie 70 g Eiweiß enthält, von der gewohnten Kost doch immerhin erheblich abweicht.

Infolge des unberechenbaren, fast bizarren Verhaltens der Stickstoffelimination bei Nephritis (von Noorden) ist aber die Einschaltung von eiweißarmen Tagen, die dem Organismus die Möglichkeit geben sollen, etwaige Retentionen auszugleichen, eine sehr vorsorgende Maßnahme. Da sich die stärkere Beschränkung der Eiweißzufuhr auf 1 höchstens 2 Tage wöchentlich erstreckt, so kann sie kaum irgendwie nennenswerte Nachteile anderer Art in sich schließen, insbesondere wenn gleichzeitig die Aufnahme von Kohlehydraten und Fett gesteigert wird. Kommt es zu einem Aufflackern der Entzündung (Abnahme der Harnmenge, Zunahme des Eiweißes und der korpuskulären Elemente insbesondere der roten Blutkörperchen), so tritt eine Behandlung in Kraft, wie wir sie bei der akuten Nephritis kennen gelernt haben. Machen sich die Vorzeichen der Urämie bemerkbar, so ist die drohende Intoxikation durch die auf S. 407 gegebenen Verordnungen zu bekämpfen. Um Wiederholungen zu vermeiden, muß auf diese Kapitel verwiesen werden.

Eine dauernde Reduktion der Eiweißzufuhr und die Beobachtung strenger Karenztage muß erfolgen, wenn eine Erhöhung des Reststickstoffes vorliegt. Unter Reststickstoff versteht man bekanntlich den im Blutserum nach seiner völligen Enteiweißung noch nachweisbaren Stickstoff. Leider stehen uns zur Ermittlung dieser Größe keine einfachen Verfahren zur Verfügung. Nicht selten ist aber heute in den Laboratorien der modernen Krankenanstalten auch für den Praktiker die Möglichkeit gegeben, diese Untersuchung vornehmen zu lassen. Um das hierfür nötige Ausgangsmaterial zu gewinnen, werden mittelst Aderlaß, der ja so häufig bei Nephritikern indiziert ist, ca. 200 ccm Blut entnommen, das bis zu seiner Trennung in Blutkuchen und Serum 24 Stunden, am zweckmäßigsten im Eisschrank, stehen bleibt. Alsdann wird das Serum sehr vorsichtig abgegossen und zur Feststellung des Reststickstoffes baldmöglichst verwandt. Die beste Methode ist augenblicklich die von H. Meier und Hohlweg. Sie sei hier wiedergegeben, um dem Apotheker, der auch in der Lage sein sollte, diese Untersuchung auszuführen, die nötigen Unterlagen geben zu können. Mindestens 50 ccm Serum werden mit je der halben Menge Kaliummonophosphat und 1% Essigsäure angesäuert (Congo negativ, Lakmus sauer). Alsdann wird auf 400 ccm mit Wasser aufgefüllt und es werden 400 ccm gesättigter Kochsalzlösung zugesetzt. Hierauf 5 Minuten kochen, filtrieren und im Filtrat, das keine Biuretreaktion mehr geben darf, den Stickstoff nach Kjeldahl bestimmen. Die Menge des Reststickstoffes, die beim gesunden Menschen in 100 ccm Serum ca. 50 mg beträgt, ist sowohl bei der parenchymatösen, wie auch interstitiellen chronischen Nephritis erhöht. Die ausführliche Besprechung dieses Symptoms erfolgt auf S. 446. Hier sei nur auf die Notwendigkeit, die Höhe des Reststickstoffes öfters ermitteln zu lassen, hingewiesen. Erwähnt mag noch sein, daß Widal, Weill und Laudat als ein Zeichen von Stickstoffretention die Retinitis albuminurica betrachten.

Die Erfahrung lehrt, daß es nicht gleichgültig für den Verlauf der chronischen Nierenentzündungen ist, in welchen Prozentverhältnissen die einzelnen Eiweißarten in dem erlaubten Eiweißquantum vertreten sind. Über die in den einzelnen Nahrungsmitteln enthaltenen Eiweißmengen unterrichtet die auf S. 491 wiedergegebene Tabelle. Die Vorzüge und Nachteile der einzelnen Eiweißträger müssen aber gesondert besprochen werden.

Fleisch: Bei einer Krankheit von so langsamem Verlaufe, wie sie die chronisch-parenchymatöse Nephritis gewöhnlich darstellt, ist es nicht möglich, den Fleischgenuß völlig auszuschließen. Wenn auch durch einwandfreie Beobachtungen ein sofort augenfälliger, ungünstiger Einfluß auf das Krankheitsbild in sehr vielen Fällen nicht nachweisbar ist, so muß man sich doch der Untersuchungen Stähelins erinnern, daß bei Fleischnahrung die Belastung der Nieren eine größere ist als bei vegetarischer Kost. Eiweiß, Nukleoproteide, Extraktivstoffe, Körper, die in jeder Fleischsorte mehr oder weniger stark vertreten sind, bilden eben Stoffwechselprodukte, deren Hauptausscheidestätten die Nieren sind. Dieser Nachteil wird auch nicht dadurch aufgehoben, daß die Extraktivstoffe des Warm- und Kaltblüterfleisches anregend auf die Diurese einwirken. Die frühere Anschauung, daß das sog. weiße Fleisch ärmer an Extraktivstoffen sei wie das rote ist durch Untersuchungen von Offer und Rosenquist, die neuerdings von Schmid und Bessau bestätigt wurden, unhaltbar geworden. Der Unterschied zwischen roten und weißem Fleisch ist nicht größer als der zwischen den verschiedenen Tieren derselben Gattung und den verschiedenen Muskelstücken ein und desselben Tieres. Es ist ferner daran zu erinnern, daß die Prozeduren des Kochens und Bratens diese unbedeutenden Differenzen noch mehr ausgleichen.

Den Beobachtungen von Kaufmann und Mohr, Pick, Pabst, Köster, Wiczkowski, Kuschnir u. a., die auf Grund ihrer klinischen Erfahrung den Standpunkt von von Noorden, der keinen für den Nephritiker bedeutungsvollen Unterschied zwischen weißem und rotem Fleische anerkennt, teilen, stehen die Arbeiten von Zebrowski und Ziwert sowie von Di Giovine gegenüber, die gewisse Vorzüge des weißen Fleisches betonen. Es sei auch daran erinnert, daß einzelne Autoren, wie z. B. Senator und Matthes an der alten klinischen Anschauung, daß das weiße Fleisch Nierenkranken zuträglicher sei wie rotes, trotz des Ausfalles der chemisch analytischen Untersuchung festhalten, indem sie darauf hinweisen, daß eine so alte klinische Erfahrung, in der sicherlich ein guter Kern steckt, durch derartige Versuche nicht zu erschüttern ist.

Da die nierenreizende Wirkung der Extraktivstoffe überhaupt noch nicht sichergestellt ist, so kann eigentlich auch nicht die Größe derselben in den einzelnen Fleischsorten für ihre Zuträglichkeit verantwortlich gemacht werden. Kakowski lenkt meiner Ansicht nach mit Recht die Aufmerksamkeit darauf, daß das Fleisch erst nach einigen Tagen, wenn also Zersetzungsvorgänge begonnen haben, genußfähig wird. Die Möglichkeit, daß durch das Hängenlassen des Fleisches Gifte, die für die gesunden Nieren gleichgültig für erkrankte dahingegen recht bedeutungsvoll sind, entstehen können, muß zugegeben werden, auch wenn dieselben für unsere jetzigen Untersuchungsmethoden unfaßbar sind. Ich glaube, daß die Schädlichkeit der Fleischnahrung überhaupt in dieser Richtung zu suchen ist und daß den kleinen Differenzen in dem Gehalt an Extraktivstoffen und Stickstoff-Basen keine nennenswerte Bedeutung zukommt. Daher wird schon von jeher die Forderung aufgestellt, nur Fleisch von ausgezeichneter Beschaffenheit für die Ernährung des Nephritiker zu verwenden. Ein Blick auf die Geschichte der Fleischvergiftungen beweist die nierenschädliche Wirkung der bei den Zersetzungsvorgängen entstehenden Ptomainen.

Die Tiere, deren Fleisch relativ kurze Zeit nach dem Töten genossen wird, wie Hühner, Tauben und Fische gehören den Arten an, die sog. weißes Fleisch liefern.

Jedenfalls achte man darauf, daß das Fleisch möglichst frisch ist und vermeide die zellreichen Organe wie Leber, Nieren, Thymus, auch Bries genannt, die wegen ihres Gehaltes an Nukleoproteiden nur unnötig den Stoffwechsel belasten.

Die Untersuchungen von Linossier und Lemoine scheinen die Annahme zu stützen, daß rohes oder halbrohes Fleisch eine für Nephritiker ungeeignete Nahrung darstellt.

Ob Siedefleisch, dessen Extraktivstoffe zur Hälfte in die Siedeflüssigkeit übergehen, Bratenfleisch vorzuziehen ist, erscheint, da die nierenreizende Wirkung der Extraktivstoffe nicht einwandfrei begründet ist, sehr fraglich. Es liegt daher auch kein stichhaltiger Grund vor, Fleischbrühen, die nicht zu stark gewürzt sind, zu verbieten. Es ist selbstverständlich, daß die Zubereitung der Fleischspeisen der Nierenläsion stets Rechnung zu tragen hat und daß eine Würzung nur mit den erlaubten schwachen Würzstoffen und auch dann nur in der eben nötigen Stärke erfolgen darf. Alle scharfen Saucen, Fleischextrakte, gepökelte und geräucherte Fleischwaren, pikante Wurstsorten usw., sind als nicht ungefährlich aus dem Diätzettel zu streichen. Gegen Fischfleisch, auf dessen tadellose Beschaffenheit besonderes Gewicht zu legen ist, lassen sich im allgemeinen nur die gleichen Bedenken wie gegen das Fleisch der Warmblüter erheben. Die Salzarmut der Süßwasserfische wird bei der Behandlung der Kochsalzretention noch zu besprechen sein. Geräucherte, marinierte und Büchsenfische eignen sich zur Nephritikerkost dagegen nicht.

Von großer Wichtigkeit ist nun die Frage, in welchem Umfange man die Deckung des täglichen Eiweißbedarfes durch Fleisch gestatten darf. Schon früher habe ich darauf hingewiesen, den Kranken mit chronisch parenchymatöser Nephritis, nicht mehr wie 200 g Fleisch (Rohgewicht) der leicht verdaulichen Sorten zu gestatten. Da im Durchschnitt der Eiweißgehalt des mageren Fleisches 19 % beträgt, so würden mithin durch 200 g Fleisch mit 38 g Eiweiß ungefähr die Hälfte des täglichen Eiweißquantums gedeckt.

Ich glaube, daß man zum Vorteile der Kranken die Fleischnahrung noch weiter einschränken und eine vorzugsweise vegetabilische Ernährung empfehlen sollte. Diese Annahme stützt sich auf einige Beobachtungen aus den letzten Jahren, von denen eine kurz hier wiedergegeben sei.

Ernst Schr. krankt an einer chronisch parenchymatösen Nephritis, die mit interstitiellen Veränderungen kombiniert ist. Seit zwei Jahren besteht eine Retinitis albuminurica. Reststickstoff nicht wesentlich erhöht, mäßige Kochsalzretention. Blutdruck 180 mm Hg. Der Kranke wird mit der Weisung entlassen, nicht mehr wie 80 g Eiweiß täglich aufzunehmen. Ca. ¾ Jahr nach der ersten Untersuchung abermalige Aufnahme, da sein Allgemeinbefinden sich wesentlich verschlechtert und insbesondere seine Sehschärfe erheblich nachgelassen hat. Es bestehen jetzt eine erhebliche Steigerung des Reststickstoffes und sehr ausgesprochene albuminurische Veränderungen des Augenhintergrundes. Die Sehschärfe hat sich derart vermindert, daß der Kranke seine Beschäftigung als Zeichenlehrer einer technischen Schule, da er die Maße nicht mehr erkennen kann, aufgeben mußte. Der sonstige Befund: Herzhypertrophie, Blutdruck, Kochsalzretention entspricht der älteren Untersuchung.

Auf Grund einer früheren, zufällig gemachten, Erfahrung verbiete ich dem Kranken jegliches animalische Eiweiß und reduziere die Eiweißzufuhr auf 60 g. Wöchentlich ein Karenztag mit 20—30 g Eiweiß.

Einige Monate später, die Prognose war bei der letzten Untersuchung direkt infaust, schreibt mir der Kranke, daß ihm die vorgeschriebene Diät sehr gute Dienste geleistet habe und daß sein Sehvermögen fast wieder normal geworden sei. Es ist selbstverständlich, daß die organisch zerstörten Partien der Retina rettungslos verloren sind. Worauf die Besserung beruht, ob z. B. ein Ödem der Papille zurückgegangen ist, lasse ich dahingestellt. Ich möchte hier nur die auffallende Besserung in dem Befinden konstatieren, die zu einer Zeit eintrat, als die albuminurischen Veränderungen unaufhaltsam weiterzugehen drohten. Da in einem ähnlichen Falle durch eine ausschließlich vegetarianische Kost der gleiche Umschwung im Krankheitsbilde herbeigeführt wurde, so neige ich nicht zu der Ansicht, daß hier ein zufälliges Zusammentreffen vorliegt.

Bei den sicher schon sehr weit vorgeschrittenen sonstigen Veränderungen an den Nieren, an dem Herzen und Gefäßsystem ist leider eine tiefgreifende und dauernde Besserung des Allgemeinzustandes kaum noch zu erhoffen. Wendet man aber von den Kranken das furchtbare Geschick der Erblindung ab, so hat man meines Erachtens auch schon außerordentlich viel geleistet.

Aus diesem Grunde möchte ich eine sehr intensive Beschränkung des animalischen Eiweißes zugunsten des pflanzlichen gerade bei albuminurischen Augenveränderungen das Wort reden. Weitere Erfahrungen müssen selbstredend erst erweisen, ob der günstige Einfluß eines rein vegetarianischen Regimes die Regel ist. Aufmerksam machen möchte ich noch, daß der oben erwähnte Kranke aus äußeren Gründen auch früher nicht in der Lage war, sich eine fleischreiche Kost zu gestatten, daß demnach schon bescheidene Fleischzulagen unter Umständen den günstigen Einfluß einer sonst fast vegetarianischen Kost vereiteln können. Daß neben der Art des Eiweißes auch die Größe der Eiweißzufuhr auf den Verlauf der Retinitis albuminurica von großem Einfluß sein wird, darf man, besonders wenn Retentionen bestehen, sicher annehmen.

In den letzten Jahren sind wir ganz allgemein dazu übergegangen, nur noch ca. ¼ des täglichen Eiweißbedarfes durch Fleisch zu decken. Man wird mithin den Kranken nicht mehr wie etwa 100 g der mageren und etwas mehr der fetten Fleischsorten erlauben dürfen. Ferner achte man darauf, frisch geschlachtetes Fleisch zu verwenden, etwa ein Huhn, Taube oder Fisch, die im Hause getötet werden. Sehr ratsam erscheint es uns, an zwei, am besten aufeinanderfolgenden Tagen der Woche animalisches Eiweiß überhaupt aus dem Speisezettel zu streichen und nur Milch, wenig Eier und reichlich Vegetabilien zu gestatten.

Während der letzten Jahrzehnte hat es sich eingebürgert, bei Nierenkranken, insbesondere auch bei denen, die an chronischer parenchymatöser Nephritis leiden einen großen Prozentsatz des täglichen Kalorienbedarfes durch Milch oder Milchderivate zu decken. Eine nierenreizende Wirkung wird die Milch, die frei von Purin- und Extraktivstoffen ist, kaum entfalten. Es dürfte aber doch fraglich erscheinen, ob eine fast ausschließliche oder auch nur vorwiegende Ernährung durch Milch opportun ist. Der Eiweißgehalt der Milch beträgt durchschnittlich 3,2 %. Erlaubt man täglich 1½ Liter, so wird von den zugestandenen 70 g Eiweiß mehr als die Hälfte nämlich 48 g als Milcheiweiß aufgenommen. Diese Verteilung ist nicht erwünscht. Auch der Wassergehalt der Milch ist nicht gleichgültig. Bei polyurischen Nephritikern mag er willkommen sein, bei oligurischen dagegen sicherlich nicht. Die diuretische Wirkung der Milch beruht zum größten Teil auf ihrem relativ geringen Salzgehalt, der bei der Behandlung der Kochsalzretention ausführlicher besprochen wird. Ferner ist die relative Armut an Kohlehydraten als bedeutungsvoller Nachteil zu bezeichnen und schließlich gehört die Milch nach Rubner wenigstens bei den Erwachsenen zu den Nahrungsmitteln, von denen bei reichlichem Genuß auch ein ziemlich großer Prozentsatz, nämlich 8—10%, unausgenutzt wieder ausgeschieden werden. Wenn man dann außerdem noch bedenkt, daß sehr viele die Milch nur mit großem Widerwillen aufnehmen können (die brauchbaren Korrigentien sind auf S. 500 erwähnt), so kann ich mich der Ansicht anderer, die in der Milch das Idealnahrungsmittel für Nephritiker erblicken, nicht anschließen. Dieses soll natürlich nicht sagen, daß die Milch ein ungeeignetes Nahrungsmittel wäre. In kleineren Quantitäten und in Verbindung mit Kohlehydraten ist sie bei der Ernährung der Nephritiker kaum zu entbehren. **Mehr wie $\frac{1}{5}$ bis $\frac{1}{3}$ des täglichen Eiweißbedarfes entsprechend $\frac{1}{2}$ bis $\frac{3}{4}$ Liter decken wir dagegen durch Milch nicht.**

Von den Milchderivaten ist die Magermilch, da sie Fett nur noch in sehr geringen Mengen enthält, noch weniger geeignet als die Vollmilch. Die Molken verdienen nicht mehr die Bezeichnung Nahrungsmittel, da sie durchschnittlich nur 0,8 Eiweiß, 0,2 Fett und 4,6 Kohlehydrate enthalten. Einen günstigen diuretischen Effekt will von Leube bei dem Genuß von Weinsteinmolken gesehen haben, die er bis zu einem Liter trinken läßt. Bei oligurischen Nephritikern muß wegen des Flüssigkeitsquantums die länger dauernde Verordnung dieses Getränkes ohne Zweifel von dem Erfolge abhängig gemacht werden.

Kefir und Kumys enthalten durch den Gärungsprozeß schwankende Mengen von Alkohol. Ihr Nährwert liegt unter dem der Vollmilch. Handelt es sich um einen ausgesprochen chronischen Prozeß, der frei von Exazerbationen ist, so steht der Verwendung dieser Produkte nichts im Wege. Sie bilden sogar recht häufig eine willkommene Abwechslung. Sehr wenig Alkohol enthält die orientalische Sauermilch Yoghurt. Sie ist von dünnbreiiger Konsistenz und bildet mit Zutaten von etwas Zucker und geringen Mengen von Zimt eine recht wohlschmeckende Zwischenspeise. Da Yoghurt durch Eindampfen der Milch auf die Hälfte ihres Volumens gewonnen wird, so ist ihr Gehalt an den einzelnen Nahrungsstoffen größer (nach Combe 7,0 Eiweiß, 7,2 Fett und 8,3—9,4 Kohlehydrate). Auch unsere einfache Sauermilch, die unter dem Namen dicke Milch in einzelnen Gegenden recht reichlich konsumiert wird, weist die gleichen Vor- und Nachteile, wie die frische Milch auf. Durch die saure Gärung werden etwa 10—15 % des Milchzuckers zerstört und dementsprechend sinkt der Kaloriengehalt.

Frische ungesalzene Butter ist ein ausgezeichnetes und einwandfreies Nahrungsmittel. Ihr Eiweißgehalt ist sehr gering 0,7 %.

Die einzelnen Käsesorten enthalten recht schwankende und große Mengen von Eiweiß. Den geringsten Prozentsatz weisen Rahmkäse mit 19,5 %, Brie mit 17,6 %, Gervais mit 13,5 % auf. Schweizer und Holländer haben 28 resp. 26,9 %. Da man mit relativ kleinen Mengen das Bedürfnis des Kranken befriedigen kann, so wäre ihre Verwendung im Rahmen des täglichen Eiweißquantums möglich. Bedenklich sind aber die durch den Reifungsprozeß gebildeten Produkte, da sie sicherlich für kranke Nieren nicht gleichgültig sind. Man beschränke sich daher nur auf die frischen und nicht pikanten Sorten (Topfen, Quark).

Ein Hühnerei enthält durchschnittlich 6,1 g Eiweiß und hiervon entfallen auf den Dotter 2,6 g. Das Eiweiß stellt den weniger wertvollen Teil des Eies dar. Seine Aufnahme belastet nur den Eiweißstoffwechsel. Die Eier sind frei von Extraktivstoffen und Nukleoalbuminen. Stichhaltige Bedenken gegen den Genuß gekochter und verarbeiteter Eier lassen sich nicht erheben. Die Aufnahme roher Eier verbietet man vorsichtshalber. Einer Überschätzung des Eies als Nährmittel wird man gegebenfalls zu steuern haben, da es nicht angebracht ist, zu Ungunsten der Vegetabilien den Eiweißbedarf einseitig zu decken. Mehr wie 3 Eier täglich gestatten wir nicht.

Die geeignetsten Nahrungsmittel für den Nephritiker liefern die Vegetabilien und ihre Früchte. Der Wert der Vegetabilien und der ihnen verwandten Nahrungsmittel liegt darin, daß sie neben mehr minder kleinen Eiweißmengen einen hohen Prozentsatz an Kohlehydraten aufweisen. Bemerkenswert ist, daß die führenden Kliniker über den Wert eines lakto-vegetabilen Regimes einer Ansicht sind, was man von der Fleischnahrung, wie erwähnt, durchaus nicht sagen kann. Trotzdem eignen sich nicht alle Vegetabilien zur Nephritikerkost. Eine nierenreizende Wirkung wird den Pflanzen und ihrem Samen nachgesagt, die ätherische Öle enthalten. Hierher gehören: Zwiebel, Knoblauch, Rettich, Radies, Sellerie, Meerrettich, Schnittlauch, Ingwer, Kapern, Senf, Petersilie und Dill. Auch die säurehaltigen Pflanzen wie Tomaten, Spinat und Sauerampfer standen und stehen noch in dem Rufe nicht gleichgültig für die erkrankten Nieren zu sein. Kakowski, der die schädliche Wirkung der Petersilie und des Dill bei Nierenkranken nachgewiesen hat, konnte sich aber von einem ungünstigen Einfluß der erwähnten Gemüse nicht überzeugen. Der seinerzeit von von Noorden geäußerten Befürchtung gegen grünes Gemüse, Steinobst und Preiselbeeren wegen des in ihnen enthaltenen benzoesauren Äthers, der in Hippursäure übergehen kann, die von erkrankten Nieren schlecht ausgeschieden wird, steht das Untersuchungsresultat J. Hoffmanns gegenüber, der eine derartige Insuffizienz der Nieren nicht nachweisen konnte. Auch die Warnung Ortners, frisches Gemüse wegen seines Gehaltes an Kalium, das die roten Blutkörperchen schädigen kann, zu meiden, erscheint nicht stichhaltig, wenn man bedenkt wie gering diese Mengen in den von den Nephritikern konsumierten Gemüseportionen sind. Von der nierenreizenden Wirkung der Nüsse konnte sich Crainger - Stewart überzeugen. Kakowski sah nach Pilzen, trotzdem sie in kleiner Menge und nach starkem Kochen genossen waren, eine Zunahme der Ödeme, der korpuskulären Elemente im Urin und eine ausgesprochene Verschlimmerung des Allgemeinzustandes.

Fragen wir uns, welche Vegetabilien für den Nephritiker eine geeignete Nahrung liefern können, so sind an erster Stelle die verschiedenen Getreidearten zu nennen: Hafer, Gerste, Weizen, auch Reis, Mais, Grünkern usw. Es ist überflüssig, aufmerksam zu machen, wie mannigfaltig die Verwendung der Cerealien und ihrer Produkte in der Küche ist. Auf den Nährwert süßer Speisen sei noch ausdrücklich hingewiesen. Die grünen frischen Hülsenfrüchte wie Erbsen, Bohnen, die auch in getrocknetem Zustande fein zerkleinert etwa als Hartensteinsche Leguminosemischungen sich zu Suppen und Pürees eignen, stellen empfehlenswerte Nahrungsmittel dar. Bei den Leguminosen ist nur Rücksicht auf ihren hohen Eiweißgehalt zu nehmen, der bei den frischen grünen Hülsenfrüchten viel geringer ist. Zasjadko rühmt die Bekömmlichkeit der Edelkastanie.

Von den Kohlarten verdienen Blumenkohl, Rosenkohl, Grünkohl, Wirsing, eine besondere Bevorzugung. Über die verschiedenen Kohlsorten, die zu Rot-, Weißkraut usw. verarbeitet werden, ist Nachteiliges nicht bekannt geworden. Doch ist darauf zu achten, daß nicht durch die Zubereitung nierenreizende Stoffe, wie z. B. beim Sauerkraut (Salz- und Pfeffergehalt), hinzugefügt werden. Von den Wurzelgemüsen wie Kartoffeln, Möhren,

Karotten, Kohlrüben, rote Rüben usw. läßt sich ein Gleiches sagen. Von Noorden hält den Spargel nicht für schädlich. Die grünen Salate bringen eine angenehme Abwechslung und frischen häufig den etwas darniederliegenden Appetit der Nephritiker auf.

Hierbei ist vielleicht noch kurz die Frage zu streifen, ob der Zusatz von Essig oder Zitronensaft als schädlich zu bezeichnen ist. In kleinen Mengen sind wahrscheinlich beide Säuren unschädlich Es ist aber vielleicht die Essigsäure der Zitronensäure vorzuziehen.

Eine sehr günstige Wirkung will Kakowski von dem Kürbis, der mit Reis und Sahne usw. zubereitet ein sehr angenehmes Gericht darstellt, auf urämische Symptome, Ödeme, Eiweiß, Zylinder usw. beobachtet haben. Ich glaube, daß sich auch keine stichhaltigen Bedenken gegen den Genuß von frischen Gurken und Melonen anführen lassen, falls ihre Zubereitung nicht eine nierenschädigende ist.

Vorzüglich sollte man sich aber des Obstes in seiner verschiedenen Zubereitung bei der Ernährung Nierenkranker bedienen. Es kann in frischem Zustande, als Kompott oder Marmelade gereicht werden und bildet eine leicht sättigende, erfrischende Zwischenkost, die den Wunsch nach inhaltsreichen Speisen unterdrückt. Das Kern-, Stein- und Beerenobst sowie die verschiedenartigen Südfrüchte können unterschiedslos gegeben werden.

Man achte darauf, daß mindestens die Hälfte des täglichen Eiweißbedarfes durch pflanzliches Eiweiß gedeckt wird, ein viertel durch Milch oder Eier und der Rest durch animalisches. Dort wo das Verlangen nach Fleisch gering ist, bevorzuge man in noch ausgesprochenerem Maße das laktovegetabilische Regime.

Die Behandlung der Kochsalzretention.

Während in gesunden Tagen die Niere ohne nachweisbare Schädigungen mit auffallend großen Mengen von Kochsalz spielend fertig wird, können sich bei Nierenerkrankungen Ausscheidungsstörungen bemerkbar machen.

In jedem Stadium und auch bei jeder Art der Nephritis kann es zu einer Retention von Kochsalz kommen, die nach den experimentellen Untersuchungen von Schlayer, Heinecke eng mit einer Läsion der Tubuli verknüpft ist. Ein Irrtum ist es aber anzunehmen, daß diese Störung im Stoffwechsel ein regelmäßiges Symptom der Nierenentzündung ist. Die klinische Erfahrung lehrt täglich, daß bei einem großen Prozentsatz der Nephritiden die Kochsalzausscheidung nicht gelitten hat. Diese Tatsache ist von großer Wichtigkeit, da nur der Nachweis einer Insuffizienz in der NaCl-Abgabe eine kochsalzarme Ernährung rechtfertigt. Eine Ausnahme bildet allein die akute Nephritis, bei der wir die gleiche Beköstigung ausschließlich vom Standpunkte der Nierenschonung empfehlen. Kommt es zu einer Kochsalzretention, dann wird das Salz nicht etwa im Blut zurückgehalten, sondern es wird in anderen Teilen des Organismus, vorzugsweise in der Haut gestapelt und es bedarf gewöhnlich zu seiner Lösung einer bestimmten Menge von Wasser. Wohl liegt aber in solchen Fällen, wie dies neuerdings Widal betont, der Schwellenwert für die Chlorausscheidung im Blute über der Norm. Die Aufspeicherung von Kochsalz und Wasser braucht nicht sofort zu einem sichtbaren Ödem zu führen. Es kommt zunächst zu einer dem Auge und dem Tastsinn verborgenen tiefen Infiltration, dem sogenannten „Präödem Widals"; „dem latenten Hydrops von Strauß". Dieses Präödem kann bis 6 kg betragen und auffallende Gewichtszunahmen bei Nephritikern, die in einem Fettansatz nicht begründet sein können, verdanken ihm seine

Entstehung. Bei längerer Dauer des Mißverhältnisses zwischen Kochsalzaufnahme und -Abgabe entwickelt sich aus dem Präödem ein allgemeiner Hydrops. Die früher von Widal vertretene Ansicht, daß die renale Wassersucht in erster Linie auf eine Kochsalzretention zurückzuführen sei, mußte neueren Untersuchungen weichen, die der alten Cohnheimschen Anschauung, daß eine Gefäßläsion erst den Durchtritt von Wasser ermöglicht, neue wertvolle Stützen verliehen. Gesellt sich aber zu einer Gefäßschädigung, die gleichzeitig mit der Nierenentzündung oder sekundär durch sog. Nephrotoxine entstehen kann, noch eine Kochsalzretention, dann sind die Vorbedingungen für eine ausgesprochene Wassersucht gegeben. Nicht in jedem Falle muß die Stapelung von Kochsalz mit einer entsprechenden Menge von Wasser erfolgen. Auch ohne daß der Wasserhaushalt gestört wird, kann es zur ansehnlichen Retention von Kochsalz kommen. Strauß prägte für diesen Zustand den Ausdruck Historetention und Widal Retention chlorurée sèche. Von den verschiedenen Arten der Nephritis neigt die Schrumpfniere zur Historetention (s. auch S. 482).

Auch noch in anderer Richtung verhält sich die erkrankte Niere großen Kochsalzmengen gegenüber nicht so gleichgültig, wie die gesunde. Nach salzreicher Kost beobachteten wir ähnlich wie Widal und Javal, sowie Magnus Levi eine Zunahme der Eiweißausscheidung. Auch Hämaturien sollen durch die gleiche Ursache verstärkt werden. Der Einfluß auf den Blutdruck ist ein wechselnder. Immerhin sind, wenn auch nicht sehr bedeutende, Steigerungen nach einer kochsalzreichen Nahrung nicht selten.

Von größerer Wichtigkeit ist es, daß eine Reihe zum Teil sehr beängstigender Symptome auf eine Überladung des Organismus mit Kochsalz zurückzuführen sind. So sahen wir unter kochsalzarmer Ernährung quälende Dyspnoe, die besonders nachts den Kranken die Ruhe raubte, weichen. In einigen Fällen schwanden unter dem chlorarmen Regime Schmerzen von der Art der bei Angina pectoris. Dyspeptische Beschwerden, wie Übelsein, Appetitlosigkeit oder Erbrechen, die allen sonstigen therapeutischen Maßnahmen trotzten, wurden durch eine Kochsalzentziehung außerordentlich günstig beeinflußt. Auch bei den dumpfen, die Lebensfreude des Nephritiker häufig in der empfindlichsten Weise trübenden Kopfschmerzen bringt eine Entchlorung recht häufig bemerkenswerte Besserung, nicht selten dauernde Erleichterung.

Die einfache diätetische Verordnung, die kochsalzarme Ernährung, kann im Krankheitsbilde oft eine geradezu erstaunliche Besserung herbeiführen, die sich, wie ich eben ausführte, nicht auf die Hydropsien allein erstreckt. Unter unserem Material befinden sich Kranke, die vor der Kochsalzentziehung monatelang ein kümmerliches Dasein Tag und Nacht im Sessel fristeten und die heute wieder ihre tägliche Spaziergänge unternehmen können.

Diese Erfolge kann man aber nur erzielen, wenn man nicht schematisch eine kochsalzarme Kost verordnet, sondern sie nur dann einleitet, wenn die erwähnte Störung im Stoffwechsel vorliegt. Eine kritiklose Verordnung der kochsalzarmen Therapie ist direkt zu verwerfen, da sie eine vorzügliche Behandlungsmethode mißkreditiert, und Kranken, die durch ihr Leiden recht schwer geschädigt sind, ev. unnötigerweise neue Entbehrungen auferlegt; denn darüber muß man sich klar sein, die kochsalzarme Ernährung bedeutet zum wenigsten in den ersten Wochen auch für einen nicht verwöhnten Gaumen eine Entsagung.

Es ist ferner nicht zu vergessen, daß die Insuffizienz in der Kochsalzelimination bestimmte Grade erreichen kann. Zwischen der einfach verschleppten Ausscheidung und der stärksten Retention, bei der, nebenbei bemerkt, immer noch einige Zentigramm abgegeben werden, liegen die verschiedenen Stufen dieser Störung und es ist ganz selbstverständlich, daß sich die Entziehung des Kochsalzes dem jeweiligen Grade derselben anzupassen hat.

Es ist deshalb dringend wünschenswert, daß nicht nur die Frage, ob eine Störung in dem Kochsalzwechsel vorliegt, beantwortet, sondern daß auch gleichzeitig die Intensität dieser Störung in allen Fällen, wo es praktisch durchführbar ist, ermittelt wird.

Da bei der sog. feuchten Retention durch das Lösungswasser die Gewichtskurve deutliche Ausschläge gibt, so kann man sich durch fortlaufende Gewichtsbestimmungen leicht überzeugen, ob Wasser aufgestapelt wird.

Hat man einige Tage bei gewöhnlicher, aber gleichbleibender Kost und Flüssigkeitszufuhr das Gewicht bestimmt und ist eine gewisse Gleichmäßigkeit in den Zahlen vorhanden, so legt man bei fortgesetzt gleicher Ernährung 10 g Kochsalz zu und beobachtet nun, ob ein deutlicher Ausschlag in der Gewichtskurve eintritt. Ist dies der Fall, so beruht er auf einer Retention von Kochsalz und Wasser, die sich, nebenbei bemerkt, auch durch eine Abnahme der Urinmenge kundgibt. Diese außerordentlich grobe Methode kann natürlich eine sog. trockene Kochsalzretention nicht aufdecken. Auch gibt sie über den Grad der Stoffwechselstörung keinen Aufschluß. Es ist daher viel empfehlenswerter, eine sog. Kochsalzbilanz aufzustellen, indem man die Größe der Kochsalzzufuhr und -ausfuhr bestimmt.

Wählt man für die Tage der Kochsalztoleranzbestimmung eine Kost von bestimmtem Kochsalzgehalt, so hat man die Größe der täglichen Kochsalzzufuhr ohne Schwierigkeiten ermittelt.

Eine solche Probediät, die den Vorzug hat, nicht eintönig zu sein und die deshalb auch relativ gern von den Kranken genossen wird, habe ich schon vor Jahren angegeben. Der Kochsalzwert dieser Kost beträgt nicht mehr wie 3 g. Sie stellt mithin eine chlorarme Ernährung dar.

Die Probediät.

Erstes Frühstück: Kaffee (ev. koffeinfrei) oder Tee mit Milchzusatz, Kakao mit Milch- und Wasserzusatz, drei gewöhnliche Zwieback, ungesalzene Butter, Fruchtgelee, Zucker.

Zweites Frühstück: 250 ccm Milch, drei Zwieback (oder ev. ein Glas Wein mit frischem Obst bei chronischer Nephritis).

Mittagessen: ein Teller Bier-, Wein- oder Fruchtsuppe, ohne Salz, oder Hafer, Grieß-, Reissuppe mit Milch und ungesalzener Butter, kein Bouillon- oder Salzzusatz; als Würzstoffe 0,5 Bromnatrium, Sedobrol, oder ein Kaffeelöffel Valentines Meat juice, 100 g Fleisch (Rohgewicht) in salzfreier Butter gebraten, Sauce (aus Butter, Mehl, Wein, Zitronensaft und Meat juice hergestellt), 200 g Apfelgemüse (aus $^2/_3$ Äpfeln und $^1/_3$ Kartoffeln), 200 g Reis mit Milch- und Zuckerzusatz sowie eine beliebige Menge Kompott. Als Nachtisch süße Speise oder frisches Obst.

Vesper: Wie erstes Frühstück.

6 Uhr: Wie zweites Frühstück.

Abendessen: ein Teller Suppe wie beim Mittagessen zubereitet, ein Obstkuchen (Äpfel, Pflaumen), oder Reis-, Grieß- oder ähnlicher Brei (ca. 200 bis 300 g) mit Milchzusatz, reichlich Kompott. Drei Zwieback, ungesalzene Butter, Zucker. Als Getränk: Tee oder ev. Wein.

Kochsalzgehalt der Probediät:

Zwieback: (NaCl-Gehalt 0,38 %) 1 Zwieback = 10 g, 15 Zwieback = 0,57 g NaCl

Milch: (NaCl-Gehalt 0,16 %) 1000 ccm = 1,60 g NaCl

Summa 2,17 g NaCl

Die im Fleisch und den Mehlen enthaltenen NaCl-Mengen sind so gering, daß der NaCl der Probediät 3 g nicht übersteigt. Die Größe des täglichen Milchquantums, inkl. des in Suppen, Breien usw. gereichten, soll 1000 ccm betragen. Sollte ein Teil der Zwiebacke und der Milch nicht aufgenommen werden, so läßt sich leicht der dadurch bedingte Ausfall an NaCl berechnen.

Die Kochsalzbestimmung im Urin wird nach einem der bekannten titrimetrischen Verfahren vorgenommen, wobei nur Proben des 24 stündigen Urins verwandt werden dürfen, da die Kochsalzausscheidung in dieser Zeit erheblichen Schwankungen unterliegen kann. Für den Praktiker sei auf eine von Strauß angegebene sehr einfache Methode zur Bestimmung des Kochsalzes im Urin hingewiesen, die nicht mehr Zeit beansprucht und keine größere Übung voraussetzt, wie die Bestimmung der Eiweißmenge nach Esbach. Will man eine Kochsalzbestimmung ausführen, so füllt man in das von Strauß angegebene Röhrchen, dessen Konstruktion aus nebenstehender Abbildung ersichtlich ist und dessen Graduierung den Chlorgehalt des Urins auf Kochsalz in Prozent berechnet angibt, ein Zehntel Normalsilberlösung bis zur Marke „A" und Urin bis zur Marke „U". Die Mischung läßt man einige Minuten stehen und fügt dann tropfenweise unter sanftem Umdrehen (nicht Schütteln, da sonst Schaumbildung erfolgt) ein Zwanzigstel Normal-Rhodan-Ammoniumlösung so lange zu, bis bleibende Orange- bzw. Rotfärbung beginnt. (Hat das Urin-Argentum-Gemisch an sich schon eine leicht rötliche Farbe angenommen, so fügt man ev. einen ganz kleinen Kristall von übermangansaurem Kali zu) (Strauß)[1].

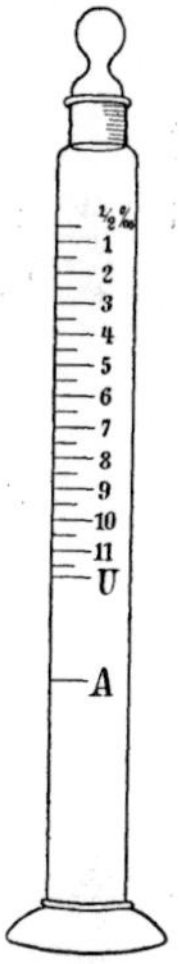

Die Rot- und Orangefärbung wird durch die Anwesenheit des Eisens bewirkt.

Die Resultate dieses Verfahrens sind selbstverständlich nicht so exakt, wie die durch Titrimetrie gewonnenen. Sie sind aber nach vergleichenden Untersuchungen Levas für die Praxis brauchbar.

Die Prüfung der Kochsalztoleranz gestaltet sich nun folgendermaßen: Der Kranke erhält die oben angegebene Probediät, bis ungefähr Kochsalzgleichgewicht eingetreten ist. Besteht eine Kochsalzretention, so kann sich dies unter Umständen längere Zeit hinziehen, da sich der Körper unter der kochsalzarmen Ernährung, denn dies ist die Probediät, der zurückgehaltenen Kochsalzmengen erledigt. Wenn Kochsalzzufuhr und -ausfuhr annähernd gleich und diese Werte zwei oder drei Tage konstant geblieben sind, so legt man 10 g Kochsalz zur Probediät zu. Diese Zulage geben wir in Wasser gelöst zum Mittagessen. Es liegt nun keine Insuffizienz vor, wenn das mehr zugeführte Kochsalz innerhalb 48 Stunden wieder ausgeschieden wird. Wird dagegen nur ein Teil wieder eliminiert, so besteht eine Störung in dem Kochsalzwechsel. Es bedarf wohl keiner Erwähnung, daß die Probediät solange gereicht werden muß, bis die Toleranzprüfung vollständig beendigt ist.

Abb. 1.

---

[1]) Die Zehntel-Normal-Silberlösung wird in der Weise hergestellt, daß man 17,5 g Argentum nitricum in einem Meßkolben von 1 Liter in 30 ccm Aqua destill. löst. Hierauf fügt man 900 ccm Acidum nitric. puriss. hinzu, außerdem noch 50 ccm Liquor ferri sulfurici oxydati und füllt schließlich zu einem Liter auf. (Liquor ferri sulfurici oxydati besteht aus Ferri sulfurici 80, Aqua dest. 40, Acidi sulfurici 15, Acidi nitrici 18.) Die Zwanzigstel-Rhodan-Ammoniumlösung enthält 3,8 g Rhodan-Ammonium im Liter. Das graduierte Röhrchen ist bei Paul Altmann, Berlin NW, Luisenstr. 47, erhältlich.

Besteht eine Retention, so ermittelt man durch weitere, tastende Versuche die Größe der Insuffizienz.

Die neue Kochsalzbelastung, die selbstredend kleiner, entsprechend der Störung zu wählen ist, darf erst vorgenommen werden, wenn wieder Kochsalzgleichgewicht vorliegt.

Strauß unterscheidet je nach der Stärke der Chlorundurchlässigkeit drei Intensitätsgrade der chlorarmen Ernährung:

    a) die strenge Form, deren Kochsalzgehalt unter 2,5 g liegt.
    b) die mittelstrenge Form, deren Kochsalzgehalt bis 5 g reicht,
    c) die milde Form, deren Kochsalzgehalt 5 g überschreitet.

Was nun die Dauer der chlorarmen Ernährung anbetrifft, so muß der Kranke selbstverständlich solange kochsalzarm beköstigt werden, als eine Insuffizienz im Kochsalzwechsel besteht. Da aber die Nieren häufiger durch die wohltuende Schonung einer kochsalzarmen Ernährung für dieses Salz wieder durchlässiger werden, so empfiehlt es sich, nach einigen Wochen oder Monaten eine nochmalige Toleranzprüfung vorzunehmen, um nach dem Ausfall der neuen Belastungsprobe die Ernährung ev. zu ändern.

Wichtig scheint es mir, noch eine Erfahrung von Magnus-Levy wiederzugeben, der erst in der fünften Woche einer strengen chlorarmen Ernährung die Abgabe des retinierten Chlors und das Schwinden der Ödeme beobachtete. Diese Feststellung ist außerordentlich wichtig, da sie lehrt, nicht voreilig die chlorarme Ernährung abzubrechen, sondern sie konsequent durchzuführen.

Die Technik der kochsalzarmen Ernährung.

Die meisten Nahrungsmittel enthalten im Rohzustande außerordentlich wenig Kochsalz, so z. B. das Fleisch, die Gemüse. Erst bei der Zubereitung werden größere oder kleinere Mengen je nach Geschmack zugesetzt. Die Technik der chlorarmen Ernährung setzt eine Kenntnis des Kochsalzgehaltes der einzelnen Nahrungsmittel voraus und daher sei hier eine von Strauß und Leva ausgearbeitete Tabelle, die den Kochsalzgehalt der gebräuchlichsten Nahrungsmittel enthält, wieder gegeben.

	NaCl in Prozent der natürlichen Substanz		NaCl in Prozent der natürlichen Substanz
A. Tierische Nahrungsmittel.			
Fleisch:		**Fische:**	
Hammelfleisch	0,17	Dorsch	0,16
Kalbfleisch	0,13	Flußaal	0,021
Kalbshirn	0,29	Flußbarsch	0,10
Kalbsmilch	0,20	Forelle	0,12
Kalbsniere	0,32	Hecht	0,092
Kalbsleber	0,14	Heilbutte	0,30
Rindfleisch (mager)	0,11	Hering	0,27
Schweinefleisch (mager)	0,10	Kabeljau	0,16
Kaninchenfleisch	0,085	Karpfen	0,086
Froschschenkel	0,05	Lachs	0,061
Schabefleisch	0,09	Makrele	0,28

Die Behandlung der diffusen Nierenerkrankungen.

	NaCl in Prozent der natürlichen Substanz		NaCl in Prozent der natürlichen Substanz
Rotzunge	0,38	**In Büchsen eingelegtes Fleisch:**	
Schellfisch	0,39		
Schleie	0,073	Corned beef (deutsches?)	2,04
Scholle	0,21	dto. aus Amerika	11,52
Seezunge	0,41	dto. aus Australien und Neu-Seeland	0,25 [1]— 4,4 [2]
Steinbutte	0,33		
Strömling	0,12		
Zander	0,077		
Geflügel:		**Getrocknete Fische:**	
		Stockfisch (gesalzen)	3,56
Ente	0,14	dto. ungesalzen	0,19
Gans	0,20	Leng (gesalzen)	9,08
Haushuhn	0,14	dto. (ungesalzen)	0,60
Taube	0,15		
Pute	0,17	**Geräucherte, ungesalzene Fische:**	
Wild:		Bückling	0,38
Hase	0,16	Kieler Sprotten	0,31
Hirsch	0,10	Sardinen, ohne Öl in Büchs.	0,12
Reh	0,11		
Austern (native, Seewasser abgespült)	0,52	**Geräucherte und gesalzene Fische:**	
dto. mit Seewasser	1,14	Lachs	10,87
		Pökelhering	14,47
Getrocknetes Fleisch:		Sardellen	20,59
		Schellfisch	2,06
Charque, Carne Secca, Carne pura etc.	6,3 [1]— 14,1 [2]	**Marinierte Fische:**	
		Neunauge (Brühe abgespült)	1,79
		dto. (Brühe allein)	2,65
Geräuchertes und gesalzenes Fleisch:		**In Öl konservierte Fische:**	
Roher Schinken	4,15 [1]— 5,86 [2]	Ölsardinen (französ.)	1,34
Gekochter Schinken	1,85 [1]— 5,35 [2]	Thunfisch	5,49
		Lebertran	0,17
Lachsschinken	7,5	Gelatine (trockene)	0,75
Prager Schinken	3,48	Knochenmark (Rind)	0,11
Geräucherter Speck (deutscher)	1,01	**Würste:**	
dto. amerikanischer	11,61		
Kasseler Rippespeer	8,7	Gothaer Zervelatwurst	6,16
		Deutscher Salami	5,37

[1] Minimum.
[2] Maximum.

	NaCl in Prozent der natürlichen Substanz		NaCl in Prozent der natürlichen Substanz
Italien. Salami	4,8—8,1	**Andere Präparate:**	
Ungar. Salami	4,6—5,4	Kietzs Kraftbrühe, Herz Nervin, Bouillonextrakt Gusto, Bovos, Vir, Sitogen, Ovos, Suppenwürze von Ibbertz, Bendix u. Lutz-Köln etc.	9,48—19,64
Metwurst	3,15		
Schlackwurst	2,77		
Leberwurst	2,9		
Frankfurter Wurst	2,2		
München. Bratwurst	3,31		
Regensburger Wurst	2,2—3,2		
Pasteten:		**Käufliche Saucen:**	
		Essence of shrimps, anchovisae	19,01—21,7
Gänseleberpastete (Fischer-Straßburg	2,22	Maggis Concentré de truffes aux fines herbes etc.	12,53—20,8
Schinkenpastete } Von Große u. Brackwell in London	5,72		
Zungenpastete	5,98	**Nährpräparate:**	
Salmpastete	5,65		
Hummerpastete	2,38	Plasmon	0,21
Anchovispastete	40,10	Hämatin-Albumin (Finsen)	0,13
		Roborat	0,0051
Suppendauerwaren:		Roborin	1,7
		Fersan (J. Jolles-Wien)	3,83
Erbsen-, Linsen- etc., Fleischsuppen der Carnepura- Gesellschaft in Berlin	8,18	Sanatogen	0,42
		Leube-Rosenthalsche Fleischsolution	1,2
Tapioka-, Grünkern-, Julienne-, Kartoffel-, Erbsen- etc. Suppen von Knorr-Heilbronn	10,01—15,48	Toril	16,73
		Somatose	0,66
		Bovrils Präparate	0,26—14,12
		Cibils Präpatate	8,80—14,68
Rumpfordsuppe	10,0	Puro	2,63
Fleischzwieback (österreich. Armee)	0,6—0,77	Bios	8,57
		Valentines meat juice	0,08
Erbswurst (Knorr)	10,6	Bengers peptonished beef jelly (flüssig)	0,16
dto. der deutschen Armee	11,7		
		Maggis Krankenbouillon-Extrakt	8,96—9,77
Fleischextrakte:		Maggis Pepton	3,33—6,55
		Antweilers Pepton	5,85—13,41
Liebig	2,60	Tinzelberg Nf., trockenes Pepton	15,13
Kemmerich	1,40		
Cibils (flüssig)	14,62	Liebigs Fleischpepton	1,32
		Kemmerichs Fleischpepton (festes)	1,10
Speisewürzen (siehe auch Nährpräparate):		Kemmerichs Fleischpepton (flüssiges)	12,66
		Cibils Papaya Fleischpepton	2,88
Maggis Suppenwürze	18,30	Kochs Fleischpepton (festes)	0,80
dto. Bouillonextrakt	9,37—22,46	Kochs Fleischpepton (flüssiges)	12,57
dto. Bouillonkapseln	53,13		

Die Behandlung der diffusen Nierenerkrankungen. 435

	NaCl in Prozent der natürlichen Substanz		NaCl in Prozent der natürlichen Substanz
Eier:		**Käse:**	
Hühnerei (ganzes ohne Schale)	0,21	Schichtkäse (deutscher Rahmkäse)	0,20
Hühnerei, Eiweiß	0,31	Topfen (Quark)	0,18
Hühnerei, Eigelb	0,039	Gervais (ungesalzen)	0,13
Gänseei	0,14	dto. (gesalzen)	3,43
Entenei	0,13	Parmesankäse	1,93
Seemövenei	0,14	Schweizerkäse	2,0
Kaviar (deutscher)	6,18	Brie	3,15
Kaviar (russischer Malossol)	3,0	Romadour	3,91
		Mainzer Handkäse	4,36
Milch und Molkereierzeugnisse:		Backsteinkäse	10,57
		Stracchino	1,0—1,3
Kuhmilch (Vollmilch)	0,16	Engl. Rahmkäse	0,7—1,15
dto. (Magermilch)	0,15	Cheddar	0,23—1,97
Rahm	0,13	Chester	1,59—1,91
Buttermilch	0,16	Edamer	3,30
Kuhmolken	0,11—0,15		
Kondensierte Milch (Stalden, Emmenthal)	0,40	**Kindermehle:**	
		Nestles Kindermehl	0,29
Bommasche Diabetikermilch	0,14	Epprechts Kindermehl	0,39
Butter (ungesalzen)	0,02—0,21	Mufflers sterilisierte Kindernahrung	0,041
Butter (gesalzen)	1,0—2,0—3,0	Löflunds Kindernahrung	0,074
Margarine	2,15	Löflunds peptonisierte Kindermilch	0,65
Palmin	0,0016	Voltmers Muttermilch	0,70
Arbora	1,01	Liebes Nahrungsmittel in löslicher Form	0,14
Fructin (Gebr. Kaufmann, Mannheim)	0,10	Kufekes Kindermehl	0,095
		Rademanns Kindermehl	0,03
		Robisons Patent Groats Spur, Löflunds Milchzwieback	0,22

B. Pflanzliche Nahrungs- und Genußmittel.

Brot- und Teigwaren:		Graubrot (Berliner Schwarzbrot)	0,75
Aleunoratbrot	0,34	Graubrot (Haferrogenbrot)	0,71
Gerstenbrot	1,38	Graubrot (Roggen-Maisbrot)	0,40—0,68
Grahambrot	0,61		
Graubrot (Weizenroggenbrot)	0,15—0,48	Haferbrot	0,48
Graubrot (²/₃ Roggen-, ⅓ Weizenmehl)	0,18—0,59	Kommisbrot	0,21—0,68
		Pumpernikel	0,46
		Weißbrot	0,18
Graubrot (Berliner Schwarzbrot)	0,66	dto.	0,70

	NaCl in Prozent der natürlichen Substanz		NaCl in Prozent der natürlichen Substanz
Weißbrot (Berliner Knüppel)	0,69	Linsen	0,13—0,19
„Albert, Knusperchen" (Bielefeld)	0,86	dto. (getrocknete)	0,155
„Petit beurre (Bielefeld)	0,87	**Gemüse (frische):**	
Eiswaffeln	0,40	Artischoke	0,036
Leibnitz-Kakes	0,47	Blumenkohl	0,05—0,15
Zwieback	0,38	Bohnen (junge)	0,089
Armeefeldzwieback	0,95—1,60	Erbsen (junge)	0,058
Makkaroni	0,067	Gurke (frisch)	0,06—0,08
Nudeln (dünne)	0,064	Kohlrabi	0,03—0,21
		Kürbis	0,05
Zerealien und Mahlprodukte:		Lauch (Porree)	0,040
Gerste	0,037	Meerrettich	0,02—0,06
Hafer	0,046	Mohrrüben	0,016—0,3
Roggen	0,014	Radieschen	0,075
Weizen	0,013	Rettich	0,08—0,15
Reis	0,039	Rhabarber (Stengel)	0,059
Mais	0,019	Salate (allerlei)	0,08—0,17
Hirse	0,024	Feldsalat (Lattich)	0,12
Weizenmehl	0,002— 0,008 [1])	Savoyerkohl	0,16-0,44 [1])
Reismehl (Knorr)	0,016	Sellerie (Stengel)	0,25-0,49 [1])
Hafermehl (Knorr)	0,014	dto. (Wurzel)	0,083
dto. (Weibezahn)	0,026	Schnittlauch	0,071
dto. (Frey)	0,087	Spargel	0,04—0,06
Hafergrütze	0,26	Spinat	0,17—0,21
dto. (deutsche)	0,28	dto.	0,084
dto. (amerikanische)	0,29	Tomate	0,11
Gewalzte Haferkerne	0,35	dto.	0,094
Hohenlohesche Haferflocken	0,082	Weißkohl	0,11-0,44 [1])
Quaker Oats	0,082	Winterkohl	0,03-0,75 [1])
Buchweizengrieß	0,06	Zwiebel	0,016—0,09
Sago	0,19	**Eingemachte Gemüse:**	
Wurzelgewächse:		(Büchsengemüse), d. Luftabschluß n. Apperts, Wecks u. anderen Verfahren:	
Batate	0,16		
Kartoffel	0,016— 0,078 [1])	Artischoken	1,27
Topinambur	0,07	Bohnen (grüne, haricots verts)	0,77
Möhre (gelbe Rübe)	0,060	Erbsen (junge)	0,67
Kohlrübe	0,072	Macédoine	0,76
Rote Rübe	0,058	Schnittbohnen	0,83
Leguminosen:		Spargel	0,83
Bohnen	0,09	Tomaten	0,14
Erbsen	0,058		

[1]) Diese Differenzen sind wohl auf die Verschiedenheit der Provenienz, der Bodenbeschaffenheit, der Düngungsart usw. zurückzuführen (Leva).

	NaCl in Prozent der natürlichen Substanz		NaCl in Prozent der natürlichen Substanz
Eingesäuerte Gemüse:		**Süßstoffe:**	
Sauerkraut	0,73	Rübenzucker	0,0090
Saure Gurken	1,45	dto.	10,002—0,12
Pilze:		Rohrzucker	0,11
Champignon	0,04—0,06	Zucker (Würfelzucker)	0,049
Speiselorchel	0,012	Kandiszucker (braun)	0,28
Speisemorchel	0,014	Schokolade (Lindt)	0,073
Steinpilze (Bolusart)	0,031	**Gewürze:**	
Früchte:		Dill	0,41
Ananas	0,071	Fenchel	0,43
Apfelsine	0,0057—0,055	Kapern (eingemacht in Kochsalz)	2,1
Aprikose	0,0047	Kapern (eingem. in Essig)	0,20
Zitrone	0,0045	Koriander	0,20
Erdbeeren	0,01—0,02	Lorbeerblätter	0,27
Feige	0,021	Majoran	0,31
Kastanie	0,0045—0,010	Mohnsamen	0,038
		Paprika	0,27
Kirsche	0,013	Pfeffer (schwarzer)	0,51
Kokosnuß (Saft)	0,035	dto. (weißer)	0,019
Mirabelle	0,0045	Safran	0,12
Olive	0,008—0,21	Speisesenf (Mostrich)	2,66
Pflaume	0,0046	Vanille	0,055
Stachelbeere	0,021	Zimt	0,061
Wassermelone (Saft)	0,011	**Genußmittel**	
Weintraube	0,024	(alkaloidhaltige):	
Rosine (Sultan)	0,16		
Korinthe	0,093	Kakaobohnen	0,05—0,095
Mandel (trockene)	0,010	Kaffee (gerösteter)	0,045
Wallnuß (trockene)	0,019	Allerlei Kaffee-Ersatzmittel (geröstet)	0,1—0,33
		Tee	0,15

C. Getränke.

Grundwasser	0,0012—0,006	Champagner (Moet Chandon)	0,0045
Quellwasser	0,00055—0,0046	Eierkognak (Mangold)	0,045
		Pomril	0,0027
Berliner Leitungswasser	0,0031—0,0035	Weißbier (Berliner Weiße)	0,015
Ale	0,0017	**Beispiele von Tafelwässern:**	
Bier (deutsches)	0,016		
Bier (englisches)	0,10	Apollinaris	0,043
		Biliner	0,039

	NaCl in Prozent der natürlichen Substanz		NaCl in Prozent der natürlichen Substanz
Fachinger	0,039	Salvator	0,017
Gießhübel (Mattoni)	0,0021	Selters (Oberselters)	0,10
Namedy Sprudel	0,19	Selters (Niederselters, kgl.)	0,23
Rhenser Sprudel	0,125	Vichy (Gr. Grille)	0,053

D. Tischfertige Speisen.

Suppen:

Bouillon (Privathaush. St.)	0,55
Bouillon (Privathaush. T.)	0,59—0,8
Bouillon (Privathaush. L.)	0,49
Bouillon (Restaurat.)	1,0
Schleimsuppe (Privath. T.)	0,53
Reissuppe (Privathaush. T.)	0,54
Kartoffelsuppe (Privathaushalt St.)	0,56
Maggi Kartoffelsuppe	0,38
Maggi-Erbsen- u. Reissuppe	0,57
Maggi-Tapioka-Julienne	0,54
Maggi-Weizengrieß	0,34
Graupensuppe (Restaurat.)	0,9
Milchsuppe	0,25
Apfelsuppe	0,015
Weinsuppe	0,23

(nach Hedwig Heyl, das ABC der Küche hergestellt (p. 472—474).)

Fleischspeisen:

Roastbeef	0,98
Rinderfilet	1,04
Kalbsbraten	1,11
Schweinebraten	1,54
Hammelkotelett	0,97
Gehacktes Beefsteak	1,29
Gebratenes Huhn	0,39
Hase (gebraten)	0,76
Gesottener Hummer	0,95
Gesottener Hecht	1,84
Gebackene Rotzunge	1,92
Gebackenes Kalbshirn	1,24
Gedünst. Schweinsniere	1,61

Saucen:

Bratensauce (Haushalt T.)	0,8
Bratensauce (Restaurat.)	0,7
Sardellensauce (Restaur.)	1,5
Remouladensauce	0,75

Eierspeisen:

Rührei (gesalzen)	1,1
dto. (gezuckert)	0,19
Setzei	0,98
Eierkuchen mit (Kräutern, ungesalzen)	0,18

Gemüse:

Spinat	0,91
Karotten	0,46
Blumenkohl	0,49
Morcheln	0,68

Salat:

Grüner Salat	0,41

Kompott:

Apfelmus	0,031
Birnenkompott	0,019

Mehlspeisen:

Tapiokapudding	0,27
dto. (ungesalzen, stärk. gezuckert und gewürzt)	0,026
Makkaroni (à la Napolitaine)	1,04
dto. (in Milch gezuckert)	0,29
Milchgrieß	0,40
Reis mit Äpfeln	0,18
Schokoladen-Flammerie	0,061

Von den einzelnen Nahrungsmitteln eignet sich das Fleisch, vorausgesetzt, daß sein Genuß erlaubt ist, wegen seines geringen im Durchschnitt 0,10—0,20 % betragenden Kochsalzgehaltes ausgezeichnet zur Entchlorung. Da der NaClgehalt aller gesalzenen, geräucherten und Büchsen-Fleische, sowie aller Wurstwaren unkontrollierbar ist, so müssen sie für den vorliegenden Zweck ausscheiden. Man verwende nur frische Fleischsorten, von denen Widal und Lemierre Ochsen-, Hammel- und Hühnerfleisch bevorzugen.

Die Süßwasserfische sind salzärmer wie Salzwasserfische. Man sollte sich bei der Behandlung der Kochsalzretention nur auf frische Süßwasser beschränken. Geräucherte, getrocknete, marinierte und Büchsen-Fische sind wegen ihres willkürlichen Salzzusatzes unbrauchbar. Die Fleischextrakte enthalten abgesehen von Valentines Meat juice so große Mengen von NaCl, daß sie für die Entchlorung nicht in Frage kommen.

Schwierigkeiten bereitet es, für das Salz einen entsprechenden Ersatz zu finden, da salzarm hergestellte Fleischspeisen einen faden, unangenehmen Geschmack haben. Bei stark gerösteten Speisen, sowie auch im kalten Zustande macht sich das Fehlen des Salzes häufig weniger bemerkbar. Nicht selten gelingt es, durch Zusatz von kleinen Mengen frischen Zitronensaftes, Weinessig und ganz geringen Mengen von Senf (Widal) dieses Übel abzustellen. Strauß, dessen „praktische Winke für die chlorarme Ernährung" (S. Karger, Berlin) sehr lesenswert sind und auch den Kranken in die Hand gegeben werden können, empfiehlt durch Saucen, die mit pflanzlichen Würzstoffen Dill, Kapern, Hagebutten, Gurken, Tomaten bereitet sind, die Fleischspeisen herzhafter zu machen. Auch benutzt er zu diesem Zweck den kochsalzarmen Fleischextrakt „Valentines Meat juice". Es bedarf nach unseren Ausführungen keiner besonderen Betonung mehr, daß der Gebrauch der pflanzlichen Würzstoffe sich gleichfalls in äußerst engen Grenzen zu bewegen hat. In letzter Zeit bringt die Firma F. Hoffmann La Roche & Co. in Basel Grenzach unter dem Namen Sedobrol ein neues Brompräparat in den Handel, das wie Brom überhaupt einen ausgesprochen salzigen Geschmack hat und infolgedessen als Kochsalzersatz verwandt werden kann.

Die Milch hat einen Kochsalzgehalt von 0,15—0,18 %. Deckt man den täglichen Kalorienbedarf fast nur durch Milch, so würden etwa 5,4—7,2 g zugeführt. Die reine Milchkost stellt mithin nur eine milde Form der chlorarmen Ernährung dar und eignet sich nicht zu einer strengen Entchlorung. Diese kann nur durch eine gemischte Kost, bei der auch die Milch berücksichtigt wird, erzielt werden.

Auch der Rahm enthält immer noch 0,13 % Kochsalz. Sehr chlorarm ist dagegen frische ungesalzene Butter (0,07). Gesalzene Butter, auch wenn sie noch so fleißig ausgewaschen wird, verliert durch diese Prozedur nur einen geringen Prozentsatz des zugefügten Salzes.

Einzelne Pflanzenfette wie Palmin, enthalten nur Spuren von Kochsalz und sie eignen sich daher ganz vorzüglich z. B. als Bratenfette.

Unter den Käsesorten sind als salzarm der ungesalzene Gervais und der deutsche Rahmkäse zu bezeichnen. Der Reifungsprozeß, den die meisten Käse durchzumachen haben, schließt die Bildung von Zersetzungsprodukten in sich, die für kranke Nieren nicht gleichgültig sind. Man schränke daher den Genuß dieses Nahrungsmittels ganz energisch ein und erlaube nur die frischen Sorten.

Die einzelnen Mehlsorten sind salzarm. Das Gleiche gilt auch vom Mais, Reis, Hirse, Sago, Tapioka. Widal lobt insbesondere die Reisgerichte. Einen sehr wichtigen Teil der chlorarmen Ernährung bildet die Bereitung eines salzarmen Brotes usw. Unsere Backwaren werden fast alle mehr minder gesalzen. In den einfachen Brotsorten sind bis 1,38 % NaCl enthalten, der sich in den feineren Waren z. B. Hörnchen bis auf 8 % steigern kann. Die Beschaffung salzarmer Backwaren macht keine Schwierigkeiten, da sie nach unserer Erfahrung auf Wunsch in jeder Backstube hergestellt werden. (Die Nährmittelwerke O. Rademann, Frankfurt a. M., liefern neben sehr guten frischen Brotwaren auch angenehm schmeckende salzarme Zwiebacke und Biskuits.) Abgesehen von dem wenig herzhaften Geschmack, haben die salzarm zubereiteten Brote noch den Nachteil, daß sie leicht austrocknen. Diesem Übelstand kann man nach Widal dadurch begegnen, daß man die Brote nach Wiener Art mit Grießmehl herstellen und bei der Teigbereitung gleichzeitig Wasser mit einer bestimmten Menge Milch zusetzen läßt. Um den faden Geschmack zu verdecken empfiehlt Strauß bei Schwarzbrot einen geringen Zusatz von Kümmel oder Anis. Auch Mohn, wie er in der Marburger Gegend den Milchbrötchen aufgestreut wird, ist ein gutes Korrigens. In der Regel kommt aber bei gleichzeitigem Genuß von Fruchtgelees, Marmeladen oder Honig der wenig herzhafte Geschmack des salzarmen Brotes nicht zur Geltung.

Die frischen Gemüse weisen fast durchweg einen sehr geringen NaClgehalt auf. Sie dürfen und müssen (s. auch S. 427) in möglichst großem Umfange für die Ernährung berücksichtigt werden. Bei der Zubereitung empfiehlt Widal die Verwendung von Sülze, die ohne Salz gewonnen in der Menge von 30—40 g zugesetzt werden soll. Auch ein geringer Zusatz von Lorbeer, Thymian, Petersilie, Estragon verbessert häufig den Geschmack. Ferner verdeckt ein Zusatz von Valentines Meat juice, besonders zu Gemüsen, in angenehmer Weise das Fehlen des Kochsalzes. Salate werden mit Rahm oder Zitronensaft resp. mit Essig und Öl angemacht. Kartoffeln läßt man als Rahmkartoffeln oder Kartoffelsalat servieren.

Man suche ferner durch eine geschickte Verteilung von Obst in seiner verschiedensten Zubereitung zu den einzelnen Mahlzeiten den faden Geschmack der salzarmen Kost zu verbergen. Nach meiner Erfahrung gelingt dies ausgezeichnet. Insbesondere leistet uns in dieser Richtung die Verbindung von Obst und Kartoffeln recht Brauchbares.

Suppen: Die Bouillonsuppen stellen im wesentlichen Salzlösungen dar und werden am zweckmäßigsten aus der kochsalzarmen Kost gestrichen. Widal gestattet allenfalls eine ungesalzene Suppe von Hühnerfleisch, der durch Suppeningredientien ein besserer Geschmack zu verleihen ist.

Dagegen können die sog. dicken Suppen (Hafer, Grieß, Gerste, Mondamin, Sago) nur empfohlen werden. Auch gegen eine Wein- oder Biersuppe sowie gegen eine Fruchtsuppe wie z. B. Tomatensuppe lassen sich ernste Bedenken nicht erheben. Man verbessere den Geschmack durch Valentines Meat juice (1—1½ Teelöffel), oder gelegentlich durch den Zusatz von ½ g Bromnatrium, 1—1½ g ameisensaurem Natrium (Strauß), oder 1—2 Tabletten Sedobrol.

Bei der Verwendung aller Na-Verbindungen als Kochsalzersatz erinnere man sich der hierdurch bedingten verschleppten Ausscheidung von NaCl (s. S. 485). Wenn auch Lewa bei experimenteller Nephritis zu einem entgegengesetzten Resultat kam, so beweist doch die Beobachtung von Wolff und Opp die Möglichkeit der erwähnten Gefahr. Infolgedessen sei man mit der Empfehlung derartiger Körper zur Substitution des NaCl sehr zurückhaltend und mache nur im Notfall von ihnen Gebrauch.

Getränke: Der Kochsalzgehalt der Quell- und Leitungswässer ist außerordentlich gering. Wie sehr der Gehalt an Kochsalz in den einzelnen Tafelwässern schwankt, erhellt aus der Tabelle. Künstliche Mineralwässer sind, da das Salz in willkürlicher Menge beigesetzt wird, in dieser Richtung unkontrollierbar. Als kochsalzarm kann man von den bekannten Brunnen: Apollinaris, Gerolstein und Fachingen bezeichnen. Rhens, Selters, Arienheller sind schon kochsalzreicher. Unter den Wildungerquellen eignen sich besonders die Georg Victorquelle und der Stadtbrunnen zu Entchlorungen. Die Helenenquelle hat 0,10 %.

Da Bitterwässer häufiger indiziert sind, so sei auf den Kochsalzgehalt von Friedrichhall 1,25 % und den bedeutend geringeren von Apenta 0,18 % sowie Hunjadi Janos 0,13 % hingewiesen.

Der Salzgehalt der Tee- und Kaffeeaufgüsse sowie des Weines kann vernachlässigt werden.

Nach unserer Erfahrung verwendet man am zweckmäßigsten Leitungswasser, dem man durch Zusatz von Fruchtsäften oder Wein einen angenehmen Geschmack verleiht.

Getränke und Größe der Flüssigkeitszufuhr.

Das unschädlichste Getränk für den Nephritiker ist ohne Zweifel reines Quell- oder Leitungswasser, das man durch erfrischende Zusätze mundgerechter machen soll und kann. Eines guten therapeutischen Rufes erfreuen sich die alkalischen Säuerlinge wie Wernarz, Wildungen, Selters, Fachingen und andere, die denn auch als Brunnenkuren in hohem Ansehen stehen.

Der integrierende Bestandteil der Kaffee- und Teeaufgüsse, das Koffein, bewirkt unter anderem eine bessere Durchblutung der Nieren, die bei labilem Vasomotorenzentrum ausbleiben kann. In solchen Fällen äußert sich die Koffeinwirkung in einer Konstriktion der Nierengefäße und in einem Nachlassen der Diurese, Erscheinungen, die naturgemäß nicht erwünscht sind. Durch reflexlähmende Mittel wie Alkohol oder Brom kann aber die erhöhte Reflexerregbarkeit beseitigt werden (s. S. 392). Eine direkt nierenreizende Wirkung soll dem Koffein nach Untersuchungen von Weißenberg nur in der täglichen Menge von 0,6 g zukommen. Da eine Tasse guten Kaffees 0,1 g Koffein enthält, sind ohne weiteres die Grenzen der täglichen Aufnahme gezogen. Wir erlauben entgegen den sonst vielfach geäußerten Bedenken unseren Kranken den Genuß nicht starker Kaffee- und Teeaufgüsse mit reichlichen Zusatz von Milch oder Sahne.

Das in dem Kakao enthaltene Theobromin besitzt fast die gleichen Eigenschaften wie das Koffein; nur kommt die zentralerregende Wirkung hier nicht so ausgesprochen zur Geltung. Man kann demnach auch den Kakao als brauchbares Genußmittel empfehlen.

Alkohol: Vor einigen Jahren habe ich schon hingewiesen, daß es nicht angebracht ist, unterschiedslos allen Nephritikern den Genuß leichter alkoholischer Getränke zu verbieten. In dem akuten Stadium und auch bei den akuten Nachschüben, durch die sich besonders die chronisch parenchymatöse Nephritis auszeichnet, ist dahingegen sicherlich allein eine strikte Abstinenz am Platze. Gestaltet sich die Erkrankung zu einer ausgesprochen chronischen, die völlig gleichmäßig verläuft, so liegt unseres Erachtens keine absolute Indikation für ein strenges Verbot aller alkoholhaltigen Getränke vor. Es ist selbstverständlich, daß man diesen Genuß nur den Kranken einräumen wird, die eine strenge Abstinenz als eine qualvolle Entsagung empfinden. Der Schaden, der durch kleine Mengen von Alkohol gestiftet werden soll, ist exakt noch nicht erwiesen. Dahingegen steht es ganz sicher fest, daß die durch die Abstinenz bedingten Ausfallserscheinungen wie Appetitlosigkeit, nervöse Unruhe und insbesondere Schlaflosigkeit den Gesamtzustand der Kranken in sehr schwerer Weise beeinträchtigen können. Außerdem muß man bedenken, daß man den Nephritikern, die durch ihre Krankheit resp. durch die einschlägigen sonstigen Verordnungen in der Lebensfreudigkeit schon schwer geschädigt sind, nicht Entbehrungen aufbürden soll, deren Zweck recht fraglich ist.

Sind die Kranken schon seit Jahren an einen gewissen Alkoholgenuß gewöhnt, so erlauben wir ihnen vorausgesetzt, daß keine akuten Entzündungserscheinungen vorliegen, täglich den Genuß einer halben Flasche der reinen und leichten Weine verschiedener Provenienz. Bier, dessen Gehalt an Hopfenextraktivstoffen uns bedenklich erscheint, sowie konzentrierte alkoholische Getränke werden dahingegen verboten. Bei stenokardischen Anfällen sah von Noorden, auch prophylaktisch, häufig recht gute Erfolge von der analeptischen Wirkung einer halben Flasche Schaumweins.

Die Größe der täglichen Flüssigkeitsaufnahme hängt von dem Vermögen der Nieren ab, die harnpflichtigen Stoffwechselprodukte eliminieren zu können. Die Prüfung dieser Fähigkeit ist so einfach und beansprucht einen so geringen Aufwand an Zeit, daß sie auch unter den bescheidensten Verhältnissen möglich ist. Das Prinzip dieser Untersuchungsmethode besteht darin, festzustellen, ob die Nieren bei größerer Wasserzufuhr einen entsprechend dünnen und bei Trockendiät einen entsprechend höher konzentrierten Urin sezernieren können. Der Gesunde scheidet nach Aufnahme von 1½ Liter Wasser oder ganz dünnen, eben gefärbten Tee dieses Quantum in 4 Stunden wieder aus, dabei sinkt das spezifische Gewicht auf 1002—1004. Bei Trockendiät fällt die in 24 Stunden produzierte Harnmenge auf ca. 4—500 ccm ab und das spezifische Gewicht steigt auf 1025—1030 (Volhard). Man hat also bei Anstellung dieser Probe nur darauf zu achten, daß das vorgeschriebene Flüssigkeitsquantum schnell getrunken und nach völliger Aufnahme der Urin in bestimmten Abständen etwa von 4 zu 4 Stunden gesammelt wird. Die Größe der Wasserausscheidung und die Höhe des spezifischen Gewichts in den einzelnen Portionen zeigen dann, ob die Verdünnungsfähigkeit erhalten ist oder nicht. Während dieses Versuches läßt man Bettruhe beobachten. Die Fähigkeit, einen konzentrierten Urin abzusondern, wird durch die Verordnung einer Trockendiät für 24 Stunden ermittelt. Die Feststellung des spezifischen Gewichts in dem Sammelurin entscheidet gleichfalls in sehr einfacher Weise diese Frage.

In den Fällen, wo der Verdünnungsversuch positiv ausfällt, also das spezifische Gewicht des Urins je nach der Größe der Flüssigkeitsaufnahme wechselt, da ist es nicht nur gestattet, sondern häufig sogar direkt indiziert, die tägliche Flüssigkeitszufuhr zu beschränken. In der Regel handelt es sich um Kranke mit arteriosklerotischer Schrumpfniere, deren Dyspnoe, Stenokardie hierdurch nicht selten in ganz ausgezeichneter Weise gebessert wird. Die Beschränkung der Flüssigkeitsaufnahme darf nur ausnahmsweise tiefer als 1½ Liter getrieben werden, da man sonst nach Mohr und Dapper Gefahr läuft, die nötige Ausschwemmung harnpflichtiger Stoffwechselschlacken zu verhindern. Auch ist es nicht angebracht, die Reduktion plötzlich eintreten zu lassen, sondern es ist zweckmäßiger, sie langsam, in einzelnen Etappen von etwa 100—200 ccm täglich, anzuordnen. Ergibt die Prüfung der Konzentrationsfähigkeit, daß diese mehr minder stark verloren gegangen ist, so darf eine Beschränkung der Flüssigkeitsaufnahme nicht eingeleitet werden. Es ist dann im Gegenteil angezeigt, durch eine reichlichere Flüssigkeitszufuhr die unbedingt notwendige Elimination der Stoffwechselprodukte zu erleichtern. Es mag hier auch noch aufmerksam gemacht sein, daß diese Fälle stets in dem Verdachte einer mehr weniger starken Erhöhung des Reststickstoffes stehen und daß dementsprechend die Eiweißzufuhr zugunsten der Kohlehydrate und Fette zu reduzieren ist.

Bei der Besprechung der Genußmittel müssen auch noch kurz die Würzstoffe gestreift werden. Ihre nierenreizende Wirkung ist in den meisten Fällen nicht sehr exakt begründet. Die sog. Suppeningredientien, sowie einige andere Pflanzen sind in dieser Richtung eingehend auf S. 427 behandelt worden. Widal erlaubt bei der kochsalzarmen Kost als Korrigens geringe Mengen von Senf und auch Pfeffer. Sein Verbot erstreckt sich nur auf die scharfen Gewürze wie Pickel, roten spanischen Pfeffer. Man meidet vorsichtshalber aber nach Möglichkeit alle auch nur irgendwie schärferen Gewürze, zu denen alle Pfefferarten, englischer und deutscher Senf, Anis, Kümmel usw. gehören. Die Essigsäure wird im Blute völlig oxydiert und belastet die Nieren nicht. Die Zitronensäure geht in Spuren in den Urin über. Es ist zweckmäßig, daß man auch mit diesen Würzstoffen recht sparsam umgeht. Doch sei bemerkt, wie dies auch Strauß betont, daß die Schädlichkeit, insbesondere der schwachen Würzstoffe, keine absolute ist, sondern von der Größe und Häufigkeit der Aufnahme abhängt.

Die fortlaufende, genaue Kontrolle des Zirkulationssystems ist auch bei der parenchymatösen Nephritis unbedingt notwendig. Alle Momente, die vorzeitig die Herzkraft erlahmen lassen oder ungünstig auf dieselbe einwirken könnten, sind nach Möglichkeit auszuschalten (starke psychische Emotionen, übermäßiges Rauchen, körperliche Anstrengungen usw.). Machen sich die ersten Zeichen einer Insuffizienz bemerkbar (Stauungsleber!), so zögere man nicht durch entsprechende Verordnungen, die sich mit denen auf S. 448 besprochenen decken, vorzugehen.

Recht häufig beschäftigt gerade bei der parenchymatösen Nephritis den Arzt die Bekämpfung der Ödeme. Da bekanntlich ihre Entstehung in der Regel nicht einzig und allein auf ein Nachlassen der vis a tergo zurückzuführen ist, so läßt auch die Verordnung von Digitalis usw. im Stich. Hier gilt es zunächst festzustellen, ob eine Störung in der Kochsalzelimination vorliegt, denn ist dies der Fall, so erreicht man naturgemäß durch harntreibende Mittel nur einen Teilerfolg. Eine ordnungsmäßige Entwässerung kann nur eintreten, wenn der Stoffwechselstörung entsprechend die Diät geändert wird. Es empfiehlt sich bei stärkerem Hydrops auch der Flüssigkeitsaufnahme eine hinreichende Aufmerksamkeit zu schenken und nach den auf S. 442 gegebenen Grundsätzen zu handeln.

Erst wenn diese verschiedenen Möglichkeiten der Wassersucht auszuschließen sind, sollte man sich zu einer systematischen Verwendung der Diuretika entschließen. Es bedarf keiner Betonung, daß die diätetischen Verordnungen hinsichtlich der Kochsalz- und Wasserzufuhr in ihrer Wirkung auf die Ödeme durch den gleichzeitigen Gebrauch von harntreibenden Mitteln kräftig unterstützt werden können. Welche Mittel besonders empfehlenswert sind, ist auf S. 404 erwähnt. In ganz refraktären Fällen sprengt hin und wieder die Kombination von herztonischen und diuretischen Mitteln die Harnsperre (s. S. 457).

Gelingt es, auf den eben besprochenen Wegen nicht eine Entwässerung herbeizuführen, so muß man durch Anlegung von Hauttroikarts die gewünschte Entlastung erstreben. Die Technik ist auf S. 411 eingehend beschrieben. Es ist selbstverständlich, daß eine Hydrops der Körperhöhlen durch entsprechende Punktion zu behandeln ist.

Machen sich urämische Symptome (s. S. 407) bemerkbar, so muß eine einschneidende Änderung in der Ernährung, wie sie im Kapitel Urämie abgehandelt ist, eintreten.

Hier sei nur noch hingewiesen, daß bei stärkeren Kopfschmerzen, Übelsein, Erbrechen ein Aderlaß, dessen Technik auf S. 410 beschrieben ist, häufig unmittelbar ganz ausgezeichnete Dienste leistet. Bei Kurzatmigkeit erinnere man sich des günstigen Einflusses einer kochsalzarmen Ernährung und ev. einer vorsichtigen Regelung der Flüssigkeitsaufnahme. Herzmittel erweisen sich in solchen Fällen nur zu häufig als völlig wirkungslos.

Bei albuminurischen Veränderungen der Retina empfehle ich eine ausschließlich vegetarianische Kost, deren Eiweißgehalt nicht mehr wie 60 g betragen soll und wöchentlich 1—2 Karenztage mit 20—30 g Eiweiß.

Klimatische Behandlung. Der günstige Einfluß des südlichen, insbesondere des Wüsten - Klimas auf den Verlauf der Nierenentzündungen, vorzugsweise den der chronisch parenchymatösen Nephritis, gründet sich auf die geringere Erkältungsmöglichkeit, die gleichmäßige warme resp. heiße Temperatur, die entsprechend den Wertheimerschen Untersuchungen für die Durchblutung der Nieren am günstigsten ist, auf die vikariierende Tätigkeit der Schweißdrüsen und auf die vorwiegend vegetarianische Diät in den südlichen resp. heißen Ländern. Heilungen von chronischen Nierenentzündungen kommen in Ägypten aber ebenso selten wie bei uns vor. Selbst die Albuminurien werden nur unbedeutend beeinflußt (v. Noorden). Wohl bessert sich in der Regel der körperliche Allgemeinzustand erheblich und, was wichtig ist, hartnäckige Ödeme weichen unter der heißen, austrocknenden Wüstenluft. Man darf den nicht zu bestreitenden Wert dieser Kuren im wesentlichen darin erblicken, daß durch sie die vielen Schädlichkeiten des Winters ausgeschaltet werden. Andererseits führt aber das Wüstenklima zu einer stärkeren Belastung der Kreislauforgane. Infolgedessen bilden ernstere Herz- oder

Gefäßveränderungen eine direkte Kontraindikation für einen Aufenthalt in Ägypten. Die bekannten Kurplätze sind Helouan, Luxor und Assouan. Helouan liegt vor den Toren Kairos und ist etwas maritim beeinflusst, trotzdem besitzt es schon alle Charakteristika des Wüstenklimas. Viel sonniger, wärmer und trockener sind Luxor, Assouan und Chartum, doch kann sich hier der Temperaturwechsel von Tag zu Nacht schon sehr unangenehm bemerkbar machen. Zurzeit finden nach v. Noorden eine sachgemäße Unterkunft Nierenkranke nur an zwei Plätzen, nämlich in Helouan und Assouan. Es soll in kleineren Sanatorien hier auch für Kranke, die sich nicht einen ausgesuchten Komfort leisten können, relativ gut gesorgt sein.

Es ist absolut nicht notwendig, um einem Kranken die Vorzüge eines südlichen Klimas zugänglich zu machen, ihn an die Nordküste Afrikas zu entsenden. Die europäische Küste des mittelländischen Meeres bietet die gleichen Vorzüge ohne die kostspielige Seereise und den nicht minder teueren Aufenthalt in einem sog. Wüstenhospiz.

Leider wird man nur in den selteneren Fällen seinen Kranken zumuten können, einen so ausgesprochenen Klimawechsel, wenn auch nur für Monate, vorzunehmen. Es erscheint aber doch wichtig, allgemein auf den großen Wert eines milden Klimas hinzuweisen, da sich bestimmte Gegenden unseres Vaterlandes durch rauhe, feuchte klimatische Verhältnisse andere wieder durch ausgeprochen milde und trockene Witterungsverhältnisse auszeichnen. Ein Wohnungswechsel in diesen engeren Grenzen läßt sich schon häufiger bewerkstelligen und ich meine, man sollte dort, wo es die Verhältnisse ermöglichen, alles aufbieten, um den Verlauf der Nierenerkrankung so günstig wie eben möglich zu gestalten.

B. Die Behandlung der Schrumpfniere.

Die **Ätiologie** der Nephritis chronica interstitialis ist in den meisten Fällen unklar. In der Regel kommt der Kranke mit einem völlig ausgebildeten Symptomenkomplex in die Behandlung und man muß sich hinsichtlich der auslösenden Ursachen der mehr oder weniger weit vorgeschrittenen Veränderung auf bloße Vermutungen beschränken. Sicher ist, daß die chronisch parenchymatöse Nephritis allmählich in die interstitielle Form übergehen kann (sekundäre Schrumpfniere). Für die primäre chronische, interstitielle Nephritis kommt ätiologisch Artheriosklerose in Frage, sei es, daß diese allein die Schrumpfung bedingt (artheriosklerotische Schrumpfniere, rote Granularniere nach Jores), sei es, daß sie mit entzündlichen Einflüssen zusammenwirkt (Kombinationsform von Volhard). Welche Momente aber den Anstoß zu den Gefäß- resp. Gefäß- und Parenchymveränderungen geben, darüber herrscht noch keineswegs Klarheit.

Auch die Schrumpfniere ist ein Krankheitsprozeß, der der Heilung nicht zugänglich ist, womit gleichzeitig der Wert bestimmter arzneilicher Verordnungen, denen diese Wirkung inne wohnen soll, gekennzeichnet wird. Die **physikalische und klimatische Therapie** deckt sich im wesentlichen mit der der chronisch parenchymatösen Nephritis (s. S. 418). Sie unterscheidet sich von ihr in dem Ausmaß von körperlichen Bewegungen, die man den Kranken gestatten darf. Edel konnte nach Wanderungen, die in einem leicht ansteigenden Gelände erfolgten, eine Abnahme des pathologisch gesteigerten Blutdruckes und der Albumenmenge konstatieren. Diese günstige Wirkung ließ sich aber nicht regelmäßig feststellen und daher erscheint es doch angebracht, bevor man zu solchen systematischen Übungen übergeht, zu ermitteln, wie der jeweilige Kranke auf dieselben reagiert. In jedem Falle muß man, da das Schicksal des Kranken mit Schrumpfniere in enger Abhängigkeit zu der Güte der Herzkraft steht, für eine vorsichtige Übung des Herzens Sorge tragen. Vor Übertreibungen hüte man sich.

Bei der größeren Bewegungsfreiheit ist noch ganz besondere Vorsicht hinsichtlich der Kleidung und jener Momente geboten, die zu Erkältungen, Abkühlungen usw. führen können.

Die bei der Besprechung der diätetischen Behandlung der chronischen parenchymatösen Nephritis entwickelten Grundzüge finden auch bei den interstitiellen Prozessen Anwendung. Solange die Schrumpfniere nach jeder Richtung hin gut kompensiert ist, wird man auch etwas freier in der Zumessung des täglichen Eiweißquantums sein dürfen. Aber auch hier bewahre man den Kranken vor einer Luxusaufnahme, da sie sich in kürzerer oder längerer Zeit rächen wird. Ich halte es für dringend nötig, daß in dieser Richtung eine ganz planmäßige Erziehung stattfindet, so daß der Kranke selbst in der Lage ist, zu beurteilen, ob er die Grenzen des erlaubten Maßes innehält oder nicht. Die Größe der täglichen Eiweißzufuhr soll 100 g niemals überschreiten. Es ist im Gegenteil besser, dieselbe auf 80—90 festzusetzen, da fast regelmäßig unwillkürlich kleinere Überschreitungen stattfinden. Es ist auch durchaus angezeigt, mehrmals im Jahre auf Wochen die Zufuhr noch weiter, etwa auf 70 g zu vermindern. Ferner müssen sich die Kranken daran gewöhnen, dauernd an 1 oder 2 Tagen in der Woche einen leichten Karenztag, an dem 50—60 g gestattet werden, innezuhalten, damit etwaige Retentionen zeitig eliminiert werden können. Was nun die Verteilung des erlaubten Eiweißquantums anbetrifft, so muß der bei weitem größte Prozentsatz durch pflanzliches Eiweiß, Milch und einige Eier gedeckt werden. Fleisch wird man ja kaum ganz verbieten können. Es ist aber jedenfalls Sorge zu tragen, daß das animalische Eiweiß nur in bescheidener Menge konsumiert wird. Ich verweise dieserhalb auf meine Ausführungen in dem vorhergehenden Kapitel.

Die Verfolgung der Höhe des Reststickstoffes kann bei allen Fällen von Nephritis angezeigt sein, insbesondere aber bei den chronischen Formen (s. S. 422). Wie schon erwähnt, beträgt in 100 ccm Blutserum die Höhe des Reststickstoffes ca. 50 mg. Strauß gab für diese Größe seinerzeit einen Wert von 20—35 mg an. Die Differenz ist in dem Enteiweißungsverfahren begründet. Bei der chronischen Nephritis steigen diese Werte auf 77 mg (Mittelzahl) in 100 ccm Blutserum, ohne daß sich ein durchgreifender Unterschied zwischen parenchymatöser und interstitieller Nierenentzündung nachweisen ließe (Hohlweg). Wichtig ist, daß eine weitere Steigerung auch bei ausgesprochen urämischen Symptomen nicht festzustellen ist, wenn die Kranken einer nochmaligen Besserung ihres Befindens fähig sind. Die Beobachtung Philipps, daß erheblich erhöhte Werte des Reststickstoffes ohne Nierenschädigung vorkommen sollen, muß man einstweilen registrieren.

Die prognostische Bedeutung dieses Symptoms ist schon eingehend von Widal und Javal gewürdigt worden, der sich auch Strauß und Hohlweg anschließen. Unser Material stützt diese Ansicht gleichfalls. Man ist daher berechtigt, eine günstige Prognose zu stellen, wenn Werte von 60 bis 95 mg ermittelt werden. Dahingegen muß der Krankheitszustand als recht bedrohlich angesehen werden, wenn der Reststickstoff auf 120 mg und mehr steigt. Der Anstieg des Reststickstoffes ist lediglich der Ausdruck der Niereninsuffizienz und ist nicht für Urämie spezifisch (Hohlweg). Infolgedessen ermittelt man auch die höchsten Werte bei Nephritikern, die an ihren Nierenveränderungen, nicht aber bei solchen, die an Komplikationen, z. B. frühzeitige Herzschwäche, Pneumonie usw. zugrunde gehen.

Da es sich um eine Insuffizienz in der Eliminationskraft der Nieren handelt, so kann nicht die Art der Eiweißernährung auf diesen Zustand, sondern nur die Höhe der Eiweißzufuhr von ausschlaggebender Bedeutung sein. Aus diesem Grunde sinkt der Reststickstoff bei geringem Eiweißgehalt der Nahrung und er steigt bei reichlicher Zufuhr.

Diese Tatsache gibt die für die diätetische Behandlung erforderlichen Unterlagen. In allen Fällen, wo man eine erhebliche Steigerung des Reststickstoffes feststellen kann, muß die Eiweißzufuhr ganz bedeutend beschränkt werden, um ein Gleichgewicht zwischen Neuproduktion und Ausschwemmung, wenn möglich, herzustellen und um hierdurch die Intoxikation hinauszuschieben.

Man beschränke sich in diesem Stadium der Erkrankung darauf, die Kost vorzüglich aus Obst, Kompott, Fruchtsäften, sowie den eiweißarmen Gemüsen und Mehlen zusammenzustellen (s. S. 409). Ist die Diurese gut, so suche man durch eine vorsichtige Trinkkur mit kochsalzarmen alkalischen Wässern eine stärkere Ausschwemmung herbeizuführen.

Der Verlauf der Erkrankung muß entscheiden, ob eine weitere reichlichere Eiweißzufuhr, die sich nur auf Vegetabilien, Milch und Eier erstrecken darf, erlaubt ist.

Neben der Größe der Eiweißzufuhr ist auch dem Kochsalzgehalt der Nahrung eine nicht geringere Aufmerksamkeit zu schenken.

Auch bei dem Schrumpfnierenkranken ist der Kochsalzwechsel genau zu untersuchen, da gerade bei dieser Nephritisform mit Vorliebe eine sog. Kochsalzstapelung ohne gleichzeitige Wasserretention ,,Historetention" eintritt. Eine Reihe sehr quälender Symptome wie Kopfschmerz, Dypnoe usw. sahen wir unter einem kochsalzarmen Regime weichen. Hinsichtlich der Bestimmung der Kochsalztoleranz und der Technik der kochsalzarmen Ernährung sei auf S. 428 verwiesen.

Wie wichtig es gerade bei der interstitiellen Nephritis ist, die Wasserzufuhr zu regeln, haben schon von Noorden sowie Volhard hervorgehoben. Insbesondere bei plethorischen Kranken erreicht man durch eine maßvolle Einschränkung der Flüssigkeitsaufnahme oft Ausgezeichnetes. Bei stenokardischen Beschwerden, Oppressionsgefühl und Dyspnoe zeigt sich diese Maßnahme in erster Linie als wirkungsvoll. Sie ist auch ferner deswegen indiziert, da gerade bei der interstitiellen Nephritis auf die möglichste Schonung der Herzkraft geachtet werden muß, die wie die Geschichte der Herzkranken lehrt durch eine Regelung der Flüssigkeitszufuhr nicht selten ganz erheblich gehoben wird.

Der Gefahr, daß die harnfähigen Stoffwechselschlacken nicht genügend eliminiert werden könnten, wird man ausweichen, wenn man in der auf S. 442 angegebenen, einfachen Weise die Ausscheidung des Wassers und die Größe des spezifischen Gewichts prüft. Es ist auch zweckmäßig, einmal wöchentlich den Kranken volle Freiheit in der Flüssigkeitsaufnahme zu gewähren. Aus dem gleichen Grunde empfiehlt von Noorden in geeigneten

Fällen mehrmals im Jahre eine Brunnenkur (etwa 1—2 Liter täglich) mit einem der bekannten alkalischen Säuerlinge von mehrwöchiger Dauer. Diese kurzdauernde Belastung des Zirkulationssystems ist nicht mit den Schädlichkeiten eines dauernden Mißbrauches vergleichbar.

Eines der markantesten Symptome der Schrumpfnierenkranken ist der pathologisch gesteigerte Blutdruck. Auf die diagnostische Bedeutung der Hypertension ist schon hingewiesen. Es sei nochmals wiederholt, daß Werte von 180 mm Hg außerordentlich verdächtig auf einen interstitiellen Prozeß sind und daß höhere Werte mit geringen, früher erwähnten Ausnahmen, ganz entschieden für diese Veränderung sprechen.

Da die letzte Ursache dieser Steigerung des arteriellen Druckes noch nicht erkannt ist, so erübrigt es sich auch, auf die verschiedenen Hypothesen näher einzugehen. Für die Klinik liegt aber die eminente Bedeutung der Hypertension in dem vorzeitigen Aufbrauch der Herzkraft und in der frühzeitigen Abnutzung der Gefäße.

Eine ständige Kontrolle des Zirkulationssystems, die in einer genauen Überwachung der Herzkraft und des Blutdruckes gipfelt, ist daher ganz besonders bei der Nephritis interstit. chronic. anzuraten.

Es sei ausdrücklich aufmerksam gemacht, daß das rigide Gefäß und der auch bei Herzschwäche immer noch hohe Blutdruck selbst im Zustande der Herzinsuffizienz einen kräftigen, drahtigen Puls vortäuschen kann. Auf dieses Symptom wird man sich deshalb nicht verlassen dürfen, wenn die Frage entschieden werden soll, ob Herztonika angezeigt sind oder nicht. Der gesamte klinische Eindruck muß den Ausschlag geben. Aus dem Symptomenkomplex der Herzschwäche bei chronischer interstitieller Nephritis seien die Herzödeme, die entgegen den nephritischen der Schwere folgen, die Stauungsleber, die mehr minder starke Dyspnoe und der Rückgang der Diurese hervorgehoben.

Der Herzschwäche muß, und zwar zeitig, gesteuert werden, da sonst der Exit. let. entweder unter den Erscheinungen der Herzinsuffizienz oder unter denen der Urämie, die durch das Nachlassen der Urinabsonderung wesentlich begünstigt wird, eintritt.

Die Furcht bei einer so erheblichen Steigerung des Blutdruckes, der wohl gemerkt auch bei Herzschwäche pathologisch erhöht bleibt, durch das souveränste Mittel gegenüber der Herzinsuffizienz, die Folia Digitalis, einen weiteren Anstieg und damit die Gefahr der Apoplexie heraufzubeschwören, ist theoretisch begründet, denn der Fingerhut führt außer der Vergrößerung des Schlagvolumens des Herzens noch zu einer Verengerung der Gefäße. Man kann aber diese Klippe sicher und erfolgreich vermeiden, wenn man mit der Folia Digitalis gefäßerweiternde Mittel verabreicht. L. Braun hat experimentell den günstigen Einfluß einer solchen Kombination sichergestellt.

Um die vasokonstriktorische Komponente des Fingerhutes zu verringern, empfiehlt es sich ferner, nur kleinere Dosen von Digitalis zu verwenden, die man dafür aber auch Wochen hindurch gefahrlos geben kann.

Neben der Folia digital. titr. verwenden wir mit sehr gutem Erfolge das Digitalis dialysat von Golaz sowie das Digipuratum von Knoll. Die beiden letzten Präparate haben den Vorzug der größeren Beständigkeit.

Es empfiehlt sich folgende Dispensation:
Pulv. fol. digital. titr. 0,1
Coffein natr. benz. 0,2
dreimal tägl. eine Pille. 8 Tage hindurch. Alsdann ermäßigt man auf: Digitalis 0,05; Coffein natr. benz. 0,2 und läßt dreimal tägl. eine Pille etwa 14 Tage lang nehmen.

Bei Digitalis Dialysat verordnen wir bei gleichbleibender Koffeindosis 3 Tage dreimal 10 Tropfen und daran anschließend 10 Tage 3 mal 5 Tropfen.

Von dem Digipuratum genügt es die ersten 5 Tage 2 Tabletten und später nur eine etwa 14 Tage lang zu geben.

Da die Anspruchsfähigkeit des Herzens der Digitalis gegenüber eine recht verschiedene ist, so muß man gegebenenfalls die tägliche Dosis in den ersten Tagen etwas erhöhen ev. auch bei schnell eintretender Wirkung die größeren Gaben schon früher durch kleinere ersetzen. Jedenfalls mache man es sich zur Regel, gerade bei älteren Kranken die Kreislaufstörung nicht durch große, sondern durch kleinere Dosen zu regeln. Wohingegen die wochenlange Darreichung von kleinen Digitalisgaben sehr häufig außerordentlich gut vertragen wird.

Erinnert sei daran, daß, wenn stärkere Dyspepsien die orale Applikation verbieten, Koffein und Digitalis als Zäpfchen zugeführt werden.

Sehr wichtig ist die Frage, ob uns therapeutische Maßnahmen zur Verfügung stehen, die **die krankhafte Steigerung der arteriellen Tension**, die wie erwähnt, schließlich zum Versagen der Herzkraft und, was von mindestens ebenso großer Bedeutung ist, zur mehr minder frühzeitigen Atherosklerose führt, **verhindern oder rückgängig machen können.**

Der erste Teil dieser Frage ist zur Zeit noch zu verneinen. Wohl kennen wir einige Momente, die mehr oder weniger wesentlich die arterielle Tension beeinflussen. So ist es sicher, daß eine **kochsalzarme** Ernährung zu einer wenn auch bescheidenen Abnahme des Blutdruckes führen kann. Ob dieselbe durch die Abgabe des Lösungswassers oder des Salzes selbst herbeigeführt wird, muß dahingestellt bleiben.

Der Einfluß der **Fleischnahrung** wird recht verschieden angegeben. Am energischsten bejaht Huchard denselben, der infolgedessen auch zu Entgiftung eine laktovegetabilische Kost oder eine reine Milchnahrung empfiehlt. Seine Ansicht ist aber keineswegs auch von seiten seiner Landsleute unwidersprochen geblieben und insbesondere verneint Stähelin auf Grund seiner Untersuchungen eine Einwirkung der Diät auf den Blutdruck. Die Viskosität des Blutes soll nach Burton-Opitz durch eine eiweißreiche Nahrung gesteigert, durch eine vegetabilische Ernährung (Determann, Stähelin) vermindert werden. Breitner konnte sich aber von dieser Wirkung nicht überzeugen. Trotz der recht widersprechenden Resultate scheint aber im wesentlichen und zwar allerorts eine Übereinstimmung insofern zu bestehen, als man bei Blutdrucksteigerung, die sich mit Arteriosklerose kompliziert, was wohl nach kürzerem oder längerem Bestehen der Hypertension in der Regel der Fall ist, eine eiweißreiche Kost als schädlich betrachtet, da sie die krankhafte Veranlagung nur fördern soll.

Wir müssen mithin auch in der Blutdrucksteigerung und der sie begleitenden Artheriosklerose der Schrumpfnierenkranken eine weitere Indikation zu einer **Beschränkung der Eiweißzufuhr**, wie wir sie früher auseinandergesetzt haben, erblicken. Wenn auch die giftige Komponente der Fleischnahrung nicht als exakt erwiesen gilt, so hält die Klinik doch daran fest, daß eine fleischreiche Kost ganz sicher zu meiden ist. Es decken sich mithin die für die Bekämpfung der Blutdrucksteigerung und ihrer Folgen notwendigen diätetischen Vorschriften mit denen, die wir für die Behandlung der chronischen interstitiellen Nephritis überhaupt entwickelt haben. Die Kost hat sich im wesentlichen aus Vegetabilien (Hafer, Gerste, Reis usw., den frischen Gemüsen und den Obstsorten), Milch und in bescheidenem Umfange aus Eiern und Fleisch zusammenzusetzen.

Ein sehr wichtiger Punkt ist es, auf die Verteilung der Mahlzeiten zu achten. Große voluminöse Mahlzeiten führen recht häufig zu einem Opressionsgefühl, das dadurch zustande kommt, daß das Zwerchfell durch die Magenblase in die Höhe gedrängt und das Herz durch diese Verschiebung des Diaphragmas quasi eingeklemmt wird. Es ist selbstverständlich, daß auch die Atembewegungen der linken Lunge durch einen solchen Zwerchfellhochstand in Mitleidenschaft gezogen werden und daß eine starke Füllung der Därme die Exkursionen des Diaphragmas erschweren muß, was wiederum zu einer Dyspnoe Veranlassung geben kann. Stadler und Hirsch haben dann schließlich noch nachgewiesen, daß diese Dyspnoe zu einer Steigerung des Blutdruckes führt.

Aus den erwähnten Gründen wird man für eine zweckmäßige Verteilung der Mahlzeiten zu sorgen haben, die so zu erfolgen hat, daß das Mittag- und Abendbrot zugunsten der Zwischenimbisse reduziert werden.

Der Einfluß der täglichen Flüssigkeitszufuhr auf den pathologisch gesteigerten Blutdruck ist von von Noorden sichergestellt. Er sah nach einer Regelung der Wasserzufuhr ohne Unterstützung durch andere Mittel eine Abnahme der arteriellen Tension von 30 bis 50 mm Hg. Dieser Erfolg tritt in der Regel nach ein bis zwei Wochen ein; hat dann aber auch, was wohl am wertvollsten ist, langen Bestand.

Die Reduktion der Flüssigkeitszufuhr hat sich in den von uns früher (S. 442) begründeten Grenzen zu halten.

Es ist schon eingangs darauf hingewiesen, daß auch körperliche Bewegungen einen krankhaft erhöhten Blutdruck erniedrigen können.

Bei einem gesunden Herzen und normalen Kreislaufverhältnissen liegt die Sache so, daß mäßige Arbeit ohne Einfluß auf den Blutdruck bleiben kann. Steigerung der Arbeit löst zunächst einen Anstieg, dann ein Absinken des Blutdruckes aus. Das Herz adaptiert sich aber in kurzer Zeit diesen größeren Anforderungen. Erschöpfende Arbeitsleistung kann ein Versagen der Herzkraft mit Drucksenkung im Gefolge haben. Die körperliche Betätigung führt zu einer Erweiterung der Gefäße in Haut und Muskeln, da diese entsprechend ihrer Arbeit besser mit Blut versorgt werden müssen. Kompensatorisch verengern sich gleichzeitig die Splanchnikusgefäße.

Allgemein darf man sagen, daß jede Arbeitsbelastung die Herzkraft anstrengt und daß die Wirkung derselben auf den Kreislauf von kompensatorischen Vorgängen abhängig ist.

Diese lassen sich durch die Kontrolle des Blutdruckes und der Diurese sowie durch den gesamten klinischen Eindruck verfolgen. Man wird daher nur in solchen Fällen systematische Übungen gestatten, wo die Anspruchsfähigkeit der Gefäße noch nicht zu stark gelitten hat, wo sich also, wie Edel durch fortlaufende Untersuchungen ermittelte, durch leichte körperliche Übungen eine Abnahme der arteriellen Tension erzielen läßt.

Welche Art der körperlichen Bewegungen bevorzugt wird, hängt von den gegebenen Verhältnissen ab. Nicht ermüdende Spaziergänge auf leicht ansteigenden bequemen Wegen möchte ich in erster Linie empfehlen.

Die Übung an medikomechanischen Apparaten hat ja den großen Vorzug, daß die Arbeit gut dosiert werden kann. An Nachteilen steht dem aber gegenüber daß die Möglichkeit, brauchbare Apparate zu benutzen, sehr beschränkt ist und daß sie kaum eine so vielseitige Übung gestatten wie einfache Spaziergänge.

Auch die Massage der Muskeln und die Bauchmassage führen nicht zu einer starken oder dauernden Erhöhung des Blutdruckes. Nach einer vorübergehenden Drucksteigerung tritt bald eine Entspannung der Gefäße in dem massierten Körperteil ein (Strasser).

Man sollte annehmen, daß durch eine gut dosierte Bäderbehandlung ein wesentlicher, dauernder Einfluß auf den pathologisch gesteigerten Blutdruck erzielt werden könnte. Daß CO_2-Bäder einen solchen Effekt nicht haben, konnte ich selbst feststellen. Auf Grund meiner Beobachtungen rate ich von einer solchen Behandlung direkt ab.

In der Regel werden auch einfache Bäder, deren Temperatur 37^0 C übersteigt, schlecht vertragen. Günstigere Erfolge will die Winternitzsche Schule von Heißluft- und Lichtbädern gesehen haben. Abgesehen davon, daß sie keine unangenehmen Nebenerscheinungen auslösen, sollen sie mit seltenen Ausnahmen zu einer Abnahme der Tension führen. Hinsichtlich der Technik sei erwähnt, daß die Dauer dieser Bäder nicht mehr wie 15 Minuten bei einer Höchsttemperatur von 50^0 C betragen soll. Kühle Kompressen auf die Stirn und ev. eine Kühlschlange oder ein Eisbeutel auf die Herzgegend. Nach dem Schwitzbade keine Abduschung oder höchstens mit warmem Wasser. Anschließend an diese Prozeduren Ruhe von einer Stunde.

Wo man nicht Gelegenheit hat, Lichtbäder zu verordnen, da bieten warme Teilbäder (Arm oder Bein) einen willkommenen Ersatz. Man beginnt mit einer Temperatur von $35-37^0$ C und steigert dieselbe allmählich durch Zugießen auf 45^0 C. Kurze Zeit nach Beginn tritt ein mehr minder starker Schweißausbruch des ganzen Körpers ein und mit ihm eine Blutdrucksenkung. Nach dem Teilbade, dessen Dauer 15—20 Minuten betragen soll, empfiehlt es sich gleichfalls, etwa $\frac{1}{2}$—1 Stunde Bettruhe zu beobachten.

Lampé und Strassner sahen nach Quarzlampenbestrahlung, die ebenfalls eine Hyperämie erzeugt, eine starke und, was wichtig ist, eine wochenlang anhaltende Abnahme der Hypertension.

Auch unser Arzeneischatz bietet uns eine Reihe von wirksamen Mitteln zur Bekämpfung der krankhaften Blutdrucksteigerung.

Das beste Ansehen in dieser Richtung genießen wohl die Jodsalze, auf deren günstigen Einfluß bei Blutdrucksteigerung und Arteriosklerose Huchard zuerst aufmerksam machte. Bekanntlich beruht dieser Effekt darauf, daß die Viskosität des Blutes herabgesetzt wird, wodurch dieses leichter flüssig, aber nicht verdünnt wird (O. Müller und Inada, Kottmann). Determann bestreitet diese Jodwirkung. Die Abnahme der Viskosität tritt jedenfalls nur ganz allmählich ein. Wirksam erweist sich diese Medikation besonders bei leichter geistiger Ermüdbarkeit

Schwindel, Kopfschmerzen usw., sowie bei einer großen Reihe von Symptomen, die ohne Kenntnis der vorliegenden organischen Veränderungen als neurasthenische gedeutet werden. Da die Durchlässigkeit der interstitiell veränderten Nieren für Jod geschädigt sein kann, so rückt die Gefahr eines Jodismus (Starker Stirnkopfdruck, Schnupfen und Katarrhe anderer Schleimhäute) näher. Man beginne daher vorsichtshalber mit kleinen Dosen, um diese allmählich zu steigern. Auch empfiehlt es sich nach einem Vorschlag von Ortner mit dem Jod gleichzeitig alkalische Wässer (Fachingen usw.) zu verordnen. Ferner ist ein Verbot von sauren oder säurebildenden Speisen während der Jodkur zweckmäßig. Als bekannt darf ich voraussetzen, daß man Jodsalzlösungen nicht aus Metallöffeln trinken läßt. Der unangenehme Geschmack des Jods wird übrigens durch Milch recht gut verdeckt.

Die weiteste Verbreitung hat die sog. einschleichende Jodbehandlung, die in erster Linie Erlenmeyer empfahl, gefunden, da sie unwillkommene Nebenerscheinungen am sichersten vermeidet. Man verordnet
  Kal. jodat.
  Natr. jodat. āā 1,0,
  Aqu. dest. ad 240,0 drei mal 15 g.

Die Konzentration der Lösung wird allmählich so gesteigert, daß schließlich 1 g pro Tag aufgenommen wird.

Die großen Joddosen, wie sie Wiesel bei der Behandlung der Arteriosklerose empfiehlt, eignen sich nicht bei gleichzeitig bestehender Nephritis.

Unzählige Jodpräparate werden heute fabrikmäßig dargestellt, die zum Teil Brauchbares leisten. Doch sind sie unverhältnismäßig teuerer wie die einfache Solutio, die wir deswegen auch ganz entschieden bei einem kurmäßigen Gebrauch bevorzugen. Zur intramuskulären Applikation des Jods habe ich mich bei vorstehender Indikation nie entschließen können. Erwähnen möchte ich aber, daß Lampé und Strassner mit einer regelrechten Jodeinreibekur günstige Erfolge erzielt haben. Sie verordnen:
  Jodthion   2,5,
  Lanolin. anhydric.
  Vaselin. americ. āā 3,5.
Dieses Quantum wird täglich wie bei einer Inunktionskur verrieben. Dauer der Kur 6 Wochen ev. Wiederholung.

Seit Askanazy auf die prompte Wirkung des Diuretins bei stenokardischen Anfällen, bei Oppressionsgefühl, kardialer Dyspnoe hingewiesen hat, erfreuen sich das Koffein, das Theobromin und ihre Salze einer sehr bevorzugten Stellung in der Behandlung jener nephritischen Symptome, die auf Hypertension und Atherosklerose zurückzuführen sind.

Die gefäßerweiternde Wirkung des Koffeins auf die Hirngefäße konnte von Wiechowski in einem direkten Nachlassen des Gefäßtonus sichergestellt werden. Von Hedbom sowie von Loeb wurde der gleiche Einfluß, auch des Theobromins, auf die Kranzarterie des Herzens beobachtet ,,das Theobromin und das ihm verwandte Theozin haben sich auch bei anderen Gefäßkrämpfen als wirksam erwiesen. Man wird sich dabei vorzustellen haben, daß die Herabsetzung des peripheren Tonus die Gefäße weniger anspruchsfähig gegenüber der anfallsweise eintretenden Erregung der vasomotorischen Zentren macht" (H. Meyer).

Breuer jun. konnte auch eine druckerniedrigende Komponente feststellen. Die Verbesserung der Diurese durch diese Mittel ist dabei nicht zu vergessen. Inwieweit sie etwa durch eine stärkere Elimination harnpflichtiger Stoffe Gefäßkrämpfen entgegenarbeiten, muß dahingestellt bleiben.

Koffein, Theobromin und ähnliche Präparate sind demnach indiziert, wo als Folgeerscheinungen der Hypertension anginoide Beschwerden, Erscheinungen von Hirnsklerose und kardiale Dyspnoe, die nicht durch Digitalis zu bessern wäre, vorliegen.

Ganz ausgezeichnete Dienste hat uns bei dieser Indikationsstellung folgende Kombination von Herz-Gefäßmitteln geleistet.

Camphorae monobromat. 4,0
Diuretin 4,0
Coffein natr. salicyl. 2,0
Mass. pilul. q. s., ut f. pil. No. 50.
D.S. drei mal tgl. 2 Pillen nehmen.

Auch eine Verbindung von Theocin natr. acetic. oder des noch leichter löslichen Euphyllin (Theophyllin Äthylendiamin) ist unter Umständen, um durch die Gewöhnung eine Abschwächung der Wirkung zu verhindern, angebracht.

Camphorae monbromat. 4,0
Euphyllin
Theocin natr. acetic.
Coffein natr. salicyl. āā 2,0
Mass. pilul. q. s. ut f. pil. No. 50.
D.S. dreimal täglich 2 Pillen auf den vollen Magen.

Die Kombination der Digitalis mit Theobrominpräparaten ist schon erwähnt. Eine Verbindung von Jodsalzen mit diesem gefäßerweiternden Mittel hat von Noorden angeregt. Sie ist unter der Fabrikmarke Eustenin im Handel. Man gibt dieses Präparat in der Menge von 2,5 g täglich oder von der fertigen Lösung fünfmal ein Kaffeelöffel.

Schließlich stehen uns in bestimmten Nitriten ausgezeichnete, elektiv auf das Gefäßsystem wirkende, Mittel zur Verfügung.

Der Effekt des von Lauter-Brunton in die Therapie der Angina pectoris eingeführten Amylnitrits ist so flüchtig, daß es für die Bekämpfung der Blutdrucksteigerung nicht in Betracht kommt.

Günstiger lauten die Berichte über eine von dem gleichen Autor eingeführte Salpetermedikation, die in Gestalt einer 2 bis 3 wöchigen Brunnenkur durchgeführt wird. Nach seiner Vorschrift läßt man morgens nüchtern 1,8 Kal. bicarb., 1,2 Kal. nitric., 0,03 Natr. nitros. in ½ Liter Wasser trinken. Die blutdruckerniedrigende Wirkung beruht im wesentlichen auf der Anwesenheit des Natrium nitr. Nach H. Meyer äußert sich dessen gefäßerweiternder Einfluß schon nach 3—4 Minuten und erreicht nach 15—30 Minuten sein Maximum, um dann etwa 1½ Stunde anzuhalten.

Es hat sich uns als sehr zweckmäßig erwiesen, diese Lauter-Bruntonsche Kur mehrmals im Jahre an eine andere der Blutdrucksteigerung entgegenwirkende Verordnung anzuschließen.

Man kombiniert sie dagegen recht vorteilhaft, um die gefäßentspannende Wirkung zu steigern und zu einer mehr dauernden zu gestalten mit der innerlichen Darreichung von Nitroglyzerin, das im Körper in Nitrit umgewandelt wird. Hierauf beruht wahrscheinlich die Gefäßwirkung dieses Mittels, die schon durch kleine

Mengen von ½—1 mg nach 2 Minuten festzustellen ist und ungefähr 1½—3 Stunden anhalten kann.

Die in den Apotheken vorrätigen Nitroglyzerintabletten sind wegen ihrer Unzuverlässigkeit nicht zu verordnen. Brauchbar ist nur die 1%ige alkoholische Lösung.

Es empfiehlt sich, den Organismus langsam an das Nitroglyzerin zu gewöhnen, sich mit kleinen Dosen, die allmählich gesteigert werden, einzuschleichen. Wir beginnen daher mit 3 mal tägl. 1 Tropfen, und verordnen, wenn dieselben gut vertragen werden, nach einigen Tagen 3 mal tägl. 2 Tropfen. So fahren wir bis zur täglichen Höchstzahl von insgesamt 10 Tropfen fort. Bei stärkerem Unbehagen (Klopfen der Schläfenarterien usw.) kehren wir zu einer niedrigeren Tropfenzahl zurück.

Um mit der Nitroglyzerinbehandlung einen nennenswerten Erfolg zu erzielen, muß man dieselbe wochen- und monatelang natürlich mit auf- und absteigender Tropfenzahl durchführen.

In seiner Wirkung etwas langsamer dafür aber nachhaltiger ist das Erythroltetranitrat, das man nach Ortner wie folgt dispensiert:

> Erythroltetranitrat 0,1
> Extract. et pulv. gent. q. s. ut f. pilul. No. 20
> Consperg. pulv. cortic. cinnam.
> D.S. täglich 1 Pille.

Auch diese Medikation kann über Wochen fortgesetzt werden. Sie sei als Ersatz für das Nitroglyzerin mitgeteilt.

Die blutdruckerniedrigende Wirkung des Yohimbins suchten Frz. Müller und Fellner für die Therapie der Hypertension dadurch zu verwerten, daß sie dieses Aphrodisiakum mit Urethan, das die Einwirkung desselben auf das Atmungs- und Erektionszentrum ausschalten sollte, verbanden. Diese Verbindung ist im Handel unter dem Namen Vasotonin erhältlich und wird subkutan täglich oder ein über den anderen Tag appliziert. Nach 20—30 Einspritzungen soll fast regelmäßig ohne unangenehme Nebenerscheinungen eine Blutdrucksenkung eintreten (Lommel). Ich hatte nicht so günstige Erfolge. Vielleicht weil ich die Injektionen nicht lange genug fortsetzte. Bei stenokardischen Anfällen, die jeder Behandlung trotzen, ist ein Versuch vielleicht doch empfehlenswert.

Da die blutdrucksteigernde Noxe dauernd angreift, so muß man auch dieser durch entsprechende Maßnahmen ständig entgegenzuarbeiten trachten. Es empfiehlt sich daher, für das ganze Jahr aus den eben eingehend besprochenen Mitteln einen Kampfplan aufzustellen.

Man beginnt zweckmäßig mit einer 2—3 monatigen Jodkur und läßt gleichzeitig Theobrominverbindungen aufnehmen. Anschließend daran verordnet man eine Lauter-Bruntonsche Trinkkur und unterstützt diese Wirkung durch eine einschleichende Nitroglyzerinbehandlung. Diese Verordnungen erstrecken sich auf 4 Wochen. Entweder verbindet man dann die Jodtherapie mit der Nitroglyzerinbehandlung für weitere 4 Wochen oder man beschränkt sich auf die Theobrominpräparate allein. Jedenfalls macht es keine Schwierigkeiten dauernd gefäßerweiternde Mittel zuzuführen und so nach Möglichkeit die Strömungsverhältnisse zu verbessern und die Gefäßabnutzung zu verringern.

Nicht wahllos wird man nun jeden Schrumpfnierenkranken mit hohem Blutdruck dieser kombinierten und intensiven Behandlung unterwerfen. Sie eignet sich in erster Linie für die am häufigsten vorkommende arteriosklerotische Schrumpfniere, deren Eliminationskraft ja lange Zeit ungeschwächt bleibt. Für die sekundäre und Volhardsche Kombinationsform empfehle ich nicht Jod oder die Lauter - Bruntonsche Trinkkur. Diese Mittel stellen an das Ausscheidungsvermögen gewisse Anforderungen, denen das schwer geschädigte Organ kaum oder überhaupt nicht mehr nachkommen kann. In diesen an sich prognostisch ungünstigeren Fällen beschränke man sich nur auf die gefäßerweiternden Theobrominpräparate.

Führt die Atherosklerose oder der sie häufig begleitende Gefäßkrampf zur Ischämie einzelner Organe oder bestimmter Körperregionen, so müssen neben den gefäßerweiternden Mitteln (in erster Linie Nitroglyzerin und Theobrominpräparate) lokalwirkende Maßnahmen angeordnet werden. So sahen wir in der Regel bei den schon erwähnten Erscheinungen der Hirnsklerose gute Wirkung von heißen Kopfkompressen, die zweckmäßig durch eine mit warmem Wasser gespeiste sog. Kühlschlange ersetzt werden. Kalte Applikationen erhöhen in der Regel die Beschwerden. Auch die Verordnung von

Phenacetin 0,5,
Coffein natr. salicyl. 0,05,
Morphin. hydrochloric. 0,005,

bringt häufig auffallende Erleichterung.

Die Maßnahmen, welche bei einer Angina pectoris, bei der Dysbasia angiosklerotica intermittens oder bei der Dyspraxia angiosclerotica intermittens, die nach meiner Erfahrung nicht so sehr selten eine interstitielle Nephritis komplizieren, angezeigt sind, müssen in dem einschlägigen Kapitel nachgelesen werden.

Kranke mit hohem Blutdruck schweben stets in der Gefahr, daß durch irgend ein Moment eine weitere lebensgefährliche Steigerung, die zur Apoplexie führt, ausgelöst wird. Die Bedeutung dieser Disposition wird häufig unterschätzt. Man sorge daher zeitig für hinreichende Aufklärung. Auf einige Gelegenheitsursachen, die eine plötzliche und erhebliche Zunahme der arteriellen Tension bedingen können, sei kurz hingewiesen. Psychische Erregungen, die mit gesellschaftlichen Verpflichtungen (Festreden!!), mit geschäftlichen oder familiären Aufregungen, mit sexueller Betätigung usw. verbunden sind, führen am häufigsten zum tödlichen Schlaganfall. Von gleicher Bedeutung sind plötzliche Kraftanstrengungen, wie schweres Heben, schnelles Gehen (um z. B. einen Zug, die Elektrische usw. zu erreichen) starkes Pressen beim Stuhlgang. Auch heiße Bäder, der übermäßige Genuß alkoholischer Getränke können die gleichen Folgen nach sich ziehen.

Schließlich muß noch die Frage gestreift werden, welche Kurorte sich für Schrumpfnierenkranke mit ihrem hohen Blutdruck und ihrer mehr oder weniger stark ausgeprägten Atherosklerose eignen.

Die Bedeutung der aufgeworfenen Frage ist in der größeren Bewegungsfreiheit eines bestimmten Prozentsatzes dieser Patienten begründet. Die rein klimatischen Gesichtspunkte, die für die Behandlung der Nierenentzündungen überhaupt maßgebend sind, wurden auf S. 444 besprochen. Zu einem Aufenthalt an der See eignen sich nur die südlichen Seebäder. Die starken Winde, die an der Nordsee herrschen, bilden eine strikte Kontraindikation. Es bedarf wohl keiner besonderen Betonung, daß Bäder auch bei ruhigem Seegang für jeden Nephritiker wegen der Temperatur und der Gefahr der Abkühlung schädlich sind. Bei Kranken mit

Hypertension kämen als weitere Gegenanzeige die mit dem Baden verbundenen Kraftanstrengungen in Betracht.

Leidet der Schrumpfnierenkranke gleichzeitig an Gicht, was recht häufig der Fall ist, so könnte die Stoffwechselstörung eines der bekannten Wildbäder mit seinem hohen Radiumgehalt indizieren. Die Kreislaufschädigung stellt aber eine strikte Kontraindikation. Diese Bäder werden notorisch von Kranken mit interstitieller Nephritis schlecht vertragen.

Besseres läßt sich auch über die Kohlensäurenquellen nicht berichten.

Dahingegen finden diese Hypertoniker in der Regel eine erfreuliche Erholung in den sog. Luftkurorten, deren Bedeutung ja im wesentlichen in den mehr oder minder stark ausgeprägten Naturschönheiten beruht. Hier bietet sich zu einer vorsichtigen Terrainkur die beste Gelegenheit.

Sehr wichtig ist in unserer Zeit, wo die Vorliebe für das Hochgebirge so stark entwickelt ist, die Frage, ob ein Aufenthalt im Höhenklima Schrumpfnierenkranken zu erlauben ist oder nicht. Bekanntlich stellt der Aufenthalt in einer Höhe über 1000 m eine Reihe von Mehranforderungen an die Kreislauforgane. Nach den Untersuchungen von Jaquet, Stähelin u. a. nimmt mit steigender Höhe der Sauerstoffverbrauch und die Kohlensäureausscheidung zu. Nach den jüngst erschienenen Arbeiten von Cohnheim und Weber kommt es unter der Einwirkung des Höhenklimas zu einer echten Vermehrung der Erythrozyten und des Hämoglobins. Hand in Hand nimmt die Viskosität zu (Determann, Stäubli). Es fragt sich nun, welchen Einfluß diese Veränderungen im Verein mit anderen noch nicht sicher erkannten Faktoren des Höhenklimas auf den normalen und den krankhaft gesteigerten Blutdruck haben.

Auf Grund zahlreicher Beobachtungen stimmen Durigs und Stäubli darin überein, daß sich die arterielle Tension des Gesunden während eines längeren Aufenthaltes im Hochgebirge nicht ändert.

Die landläufige Vorstellung, daß das Höhenklima für einen Hypertoniker nachteilig sei, basiert auf der Annahme, daß durch die Verminderung des Luftdruckes die Differenz zwischen dem im Inneren der Arterien herrschenden Drucke und dem Außendrucke erhöht und daß hierdurch das Bersten von Gefäßen begünstigt werde. Experimentelle Untersuchungen von Kronecker sowie von Jakobi scheinen dieser Hypothese eine Stütze zu verleihen. Stäubli bestreitet aber die Stichhaltigkeit dieser Annahme und betont auf Grund seines Krankenmateriales, daß im Hochgebirge eine Abnahme der Hypertension, die nur von wohltuenden Empfindungen, nicht aber von unerwünschten Nebenerscheinungen begleitet sei, vor sich gehe. Wie dieses Symptom, das sozusagen regelmäßig eintritt, zu erklären ist, muß zur Zeit noch dahingestellt bleiben. Die Drucksenkung erstreckt sich in erster Linie auf den maximalen Druck, während der minimale sich nur in geringeren Maße daran beteiligt. Es wird mithin die pulsatorische Schwankung kleiner.

In den Stäublischen Fällen scheint es sich ausschließlich um Kranken mit Hypertension gehandelt zu haben, die frei von Nierenveränderungen waren. Ich glaube, daß man nach den jetzt vorliegenden Mitteilungen die früheren Vorstellungen über den schädlichen Einfluß des Höhenklimas auf Kranke mit Hypertension, auch wenn diese mit einer Nephritis kompliziert ist, nicht aufrecht erhalten kann.

Man wird selbstverständlich Patienten, die an einer Dekompensation oder an urämischen Erscheinungen leiden, die Anzeichen einer Koronarsklerose bieten oder die schon apoplektische Insulte erlitten haben, von dem Hochgebirge fernhalten müssen.

Daß Apoplexien auch dort eintreten, ist ganz selbstverständlich. Es ist aber noch nicht der Beweis erbracht, daß sie hier leichter wie im Tiefland auftreten, wenn sich die Kranken ihrer Disposition bewußt bleiben und sorgfältig alle Faktoren, die eine plötzliche Steigerung auslösen können, meiden.

Stichhaltige Gründe lassen sich heute nicht mehr anführen, die die Gefährlichkeit eines Aufenthaltes in den Bergen bis zu einer Höhe von 1000 m für einen Hypertoniker im guten Kompensationszustande bewiesen.

Daher finde ich es auch nicht berechtigt, solchen Kranken die Wohltat zu entziehen, ihre Ferien in dem Gebirge mit seinen mannigfachen Anregungen zu verleben.

Anstrengende oder gar erschöpfende Wanderungen sind selbstverständlich strikte zu untersagen. Die meisten Höhenkurorte bieten auf bequemen Wegen so ausgezeichnete Spaziergänge, daß die Kranken ohne Gefährdung ihrer Gesundheit die Freuden eines Hochgebirgsaufenthaltes genießen können.

Wichtig ist es aber, dafür Sorge zu tragen, daß der **Übergang vom Tiefland ins Gebirge** nicht zu plötzlich erfolgt, daß durch ein Reisen in Etappen eine ausreichende Akklimatisation gewährleistet wird. Die gleiche Vorsicht ist bei der **Rückkehr ins Flachland** zu üben.

Zum Schluß noch einige Worte über die **Behandlung der versagenden Diurese** bei Schrumpfnierenkranken.

Die Nephritiker, die an einer Insuffizienz der Nieren ohne eigentliche Herzschwäche zugrunde gehen, endigen unter urämischen Erscheinungen. Anders der Kranke bei dem vorzeitig ein Erlahmen der Herzkraft zu Ödemen geführt hat. Auch hier bleiben nur selten die Symptome der Urämie völlig aus. Doch wird das Krankheitsbild durch die Herzödeme wesentlich verändert. In solchen Fällen kann durch die Kombination von Herztonizis und Diuretizis auch im scheinbar refraktären Zustande doch noch eine befriedigende Diurese erzielt werden. Es ist dabei Voraussetzung, daß die Wasser- und Kochsalzzufuhr erfolglos geregelt wurde (s. S. 442, 428).

Man verordne in Anlehnung an H. Strauß:

Infus. e fol. digital titr. 1,0 : 150
Tinctur. Strophant. 3,0
Euphyllin 2,5
Diuretin 3,0
Spartein sulfuric. 0,1
Aqua dest. ad 180

4 mal täglich 1 Eßlöffel auf den vollen Magen.

Verbietet sich die orale Applikation durch Dyspepsien, so ist die rektale Instillation angezeigt.

Infus. e fol. digital tirt. 1,0: 150
Euphyllin 2,5
Tinctur Strophant. 3,0
Diuretin 3,0
Spartein sulfuric. 0,1
Tinctur opii 1,0
Mucilago gummi arabici ad 180

2 mal täglich 2 Eßlöffel als Klysma.

Die Kombination solcher Mittel soll bekanntlich nicht nur eine Addition sondern eine Potenzierung ihrer Wirkungskraft herbeiführen.

Selbstverständlich kann man beliebige andere Verbindungen herstellen, so z. B. der Folia Digitalis, des Sparteins mit Liquor Kali acetici.

Gelingt es auch hierdurch nicht die Diurese in Fluß zu bringen, dann bleibt nur eine Entlastung auf operativem Wege (s. S. 411) übrig.

Entwickelt sich der urämische Symptomenkomplex, so muß man durch die auf S. 407 ausführlich besprochenen Maßnahmen eine Entgiftung erstreben.

Die allgemeine Diätetik.

Von Dr. J. Hürter,
Privatdozent an der Universität Marburg.

Alle Lebensvorgänge des Menschen werden durch die Verbrennung geeigneter organischer Substanzen unterhalten. Bei diesem Oxydationsprozesse verwandelt das Protoplasma chemische Körper von höherem Brennwert in solche von niedrigerem. Die hierbei freiwerdenden Wärmemengen ermöglichen die verschiedenartigsten Lebensäußerungen. Das Brennmaterial wird dem Protoplasma, dem Organismus, in der Nahrung geboten, doch meistens in einer Form, die seine sofortige Verwertung nicht erlaubt. Die Nahrungsmittel müssen in der Regel einer weitgehenden Aufschließung und Aufspaltung unterworfen werden, bis die in ihnen enthaltenen Nahrungsstoffe für die Körperzelle verwendbar werden. Diesen Vorbereitungsprozeß nennen wir Verdauung. Bekanntlich wird dieselbe durch bestimmte mit den Nahrungsmitteln vorgenommene Eingriffe, die sich teils auf maschinellem Wege teils in der Küche abspielen, erleichtert, im wesentlichen aber durch Sekrete, die sich in den Digestionstraktus ergießen, und durch bakterielle Zersetzung geleistet. Hierbei ist es von großer Bedeutung, daß durch die Bewegungsvorgänge der Verdauungsorgane die Speisen innig mit den Produkten der Verdauungsdrüsen vermischt und daß sie weiterbefördert werden, wenn das jedesmalige Optimum der Aufschließung erreicht ist, um anderen Fermenten oder bestimmten Zersetzungen durch die Darmflora anheimzufallen. Wir können demnach den Verdauungsprozeß in einen **mechanischen**, dem die Zerkleinerung, die Sortierung und der Weitertransport der Speisen obliegen, und einen **chemischen**, der die Aufspaltung der komplizierten Verbindungen, in denen die Nahrungsstoffe enthalten sind, zu einfachen, resorbierbaren Körpern besorgt, trennen.

Betrachten wir zunächst den **mechanischen Teil** des Verdauungsgeschäftes. Der Aufschließungsprozeß wird durch den Kauakt eingeleitet. Hierdurch werden die Speisen zerkleinert, verdünnt und innig mit dem Speichel vermischt. Dies hat zur Folge, daß die schmeckenden Stoffe sehr kräftig mit den Geschmacksorganen der Mundhöhle in Berührung kommen, was wiederum von großem Einfluß auf die Appetenz und die Absonderung von Verdauungssekreten, wie wir später sehen werden, ist. Das Zerkleinern der Ingesten soll ihren Transport durch den Ösophagus und die Verdauung im Magen ermöglichen resp. erleichtern. Das Kauen hat ferner die Aufgabe, durch Verdünnung zu verhindern, daß ungünstig temperierte oder ätzende Speisen mit der Schleimhaut, der tieferliegenden Abschnitte des Digestionstraktus in Berührung kommen und diese schädigen. Nach Gaudenz und Fermi werden Bissen von über 12 mm Durchmesser selten geschluckt, meistens werden die Nahrungsmittel feiner zerrieben.

Der Schluckakt stellt einen außerordentlich komplizierten Vorgang dar, an dem sich die Muskulatur des Rachens und der Speiseröhre beteiligt. Der in dem vorderen Teile der Mundhöhle schluckfertig formierte Bissen wird durch die Zunge und im wesentlichen durch die Mm. mylohyoidei in den Rachen befördert. Der Eingang zum Ösophagus öffnet sich durch die Kontraktion der Mm. geniohyodei und thyreoidei (Kronecker, Meltzer). Nach Schreiber wird durch das Heben des Kehlkopfes der Verschluß beseitigt. F. Kraus ist der Ansicht, daß dieser Vorgang vielleicht durch einen eigenen muskulösen Mechanismus bewerkstelligt wird. Der Bissen oder Schluck wird dann in erster Linie durch die Mm. hyoglossi und mylohyodei, wie dies schon Kronecker und Meltzer behaupteten und neuere Untersuchungen bestätigten, bis tief in die Schluckbahn hineingeschleudert. Daß dieser Vorgang aber außerordentlich kompliziert ist und daß er sich aus einer Reihe von Einzelphasen zusammensetzt, beweisen die Arbeiten Schreibers.

Der Schluckreflex wird durch die Berührung bestimmter Teile der Zungenwurzel und der hinteren Pharynxwand ausgelöst.

Während in der ersten, der sog. bukko-pharyngealen Phase des Schluckaktes peristaltische Bewegungen der Speiseröhre nicht wahrnehmbar sind, werden diese in der zweiten Phase der sog. ösophagealen erkennbar. Sie stellen eine von dem Ösophagusmund über die Speiseröhre hinlaufende Kontraktionswelle dar, die die Fortbewegung kompakter Ingesten und die Säuberung der Schluckbahn zu besorgen hat. Die Schnelligkeit mit der die Speisen den Ösophagus durcheilen hängt von zahlreichen Faktoren ab, unter denen nur Hunger, Durst, Größe, Temperatur und Schmackhaftigkeit des Bissens oder des Trunkes erwähnt seien. Die Verfolgung der Schluckbahn vor dem Röntgenschirme macht keine Schwierigkeiten.

Während der Ösophagusmund sich nur unter der Einwirkung des Schluckaktes öffnen soll, nimmt man an, daß die Speiseröhre in ihrem mittleren Teile nicht fest zusammenliegt. Die Kardia ist, wie man sich sehr leicht bei der Röntgendurchleuchtung überzeugen kann, gleichfalls stets geschlossen und darum werden, wenn auch in der Regel nur für einen Augenblick, die Ingesten hier arretiert. Cohnheim sagt, daß der Kardiaverschluß bei leerem Magen locker, bei gefüllten fester sei, daß aber schon auf geringe Reize hin, die die untere Ösophagusschleimhaut treffen, die Öffnung erfolgt. Der Abschluß zwischen Speiseröhre und Magen wird bei gefülltem und unter Druck stehendem Magen noch durch die schräge Einmündung des Ösophagus in den Magen erhöht.

An dem Magen, dessen Form, wie Röntgenuntersuchungen lehrten, eine sehr variable ist, kann man zwei sowohl anatomisch wie funktionell verschiedene Abschnitte unterscheiden. Der Hauptmagen, der von dem Fundus gebildet wird und an seiner rechten Seite die Einmündungsstelle des Ösophagus trägt, dient als Reservoir. Er ermöglicht, daß umfangreichere Mahlzeiten auf einmal verzehrt werden können. Seine relativ schwache, peristaltiklose Muskulatur ist sehr dehnungsfähig. Die Volumenzunahme erfolgt nicht passiv, etwa durch die unter Druck verschluckten Speisen und Getränke, sondern sie ist das Resultat einer aktiven Diastole d. h. der Magen dehnt sich selbst (Sick, Sick und Tedesco). Der jeweilige Inhalt wird stets von einem bestimmten nicht sehr starken Druck (6—8 cm Wasser) umfaßt. Diese Funktion bezeichnet man als Peristole. Sie ist für die ordnungsmäßige Entleerung des Magens ohne Zweifel von entscheidendem Einflusse. Unter der Einwirkung der Bauchpresse kann der Druck im Hauptmagen auf mehr als 3 m ansteigen (Moritz). Der zweite zum Teil rechts von der Mittellinie gelagerte Abschnitt des Magens, das sog. Antrum pylori, ist durch eine sehr kräftige Muskulatur ausgezeichnet, die in starke peristaltische Bewegung versetzt werden kann und damit das

Die allgemeine Diätetik.

Triebwerk zur Weiterbeförderung des Mageninhaltes darstellt. Wie sich vor dem Röntgenschirme beobachten läßt, beginnt diese Wellenbewegung ungefähr in der Höhe der incisura cardiaca His und nimmt an Intensität pyloruswärts so enorm zu, daß nicht selten eine scheinbar völlige Trennung des Magens in zwei Teile eintritt. Während man bei Tierversuchen das Einsetzen der Peristaltik sofort nach der Nahrungsaufnahme und ein maschinenartig gleichmäßiges Fortarbeiten durch Stunden hindurch verfolgen kann, gestattet die Röntgenbeobachtung beim Menschen die Annahme, daß diese Bewegung häufig erst durch einen leichten, das Abdomen treffenden Druck in Gang gebracht wird. Auch scheint der Ablauf der Peristaltik nicht selten durch Ruhepausen unterbrochen zu werden. Die Kraft mit der das Antrum pylori sich eines Teiles seines Inhaltes entledigt, zeigt sich darin, daß der Chymus weit ins Duodenum hineingespritzt wird. Dementsprechend herrscht hier auch ein viel höherer Druck, der über 0,5 m Wasser betragen kann.

Der leere Magen gleicht einem scheidenartig zusammengefalteten Gebilde (Grödel und Seybert). Aber selbst in diesem Zustande bleibt er nicht dauernd bewegungslos, denn es beteiligt sich auch das Antrum pylori, an der zuerst von Pawlow und Boldireff beschriebenen eigentümlichen etwa alle $1\frac{1}{2}$—$2\frac{1}{2}$ Stunden einsetzenden Bewegung des leeren Verdauungstraktus. Bei dieser ca. 10—20' dauernden peristaltischen Unruhe tritt die Antrummuskulatur in Tätigkeit, der Dünndarm bewegt sich unter Kollern und Gurren, der Magen sezerniert etwas alkalischen Schleim, der Dünndarm, das Pankreas und die Leber ihre spezifischen Sekrete. Da der Magenpförtner offen steht, findet ein Rückfluß dieses Darminhaltes in den Magen statt.

Bei der Nahrungsaufnahme besteht ein sehr charakteristischer Unterschied im Verhalten der flüssigen und der festen Speisen. Flüssigkeiten eilen, ohne sich lange im Magen aufzuhalten, auf einer an der kleinen Kurvatur präformierten Rinne, der Magenstraße, dem Pylorus zu und werden bei geeigneter Temperatur und Konzentration recht bald in den Dünndarm weiter befördert. Selbst wenn der Magen mit festem Inhalt angefüllt ist, bleibt dieser Mechanismus bestehen (Cohnheim). Feste Speisen schichten sich in der Reihenfolge, wie sie verzehrt werden, auf. Dabei liegen die zuerst genossenen der großen und kleinen Kurvatur an. Die später aufgenommenen bilden die Mitte des Speiseklumpens und die zuletzt gegessenen sind in der Nähe der Einmündungsstelle des Ösophagus der kleinen Kurvatur angelagert. Auch in der Schichtung breiiger oder dünnflüssiger Speisen läßt sich kein grundlegender Unterschied feststellen, doch steigen die spezifisch leichteren Nahrungsmittel alsbald an die Oberfläche. Eine Durchmischung der in dem Reservoir des Magens, dem Fundus, aufgespeicherten Ingesten tritt nicht ein. Hierdurch wird eine Änderung der Reaktion in der Mitte des Mageninhaltes verhindert, was zur Folge hat, daß eine Störung der amylolytischen Verdauung nicht erfolgt. Erst unter der Einwirkung des Magensaftes vollzieht sich von der Peripherie des Speiseklumpens eine allmähliche Lösung der festen Bestandteile. In welcher Zeit die verschiedenen Speisen verflüssigt sind, hängt von ihrer Konsistenz und ihrer Zusammensetzung ab. So beansprucht Fleisch in der Regel längere Zeit wie Brot. Die Fettverdauung geht am langsamsten vor sich. Bei der Milch werden nur die ersten Portionen sofort in das Duodenum weiter befördert, dann gerinnt die Milch und es treten zunächst nur die abgepreßten Molken über. Der zurückbleibende Käse fällt wegen seines Fettgehaltes nur allmählich der Verdünnung anheim. Das, was verflüssigt ist, gleitet unter der Wirkung der Peristole und der Peristaltik in das Antrum des Magens, wo eine kräftige Durchknetung und -mischung erfolgt und wird erst in den Dünndarm weitergegeben, wenn seine Verdauung beendigt ist.

Daß kein ständiger Abfluß von dem Magen in den Darm stattfindet, verhindert der Pylorus mit seinem außerordentlich fein abgestimmten Reflexmechanismus. Obwohl jede peristaltische Welle in der Lage ist, den Pförtner zu öffnen (Cohnheim), bleibt er trotz dieses Antriebes auf bestimmte Reize, die vom Magen, vom Duodenum und vom Großhirn ausgehen können, geschlossen. Röntgenserienaufnahmen des Magens beweisen, daß der menschliche Pförtner in gleicher Weise arbeitet (Grödel). Der Inhalt des Antrums unterliegt, wenn der Pylorus sich nicht öffnet, durch die starke Peristaltik einer sehr energischen Durchmischung. Es tritt aber kein Inhalt in den Dünndarm über.

Vom Magen aus kann der Pylorusreflex in Tätigkeit gesetzt werden durch mechanische Reize (grobe Partikel), durch thermische (zu hohe oder zu niedere Temperatur der Speisen), durch chemische (hyper- oder hypotonische Lösungen). Säuren und Fette vermögen in erster Linie vom Duodenum aus, einen Pylorusverschluß herbeizuführen, dabei ist die Wirkung des sauren Mageninhaltes eine bedeutend schnellere und anhaltendere wie die der Fette. Auch die Füllung des Duodenums zieht den gleichen Effekt nach sich. Da aber bei fester Nahrung die Verflüssigung langsam vor sich geht, so werden immer nur kleine Mengen in den Dünndarm hinüberbefördert. Der hierdurch bedingte Pylorusverschluß währt demnach nur kurze Zeit. Ist dahingegen die Funktion des Dünndarms auf irgendeine Weise gestört, z. B. durch einen Dünndarmkatarrh, dann kann auch der Reflexmechanismus des Pylorus leiden und die Koordination des ganzen Systems in Unordnung geraten. Das Gleiche gilt, wenn zu viel oder zu wenig Magensaft produziert wird. So sehen wir bei Hyperazidität einen Pylorospasmus mit Stagnation und daraus resultierendem neuen Reiz für die Saftsekretion, bei Achylia gastrica dahingegen ein zu schnelles Übertreten von mangelhaft vorbereitetem Chymus, was eine Reizung des Dünndarms, nach sich ziehen kann.

Alle unangenehmen Sensationen, wie Unlustgefühle, Ärger, Schmerzen können vom Zentralnervensystem aus den Stillstand der Antrumperistaltik und damit einen Verschluß des Pförtners herbeiführen.

Werden andererseits die Nahrungsmittel in einem Zustande eingeführt, wie er erst durch die Magenverdauung geschaffen werden soll, so erfolgt ein übereilter Abtransport, der Dünndarm wird quasi mit dem betreffenden Nahrungsstoff überschwemmt und er antwortrt hierauf mit Reizerscheinungen. Bekanntlich rufen weitabgebaute Eiweißpräparate, wenn sie in einer Menge, wie sie für die Ernährung nötig sind, gereicht werden, Durchfälle hervor.

Erwähnt muß schließlich noch werden, daß Öl in das Duodenum eingebracht zu einer Öffnung des Pylorus in umgekehrter Richtung führt (Pawlow und Boldireff). Dies hat dann zur Folge, daß Galle, Pankreas- und Darmsaft in den Magen zurückströmen. Volhards Ölfrühstück zur Gewinnung von Pankreassaft beruht auf dieser Tatsache.

In dem Dünndarm, dessen Länge 4—5 m beträgt, wird der Chymus durch einen sehr komplizierten Reflexmechanismus weiter befördert. Unter einem bestimmten Reiz kontrahiert sich nämlich, ein oralwärts gelegener Darmabschnitt und gleichzeitig erfolgt in dem zugehörigen analwärts gerichteten Darmteil eine Erschlaffung, so daß der Inhalt afterwärts getrieben wird. Diese peristaltische Bewegung kann sich nur in der Richtung vom Magen zum Anus fortpflanzen. Das Zentrum dieses Reflexes ist in dem Darm selbst gelegen. Der Reiz, der den Antrieb zu dem erwähnten Bewegungsvorgang gibt, kann rein mechanischer Art sein. Die Berührung oder der Druck der Ingesten genügt, um die Peristaltik anzuregen. In erster Linie kommen hierbei die zellulosehaltigen Bestandteile unserer Nahrung in Betracht. Die Bedeutung der den Verdauungssäften im großen und ganzen unzugänglichen Zellulose erhellt aus dem Verhalten der reinen Pflanzenfresser. Füttert man Kaninchen mit zellulosefreien Nahrungsstoffen, so gehen sie an Ileus zugrunde und fügt man der gleichen Nahrung zellulosehaltiges Material, etwa Sägespäne, bei, so bleiben sie am Leben. Die Klinik macht sich schon lange die schlackenreiche Kost zur Behebung gewisser Formen der Obstipation zunutze.

Daß auch chemische Körper als Reflexreize in Betracht kommen, beweist die Wirkung bestimmter Abführmittel (Rizinus, Koloquinthen, Podophyllin usw.), sowie der purgierende Einfluß fäulnis- oder gärungsfähigen Materials. Schließlich wissen wir, daß die gleiche Wirkung auch von der Blutbahn durch gewisse Produkte der inneren Sekretion sog. Hormone herbeigeführt werden kann (Zülzer Peristaltikhormon). Der Dünndarm wird von dem Chymus innerhalb von $3\frac{1}{2}$—$5\frac{1}{2}$ Stunden durcheilt, eine Beobachtung, die an Fistelträgern sowie auch durch Röntgenuntersuchungen gewonnen wurde.

Außer dieser peristaltischen Bewegung, die im wesentlichen dem Weitertransport der Ingesten dient, läßt sich am Dünndarm noch eine zweite die sog. Pendel- oder Mischbewegung feststellen. Nach Magnus kann man größere, unregelmäßige Zustandsänderungen und kleinere außerordentlich regelmäßige Kontraktionen unterscheiden. Wenn auch die Dünndarmröntgenuntersuchung durch das Gewirr der zahlreichen Schlingen lange nicht so ergiebig wie die der Magen- oder Dickdarmperistaltik ist, so bestätigt sie doch im wesentlichen diese Beobachtungen auch für den Menschen. Die eigentümlichen, windenden großen Bewegungen des Dünndarms lassen sich recht gut verfolgen. Man erkennt sie an ihrem schnell fließenden Inhalt. Die kleinen Bewegungen sind Knet- und Mischbewegungen, sie stellen Tonusschwankungen dar. Eine nennenswerte Weiterbeförderung des Chymus tritt durch sie nicht ein, und die Ingesten bleiben sozusagen an Ort und Stelle, sie werden ausgewalzt und fließen wieder zusammen oder sie werden perlschnurartig aufgeteilt. Diese Bewegung soll nach Cohnheim solange währen, wie etwas Lösliches an der betreffenden Stelle sich befindet. Demnach müßte ihre Dauer kurz sein, wenn alles gut gelöst, verflüssigt aus dem Magen in den Darm übertritt, und sie wird länger anhalten, wenn der Mageninhalt schlecht vorbereitet weiterbefördert wird.

Auf diese Weise wird auch bei Ausfall einer bestimmten Organfunktion z. B. bei Achylia gastric. ein normaler Ablauf der Verdauung gewährleistet. Die ausgiebigen Mischbewegungen sind für die Resorption von großer Bedeutung. Durch welche Reize diese Bewegungen hervorgerufen und unterhalten werden, ist nicht bekannt. Erst nachdem der Darminhalt in solcher Weise durchgeknetet und bewegt ist, wird er durch die zuerst geschilderte Peristaltik weiter befördert.

Sehr interessant ist noch eine von Exner genauer studierte Funktion der Muscularis mucosae des Darmes, die eine Verletzung durch spitze Gegenstände nach Möglichkeit verhindern soll und die hier vielleicht erwähnt werden darf. Berührt ein spitzer Körper die Schleimhaut, so wird diese Stelle anämisch und erschlafft unter Nachlaß des Muskeltonus, während gleichzeitig die benachbarten Partien in einen Kontraktionszustand versetzt werden. Durch diesen Reflexmechanismus, dessen Zentrum im Meißenerschen Plexus liegen soll, wird die Richtung des betreffenden Körpers geändert und sein Weitertransport, ohne Schleimhautverletzungen zu setzen, ermöglicht.

Der Dünndarm mündet bekanntlich seitlich in den in der rechten Fossa iliaca gelegenen Anfangsteil des Dickdarms ein und zwar so, daß unterhalb der Kommunikationsstelle sich ein blindes Ende, der Blinddarm oder das Zökum, befindet. Die Entleerung aus dem Dünndarm erfolgt stoßweise. Der Rückfluß wird unter normalen Verhältnissen durch eine ventilartige Klappe, die sog. Valvula Bauhini, verhindert, deren Schlußfähigkeit aber durch einen starken ringförmigen Muskel den Sphinkter ileo-colicus gewährleistet wird. Schon Cannon sah, daß wismuthaltige Klysmen bei Katzen diese Sperre durchbrechen und jeder der sich mit radiologischen Darmuntersuchungen befaßt, wird gelegentlich auch beim Menschen ein derartiges Verhalten beobachtet haben. Grödel glaubt, daß dies in der Regel durch einen mangelhaften, krankhaft veränderten Schließungsmechanismus bedingt ist. Man muß aber auch daran denken, daß die Zusammensetzung und Konsistenz der Klystiere, die dem physiologischen Chymus nur annähernd gleichen, hierbei vielleicht eine sehr wichtige Rolle spielen (Cohnheim). Der Anfangsteil des Kolons bildet das zweite große Reservoir, das in den menschlichen Verdauungstraktus eingeschaltet ist.

Ein eigenartiger nicht anatomisch, sondern nur funktionell wahrnehmbarer Sphinkter, der in der Höhe des ersten Drittels des Querkolons etabliert ist, verhindert im Verein mit antiperistaltischen Bewegungen, daß der Darminhalt sofort in die unteren Kolonabschnitte weiterbefördert wird. Dieser Verschluß kann krankhaft so gesteigert sein, daß die Ingesten in dem Zökum und Colon ascendens außerordentlich lange verweilen. Man ist sogar soweit gegangen auf Grund dieses Symptoms eine besondere Art der Obstipation nämlich, die von Aszendenstypus, abzugrenzen. Mit Hilfe des eben erwähnten Reflexmechanismus spielt sich in den beiden ersten Kolonabschnitten die sog. Nachverdauung ab, die im wesentlichen durch Bakterien geleistet wird. Gleichzeitig erfolgt durch Resorption eine starke Eindickung des Darminhaltes.

Die Bewegungsvorgänge am Dickdarm sind durch die Antiperistaltik komplizierter wie am Dünndarm und man unterscheidet folgende Arten.

1. Kleine Pendelbewegungen, die an den Haustren wahrnehmbar sind.

2. Peristaltische Bewegungen, die gleichwie am Dünndarm dem Weitertransport der Ingesten dienen.

3. Große Bewegungen, bei denen plötzlich der Darminhalt über weite Strecken analwärts befördert wird.

4. Große Pendelbewegungen, Lageänderungen des Kolons.

5. Antiperistaltische Bewegungen, durch die ein retrograder Transport des Chymus erfolgt.

Die kleinen Pendelbewegungen sind vor allem von Schwarz sowie von Kästle-Brügel am Menschen studiert worden. Sie führen zur außerordentlich charakteristischen Veränderungen der Haustren, die bald breit basig, bald geteilt, bald schief dem Kolon aufsitzen oder ganz verschwinden können. Ihre stärkste Kontraktion bewirkt eine ausgesprochene Segmentation des Kolons. Man kann demnach diese Bewegung als eine abwechselnd einsetzende, konzentrische Verkleinerung und Erweiterung der Haustren auffassen. Das Tempo, in dem sich dieser Wechsel vollzieht ist so langsam, daß sich die Veränderungen einwandfrei nur durch graphische Darstellung festhalten lassen. Ihre Funktion besteht in einer Durchmischung, Durchknetung und Auswalzung des Darminhaltes.

Die peristaltischen Bewegungen, deren Mechanismus der gleiche wie auch am Dünndarm ist, sind radiologisch beim Menschen noch nicht festgestellt.

Wir dürfen aber wohl annehmen, daß die großen Kolonbewegungen, die als erster Holzknecht beobachtet hat, durch dieselben Tonusveränderungen zustande kommen. Man sieht nämlich bei diesem, wie Holzknecht annimmt, sich vielleicht drei- oder viermal am Tage wiederholenden Vorgang, daß die haustrale Zeichnung plötzlich verstreicht und der Darminhalt eine große Strecke afterwärts getrieben wird. von Bergmann und Lenz konnten durch Reizklysmen künstlich diese Bewegung auslösen.

Verfolgt man durch Serienaufnahmen, den Transport der Ingesten, so kann man feststellen, daß die Lage des Dickdarms sich während des Ver-

Die allgemeine Diätetik. 465

dauungsgeschäftes fast dauernd ändert und zwar so, daß große oder kleine Schleifen entstehen und wieder ausgeglichen werden. Man bezeichnet diese Lageänderungen als große Pendelbewegungen.

Daß durch antiperistaltische Bewegungen beim Tier der Darminhalt wieder rückwärts transportiert wird, war uns durch die Untersuchungen der Physiologen schon lange bekannt, beim Menschen wurde diese Tatsache gleichfalls durch sog. Serienaufnahmen sichergestellt. Die oralwärts gerichtete Bewegung des Darminhaltes läßt sich bis zur Flexura lienalis hin verfolgen, wobei sie in dem Zökum und Colon ascendens am stärksten ausgebildet ist. Welche Zustandsänderungen des Darmes beim Menschen diesen retrograden Transport ermöglichen, ist noch nicht entschieden, da bisher echte antiperistaltische Wellen noch nicht, sondern nur die Tatsache des erfolgten Rücktransportes zur Beobachtung gelangten. Wie schon erwähnt, dient aber ohne Zweifel dieser Mechanismus dazu, eine möglichst gründliche und intensive Ausnutzung des Darminhaltes herbeizuführen. Cohnheim glaubt, daß die Konsistenz des Kotes, da er im Bereiche der Antiperistaltik weich, in dem Colon descendens aber, das nur rechtsläufige Bewegung aufweist, trocken und hart ist, den Wechsel in der Peristaltik bedingt.

Der Darminhalt sammelt sich, was man wiederum sehr schön radiologisch verfolgen kann, in dem S. roman., das mithin als letztes Reservoir des Verdauungstraktus zu bezeichnen ist. Das Rektum dient nur dazu, den Defäkationsakt dem Willen zu unterwerfen. Der Stuhldrang wird durch die Berührung des Kotes mit der Rektalschleimhaut oder durch die Dehnung dieser hervorgerufen. Der Defäkationsakt läßt sich als große Kolonbewegung auffassen, die zu einer Entleerung des Rektums, des S. roman. und noch angrenzender Teile des Colon descendens führen kann. Nach Magnus vollzieht sich bei der Katze dieser Vorgang so, daß zuerst die untersten Dickdarmabschnitte durch Kontraktion der Längsmuskulatur verkürzt werden. Hierauf setzt eine kräftige nach abwärts wandernde Peristaltik der Ringmuskulatur ein. Dabei erschlaffen die beiden Sphinkter und die gleichzeitige Kontraktion der Bauchpresse verstärkt den abwärts gerichteten Druck.

Der **chemische Teil der Verdauung** beginnt gleichfalls in der Mundhöhle und zwar unter Einwirkung des im Speichel enthaltenen Fermentes Ptyalin. Der Speichel ist bekanntlich das Sekret kleinster Drüsen, die in der Mundschleimhaut liegen, und der 6 großen, paarig angeordneten Speicheldrüsen. Von diesen sezernieren die Parotis und ein Teil der Schleimhautdrüsen ein seröses, die Submaxillaris und die Sublingualis ein serös-schleimiges und ein Teil der Schleimhautdrüsen ein schleimiges Produkt. Das seröse Sekret dient in erster Linie zur Verdünnung ungünstig temperierter, stark gewürzter oder schlecht schmeckender Nahrungs- resp. Genußmittel. Der Schleim hat die Aufgabe, die trocknen Substanzen einzuhüllen, zu durchtränken und gleitfähig zu machen.

Geringe Mengen von Speichel werden beim Menschen dauernd abgeschieden. Eine stärkere Sekretion wird durch jede Anregung, insbesondere aber durch trockene Nahrungsmittel, hervorgerufen. Der Wohlgeschmack ist kein Sekretionsreiz. Die Drüsen sollen nur dann in Tätigkeit versetzt werden, wenn mit dem Geschmack sich eine andere Vorstellung z. B. sehr trocken, sauer usw. kombiniert, mithin eine Beschaffenheit der Nahrung vorliegt, die zu ihrer Verarbeitung eine größere Speichelmenge benötigt. Auch Kauen ist auf die Saftproduktion ohne Einfluß, wohl aber löst selbst das erfolglose Saugen beim Säugling diesen Effekt aus. Nach Cohnheim werden reflektorisch vom Magen aus, sobald sich dieser entleert hat, die Speicheldrüsen in Funktion versetzt, um durch ihr Produkt gewissermaßen den Magen auszuspülen. Die Menge des täglich sezernierten Speichels schätzt man auf 1 bis 2 Liter, die eine stark alkalisch reagierende, eigentümlich schaumig aussehende (bedingt durch Muzin, absorbierte CO_2 und Luft), salzarme Flüssigkeit darstellt. Sie enthält an wirksamen Bestandteilen das Ptyalin, ein diastatisches Ferment, das Stärke in Maltose und geringe Mengen von Dextrose umwandeln kann, ferner ein Enzym, das aus Rettich und ähnlichen Pflanzen Schwefelwasserstoff entwickelt (Sticker). Auch wohnen ihr scheinbar gewisse antibakterielle Eigenschaften inne, deren genauere Analyse aber bisher nicht geglückt ist.

Die amylolytische Verdauung geht nur bei alkalischer Reaktion vor sich, sie erlischt bei saurer Reaktion wie sie normaler Weise im Magen herrscht. Hier wird sie aber durch die Schichtung der Ingesten im Innern des Speiseklumpens, wie schon erwähnt, aufrecht erhalten und kann daher auch im Magen noch eine bestimmte Zeit währen.

Der Magensaft, das Produkt der Magendrüsen, unterwirft die Nahrungsmittel einer bedeutend weitgehenderen Umwandlung. Der eigentliche Magensaft wird von dem Fundus, dem Hauptmagen, abgesondert, dessen Hauptzellen das Pepsin und dessen Belegzellen die Salzsäure liefern. Er ist eine dünnflüssige, stark sauer reagierende Flüssigkeit, die an wirksamen Bestandteilen Salzsäure (0,5—0,6 %), Pepsin, Lipase enthält. Das Sekret des Antrum pylori ist dahingegen eine alkalisch reagierende Flüssigkeit von syrupähnlicher Konsistenz, die frei von Salzsäure ist und Pepsin nur in geringen Mengen aufweist. Besonders lebhaft wird die sekretorische Tätigkeit dieses Magenabschnittes gegen Ende der Magenverdauung, wo die reichlich produzierte Flüssigkeit im Verein mit dem stärker gebildeten Speichel das Magenlumen säubern soll. Die Sekretion der Magendrüsen wird schon durch bestimmte Sinneseindrücke wie Geruch, Aussehen der Speisen usw., in Gang gebracht, insbesondere aber durch das intensive Verlangen nach einer bestimmten Nahrung, durch den Appetit, hervorgerufen. Dieser sog. Appetitsaft, Zündsaft Pawlows, hat die große Bedeutung, daß die Speisen sofort nach ihrem Genuß der Verdauung anheimfallen können. In gleicher Weise wie angenehme Empfindungen in positivem Sinne auf die Saftproduktion einwirken können, so vermögen unangenehme Sensationen, Unlustgefühle, Ermüdung usw. eine Abnahme der Sekretion herbeizuführen. Neben dieser reflektorischen Erregung werden die Magendrüsen durch bestimmte, wahrscheinlich im Antrum pylori resorbierte Körper sog. Hormone auf dem Umwege der Blutbahn angefacht. Da die Einwirkung der Hormone erst nach ihrer Bildung und Resorption möglich ist, so setzen sie den Beginn der Verdauung voraus. Vom Duodenum aus wird durch Stärke die Pepsinbildung gesteigert, ohne daß diese in der Lage wäre, selbst die Saftsekretion im Magen in Fluß zu bringen, wohingegen Fette von gleicher Stelle die entgegengesetzte Wirkung auslösen. Mechanisch läßt sich die Fundusschleimhaut nicht zur Sekretion antreiben, wohl gelingt dies am Antrum pylori. Sehr interessant ist nun die Feststellung, daß die einzelnen Nahrungsmittel ihre spezifischen Sekretionskurven haben, die mit der Art der Erregung zusammenhängen und sich auf die Salzsäure und das Pepsin erstrecken. Es ist aber wahrscheinlich, daß die Salzsäure stets in gleicher Konzentration produziert wird und daß die verschiedenen Grade der Azidität erst im Magen durch Mischung der Salzsäure mit anderen Substanzen oder durch die Schnelligkeit der Produktion zustande kommen. Die Verschiedenheit in der Quantität und Qualität des Magensaftes zeigt, wie fein der gesamte Mechanismus auf die jeweiligen Bedürfnisse abgestimmt ist. So erfolgt auf Fleisch die Absonderung von viel und stark saurem Magensaft. Bei Brot ist die Gesamtmenge etwas geringer, dafür aber die Verdauungskraft größer. Der Fettgehalt der Milch bewirkt eine Verzögerung des Sekretionsbeginns, der aber später durch die Seifenwirkung von Duodenum aus wieder wettgemacht wird. Auch andere fetthaltige Speisen, fettes Fleisch, Eier usw. bedingen einen gleichen Verlauf der Sekretionskurve. Sehr energische Safttreiber sind die Extraktivstoffe

Die allgemeine Diätetik.

des Fleisches, daher auch das Fleischextrakt. Ohne Einwirkung auf die Magensaftsekretion sind Stärke, Trauben- und Rohrzucker.

Wie schon erwähnt wird durch Fett die Sekretion herabgesetzt. Boldireff führt dies darauf zurück, daß bei dem Genuß fetter Speisen der Pylorus sich öffnet und nun alkalischer Darminhalt in den Magen zurückfließen kann, der die Salzsäure neutralisiert, wodurch dann die niederen Werte vorgetäuscht werden.

Die Magenschleimhaut und ihre Drüsen vermögen ferner auf bestimmte Reize hin, ein wässeriges Sekret abzusondern, dem die wichtige Aufgabe zufällt, verdünnend, erwärmend oder abkühlend zu wirken. Durch die Fähigkeit, ein Verdünnungsmittel liefern zu können, wird der Magen zum Schutzorgan für den Darm (Fleiner). Hypertonische Lösungen z. B., die bekanntlich gleichzeitig einen Pylorusverschluß veranlassen, rufen die Produktion einer wässerigen Flüssigkeit hervor, die im Verein mit dem verschluckten Speichel und dem Magensaft den stark konzentrierten Mageninhalt verdünnt. Erleichtert wird dieser Verdünnungsvorgang dadurch, daß schon im Magen bestimmte Körper resorbiert werden. Erst wenn eine annähernde Isotonie erreicht ist, öffnet sich der Magenpförtner wieder.

Die Magendrüsen entnehmen ihr Material dem Blute. Daß dieses den oft gewaltigen Ansprüchen stets gerecht werden kann, beruht auf den großen Reserven des Organismus. Entzieht man dem Körper das Chlor, so versiecht auch die Salzsäureproduktion. Wohingegen eine sog. salzarme Ernährung keinen nachweisbaren Einfluß auf die Azidität des Magensaftes zu haben braucht. Ersetzt man das Chlor in der Nahrung durch Brom, so sezerniert der Magen kein Chlorwasserstoff mehr sondern Bromwasserstoff. Die starke Chlorabgabe, die sich bei einer täglichen Produktion von 1,5 Liter Magensaft auf ca. 7 g stellt (den Gehalt des gesamten Blutserums schätzt man auf 11 g), wird dadurch ausgeglichen, daß der alkalische Darmsaft die Salzsäure wieder neutralisiert und schnell zur Resorption bringt. Nach starken Mahlzeiten wird vorübergehend der Urin alkalisch, was darauf zurückzuführen ist, daß zeitweise sehr große Chlormengen benötigt werden.

Die Aufgabe der Salzsäure besteht in erster Linie darin, durch ihre Gegenwart das Pepsin wirksam zu machen und die Aufspaltung der Eiweißkörper zu ermöglichen. Sie wandelt das inaktive Proenzym in das aktive Enzym: Pepsin um. Ihr kommt ferner das Vermögen zu, Rohrzucker in Invertzucker umzusetzen. Für die Darmverdauung besitzt sie in ihrer Fähigkeit, die Sekretion des Pankreas vom Duodenum anzuregen, eine sehr große Bedeutung. Die Sekretion des Pepsins ist noch lange erhalten, wenn die der Salzsäure schon erloschen ist. Man darf daher aus einem normalen Salzsäurebefund auch stets auf die Anwesenheit von Pepsin schließen. Dieses Ferment spaltet in Gegenwart von Salzsäure Eiweißkörper und Leimsubstanzen über die Stufe der Albumosen bis zu den Peptonen. Die Labgerinnung ist wahrscheinlich die Folge der Einwirkung des Pepsins auf das Kasein, dessen erstes Spaltungsprodukt mit Kalksalzen eine feste Verbindung eingeht, so daß die Annahme eines selbständigen Labfermentes überflüssig ist. Die von Volhard entdeckte Lipase, ein fettspaltendes Enzym, soll nach neueren Untersuchungen (Meyer, Winternitz) nicht dem Magen sondern dem Pankreas angehören. Schließlich wäre noch das in der Schleimhaut des Antrum pylori enthaltene Erepsin zu erwähnen, das Peptone in Aminosäuren weiter abbauen kann. Es kommt nicht in dem Sekrete dieses Magenabschnittes vor, sondern spaltet die Peptone erst nach ihrer Resorption auf dem Wege durch die Schleimhaut.

Außer den Fundus- und Pylorusdrüsen bilden die Deckepithelien der Magenschleimhaut noch eine außerordentliche große Zahl von sezernierenden Elementen. Ihr Produkt, der Schleim, hat die Aufgabe, schädliche Substanzen zu verdünnen, zu binden und von der Magenwand abzudrängen. Die Tätigkeit dieser Schutzorgane wird durch stark wirkende Mittel wie absoluter Alkohol, Senföl, 10% Silbernitratlösung usw. ausgelöst. Der in den Darm übergeleitete Chymus unterliegt einer weiteren und intensiveren Umwandlung durch die Sekrete des Dünndarms, die von dem Pankreas, der Leber und den eigentlichen Darmdrüsen geliefert werden. Ferner wird durch bakterielle Zersetzung der Teil der Nahrung, der wegen seiner Struktur für die Fermente unangreifbar ist, nämlich die Zellulose, aufgeschlossen und in eine für die Resorption geeignete Form gebracht.

Der **Pankreassaft,** der eine farblose, alkalisch reagierende, geruchlose Flüssigkeit darstellt, enthält neben anderen organischen und anorganischen Bestandteilen, die Enzyme Trypsin, Ptyalin, Steapsin und Nuklease. Die Sekretion der Bauchspeicheldrüse beginnt sofort nach dem Eßakt, bevor also noch Nahrungsstoffe das Duodenum berührt haben können. Durch welche Bahnen dieser Reiz vermittelt wird, steht nicht fest. Sicherer sind unsere Vorstellungen über die Erregung vom Zwölffingerdarm aus. Der wichtigste Sekretionsreiz wird indirekt durch die Salzsäure gegeben, indem sie bei ihrer Resorption in der Schleimhaut des Duodenums und in abnehmender Stärke auch noch in der des Jejunums aus einer unwirksamen Vorstufe, dem Prosekretin, ein wirksames Hormon, das Sekretion, entstehen läßt. Dieses gelangt durch die Blutbahn zum Pankreas und facht dessen drüsige Tätigkeit in spezifischer Weise an. Die Aktivierung des Prosekretins, das nicht etwa im Darminhalt nachzuweisen ist, sondern nur, wie erwähnt, in der Darmschleimhaut, kann durch jede Säure also auch durch solche die bei Zersetzungen entstehen, bewirkt werden, doch liefert der saure Mageninhalt den normalen Aktivator. Andere Stoffe, die noch die Pankreasfunktion auslösen können, sind Wasser und Öl, die als schwache Erreger gelten, sowie Seifen, die als starke Erreger anzusprechen sind. Es scheint, daß auch die Produktion des Pankreassaftes in seiner Quantität und Qualität den verschiedenen Nahrungsmitteln angepaßt ist. Die täglich sezernierte Menge soll kleiner wie die des Magensaftes sein. Von seinen anorganischen Bestandteilen ist das kohlensaure Natron, das er in der Menge von 0,2—0,4% enthält, der wichtigste, weil hierdurch die Salzsäure des Magens im Darm wenigstens zum Teil neutralisiert wird. Die bei dieser Umsetzung frei werdende CO_2 dient zur Lockerung des Darminhaltes und schafft gleichzeitig ein Medium, in dem die Darmfermente am besten ihre Wirksamkeit entfalten können.

Das Trypsin ist ein proteolytisches Enzym, das in alkalischer oder neutraler Reaktion die Eiweißkörper bis zu den Aminosäuren aufspalten kann. In der Bauchspeicheldrüse ist es in einer unwirksamen Vorstufe, dem Trypsinogen, enthalten, die erst unter der Einwirkung der Enterokinase, eines Produktes der Dünndarmschleimhaut, in das wirksame Trypsin übergeführt wird. Erwähnt mag noch sein, daß Trypsin rohes Bindegewebe nicht zu verdauen vermag. Dieses wird nur durch Pepsin und Salzsäure gelöst. Infolgedessen werden auch bei Achylia gastrica ganze Fetzen von Bindegewebe mit den Fäzes unverdaut, aber von Muskelsubstanz peinlichst gereinigt, wieder ausgeschieden.

Das Pankreasptyalin verwandelt wie das Ptyalin des Speichels Stärke über die Stufe des Dextrins in Maltose um. Es kommt schon in der Drüse in wirksamer Form vor.

Das Steapsin spaltet Neutralfette in Fettsäuren und Glyzerin. Bei der eigentümlichen Reaktion des Dünndarminhaltes (Matthes) bilden diese Fettsäuren im Darm Seifen, die die Emulgierung der Fette fördern. Das Steapsin soll teilweise in wirksamer, teilweise in unwirksamer Form sezerniert werden. Das Zymogen wird durch die gallensauren Salze (glykochol- und taurocholsaures Natron) aktiviert. Man kann die fettspaltende Kraft des Pankreassaftes durch Zusatz von Galle um das Mehrfache steigern.

Das **Sekret der Leber,** die Galle, ist nicht nur ein Verdauungssekret, sondern eine Flüssigkeit, die auch die Produkte des Leberstoffwechsels enthält. Ihre Bedeutung für die Verdauung steht weit hinter der des Pankreassaftes zurück. Sie ist vorwiegend ein Exkret. Sie hat die Aufgabe, die Fette der Nahrung und unlösliche Seifen in eine resorptionsfähige Form zu bringen sowie die Epithelzellen des Darmes für die Fettaufnahme geeigneter zu machen. Direkt löslich in Galle ist nur die Ölsäure. Durch ihre Vermittlung können aber auch größere Mengen von Palmitin- und Stearinsäure gelöst werden. Die Sekretion der Galle wird durch Fette kräftig angeregt, aber auch bei fettfreier Nahrung wird reichlich Galle in den Darm abgesondert. Bei Gallenabschluß leidet die Fettresorption erheblich, die Eiweißverdauung nur indirekt, indem das nicht resorbierte Fett die Nahrungsstoffe umschließt und für die Verdauungssäfte unangreifbar macht. Die Galle entfaltet ferner eine antiputride Wirkung und scheint die Darmperistaltik anregen zu können.

Der **Darmsaft,** der Succus entericus, ist das Produkt der Brunnerschen und Lieberkühnschen Drüsen. Das Sekret der Brunnerschen Drüsen enthält Pepsin, Diastase, Invertin, Steapsin und Enterokinase. Es fehlt ihm Trypsin und Erepsin. Die Lieberkühnschen Drüsen scheiden einen hellgelben, alkalischen Saft ab, in dem an Fermenten Erepsin, Arginase, Nuklease, Lipase, Maltase, Invertin, Laktase nachgewiesen sind. Das Erepsin wirkt auf koagulierbares, natives Eiweiß nicht ein. Seiner fermentativen Kraft unterliegen in erster Linie die Endprodukte der Pepsinverdauung. Es baut die Peptone vollständig bis zu den Aminosäuren ab. Invertin spaltet Fruchtzucker in je ein Molekül Glukose und Fruktose; Laktase Milchzucker in ein Molekül Glukose und Galaktose. Ferner ist in der Schleimhaut des Dünndarms das schon erwähnte Sekretin vorhanden und auch die bei der Trypsinverdauung besprochene Enterokinase zählt zu ihren Produkten. Die Menge des täglich sezernierten Darmsaftes läßt sich wegen der schnellen Rückresorption sehr schwer bestimmen.

Die Tätigkeit der Drüsen kann durch mechanische Reize, wie Reiben der Schleimhaut, sowie durch chemische, insbesondere Salzsäure und Seifen in Gang gebracht werden.

Über die Dickdarmsekretion sind wir nur sehr lückenhaft unterrichtet. Man weiß nur vom Zökum, daß es noch kleine Mengen von Dünndarmfermenten sezerniert. Die Verdauung wird aber auch im Dickdarm durch die im Dünndarm abgesonderten Fermente unterhalten und als neuer Verdauungsfaktor kommt hier in erster Linie die Aufschließung der Nahrungsmittel durch Bakterien in Betracht.

Bei dieser Zersetzung fallen die Kohlehydrate der Gärung und die Eiweißkörper der Fäulnis anheim. Die Polysaccharide werden in die einfachen Zuckerarten aufgespalten und aus diesen entstehen dann wiederum Milchsäure, Buttersäure, Essigsäure, Kohlensäure usw. Nach Pfaundler soll natives Eiweiß von den Darmbakterien nicht angegriffen werden, sondern nur die Produkte der ersten Verdauung: Albumosen und Peptone, die bis zu den Aminosäuren weiter abgebaut werden. Aus den aromatischen Bestandteilen des Eiweißes entstehen Indol, Skatol, Phenol, Körper, die bekanntlich giftig sind. Sie werden für den Organismus dadurch unschädlich gemacht, daß sie mit Schwefelsäure zu gepaarten oder Ätherschwefelsäuren vereinigt, teilweise auch an Glykuronsäure gebunden, durch die Nieren ausgeschieden werden. Aus der Menge dieser Körper z. B. des Indikans (indoxylschwefelsaures Natron) glaubte man früher einen Rückschluß auf die Größe der Eiweißfäulnis im Darm machen zu können. Die Mithilfe der Bakterien ist nur bei den Nahrungsmitteln nötig, die wegen ihrer Textur von den Verdauungssäften nicht angegriffen werden können, also den zellulosehaltigen. Für die Entbehrlichkeit der Bakterientätigkeit sprechen die Versuche von Thierfelder und Nuttal, denen es gelang, steril geborene Kätzchen steril zu ernähren und am Leben zu erhalten. Die Beweiskraft dieser Versuche wird vielleicht durch die zu kurze Beobachtungszeit in Frage gestellt, denn Schottelius konnte seine jungen Hühnchen mit einer sterilen Nahrung nicht großziehen.

Die **Resorption,** der durch die verschiedenen Prozesse gelösten Nahrungsmittel beginnt im Magen und zwar im Antrum pylori. Zur Aufnahme gelangen Pepton, das durch Erepsin in der Magenschleimhaut weiter in Aminosäuren gespalten wird, Zucker, Kochsalz, Alkohol oder mit anderen Worten wasser- und alkohollösliche Substanzen, dagegen nicht Wasser in bemerkenswerten Mengen. Den Löwenanteil der Resorption hat der Darm und zwar insbesondere der Dünndarm zu bewältigen, der hierfür durch seine zahlreichen Falten und Zotten sowie durch seinen großen lymphatischen Apparat besonders geeignet ist. Die bedeutende Länge dieses Darmabschnittes gewährleistet auch, wie schon betont, bei organischen z. B. geschwürigen Veränderungen eine völlige, in normalen Grenzen sich bewegende Ausnutzung der Nahrungsmittel.

Die gasförmigen, gelösten oder diffundibel gemachten Bestandteile der Nahrung diffundieren in die Epithelzellen der Darmschleimhaut. Der Austausch zwischen Darm und Körper ist eine Funktion des Zellprotoplasmas und vollzieht sich nicht, wie man früher annahm, nach den Gesetzen der Membrandiffusion. (Hoppe-Seyler.) Die Tätigkeit des Zellprotoplasmas bei der Aufnahme des Brennmaterials ist eine Resorption und Sekretion, indem stets neue Stoffe in die Zelle hineindiffundieren, während andere Stoffe nach den Blut- resp. Lymphgefäßen oder nach dem Darmlumen abgeschieden werden. Erwähnt mag noch sein, daß die Resorptionskanäle die Wurzelgebiete der Pfortader und der Chylusbahnen, von denen letztere sich zum Ductus thoracicus vereinigen, darstellen.

Die Resorption der **Eiweißkörper** erfolgt in Gestalt ihres tiefsten Abbauproduktes der Aminosäuren. Das Schicksal dieser ist entsprechend ihrem Zweck ein verschiedenes. Der Teil, der der Verbrennung anheimfällt, wird wahrscheinlich schon in der Darmwand desamidiert und in einen stickstoffhaltigen und stickstofffreien Rest zerlegt. Der stickstoffhaltige Anteil wird, wie anzunehmen ist, sehr schnell über die Stufe Ammoniak weiter abgebaut und erscheint schließlich als Harnstoff wieder. Der stickstofffreie Anteil wird entweder oxydiert oder als Glykogen gestapelt. Aus dem Teil der Aminosäuren, die zum Aufbau oder Wiederaufbau von Körpereiweiß verwandt werden, wird wahrscheinlich schon in der Darmwand ein neues, nunmehr aber spezifisches, körpereigenes Eiweißmolekül aufgebaut. Auf den komplizierten Abbau der Nukleoalbumine, (Lewin, Simon) jener Körper, die bei der Gicht eine wichtige Rolle spielen, soll hier nicht näher eingegangen werden.

Die **Kohlehydrate** gelangen als Monosaccharide: Dextrose, Lävulose, Galaktose zur Resorption und werden durch die Pfortader der Leber zugeführt. Nur etwa 1 % der gesamten Menge wird durch die Lymphbahn resorbiert. Ein Teil wird sofort weiter verbrannt, ein anderer als Glykogen gestapelt. Die alimentäre Glykosurie kommt dadurch zustande, daß große Mengen zuckerhaltigen Materials plötzlich den Darm überschwemmen. Dies hat zur Folge, daß der rasch resorbierte Zucker von der Leber nicht völlig in Glykogen umgewandelt werden kann und daß ein mehr minder großer Prozentsatz durch die Leber in den allgemeinen Kreislauf kommt. Was die Muskeln und andere Organe von dem überschüssigen Zucker nicht zurückzuhalten vermögen, wird mit dem Urin wieder ausgeschieden.

Die **Resorption der Fette** erfolgt erst, nachdem sie in wasserlösliche Form gebracht sind (Pflüger). Dieser Prozeß wird durch die Emulgierung der Fette ermöglicht, da hierdurch die Fette in kleinste Partikel aufgeschlossen nunmehr für die fettspaltenden Fermente leichter angreifbar werden. Alle Fette werden zuerst in Fettsäuren und Glyzerin zerlegt. Die Fettsäuren verbinden sich mit dem Alkali der Verdauungssäfte zu leicht löslichen Seifen.

Die allgemeine Diätetik. 471

Aus diesen werden aber schon in der resorbierenden Zelle durch Dissoziation die Fettsäuren wieder frei, die sich mit dem gleichfalls resorbierten Glyzerin von neuem zu Neutralfett verbinden.

Die Darmepithelien geben das Fett an die Chylusbahnen ab und es gelangt durch den Ductus thoracicus ins Blut, wo es im Serum nach fettreichen Mahlzeiten durch die milchige Färbung desselben leicht erkennbar wird. In der Blutbahn wird das Fett nicht zersetzt, sondern es diffundiert durch die Kapillarwände in das Bindegewebe und die einzelnen Fettdepots. Der Durchtritt des Fettes durch die an und für sich impermeablen Kapillarwände wird durch eine an die korpuskulären Elemente des Blutes gebundene lipolytische Kraft ermöglicht. Die Ablagerung der Fette vollzieht sich erst, wenn diese dialysablen Fette wieder in eigentliche Fette zurückverwandelt sind. Ein gleicher Vorgang muß sich, nur in umgekehrter Richtung, abspielen, wenn Fettdepots eingeschmolzen und der Verbrennung zugeführt werden.

Die Resorption von Wasser und Salzlösungen erfolgt sowohl durch die Zellen wie durch die interzellulären Kittleisten (Heidenhain).

Der Dickdarm dient in erster Linie zur Eindickung des in flüssig breiiger Form aufgenommenen Dünndarmchymus. Neben Wasser kommen aber auch die Abbauprodukte der Eiweißkörper und der Kohlehydrate, nur im geringen Maße auch die der Fette, zur Resorption.

Der Kot besteht wenigstens bei zellulosearmer Nahrung nur zum kleineren Teil aus den unverdaulichen oder unausgenützten Schlacken der Nahrung, zum größeren Teil setzt er sich aus Produkten des Verdauungstraktus selbst zusammen. Er ist, wie Rubner sagt, der Rest der Verdauungssekrete, vermehrt durch Schleim und abgestoßene Epithelien und verändert durch die Wirkung der Fermente und der im Darm wuchernden Bakterien, die sich ihm beimengen, sowie durch Resorption wasserlöslicher Bestandteile.

An die Besprechung der Verdauung und Resorption der Nahrungsmittel hat sich diejenige anzuschließen, die die Größe des **Kraftwechsels** und die **spezifischen Eigenschaften der einzelnen Nahrungsstoffe** behandelt. Durch die Untersuchungen der Physiologie wissen wir, wie schon erwähnt, daß der Stoffwechsel des Menschen ein Verbrennungsprozeß ist, indem im Protoplasma die resorbierten Nahrungsstoffe verbrannt werden, wobei zum Teil solche von niedrigerem Brennwert entstehen. Die hierbei frei werdenden Wärmeeinheiten, Kalorien, dienen zur Unterhaltung aller Lebensvorgänge wie Wachstum, Wärmebildung, Verdauung und Arbeit.

Da im folgendem häufiger von Kalorien usw. die Rede sein muß, so sei hier in die Erinnerung zurückgerufen, daß man unter einer großen Kalorie = Kal., die Wärmemenge versteht, welche nötig ist, ein Liter Wasser von 0^0 auf 1^0 zu erwärmen. In der Physiologie der Ernährung bedient man sich nur der großen Kalorien, nicht der kleinen = kal., die im Gegensatz zu den großen nicht von 1 Liter sondern von 1 ccm Wasser ausgehen.

Die Größe des Kraftwechsels, des täglichen Kalorienbedarfes, läßt sich entweder durch die direkte Kalometrie, bei der der Brennwert der Nahrung direkt durch den Kalorimeter festgestellt wird und der gefundene Wert um die in den Stoffwechselschlacken, Kot und Urin, enthaltenen Wärmeeinheiten reduziert wird, oder durch die indirekte Kalometrie, bei der die Größe des Umsatzes indirekt aus der Menge des zur Verbrennung nötigen Sauerstoffs und den Produkten der Verbrennung, Kohlensäure und Stickstoff, in den Ausscheidungen der Lungen und Nieren bestimmt wird, ermitteln.

Der Bedarf des Organismus an Kalorien ist am geringsten, wenn jede Organtätigkeit möglichst weit ausgeschaltet ist. Magnus-Levy prägte für die Größe des Stoffumsatzes unter diesen Bedingungen den Ausdruck Grundumsatz und stellte ihn dem Leistungszuwachs gegenüber, der dem durch irgendeine Organtätigkeit bedingten Mehraufwand an Kalorien entspricht. Der Grundumsatz für einen erwachsenen, gesunden, nüchternen, annähernd völlig ruhenden Menschen beträgt pro Kilo Körpergewicht und Stunde etwa 1 Kalorie. Der **Leistungszuwachs**, der Mehraufwand an Kalorien über den Grundumsatz, kann durch Wärmeregulation, Wachstum, Nahrungsaufnahme und insbesondere durch Arbeit herbeigeführt werden. Die Größe des Leistungszuwachses, die durch die Nahrungsaufnahme, durch die Verdauung und Wiederausscheidung der Nahrungsmittel, bedingt ist, richtig zu messen, wird durch die sog. **spezifisch dynamische Wirkung der Nahrungsstoffe** außerordentlich erschwert, ja unmöglich gemacht. Es steht fest, daß im Gegensatz zu Kohlehydraten und Fetten durch eine abundante Eiweißzufuhr, mag dies Fleisch oder mögen dies Eiweißkörper anderen Ursprungs sein, die Umsetzungen auf ganz ungeklärte Weise gewaltig bis 40—50 % erhöht werden können. Bei den Kohlehydraten macht sich dieser Einfluß in bedeutend schwächerem Maße geltend und bei Fetten ist er fast nicht nachweisbar. Um die enormen Stoffwechselsteigerungen bei Eiweißnahrung, die durch die Tätigkeit der Verdauungsdrüsen, der Atmung, der Nieren usw. nicht gerechtfertigt werden, zu erklären, nahm Rubner an, daß die stickstoffhaltige Komponente des Eiweißmoleküls vom Körper nicht verwertet werden kann und nur der Wärmebildung dient, im Gegensatz zum stickstofffreien Kohlehydratanteil des Eiweißes, der für alle anderen Leistungen mit Ausnahme der Wärmebildung nutzbar gemacht wird. Gegen diese Ansicht Rubners macht v. Wendt gestützt auf Untersuchungen an säugenden Tieren geltend, daß Ausgaben wie die Milchproduktion von der N.-Komponente des Eiweißmoleküls bestritten werden. Er pflichtet im übrigen Folin bei, der den größten Teil der spezifisch dynamischen Wirkung Rubners in den Ausgaben für den Um- und Wiederaufbau der resorbierten Eiweißspaltprodukte sieht.

Benedict äußert in allerjüngster Zeit eine Ansicht, die Fr. v. Müller schon vor 13 Jahren vertreten hat, daß nämlich aus der Nahrung Stoffe aufgenommen werden, die durch das Blut an die Zellen gebracht, diese zu erhöhter Tätigkeit anfachen. Von der Qualität dieser Stoffe scheint bis jetzt nur festzustehen, daß sie Säurecharakter haben. „Die Aminosäuren des Proteinintermediärstoffwechsels, die Glykuronsäure und ähnliche Säuren des Kohlehydrat- und sogar Proteinintermediärwechsels und die β-Oxybuttersäure des intermediären Fettwechsels könnten sämtlich entsprechend dem Grade ihrer Bildung den Stoffwechsel anregen."

Die Vielgestaltigkeit der erwähnten Erklärungsversuche beweist zur Genüge, daß das Wesen der spezifisch dynamischen Wirkung nach wie vor dunkel ist.

Die Größe der **Wachstumsarbeit**, das heißt diejenige Menge von Wärmeeinheiten die nötig ist, um einen reinen Ansatz zu erzielen, nicht aber um das Material des Ansatzes zu liefern, ist gleichfalls äußerst schwer zu bestimmen. Nicht nur das sichtbare Wachsen des jugendlichen Individuums, sondern auch die Wachstumserscheinungen im späteren Leben wie die Bildung des Spermas, des Eies, der Haare, der Hautepithelien, der Nägel, die Muskelzunahme beim Trainieren usw. sind Lebensvorgänge, die durch einen bestimmten Prozentsatz der aufgenommenen Nahrung unterhalten werden müssen.

Ein weiterer wichtiger Faktor in der Energiezusammensetzung bildet die **Wärmeregulation**, da nur bei einer bestimmten gleichmäßigen Temperatur die einzelnen Organe ihre Tätigkeit ordnungsmäßig vollziehen können. Die chemische Wärmeregulation, das heißt die Fähigkeit, die Größe der Wärmebildung durch Erhöhung oder Herabsetzung des Stoffumsatzes je nach Bedarf zu bestimmen, spielt bei dem Menschen, da er in der Temperatur seiner Kleider lebt, eine untergeordnete Rolle. Hier ist von ausschlaggebender Bedeutung die sog. **physikalische Wärmeregulation**, d. h. die Abgabe von Wärme an der Körperoberfläche durch Strahlung, Leitung und Wasserverdunstung. Ist z. B. die Wärmeproduktion sehr groß (durch starkes Essen, anstrengendes Arbeiten usw.) oder die Außentemperatur hoch, so wird ein Ausgleich durch eine vermehrte Abgabe von Wärme herbeigeführt, indem die Hautgefäße sich erweitern. Nunmehr ist die Abgabe von Wärme durch Strahlung und Leitung aus den unter der dünnen Epitheldecke in erweiternden Bahnen fließendem Blute leichter und damit größer. Umgekehrt, herrscht eine niedrige Außentemperatur, so kontrahieren sich die Hautgefäße und zwischen der blutarmen Haut und blutreicheren Muskeln befindet sich die wärmeschlechtleitende Fettschicht des Unterhautzellgewebes. Die Wärmeabgabe wird hierdurch erheblich eingeschränkt (Cohnheim). Durch seine Kleidung verhält sich der Mensch daher so, als wenn er dauernd in einem Medium von 33^0 C lebe, im Gegensatz zu den Warmblütern, die ihr Wärmebedürfnis durch Änderungen des Umsatzes regeln. Auch der Mensch hat diese Fähigkeit nicht völlig eingebüßt. Er macht aber nur selten von ihr Gebrauch z. B. beim Baden in kaltem Wasser, beim langen Aufenthalt in großer Kälte usw.

Allein von entscheidender Bedeutung für die Größe des Kraftwechsels, für die Größe der Nahrung, ist die größere oder geringere Muskeltätigkeit des einzelnen. Schon das einfache Anspannen bestimmter Muskelgruppen z. B. beim Sitzen erhöht den Stoffumsatz im Verhältnis zum Ruheumsatz. Strammstehen bedingt eine Steigerung der Oxydationsvorgänge bis zu 12 %. Je länger und je intensiver die Muskelbetätigung ist, um so größer werden auch die Umsetzungen. Von ganz besonders steigerndem Einfluß ist nach den Untersuchungen von Zuntz und Katzenstein das Bergsteigen. Selbstverständlich werden die stärksten Steigerungen des Kraftwechsels auch nach den größten körperlichen Leistungen z. B. Gewaltmärschen usw. zu beobachten sein und sie sind hierbei um so größer, je weniger geschult, trainiert das betr. Individuum ist. Dahingegen wird durch geistige Arbeit der Kraft- und Stoffwechsel nicht meßbar beeinflußt.

Aus der Tatsache, daß im wesentlichen die Art der körperlichen Betätigung den Ausschlag für die **Größe des täglichen Kalorienbedarfes** gibt, folgert, daß sich für die einzelnen Berufsklassen dieser Wert ermitteln läßt. Die Resultate, welche sowohl durch die direkte wie indirekte Kalometrie gewonnen wurden, stimmen gut überein.

Bringt man bei den von Voit seiner Zeit berechneten Werten den Energieverlust in den Dejektionen in Abzug (8,11 %), so soll der Brennwert der täglichen Nahrung bei einem Menschen von 65—70 Kilo

ohne besondere Muskelarbeit 2300 Kalorien
bei mittlerer Arbeit 2800 ,,
bei kräftiger Arbeit 3300 ,, betragen.

Atwater kam zu ähnlichen Ergebnissen:
Mann ohne oder Frau mit leichter Muskelarbeit: 2450 Kalorien,
Mann bei sitzender Arbeit oder Frau bei mittlerer Arbeit 2700 Kalorien,
Mann bei mittlerer Arbeit 3050 Kalorien,
Mann bei kräftiger Arbeit 3400 ,,
Mann bei schwerer Arbeit 4150 ,,
Mann bei schwerster Arbeit 5500 ,,

Daß der Mensch in gesunden Tagen seine Nahrung dem jeweiligen Kalorienbedürfnis entsprechend bemißt, verdankt er dem Hungergefühl. Wie außerordentlich genau hierdurch die Nahrungsaufnahme geregelt wird, geht daraus hervor, daß das Körpergewicht sehr vieler im Laufe der Jahre nur unwesentlichen Schwankungen unterworfen ist.

Ganz zweckmäßig erscheint es, die von Rubner vorgenommene Klassifizierung der verschiedenen Berufsarten, die von Atwater bestätigt wurde, wiederzugeben, da recht häufig Unklarheit über das, was man unter leichter, mittlerer und schwerer Arbeit zu verstehen hat, herrscht.

Zu den Menschen, die leichte Arbeit verrichten, gehören diejenigen, die ihre Arbeit im wesentlichen sitzend leisten und bei denen die Ausübung ihrer Tätigkeit mit anstrengender Muskelarbeit nicht verknüpft ist:

Beamte, Kaufleute, Ärzte, Schreiber, Aufseher, mit anderen Worten Berufe, die sich vorwiegend geistig betätigen, ferner Schneider, Textilarbeiter, Zigarrenarbeiter, Lithographen.

Mittlere Arbeit leisten: Schuhmacher, Schreiner, Schlosser, Maschinenarbeiter, Bauhandwerker, Briefträger, Dienstmänner, Soldaten in der Garnison.

Schwere Arbeit wird von denjenigen verrichtet, die ohne starke Muskelbetätigung ihren Beruf nicht erfüllen können: Schmiede, Brauer, Maurer, Soldaten auf anstrengenden Märschen.

Die schwerste Arbeit leisten: Lastträger, Erdarbeiter, Landarbeiter, Holzfäller. Ihnen gleichzustellen sind Sportsleute im Training.

Die eben erwähnten Zahlen für den Kalorienbedarf unterliegen bestimmten Einschränkungen. Der Kalorienbedarf richtet sich, da sein Hauptanteil zur Aufrechterhaltung der Körperwärme verbraucht wird, nach der Größe der Körperoberfläche. Er ist also beim Kinde ganz abgesehen von dessen durch das Wachsen bedingten Mehrverbrauch größer als beim Erwachsenen.

Dieser Mehrbedarf ist aber nicht zum kleinsten Teil durch die größere Lebhaftigkeit der Kinder bedingt, wie denn überhaupt die Art des Temperamentes auf die Größe der Oxydationsvorgänge von bestimmendem Einfluß ist. Ein temperamentvoller, lebhafter Mensch kann, wie dies Zuntz ermittelte, nur für unnötige Bewegungen, die er beim Sprechen usw. ausführt, bis zu 1700 Kalorien täglich ausgeben. Es ist sicher richtig, daß ein großer Teil der Fettleibigen ihre Gewichtsvermehrung dem Umstande verdankt, daß sie unbewußt alle unnötigen Bewegungen unterlassen. Hierin ist wohl auch nicht selten der Schlüssel zu dem Rätsel zu finden, daß trotz gleicher Ernährung, gleicher Größe und gleichen Berufs der eine sein normales Gewicht bewahrt, während der andere zur Fettleibigkeit neigt.

Immerhin ist aber Cohnheim beizustimmen, daß Individuen, die trotz starken Essens mager bleiben, sich durch eine besondere Lebhaftigkeit nicht auszuzeichnen brauchen. Man hat daher stets daran gedacht, daß in solchen Fällen, wo trotz normaler ja unternormaler Beköstigung und trotz ausgiebiger Muskelbetätigung ein Fettansatz eintritt, das Umsatzniveau durch pathologische Vorgänge herabgesetzt sein müßte. Respirationsversuche können wegen der Breite ihrer Fehlergrenzen diese Frage bis heute befriedigend nicht beantworten. Wie schwierig diese Frage überhaupt ist, erhellt daraus, daß der Umsatz bei Ruhe und Nüchternheit für 2 vollkommen vergleichbare Individuen nicht gleich ist, sondern daß hier Unterschiede bis 20% (Magnus-Levy), ja bis zu 50% (Loewy) eingeräumt werden müssen. Trotz des Fehlens des exakten Nachweises durch Respirationsversuche steht aber die Klinik nicht an, eine Verlangsamung des Stoffwechsels als Grund einer bestimmten, der sog. endogenen Fettsucht anzunehmen. Als sichere Ursache dieser krankhaften Veränderung hat sich eine Minderfunktion der Schilddrüse, die primär und sekundär bedingt sein kann, nachweisen lassen. Bei dem Myxödem treten die durch den Schilddrüsenschwund veranlaßten Störungen am deutlichsten hervor. Es ist auch wahrscheinlich, daß der Funktionsausfall anderer Organe mit innerer Sekretion wie der Testikel, der Ovarien, der Hypophysis usw. einen ähnlichen Einfluß sich ziehen kann, doch muß es noch unentschieden bleiben, ob diese Wirkung als direkte oder indirekte aufzufassen ist. Die Annahme einer endogenen Fettsucht trifft nun nicht in jedem Falle, wo die eben erwähnten Voraussetzungen vorliegen, zu. So können die bei Eintritt der Menopause nicht selten zu beobachtenden Gewichtszunahmen auch durch eine Änderung des Charakters hervorgerufen sein. Die betreffenden Individuen werden ruhiger, um nicht zu sagen phlegmatischer, was wie eben betont, den Kraftwechsel herabsetzt und den Fettansatz begünstigt. Äußert sich die Erkrankung der Schilddrüse nicht in einer Hypo- sondern in einer Hyperfunktion, wie sie bei Hyperthyreoidismus vorliegt, so kann dies andererseits eine ganz enorme Steigerung des Stoffwechsels zur Folge haben. Es ist bekannt, daß bei völliger Bettruhe in solchen Fällen erst ein Kalorienangebot genügt, um die Einschmelzung von Körpersubstanz zu verhindern, das ausreicht, den Bedarf eines schwerste Arbeit verrichtenden Menschen zu befriedigen.

Das für den Unterhalt des Lebens nötige Brennmaterial liefert **die Nahrung**, die ein Gemisch von Eiweißkörpern, Kohlehydraten, Fetten, Mineralien, Wasser, Würzstoffen und unverdaulichem Ballast darstellt. Der Kalorienbedarf wird durch die drei Nahrungsstoffe Eiweiß, Kohlehydrate und Fette gedeckt, während die übrigen Substanzen, obwohl sie für den Fortbestand des Lebens unentbehrlich sind, keine Energiequelle bilden. Der Brennwert, der bei der direkten Oxydation der Kohlehydrate und Fette ermittelt wird, kann, da diese Körper auch im Organismus bis zu Kohlensäure und Wasser verbrannt werden, der Berechnung des Kalorienwertes dieser Nahrungsmittel ohne Abzug zugrunde gelegt werden. Es bestehen freilich geringe Unterschiede in dem Brennwert der einzelnen Fette und Kohlehydrate, doch sind diese Differenzen, die wahrscheinlich auf Verunreinigung des zur direkten Verbrennung verwandten Materials beruhen, so gering, daß sie vernachlässigt werden können. Nach den von Rubner aus den gefundenen Werten gebildeten Mittelzahlen sog. Standartzahlen liefert

    1 g Kohlehydrat 4,1 Kalorien
    1 g Fett   9,3   ,,

Die Berechnung der bei Verbrennung von 1 g Eiweiß freiwerdenden Wärmeeinheiten ist nicht so einfach, da die Eiweißkörper fast nie in reinem Zustande eingeführt werden, sondern meist noch Nukleoalbumine und Extraktivstoffe enthalten, stickstoffhaltige Körper, die als Energiespender nicht in Betracht kommen. Ferner erscheinen bei der Verdauung der Eiweißkörper im Harn Stoffwechselprodukte, die immerhin noch einen bestimmten Energiewert haben. Außerdem ist aber die Differenz im Brennwert der einzelnen Eiweißarten stärker als bei den eben erwähnten Nahrungsstoffen ausgeprägt.

Unter Berücksichtigung dieser Tatsachen berechnet Rubner die **Standartzahl für 1 g Eiweiß auf 4,1 Kalorien.**

Die drei Nahrungsstoffe Eiweiß, Kohlehydrate und Fett, sind **nicht völlig gleichwertig**, denn Rubners Gesetz der **Isodynamie**, demzufolge diese Körper sich durch kaloriengleichwertige Mengen unter einander vertreten können, unterliegt wichtigen Einschränkungen.

Das **Eiweiß**, der stickstoffhaltige Nährstoff, kann nicht vollständig durch Kohlehydrate oder Fette, die stickstoffreien Nährstoffe, ersetzt werden. Auch bei kalorisch ausreichender aber eiweißfreier Kost gelangt immer ein bestimmter Prozentsatz, der beim Menschen durchschnittlich 20,6 g Eiweiß beträgt und vom Körpereiweiß entnommen wird, zur Verbrennung. Der Körper bedarf zum Leben eines bestimmten Eiweißquantums, das zum Wiederaufbau absterbenden Gewebes unvertretbar ist, denn zur Bestreitung der Muskelarbeit ist das, Eiweiß entbehrlich. Hierzu genügt die Zufuhr der nötigen Kalorienzahl, die auch durch stickstoffreies Material gedeckt werden kann. Die Tatsache, daß jede Kost, wenn der Organismus nicht langsam verhungern soll, das sog. Eiweißminimum enthalten muß, ist für die Diätetik von fudamentaler Bedeutung.

Auch die **Kohlehydrate** nehmen unter den Nährstoffen eine Sonderstellung ein. Werden sie völlig durch Eiweiß und Fett ersetzt, so treten auch im gesunden Körper Stoffwechselzwischenprodukte auf, die bei der Anwesenheit von Kohlehydraten weiter oxydiert werden. Es kommt zur Bildung von Azetonkörper, zur Azidosis, einer bei der Zuckerharnruhr mit Recht gefürchteten Stoffwechselstörung, die hier ihre Ursache darin hat, daß die Kohlehydrate nicht mehr in genügendem Umfange verbrannt werden.

Auch die spezifisch dynamische Wirkung der Nahrungsstoffe schränkt die Gültigkeit des Gesetzes der Isodynamie ein. Wie erwähnt ist diese Wirkung bei dem Eiweiß am stärksten, bedeutend schwächer bei den Kohlehydraten ausgeprägt, während sie den Fetten sozusagen fehlt. Steigert man die Kalorienzufuhr über die Erhaltungskost, so wird der Überschuß, wenn er aus Fett besteht, völlig, wenn er aus Kohlehydraten sich zusammensetzt, fast völlig (ca. 10 % fallen der spezifisch dynamischen Wirkung zum Opfer) angesetzt. Werden dagegen Eiweißkörper über Bedarf gereicht, so werden sie in der Regel auch sofort wieder verbrannt und nicht in nennenswerter Menge retiniert.

Schließlich konnte Landergren zeigen, daß es für den hungernden Organismus nicht gleichgültig ist, ob Kohlehydrate oder Fette oder beide zusammen zugeführt werden. Er stellte fest, daß Kohlehydrate sowie Kohlehydrate + Fett relativ gute Eiweißsparer sind, indem es hierdurch gelingt, den oben erwähnten Eiweißzerfall um $2/3$ seines Wertes zu verringern. Ein gleich gutes Resultat läßt sich mit Fetten allein nicht erreichen, da bei ausschließlicher Fettnahrung Eiweiß im stärkeren Maße zerstört wird, wahrscheinlich um das für das konstante Niveau des Blutzuckergehaltes notwendige Minimum von Zucker zu liefern. Dieser Tatsache wird man sich bei Abmagerungskuren zu erinnern haben, wenn die Kalorienzufuhr unter die Erhaltungskost reduziert wird; denn die gleichzeitige Darreichung von Kohlehydraten verbessert die Aussichten, Organeiweiß vor der Einschmelzung zu schützen.

Wichtig für bestimmte diätetische Maßnahmen ist die Frage, in welchem Umfange ein Energiespender in den anderen übergehen resp. aus ihn entstehen kann.

Die Bildung von Traubenzucker resp. Glykogen aus Eiweiß wird heute nicht mehr bestritten. Bei reichlicher Fütterung mit Eiweiß wird die Leber so glykogenhaltig, daß die Kohlehydrate der Nahrung dies allein nicht bewirken können. Auch die Zuckerausscheidung beim schweren menschlichen wie beim experimentellen Diabetes sprechen in gleichem Sinne.

Ferner stellten Pflüger und Rolly exakt fest, daß beim hungernden Tier trotz völliger Entziehung der Kohlehydrate stets gewisse Mengen von Glykogen sich sowohl in der Leber wie in den Muskeln nachweisen lassen. Diese Depots können durch bestimmte mit Gewebszerfall einhergehende Veränderungen wie Fieber angereichert werden.

Aus welchem Teil des Eiweißmoleküls der Zucker entsteht und wo im Körper diese Umsetzungen vor sich gehen, ist noch völlig dunkel. Cremer nimmt an, daß bis zu $2/3$ des Eiweißkohlenstoffs zu Glykogen werden kann. Die Tatsache, daß durch Eiweiß die Zuckerbildung wesentlich gefördert wird, war der Klinik schon lange bekannt. Sie schaltete infolgedessen bei schwerem Diabetes nicht nur die Kohlehydratzufuhr fast völlig aus, sondern sie schränkte auch die Eiweißzufuhr unter Umständen, wie an den Hungertagen, ganz erheblich ein.

Bei den Fetten ist es bis jetzt nur geglückt nachzuweisen, daß die Glyzerinkomponente sich an der Zuckerbildung beteiligen kann (Cremer, Lüthje), nicht dagegen die Fettsäuren. Da Glyzerin nur in bescheidenem Umfange vertreten ist, so dürfte diese Zuckerquelle für die Diätetik eine größere Bedeutung nicht beanspruchen.

Aus Kohlehydraten kann im Körper Fett entstehen und dies ist bekanntlich sehr häufig der Fall, wenn Kohlehydrate im Überschuß zugeführt werden. Wie sich aber diese Umwandlung vollzieht, ist nicht aufgeklärt. Feststeht nur, daß die Kohlehydrate starke Fettbildner sind. Die Bildung von Fett aus Eiweiß haben Voit und Cremer wahrscheinlich gemacht. Sie wäre über die Stufe des Glykogens möglich.

Bei der ausgeprägten Sonderstellung, die das Eiweiß in der Ernährung einnimmt, ist die Frage von eminenter Bedeutung, welche Menge dieses Nah-

Die allgemeine Diätetik.

rungsstoffes der Organismus täglich bedarf, um die Einschmelzung von Körpereiweiß und damit ein langsames Verhungern zu verhindern.

Das bekannte **Voitsche Kostmaß**, das sich auf ein großes statistisches Material stützt, fordert für einen gesunden, mittelgroßen Mann 100 g Reineiweiß, 500 g Kohlehydrate und 56 g Fett. Es entspricht die darin gebotene Eiweißmenge etwa 1,5 g resorbierbarem Eiweiß pro Tag und Kilo Körpergewicht. Gerade über die Höhe der täglichen notwendigen Eiweißzufuhr ist im Anschluß an die Voitsche Forderung heftig diskutiert und auf Grund verschiedener Arbeiten (Hirschfeld, Kumagawa, Klemperer, Peschel, Eijkmann, Lapicque und Marette, Sivèn, Neumann u. a.) die Ansicht geäußert worden, daß die Voitsche Zahl zu hoch ist. In überzeugender Weise hat schließlich Chittenden durch exakt durchgeführte und groß angelegte Untersuchungen den Nachweis erbracht, daß es auch mit einer bedeutend geringeren Eiweißaufnahme (50—60 g pro die) ohne nachweisbare Schädigung der Leistungsfähigkeit gelingt, Stickstoffgleichgewicht zu erzielen, d. h. die Aufnahme von Stickstoff und die Ausfuhr von Stickstoff ins Gleichgewicht zu bringen.

Auch die Chittendenschen Versuche sind keine Minimumsversuche. Rubner hat die kleinsten Mengen von stickstoffhaltigem Material und auch von Reineiweiß zusammengestellt, die in der Form von verschiedenen stickstoffhaltigen Nahrungsmitteln genügen, das Stickstoffbedürfnis eines 70 Kilo schweren Menschen bei einem Stoffwechsel von 3600 Kalorien zu befriedigen (zit. nach Mendel, Ergebn. der Physiologie Bd. 11).

Umsatz bei Zufuhr von 3600 Kalorien pro Tag nach Rubner.

Nahrung in g	Bruttowerte		Reineiweiß	
	Zufuhr	Umsatz	Zufuhr	Umsatz
Kartoffeln	64	57	42	37
Reis	73	65	69	61
Mais	77	95	73	90
Weißbrot	95	90	85	81
Schwarzbrot	109	90	98	81
Muttermilch	114	31	95	—
Kuhmilch	181	98	172	93
Erbsen	229	132	—	—
Eier	316	214	—	—
Fleisch	501	261	—	—

Das physiologische Eiweißminimum liegt am tiefsten bei Kartoffeln, Reis und Brot. (Nach Hindhede liegt dasselbe bei ausschließlicher Zufuhr von Kartoffeleiweiß noch tiefer. Es beträgt bei leichter Arbeit 16 g, bei mittelschwerer 25 g und bei schwerer 35 g.) Aus dieser Tabelle geht ferner hervor, daß nicht alle Nahrungsmittel ein gleich niedriges Minimum haben. Das physiologische Eiweißminimum hängt von dem **qualitativen** Charakter der Eiweißzufuhr ab. Daher ist es nicht statthaft, die für ein Eiweiß gefundenen Werte zu verallgemeinern. Es ist ohne weiteres verständlich, daß, wenn der Eiweißbedarf durch ein Gemenge von eiweißhaltigen Nahrungsmitteln gedeckt wird, die Größe der notwendigen Eiweißzufuhr sich entsprechend der Qualität der einzelnen Komponenten verschieben muß.

Die Kost des mittleren Arbeiters bietet kein physiologisches Eiweißminimum. Sie enthält mehr Eiweiß, als unbedingt zum Ersatz des unvermeidlichen Stickstoffverlustes bei der Abnutzung des Körpers nötig ist. Mithin verfügt sie über eine gewisse Eiweißmenge, die isodynam durch stickstofffreie Nahrungsstoffe vertreten werden könnte. Es empfiehlt sich aber nicht, einer Reduktion dieser größeren Eiweißzufuhr im allgemeinen und für die Zwecke, welche mit einer solchen Kost erreicht werden sollen, das Wort zu reden (Rubner). In ähnlich ablehnendem Sinne äußern sich auch Forster, Tiegerstedt u. a.

Der große Eiweißbedarf des tierischen Organismus beruht nach Abderhalden zum Teil auf der Notwendigkeit des Körpers, aus dem ihm fremden Nahrungseiweiß ein spezifisches, körpereigenes Eiweiß aufzubauen. Es werden bei der Adaptierung des Nahrungseiweißes an das Körpereiweiß ein mehr minder großer Prozentsatz von Bausteinen als zur Synthese ungeeignet wieder ausgeschieden. Daher ist es erklärlich, daß der Organismus bei einem an und für sich gar nicht sehr umfangreichen Zellumbau große Mengen von Eiweiß benötigt. Durch die hohe Eiweißzufuhr sichert er sich unter allen Umständen eine genügende Menge von Bausteinen der verschiedensten Art.

Der wahrscheinliche Verlust an Baumaterial bei der Überführung des artfremden Eiweißes in arteigenes ließ Michaud vermuten, daß auf diesem Umstande die Unmöglichkeit beruht, ein Tier durch den bloßen Ersatz des Hungereiweißminimums in Stickstoffgleichgewicht zu bringen. Ihm glückte es, indem er arteigenes Gewebe verfütterte, die Richtigkeit dieser Annahme experimentell zu beweisen.

Auf Grund der nur kurz und andeutungsweise skizzierten Tatsachen halten Physiologen und Kliniker zurzeit noch daran fest, daß eine Reduktion der Eiweißzufuhr, wie sie von Chittenden, Hindhede u. a. vorgeschlagen wurde, als unopportun abzulehnen ist. Andererseits haben die Untersuchungen über die Größe des Eiweißminimums uns aber die wissenschaftliche Unterlage dafür geliefert, daß es bei geeigneter Ernährung auch ohne die Gefahr einer Organschädigung möglich ist, die Eiweißzufuhr ganz erheblich zu reduzieren. Es scheint aber wichtig, diese Reduktion allmählich vorzunehmen, damit der Organismus sich an die veränderte Ernährung adaptieren kann. Die Tatsache, daß auch bei bedeutend geringerer Eiweißzufuhr Stickstoffgleichgewicht erzielt werden kann, ist für die Behandlung bestimmter Erkrankungen (Nephritis, Diabetes mell.) von großer Bedeutung.

Sehr interessant sind nun die Resultate der Untersuchungen, die sich mit der Verteilung der einzelnen Nahrungsmittel in der Kost beschäftigen. Es zeigte sich, daß der schwer Arbeitende, der etwa einen Stoffumsatz von 4000 Kalorien hat, nicht eine absolut sondern nur relativ eiweißreichere Nahrung zu sich nimmt. Er deckt den größten Teil seines Kalorienbedarfes durch Kohlehydrate und Fett. Die Eiweißzufuhr wird nur unwesentlich erhöht. Der große Umsatz infolge der anstrengenden Muskelarbeit ermöglicht es resp. macht es zur Notwendigkeit, die eiweißärmeren, billigeren Nahrungsmittel zu verwenden, die, weil sie in so großer Masse genossen werden, doch das Eiweißminimum enthalten. Wollte der schwerste Arbeit Verrichtende seinen Kalorienbedarf nur durch konzentrierte Eiweißträger wie Fleisch decken, so würde hierdurch zwecklos die Beköstigung ganz enorm verteuert. Anders diejenigen, die leichte Arbeit leisten, deren Stoffumsatz etwa 2500 Kalorien gleichkommt. Wenn sie ihr Kalorienbedürfnis nur aus Brot und Vegetabilien decken wollten, so würde die Eiweißzufuhr zu gering. Sie müssen daher einen Teil dieser eiweißarmen Nährmittel durch eiweißreichere, die wenig Fett und Kohlehydrate enthalten, ersetzen. Da nun die Städter größtenteils zu den leicht Arbeitenden gehören, so hat sich unbewußt in der Art der Ernährung eine Änderung vollzogen. Die eiweißarmen aber kalorienreicheren Nahrungsmittel werden durch eiweißreichere ersetzt. Es steigt der Fleischkonsum oder, was ihm gleichzusetzen ist, der der Fische, der Eier, der Milch und ihrer Derivate. Nicht der Bedürfnislosigkeit wegen kommen z. B. die Italiener und die chinesischen Kulis mit einer aus Mais, Brot, Reis usw. bestehenden Kost aus, sondern sie können sich mit diesen Nahrungsmitteln ernähren, da sie ihren durch die schwere Muskelarbeit bedingten großen Stoffumsatz nur befriedigen können, wenn sie die erwähnten Nahrungsmittel in großer Menge, die dann trotz ihrer relativen Eiweißarmut, das erforderliche Eiweißminimum enthalten, aufnehmen. Bei den geistig Arbeitenden oder denen, die sich in sitzender Stellung betätigen, ist aber der Gesamtbedarf so niedrig, daß, würde er auf die gleiche Art gedeckt, die tägliche Eiweißzufuhr zu gering ausfiele. Infolgedessen müssen Kartoffeln, Brote, usw. zugunsten der Fleischnahrung zurücktreten. Hand in Hand damit geht eine Zunahme des Fettverbrauches und der konzentrierten Kohlehydrate (Zucker usw.) (Cohnheim). Die Verteilung der einzelnen Nahrungsmittel in der Kost regelt sich demnach instinktiv nach der Größe des Kalorienbedarfes. Die Änderung in der Ernährung ist durch die Änderung der Erwerbsbedingungen, die keine so große Kraftleistungen wie früher beanspruchen, veranlaßt. Die Untersuchungen von Hindhede machen es aber sehr wahrscheinlich, daß auch die Gewohnheit und vor allen Dingen der verfeinerte Geschmack für die Art der Ernährung von großer Bedeutung sind. Daß bei der Eiweißaufnahme ein gewisser Luxusverbrauch, dessen Berechtigung maßgebende Autoren zu bestreiten anstehen, getrieben wird, wurde schon erwähnt.

Die **Krankenkost** ähnelt außerordentlich der Kost der körperlich wenig Arbeitenden. Sie enthält mehr Eiweiß, sie ist fettreicher und bietet die Kohlehydrate in leicht assimilierbarer Form. Nach Matthes entfallen ca. 20 % auf das Eiweiß, 30 % auf die Fette und 50 % auf die Kohlenhydrate.

In praktischer Hinsicht ist es noch von großer Wichtigkeit zu wissen, ob es durch eine Eiweißzufuhr, die das Voitsche Eiweißminimum von 100 g Reineiweiß erheblich überschreitet, gelingt, den Überschuß zum Ansatz zu bringen und hierdurch die allgemeine körperliche Verfassung zu verbessern. Die Tatsache der spezifisch dynamischen Wirkung des Eiweißes macht die Aussichten einer abundanten Eiweißzufuhr, einer Eiweißmast, schon illusorisch und in der Tat es nur unter bestimmten physiologischen Voraussetzungen möglich, eine dauernde Retention von Stickstoff bei reichlicherem Angebot von Eiweiß zu erzielen. Diese sind dann gegeben, wenn der Organismus Zellmaterial braucht. So kann man mit Leichtigkeit einen Stickstoffansatz während der Wachstumsperiode, der Gravidität, des Trainierens (Wachsen einzelner Muskelgruppen) und der Rekonvaleszenz, (wo eingeschmolzenes Zellmaterial wieder aufgebaut wird) erzielen. Sind diese Vorbedingungen aber nicht vorhanden, so gelingt es, nur unter bestimmter keineswegs physiologischer Versuchsanordnung eine nennenswerte Stickstoffretention herbeizuführen. In welcher Weise dieses Eiweiß im Organismus gestapelt wird, ist noch unbekannt. In der Regel wird es kurze Zeit nach der Rückkehr zur normalen Ernährung wieder abgegeben (Lüthje konnte zwar eine längerwährende Retention beobachten). Voit prägte für dieses Eiweiß, um es in Gegensatz zu dem Organeiweiß zu stellen, den Ausdruck zirkulierendes Eiweiß. Hofmeister ersetzte diese Ausdrücke durch stabiles und labiles Eiweiß. Für letzteres wählte von Noorden die Bezeichnung Reserveeiweiß und Lüthje Zelleinschlußeiweiß. Die Bedeutung dieser Versuche für die Krankenernährung liegt darin, daß sie zur Evidenz gezeigt haben, wie zwecklos es ist, wenn die erwähnten Voraussetzungen nicht zutreffen, eine abundante Eiweißernährung einzuleiten. Sie beleuchten gleichzeitig in ausgezeichneter Weise den Wert der fabrikmäßig hergestellten und häufig marktschreierisch angebotenen Eiweißpräparate. Hierbei muß man sich noch erinnern, daß die gewohnten Nahrungsmittel in der Regel so eiweißreich sind, daß es nicht selten Schwierigkeiten bereitet, einen angenehmen und dabei eiweißarmen Speisezettel, wie er z. B. bei urämischen Symptomen angezeigt ist, aufzustellen. Werden Kohlehydrate und Fette im Überschuß zugeführt, so gelangen sie, da ihre spezifisch dynamische Wirkung viel geringer, wie die des Eiweißes ist, fast ganz zum Ansatz, die Kohlehydrate vielleicht über die Stufe des Glykogens. Im Gegensatz zur Eiweißmast läßt sich also eine Fettmast sehr leicht erzielen. Bei Überernährungs- sog. Mastkuren werden daher auch stets die leicht assimilierbaren Kohlehydrate und Fette bevorzugt.

Außer den Energiespendern sind zum Fortbestand des Lebens **Wasser** und **anorganische Substanzen** unbedingt erforderlich. Der Organismus bedarf ihrer zum Aufbau der Zellen und um den durch die Lebensäußerungen bedingten Verlust wieder auszugleichen.

Wasser wird bekanntlich teils in flüssiger Form teils an feste Speisen gebunden genossen. Ein bestimmter Prozentsatz entsteht aber im Körper selbst durch Oxydation des mit den Nahrungsstoffen eingeführten Wasserstoffs. Der tägliche Wasserbedarf ist, da er im wesentlichen von der Größe der Arbeit und der Stärke der Schweißproduktion abhängt, ein außerordentlich wechselnder. Forster berechnet den täglichen Konsum in Getränken und festen Speisen bei leichter körperlicher Betätigung unter normalen Verhältnissen auf 2200—3500 ccm. Hierzu sind noch ca. 290—470 ccm, die durch Oxydation entstehen, hinzuzurechnen. Bei unzweckmäßiger Bekleidung, hoher Außentemperatur und anstrengender Arbeit kann der Bedarf um das dreifache und mehr gesteigert sein. Pathologischer Weise ist das Durstgefühl bei Diabetes insipidus, bei Diabetes mellitus und bei bestimmten Formen der Nierenentzündungen erhöht. Die Resorption des Wassers erfolgt, wie schon erwähnt, erst im Dünndarm. Durch den Magen, ob er leer oder gefüllt ist, bleibt sich gleich, eilen die Flüssigkeiten auf der sog. Magenstraße an der kleinen Kurvatur dem Antrum pylori zu. Die Tatsache, daß eine nennenswerte Resorption erst im Dünndarm erfolgt, erklärt auch in einwandfreier Weise die bei organischer Pylorusstenose nicht selten zu beobachtende starke Wasserverarmung des Körpers. Das Wasser wird aus dem Darm in die Blutbahn resorbiert. Aber selbst durch eine forzierte Aufnahme von Flüssigkeit gelingt es nicht, dauernd die physiologische Konzentration des Blutes zu verändern. Das überschüssige Wasser wird zum Teil direkt durch die Ausscheidungsorgane wieder abgegeben oder es tritt aus der Blutbahn in die Wasserreservoirs des Körpers über. Als solche sind in erster Linie die Muskeln und die Fettdepots, vielleicht auch noch die Haut anzusprechen. Die Füllung und Entleerung dieser Depots, deren Fassungsvermögen sich zahlenmäßig nicht angeben läßt, werden nicht nur durch die osmotische Druckdifferenz, sondern auch durch vitale Leistungen der Kapillarendothelien und der Gewebszellen geregelt. Ferner spielen hierbei Diffusionsvorgänge an der Kolloidalmembran anzusehenden Kapillarwände eine Rolle. (Klemensiewicz.)

Die Bedeutung der Wasserreservoirs erhellt, wenn man sich die intermediäre Wasserbewegung vergegenwärtigt. Wie ausgeführt sezernieren die Verdauungsdrüsen täglich bei normaler Verdauungsarbeit ungefähr 6 Liter. Ein Vergleich mit der täglichen Wasseraufnahme (durchschnittlich 3 Liter) und der Menge des Blutserums (gleichfalls durchschnittlich 3 Liter) zeigt wie stark diese Depots in Anspruch genommen werden. Freilich darf dabei nicht unberücksichtigt bleiben, daß das Verdauungsgeschäft sich sehr langsam vollzieht und die Verdauungssäfte auch größtenteils sehr bald wieder resorbiert werden.

Die Wasserdepots ermöglichen es auch, daß der Organismus stärkeren Ansprüchen an den Wasserbedarf wie z. B. durch starkes Schwitzen nach anstrengenden Arbeiten, durch kräftige Diurese nach salzreicher Kost, sofort gerecht werden kann.

Verarmen die Wassermagazine, so macht sich das Durstgefühl bemerkbar. Wird dasselbe nicht gestillt, so muß es zu Verdauungsstörungen kommen, da der Wassermangel zu empfindlichen Störungen der Sekretion führt. Es kommt aber auch zu Protoplasmaschädigungen, denn die Zellen vertragen die Wasserverarmung schlecht, wie die stärkeren Stickstoffausscheidungen, die auf Zellzerfall hinweisen, dartun. Auf die Fettabschmelzung ist aber das Dursten ohne Einfluß. Die nach Entziehung von Getränken zu beobachtenden Gewichtsverluste sind reine Wasserverluste und teilweise auch dadurch bedingt, daß das Verbot des Trinkens zu den Mahlzeiten die Appetenz schädigt und damit indirekt der Fettleibigkeit entgegenwirkt. Im Gegenteil kann durch die Aufnahme großer Wassermengen, besonders wenn sie kalt getrunken werden, der Stoffumsatz erhöht werden, da die Erwärmung der zugeführten Flüssigkeit eine bestimmte Kalorienmenge beansprucht. Um den erwähnten Schädigungen des Protoplasmas durch eine zu rigorose Beschränkung der Wasseraufnahme aus dem Wege zu gehen, hält die Klinik daran fest, die Flüssigkeitsaufnahme (alles, was fließt) nicht unter 1 Liter zu reduzieren. Die Wasserabgabe erfolgt durch die Nieren, durch die Fäzes, durch die Atmung und durch die Haut. Die tägliche Wasserabgabe durch die Lungen wird auf ca. 300 g berechnet. Auch der Wasserreichtum des Stuhles ist bei normalen Entleerungen gering (100 g). Werden die Fäzes dünnflüssig oder sogar wäßrig, so ist der Wasserverlust auf diesem Wege größer, unter Umständen sogar enorm. Die Menge des täglich abgesonderten Urins schwankt unter gleichen, normalen Verhältnissen kaum. Sie steht aber in enger Abhängigkeit zur Größe der Flüssigkeitsaufnahme und zur Größe des Wasserverlustes durch die Fäzes und die Schweißproduktion. Die Wasserabgabe durch die Haut kann eine unmerkliche (Perspiratio insensibilis) oder eine deutlich wahrnehmbare als Schweiß sein. Dieser dient bekanntlich dazu, durch Verdunsten an der Körperoberfläche die Abgabe von Wärme zu vergrößern. Von diesem wichtigen Teil der physikalischen Wärmeregulation macht der Organismus aber nur Gebrauch, wenn die Wärmebildung eine gewisse Grenze überschreitet. Die Wassermengen, die auf dem Wege der Schweißdrüsen den Körper verlassen können, sind unter Umständen ganz außerordentlich groß. Werte von 4—5 Liter innerhalb weniger Stunden gehören bei anstrengenden Märschen während großer Hitze nicht zu den seltenen Beobachtungen.

In gesunden Tagen gelingt es, durch reichliche Flüssigkeitszufuhr den Wasserbestand des Körpers nur innerhalb der physiologischen Grenzen zu erhöhen. Bei Kreislaufstörungen, Nierenentzündungen, bestimmten Bluterkrankungen kann es aber trotz einer völlig normalen Flüssigkeitsaufnahme zu einer Störung im Wasserhaushalte kommen, die sich als sog. Wassersucht äußert. Die Ätiologie dieser Wasseransammlungen ist eine verschiedene. Bei Zirkulationsstörungen muß man als Ursache die mangelhafte Herztätigkeit ansprechen. Bei Nierenentzündungen kann der Hydrops durch eine Schädigung des wassersezernierenden Parenchyms der Niere und der extrarenalen Gefäße bedingt sein. Nicht selten ist aber gerade bei Nephritis der Hydrops sekundärer Natur, indem eine Störung in der Ausscheidung des Kochsalzes vorliegt, die, wie später noch ausführlich besprochen wird, zur Retention von Kochsalz und, da dieses eine bestimmte Menge von Lösungswasser bedarf, zu Ödemen führen kann. Doch auch bei dem Auftreten dieser Wassersucht spielt die krankhafte Durchlässigkeit der Gefäßwände eine entscheidende Rolle.

Entwickelt sich aus irgendeiner Ursache ein Hydrops, so wird das Wasser nicht im Blute, das an seiner Konzentration mit einer gewissen Zähigkeit festhält, sondern in den Wasserreservoiren des Körpers gestapelt. Wie bei der Besprechung des Kochsalzwechsels noch ausführlicher erwähnt werden wird, braucht eine solche Retention von Wasser keineswegs sofort zu sichtbaren Ödemen zu führen. Der Körper kann an Wasser verarmen, wenn die Resorption durch ein mechanisches Hindernis unmöglich wird, z. B. bei organischen Ösophagus- oder Pylorusstenosen. Aber auch durch langanhaltende und heftige Durchfälle, wie sie bei der Cholera asiatica oder nostras sowie bei bestimmten Säuglingserkrankungen vorkommen, ist eine direkt lebensgefährliche Wasserverarmung der Gewebe möglich. Schließlich kann auch bei Verbrennungen der Wassergehalt des Blutes nicht unbedeutend abnehmen (Marhand).

Der Mineralstoffwechsel.

Die Salze bilden zwar keine Energiespender, doch sind sie für das Leben der Zellen unentbehrlich, da sie bei den Resorptions- und Assimilationsvorgängen eine sehr wichtige Rolle spielen. So müssen z. B. das Blut und die Sekrete einen gewissen Gehalt an Alkali resp. Säure haben, um ihre Funktionen erfüllen zu können. Zur Illustration mag erinnert sein, daß die Quelle der Salzsäure des Magens das Kochsalz ist. Der Organismus sucht seinen Mineralbestand auch unter ungünstigen Verhältnissen zu bewahren, was man daran erkennen kann, daß er die Abgabe eines Salzes, das ihm in der Nahrung nicht oder nur noch in geringen Mengen geboten wird, sehr bald auf ein Minimum einschränkt. In der Regel wirtschaftet der Körper im Gegensatz zu den Energiespendern, die er gewöhnlich nur nach seinem Bedarf aufnimmt, bei den Salzen mit einem gewissen Überschuß, den er aber unter normalen Bedingungen glatt wieder auszuscheiden in der Lage ist.

a) **Das Kochsalz.** Eine große Bedeutung hat in den letzten Jahren die Verfolgung des Kochsalzwechsels erhalten, da bei den Wechselbeziehungen zwischen Kochsalz und Wasser eine genaue Kenntnis des NaCl-Umsatzes für die rationelle Behandlung bestimmter Krankheitserscheinungen, so z. B. der Wassersucht, Voraussetzung sein kann. Die technischen Schwierigkeiten, die bei Stoffwechseluntersuchungen im allgemeinen zu überwinden sind, treffen für die Beobachtung des Kochsalzwechsels nicht zu. Seine Kontrolle ist mit recht einfachen Hilfsmitteln möglich.

Das physiologische Minimum des Organismus an Kochsalz berechnet Magnus-Lewy auf ca. 140—150 g. Hieran, an seinem sog. eisernen Bestande, hält der Körper mit großer Zähigkeit fest, denn bei einer chlorfreien Ernährung oder im Hungerzustande werden die täglichen Abgaben auf ein Minimum reduziert. Ambard und Weill weisen darauf hin, daß es eine kritische NaCl-Konzentration des Blutes gibt, unterhalb welcher kein Kochsalz mehr ausgeschieden wird. Diese Schwelle der Chlorausscheidung soll bei 5,62 $^0/_{00}$ NaCl liegen. Bei gewöhnlicher Kost ist der Kochsalzbestand des Organismus ein größerer, da er über Reserven, die in den Körpersäften retiniert werden, verfügt. Dieses Mehr, das über den eisernen Bestand im Körper kreist, schätzt Magnus Lewy auf 15—25 g.

Wie im Stoffwechsel überhaupt, so liegt auch bei dem Kochsalz das Bestreben des Körpers vor, in möglichst kurzer Zeit Gleichgewicht zwischen Aufnahme und Ausscheidung herzustellen. Voraussetzung ist selbstverständlich, daß keine Kochsalzunterernährung besteht, da dann zuerst das Defizit ausgeglichen und dementsprechend Kochsalz mehr zurückgehalten als ausgeschieden wird. Bei gewöhnlicher Ernährung und in gesunden Tagen erfolgt die Abgabe des zugeführten NaCl innerhalb von 24 bis 48 Stunden. Die Größe der täglichen Kochsalzaufnahme schwankt innerhalb ganz erheblicher Grenzen, da sie zum großen Teil von dem Geschmack und der Gewohnheit bestimmt wird. Bei gemischter Kost beträgt die Kochsalzzufuhr durchschnittlich 10—15 g. Eine solche Menge hat der Organismus aber absolut nicht nötig, um seinen täglichen, physiologischen Verlust wieder wettzumachen. Dieser beläuft sich nach Widal und Lemierre auf etwa 1,5 g. Das Mehr, das wir über diese Zahl an NaCl aufnehmen, dient uns als Würzstoff. Es ist nicht bekannt, das der recht häufig mit dem Kochsalz getriebene Abusus zu irgendwelchen Schädigungen gesunder Organe, auch der Nieren, führt. Andererseits steht es aber auch fest, daß der Mensch ohne jede Gefährdung seiner Gesundheit mit viel kleineren Mengen von NaCl auskommen kann, als er sie gewohnheitsmäßig tagtäglich genießt. In den kleinen Mengen, in denen das Kochsalz in unseren Nahrungsmitteln von Natur aus enthalten ist, soll es den Eiweißumsatz erhöhen und beschleunigen, in großen Mengen, wie es den einzelnen Speisen vor ihrem Genuß zugefügt wird, soll es ein Eiweißsparer sein (Albu-Neuberg). Praktisch genommen ist dieser Einfluß aber von untergeordneter Bedeutung. Bei der Bewertung des NaCl ist neben seiner Eigenschaft als gewöhnlichster und daher schwer entbehrlicher Würzstoff unserer Nahrung, daran zu erinnern, daß es in letzter Linie die Quelle der Salzsäure des Magens bildet. Daß aber zu der geregelten Absonderung dieses Verdauungssekretes eine übermäßige Kochsalzzufuhr unnötig ist, erhellt aus der Tatsache, daß der natürliche Gehalt unserer Nahrungsmittel an NaCl allein genügt, um selbst eine pathologisch gesteigerte Salzsäureproduktion im Magen zu unterhalten. Wie eng andererseits die Salzsäurebildung von dem Kochsalz der Nahrung abhängt, geht daraus hervor, daß bei Substitution des Chlors durch Brom anstatt Chlorwasserstoff Bromwasserstoff in den Magen sezerniert wird. Die Hauptausscheidungsstätte für das Kochsalz sind die Nieren. Mit den Fäzes werden normaler Weise nur sehr geringe Mengen entleert. Treten aber Durchfälle auf, so können auf diesem Wege bedeutend größere Quantitäten den Körper verlassen (Widal, Ury u. a.). Die Elimination durch die Haut mit Hilfe der Schweißdrüsen ist eine sehr wechselnde. Sie kann bei starkem Schwitzen recht beträchtlich sein (Cramer). Die Bedeutung der Kontrolle des Kochsalzwechsels für die Krankenernährung liegt in der engen Abhängigkeit des Wasserhaushaltes von dem Kochsalzbestand des Körpers. Setzt man nämlich einen Menschen auf kochsalzarme Ernährung, so wird die über den eisernen Bestand im Körper kreisende Chlormenge im Verlauf von 3—4 Tagen ausgeschieden und mit ihr eine bestimmte Menge von Wasser, die als Lösungswasser für das mehr abgegebene Kochsalz nötig war. Im Durchschnitt betragen die Werte an NaCl und H_2O, die bei dem eben erwähnten Wechsel in der Ernährung mehr ausgeschieden werden, 12 g Kochsalz und 1 ½—2 Liter Wasser. Auf Kochsalz- und Wasserverluste sind die Gewichtsstürze in den ersten Tagen einer Milchkur, wie sie zu Entfettungszwecken vor einigen Jahren üblich war, zurückzuführen, da die Milch ein relativ kochsalzarmes Nahrungsmittel ist. Beim Übergang zu einer Kost von gewohntem Salzgehalt retiniert der Organismus sofort wieder die vorher mehr ausgeschiedenen Kochsalz- und Wassermassen, bis Gleichgewicht in der Aufnahme und Ausscheidung des NaCl besteht. Liegt nun eine Störung in der Elimination des Kochsalzes vor, die in einer krankhaften Veränderung der Ausscheidungsstätten in den Nieren, den Tubuliepithelien, bedingt sein kann, so kommt es wie z. B. bei einzelnen Formen der Nephritis zu einer pathologischen Stapelung von Kochsalz. Diese kann von einer **gleichzeitigen Wasserretention** ähnlich wie bei dem physiologischen Wechsel in dem Kochsalzbestande begleitet sein. Das so zurückgehaltene Wasser dient wahrscheinlich gleichfalls als Lösungsmittel für das weniger ausgeschiedene NaCl. Kochsalz und Wasser werden nun nicht etwa im Blute retiniert, da sich dessen Konzentration nur unwesentlich ändert, sondern sie müssen in anderen Teilen des Organismus wahrscheinlich in den Gewebsspalten verankert werden. Neuere Untersuchungen (Widal, Ambard und Weill) beweisen zwar, daß der Schwellenwert für die Kochsalzausscheidung im Blut bei Störungen in der Elimination erhöht sein kann, daß also in solchen Fällen eine echte Chlorämie besteht. Was nun die Stapelung des Kochsalzes in den einzelnen Teilen des Organismus anbetrifft, so wissen wir durch die Untersuchungen von Wallgren, daß unter normalen Verhältnissen in erster Linie die Haut bevorzugt wird. Lewa verfolgte systematisch den Chlorgehalt der verschiedenen Organe anhydropischer Herz- und Nierenkranker mit Kochsalzretention. Er fand, daß die Organe das Doppelte, die Haut das Dreifache an NaCl aufspeichern können. Die Retention von Kochsalz und Wasser vermehrt den Wasserbestand des Körpers unter Umständen so, daß sich ein allgemeiner Hydrops ausbildet. In klassischer Weise haben Widal und Javal die Möglichkeit nachgewiesen, daß nephritische Ödeme durch eine Störung im Kochsalzwechsel hervorgerufen sein können, indem sie den Hydrops durch eine kochsalzarme Kost, deren sonstige Zusammensetzung gleichgültig war, verschwinden und durch die gleiche Nahrung, der aber eine bestimmte Kochsalzmenge zugelegt war, wieder entstehen ließen. Widal glaubte damit auch gleichzeitig die Frage der Ödementstehung bis zu einem gewissen Grade gelöst zu haben. Seine Ansicht wurde aber durch experimentelle Untersuchungen (Richter, Schlayer u. a.) hinfällig, die lehrten, daß nicht die Kochsalzretention sondern die Durchlässigkeit der Gefäßwände für die Bildung von Ödemen ausschlaggebend ist. Kombiniert sich jene **Vulnerabilität der Gefäßwand**, die höchstwahrscheinlich durch die gleiche Noxe, welche zur Nephritis führt, ausgelöst werden kann, mit einer Insuffizienz der Niere, Kochsalz auszuscheiden, dann sind die Vorbedingungen für einen besonders starken Hydrops gegeben.

Wichtig ist es zu wissen, daß jene Wasserretention keineswegs sofort zu einem sichtbaren Ödem führt. Es kommt vielmehr zuerst zu einer ,,dem Auge und dem Tastsinn verborgenen tiefen Infiltration", dem sog. latenten Hydrops von Strauß, dem Präödem von Widal. Die Größe desselben kann bis 6 Kilo betragen, eine immerhin recht beachtenswerte Menge von Ödemflüssigkeit. Gewichtszunahmen, die durch einen Fettansatz nicht zu erklären sind, verdanken in der Regel einem latenten Hydrops ihre Entstehung. Man kann daher durch fortlaufende Gewichtsbestimmungen am einfachsten sich über sein Eintreten unterrichten.

Recht schwierig wird die Lehre vom Kochsalzwechsel dadurch, daß auch eine Stapelung von NaCl ohne gleichzeitige Wasserretention möglich ist

Die allgemeine Diätetik. 485

(Retention chlorurée sèche, Historetention). Die trockene Speicherung von Kochsalz findet sich vorzugsweise bei Schrumpfnierenkranken. Sie kommt aber nach Magnus-Lewy auch bei Arteriosklerose, Gicht und Emphysem vor. Die Frage, wie in Fällen ohne Nierenschädigung die NaCl retention zu erklären ist, muß einstweilen noch offen bleiben.

Ätiologisch völlig verschieden hiervon sind die Störungen im Kochsalzwechsel bei fieberhaften Erkrankungen. Bekanntlich wird fast bei allen Affektionen mit Temperatursteigerungen — eine Ausnahme bildet Malaria — Kochsalz in vermindertem Maße ausgeschieden. Bei der kruppösen Pneumonie kann diese Tatsache selbst diagnostischen Wert haben. Hier ist ihre Ursache noch am durchsichtigsten, da bei der Exsudatbildung in den Alveolen eine bestimmte Menge von NaCl verankert wird.

Snapper konnte feststellen, daß bei fieberhaften Erkrankungen mit Chlorretention der NaCl-Gehalt des Serums unter dem Schwellenwert der NaCl-Ausscheidung liegt. Es können demnach die Nieren, auch wenn sie normal funktionieren, doch kein Chlor ausscheiden. Die Ursache für diese Verschiebung des Chlorgehaltes sieht Snapper in einer Änderung der Permeabilität der Zellen für Chlor, wodurch die Abgabe des Chlors aus den Geweben nach dem Blut beeinträchtigt wird.

Wie außerordentlich kompliziert der Kochsalzwechsel sich durch Umsetzungen innerhalb des Organismus gestaltet, haben in sehr schöner Weise die interessanten Arbeiten von L. F. Meyer sowie E. Schloß dargetan. Unter dem Einfluß basischer Natriumverbindungen wie z. B. des Natrium bicarbonic. kommt es nämlich zu einer ausgesprochenen Minderausscheidung von Chlor, zu einer echten Kochsalzretention. Die früher fälschlich als Natr. bicarb. Wirkung gedeuteten Wasseransammlungen, wie sie von verschiedener Seite bei der Behandlung der diabetischen Azidosis beobachtet wurden, sind demnach nichts anderes als echte Chlorwirkungen. Ähnliche Umsetzungen können sich auch bei Kalium- und Kalziumverbindungen abspielen. Hier ist gleichfalls von entscheidender Bedeutung für den Wasserumsatz der Verbleib der Alkalihalogene, werden diese retiniert, dann kommt es zur Wasserretention, werden sie im verstärkten Maße ausgeschwemmt, dann erfolgt auch eine stärkere Wasserabgabe (Schloß). Kurz sei noch hingewiesen, daß durch Kochsalz Fieberstöße ausgelöst werden können. Man kann aber auch hier nicht von einer spezifischen Wirkung des NaCl sprechen, da ein gleicher Einfluß auf die Körpertemperatur durch andere Na verbindungen ausgeübt wird.

b) **Kalk.** Der Kalk wird entweder in **anorganischer** Form mit dem Wasser, besonders mit dem bestimmter Mineralquellen, oder in **organischer Verbindung**, so z. B. in der Milch, aufgenommen. In beiden Formen, wenn auch nicht in gleicher Ausgiebigkeit, ist der Kalk resorbierbar. Ähnliche Differenzen bestehen zwischen den einzelnen organischen Verbindungen, so soll der Kalk der Pflanzen schlechter wie der des Fleisches ausgenutzt werden. Die Resorptionsgröße wird nämlich durch andere gleichzeitig in der Nahrung enthaltene Salze beeinflußt. Ungefähr 5—10 % des aufgenommenen Kalkes scheiden normalerweise wieder mit dem Harn, der Rest mit den Fäzes aus. Der mit dem Kot eliminierte Kalkanteil entstammt zwei verschiedenen Quellen. Er setzt sich aus einem unresorbierten Rest der Nahrung und einer bestimmten Menge, die im Dünndarm zur Resorption gelangt und im Dickdarm wiederum ausgeschieden wird, zusammen. Wir verfügen über keine Untersuchungsmethode die eine einwandfreie

Trennung dieser beiden Komponenten ermöglichte. (Voorhoeve). Man muß sich daher einstweilen bei Stoffwechseluntersuchungen mit der Registrierung der absoluten Retentionsgröße begnügen. Nach Albu-Neuberg soll der tägliche Kalkbedarf ca. 1,0 bis 1,5 g betragen. Enthält die Nahrung einen geringeren Wert, dann ist sie als kalkarm zu bezeichnen. Durch Extrazulagen von Kalk gelingt es, sehr leicht größere Kalkretentionen zu erzielen, auch wenn sich das betreffende Individuum im Zustand der Kalküberernährung befindet. Diese Anreicherung ist solange möglich, als Kalk im Überschuß zugeführt wird. Erst wenn die Extrabeilagen wegfallen, wird das aufgestapelte Ca wieder abgegeben (Voorhoeve). Eine Verschiebung in den normalen Ausscheidungsverhältnissen liegt bei der Kalkariurie vor, die fälschlich auch als Phosphaturie bezeichnet wurde. Bekanntlich wird bei diesem pathologischen Zustande ein Urin entleert, den ausgefallene Phosphate trüben. Quantitative Analysen ergaben aber, daß nicht der Phosphor- sondern der Kalkgehalt vermehrt ist. Urinkalk und Urinphosphor, deren Verhältnis normaler Weise 1:10 betragen soll, verhalten sich bei dieser Störung wie 1:4. Die Gefahr der Kalkariurie besteht in der von Moth geleugneten Steinbildung, die in den Nieren oder dem harnableitenden System erfolgen kann. Die Frage, ob die vermehrte Kalkausscheidung durch eine erhöhte Avidität der Nierenepithelien für Kalk oder durch eine erschwerte Elimination in den Dickdarm veranlaßt wird, muß zur Zeit noch unentschieden bleiben, da das Resultat beider Veränderungen eine verminderte Kalkabscheidung mit den Fäzes ist und da wir nicht in der Lage sind den Kotkalk entsprechend seiner Herkunft zu trennen.

Erwähnen möchte ich nur, daß Voorhoeve ein prädisponierendes Moment für die Kalkariurie in gleichzeitig bestehender Obstipation erblickt, während Soetbeer und Krieger sie bei Kolitis auftreten sahen. Sehr intensiv ist von jeher darüber diskutiert worden, ob die Skeletterkrankungen wie Rachitis und Osteomalazie in irgendeiner Abhängigkeit zum Kalkstoffwechsel stehen. Die Kalkarmut rachitischer Knochen ist endgültig durch die Analysen Marchands und Bibras (letzterer untersuchte gesunde Knochen) erwiesen. Es scheint aber nicht, daß ein ungenügendes Angebot von Kalk in der Nahrung als ätiologischer Faktor der Rachitis anzusprechen ist. Dieser Annahme stehen auch tierexperimentelle Studien entgegen, die durch eine kalkarme Fütterung nur ein der Rachitis ähnliches Krankheitsbild hervorrufen konnten. Viel eher kommt als Ursache ein sekundärer Kalkmangel in Betracht, der durch größere Kalkverluste des Kindes infolge Ernährungsstörungen, erblicher Belastung, konstitutioneller Veranlagung, Klima usw. bedingt ist. Pfaundler stellt die Hypothese auf, daß die spezifische Affinität des Knochens zu den Kalksalzen des Blutes herabgesetzt ist. Ebenso sehr, wie bei der Rachitis, so entbehren wir auch bei der Osteomalazie die sichere Kenntnis der Vorgänge, die zu der charakteristischen Knochenveränderung führen. McGrudden glaubt aber für manche Fälle von Zurückbleiben im Wachstum eine Störung im Kalziumstoffwechsel, die mit einer mangelhaften Entwicklung des Skelettes einhergeht, annehmen zu müssen. Bei solchen Kranken gehen große Mengen von Kalzium durch den Darm unausgenutzt verloren. Der Harn ist fast frei von Ca.

Von praktisch großer Bedeutung ist die Tatsache, daß der Genuß kalkreicher Wässer, die über einen bestimmten Reichtum von Magnesiumsalzen verfügen, besonders beim wachsenden Individuum zu besseren und widerstandsfähigeren Zähnen führt (Ragenar Berg, Roese). Ferner vermögen nach Hamburgers Untersuchungen Kalksalze die Phagozytose stark anzuregen. Schließlich seien noch die interessanten entzündungswidrigen Eigenschaften dieser Verbindungen hervorgehoben (Leo u. a.).

Anhangsweise sei hier von dem Magnesium, das fast stets nur in Verbindung des Kalkes erscheint, erwähnt, daß seine Resorption gleichfalls im Dünndarm erfolgt, die aber nicht der verändernden Einwirkung anderer Körper wie der Kalk unterliegt.

Die Ausscheidung erfolgt im größeren Umfange als beim Kalk durch die Nieren. Im übrigen bestehen die gleichen Eliminationsverhältnisse im Darm wie für den Kalk und daher auch die gleichen Schwierigkeiten bei Stoffwechseluntersuchungen. Der Magnesiumbedarf des erwachsenen Organismus wird von Bunge auf 0,6 g angegeben. Das quantitative Verhältnis des Magnesiums und Kalks im Harn ist nach Untersuchungen von G. Klemperer und Tritschler ausschlaggebend für die Löslichkeit der Oxalsäure. Je mehr Magnesium und je weniger Kalk der Harn enthält, umso leichter löslich ist der oxalsaure Kalk. Diese Tatsache ist für die Behandlung der Oxalurie von sehr großer Bedeutung.

c) Phosphor. Seinen Bedarf an Phosphor deckt der Körper, indem er ihn in mehr minder komplizierten Verbindungen mit der Nahrung aufnimmt. Als Quelle kommen in erster Linie die organischen Verbindungen wie Nukleoalbumin, Nuklein, Lezithin, Kasein, Vitellin usw. in Betracht. Ob der Organismus in der Lage ist, auch aus anorganischen Phosphaten organische Phosphate synthetisch aufzubauen, war bis in die jüngste Zeit sehr fraglich. Der Nachweis dieser Fähigkeit ist aber mittlerweile bei Ratten und Enten erbracht, sowie für Hunde sehr wahrscheinlich gemacht worden. (Vgl. Paul Großer, Ergebn. f. inn. Med. u. Kinderheilk., Bd. 11.) Der Bedarf des Körpers an Phosphor ist, da er zum Knochenaufbau, zur Funktion des Nervensystems und der Drüsen benötigt wird, relativ groß. Sivèn schätzt ihn auf 0,7 bis 0,8 g, L. B. Mendel auf 1,5 g, Ehrström sogar auf 1—2 g. Der Körper sucht Phosphor stets energisch zu retinieren, was ohne Zweifel in seiner vielseitigen Verwendung und Unentbehrlichkeit begründet ist. Die Ausscheidung des Phosphors erfolgt mit dem Urin und den Fäzes.

Der Kotphosphor entstammt teils der Nahrung teils den Verdauungssekreten. In welchem Umfange die Elimination des Phosphors durch die Nieren und in welchem Umfange sie durch den Darm erfolgt, dies scheint im wesentlichen von der Art der Nahrung und den Mengenverhältnissen, in denen vegetabilische und animalische Nahrungsmittel vertreten sind, zu beruhen. So wird durch eine Nahrung, die einen sauren Urin produziert (Fleisch), der Harnphosphor auf Kosten des Kotphosphors vermehrt, bei einer kalkreichen Kost kommt es zu einer stärkeren Ausscheidung durch den Darm. Ein Parallelismus zwischen Stickstoff- und Phosphorausscheidung, wie er früher angenommen wurde, braucht nicht zu bestehen, da der Abbau des Ausgangsmaterials beider Substanzen unabhängig von einander vor sich gehen kann. Es ist demnach bei Stickstoffverlust eine Phosphorretention und umgekehrt möglich. Während bei konsumierenden Krankheiten infolge Einschmelzung von Knochensubstanz die Phosphorausscheidung in die Höhe geht, sinkt sie bei einfacher chronischer Unterernährung entsprechend dem verringerten Stoffumsatz. Unter pathologischen Bedingungen lassen sich für den Ablauf der Elimination bestimmte Gesetze nicht aufdecken, dies gilt insbesondere für die Nephritis.

Als **Phosphaturie** bezeichnet man eine krankhafte Veränderung, die durch das Ausfallen von Phosphaten vor Entleerung des Urins charakterisiert ist. Die Ursache liegt aber nicht in einer gesteigerten Ausscheidung des Phosphors durch die Nieren, sondern ausschlaggebend ist für die erwähnte Erscheinung die Reaktion des Harns. Wir kennen eine physiologische Phosphaturie, die nach reichlichem Genuß von Pflanzennahrung und alkalischen Wässern auftritt und die durch eine Zunahme der Blutalkaleszenz bedingt ist. In ähnlicher, nur indirekter Weise kann durch anhaltendes Erbrechen, bei dem eine bestimmte Menge von Salzsäure nach außen entleert wird, durch reichliches Essen, das zu einer sehr starken Produktion von Salzsäure führt, sowie durch Hyperchlorhydrie die Alkaleszenz des Blutes gesteigert und das Ausfallen von Phosphaten im Urin begünstigt werden. Ferner gibt es eine infektiöse Phosphaturie, bei der die Reaktion des Urins durch bakterielle Zersetzung geändert ist. Die Frage, ob die Annahme einer sexuellen und neurasthenischen Phosphaturie berechtigt ist, muß zurzeit noch offen bleiben. Daß auch eine vermehrte Ausscheidung von Kalk durch die Nieren fördernd auf den Ausfall der Phosphate einwirkt, wurde schon erwähnt.

Von therapeutischem Standpunkte beansprucht die Frage Aufmerksamkeit, ob der **Osteomalazie** eine Störung im Phosphorwechsel als auslösendes Moment zugrunde liegt, da eine Reihe von Besserungen ja sogar Heilungen nach Phosphorzufuhr bekannt geworden sind. Das vorliegende Material gestattet aber nicht, eine direkte Abhängigkeit der Erkrankung von einer Phosphorstoffwechselstörung zu konstruieren.

Bei **Rachitis** und **Barlow** können weder eine qualitative noch quantitative Phosphorarmut der Nahrung als Ursache der Erkrankung angesprochen werden. Ob dahingegen ein Phosphorhunger aus innerer Ursache, d. h. durch den Verlust der Fähigkeit den Nahrungsphosphor assimilieren zu können, in Betracht kommt, muß zurzeit noch dahingestellt werden.

Auch **Beriberi** beruht nicht auf einem Mangel an organischen Phosphorverbindungen, sondern auf einem solchen an anderen phosphorfreien Verbindungen der Reishülle wahrscheinlich des Oryzanins.

d) **Eisen.** Es steht fest, daß der Körper das Eisen sowohl in organischer Form z. B. aus den eisenhaltigen Nukleoproteiden der Nahrung als auch in anorganischer Form z. B. aus den Mineralwässern verwerten kann. Es ist sogar sehr wahrscheinlich gemacht, daß das in organischer Verbindung aufgenommene Eisen erst in die anorganische Form überführt werden muß, bevor es in das Hämoglobinmolekül eintreten kann. Die Resorption des Eisens **findet** im Duodenum **statt** und zwar durch die Darmepithelien und die zentralen Lymphgefäße der normalen Schleimhautzotten. Das resorbierte Eisen wird vorzugsweise in der Leber, aber auch in der Milz und dem Knochenmark gestapelt. Die Elimination des Eisens erfolgt zum weitaus größten Teil durch die Blutgefäße der Schleimhaut des Zökums und Kolons in den Dickdarm. Durch den Urin werden nur Spuren, täglich etwa 1 mg, ausgeschieden. Der Bedarf des Organismus an Eisen soll pro die für den Erwachsenen 0,06 g betragen.

Die Feststellung, daß das Eisen auch in **anorganischer Form** zur Resorption gelangt, ist wichtig, weil hierdurch der Wert der anorganischen Eisentherapie (Blaudsche Pillen usw.) endgültig bewiesen und die **Entbehrlichkeit der teuren organischen Eisenpräparate** dargetan wurde.

Das Eisen des Gesamtblutes des Menschen, das im wesentlichen ein Bestandteil der Erythrozyten ist, wird auf 3 g angegeben. Bei Erkrankungen, die mit einem stärkeren Zerfall der roten Blutkörperchen einhergehen, können die Organe, die normalerweise als Stapelplätze des Eisens anzusehen sind, besonders eisenreich werden, ein Zustand, für den man den Ausdruck Hämosiderosis geprägt hat. Während aber bei der sekundären Anämie und Kachexie an dieser Anreicherung in erster Linie die Milz beteiligt ist, kommt es bei der perniziösen oder essentiellen Anämie zu einer auffallend starken Anhäufung von Eisen in der Leber und bei sehr foudroyant verlaufenden Fällen auch in den Nieren, dahingegen nur unwesentlich in der Milz (Hunter).

Wenn auch der heilende Einfluß der Eisentherapie bei Chlorose unbestreitbar ist, so herrscht doch noch über das Wesen dieser Erkrankung und die Art, wie die Eisenbehandlung wirkt, nach wie vor völliges Dunkel.

Zum Schlusse noch einige Worte über die sog. **Demineralisation** der Franzosen und die sog. **Nährsalzpräparate**. Die Lehre von der Demineralisation des Organismus, d. h. der Verarmung an Mineralien hat seiner Zeit der französische Kliniker Robin inauguriert. Er wollte sie in erster Linie bei der Phthise nachgewiesen haben, wo ihr Auftreten der manifesten Tuberkulose vorausgehen sollte. Nachuntersuchungen ergaben aber die Unvollständigkeit der jener Hypothese zugrunde liegenden Analysen und erschütterten damit völlig die Robinsche Anschauung.

Als Vater der sog. Nährsalzpräparate ist wohl Dr. Heinrich Lahmann anzusprechen. Seine phantastische Theorie ging von dem Gedanken aus, daß alle Krankheiten durch eine Dysämie d. h. Blutentmischung bedingt seien, die durch eine unzweckmäßige Ernährung herbeigeführt werde. Den Beweis für seine Behauptungen ist er stets schuldig geblieben. Ja seine Theorie entbehrt selbst Vorstellungen, die auch nur einigermaßen annehmbar sind. Das Normalnährgemenge, welches Lahmann nach dem Vorbilde der Milch herstellte, ist ein Pflanzenextrakt, der durch Eindampfen von Obst und Gemüsen gewonnen wird. Eine Ironie des Schicksals darf man es wohl nennen, daß H. Lahmann im Alter von 46 Jahren an Phthise gestorben ist (Albu - Neuberg).

Berechnung des Kalorienwertes der Krankenkost.

Bei der Berechnung des Kalorienwertes der Krankenkost bedienen wir uns der sog. Nahrungsmitteltabellen, die außer dem Brennwert der einzelnen Nahrungsmittel auch deren prozentualen Gehalt an Eiweiß, Fett, Kohlehydraten, Wasser usw. angeben. Wie der

Kalorienwert ermittelt wird, ist schon erwähnt. Es sei nochmals daran erinnert, welche Schwierigkeiten bei der Feststellung des Brennwertes der einzelnen Nahrungsstoffe Eiweiß, Fett und Kohlehydrate zu überwinden waren und daß sich diese besonders bei der Festsetzung des Kalorienwertes für Eiweiß geltend machten. Ferner muß bei der Bewertung der für die einzelnen Nahrungsmittel eingesetzten Zahlen berücksichtigt werden, daß dies nur Mittelzahlen sind. In Wirklichkeit muß der Brennwert auch gleichartiger Nahrungsmittel je nach ihrer Herkunft und Beschaffenheit in viel größeren Grenzen schwanken. Der Fettgehalt des Fleisches z. B. ist ein sehr wechselnder und entsprechend dieser Größe ändert sich ganz außerordentlich der Kalorienwert. Die Milch kann durch ein wäßriges, inhaltsarmes Futter an ihren einzelnen Bestandteilen zugunsten des Wassers einbüßen. Die tägliche Erfahrung lehrt, von welchem Einfluß Bodenbeschaffenheit und Wetter auf die Güte der Vegetabilien sind.

Ferner ist zu bedenken, daß durch die Zubereitungsprozesse bestimmte Mengen von Nahrungsstoffen den Speisen entzogen werden und daß andererseits durch Zusätze von Mehl, Sahne, Butter, Zucker usw. der Brennwert ganz außerordentlich gesteigert werden kann. Den hierdurch entstehenden Schwierigkeiten wird man bis zu einem gewissen Grade ausweichen, wenn man die zur Fertigstellung der Speisen benutzten Beilagen gleichfalls in Rechnung stellt. Erwähnt mag noch sein, daß auch die für tischfertige Speisen angegebenen Zahlen Mittelwerte sind. Da aber in jeder Küche die Zubereitung eine andere ist, so müssen zwischen den tischfertigen Speisen ganz erhebliche Differenzen bestehen.

Die angezogenen Bedenken machen nun den Gebrauch der Tabellen keineswegs illusorisch, wie die Erfahrung in der Klinik lehrt. Trotzdem die Zahlen uns nicht den absoluten Brennwert der einzelnen Nahrungsmittel angeben können, sind sie doch hinreichend exakt, um mit ihrer Hilfe unsere diätetischen Kuren durchführen zu können.

Erschwert wird der Gebrauch der meisten Tabellen dadurch, daß es nicht ersichtlich ist, ob die in ihnen wiedergegebenen Zahlen Roh- oder Reinkalorien entsprechen. Ist der Brennwert eines Nahrungsmittels in Rohkalorien angegeben, so bedeutet dies, daß der im Kalorimeter ermittelte Wert eingestellt ist. Solche Zahlen haben für die Berechnung der Krankenkost nur einen sehr bedingten Wert, da die Verluste im Urin und Kot nicht in Abzug gebracht sind. Für diätetische Zwecke eignen sich daher ausschließlich solche Tabellen, die den Kalorienwert in Reinkalorien anführen, wie dies in der Tabelle der amerikanischen Physiologen Atwater und Bryant der Fall ist. Ich gebe hier die von Matthes umgerechnete Tabelle wieder. In der ersten Kolumne ist der ungenießbare Abfall der Nahrungsmittel in Prozent angegeben und der Rest gleich 100 gesetzt. Die Rubrizierung des genießbaren Anteils ergibt sich aus der Tabelle.

Zusammensetzung der gewöhnlichen Nahrungsmittel.

Nach Atwater and Bryant, Report of the Storr's Agricultural Experiment Station 1899, p. 113.

Nahrungsmittel	Ungenießbare Abfälle %	Genießbarer Anteil					
		Wasser %	Unverwertbare Nährstoffe %	Verwertbare Nährstoffe			
				Eiweiß %	Fett %	Kohlehydrate %	Asche %	Brennwert pro 100 g Kal.

Nahrungsmittel	Ungenießbare Abfälle %	Wasser %	Unverwertbare Nährstoffe %	Eiweiß %	Fett %	Kohlehydrate %	Asche %	Brennwert pro 100 g Kal.
Animal. Nahrungsmittel:								
Rindfleisch (roh):								
Brust	23,3	54,6	2,1	15,3	27,1	—	0,7	325
Kammstück (Chuck)	16,3	62,7	1,8	17,9	17,1	—	0,7	242
Bauchfleisch	10,2	60,2	1,9	18,3	19,9	—	0,7	270
Nierenbraten (mager)	13,1	67,0	1,2	19,1	12,1	—	1,0	200
Nierenbraten (mittel)	13,3	60,6	1,8	17,9	19,2	—	0,8	260
Nierenbraten (fett)	10,2	54,7	1,9	17,0	26,2	—	0,9	324
Hals	27,6	63,4	1,6	19,5	15,7	—	0,7	234
Rippen	20,8	55,5	2,0	17,0	25,3	—	0,7	317
Lendenstück	20,7	56,7	2,0	16,9	24,2	—	0,7	304
Unterschenkel	36,9	67,9	1,4	19,8	11,0	—	0,7	190
Zunge	26,5	70,8	1,3	18,3	8,7	—	0,8	163
Schulter	16,4	68,3	1,5	19,0	10,7	—	0,8	185
Vorderes Viertel	18,7	60,4	1,8	17,4	20,3	—	0,7	270
Hinteres Viertel	15,7	59,8	1,8	17,8	20,5	—	0,7	273
Seite (mager)	19,5	67,2	1,3	18,7	12,5	—	0,9	200
Seite (mittel)	17,4	59,7	1,8	17,6	20,9	—	0,7	275
Seite (fett)	13,2	47,8	2,5	15,7	34,6	—	0,5	398
Leber	7,0	71,2	1,2	20,4	4,3	1,7	1,2	137
Rindfleisch in Konserven u. gekocht.:								
Geräuchert	4,7	54,3	3,5	29,1	6,2	—	6,8	187
Brust in Konserven	21,4	50,9	3,2	17,8	23,5	—	4,2	302
Bauchfleisch, gewürzt, als Konserven	12,1	49,9	2,7	14,2	31,4	—	2,2	360
Rumpf als Konserven	6,0	58,1	2,2	14,8	22,1	—	2,8	275
Gekocht, eingelegt	—	51,8	2,2	24,7	21,4	—	1,0	312
Gebraten, eingelegt	—	51,8	2,7	25,5	17,8	—	3,0	281
Gekochtes Rindfleisch	—	38,1	2,7	25,4	33,2	—	0,7	425
Filet, gekocht	—	48,2	2,4	21,6	27,2	—	1,0	353
Nierenbraten, gekocht	—	54,8	2,0	22,8	19,4	—	0,9	284
Kaldaunen mit Gewürz eingelegt	—	86,5	0,6	11,3	1,1	—	0,2	61
Kalbfleisch (frisch):								
Brust	21,3	66,0	1,5	18,9	13,3	—	0,8	210
Kammstück (Chuck)	18,9	73,0	1,1	19,1	6,2	—	0,8	142
Kotelett	3,4	70,7	1,3	19,7	7,3	—	0,8	156

| Nahrungsmittel | Ungenießbare Abfälle % | Genießbarer Anteil ||||||| Brennwert pro 100 g Kal. |
| | | Wasser % | Unverwertbare Nährstoffe % | Verwertbare Nährstoffe |||| |
				Eiweiß %	Fett %	Kohlehydrate %	Asche %	
Bauchfleisch	—	68,9	1,3	19,9	9,9	—	0,8	182
Keule	14,2	70,0	1,3	19,6	8,6	—	0,9	167
Lende	16,5	69,0	1,3	19,3	10,3	—	0,8	183
Hals	31,5	72,6	1,1	19,7	6,6	—	0,8	150
Rippen	24,3	72,7	1,2	20,1	5,8	—	0,8	140
Unterschenkel	62,7	74,5	1,0	20,1	4,4	—	0,8	130
Vorderes	24,5	71,7	1,2	19,4	7,6	—	0,7	157
Hinteres	20,7	70,9	1,2	20,1	7,9	—	0,8	163
Seite	22,6	71,3	1,2	19,6	7,7	—	0,8	160
Leber	—	73,0	0,9	9,7	5,0	—	1,0	90
Lamm (frisch):								
Brust oder Kammstück	19,1	56,2	2,0	18,5	22,4	—	0,8	293
Keule	17,4	63,9	1,7	18,6	15,7	—	0,8	231
Lende	14,8	53,1	2,2	18,1	26,9	—	0,8	335
Hals	17,7	56,7	1,9	17,2	23,6	—	0,8	300
Schulter	20,3	51,8	2,2	17,6	28,2	—	0,8	344
Vorderes	18,8	55,1	2,0	17,8	24,5	—	0,8	310
Hinteres	15,7	60,9	1,8	19,0	18,1	—	0,8	255
Seite	19,3	58,2	2,0	17,1	21,9	—	0,8	283
Lamm (gekocht):								
Schnitzel, rasch abgebraten	13,5	47,6	2,5	21,0	28,4	—	1,0	361
Keule gebraten	—	67,1	1,4	19,1	12,1	—	0,6	200
Schaf (frisch):								
Kammstück (Chuck)	21,3	50,9	2,4	14,6	31,9	—	0,7	366
Bauchfleisch	9,9	46,2	2,6	14,7	36,4	—	0,5	410
Keule	18,4	62,8	1,7	17,9	17,1	—	0,8	241
Lende	16,0	50,2	2,4	15,5	31,4	—	0,6	365
Hals	27,4	58,1	2,0	16,4	23,4	—	0,7	294
Schulter	22,5	61,9	1,7	17,2	18,9	—	0,7	255
Vorderes	21,2	52,9	2,2	15,1	29,4	—	0,7	345
Hinteres	17,2	54,8	2,1	16,2	26,7	—	0,6	332
Seite	18,1	54,2	2,1	15,8	27,5	—	0,7	330
Schaf (gekocht und in Blechdosen):								
Gebratene Keule	—	50,9	2,1	24,3	21,5	—	0,9	310
Gewürzt, in Blechdosen	—	45,8	3,0	27,9	21,7	—	3,2	330
Zunge in Blechdosen	—	47,6	3,1	23,7	22,8	—	3,6	320
Schwein (frisch):								
Rippen und Schulter	18,1	51,1	2,3	16,8	29,5	—	0,7	353
Bauchfleisch	18,0	59,0	1,9	17,9	21,1	—	0,8	278

Die allgemeine Diätetik.

Nahrungsmittel	Ungenießbare Abfälle %	Genießbarer Anteil					
		Wasser %	Unverwertbare Nährstoffe %	Verwertbare Nährstoffe			
				Eiweiß %	Fett %	Kohlehydrate %	Asche %	Brennwert pro 100 g Kal.

Nahrungsmittel	Ungenießbare Abfälle %	Wasser %	Unverwertbare Nährstoffe %	Eiweiß %	Fett %	Kohlehydrate %	Asche %	Brennwert pro 100 g Kal.
Lende, Schnitzel	19,7	52,0	2,2	16,1	28,6	—	0,8	342
Keule	10,7	53,9	2,1	14,8	27,6	—	0,6	326
Schulter	12,4	51,2	2,3	12,9	32,5	—	0,6	365
Seite	11,5	34,4	3,2	8,8	52,5	—	0,4	537
Schwein (gewürzt, eingesalzen u. geräuchert):								
Speck	7,7	18,8	4,8	9,6	64,0	—	3,3	650
Schinken	13,6	40,3	3,6	15,8	36,9	—	3,6	420
Schulter	18,2	45,0	3,8	15,4	30,9	—	5,0	361
Mageres Salzfleisch	11,2	19,9	5,1	8,1	63,7	—	4,3	640
Fettes Salzfleisch	—	7,9	5,4	1,8	81,9	—	2,9	785
Schweinefüße, gewürzt	35,5	68,2	1,4	15,8	14,1	—	0,7	202
Schwein (gekocht):								
Gebratene Schweinskottelets	—	33,6	3,1	24,1	35,7	—	1,7	445
Gebratene Steaks	—	33,2	3,3	19,3	43,1	—	1,1	495
Würste:								
Bologneser	3,3	60,0	2,4	18,1	16,7	0,3	2,8	240
Frankfurter	—	57,2	2,3	19,0	17,7	1,1	2,6	255
Schweinswurst	—	39,8	3,1	12,6	42,0	1,1	1,7	458
Geflügel u. Wild (frisch):								
Junge Hühner am Rost gebraten	41,6	74,8	1,0	20,9	2,4	—	0,8	115
Huhn	25,9	63,7	1,6	18,7	15,5	—	0,8	230
Gans	17,6	46,7	2,5	15,8	34,4	—	0,6	400
Truthahn	22,7	55,5	1,9	20,5	21,8	—	0,8	297
Geflügel u. Wild (gekocht u. in Dosen):								
Kapaun	10,4	59,9	1,7	26,2	10,9	—	1,0	220
Gebratener Indian	—	67,5	1,3	17,1	10,9	0,8	2,4	182
Charadins (gebraten u. in Dosen)	—	57,7	1,7	21,7	9,7	1,6	7,6	195
Wachtel in Dosen	—	66,9	1,6	21,1	7,6	1,1	1,7	172
Fische (frisch):								
Barsch, schwarz	54,8	76,7	1,0	20,0	1,6	—	0,9	103
Blaufisch	48,6	78,5	1,0	18,8	1,1	—	1,0	92
Stockfisch	29,9	58,5	0,5	10,8	0,2	—	0,6	50
Filets vom Stockfisch	9,2	79,7	0,9	18,1	0,5	—	0,9	85
Flunder	61,5	84,2	0,7	13,8	0,6	—	1,0	66

Nahrungsmittel	Ungenießbare Abfälle %	Genießbarer Anteil						
		Wasser %	Unverwertbare Nährstoffe %	Verwertbare Nährstoffe				Brennwert pro 100 g. Kal.
				Eiweiß %	Fett %	Kohlehydrate %	Asche %	
Filet von Heilbutte	17,7	75,4	1,1	18,0	4,9	—	0,8	125
Seeforelle	48,5	70,8	1,3	17,3	9,8	—	0,9	170
Makrele	44,7	73,4	1,3	18,1	6,7	—	0,9	145
Weißfisch	53,5	69,8	1,4	22,2	6,2	—	1,2	156
Schaltiere (frisch:)								
Mya arenaria in Schalen	41,9	85,8	1,0	8,3	0,9	2,0	2,0	53
Venus mercenaria in Schalen	67,5	86,2	0,9	6,3	0,4	4,2	2,0	50
Austern in Schalen	81,4	86,9	0,8	6,0	1,1	3,7	1,5	52
Austern	—	88,3	0,6	5,8	1,2	3,3	0,8	50
Krabben mit harten Schalen	52,4	77,1	1,4	16,1	1,9	1,2	2,3	94
Hummer	61,7	79,2	1,1	15,9	1,7	0,4	1,7	88
Fische (in Konserven und Blechdosen):								
Eingesalzener Stockfisch	24,9	53,5	6,8	20,9	0,3	—	18,5	95
Eingesalzener Stockfisch ohne Gräten	1,6	55,0	5,5	24,9	0,3	—	14,3	112
Heilbutte, geräuchert	7,0	49,4	5,0	20,1	14,3	—	11,3	225
Hering, geräuchert	44,4	34,6	5,2	35,8	15,0	—	9,9	300
Makrele, eingesalzen	19,7	43,4	5,0	16,8	25,1	—	9,7	311
Lachs in Dosen	14,2	63,5	1,9	21,1	11,5	—	2,0	201
Sardinen in Dosen	5,0	52,3	3,1	22,3	18,7	—	4,2	275
Hummer in Dosen	—	77,8	1,3	17,6	1,0	0,4	1,9	88
Venus mercenaria in Dosen	—	82,9	1,0	10,2	0,8	3,0	2,1	65
Austern in Dosen	—	83,4	0,8	8,5	2,3	3,9	1,1	75
Eier:								
Eier, roh	11,2	73,7	1,1	13,0	10,0	—	0,8	153
Eier, gekocht	11,2	73,2	1,2	12,8	11,4	—	0,6	166
Molkereiprodukte etc.:								
Vollmilch	—	87,0	0,5	3,2	3,8	5,0	0,5	68
Magermilch	—	90,5	0,3	3,3	0,3	5,1	0,5	37
Kondens. Milch gesüßt	—	26,9	1,2	8,5	7,9	54,1	1,4	321
Obers (eine Art Sahne)	—	74,0	1,1	2,4	17,6	4,5	0,4	190
Käse	—	34,2	3,4	25,1	32,0	2,4	2,0	415
Butter	—	11,0	4,9	1,0	80,8	—	2,3	750
Oleomagarine etc.	—	9,5	5,7	1,2	78,9	—	4,7	745
Schweineschmalz etc.	—	—	5,0	—	95,0	—	—	880
Diverse animalische Nahrungsmittel:								
Aspik	—	13,6	3,2	88,7	0,1	—	1,6	468
Sülze	—	77,6	0,3	4,2	—	17,4	1,5	90

Die allgemeine Diätetik.

Nahrungsmittel	Ungenießbare Abfälle %	Genießbarer Anteil							Brennwert pro 100 g Kal.
		Wasser %	Unverwertbare Nährstoffe %	Verwertbare Nährstoffe				
				Eiweiß %	Fett %	Kohlehydrate %	Asche %	

Nahrungsmittel								
Pflanzliche Nahrungsmittel, Zerealien etc.:								
Rollgerste	—	11,5	4,0	6,6	1,0	76,1	0,8	360
Buchenweizenmehl	—	13,6	3,5	5,2	1,1	75,9	0,7	352
Kornmehl, fein	—	12,6	3,6	5,8	1,2	76,3	0,5	358
Kornmehl, grob	—	12,5	4,0	7,5	1,7	73,5	0,8	358
Zerealine	—	10,3	4,2	7,8	1,0	76,3	0,4	364
Hominy	—	11,8	3,8	6,8	0,5	76,9	0,2	368
Hominy, gekocht	—	79,3	0,9	1,8	0,2	17,4	0,4	83
Hafermehl u. -Grütze	—	7,8	5,6	13,4	6,6	65,2	1,4	395
Reis	—	12,3	3,7	6,5	0,3	76,9	0,3	354
Reis, gesotten	—	72,5	1,1	2,3	0,1	23,8	0,2	111
Reismehl	—	12,9	3,6	5,3	0,8	76,9	0,5	354
Weizenmehl	—	11,4	4,5	10,7	1,7	70,9	0,8	362
Klebermehl	—	12,0	4,6	11,0	1,6	70,1	0,7	360
Kleienmehl	—	11,3	4,7	10,3	2,0	70,4	1,3	361
Weizenpräparate:								
Frühstücksspeise	—	9,6	4,5	9,3	1,6	74,0	1,0	367
Makkaroni	—	10,3	4,5	10,4	0,8	73,0	1,0	361
Makkaroni, gekocht	—	78,4	1,3	2,3	1,4	15,6	1,0	89
Spaghetti	—	10,6	4,0	9,4	0,4	75,1	0,5	361
Nudeln	—	10,7	4,2	9,1	0,9	74,3	0,8	361
Brot:								
Schwarzbrot	—	43,6	2,8	2,4	1,6	46,2	1,6	228
Kornbrot	—	38,9	3,5	6,5	4,2	45,2	1,7	257
Roggenbrot	—	35,7	3,4	7,3	0,5	52,0	1,1	255
Grahambrot	—	35,7	3,4	6,9	1,6	51,3	1,1	261
Weizenbrot	—	38,4	3,2	7,5	0,8	49,1	1,0	248
Weißes Weizenbrot	—	35,3	3,3	7,1	1,2	52,3	0,8	263
Sodabiskuits	—	22,9	4,7	7,2	12,3	51,8	1,1	364
„Rolles"	—	29,2	3,6	6,9	3,7	55,8	0,8	300
Gebähtes Brot	—	24,0	4,1	8,9	1,4	60,3	1,3	306
Zwieback:								
Boston split	—	7,5	5,0	8,5	7,7	69,9	1,4	405
Milch- u. Oberzwieback	—	6,8	5,0	7,5	10,9	68,5	1,3	425
Grahamzwieback	—	5,4	4,8	7,7	8,5	72,5	1,1	418
Austernzwieback	—	4,8	5,4	8,8	9,5	69,3	2,2	419
Sodazwieback	—	5,9	4,9	7,6	8,2	71,8	1,6	413
Wasserzwieback	—	6,8	5,0	8,3	7,9	70,6	1,4	407

Nahrungsmittel	Ungenießbare Abfälle %	Genießbarer Anteil						
		Wasser %	Unverwertbare Nährstoffe %	Verwertbare Nährstoffe				Brennwert pro 100 g Kal.
				Eiweiß %	Fett %	Kohlehydrate %	Asche %	

Kakes, Kuchen usw.:

Bakers Kakes	—	31,4	3,3	4,8	4,1	55,8	0,6	294
Kaffeekakes	—	21,3	3,8	5,5	6,8	61,9	0,7	348
Lebzelten	—	18,8	4,3	4,5	8,1	62,1	2,2	365
Schwammkuchen	—	15,3	4,4	4,8	9,6	64,5	1,4	382
Dropkuchen	—	16,6	4,5	5,9	13,2	59,2	0,6	397
Melassenkuchen	—	6,2	4,7	5,6	7,8	74,0	1,7	408
Zuckerplätzchen	—	8,3	4,5	5,0	9,2	71,6	1,0	410
Pfeffernüsse	—	6,3	4,7	5,0	7,7	74,3	2,0	406
Waffeln	—	6,6	4,8	6,7	7,7	73,0	1,2	408
In Fett geb. Kuchen	—	18,3	4,8	5,2	18,9	52,1	0,7	417

Pasteten, Puddings usw.:

Apfelpastete	—	42,5	3,1	2,4	8,8	41,8	1,4	267
Oberpastete	—	62,4	2,2	3,2	5,7	25,7	0,8	175
Pudding aus ind. Mehl	—	60,7	2,5	4,5	4,3	26,9	1,1	173
Reiscremepudding	—	59,4	2,1	3,2	4,1	30,7	0,5	182
Tapiokapudding	—	64,5	1,0	2,8	2,9	28,2	0,6	157

Zucker, Stärke etc.

Zucker gekörnt	—	—	—	—	—	100,0	—	394
Staubzucker	—	—	—	—	—	100,0	—	394
Rohzucker	—	—	—	—	—	95,0	—	374
Ahornzucker	—	—	—	—	—	82,0	—	327
Melasse	—	—	—	—	—	70,0	—	376
Ahornsirup	—	—	—	—	—	71,0	—	280
Kornstärke	—	—	—	—	—	90,0	—	377
Tapioka	—	11,4	0,1	0,3	0,1	88,0	0,1	371
Sago	—	12,2	1,4	7,7	0,4	78,1	0,2	366

Gemüse:

Spargel, frisch	—	94,0	0,7	1,3	0,2	3,3	0,5	21
Spargel, gekocht	—	91,6	1,0	1,7	3,0	2,1	0,6	43
Limabohnen, grün	55,0	68,5	2,7	5,3	0,6	21,6	1,3	116
Limabohnen, getrocknet	—	10,4	6,7	12,8	1,4	65,6	3,1	344
Franz. Bohnen, frisch	7,0	89,2	1,0	1,7	0,3	7,2	0,6	40
Franz. Bohnen, gekocht (mit Butter)	—	95,3	0,5	0,6	1,0	1,9	0,7	20
Weiße Bohnen, getrocknet	—	12,6	7,5	15,8	1,6	59,9	2,6	337
Bohnen, gebacken	—	68,9	2,8	4,8	2,3	19,6	1,6	124
Rote Rüben, frisch	20,0	87,5	1,0	1,2	0,1	9,4	0,8	45
Rote Rüben, gekocht	—	88,6	1,2	1,7	0,1	7,2	1,2	37
Kohl	15,0	91,5	0,7	1,2	0,3	5,5	0,8	31

Die allgemeine Diätetik. 497

Nahrungsmittel	Ungenießbare Abfälle %	Wasser %	Unverwertbare Nährstoffe %	Genießbarer Anteil					Brennwert pro 100 g Kal.
				Eiweiß %	Fett %	Kohlehydrate %	Asche %	
Karotten, frisch	20,0	88,2	1,0	0,7	0,4	8,9	0,8	44
Blumenkohl	—	92,3	0,7	1,3	0,5	4,7	0,5	30
Sellerie	20,0	94,5	0,6	0,8	0,1	3,2	0,8	18
Süßer Mais	61,0	75,4	1,8	2,3	1,0	19,0	0,5	98
Gurken	15,0	95,4	0,4	0,6	0,2	3,0	0,4	17
Lattich	15,0	94,7	0,5	0,9	0,3	2,9	0,7	19
Zwiebel, frisch	10,0	87,6	0,8	1,2	0,3	9,6	0,5	47
Zwiebel, gekocht	—	91,2	0,8	0,9	1,6	4,8	0,7	39
Pastinaca edulis	20,0	83,0	1,2	1,2	0,5	13,0	1,1	64
Erbsen, getrocknet	—	9,5	7,6	17,3	0,9	62,5	2,2	331
Grüne Erbsen	45,0	74,6	2,2	5,2	0,5	16,7	0,8	95
Grüne Erbsen, gekocht	—	73,8	2,5	5,1	3,1	14,4	1,1	108
Kartoffeln	20,0	78,3	1,4	1,7	0,1	17,7	0,8	81
Kartoffeln gekocht, gesotten	—	75,5	1,7	1,9	0,1	20,0	0,8	91
Kartoffelpüree	—	75,1	2,0	2,0	2,7	17,1	1,1	105
Kürbis	50,0	93,1	0,6	0,7	0,1	5,0	0,5	24
Rettich	30,0	91,8	0,7	1,0	0,1	5,6	0,8	29
Rhabarber	40,0	94,4	0,6	0,4	0,6	3,5	0,5	22
Spinat, frisch	—	92,3	1,0	1,6	0,3	3,2	1,6	22
Spinat, gekocht	—	89,8	1,1	1,6	3,7	2,7	1,1	52
Süße Kartoffeln, frisch	20,0	69,0	2,1	1,3	0,6	26,2	0,8	120
Süße Kartoffeln, gekocht	—	51,9	3,0	2,2	1,9	40,3	0,7	195
Tomaten	—	94,3	0,4	0,7	0,4	3,8	0,4	22
Kohlrüben	30,0	89,6	0,8	1,0	0,2	7,8	0,6	39
Gemüse in Dosen:								
Spargel	—	94,4	0,6	1,2	0,1	2,8	0,9	18
Bohnen, gebacken	—	68,9	2,7	4,8	2,3	19,7	1,6	122
Franz. Bohnen	—	93,7	0,7	0,8	0,1	3,7	1,0	20
Limabohnen	—	79,5	1,7	3,0	0,3	14,3	1,2	74
Süßer Mais	—	76,1	1,7	2,1	1,1	18,3	0,7	95
Erbsen, grün	—	85,3	1,4	2,7	0,2	9,6	0,8	52
Tomaten	—	94,0	0,5	0,9	0,2	3,9	0,5	22
Obst etc., frisch:								
Äpfel	25,0	84,6	1,6	0,3	0,5	12,8	0,2	57
Aprikosen	6,0	85,0	1,5	0,9	—	12,2	0,4	53
Bananen	35,0	75,3	2,7	1,0	0,5	19,9	0,6	88
Brombeeren	—	86,3	1,5	1,0	0,9	9,9	0,4	52
Kirschen	5,0	80,9	2,0	0,8	0,7	15,1	0,5	70
Johannisbeeren	—	85,0	1,7	1,2	—	11,6	0,5	51
Feigen	—	79,1	2,2	1,2	—	17,0	0,5	73
Trauben	25,0	77,4	2,4	1,1	1,4	17,3	0,4	86
Heidelbeeren	—	81,9	2,0	0,5	0,5	14,9	0,2	66
Zitronen	30,0	89,3	1,2	0,8	0,6	7,7	0,4	40

Nahrungsmittel	Ungenießbare Abfälle %	Genießbarer Anteil						
		Wasser %	Unverwertbare Nährstoffe %	Verwertbare Nährstoffe				Brennwert pro 100 g Kal.
				Eiweiß %	Fett %	Kohlehydrate %	Asche %	
Muskateller-Melonen	50,0	89,5	1,1	0,5	—	8,4	0,5	39
Orangen	27,0	86,9	1,4	0,6	0,2	10,5	0,4	46
Birnen	10,0	84,4	1,7	0,5	0,4	12,7	0,3	56
Korinthen	5,0	78,4	2,2	0,8	—	18,2	0,4	76
Pflaumen	6,0	79,6	2,1	0,7	—	17,1	0,5	72
Himbeeren	—	84,1	1,7	1,4	0,9	11,4	0,5	59
Erdbeeren	5,0	90,4	1,0	0,8	0,5	6,8	0,5	39
Wassermelonen	60,0	92,4	0,9	0,3	0,2	6,0	0,2	28
Obst etc., getrocknet:								
Äpfel	—	28,1	7,5	1,3	2,0	59,6	1,5	262
Aprikosen	—	29,4	7,7	3,7	0,9	56,5	1,8	249
Zitronen	—	19,0	8,3	0,4	1,3	70,3	0,7	295
Korinthen	—	17,2	8,6	1,9	1,5	67,0	3,8	289
Datteln	10,0	15,4	8,8	1,6	2,5	70,7	1,0	311
Feigen	—	18,8	8,7	3,4	0,3	67,0	1,8	284
Rosinen	10,0	14,6	9,1	2,0	3,0	68,7	2,6	310
Pflaumen	15,0	22,3	8,3	1,6	—	66,1	1,7	271
Früchte etc. in Dosen:								
Aprikosen	—	81,4	1,9	0,7	—	15,7	0,3	65
Brombeeren	—	40,0	6,1	0,6	1,9	50,9	0,5	223
Blaubeeren	—	85,6	1,6	0,5	0,5	11,5	0,3	53
Kirschen	—	77,2	2,3	0,9	0,1	19,1	0,4	80
Holzäpfel	—	42,4	5,7	0,3	2,2	49,0	0,4	215
Pfirsich	—	88,1	1,3	0,5	0,1	9,8	0,2	42
Birnen	—	81,1	1,9	0,3	0,3	16,2	0,2	68
Erdbeeren, gedämpft	—	74,8	2,6	0,5	—	21,7	0,4	88
Nüsse:								
Mandeln	45,0	4,8	10,9	17,8	49,4	15,6	1,5	591
Ölnüsse	86,0	4,4	11,4	23,7	55,1	3,2	2,2	617
Kastanien, frisch	16,0	45,0	5,9	5,3	4,9	37,9	1,0	200
Kokosnüsse	49,0	14,1	9,2	4,8	45,5	25,1	1,3	542
Haselnüsse	52,0	3,7	10,7	13,3	58,8	11,7	1,8	645
Walnüsse	62,0	3,7	10,6	13,1	60,7	10,3	1,6	656
Erdnüsse	25,0	9,2	10,7	21,9	34,7	22,0	1,5	496

Die einzelnen Nahrungsmittel.

Der Organismus ist in der Lage, das Eiweiß sowohl tierischer als auch pflanzlicher Abkunft zu verwerten, vorausgesetzt, daß es zur Resorption kommt. Der springende Punkt bildet die ausreichende Zerkleinerung und Aufschließung der einzelnen Nahrungsmittel, die für ihre Verdauung von ausschlaggebender Bedeutung sind.

Milch: Die Milch enthält Eiweiß, Fett, Kohlehydrate, Salze und Wasser. Diese vielseitige Zusammensetzung befähigt sie, für den Säugling allein eine auskömmliche Nahrung zu bilden. Ihr Wasserreichtum und verhältnismäßig geringer Gehalt an Kohlehydraten mindern ihren Wert aber als ausschließliche Nahrung des Erwachsenen. Hier genügen erst 4—5 Liter, um den Kalorienbedarf völlig zu decken. Dieser Nachteil wird dadurch erhöht, daß der Erwachsene bei ausschließlicher Milchnahrung nach Rubner wieder ca. 8,8 % unausgenutzt mit den Fäzes ausscheidet. An Vorzügen stehen dem wiederum ihre leichte Verzehrbarkeit, Reizlosigkeit und Allgemeinverwendbarkeit gegenüber. Das Milchfett besteht zum größten Teile aus dem bei niedrigsten Wärmegrad schmelzenden Olein und befindet sich, was für die Verdauung gleichfalls von großer Bedeutung ist, in Emulsion. Die Fettkügelchen der Milch steigen bei längerem Stehen an die Oberfläche und bilden bekanntlich die Rahmschicht. Die Kohlehydrate sind in ihr vornehmlich durch den Milchzucker vertreten, dessen leicht abführende Wirkung bekannt ist. Die Milch ist reich an Kali und Kalk in Verbindung mit Phosphorsäure und Chlor, arm ist sie an Eisen. Sie ist frei von Extraktiv- und Purinstoffen. Der Eiweiß- und Fettgehalt der Milch hängt sehr von der Art des Futters ab. Ein trockenes, eiweißreiches Futter liefert auch eine eiweiß- und fettreiche Milch. Wäßriges Futter (Rübenschnitzel, Schlempe usw.) bedingen eine gehaltärmere, wäßrige Milch.

Ihren rohen Genuß sollte man nur gestatten, wenn man ausreichende Sicherheit hat, daß sie von gesunden Tieren stammt und nicht verunreinigt wird. Die Kennzeichen einer guten Milch sind folgende: Die Milch soll von weißer Farbe mit einem Stich ins Gelbliche sein. Sie darf keine Flocken, Klümpchen usw. aufweisen, sondern sie muß homogen undurchsichtig sein. Je weißer und undurchsichtiger eine Milch ist, um so höher ist ihr Fettgehalt, wohingegen abgerahmte oder verwässerte Milch mehr bläulich erscheint. Ein Tropfen im Wasser sinkt unter. Auf dem Nagel hält er sich rund und nicht auslaufend. Bei dem Zerreiben zwischen den Fingern entsteht ein Gefühl von Fett. Sie muß von ganz reinem Geruch sein und süß, nicht säuerlich schmecken. Ihre Reaktion ist amphoter, die der gekochten Milch alkalisch. Unbrauchbar wird eine Milch, wenn sie fadenziehend ist (durch den Bacillus viscosus). Ferner wenn sie eine rote Farbe annimmt, die von Euterblut, Krappfarbstoff herrühren kann oder ihr Entstehen dem Bacterium erythrogenes verdankt (vgl. Vogl).

Die saure Gärung der Milch, die bekanntlich bei längerem Stehen an der Luft spontan eintritt, wird durch den Bacillus lactici veranlaßt. Bei diesem Prozeß geht der Milchzucker teilweise in Milchsäure über und gleichzeitig gerinnt die Milch. Ihr Eintreten wird durch verunreinigte Gefäße, durch Offenstehen in warmen Räumen begünstigt. Durch die Gerinnung wird das Milchserum, die Molken, ausgepreßt. Die saure Gärung kann man durch Aufkochen verhindern. Haltbar wird die Milch gemacht durch das Pasteurisieren (Erwärmen in geeigneten Apparaten auf 68—69⁰ C, durch das Sterilisieren (kurzes Erwärmen auf hohe Hitzgrade 102—103⁰ C im Soxhletapparat) sowie durch das Kondensieren (Eindampfen der Milch in luftverdünntem Raum unter Zusatz von Rohrzucker).

Liegt eine Idiosynkrasie gegen Milchgenuß vor, so muß man den Geschmack derselben durch Korrigentien zu verdecken suchen. Als solche eignen sich: Kaffee, Tee, Kakao, geringe Mengen von Kalkwasser (1—2 Eßlöffel auf 1 Tasse) oder Zusatz von alkalischen Wässern, von Bittermandelmilch, Anistinktur, Kirschlorbeerwasser, Vanille.

Wird die Milch schlecht vertragen, führt sie zu dyspeptischen Erscheinungen, so ist der Versuch angezeigt, die groben Gerinnungsvorgänge zu verbessern. Man benutzt hierzu das Pegnin oder verarbeitet die Milch mit Kakao, Hygiama, Mehlen usw. Auch der Zusatz von Sahne, von Alkali sowie einfaches Aufkochen wirken in gleichem Sinne. Seltener bedingt ein reichlicher Milchgenuß stärkere Diarrhöen. In der Regel geht nach einigen Tagen spontan die erregte Peristaltik in eine normale Darmtätigkeit über; wenn nicht, so verbiete man den Genuß reiner Milch. Führt die Milch zur Verstopfung, so läßt sich diese durch Milchzuckerzusatz leicht beseitigen.

Magermilch oder Zentrifugenmilch ist abgerahmte Milch, deren Nährwert dadurch erheblich vermindert ist. In der Diät spielt sie nur bei Abmagerungskuren eine Rolle. Bei der Butterbereitung bleibt die säuerlich schmeckende Buttermilch übrig, die ärmer an Fett und Zucker wie die Vollmilch ist, doch wegen ihres frischen Geschmackes noch häufiger genossen wird. Die Molken stellen die bei der Gewinnung des Käses übrig bleibenden Milchbestandteile dar. Sie können kaum mehr Anspruch auf den Wert eines Nährmittels erheben. Wegen ihres Einflusses auf die Diurese (besonders als Weinsteinmolken) sowie wegen ihrer peristaltikanregenden Wirkung finden sie noch hin und wieder Verwendung.

Saure dicke Milch ist Milch in ganz weich geronnenem Zustande, deren Nährwert dem der nativen Milch fast gleichzusetzen ist. Süße dicke Milch wird durch Zusatz von Lab gewonnen. Ihre chemische Zusammensetzung ist nicht von der der ungeronnenen Milch verschieden. An Säuren enthält sie nur die Säuren der frischen Milch.

Von den vergorenen Derivaten der Milch haben eine größere Bedeutung Kefir und Joghourt, während Kumys, ein aus Stutenmilch hergestelltes Präparat, für unsere Gegend kaum in Betracht kommt. Von ihm sei nur erwähnt, daß er eine weißliche, stark schäumende Flüssigkeit darstellt, deren Alkoholgehalt dem des Bieres fast gleichkommt.

Kefir wird aus Kuhmilch mittelst der Kefirkörnchen, die eine alkoholische Gärung hervorrufen, gewonnen. Der Milchzucker wird teilweise in Alkohol und Kohlensäure, die Eiweißstoffe in Hemialbumosen umgewandelt. Das Präparat wirkt unter Umständen verstopfend. Es soll die Eiweißfäulnis im Darme herabsetzen. Seines erfrischenden Geschmackes und seiner leichten Verdaulichkeit wegen eignet er sich ausgezeichnet besonders als Ersatz für Milch zur Krankenkost.

Herstellung:

Jürgensen gibt folgende Anweisung: Die käuflichen Kefirkörner werden aufgefrischt, indem man sie ½ Stunde in reichlichem Wasser bei 30—35⁰ C hinstellt, dann in eine neue Portion von Wasser gibt und 24 Stunden stehen läßt. Hierauf werden sie mit frischem Wasser abgespült und frischer, am besten abgekochter Milch von 20⁰ C zugesetzt, die mehrmals mit 24 Stunden Zwischenzeit gewechselt wird. Bei jedem Wechsel müssen die Körner von anhaftenden Kaseinklümpchen durch Waschen befreit werden. Die Körner verlieren allmählich den käseartigen Geruch und werden als Zeichen ihrer Gärkraft mehr und mehr gelb. Beim Umschütteln soll ein eigenartiges knisterndes Geräusch entstehen. Nach 10—12 Tagen, wenn die Körner an die Oberfläche steigen, ist die Vorbereitung beendet.

Nun wird die Gärungsmilch auf folgende Weise bereitet: eine Portion der gequollenen Körner wird mit abgekochter und abgekühlter Milch bei 16—18° C 12—24 Stunden stehen gelassen und in der Zeit mehrfach geschüttelt, worauf die Körner abgeseiht und für spätere Wiederverwendung abgespült werden. Das Kefirgetränk wird nun hergestellt, indem Flaschen (starke Champagnerflaschen) bis zu ein Achtel mit der Gärungsmilch und darauf mit gekochter und gekühlter Milch (nicht ganz) gefüllt werden. Die gut verkorkten und fest zugebundenen Flaschen werden bei 14—15° C hingelegt und jede 2 Stunden geschüttelt. In 24 Stunden erhält man schwachen, in 48 Stunden starken Kefir. Die Flaschen können 8—10 Tage lagern.

Die einmal verwendeten Körner können ein Jahr lang verwahrt werden.

Joghourt ist eine Sauermilch, die nach Eindampfen der Milch auf die Hälfte ihres Volumens unter Einwirkung des Bacillus bulgaricus gewonnen wird. Sie ist sehr wenig alkoholhaltig und durch den vorausgegangenen Prozeß der Eindickung reicher an Fett und Eiweißstoffen. Von breiiger Konsistenz stellt sie ein recht brauchbares Nahrungsmittel dar. Während man zweckmäßig Kefir im Hause selbst darstellt, ist es tunlicher, Joghourt tischfertig zu beziehen.

Wichtig erscheint es, aufmerksam zu machen, daß alle Sauermilchpräparate bei Motilitätsstörungen des Magens kontraindiziert sind, da die durch die Stagnation im Magen zurückgehaltenen Pilze usw. zur Butter- und Essigsäuregärung Veranlassung geben können, die wiederum die bestehenden Dyspepsien verschlimmern. Auffallender Weise sollen häufig hyperazide Beschwerden durch diese Milchderivate gemildert werden. Im übrigen wirken sie bei gesunden Organen appetitanregend. und leicht abführend. Nur dem dreitägigen Kefir soll eine stopfende Wirkung innewohnen.

Rahm: Er bildet die oberste Schicht der Milch nach längerem Stehen, daher auch Oberst genannt. Der Rahm ist ein emulgiertes Fett, das über 20 % Fett, 3,8 % Kohlehydrate und Eiweiß enthält. Sein Brennwert beläuft sich auf 244 Kalorien in 100 ccm. In der Diätetik kommt ihm wegen seines großen Fettgehaltes z. B. bei Überernährungskuren, bei Nephritis, bei Ulcus ventriculi und insbesondere bei Diabetes mellitus eine sehr große Bedeutung zu. Er findet Verwendung in reiner Form, als Zusatz zur Milch, bei Bereitung von Saucen usw.

Butter: Sie entsteht aus dem Rahm durch Schlagen, wodurch eine Teilung in Butter und die schon erwähnte Buttermilch stattfindet. 25—30 Liter Milch liefern etwa 1 Kilo Butter. Dieselbe enthält ca. 90 % Fett und ihr Schmelzpunkt liegt bei 31—33° C. Sie wird nicht selten durch Zusatz minderwertiger Fettsorten: Margarine, Schweinefett, Talg usw., verfälscht. Neben Rahm bildet sie die wichtigste Fettquelle in der Diätetik. Ihre große Bedeutung erhellt aus ihrer leichten Resorbierbarkeit, da emulgiert, und ihrem hohen Brennwert, der in 100 g 761 Kalorien beträgt. Von ihr muß bei Mastkuren, bei einer Einschränkung der Kohlehydrate und des Eiweißes (Diabetes mellitus) der weitgehendste Gebrauch gemacht werden, der auch auf keine Schwierigkeiten stößt, da ihre Verwendung eine äußerst mannigfache ist.

Käse: Fällt man aus der Milch das Kasein durch das Labferment oder bei saurer Gärung durch die Milchsäure, so erhält man den Labkäse resp. den Quark. Diese einfachen Käse können sehr eiweißreich und, wenn sie aus fetter Milch hergestellt werden, auch sehr fettreich sein. Sie stellen daher ein Nahrungsmittel von hohem Brennwert dar, das auch einwandfrei ist, wenn es in frischem Zustande genossen wird. Sie gelten aber als schwer verdaulich. Durch Eindichten, Pressen, Trocknen mit Salzen oder Würzen, durch Nachgärung und einen sog. Reifungsprozeß, bei dem Bakterien eine wichtige Rolle spielen, entstehen die verschiedenen Käsearten. Ihr Brennwert hängt von dem Fettgehalt des Ausgangsmaterials ab und er ist daher ein verschiedener. Man unterscheidet Fettkäse (Limburger, Gervais, Rahmkäse), Halbfettkäse (Emmenthaler, Holländer, Edamer, Brie, Camembert), Magerkäse (Parmesankäse, Liptauer, Ramadour), nach ihrer Konsistenz Hart- und Weichkäse. Die Fettkäse stehen in dem Rufe schwer verdaulich zu sein. Die Halbfettkäse sowie die Magerkäse werden besonders in feinzerriebenem Zustande meist gut vertragen. Daß bei den pikanten Käsesorten wegen Verdauungsstörungen besondere Vorsicht geboten ist, dürfte sich von selbst verstehen. Ob der Genuß von Käse zu erlauben ist, hängt nicht allein von dem jeweiligen Zustande des Verdauungstraktus ab, sondern man muß sich auch bewußt bleiben, daß die Reifungsprozesse, die zum größten Teil unter bakterieller Einwirkung vor sich gehen, die Bildung von Zersetzungsprodukten mannigfaltigster Art in sich schließen. Es erscheint daher wichtig, z. B. bei Nierenreizungen oder -entzündungen den Genuß des Käses vielleicht mit Ausnahme des ganz frisch hergestellten, wie Quark, zu verbieten.

Eier: Das Durchschnittsgewicht eines Eies beträgt 50 g, davon entfallen auf die Schale ca. 6 g, auf den Dotter ca. 17 g und auf das Eiweiß ca. 28 g. An Nahrungsstoffen enthält es ca. 7 g Eiweiß und 5,5 g Fett. Der Rest ist fast nur Wasser. Das Eiereiweiß besteht hauptsächlich aus Wasser 85,8 % und geringen Mengen von Eiweiß (12,7 %). Der Dotter dahingegen ist nicht nur fettreich, sondern das Fett ist auch leicht resorbierbar, da es flüssiger resp. emulgierter Art ist (Olein-, sehr wenig Stearinfett). Der Hauptnährwert kommt daher dem Eigelb zu. Der Gesamtkalorienwert eines Eies beträgt ca. 70—75 Kalorien, hiervon entfallen auf den Dotter 55 Kalorien und auf das Eiweiß 16 Kalorien. Das Ei ist relativ eisen- und phosphorreich und, was für die Gichttherapie wichtig ist, frei von Purinstoffen. Nach Stähelin sollen Eier den gleichen diuretischen Effekt entfalten wie Fleisch. Die Farbe des Eidotters ist durch einen gelben eisenhaltigen Farbstoff bedingt.

Die Eier stellen ein wertvolles Nährmittel dar. 1 Ei = 40 g mittelfetten Fleisches oder gleich 110 g Milch. Rohe Eier gelten als weniger gut verdaulich wie weich gekochte. Hart gesottene Eier sind wegen ihrer derben und harten Konsistenz für die Verdauungsfermente schwer angreifbar, sie sind schwer verdaulich und dürfen bei Magenkranken nur in feinzerriebener Form gegeben werden. **Eierbegutachtung:** Ein frisches Ei soll in kaltem Wasser und in einer 10 %igen Kochsalzlösung untersinken. Je älter es ist, desto näher schwimmt es an der Oberfläche. Schüttelt man es vor dem Ohr, so darf es nicht plätschern. Es muß durchscheinend sein, wenn man das Ei durch die röhrenförmig zusammengelegte Hand vor einer stärkeren Lichtquelle betrachtet. Das Verderben der Eier geschieht durch Bakterienwirkung, indem wahrscheinlich nur die Sporen durch die Schale eindringen. Der fäulnisartige, ekelhafte Geruch verdorbener Eier beruht auf der Bildung von H_2S. Die Eier sollen trocken und kalt, doch gegen Einfrieren geschützt, aufgehoben werden.

Kaviar ist gleichfalls frei von Purinen und daher bei Gicht zu erlauben. Er enthält 30,8 % Eiweiß und 15,7 % Fett. Seines Wohlgeschmackes wegen macht man zur Anregung der Appetenz gelegentlich von ihm Gebrauch.

Fleisch: Das Fleisch stellt das wichtigste stickstoffzuführende Nahrungsmittel dar. Man versteht darunter alles, was nach Entfernung der gröberen Schlachtabfälle von den Schlachttieren übrig bleibt, also auch die inneren Organe. Das Muskelfleisch setzt sich bekanntlich aus quergestreiften Fasern und wechselnden Mengen von Fett und Bindegewebe zusammen. Auch das magere Fleisch weist durchschnittlich noch 1—2 % Fett auf, sein Eiweißgehalt schwankt zwischen 15—20 %. Leimsubstanz, das Ausgangsmaterial für Gelatine, findet sich in dem Bindegewebe und besonders in den sehnigen und knorpeligen Teilen junger Tiere vor.

Das Fett ist ein Gemisch von Olein, Palmitin, Stearin. Sein Schmelzpunkt ist verschieden und richtet sich nach dem Gehalt an Olein. Je größer dieser umso niedriger ist der Schmelzpunkt, um so leichter verdaulich ist das Fett. Der Fettreichtum des Fleisches beeinflußt dessen Brennwert in ausschlaggebender Weise.

An sog. **Extraktivstoffen** enthält das Fleisch Kreatin, Kreatinin, Hypoxanthin, Guanin, Karnin. Sie sind bekanntlich von Einfluß auf den Ablauf der Verdauungsvorgänge und regen nach Stähelin die Diurese an. Kohlehydrate und vegetabilische Proteine werden unter Zusatz von Fleischextraktivstoffen besser ausgenutzt (H. Wolff).

Die Aschebestandteile des Fleisches betragen ca. 0,5—1,2 %. Der Gehalt an Chlor ist sehr gering, was für die chlorarme Ernährung wichtig ist.

An **Purinbasen** ist das Fleisch relativ reich. Besonders gilt dies von den drüsigen Organen (Thymus, Leber, Niere), dahingegen nicht vom Hirn. Bei der Behandlung der Gicht muß man dieser Tatsache Rechnung tragen.

Das Fleisch frisch geschlachteter Tiere ist durch die Totenstarre fest, zäh und ungenießbar. Erst infolge des sog. Hängelassens, bei dem durch einen Gärungsprozeß aus Glykogen Milchsäure entsteht, wird der feste Zusammenhang der einzelnen Muskelfasern gelockert und das Fleisch für die Küche verwendbar. Wild läßt man mit Vorliebe solange hängen, bis es durch die Zersetzungsvorgänge weich und zart geworden ist. Dieser Vorbereitungsprozeß soll im Sommer nicht über 4 und im Winter nicht über 14 Tage ausgedehnt werden. Der Hängeraum muß gut gelüftet und kühl sein. Es ist selbstverständlich, daß auch das Alter der Schlachttiere für die Güte des Fleisches von großer Bedeutung ist. Im übrigen ist weißes oder helles Fleisch in der Regel weicher und leichter kaubar wie dunkles und damit auch besser verdaulich. Die Unterschiede, die man früher zwischen weißem und rotem Fleisch besonders bei der Behandlung der Nierenkrankheiten machte, wobei man annahm, daß die dunklen Fleischsorten extraktivreicher seien, lassen sich heute auf Grund analytischer Untersuchungen nicht mehr aufrecht erhalten. Bei der Beurteilung der Bekömmlichkeit der Fleischnahrung wird man sich erinnern müssen, daß erst bestimmte Zeit nach dem Schlachten, wenn also schon Zersetzungen eingetreten sind, das Fleisch genießbar wird. Daß hierbei Gifte, die z. B. für gesunde Nieren unschädlich, für pathologisch veränderte aber nicht gleichgültig sind, entstehen können, wird man a priori nicht von der Hand weisen können. Für die Diätetik kommen daher Fleischsorten mit Hautgout nicht in Betracht, während man gegen Wild an sich nichts wird einwenden können. Die drüsigen Organe, auf deren Purinreichtum schon hingewiesen ist, können einen nur irgendwie begründeten Vorzug gegenüber zartem Muskelfleisch nicht aufweisen. Dies gilt insbesondere von der auch heute noch in der Krankenernährung hochangesehenen Thymus (auch Bries genannt). Will man eine wirklich leicht verdauliche und wertvolle Kost reichen, so lasse man sie aus dem Fleisch junger Tiere wie Tauben, Hühner, Kalb herstellen.

Wenn auch nach den Untersuchungen von Popoff und Stutzer rohes Fleisch am leichtesten vom Magensaft angegriffen wird, so wissen wir andererseits durch A. Schmidt, daß bei Hypazidität und Achylia gastrica das Bindegewebe des nicht durch Kochen oder Braten vorbereiteten Fleisches unverdaut mit den Fäzes ausgeschieden wird und gelegentlich zu erheblichen Darmstörungen Veranlassung geben kann. Außerdem ist zu berücksichtigen, daß durch rohe Fleischkost die Gefahr der bakteriellen Infektion gesteigert und die Übertragung von Darmschmarotzern ermöglicht wird. Man tut daher gut nur ausnahmsweise eine solche Zubereitung zu gestatten. Geräucherte Fleischwaren (Schinken, Rauchfleisch usw.) sind schwerer verdaulich wie gebratenes oder gekochtes Fleisch. Dies gilt auch von dem sog. Lachsschinken. Durch das Kochen werden die wasserlöslichen Stoffe des Fleisches ausgelaugt. Das Wasserextrakt, die Fleischbrühe, enthält Salze, Extraktivstoffe etwas Fett und geringe Menge wasserlöslichen Eiweißes. Das Fleisch wird steif durch Koagulation der festen Eiweißstoffe und gleichzeitig geht eine Umbildung des Bindegewebes in Leim vor sich. Bei dem Röstprozeß bildet sich schnell eine dichte Kruste um das Fleisch, die einen stärkeren Wasser- und Säfteverlust verhindert. Dieser wird bei dem Braten nicht in gleich günstiger Weise vermieden.

Wichtig erscheint es noch auf die Bedeutung der **Gallerten** hinzuweisen. Die geleeartigen Gerichte werden ja bekanntlich aus den leimreichen tierischen Teilen (Kalbsfüße usw.) oder aus der käuflichen Gelatine hergestellt. Die Leimstoffe können eine bestimmte Menge von Eiweiß und Fett im Organismus vertreten und sie dürfen daher als wertvolle Sparmittel Berücksichtigung finden. Unterstützt wird ihre Bedeutung ferner durch den Umstand, daß auch bei starker Anorexie Fleisch-, Frucht- und Weingelees noch relativ gern aufgenommen werden. Auch in den Fällen, wo eine mechanisch nicht reizende Kost indiziert ist, sollen sie reichlich Verwendung finden.

Kurz sei hier noch angeführt, wie man sich in einfacher Weise eine sehr kräftige Bouillon sog. **Beeftea** herstellen kann.

Frisches fettloses Fleisch wird in Würfel geschnitten und ohne Wasserzusatz in eine lose verschlossene Flasche gefüllt. Im Wasserbad wird die Flasche langsam erhitzt und dann 20' sieden gelassen. Die ausgetretene Brühe wird abgegossen. In der Regel liefern 300 g Fleisch 100 ccm Flüssigkeit.

Der Wert der **Fleischextrakte** und -säfte beruht, da sie nur in kleinen Mengen als Korrigens beigefügt werden, nicht auf ihrem Gehalt an Nährstoffen, sondern auf ihrer würzenden, die Schmackhaftigkeit erhöhenden Wirkung. Es enthalten in 100 ccm

Die allgemeine Diätetik.

Liebig Fleischextrakt 311 Kalorien
Puros Fleischsaft 181 ,,
Toril 223 ,,
Valentine Meat juices 142 ,,

Fleischbeurteilung. Das Fleisch soll von klarer Farbe sein. Es darf nicht schleimig sondern muß relativ trocken und elastisch sein. Ein fader Geruch ist allen Fleischarten eigentümlich, er darf aber nicht ausgesprochen unangenehm sein.

Fische: Fische sind sofort nach dem Töten genießbar und sie sollen auch nur in ganz frischem Zustand wenigstens in der Krankenernährung verwendet werden. Die Tatsache, daß sie einen Reifungsprozeß nicht durchzumachen haben, macht sie für einige Erkrankungen z. B. Nierenentzündungen besonders geeignet. Andererseits ist wiederum sehr große Vorsicht geboten, da sie in viel kürzerer Zeit wie das Fleisch der Schlachttiere verderben. Salzwasser-Fische, haben einen größeren Kochsalzgehalt wie Süßwasserfische. Man wird hierauf bei der kochsalzarmen Ernährung zu achten haben. Die Extraktivstoffe der Fische wirken nach Boldireff stärker auf die Magensaftsekretion als die des Fleisches. Geräucherte, marinierte, in Öl eingelegte oder getrocknete Fische sind für die Krankenkost nur in beschränktem Maße brauchbar. Zu den mageren Fischen gehören: Hecht, Barsch, Seezunge, Schellfisch, Forelle; zu den fetten Salm, Aal, Neunauge.

Fischbeurteilung: Fische sollen, wenn möglich, lebend gekauft und erst kurz vor der Zubereitung getötet werden. Fische, die auch nur kurze Zeit, selbst auf Eis, gelagert haben, büßen von ihrem Wohlgeschmack ein. Bei lebenden Fischen soll die Haut glänzend glatt, die Schuppen schwer abstreifbar, die Kiemen rot, die Augen lebhaft und durchsichtig, das Maul und die Kiemenspalten geschlossen, der Bauch nicht aufgetrieben, das Fleisch fest sein.

Pflanzliche Nahrungsmittel.

Man unterscheidet
a) die Körnerfrüchte (Zerealien),
b) die Hülsenfrüchte (Leguminosen),
c) die Knollen- und Wurzelgemüse,
d) die Obstfrüchte,
e) Pilze.

Bekanntlich bilden die Vegetabilien den Hauptbestandteil unserer Nahrung. Sie unterscheiden sich von den animalischen Nahrungsmitteln durch die Art, wie in ihnen die Nahrungsstoffe enthalten sind. Dieselben liegen hier nicht wie bei ersteren frei, sondern sie sind in ein Gehäuse von schwer verdaulichen Stoffen, sog. Zellulose eingeschlossen. Um den Inhalt der Pflanzenzellen zur Resorption bringen zu können, müssen die Zellen gesprengt, aufgeschlossen werden. Hierzu ist ein Vorbereitungsprozeß nötig, der sich entweder auf maschinellem Wege, wie z. B. das Mahlen, oder in der Küche, wie z. B. das Kochen abspielt. Charakteristisch für die pflanzlichen Nahrungsmittel ist auch die prozentuale Verschiedenheit der einzelnen Nahrungsstoffe in ihnen. So zeichnen sich die Leguminosen durch ihren großen Gehalt an Eiweiß, die Zerealien durch den an Kohlehydraten aus. Zellulose und Stärke, die beiden wichtigsten Kohlehydratarten, müssen auf künstlichem oder natürlichem Wege über die Stufe Dextrin und Malzzucker in Traubenzucker überführt werden, da sie in dieser Form erst resorbierbar werden. Die Stärke kommt in den Pflanzen als kleine runde Körner vor, die aus Stärkezellulose, dem festeren, schwerer aufschließbaren Gerüst, und aus Stärkegranulose, dem leichter löslichen Teil, bestehen. Die Zellulose bildet vorwiegend die Wände und das Gerüst der Pflanzenzellen, sie ist an sich schon schwer verdaulich und dieser Nachteil wächst mit dem Alter, dem Verholzen, der Pflanzen. Die zellulosehaltigen Teile der Vegetabilien sind aber für die Darmperistaltik von sehr großer Bedeutung. Man verordnet bekanntlich eine sog. schlackenreiche, d. h. zellulosereiche Nahrung, um bestimmte Formen der Darmträgheit zu heben.

Die Körnerfrüchte enthalten durchschnittlich 6—10 % Eiweiß und 60—80 % Kohlehydrat. Reis weist mit 5,9 % den geringsten Eiweißgehalt, Hafer mit 4,5 % den höchsten Fettgehalt auf. Die Zerealien sind arm an Eisen und frei von Purinbasen.

Zerealien: Sie dienen in erster Linie dazu, unseren Bedarf an Kohlehydraten zu decken. Zu den Zerealien werden gerechnet: Weizen, Roggen, Gerste, Hafer, Mais, Hirse, Reis. Der stärkereiche Kern ist von einer derben Hülle umgeben, die durch Mahlprozesse gesprengt wird. Man bezeichnet einfach gequetschte Körner als Grütze, abgerundete Körner als Graupen, grob zermahlene als Grieß und fein zermahlene als Mehl.

Man unterscheidet feine Mehle, die durch Sieben oder Beuteln von der Kleie, die neben Stärke, Eiweiß im wesentlichen aus der zellulosehaltigen Hülle der Körner besteht, befreit sind, und Schrotmehle, die aus dem ganzen Korn gewonnen werden. Die Flocken (Hafer, Reis, Mais) werden so gewonnen, daß heiße, hochgespannte Wasserdämpfe die teilweise oder völlig geschälten Körner aufweichen und dichte gestellte Walzen sie flach quetschen. Die so verarbeiteten Körner werden wieder getrocknet. Durch den Aufweichungsprozeß tritt eine teilweise Verkleisterung und Dextrinisierung ein. Zur Herstellung der Stärkemehle werden die zermalmten oder feingemahlenen Pflanzenteile (Getreidekörner, gewisse Wurzeln, Wurzelknollen, Pflanzenmark) mit viel Wasser angerührt. Hierdurch werden die Stärkekörner aus dem Gehäuse ausgewaschen und setzen sich beim Stehen der Mischung zu Boden. Der Bodensatz wird getrocknet und durch Mahlen fertiggestellt. (Jürgensen). Die Stärkemehle sind außerordentlich arm an Eiweiß und sehr reich an Kohlehydraten (Maizena, Maisstärke Reisstärke, Kartoffelstärke, Sago, Arrow-root). Dieser Eiweißarmut wird man sich bei drohender Urämie, wo eine durchaus eiweißarme Ernährung indiziert ist, zu erinnern haben.

Unter den Mehlen eignen sich nur diejenigen zur Brotbereitung, die reich an Kleber sind, da dieser Körper die teigbindende Substanz liefert. Weißbrot wird aus Weizenmehl, Schwarzbrot aus Roggenmehl, gebacken. Das sog. Graubrot wird aus einem Gemenge von Weizen- und Roggenmehl hergestellt. Aus dem Roggenschrot wird das Kommisbrot, der Pumpernikel, das Simonsbrot usw. aus dem Weizenschrot das Grahambrot bereitet.

Der Zwieback wird aus Weizenmehl hergestellt. Er wird bekanntlich durch Rösten von Weißbrotschnitten (Einback) gewonnen. Durch den Röstprozeß sind die Zwiebacke sehr wasserarm und dadurch kalorienreicher. In der Küche wird in erster Linie das Weizenmehl gebraucht.

Der Ausnutzungskoeffizient ist bei den aus feinen Mehlen hergestellten Backwaren am größten. Hindhede, der in jüngster

Zeit die Verdaulichkeit der verschiedenen Brote untersuchte, fand, daß bei Weißbrot 2,3 %, bei Roggenbrot 4,5 %, bei halbgesiebtem Roggenbrot 7,5 %, bei Grahambrot 8,4 %, bei Schrotbrot 13 % zu Verlust gehen. Diese Einbuße wird aber durch den billigeren Preis der groben Brotsorten durchaus wettgemacht. Letztere geben aber recht häufig schon im Magen Anlaß zur Säurebildung, da sie unter Anwendung von Sauerteig bereitet werden, wohingegen die unter der Hefeeinwirkung gelockerten Weißbrote diese Nachteile nicht aufweisen. Man wird daher bei empfindlichen oder geschädigten Digestionstraktus die Weißbrote und insbesondere die gerösteten bevorzugen. Die saure Gärung sowie der Gehalt an zellulosehaltigem Material regen dahingegen die Darmperistaltik an. Im Durchschnitt enthalten die Brote 50—60 % Kohlehydrate, 6—9 % Eiweiß, Spuren von Fett, der Rest ist Wasser. Wegen ihres geringen Eiweiß- und Fettgehaltes können sie allein die Lebensvorgänge nicht dauernd unterhalten.

Unter der mannigfaltigen Verwendung der Mühlprodukte sei noch auf ihren Wert zur Bereitung der sog. **Schleimsuppen** aufmerksam gemacht. Zur Herstellung dieser Suppen darf man nur die grob zerkleinerten Körner verwenden, deren schleimgebende Substanzen durch den Mahlprozeß nicht entfernt sind. Empfehlenswerte Präparate sind: Quaker Oats, Hafer- und Grünkernflocken, sowie die Mehle von Knorr, Hohenlohe, Weibezahn. Der Nährwert der Suppen ist nicht sehr groß, er beträgt bei 10: 100 ca. 70 Kalorien und man tut gut, ihn durch Zusatz von Butter, Ei usw. zu erhöhen. Als Geschmackskorrigenz bedient man sich der Fleischbrühe und der Fleischextrakte. In der Krankenbehandlung, besonders bei akuten Störungen des Digestionstraktus spielen die Schleimsuppen mit Recht eine wichtige Rolle wegen ihrer kalimierenden Wirkung. Bei ausschließlicher Ernährung mit einem der erwähnten Mehle, besonders aber mit Hafer, wird nicht selten sowohl die Glykosurie als auch die Ketonurie des Diabetes mellitus günstig beeinflußt. Diese Eigenschaft der Mehle führte ja bekanntlich zu der von von Noorden inaugurierten Haferkur. Zu den Zerealien werden in der Regel auch Tapioka, Sago, Arrowroot gerechnet. Sago ist in Klümpchen oder Kugeln geformtes Stärkemehl, das aus dem Mark der Sagopalme gewonnen wird. Es enthält fast 80 % Kohlehydrate und nur 1,5 % Eiweiß. Tapioka wird aus der Kassavastärke hergestellt, die aus der Wurzel von Manihot utilissima bereitet wird. Arrow-root ist ein Stärkemehl aus der Wurzel von Maranta arundinacea. Beide Mehlarten sind wie Sago außerordentlich reich an Kohlehydraten. Ihre Verwendung ist, da sie brauchbare Nahrungsmittel darstellen, heute eine recht vielseitige.

Leguminosen. Zu ihnen gehören Erbsen, Linsen, Bohnen. Theoretisch stellen sie das kräftigste Nahrungsmittel dar, da sie neben ca. 50—60 % Kohlehydrate 22—23 % Eiweiß enthalten. Ihr Wert wird aber dadurch erheblich gemindert, daß sie nur nach eingreifenden Vorbereitungen (Weichen, Passieren eines Siebes usw.) in ausreichender Weise zur Resorption gelangen. Man macht von ihnen erst in größerem Umfange in der Krankenernährung Gebrauch, seit fein gemahlene Präparate fabrikmäßig hergestellt werden, die den Verdauungstraktus nicht in schädlicher Weise belasten. Diese haben dann, wie z. B. die Hartensteinsche Leguminosemischungen, den großen Vorzug, daß sie bis zu 91,8% ausgenutzt werden. Gute Leguminosemehle werden von Hartenstein, Liebe, Knorr und anderen fabriziert. Die Leguminosen enthalten 0,017—0,054 % Purinbasen, die bei strenger Gichttherapie wohl berücksichtigt werden müssen.

Knollen- und Wurzelgewächse: Unter ihnen bildet das wichtigste Nahrungsmittel die Kartoffel, die an Eiweiß 1,5 %, an Kohlehydraten 20,0 % aufweist. Der Rest besteht annähernd ausschließlich aus Wasser. Während man fast allgemein annahm, daß die Kartoffel zu den schlecht verdaulichen Speisen gehört, hat Hinhinde neuerdings nachgewiesen, daß sie bei sachgemäßer Zubereitung und sorgfältigem Zerkleinern den besten gleichzustellen ist. In der Krankenkost tritt der Wert der Kartoffel als Träger anderer wichtiger Nahrungsmittel (Milch, Fett usw.) hervor. Bei geschädigten oder geschwächten Verdauungsorganen spielt sie in der Gestalt des leicht verdaulichen Kartoffelbreis oder als Kartoffelschnee (die fein zerdrückte, mehlreiche Kartoffel) eine wichtige Rolle. Bekanntlich enthält die Kartoffel auch ein Gift das Solanin, das besonders stark an und in der Schale vertreten ist und zur Zeit des Keimens sich stärker bilden soll. Frieren die Kartoffeln, so werden sie süß, weil ein Teil der Stärke in Zucker umgewandelt wird. Durch Lagern an warmen Stellen kann man diesen üblen Beigeschmack fast ganz wieder beseitigen, da der Zucker teilweise in Kohlensäure umgebildet verschwindet.

Die **Schwarzwurzel** ist weich gedämpft leicht verdaulich. Sie gehört zu den inulinreichen Nahrungsmitteln, ein Kohlehydrat, das auch bei schwerem Diabetes häufig noch gut ausgenutzt wird.

Rüben: Der Nährwert der Rübenarten ist noch geringer wie der der Kartoffeln. Auch werden sie wegen ihres Zellulosereichtums weniger gut ausgenutzt. Man wird sich ihrer nur in fein verteilter Form z. B. als Friedenthals Gemüsepulver oder als ganz junger Gewächse bedienen. Bei Obstipation leisten sie aber in nicht allzu fein verteilter Zubereitung, da sie die Fäzes locker und voluminös machen, nicht selten Brauchbares.

Gemüse: Die Gemüse, die als Blüten, Stengel und Blätter zur Verwendung kommen, bestehen im wesentlichen aus Wasser. Ihr Gehalt an Eiweiß und Kohlehydraten ist sehr gering. Als Energiespender kommen sie daher kaum in Betracht. Die sog. Amidoverbindungen wie Asparagin, Leuzin, Tyrosin, haben als Stickstoffnahrung keine Bedeutung. Die Gemüse enthalten in nur sehr kleinen Mengen die Vorstufen der Harnsäure. Spinat allein ist etwas reicher ausgestattet und wird daher bei purinfreier Ernährung besser gemieden. Rosenkohl, Rhabarber, Spinat und Sauerampfer weisen 0,2—0,36% Oxalsäure auf. Ihr Genuß wird infolgedessen bei Oxalurie zweckmäßiger untersagt. Einzelne Gemüse sind recht eisenreich: Spinat, grüne Salate und Kohlarten, von den Obstsorten: Kirschen, Äpfel, Birnen. Die Gemüse genießen ihren guten Ruf in erster Linie ihres Wohlgeschmacks wegen, den sie bestimmten aromatischen Säuren, und Bitterstoffen verdanken. Ferner ist ihr peristaltikanregender Einfluß nicht zu unterschätzen. Zu den leichtverdaulichen Gemüsen sind zu rechnen Blumenkohl, Spargelspitzen, Spinat sowie die feinen Salatarten.

Pilze. Den Pilzen kommt nur in getrocknetem Zustande ein höherer Nährwert zu. Sie sind schwer verdaulich und werden fast völlig mit den Fäzes wieder ausgeschieden.

Obst: Man kann die Früchte einteilen in Kernfrüchte (Apfel, Birne, Quitte, Apfelsine, Zitrone), in Steinfrüchte (Pflaume, Kirsche,

Die allgemeine Diätetik. 509

Zwetschge, Pfirsiche, Aprikose, Dattel), in Beerenfrüchte (Himbeere, Erdbeere, Brombeere, Maulbeere), ihnen zugerechnet werden in der Regel auch die Stachelbeere, Johannisbeere, Preiselbeere, Feige, in Nüsse (Haselnuß, Wallnuß, Kastanie, Paranuß, Erdnuß) und in die Gemüsefrüchte (Melonen, Kürbis, Ananas usw.).

Die Früchte haben nur einen geringen Eiweißgehalt. Bemerkenswerte Mengen von Fettstoffen, 44—68 %, sind abgesehen von der Olive nur in den nußartigen Früchten enthalten, von denen die süße Mandel und die Wallnuß auch noch ca. 13 % Kohlehydrate aufweisen. In den Früchten sind die Kohlehydrate vorzugsweise durch Trauben- und Fruchtzucker vertreten, die ja leicht resorbierbar sind. Einzelne Fruchtsorten enthalten gewisse Mengen von Pektinstoffen, die besonders beim Kochen mit Zucker die Eigenschaft haben, das Steifwerden der Fruchtabkochungen, die Geleebildung, hervorzurufen. Folgende, Jürgensen entnommene, Tabelle gibt den Prozentgehalt an Kohlehydraten der wichtigsten Früchte wieder.

	Zucker %	Kohlehydrat im Ganzen %		Zucker %	Kohlehydrat im Ganzen %
Banane	16,2	21,6	Erdbeere	6,7	8,2
Feige	15,5	15,5	Brombeere	6,6	6,6
Pflaume	14,7	14,7	Apfelsine	5,8	7,2
Weintraube	14,4	15,4	Himbeere	5,7	5,7
Zwetschge	11,6	15,8	Tomate	5,4	6,9
Kirsche	11,2	12,9	Melone	3,5	4,0
Aprikose	14,0	14,0	Kürbis	1,3	6,4
Apfel	9,3	9,8	Agurke	1,1	6,5
Stachelbeere	8,9	12,1	Zitrone	0,4	2,2
Birne	8,6	9,8	Rhabarberstiele	0,2	2,7
Johannisbeere	8,1	11,5			

Der erfrischende Geschmack der einzelnen Obstarten beruht auf ihrem Gehalt an Fruchtsäuren (Apfelsäure, Weinsäure, Zitronensäure), der aber durch die Gegenwart größerer Zuckermengen verdeckt werden kann. Abgesehen von den Nüssen gehören die Früchte zu den leichtverdaulichen Nahrungsmitteln, wobei ihnen dieser Vorzug teilweise schon in rohem Zustande: Bananen, Melonen, Ananas, Pfirsiche, Aprikosen, Mirabellen, Reineklauden, Erdbeeren, Himbeeren usw. eigen ist. An schwer verdaulichen resp. unverdaulichen Bestandteilen sind die Schalen, die Kerngehäuse, die Kerne zu erwähnen. Besonders die kleinen Kerne, wie sie in den Erd-, beeren, Himbeeren, Stachelbeeren, Weintrauben, Feigen usw. enthalten sind, vermögen nicht selten einen krankhaften Reizzustand des Darmes zu erhöhen. Man läßt sie daher besser z. B. bei der Neigung zu Darmspasmen meiden. Das Gleiche gilt selbstverständlich von den Nüssen. Die Verwendung der verschiedenen Obstsorten in der Krankenernährung ist eine außerordentlich vielseitige, da sie in der verschiedensten Form roh, gekocht, als Kompott, Gelée allein oder in Verbindung mit anderen Nahrungsmitteln gereicht werden können. Sie spielen bei der Diät der Gicht, da purinfrei, bei der Behandlung der Fettsucht, da leicht sättigend, bei der Therapie der Nierenentzündungen, da keine stickstoffhaltigen Schlacken zurücklassend, bei der Obstipation durch ihren Zellulosereichtum, bei Appetitlosigkeit durch ihren erfrischenden Wohlgeschmack usw. eine sehr wichtige Rolle. Kurz sei hier noch auf den hohen Nährwert der Edelkastanie, die neben 11 % Eiweiß

69% Kohlehydrate aufweist, hingewiesen, sowie auf den günstigen Einfluß des Kürbisfleisches bei Nierenentzündungen.

Nährpräparate: Der Herstellung von Nährpräparaten liegt der Gedanke zugrunde, Nahrungsmittel zu schaffen, die bei hohem Kalorienwert an die Verdauungsorgane in mechanischer und chemischer Hinsicht möglichst geringe Anforderungen stellen. Hieraus ergibt sich, daß diese Präparate bei einer geregelten Nahrungsaufnahme und bei gesunden Verdauungsorganen völlig entbehrlich, ja überflüssig sind. Aber auch bei krankhaften Veränderungen sollte ihre Verordnung nur dann erfolgen, wenn sie wirklich indiziert ist. Bekanntlich leidet die Resorptionsfähigkeit des Verdauungstraktus selbst dann nicht, wenn größere Abschnitte durch geschwürige Prozesse ausgeschaltet sind, da die gesunden Partien vikariierend eintreten. Auch der Ausfall bestimmter Fermente z. B. der im Magensaft enthaltenen, kann völlig symptomlos verlaufen, da im angezogenen Falle der Darm das Verdauungsgeschäft bewältigt. Die Indikation für Nährpräparate ist tatsächlich eine beschränkte und sie spielt ohne Zweifel in der Kinderheilkunde eine größere Rolle als in der Pathologie der Erwachsenen. Daß auf die marktschreierische Anpreisung kein Wert zu legen ist, beweist wohl am schlagensten die Geschichte des Fleischsaftes Puro.

Einige Indikationen für die Verwendung der Nährpräparate seien hier erwähnt: **Starke Schädigung der Nahrungsaufnahme** aus den mannigfaltigsten Gründen, da die künstlichen Nahrungsmittel die Nahrungsstoffe in mehr minder leicht resorbierbarer und konzentrierter Form ohne Ballast enthalten. **Geschwürige Prozesse des Digestionstraktus**, da der mechanische Reiz ein kleiner und der unter Umständen hohe Brennwert z. B. der dextrinisierten Mehle nicht zu unterschätzen ist. **Toxischer Eiweißzerfall**, da die Eiweißzufuhr z. B. bei Morbus Basedowii oft ganz erheblich gesteigert werden muß. **Stoffwechselstörungen** z. B. Diabetes mellitus. Hier bieten die pflanzlichen Eiweißpräparate nicht selten einen guten Ersatz für bestimmte Kohlehydratmengen. **Künstliche Ernährung**; mag es sich um Sonden- oder rektale Ernährung handeln.

a) **Eiweißpräparate.** Bei ihrer Bewertung sei noch an die spezifisch dynamische Wirkung des Eiweißes und an den hohen Eiweißgehalt der gewöhnlichen Nahrungsmittel erinnert. Die sog. Fleischextrakte werden nicht zu den künstlichen Eiweißpräparaten gezählt. Diese sind entweder tierischer oder pflanzlicher Herkunft und sie enthalten das Eiweiß zum Teil in seinen Spaltprodukten, den Peptonen und Albumosen. Eine Indikation soweit aufgeschlossenes Eiweiß zu reichen besteht selten. Zudem lösen diese Präparate, wenn sie in größeren Mengen gegeben werden, Diarrhöen aus. Man ist infolgedessen von der Verwendung der reinen Peptonpräparate wie Kemmerich, Liebig, Witte, Merk usw. wieder abgekommen. Die Somatose stellt ein aus Fleisch bereitetes Albumosegemisch dar. Auch sie reizt in Dosen, wie sie für die Ernährung in Betracht kommen, den Darm. Man verordnet sie heute fast ausschließlich wegen ihrer appetitanregenden Wirkung. Tropon wird aus Fleisch und Fischabfällen hergestellt und mit zerstoßenen Getreidekörnern versetzt. Das Präparat ist verhältnismäßig billig, doch wird es wegen seines sandigen Geschmackes ungern genommen und auch schlecht vertragen. Riba ist eine Fischalbumose.

Sanatogen wird aus Milchkasein gewonnen. Seine bessere Resorbierbarkeit gewährleistet ein Zusatz von Natriumglyzerophosphat. Nach den Untersuchungen Rodaris scheint es tatsächlich sehr gut ausgenutzt und auch bei hyperaziden Beschwerden anstandslos vertragen zu werden. Bei rektaler Zufuhr soll es bis zu 90 % resorbiert werden (Hoppe). Plasmon, Nutrose, Eukasin, Visvit, Protylin sind gleichfalls Milcheiweißpräparate. Bioson ist eine Kasein-Eisen-Lezithinverbindung mit Kakaozusatz. Aus Pflanzeneiweiß bereitet sind Aleuronat, Roborat, Glidin. Aleuronat wird aus Weizenkleber (Hundhausen, Hamm i. W.) gewonnen und ist wegen seiner großen Backfähigkeit für die Diabetikergebäcke von größerer Bedeutung. Als das beste Eiweißpräparat, da es fast geschmacklos ist, gilt zur Zeit die Fortose. Hinsichtlich der Geschmacklosigkeit und Billigkeit dürfen Plasmon, Aleuronat, Roborat und Glidin den anderen Präparaten vorzuziehen sein. Tief abgebaute Eiweißpräparate werden von den Höchster Farbwerken unter dem Namen „Erepton" und von Theinhardt unter der Bezeichnung „Hapan" in den Handel gebracht. Eine Zusammenstellung der bekanntesten Eiweißpräparate nach ihrem Preis und Nährwert gibt Wegele (s. S. 378).

b) **Kohlehydratpräparate:** Die Kohlehydrat-Präparate dürfen deshalb eine größere Bedeutung beanspruchen, da sie im Überschuß zugeführt, als Glykogen und Fett gestapelt werden. Sie eignen sich ferner zu Überernährungen deshalb, weil sie leichter und besser resorbierbar sind wie die gewöhnlichen Mehle und weil ihr Kalorienwert zum Teil künstlich erhöht ist. Auch wegen ihrer geringen mechanischen Inanspruchnahme des Digestionstraktus sind sie, wie schon betont, bei der Behandlung bestimmter Magen-Darmerkrankungen: Ulcus ventriculi, Typhus abdominalis usw. recht wertvoll. Leider wird ihre Aufnahme wegen des süßen Geschmackes nicht selten verweigert. Gute brauchbare Fabrikate dextrinisierter Mehle liefern die Werke von Rademann, Kufeke, Nestle, Löfflund, Theinhardt und andere.

Aber auch andere Mahlprodukte, die nur zum Teil weiter aufgeschlossen sind wie Maizena, Mondamin, die verschiedenen Hafer- und Gerstenflocken usw. müssen hier erwähnt werden.

Die Leguminosen werden gleichfalls fabrikmäßig als feine Mehle in den Handel gebracht. Von den bekannten Harstensteinschen Leguminosenmehlen sind folgende Mischungen zu haben:

Mischung 1 enthält 27 g Eiweiß 62 g Kohlehydrate
,, 2 ,, 21 g ,, 68 g ,,
,, 3 ,, 18 g ,, 69 g ,,
,, 4 ,, 15 g ,, 72 g ,,

In der Diätetik finden diese Mehle in der Regel als Suppen und Breie Verwendung (20—30 g auf ¾ Liter Wasser geben eine kräftige Suppe).

Die Malzextrakte stellen einen Auszug keimender Gerste von Sirupkonsistenz dar. Sie werden mit Vorliebe den Getreidesuppen zugesetzt (etwa 3 Löffel auf 1 Teller), um ihren Kalorienwert zu erhöhen.

Sehr gute und auch schmackhafte Fabrikate sind die Friedenthalschen **Gemüsepulver**, die von Töpfer in Böhlen bei Rötha in den Handel gebracht werden. In dieser Form sind bis jetzt zu haben: Karotten, Spinat, Bohnen und Schoten.

c) **Fettpräparate.** Hier wären an erster Stelle die sterilisierten Rahme zu nennen, da sie einen haltbaren, schmackhaften

Ersatz für frische Ware liefern (O. Rademann, Frankfurt a. M., M. Töpfer, Böhlen bei Rötha in Sachsen u. a.). Von der künstlichen Butter wird man nur im Notfall Gebrauch machen, obwohl von hygienischer Seite keine Bedenken gegen ihre Verwendung zu erheben sind. Margarine ist eine Kunstbutter aus dem Tierreich, Palmin, Arbora, Fruktin aus dem Pflanzenreich. Palmin zeichnet sich durch seinen geringen Salzgehalt aus. Farbe und Aroma der echten Butter wird durch bestimmte Zusätze nachgeahmt. Schließlich ist noch der Lebertran zu erwähnen, dessen Geschmack in der Scotts Emulsion und im Ossein nach Möglichkeit verbessert ist.

Würzstoffe.

Irgendein Nährwert kommt ihnen, wenn man vom Zucker und Wein absieht, nicht zu. Trotzdem sind sie aber auch in der Krankenernährung unentbehrlich, da sie auf die Appentenz einen eminenten Einfluß ausüben.

Ihre Wirkung auf die Sekretion hängt von der Beschaffenheit und Leistungsfähigkeit der Magendrüsen ab. So sollen sie die Sekretion des Gesunden anfangs anregen, später herabsetzen. Bei Hypazidiät bewirken sie durch Reizung der Magenschleimhaut eine Erweiterung der Gefäße und eine vermehrte Absonderung von alkalischer Flüssigkeit in das Magenlumen, wodurch der Magensaft weiter verdünnt wird. In den kleinen Mengen, wie sie in der Krankenkost nur gebraucht werden dürfen, ist es aber wahrscheinlicher, daß sie nicht direkt die Magenmukosa angreifen, sondern indirekt durch den Geruchs- und Geschmackssinn die Saftproduktion fördern. Auch die Peristaltik des Magens soll durch sie angeregt werden (Zweig). Die Resultate der Respirationsversuche von Gigon machen es wahrscheinlich, daß auch der intermediäre Stoffwechsel durch Gewürze beeinflußt wird. Die Untersuchungen erstrecken sich auf Kochsalz und Pfeffer.

Die Würzstoffe sind teils in den Nahrungsmitteln schon von Natur aus vorhanden, wie z. B. bei den aromatischen Früchten, teils entstehen sie während der Zubereitung, wie z. B. beim Backen und Braten. In der Regel genügen diese aber unserem Gaumen nicht und ihre Wirkung muß durch den Zusatz bestimmter Stoffe erhöht werden.

Die aromatischen Gewürze verdanken diesen Geschmack und Geruch ätherischen Ölen und Harzen. Ihr Gebrauch muß daher bei allen Nierenaffektionen auf ein Minimum eingeschränkt werden.

Das gebräuchlichste Würzmittel ist das Kochsalz. Wenn es in gesunden Tagen anstandslos vertragen und wieder eliminiert wird, so kann seine Ausscheidung unter pathologischen Verhältnissen, zu denen in erster Linie die Nierenentzündungen gehören, herabgesetzt sein. Die Stapelung des Kochsalzes bedingt nicht selten bestimmte, recht bedrohliche Symptome. Ferner schränkt das Kochsalz zu den Speisen genossen die Magensaftsekretion ein, während es vor dem Essen aufgenommen die Saftproduktion anregt. Als Ersatzmittel für NaCl kommen Bromnatrium, Sedobrol und pflanzliche Würzstoffe in Frage. Zu den schwachen Würzmitteln zählen Anis, Fenchel, Estragon, Thymian, Majoran, Dill, Kümmel, Zimt, Petersilie, Lorbeerblätter. Nachdem Kakowski die nierenreizende Wirkung der Petersilie und des Dill nachgewiesen hat, wird man auch in dem Gebrauche dieser Mittel bei Nephritis recht sparsam sein und nur die nötigsten Mengen davon verwenden. Jürgensen empfiehlt die Petersilie fein zu zerschneiden und ev. in einem Mörser zu zerstampfen, da man dann mit bedeutend kleineren Mengen den gleichen Effekt erzielen kann. Vanille (am empfehlenswertesten), Muskatnuß, Gewürznelke, Ingwer, Wein werden den mittelstarken Gewürzen zugerechnet. Das als Farbe viel im Gebrauch befindliche Safran gilt als nicht ganz unschädlich. Wo man wegen des Alkoholgehaltes des Weines Bedenken hat, da kann man alkoholfreie Weine verwenden. Die scharfen Gewürze werden durch Essig (ein Gemisch aus Wasser und Essigsäure), durch Pfeffer und Senf vertreten. Es ist wahrscheinlich, daß der Essig in mäßigen Mengen aufgenommen, völlig im Organismus verbrannt wird, also nicht nierenreizend wirkt. Bei Magen- und Darmaffektionen meidet man ihn. Als brauchbarer Ersatz gelten der Zitronensaft, (von dem übrigens stets Spuren im Urin nachweisbar sind), sowie die leicht säuerlichen Tomaten. Die verschiedenen Pfefferarten sind stark reizende Gewürze, von denen der weiße Pfeffer milder wie der schwarze ist, der wiederum an Schärfe von dem Kayennepfeffer erheblich übertroffen wird. Senf wird aus den Samen der verschiedenen Senfarten gewonnen und sein Geschmack durch Zusätze bestimmter Würzstoffe charakteristisch beeinflußt. Der englische Senf enthält Kayenne, der französische ist der mildeste und aromatischste. Der Gebrauch dieser Würzmittel soll in der Krankenküche verboten oder auf ein Minimum reduziert sein.

Nach Angabe der Fabrik besteht die Maggiwürze nur aus pflanzlichen Würzstoffen. Sie enthält ca. 1,8 % Kochsalz und 20,4 % Eiweiß. Bei vorsichtiger Dosierung, die bei ihrer Ausgiebigkeit auch durchaus angebracht ist, dürften gegen ihren Genuß nur die bei den Würzmitteln überhaupt gerechtfertigten Bedenken einzuwenden sein. Das Lahmannsche Nährsalz wird angeblich gleichfalls aus einem stark eingekochten Pflanzenextrakt gewonnen.

Genußmittel.

Alkohol. Zu allen Zeiten und in allen Ländern der Erde haben es die Menschen verstanden, sich alkoholhaltige Getränke zu verschaffen. Diese Tatsache muß doch den Gedanken nahelegen, daß dem Alkohol nicht, wie dies die Abstinenzler behaupten, nur schädliche Eigenschaften innewohnen, sondern daß er bis zu einem gewissen Grade für den Menschen unentbehrlich ist. Bekanntlich entsteht der Alkohol aus Zucker durch die Hefegärung.

Bei seiner Verbrennung im Organismus liefert 1 g Alkohol 7 Kalorien. Es ist durch zahlreiche Stoffwechseluntersuchungen bewiesen, daß durch seine Oxydation kaloriengleichwertige Mengen von Kohlehydraten und Fett gespart werden. Dahingegen wissen wir nicht, daß er ähnlich wie diese Nahrungsstoffe in einen festen Bestandteil des Körpers übergehen kann. Der Alkohol wird abgesehen von ca. 2—5 %, die mit der Atemluft ausgeschieden werden, im Organismus oxydiert. In der Krankenernährung spielt er kaum wegen seines Nährwertes sondern vielmehr wegen seiner Wirkung auf den Kreislauf und das Nervensystem eine wichtige Rolle. Es ist eine alte Erfahrungstatsache, daß kleine Alkoholgaben eine ausgesprochen analeptische Wirkung haben, die beim

Gesunden kaum, beim Kranken aber deutlich als Verstärkung und Beschleunigung der Herzaktion wahrnehmbar wird. Experimentelle Untersuchungen von Dixon machen es wahrscheinlich, daß dieser günstige Einfluß durch eine direkte Wirkung auf das Herz und insbesondere durch eine Vasokonstriktion der Bauchgefäße unter gleichzeitiger Erweiterung der peripheren herbeigeführt wird. Das wohlige Gefühl der Wärme nach Alkoholgenuß sowie die therapeutische Verwendung des Glühweins beim Schüttelfrost, der ja im wesentlichen durch eine Konstriktion der Hautgefäße bedingt ist, gründen sich auf diese vasodilatatorische Wirkung. Die vermehrte Abgabe der Wärme infolge der Hauthyperämie an der Körperoberfläche ist bekanntlich die Ursache, daß für Berauschte die Gefahr des Erfrierungstodes größer ist.

Die Wirkung auf das Zentralnervensystem macht sich als eine erregende und lähmende bemerkbar. Auf der Erleichterung der motorischen Leistungen beruht das Ansehen des Alkohols als Stärkungsmittel und seine Verwendung am Krankenbette ist aus diesem Grunde, da das gesteigerte Kraftgefühl insbesondere die Nahrungsaufnahme günstig beeinflußt, durchaus indiziert. Hierbei kommt wie bei der Herzgefäßwirkung dem Alkohol zugute, daß er ungemein schnell aufgenommen wird. Seine Resorption erfolgt, wie schon betont, bereits teilweise im Magen. Nicht unerwähnt sei, daß außer dieser gesteigerten Leistungsfähigkeit Lombard noch einen späteren Eintritt der Ermüdung bei größeren Anstrengungen unter Alkoholgenuß feststellen konnte. Den zentrallähmenden Einfluß alkoholischer Getränke machen wir uns zunutze, um Unlustgefühle, mögen sie körperlichen oder geistigen Ursprungs sein, in ihrer Wirkung auf den Allgemeinzustand abzuschwächen oder gar zu beseitigen, d. h. mit anderen Worten um eine gewisse Euphorie hervorzurufen, die wiederum von günstigem Effekt auf die Appetenz, die Schlaffähigkeit usw. ist. Sehr interessant sind neuere Untersuchungen von Salzmann, der die narkotische Wirkung des Alkohols durch die gleichzeitige Verabreichung von Fett (Butter, Sahne usw.) aufheben konnte, so daß man nunmehr in der Lage ist, seinen kalorischen Wert ohne jene schädliche Nebenwirkung auszunutzen. Von diesem Gesichtspunkte darf man wohl auch in Zukunft alkoholhaltige Getränke mit gleichzeitig hohem Fettgehalt, wie Kefir und Kumis, selbst dann als recht brauchbare Nahrungsmittel bezeichnen, wo sie wegen ihres Alkoholgehaltes bisher als kontraindiziert galten. Nach H. Meyer beträgt die Maximaldosis des Alkohols, um jene erwähnte erregende Wirkung auszulösen bei Abstinenten maximal 20—30 g gleich 1 Glas Wein.

Der Einfluß der alkoholischen Getränke auf die Magensekretion ist abhängig von ihrer Konzentration und der Einwirkungszeit. Das Optimum der Konzentration liegt unter 20 % und demgemäß bilden gerade die leichteren Weine, Biere usw. gute Safttreiber. Die konzentrierten Alkoholika führen zu einer vermehrten Produktion von Schleim und bei längerer Dauer des Mißbrauches zu einer chronischen Gastritis mit all ihren Folgeerscheinungen (Rodari). Erwähnt mag noch sein, daß auch vom Dickdarm aus der Alkohol den gleichen Trieb auf die Magensaftproduktion ausüben kann. Dieser Tatsache wird man sich erinnern müssen, wenn man bei frischem Ulcus ventriculi Nährklistiere zusammenstellt und wenn gleichzeitig hyperazide Beschwerden bestehen.

Neubauer hat auf die der Ketonurie entgegenstehende Wirkung des Alkohols aufmerksam gemacht, wodurch der Beweis erbracht ist, daß derselbe die Kohlehydrate bis zu einem gewissen Grade auch physiologisch vertreten kann. Durch die Untersuchungen von Pollak wissen wir, daß der Abusus alkoholischer Getränke die Ausscheidung der Harnsäure erschwert, mithin bei gichtischer Diathese in dem gleichen Sinne wie die bestehende krankhafte Veranlagung wirkt.

Die Ansichten darüber, ob der Alkohol tatsächlich **antiseptische** oder **antibakterielle Eigenschaften** vom Blut aus entfalten kann, sind auch heute noch geteilt. Laitinen betont eine größere Empfänglichkeit für Infektionen durch Alkoholgenuß, wohingegen Neißer eine Zunahme der Leukozyten und Fränkel eine Erhöhung der Antikörper nachweisen konnte. Auffallend ist die Tatsache, daß Hochfiebernde weitaus größere Alkoholgaben ohne die berauschende Nebenwirkung wie Gesunde vertragen können.

Die wichtige Frage, ob man bei der **Krankenernährung** alkoholhaltige Getränke in gewissem Umfange erlauben soll oder nicht, ist dahin zu beantworten, daß man Kranken die stets Abstinenz beobachtet haben, und insbesondere solche, die eine direkte Abneigung gegen Wein, Bier usw. an den Tag legen, nur bei strikter Indikation z. B. bei drohendem diabetischen Koma Alkoholika verordnen wird. Kinder dürfen alkoholische Getränke nur **als Medikament und in therapeutischen Dosen** erhalten. Ist dahingegen ein gewisser Alkoholgenuß Gewöhnung geworden, so sollte man sich auch wiederum nur, wenn durchaus nötig, z. B. bei Leberzirrhose, akuter Nephritis, zu einem strengen Verbot entschließen, um die Lebensfreude der Kranken nicht unnütz und grundlos weiter zu schädigen. Vor allem hüte man sich alten Leuten den gewohnten Mittag- und Abendtrunk zu entziehen, da hier auch der kalorische Wert der Alkoholika eine wichtige Rolle spielt.

Bier: Bier wird durch Gärung eines Heißwasserextraktes gemälzter und geschroteter Gerste, dem Hopfen zugesetzt ist, hergestellt. Je nach der Art des Gärungsprozesses unterscheidet man obergärige Biere, mit kurzer Ablagerung, geringerem Alkoholgehalt (2,5 %), beschränkter Haltbarkeit, ausgesprochen individueller Bekömmlichkeit, und untergärige, die alkoholreicher (bis 5,9 %), haltbarer und bekömmlicher sind. Bei der Krankenernährung wird man sich nur auf die gehaltreicheren und gut abgelagerten Sorten beschränken müssen: Münchener, Kulmbacher, Weihenstephaner, Köstritzer usw. Bei Verdauungsstörungen erheischt ihr Gehalt an gärungsfähigem Material, bei Nierenentzündungen die Extraktivstoffe des Hopfens besondere Berücksichtigung.

Wein entsteht durch Gärung des Traubensaftes. Der Alkoholgehalt der hiesigen Weine bewegt sich zwischen 7,7—10,2 %. Ihr Kalorienwert beträgt durchschnittlich 72 Kalorien (der der Lagerbiere: ca. 58 und der der Milch 67 Kalorien). Die Blume oder das Bukett der Weine wird durch Ätherarten, die bei der Gärung entstehen und durch das Lagern erst zur vollen Entwicklung kommen, gebildet. Die Farbe des Weins rührt von der Schale her, auch rote Trauben können weißen Wein liefern. Der Alkoholgehalt der Südweine ist ein höherer (zwischen 12 und 18 %) und größtenteils ein willkürlicher, da diesen Weinen schon an ihrer Produktionstelle Alkohol zugesetzt wird, um sie haltbar zu machen. Auch der Zucker ist in ihnen stärker vertreten, da sie kürzere Zeit gären.

Die **Schaumweine** werden durch eine Nachgärung des Weins auf der Flasche erzeugt. Ihr Zuckergehalt wird bei der Fertigstellung durch Zusatz von Likör beliebig erhöht.

Der Alkoholgehalt der **Apfelweine** beläuft sich durchschnittlich auf 5 % und der der **Beerenweine** auf ca. 10 %.

Alkoholfreie Weine werden heute in großer Zahl hergestellt (Nektar, Worms, Lampe & Co, Worms, Flack & Co, Barr im Els., Friedrich Bechtel, Kreuznach usw.). Nektar wird durch Pasteurisation des frisch ausgepreßten Saftes, Frada durch Säurezusatz, der die Gärung vernichtet und später wieder chemisch entfernt wird, gewonnen. Wegele empfiehlt den sterilisierten Heidelbeersaft der Firma Pomona in Rinteln a. W. Daß diese Surrogate des Weins dem vergorenen Rebensaft usw. in Geschmack nicht gleichkommen, braucht nicht weiter erwähnt zu werden. Sie stellen aber teilweise recht angenehm schmeckende Getränke dar, die wegen ihres Zuckergehaltes und ihrer die Darmperistaltik anregenden Wirkung Beachtung verdienen. Auch der suggestive Einfluß ist nicht zu unterschätzen.

Die Verwendung des Weins ist eine außerordentlich mannigfaltige in der Krankenkost. In erster Linie wird man ihm seiner stärkenden und appetitanregenden Eigenschaften wegen verordnen. Die analeptische Wirkung der Schaumweine tritt schneller hervor, da diese wegen ihrer Kohlensäure rascher resorbiert werden. Tanninhaltige Weine, wie deutsche und französische Rotweine, Heidelbeerweine sind wegen ihres adstringierenden Effektes bei entzündlichen Zuständen der Darmschleimhaut indiziert. Erwähnt mag noch sein, daß trotz ihres Zuckergehaltes naturreine Rhein-, Mosel-, Saar-, Bordeaux- und Apfelweine bei Diabetes mellitus in der Menge von $3/4$ Fl. täglich erlaubt, unter Umständen sogar, indiziert sind.

Die konzentrierten Alkoholika wie die verschiedenen Kartoffel- und Kornbranntweine, der Traubenbranntwein (Kognak), die süßen aromatischen Liköre spielen am Krankenbette eine untergeordnete Rolle. Gute Sorten von Kornbranntwein, von Kognak oder Whisky sind bei drohendem Coma diabetica in größerer Menge angezeigt

Die alkoloidhaltigen Genußmittel.

Kaffee ist das Heißwasserextrakt der getrockneten und gerösteten Bohne der Kaffeestaude. Seine anregende Wirkung beruht auf seinem Gehalt an Koffein = Tein (1 Tasse Kaffee enthält durchschnittlich 0,1 g Koffein, was ungefähr 7 g Kaffee entspricht) und einem beim Rösten aus Fett entstandenen aromatischen Körper dem Koffeol. An weiteren Bestandteilen weist der Kaffee noch Gerbsäure (22%), Zucker 6—7 %, (der bei dem Röstprozeß teilweise in Dextrin und Karamel übergeht), Zellulose 45 %, Eiweiß und Wasser auf.

Tee ist gleichfalls ein Heißwasserextrakt und zwar der getrockneten und gerösteten Blätter des Teestrauchs. Sein wirksamer Bestandteil ist das Tein. Sein Gehalt an diesem Körper ist mit 1,4 % nicht wesentlich geringer wie der des Kaffees mit 1,5 %. Dahingegen ist er an Gerbsäure (12,4 %) erheblich ärmer wie der Kaffee. Auf eine Tasse rechnet man 2—3 g Tee.

Die Resorption und Oxydation des Koffeins im Organismus ist eine sehr schnelle, daher die rasch auftretende Wirkung. Der Koffeingenuß erhöht die Arbeitsleistung, eine Tatsache, die auch wissenschaftlich begründet ist (vergleiche Gottlieb und Meyer). Am Herzen macht sich die Koffeinwirkung durch eine Zunahme der absoluten Kraft bemerkbar, sie befähigt das Herz, einen größeren Maximaldruck zu überwinden und würde sich demnach zur Parallelisierung größerer Widerstände im Kreislauf eignen. Andererseits nimmt die systolische Energie zu und die diastolische ab, was eine Verkleinerung des Schlagvolumens nach sich zieht.

Ist die Erregung der peripheren herzbeschleunigenden Ganglienzellen größer wie die Erregung des herzhemmenden Vaguszentrums, so resultiert eine Zunahme der Pulsfrequenz, im anderen Falle eine Abnahme. Diese Wirkung ist individuell verschieden. Der Koffeingruppe kommt ferner noch ein elektiv erweiternder Einfluß auf die Koronargefäße und auf die Nierengefäße zu. Doch kann der Effekt auf die Nierendurchblutung bei labilem Vasomotorenzentrum durch die Erregung des letzteren beeinträchtigt, ja ganz aufgehoben werden. Schließlich sei noch erwähnt, daß höchst wahrscheinlich die Rückresorption in den Harnkanälchen unter dem Koffein leidet, so daß quasi eine Tubulusdiarrhöe, die im Verein mit der besseren Blutversorgung der Nieren die stärkere Harnflut bedingt, hervorgerufen wird.

Der Effekt des Koffeins auf das Zentralnervensystem äußert sich in einer Steigerung der Erregbarkeit, die sich bei empfindlichen Menschen schon nach kleinen Gaben z. B. in dem Unvermögen, nach Kaffee- oder Teegenuß schlafen zu können, äußert. Bekanntlich wird diese Wirkung ausgenutzt, um die geistige Ermüdung zu bekämpfen, um die lähmende Wirkung des Alkohols aufzuheben usw.

Das Koffein ist chemisch ein Trimethylxanthin und kann als solches sich an der Bildung von Harnsäure beteiligen. Im akuten Gichtanfall und bei strenger, möglichst purinfreier, Ernährung wird man nur koffeinfreien Kaffee erlauben. Tee enthält außerdem noch größere Mengen von Oxalsäure (0,37 %). Mit seinem Genuß wird man daher bei Oxalurie recht vorsichtig sein müssen. Die Einwirkungen des Tees und Kaffees auf die Magensaftsekretion scheinen nicht von einschneidender Bedeutung zu sein. Wenn man bei akuten Magen-Darmstörungen gewohnheitsmäßig dem Tee den Vorzug gibt, so beruht diese empirisch festgestellte bessere Bekömmlichkeit wohl darauf, daß der geringere Gerbsäuregehalt des Tees die Peptonisierung der Eiweißkörper im Magen weniger stört. Auch ist es sehr wohl möglich, daß die Röstprodukte des Kaffees von den geschädigten Verdauungstraktus weniger gut vertragen werden. Der Einfluß der koffeinhaltigen Genußmittel auf das Zentralnervensystem muß bei empfindlichen Menschen zur Vorsicht mahnen. Da der Kaffee stets in größerer Menge als der Tee bei der Bereitung der Aufgüsse verwendet wird, so empfiehlt es sich in solchen Fällen nur schwache Teeaufgüsse zu gestatten. Bei Herzkranken, besonders aber bei nervösen Herzbeschwerden meidet man wegen der pulsbeschleunigenden Wirkung die koffeinhaltigen Getränke am besten völlig. Bei Nierenkranken mit leicht erregbarem Vasomotorenzentrum, wo die vasokonstriktorische Erregung den Eintritt einer guten Diurese zunichte machen kann, wird man gleichzeitig leicht sedativ wirkende Mittel, Adalin, Brom usw. verordnen.

Kakao wird aus der Kakaobohne, die in der kürbisähnlichen Frucht des Kakaobaumes enthalten ist, durch Rösten, Schälen, Mahlen und Entölen gewonnen. Er besitzt gleichfalls einen der Koffeingruppe angehörigen Körper das Theobromin, ein Dimethylxanthin, und zwar in der Menge von ca. 1,7 %. Seine Herz- und Gefäßwirkungen entsprechen denen des Koffeins, ihm kommt aber eine so ausgesprochen zentralerregende Wirkung des Vasomotorenzentrums nicht zu. Das Fett des Kakaos ist die Kakaobutter. Der Nährwert des Kakaos beläuft sich in 100 g auf 480 Kalorien. Rodari warnt vor den nach dem holländischen Verfahren erzeugten Kakaosorten, da sie durch den Fabrikationsprozeß Pottasche oder Soda enthalten. Auch der Kakao enthält ziemlich große Mengen von Oxalsäure (0,45 %). Fettarme Kakaoe (15 %) führen zu einer geringen Steigerung der Magensaftproduktion, während die des fettreichen Kakaos gleich Null ist. Da die Einwirkung dieses Genußmittels auf das Zentralnervensystem eine geringere ist, ihm ferner gleichzeitig auch ein gewisser Nährwert, dessen Anteil am Kakao in der Regel überschätzt wird, nicht abzusprechen ist, so kann er als brauchbares Ersatzmittel für Kaffee und Tee gelten. Kakao mit Milch bereitet soll schwerer verdaulich sein, als wie der mit Wasser hergestellte. Schokolade ist eine Mischung der bitteren Kakaomasse mit Zucker und bestimmten Gewürzen (Vanille, Zimt usw.). Der durch Zuckerzusatz bedingte Reichtum an Kohlehydraten verleiht ihr einen bedeutend größeren Brennwert.

Von den Surrogaten seien noch erwähnt Eichelkakao, Hygiama (kondensierte Milch, präparierte Mehle, entfetteter Kakao), Odda M. R. (Eigelb, Kakaofett, Molken, dextrinisierte Mehle, Kakao), Rademanns Nährkakao (25 % Kohlehydrate, 21 % Fett), Mehringskraftschokolade (Kakao und Ölsäure).

Tabak: Der Tabak wird durch einen Gärungsprozeß der getrockneten Blätter der Tabakpflanze gewonnen. Bei diesem Prozeß entsteht aus den stickstoffhaltigen Substanzen Ammoniak, Salpeter und Salpetersäure. Die bekannten charakteristischen Eigenschaften verdankt der Tabak dem Nikotin und einem ätherischen Öl. Der Tabakrauch enthält Nikotin, Pyridin, Blausäure und Verbrennungsprodukte.

Die Wirkung des Nikotins auf das Herz ist eine beschleunigende durch Wegfall der zentralen Vaguserregungen. Die Verlangsamung der Herzaktion in dem späteren Stadium der Nikotinvergiftung beruht auf einer durch das Gift erzeugten Lähmung der automatischen Zentren der Herzbewegung (Gottlieb). Bei der chronischen Nikotinvergiftung wird der Puls nicht selten unregelmäßig aussetzend und es treten bei Anstrengungen deutliche Zeichen der Herzinsuffizienz auf. Durch die Aufnahme von Nikotin beim Rauchen wird die Magenperistaltik unmittelbar erregt und durch Einwirkung auf den Auerbachschen Plexus die Darmmotilität stark gefördert. Nach Brunton soll schließlich durch Vaguslähmung die motorische Kraft des Magens so geschädigt werden, daß es zur motorischen Insuffizienz kommen kann. Auch das vegetative Nervensystem unterliegt seiner Einwirkung. Mir sind mehrere Fälle bekannt, bei denen durch starkes Rauchen ausgesprochene, äußerst schmerzhafte Darmspasmen, die leider in einem Teil der Fälle anderenorts zu schweren operativen Eingriffen Veranlassung gaben, hervorgerufen wurden. Ratner sowie Krämer beschreiben als Folgen des Tabakrauchens eine anfängliche Steigerung und eine sich daran anschließende Abnahme der Salzsäureproduktion des Magens, gleichzeitig wird die Pepsinkraft stark geschädigt. Zweig meint, daß das Rauchen im nüchternen Zustande durch den mehr produzierten und verschluckten

Speichel die Absonderung des Magensaftes anrege, während der Genuß einer Zigarre usw. nach dem Essen aus dem gleichen Grunde neutralisierend wirke. Die Erscheinungen der akuten Nikotinvergiftung: erhöhte Pulsfrequenz, Steigerung der Sekretion und der Motilität des Verdauungstraktus, Erbrechen, Schwindel, Ohnmachtsgefühl usw. faßt Gottlieb als echte Nikotinwirkung auf. Lehmann und Gundermann untersuchten, ob die von Fr. Pick geäußerte Meinung, daß die chronische Nikotinvergiftung im wesentlichen eine Blausäureintoxikation sei. Sie schätzen die bei dem Genuß mehrerer großen und schweren Zigarren erzeugten Mengen von Zyanwasserstoff auf 3—4 mg, wovon etwa 46 % absorbiert werden. Physiologisch erwies sich die Aufnahme von ca. 12 mg Blausäure in Wasser als wirkungslos. Zum Schluß sei schließlich noch erwähnt, daß der chronische Tabakabusus in Beziehung zu arteriosklerotischen Veränderungen gebracht wird, so fand vor allem Erb, daß ein großer Prozentsatz seiner Kranken mit intermittierendem Hinken starke Raucher waren.

Wegen der herzbeschleunigenden Wirkung wird man folgerichtig bei organischen Herzaffektionen das Rauchen ganz verbieten und nur ausnahmsweise auf ein Minimum einschränken, wobei dann nur wenige leichte, gute Zigarren zu erlauben sind. Bei nervösen Herzbeschwerden erscheint aber ein strenges Verbot aller nikotinhaltigen Genußmittel das einzig Richtige zu sein. Ev. ist ein Versuch mit nikotinfreien Zigarren indiziert. Auch bei ausgesprochen atherosklerotischen Veränderungen wie Angina pectoris, beim intermittierenden Hinken usw. sowie bei einer frühzeitig sich bemerkbar machenden Artherosklerose ist eine völlige Abstinenz durchaus am Platze. Bei Hyperazidität des Magens scheint das Nichtrauchen zweckmäßiger wie das Rauchen zu sein. Neigung zu Diarrhöen indiziert gleichfalls eine strenge Enthaltsamkeit. Bei Darmspasmen wird man ätiologisch den Nikotineinfluß in Rechnung zu stellen haben.

Die Gutachtertätigkeit des Arztes.

Von **Professor Dr. Heinrich Hildebrand,**
Marburg a. L.

In neuerer Zeit tritt an den Arzt die Forderung, als Gutachter tätig zu sein, recht häufig heran. Diese Tätigkeit nimmt jetzt in der Praxis einen viel größeren Raum ein, als früher. Der Grund hierfür liegt vor allem in der modernen sozialen Gesetzgebung.

Will der Arzt seiner Aufgabe gerecht werden und wirklich brauchbare Gutachten liefern, so muß er mit den einschlägigen Bestimmungen und Gesetzen wenigstens insofern vertraut sein, als sie sich mit ärztlichen Dingen befassen. Man muß den Zweck, der mit der Einholung des Gutachtens verfolgt wird, kennen und sein Gutachten diesem Zwecke anpassen. Das gilt vor allem von gerichtlichen Fällen. Kenntnis der Lehren der gerichtlichen Medizin ist hier für den Gutachter Voraussetzung. Ebenso genügen auf dem großen Gebiete der Arbeiter-Versicherung gute medizinische Gesetze allein nicht; man muß wissen, was der Gesetzgeber beabsichtigt hat und wie das Gesetz auszulegen ist, nur dann wird das Gutachten den beabsichtigten Zweck erfüllen. Auch über die Rechte und Pflichten des Sachverständigen muß man orientiert sein, will man unangenehme Erfahrungen vermeiden.

I. Rechte und Pflichten des Sachverständigen.

Der Aufgabe, als Gutachter tätig zu sein, kann sich der Arzt im allgemeinen nicht entziehen; denn nur in seltenen Fällen geht die Aufforderung dazu von Privaten aus; gewöhnlich erteilt eine Behörde den Auftrag und dieser gegenüber besteht die Verpflichtung, Folge zu leisten.

Den ordentlichen Gerichten gegenüber wird die Pflicht durch den § 75 der StPO. und dem gleichlautenden § 407 der ZPO. festgelegt. § 75 StPO. lautet:

„Der zum Sachverständigen Ernannte hat der Ernennung Folge zu leisten, wenn er .... die Wissenschaft, die Kunst oder das Gewerbe, deren Kenntnis Voraussetzung der Begutachtung ist, öffentlich zum Erwerbe ausübt oder wenn er zur Ausübung derselben öffentlich bestellt oder ermächtigt ist."

Nach diesem Paragraphen müssen die Ärzte dem Rufe als Sachverständige Folge leisten; einmal, weil sie meist ihre Kunst zum Erwerb ausüben, dann aber auch, weil sie durch die erteilte

Approbation zur Ausübung der Kunst „öffentlich ermächtigt" sind. Daraus folgt, daß auch ein Arzt, welcher keine Praxis mehr ausübt, sondern sich lediglich mit wissenschaftlichen Studien beschäftigt, den Ruf als Sachverständiger nicht ablehnen kann. Die Verpflichtung erstreckt sich selbstverständlich auch auf die notwendigen Untersuchungen, weil sonst die Abgabe eines Gutachtens unmöglich sein würde. Man kann also als Arzt die gerichtliche Aufforderung zu einer Leichenschau oder irgend einer ärztlichen Untersuchung nicht ablehnen, wenn man auf Grund derselben ein Gutachten abgeben soll.

Nach § 73 der StPO. (ähnlich der § 404 der ZPO.) erfolgt die Auswahl der zuzuziehenden Sachverständigen durch die Richter. Sind für gewisse Arten von Gutachten Sachverständige öffentlich bestellt, so sollen nur dann andere Personen gewählt werden, wenn besondere Umstände es erfordern.

Für medizinische Gutachten sind Sachverständige öffentlich bestellt — die vereidigten Gerichtsärzte. Im allgemeinen werden sie deshalb als Gutachter von den Gerichten herangezogen. Die Einrichtung ist zweckmäßig; denn die Gerichtsärzte haben durch besonderes Examen (Kreisarztexamen) nachweisen müssen, daß sie sich speziell mit der Gutachtertätigkeit beschäftigt haben, und je öfter bestimmte Ärzte als Sachverständige herangezogen werden, um so mehr sind sie in der Lage, eigene Erfahrungen zu sammeln und sich weiter fortzubilden.

Besondere Umstände liegen vor, wenn nach dem Erachten eines Richters Begutachtung durch einen Spezialarzt notwendig ist oder wenn eine Behandlung eines Beteiligten durch einen Arzt stattgefunden hat; letzterer wird dann meist als sachverständiger Zeuge vernommen.

Nach § 83 StPO. (§ 412 ZPO.) kann der Richter, wenn er ein Gutachten für ungenügend erachtet, neue Begutachtung durch dieselben oder andere Sachverständige anrodnen. In wichtigen Fällen kann das Gutachten einer Fachbehörde eingeholt werden. Fachbehörden sind in Preußen das der Provinzialregierung unterstellte Medizinalkollegium (bestehend aus dem am Amtssitz des Oberpräsidenten bestellten Regierungs- und Medizinalrat, drei ordentlichen und zwei außerordentlichen Medizinalräten) und in zweiter Instanz die wissenschaftliche Deputation für das Medizinalwesen in Berlin (bestehend aus 1 Juristen, 4 technischen Räten, 8 medizinischen und 1 chemischen Professor der Universität Berlin).

In Strafsachen hat nach § 219 StPO. der Angeklagte das Recht, Sachverständige zur Hauptverhandlung unmittelbar zu laden. Auch in diesem Fall besteht für den Geladenen die Verpflichtung zu erscheinen, aber nur dann, wenn bei der Ladung die gesetzliche Entschädigung für Reisekosten und Versäumnis bar dargeboten oder deren Hinterlegung bei der Gerichtsschreiberei nachgewiesen ist.

§ 77 (StPO. § 409 ZPO.). Im Falle des Nichterscheinens oder der Weigerung eines zur Erstattung des Gutachtens verpflichteten Sachverständigen wird dieser zum Ersatz der Kosten und zu einer Geldstrafe bis zu 300 Mk. verurteilt; im Falle wiederholten Ungehorsams kann auf eine Geldstrafe bis zu 600 Mk.

erkannt werden. Haft oder zwangsweise Vorführung ist demnach nicht erlaubt, ferner darf nicht mehr als zweimal Geldstrafe verhängt werden.

Dieselben Verpflichtungen wie den ordentlichen Gerichten gegenüber bestehen gegenüber den ihnen gleichgestellten Verwaltungsgerichten (Kreis- und Bezirksausschuß, Oberverwaltungsgericht; Gesetz über die allgemeine Landesverwaltung vom 30. Juli 1883) und ebenso in Sachen der Arbeiterversicherung gegenüber den Schiedsgerichten und dem Reichsversicherungsamt.

Auch auf Aufforderung der Berufsgenossenschaften und Landesversicherungs-Anstalten müssen die Ärzte Gutachten erstatten. Zwar ist ihre Verpflichtung nicht gesetzlich festgelegt; die Vorstände dieser Anstalten haben keine direkten Zwangsmittel, aber sie können indirekt die Gutachten erzwingen, indem sie die ordentlichen Gerichte um Vernehmung der Sachverständigen ersuchen. Auch können sie einen Druck durch Vermittlung der Ärztekammern ausüben; letztere können strafend vorgehen.

Auch die Polizei hat das Recht, Ärzte als Sachverständige zu vernehmen. § 132 des Landes-Verwaltungs-Gesetzes sagt:

Nach dem Ministerialerlaß von 1899 ist es eine allgemeine Verpflichtung, der sich die Untertanen im öffentlichen Interesse zu unterziehen haben, sich den Polizeibehörden zur Vernehmung zu stellen; Sachverständige können aber Gebühren beanspruchen.

Endlich können Privatpersonen oder Versicherungsgesellschaften um Gutachten bitten. Verpflichtung des Arztes besteht in solchen Fällen nicht.

Auch Behörden gegenüber kann in bestimmten Fällen Erstattung eines Gutachtens verweigert werden. In Betracht kommt § 76 StPO. und § 408 ZPO., welche dem Sachverständigen dieselben Rechte gewähren, wie wem Zeugen.

Zur Verweigerung des Zeugnisses sind nach § 51 berechtigt nahe Verwandte; nach § 54 jeder Zeuge in bezug auf solche Fragen, deren Beantwortung ihm selbst oder einem nahen Verwandten die Gefahr strafrechtlicher Verfolgung zuziehen würde; nach § 53 Ärzte in Ansehung dessen, was ihnen bei Ausübung ihres Berufes anvertraut ist, vorausgesetzt, daß sie nicht von der Verpflichtung zur Verschwiegenheit entbunden sind.

Es besteht also ein Recht, das Zeugnis oder Gutachten zu verweigern, keine Pflicht. Es muß im Falle des § 53 dem Taktgefühl des Arztes überlassen bleiben, ob er aussagen will oder nicht. Strafbar nach § 300 StGB. macht er sich nicht, wenn er aussagt; denn wenn er vom Richter gefragt wird, ist er nicht „unbefugt".

Nach § 300 des StGB. werden bestraft .... Ärzte, wenn sie unbefugt Privatgeheimnisse offenbaren, die ihnen kraft ihres Amtes, Standes oder Gewerbes anvertraut sind.

Der Arzt ist also nicht unter allen Umständen zur Geheimhaltung verpflichtet und wenn seine Aussage z. B. dazu beiträgt, einen schweren, gemeingefährlichen Verbrecher zu entdecken, so ist er nicht „unbefugt"; denn er handelt im öffentlichen Interesse. Andererseits ist der Arzt kein Polizist und wenn kein dringendes öffentliches Interesse vorliegt, soll er nicht den Angeber spielen und das Amtsgeheimnis wahren.

II. Das ärztliche Gutachten.

A. Allgemeines.

Die Gutachtertätigkeit ist ein außerordentlich wichtiger Teil der ärztlichen Tätigkeit. Es ist unrichtig, wenn sie als nebensächlich angesehen und auch so ausgeführt wird.

Von den ärztlichen Gutachten hängt für den Patienten oft mehr ab, als von der Heilbehandlung; von den Beobachtungen, die der behandelnde Arzt gemacht hat, kann es allein abhängen, ob in einer Unfallsache eine Rente zugesprochen wird oder nicht; in Strafsachen können die sachverständigen Erhebungen unschätzbare Dienste zur Entdeckung des Verbrechers leisten; vom sachverständigen Gutachten kann Freiheit und Leben eines Angeklagten abhängen.

Im bürgerlichen Rechtsstreit sei an die Wichtigkeit des ärztlichen Gutachtens in Entmündigungssachen erinnert; zwar hat der Arzt die Entmündigung nicht auszusprechen, sondern der Richter entscheidet wie überall nach freiem Ermessen; aber nur selten wird der Richter sich einem guten, wohlbegründeten Gutachten nicht unterwerfen.

So ergibt sich die Wichtigkeit des sachverständigen Gutachtens auf allen Gebieten und daraus die Notwendigkeit, die größte Sorgfalt auf die Abfassung zu verwenden.

Das Gutachten muß sich vor allem auf gute Unterlagen stützen, es sind deshalb genaue Untersuchungen vorzunehmen.

In gerichtlichen Fällen stehen dem Sachverständigen die Akten zur Einsicht zur Verfügung; er kann der Vernehmung von Zeugen beiwohnen, Vernehmung weiterer Zeugen beantragen, um Zusendung von Krankengeschichten ersuchen; kurz er wird in weitgehender Weise bei Beschaffung der Grundlagen des Gutachtens unterstützt (§ 80 StPO.). Schon bei den Untersuchungen muß man den richterlichen Zweck im Auge haben und auf alle Dinge achten, die bei der Beurteilung des Falles von Bedeutung werden können. Man muß wissen, worauf es ankommt, um Rückfragen zu vermeiden und um bei der Hauptverhandlung auf alle vom Staatsanwalt oder Verteidiger gestellten Nebenfragen antworten zu können. Nichts ist peinlicher, als wenn man zugeben muß, daß man bei der Untersuchung etwas Wesentliches vergessen hat.

Unter allen Umständen soll man während der Untersuchung Notizen machen; es ist für den beschäftigten praktischen Arzt unmöglich, alles im Kopf zu behalten. Man wird die Befunde bei den einzelnen Patienten verwechseln und zum Teil vergessen. Sehr viele Gutachten leiden daran, daß sie erst später nach dem Gedächtnis erstattet und deshalb ungenau sind und der sicheren Grundlagen entbehren.

Oft weiß man nicht, daß man später über einen Fall ein Gutachten abgeben muß; es empfiehlt sich deshalb von vornherein bei jedem Fall von Verletzung Notizen zu machen; vielleicht kann sich ein Strafverfahren oder ein bürgerlicher Rechtsstreit oder ein Rentenanspruch daran anschließen.

Bei der Aufnahme der tatsächlichen Verhältnisse sei man gründlich, aber nicht weitläufig. Man beschränke sich darauf, kurz die gefundenen Verhältnisse zu schildern, nehme aber nicht alles auf, was man nicht gefunden hat, vorausgesetzt, daß es für die Beurteilung bedeutungslos ist. Man schreibe keine klinische Krankengeschichte, sondern führe nur das an, was zur Erreichung des Zweckes, den das Gutachten haben soll, notwendig ist. Kurz, aber inhaltsreich sei der Befund.

Das Gutachten zeichne sich ferner durch Sachlichkeit aus. Alle persönlichen Fragen und Beziehungen sind auszuschalten und auf Dinge, die nicht rein ärztlicher Natur sind, oder wenigstens für die ärztliche Beurteilung unwesentlich sind, darf man nicht eingehen. Festzustellen, wer Recht oder Unrecht hat, ist Sache des Richters oder der entscheidenden Behörde. Der Arzt soll nur Unterlagen für ihre Entscheidung schaffen, er soll nicht in die Rolle des Verteidigers oder Anklägers verfallen und nicht über Dinge in seinem Gutachten sprechen, die ihn nichts angehen.

Selbstverständlich muß sich der Gutachter der größten Unparteilichkeit befleißigen. Er muß über den Parteien stehen, und sich nicht für verpflichtet halten, die Partei seines Patienten zu ergreifen. Dem Recht soll er dienen und unbeeinflußt von persönlicher Zu- oder Abneigung lediglich dazu beitragen, daß das Gesetz durchgeführt wird. Falsches Mitleid darf ihn weder bei einer Strafsache beeinflussen, noch soll es ihn veranlassen, einem seiner armen Patienten zu einem unberechtigten Vorteil zu verhelfen. Zweifellos ist es heute bei der starken Konkurrenz schwer, sich ganz frei von vielleicht unbewußten Einwirkungen zu machen; es ist bekannt, daß Kassenkranke und Rentenbewerber lieber zu einem gutmütigen Arzt gehen; es ist bekannt, daß ein schneidiger Arzt, der jede unberechtigte Forderung zurückweist, einen schweren Stand in der Praxis hat. Aber das darf den gewissenhaften Arzt nicht abhalten, völlig unparteiisch seines Amtes als Gutachter zu walten und sein Urteil nach bestem Wissen und Gewissen abzugeben. Bei der Abgabe eines jeden Gutachtens und Attestes sollte man sich prüfen, ob man es auch auf seinen Eid nehmen könne. Geschähe dies immer, so würden nicht so viele Gefälligkeitsatteste abgegeben. Ich erinnere an die Tausende von Attesten für Schulkinder zur Befreiung von Unterrichtsstunden. Ob man sie alle auf den Eid nehmen könnte?!

Ich erinnere an die Krankheitsbescheinigungen für Examenskandidaten. Früher bestand nicht selten die erste ärztliche Leistung des neugebackenen Arztes darin, daß er seinem Kommilitonen, der mit dem Examen noch nicht fertig war und eine Pause machen wollte, ein unbegründetes Krankheitsattest schrieb. Mit diesem ersten Gefälligkeitsattest hatte er für seine ganze spätere Tätigkeit das Gefühl für die Wichtigkeit ärztlicher Atteste verloren.

Weil so viele Gefälligkeitsatteste ausgestellt werden, so stehen ärztliche Atteste weder beim Publikum, noch bei Behörden in großem Ansehen.

Und wenn die Behörden, selbst die Prüfungskommissionen, jetzt kreisärztliche Atteste verlangen, so tun sie es, weil die kreisärztlichen Atteste auf den Eid gehen und die Behörden bei den Attesten anderer Ärzte nicht immer sicher sind, daß die Aussteller sie auf ihren Eid nehmen würden. Durch die Gefälligkeitsatteste wird das Ansehen des ärztlichen Standes schwer geschädigt und die Ärzte sind selber schuld, wenn von den Behörden ihre Atteste nicht als voll angesehen werden.

Nach § 278 StGB. werden Ärzte, welche unrichtige Atteste wider besseres Wissen ausstellen, bestraft. Es ist zu bedauern, daß tatsächlich von Zeit zu Zeit Bestrafungen nach diesem Paragraphen erfolgen.

Ein Arzt soll nicht nur wissentlich nichts Unrichtiges bescheinigen, er soll auch nicht fahrlässig handeln, also nichts bescheinigen, ohne sich von der Richtigkeit durch Untersuchung überzeugt zu haben.

Eine Bestrafung wegen fahrlässig abgegebenen Gutachtens sieht das Gesetz nicht vor; indessen kann der Arzt regreßpflichtig gemacht werden, wenn er jemanden, z. B. eine Versicherungsgesellschaft, durch sein Gutachten geschädigt hat. Auch sind schon in mehreren Fällen Bestrafungen von Ärzten erfolgt, weil sie ohne untersucht zu haben, etwas bescheinigten, was sich nachher als unrichtig herausstellte. Es wurde in der Unterlassung der Untersuchung bereits der Tatbestand des § 278 gefunden.

Bei der Abfassung des Gutachtens befleißige man sich der Kürze; lange theoretische Erörterungen sind nicht nötig, vor allem keine Literaturangaben. Kurz und klar entwickle man aus den festgestellten Tatsachen sein Urteil.

Das Urteil sei bestimmt. Mit einem Gutachten, das alle entfernten Möglichkeiten zuläßt, kann niemand etwas anfangen. Natürlich kann man nicht immer zu einem sicheren Schluß kommen. Dazu sind die Lehren der Medizin selbst zu unbestimmt und wechselnd. Aber in der großen Mehrzahl der Fälle wird man zu einem Urteil kommen können, wenn man den augenblicklichen Stand der Wissenschaft zugrunde legt.

Was die äußere Form der Gutachten anbelangt, so ist sie für den beamteten Arzt durch einen Ministerialerlaß wie folgt vorgeschrieben:

Jedes Attest soll enthalten:
1. Die bestimmte Angabe der Veranlassung zur Ausstellung des Attestes, des Zweckes, zu welchem dasselbe gebraucht und der Behörde, welcher es vorgelegt werden soll.
2. Die etwaige Angabe des Kranken oder deren Angehörigen über dessen Zustand.
3. Bestimmt gesondert von den Angaben unter 2 die eigenen tatsächlichen Wahrnehmungen über den Zustand des Kranken.
4. Die aufgefundenen wirklichen Krankheitserscheinungen.
5. Das tatsächlich und wissenschaftlich motivierte Urteil über die Krankheit und über die gestellten Fragen.

Es ist sehr zweckmäßig, wenn man sich auch bei nichtamtlichen Gutachten und Attesten an diese Form hält. Man gewöhnt sich dann an ein bestimmtes Arbeiten und vergißt nichts Wichtiges. Für die meisten Gutachten in Unfall- und Rentensachen für Lebensversicherungen etc. stehen bestimmte Formulare zur Verfügung.

Sehr erwünscht ist es, möglichst Fremdwörter und Fachausdrücke zu vermeiden. Die Gutachten sind meist für Laien bestimmt und deshalb müßten mindestens die Ausführungen des Gutachtens selbst, Begründung und Schlußfolgerung in verständlichem Deutsch abgefaßt sein.

Was soll ein Laie z. B. mit folgender Diagnose, die ich vor kurzem in einem Gutachten las, anfangen: ,,Ich nehme Insolation, kombiniert mit apoplektischem Insult an''?

Im Befund kann man schon eher einmal Fremdwörter verwenden, aber hat es einen Zweck, statt Rippe ,,Costa'', statt Ausatmung ,,Exspirium'' zu setzen?

Das Gutachten muß **leserlich geschrieben** sein. Wer nicht selbst schreiben kann, beauftrage einen Schreiber oder gebrauche eine Maschine. Schlechte Handschriften lesen zu müssen, ist zeitraubend und quälend. Man mute seinen Mitmenschen derartiges nicht zu.

Bei der Abgabe von Attesten an Private kann man nicht vorsichtig genug sein. Den Medizinalbeamten ist es verboten, Atteste, welche zum Gebrauch bei Behörden von Privaten eingeholt werden, an diese selbst zu verabfolgen. Die Atteste sollen an die Behörden direkt gesandt werden. Liegt noch keine Aufforderung einer Behörde vor, so stellt man am besten gar kein Attest aus, macht Notizen und wartet, bis die Aufforderung kommt.

Auch die Privatärzte sollten so vorgehen, vor allem sollte man nie Atteste an Unbekannte abgeben, da vielfach Unfug mit ihnen getrieben wird.

Gerade deshalb empfiehlt es sich, an der durch den oben erwähnten Ministerialerlaß vorgeschriebene Form festzuhalten und stets den beabsichtigten Zweck und die Behörde, für welche das Attest dienen soll, anzuführen.

B. Spezielles.

Die Gelegenheiten, bei denen ärztliche Gutachten oder Atteste auszustellen sind, sind mannigfache; alle hier zu besprechen, ist unmöglich; völlig auszuscheiden hat die Besprechung der speziellen Aufgaben des Gerichtsarztes, die den Inhalt der gerichtlichen Medizin bilden. Es soll nur auf die für den **praktischen Arzt** wichtigsten Begutachtungen eingegangen werden.

1. Gesundheitsbescheinigungen.

Recht häufig tritt die Aufgabe an den Arzt heran, eine Bescheinigung über bestehende Gesundheit auszustellen. Leichtfertig und strafbar wäre es, wollte man die Gesundheit lediglich auf das gute Aussehen und die Angaben des Bittstellers hin bescheinigen. Was man als Arzt unterschreibt und bescheinigt, muß sich auf eigene Beobachtung stützen; sonst handelt man fahrlässig, wie oben ausgeführt wurde.

Form und Inhalt der Gesundheitsbescheinigungen wird verschieden sein, je nach dem Zwecke.

Handelt es sich um Untersuchung für **Lebensversicherungsgesellschaften**, so muß eine peinlich genaue Untersuchung des ganzen Körpers und ebenso genaue Beschreibung des Befundes erfolgen. Wohl immer werden bestimmte, sehr ausführliche Formulare zugrunde gelegt.

Handelt es sich dagegen um eine Gesundheitsbescheinigung, die z. B. zwecks **Verheiratung** gewünscht wird, — erfreulicherweise werden jetzt schon öfters solche Atteste verlangt — so kann man sich viel kürzer fassen. Es kommt hier hauptsächlich auf ansteckende Krankheiten (Tuberkulose und Geschlechtskrankheiten) an. Genauere Ausführungen brauchen nicht gemacht zu werden. Es genügt die Bescheinigung, daß N. N. gesund und gegen seine Verheiratung nichts einzuwenden sei.

Wieder ganz andere Gesichtspunkte sind zu beachten, wenn es sich um Gesundheitsbescheinigung behufs **Anstellung** handelt.

Hierbei ist festzustellen, ob der Untersuchte körperlich fähig ist, den betreffenden Dienst zu leisten und ob er, wenn es sich um eine pensionsberechtigte Stellung handelt, auch voraussichtlich längere Zeit dienstfähig bleiben wird. Die Art des zu übernehmenden Dienstes muß also bei der Beurteilung eine Rolle spielen; eventuell wird großer Wert auf die Güte der Sinnesorgane oder des Nervensystems gelegt werden müssen.

Bei Anstellung von Beamten muß auch auf das Sprachorgan Rücksicht genommen werden; bei Eisenbahnangestellten auf Farbenblindheit, bei Postunterbeamten auf Fähigkeit zum Radfahren; Führer von Kraftfahrzeugen müssen eine Mindestsehschärfe von $^2/_3$ auf einem und $\frac{1}{3}$ auf dem anderen Auge und gesunde Glieder haben.

Zur Tropendiensttauglichkeit gehört vor allem ein gesundes Herz; es ist eine Impfung vorzunehmen und durch Eingeben von 1,0 g Chinin festzustellen, ob der Untersuchte Chinin vertragen kann.

2. Krankheitsbescheinigungen.

Sollen sie zur Befreiung von irgendwelchen Verpflichtungen dienen (Feuerwehr, Schöffe, Geschworene), so kommt es darauf an, ob durch das vorhandene Leiden die Ausübung der Pflicht tatsächlich unmöglich gemacht wird. Die Atteste können kurz gehalten werden.

Anders, wenn es sich um Pensionierung oder Urlaubsgesuch von Angestellten oder Beamten handelt. Hier muß die Krankengeschichte und der objektive Befund geschildert und die Notwendigkeit der Entlassung oder Beurlaubung klar gemacht werden. Zu beachten ist, daß bei Pensionierung dauernde Dienstunfähigkeit bescheinigt werden muß.

Bei der Abgabe von Bescheinigungen an Militärpflichtige soll man zurückhaltend sein. Dem beamteten Arzt ist es überhaupt verboten, für militärische Zwecke Atteste ohne Aufforderung der Behörden abzugeben. Auch Privatärzte sollten sich darauf beschränken, zu bescheinigen, an welcher Krankheit sie den Betreffenden früher behandelt haben; woran er augenblicklich leidet und ob er diensttauglich ist, wird im Aushebungstermin festgestellt. Gegebenenfalls wäre, wenn eine akute Krankheit vorliegt, zu bescheinigen, daß persönliches Erscheinen im Termin wegen Krankheit unmöglich ist. Auf anderes lasse man sich nicht ein.

Bei Beurteilung, ob Haftfähigkeit vorliegt, ist der Ministerialerlaß vom 20. Januar 1853 zu beachten, nach welchem von Verbüßung einer Strafe wegen bestehender Krankheit nur dann abgesehen werden kann, wenn von der Haftvollstreckung eine nahe, bedeutende und nicht wieder gut zu machende Gefahr für Leben und Gesundheit des zur Haft zu Bringenden zu besorgen ist.

3. Gutachten über Erwerbsfähigkeit.

Abgesehen von den Arbeiter-Versicherungs-Gesetzen, über die unten genauer zu sprechen sein wird, kommt Begutachtung der Erwerbsfähigkeit bei verschiedenen Gelegenheiten vor. So bei allen Folgen von Verletzungen, für die Schadenersatz verlangt wird. Bei Beurteilung der Erwerbsbehinderung durch eine Verletzung kommen im bürgerlichen Rechtsstreit im allgemeinen die gleichen Grundsätze zur Geltung, wie bei der Arbeiter-Unfallversicherung; doch ist hier in erhöhtem Maße Rücksicht auf den Einzelfall zu nehmen. Es kommt bei Abschätzung der Erwerbsbehinderung auf den Beruf des Verletzten an; ein Arzt wird z. B. durch Verlust des rechten Daumens in ganz anderer Weise geschädigt, als ein Oberlehrer.

Erwerbsfähigkeit kommt ferner in Betracht bei Alimentationsklagen; es kommt darauf an, festzustellen, ob der zur Unterhaltung Berechtigte sich tatsächlich infolge von Krankheit oder Alter nicht mehr selbst ernähren kann. Das Gutachten hätte den gesamten Körperzustand zu berücksichtigen.

Schließlich sind Reklamationen Militärpflichtiger zu nennen, wenn behauptet wird, daß der Gestellungspflichtige erwerbsunfähige Verwandte unterstützen müsse. In solchen Fällen stelle man nur auf Veranlassung der Behörden, nie auf privaten Wunsch Atteste aus. Nach Schilderung der Angaben und des Befundes fügt man am Schlusse des Gutachtens den Grad der Erwerbsbehinderung in Prozenten bei.

Nach der Deutschen Wehrordnung werden Reklamationsgesuche zum Zwecke der Entlassung bereits eingestellter Militärpflichtigen nur dann berücksichtigt, wenn das ärztliche Attest nachweist, daß die Arbeits-, Aufsichts- oder Erwerbsunfähigkeit des zu Unterstützenden erst nach der Einstellung des Reklamierten eingetreten ist.

4. Gutachten über Geisteszustand.

Für den praktischen Arzt kommt hauptsächlich die Überweisung Geisteskranker in Anstalten in Betracht. Zur Aufnahme in Anstalten sind zwei ärztliche Atteste nötig; soll der Kranke in einer Privatanstalt untergebracht werden, so muß der zuständige Kreisarzt das eine Attest ausstellen, das andere der behandelnde Arzt. Bei Unterbringung in staatliche Anstalten genügt das Attest des behandelnden Arztes, das amtliche Attest kann von dem Direktor der Anstalt ausgestellt werden; der Zuziehung des Kreisarztes bedarf es nicht.

Die Aufnahme in die Anstalt ist nur dann gestattet, wenn der Patient wirklich geisteskrank ist. Zur Beobachtung auf seinen Gesiteszustand darf auf ein einfaches ärztliches Attest hin niemand aufgenommen werden. Das wird zu wenig beachtet. Immer wieder müssen Kranke an der Schwelle der Anstalt abgewiesen werden, weil die ärztlichen Atteste ungenügend sind, weil nur der Verdacht der Geisteskrankheit ausgesprochen und Beobachtung empfohlen wird. Es soll möglichst vermieden werden, daß Geistesgesunde in Anstalten kommen und deshalb muß verlangt werden, daß das Bestehen der Krankheit bescheinigt wird.

Selbst die Polizei darf niemanden zur Beobachtung auf seinen Gesundheitszustand in eine Anstalt schicken. Dieses Recht steht allein den Gerichten zu und zwar sowohl in Strafsachen, wie im Bürgerlichen Rechtsstreit, z. B. bei Entmündigung; aber auch die Gerichte dürfen die Unterbringung nur auf sechs Wochen verfügen und nur dann, wenn von einem ärztlichen Sachverständigen ein diesbezüglicher Antrag gestellt wird, wenn also die Beurteilung des Gesundheitszustandes ohne Unterbringung in eine Anstalt vom Sachverständigen für unmöglich erklärt wird.

Die Unterbringung Geisteskranker in Anstalten kann gegen den Willen des Kranken erfolgen, wenn er gemeingefährlich ist, oder wenn die häusliche Pflege ungenügend ist. Bei zwangsweiser Überführung muß deshalb einer dieser Gründe in dem ärztlichen Attest angeführt werden. Nach einer neuen Entscheidung des Oberverwaltungsgerichts ist „Gemeingefährlichkeit dann anzunehmen, wenn ein öffentliches Interesse an der Unterbringung des Geisteskranken in eine Anstalt obwaltet; das Vorliegen eines solchen Interesses wird stets dann anzuerkennen sein, wenn von dem Kranken eine Störung der öffentlichen Ruhe, Sicherheit und Ordnung oder eine Gefährdung von Rechtsgütern anderer Personen zu befürchten ist".

b) Bei **Ehescheidungen** können vom Gericht Atteste des behandelnden Arztes über den Geisteszustand eines Ehegatten verlangt werden. Eine Ehe kann nach § 1569 geschieden werden, wenn ein Ehegatte in Geisteskrankheit verfallen ist, die Krankheit während der Ehe mindestens drei Jahre gedauert und einen solchen Grad erreicht hat, daß die geistige Gemeinschaft zwischen den Ehegatten aufgehoben, auch jede Aussicht auf Wiederherstellung dieser Gemeinschaft ausgeschlossen ist. Wohl immer wird bei diesen Prozessen eine spezialärztliche Begutachtung stattfinden, aber als Unterlage für den Spezialarzt wird das hausärztliche Gutachten von außerordentlichem Werte sein. Es kommt deshalb hauptsächlich darauf an, den genauen Krankheitsverlauf zu schildern und alles, was während der Behandlungszeit an krankhaften Erscheinungen beobachtet worden ist, anzuführen, damit daraus auf die Dauer der Krankheit und auf ihren Grad geschlossen werden kann.

Auf die endgültige Beurteilung kommt es weniger an, sie ruht doch in den Händen des Spezialisten und in letzter Hinsicht in dem Ermessen des Richters.

c) Sehr wichtig ist die Begutachtung von Personen, die entmündigt werden sollen. Die **Entmündigung** ist ein äußerst schwerer Eingriff in die Rechte eines Menschen; der sachverständige Arzt hat deshalb eine große Verantwortung. Zu dem Entmündigungstermin **muß** ein Sachverständiger geladen werden. Der Richter soll in dieser wichtigen Sache nicht allein entscheiden, ohne von einem Sachverständigen belehrt zu sein. Auch hier wird wohl immer der Gerichtsarzt oder ein Psychiater zugezogen. Die Aufgabe des behandelnden Arztes besteht mehr darin, das erste Gutachten zu liefern, welches vom Gericht zur Begründung des Entmündigungsantrages verlangt werden kann. Dieses Attest kann kurz gehalten sein, es soll nicht die Grundlage für die Entmündigung, sondern nur für die Einleitung des Verfahrens bilden. Es genügt deshalb nach kurzer Schilderung der hauptsächlichsten Krankheitserscheinungen zu erklären, daß die Person geisteskrank oder geistesschwach sei und deshalb ihre Angelegenheiten nicht besorgen könne (§ 6 des BGB.); auseinanderzusetzen, was unter Geisteskrankheit und Geistesschwäche zu verstehen ist, ist hier nicht der Ort.

Alle Entmündigungsgutachten unterliegen (ebenso wie alle Obduktionsprotokolle) einer Revision durch die Medizinalkollegien und zwar nicht nur die Gutachten der beamteten Ärzte, sondern auch die der Privatärzte. Die Revisionsbemerkungen werden den beteiligten Ärzten mitgeteilt.

5. Die Arbeiter-Versicherungsgesetze.

(Reichs-Versicherungsordnung.)

Geschichtliches:

Am 17. November 1881 erschien die berühmt gewordene Kaiserliche Botschaft Wilhelm I.; durch sie wurde eine neue Ära der sozialen Gesetzgebung angekündigt, welche eine Heilung der sozialen Schäden durch Förderung des Wohls der Arbeiter bezwecken sollte.

Am 15. Juni 1883 wurde das erste Gesetz erlassen, das Krankenversicherungsgesetz.

Es folgten am 6. Juli 1884 das Unfallversicherungsgesetz, am 22. Juni 1889 das Invalidenversicherungsgesetz.

In den nächsten Jahren erschienen noch einige ergänzende Gesetze.

1891 wurde die Gesetzgebung abgeschlossen. Nachdem die Gesetze 20 Jahre in Geltung waren, wurden sie verbessert, erweitert und im Jahre 1911 in der Reichsversicherungsordnung zusammengefaßt.

Der Arzt hat mit diesen Gesetzen so viel zu schaffen, daß er wenigstens ungefähr wissen muß, wann sie erlassen wurden.

Man merke sich: 10 Jahre nach Errichtung des Deutschen Reiches 1881 Kaiserliche Botschaft,

in den nächsten 10 Jahren Ausbau der sozialen Gesetzgebung, Abschluß 1891;

nach weiteren 20 Jahren 1911 Reichsversicherungsordnung.

Die Reichsversicherungsordnung umfaßt die Kranken-, die Unfall- und die Invalidenversicherung. Über die Organisation und die wichtigste Bestimmung dieser Gesetze muß der Arzt orientiert sein; im Folgenden soll deshalb das Wichtigste mitgeteilt werden.

a) Die Krankenversicherung.

Zweck. In früherer Zeit bedeutete jede Krankheit eines Arbeiters einen schweren Schicksalsschlag für die ganze Familie. Letztere war auf den täglichen Verdienst des Mannes angewiesen; fiel dieser aus, so kam die Familie in Not und Elend und fiel, wenn die Krankheit länger dauerte, der Armenverwaltung zur Last. Diesem Übelstand soll die Krankenversicherung abhelfen: während der Krankheit des Ernährers soll für ihn und die Familie gesorgt werden.

Nach der RVO. sind versicherungspflichtig alle in Industrie, Handwerk, Handel, Landwirtschaft, im häuslichen Dienst gegen Lohn ständig oder auch nur vorübergehend beschäftigte Personen, ferner die Hausgewerbetreibenden, endlich Beamte, Handlungs-, Apothekergehilfen, Lehrer und Erzieher, deren Jahresarbeitsverdienst 2500 Mk. nicht übersteigt. Die Zahl der Versicherten betrug 1904 $11\frac{1}{2}$ Millionen, 1909 13 Millionen. Nach Inkrafttreten der Reichsversicherungsordnung wird die Zahl der Versicherten erheblich steigen.

Organisation der Krankenkassen: Träger der Krankenversicherung sind die Ortskrankenkassen, und für die landwirtschaftlichen Arbeiter, Dienstboten und Hausgewerbetreibende die Landkrankenkassen. Neben ihnen können besondere Bezirks- oder Innungskrankenkassen für einzelne Betriebe oder Gewerbe zugelassen werden, wenn sie den Bestand der allgemeinen Orts- oder Landkrankenkasse nicht gefährden und eine bestimmte Anzahl von Mitgliedern haben.

Die Krankenkasse wird von einem Vorstand geleitet, der zu zwei Dritteln von den Arbeitnehmern, zu einem Drittel von den Arbeitgebern gewählt wird (entsprechend der Beitragsleistung). Der Vorsitzende kann nur mit Übereinstimmung beider Gruppen, der Arbeitgeber und Arbeitnehmer, berufen werden; wird keine Einigung erzielt, so wird ein Vorsitzender von der Aufsichtsbehörde bestellt.

Die Krankenkassen haben volle Selbstverwaltung, können also auch mit Ärzten Verträge abschließen. Nach der RVO. muß den Kranken die Auswahl zwischen mindestens zwei Ärzten freistehen. Die Ärzte erstreben bekanntlich völlig freie Ärztewahl.

Ist es der Kasse unmöglich, mit einer ausreichenden Zahl von Ärzten Verträge abzuschließen, so darf sie mit Zustimmung des Oberversicherungsamts an Stelle der Krankenpflege eine bare Leistung von zwei Dritteln des Krankengeldes gewähren und dem Kranken überlassen, sich auf eigene Kosten behandeln zu lassen.

Die Leistungen der Kasse bestehen mindestens in Krankenhilfe (ärztlicher Behandlung, Lieferung von Arznei und kleinen Heilmitteln, wie Brillen und Bruchbändern) und Krankengeld, ferner in Wochenhilfe für Wöchnerinnen und Sterbegeld. Durch die Satzung können die Leistungen erheblich vermehrt werden, doch dürfen die Beiträge nicht $4\frac{1}{2}$ % des Grundlohnes übersteigen. Durch die Satzung kann die Versicherung auch auf die Familien ausgedehnt werden.

Die ärztlichen Aufgaben bei der Krankenversicherung sind verhältnismäßig einfache, sie sind aber sehr wichtig; gerade durch das Krankenversicherungsgesetz ist die Stellung des Arztes den Kranken gegenüber eine ganz andere geworden als früher; denn in seinen Händen liegt die Entscheidung, ob der Kranke Ansprüche an die Kasse machen kann oder nicht.

Wer „krank" ist, hat Anspruch auf freie ärztliche Behandlung und Arznei. Unter Krankheit versteht man eine Störung des Gesundheitszustandes, welche ihrer Natur nach ärztliche Hilfeleistung oder die Anwendung von Heilmitteln oder eine besondere Pflege verlangt. Es ist allgemein bekannt, daß Kassenmitglieder heutzutage um jede Kleinigkeit zum Arzt laufen; diesem Unfug sollte der Arzt steuern, indem er die Betreffenden abweist; wenn sie keiner ärztlichen Hilfe oder Arznei bedürfen, sind sie auch nicht zum freien Bezug derselben berechtigt, weil sie nicht „krank" sind.

Wer wirklich im oben genannten Sinn krank ist, hat Anspruch auf Krankenpflege, nicht aber auf Krankengeld. Dazu gehört auch Arbeitsunfähigkeit.

Arbeitsunfähig im Sinne des Krankenversicherungsgesetzes ist ein Kranker, der seiner bisherigen Tätigkeit, auf Grund deren er versichert ist, oder einer ähnlichen nicht mehr nachgehen kann, entweder weil er dazu unfähig ist, oder weil er seinen Zustand verschlimmern würde. Es kann nicht von ihm verlangt werden, wie es bei der Invalidenversicherung geschieht, daß er seine Stellung aufgibt und andere Arbeit, die ihm fern liegt, die er aber trotz Krankheit verrichten könnte, übernimmt. Bezieht er Krankengeld, so darf er keinerlei Arbeit verrichten; er würde sonst Vorteil von der Krankheit haben und die Simulation würde gefördert werden.

Die Berechtigung zum Bezug von Krankengeld hört auf, sobald jemand nicht mehr arbeitsunfähig ist, selbst wenn er noch krank ist; sie hört aber auch auf, sobald er nicht mehr krank ist, selbst wenn er zu der bisherigen Arbeit nicht mehr fähig ist. Beispiel:
Ein Schlosser verletzt sich am linken Daumen; die Wunde muß verbunden werden, der Mann ist also krank; er kann aber noch Schlosserarbeiten verrichten und bezieht deshalb kein Krankengeld. Die Wunde entzündet sich; er könnte zwar weiter arbeiten, aber es besteht Gefahr, daß sich der Zustand bei der Art der Arbeit verschlimmert; er ist deshalb arbeitsunfähig und bezieht Krankengeld; denn es kann von ihm billigerweise nicht verlangt werden, daß er eine andere Arbeit, z. B. als Laufbursche übernimmt. Der Finger muß schließlich amputiert werden und die Wunde heilt völlig aus. Jetzt ist er zwar zu seiner bisherigen Arbeit nicht mehr imstande, aber er ist nicht mehr krank; er ist deshalb zum Bezug von Krankengeld nicht mehr berechtigt und muß sich nach einem anderen Beruf umsehen. Vielfach findet man die Anschauung, daß im letzten Falle die Kasse 26 Wochen lang Unterstützung gewähren müsse; das ist aber nach dem Gesagten falsch; zur Unterstützungsberechtigung gehört Krankheit und Arbeitsunfähigkeit.

b) Die Unfallversicherung.

Ebenso wie die Krankenversicherung bedeutet auch die Unfallversicherung einen großen sozialen Fortschritt. Nach früherem Recht haftete der Arbeitgeber für Unfälle seiner Arbeiter nur dann, wenn ihn eine Schuld traf; nach dem Haftpflichtgesetz von 1871 war er auch haftbar, wenn der Unfall durch Verschulden eines seiner Beamten entstanden war; in allen anderen Fällen aber trat niemand für den Verletzten ein. Auch wenn das Haftpflichtgesetz in Betracht kam, konnte der Verletzte sein Recht meist erst nach langwierigen Prozessen erkämpfen. Es ergab sich deshalb die Notwendigkeit, alle Arbeiter gegen jede Art von Unfall, auch gegen selbstverschuldete zu versichern, und so wurde das Unfall-Versicherungsgesetz geschaffen.

Der Zweck des Gesetzes ist, jeden durch die Folgen eines Unfalles bedingten Verlust an Verdienst zu ersetzen.

Versichert sind nicht die einzelnen Arbeiter, sondern die Betriebe, in welchen Arbeiter angestellt sind. Jeder, der in einem solchen versicherten Betrieb arbeitet, einerlei, ob ständig oder vorübergehend, einerlei, ob gegen Lohn oder aus Gefälligkeit, genießt die Vorteile der Versicherung, es muß nur nachgewiesen werden, daß er in dem Betrieb und zum Besten des Betriebes gearbeitet hat. Auch ein Schulknabe, der auf dem Lande dem Nachbarn aus Gefälligkeit beim Kartoffellesen hilft, ist gegen Unfälle, die ihn bei dieser Arbeit treffen, versichert. Der Kreis der Versicherten ist also viel größer, als bei der Krankenkasse. 1909 waren 23 Millionen gegen Unfall versichert, also 10 Millionen mehr als gegen Krankheit. Die Beiträge werden lediglich von den Unternehmern gezahlt; dafür ist ihre Haftpflicht dem Arbeiter gegenüber abgelöst. Die Gefahren sind bei den einzelnen Berufen verschieden. Deshalb sind die Berufe zu Genossenschaften vereinigt, die alle Betriebe innerhalb des einen Berufes umfassen und für sich die Höhe der Beiträge feststellen und die Renten bewilligen. Diese „Berufsgenossenschaften" werden von einem gewählten Vorstand verwaltet.

Entschädigung wird nur gewährt für Unfälle im Betrieb. Der Betrieb selbst braucht nicht an dem Unfall schuld zu sein, sondern nur die Tätigkeit in dem betreffenden Betrieb. Gleitet ein Arbeiter auf dem Fabrikhof aus, so handelt es sich um einen Betriebsunfall. Gleitet er auf dem Heimweg aus, so liegt kein Betriebsunfall vor, denn er war nicht mehr im Betrieb tätig. Fällt dagegen ein Landwirt auf dem Heimweg vom Feld und verletzt sich, so liegt ein Betriebsunfall vor, denn das Fahren zum Felde und nach Hause gehört zur landwirtschaftlichen Betriebstätigkeit.

Zu entscheiden, ob ein Betriebsunfall vorliegt, ist nicht Sache des Arztes, sondern der Genossenschaft. Interessant ist eine statistische Mitteilung über die Häufigkeit der Unfälle, die ich bei Brandis (Was man von der Reichsversicherung der Arbeiter und Angestellten wissen muß. Berlin-Lichterfelde, Gesetzverlag, Schulze & Co. 1912) fand:

„Die meisten Unfälle geschahen bei den gewerblichen Berufsgenossenschaften durch Motore, Fall von Leitern und Zusammenbruch von Bauwerken oder Vorrichtungen; in den land- und forstwirtschaftlichen Betrieben durch Fall von Leitern, durch Fuhrwerke und durch Tiere. Die schlimmsten Unfalltage sind die Montage; am Dienstag sinkt die Unfallzahl bedeutend, bleibt ungefähr so am Mittwoch, um alsdann wieder langsam zu steigen und am Sonnabend fast die Höhe der am Montag zu erreichen."

Die Leistungen der Genossenschaften bestehen in jährlichen Renten, deren Höhe sich nach der durch die Unfallfolgen bedingten Erwerbsbehinderung richtet. Es wird lediglich bezweckt, den Ausfall an Verdienst zu ersetzen, aber kein Schmerzensgeld oder Ähnliches gewährt. Die Zahlung der Renten beginnt erst mit Beginn der 14. Woche. Von diesem Zeitpunkt an sind die Berufsgenossenschaften auch zur Übernahme der Krankenpflege verpflichtet.

Die Vollrente wird nach dem Jahresverdienst berechnet; sie beträgt zwei Drittel des letzteren. Sie wird bei gewerblichen Arbeitern nach der Lohnliste festgestellt, für landwirtschaftliche Arbeiter wird ein durchschnittlicher Verdienst für die einzelnen Bezirke festgesetzt. Bedarf ein Verletzter fremder Wartung, so kann die Rente bis auf den vollen Jahresverdienst erhöht werden.

Außer der eigentlichen Unfallrente wird eine Angehörigenrente bewilligt, wenn der Verletzte infolge des Unfalls gestorben ist und solange er wegen Unfallfolgen in einem Krankenhause untergebracht ist. Endlich wird ein Sterbegeld gewährt.

Die Leistungen werden nur dann zugebilligt, wenn der Arbeiter im Betrieb einen „Unfall" erleidet. Unter einem Unfall versteht man ein von außen plötzlich auf den Körper einwirkendes Ereignis, welches eine Schädigung des Körpers zur Folge hat. Nicht jede durch oder im Betrieb entstandene Schädigung des Körpers ist ein Unfall. Auf das plötzliche des Ereignisses ist der entscheidende Wert zu legen. Erkrankt der Körper durch eine längere dauernde Schädigung, die vielleicht direkt durch den Betrieb verursacht ist, so liegt kein Unfall, sondern eine Gewerbekrankheit, die nicht entschädigt zu werden braucht, vor. Über den Begriff des „Unfalles" muß man sich klar sein, will man ein Gutachten in Unfallangelegenheiten abgeben. Der Begriff ist gesetzlich festgelegt; plötzlich muß das Ereignis eingewirkt haben, sonst handelt es sich nicht um einen Unfall, sondern um eine Krankheit; es ist also nicht der persönlichen Auffassung des einzelnen Arztes überlassen, ob er einen Unfall annehmen will oder nicht.

Die Aufgaben des Arztes bei der Durchführung des Unfallgesetzes sind sehr mannigfaltig. Die Genossenschaften können die Mithilfe der Ärzte nicht entbehren; denn festzustellen, ob ein Leiden Folge eines Unfalles ist und in welchem Grad ein Leiden die Erwerbsfähigkeit eines Menschen beeinträchtigt, ist nur einem Arzt möglich.

Der Arzt hat auch hier nicht die Entscheidung zu fällen, sondern er hat dem Genossenschaftsvorstand nur die nötigen Unterlagen zu verschaffen. Der Gutachter soll ein klares Bild von der Art der Verletzung und ihren Folgen, sowie von dem Grad der Erwerbsbeschränkung geben. Die Aufgaben sind so schwierig, daß ich sie im einzelnen kurz besprechen muß.

Am wichtigsten ist es, den objektiven Befund genau zu schildern; er bildet die Grundlage des ganzen Verfahrens. Er ist nicht nur für die festsetzenden Behörden von Wichtigkeit, sondern ist im Streitverfahren die Hauptunterlage für alle späteren Gutachten. Hier gilt vor allem das im allgemeinen Teil Gesagte. Man sei nicht weitschweifig, schreibe keine klinische Krankengeschichte; aber alles, was für die Beurteilung wichtig ist, muß im Befund enthalten sein. Vor allem bringe man Positives, nicht unbestimmte Urteile, sondern wenn möglich zahlenmäßige Angaben. Beugungsbehinderungen von Gelenken sind in Graden anzugeben. Schwellungen oder Schwund von Muskeln nach Zentimetern durch Messung des Umfanges der Glieder. Dabei sind absolute Zahlen ganz wertlos, da jeder Gutachter anders mißt. Nur der Vergleich zwischen beiden Seiten und die gefundene Differenz ist von Wert.

Da erfahrungsgemäß bereits bestehende Leiden häufig auf einen Unfall zurückgeführt werden, so achte man schon bei den ersten Untersuchungen auf alte Leiden, so auf Lungenkrankheit, Plattfüße, Krampfadern, Wanderniere, Uterusvorfällen, chronische Gelenkveränderungen etc. Werden diese Leiden gleich im ersten Gutachten erwähnt, so können sie später von dem Verletzten nicht als Unfallfolge hingestellt werden. Nötig ist es natürlich, daß im objektiven Befund kenntlich gemacht wird, was Unfallfolge und was altes, zufällig gefundenes Leiden ist. Sonst kann es vorkommen, daß auf Grund eines im Befund erwähnten Leidens, das vom Arzt gar nicht als Unfallfolge aufgefaßt war, eine Rente bewilligt wird, die nie wieder entfernt werden kann, wenn der Festsetzungsbeschluß rechtskräftig geworden ist.

Der objektive Befund ist recht häufig dürftig, ja ich habe genug Gutachten gesehen, die überhaupt keinen objektiven Befund enthielten und in denen doch Gewährung von Renten vorgeschlagen wurde.

Es ist selbstverständlich, daß eine Rente nur auf den Befund hin vorgeschlagen werden kann, der nach 13 Wochen erhoben worden ist. War Patient schon vorher aus der Behandlung entlassen, so muß er noch einmal untersucht werden, ehe das Gutachten gestellt wird; denn nur für die nach der 13. Woche bestehenden Unfallfolge soll er entschädigt werden. Diese Untersuchung geschieht nach meinen Erfahrungen nicht immer. Ich halte die Unterlassung für eine Fahrlässigkeit.

Genaue Angaben über den Sitz von krankhaften Erscheinungen, z. B. von Rippenbrüchen, schmerzhaften Druckpunkten an der Wirbelsäule oder am Bauch sind auch deshalb notwendig, damit man bei Nachuntersuchungen feststellen kann, ob Veränderungen eingetreten sind, ob die früher geklagten Beschwerden wirklich noch vorhanden sind. Ich habe bei Nachuntersuchungen häufig erlebt, daß ganz andere Rippen oder Wirbel als gebrochen und schmerzhaft angegeben wurden, als in dem Gutachten angegeben war; ja ich habe mehrere Male erlebt, daß die Verletzten die falsche Extremität als verletzt angaben. Also je genauer und bestimmter die Angabe in den ersten Gutachten, um so leichter sind spätere Veränderungen nachzuweisen.

Der Nachweis des Zusammenhangs zwischen Unfall und gefundenen Veränderungen ist in den meisten Fällen besonders bei äußeren Verletzungen leicht, kann aber auch recht schwer sein. Er gehört zu den Aufgaben des Gutachters und es ist durchaus unrichtig, wenn einzelne Gutachter der genauen Beantwortung der Frage aus dem Weg gehen, indem sie ohne weitere Begründung sagen, „es ist möglich, daß ein Zusammenhang besteht". Für den Gutachter ist das zwar sehr einfach, aber diese Äußerung ist ganz wertlos.

Nach Entscheidungen des Reichsversicherungsamtes genügt die einfache Möglichkeit des Zusammenhangs nicht zur Gewährung einer Rente.

Zwar „bedarf es eines zwingenden Beweises für den ursächlichen Zusammenhang nicht .... es genügt eine hohe Wahrscheinlichkeit .... aber das Vorhandensein einer bloßen Möglichkeit, bei welcher die Möglichkeit der Wahrscheinlichkeit des Gegenteils in gleicher Weise bestehen bleibt, kann zur Begründung eines Urteils nicht als ausreichend erachtet werden."

Es ist also Pflicht des Arztes, in einem zweifelhaften Fall auf die Frage des Zusammenhangs einzugehen und die Gründe anzuführen, aus denen mindestens „eine hohe Wahrscheinlichkeit" des Zusammenhangs hervorgeht.

Es wäre sehr erwünscht, wenn bei Beantwortung dieser Fragen mit etwas mehr Kritik vorgegangen und nicht jede körperliche Veränderung, die man nach einem Unfall findet, als Folge des Unfalles hingestellt würde. Nur dann soll man den Zusammenhang anerkennen, wenn man davon überzeugt ist, daß die gefundenen Veränderungen ohne den Unfall nicht vorhanden wären.

Diejenigen Ärzte, welche die Neigung haben, sich zum Anwalt ihrer Patienten zu machen, sollten sich auch einmal auf den gegnerischen Standpunkt stellen; sie sollten sich z. B. einmal in die Lage hineindenken, sie selbst seien infolge des Haftpflichtgesetzes für die gefundenen Schäden haftbar, und sollten sich die Frage vorlegen, ob sie dann die Verurteilung zur Zahlung einer Rente für Recht halten würden. Man muß den Standpunkt beider Parteien berücksichtigen und wirklich ganz objektiv unbekümmert um die persönlichen Beziehungen zu dem Verletzten, unbekümmert um dessen bedürftige Lage sein Gutachten abgeben.

Der Grundsatz „in dubio für den Angeklagten" ist im Strafverfahren durchaus berechtigt; denn wenn auch einmal ein Schuldiger straflos ausgeht, so wird durch die Freisprechung niemand geschädigt. „In dubio für den Verletzten" ist aber im Rentenverfahren ein ganz falscher Standpunkt; denn bei seiner Anwendung wird die Gegenpartei, welche zahlen muß, geschädigt. Vor Gericht muß jeder Kläger seine Ansprüche beweisen; wer das nicht kann, wird abgewiesen; das ist allgemein anerkanntes Recht; warum soll es beim Rentenfestsetzungsverfahren anders sein? Nur

weil der Gutachter denkt, die Berufsgenossenschaften hätten viel
Geld und es käme auf eine Rente mehr oder weniger nicht an?
Das ist kein unparteiischer Standpunkt. Was man am eigenen
Leibe nicht erleben möchte und als Unrecht empfinden würde,
soll man auch anderen nicht antun.

Die Frage nach dem Zusammenhang zwischen Unfall und
Krankheit wird zweifellos von vielen Ärzten nicht mit der genügenden Gründlichkeit behandelt. Besonders im Anfang, als noch
größte Unsicherheit herrschte, war man zur Bejahung des Zusammenhangs sehr geneigt. Zwar ist auch jetzt noch die Beurteilung zweifelhafter Fälle eine recht verschiedene, doch haben sich
bei den Fällen, die immer wiederkehren, gewisse Grundsätze ausgebildet, nach denen man sich bei der Beurteilung des Zusammenhangs richtet. Gewisse Bedingungen müssen erfüllt sein, soll der
Zusammenhang anerkannt werden.

Bekannt sind die Forderungen, welche das Reichsversicherungsamt zur Anerkennung von Eingeweidebrüchen aufgestellt hat.

Der Verletzte muß sofort heftige Schmerzen geäußert und deshalb
mindestens am nächsten Tag einen Arzt zugezogen haben. Letzterer muß
bescheinigen, daß er objektive Zeichen dafür gefunden hat, daß Verletzter
wirklichen Schmerz hatte, ferner daß der äußere Befund nicht gegen die
Annahme eines plötzlich entstandenen Bruches spricht. Ferner muß die
Arbeit, bei der der Bruch austrat, den Rahmen der gewöhnlichen Betriebsarbeit wesentlich überschritten haben.

Ähnliche Forderungen muß man stellen, bei der Anerkennung
einer Muttersenkung (Scheidensenkung ist nach meiner Ansicht nie Unfallfolge): außergewöhnliche, über den Rahmen der
gewöhnlichen Arbeit hinausgehende Anstrengung, sofortige starke
Schmerzen im Unterleib, welche Arzt und Patientin auf eine
Schädigung im Unterleib hinweisen, Uterusblutungen oder wenigstens Schwellungen und Druckempfindlichkeit in der Umgebung
des Uterus und der Scheide. Wird erst nach Wochen oder Monaten zufälligerweise ein Prolaps oder eine Knickung entdeckt, so
sind sie grundsätzlich als Unfallfolgen abzulehnen.

Auch von der Wanderniere gilt ähnliches. Plötzliche starke
Verlagerung der Niere ohne Zerreißung der Bänder und Blutgefäße
ist undenkbar; die eigentliche Wanderniere kann also keine Unfallfolge sein.

Lockerung der Nieren wäre möglich, aber auch nur unter
Gewebszerreißungen; ist die Lockerung also wirklich Folge des
Unfalls, so müssen wir ein schweres Krankheitsbild mit Schmerzen
in der Nierengegend, Blutharn etc. haben. Zufällig nach Monaten
gefundene bewegliche Nieren sind, wenn nicht von vornherein
die Beschwerden auf eine Beteiligung der Nieren hinweisen, als
Unfallfolge abzulehnen.

Krampfadern findet man häufig als Unfallfolge angegeben.
Nach meinen Erfahrungen entstehen sie nicht plötzlich nach Verletzung, sondern allmählich aus ganz anderen Ursachen; ich fand
bei den vielen Nachuntersuchungen Unfallverletzter, die ich vorgenommen habe, Krampfadern ebenso oft am verletzten, wie am
gesunden Bein. Der beste Beweis, daß Unfälle keinen Einfluß
auf ihre Entwicklung haben.

Tumoren nach Verletzungen sind außerordentlich selten. Ob
wirklich Sarkom oder Krebs nach einmaliger Verletzung entstehen kann, ist sehr zweifelhaft. Meist hat wohl die Geschwulst
in den Anfängen, unbemerkt vom Patienten, bestanden, und durch

Die Gutachtertätigkeit des Arztes. 537

den Unfall ist letzterer erst auf die kranke Stelle aufmerksam geworden.

Ähnlich liegen die Verhältnisse nach meiner Ansicht in den meisten Fällen von traumatischen **Knochen- oder Gelenktuberkulosen.**

In allen diesen Fällen sollte man den Zusammenhang nur dann annehmen, wenn die Verhältnisse des einzelnen Falles tatsächlich den Zusammenhang sehr wahrscheinlich machen, nicht aber, „weil es allgemein bekannt ist", daß nach Verletzungen sich oft Knochentuberkulose entwickelt. Die Lehre von der traumatischen Knochentuberkulose bedarf nach meinen Erfahrungen einer gründlichen Revision.

Lungenblutungen und **Gehirnblutungen** sind nur dann Unfallfolge, wenn Lunge und Gehirn direkt von einer Gewalt getroffen wurden, oder wenn die Anstrengung, bei welcher der Schlaganfall oder der Blutsturz auftrat, eine ganz außergewöhnliche, **plötzliche** gewesen ist.

Tritt die Blutung bei der gewöhnlichen Betriebsarbeit ein, so handelt es sich um ein natürliches Ereignis im Verlauf einer Krankheit. Nicht die Arbeit, sondern die Krankheit ist die Ursache der Blutung. Infolge der Krankheit war der Körper der gewöhnlichen Arbeit nicht mehr gewachsen; die Blutung hätte ebensogut bei anderer Gelegenheit (Husten, Stuhlgang) eintreten können.

Ein weitere Aufgabe des Gutachters ist die **Schätzung der Erwerbsbehinderung:**

Nur wer völlig erwerbsunfähig ist, erhält die Vollrente; wer seine Erwerbsfähigkeit nur zum Teil eingebüßt hat, erhält nur eine Teilrente, die dem Grad der Erwerbsunfähigkeit entspricht. Hat jemand die Hälfte der Erwerbsfähigkeit verloren, so erhält er die halbe Vollrente, also 50%, für den Verlust eines Viertels der Erwerbsfähigkeit 25% Rente etc.

Die Erwerbsbehinderung wird deshalb in **Prozenten** abgeschätzt; im Laufe der Zeit haben sich Normen ausgebildet. Für einzelne, immer wiederkehrende Schädigungen sind bestimmte Sätze festgesetzt. Sie geben einen Anhalt zur Abschätzung ähnlicher Schäden.

Im Folgenden gebe ich die Anhaltspunkte, die von der Landwirtschaftlichen Berufsgenossenschaft H. N. aufgestellt sind:

	In Prozenten der Rente für völlige Erwerbsunfähigkeit:			
	—		nach Gewöhnung:	
	Rechts	Links	Rechts	Links
1. Verlust beider Arme	100%			
2. „ des ganzen Armes	75%	60%		
3. „ des Vorderarmes	75%	60%		
4. „ beider Hände	100%			
5. „ der Hand	75%	60%	66²/₃%	50%
6. „ sämtlicher Finger	75%	60%	60%	50%
7. „ des ganzen Daumens ausschließlich des Mittelhandknochens	30%	25%	25%	15%
8. Verlust eines Teiles des Daumens a) wenn mindestens die Hälfte des Grundgliedes erhalten ist	20%	15%	15%	10%
b) wenn nur das Endglied verloren ist	15%	10%	10%	0%

	In Prozenten der Rente für völlige Erwerbsunfähigkeit:		nach Gewöhnung:	
	Rechts	Links	Rechts	Links
9. Verlust des ganzen Zeigefingers ...	15%	10%	10%	0%
10. Verlust des ganzen Mittelfingers ...	10%	10%	0%	0%
11. Verlust des ganzen Goldfingers ...	10%	10%	0%	0%
12. Verlust des ganzen Kleinfingers ...	0%	0%	0%	0%
(9—12 ausschließlich des Mittelhandknochens)				
13. Verlust von Endgliedern dieser Finger oder deren Teilen	0%	0%	0%	0%

		nach Gewöhnung
14. Verlust beider Beine	100%	
15. „ eines Beines aus der Hüfte	85%	
16. „ eines Beines unter der Mitte des Oberschenkels	66⅔—75%	
17. Verlust eines Beines im Unterschenkel	50%	
18. „ eines Fußes, wenn der Stumpf als Stütze dient	40%	
19. Verlust eines Vorderfußes	30%	
20. „ aller Zehen eines Fußes	20%	10%
21. „ der großen Zehe	10%	0%
22. „ einer der anderen Zehen	0%	
23. „ zweier der anderen Zehen	10%	0%

Schäden eines Beines, welche noch ein selbständiges Gehen ohne Stock erlauben, sind kaum über 30%, solche, welche das Gehen ohne Stock überhaupt unmöglich machen, bis zu 60% zu schätzen

			nach Gewöhnung	
	Rechts	Links	Rechts	Links
24. Völlige Versteifung des Schultergelenks	40%	30%	30%	25%
25. Teilweise Versteifung des Schultergelenks mit Erheben des Armes zur Horizontalen	30%	20%	20%	15%
26. Versteifung des Ellenbogengelenks in rechtwinkliger Stellung	25%	20%		
27. Versteifung des Ellenbogengelenks in stumpfwinkliger oder gestreckter Stellung	40—60%	30—50%		
28. Völlige Versteifung des Handgelenks	40%	30%	20%	15%
29. Völlige Versteifung des Kniegelenks in gestreckter Stellung	40%		20—30%	
30. Völlige Versteifung des Kniegelenks in Winkelstellung, je nach Stellung	20—50%			
31. Völlige Versteifung des Fußgelenks je nach Stellung	20—35%			

32. Verlust (Erblinden) beider Augen	100%
33. „ „ eines Auges	25%
34. „ des Gehörs	
a) einseitig	0%
b) beiderseitig	50%

	Links
35. Leistenbruch ohne Komplikation (durch Bruchband zurückgehalten)	10%
36. Bauchbruch (nur nach direkter Verletzung der Bauchdecke, je nach Größe	10—30%

Bei der Abschätzung der Erwerbsbehinderung ist zu bedenken, daß nach dem Gesetz nur der wirkliche Ausfall an Verdienst ersetzt werden soll. Hat jemand nur einen kleinen Schaden, so wird ein wirklicher Verlust nicht bedingt und es hat keinen Zweck, eine Rente von einigen Prozenten zu empfehlen. Das Reichsversicherungsamt hat entschieden, daß Renten unter 10% überhaupt nicht bewilligt werden sollen, da eine so geringe Erwerbsbehinderung keine wirtschaftliche Bedeutung habe. Dasselbe gilt aber auch von den kleinen Renten von 10 und 15%, die nur für ein paar Monate empfohlen werden. Diese kleinen Renten haben sich zu einem Krebsschaden an unserem Volkskörper entwickelt und es muß erstrebt werden, sie möglichst zu entfernen, oder besser, sie von vornherein nicht zu gewähren. Die kleinen Renten dienen häufig nur dazu, den Patienten zu beruhigen, sie schaden aber, denn die Rentensucht wird dadurch systematisch großgezogen. Hier müßten die Ärzte helfen, sie müßten die Rentensucht im Keim ersticken, indem sie alle unberechtigten Ansprüche abweisen und kleine Renten von ein paar Mark überhaupt nicht vorschlagen. Nur durch Beseitigung der großen Zahl kleiner Renten kann es erreicht werden, daß unser Volk moralisch keinen dauernden Schaden nimmt.

Wenn die Erwerbsfähigkeit sich wieder hebt, wenn also wesentliche Besserung eintritt, kann die Rente gemindert oder aufgehoben werden. Der Gutachter hat deshalb die Frage zu beantworten, ob und wann Besserung zu erwarten sei; bezüglich der Prognose sei man nicht zu pessimistisch. Die Erfahrung hat gezeigt, daß im Laufe der Zeit auffallende Besserungen selbst bei schweren Verletzungen eintreten. Bei frischen Verletzungen warte man nicht zu lange mit der Nachuntersuchung; bei alten seit Jahren bestehenden Schäden hat es andererseits gar keinen Zweck, nach jedem Vierteljahr nachzusehen.

Zur Herabsetzung der Rente ist der Nachweis einer wesentlichen Besserung notwendig. Neuerdings wird vom Reichsversicherungsamt auch in der Angewöhnung an einen Dauerzustand eine wesentliche Besserung im Sinne des Gesetzes erblickt, so daß selbst bei Verlust ganzer Finger die Rente nach Gewöhnung entzogen werden kann.

Rentenherabsetzungen um 5% oder weniger sind vom Reichsversicherungsamt nur dann für zulässig erklärt worden, wenn die bisher gewährte Rente gering war und nicht mehr als 20% betrug; in diesen Fällen ist im Verhältnis zu dem geringen Schaden schon eine Besserung von 5% als wesentlich zu betrachten.

Wie oben auseinandergesetzt, richtet sich die Höhe der Rente nach dem Jahresarbeitsverdienst; für die landwirtschaftlichen Arbeiter wird eine Durchschnittssumme als Jahresverdienst in den einzelnen Bezirken festgesetzt. Diese Summe wird nur als Verdienst des gesunden, vollerwerbsfähigen Arbeiters angenommen. In der Landwirtschaft arbeiten aber alle Familienmitglieder, auch die schwächlichen und alten, die nicht mehr voll arbeitsfähig sind. Diese können, wenn sie einen Unfall erleiden, nicht so hohe Renten beanspruchen, wie ein voller Arbeiter; sie verdienten vor dem Unfall weniger, verlieren also durch den Unfall auch weniger. Es muß deshalb bei landwirtschaftlichen Arbeitern, die irgend einen Schaden haben oder schon altersschwach sind, die **Erwerbsfähigkeit vor dem Unfall** festgestellt und eine dahingehende Untersuchung vorgenommen werden.

Der **Simulation** muß energisch entgegengetreten werden. Es wird viel simuliert, vor allem stark übertrieben, weniger von den gewerblichen Arbeitern, denn deren Arbeitsunfähigkeit läßt sich nachher, wenn sie die Arbeit wieder aufgenommen haben, leicht feststellen, aber im großen Maßstab von der ländlichen Bevölkerung, die nicht kontrolliert werden kann. Man braucht nicht in jedem Unfallverletzten einen Simulanten zu sehen, andererseits soll man sich aber auch nicht täuschen lassen, sondern durch genaue Untersuchung feststellen, inwieweit die vorgebrachten Klagen berechtigt sind und was Übertreibung ist. Mit ein wenig Geschick und Übung gelingt es meist leicht, Simulanten und Übertreiber zu entlarven, besonders wenn man durch Zwischenfragen ihre Aufmerksamkeit ablenkt.

c) **Die Invaliden- und Hinterbliebenenversicherung.**

Versicherungspflichtig sind alle über 16 Jahre alten, gegen baren Lohn beschäftigte Arbeiter, die Angestellten mit einem Gehalt bis zu 2000 Mk., ferner Handlungsgehilfen und Lehrlinge, Apothekergehilfen und -Lehrlinge, endlich die Lehrer; letztere dann nicht, wenn sie selbst nach der Pensionierung und die Angehörigen nach ihrem Tod wenigstens gleiche Ansprüche haben, wie nach der Reichsversicherungsordnung.

Wird nur freier Unterhalt, aber kein barer Lohn gewährt, so besteht keine Versicherungspflicht.

Versicherungsberechtigt sind: kleine selbständige Geschäftsleute oder Landwirte, die höchstens zwei Arbeiter beschäftigen, Beamte, deren Gehalt zwischen 2000 und 3000 Mk. beträgt; endlich können sich alle Personen, welche versicherungspflichtig waren, weiter versichern, wenn die Pflicht aufhört.

Die Beiträge werden durch Marken eingezogen, für jede Arbeitswoche muß eine Marke geklebt werden. Wie lange in der Woche gearbeitet wird, ist gleichgültig. Wird nur an einem Tag gegen Lohn gearbeitet, so muß eine Marke für die Woche verwendet werden. Die Marke ist fällig an dem Tag der Woche, an dem zuerst gearbeitet wird. Die Hälfte des Beitrages muß von dem Arbeitgeber, die Hälfte von dem Arbeitnehmer gezahlt werden.

Die Leistungen der Versicherung bestehen in Altersrente, Invalidenrente, Krankenrente, Witwenrente, Waisenrente. **Altersrente** erhält man nach vollendetem 70. Lebensjahr, **Invalidenrente** bei dauernder Arbeitsunfähigkeit, **Krankenrente** bei vorübergehender Arbeitsunfähigkeit von der 26. Woche nach Beginn der Krankheit an. **Witwenrente** erhält die dauernd arbeitsunfähige Witwe, wenn der Mann zum Bezug der Rente berechtigt war. **Waisenrente** erhalten seine ehelichen Kinder unter 15 Jahren.

War eine Frau versichert und ernährte sie ihren Mann, so erhält letzterer im Falle ihres Todes **Witwerrente**, ihre ehelichen und unehelichen Kinder Waisenrente.

Bedingung für den Bezug der Rente ist, daß jemand die „Anwartschaft" erworben hat; d. h. die Berechtigung zum Rentenbezug tritt nicht sofort mit der Beitragsleistung ein, sondern es müssen erst eine bestimmte Anzahl von Arbeitswochen nachgewiesen werden. Auch der Staatsbeamte ist nicht sofort nach der Anstellung pensionsberechtigt, sondern erst, wenn er eine zeitlang (10 Jahre) dem Staat gedient hat. So auch bei der Invalidenversicherung. Eine bestimmte Anzahl Beitragswochen muß nachgewiesen werden. Es genügt nicht, eine bestimmte Anzahl Marken einzukleben, die versicherungspflichtige Zeit muß nachgewiesen werden.

Zur Erwerbung der Anwartschaft sind nötig für die Altersrente
1200 Beitragswochen
= mindestens 23 Jahre,
für die Invalidenrente bei Versicherungspflicht
200 Wochen (fast 4 Jahre),
bei freiwilliger Versicherung
500 Wochen (fast 10 Jahre).

Die Anwartschaft erlischt, wenn nicht regelmäßig weitergeklebt wird. Um die erworbene Anwartschaft aufrecht zu erhalten, genügt es, wenn innerhalb zwei Jahren
von Versicherungspflichtigen 20 Marken,
von Selbstversicherten 40 Marken
verwendet werden.

Die Höhe der Renten ist verschieden nach der Menge der verwendeten Marken und nach der Lohnklasse. Sie beträgt nach der niedrigsten Lohnklasse, wenn gerade die Wartezeit erfüllt ist, 116 Mk. und kann im günstigsten Fall auf 450 Mk. steigen.

Die Verwaltung geschieht durch besondere Anstalten, die Landesversicherungsanstalten, welche in Preußen den Provinzialverwaltungen angegliedert sind, also unter dem Landeshauptmann stehen.

Unter ihnen stehen die Versicherungsämter[1]), welche den Landratsämtern angegliedert sind. Die Versicherungsämter nehmen die Rentenanträge in Empfang, prüfen die Unterlagen, stellen die nötigen Erhebungen an und schicken die Akten mit einem Gutachten an die Landesversicherungsanstalt. Letztere entscheidet.

Ärztliche Aufgaben: Invalidenrente bezieht, wer arbeitsunfähig ist, d. h., wer nicht mehr imstande ist, durch eine Tätigkeit, die ihm unter billiger Berücksichtigung seiner Ausbildung und seines bisherigen Berufes zugemutet werden kann, ein Drittel des Lohnes zu verdienen, den gesunde Personen derselben Art mit ähnlicher Ausbildung in derselben Gegend durch Arbeit zu verdienen pflegen.

Die Beurteilung, ob jemand in diesem Sinne arbeitsunfähig ist, macht anfangs Schwierigkeiten. Mit der Zeit lernt man es, sich von einem Invaliden eine bestimmte Vorstellung zu machen. Ein Mensch, der ein Bein oder einen Arm verloren hat, wird als um zwei Drittel erwerbsbeschränkt angesehen; er würde also auf der Grenze der Invalidität stehen. Ein Versicherter, der ungefähr

---

[1]) Die Versicherungsämter sind durch die RVO. neu geschaffen, sie sind gleichzeitig Aufsichtsbehörde für die Krankenkassen und haben auch bestimmte Aufgaben bei der Unfallversicherung.

in gleichem Maße, vielmehr in noch etwas höherem Maße erwerbsbehindert ist, kann also Anspruch auf Invalidenrente machen. Anfangs war die Beurteilung von seiten der Ärzte eine sehr ungleichmäßige. Es kam vor, daß Personen mit ganz leichten Schäden, z. B. einem kleinen Leistenbruch, für invalide erklärt wurden. Jetzt hat man sich ziemlich allgemein eine bestimmte Vorstellung von einem Invaliden im Sinne des Gesetzes gemacht. Wer invalide ist, also nicht mehr ein Drittel des bisherigen Lohnes verdienen kann, ist jedenfalls schwer in seiner Leistungsfähigkeit geschädigt; er muß ein Siecher, ein Krüppel sein.

Der Begriff der Arbeitsunfähigkeit ist nach dem Invalidengesetz ein ganz anderer, als nach dem Krankenversicherungsgesetz. **Arbeitsunfähig im Sinne des Krankenkassengesetzes ist,** wer zu der Arbeit, auf Grund deren er versichert war, oder einer ähnlichen nicht fähig ist. Nach dem Invalidenversicherungsgesetz besteht Arbeitsunfähigkeit, wenn jemand auf dem allgemeinen Arbeitsmarkt nicht mehr ein Drittel des üblichen Lohnes verdienen kann. Auf seinen Beruf kommt es also nicht an, wenigstens nur insoweit, als nicht in jedem Fall der gesamte Arbeitsmarkt, sondern nur solche Arbeiten berücksichtigt werden sollen, welche dem Bewerber billigerweise nach seiner Ausbildung und seinem bisherigen Beruf zugemutet werden können. Der Bewerber soll nicht auf ihm völlig fremde Arbeiten verwiesen werden, zu denen er vielleicht körperlich oder geistig ungeeignet ist und die man ihm auch nach seiner Bildung nicht zumuten kann. Im übrigen aber kommt der allgemeine Arbeitsmarkt in Betracht und wer zwar seinen Beruf nicht mehr ausüben, aber auf anderen Wegen das gesetzliche Drittel verdienen kann, ist nicht Invalide.

Die Ärzte müßten die Antragsteller hierauf aufmerksam machen und von vornherein das gewünschte Attest verweigern, wenn unberechtigte Anträge gestellt werden. Erhalten die Antragsteller ein ärztliches Zeugnis über ihre Invalidität, so werden sie es als Unrecht empfinden, wenn sie die Rente nicht bekommen, selbst wenn sie, wie vielleicht durch Erhebungen festgestellt ist, weit mehr als ein Drittel verdienen.

Der Arzt sollte sich auch davon überzeugen, ob der Antragsteller genug Marken geklebt, ob er die Anwartschaft erworben hat. Wird dem Versicherten eine Bescheinigung darüber ausgestellt, daß er dauernd arbeitsunfähig sei, so darf er nicht weiter kleben und er geht, wenn die Wartezeit noch nicht erfüllt ist, aller Vorteile der Versicherung verlustig; denn als Arbeitsunfähiger kann er die Anwartschaft nicht mehr erwerben. Wird der Antragsteller in solchen Fällen abgewiesen mit der Begründung, er sei noch nicht invalide und solle weiterkleben, so ist das keine Härte, wie selbst die behandelnden Ärzte zuweilen glauben, sondern es zeigt sich darin weitgehendes Wohlwollen der Versicherungsanstalt. Überhaupt wird von seiten der letzteren nach meinen Erfahrungen stets mit größtem Wohlwollen vorgegangen. Unberechtigte Anträge werden allerdings selbst gegen das ärztliche Gutachten zurückgewiesen, wenn die angestellten Ermittlungen ergaben, daß die tatsächlichen Verhältnisse anders liegen, als der Arzt annahm. Wer aber invalide ist, dem sollen auch die Segnungen des Gesetzes zugute kommen.

Ist jemand nicht dauernd arbeitsunfähig, sondern nur vorübergehend, so hat er Anspruch auf die **Krankenrente.** Sie wird aber nur bewilligt, wenn jemand ununterbrochen während 26 Wochen krank war. Vorher Krankenrente zu empfehlen, hat also gar keinen Zweck; ebensowenig die Empfehlung, für ein halbes Jahr zur Schonung eine Rente zu gewähren. Renten auf bestimmte Zeit gibt es nicht; jede einmal bewilligte Rente, auch die Krankenrente, kann nur durch ein förmliches Verfahren aufgehoben werden, wenn wesentliche Besserung nachgewiesen wird.

Gebrechen, welche von Jugend auf bestehen oder wenigstens schon bestanden, als der Antragsteller seine versicherungspflichtige Arbeit anfing, können zur Begründung eines Rentenanspruchs allein nicht herangezogen werden. Dieser Fehler wird häufig gemacht und dem Antragsteller dadurch geschadet. Wird bescheinigt, daß jemand z. B. wegen angeborenen Fehlens einer Hand arbeitsunfähig im Sinne des Gesetzes sei, so wird sein Rentenantrag zurückgewiesen und die Marken werden für ungültig erklärt; denn ist er jetzt wegen Fehlens der Hand arbeitsunfähig, so war er es immer und er durfte gar nicht kleben. Antragsteller kann also nie eine Rente bekommen. Soll der Antrag begründet sein, so muß etwas neues hinzu kommen, der Körperzustand muß sich aus irgend einem anderen Grunde verschlechtert haben, so daß ein Mann, der früher vielleicht nur um 50% erwerbsbehindert, also arbeitsfähig im Sinne des Gesetzes war, jetzt um 70% behindert, also erwerbsunfähig ist.

Auch die normalen Altersveränderungen bedingen keine Invalidität; nur wenn sie in hochgradiger Weise vorzeitig eintreten, kann ein Antrag darauf gestützt werden. Im Gutachten muß hierauf besonders aufmerksam gemacht werden.

Große Bedeutung kommt dem Recht der Versicherungsanstalten zu, zur Vermeidung der Invalidität die Krankenfürsorge zu übernehmen. Über diese Leistungen der Versicherungsanstalten herrscht auch bei den Ärzten nicht immer die richtige Anschauung.

Die Versicherungsanstalten sind keine Krankenkassen; sie haben keineswegs die Pflicht, für alle Schwerkranken zu sorgen, sie haben hierzu nicht einmal das Recht. Die Versicherungsanstalten dürfen nur dann Heilversuche anstellen, wenn sie dadurch Geld sparen können, wenn begründete Aussicht auf Erfolg besteht, so daß später die Zahlung einer Invalidenrente wegfällt.

Die Krankenfürsorge wird deshalb nur übernommen, wenn vom Arzt die beiden Fragen bejaht werden ob ohne Übernahme des Heilverfahrens Invalidität eintreten wird und ob durch Übernahme des Heilverfahrens mit ziemlicher Sicherheit Invalidität vermieden werden kann. Es muß also eine strenge Auslese unter den Antragstellern vorgenommen werden; vielen unberechtigten Wünschen wird schon der behandelnde Arzt entgegentreten müssen, besonders wenn es sich um Badekuren handelt.

6. Die Angestellten-Versicherung.

Durch das Gesetz vom 20. Dezember 1911 ist auch eine Alters- und Invaliditätsversicherung der Angestellten geschaffen worden. Für die Privatbeamten war bisher noch nichts geschehen und sie waren bei eintretender Invalidität und im Alter ohne jede Fürsorge. Versicherungspflichtig sind alle Angestellten in leitender

Stellung, Betriebsbeamte, Handlungsgehilfen, Apothekengehilfen. Lehrer und Erzieher; bei allen vorausgesetzt, daß ihr Jahresverdienst nicht 5000 Mk. übersteigt. Die Beiträge werden zur Hälfte vom Versicherten, zur Hälfte vom Arbeitgeber aufgebracht. Die Verwaltung geschieht von einer Zentralstelle in Berlin aus.

Die Leistungen der Kasse bestehen in Ruhegehalt und Hinterbliebenenrente. Ruhegeld wird gewährt, wenn ein Versicherter 65 Jahre alt ist oder Berufsunfähigkeit vorliegt; sie wird angenommen, wenn die Arbeitsfähigkeit des Versicherten auf weniger als die Hälfte derjenigen eines gesunden Versicherten von ähnlicher Ausbildung und gleichwertigen Kenntnissen und Fähigkeiten herabgesunken ist.

Es wird geraume Zeit bedürfen, bis man sich über den Begriff der Berufsunfähigkeit im Sinne dieses Gesetzes eine richtige Vorstellung gemacht haben wird. Sicher wird hier, wie bei der Invalidenversicherung, anfangs eine ziemlich große Ungleichmäßigkeit in der Beurteilung zutage treten.

Die Angestellten-Versicherung kann unter denselben Bedingungen wie die Invalidenversicherung das Heilverfahren übernehmen. Die ärztlichen Aufgaben sind also die gleichen.

Die technischen Neuerungen auf dem Gebiet der Krankenpflege.

Von Dr. med. Hermann Schall,
Kurort Königsfeld (Bad. Schwarzwald).

Mit 18 Abbildungen.

Im Vergleich zu der Entwicklung der diagnostischen und therapeutischen Verfahren hat die Technik der Krankenpflege im Privathaus in den letzten Jahren weniger in die Augen fallende Fortschritte gemacht. Das Interesse der Ärztewelt hat sich mehr jener anderen Seite zugewendet. Immerhin ist auch in der Krankenpflege kein Stillstand eingetreten, und es wäre sehr zu begrüßen, wenn die Errungenschaften auf diesem Gebiet besonders von den praktischen Ärzten mehr als bisher berücksichtigt würden.

Unter der Technik der Krankenpflege möchte ich hier die Anwendung von Geräten und Apparaten am Krankenbett und in der Umgebung des Kranken verstehen, soweit sie üblicherweise letzterem beziehungsweise dem Pflegepersonal mit oder ohne Anordnung des Arztes überlassen werden. Scharfe Grenzen zwischen allgemeiner Hygiene einerseits und ärztlicher Behandlung andererseits lassen sich nicht ziehen, da die Krankenpflege in der Tat ein Teil der genannten Gebiete ist. Was dem Kranken oder dem Pflegepersonal selbst überlassen werden kann, wird von der Entschließung des Arztes abhängen. Von den Grenzgebieten sollen thermische Prozeduren — soweit sie nicht zu spezialistisch sind, wie z. B. Harnröhrenbehandlung —, Spülungen, Injektionen, Inhalationen, Verbände und Bandagen (mit Ausnahme chirurgischer und orthopädischer Besonderheiten) und die zur allgemeinen Pflege notwendigen Maßnahmen besprochen werden. Hingegen wurden die Elektrisierapparate, die Narkose, sowie die Vorbereitungen zu chirurgischen Operationen nebst der Assistenz weggelassen. Desgleichen ist die Herstellung von medizinischen Bädern nicht beschrieben, da dann logischerweise auch andere mehr oder weniger arzneiliche Maßnahmen in den Rahmen der Arbeit gefallen wären.

Die Versuche zur Verbesserung der Krankenpflegetechnik haben sich in den letzten Jahren in ganz bestimmten Bahnen bewegt. Zunächst wollte man dem Gedanken der Asepsis überall zum Erfolg verhelfen. Daraus erklären sich viele Änderungen des Materials und der Form. Wo es angängig ist, wird Metall und Glas an Stelle von Holz, Gummi und anderem weniger leicht zu sterilisierenden Material verwendet. Wo sich keine befriedigende Lösung finden läßt, geht man ins andere Extrem und verwendet billigstes Material, das nach jedesmaligem Gebrauch sofort vernichtet wird. In der Formgestaltung ist man bestrebt, alle Fugen und Winkel, sowie alle überflüssigen Zieraten zu vermeiden. Der moderne kunstgewerbliche Geschmack kommt glücklicherweise diesem Bestreben entgegen.

Eine große Rolle spielt die Frage nach der Dauerhaftigkeit. Die Gebrauchsgegenstände sollen haltbar sein, so daß sie jederzeit, auch nach längerem Liegen, zur Verwendung kommen können und keinerlei Reparaturen erfordern: daher auch hier, wenn irgend möglich, Verwendung unzerstörbaren Materials und klare, einfache Konstruktion. Eine weitere Forderung ist die möglichst vielseitige Verwendbarkeit, die allerdings oft zu Kollisionen mit Asepsis und Solidität führt.

Aus den genannten Gesichtspunkten heraus wurden einige typische Konstruktions- und Materialverbesserungen geschaffen:

Die autogene Schweißung hat sich beim Krankenmobiliar in weiten Kreisen eingeführt. Ihr großer Vorzug besteht in der nahtlosen Verbindung von Eisenteilen. Ähnliches gilt von den aus einem Stück gepreßten Kesseln und Schalen. Wo möglichste Leichtigkeit gefordert wird, sind Metalle und Metallegierungen wie Aluminium und Tombak an Stelle schwereren Materials getreten. Die schwierige Gummifrage kann leider immer noch nicht als gelöst bezeichnet werden. Immerhin ist als Verbesserung die Verwendung von Rußka-Gummi und Duritgummi zu nennen. Hartgummi läßt sich vielfach durch anderes Material ersetzen. Andererseits bedeutet der Gummi bisweilen eine Verbesserung, wenn er z. B. statt den bisher üblichen tierischen Badeschwämmen Verwendung findet. Statt Haarpinseln werden jetzt immer Watteträger oder, z. B. bei Jodpinselungen, Glaspinsel benützt.

Auf dem beschriebenen Weg ist es dahin gekommen, daß sich das **moderne Krankenzimmer** durch eisernes, mit weißer Farbe gestrichenes Mobiliar, durch einfache leinene Vorhänge und Decken, durch abwaschbares Ledertuch und ölfarbgestrichene Wände mit gerundeten Winkeln charakterisiert. Die Gefahr liegt nahe, daß Behaglichkeit und Schönheit in solchen Räumen der Asepsis weichen müssen. Ersetzt man dieses kalte Wort durch wohltuende Reinlichkeit, und läßt ruhig einige Holzmöbel, Bilder, Pflanzen und anderes mehr in dem Raum, dann wird man ohne Nachteil für den Patienten vermeiden, daß ihm seine Krankenstube wie ein aseptischer Operationssaal erscheint. Auch vom rein hygienischen Standpunkt aus sollten die Vorteile schlechter Wärmeleiter wie Holz, Tapeten und Stoffe gegenüber dem Eisen und ähnlichem Material berücksichtigt werden. Man benütze nur einmal im kühlen Zimmer einen eisernen Stuhl!

Für den praktischen Arzt ist die Krankenpflege eine andere als für seinen Kollegen im Krankenhaus oder Sanatorium. Der Praktiker wird manchmal improvisieren und sich behelfen müssen. Indessen ist auch da Sparsamkeit gar nicht immer am Platz, denn eine richtige Pflege ist mindestens so wichtig wie eine richtige Behandlung. Zur Erleichterung der Kosten wäre es wünschenswert, wenn sich die einschlägigen Firmen mehr und mehr auch mit der Verleihung von Geräten befassen würden. Auf dem Land liegen diese Verhältnisse noch sehr im Argen. Es wäre erfreulich, wenn die größeren Gemeinden und Bezirke sich im Laufe der Zeit mit

Unterstützung der Ärzte die notwendigsten Geräte (Tragbahren, Spülvorrichtungen, Injektionsspritzen und anderes mehr) anschaffen würden. Bessere Kenntnis der Krankenpflegetechnik könnte dann ein weites Gebiet der Betätigung finden.

Die technischen Hilfsmittel zur Beförderung und Fortbewegung von Kranken.

Der Krankentransport über größere Entfernungen ist in den meisten Städten organisiert und spezialisiert worden. Auch auf dem Lande sollte jeder Bezirk eine fahrbare Transporteinrichtung, die in besserer Ausführung allerdings etwa 250 Mk. kostet, zur allgemeinen Verfügung haben. Zum Nachteil des Patienten wird man aber heute noch vielfach zur Improvisierung eines Transports greifen müssen.

Die Sanitätskrankenbahren haben sich allmählich zu bestimmter Form entwickelt, die nur noch in Einzelheiten modifiziert wird. Das Untergestell hat zwei hohe Räder, die bei den besseren Konstruktionen in Kugellagern laufen und mit Gummibereifung versehen sind. Die Achse ist mit den das Oberteil tragenden Gestängen durch Federn verbunden. Das Oberteil ist eine Bahre, die abgenommen und für sich verwendet werden kann. An dem Rahmen derselben sind Traggriffe und Stützen zum Aufstellen auf den Boden befestigt. Der Kopfteil der Bahre ist nach Art der Keilkissen verstellbar. Auf dem Rahmen liegt eine Polstermatratze und das Ganze wird von einem Segeltuchverdeck überdacht. Letzteres ist am Kopf nach Art der Kinderwagenverdecke hochzuklappen, während die Seitenteile und die Schoßdecke heraufgeknöpft werden. Auf einer derartigen Bahre lassen sich bequem Transporte auch über weitere Entfernungen vornehmen.

Um die Schwierigkeit des Tragens hilfloser Kranker vom Bett in eine Bahre oder einen Wagen zu erleichtern, hat Kuhn in Cassel einen sehr zweckmäßigen „Einlegerahmen" konstruiert. (Firma Evens & Pistor.) Dieser besteht aus einem ganz einfachen rechteckigen eisernen Rahmen, der größer und breiter ist als der liegende Patient. Der Rahmen wird beim Gebrauch um den Kranken auf das Bett gelegt und nun werden etwa 5 aufgerollte Gurten unter dem Körper des Patienten durchgeführt und beiderseits mittelst einer automatisch wirkenden Schnalleneinrichtung an den Längsseiten des Rahmens befestigt. Dieser bildet, wie sich Kuhn ausdrückt, eine Art Schiene für den zu transportierenden Kranken, mittelst deren er bequem verladen werden kann.

Die Krankenhebeapparate kommen vermöge ihrer Größe und Kostspieligkeit kaum für den Praktiker in Frage. Eher könnten einmal die, allerdings auch teuren, Krankenbettfahrer zur Verwendung kommen, wenn es sich darum handelt, den Kranken regelmäßig mit seinem Bett auf eine Veranda oder Terrasse zu bringen. Am gebräuchlichsten ist das amerikanische System, das aus zwei Gestellen mit Rollen besteht, die an die Stirn- und Fußwand des Bettes angelegt werden. Sie tragen unten zwei Klauen, welche das Bettgestell von unten fassen. Beim Aufrichten des rahmenartigen Gestells wird das Bett durch diese Klauen emporgehebelt und nun auch oben durch zwei verstellbare Klammern festgeschraubt. Indem mit dem zweiten Gestell in gleicher Weise verfahren wird, gelingt es in einfacher Weise, das Bett auf Räder zu bringen. Die teureren, aber für jede Bettlade zu verwendenden Bettwägelchen werden unter das Bett geschoben, worauf letzteres durch ein Getriebe gehoben wird.

Zum Transport nicht bettlägeriger Kranker hat sich neben den einfachen bekannten Segeltuchtragsitzen besonders der Czernysche Tragstuhl eingeführt. Er zeichnet sich dadurch aus, daß beim Tragen über Treppen der obere Träger sich zweier entsprechend höher angebrachter Handhaben bedienen kann. Hierdurch wird auch auf steilen Treppen eine horizontale Lage der Sitzfläche gewährleistet. Kleinere Modifikationen sind herabklappbare Handgriffe oder durchzusteckende Tragstangen, sowie die ganz zusammenlegbaren Reisemodelle. Es gibt auch solche Tragstühle mit abnehmbarem Unterteil in Gestalt eines leichten, zusammenzuklappenden Feldstuhls, der durch eine dritte Person nachgetragen und bei Bedarf zum Abstellen des Oberteils untergeschoben werden kann. Der Zweck der Einrichtung liegt in der Gewichtsersparnis beim Tragen. Zur Fortbewegung auf Gängen u. dgl. werden die Tragstühle mit Rollen versehen. Verstellbare Rückenlehne und ebensolches Fußbrett sind zweckmäßig.

Die eigentlichen Rollstühle sind viel stabiler und für den Patienten bequemer gebaut. Sie ermöglichen ausgiebige Verstellbarkeit der Rücken- und Kopflehne, so daß der Kranke auch auf ihnen liegen kann. Empfehlenswert sind geteilte Bein- und Fußstützen, um ein isoliertes Hochlagern eines einzelnen Beines zu gestatten. Die Polsterung muß möglichst gut sein, als Überzug wird neuerdings mit Vorliebe abwaschbares Ledertuch gewählt. Zur Erleichterung des Heraushebens aus dem Bett auf den Stuhl und umgekehrt werden die Armstützen zum Abnehmen konstruiert. Die an solchen Rollsesseln angebrachten Klosetteinrichtungen, Lesetische und Schirmhalter sollen später noch genannt werden.

Während die fahrbaren Zimmerstühle niedere, sog. Lenkrollen haben, die sich um eine senkrechte Achse schwenken lassen, werden für Straßenfahrstühle die hohen, velozipedartigen Räder verwendet, um eine bessere Federung zu erzielen. Zum Zwecke der gleichfalls notwendigen leichten Lenkbarkeit ist außer den zwei hohen Laufrädern ein niederes Hinterrad angebracht, das um eine senkrechte Laufgabel drehbar ist. Diese Gabel ist zweckmäßig besonders gefedert. Der Handgriff zum Schieben greift am Raduntergestell an, um das Schwingen des gefederten Oberteils nicht zu stören. Natürlich wird von allen Fortschritten der Fahrradfabrikation (Kugellager, permanente Ölung, Pneumatikbereifung) zur Erzielung leichten geräuschlosen Gangs bei diesen Fahrzeugen Gebrauch gemacht. Die Einrichtung des Oberteils ist analog wie bei den Rollsesseln. Die neuere Anordnung der Schoßdecken, Verdecke und die Verstellbarkeit der Lagerfläche bietet nichts prinzipiell Interessantes.

Zur schnelleren Beförderung werden die Straßenfahrzeuge auch als Wagen mit Fahrradbetrieb konstruiert, wobei der Fahrer hinter der Rückenlehne des Fahrstuhls seinen Sitz hat. Die Fortbewegung erfolgt in bekannter Weise mittelst Pedalantriebs.

Bei den Selbstfahrern oder Invalidenrädern bewegt sich der Kranke durch eigene Kraft fort. Diese Fahrzeuge kommen dann in Frage, wenn bei einer bestehenden Parese der Beine die Kraft der Arme relativ gut erhalten ist. Der frühere Kurbelbetrieb hat meist dem Antrieb durch Hebel Platz gemacht. Letztere werden alternierend vom Patienten vor- und rückwärts bewegt und übertragen diese Bewegung auf die Laufräder. Durch Verstellen der Handgriffe kann die Bewegung in beliebiger Höhe und in beliebiger Entfernung vom Körper ausgefüllt werden.

Die für verschiedene Patienten gleichzeitig zu verwendenden Krücken sind der Länge nach durch Schrauben oder durchgesteckte Querstäbe verstellbar. Besondere Neuerungen sind auf diesem Gebiet nicht bekannt geworden.

Aus den Gehbänkchen haben sich die Laufgestelle (nach Eulenburg) entwickelt. Der Kranke steht in einem — im Grundriß bogenförmigen — Gestell, das nach hinten offen ist, und auf Lenkrädern oder Rollen läuft. An demselben sind verstellbare Krückenansätze für die Achseln angebracht. Eine Neuerung bringt der Gehapparat von Gustav Müller, dessen Lenkstange abgenommen werden und als Ziehdeichsel angesetzt werden kann, wobei der Patient auf einem herabgeklappten gefederten Sitz wie in einem Fahrstuhl Platz nimmt. Beim Gebrauch als Gehapparat auf abschüssigem Terrain kann durch eine Bremse gehalten werden.

Etwas einfacher ist der Gehstützapparat nach Dr. Lossen konstruiert, der ebenfalls zum Ausruhen eingerichtet ist.

Als Unterstützungsmittel beim Treppensteigen für Herzkranke und Rekonvaleszenten ist noch der Schurigsche Pantoffel (Firma H. Windler-Berlin) erwähnenswert. Er hat eine Sohle von halber Höhe einer Treppenstufe, ist zweckmäßig zusammenlegbar und kann so in der Rocktasche mitgenommen werden. Beim Gebrauch wird er durch Drehung einer Spreize in seiner richtigen Höhe versteift und am linken Fuß angezogen. Stellt der Kranke sich nun auf diesen Pantoffel, dann braucht der Körper bis zur ersten Stufe nur noch um die Differenz von Pantoffel- und Stufenhöhe, also um die Hälfte gehoben zu werden. Nun wird der pantoffelbekleidete Fuß auf die erste Stufe gesetzt und die zweite Stufe erstiegen und so fort. Mit anderen Worten wird durch den Pantoffel eine Zwischenstufe geschaffen, was einer Erleichterung des Treppensteigens gleichkommt.

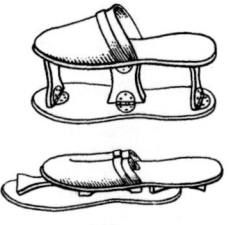

Abb. 1.
Schurigscher Pantoffel.

Die technischen Einrichtungen zur Lagerung und Lageveränderung des Patienten.

Die Bettstellen wird der Praktiker meist als etwas Gegebenes hinnehmen müssen. Immerhin sollen die Neuerungen doch kurz besprochen werden, falls der Arzt in die Lage kommt, bei einer Anschaffung beraten zu können. Die Krankenbettstellen haben sich allmählich zu einem bestimmten Typus entwickelt. Sie bestehen aus einem Eisenrohrgestell, in welches die hölzernen Kopf- und Fußbretter eingesteckt werden. Die zerlegbaren Gestelle stehen den nahtlos geschweißten gegenüber. Jedes System hat seine naheliegenden Vorzüge.

Die Firma Maquet hat, um alle Vorteile in einem System zu vereinigen, ein Bettgestell konstruiert, dessen Stirn- und Seitenteile je für sich nahtlos geschweißt sind. Vermöge durchgesteckter Bolzen, deren herausstehende Köpfe Gewinde tragen, werden die Teile in einfachster Weise zusammengefügt. Zur Erreichung aseptischer Dichtung sind an den Verbindungsstellen Weichmetallringe eingefügt, welche beim Anziehen der Schraubenmutter ritzenlos schließen.

In die Bettstellen werden Stahlfedermatratzen als Unterlage eingelassen. Die älteren mit Gurten überspannten Sprungfedermatratzen, in denen zwischen unterer und oberer Bespannung senkrecht stehende Spiralfedern angebracht sind, werden für Krankenbetten nicht gern verwendet, da sie der Reinigung schwer zugänglich sind. Bei den Patentfedermatratzen fallen die Gurten ganz weg und die Federn liegen alle in einer Ebene. Im wesentlichen unterscheidet man zwei Systeme nach der Anordnung der Spiralfedern. Bei dem einen liegen diese in Reihen parallel zur Längsrichtung des Bettes und gehen in ein Kettennetz aus, das ihre elastische Zugwirkung allseitig verteilt. (Firma Westphal & Reinhold). Bei der zweiten Anordnung gehen die Federn (meist vier an der Zahl) jeweils von einem Punkt aus. (Firma A. Grotthoff.)

Über die Drahtmatratzen wird noch eine Polstermatratze gelegt, die man für Krankenbetten am besten dreiteilig nimmt, um mit dem am meisten strapazierten Mittelteil jederzeit abwechseln zu können..

Die Lambottesche Spitalmatratze (Firma Maquet) besteht ganz aus Metall und verzichtet auf jede Polsterauflage. Die Oberfläche wird von querparallelliegenden Metallbändern gebildet, die unter sich beweglich verbunden sind und an den Längsseiten des Bettes auf Metallfedern ruhen. Der hohe Preis steht leider der Verwendung dieser ideal aseptischen Matratze im Wege. — Für Polstermatratzen wird neben Roßhaar gerne Kapok (Pflanzendaune) genommen, ein Material, das ohne Elastizitätsverlust in Dampf sterilisiert werden kann.

Wo es sich darum handelt, eine besonders nachgiebige Unterlage zu verschaffen, werden nach wie vor die Luft- und Wassermatratzen aus Gummi (am besten Durit) verwendet. Die größeren Unterlagen dieser Art haben Querriefen („Linienkissen"), um ein Rutschen des Kranken auf der glatten Oberfläche zu vermeiden. Zweckmäßig ist es, wenn der obere Teil etwas höher als Rückenstütze gearbeitet ist. Zum Füllen mit Wasser dienen Trichter, wenn kein direkter Anschluß an die Wasserleitung möglich ist; zum Aufblasen werden Gebläse oder Pumpen (wie bei Fahrradpneumatiks) benützt. Bei Verwendung verschieden temperierten Wassers läßt sich gleichzeitig eine thermische Einwirkung auf den Patienten ausüben. Eine anscheinend zweckmäßige Neuerung ist die Gummiröhrenmatratze (Firma Kahnemann-Berlin), die aus meist 5 Gummiröhren von ca. 12 cm Durchmesser besteht. Diese liegen quer zum Bett, sind an Stelle des mittleren Matratzenteils zu verwenden und werden an ihren Enden durch dünnere Gummischläuche und Ventilhahnen derart verbunden, daß jede Röhre mit der nächsten kommuniziert. Dadurch kann sich die Füllung stets der Belastung (durch Ausweichen) anpassen. Die Matratze kann mit Luft oder Wasser gefüllt werden. Bei Anschluß an die Wasserleitung und Schaffung entsprechenden Abflusses übt die Matratze eine dauernde Kühlung aus, wie sie bei Fieberkranken indiziert sein kann. Sehr empfehlenswerte Unterlagen sollen die neuestens verwendeten Schwammgummimatratzen sein, die grosse Stücke (von 6 cm Stärke) des bekannten Gummischwamms sind. Der Preis einer Matratze von 60×80 cm beträgt allerdings 90 M.

Über die Polstermatratzen wird meist ein wasserdichter Stoff gelegt. Als Ersatz für die teuren Gummistoffe hat man auch Pergamentpapier oder lackiertes Reispapier verwendet, ist aber meist davon wieder abgekommen. Über die Unterlage wird das Leintuch gespannt. Zur Verhütung der oft verhängnisvollen Faltenbildung gibt es besondere Leintuchspannvorrichtungen. Das alte Verfahren, durch zwei an den Längsseiten eingenähte Stangen, die unter dem Bett durch Schnallenbänder einander genähert werden können, das Leintuch zu straffen, hat Schwester Jakobi (Mossesches Erholungsheim in Kienberg bei Trebbin) durch Anbringen eines Getriebes verbessert. Der Bettuchhalter von Nikolas Peter Greusel in Detroit besteht aus zwei Rahmen (Oberrahmen um die Matratze und Einlegrahmen), mittelst deren nach Art der Stickrahmen das Leintuch gespannt erhalten werden kann.

Zur Lagerung einzelner Körperteile bedient man sich bekanntermaßen der Kissen. Am nachgiebigsten sind auch hier die Luftresp. Wasserkissen aus Gummi, die in allen möglichen Formen (als Ringe usw.) zu haben sind. Eine neue Form ist Stephan Kulcsár in Budapest patentiert worden, bei der zwei Fortsätze nach unten zur Unterlage für die Analbacken dienen, während ein oberer Fortsatz sich zwischen den Schulterblättern nach oben erstreckt. Das Kreuzbein, das ja immer am meisten gefährdet ist, liegt demnach frei zwischen den zwei unteren Fortsätzen, deren Zwischenraum so breit ist, daß er zur Aufnahme eines Stechbeckens dienen kann. Das D. R. P. 222210 schützt umschnallbare Luftkissen, die links und rechts von der Wirbelsäule liegen. Durch die Bandage bleibt auch bei Lageveränderungen des Patienten die fragliche Stelle geschützt. Daß alle Gummistoffe nicht länger mit der Haut des Patienten in direkte Berührung kommen dürfen, ist bekannt.

Ein billiger Ersatz für die oft reparaturbedürftigen Gummikissen sind die Hirsespreukissen. Ist ein Dekubitus im Entstehen, so werden derartige Kissen mit zentralem Spalt benützt. Dr. Sträter hat zum gleichen Zweck Filzschutzplatten („Antidekubin") angegeben, welche dem Körper des Patienten ankleben und an der Druckstelle oder dem Dekubitus einen Ausschnitt haben. Durch den Klebstoff werden diese Unterlagen dem Patienten unverrückbar angeheftet.

Ein neues Kopfkissenmodell ist die Patentrolle Hygieia von A. Schonert (Firma Kahnemann-Berlin). Es besteht aus zwei verschieden großen Schlummerrollen, die durch eine flache Polsterplatte verbunden sind. Bei Rückenlage wird das Genick unterstützt, während der Hinterkopf zwischen den zwei Rollen hohl liegt. In der Seitenlage werden durch Umdrehen des Kissens und Fixierung der verbindenden Polsterplatte die beiden Rollen einander so genähert, daß das Ohr zwischen beiden Rollen liegt. Endlich kann durch Aufrollen auch ein einfaches Kopfpolster hergestellt werden.

Als „Rückendiener" vertreiben die Berliner Lapidan-Werke (G. m. b. H. Neukölln-Berlin) ein Bänkchen, dessen gefederte Auflagefläche der Rückenform sich anpaßt. Beim Gebrauch wird es als Stütze unter die Schulterblätter gelegt, wodurch ein Herausdrücken des Brustkorbs erzielt wird.

Die wichtigste vorzunehmende Lageveränderung des Kranken ist das Aufrichten. Die in ihrer Gesamtheit innerhalb des Bettrahmens verstellbaren Matratzen kommen für das Privathaus weniger in Betracht. Nur als Beispiel sei das Lademannsche Patenthebelbett (W. Dittmar-Berlin) genannt, das ein beliebiges Verstellen des Rücken- und Fußteils der Stahlfedermatratze gestattet. Bei letzterer sind zur Vermeidung von Kanten an den Biegungsstellen quere Federzüge angebracht. Ähnliche verstellbare Bettmatratzen gibt es auch zur Bedienung durch den Patienten selbst, wobei das Eigengewicht die Bewegung bewirkt (Berliner med. Warenhaus). Für den Praktiker sind besonders die **Keilrahmen** von Wichtigkeit. Die bekannten Fabrikate mit Stützstab hat **Bradt** durch Anbringen eines Schraubengetriebes verbessert, das spielend eine allmähliche Lageveränderung erlaubt. Je nachdem das zu drehende Handrad hinten oder seitlich an die zwei vorhandenen Getriebeachsen angeschraubt wird, kann der Patient selbst oder der Pfleger die Stellungsänderung ausführen. Der Bandeliersche **Stützrahmen** ist in zusammengeklapptem Zustand Rückenstütze, in aufgeklapptem Zustand dient eine Verlängerung der Rückenfläche, die isoliert verstellt werden kann, als Kopfstütze. Die Muttraysche Kopfstütze kann an jedem vorhandenen eisernen Keilrahmen befestigt werden und ist ebenfalls verstellbar.

Carl Heinrich Lühr (Winsen a. d. Lühe) hat eine **Rückenstütze** gesetzlich schützen lassen, welche durch Anstemmen bzw. Schub mit dem Körper gegen den unteren Teil des Rahmens ein automatisches Steilerstellen mit ebensolcher Fixierung erlaubt.

An den eisernen Krankenbetten sind vielfach verstellbare Rückenstützen an der Bettstelle selbst montiert.

Zur Hochlagerung von Extremitäten bedient man sich jetzt gern der Suspensionsvorrichtungen. Diese bestehen aus selbststehenden oder am Bettgestell zu befestigenden Trägern mit Rollen, über welche Gewichtszüge zum Heben des eventuell auf Schienen befestigten Gliedes laufen.

Einen anscheinend praktischen **Beinhochlagerungsapparat** hat Hermann Kückhoff in Essen a. Ruhr erfunden. Es ist dies ein an einem Bodenbrett angelenkter Rahmen mit einer winkligen Knickung entsprechend dem Kniegelenk. Der Rahmenteil für den Unterschenkel wird durch einen verstellbaren Gurt am Fußende des Bettgestells in Schwebe erhalten. Die Neigung des Rahmenteils für den Oberschenkel wird ähnlich wie beim Bradtschen Keilrahmen durch ein Getriebe verstellt.

Die **Krankenhandhaben** zum Aufrichten und Anheben hat Jonny Walter in Hamburg durch Anbringen einer zangenartigen Klammer verbessert, welche sich vermöge ihrer Konstruktion automatisch an der Querstange des Bettfußendes festklemmt, sobald sie der Patient benützt. Das unangenehme seitliche Abrutschen der bisher gebräuchlichen Ringe wird durch die Vorrichtung verhütet. Berta Ganzenmüller (geb. Kreis) in Bamberg hat ein Patent auf eine Handhabe, welche aus einem (mittelst federnden Ringen an den Bettpfosten befestigten) Seilring besteht, dessen eine Hälfte durch eine aufgeschobene Klammer zu einem Doppelseil vereinigt ist. Durch Verschiebung der genannten Klammer kann das Doppelseil entsprechend der Armlänge des Patienten verstellt werden. Weiter hat die Vorrichtung den Vorzug, daß die an dem Doppelseil befestigten Handgriffe sich automatisch nach links oder rechts schieben, wenn sich der Kranke nur mit einer Hand hält und endlich stellen sich die Handgriffe stets in die Zugrichtung ein, so daß das Ziehen in schräger Richtung vermieden wird.

Gegen das Herausfallen unruhiger Kranker verwendet man die bekannten, eventuell gepolsterten Bretter, welche an den Längsseiten der Betten eingesteckt werden. Für Geisteskranke gibt es solche Steckbretter mit Schließvorrichtung. Von Albert Gluggis in Wurzen ist eine Vorrichtung erfunden worden, welche demselben Zwecke dient, aber eine etwaige Verletzung des unruhigen Kranken vermeiden läßt. Es wird unter die Matratze eine Stoffbahn gelegt, deren Länge der des Bettes entspricht und deren Breite so bemessen ist, daß die seitlich unter der Matratze vorstehenden Teile so hoch oben an der Bettstelle befestigt werden können, daß der Patient nicht hinaufzureichen vermag.

Bei der Bedeckung des Kranken im Bett werden immer häufiger die in Leintuch eingeschlagenen Wolldecken verwendet. Die in mehr als einer Beziehung unhygienischen Federbetten sollten für Kranke auch im Privathaus verlassen werden. Wilhelm Mühenkamp in Frintrop hat einen Bettdeckhalter konstruiert, der aus zwei hochzuklappenden Stäben von Bettdeckenlänge besteht, die am Fußende des Bettes beiderseits mit feststellbaren Scharnieren verbunden und an ihrem freien Ende eine Befestigungseinrichtung für die Bettdecke haben. Vermittelst des Apparates kann die Bettdecke sowohl gehalten als auch zum Lüften in jede beliebige Lage hochgeklappt werden.

Zur Vermeidung des Bettdeckendrucks dienen die bekannten Reifenbahren. Es gibt jetzt Modelle aus Holzstäbchen, die nach Harmonikaart zu einem kurzen Bügel zusammengeschoben oder zu voller Länge ausgezogen werden können. Einfacher sind die zusammenlegbaren Reifen mit zwei seitlichen Standbrettern, in welche ein in der Mitte zusammenklappbarer Reifenbogen eingesteckt werden kann (Berliner med. Warenhaus).

Die beliebtesten Mückennetze sind die, welche aus einem kinderwagendachähnlichen Gestell bestehen, das mit Gaze überzogen ist und über den Oberkörper des Patienten gestellt wird.

Zur ständigen Bettventilation soll der Uscholdsche „Gesundheitsspender" dienen. Es sind dies rechtwinklig geknickte Röhren von dreikantigem Querschnitt, welche vermittelst einer einfachen Befestigungsvorrichtung so an den Seiten des Bettes angebracht werden, daß das zentrale Ende unter der Bettdecke mündet, während das andere außerhalb ist. Der Apparat will eine zugfreie Lufterneuerung im Bett ermöglichen.

Außer den Betten werden besonders die Chaiselongues oder Diwans als Liegeeinrichtungen benützt, über die aber nicht viel Neues zu berichten ist. Die Krankensessel und Rollstühle, welche alle Übergänge vom Sitzen bis zum Liegen gestatten, wurden schon erwähnt. Unter den Liegestühlen für Freiluftkuren haben sich einige bestimmte, bequem zu verstellende und angenehm zu benützende Heilstättentypen herausentwickelt. Der Muttraysche Liegestuhl hat am Kopfende Kufen, auf denen er vom Patienten zwecks Ortsveränderung bequem gezogen werden kann. Neu ist der Elevator zur Hyperämiebehandlung der Lungen nach Dr. Jacoby. Er besteht aus einer verlängerbaren Stütze, welche an ihrem oberen Ende eine Art von Hülsen trägt, welche die Füße des Liegestuhls aufzunehmen und letzteren am Fußende höherzustellen gestatten. Die Hängematten sind durch das patentierte System Beyer verbessert worden. Die Unterlage besteht aus Segeltuch, welche durch Querstäbe flach gehalten wird. Ein Querstab befindet sich am Kopfende, während ein zweiter Kopf und Fußteil trennt. Zwei Seilpaare sind an den erwähnten Querhölzern befestigt. Ein drittes Seilpaar trägt den Fußteil. Zwei seitliche Gurten mit Schnallen dienen als Armstützen. Dieser Konstruktion zufolge zeichnet sich dieses System durch beliebige Verstellbarkeit vor den Hängematten gewöhnlicher Art aus.

Unter den Liege- oder Schlafsäcken ist das Bandeliersche Modell besonders verbreitet, das besondere Achselklappen zum Warmhalten der Lungenspitzen besitzt und in welches sich der Patient ohne fremde Hilfe einbetten kann.

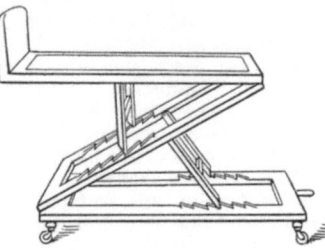

Abb. 2. Verstellbare Fußstütze. (Evens u. Pistor).

Zur Lagerung der Füße in Sitzstellung gibt es verschiedene praktische Stützen. Ein einfaches, zu wenig bekanntes Gestellchen hat ⊢-Form. Der eine kurze Schenkel dient als Bodenstütze, der andere trägt den Fuß. Durch das Gewicht des Beines wird der längere Schenkel gegen die Wade gehebelt, welcher er eine bequeme Stütze gibt. Das ganze ist aus zwei Holzrähmchen mit Querstäben gezimmert. Praktisch ist auch eine verstellbare Fußstütze, die aus einem Doppelscharnierrahmen besteht, der durch zwei Paar Stütztstäbe beliebig verstellt werden kann. Zur Beseitigung der bei Rekonvaleszenten häufigen statischen Fußschmerzen kann die Wellenfußbank nach Dr. R. Zuelzer dienen, deren Auflegfläche so gewölbt ist, daß eine Fußunterstützung im Sinn der Supination erreicht wird.

Zubehör zu Betten und Liegestühlen sind die Bettbänkchen und Bettische, sowie die Schirmhalter und die Bettschirme. Die Bettbänkchen werden quer über den Patienten auf das Bett gestellt.

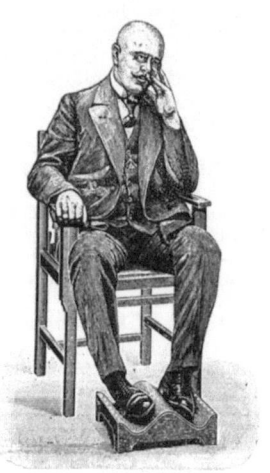

Abb. 3. Wellenfußbank nach Zuelzer.

Praktisch sind die Modelle, bei denen das mittlere Drittel der Platte nach Pultart steiler gestellt werden kann. Die Betttische stehen unabhängig vom Bett. Sie haben einen gelenkigen, der Höhe nach verstellbaren Arm, der frei über das Bett herüberragt und eine beliebig zu neigende Platte trägt. Eine kleinere horizontal bleibende Platte ermöglicht das Aufstellen von Beleuchtungskörpern. Von neueren Konstruktionen sei der Idealtisch und Wahls Patent-Bettisch genannt.

Die ebenfalls durch Gelenke verstellbaren Schirmhalter können vermittelst Zwingen an Betten, Liegestühlen und dgl. angeklemmt werden. In ähnlicher Weise lassen sich auch kleinere Tischchen anbringen. Für manche Zwecke der Krankenpflege (z. B. bei Verbänden, Injektionen usw.) dürfte das auf Stuhllehnen u. dgl. zu befestigende Instrumententischchen nach Dr. Pön (Firma Evens & Pistor) zu empfehlen sein. Die Bettschirme werden jetzt auch als Eisenrahmen mit abnehmbarer Bespannung hergestellt. Zweckmäßig sind die mehrteiligen Modelle, bei denen jeder Teil vermöge entsprechender Standvorrichtung einzeln verwendet werden kann. Ihre Aneinanderfügung gestaltet sich ganz einfach durch Einhängen.

Die Neuerungen in der übrigen Krankenzimmereinrichtung decken sich mit den **Fortschritten der allgemeinen Wohnungshygiene.** Die Vorzüge der Zentralheizung, der elektrischen Beleuchtung, der Staubsaugapparate und anderes mehr braucht nur genannt zu werden. Einige leicht zu beschaffende Einrichtungen sind die Spiritusglühlichtlampen an Stelle der ohne Aufsicht oft blakenden Petroleumlampen, die kleinen durch Federkraft betriebenen Zimmerluftventilatoren ,,Reform-Egdir" und endlich die Luftanfeuchter, welche aus einer Serie saugender Filz- oder Asbestplatten bestehen, die in eine wassergefüllte Schale eintauchen und vermöge ihrer großen Oberfläche viel Wasser zur Verdunstung bringen.

Die technischen Neuerungen auf dem Gebiet der Krankenernährung und Krankenreinhaltung.

Für eine rationelle Krankenernährung ist eine hygienische **Kücheneinrichtung** Voraussetzung. Diese zu besprechen, würde zu weit führen. Sie wird auch meist in der Praxis als gegebener Faktor hingenommen werden müssen. Es sollen daher nur die **Gerätschaften** erwähnt werden, welche für den Kranken ganz besonders in Betracht kommen.

Eine sehr angenehme Erfindung sind die **elektrisch geheizten Kochgeschirre,** die an jeden Steckkontakt angeschlossen werden können. In Ermangelung derselben sind die **Spiritusgaskocher** der Spirituszentrale empfehlenswert, da sie vom Moment der Vergasung ab keinen Spiritusgeruch mehr verbreiten. Zum Warmhalten der Speisen können die bekannten auf Rüböl schwimmenden Venusnachtlichte benützt werden. Eine neue Methode der **Warmhaltung** ermöglichen die Thermosflaschen und ähnliche nach gleichen Konstruktionsprinzip hergestellten Apparate. Die Gefäße sind aus

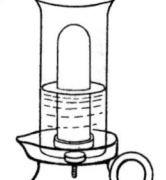

Abb. 4.
Berkefeld-Filter.

Metallblech mit doppelter Wand; der dazwischen liegende Hohlraum ist luftleer, was die Wärmeleitung äußerst erschwert. Infolgedessen können die genannten Flaschen natürlich ebensogut der Kühlhaltung dienen. Schon länger bekannt sind die durch Einfüllung von heißem Wasser warm gehaltenen Teller und Geschirre mit Doppelboden.

Zur **Eisbereitung** ist die Liebreichsche Eismaschine empfehlenswert, bei welcher die zur Eisbereitung notwendige Kälte durch Auflösen von Ammoniumnitrat in Wasser erzeugt wird. Zur Aufbewahrung von Genußeis dienen die bekannten Eistassen, bei denen die Eisstücke auf einer Trichterfläche liegen, welche das Schmelzwasser ablaufen läßt.

Zum Kühlhalten von Trinkwasser im Sommer gibt es poröse Tonflaschen, deren starke Oberflächenverdunstung nach bekannten physikalischen Gesetzen Abkühlung bewirkt.

Zur Erwärmung von gashaltigen Mineralwässern ohne Gasverlust hat Dr. Lehmann einen Apparat konstruiert, bei dem das Mineralwasser durch Erhitzen im geschlossenen Raum von der Luft abgeschlossen ist.

Zur Wasserreinigung wird das Filtrierverfahren benützt. Für den kleineren Betrieb am Krankenbett eignet sich besonders das System nach Nordtmeyer-Berkefeld mittelst Tonzylinder und das Filtrieren durch Preßkohle, an welcher ein hebernder Schlauch befestigt ist. Diese Filter ermöglichen überall die Herstellung bakterienfreien klaren Wassers.

Die Instrumente zur Speisenzerkleinerung sind nach wie vor die scheerenartigen Mastikatoren (Modell ,,Praktikus") und die mehrklingigen, zwecks Reinigung auseinanderzunehmenden Messer. Neu und gut ist die Fleischzerkleinerungsmaschine ,,Sanitas", die auch sonst zur Püréebereitung benützt wird. Die Nahrungsmittel werden bei diesem Apparat zwischen zwei durch Handgriffe bewegten Scheiben zerschnitten. Ein neues Modell zur Gewinnung von Fleischsaft ist die Fleischsaftpresse nach Dr. Klein, die an einer Tischkante befestigt wird und bei der ein Kolben durch Schraubenkraft das Fleisch auspreßt. Die Alexandrawerke in Remscheid sind empfehlenswerte Bezugsquellen für die genannten Geräte.

Von Max Haferkorn ist ein Eierprüfer konstruiert worden, der aus einer konischen Röhre mit federndem Bügel zum Festhalten des Eis besteht. Der Apparat gestattet auch bei Tageslicht die Prüfung der Eier. Zum genauen Abwiegen der Speisen, was besonders bei den Kohlehydratzulagen der Diabetiker, aber auch bei anderen Kranken in Frage kommt, hat Dr. J. Peiser eine Diätwage nach Art der Briefwagen mit abnehmbarer Schale angegeben (Firma M. Pech-Berlin). Die Eßgeräte für Kranke (Schnabeltassen, Saugröhrchen u. dgl.) haben keine nennenswerten Verbesserungen erfahren. Als aseptischer Aufbewahrungsort für Servietten ist die Verwendung von Gasglühlichtzylindern empfohlen worden, wo nicht waschbare Täschchen für diesen Zweck vorhanden sind. Von der Firma Cahen, Berlin C, werden Papierservietten (,,Zelltex") zum Preise von ½—1 Pfg. pro Stück hergestellt, die aus richtigem Gewebe bestehen.

Bei der Reinhaltung des Kranken werden die gewöhnlichen (Meer-) Schwämme mit Recht mehr und mehr verlassen. Die Gummischwämme gestatten schon eher eine zweckmäßige Reinigung. Am besten ist aber zweifellos die Verwendung von Frottierstoff. Eine Neuerung sind die aus vegetabilischem Faserwerk bestehenden Luffa- oder Loofahschwämme. Die Frottierhandschuhe gibt es mit Gummi- oder Luffaschwammbelag.

Die Handbürsten werden nach Dr. Axmann auf dem Rücken ausgekehlt, um beim Aufstellen ein rasches Trocknen zu ermöglichen. Das Stillesche Modell der Nagelreiniger besteht aus Bronze. Infolgedessen rosten diese Geräte nicht und greifen ihrer geringen Härte wegen auch die Nagelsubstanz nicht an. Der Braatzsche Nagelreiniger ist mit einer bügelartigen Schutzvorrichtung versehen. Zur aseptischen Entnahme flüssiger Seife dienen die zum

Kippen eingerichteten „Seifenspender". Die Haarkämme werden aus Aluminium hergestellt, um sie durch Auskochen sterilisieren zu können. Bürsten und Zahnbürsten harren noch einer derartigen Lösung. Letztere kann man, soweit die Borsten nicht eingekittet sind, in Alkohol aufbewahren, um sie einigermaßen aseptisch zu halten. Für empfindliches Zahnfleisch benützt man Zahnbürsten mit Weichgummistiften. Zur Reinigung der Interdentalspalten dient der Falkensteinsche Zahnfugenreiniger, in den ein frei ausgespannter Seidenfaden eingeklemmt wird. Zur Zungenreinigung wird die Zungenbürste nach Boas benützt, welche an einem hakenförmig nach unten abgebogenen Handgriff eine auswechselbare quergestellte und nach unten wirkende Bürste trägt. Ein empfehlenswertes neueres Modell ist der Zungenschaber aus Metall nach Dr. Feilchenfeld, welcher aus Stiel und Platte besteht, die an ihrer Oberfläche entsprechend gerauht ist. Die Verwendung kantiger gebogener Fischbeinstäbchen zur Zungenreinigung ist schon länger bekannt.

Ein Hilfsgerät zur Mundreinigung sind die Spatel. Die billigen, nach dem Gebrauch zu vernichtenden Holzspatel (nach San.-Rat Dr. Menche) sind sehr rasch beliebt geworden. Der Brüningsche Mundspatel besteht aus Metall. In seinem oralen Ende ist eine größere Reihe rechteckiger Löcher ausgestanzt, welche dadurch, daß weniger Nervenendigungen gereizt werden, das Auftreten von Würgbewegungen verhindern und durch besseres Fassen der Zungenoberfläche ein gutes Haften ermöglichen. Der Zungenspatel nach Dr. Morian, der ebenfalls aus Metall besteht, läßt infolge seiner eigenartigen nach unten gebogenen Form ein Herabdrücken der Zunge ohne Berührung der unteren Schneidezähne zu. Zur Ohrreinigung sind die ganz aus Watte gedrehten Ohrtupfer nach Prof. Köppe (Firma S. Immenkamp-Chemnitz) sehr zu empfehlen, da mit ihnen keinerlei Verletzungen möglich sind.

Der Wunsch, Handtücher aus Papier zweckmäßig und billig zu bekommen, hat zu einem Preisausschreiben geführt, bei dem die Autorolgesellschaft m. b. H. in Berlin den ersten Preis bekam.

Die technischen Hilfsmittel für den Kranken bei Ausscheidungen und Absonderungen.

Das gebräuchlichste Material für die Stechbecken oder Unterschieber ist Zink, emailliertes Metall, Porzellan oder auch Papiermachée. Bei besonders empfindlichen Patienten benützt man die Weichgummibecken, welche einen pneumatischen Luftring als Schüsselrand haben. Es gibt auch Luftkränze zum Überziehen auf den Rand gewöhnlicher Stechbecken. Unter den verschiedenen Stechbeckenformen haben sich die flachen Modelle mit großem Durchmesser und breitem Rand („Hercynia", Fischer in Freiburg) am besten bewährt, da sie eine bequeme Liegefläche bieten und am meisten Sicherheit gegen Kippen gewähren. Zweckmäßig ist eine vordere Aufbiegung zum Auffangen des Urinstrahls (Modell Härtel).

Die Versuche, die Defäkation für den Kranken möglichst ohne jede Belästigung im Bett zu ermöglichen, haben zu verschiedenen Konstruktionen geführt. Die Trichterbetten haben eine zentrale Öffnung durch Leintuch und Matratze, unter die ein Eimer gestellt wird. Sie finden also nur da Verwendung, wo entsprechende Bettstellen vorhanden sind. Für das Privathaus kommen diese Einrichtungen nicht in Frage. Man hat daher das mittlere Matratzendritteil so konstruiert, daß es das Gefäß für die Ausleerungen aufnehmen kann. Am einfachsten ist ein Kasten von der Höhe der Polstermatratze, dessen eine Seitenwand fehlt und dessen Deckel ein zentrales Loch hat. Beim Gebrauch wird das mittlere Matratzenteil entfernt und durch den Kasten, in welchen ein Gefäß seitlich hereingeschoben wird, ersetzt (Firma B. B. Cassel-Frankfurt). Der Betteinsatz der Firma Fischer in Freiburg ist ein gepolstertes Rahmengestell mit gleicher Einrichtung. Elisabeth Güttinger (Heilbronn) hat ein zerlegbares Matratzenteil in ähnlicher Weise konstruiert. Von H. Härtel in Breslau ist das „Klosett in der Polstermatratze" zum Patent angemeldet worden, dessen wesentliche Neuerung darin besteht, daß auf dem die Klosetteinrichtung bedeckenden Schieber ein rundes aufblasbares Luftkissen befestigt ist, das gerade die zentrale Öffnung in der Polstermatratze ausfüllt. Nach Ablassen der Luft fällt das Kissen zusammen und gestattet ein seitliches Herausziehen des Schiebers, wodurch das Klosettgefäß gebrauchsfähig wird.

Es sei an dieser Stelle auf die Möglichkeit hingewiesen, die Defäkation in billiges Saugmaterial (z. B. Holzwolle) erfolgen zu lassen, ein Verfahren, welches oft die teuren und komplizierten Einrichtungen umgehen läßt. Die an Ruhestühlen und Rollsesseln angebrachten Klosetteinrichtungen sind nach Art der bekannten Babystühle. Eine zweckmäßige Neuerung ist eine Konstruktion, bei welcher das Klosettgefäß in einem Rahmen hängt, der vermöge eines doppelten Scharniers in paralleler Bewegung nach unten entfernt werden kann, wodurch ein Verschütten vermieden wird, das bei dem älteren System infolge Festklemmens beim Herausziehen häufig vorkam.

Die eigentlichen Klosettstühle (Zimmerklosetts) sollten stets zur hermetischen Abdichtung mit einer flüssigkeitsgefüllten Rinne, in welche der Deckel eintaucht, versehen sein.

Neuere Modelle besitzen eine kleine Handpumpe zur Wasserspülung des oberen Beckens, das in bekannter Weise gegen den unteren Raum durch eine balanzierende Klappe abgedichtet wird. Vielfach wird diese Spülung auch durch Niederdrücken des Deckels automatisch betätigt. Um Klosettinfektionen, die nach Wolff-Eisner nicht immer nur eine humoristische Seite haben, zu vermeiden, hat die Clofektor-Cie. eine Einrichtung gleichen Namens ausgearbeitet, bei der eine Desinfektion des Sitzbrettes durch Formaldehyd beim Schließen des Deckels gewährleistet wird.

Einfacher, wenn auch leider nicht nach Gebühr verbreitet, sind die Papierschutzkränze, die auf den Sitz aufgelegt werden. Eine nach unten gehende Papierklappe schützt dabei den Penis vor Berührung mit der Wand des Klosetttrichters.

Bei Incontinentia alvi werden in der Krankenpflege gelegentlich Analverschlüsse notwendig. Der Kothalter nach Collin ermöglicht sowohl permanente Entleerung in eine mittelst Bandage am Körper befestigte Kottasche aus Gummi, als auch einen Verschluß des Afters durch Aufblasen einer angebrachten Pelotte.

Für die Urinentleerung werden außer Stechbecken auch die gläsernen Urinale oder Urinenten benützt. Einen praktischen geruchlosen „Momentverschluß" hat Jänel konstruiert, der darin besteht, daß ein in den Hals eingeschliffener Glastrichter eine Öffnung hat, die bei bestimmter Stellung mit dem Flascheninnern kommuniziert. Diese Öffnung wird durch eine Drehung des

Einsatzes verschlossen. Zum bequemeren Erreichen der Urinflaschen durch den Kranken dient ein einfaches Metallgestell, mittelst dessen die Urinale mit der Mündung nach oben sicher an der Seitenwand des Bettes angehängt werden können (Berliner med. Warenhaus).

Eine zweckmäßige Variation ist das patentierte Urinal in Bügeleisenform, dessen mehr nach oben gerichtete weite Öffnung sich der betreffenden Körpergegend im Liegen gut anpaßt. Die breite Stützfläche bietet einen sicheren Schutz gegen das Umkippen.

Speziell für Bettnässer ist der „Derivator" von Dr. de Levie (Firma Moschel & Zimmermann-Angermünde). Er besteht aus einem Stechbecken, von dem aus ein Rohr, das in einem erweiterten Urinfänger endigt, in die Höhe führt. Der Urin läuft aus letzterem durch das Rohr in das Stechbecken, auf welchem der Kranke vermittelst eines mit Binden befestigten Kissens bequem liegen kann. Aus dem Stechbecken, das auch für Spülungen verwendbar ist wird, der Urin durch einen Rohrstutzen und Gummischlauch abgeleitet.

Zur Verwendung bei Enuresis in beliebiger Lage des Kranken dienen die kleinen Bettnäßapparate, welche aus zwei gummigepolsterten Platten bestehen, zwischen denen der Penis, d. h. die Harnröhre durch Anziehen von zwei Schrauben soweit komprimiert wird, daß der Patient jedesmal beim Urinieren erwacht. Der Leichtigkeit halber besteht der kleine Apparat aus Aluminium. Dieselbe Einrichtung, aber mit (durch Stellschraube) regulierbarer Federspannung wird als Custos, D. R. P. (zum Preis von 10 Mk.!) verkauft. Für Mädchen sind die Bettnäßapparate natürlich anders eingerichtet. Sie bestehen im wesentlichen aus einer kleinen Pelotte, die mittelst einer Bandage auf die Urethralöffnung gepreßt wird und diese verschließt.

Die Urinale bei Inkontinenz bestehen aus einem trichterförmigen Auffangteil, der mittelst Bandagen am Körper befestigt wird, und dem angeschraubten Urinbehälter, der meist einen Hahn zum Ablassen am unteren Ende hat. Für den Taggebrauch werden die Urinbehälter mittelst eines Gurtes am Oberschenkel befestigt. Der Auffangteil ist zweckmäßig mit einem pneumatischen Gummikranz versehen, um Reibung und Vorbeifließen des Urins zn verhüten. Bei dem Urinal für Frauen nach Dr. Wulff wird die Vagina durch eine die Urethralmündung umgreifende Hohlrinne abgedichtet.

Zum Auffangen der Abgänge bei der Menstruation werden die verschiedenen Vorlagen (Gesundheitsbinden) verwendet, die auch für die Krankenpflege wichtig sind. Am einfachsten sind waschbare Binden aus Frottierstoff oder gestrickter Wolle, welche vorne und hinten an einem Leibgurt befestigt werden. Die „Cleopatra" (Firma Teufel) ist durch die

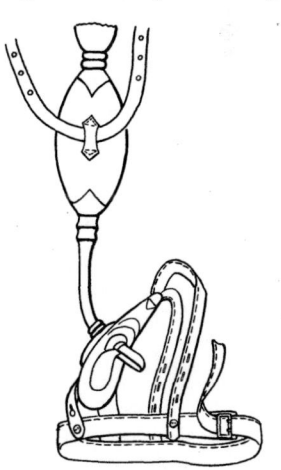

Abb. 5. Urinal nach Dr. Wulff.

„Flauminbinden" gekennzeichnet, die aufgerollt benützt und zum Waschen ausgebreitet werden können. Die „Saxonia" dient zur

Aufnahme der nach Gebrauch zu verbrennenden Holzmehlwatte. Das Modell „Mulpa" wird mit Reformträgern auf den Schultern getragen und nimmt das blockförmig komprimierte Verbandmaterial „Mulpa" auf, das verpackt nur wenig Raum einnimmt. Der Lunagürtel besitzt eine Rinne („Schiffchen") aus Gummistoff zur Aufnahme der Einlagen, desgleichen der Dianagürtel (Firma Teufel). Neueren Datums sind die patentierten Kunstseideschläuche (Firma Carl Spannnagel, Berlin), die nicht reizen, sich nicht verfilzen und mit beliebigem Material (z. B. Kunstseideabfällen) gefüllt werden können. Von Dr. Lichtenstein ist ein Gürtel angegeben worden, von dem ein Latz abgeht, welcher sich der Körperform besser anpaßt als die gewöhnlichen wurstförmigen Binden. Nach hinten läuft dieser Latz in zwei Schenkelbänder aus, die hinten seitlich am Gürtel befestigt werden. Als Einlage werden Zellstoffstücke verwendet.

Als Vorlagen bei Gonorrhoe des Mannes sind die an jedem Gürtel oder Suspensorium zu befestigenden „Gono"-Schutztäschchen ihres billigen Preises wegen zu empfehlen.

Ignaz Tunar in Berlin hat sich eine Wattebauscheinlage für Nasenleidende patentieren lassen, die von einem flüssigkeitaufsaugenden Luftröhrchen durchsetzt ist. Die Erfindung soll die Aufrechterhaltung der Nasenatmung bei gleichzeitiger Aufsaugung der Sekrete gewährleisten.

Die Sputumgefäße sind nicht in wünschenswerter Weise verbreitet. Wenn auch in den Lungenheilstätten alljährlich vielen Menschen Hygiene gepredigt wird, so ist es doch offenbar den meisten auf die Dauer zu lästig oder peinlich, stets ein Spuckglas bei sich zu tragen und zu benützen. Am verbreitetsten ist noch das Dettweilersche Glas mit Springdeckel und Glastrichtereinsatz, das in mehreren Variationen (mit und ohne untere Öffnung zur Reinigung) zu haben ist. Die aus Metall bestehende Spuckflasche „Diskret" kann in der hohlen Hand gehalten werden; ihre Einspucköffnung mit Springdeckel befindet sich an der Vorderfläche, so daß ein nicht gerade aufmerksamer Beobachter glauben könnte, der Betreffende huste hinter der vorgehaltenen Hand. Die zur besseren Reinigung in zwei Hälften zerlegbaren Spuckflaschen (ebenfalls aus Metall) haben sich weniger eingeführt. Der schlesischen Spitzenpapierfabrik Fingerhut & Cie. (Breslau) ist ein aufklappbarer Taschenspeibehälter patentiert worden, dessen Vorder- und Hinterwand durch einen Einsatz verbunden werden, der den Saugstoff enthält. Beim Auseinanderklappen wird eine trichterförmige Einspucköffnung gebildet. Die Einlagen werden nach Gebrauch vernichtet. Leider wird noch vielfach ein Taschentuch zur Aufnahme des Sputums benützt. Daß die dessen Aufbewahrung dienende Kleidertasche bald eine reiche bakteriologische Flora beherbergt, liegt auf der Hand. Die in die Kleidung einzuknöpfenden Schutztaschen aus waschbarem Gummistoff sind daher sehr zu empfehlen. Bei infektiösen Krankheiten sollten die Papiertaschentücher zur Anwendung kommen.

Die Handspucknäpfe (zur Verwendung am Krankenbett etc.) sind in letzter Zeit nicht wesentlich verändert worden. Bei den Wand- und Bodenspucknäpfen hat man Gefäße mit Wasserspülung hergestellt. Durch ein Pedal oder durch Niederdrücken eines Handgriffs wird ein Trichtereinsatz aus dem Wasser gehoben (unter gleichzeitiger Deckelöffnung), um beim Loslassen wieder in das Wasser einzutauchen ("Charybdis"). Dr. Otto Greither (Donndorf bei Bayreuth) hat diese Einrichtung durch Ausgestaltung der Trichterfläche zu einer Kuppel verbessert, deren Oberfläche im Ruhezustand unter dem Wasserspiegel liegt. Beim Heben der Kuppel reißt das herabströmende Wasser das Sputum von deren Oberfläche weg. Zugleich wird durch den Luftdruck die betreffende Bewegung verlangsamt, so daß ein Hochspritzen der Flüssigkeit vermieden wird.

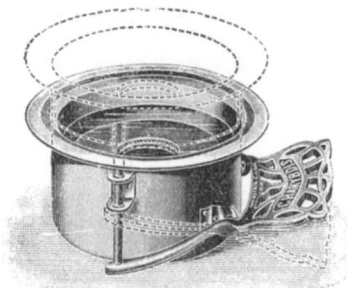

Abb. 6. Fußbodenspucknapf mit Tauchvorrichtung.

Der Dr. Muttraysche Wandspucknapf ermöglicht in einfacher Weise ein Ausleeren und Reinigen ohne Berührung mit der Hand, indem man einen Bügel in den Spucktopf einhängt, welch letzterer dann mittelst eines beigegebenen Hakens ausgekippt wird.

Die technischen Einrichtungen zur Bäderbehandlung und zur Anwendung von Kälte und Wärme.

Badeeinrichtungen sind jetzt glücklicherweise in den meisten besseren Privathäusern vorhanden. Wo dies nicht der Fall ist, müssen für Vollbäder transportable Wannen angeschafft werden. Für Erwachsene sind die Zinkwannen am besten. Eine sehr zweckmäßige Form besitzt die "Ideal"badewanne (Firma: Berliner med. Warenhaus). Sie ist nach unten schmäler (kahnförmig) und der Boden steigt nach den Füßen zu an. Die ganze Wanne steht auf einem entsprechenden Gestell, das am Fußende höher ist. Hier läßt sich beim Entleeren der Wanne ein Eimer unterstellen. Vermöge der geschilderten Form ist der Wasserverbrauch äußerst gering. — Größere Wannen ohne Rollen bedürfen zum Transport in gefülltem Zustand einer Fahrvorrichtung, die aus einem flachen, untergeschobenen Wägelchen ähnlich den Bettfahrapparaten besteht. Zur Entleerung von Wannen ohne Ausflußvorrichtung gibt es nach dem Prinzip der Wasserstrahlpumpen funktionierende Apparate, die an die Wasserleitung angeschlossen werden und die Wanne aussaugen (Berl. med. Warenhaus). Von Krönig ist ein Bettbad angegeben worden, das höchst einfach aus einem großen, unter den Patienten gelegten Gummistoffstück besteht, dessen vier Zipfel oben an den Bettpfosten befestigt werden. Die Entleerung erfolgt in einen untergestellten Eimer durch Lösen eines Zipfels und Kippen des Bettes.

Zur Wassererwärmung können, wo keine Badeöfen vorhanden sind, die Heißwasserapparate nach dem Junkersschen System verwendet werden, bei denen das Wasserleitungswasser durch eine Metallrohrspirale läuft, unter der eine Reihe Gas- oder Spiritusflammen brennen.

Zur Erleichterung der Beförderung des Kranken in die Wanne dient der von v. Bibra angegebene Badehilfstuhl (Ch. Brod-Würzburg). Die Vorrichtung besteht aus einem Bock von doppelter

Wannenbreite, der quer über die Badewanne gestellt wird, so daß das eine Ende um Sitzbreite heraussteht. Auf dem Bock gleitet eine runde (drehbare) Scheibe, auf welcher der geführte Patient Platz nimmt. Der Wärter läßt sich vom Kranken in bekannter Weise wie zum Tragen umfassen, hebt dessen Beine zur Horizontalen empor und schiebt nun den Patienten auf dem gleitenden Sitz über die Wanne, läßt dann dessen Beine zur Sitzstellung in die Wanne herab und setzt den Kranken im Wasser nieder unter gleichzeitiger Schwenkung des um den einen Fuß drehbaren Bockes nach hinten. Beim Verlassen der Wanne wird in umgekehrter Weise verfahren.

Zur sicheren Lagerung des Kranken im Bad dienen außer den früher besprochenen Betthandhaben die Badewanneneinlagen. Ein derartiger Gleitschutz besteht aus einer perforierten Gummiplatte mit pneumatisch haftenden Gummisaugnäpfen. Es gibt auch Kopfkissen mit pneumatischer Haftvorrichtung zum beliebigen Anbringen an der Wanne. Ein Luftbadekissen von Fischer-Freiburg gewährt durch seitliche Backen einen Schutz gegen das Umfallen des Kopfes.

Für Dauerbäder von mehreren Stunden hat Roman Mayr (München) Wanneneinlagen mit netzartigem Mittelstück als Lagerfläche konstruiert.

Die Wellenbadschaukeln werden durch die Bewegungen des Badenden selbst betätigt. Sie brauchen zur Erzielung einer Vollbadwirkung nur wenig Wasser. Die durch Druckluft oder Motore betriebenen Einrichtungen kommen für die häusliche Krankenpflege nicht in Frage.

Die Wannen für Teilbäder haben eine nur noch wenig modifizierte konstante Form bekommen. Genannt seien die Sitzbadewannen, die Kopfbadewannen, die Armbadewannen (für einen oder beide Arme), sowie die auf der Kante zu kippenden Fußbadewannen mit dreieckiger Seitenansicht (v. Langenbeck).

Zur Anwendung von Ganzwaschungen, Güssen und Duschen werden die Stehbadewannen von Tellerform benützt, welche für Reisezwecke auch zusammenrollbar aus Weichgummi hergestellt werden. Ihr Gebrauch ist besonders durch J. P. Müller („Mein System") populär geworden. Für Warmwasserduschen kommen im Privathaus ohne Badeeinrichtung nur die Duscheeimer in Betracht, an denen ebensowenig wie an Brandes Rieselbad etwas prinzipiell Neues ist. Das letztere hat als Duscheansatz eine um den Hals zu legende halbkreisförmige Röhre, deren Strahlöffnungen nach unten gerichtet sind. Der Vorteil besteht darin, daß Kopf und Haare nicht benetzt werden. Etwas komplizierter sind die Zimmerduschen, bei denen durch eine Handpumpe das in der Stehbadewanne befindliche Wasser zu dem Duscheeimer emporgepreßt wird. Eine patentierte Vorrichtung (Jean Suchardt in Kassel) läßt dies automatisch durch das Körpergewicht des auf einer Art Blasebalg Stehenden erreichen.

Bei all diesen Duschen finden zweckmäßig Stehbadewannen Verwendung, die innerhalb eines mit Wachstuch behängten Gestells aufgestellt sind.

An dieser Stelle sind auch die Spülbidets mit Genitaloder Hämorrhoidaldusche zu nennen, deren Betätigung auf dem gleichen Prinzip beruht. Bei den Bidets sind besondere Ablaufvorrichtungen getroffen, die verhüten, daß das Spülwasser nachträglich mit dem Körper wieder in Berührung kommt. Es wird

Die technischen Neuerungen auf dem Gebiet der Krankenpflege. 563

dies durch Anbringung eines treppenförmig gestalteten Absatzes im Spülbecken erzielt.
Als bekannte Firma für Badeeinrichtungen sei Moosdorf & Hochhäusler in Berlin genannt.
Die Badethermometer sind von Sanitätsrat Dr. Hennicke dadurch verbessert worden, daß das Quecksilbergefäß rechtwinklig nach unten abgebogen ist. Dieses Thermometer „Unda" ist so ausbalanziert, daß es horizontal schwimmt, wobei das Quecksilbergefäß 5 cm unter den Wasserspiegel reicht (Wilh. Kramer in Zerbst). Bequem ist auch der senkrecht schwimmende Badethermometer „Ahoy", dessen Skala ganz über dem Wasser liegt, so daß das Thermometer zum Ablesen nicht herausgenommen zu werden braucht.

Mit den Bädern ist, soweit sie nicht indifferent sind, eine thermische Einwirkung verbunden. Besonders stark ist diese bei den Wechselduschen, die im Privathaus durch zwei Duscheeimer (für heiß und kalt), deren Abflüsse durch einen Doppelhahn vereinigt werden, improvisiert werden können. Je nach der Hahnstellung kommt das heiße oder das kalte Wasser zum Abfluß.

Die feuchten Packungen und Wickel leiten unmittelbar zu den eigentlichen thermischen Applikationen über. Die notwendigen Gebrauchsformen für alle Arten Wickel sind vorrätig zu haben. sonst sind keine wesentlichen Verbesserungen bekannt geworden.

Der Umschlag „Immot" zur feuchten Oberkörperpackung besteht aus drei Lagen (Rohseide, impermeabler Stoff und Flanell) und hat Westenform mit über die Lungenspitzen nach vorn herunterreichenden Klappen. Seitlich geht er in eine breite Binde aus, die um den Oberkörper gewickelt wird, wodurch besonders die Schulterklappen festgehalten werden. Empfehlenswert erscheint die Methode von Dr. W. Goetsch, alle Umschläge in Form von Kleidungsstücken anzuwenden (Firma J. Mathias, Breslau).

Für die alten Breikataplasmen, zu deren Erwärmung die bekannten Dampfwärmer dienen, sucht man aseptische Ersatzmittel. Die Ouataplasma-Langlebert-Umschläge bestehen aus Verbandstoffen, die mit einem „antiseptischen" Schleim imprägniert sind. Ein Urteil scheint bei den Angaben der Firma verfrüht. Besser begründet ist die Antiphlogistine der Kade-Denverkompagnie in Berlin-Wilmersdorf, die unter obigem Namen eine Paste aus Tonerdesilikat mit Glyzerin, Bor- und Salizylsäurezusatz herstellt. Die Paste wird in der Büchse durch Einstellen in heißes Wasser erwärmt und 1 cm dick auf den Körper aufgestrichen. Zur Fangoanwendung dienen die Fapackkompressen nach Dr. E. Freund (Firma Hartmann-Heidenheim), die durch Eintauchen in heißes Wasser gebrauchsfertig werden.

Zur Anwendung lokaler trockener Wärme und Kälte werden die bekannten flachen Karlsbader Flaschen aus Metallblech mit Leibkrümmung sowie die Gummiflaschen für die Reise benützt. Es gibt passende Formen für jeden einzelnen Körperteil. Borosini hat darauf aufmerksam gemacht, daß eine mit warzigen Erhebungen versehene Oberfläche der Wärmflasche eine Anwendung mit heißer Füllung ermöglicht. Nach einiger Zeit wird dann die glatte — andere — Seite der Körperoberfläche aufgelegt. Ein grobmaschiges Netz kann denselben Dienst leisten. Die Doppelflasche „Überall" besteht aus zwei durch ein lösbares Scharnier aneinanderhängenden Metallflaschen, welche z. B. um den Hals gehängt werden oder einzeln zu benützen sind. Daß auch Wassermatratzen zur thermischen Einwirkung bei entsprechender Füllung verwendet werden können, wurde schon früher erwähnt. Ausschließlich der Kühlung dienen die Eisbeutel mit Schraubenverschluß zur Aufnahme der Eisstücke. Das Material ist am besten Duritgummi (Firma Détert-Berlin). Empfehlenswert sind als Zubehör die Drahtgeflechte zum Trocknen, sowie die mit Doppelwandung und Korkmehlfüllung isolierten Zimmereisbehälter, deren aufgeklappter Deckel ein Tischchen für den Eisbeutel bildet. Auch die letzteren gibt es natürlich in allen möglichen Formen. Zur Kühlung des Gehirns dient die den ganzen Schädel umschließende Eishaube, für die Ohren gibt es eine Ringform und für die Kühlung des Rückens wird der aus einzelnen Zellen bestehende Chapmannsche Eisbeutel verwendet, der ein Zusammensacken der Eisstücke im untersten Teil verhütet. Ein zweckmäßiges einfaches Instrument zur Zerkleinerung der Eisstücke ist der nagelartige Eispicker (Wiskemann - Kassel). Neuerer Erfindungsgegenstand sind die Metallkühlkissen (Enax & Geyer in Leipzig), die aus einem lederüberzogenen Schwamm bestehen, dessen Oberfläche von zahlreichen nicht rostenden Metallfäden überzogen ist. Durch Eintauchen in Wasser wird das Kissen gebrauchsfähig. Die Kühlwirkung beruht auf der guten Wärmeleitung der Metallfäden und der Wärmeabgabe an das verdunstende Wasser. Diese Kühlkissen halten mehrere Stunden lang vor.

Für lokale Wärmeanwendung von längerer Dauer benützt man die Thermophore. Es sind bekanntermaßen mit Thermophorsalz (Natriumazetat und Glyzerin) gefüllte Gummibeutel, die in kochendes Wasser gelegt werden. Die hierbei durch Lösung des Salzes gebundene Wärmemenge wird beim Auskrystallisieren wieder langsam frei. Die Wärmeeintwicklung hält so einige Stunden lang an.

Die Thermophore sind wie die Wärmflaschen in zahlreichen Formen für die verschiedenen Körperregionen zu haben. Neu ist der Beckenthermophor nach Dr. Hasse, der die Form einer Doppelbirne hat. Nach der Erhitzung wird der flüssige Inhalt der einen Birne durch Aufrollen in die andere gedrückt und hier durch eine Klammer am Zurückfließen gehindert. Der leergedrückte Teil läßt sich nun leicht in die Vagina einführen, worauf die Thermophormasse durch Aufrollen der außerhalb gebliebenen Birne wieder zurückgebracht und nun in dem in der Vagina liegenden Beutel durch die Klammer zurückgehalten wird.

Neben den Thermophoren sind die japanischen Wärmedöschen beliebt. Es sind dies filzüberzogene Metallbüchsen mit durchlöcherten Wänden, die im Innern einen Träger zur Aufnahme einer Glimmkohle haben. Nach dem Anzünden spendet diese mehrere Stunden lang gleichmäßige Wärme. Die Deha-Caloriabüchsen (Fußwärmer usw.) haben eine Filzeinlage, die vor dem Gebrauch mit etwas Methylalkohol beschickt wird. Bei diesem Verdunsten wird in bekannter Weise ein Stück Platinschwamm zum Glühen gebracht. Die Wärmedöschen und die Deha-Caloriafabrikate verunreinigen natürlich bis zu einem gewissen Grade die Luft des Krankenzimmers.

Eine beliebig lang ausgedehnte Wärme- und Kältebeeinflussung ermöglichen (ohne Wechsel der Kompressen) die mit fließendem Wasser betriebenen Apparate. Je nach der Temperatur und Durchflußgeschwindigkeit werden verschiedene und verschieden starke Effekte erzielt.

Ursprünglich (Leitersches System) wurden Gummischläuche verwendet, die durch Aufbiegen in Spiralform als Kopfkappen usw

Verwendung fanden. Gärtner hat an Stelle der Gummischläuche Aluminiumröhren benützt. Zurzeit sind die Apparate aus Tombak am empfehlenswertesten. Durch Unterlegen von breiten Metallblechen unter die Röhrenwindungen wird die Wirkungsfläche vergrößert. Als Zuflußquelle dient ein hochgestellter Eimer (oder Irrigator), aus dem das Wasser herausgehebert wird. Das abfließende Wasser wird in ein untergestelltes Gefäß geleitet. (Eine dauernde Kühlwirkung läßt sich natürlich durch Anschluß an die Wasserleitung erzielen.) Zur Regelung der Durchflußgeschwindigkeit werden Hähne oder Klemmen an der Schlauchleitung angebracht.

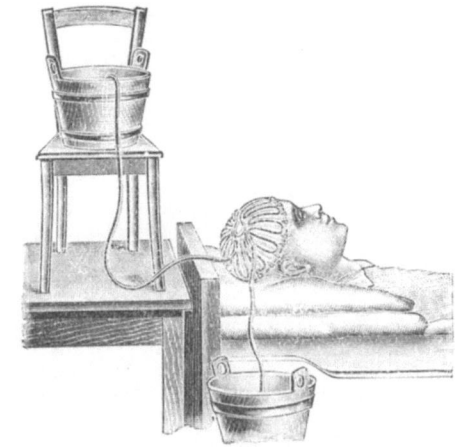

Abb. 7. Kühlapparat mit zirkulierendem Wasser.

Zur länger dauernden Wärmeanwendung werden zweckmäßig isolierte oder heizbare Irrigatoren (s. dort) als Zuflußgefäße benützt. Besonders für länger dauernde Wärmeanwendung hat Dr. Bauer einen Hydro-Thermozirkulator konstruiert, der eine Art Warmwasserzentralheizung im Kleinen vorstellt.

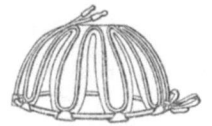

Abb. 8. Kühlkappe aus Tombak.

Die Kühl- oder Wärmekörper selbst gibt es in den verschiedensten Formen für die einzelnen Körperteile. Durch Unterlegen nasser Tücher kann man mit ihnen auch feuchte Wärmewirkung erzielen.

Für die Körperöffnungen, besonders für die Vagina, sind zahlreiche Modelle von Spülkörpern konstruiert worden, welche der Wärmeapplikation mittelst Wasserstroms dienen. Bei der großen Anzahl können nur einige genannt werden. Das Dr. Baumgärtnersche Heißwasserspülspekulum besteht aus einem Mutterrohr in einer weiteren Hartgummiröhre mit Abflußrinne, welche vermöge ihrer schlechten Wärmeleitung den empfindlichen Damm schützt. Bei der Konstruktion des Laveur-Spekulums (Evens & Pistor) waltet ein ähnliches Prinzip.

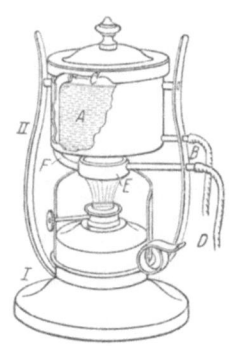

Abb. 9. Hydro-Thermozirkulator nach Dr. Bauer.

Am verbreitetsten ist wohl die Hassesche Spülbirne, welche durch ihre birnenförmige Gestalt den Vaginaleingang abschließt, so daß das sich stauende Wasser das Scheidengewölbe ausdehnt und die Falten zum Verstreichen bringt. Der Zufluß erfolgt durch ein die Birne zentral durchbohrendes Rohr; dem Rückfluß dienen kleine, weiter zurückliegende Öffnungen. Aus dem Birnenhohlraum fließt das Spülwasser durch eine Röhre in den Unterschieber ab. Das ähnliche Modell nach Prof. Pinkuß besteht ganz aus Glas, desgleichen der Scheidenspüler nach Dr. Friedlieb. Der Apparat „Favorit" (Evens & Pistor) hat einen separat regulierbaren Zu- und Abfluß.

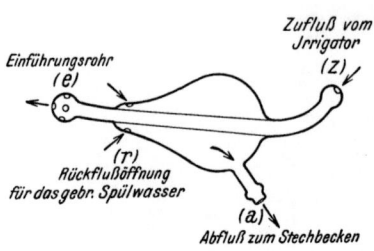

Abb. 10. Schema einer Vaginalspülbirne.

Für das Rektum kommen im Gegensatz zur Vagina mehr die Kühlkörper in Betracht. Während bei den Scheidenspülapparaten das Wasser mit der Schleimhaut selbst in Berührung kommt, sind die Kühlkörper für das Rektum allseitig geschlossen. Neuere Konstruktionen sind das Spülkeulenpessar von Dr. W. Scheffer aus Metall und das Glaskühlrohr von Prof. Zweig. Zur Wechselduschenwirkung in den Körperhöhlen nach Dr. Heinrich Schmidt dient die schon früher S. 563 geschilderte Vorrichtung mit Doppelgefäß.

Die Wärmeapplikation vermittelst Dampf erfolgt durch Dampfduschen und durch Dampfbäder. Von den ersteren sind die Handdampfduschen der Firma Moosdorf & Hochhäusler, sowie die Universaldampfdusche mit vorgeschaltetem Kondensorsack zum Abfangen mitgespritzten Siedewassers (Firma Hilzinger-Cannstatt) häufig im Gebrauch. Wo Niederdruckdampfheizung vorhanden ist, kann nach Glax der in ihr zirkulierende Dampf direkt zur Anwendung entnommen werden. Zur Einführung warmer Dämpfe in Nase und Ohr hat Herzfeld den Sigleschen Dampfzerstäubungsapparat (Inhalationsapparat) mit einem entsprechenden Zuleitungsrohr versehen. Das Inhabad dient analog der Behandlung des Gesichtes. Auch Dr. Perlmann hat einen einfachen Apparat zur Dampfbehandlung des Gesichtes von M. Rumpf-Iserlohn herstellen lassen.

Die Dampfbäder werden meist für den Rumpf als Dampfschwitzbäder in Anwendung gebracht. Man unterscheidet die Sitz- und die Bettdampfbäder. Von den ersteren sind am meisten die Sternkopfschen Dampfschwitzapparate im Gebrauch. Sie bestehen aus einer Stehbadewanne, auf der sich zwei Führungsstangen für einen runden Stoffmantel erheben, der in die Höhe gezogen werden kann und als Halskrause am Körper geschlossen wird, so daß nur der Kopf außen bleibt. Der Badende sitzt auf einem kleinen Stuhl, unter dem das Zuleitungsrohr des ganz einfach konstruierten Dampferzeugers mündet. Diesen Apparat gibt es auch in Kombination mit einer Duschevorrichtung. Die Kastendampfbäder werden jetzt, z. B. als Amerikanische Schwitzbadekabinette von der Buckeyebad Gesellschaft (Hamburg) ebenfalls relativ sehr billig in den Handel gebracht. Es sind vorne aufklappbare Kästen, die am Hals des sitzenden Patienten schließen.

Die Einrichtung ist im übrigen die gleiche wie oben beschrieben. Bei Nichtgebrauch werden die Kästen zusammengelegt.

Für Kranke kommen vorwiegend die Bettdampfapparate in Betracht. Diese werden meist aus Reifenbahren und übergelegten Decken mehr oder weniger improvisiert. Die Dampferzeugung und Zuleitung ist auch hier die gleiche. Von G. Krönig ist ein Bettdampfapparat konstruiert worden, („Vulkan", H. Windler, Berlin), der aus einem auf eine Wolldecke gelegten Kasten mit verlängerbarem Deckel besteht. Der Kranke nimmt auf der Decke Platz und bringt seine Füße in den Kasten. Hierauf wird der Schiebedeckel über den Rumpf des Patienten bis zum Hals heraufgezogen und nun die Wolldecke über den ganzen Apparat herübergeschlagen und zusammengesteckt. Die Dampfzuleitung ist von den Füßen durch im Kasten angebrachte Schutzstäbe getrennt.

Zur Heißluftbehandlung können ganz dieselben Einrichtungen verwendet werden, wie sie für die Dampfanwendung beschrieben worden sind. Als Heißlufterzeuger wird meist der Quinckesche Schornstein benützt, der aus einer Art Ofenrohr mit unterem Ansatz zur Aufnahme des Spiritus- oder Bunsenbrenners dient. Carlo Ferrari und Claudio Gallo in Turin haben sich Schutzklappen aus Drahtgitter für die Heizflamme patentieren lassen, welche zum Anzünden etwas gelüftet werden und dann automatisch ihre alte Lage einnehmen. Durch die Drahtgitter wird das Durchschlagen der Flammen verhütet.

Unter den Heißluftduschen dient der Dr. Vorstädtersche Kalorisator als Vorbild für ähnliche Konstruktionen. Er besteht aus einem Gummiballdoppelgebläse, das mittelst eines Metallmundstückes vor einer Spiritusflamme mündet. Auf der anderen Seite der Flamme befindet sich ein Asbestrohr. Beim Betrieb wird die Luft durch das Gebläse über die Flamme getrieben und nun durch das Asbestrohr in die gewünschte Richtung geleitet. Durch Anbringen des Apparates auf einem Stativ und Zugabe einer Treteinrichtung zum Betrieb des Gebläses ist der kleine praktische Apparat weiter ausgestaltet worden.

Zur Heißluftbehandlung der Ohrtrompete dient ein Apparat, bei dem die Luft durch ein Gebläse in einem kleinen Kessel komprimiert und hier durch eine Flamme erwärmt wird. In einer dem Politzerschen Verfahren analogen Weise wird mit dieser Luft (durch Öffnen eines Hahnes im Augenblick des Schluckens) die Tuba Eustachii behandelt (Windler-Berlin).

Zur lokalen Heißluftbehandlung größerer Körperabschnitte sind die Bier-Klappschen Kästen am bekanntesten. Sie bestehen aus Holz und haben entsprechende Öffnungen für das Einstecken oder Durchstecken einer Extremität, sowie für den Quinckeschen Schornstein und für ein Thermometer. Die Dichtung am Körper erfolgt durch schnürbare Stoffmanschetten. Jeder Tischler kann nach Angabe diese Kästen herstellen. In besserer Ausführung (innen mit Asbest bekleidet) werden sie von der Firma Eschbaum in Bonn geliefert. Leichter und gefälliger sind die nach gleichem Prinzip konstruierten Heißluftapparate nach Fedor Krause (Firma Strassacker-Altona), die aus Drahtgestell bestehen, das innen mit Asbest, außen mit Filz überzogen ist. An der Mündung des Heizrohrs befindet sich ein sog. Verteiler in Gestalt einer vorgesetzten Metallplatte. Bei den Hilzingerschen Apparaten ist das Prinzip der Luftzirkulation noch besser ausgebildet. Diese erfolgt durch zwei übereinanderliegende Öffnungen am sog. Heißluftsammler. Es ist dies ein halbrunder Kasten, der im Innern einen ebenso geformten Blechkasten enthält, in welchen das Heißluftrohr mündet. Von dem Heißluftsammler aus führen, wie gesagt, zwei Öffnungen in den eigentlichen Heißluftraum, der aus einer ausziehbaren, mit Wollstoff überdeckten Reifenbahre gebildet wird. Die obere Öffnung im Heißluftsammler läßt die heiße Luft eintreten, die untere ist für den Abzug der verbrauchten und mit Körpergasen verunreinigten Luft bestimmt. Bei dem Nieren-, Lungen- und Ischias-Bettheizapparat (Ges. für med. Apparate, Berlin) befindet sich unter dem Rücken des Patienten eine Art flacher Heizkörper, der von der heißen Luft durchströmt wird. Da durch eine Klappe die abströmende Heißluft gestaut werden kann, läßt sich die Hitze außer durch Kleinstellen der Flamme auch durch diese Klappe regulieren.

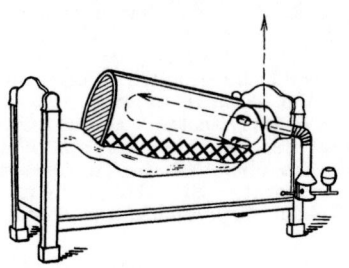

Abb. 11. Schema des Hilzingerschen Heißluftapparates.

Ihrer Sauberkeit und bequemen sicheren Anwendungsweise wegen haben sich die elektrischen Wärmeapparate sehr rasch in der Krankenpflege eingeführt. Die in gewöhnlichen Glühlampen entstehende Wärme wird sowohl örtlich als auch für den ganzen Körper angewendet. In einfacher Weise werden z. B. in Blechgefäßen, ähnlich den Karlsbader Wärmflaschen, Glühbirnen montiert. Der Kolpotherm nach Dr. Feis (Cassel-Frankfurt) besteht (außer einem Stromregulator) in einer geeignet geformten, mit Schutzglas versehener Glühbirne. Für die Wärmebehandlung des Hodens gibt es ebenfalls entsprechend geformte Apparate mit Glühbirne.

Die Bestrahlungslampe nach Minin-Goldscheider ist eine Glühlampe mit Handgriff und parabolischem Reflektor, der einen Schutzkranz aus Holz trägt. Die — wenn auch nicht sehr erhebliche — Lichtwirkung kann durch Auswechseln der weißen Birne gegen eine blaue oder rote modifiziert werden.

Die bekannten transportablen Glühlichtbäder bestehen aus einem Bogengewölbe, das über den Körper gedeckt wird. An der konkaven Seite sind eine größere Zahl Glühlampen befestigt. Die Firma Sanitas bringt solche Glühlichtbäder unter der Bezeichnung Elektrosol in den Handel. Die größeren kastenartigen Modelle kommen nur für Anstalten in Betracht.

Das Problem der reinen Heißluftbehandlung ist bis jetzt noch nicht in befriedigender Weise fürs Privathaus gelöst, da die mit Spiritusbrennern betriebenen Apparate ihre nachteiligen Verbrennungsgase in den Heißluftraum gelangen lassen und die Glühlichtbäder durch die gleichzeitige Strahlung keine so hohen Temperaturen zulassen.

Zur lokalen Wärmeanwendung sind die zuerst von Salaghi eingeführten elektrischen Kompressen sehr beliebt geworden.

Es sind dies Gewebe, in denen dünne, biegsame Drähte isoliert verlaufen. Beim Durchleiten eines elektrischen Stroms entsteht in bekannter Weise die Joulesche Wärme. Die Kompressen werden, wie die Glühlichtbäder, einfach an einen Steckkontakt angeschlossen. Sie haben eine Sicherung, die bei zu starker Erwärmung den Strom automatisch ausschaltet, und sind durch einen vorgeschalteten Widerstand regulierbar.

Es gibt Fabrikate verschiedener Firmen, von denen Elektrotherm (Reiniger, Gebbert & Schall), Elektrofix (Med. Warenhaus B. B. Cassel in Frankfurt), Elektrodauerwärmer (Hilzinger), Stangerotherm (Heinrich Stanger in Ulm) genannt sein mögen.

Die Kompressen können durch Unterlage feuchter Tücher auch als Ersatz für Kataplasmen verwendet werden. Zum bequemen Anlegen gibt es alle möglichen Formen der Kompressen, z. B. die Bindenform für den Unterschenkel. Von Dr. Freudenberg ist ein Beckendammheizkissen in Badehosenform angegeben, das von R. Heilbrunn in Berlin hergestellt wird. Weiterhin ist das elektrisch heizbare Suspensorium von Prof. Dr. R. Kutner zur Behandlung des Hodens (z. B. bei gonorrhoischer Epididymitis) zu erwähnen.

Der Flatausche Pelvitherm besteht in der Kombination eines in der Vagina liegenden Wärmkörpers mit einer elektrischen Kompresse auf dem Abdomen.

Die Heißluftduschen, von denen der ,,Fön" der Firma Sanitas am bekanntesten ist, beruhen auf der Verbindung eines elektrischen Heizkörpers mit einem elektrischen Ventilator, die beide in einem Gehäuse von Pistolenform untergebracht sind. Der Heizkörper besteht aus einer Metallspirale, die durch den elektrischen Strom zum Glühen gebracht wird. Hierdurch wird die mittelst eines elektrisch betriebenen Ventilators durchgeblasene Luft erhitzt. Durch Ausschalten des Heizkörpers kann der ,,Fön" auch als Kaltluftdusche benützt werden. Der Duplex-Fön hat zwei Ansatzrohre, welche es ermöglichen, in rascher Folge zwischen heißer und kalter Luft abzuwechseln.

Durch Aufstecktuben mit verschieden weiten Mündungen und durch verschieden starke Heizkörper kann die Temperatur des Luftstroms noch genauer reguliert werden als dies durch verschiedene Entfernung des Apparats vom Körper möglich ist. Von Dr. Sieber-Stuttgart ist zur Heißluftbehandlung in der Gynäkologie der Fön durch Anbringen eines Zelluloidspekulums und eines Zwischenstücks mit Thermometer modifiziert worden. Durch das Spekulum wird das Vorlegen einer Vaginalfalte vor die Mündung verhütet. Der Apparat wird von der Firma Geißelmann-Stuttgart unter dem Namen Kolpodiatherm [1]) geliefert.

Die technischen Hilfsmittel zur Spülung, zur Anwendung von Medikamenten, zum Katheterismus und zur Staubehandlung.

Das gebräuchlichste Hilfsmittel zur Ausführung von Spülungen ist der Irrigator. Mehr und mehr werden die gläsernen Gefäße (mit oder ohne Metallhalter) bevorzugt. Empfehlenswert sind die Apparate mit Graduierung und mit trichterförmiger Verjüngung nach unten, um das Zurückbleiben von Flüssigkeitsresten zu verhüten. Die Glasirrigatoren gestatten eine bessere Reinigung und

---

[1]) Mit Diathermie hat der Apparat nichts zu tun.

lassen eine bequeme Kontrolle des Auslaufens zu. Für die Reise werden auch die aus Weichgummi bestehenden Spülkannen neben den aus Aluminiumringen hergestellten zusammenschiebbaren Apparaten benützt. Die ersteren dienen auch bei Anbringen eines Verschlusses und Füllung mit warmem Wasser als Wärmflaschen. Die (entbehrlichen) Irrigatoren mit Druckeinrichtung zur Erhöhung des Wasserdruckes wirken durch einen niederzudrückenden Pumpenkolben. Bei dem Equisierschen Modell erfolgt dies durch eine aufzuziehende Feder.

Die Irrigatoren zu länger dauernden warmen Spülungen oder Einläufen bestehen meist aus Metall mit Filzüberzug. Teurer sind die nach dem Prinzip der Thermosflaschen konstruierten Apparate (Isola-Irrigator nach Dr. Holzbach und Patent-Demoirrigator der Thermosgesellschaft, welcher auch für Öleinläufe eingerichtet ist). Die heizbaren Irrigatoren bestehen ebenfalls aus Metall. Empfehlenswert ist dabei ein Wasserstandsrohr und Thermometer. Für die Reise hat Willy Walter in Fraustadt (Posen) einen kompendiösen heizbaren Irrigator angegeben, der gleichzeitig zum Kochen, zum Aufbewahren von Verbandstoffen und anderem mehr dienen soll. Bei dem Apparat nach Dr. Braun erfolgt die Heizung mit Hartspiritus (Firma Cassel-Frankfurt). Zum Verbergen des prosaischen Instrumentes nimmt man das Kästchen ,,Arkanum", dessen Tür um die senkrechte Mittelebene drehbar ist. Durch Fingerdruck kommt die Innenseite der Tür mit dem darauf betriebsfertig montierten Apparat zum Vorschein. Zur beliebigen Höhenverstellung der Irrigatoren gibt es die bekannten Gestelle mit ausziehbaren Trägern. Als Ersatz für die Irrigatoren kann jedes beliebige Gefäß benützt werden, wenn es durch eine Hebereinrichtung entleert wird. Am einfachsten leitet man der Heberwirkung durch Zusammendrücken eines in die Schlauchleitung eingefügten Gummiballes ein. Guschelbauers Patent-Irrigator ,,Komfortable" besteht aus einem in ein beliebiges Gefäß gesteckten Glaskörper, der ebenfalls die Heberwirkung eintreten läßt. Eine in eine seitliche Ausbuchtung gelegte Kaliumpermanganatkugel soll die Flüssigkeit desinfizieren. Als Zubehör zu den Gummischläuchen dienen die Schlauchhalter und die halbrinnenförmigen Hartgummibügel, welche ein Knicken des Schlauches beim Aufliegen auf Kanten verhüten, sowie die Hähne. Da die in die Schlauchleitung eingefügten Hartgummi- oder Metallhähne nicht gut zu reinigen sind, werden besser Klemmen benützt, welche den Schlauch von außen komprimieren. Es gibt verschiedene Modelle, unter denen als Neuerung die Spiralklemme erwähnt sein mag, die durch einfachen Fingerdruck zu betätigen ist. Beim Tröpfcheneinlauf nach Dr. Martin wird eine Glaskugel, welche ein Zählen der Tropfen ermöglicht, in die Schlauchleitung eingefügt.

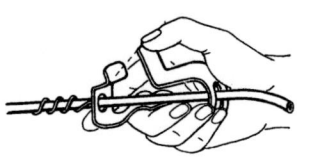

Abb. 12. Spiral-Schlauchklemme.

Neben den Irrigatoren werden zur Spülung mit größeren Flüssigkeitsmengen die Klysopompen benützt, die nach Art der bekannten Gummiballgebläse arbeiten, indem sie mittelst Ventilen das aus einer Schüssel angesaugte Wasser weiterpressen. Dem Vorteil der bequemeren Anwendung (besonders auf Reisen) steht als Nachteil die schwierigere Reinhaltung dieser Apparate gegenüber. Zur Vermeidung des stoßweisen Flüssigkeitsstroms der Klysopompen dienen die Faltenschlauchspritzen, bei denen der elastische Schlauch das Ausströmen gleichmäßig gestaltet. Eine exakte Dosierung der Ausströmungsgeschwindigkeit lassen die Klysopompen im Gegensatz zu den Irrigatoren nicht zu.

Bei den Spülungen werden Unterschieber, Spülschalen oder die Bidets zum Auffangen des abfließenden Wassers benützt. Die Steckbecken zu diesem Zweck sind mit Abflußrohr versehen und besonders tief gebaut, um das unangenehme Naßliegen zu vermeiden. Ein einfaches praktisches Gerät ist das Fritzsche Spülbecken, das keilförmig ist und eine Platte zum Auflegen des Gesäßes hat. Ähnlich ist der Derivator (Evens & Pistor).

Die bekannten Bidets werden mit den verschiedensten Annehmlichkeiten versehen. Neuerungen sind die mit Glühbirnen heizbaren Apparate, ferner die Bidets mit Genitaldusche. Letztere wird durch Handpumpe oder noch bequemer durch das Körpergewicht automatisch betrieben.

Viele Bidets haben den Nachteil, daß die Spülungen nur im Sitzen ausgeführt werden können, was nach gynäkologischer Erfahrung ein Vordringen des Spülwassers bis zum Scheidengewölbe verhindert. Die allerdings umfangreicheren Bidets mit Liegebank sind daher vorzuziehen. Das Sanixbidet (Cassel in Frankfurt) läßt sich an Stuhl, Bank oder Bettrand anhängen und erscheint, abgesehen von seiner etwas geringen Größe, zur Improvisierung ganz zweckmäßig.

Die Spülrohre für die Vagina sind am besten aus Glas mit einer den anatomischen Verhältnissen entsprechenden Beckenkrümmung. Zu Ausspülungen sind auch die aus Drahtgestell oder aus perforiertem Hartgummi bestehenden „Badespekula" zwecks Entfaltung der Vagina zu brauchen. Daß auch die früher beschriebenen Heißwasserspülbirnen für einfache Ausspülungen mit Nutzen angewandt werden können, liegt auf der Hand.

Von Dr. Dreuw (Berliner med. Warenhaus) ist neuerdings ein besonderes Vaginalspülrohr für Druckspülung (eventuell Anschluß an eine Wasserleitungsmischgarnitur) angegeben worden, dessen Prinzip darin besteht, daß aus dem doppelwandigen Spülrohr feine Öffnungen nach außen münden und daß von hier aus das Spülwasser durch Kanälchen in den inneren Hohlraum zurückgelangt. Von dort wird es in einem abführenden Schlauch gesammelt. Au sden feinen Öffnungen gelangt das Wasser unter starkem Druck an die Vaginalwand. Die Abflußeinrichtung vervollständigt den Spüleffekt durch starke Heberwirkung.

Für das Rektum kommen nur die Einläufe, nicht eigentliche Spülungen in Betracht. Auch hier benützt man Glasrohre, unter Umständen mit birnförmiger Erweiterung zum Zweck besserer Dichtung. Zur Vermeidung von Verletzungen sind auch die Weichgummiansätze zweckmäßig. Eine Neuerung für „hohe" Einläufe ist das elastische Kugeldarmrohr, das an einem mit Metallspiraleinlage versehenen mittleren elastischen Schlauchstück zwei endständige durchbohrte Kugeln von zweierlei Größe besitzt. Die Kugeln können bei der Einführung keine Verletzungen machen und ermöglichen durch Hin- und Herrollen ein Verstreichen der Darmfalten. Auf diese Weise gelingt es ganz einfach, das Darmrohr, dessen Lage von außen gut zu fühlen ist, hoch in den Darm hinaufzuschieben. In die zentrale Bohrung der äußeren Kugel wird ein spitzer Irrigatoransatz hineingesteckt. Speziell für Öleinläufe hat W. Bauermeister (Braunschweig) den „Oleopompe" empfohlen, bei dem in einer vorgelegten Flasche durch Gebläse die Luft komprimiert wird, welche das Öl in den Darm preßt.

Für größere Einläufe hat W. Rausch ein Darmrohr mit separat aufblasbarem Doppelballon nahe der Darmrohrspitze konstruiert. Die Ballons dichten den Sphinkter nach innen und außen ab, so daß keine Flüssigkeit z. B. bei Sphinkterschwäche zurückfließen kann (Firma Fonrobert, Berlin, Friedrichstr. 77).

Die Magenspülungen werden auch vielfach dem Pflegepersonal oder dem Patienten selbst überlassen. Eine Modifikation ist die Sahlische Schlundsonde, die außer den seitlichen Augen eine zentrale endständige Öffnung hat, was das Verstopfen durch Mageninhalt entschieden seltener vorkommen läßt. Der Friedliebsche Ballon dient demselben Zweck. Er wird in die Schlauchleitung eingeschaltet und kann Verstopfungen der Sondenfenster durch Zusammenpressen in Kombination mit entsprechendem Abklemmen des Schlauchs mit Erfolg in einfacher Weise beheben. Zur Reinigung und Desinfektion hat C. Strübe bei Dröll-Heidelberg ein Kochgefäß konstruieren lassen, in welches ein Standrohr eintaucht, das unten eine größere Zahl Löcher besitzt. Beim Kochen wird das Wasser durch den Dampfdruck im Kochgefäß im Standrohr in die Höhe getrieben, sodaß alle Magenschläuche in demselben von dem sprudelnden kochendem Wasser durchgespült werden.

Neben den Irrigatoren und Klysopompen werden in neuerer Zeit wieder häufig Ballonspritzen verwendet. Besonders gilt dies für die vaginalen Spülungen seit Einführung der Weichgummispritzen (Ladys friend, Ladys Doktor usw.). Ihr Gebrauch ist deshalb sehr bequem, weil es keinerlei Vorbereitungen dazu bedarf. Die Spritze wird durch Zusammendrücken und Eintauchen in Wasser gefüllt. Das Mundstück paßt sich durch einen Wulst der Vulva bei einiger Übung dicht an. Durch Zusammenpressen erfolgt die Spülung und durch Loslassen wird das Wasser wieder in den Ballon eingesogen. Daß die Vereinigung von Zufluß- und Abflußgefäß in einem Ballon hygienischen Anforderungen nicht entspricht, liegt auf der Hand.

Neben den einfacheren Modellen gibt es kompliziertere, wie die Gloriadusche, bei der ein aufgesetztes Hartgummirohr so weit in die Vagina eingeführt wird, bis der Weichgummiwulst der Vulva anliegt. Die Spülöffnungen befinden sich auf diese Weise direkt an der Portio. Andere Modelle regeln den Rückfluß durch angebrachte Ventile dergestalt, daß die Rückflußöffnung weiter zurückliegt als die Spülrohrmündung. Die Möglichkeit der Reinhaltung all dieser Apparate läßt begreiflicherweise zu wünschen übrig.

Die Spülung der Nase und der Augen kann natürlich ebenfalls mittelst eines Irrigators unter Anwendung entsprechender Ansatzstücke erfolgen. Indessen haben sich hierfür mehr die Apparate zum Gießen eingebügert. Bekannt ist der Fränkelsche Nasenspüler, der in allen möglichen Variationen zu haben ist. Eine wirkliche Verbesserung hat W. Gutberlet an ihm vorgenommen durch Anbringung einer zweiten Öffnung, welche einen Spülstrahl nach oben in die Riechspalte, die bei den bisherigen Apparaten meist unberieselt blieb, gelangen läßt. Auch die Vergrößerung des Spülgefäßes ist zu begrüßen (Fabrikant Hermann Katsch, München). Andere Nasenspülapparate oder Nasenbäder ohne wesentliche Vorzüge sind das Nasenbad nach Dr. A. Lissauer aus Porzellan mit vorderem und hinterem (kleinerem) Ausschnitt, ferner der Apparat ,,Frisch und frei" mit nur einem Ausschnitt für die Nase und der ,,Triumph"-Nasenbadebecher mit zwei kurzen Rohrstutzen zwecks Einführung in die Nasenlöcher.

Als Spülkännchen für die Augen sind die ganz aus Glas bestehenden Undinen sehr zweckmäßig, da sie leicht zu handhaben sind, einen feinen, leicht zu dirigierenden Spülstrahl geben und durch Eintauchen in heißes Wasser rasch erwärmt werden können. Augenbadeapparate sind die bekannten kleinen Glaswannen mit Griff. Eine Kombination von Augenspülung und Augenbad bezweckt der Schweiggersche Apparat, bei dem ein Spülrohr mit Brauseöffnungen in einem Augenwännchen mündet, an dem ein Ablaufrohr angebracht ist. Dr. Bucky hat ein Augenirrigationsgefäß konstruiert, das sich vermöge seiner Form vollkommen dicht der Augenumgebung anpaßt, mit Ablauf und Zulauf versehen ist und außerdem eine Elektrode trägt, die der elektrischen Augenbehandlung dient.

Die größeren Modelle der Stempelspritzen werden auch bei Spülungen, Einläufen u. dgl. verwendet. Sie bestehen ebenso wie die kleinen Subkutanspritzen mehr und mehr nur noch aus Glas oder Metall bzw. aus Glas und Metall. Die moderne Feinmechanik hat gelernt, ganz auf die früheren Hilfsmittel zur Dichtung (Leder, Gummi u. dgl.) zu verzichten. Die eingeschliffenen Kolben laufen in dem Zylinder in völlig einwandsfreier Weise. Bei den Spritzen mit Glaszylinder kann dieser bei Bruch in einfachster Weise ausgewechselt werden. Um ein Platzen derselben zu verhüten, werden bei den Reformspritzen die Spritzenkolben beweglich mit der Stange verbunden. Die Nadeln werden mittelst eines außen abgeflachten Konus, eventuell zur Sicherung mit Schraubenführung oder Bayonettverschluß, aufgesetzt. Die allgemeine Einführung von drei Nummern eines Einheitskonus gestattet die beliebige Verwendung von Nadeln zu jeder derartigen Spritze.

Injektionsnadeln mit verstellbarer Länge (durch Festklemmen im Konus) hat sich Dr. Paul Schultz in München patentieren lassen. Als stets saubere, nicht rostende Nadeln sind die Platin-Iridiumkanülen mit vergoldetem Konus zu nennen. Leider steht der hohe Preis einer ausgedehnteren Verwendung im Wege.

Zur Aufbewahrung der Injektionsflüssigkeit dient das Konikusgläschen, das im Glasstopfen eine Vertiefung hat, aus der die Flüssigkeit mit der Nadel entnommen werden kann. Das Eintauchen der Spritzen in das Gefäß wird dadurch vermieden. Die Verwendung von Ampullen sollte trotz der etwas größeren Kosten noch weiter verbreitet sein, da sie allein völlige Asepsis und genaue Kontrolle über die Zahl der durch das Personal gemachten Injektionen erlaubt.

Da manche Alkaloide durch das Alkali des Glasgefäßes ausgefällt werden, wird die Verwendung von Ampullen aus Jenaer α-Glas empfohlen. Zur Vermeidung der Glassplitter beim Abbrechen des Ampullenhalses hat O. Schommartz in Prerow - Ostsee eine ,,Velox"ampulle mit Gummischeibenverschluß und Stanniolplombierung beschrieben. Zweckmäßiger erscheint nach Dr. Wallerstein die Verwendung von besonderen stumpfen, ausglühbaren Hohlnadeln zur Entnahme aus den Ampullen, um zur Injektion selbst eine stets scharfe Nadel zur Verfügung zu haben (Neumann-Köln).

Mehr der Interessantheit halber sei die ganz aus Metall bestehende Injektionsspritze von Dr. Hammer (Karlsruhe) mit Öffnung zum Einfüllen der Lösung genannt (Firma Äskulap-Tuttlingen).

Auch die Spritzen zur Behandlung der Gonorrhoe bestehen zweckmäßigerweise aus Glas oder Metall. Eine Neuerung ist die Engelbrethsche Ventilspritze, deren Konstruktion eine vollständige Füllung der Harnröhre erlaubt, ohne daß Flüssigkeit hinter den Sphinkter in die Blase gelangt. Zur Zurückhaltung von Injektionen hat Dr. Lichtenstein eine einfache federnde Penisklemme aus Holz angegeben (Berliner med. Warenhaus). Von Dr. H. Müller (Thorn) ist ein komplizierter Apparat „Haftofor" erfunden worden, welcher gleichzeitig der Injektion und der Zurückhaltung der Injektionslösung dient. Zunächst wird durch einen Saugballon die Spritze mit einem glockenförmigen Ansatz luftdicht an die Glans penis angesaugt. Hierauf erfolgt die Injektion in die Harnröhre vermittelst eines zentralen Kanales, der mit dem Saugglockenraum an der Glans keine Kommunikation hat. Nach Verschluß mit Glasstöpseln kann Ballon und Spritze abgenommen werden. Der Apparat bleibt ohne Belästigung nach Wunsch liegen (Fabrikant Otto Goethe in Eisleben).

Zur Instillation in den Bindehautsack sind in den letzten Jahren mehrere Apparate angegeben worden, welche durch Vermeidung von Gummiteilen möglichste Asepsis und Haltbarkeit der Lösungen gewährleisten.

Am besten sind die ganz aus Glas bestehenden aseptischen Augentropfflaschen. Das Faltasche Modell besitzt am Glasstopfen eine angeschmolzene kleine Ausgießvorrichtung. Das Driversche Tropfglas, das seiner Einfachheit wegen sich sehr bald einbürgern und andere Modelle verdrängen dürfte, besteht aus einem dünnwandigen kleinen kugligen Glasgefäß, in das ein schnabelartig gekrümmtes spitz auslaufendes Glasrohr als Stopfen eingeschliffen ist. Die Erwärmung der Hand bei Neigung des Fläschchens genügt, um langsam einen Tropfen nach dem andern austreten zu lassen.

Das Ohrentropfglas nach Dr. Knopf wird so benützt, daß man die verordnete Zahl Tropfen in das schiffchenartige Glasgefäß eingießt, den Finger auf die Eingußöffnung setzt, den Ausguß in den Gehörgang steckt und nun durch Lüften des verschließenden Fingers die Tropfen einlaufen läßt.

Zur lokalen Anwendung von Flüssigkeiten in fein verteilter Form dienen die Zerstäuber. Die Flüssigkeit wird vermittelst eines Luftstroms aus einer Flasche durch ein Röhrchen entweder emporgepreßt oder angesaugt und im Augenblick des Austritts zerstäubt. Als Gebläse werden meist Weichgummibälle verwendet. Die große Zahl von Modellen bietet keine prinzipiellen Neuerungen. Die Kokainzerstäuber sind mit kleiner graduierter Flasche und Quetschhahn zu jederzeitiger Unterbrechung des Sprays versehen, um Intoxikationen zu verhüten. Dr. Herbig hat eine „Muttermunddusche Gloria-Salus" angegeben, durch die kleinere Flüssigkeitsmengen auf die Portiogegend (zu antikonzeptionellen Zwecken) aufgestäubt werden können.

Die Pulverbläser sind meist nach dem Zerstäuberprinzip mittelst Druckluft eingerichtet. Bei dem Hartmannschen Lenizetpulversaugapparat dient dagegen der Inspirationsstrom, der mittelst der in die Nase gesteckten Ansätze durch die Pulverflasche durchgeleitet wird, als Vehikel. Das Verdienst, die Pulverbehandlung der Vagina populär gemacht zu haben, gebührt Dr. Nassauer. Der Apparat besteht aus einem Glasrohr mit Gebläse. Nach hinten zu befindet sich eine mit Stopfen verschlossene Erweiterung zur Aufnahme des Pulvers. Zur Abdichtung der Vaginalöffnung befindet sich vorne eine die Röhre umgebende birnförmige Erweiterung, welche nach Art der Spülbirnen eine Entfaltung der Vagina durch Verhinderung des Luftentweichens bewirkt. Liepmann hat ein billiges zerlegbares Modell „Antifluor" konstruiert, bei dem ein Spekulum mit einem zur Durchleitung des Pulverbläsers durchbohrten Kork die Vaginalöffnung abschließt.

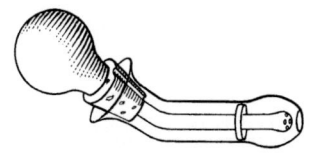

Abb. 13. Scheidenpulverbläser „Antifluor" von Dr. Liepmann.

Der Krönigsche Pulverbläser besitzt Branchen, welche beim Einblasen gespreizt werden und so das Scheidengewölbe entfalten.

Zur Applikation von Suppositorien dienen einfache Stempelspritzen von zylindrischer Form ohne besonderes Mundstück. Der Quassiinjektor der Luitpoldwerke in München ermöglicht die Einführung von Tabletten, welche durch Anpressen an einen Bügel des Instruments an Ort und Stelle zerdrückt werden können (speziell zu antikonzeptionellen Zwecken).

Zur Salbenapplikation werden die Salbeneinreiber in Löscher- oder Keulenform von Pagenstecher neben Handschuhen verwendet. Endlich sei noch der Hämorrhoidalpessare mit Hohlräumen zur Salbenbehandlung des Rektums hier gedacht. Ein patentierte Pessar für Wurmkrankheiten dient zur Aufnahme von gestoßenem Knoblauch bei Vorhandensein von Oxyuren.

Zu Pinselungen dürften nur noch die Watteträger verwendet werden. Dr. Loewenberg hat ein Rückflussgläser-Besteck konstruiert, bei dem die Medikamentenflaschen einen gerippten Trichteraufsatz haben, an dem das überschüssige Medikament abgedrückt werden und so in die Flasche zurückfließen kann.

Zur internen Darreichung von Medikamenten sollten in der Privatpraxis mehr als bisher die graduierten Einnehmelöffel verwendet werden. Desgleichen sind für Tropfen die Normaltropfgläser (Kunz Krause, Viginta Normaltropfglas und andere) oder die Normaltropfpipetten (Warmbrunn & Quilitz), bei denen 20 Wassertropfen auf ein Gramm gehen, zu empfehlen. Die Einnehmeflasche von Julius Körppen in Cöln besitzt einen dosierten Nebenraum (Meßkammer), der durch Drehen des Verschlusses (nach Art der Tropfflaschen) gefüllt werden kann. Sie soll der bequemen Dosierung der Arzneigabe dienen.

Beim Katheterismus und bei der Blasenspülung in der Krankenpflege dreht sich alles um eine praktisch durchführbare Asepsis. Da den Kranken meist nur Weichgummikatheter oder elastische Katheter überlassen werden, ist diese Frage nicht so einfach zu lösen, wie bei den Metallkathetern. Der Kutnersche und Blochsche Dampfsterilisator, der ein Durchströmen des Katheterlumens garantieren soll, ist von Grosse als unnötig kompliziert in sehr bequemer Weise vereinfacht worden. Der neue Kathetersterilisierapparat besteht aus einem die Katheter aufnehmenden Glaszylinder mit durchlöchertem Boden und ebensolchem Deckel nebst Verschlußkappe. Unter dem Boden befindet sich der Raum für das zu verdampfende Wasser, dessen Menge mit dem Verschlußdeckel des Glaszylinders abgemessen wird. Darunter endlich liegt die kleine Schale für den Spiritus, dessen Menge gleichfalls bemessen ist und zwar so, daß nach seinem Erlöschen der Sterilisierung Genüge getan ist. Mit Füllen und Anzünden ist somit die Sache für den Patienten getan.

Weniger sicher, daher am besten ganz zu verwerfen, dürfte die ständige Aufbewahrung der Katheter in einem Zylinder sein, in dessen Doppelboden die Formaldehyd entwickelnden Trioxymethylentabletten gelegt werden (Berliner med. Warenhaus). Um ein Berühren des Katheters selbst mit den Händen zu verhüten, hat cand. med. R. Roosen eine Hülle konstruiert, unter deren Schutz der Katheter eingeführt werden kann (Firma Dröll, Heidelberg).

Als Katheterschmiermittel benützt Grosse Paraffin. liquidum, das in Fläschchen nach Art des Dr. Driverschen Augentropfglases zusammen mit den Kathetern im Dampf sterilisiert wird. Außerdem gibt es mehrere Gleitmittel steril in Tuben, welche bis zu einem gewissen Grade auch die Asepsis wahren lassen, da der Tubeninhalt nicht so leicht verschmutzt werden kann (Katheterpurin).

Zur Ausführung der Blasenspülung hat Dr. Meyer in Wildungen einen Apparat zusammengestellt, bei dem in dem zur Spülung bestimmten Irrigator Wasser zum Kochen gebracht wird, dessen Dampf durch Schlauch und angefügten Katheter durchströmt. So werden in einfacher Weise sämtliche Gebrauchsteile gleichzeitig sterilisiert (Berliner med. Warenhaus).

Die zur Saugbehandlung dienenden Apparate bestehen aus Glasnäpfen, die durch Gummiball oder Spritze evakuiert werden. Ich möchte bemerken, daß sich in sehr gleichmäßiger regulierbarer Weise eine Luftverdünnung durch Anwendung der Wasserstrahlluftpumpen erzielen läßt. Die Glasgefäße gibt es in allen möglichen Formen. Eine zweckmäßige Neuerung ist die, das Ansatzrohr, durch welches die Saugwirkung erfolgt, nach innen zu verlängern, damit nicht etwa an der Wand des Gefäßes herabfließender Eiter in die Öffnung und damit in den Gummiball oder die Pumpe gelangen kann. Die Gläser zur Aufnahme eines Fingers oder Armes werden durch Gummimanschetten, die sich bei Luftverdünnung an das Glied anlegen, zum dichten Anschluß gebracht.

Zur Staubehandlung werden elastische Binden oder Schläuche benützt. Um eine Verwendung kürzerer Bindenstücke zu ermöglichen, hat Kuhn eine Doppelklammer konstruiert, welche die Bänderenden flach faßt und eine leichte Verstellbarkeit ermöglicht. Der Venenkompressor nach Treibmann besteht aus zwei sich übergreifenden Metallbranchen, die klammerartig den Arm umgreifen und durch eine einfache Schraubenvorrichtung beliebig angezogen und rasch gelöst werden können.

Als Hilfsmittel zur Schulterstauung hat Dr. Ernst O. P. Schultze bei H. Windler, Berlin einen Gurt anfertigen lassen, der von der kranken Schulter aus um den Thorax herum (durch die gesunde Achsel) geschnallt wird. Auf der Schulter der kranken Seite ist ein kräftiger Haken angebracht, der den stauenden Schulterschlauch am Abgleiten verhindert. Bei Oberschenkelstauung wird der Gurt als Leibgürtel angelegt.

Die bekannte **Kuhn**sche **Lungensaugmaske** dient der Saugbehandlung der Lunge. Sie besteht aus Zelluloid und überdeckt Mund und Nase. Die Dichtung am Gesicht erfolgt durch einen pneumatischen Gummikranz. Durch Ventile erfolgt die Ausatmung frei, während die Einatmung verhindert wird. Diese erfolgt durch eine enge am Nasenteil befestigte verstellbare Schieberöffnung, die demnach beim Inspirium eine dosierbare Luftverdünnung in Maske und Luftwegen zustande kommen läßt. Die erschwerte Einatmung bewirkt mit anderen Worten eine Saugwirkung im Lungenkapillargebiet. Durch eine Scheidewand in der Maske ist Mund- und Nasenteil voneinander getrennt und es wird nur für einzelne Fälle (Schnupfen) durch einen Schieber eine Kommunikation hergestellt.

Die technischen Neuerungen auf dem Gebiet der Inhalation.

Die einfachen Dampferzeuger zur Luftbefeuchtung (Bronchitiskessel, Maltens Dampfdusche) sind nicht wesentlich verbessert worden.

Die **Dampfzerstäubungsapparate** fußen auf der bekannten Siglesschen Konstruktion mit Anwendung des Bergsonschen Röhrchens. Isserlin hat an dem wagrechten, der Dampfleitung dienenden Röhrchen eine durch Stopfen verschließbare Erweiterung angebracht, die zur Aufnahme von Medikamenten dient. Zweckmäßig ist die Verwendung von Aluminiumwinkeln, die nicht rosten und nicht springen. Statt der Federventile am Dampfkessel werden besser Sicherheitsventile mit Gewichtshebelverschluß angebracht, da erstere nach längerem Nichtgebrauch oft nicht funktionieren. Für länger dauernde Zerstäubung werden Dampfsprühapparate benützt. Sie haben eine Schale für die zu zerstäubende Flüssigkeit, in welche das Saugröhrchen eintaucht und welche viel mehr faßt als das sonst übliche Gläschen. Der Kessel wird durch einen Irrigator mit Wasser gespeist. Dabei ist der Apparat so konstruiert, daß der gefüllte Kessel den Schlauch, der das Wasser zufließen läßt, komprimiert, während ein Gegengewicht den leergewordenen Kessel hebt und so den Zufluß automatisch freigibt. Von Dr. Lubinsky und Dr. Herzfeld sind am Siglesschen Apparat Ansätze zur Inhalation durch die Nase angebracht worden. Sehr angenehm sind die Inhalations-Apparate mit elektrischer Heizung. Viel Mühe wurde darauf verwendet, die Inhalationstemperatur regulierbar zu machen. Beim Bullingschen Thermovariator und Heryngschen Inhalator wird dies durch Zufuhr einer regulierbaren Menge Luft (vermittelst verstellbarer Öffnungen) erreicht.

Zur Inhalation flüchtiger Stoffe dienen die **Inhalationsfläschchen** für Salmiakdämpfe, die aus Alkali und Säure in bekannter Weise in den Fläschchen entwickelt werden. Bei dem Vaporole-Inhalator werden diese kurz vor Gebrauch aus zugeschmolzenen Ampullen in einem einfachen Apparat für eine Einzeldosis entwickelt (Burroughs, Wellcome & Cie.).

Um die bei Zimmertemperatur flüchtigen flüssigen Medikamente inhalieren zu lassen, benützt man die **Inhalationsmasken** in der Art des Curschmannschen Modells. Zweckmäßig sind nur die Apparate, bei denen auch die Nasenatmung durch die Maske erfolgt. Im Prinzip wirken diese Apparate so, daß der Inspirationsluftstrom durch Watte oder ähnliches Material, das mit dem Medikament getränkt ist, hindurch muß. Das einfachste Verfahren ist, durch eine Glasröhre atmen zu lassen, in welcher ein solcher Wattebausch steckt. Auf die Hartmannsche Maske, die aus biegsamem Metallnetz besteht, wird das Medikament (mit Unguent. paraffin. vermischt) einfach aufgepinselt. Andere Masken werden dagegen mit betropfter Watte, die z. B. zwischen zwei Drahtgitter gelegt wird, beschickt. Auch die Kuhnsche Maske (s. S. 577) ist durch Anbringen eines Inhalationskästchens mit Schieber zur Inhalation eingerichtet worden. Ganz zweckmäßig sind die in der Nase zu tragenden Respiratoren zur permanenten Inhalation. Der kleine Apparat von Feldbausch besteht aus zwei kleinen, mit federndem Steg verbundenen Metallröhrchen, in welche Fließpapier oder Flanell (mit dem Medikament getränkt) gesteckt wird. Auch der zugleich dem Staubschutz dienende Nasenrespirator von Ernst Wagemann (Charlottenburg) kann zur Inhalation benützt werden. Er besteht aus einem kleinen Gummibänkchen, dessen Spreizen im Naseneingang Halt finden. Auf dem Bänkchen ist eine kleine Schwammplatte befestigt, die mit dem Medikament zu Inhalationszwecken beschickt wird. Bei dem Dr. Olbergschen Inhalationsröhrchen gelangt der Luftstrom zuerst durch Nickeldrahtsiebe, vermöge welcher die Wärme der umschließenden Hand auf die Atmungsluft übertragen wird, und dann durch Glasperlen, welche das Medikament zwischen sich aufnehmen, hindurch in die Atemwege.

Einen anderen Weg zur Sättigung der Luft mit dem Medikament benützen die Apparate nach dem Prinzip der Wulffschen Flasche. Ein Glasröhrchen führt durch einen doppelt durchbohrten Kork in einer Flasche bis unter den Wasserspiegel, auf welchen das Medikament getropft wird. Ein zweites, zweckmäßig abgebogenes Röhrchen reicht nur in den Luftraum der Flasche. Wird durch das letztere Röhrchen eingeatmet, so bewirkt die dabei entstehende Luftverdünnung ein Nachströmen der Außenluft durch das erste Röhrchen, wobei sie durch das Wasser hindurchgelangt und sich mit den Dämpfen des übergeschichteten Medikaments belädt. Begreiflicherweise wird derselbe Effekt erzielt, wenn an das erste Röhrchen ein Gebläse angesetzt wird. Die Luft wird dann durch die Flüssigkeit durchgepreßt und kann durch das zweite Röhrchen den Atmungswegen zugeführt werden.

Auf die zuerst beschriebene Weise erfolgt die Inhalation bei dem Siemonschen Fläschchen. Wie einfach und billig solche, ganz dem Zweck entsprechende Apparate hergestellt werden können, zeigt Christen, dessen ganze Einrichtung aus einem entsprechend gefüllten Erlenmeyerkolben, zwei Glasröhren und einem Suberit-Kork besteht. An dem Zuleitungsrohr hat Christen eine Erweiterung zur Aufnahme von einem Schwämmchen angebracht, das mit dem gewünschten Medikament befeuchtet werden kann (Hausmann-St. Gallen).

Zur Anwendung der bei Zimmertemperatur nicht flüchtigen Stoffe, sowie zur Verstärkung der Wirkung überhaupt werden Inhalationsapparate mit Erwärmungseinrichtung konstruiert.

Bei dem Fränkelschen Halator wird in höchst einfacher Weise das auf eine (mit Wasser gefüllte) Schale gebrachte Medikament durch ein Nachtlicht erwärmt, so daß sich die Gase der Zimmerluft ständig beimischen. Der Kautzsche Apparat erwärmt durch eine Glühlampe das auf Watte aufgetropfte Medikament in einer Röhre. Bei Dr. Balkes Trockeninhalierapparat wird das Medikament (ohne Wasser) durch eine untergestellte Spiritusflamme vergast und durch ein Gebläse den Luftwegen zugeführt. Die oben beschriebenen Inhalationsflaschen können natürlich durch Unterstellen einer Flamme auch zur Inhalation erwärmter Gase dienen. Einen solchen Apparat mit Thermometer hat z. B. Rosenberg konstruiert. Bei dem erwähnten Apparat von Christen wird das Schwämmchen mit dem Medikament beschickt, um die Luft gleichmäßig damit zu imprägnieren, was beim Auftropfen auf Wasser nicht möglich ist.

Der weit verbreitete Sängersche Apparat (Abb. 14) erwärmt das Medikament über einem Dampfkessel. Seine Gase mischen sich dem als Spray austretenden Wasserdampf bei. Bei dem Heryngschen Dampfzerstäubungsapparat kann ein Lyrarohr vorgeschaltet werden, das als „Thermoakkumulator" (durch Konzentration und Reibung des Dampfstroms an der verengten Stelle) dient und auch schwer flüchtige Medikamente zur Vergasung bringt. Die elektrische Luftdusche (Fön) hat man ebenfalls der Inhalation dienstbar gemacht. Die Luft wird (nach Ad. Schmidt) teils ohne Zusätze inhaliert, teils kann sie (bei dem Dr. Elsässerschen Apparat) durch ein aufgesetztes Röhrchen zur Aufnahme des Medikaments mit dessen Gasen vermischt werden.

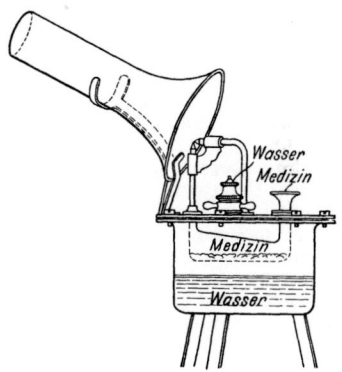

Abb. 14. Sängerscher Inhalationsapparat.

Die Vergasung von Medikamenten kann auch durch Glühkörper erfolgen. So werden Glimmkohlen mit dem zu verdunstenden Medikament (Holzinol) imprägniert. Auch die bekannten Platinlampen nach Prof. Jäger, die mit Methylalkohol betrieben werden, mögen hier erwähnt sein.

Die Konstruktion der Sauerstoffinhalationsapparate mit Bombenbetrieb kann hier nicht besprochen werden. Sie werden meist nur leihweise im Privathaus zur Verwendung kommen. Das wesentliche ist die Druckverminderung und Ausströmungsverlangsamung durch ein Reduzierventil. Die chemische Entwicklung von Sauerstoff aus Wasserstoffsuperoxyd und Kaliumpermanganat wird in dem Altschen Inhalationsapparat benützt, der da und dort im Notfall als Ersatz der Apparate mit komprimiertem Sauerstoff Verwendung finden kann.

Eine weitere Inhalationsmethode ist die Einatmung von Flüssigkeiten, die durch einen kalten Luftstrom zerstäubt (vernebelt) werden. Aus der Unzahl derartiger Apparate haben sich einige sehr brauchbare Modelle in der letzten Zeit entwickelt. Zur Erzeugung des Luftstroms dienen Gummiballgebläse. Die Zerstäuberwinkel (Bergsonschen Röhrchen) werden, schon ihrer Zerbrechlichkeit wegen, in die Glasflaschen eingeschmolzen. Die Flüssigkeitsmenge, in welche das Saugröhrchen eintaucht, ist nur ganz gering. Der aus dem Gefäß austretende Nebel ist um so feiner, je mehr die Atmungsöffnung seitlich vom Zerstäubungsstrom liegt. Die größeren Tröpfchen schlagen sich an der Gefäßwand nieder und sammeln sich wieder auf dem Boden, um abermals dem Zerstäuber zugeführt zu werden.

Der Zerstäuber nach Spieß (Modell des Berliner med. Warenhauses) wird mit seiner Austrittsöffnung in den Mund genommen. Zweckmäßigerweise ist das birnenförmige Glasgefäß von einem zentralen Luftkanal durchzogen, welcher der Ein- und Ausatmung dient. Der Inhalierstrom mischt sich also der Atmungsluft bei, ohne daß ein Absetzen des Apparates vom Mund notwendig ist. Der Glasseptik von Parke, Davis & Cie. hat ein sehr handliches Taschenformat und ist leicht zu reinigen.

Ähnlich, aber feiner vernebelnd, sind die zurzeit sehr populären Inhalatoren von Dr. Hentzschel (Wiköwerke-Hamburg), der Wiesbadener Doppelinhalator und der „Tancré", welch letzterer einen gegabelten Nasenansatz hat.

Bei dem Triplex von Dr. Fellerer (Hofapotheke in Freising) sind zwei übereinander liegende Glasgefäße durch Gummischlauch und Quetschhahn verbunden. Beim Öffnen des letzteren fließen die im Oberteil gesammelten größeren Tröpfchen wieder in das untere Reservoir zurück. An dem der Vernebelung dienenden Oberteil sind drei Inhalationsöffnungen angebracht, die nach Bedarf verwendet werden können. Die seitlich gelegenen liefern, wie oben auseinandergesetzt wurde, einen feineren Nebel. Sehr zweckmäßig ist der von Dr. C. Stäubli konstruierte Apparat, der speziell zur Inhalation ganz kleiner Mengen Suprarenin dient. Der Apparat ist sehr handlich und leicht zu reinigen bei sehr feiner Zerstäubung.

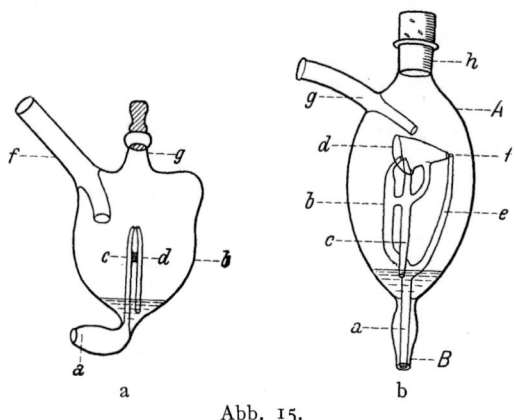

Abb. 15.

Eine noch feinere Vernebelung bewirkt eine zweite Konstruktion desselben Autors, bei welcher der Spray durch ein kleines Trichterchen, das die größeren Tröpfchen zurückfließen läßt, konzentriert gegen eine Abzweigung des Luftstroms derart gerichtet wird, daß eine nochmalige Zerstäubung erfolgt. Die ganze Apparatur ist im Innern des kleinen Gefäßes eingeschmolzen (Hausmann-St. Gallen).

Statt des Gummiballgebläses wird an teureren Apparaten der Sauerstoffstrom aus Bomben zur Medikamentverneblung benützt (Spieß-Dräger).

Als Schluß dieses Abschnittes sind noch die dem Schutz gegen Staub und giftige Gase dienenden Respiratoren zu nennen. Das Tragen eines mit NaOH-Lösung beschickten Respirators wird für Patienten im Kohlensäurebad empfohlen. Ferner kommen für die Krankenpflege die Nasenrespiratoren als Schutz gegen Heuschnupfen in Betracht. Die Antikontagia-Nasenfilter sind gepreßte Wattebäusche. Neuerer Erfindungsgegenstand ist der Nasenrespirator von Ernst Wagemann, Charlottenburg, der schon früher besprochen wurde.

Die technischen Apparate zur Massage und Gymnastik.

In der Massage versucht man durch Apparate die Wirkung zu verstärken oder die Anwendung bequemer zu gestalten. Die rollenden, mit Schrot gefüllten Holzkugeln haben ihren Platz behauptet. Empfehlenswert ist der sog. japanische Apparat, in dessen Handgriff eine allseitig frei rotierende Massagekugel eingelassen ist. Auf einem ähnlichen Prinzip beruhen die zahlreichen Modelle, bei denen Holzkugeln oder -walzen (gerieft und glatt) an Handgriffen oder Gurten drehbar befestigt sind.

Sehr in der Mode ist der „Elasto" der Firma Sanitas nach Dr. Adolf Schnée. Er besteht im wesentlichen aus einem striegelbürstenähnlichen Griff, in welchem zahlreiche Metallbolzen (einzeln für sich gefedert) angebracht sind. Bei der Anwendung schmiegt sich die gesamte Oberfläche der Metallstifte vermöge ihrer Federung der Körperform an. Durch Erwärmung über einer Flamme und durch Verbinden mit einer Batterie läßt sich gleichzeitig eine thermische bzw. elektrische Wirkung mit der Massage verbinden. Zur Verstärkung des Tapotements dienen die „Muskelklopfer", die aus einer an einem Handgriff befestigten Weichgummischeibe oder wie der Apparat nach Klemm aus Weichgummistäben bestehen.

Besonders viel Mühe hat die Industrie darauf verwendet, für die schwierige manuelle Vibrationsmassage geeigneten technischen Ersatz zu schaffen. Am bekanntesten ist wohl der „Venivici", der an einem Griff ein mit der Hand zu betätigendes

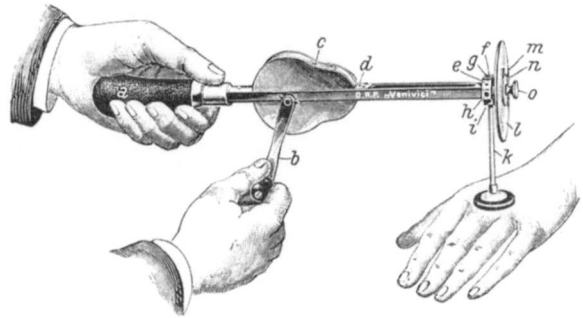

Abb. 16. Vibrationsapparat „Venivici".

Getriebe besitzt, dessen Bewegung sich auf einen rotierenden Exzenter überträgt, der seinerseits die auszuwechselnden Ansätze in Vibration versetzt. Ähnliche Konstruktion besitzt der ,,Neuropath" und der Vibrationsapparat nach Johansen. Der Vibrationsapparat nach Lambert-Snyder wird durch ein an einem schwingenden Hebel verstellbares Laufgewicht erschüttert. Die ,,Vibrette" wird nicht von Hand, sondern durch eine Wasserturbine, die an jede Leitung anzuschließen ist, betätigt. Noch bequemer und jetzt auch dem Praktiker zugänglich sind die elektrischen Vibrationsapparate neuerer Konstruktionen, bei denen der große Motor mit der biegsamen Welle wegfällt und der ganze Apparat an einen Steckkontakt angeschlossen werden kann. Der Motor befindet sich im Handgriff selbst. Die verschiedenen Apparate unterscheiden sich nicht sehr wesentlich. Genannt seien der Penetrator und der Sanax (nach San.-Rat Dr. Metzner), sowie der Rotofix.

Die Thermowalze und der Thermobügler nach Goldscheider werden durch eine Glühlampe oder mit Thermophorfüllung geheizt. Sie dienen zur sog. Thermomassage.

Zur gleichzeitigen Faradisation resp. Galvanisation mit Massage hat Pototzky eine Walzenelektrode konstruiert, die durch einen vermittelst eines rotierenden Zahnrads schwingenden Gewichtshebel zum Vibrator wird. Das umgekehrte Verfahren befolgt Hindeberg durch Umgestaltung des Venivici zur Elektrode.

Die Vereinigung von Saugwirkung (im Sinne Biers) mit Massage bezweckt der Apparat zur Traktionsmassage nach Bramson, der aus einer mit Handgriff versehenen Saugglocke besteht (Firma Windler). Hierher gehört auch ein kürzlich patentiertes Instrument (D. R. P. 216161), bei dem eine Saugwirkung mit Vibrationsmassage verbunden ist. Ein Teil des Apparates dient zur Evakuierung des Saugnapfes, während diesen gleichzeitig ein Getriebe in rotierende Bewegung versetzt. Beide Teile werden durch Zusammendrücken zweier Branchen betätigt.

Die Pneumomassage wird im Gehörgang angewendet. Ihr Prinzip besteht darin, daß durch alternierende Luftverdichtung und Luftverdünnung eine Trommelfellbewegung erzielt wird. Der Apparat von Delstanche erreicht dies durch eine kleine Pumpe, von der aus ein Schlauch zum Gehörgang führt. Die größeren Apparate haben eine oszillierende Pumpe, die in rascher Folge Luftverdünnung und Luftverdichtung schafft. Bei der Nöbelschen Maschine wird die genannte Pumpe durch ein Handschwungrad, bei der Clausschen durch Antrieb mittelst Wasserturbine bewegt.

Eine Vereinigung von Saugwirkung und passiver Gymnastik üben die Saugapparate zur Behandlung der Impotenz aus (Zabludowski und Gassen). Es sind Glasglocken, welche den Penis umfassen. Durch einen Saugball oder eine Pumpe wird eine der Erektion ähnliche, allerdings passive Hyperämie mit Volumvermehrung des Penis erzielt.

Die Apparate zur passiven Gymnastik (Zander und Hertz) sind in der häuslichen Krankenpflege kaum zu haben. Sie gehören auch mehr in das orthopädische Spezialgebiet. Für aktive Gymnastik gibt es dagegen mehrere Apparate, welche gelegentlich in der Krankenpflege zur Übung und Kräftigung verwendet werden können. Die einen Apparate arbeiten mit den Thiloschen Rollenzügen, bei denen der Patient beliebig zu wählende Gewichte heben muß. Die Richtung, in welcher der Zug erfolgen soll, wird durch eine oder mehrere Rollen, die an der Wand oder einem Gestell angebracht sind, variiert, wobei die Gewichte selbst natürlich immer senkrecht gehoben werden.

Ihrer bequemeren Anwendung und Geräuschlosigkeit wegen sind heute die Turngeräte mit elastischen Widerständen mehr in Gebrauch. Statt der Rollenzüge mit Gewichten sind elastische Schnüre angebracht, die beim Turnen gedehnt werden müssen. Im Gegensatz zu den Apparaten mit Gewichten wächst hier der Widerstand mit zunehmender Dehnung, was insofern den physiologischen Verhältnissen nicht entspricht, als der Muskel gerade im Beginn seiner Kontraktion die größte Arbeit leisten kann. Weiterhin läßt sich der Widerstand nicht so genau dosieren wie beim Gewichtheben und endlich werden Gummizüge mit der Zeit in ihrer Elastizität nachlassen.

Der Sandowsche Zimmerturnapparat und der Whitelys Exerciser sind wohl am bekanntesten. Beim ,,Autogymnast" nach Dr. Georg Müller sind die elastischen Schnüre am Gürtel des Turnenden befestigt, so daß also keinerlei Anschrauben an der Wand notwendig ist. Die Sandowschen Griffhanteln bestehen aus zwei durch Spiralfedern gespreizten Hälften, die beim Turnen aneinandergepreßt werden sollen.

Elastische Bänder sind auch bei zwei Apparaten von Dr. Eduard Weisz das wirksame Prinzip. Sie gehören allerdings schon zur Orthopädie, mögen aber doch wegen ihrer häufigen Anwendbarkeit beim Kranken kurz beschrieben werden. Der Apparat zur Übung des versteiften Handgelenks besteht aus einem längeren und einem kürzeren Brettchen, die beide durch Querbrettchen zu einer Art Rahmen zusammengefügt sind dergestalt, daß das längere Brettchen die eine Rahmenkante um etwa Handlänge überragt. Auf das kürzere Brettchen wird der Arm so aufbandagiert, daß das Handgelenk noch übersteht. Nun wird um die Hand und das lange Brettchen eine Gummibinde in Kreistouren gelegt. Je nachdem der Unterarm in Pro- oder Supination aufbandagiert wurde, läßt sich nun eine Übung der Dorsal- oder der Volarflexion vornehmen. Ganz ähnlich ist der Apparat zur Übung des Kniegelenks: Auf die Unterseite des Oberschenkels wird eine Schiene gewickelt, die bis zur Kniekehle reicht. In gerader Richtung setzt sie sich als Bügel von Unterschenkellänge fort. Nach unten geht im rechten Winkel vom Ende der Oberschenkelschiene ein gleicher Bügel ab. Je nachdem um das Fußgelenk und den horizontalen Bügel oder um den rechtwinklig nach unten gehenden Bügel und den Fuß ein Gummiband gelegt wird, läßt sich eine entsprechende Bewegungsübung im Kniegelenk ausführen.

Für die teils aktive, teils passive Übung des Fußgelenkes gibt es einen Apparat, bei dem ein auf einer Scheibe vermittelst Kugelgelenk allseitig bewegliches Fußbrettchen montiert ist. Von diesem aus geht eine Stange mit Querholz als Handgriff im rechten Winkel nach oben ab. Der Fuß des sitzenden Patienten wird auf das Brettchen geschnallt, worauf dieser mittelst des Handgriffs in der Lage ist, seine Fußbewegungen zu unterstützen.

Zur Atemgymnastik wird der einfache Strümpellsche Apparat mit Erfolg da verwendet, wo keine Atmungsstühle zur Verfügung stehen. Er besteht aus zwei an einem Gurt befestigten Brettchen. Der Gurt wird von hinten quer über den Rücken gelegt und die beiden Brettchen unter der Achsel auf jeder Seite nach vorn genommen und vom Patienten gefaßt. Durch Anpressen an die seitliche Thoraxwand bei jedem Exspirium läßt sich die

Ausatmung ganz wesentlich unterstützen. Um eine (z. B. durch pleuritische Verwachsungen) mangelhaft atmende Thoraxhälfte zur besseren Entfaltung zu bringen, werden Atemübungen ausgeführt, bei denen die gesunde Seite durch Bandagen fixiert wird. Das Kompressorium von Schreiber besteht aus zwei Pelotten, die durch einen Bügel·verbunden sind. Letzterer ist durch ein Scharnier mit Klemmvorrichtung zu verstellen. Die eine Pelotte kommt auf die vordere Thoraxhälfte, die andere auf den Rücken zu liegen, während der Bügel über der Schulter liegt und so festgestellt wird, daß die Pelotten den Brustkorb festhalten. Bei der Bandage nach v. Criegern geht ein Gurt über die eine Schulter weg zu einem Schenkelgürtel. Um die festzustellende Thoraxhälfte werden nun Bänder geschnallt, die an dem erstgenannten Gurt befestigt sind.

Die Verbände und Bandagen.

Die Verbände und Bandagen sollen ebenfalls nur soweit besprochen werden, als sie nicht ins chirurgische und orthopädische Gebiet gehören.

Zur Lagerung und Ruhigstellung von Gliedern braucht man in der Krankenpflege häufig Schienen. Am besten passen allerdings die selbstgefertigten Gipsschienen. Wo diese nicht hergestellt werden können oder zu schwer sind, bedient man sich der Schienen, welche aus biegsamem Material bestehen, dabei aber doch genügende Festigkeit besitzen. Die Cramerschen Schienen bestehen aus einem leiterartigen Drahtgestell, bei dem die Sprossen eine der Extremitätenrundung entsprechende Krümmung besitzen. Der Länge nach lassen sich diese Schienen leicht entsprechend den Gelenken biegen. Die Heusnerschen Gurtenstäbe bestehen aus nicht rostendem Bandeisen, das mit Gurtenstoff überzogen ist. Sie lassen sich leicht um ihre Fläche und ihre Achse biegen. Die Aluminiumschienen nach Dr. Steudel, ganz besonders die neueren gelochten, zeichnen sich durch ihre Leichtigkeit aus. Die Rekordpappehülsen nach Dr. Koch müssen in verschiedenen Exemplaren vorrätig gehalten werden, da ihre Form ungefähr der betreffenden Extremität angepaßt ist. Sie bestehen aus zwei Hälften. Um sie genauer anzulegen, wird eine Schiene, z. B. die volare, befeuchtet und mit der trockenen dorsalen zusammen aufgewickelt. Nachdem die erstere wieder getrocknet ist, wird die zweite angefeuchtet und wieder wie oben verfahren. Auf diese Weise gelingt es, die Pappehülsen der Extremität völlig anzupassen. Die Spaltschienen nach Gooch bestehen nach Art der bekannten aufzurollenden Tischbrettchen aus schmalen Stäben, die auf starkem Stoff nebeneinander aufgeleimt sind. Sie lassen sich um das betreffende Glied mit der Stoffseite nach unten aufrollen und gewährleisten eine Versteifung in der Längsrichtung.

Die Binden hat Math. Jankau in Planegg b. München laut D. R. P. zu verbessern gesucht, indem die einzelnen Bindenstücke an ihren Enden zum Aneinanderfügen eingerichtet sind. Nur hierdurch soll es möglich sein, beim Umwickeln eines Gliedes jeweils die zum glatten Liegen erforderliche Bindenbreite verwenden zu können. Eine zweckmäßige Neuerung sind die nach Trikotart elastisch gewobenen Binden (Benders Idealbinde, Teufels Diakonbinde). Bei der Kammbinde nach Block (Evens & Pistor), die zum Schnallen eingerichtet ist, wird zur lokalen Kompression elastisches Material, am besten kleine Gummischwämme, unterlegt. Die klebenden porösen Binden (Klebrobinde von Teufel) bilden den Übergang zu den Heftpflastern. Für kleine Wunden und als provisorische Notverbände eignen sich die steril verpackten Schnellverbände, die es in mehreren Modifikationen gibt. Beim Utermöhlenschen Schnellverband ist eine Kompresse so an einer doppelköpfigen Binde angenäht und verpackt, daß die Kompresse ohne Berührung direkt auf der Wunde fixiert werden kann. Beim Blumeschen Fingerschnellverband wird ein mit sterilem Verbandstoff versehener Fingerling in ähnlicher Weise angelegt.

Zur Stillung der Nasenblutungen, soweit sie, wie meist aus dem vorderen Teil des Septums erfolgen, hat Dr. Kecht eine Kompressionspinzette angegeben, deren mit Weichgummi überzogene Branchen durch einen Schraubenverschluß das Septum komprimieren (Bott u. Walla-München).

Zur Desinfektion in der Wundumgebung dient die bewährte Jodtinktur, die hoffentlich bald das übliche Wundauswaschen verdrängt. Dr. Schmitz hat eine Flasche mit eingeschliffenem Glaspinsel konstruiert (Jodtinkturflasche „Steril"), welche bequem transportiert werden kann. Konrad Seib in Bonn hat ein Kästchen erfunden, aus welchem eine kleine sterile Kompresse zusammen mit einem Heftpflasterstreifen als fertiger Heftpflasterverband entnommen werden kann. Der sterile Impfschutzverband nach Dr. Fürst, der zwei Kompressen (für Impfung und für Nachschau) enthält, sowie die sterilisierte Augenverbandauflage nach San.-Rat Dr. Wolff in Breslau (Rheumasan- und Lenizetfabrik Charlottenburg) ist gleichfalls hier zu erwähnen. Der letztere Verband besteht aus besonders feinem Lint mit übergelegter Polsterung aus der sehr elastischen Zellstoffwatte in ovoider Form zur Ausfüllung der Augenhöhle. Gegen Druck und Berührung von Wunden schützen die Wundkapseln aus Zelluloid, welche mittelst eines Heftpflasterrings befestigt werden.

Zum Öffnen festerer Verbände hat sich neben den bewährten Scheren mit ziehendem Schnitt und Sicherheitsknopf das Hasselmannsche Hebelmesser Unitas bewährt, das an einem Stiel ein seitlich herausstehendes geknöpftes Messer trägt. Gehebelt wird um das verbreiterte und gezähnte Ende des Instrumentes. Walb-Heidelberg stellt nach Dr. H. Sanders Angaben einen „Verbandaufschlitzer nach Art der Schuster,,ablasser" her. Er besteht aus einem Griffmesser mit stumpfer Kante und geschwungener Schneide.

Zur Aufnahme der zu vernichtenden Verbände gibt es Eimer, deren Deckel sich durch ein Pedal öffnet. Ein siebförmiger Einsatz läßt Flüssigkeiten in den unteren Raum ablaufen, während die zu verbrennenden Verbandstoffe oben bleiben.

Von Schwester Maria Mützelfeldt ist der aus Gurten bestehende und durch Druckknöpfe verstellbare Kompressenhalter „Estutil" für den Kopf konstruiert worden, der gegen das Verrutschen aufgelegter Termophore usw. schützen soll (Firma: Berliner med. Warenhaus).

Zur Verhütung des Schnarchens dient die Schnarcherbinde „Ideal", welche nach Art einer um Kinn und Hinterkopf gelegten „Funda" ein Herabsinken des Kinns verhütet. Das Schnarcherwissen (H. Windler-Berlin) ist ein pneumatisches Gummikissen, das zwischen Thorax, Hals und Kinn durch eine Halsbinde festgehalten wird und das Kinn von unten stützt. Neuerdings hat Hersing einen an das Nachthemd anzuknöpfenden Kragen veröffentlicht, der eine breite Kinnauflage hat und dessen Höhe so bemessen ist, daß das Kinn nicht herabsinken kann. Eventuell kann der Kopf durch untergeschobene Kissen so weit gehoben werden, daß sich das Kinn gegen den Kragen stemmt (Firma H. Benkelberg).

Die Mundschließer werden zwischen Zahnreihen und Lippen zur Verhütung der Mundatmung getragen. Die einzelnen Modelle zeigen keine Besonderheiten. Erwähnt seien der ,,Schnarche nicht" aus Patentgummi (von Weintraub) und der Lungenschoner von Hebrok.

Die Herzstütze nach Geh.-Rat Abée (bei starkem Herzklopfen) ist durch zwei im Winkel verstellbare pneumatische Pelotten an der Innenfläche verbessert worden (Modell Ernst). Dr. Gräupner hat einen Herzkompressor angegeben, bei dem ein Metallblech von der Form und Größe der relativen Herzdämpfung auf der Auflegefläche ein pneumatisches Polster trägt und durch Bandagen auf der Herzgegend befestigt wird.

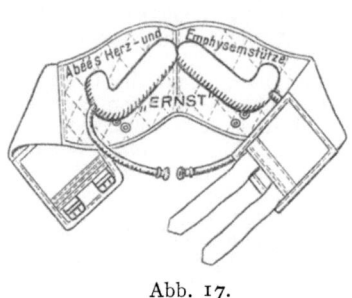

Abb. 17.

Die zahlreichen Leib- und Umstandsbinden suchen neben möglichster Leichtigkeit genügende Elastizität und Festigkeit zu vereinigen. Die erstere Eigenschaft haben vor allem die porösen Stoffe. Die Elastizität wird besonders bei den Umstandsbinden durch Verwendung von Trikot oder mit Gummieinschlagfäden durchwebten ,,Gummistoffen" erstrebt. Festigkeit erzielen verschiedene Modelle durch Feder- oder Fischbeineinlagen, natürlich besonders im Rückenteil. Je mehr Querbänder zum Schließen (am besten vorne oder seitlich, damit die Binde im Liegen angezogen werden kann) vorhanden sind, desto besser läßt sich die Binde der Form des Leibes anpassen. Die Schenkelbänder sollten elastisch sein, damit die Binde in jeder Haltung gestrafft bleibt. Schulterträger oder Badehosenform gewährleisten noch besseren Sitz.

Unter den Leibbinden ist die Teufelsche Universalbinde ihrer Einfachheit wegen wohl am bekanntesten. Der Leibteil geht in zwei Bänder aus, die auf dem Rücken gekreuzt werden können und nun an der Vorderseite zur Unterstützung des schrägen Bauchmuskels und zur Hebung des Leibs unter einem Haken in der Gegend der Symphyse durchgeführt und geschnallt werden. Die Binde kann mit und ohne Schenkelbänder getragen werden. Die ,,Correktio" (Teufel) läuft seitlich in drei Bänderpaare aus, die einzeln für sich verstellbar sind, so daß beliebig der obere, mittlere oder untere Bauchteil stärker gehoben werden kann. Sie ist mit Schulter- und Schenkelriemen versehen. Die gleichfalls dreiteilige Leibbinde Tria (Fischer) kann, da sie seitlich geschlossen wird, im Liegen angelegt werden; sie enthält Versteifungen zur Verhütung des Zusammenrutschens. Die Mangoldsche Leibstütze wird vorn geschnürt und hat unter der Schnürung eine besondere schmiegsame Längsversteifung. Bei der Monopolbinde Ostertags ist ein fester Rückenteil mit einem allseitig elastischen Trikot-Bauchteil verbunden. Elastische Schenkelriemen strecken den Bauchteil in vertikaler Richtung. Die Sultansche Leibbinde hat eine feste Rückenstütze. Kolb hat sich die Gurita der Javaner als Entbindungs- und Wochenbettbinde zum Vorbild genommen. Sie hat über den Bauchteil gehende Bänderpaare in größerer Zahl, die über dem Einschlag geknüpft oder geschnallt werden. Ähnlich sind übrigens die sog. englischen Wochenbettbinden, sowie die Teufelsche Niederkunftsbinde „Retenta" und die Wochenbettbinde nach Dr. Mehlhorn. Das Feilchenfeldsche Modell enthält in einer besonderen, beim Waschen abzunehmenden, Einlage 3 Pfd. Schrotkugeln zur Kompression und Muskelanregung post partum.

Einfacher ist die Verwendung elastischer Binden aus umsponnenen Gummifäden. Stöckel empfiehlt solche von 20 cm Breite und $2\frac{1}{2}$ m Länge. Auch als Ersatz für Leibbinden gewöhnlicher Art sind solche Gummibinden zu empfehlen, deren Anlegung allerdings mehr Sorgfalt erfordert. Die elastischen Gürtel (Marsgürtel der Firma Teufel) und die Sonnenburg-Sarfertsche Leibbinde in Badehosenform bestehen ebenfalls aus elastischem Gewebe. Die Kompressionsleibbinde nach Dr. Lehrich ist nur in ihrem Leibteil mit Gummifäden durchwirkt.

Zur Stütze der weiblichen Brust hat Dr. Michaelis eine Binde angegeben, die durch Schnallen verstellbar ist und ein Herausrutschen der Brust nach unten sicher verhütet. Das Teufelsche Nährkorsett hat herabzuklappende Mammastützen.

Die Armbinde nach von Wahl gestattet, den zu suspendierenden Arm mittelst breiter, im Rücken gekreuzter Bänder auf

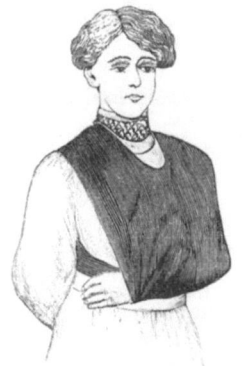

Abb. 18a. Armbinde nach von Wahl.

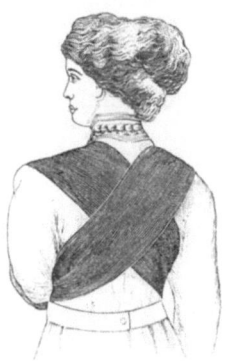

Abb. 18b. Armbinde nach von Wahl.

beiden Schultern zu tragen, so daß der bei der einfachen Mitella so lästige Nackendruck des Knotens vermieden wird.

Die in der Rekonvaleszenz bestehende Neigung zur Blutstockung in den Unterschenkeln wird zweckmäßig durch Anwendung der bekannten Gummistrümpfe behoben. Als Ersatz dieser weniger haltbaren Fabrikate dienen die Wickelbinden oder die Schnürgamaschen. So bringt die Firma Mangold in Stuttgart ein Patentschnürstrumpfkompressorium in den Handel, das aus

Stoff besteht und als Neuerung eine schmiegsame Längsversteifung, über der geschnürt wird, besitzt.

Die Schnürstrümpfe von Dr. Stephan sind durch Einlagen von längsverlaufenden „Dochten", welche die geschlängelten Hautvenen komprimieren, dem tiefen Venenstrom aber kein Hindernis bereiten sollen, ausgezeichnet.

Die Unzahl von Plattfußeinlagen gehört ins Bereich der Orthopädie, wenngleich auch bei Rekonvaleszenten als Prophylaktikum häufig von solchen Einlagen Gebrauch gemacht werden muß. Sollen nicht nur Namen gebracht werden, dann würde es zu viel Raum beanspruchen, das Wesentliche der einzelnen Modelle zu besprechen. Die besten Einlagen sind zudem die, welche den individuellen anatomischen Verhältnissen in sachverständiger Weise Rechnung tragen, d. h. vom Orthopäden extra angefertigt werden.

Gegen den Fersenschmerz ist die Verwendung von pneumatischen Fersenzwischeneinlagen empfehlenswert, die aus einer oben mit Leder und unten mit Segeltuch überzogenen perforierten Gummiplatte bestehen.

Die zahlreichen Modelle von Suspensorien zeigen prinzipiell wenig Interessantes. Zweckmäßig sind die Bandagen mit elastischem Einsatz in Leib- und Schenkelriemen sowie verstellbarem Hodentragbeutel. Ferner ist eine Neuerung (D. R. P. 218923) mit auswechselbarer Tasche und Saugeinlage bei Gonorrhoe veröffentlicht worden.

Die Antiphone dienen bei Kranken zum Verschluß des Gehörgangs, wenn besondere Reizbarkeit gegenüber akustischen Eindrücken besteht. Dr. Halle hat neuerdings veröffentlicht, daß in einfacher Weise durch Eintauchen eines an einer Seidenschleife befestigten Wattenkerns in Paraffin solche hergestellt werden können. Ähnlich, nur ohne Seidenschleife, ist der „Oropax"; der wie die anderen Antiphone auch bei Patienten mit Trommelfellperforationen im Bad, beim Kopfwaschen usw. verwendet wird.

Die Neuerungen auf dem Gebiet der Asepsis und Desinfektion in der Krankenpflege.

Zur Ausübung der Asepsis in der Krankenpflege dienen die bekannten Sterilisatoren nach Schimmelbusch und Körte. Eine Neuerung ist der Minutensterilisator nach Kuhn, der im Querschnitt dreieckig ist. Die Flammenreihe brennt unter der Kante und erhitzt die beiden Seitenflächen. Durch diese Form wird sowohl große Wasserersparnis als auch große Heizfläche erzielt, so daß das Wasser sehr rasch ins Kochen kommt. Zur Sterilisierung der auch in der Krankenpflege mehr und mehr angewendeten Gummihandschuhe empfiehlt sich die Verwendung von Drahtgestellen nach Dr. Flatau, auf denen die Handschuhe ausgekocht und getrocknet werden. Zur Sterilisierung von Verbandstoffen im strömenden Dampf hat Zangenmeister bei Lautenschlager in Berlin einen Apparat herstellen lassen, welcher eine völlige Durchdringung mit Wasserdampf garantiert. (Ein Durchströmen ist nach Zangenmeister nicht möglich und nicht nötig.) Der Apparat besteht aus zwei ineinander gefügten Blechkasten. Der Zwischenraum nimmt das Wasser auf, in das innere Gefäß kommen die Verbandstoffe. Nach Beendigung der Dampfentwicklung wird das abführende Dampfrohr geschlossen. Da sich der im äußeren Gefäß befindliche Wasserdampf zuerst kondensiert, wird der im Verbandstoffraum befindliche Dampf in das äußere Gefäß angesogen, wodurch ein Feuchtwerden der Verbandstoffe verhütet wird.

Bei dem Verbandstoffsterilisator Perfekt (Evens & Pistor) tritt der im Standgefäß erzeugte Dampf durch eine die Verbandstoffbüchse tragende Röhre in die Höhe, um nun von oben nach unten die Verbandstoffbüchse zu durchdringen, aus welcher er nach unten entweicht. Durch diese Anordnung wird ein gewisser Dampfdruck gewährleistet.

Von den Apparaten zur Wohnungsdesinfektion haben sich die Apparate von Roepke mit Verdampfung flüssigen Formalins und der Äskulapapparat der Firma Schering mit Verdampfung von Tabletten polymerisierten Formaldehyds am besten bewährt. Bei beiden Systemen wird gleichzeitig durch Wasserverdampfung für genügende Wirksamkeit des Formaldehyds gesorgt. Nachträglich wird von außen durch einen zweiten Apparat Ammoniak in das desinfizierte Zimmer geleitet, um das Formaldehyd chemisch zu binden. Die Formalin-Hygiea-Lampe von Schering kann im kleineren Raum auch zur Desinfektion von Laboratoriumsgefäßen, Krankenpflegeutensilien usw. dienen.

Von Heinrich Mahn in Hamburg ist ein Apparat zum Patent angemeldet worden, bei dem durch die Einwirkung von Formalin auf Permanganat gleichzeitig Formaldehyd und Wasserdampf entsteht. Da die Entwicklung bei erwärmter Permanganatlösung stärker erfolgt, ist ein erst bei 50° schmelzender Verschluß zwischen Formalin und Permanganat angebracht.

Die Karboformalglühblocks, Holzinolbrenner u. dgl., genügen für eine exakte Desinfektion nicht, ebensowenig die wohl nur in Laienhänden gebrauchten Daisyspritzen, sowie andere, mehr der Desodorierung dienende Methoden.

Über die Kloset-, Spucknapf- und Katheterdesinfektion wurde schon an anderer Stelle berichtet.

Dem Schutz der Krankenpfleger Infektionen gegenüber kann das Tiegelsche Eiterbecken mit Stiel, der Levingesche Gesichtsschutz aus Papier und die Verwendung der Borvaseline für die Hände (nach Brüning) dienen.

Die für die Krankenpflege wichtigen Neuerungen auf dem Gebiet der Krankenbeobachtung.

Bei der Temperaturmessung hat sich mehr und mehr das Maximalthermometer eingebürgert. Der Wunsch, möglichst schnell die Temperatur ablesen zu können, verträgt sich oft schlecht mit der Forderung eines genauen Resultats. Um sicher zu sein, daß die Temperatur stets in gleicher Weise gemessen wird, hat Dr. Heermann sein sehr empfehlenswertes Fixationsmaximalthermometer angegeben, dessen Quecksilberbehälter so geformt ist, daß er nur dann liegen bleibt, wenn er über den Sphinkter hinaufgeschoben ist. Zur Erleichterung des Ablesens dient das patentierte prismatisch geformte Maximalthermometer mit Winkelskala. Um die manchmal unerwünschte Selbstkontrolle der Patienten zu verhüten, hat das Merciersche stumme Thermometer eine abnehmbare Skala, welche das Personal aufbewahrt und nur beim Ablesen anlegt. Zur Erleichterung des Herabschleuderns der Quecksilbersäule werden die Thermometer durch eine Spiraldrahtfeder an der Hülse, die als Handgriff dient, befestigt. Beim ,,Pneumomaxima"thermometer wird das Quecksilber durch Herunterdrücken eines kleinen Stifts im Thermometerkopf zurückgebracht.

Die Thermometerhülsen „Steril" nach Dr. Konrich desinfizieren durch einen mit Formalin getränkten Docht in der Hülse die gebrauchten Thermometer in 2—3 Minuten. Alle 14 Tage muß die Hülse frisch mit Formalin beschickt werden. Bei Rektum- und Mundmessung ist, um eine Ätzung zu verhüten, das desinfizierte Thermometer exakt abzuwischen.

Zur Ermittlung der absolut höchsten Temperatur eines längeren Zeitabschnitts ist das Mastdarm-Maximalthermometer in Pessarform nach Dr. Oertmann konstruiert worden. Es kann ohne Belästigung des Patienten liegen bleiben.

Die Minuten-Sanduhren sind für die Pulszählung nach wie vor empfehlenswert, da sie die pflegende Person zur Kontrolle des Pulses während einer ganzen Minute nötigen.

Die neueren billigen kleinen Personenwagen lassen leider, wie alle Federwagen, an Genauigkeit zu wünschen übrig, können aber doch, wenn größere Unterschiede des Körpergewichts zur Beobachtung kommen, benützt werden.

Zur quantitativen Harnuntersuchung des Mischurins von 24 Stunden, sowie zur Bestimmung der Tagesurinmenge hat Dr. Friedrichsen einen „Harnteiler" angegeben. Ein zylindrisches Gefäß dient der Aufnahme des bei jeder Miktion gelassenen Urins. In dieses wird der Separator eingetaucht, das ist eine Pipette, deren Durchmesser in jeder Höhe genau $1/_{20}$ des Durchmessers des Zylinderglases beträgt. Der Separator wird senkrecht auf den Boden des Gefäßes gestellt, bis der Flüssigkeitsspiegel innen und außen das gleiche Niveau zeigt. Durch Aufsetzen des Fingers wird der Urin mittelst des Separators in ein Sammelgefäß gebracht, das graduiert ist. Diese Prozedur wird bei jeder Miktion wiederholt. Demnach wird stets nur $1/_{20}$ des gelassenen Urins zur Aufbewahrung gebracht, was die Zusammensetzung nicht ändert, die Urinmenge leicht berechnen läßt und dabei große Sammelgefäße vermeiden läßt. (Firma H. Geißlers Nachfolger, Bonn.)

Auf dem mir zur Verfügung stehenden Raum war es nicht möglich, sämtliche Neuerungen der letzten Jahre zu besprechen. Ich habe daher versucht, eine kritische Auswahl zu treffen. Auch in Wirklichkeit vollzieht sich gerade auf diesem Gebiet eine sehr strenge Auslese des Brauchbaren. Das Bessere ist eben überall der Feind des Guten und das Unpraktische findet gerade hier sehr rasch seinen Richter.

Die Bezugsquellen und Hersteller der besprochenen Apparate sind heutzutage sämtliche leistungsfähige Firmen. Nur wo neuere Geräte und Apparate speziell von einer Firma hergestellt werden, wird man sich an diese wenden. Die vorliegende Arbeit dient auch nicht zur Auskunft darüber, wer die Apparate am besten oder preiswertesten liefert, sondern zur Orientierung über das für den Arzt Wesentliche der Konstruktion und Funktion. Zum Zweck der Bestellung empfiehlt es sich, einen der jährlich erscheinenden Kataloge über Krankenpflegeartikel zu benützen, wie ihn die größeren Geschäfte zur Versendung bringen.

Hier möchte ich noch besonders auf die permanente Ausstellung von Krankenpflegegeräten im Kaiserin Friedrichhaus zu Berlin hinweisen, die wohl die einzige dieser Art in Deutschland ist. An Stelle des leider inzwischen verstorbenen Direktors, Herrn Prof. Kuttner, möchte ich dem Kustos, Herrn Dr. P. Jacobsohn für sein Entgegenkommen bei der Besichtigung dieser Sammlung meinen besten Dank aussprechen.

Wesen und Kritik der Behandlungsmethoden der Kurpfuscher und ärztlichen Sektierer.

Von **Primärarzt Dr. Heinrich Kantor,** Warnsdorf i. Böhmen,
Herausgeber und Redakteur des „Gesundheitslehrer", Organs der Deutschen
Gesellschaft zur Bekämpfung des Kurpfuschertums.

Einleitung.

Unsere Therapie hat bislang eine Krankheit zu wenig beachtet, unter welcher tiefe und breite Schichten der Bevölkerung zu leiden haben, das Malum medicastrix. Sogar seine Ätiologie und Symptomatologie harren noch der gründlichen systematischen Bearbeitung. Die Schuld, welche hier abzutragen ist, lastet aber nicht lediglich auf der Medizin. Da und dort haben ja doch Ärzte Bausteine zusammengetragen, die ein genügend festes Fundament zum Studium des Kurpfuschertums gäben. Noch viel weniger haben sich seiner die Strafrechtslehrer angenommen, deren Aufmerksamkeit längst besser als bisher Tatbeständen zugewendet sein sollte, die nach den Strafgesetzen fast aller Kulturstaaten verfolgt und geahndet werden. Und beinahe gar nicht hat die Volkswirtschaftslehre eine Frage studiert, deren Antwort auf eine geradezu ungeheure Schädigung des Volksvermögens hinweisen müßte.

Die Kurpfuscherei hat wohl zu allen Zeiten und überall Einfluß insbesondere auf das gesundheitliche Wohl der Bevölkerung genommen. Und wenn wir heute im Kurpfuscher den Antipoden des Arztes sehen, so wissen wir sehr wohl, daß aus der Heilkunde des Volkes die wissenschaftliche Medizin hervorging, daß diese ursprünglich eine Tochter der Empirie war. Seit jedoch die Heilkunde durch Überlieferungen und Forschungen die Regeln geordneter Systematik gewann, wurde der Grad der Eindämmung der wilden Volksmedizin geradezu zu einem Maßstabe staatlicher Kultur. Ihr wurden u. a. die Medizinaledikte des Großen Kurfürsten (12. Nov. 1685) und Friedrich Wilhelm I. (27. Sept. 1725) gerecht, welche die bis dahin in der „Medizin und Pharmazie herrschenden Unordnungen und höchst gefährlichen Mißbräuche" beseitigen und verhindern wollten, daß „Leute allerhand Stand, Professionen und Handwerke sich finden, welche sich zum größten Verderb und Nachteil der Untertanen des Kurierens anmaßen".

Von ähnlichen Erwägungen ließen sich die einzelnen Gubernialverordnungen leiten, die schließlich in dem seit 1803 bzw. 1852 geltenden Strafgesetzbuche die Kurpfuscherei unter Strafsanktion stellten.

Der für Österreich hier in Frage kommende § 343 St.G. will denjenigen treffen, der ohne einen ärztlichen Unterricht erhalten zu haben, und ohne gesetzliche Berechtigung die Krankenbehandlung als Heil- und Wundarzt gewerbsmäßig ausübt.
Es ist fraglos, daß das in Deutschland bis zum Jahre 1889 in Geltung gewesene wie das zurzeit in Österreich bestehende Kurpfuschereiverbot die Schäden des Medikastertums einschränkte. Und wenn man nun in den letztverflossenen 50 Jahren dessen Überhandnehmen beklagt, das in Deutschland von der Kurierfreiheit herdatiert, so muß man der im Jahre 1869 anläßlich der Beratung der Gewerbeordnung abgegebenen Erklärung der Bundesregierung vollinhaltlich beistimmen: „Sie halte einen Verzicht auf den Befähigungsnachweis für Ausübung der Heilkunde als unzulässig und unmöglich; dies stünde in tiefem Widerspruch mit dem öffentlichen Bewußtsein und mit den berechtigten Anforderungen, welche an die Staatsgewalt im Interesse der Sorge für Leben und Gesundheit der Staatsbürger gestellt werden." Andererseits ist es zu beklagen, daß eine Petition der Berliner medizinischen Gesellschaft sich gegen die norddeutsche Bundesregierung wandte und Kurierfreiheit forderte. Bekanntlich fielen in der Reichstagssitzung vom 10. April 1869 die Worte des Abg. Dr. med. Löwe-Kalbe[1]:
„Die Gesetze über die Medizinalpfuscherei sind für unser Volk unwirksam . . . . ., weil sie den Schutz nicht gewähren, den sie gewähren wollen; sie sind auch nicht allein überflüssig, weil sie Privilegien gewähren, die glücklicherweise jetzt zurückgewiesen werden von denen, die sie besitzen, sondern sie sind auch unwürdig für die Bildungsstufe und die Urteilsfähigkeit unseres Volkes; unser Volk bedarf dieser gängelnden Maßregeln nicht mehr, mit denen es vor Unglück bewahrt werden soll."

Diese Auslassungen sind lediglich dadurch erklärlich, daß im Jahre 1869 das Wesen des fast schrankenlosen Kurpfuschertums nicht genügend gekannt war und nicht gekannt werden konnte, weil dieses erst auf dem Boden gesetzlich gewährleisteter Freiheit sich voll zu entwickeln Gelegenheit fand, eine Entwicklung, die im Deutschen Reiche auf Grund § 29 der Gewerbeordnung möglich wurde.

Das Wesen der seither auftretenden kurpfuscherischen Behandlungsmethoden läßt sich natürgemäß nicht loslösen von den sie ausübenden Personen. Daß es jedermann gestattet war, die Heilkunde gewerbsmäßig auszuüben, daß sich der Staat des Rechtes begeben hatte, den ärztlichen Befähigungsnachweis zu fordern, daß somit die Vorbildung des Geistes und Charakters entfiel, die seit jeher den arztenden Menschen auch auf eine höhere soziale und kulturelle Stufe gestellt hatte, — dies mußte dazu führen, „daß Leute allerhand Stand, Professionen und Handwerke" — fügen wir auch noch hinzu: allerhand moralischer Qualifikationen — ihre Heilmethoden sich zurecht legten, die nicht zuletzt in den Charaktereigenschaften des Behandelnden begründet waren.

Das wissen wir heute, nachdem Ärzte sich die Mühe genommen haben, durch eingehendes Studium der Medikasterei sich zu unterrichten und das hierbei gewonnene Material wenigstens einigermaßen systematisch zu sichten.

Hierbei ließ es sich freilich kaum umgehen, sofern man gründlich das Wesen der kurpfuscherischen Therapie kennen lernen wollte, den Einzelheiten medikastrischer Betriebe nachzugehen und sich mit deren Leiter zu befassen. Bei derartigen Nachforschungen war leider der Gerichtssaal nicht immer zu umgehen, ja in den gerichtlichen Akten fand sich nicht das schlechteste Material, das Aufschluß über die Medikasterei gab. Man möge darum mit schuldiger Rücksicht über solche Ärzte urteilen, die jahrelang sich solchem Studium unterzogen. Man wolle nicht lediglich mit der Toga ärztlichen Standesstolzes bekleidet, auf denjenigen herabsehen, der die medikastrische misera plebs berührte, an dessen Gewande sie daher merkliche Spuren hinterließ. Lange genug haben sich die Ärzte vor solcher Berührung gehütet. Dafür ist aber auch ein Feld ganz brach gelegen, auf welchem ärztliche Arbeit immerhin Ersprießliches für die Volksgesundheit hätte leisten können.

Für den Arzt ist die Kenntnis des Medikastertums schon im Interesse der Kranken unserer Ansicht nach dringend geboten. Wer an der uns und unsere Patienten so nahe berührenden Kurpfuscherei nonchalant oder stolz vorbeigeht, begibt sich ja nicht selten der Gelegenheit des nützlichen Rates individualisierender Krankenbehandlung. Und wer sich des eingehenden Studiums des Medikastertums befleißigt, der wird sicherlich nicht lediglich in den Niederungen des Menschentums sich ergehen müssen; er wird auch den Weg zu einer gewissen Höhe vorgezeichnet finden, von der herab der erfahrene Blick eines Arztes schwere hygienische, sozialökonomische und ethische Gebrechen sieht, um im weiteren nach ihrer Abhilfe auszublicken.

Allgemeines über Kurpfuscherei.

Es erscheint uns keineswegs überflüssig, den **Begriff** ,,Kurpfuscher" auch in einem für Ärzte bestimmten Werke zu definieren, da sie nicht selten in Wort und Schrift sich äußern: ,,Arzt ist, approbiert oder nicht, wer heilen kann; Kurpfuscher ist, wer nicht heilen kann." Diese dem Medikaster ungemein angenehme Begriffsbestimmung ist aber unzutreffend sowohl im medizinischen als auch im juristischen Sinne. Die unberechtigte Krankenbehandlung, das Hineinpfuschen nichtapprobierter Personen (Heilkunstdilettanten) ist nicht identisch mit dem falschen Behandeln.

Für die Kurpfuscherfrage kommt nach Esch[2]) in Betracht, daß auf Grund der in allen Kulturstaaten geltenden Maxime ein geordnetes Staatswesen nur dann bestehen kann, wenn diejenigen, die gewisse wichtige und verantwortliche Tätigkeiten ausüben wollen, vor der Zulassung ihre Befähigung dafür durch den Nachweis einer entsprechenden Ausbildung darzutun gezwungen sind. Wer ohne diesen Nachweis Kranke behandelt, ist ein ,,Kurpfuscher" sensu strictiori. Diese Bezeichnung sagt nichts über die Qualität seiner Leistungen und soll an und für sich keineswegs leugnen, daß Dilettanten in der Heilkunde unter Umständen ausnahmsweise einmal Nützliches leisteten.

Der im § 343 des österr. Strafgesetzbuches enthaltenen Definition entspricht jene, welche Graack (Kurpfuscherei und Kurpfuschereiverbot) in seinem Vorschlage zu einem Kurpfuschereiverbot gibt: ,,Wer ohne vorschriftsmäßig approbiert zu sein, oder mit Überschreitung der Grenzen seiner durch die Approbation erlangten Befugnisse, außer im Notfalle gewerbsmäßig Menschen ärztlich behandelt."

Will man die **falsche Behandlung** eines Arztes, Amateurmediziners oder Laienheilkundigen von Beruf mit einem zutreffenden

Ausdruck bezeichnen, so steht hierfür „Ignorant", „Stümper" oder „Kurverpfuscher" zu Gebote. An der Definition des „Kurpfuscher" haftet selbstverständlich nichts Beleidigendes. Tatsächlich haben in diesem Sinne verschiedentlich die deutschen Gerichte entschieden. Auch Elstes „Handwörterbuch der Staatswissenschaften" meint im Artikel „Arzt", der Ausdruck „Kurpfuscher" sei eine technische Bezeichnung solcher sich mit Krankenbehandlung befassender Personen, die nicht auf Grund einer gesetzlich geordneten Vorbildung obrigkeitlich approbiert sind.

Zahl und Qualifikation der Kurpfuscher, Wesen und Kritik der Behandlungsmethoden dieser Personen betrachtend halten wir uns u. a. die Tatsache vor Augen: Unter den 4104 im Jahre 1902 polizeilich gemeldeten Kurpfuschern Preußens waren 464 (11%) vorbestraft; werden hierbei die Zahnkünstler, Heilgehilfen und Barbiere, welche lediglich Zahnheilkunde betreiben, abgerechnet, so kommt auf sechs Kurpfuscher ein Vorbestrafter; 167 Personen waren mehr als einmal, 16 Personen mit Zuchthaus und 137 mit Gefängnis vorbestraft[3]). Von 432 Kurpfuschern (7,8% der polizeilich gemeldeten) waren vorbestraft wegen fahrlässiger Tötung 13, tödlicher Körperverletzung 1, fahrlässiger Körperverletzung 55, unbefugten Arzneihandels 53, Beilegung ärztlicher Titel 19, Hebammenpfuscherei 39, Übertretung der Gewerbeordnung 86, unlauteren Wettbewerbes 20, Abtreibung der Leibesfrucht 10, Diebstahl 21, Hehlerei 2, Betrug 27, Urkundenfälschung 7, Unzucht 13, Meineid 5, Bankerott und Landstreicherei je 3[4]).

Derartige Zahlen nehmen natürlich an Bedenklichkeit mit der Vermehrung der Kurpfuscher zu. Deren Zahl stieg in der Stadt Berlin von 28 im Jahre 1879 auf 1079 im Jahre 1903[5]), im Königreich Sachsen von 323 im Jahre 1874 auf 1008 im Jahre 1903[6]), auf 1132 im Jahre 1906, auf 1207 im Jahre 1907, auf 1337 im Jahre 1909, in welchen Zahlen die kurpfuschenden Zahnheilkundigen nicht eingerechnet sind. Eine am 1. Mai 1909 im Deutschen Reiche vorgenommene Zählung ergab die Anzahl von 4468 Kurpfuschern (Ärztl. Vereinsblatt für Deutschl. Nr. 757), welche jedenfalls die polizeilich gemeldeten, nicht aber die „wilden" umfassen dürfte.

Schätzten doch die Erläuterungen, welche den im Jahre 1908 dem Reichstage vorgelegten Entwurfe eines Kurpfuschereigesetzes begleiteten, die Zahl der Kurpfuscher auf fast 10 000.

Die geringe moralische Qualifikation der Medikaster wird übrigens selbst seitens der ihnen nahestehenden Presse öffentlich beklagt. Wir verweisen auf die in der „Naturärztlichen Zeitschrift" Nr. 8, 1903 enthaltene Klage:

„In neuerer Zeit benützt sogar das Verbrechertum und die Prostitution die Heilkunde als Deckmantel sträflicher und unmoralischer Handlungen und der Abschaum der Gesellschaft drängt sich immer mehr zum Heilberufe, der doch seiner Natur nach nicht zum Tummelplatze eines rücksichtslosen und unlauteren Erwerbes werden darf."

Für das Wesen des modernen Medikastertums zweifellos bezeichnend ist der vom preußischen Minister Dr. Bosse am 13. Jan. 1899 an den Ausschuß der preußischen Ärztekammern herausgegebene Erlaß, welcher hinwies auf die vorhandenen Mißstände, die in erster Reihe ihren Grund hätten in der durch die Reichsgewerbeordnung zur Einführung gelangten Freiheit der Ausübung der Heilkunde, infolge deren die Ärzte in den Augen des Volkes den Kurpfuschern gleichgestellt seien, was auf dem Gebiete der Gesundheitspflege die größten Mißstände und Unheil über Land und Leute bringe. In gleicher Weise bezeichnend ist ein im Jahre 1902 an die Oberstaatsanwälte seitens des preußischen Justizministers ergangene Aufforderung, gegen die Kurpfuscher einzuschreiten, da behördlichen Erhebungen zufolge Auswüchse entstanden seien, denen im Interesse des Publikums entgegengetreten werden müsse.

Noch bemerkenswerter aber ist eine ganze Reihe gerichtlicher Urteile, u. a. ein solches des Berliner Schöffengerichtes vom 3. Jan. 1902 gegen R. Laabs, das sich äußerte:

„es sei beinahe zum System geworden, daß Leute, denen durch die Gewerbeordnung nun einmal gestattet ist, Kranke zu behandeln, sich nicht hiermit begnügen, sondern wider besseres Wissen durch unlautere Reklame Kranke an sich locken und Gesundheit und Leben derselben gefährden."

Dem fühlbaren Mangel an strafgesetzlichen, lediglich für die Kurpfuscherei berechneten Bestimmungen suchen mehrere in neuerer Zeit erflossene gerichtliche Urteile zu begegnen. So verurteilte das Reichsgericht am 6. Nov. 1908 einen Kutscher wegen Betruges, weil er wider besseres Wissen die Krankheit eines Patienten für heilbar erklärt hatte; das Oberlandesgericht in Celle sprach unterm 11. Nov. 1909 den Rechtsgrundsatz aus, daß, wer seine Dienste als Heilkünstler anbiete, dafür einstehe, daß seine Handlung keinen Körperschaden herbeiführe. Am weitesten ging bisher das Reichsgericht (Urteil vom 9. März 1912), indem es schon die Übernahme einer Heilbehandlung für schuldhaft erklärte, wenn man mit Rücksicht auf den besonderen Fall sich sagen mußte, daß die zu seiner Behandlung erforderlichen Kenntnisse fehlen; denn wer einen Erwerbsberuf ausübt und das Vertrauen hierauf in Anspruch nimmt, habe auch die Verpflichtung, die zu seiner Ausübung nötigen Kenntnisse und Fähigkeiten sich anzueignen oder andernfalls die Ausübung zu unterlassen.

Derartige Urteile führen zu der wohlberechtigten Annahme, daß im Wesen der modernen freien Kurpfuscherei auch seitens der Justiz eine große gesundheitliche Gefahr erblickt werde, der besser als ehedem zu begegnen wäre. Der gleichen Erkenntnis ist ein an alle Regierungspräsidenten erflossener Ministerialerlaß vom 28. Juni 1902 zu danken, der die allgemeine Meldepflicht nichtapprobierter Heilkundiger empfahl und Polizeiverordnungen anriet, durch welche die marktschreierische öffentliche Ankündigung der kurpfuscherischen Berufstätigkeit getroffen werden sollte.

Die Erläuterungen zu dem im Jahre 1908 dem Reichstage vorgelegten Entwurfe eines Gesetzes gegen die Kurpfuscherei erklärten, das Kurpfuscherwesen sei zu einem bedenklichen Mißstande des öffentlichen Lebens geworden; Abhilfe sei dringend geboten.

Dieser Übelstand gibt sich vor allem kund in dem durch kurpfuscherische Werbekünste erweckten Mißtrauen der Kranken zur Heilkunst des Arztes. Hiermit im Zusammenhange steht die vielfältig beobachtete Tatsache, daß sachkundige Hilfe seitens der Kranken gar nicht oder zu spät in Anspruch genommen wird, was für die individuelle Gesundheitspflege, insbesondere aber für die allgemeine Hygiene von großer Bedeutung ist. Es bedarf kaum eines Hinweises auf den Einfluß, den in dieser Beziehung die Kurpfuscherei auf die Geschlechtskrankheiten sich zu verschaffen wußte. Deren Bekämpfung hat mit diesem Einfluß stark zu rechnen. Durch ihn stößt die Prophylaxe der akuten Infektionskrankheiten im Volke auf Widerstand, der nicht gar so selten in dem Negieren der Infektionsgefahr begründet ist.

Es liegt im Wesen einer ganzen Reihe medikastrischer Lehren, daß sie sogar die Infektiosität von Cholera und Variola leugnen. Wir zitieren hier den Propagator des Sonnenbades Rikli: ,,Die Blattern sind nichts anderes als die günstigste Heilungsform, nämlich Entzündung des Hautorgans, hervorgebracht durch das kräftige Reinigungsbestreben des Körpers, Schlacken nach außen zu werfen" (Wohlfahrt 1908). Im ,,Naturarzt" (1898 Nr. 4) werden die Masern als eine ,,angeblich übertragbare Krankheit" definiert, die nichts weiter als einen Reinigungsprozeß des Organismus von schädlichen durch Erbsünden in der Erziehung vor und nach der Geburt dem Kinde zugefügten Stoffen darstelle.

Derlei Lehren fallen durchaus nicht immer auf unfruchtbaren Boden und erklären es z. B., daß im Jahre 1894 eine Lepröse zu dem Medikaster Kuhne nach Leipzig ging und von ihm der Justschen Anstalt ,,Jungborn" im Harz zu dreimonatlichem Aufenthalt überwiesen wurde. Bei der am 10. Mai 1905 zu Göttingen gegen den Franz Ausmeier-Kirchgandern stattgefundenen Gerichtsverhandlung bekundete Professor Stölper als Sachverständiger, daß Ausmeier für die Gesundheitsverhältnisse der ganzen Gegend von außerordentlicher Bedeutung sei, indem er ansteckende Krankheiten behandle, ohne sie zu sehen; er lasse sich den Urin Typhöser ins Haus bringen und erkläre alle Leiden für Erkältungen; alle Maßregeln, die von den Behörden gegen die Weiterverbreitung des Typhus getroffen werden sollen, müßten unterbleiben; es seien denn auch dicht bei Göttingen eine ganze Reihe Typhuserkrankungen aufgetreten, die nicht zur behördlichen Kenntnis kamen, weil sie von Kurpfuschern behandelt worden waren.

Dem ,,Kasseler Tagblatt" (17. Dez. 1908) zufolge sind in Küllstedt dem Wohnsitze eines zweiten Ausmeier, an Typhus und Diphtheritis 96 Erkrankungen mit 13 Todesfällen gezählt worden, für welche von den Ärzten jedwede Verantwortung abgelehnt werden mußte, weil sie zu spät benachrichtigt worden waren.

Der 38. Jahresbericht über das Medizinalwesen des Königreichs Sachsen hebt hervor, daß ein Kurpfuscher in Auerswalde durch Unterlassen der nötigen Maßnahmen zur Ausbreitung der Diphtherie beitrug. Mit solchen Erfahrungen kann man wohl ungezwungen das in einzelnen Bezirken Sachsens bemerkbare Zunehmen der Mortalität bei gleichzeitigem Zunehmen der Anzahl der Kurpfuscher in Zusammenhang bringen. Da der Kurpfuscher seine Heilmethoden mangels der Fähigkeit, Kranke untersuchen und Diagnosen stellen zu können, nicht genügend zu überblicken vermag, weil er keine hinreichende Kenntnis der Heilmittel und ihrer Wirkung besitzt, darum muß er naturnotwendigerweise das Mittel, welches er mehr weniger mechanisch anzuwenden versteht, als das einzig wirksame halten, wenn er sich nicht selbst täuscht. Andernfalls ist er darauf angewiesen, von dieser Selbsttäuschung nichts merken zu lassen, d. h. dem Kranken durch Selbstbewußtsein zu imponieren, das konsequenterweise die Brücke zu der üblichen Kurpfuscher-Reklame bildet. Die Einseitigkeit ist ein Grundzug der Heilkünstelei und ist in deren innerstem Wesen begründet.

Die physikalisch-diätetischen Laien-Heilmethoden.

Die moderne Propaganda für diese Heilweisen im Volke wird zumeist auf **Vinzenz Prießnitz** (1799—1851) zurückgeführt. Es unterliegt wohl kaum einem Zweifel, daß zu ihm Kunde von den Ärzten Dr. Dr. Hahn gedrungen war, die ein halbes Jahrhundert vor Prießnitz in Schweidnitz (Pr. Schlesien) wirkten, über deren Wasserkuren dann Laien nach Gräfenberg (öst. Schles.) berichteten. Dr. Sigmund Hahn und sein Sohn Dr. Johann Sigmund Hahn hatten eifrig ,,den innerlichen und äußerlichen Gebrauch des gemeinen frischen Wassers bei allerlei Krankheiten'' angeraten [7]) und ,,rechtschaffen emporgebracht''. Prießnitz, ohne irgendwelche medizinische Vorbildung, vertraute seinem natürlichen Scharfblick und leitete, entsprechend den Ansichten eines Hypokrates und Galen, die meisten Krankheiten von Schärfen, unreinen Säften, zu dünnem oder zu dickem Blute her. Prießnitz, dem das Schreiben Anstrengung und Überwindung verursachte, hat keine Schriften verfaßt und wohl darum sein Andenken reiner der Nachwelt hinterlassen als andere Epigonen. Nach Selinger [8]) u. a. trachtete Prießnitz durch Einpackungen die Krankheitsstoffe aus dem Körper zu entfernen, zumal letztere hauptsächlich von den einverleibten Medikamenten herrühren sollten. Diese Ansicht überlebte Prießnitz bis heute nach fast 100 Jahren und dient zu einer sehr beliebten medikastrischen Waffe im Kampfe gegen die Schulmedizin.

Die Prießnitzschen Kaltwasserprozeduren waren ziemlich heroisch, ließ er doch u. a. das Wasser aus einem Gießbache in eine Holzrinne leiten und als Falldusche aus einer Höhe von 5 Metern auf die Patienten niedersausen [9]). Prießnitz fand erst beim Eintritt sog. Krisen Heilwirkung, d. h. wenn Ekzeme, Furunkeln, Phlegmonen sich als Folge der damaligen mangelhaften Hygiene einstellten und oft zu schweren Erkrankungen führten. Der Kranke lag oft monatelang mit immer naßgehaltenen Umschlägen und Einwickelungen an Händen und Füßen außer allem Gebrauche dieser Glieder. Doch der Hinblick auf vollkommene Genesung milderte sein Leiden [10]).

Auf Diät gab Prießnitz wenig, dagegen ließ er 15—30 Glas Wasser täglich trinken; manche Patienten brachten es sogar auf 50—60 große Gläser. Auf die heutige Generation ist der Prießnitzsche Umschlag überkommen, dessen Luftabschluß (Guttaperchapapier u. a.) Prießnitz selbst aber nicht kannte noch anwandte. Seine eigentliche Erfindung ist die der Wasserheilanstalten in ihrer heutigen Gestalt [11]). Leopold Winternitz [12]) meint, daß die Prießnitzsche Behandlungsmethode einförmig war, jeder Individualisierung entbehrte.

Walser [13]) tadelt die Maßlosigkeit der Prießnitzschen Methode, die zweifellos Todesfälle zur unmittelbaren Folge gehabt haben werde.

Prießnitz hatte übrigens im Jahre 1830 von der österreichischen Regierung die Bewilligung zum Betriebe eines Heiletablissements erhalten und beherbergte im Jahre 1840 nicht weniger als 1576 Kranke.

W. Winternitz [14]) datiert von dem Auftreten Prießnitz' eine neue Epoche der Hydrotherapie, die sich im allgemeinen Anklange beim Publikum, in dem Entstehen einer reichen Literatur und im Heranwuchse zahlreicher Wasserheilanstalten nach Gräfenberger Muster kundgab.

Von weit geringerer Bedeutung als Prießnitz war sein Zeitgenosse und Landsmann, der Fuhrmann **Johannes Schroth** (1798—1856), der in Lindewiese die Trockendiät mit Schwitzkuren verband. In einer Vorkur wurde der Patient allmählich auf die seiner harrenden Entbehrungen vorbereitet. Die eigentliche Kur bestand in einem Glase heißen Weines am Morgen, in Wasser eingekochtem Gemüse mittags und 1—2 Glas heißen Weines abends; trockene, gut ausgebackene 2—3 Tage alte Semmeln nach Belieben. Nachts schwitzen im nassen Wickel [15]).

Die Kur wurde gegen chronische Exsudate und Gelenkrheumatismus, insbesondere aber inveterierte Lues angewandt und wird heute noch vereinzelt von Ärzten verordnet.

Das Schrothsche Verfahren ist wegen seiner Wasserentziehung subjektiv qualvoll und objektiv eingreifend [16]).

Skorbut mit tödlichem Ausgang war nicht selten. Da die Nahrung nur so gereicht werden sollte, daß der Körper gleichsam von seinem eigenen Fleische zehrte, so fand Abnahme des Körpergewichts statt [17]). Schroth mußte einen so großen Verfall der Kräfte wahrnehmen, daß es ihm mit schwerer Mühe gelang, die schon geheilten Kranken zur vollkommenen Erholung zu bringen [18]).

Daß die Trockenkur unter Aufsicht erfahrener Ärzte günstig wirken kann und daß diesem Umstande insbesondere Erfolge bei alten Luetikern zu danken sein mögen, die sonst vergeblich Hilfe suchten, ist wohl hinlänglich bekannt. Andererseits verdienen Krankengeschichten Mrazeks [19]) Beachtung, wo nach vollständigem Mißerfolg der Schrothkur erst eine Schmierkur Heilung brachte.

Ein Wasserfanatiker ,,reinsten Wassers" war der Forstmann **J. H. Rauße** [20]), dessen Schriften in Laienkreisen gewisses Ansehen genossen.

Rauße, Prießnitz' Schüler, ist ein Pseudonym für den Mecklenburger Forstgeometer H. F. Francke. Er benützte zu seiner Methode einfach das System Prießnitz' in einseitiger Weise und erklärte das Wasser als ein Universalmittel gegen alle Krankheiten und Krankheitsgrade, welche jemals durch irgendetwas geheilt oder heilbar seien. Die Wasserheilkunde ersetze die Kunst des Chirurgen und Operateurs. Rauße forderte für seine eingreifenden Prozeduren 2—6 Stunden täglich. Den Genuß alles Warmen erklärte er für schwächend, das Kalte stärke. Ein gebildeter Mann solle kein Schweinefleisch essen. Die Heilkraft des Wassers beruhte nach Rauße in einer ,,zersetzenden, auslaugenden Kraft", in seiner feindlichen Gewalt, mit welcher es versuche, ,,alles organische Leben zu zerstören durch Zersetzung in die Urbestandteile". Mit diesen Ansichten verband Rauße eine kräftige Abneigung gegen die wissenschaftliche Medizin. Als Beleg ein Zitat: ,,Wenn du bei eintretender Krisis die Kur und dich feige im Stiche läßt, so gleichst du dem Jäger, der den Tiger aus der Höhle gereizt hat und davonläuft vor dem Ungetüm. Der Jäger wird gefressen und dir ergeht es nicht besser, wenn du der Torheit und Feigheit die Krone aufsetzest dadurch, daß du Hilfe bei einem Medizindoktor suchst." (Der Geist der Wasserkur S. 52.)

Ein Schüler Raußes, der ehemalige Apotheker **Theodor Hahn** betrachtete die reine Pflanzenkost als ein Universalmittel zur Vorbeugung und Heilung von Krankheiten. In seiner ,,Naturgemäßen Diät die Diät der Zukunft" fordert er, daß die Säugeperiode des Kindes mindestens auf 1½—2 Jahre festgesetzt werde. „Lebte die Mutter absolut naturgemäß von Korn und Körnerfrüchten, von Obst und Beerenfrüchten und Blatt- und Wurzelgemüsen, das Kind würde nichts Schlechteres wollen als diese Nahrung." Mit 8—10 Pfd. grüner Kartoffeln täglich würde sich nach Th. Hahn der Mensch nicht gerade den Magen überschwemmen. Die vegetarische Diät und klares Wasser hätten unfehlbar von körperlichen und seelischen Krankheiten befreit, sobald dies ernstlich versucht worden sei.

Arnold Rikli fand alles Heil im Lichtluftbade. Der nicht in Kleidern geborene Mensch habe die ursprüngliche Bestimmung, im Lichtluftmeere (Atmosphäre) als eine wandelnde Pflanze zu leben [21]; das Wasser als Heilmittel sei bloß in gewissen Fällen und dann nur vorübergehend wirksam. Das Charakteristische aller inneren Leiden ohne Ausnahme sei stets ein Stauungszustand in den Nerven und Gefäßbahnen. Rikli rechnet u. a. die Rheumatismen zu den Neuralgien (S. 25). Er behauptet, von höherem Standpunkte begeistert für die „echte" Gesundheitslehre in die Schranken zu treten. Bezeichnend für seine Behandlungsweise ist die Mitteilung Riklis (S. 38), er habe durch 19 Winter 3000 atmosphärische Bäder verbraucht, wovon die Mehrzahl bedeutende, einzelne beispiellose Erkältungen mit sich brachten, denen gegenüber gewöhnliche Erkältungen im bürgerlichen Leben ein wahres Kinderspiel waren. Vom Sonnenbad erzählt Rikli, daß es ein halb natürliches, halb künstliches Fieber von kurzer Dauer sei, analog dem Zustande des Landmannes, welcher bei der Arbeit im heißen Sonnenschein sich tüchtig erhitze und schwitze. Gegen das Ende des Sonnenbades schlügen die Pulse voller und beschleunigter, das Blutthermometer steige auf 39—41 °C; würde in der Wicklung nicht Schweiß eintreten, so stiege die Temperatur noch höher und der Zustand müßte unerträglich werden.

Auf die ärztliche Kunst ist auch Rikli schlecht zu sprechen. Die lateinische Rezepterei nennt er einen Schwindel (S. 5), das abergläubische Volk hänge an den Apothekermitteln, sei vergiftet von schlechter Luft und verfälschter Nahrung.

Hingegen hält der „Naturheilkundige" Oberst a. D. Spohr Riklis Diät nicht für rein vegetarisch, weil Rikli alle gekochten Gemüse mit Fleischbrühe oder gar mit Fleischextrakt gekocht genossen. „Ist das Vegetarismus", ruft Spohr aus (Gesundheitsrat), „wenn man Fleischgifte Tag für Tag genießt? Rikli sagt, daß er wegen allgemeiner Versäuerung seiner Säfte wieder zur gemischten Kost zurückkehrte. Ich meine nicht an Versäuerung, sondern Vergiftung seiner Säfte hat Rikli gelitten."

Sebastian Kneipp (1821—1897), Pfarrer im bayerischen Wörishofen, brachte das durch Prießnitz gehobene Ansehen der Wasserkuren, das aber im Volke mittlerweile wieder stark verblaßt war, zu neuer Blüte. Kneipp wurde durch das Buch des Schweidnitzer Arztes Hahn auf die Heilkraft des Wassers aufmerksam. Kneipp wies Späteren den Weg, wie sich eine Menge populärer Schriften unter das Volk bringen ließ. Alle Krankheiten, im inneren wie am äußeren Körper hatten nach Kneipp ihren Grund, ihre Entstehungsursache, ihre Würzelchen, ihren Keim im Blute, vielmehr in Störungen des Blutes [22]. Einfach, unkompliziert, fast jede Täuschung, jeden Irrtum ausschließen sei die Heilung, wenn man wisse, jede Krankheit ruhe in Störungen des Blutes.

Das Wasser, speziell die Kneippsche Wasserkur heile alle überhaupt heilbaren Krankheiten (S. 9). Von der Krätze meint Kneipp: Was drinnen im Körper sei und nicht hineingehöre, müsse herausgetrieben werden. Kneipp erzählt von einem Menschen, der kräftig war und von den Ärzten in 3 Tagen geheilt wurde, infolgedessen sei er nach Jahren von nach innen gedrungener Krätze befallen worden. Diesen Kranken habe Kneipp binnen 6 Wochen in folgender Weise geheilt (S. 275): Patient mußte 3 Tage nacheinander je ein warmes Bad mit Absud aus Fichtenreisern mit dreimaligem Wechsel nehmen und hierbei eine Seife gebrauchen. Nachher in der ersten Woche nächtliche Ganzwaschungen und ein viertes Bad mit kalter Abwaschung. In der zweiten Woche ein warmes Bad mit kalter Waschung und ein kaltes Halbbad auf Waschung des Oberkörpers. In der dritten Woche ein kaltes Ganzbad. In der Folge je innerhalb eines oder zweier Monate ein paar warme Bäder.

Am meisten bekannt wurde die Kneippkur durch das mit ihr verbundene Barfußgehen, obwohl es vor Kneipp schon therapeutische Anwendung gefunden hatte. Trotzdem übrigens Kneipp das Wasser als Panacee ansieht, verschmäht er keineswegs Einreibungen mit „grüner Seife", die 8% Kalilauge (!) enthält, gegen Krätze. Bei Augenkrankheiten empfiehlt er Aloe (S. 169) und Alaunwasser. Unter der Überschrift „Augen(Staar)" erzählt er von einem Kinde, dem ein Auge derart getrübt war, daß man den Star nur mit recht gutem Auge noch teilweise unterscheiden konnte; eine totale Finsternis war es für den Kleinen; auf dem anderen Auge lag eine Wolke. Zu dieser Höhe der Symptomatologie des „Stares" hat sich allerdings die medizinische Wissenschaft kaum je aufschwingen können. Beginnende Krebsübel will Kneipp durch Anwendungen beseitigen, die auf die Reinigung des Blutes und der Säfte hinzielen (S. 276), bei vorgeschrittenem Übel wage er allerdings mit Wasser nichts mehr anzufangen. Die Blutreinigungskuren scheinen also Kneipp begreiflicherweise vor schweren Enttäuschungen nicht bewahrt zu haben. Trotzdem weiß er von merkwürdigen Krebsheilungen zu berichten: Eheleute besuchten eine an Zungenkrebs leidende Base, entsetzten sich über die schauderhaften Verwüstungen; der Frau schwoll die Zunge innerhalb 3 Tagen krankhaft an und dem Manne wurde die Unterlippe entzündet und wund. „Ich hätte nie geglaubt," meint Kneipp, „daß bloßer Schrecken die Wirkung habe, eine so entsetzliche Krankheit zu vererben." Mit Alaun und Aloewasser, Kopfdämpfen und Halswickeln vermeint Kneipp Heilung gebracht zu haben. Und die Überschrift über diesem Kapitel der Heilung lautet: Krebs.

Nach Baumgarten seien als Erfindungen bzw. Neuerungen Kneipps anzusehen: Güsse, Kräuterwechselbäder, Wickelformen, Vorschriften über Nichtabtrocknen, prinzipielle Betonung der Notwendigkeit der Reaktion nach jeder Wasseranwendung, Abhärtungsvorschriften, die Einführung der Gießkanne, die Technik bei den Teildampfbädern und Erteilung der Waschungen, das Nachdünsten nach dem Gebrauche der Wickel. Wie bereits angedeutet, bediente sich Kneipp trotz seiner kategorischen Behauptungen über die Heilkraft des Wassers noch anderer Hilfsmittel, insbesondere der Kräuter. Den Wermuttee empfiehlt er u. a. gegen „Ausschläge im Magen". Die „Kneippapotheke" enthält gegen 70 Mittel, eine Zahl, die auf eine recht arzneifreudige Heilmethode schließen läßt. Übrigens verschmähte Kneipp Drastika keineswegs, wofür sein

Krotonöl enthaltendes Malefizöl zeugt, das insbesondere bei Augenkrankheiten (Einreibung hinter den Ohren!) Verwendung fand. Daß in Wörishofen die veränderte Lebensweise der Patienten, ihre ausgiebige Körperbewegung in frischer Luft neben oder trotz der hydropathischen Prozeduren von Erfolg waren, wird von ärztlichen Kritikern gern zugegeben [23]).

Kneipp hat ganz vernünftige Winke und Ratschläge veröffentlicht [24]), die zwar keinerlei Anspruch auf Originalität beanspruchen dürfen, dadurch aber, daß sie viel verbreitet wurden, nützlich wirkten. Andererseits jedoch sind Schädigungen der Kneippkur in großer Anzahl nachgewiesen worden. Zum Teile lag das auch in der Einführung einer Art Großbetriebs der Heilkunst, bei dem Massenabfertigungen von Kranken in der Sprechstunde und Diagnostik durch den ,,Scharfblick" eine große Rolle spielten [25]).

Ich selbst habe beobachtet, wie 10—15 Personen, aus einem vollgedrängten Wartezimmer zur Ordination bei Kneipp eingelassen, vor dessen Tisch sich in einem Haufen gruppierten und nach kurzer Angabe einer Anamnese und Diagnose die ,,Behandlung" Schwarz auf Weiß eingehändigt erhielten. Die einfache Tatsache, daß derartig 100 kranke Menschen an einem Tage beraten wurden, macht weitere kritische Bemerkungen überflüssig. Die Autorität Kneipps galt denn auch, trotz seiner großen Popularität, selbst in solchen Kreisen nicht unbestritten, die der ,,Naturheilkunde" nahestanden oder ihr gar angehörten. Wir wollen auf Walser verweisen, der Mißerfolge Kneipps bei Gichtikern und Nephritikern sowie bei Blutungen sah. So mancher Gießer in Wörishofen denke nicht im Entferntesten daran, daß er mit dem Gusse den zu Begießenden ruinieren könne; Kneipps Blitzgüsse trieben den Teufel mit Belzebub aus. Lahmann [26]) hielt es für einen Fehler, wenn Kneipp seine Erfahrungen, die er an sich, an derben Landleuten und wohlgenährten Amtsbrüdern gemacht hatte, auf jedermann übertrug. Von besonders schlimmen Erfahrungen weiß Boneberger [27]) zu erzählen, die Kneipp an Arteriosklerotikern, Phthisikern und Herzkranken machte; bei Nacht und Nebel seien die Toten nach dem Bahnhofe in Türkheim gebracht worden.

Fast nicht minder bekannt als der katholische Pfarrer Kneipp war seinerseit der Rechtsanwalt **Martin Glünicke,** der sich als Studierenden der Medizin, praktizierenden Vertreter der natürlichen Heilweise nach eigenem System, medizinischen Privatgelehrten etc. bezeichnete. Er wurde zum Kräuterheilkundigen. Nach ihm [28]) sind die Krankheiten Krisen, in welchen die in der Natur aufgespeicherte Fäulnis aufgelöst werde. Die Naturheilmethode sei unfähig, die faulenden Stoffe auszuscheiden; dies vermögen giftfreie Pflanzensäfte, die aus Abkochungen von Eichenrinde, Klysmen, Tee u. dgl. bestehen sollen. Auch Glünicke erzählte seinen Gläubigen von Medizinkrankheiten, die durch Medikamentengebrauch zur ursprünglichen Erkrankung hinzutraten. An dem Vorhandensein unheilbarer Krankheiten trügen die ,,Allopathen" schuld, welche die Hygiene vernachlässigen. Herzkrankheiten nach Rheumatismus seien die Folge des Salizylgebrauches. Glünicke tat den Ausspruch, er wolle, falls er vor einem Unfall behütet werde, unter fortgesetzt gleichmäßiger Anwendung seiner Heilkur noch 20—30 Jahre im Vollbesitze geistiger und körperlicher Kraft bleiben. Trotzdem verfiel er wenige Jahre nach dieser Äußerung dem Wahnsinn und endete durch Selbstmord. Die Symptome seiner Psychose kann man wohl ohne Zwang aus Glünickes Schrift und System herauslesen. Nichtsdestoweniger oder gerade deshalb imponierte er seiner Mitwelt und hatte als „Arzt" großen Zulauf, nachdem er vorher wegen ehrenrühriger Vorkommnisse aus dem Anwaltsstande ausgestoßen worden war. Kratz, ein Schüler Glünickes, hält dessen Heilsystem für Unsinn (Ärztl. Ratgeb. 1900, Nr. 7); eine Flasche Pflanzensäfte, die 6 Pfg. wert war, sei jahrelang täglich von den Kranken um 1 Mk. gekauft worden. Glünicke habe seine Lues nicht heilen können, sich selbst aber eine Morphiumspritze angschafft, obwohl er anderen strengste Durchführung seiner Kur gepredigt hatte. Glünicke habe 120000 Mk. jährlich vereinnahmt und besonders in den sog. gebildeten Ständen viel Praxis besessen.

Louis Kuhne, Tischlermeister in Leipzig, wird von Walser neben Prießnitz, Schroth, Rauße, Hahn, Rikli und Kneipp zugezählt den „Helden, welche in der Geschichte der Naturheilkunde stets den kommenden Geschlechtern voranleuchten werden." In den 90er Jahren des vorigen Jahrhunderts war Kuhnes Name viel gefeiert. Sein Lehrbuch [29]) wurde in fast alle lebendigen europäischen und außereuropäischen (Urdu-, Teluzu- und Hindostanisprache) Sprachen übersetzt und hatte bezeichnenderweise nicht den Kuhne, sondern nebst anderen den Rechtsanwalt Volkmar zum Verfasser. Im Jahre 1898 war die 40. Auflage in deutscher Sprache erschienen. Außerdem stand dem System Kuhne eine eigene Zeitschrift „Die neue Heilkunst" zur Verfügung.

Kuhne lehrte die Einheit der Krankheiten; Vergiftungen, Verletzungen usw. seien im Wesen dasselbe; alle Krankheiten rührten von Fremdstoffen her, die in den Körper eingedrungen seien und sich zunächst in der Nähe der Ausscheidungsorgane ablagern, von da aus sich durch Gärung über den ganzen Körper ausbreiten; sie beginne im Unterleibe und setze sich weiter nach oben fort; hierdurch entstehe Fieber. Im Unterleib sitze alles Übel, z. B. Infektionskrankheiten, Neurosen, Lordosen etc. Bei den Pocken, die bei richtiger Behandlung harmlos seien, drängen die Fremdstoffe nach dem Kopfe, wo ihr Hauptsitz würde. Bei Keuchhusten wollen die Fremdstoffmassen zum Halse heraus. Bei Diphtherie könnten gesunde Mütter ihr Kind zu sich ins Bett nehmen, damit durch die mütterliche Wärme die Poren geöffnet und die Ausscheidung durch Darm und Nieren besorgt werden. Die Geisteskrankheiten kämen aus dem Unterleibe. Ohrenlaufen, Schnupfen, Tripper, weißer Fluß müssen eine Ursache haben. Krebs entstünde durch Verdickung des im Blute hervorgebrachten Eiters, woran die Schulmedizin mit ihren Giften schuld sei.

Alle gegenwärtigen, vergangenen und zukünftigen Krankheiten ließen sich vom Gesichte ablesen; man erkenne, an welcher Stelle, ob vorn oder hinten, rechts oder links am Körper letzterer mit Fremdstoffen belastet wäre. Mittelst der Kuhneschen Gesichtsausdruckskunde seien die Diagnosen sicher zu stellen. Kuhne fand so rote, blaue und schwarze Tuberkeln und hörte sogar Krätzmilben quietschen. Die Kuhnekur bestand in diätetischer Hinsicht in strengen vegetarischen Vorschriften. Zu den hydropathischen Prozeduren gehörten ein Dampfbad mit zerlegbarem Dampfbadeapparate, der die Applikation von heißen in Töpfen erzeugten Dämpfen ermöglicht. Der durch sie produzierten Schweißentwicklung folgen kalte Abwaschungen und zwecks Wiedererwärmung körperliche Bewegungen.

Diese Behandlungsweise bot nichts Neues. Einer gewissen Originalität entbehrte nicht Kuhnes berüchtigtes Sitzreibebad: Die Kranken sitzen in einer Badewanne auf einer Fußbank, bis zu deren Sitzbrett das Wasser reicht. Die Frauen waschen mit einem groben leinenen Tuche die äußeren Schamlippen, die Männer reiben die Spitze der Vorhaut. Die Dauer der Bäder beträgt 10—60 (!) Minuten. Die Geschlechtsteile werden gewählt, weil hier die Enden aller Nerven zusammenlaufen und die Wurzel des ganzen Lebensbaumes sei. Diese Masturbations-Anleitungen bestimmten seinerzeit den Leipziger Stadtrat zu einem Verbote, das jedoch später infolge massenhafter Petitionen wieder zurückgezogen wurde. Kuhne fand zahllose Patienten, auch aus den besten Bürger- und höchsten Adelskreisen; Großherzoginnen, Herzoginnen, Diplomaten, Lehrer, Professoren, Ingenieure und Geistliche, sogar ein Arzt „rieben" bei Kuhne, ingleichen Mütter mit erwachsenen Töchtern und 2—3jährigen Kindern. Sämtliche vertrauten Kuhne, der behauptete, alle überhaupt heilungsfähigen Krankheiten heilen zu können. Ein Schüler Kuhnes, Brockmann [30]) schätzt die Anzahl derjenigen, die in einem Quinquennium bei Kuhne waren, auf 25 000, wovon, die Verstorbenen abgerechnet, 17 000 erfolglos die Kur gebrauchten. Vieler Menschen Nervensystem sei vollständig zerrüttet und ihr Körper zu wahren Skeletten heruntergekuriert worden. Kuhnes Verordnungen lauteten gleichmäßig: „Machen Sie täglich 2—3 Reibebäder und leben Sie vegetarisch." Am 7. Juli 1895 starb ein Student, nachdem er ein Jahr lang „gerieben" hatte, in der Kuhnebadewanne. Von derartigen Todesfällen weiß Brockmann noch einige zu berichten. Der „Natur- und Volksarzt" erzählt von Mädchen, die das „Reiben" nicht mehr aufgaben, nachdem sie es einmal angefangen. Eine 28jährige Frau „rieb" täglich dreimal ½ Stunde bis zum Eintritt tödlicher Blutungen. Mehrere Frauen „rieben" bis zum Abortus. Männer rieben, bis sie Irrsinnsanfälle erlitten, Lungenkranke bis kurz vor ihrem Tode. Eine Mutter wartete vor dem Bade geduldig, indessen drinnen ihre Tochter „rieb". Eine Frau, die zwei Jahre hindurch täglich dreimal reibesitzbadete, bat hinterher den Schriftleiter des „Natur- und Volksarzt" kniefällig, er möge ihre furchtbaren Leiden weiteren Kreisen bekannt geben zur Warnung für andere. Der Einfluß Kuhnes besonders auf das weibliche Geschlecht wird erklärlich durch die in Millionen Flugblättern verbreitete Behauptung: Die Gesichtsausdruckskunde mache alle lästigen Untersuchungen der Frauen und Mädchen überflüssig. Am 22. Januar 1901 stand Kuhne, der bereits wegen Vergehen gegen die Gewerbeordnung und wegen unbefugten Betriebes einer Heilanstalt dreimal vorbestraft war, vor dem Leipziger Landgericht unter der Anklage des Betruges.

Die Kuhnesche Behandlungsmethode kennzeichnete der damals von der Verteidigung geführte gerichtliche Sachverständige Lahmann als vom ärztlichen Standpunkte skandalös und schädlich. Flechsig erklärte die Reibesitzbäder für geeignet zu hochgradigen sexuellen Irritationen. Freudenburg hielt das Kuhnesche Verfahren für unzulässig, gewissenlos und gemeingefährlich. Kuhne wurde freigesprochen, weil das Gericht es nicht für ausgeschlossen hielt, daß er an die Wirksamkeit seiner Heilmethode geglaubt habe; es sei allerdings ein Bild produziert worden, das Kuhne bei seinen verschiedenen Reklamen verwendete und das nach der Unterschrift einen Knaben vor und nach ¼jähriger

Behandlung zeigen sollte, indes beide Bilder tatsächlich an ein und demselben Tage aufgenommen worden sind; aber dieser Fall, der zur Verurteilung geeignet war, sei nicht Gegenstand eines staatsanwaltschaftlichen Antrages gewesen; im übrigen wäre K u h n e nach seiner ganzen Vorbildung nicht befähigt, Krankheiten zu erkennen, noch sie zu behandeln; dadurch, daß seine Behandlungsweise in allen dem Gerichte vorgelegenen Fällen eine fast gleichartige und die brieflichen Verordnungen schematische gewesen, lag ein Betrug; Kuhnes Verordnungen wären geradezu gewissenlos, denn er habe dieselben Vorschriften gegeben, ob es sich um Jung und Alt, um Stimmritzenkrampf oder Lungenschwindsucht handelte. Nach der Urteilsverkündigung wurde K u h n e auf der Straße von seiner zahlreich versammelten Anhängerschaft lebhaft begrüßt. Non transiit gloria! K u h n e starb bald hernach, seine Behandlungsweise, insbesondere aber seine Reibesitzbäder lebten weiter, wie wir noch sehen werden.

Ad. Just, einstiger Buchhändler, später Besitzer der Anstalt ,,Jungborn" im Harz, wurde Vertreter der Licht-, Luft- und Erdbehandlung. Wohnen in Lichtlufthütten, Nacktwandeln, Vermeiden künstlich zubereiteter Nahrung, insonderlich aber die Ausnützung der Erdkraft sind dieses Heilapostels Remedia. Die Erdkraft wird hauptsächlich durch Erdumschläge und Schlafen auf kalter Erde gewonnen. Obst und Gemüse wird ungekocht genossen, da ,,ja auch Eva für Adam nicht kochte".

F. E. Bilz [31]) in Dresden-Radebeul war Schlächtermeister, ehe er sich ein dickes Buch über die ,,Naturheilkunde" schreiben ließ. Es stieß zwar selbst in gesinnungsverwandten Kreisen auf heftigen Widerspruch, hat aber nichtsdestoweniger unter allen Werken seinesgleichen unleugbar die größte Verbreitung gefunden. Wir entnehmen dem Buche: Ein Knabe blieb an einem Zaunpfahl hängen, so daß der Samenstrang 3—4 Fuß herausgezerrt wurde (S. 1172). Die Hämorrhoiden sind syphilische Geschwüre (S. 18). Bei Cholera werden die Gesichter der Neger schwarz (S. 971). Bei schwerer Entbindung soll die Frau an ein Seil gehängt und die Gebärmutter durch das Gewicht des Gehilfen niedergedrückt werden (S. 632). Warzen der Haut verschwinden durch Bestreichen mit Ohrenschmalz (S. 1140). Fangen die Kleider im Freien Feuer, so sollen sie mit Dünger bedeckt werden (S. 128). Das Bilzbuch bietet kein selbständiges Behandlungssystem, sondern bringt ein Sammelsurium fast aller auf dem Gebiete der ,,Naturheilkunde" gang und gäben Ansichten, insbesondere aber der von ihnen beherrschten Methoden. Jedweder Originalität entbehrend hat es das Richtige populär-medizinischen Schriften, das Übrige der Naturheilliteratur entlehnt. Trotzdem brachte es das Buch zu einer geradezu beispiellosen Verbreitung, sogar in England. Daselbst wurden den Bücherkäufern die unentgeltlichen Dienste eines angeblichen Arztes zu Konsultationen angeboten. Das österr. Ministerium des Innern fand sich mit Erlaß vom 26. Okt. 1899 veranlaßt, die freie Kolportage mit dem Bilzbuche zu verbieten, da es nach den hierüber eingeholten Gutachten des Obersten Sanitätsrates geeignet sei, das Publikum durch falsche Anweisungen irrezuführen, gefährliche, ja sogar das Leben bedrohende Maßnahmen zu empfehlen, zum Widerstande gegen sanitäre staatliche Einrichtungen wie nicht minder zur Verachtung gegen die ärztliche Wissenschaft und den ärztlichen Stand aufzureizen und die öffentliche Sittlichkeit zu verletzen. In Reklameprospekten wurde die im Bilzbuche empfohlene Heilweise als die wirksamste bei allen Frauenkrankheiten, Infektionskrankheiten, Unterleibsleiden usw. angepriesen, Abhilfe gegen Kindersegen versprochen und das alles durch obszöne Abbildungen illustriert.

Die massenhafte Verbreitung des Buches wurde durch enorm hohe Provisionen für den Buchhandel bzw. die Kolportage gefördert. Letztere wandte sich insbesondere an die kleine Kundschaft und brachte bei ihr das Buch durch Ratengeschäfte unter, die höchst bedenklicher Natur waren. So wurde u. a. über das 1700 Einwohner zählende Städtchen Freudenberg berichtet, daß während eines einzigen Tages 25 Zahlungsbefehle an Bilzbücherkäufer wegen Nichteinhaltung der Ratenzahlungen erlassen wurden, von denen nicht weniger als 20 arme Steinhauer betrafen. Allenthalben bereisten in Deutschland „Naturheilkundige" die Ortschaften und bearbeiteten u. a. das Eisenbahnpersonal, so daß schließlich die kgl. Eisenbahndirektion in Berlin mit Schreiben vom 9. Nov. 1901 die Inspektionsvorstände anwies, die bis dahin üblich gewesenen Vorträge in Diensträumen nicht mehr zu gestatten. Eine gleiche Verfügung erließ die Eisenbahndirektion Frankfurt a. M. am 26. Mai 1901. Sogar der preußische Minister für öffentliche Arbeiten wandte sich gegen den Vertrieb naturheilkundlicher Schriften in Eisenbahnräumen und gestattete fürderhin nur den Bahnärzten daselbst Vorträge über Gesundheitspflege [32]).

Bilz besitzt eine Heilanstalt, deren Erfolge nicht minder eindringlich und erfolgreich angepriesen wurden, wie die des Buches. Ein eigenes populär-hygienisches Blatt („Gesundheitsrat") verfolgte gleiche Zwecke. In dessen Spalten berichtete (Nr. 22, 1897) der Bilzarzt Dr. Aschke von einem Luetiker, der von einem schweren Leiden nach 4—5 wöchentlicher Kur geheilt und dankerfüllt die Anstalt verlassen habe. Mraček [33]) sah denselben Kranken einige Zeit nachher und fand ihn in trostlosem Zustande mit bis auf den Knochen reichenden Geschwüren, deren 53 von größerer und geringerer Ausdehnung am Körper gezählt wurden.

Der Dresdner Kreisausschuß entzog in der Sitzung vom 29. September 1911 dem Alfred Bilz, Direktor der Heilanstalt und Sohn des F. E. Bilz, die Konzession zum Betriebe. Die vorher vorgenommene amtliche Untersuchung hatte festgestellt, daß infektiöse Kranke von den übrigen Anstaltsinsassen nicht isoliert waren, mit ihnen an ein und demselben Tische gemeinsam aßen und gemeinsames Eßgeschirr benutzten. Das allgemeine Gesellschaftsbad stand Syphilitikern zur freien Verfügung. Von Tuberkulotikern benützte Zimmer wurden ohne nennenswerte Reinigung anderen Kranken überwiesen. Die Krankenwäsche wurde, ohne daß ihr besondere Beachtung zuteil geworden wäre, einer Dresdner Waschanstalt zur Reinigung übergeben. In der Sitzung des Dresdner Kreisausschusses vom 7. Oktober 1910 war darauf hingewiesen worden, daß in den „Lufthäuschen" der Bilzschen Anstalt männliche Personen nur eine Badehose, weibliche ein einfaches Lufthemd trugen und daß sich zwischen beiden Geschlechtern ein ziemlich ungenierter Verkehr entwickelte.

Diese Streiflichter auf die Hygiene der Bilzschen Naturheilanstalt verdienen um so mehr Beachtung, als das Bilzbuch die Hygiene der „Schulmedizin" sehr von oben herab behandelt.

Die Naturheilagitation.

Da die wissenschaftliche Heilkunde sich zu keinem, woher immer stammenden Heilmittel prinzipiell gegnerisch verhält, so betont das Schlagwort „Naturheilkunde" einen lediglich künstlich konstruierten Gegensatz zur „Schulmedizin". Da insbesondere die sogenannten einfachen Heilfaktoren: Licht, Luft, Wasser, Diät u. a. dem ärztlichen Heilschatze seit jeher angehörten, fehlt der Naturheilkunde eigentlich der Grund zu ihrem Kampfe, es sei denn, daß letzterer bezweckte, für die sogenannten natürlichen Heilfaktoren die wissenschaftliche Medizin mehr als bisher zu interessieren. Seitens der Ärzte wurde und wird aber der Propaganda für Hydro-, Aëro-, Diätotherapie grundsätzlich kein Widerstand geleistet. Wer sollte etwas dagegen einwenden, wenn zu therapeutischen und prophylaktischen Zwecken von den natürlichen Heilfaktoren der ausgiebigste Gebrauch gemacht würde? Daß dies seitens der „Naturheilkunde" nicht hinreichend gewürdigt wird, ist um so seltsamer, als sie selbst durchaus keinen einheitlichen Begriff darstellt.

Aus dem bisher Gesagten geht deutlich hervor, daß es verschiedene Naturheilmethoden gibt. Der mit Krotonöl und Aloe arbeitende Kneipp hielt sich ebenso wie der völlig arzneilose Just für einen Naturheilkundigen. Medikamente sind ja vielfach nicht lediglich Kunstprodukte, während die in Naturheilkreisen so beliebten „Nährsalze" oft genug rein chemische Erzeugnisse sind. Wer die Schulmedizin als Giftheilkunde bezeichnet, sollte nicht vergessen, daß auch Wasser, Sonnenlicht u. ä. für giftig erklärt wurden. Um eine einwandfreie Definition des Begriffes „Naturheilkunde" wird man sich vergebens umsehen. Hat sie doch, wie erwähnt, nicht einmal die Arzneilosigkeit zur unbedingten Voraussetzung. Walsers Naturheilmethode z. B. will nur jene Stoffe als Arzneien für zulässig erklären, welche nach ihrer Einverleibung zum Stoffwechsel verwendet bzw. zu Bestandteilen des Körpers assimiliert würden; verwerflich sei, was, ähnlich den physiologischen Zersetzungsprodukten (Leukomaine u. a.); der Organismus nutzlos ausscheide. Demnach wäre z. B. das als Diuretikum beliebte Volksmittel Sem. petroselini verwerflich, weil das in der Pflanze enthaltene Apiol ausgeschieden wird; das assimilierbare Eisen, Phosphorsalz u. a. hingegen wäre naturgemäß. Schließlich wird selbst das naturgemäßeste Nahrungsmittel nicht vollständig vom Körper resorbiert und gerade die in Naturheilkreisen so hoch angesehenen Vegetarier scheiden von dem vielen Nahrungsballast, den sie sich einverleiben, erkleckliche Mengen „nutzlos" aus.

Gegen die Heilsäfte führte die Naturheilgemeinde Heilkräfte ins Treffen; bekannten Naturärzten wurde nichtsdestoweniger die Verordnung von Morphin, Kokain, Opium, Digitalis u. A. nachgewiesen. In den Händen dieser Ärzte wird zur Quelle neuen Lebens, was durch „Schulmediziner" der Menschheit zum Fluche gereichen soll (Vorberg. Kurpfuscher).

Es ist tatsächlich unmöglich, die zwischen Naturheilkunde und Schulmedizin errichtete Scheidewand wissenschaftlich zu fundieren. Der zwischen beiden etwa vorhandene Gegensatz ist kein prinzipieller, sondern lediglich ein gradueller, genau so, wie die Gegensätze zwischen den einzelnen — Naturheilmethoden selbst.

Die Gerling-Köhlersche „Praktische Naturheilkunde" mußte zwecks Veranschaulichung des Naturheilsystems folgende Kuren miteinander verquicken: Die Kneippkur, Kuhnekur, die atmosphärische Kur Riklis, die Sonnentherapie des Berliner Mehl, die Magnetotherapie des Wiener Arztes Gratzinger, die verschiedensten elektrotherapeutischen Maßnahmen, die Nährsalzbehandlung Hensels, die Phytotherapie Kahnts und das Jägersche Wollsystem. Und trotz all dieser vielen Heilmethoden empfiehlt das Gerling-Köhlersche Buch bei Krätze Perubalsam und Styrax!

Vor einigen Jahren entwarf, wie Vorberg erwähnt (Ärztl. Vereinsbl. f. Deutschl. 303. 1913), ein Führer der Naturheilbewegung von ihr folgendes Charakterbild:

„Es gibt kaum eine Bewegung, die ein so buntscheckiges Vielerlei aufweist, als die Naturheilbewegung. Ein Jahrmarkt in Kairo oder Konstantinopel kann nicht buntscheckiger sein. Monisten und Materialisten, Dualisten und Mystiker, Spiritisten und Theosophen, Theologen und Vitalisten, Sozialisten und Bodenreformer, Vegetarier und Vegetabilier usw. und das Heer der Geschäftsmacher nicht zu vergessen, suchen ihre „Weltanschauung" in die Naturheilkunde zu tragen und die Menschheit mit einem Gebräu von kritiklosen, phantastischen Theorien zu beglücken. Die einen versprechen durch die Reform-Naturheilkunde einen glücklichen Zukunftsstaat. Die anderen wollen in sechs Monaten die Menschen körperlich, geistig und gesellschaftlich ummodeln und wieder andere predigen gar die Erlösung der Menschheit von allen körperlichen und wirtschaftlichen Gebrechen. Einer — sehr geachtet in der Bewegung — verspricht Unsterblichkeit des Körpers, Lebens- und Eheglück und Heilung aller Krankheiten durch den Genuß von Jungfern-, Ammen- oder Frauenmilch und Nüssen."

Die von den Laien betriebenen Heilmethoden tragen eben das Characteristicum medicastrix, die Einseitigkeit, deutlich zur Schau. Der eine Heilkundige schwört auf das Wasser als Remedium, der andere auf Luft- bzw. Sonnenbäder.

So ziemlich einig sind sich alle diese verschiedenen Methoden fast nur in ihrem Gegensatze zu der auf den Universitäten gelehrten medizinischen Wissenschaft. Als Kampfobjekte gelten hauptsächlich die Arzneibehandlung, insbesondere die Quecksilbertherapie, die Vakzination und operative Eingriffe.

In der Loslösung eben genannter Heilmethoden von ihrer Therapie sehen die Naturheilmethoden das Wesentliche. Geht man aber dem eigentlichen Wesen bis auf den Grund, so sieht man, daß die Lehren dieser Methoden ein fast vollständiges Negieren aller Errungenschaften der wissenschaftlichen Heilkunde behalten.

Diesem Geiste der Verneinung huldigt größtenteils jene Agitation, die es verstanden hat, unter der Flagge der Naturheilkunde großen Anhang im Volke zu sammeln: Der „Bund der Vereine für Gesundheitspflege und für arzneilose Heilweise". Bezeichnend ist, daß dieser Titel seit Juli 1900 in den „Bund der Vereine für naturgemäße Lebens- und Heilweise" umgeändert, dabei also das Prinzip der Arzneilosigkeit „naturgemäß" verschleiert wurde.

Wir wollen diesem Bunde die Anerkennung nicht versagen, daß er das Verständnis für die „natürliche Heilweise" im Volke verbreitete und vertiefte. Dieser Umstand mag dafür maßgebend gewesen sein, daß Leyden u. a. eine wissenschaftliche Zeitschrift gründeten, um durch sie auch in ärztlichen Kreisen ein größeres Interesse für die physikalisch-diätetische Therapie zu wecken. Wir wollen ferner nicht verkennen, daß weniger in therapeutischer als in prophylaktischer Hinsicht die Propaganda der Naturheilvereine zwecks Errichtung von Schwimmanstalten, Luft- und Lichtbädern nützlich war. Auch der Kampf gegen den Alkoholismus, gegen Verweichlichung u. a. wäre geeignet, für die Naturheilvereine die Sympathie der Ärzte zu wecken. Und wenn im Laufe der Jahre die Anzahl solcher Heilanstalten sich vermehrte, in denen physikalisch-diätetische Therapie unter ärztlicher Leitung geübt wurde, so sei ein gewisses Verdienst daran der Naturheilbewegung nicht abgestritten. Schon Prießnitz und Kneipp haben bewiesen, daß Laien oft eine weit wirksamere Propaganda im Volke für gewisse therapeutische Maßnahmen zu entfalten vermögen als Ärzte. Andererseits aber haben die Bestrebungen des oben erwähnten Bundes in prophylaktischer Beziehung Schaden angerichtet dadurch, daß sie die Aufgabe des Staates bei Bekämpfung der Infektionskrankheiten zumindest erschwerten. Negieren der Infektionsfähigkeit, Agitation gegen die Vakzination belasten das Konto des Bundes ebenso wie seine Stellungnahme gegen die Bakteriologie und die durch sie begründete moderne Seuchenverhütung. Die einseitige Betonung der hygienisch-diätetischen Heilfaktoren im Kampfe gegen die Tuberkulose kann der Hygiene keine Bundesgenossen zugeführt haben, seitdem letztere ihr Augenmerk auch auf die Vernichtung des Sputums zu richten für gut befand.

In rein therapeutischer Hinsicht ist zunächst im allgemeinen beklagenswert, daß das Vertrauen zur Ärzteschaft unter den Anhängern der Naturheilmethode Einbuße erlitt. Die rechtzeitige Inanspruchnahme ärztlicher Hilfe ist doch das Um und Auf jedweder rationellen Therapie. Ihren großen Anhang verschaffte sich die Naturheilbewegung dadurch, daß sie das Hilfdirselbst-Evangelium predigte. Die z. T. sehr fragewürdige Naturheil-Literatur verdankt hauptsächlich der in ihren Werken immer wiederkehrenden Versicherung Verbreitung, daß der Käufer sich befähige, sein eigener Arzt zu werden.

Jene Heilmethode, die mit dem Makel der Einseitigkeit behaftet, überdies in ihr System die Beiseitesetzung des wissenschaftlich geschulten Arztes aufnahm, kann doch nicht rationell genannt werden und verdient schon darum das Epitheton „naturgemäß" nicht. Zwar hat die Naturheilagitation eine Anzahl Ärzte an sich zu ziehen verstanden. Allein schon ihre Quantität vermochte keinen Ersatz dafür zu bieten, daß die Ärzteschaft in ihrer enormen Mehrheit für eine Heilmethode nicht gewonnen werden konnte, die aus Einseitigkeit fast alles negierte, was an wirklich positiven Leistungen im ärztlichen Heilschatze vorhanden ist. Der Feldzug gegen das Quecksilber hat in den Reihen der Naturanhänger selbst großen Schaden angerichtet. Um ihn zu erweisen ist die Zahl der hierher gehörigen Publikationen groß genug. Die Entfernung maligner Tumoren, Exstirpation der Appendix u. a. wurden, wie aus Gerichtsverhandlungen ergebe eine ganze Reihe Naturheilkundiger hervorgeht, durch letztere verzögert oder hintangehalten. Das muß gleichfalls mit zahlreichen Todesfällen der Naturheilmethode zu Lasten geschrieben werden.

Und so hat denn ein Bericht der Medizinalabteilung des preußischen Kultusministeriums [34]) sich über die „haßerfüllte

Agitation" der Naturheilvereine ausgesprochen und betont, „daß sie die Seuchenbekämpfung durchkreuzten; Naturheilkundige und andere Kurpfuscher, die aus Unkenntnis oder Böswilligkeit Infektionskrankheiten den Behörden nicht angemeldet, Absonderung der Kranken und Desinfektion verhindert hätten, seien dadurch zu einer Volksgefahr geworden".

Die Augendiagnose.

Emanuel Felke, protestantischer Pastor in Repelen, gründet seine Behandlungsweise, die der Methode Kuhnes in vielen Punkten gleicht, auch auf dessen Ansichten über das Entstehen der Krankheiten durch Fremdstoffe.[35]) Zur Diagnose benützt Felke die Augendiagnose.

Diese soll zuerst von Dr. Ignaz von Peczely [36]) entdeckt worden sein und spielt seitdem in der Laienheilkunde keine unbedeutende Rolle. Die Augendiagnose nimmt an, daß jeder einzelne Körperteil, jedes einzelne Organ mit dem Auge durch „seine Verästelungen" verbunden sei; jeder Fleck im Auge bedeute eine Stelle des Körpers; in der Iris besitze jedes Organ und jeder Körperteil seine bestimmte Stelle, sein Feld; aus gewissen Anzeichen in diesen Feldern ließen sich die Krankheiten ablesen. Solcher Felder kennt Felke etwa 60, in denen Blinddarm, Nase, Leber, Geschlechtsteile, Milz lokalisiert erscheinen sollen. Der Zustand des Afters könne z. B. aus dem linken Auge abgelesen werden; elf Felder oberhalb des Afterfeldes sitze der Verstand; zwei Felder unterhalb des Darmes befinde sich im rechten Auge das Feld des Willens. Gewisse Iriszeichen gäben Kunde von der einstmaligen Einverleibung medizinischer Gifte: Quecksilber, Arsenik, Jod u. a. Ein Haupttheilmittel Felkes ist der Lehm, dessen Anwendung wissenschaftlich wie folgt begründet wird: „Wie der Schneider einen Anzug mit demselben Stoffe flickt, aus dem das ganze Kleidungsstück hergestellt wurde, so flicken wir gleichsam auch den Leib des Menschen, wenn er verletzt ist oder sonstwie Schmerzen hat, mit der Materie, aus welcher er vom Schöpfer gemacht wurde: mit Erde." Damit im Einklange wird u. a. von Felke empfohlen, bei Blutvergiftungen den zu verwendenden Lehmbrei in Ermangelung von Wasser mit — Speichel anzurühren. Durch Schlafen auf dem Erdboden nehme der Kranke den Erdmagnetismus in sich auf, denn Gott sagt: . . . „bis daß du wieder Erde werdest, davon du genommen, denn du bist Erde und sollst zur Erde werden." Nebstdem verabreicht Felke Arzneien in homöopathischen Verdünnungen.

Eine wissenschaftliche Kritik der Heilweise des „Lehmpastors" ist wohl überflüssig. Wir können es uns aber nicht versagen, ein Gerichtsurteil in seinem Auszuge kurz wiederzugeben, das anläßlich eines am 27. Oktober 1909 begonnenen Prozesses gefällt wurde, in welchem Felke sich wegen fahrlässiger Tötung eines an Blinddarmentzündung verstorbenen Knaben verantworten mußte.

Felke habe an dem Kranken eine falsche Diagnose gestellt und dessen Tod herbeigeführt; die Augendiagnose könne nicht im geringsten als ein zuverlässiges Hilfsmittel bezeichnet werden; Felke werde aber freigesprochen, weil er vielleicht vermöge seiner besonderen Individualität nicht imstande ist, sich aus eigenen Kräften von der Unzuverlässigkeit seiner Methode zu überzeugen; zu dieser Ansicht sei das Gericht bei dem Bildungsgange und der

Stellung Felkes schwer gekommen; sollte ihm seine Methode noch einmal einen Streich spielen, dann dürfe Felke sich nicht mehr auf seinen guten Glauben berufen; das mögen sich auch jene merken, welche die Felkesche Methode ausüben.

Behandlungsarten auf Apparaten.

Hierher sind in erster Linie die zahlreichen Apparate zu zählen, die angeblich **elektrische** (galvanische) Ströme zu Heilzwecken entwickeln sollen:

Winters Gichtketten mit Flußableitung gegen alle möglichen rheumatischen Übel bestehen aus 18 Paaren Zink- und Kupfer-Blechschlingen, woran eine aus den gleichen Metallen gearbeitete damenuhrgroße Kapsel befestigt ist. Die Kette ist nachts zu tragen, tags über an einen Nagel zu hängen mit der Kapsel nach unten, damit der gichtische Stoff wieder ausziehen kann. Preis 10 Mk.

Der Talisman ist eine Nachahmung des Vorbeschriebenen und verliert gleich diesem nach 2—3 maligem Gebrauch den schwachen Strom, der infolge Schweißabsonderung der Haut ganz unkontrollierbar werden kann. Zink- und Kupfersalze beim Gebrauch der Ketten können den Organismus schädigen.

Biermanns elektrische Apparate bzw. Gürtelbinden gegen Gicht besitzen eine Stromstärke von 1 Milli-Ampère; einige Kupfer-Zink- platten sind auf Flanell aufgenäht.

Dr. Carreys elektromagnetisches Kissen mit Pulver gegen Gicht ist ein 135 g schweres, mit Schwefelblumen gefülltes Säckchen (3—4 Mk.).

Das Elektro-Volta-Kreuz M. Feiths gegen Neuralgien etc. ist ein in Kreuzform ausgeschlagenes Kupfer-Zinkplättchen mit dazwischen gelegtem, roten Tuchläppchen, das angefeuchtet an seidener Schnur um den Hals zu tragen ist. (1,10 Mk.)

Der elektrische Regenerator des Instituts Dermotherapeutique in Paris und der Elektro-Suspensor der Frankfurter Firma Küster & Co. gegen Neurasthenie etc. erzeugen gleichfalls nur äußerst schwache und inkonstante glavanische Ströme, von deren Heilwirkung keine Rede sein kann. (15—60 Mk.)

Die beiden Brüder Alimonda in Sagrado — der eine ist Arzt, der andere Jurist — haben einen Elektrisierapparat erzeugt, der es ermöglichen soll, daß „jeder Laie in sicherster Weise sich selbst kurieren kann bei Krankheiten jeder Art". Dieser Apparat kostet 140 Kronen und besteht aus 12 Leclanche-Elementen, welche mit Platindrähten untereinander verbunden sind; Stromstärke ca. 10 Milli-Ampèrs.

J. P. Moser-Frankfurt hat seinen Helfer dem vorigen nachgebildet.

Der Elektro-Vigor der Amerikaner M. C. Lanolin & Co. (25—200 Mk.), eine kleine Kettenbatterie von 18 Elementen mit einer Stromstärke von ½ Milli-Ampère, der elektrische Gürtel Herkules der Pariser Electric Belt- Comp. (40—400 Mk.), Dr. Sandens elektrischer Gürtel, der Münchner Ares (180—250 Mk.) bzw. der Elektrovitalizer werden insbesondere gegen Impotenz angepriesen; letztere berufen sich sogar auf Abhandlungen von Ärzten (Dr. Spier, München, Dr. Schor in Wien u. a.) und pflegen eifrig die briefliche Fernbehandlung, sind aber trotzdem hauptsächlich zur Bereicherung der Vertreiber bestimmt, ohne den angepriesenen Heilwert zu besitzen.

Dr. Aubs Elektrosan, ein „Kopfgalvanisator", der gleichfalls lediglich aus Trockenelementen besteht, imponiert höchstens durch seinen Preis (100 Mk.), reiht sich aber sonst den vorbeschriebenen Apparaten würdig an.

Der Energos-Apparat gegen Haarerkrankungen ist laut Gutachten des österr. Obersten Sanitätsrates gesundheitsgefährlich, weil bei größerer Stromintensität die trockene Epidermis von den Funken des Elementes

Wesen und Kritik der Behandlungsmethoden der Kurpfuscher. 611

beim Bürsten mit der an dem Apparate angebrachten Spiralfeder durchbrannt werden kann. Andererseits kann bei schweißdurchtränkter Oberhaut das Metall der Elektroden oxydieren und infolgedessen zu Verätzungen führen.

Audiphon Bernard des Institut Nationale de la Surdité gegen Taubheit besteht aus zwei hinter der Ohrmuschel zu tragenden Metallplatten mit einem als Galvanometer beigegebenen Kompaß und soll im Vereine mit einer 6%igen Jodkalilösung nebst Schnupfpulver (Talkum, Kalii chlor., Ac. boric., Sach.) gegen jegliche Taubheit helfen!

Ähnlichen Grundsätzen verdankt der Apparat des Prof. G. Keith-Harvey -London seine Existenz.

Nicholsons Ohrentrommel stellt ein kleines Metallstäbchen mit Hülse dar; an dessen einem Ende ist zwischen zwei kleinen Plättchen, am anderen Ende zwischen ein Plättchen und dem Endknopf des Stäbchens ein Kautschukplättchen eingeklemmt, das ungefähr der Weite des äußeren Gehörganges entspricht. Das Paar dieser Trommeln kostet 30—42 Mk.; Herstellungskosten 1 Mk. Die Trommeln sind eine Modifikation der bekannten künstlichen Trommelfelle.

Moercks Ohrtrommeln sind eine Modifikation der Nicholsonschen.

Basches Selbstbehandlungsapparat gegen Schwerhörigkeit ist eine Nachahmung der Tröltschen Einrichtung, mit welcher Dämpfe durch die Tabu Eust. eingeleitet werden sollen; doch fehlt dem Apparate der Tubenkatheder. Preis 35 Mk. Basche war vielfach wegen Diebstahls, Betrugs usw. abgestraft.

Gegen das **Stottern** ist der Penteapparat im Handel (175 Mk.) und kann leicht zu Verätzungen durch die Säure der undicht gelagerten Elemente führen. Er ist ein Stoffgürtel, welcher in sich eine Reihe von 13 streichholzschachtelgroßen Voltaschen Elementen birgt. Ein Pol ist mit einer handgroßen Leibelektrode, der andere mit einer tassengroßen Brustelektrode verbunden. Ersterer soll auf das „Sonnengeflecht" einwirken, letzterer durch Beeinflussung des Herzens die Angst vor dem Sprechen beseitigen. Ein Gummihalsband, das mittelst einer kleinen Hartgummiplatte auf den Kehlkopf drückt, soll den „Stimmritzenkrampf" unterdrücken. Der Erfinder Melzer verkauft den Apparat um etwa 150 Mk., der einen reellen Wert von 6—7 Mk. besitzt. Der Heileffekt kann bestenfalls ein suggestiver sein.

Cherubim ist ein gewöhnlicher Phonograph (Preis 55 Mk.), der in Gang gesetzt dem Stotterer eine langsame Rede hält, wie er atmen soll. Der Apparat kann möglicherweise suggestiv wirken, ist aber jedenfalls nicht „die größte Erfindung der Neuzeit", wie der Erzeuger Gustav Seeger in Leipzig behauptet.

Der Korscheltsche Sonnenäther-Strahlapparat hat eine Holzscheibe, auf deren beiden Seiten je eine kupferne Kette in Spiralturen befestigt ist. Die Scheibe kann angeblich die Sonnenätherstrahlen sammeln, verdichten, auf Kranke ausstrahlen und hilft bei „Nervosität, Kraft-Defizit und Schlaflosigkeit".

Die Massage wird benützt von dem Vibrationsapparat Audito des Emil Löst gegen Schwerhörigkeit.

Gegen Fettleibigkeit wird der Semeraksche Massierapparat angepriesen, welcher aus mehreren mit Gummiringen versehenen Aluminiumrollen besteht, die eine Anzahl kleiner Hämmer in Bewegung setzen. Ein gewöhnlicher Handapparat zur Vibrationsmassage ist der Pulsocon des Amerikaners Macaura.

Gegen Bettnässen sind im Handel der Kompressor Wachauf des Regensburger Institut Äskulap, der ein gewöhnlicher Harnrezipient ist

(18—20 Mk.). Dieses Instrument kündigt auch Georg Psaller als Heilmittel gegen Bettnässen an.

Der Apparat der Firma Dr. med. Heusmann & Co. ist eine Gummistruppenbandage mit einem durch die Beine zu führenden Bande, an welchem eine eiserne, 4 cm lange Schraube mit einer Gummikappe sich befindet. Letztere soll in die Harnröhre eingeschraubt (!) werden. Zu dieser Kur sind noch das Blasennervenstärkungsmittel Enoktura, Bonbons mit Liq. ferri sesquichl. etc. notwendig.

Gegen Hernien werden vielerlei kurpfuscherische Behandlungsmethoden angepriesen, die im brieflichen (!) Wege geeignete Bracherien zusichern und — um ihnen einen besonderen Anstrich zu verleihen — daneben allerhand Mittelchen anbieten.

Sturzenegger in Herisau hängt seinen Gläubigen ein grün gefärbtes Gemisch von Wachs und Schweinefett als Salbe gegen Brüche und Muttervorfälle auf.

Mück in Glarus läßt sich für ein gewöhnliches Bruchband samt mit Eisenoxyd rotgefärbtem Bleipflaster 8 Mk. bezahlen. Krüsi in Gais nimmt 3 Mk. für eine Mischung von gerbstoffhaltigen Pflanzenteilen mit Eisenoxyd, Zucker und Natr. tart. Die Bruchbandage muß natürlich extra honoriert werden.

Wöhrle in Friedrichshafen gibt für 10 Mk. ein Leinwandsäckchen, das an einer Schnur um den Hals zu tragen ist und einen Pappdeckel enthält, auf dem Maulwurffüße aufgenäht sind. Dazu hat der Patient 12 Wochen Tag und Nacht Bruchband zu tragen.

Der Londoner S. W. Rice verschickt Lymphol, eine alkoholische Lösung ätherischer Öle mit einem gerbstoffhaltigen Pflanzenaufgusse, was mit einem „adjustierbaren elastischen Bauchgürtel" 30—60 Mk. kostet.

Capt. W. A. Collings & Sons ist jedenfalls Rices würdiger Nachfolger.

Brooks Rupture Appliance Co. in London vertreibt ein automatisches Luftkissen, das die Kanten des Bruchkanals zusammenpressen und die Bruchpforte verschließen soll.

Des Luxemburgers Kohn-Krier Liebfrauen-Schuhextrakt hat einen reellen Wert von 20 Pfg.; als Mittel gegen Hernien kostet es aber 3 Mk. 80 Pfg.

Eine Anzahl „Bruchheilanstalten" (Dresden, Berlin, Leipzig etc.) bedienen sich des Dr. Colemann, unter dessen Namen für 70 Mk. ein Bruchband und eine Flüssigkeit abgegeben wird, welche durch ein in der Pelotte befindliches Röhrchen auf die Bruchstelle aufzuträufeln ist.

Anticoncipientia werden in einer ganzen Reihe zum Teile angeblich von Ärzten erfundener Okklusioapparate schwungvoll gehandelt: Obturos, Sterilet, Bimetallkappe, Intrauterinpessare etc., über deren Wert als Anticoncipientia die Meinungen sehr verschieden lauten; sicher sind aber fast allen Apparaten Gesundheitsschädigungen nachzuweisen. Sultan berichtet (Münch. med. Wochenschr. 27. 3. 13) über eine lebensgefährliche Verletzung durch monatelanges Tragen des Sterilet.

Instrumentelle Abortiva: Gummispritzen oder Irrigateurs mit entsprechend gebogenem Uterusansatzrohr sind flotte Handelsartikel. Die so beliebten „aufklärenden" Vorträge über sexuelle Themata sind gar oft nichts anderes, als in einem populär-hygienischen Mäntelchen einhergehende Empfehlungen instrumenteller Abortiva. Und diese Werkzeuge erhalten einerseits den Schutz des kaiserlichen Patentamtes (vide Nr. 455585), andererseits hat das Reichsgericht (mit Urteil vom 11. Juni 1912) die Ausstellung solcher Uterinspritzen im Schaufenster unter Strafsanktion gestellt!

Der Baunscheidtismus bedient sich des von dem rheinischen Mechaniker Baunscheidt erfundenen „Lebensweckers" und besteht in der Bildung von Pusteln auf der Haut durch folgendes Instrument: In einer ca. 20 cm langen Hülse von 7 mm innerem Durchmesser, der sich 3 cm vor dem Ende zu 17 mm erweitert, befindet sich eine Spirale, die einerseits einen festen Handgriff, andererseits etwa 30 auf einem Kloben von 16 mm Durchmesser bürstenartig befestigte 13 mm lange, 0,3 mm dicke Nadeln trägt, die aus der Hülse 4 mm weit hervorragen. Durch Federdruck werden die Nadelspitzen in die Haut hineingestoßen, auf die hierdurch entstandenen Wundöffnungen wird gewöhnlich Krotonöl mit oder ohne Terpentinölzusatz gepinselt. Dadurch entstehen wenig schmerzhafte Pusteln, die nach 6 bis 8 Tagen abheilen. Diese den alten Ärzten als Derivans bekannte Behandlungsart wird von verschiedenen Kurpfuschern unter großem Krankenzulauf geübt: Franz Otto in Berlin, Dikomeit in Hartenrod u. a. Diese sonderbare Heilweise hat in Köln sogar einen Naturheilverein (!) derart begeistert, daß er den Namen „Baunscheidt" führt.

Mit den modernen Forschungen parallel schreitet die Charlottenburger Radium-Heilgesellschaft, welche mit Radiumpräparaten „zuverlässig, schmerzlos und ohne Berufsstörung" Zucker-, Nieren- und sogar Gehirnkrankheiten zu heilen verspricht. Hierbei soll natürlich die Intervention des Arztes überflüssig sein.

Die mystischen Behandlungsarten.

In unserem naturwissenschaftlichen Zeitalter sind die ihm gegensätzlichen mystischen Behandlungsarten der Kurpfuscher keineswegs geschwunden. Ob daran die Bedürfnisse des Gemütes schuld tragen, die nach Lotze mit den Ergebnissen menschlicher Wissenschaft in einem alten, nie geschlichteten Streite leben, sei dahingestellt. Wo und wann der menschliche Geist die dunklen Pfade der Mystik gewandelt ist, da war stets der Aberglaube sein treuester Begleiter; und das liebste Kind des Aberglaubens ist stets das medizinische Pfuschertum gewesen [37]).

Die am meisten verbreitete mystische Krankenbehandlung ist wohl die Gesundbeterei, die im letztverflossenen Jahrzehnt von Amerika nach Europa gelangte. Als Gründerin der Gesundbetersekte gilt Mary Baker Eddy, welche zwar nach Mark Twain nicht den einfachsten Familienbrief zustande brachte, trotzdem aber als Urheberin des Werkes: „Wissenschaft und Gesundheit nebst einem Schlüssel zur heiligen Schrift" von ihren Anhängern gefeiert wurde. In diesem Werke sind die Grundzüge der „Christlichen Wissenschaft" (Christian Science) festgelegt. Für den christlich-wissenschaftlichen Heiler ist Krankheit ein Traum, aus dem der Patient erweckt werden muß. Krankheit gibt es nicht; sie sei ein Irrtum, den die Wahrheit austreibt. Arzneimittel und Gesundheitslehre stellen sich der Allgewalt des göttlichen Gemüts entgegen. Entzündung, Tuberkeln, Blutungen sind Wahnbegriffe, Bilder sterblicher Gedanken. Dieser Nosologie entspricht die in eigens vorgerichteten Versammlungen betriebene Therapie des Betens. Das Wirken des Arztes wird als hochgradig schädlich und seine Inanspruchnahme für schwere Sünde erklärt.

Im Jahre 1902 beschäftigten sich die Berliner Stadtverordneten in einer Sitzung mit der Christien Science, weil deren Anhängern die Aula des Falk-Realgymnasiums zwecks regelmäßiger Versammlungen zur Verfügung gestellt wurde. Auch den Reichstag interessierte damals die Gesundbeterei und Staatssekretär Posadowsky sprach über diesen Unfug sein Bedauern aus. Daß die Gesundbeterei bei ihrer enormen Ausbreitung zahllose **Gefahren** für die Kranken im Gefolge haben mußte, ergibt sich aus der Beiseitesetzung ärztlicher Hilfe. Daß direkte Gesundheitsschädigungen in den Gesundbeterversammlungen nicht selten vorkommen, dafür sprechen die seitens der Berliner Polizei in einer solchen Versammlung sichergestellten Exaltationen der Teilnehmer, von denen mehrere zu Boden fielen, krampfhaft um sich schlugen und ohnmächtig wurden; man hatte damit gerechnet, daß schließlich der eine oder der andere dem religiösen Wahnsinne verfalle. Spät, aber doch griffen dagegen die Gerichte wenigstens einigermaßen ein, indem sie fahrlässige Körperverletzung als gegeben erachteten, wenn durch das Versprechen der Heilung ohne Operation die Heilung hintangehalten wurde. Das Kammergericht erklärte das Gesundbeten als eine gewerbsmäßige Ausübung der Heilkunde. Das Berliner Landgericht hielt es für unvereinbar mit gesunden sozialen Zuständen, wenn jemand gegen feste Bezahlung ein seiner Meinung nach besonders enges Verhältnis zu Gott benütze, um einen angeblichen Eingriff übersinnlicher Kräfte in das Leben eines anderen herbeizuführen.

Hypnotismus. Heilmagnetismus.

Daß einzelnen Menschen die besondere Gabe verliehen sei, Kranke durch Zaubersprüche, Handauflegen, Streichen usw. zu heilen, ist ein uralter Volksglaube, den auch die modernen Kurpfuscher häufig für ihre Zwecke ausnützen. Dabei berufen sie sich gern auf den Schweizer Arzt Mesmer, der im Jahre 1766 eine Abhandlung über den Einfluß des Planeten auf den menschlichen Körper schrieb, letzterem magnetische Kraft zuschreibend. Mesmer behauptete, durch Bestreichen der Kranken mit bloßen Händen Heilungen erzielt zu haben und führte sie auf ein dem Körper entströmendes Fluidum magnetischer Natur zurück. 1787 fand Péletin, daß man durch Mesmerische Manipulationen kataleptische Symptome hervorrufen könne und 1841 erklärte Jaimes Braid, das Wesen der Suggestion bzw. der Hypnose. Dieser bislang dem Volke wenig bekannte Zusammenhang, möglicherweise auch der Umstand, daß solche Art der Therapie von den praktischen Ärzten nicht genügend gekannt und geübt wird, lassen die Heilergebnisse gewisser Kurpfuscher erklärlich erscheinen, zumal wenn letztere ihre Tätigkeit Nervenkranken zuwenden. Auflegen der Hände, Streichen, „Besprechen", bewußtes Suggerieren u. a. mit und ohne Arzneien sind die verschiedenen „heilmagnetischen" Spezialitäten. Hierher zu zählen sind Medikaster wie der Schäfer Ast in Radebruch, der vorgibt, aus den abgeschnittenen Nackenhaaren von Kranken, die er nicht zu Gesicht bekommt, deren Leiden zu erkennen.

Hierher gehören auch jene Wundermänner, welche wie der Dresdener „Mycologe" M. G. Gössel Diagnosen aus Ringen, Hemden, Knöpfen der Kranken stellen und harmloses Wasser als Spezifikum gegen Diabetes und Karzinome verkaufen. Sehr beliebt ist dasjenige Wasser, das der Medikaster durch Eintauchen seiner Hände „magnetisch" und heilwirksam gemacht haben will.

Noch einfacher ist die Methode des Berliner Bruns, der Magnetocum-Präparate fabrikmäßig erzeugt, indem er ihnen Heilkraft durch Bestreichen zuteil werden läßt.

Das Darmstädter Polizeiamt mußte sogar vor dem Heilmagnetiseur O. Haedicke öffentlich warnen, der Patienten behandelte, indem er, ohne sie zu berühren, nahe der kranken Stelle hin und her fuhr, wobei die ihm innewohnende Heilkraft „Od" Wunder wirken sollte.

Die Magnetopathen sind häufige Gäste auf den Anklagebänken, welchem Umstande einige sehr bemerkenswerte gerichtsärztliche Gutachten über die „Magnetopathie" zu verdanken sind. So erklärte Moll gelegentlich eines großen, gegen Max Schröter in Tilsit geführten Prozesses, daß der „tierische Magnetismus" nichts anderes als Suggestion sei; um zu beweisen, daß dieser heile, dürfte ja der Kranke nicht wissen, daß er magnetisiert sei; zudem ließen sich die „Magnetopathen" nie herbei, unter wissenschaftlicher Kontrolle zu arbeiten.

Eine besondere Art Mystik liegt in der Behandlungsweise der sogen. Schloferer, die nach eingeholter Krankenanamnese bzw. Beobachtung einzuschlafen vorgeben und nach dem Erwachen Diagnose und Therapie bekannt machen. Bei einem im März 1913 zu Straßburg gegen die Schiltigheimer Schloferer-Geschwister Mathis geführten Gerichtsprozeß fand sich sogar ein Frankfurter Arzt, der dem Okkultismus der Schloferer ein günstiges Zeugnis als Sachverständiger ausstellte. Der Straßburger Psychiater Wollenberg allerdings erklärte die den Schloferern von ihren Anhängern zugeschriebene Hellseherei als eine Sache des Glaubens, nicht aber der Wissenschaft.

Eine kritische Beurteilung des Magnetismus bei dem Kranken zu erzielen, ist in deren Interesse notwendig nicht nur lediglich im Hinblick auf die schon öfters erwähnte, verspätete Inanspruchnahme ärztlicher Hilfe. Eine ganz besondere Gefahr insbesondere für die weibliche Kundschaft der Magnetopathen liegt in der Vorliebe, mit welcher diese Medikaster junge Frauen und Mädchen an sich ziehen. Ist doch in nicht wenigen Gerichtsverhandlungen der geschlechtliche Mißbrauch hypnotisierter Weiber erwiesen worden.

Noch des Umstandes möchten wir gedenken, daß der verstorbene Münchner Kliniker und Chirurg Nußbaum als wissenschaftlicher Gewährsmann für die Existenz der magnetischen Heilkraft zitiert wird. Geyer [38]) weist demgegenüber darauf hin, daß die Wissenschaft den Standpunkt Nußbaums nicht teile. Wie wir dem Berichte über eine Gerichtsverhandlung in der „Neuen Preuß. Ztg." (24. Dez. 1909) entnehmen, äußerte sich ein leider nicht genannter Gerichtsarzt vor dem Landgericht Hannover: v. Nußbaum sei zur Zeit, als er die Existenz des Heilmagnetismus anerkannte, schwer leidend und Morphinist gewesen; man könne also dem Ausspruche dieses kranken Mannes eine besondere Bedeutung nicht zumessen.

Den „Magnetiseuren" stehen auch Apparate zur Verfügung. Rytkos „heilwirkenden patentierte Gesundheitsschuhe" sollen ein Mittel gegen Kopf- und Zahnweh, Rheuma, Asthma etc. sein, indem von den Schuhsohlen eine heilmagnetische Kraft ausströme. Diese Schuhe sind mit Flanell ausgefüttert und mit perforierten, eingenähten Sohlen versehen, welche aus mit wachshaltiger Masse getränkter Pappe, einem Paar Filtrierpapierblättern und Flanell bestehen. Die Absätze haben eine Gummischeibe aufgeschraubt. Die Schuhe kosten 30—45 Mk. und sollen sogar die Taubheit heilen!

Magnetastift Zubers (Flavil, Schweiz) soll aus den feinsten Lackarten bestehen und heilmagnetisches Fluidum ausströmen, wodurch Rheumatismus etc. zu beseitigen sei. Der Stift besteht aus gewöhnlichem Tannenharz und Kolophonium, kostet 1 Frk., reeller Wert 1—2 Pfg.

Eine ganze Reihe kurpfuscherischer Unternehmungen befassen sich mit der brieflichen Unterweisung in der Anwendung der Hypnose u. a. das „New York Institute of Science"; es vertreibt einen „Kursus in persönlichem Magnetismus, Hypnotismus, Mesmerismus", der angeblich einen Dr. La Motte-Sage zum Autor hat. In Deutschland nimmt sich der Berliner „Psychologische Verlag" dieses Vertriebes an. Die betreffenden Schriften kosten 20 Mk., wozu noch ein „Hypnograph" geliefert wird, ein gewöhnliches Spiegelglas zum Hypnotisieren.

American College of Science sucht Miglieder zu einer „Vereinigung für psychologische Studien", die das kostbare Recht haben, für 60 Mk. Briefe zum Unterricht in der Hypnose zu beziehen.

Im gleichen Sinne arbeitet das American Institute of Mentalism, Los Angeles des „Prof. A. Victor Segno"; das Institut of Radiopathie des G. A. Mann in Paris. Dank des Entgegenkommens der Tagespresse, welche zwar ab und zu im redaktionellen Teile mit einigen wohlgemeinten warnenden Worten der Aufgabe hygienischer Volksaufklärung nachkommt, aber ganze Spalten im Inseratenteile allwöchentlich der Okkultismus-Industrie einräumt, floriert das Geschäft des hypnotischen Unterrichtes zweifellos mächtig im Vaterlande der Denker.

Der Spiritismus in der medikastrischen Krankenbehandlung erfreut sich wie der Magnetismus großer Beliebtheit insbesondere in hochadeligen Kreisen. Die vierte Dimension spielte bei einem im Jahre 1909 zu Dresden stattgefundenen Gerichtsprozeß gegen die „Bombastuswerke" eine bezeichnende Rolle. Es kamen drei Seancen zur Sprache, in denen u. a. niemand geringerer als der Geist Theophrastus Paracelsus' erschienen sein sollte, um dem Medium Rezepte für Kosmetika zu diktieren. Das Medium erhielt vom Gerichte eine gelinde Freiheitsstrafe, weil das von jenem geleitete Unternehmen den Geistern den Spuck eines Bankerotts spielte, wobei leider ein in Naturheilkreisen angesehener und dem Okkultismus nicht abholder Oberstabsarzt 55 000 Mk. verlor.

Eine eigenartige Behandlungsweise liegt in der Elektrohomöopathie des italienischen Grafen Cesare Mattei, die in ganz Deutschland, besonders in höheren Ständen Anhang fand. Die Mittel sind homöopathische Streukügelchen und diverse Flüssigkeiten, in denen chemische Analysen keinerlei wirksame Agentien nachzuweisen vermochten, in welchen aber weiße, gelbe, rote, grüne und blaue Elektrizität vorhanden sein sollte. Diese verschiedenen Farben der Elektrizität imponierten den Leuten im Jahrhundert der Naturwissenschaften ebenso wie die Behauptung des gräflichen Kurpfuschers, daß sein Mittel bei Krebs und Knochenbrüchen wirksam sei.

In jüngster Zeit tauchte Mazdaznan auf, „das beste und billigste System zur Selbstheilung". Sein Entdecker ist Zar Adust Hanish, der trotz seines exotischen Namens unweit von Leipzig das Licht der Welt erblickt haben soll. Dieser neuesten Lehre zufolge ist u. a. da Hersagen von Gebeten geeignet, den Körper mittelst Atemübungen von Kohlensäure zu befreien. Ist die Kohlensäure gelöst und des Betenden Nervensystem angeregt, dann sei die Verbindung mit Gott hergestellt. Mit solchen Behauptungen hielt Zar Hanish in phantastischem Kostüm eine ganze Reihe Vorträge in vielen deutschen Städten; es wurde eine „Zeitschrift für moderne Gedankenrichtung und Anleitung zur höchsten Entwicklung des Geistes und des Körpers" gegründet, Mazdaznan-Vereine bildeten sich und Bücher über „Mazdaznan-Diätetik",- Atmungs- und Heilkunde usw. erschienen nach bewährtem Muster im Buchhandel.

Geheimmittel und Ähnliches.

Eine genaue wissenschaftliche Definition des Begriffes „Geheimmittel" ist schwer zu geben. Die verschiedenen gesetzlichen bzw. behördlichen Verfügungen gegen das Geheimmittelwesen haben daher gewisse Merkmale sozusagen konventionell im Auge, durch deren Besitz ein Mittel unter die Geheimmittel eingereiht wird. Unter diesen Kennzeichen befindet sich in erster Linie die Geheimhaltung der Zusammensetzung. Eine Verordnung des österr. Ministeriums des Innern vom 17. Sept. 1883 (Reichsgesetzblatt Nr. 152) definiert: Arzneizubereitungen, für welche die Bereitungsvorschrift zur Einsicht der Ärzte in der Apotheke nicht vorliegt, oder für welche aus der vorgelegten Bereitungsvorschrift die Substanz des Arzneimittels nicht mit Bestimmtheit in qualitativer und quantitativer Hinsicht erkenntlich ist, derartige Mittel sollen in Österreich überhaupt nicht, also auch nicht in den Apotheken feilgehalten oder verkauft werden.

Ein Urteil des Dresdner Oberlandesgerichts (13. Juni 1907) [39]) besagt: Geheimmittel sind gewisse, dem menschlichen oder tierischen Körper in Arzneiform einzuführende Mittel, deren Bestandteile, Gewichtsmengen und Zubereitungsweise nicht ohne weiteres vollständig und richtig und in gemeinverständlicher Form angegeben werden. Die angezogene Entscheidung hält den um das Wesen solcher Mittel gezogenen Schleier für das Gefährliche, gegen das die Behörden mit Recht ankämpfen, nichtsdestoweniger könne auch derjenige sich strafbar machen, welcher ein Mittel, das keineswegs ein Geheimmittel ist, unter Andichtung einer Wirkung, die es nicht haben kann, ankündigt.

Diese gerichtlicherseits bestimmten Merkmale haften auch jenen Mitteln an, die im Weiteren Gegenstand unserer Erörterungen sind, wobei es uns selbstverständlich nicht lediglich auf das Merkmal der „Ankündigung" ankommt, obwohl es fast nie fehlen dürfte. Ohne öffentliche Ankündigung wird kaum ein Geheimmittel vertrieben; darin liegt ja das Vorgehen der deutschen Behörden begründet, welches hauptsächlich die einschlägige Reklame mehr oder weniger wirksam zu treffen trachtet und darum zur Aufstellung der sog. Geheimmittelliste führte. Diese Anpreisungen haben — wie der Karlsruher Ortsgesundheitsrat ausführt [40]) — das Gemeinsame, daß ihnen der materielle Vorteil zugrunde liegt und daß der Preis der empfohlenen Mittel den wahren — in jeder Apotheke zu beobachtenden — Verkaufswert um das Vielfache übersteigt sowie daß die Anfertiger der sog. Heilmittel in der Heilkunde nicht selten ganz unwissende Personen sind; die Substanzen dieser Mittel seien häufig schädlich, oder bestenfalls wirkungslos.

Wir geben diese Ansicht einer Behörde wieder, welche ebenso sachkundig als wirksam seit einer langen Reihe von Jahren der Geheimmittel-Industrie zu begegnen suchte; wir wollen aber keineswegs behaupten, daß alle eben angeführten Merkmale auf alle im folgenden namhaft gemachten Präparate zuträfen. Den Besprechungen der Geheimmittel und der ihnen ähnlichen Präparate wollen wir einige Bemerkungen vorausschicken über

Heilmittel-Reklame der Großindustrie.

Der Stuttgarter Ärztetag im Jahre 1911 erblickte in der Art der Reklame, die von Firmen der chemischen Großindustrie durch gewisse Anzeigen in der Tagespresse und beim Vertriebe der Präparate durch Beipackung von Reklamezetteln für andere Spezialitäten geübt wird, einen Mißstand und beauftragte die Kommission zur Bekämpfung der Kurpfuscherei, die nötigen Schritte zwecks Beseitigung dieser Schäden zu tun. Der dem vorstehenden Beschlusse vorangehende Bericht hatte folgende Präparate im Auge: Biocitin, ein gelblichweißes, aromatisches, biskuitähnliches Pulver, welches nach Angabe des Fabrikanten aus etwa 10 % Lezithin, 12 % Nukleovitellin, 35 % Kaseinogen, 28 % Laktose, 6 % Fett, 7 % Wasser und 2 % aus Eidotter und Milch gewonnenen Nährsalzen bestehen soll. Zernik und Kuhn bestätigen diese Angaben. Das Chemische Untersuchungsamt der Stadt Leipzig fand: 0,32 % Asche, 2,41 % Gesamtphosphorsäure, 0,63 % alkohollösliche Phosphorsäure, 35,6 % Stickstoffsubstanz und 39,28 % Milchzucker; als Bestandteile: Lezithin, Nukleovitellin, Kaseinogen, Laktose, Fett, Wasser, Nährsalze aus Eidotter.

Bioglobin, ein weinartiges Getränk aus reinem serumfreien Hämoglobin; es stellt eine klare, portweinfarbene, wohlschmeckende Flüssigkeit dar, die etwa 1,5—2 % reines Hämoglobin, 7 % Alkohol, 13 % Zucker und 18 % Extrakt enthält.

Bioson der Bioson-Werke Bensheim, ein Eisen und Lezithin enthaltendes Eiweißpräparat, besteht nach Aufrecht aus 6,25 % Wasser, 69,30% stickstoffhaltigen Stoffen, hiervon 0,18 % Theobromin, ferner aus 5,88 % Fett, 1,27 % Lezithin, 1,72 % Stärke, 10,87 % stickstofffreie Extraktivstoffe, 0,87 % und 0,24 % Eisen. Die Untersuchungsanstalt in Wien fand 69,5 % Eiweißkörper, 0,30 % Eisen, 1,34 % Lezithin, und Kakao als Geschmackskorrigens. Sörmann gab an: 8,3 % Wasser, 62,48 % N-haltige Stoffe, 4,28 % Asche (1,87 % P_2O_5, 0,34 % Eisen), 1,11 Lezithin, 7,42 % Fett, 1 % Rohfaser, 1,91 % Stärke.

Biomalz ist ein haltbares, flüssiges, mit phosphorsauren Salzen versetztes Malzextrakt, in dem die Kohlehydrate in solcher Form vorliegen, daß sie weder zur Säurebildung, noch zu Blähungen Anlaß geben. Das Präparat wird als Nähr- und Kräftigungsmittel bei Magen- und Darmkrankheiten sowie bei Katarrhen der Luftwege empfohlen. Dagegen ließe sich wohl nichts einwenden, wenn nicht die in der Tagespresse, in illustrierten Blättern usw. veröffentlichten Ankündigungen das Mittel weit über seinen wahren Wert hinaus anpriesen.

Ferromanganin des Apothekers Szamatolski-Frankfurt a. M. ist eine Eisen-Mangan-Verbindung und enthält 0,5 % Eisen, 0,1 % Mangan an Zucker gebunden, 18 % Zucker, 15 % Kognak (!), destilliertes Wasser und aromatische Substanzen.

Pegnin ist Milchzucker mit Labferment, ein weißes, in Wasser und Milch leicht lösliches Pulver, bringt Milch schnell zum Gerinnen in 2—3 Min.

Pyramidon, Dimethylamido-Antipyrin ($C_{13}H_{17}ON_3$), farblose Kristalle, löslich in 18 T. Wasser.

Sanatogen, glyzerinphosphorsaures Natrium und Kasein (83 %); wird teelöffelweise mit Milch, Suppe etc. genommen.

Siran, laut Angabe des Erzeugers ein Präparat aus Kal. Sulfoguajakol und Thymianderivaten unter Zusatz einer Verbindung des Ol. menthae mit CO_2 als Geschmackskorrigens.

Sirolin ist eine sirupöse Lösung des Thiokols, von Orangengeschmack (1 Eßlöffel = 1 g Thiokol).

Somatose. Aus Fleisch gewonnenes Albumosenpräparat mit über 90 % löslichen Fleischeiweißstoffen (Albumosen); gelbes, fast geruch- und geschmackloses, in Wasser leicht lösliches Pulver.

Somatose flüssig ist eine wässerige, sterilisierte Lösung, „süß" mit Himbeergeschmack, „herb" mit Zusatz von etwas Kochsalz und Suppenkräuterextrakt.

Wesen und Kritik der Behandlungsmethoden der Kurpfuscher. 619

Guajacose ist eine Kombination von Somatose mit Guajakol, enthält 5 % Calc. sulfo-guajacol.

Valylperlen, elastische Perlen à 0,125 Valyl, ein Valeriansäurediäthylamid, wasserhelle, neutralreagierende Flüssigkeit, die in Alkohol, Äther und 25 T. Wasser löslich ist.

Die eigentlichen Geheimmittel.

Aus der Unmenge von Geheimmitteln, die auf den Markt geworfen wurden und werden, sind im folgenden vorwiegend nur solche angeführt, die zu den im Handel gangbarsten gehörten oder gehören.

Die Besprechung gilt zuerst jenen Präparaten, die nicht so sehr an sich als durch die Person ihrer Erzeuger eine gesonderte Beachtung verdienen.

Bauer, Ludwig in Kötzschenbroda nennt sich ,,physiologischer Chemiker und Erfinder einer neuen Diabetestherapie". Er behandelt gewerbsmäßig Zuckerkranke teils brieflich, teils persönlich. Sein ,,Kurinstitut" ist laut Gutachten des Kgl. Sächs. Landesmedizinalkollegiums eine Bezeichnung für das Unternehmen Bauers, der keine Konzession zum Betriebe einer Heilanstalt besitzt. Bauers ,,größte medizinische Entdeckung" heißt ,,Djoeat" das am 1. Januar 1904 auf die bundesrätliche Geheimmittelliste kam und hierdurch mit dem Verbote der öffentlichen Ankündigung belegt erscheint. Es wurde sodann das Bauersche Antidiabetikum angepriesen, das angeblich ärztlichen, aber nirgends genannten Autoritäten imponiert habe. Eine der betreffenden Reklamen deutet allerdings durch die vielsagenden Punkte des Namens Prof. N . . . . . fälschlich auf Noorden hin. Wie dieser über Djoeat bzw. Antidiabetikum dachte, ergibt sich schon daraus, daß er die Gerichte wegen Bauers Beleidigungen mehrmals angerufen hatte!

Gelegentlich eines Ehrenbeleidigungsprozesses hatte Bauer im Vorverfahren 40 Ärzte verhören lassen, um durch sie die Erfolge der Djoeattherapie von etwa 50 Diabetikern zu erweisen. Die Äußerungen dieser Ärzte-Zeugen bekundeten: als geheilt 1, als mit ,,sehr gutem Erfolge" behandelt 12, mit teilweisem 17, erfolglos 2, als gestorben 5; die übrigen unbekannten Erfolges. Bei dieser Statistik ist in Betracht zu ziehen, daß die ärztlichen Angaben durch keinerlei Krankengeschichten wissenschaftlich glaubhaft gemacht wurden, sondern ohne weitere Begründung zu Protokoll kamen. Dieser Umstand verdient auch darum Beachtung, weil Bauer in den Reklamen regelmäßig behauptet, daß Ärzte bzw. deren Angehörige stets bei ihm in Kur stünden. Außer vorerwähnten Diabetikern wurden in den Gerichtsakten noch 55 Personen von Bauer als Zeugen geführt, durch welche bzw. durch deren Angehörige bekundet wurden: als geheilt 10, sehr günstig 2, mit teilweisem Erfolge 20, mit geringem 4, mit gar keinem 3, mit unbestimmtem 5 und als verstorben 2. Einzelne von Bauer geführte Zeugen konnten vor Gericht über die ,,neue Diabetestherapie" nichts berichten, weil sie bereits verstorben waren. Unter den 102 Diabetikern, an denen Bauer die Erfolge seiner Heilmethode erweisen wollte, konnten 12 Todesfälle nachgewiesen werden. Und das an Patienten, die Bauer selbst den Gerichten zum Beweise für seine großen Erfolge namhaft gemacht hatte!! Wie stark mögen da die tatsächlichen Verluste unter seiner gesamten Kundschaft gewesen sein! Das Bauersche Mittel wechselte im Laufe der Jahre häufig seine Zusammensetzung. In den Jahren 1898 bis 1907 sind uns folgende 7 Kompositionen bekannt geworden, die als klassischer Beleg für das Geheimmittelwesen in Deutschland wiedergegeben seien:

Zusammensetzung der Bauerschen „Panacee".

	I.	II.	III.	IV.	V.	VI.	VII.
Alsterwurzelabkochung	—	175	175	—	—	—	—
Arthrantextrakt	5	100	100	21	14	10	5
Ballutridentinktur	—	25	25	—	—	—	—
Bergfieberwurzelrinde	—	42,5	42,5	—	—	—	—
Birkenblätter	10	—	—	—	—	—	—
Weingeistiges Chinaextrakt	—	—	—	28	28	15	45
Chinin, salzsaures	—	—	5,0	—	—	—	—
Cola	—	—	—	—	—	100	100
Condurangoextrakt	—	—	—	—	—	15	15
Djoeatjambulfrucht	15	—	—	42	14	15	15
Djoeatjambulsaft	—	325	325	—	—	—	—
Djoeatjambulrinde	15,0	—	—	42	14	15	15
Djoeatjambulabkochung	—	250	250	—	—	—	—
Enzianextrakt	3	—	—	14	14	15	15
Faulbaumrinde	5	—	—	—	—	—	—
Hornmohnextrakt	60	—	—	—	—	—	—
Kalmusextrakt	—	—	—	14,0	14	15	15
Kalmuswurzel	3	—	—	—	—	—	—
Kochsalz	75	50	50	56	28	30	30
Leinsamen	100	—	—	56	42	60	60
Leinsamenschleim	—	950	950	—	—	—	—
Lorbeerblätter	2	—	—	7	3,5	2	2
Lorbeerblättersalz	—	75	75	—	—	—	—
Rosmarinblüten	2	—	—	7	7	5	5
Salizylsäure	6	7,5	7,5	7	—	3	5
Steineiche	5	—	—	—	—	—	—
Sternanis	3	—	—	7	3,0	3	3

Die obenstehenden Zusammensetzungen sind folgenden Quellenangaben entnommen: I. Annonce im Reichsmedizinalkalender 1899. II. Pharmazeutische Zentralhalle 1900. III. Ibidem. IV. Djoeatreklamezettel aus dem Jahre 1903. V. Deutsche Med. Wochenschr. 1904, Nr. 32, S. 1171. VI. Reklameblatt Dr. Eisenbachs, April 1906. VII. Annonce im „Tageblatt des 23. Kongresses für innere Medizin", S. 68, 1906.

Nebst dem Djoeat bzw. Antidiabetikum gibt Bauer seinen Patienten die üblichen antidiabetischen Vorschriften und hygienischen Verordnungen.

Die Diätvorschriften Bauers in seinen Gebrauchsanweisungen gleichen auf ein Haar den in Leydens „Handbuch der Ernährungstherapie" von v. Noorden veröffentlichten Diätmaßnahmen.

Gegen das Bauersche Mittel haben folgende Behörden Stellung genommen: Das sächs. Landesmedizinalkollegium, der preuß. Oberverwaltungsgerichtshof, das sächs. Ministerium des Innern, das preuß. Ministerium des Innern, die Statthalterei Böhmens und das österr. Ministerium des Innern; die vier letztgenannten erließen das Verbot der öffentlichen Ankündigung der Antidiabetika Bauers. Über sie haben außerdem mehrere gerichtliche Entscheidungen sich abfällig in den schärfsten Ausdrücken ausgesprochen.

Bauers Lithosanol, ein Mittel gegen Cholelithiasis etc., besteht angeblich aus Fünffingerkraut 25,0, Bocksbart, Wacholder, Kamille, Sternanis, Kondurangoextrakt āā 5,0, Kochsalz, 3,0, freie Salizylsäure 2,0, Pfefferminzöl 0,5, Kognac 2,0, Kolaextrakt 15,0.

Die Marlierschen Präparate.

Der Koburg-Gothaische Kommerzienrat Ernst Marlier in Berlin wurde der Gründer einer ganzen Reihe von Firmen, die sich den Großvertrieb der verschiedensten Präparate angelegen sein ließen. Zur Gründung dieser Firmen wurden Personen herangezogen, welche die Berechtigung zur Führung des Doktortitels besaßen, später aber, sobald der Vertrieb im Gange war, gegen Entschädigung aus den Firmen ausschieden, indes letztere mit dem betreffenden Doktornamen weiter funktionierten. Die sehr lebhaften Anpreisungen erboten sich zu Gratisprobesendungen, denen das Präparat selbst bald unter Postnachnahme folgte. Außer Zeitungsankündigungen, Beilagen und Broschüren sorgten noch in regelmäßigen Zwischenräumen erscheinende Zeitschriften in populärwissenschaftlichem Gewande für Anpreisung der Mittel. Einzelne Ärzte, deren Gutachten auch sonst in anderen Reklameschriften anzutreffen waren, zeichneten als Mitarbeiter.

1. Antipositin besteht aus Ac. tartar. 30,0, Ac. citr. 16,0, Tartar. dep. 4,0, Natr. chlor. 14,0, Natr. bicarb. 36,0, nebst etwas Äpfelsäure. Das Präparat wurde von der Firma Dr. Wagner & Marlier vertrieben als Mittel gegen Fettsucht. Dr. Wahle-Kissingen fand (Münch. med. Wochenschr.) nach Gebrauch des sehr stark säurehaltigen Mittels die Erscheinungen einer akuten Zystitis, die sofort nach Aussetzen des Antipositin sistierten. In einer seiner bekannten öffentlichen Warnungen bezeichnete der Karlsruher Ortsgesundheitsrat das Präparat als wirkungslos gegen Fettsucht.

2. Antineurasthin, Nervennahrung der Firma Dr. Hartmann ist nach J. Kochs eine Mischung von trockenem Eigelb, Milchzucker und Kleber mit einem geringen Gehalte an Stärke, Dextrin und aromatischen Geschmackskorrigentien (Apoth.-Zeitg. 1906). Nach Aufrecht enthält das Präparat 0,427 Phosphorsäure entsprechend 4,885 % Lezithin, während der Fabrikant 8,8 % angibt (Pharm. Ztg.). Das Mittel wurde angepriesen gegen Nervenleiden, Epilepsie, Trunksucht, Folgen der Syphilis, Altersverblödung etc. Auch vor dem Ankauf dieses Präparats warnte der Ortsgesundheitsrat Karlsruhe. Antipositin und Antineurasthin gelangten am 1. Oktober 1907 auf die bundesrätliche Geheimmittelliste, durften also nicht mehr öffentlich angekündigt werden. Hierauf erschien

3. Levathin der Firma Dr. Erhard; es besteht nach Zernik aus einem gelbgefärbten Gemisch von 75,0 % Tart. dep., 15 % Tart. natronat. und 10 % Rohrzucker. Das Mittel wurde fast mit denselben Worten wie Antipositin in Broschüren etc. gegen Korpulenz angepriesen.

4. Visnervin der Firma Dr. Arthur Erhard & Co. nach Kahlmüller vermutlich aus Lezithinalbumin mit Milchzucker und verschiedenen Salzen bestehend. Nach Gehes Kodex sind es mit Schokolade überzogene Tabletten, die im wesentlichen aus Getreidemehl, Zucker, Vanille und Eiweißstoffen bestehen. Zernik fand Wasser 5,69 %, Stickstoff 2,06, Ätherextrakt 4,07, Asche 2,35, Kohlehydrate 74,87, Lezithin 0,39. Diese Zusammensetzung ist der des Antineurasthin sehr ähnlich. Angepriesen wird Visnervin gegen Neurasthenie etc. Der Ortsgesundheitsrat Karlsruhe bezeichnete das Präparat als absolut unwirksam.

5. Renascin der Firma Dr. med. Schröder, G. m. b. H., sind 1 g schwere, hellbraune Tabletten, welche Nährsalze enthalten sollen, die sich als Chloride, Phosphate, Sulfate des Kaliums, Natriums, Magnesiums, Kalziums, Mangans charakterisieren, nebst Eiweißverbindungen des Eisens und Mangans, ferner Spuren von Lezithin, anscheinend an Eiweiß gebunden, und Milchzucker. Der Karlsruher Ortsgesundheitsrat veröffentlicht in seiner Warnung als Bestandteile: Eiweißstoffe, Salze, Milchzucker und Vanillin. Das Präparat wird als Blutsalznahrung angepriesen.

6. **Vitalito** der Firma Professor Dr. von Ganting, G. m. b. H., sind nach Griebel verzuckerte Tabletten, in deren Masse Süßholzpulver und vegetabilische Extrakte, darunter ein Emodin enthaltendes Extrakt, festgestellt wurde; möglicherweise enthalten die Tabletten auch Fruchtsäuren oder deren Salze. Das Präparat wird gegen Korpulenz angepriesen.

Alle genannten Präparate waren Gegenstand mehrfacher behördlicher öffentlicher Warnungen, die teils, wie erwähnt, vom Ortsgesundheitsrat Karlsruhe, teils vom Berliner Polizeipräsidenten (20. Februar 1908), Oberbürgermeister von Apolda (22. Nov. 1910), Polizeipräsidenten von Potsdam (11. Januar 1912), kgl. Stadtdirektion in Stuttgart (22. März 1912), Ortsgesundheitsrat Mannheim (14. März 1912), Polizeiamt Altona (12. März 1912) etc. ausgingen und in sehr scharfen Ausdrücken den Präparaten die in den Reklamen zugeschriebenen Wirkungen absprachen.

In Österreich war der Vertrieb der Mittel eine Zeitlang freigegeben. Diese Bewilligung wurde jedoch im April 1913 wegen der mit den Präparaten getriebenen Reklame vom Ministerium des Innern zurückgenommen.

Nardenkötter. Ein bezeichnendes Licht auf Deutschlands Kurpfuscherwesen warf der Gerichtsprozeß, welcher am 4. Februar 1903 vor der 9. Strafkammer des Berliner Landgerichts gegen den einstigen Apothekergehilfen Franz Josef Nardenkötter begann. Dabei kam hervor, daß N. die briefliche Fernbehandlung auf Grund von Krankheitsberichten trieb, zu denen sich die durch eine riesige Reklame beeinflußten Patienten herbeigelassen hatten. Auf diesen Berichten, die auf vorgedruckten Fragebogen enthalten waren, zeichnete N. lediglich Buchstaben, welche auf die in den „festen Vorschriften" enthaltenen Rezepte hinwiesen. Drei Korrespondenten mit drei Schreibern besorgten dann das Abschreiben der durch das Buchstabenzeichen angedeuteten Rezepte. Letztere wurden von einem Arzte unterfertigt, ohne daß er die eingelaufenen Berichte der Patienten durchgesehen hatte. Vielfach wurden diese Berichte einfach weggeworfen und den Korrespondenten die Verordnungen überlassen. Eine Kur dauerte im allgemeinen 13 Wochen und kostete wöchentlich 3 Mk. Täglich gingen dem Nardenkötter an 100 Briefe zu, denen oft Harnproben beilagen, die zumeist sofort beiseite geworfen wurden; man besah sie nur dann, wenn man in den zu Wickelpapieren benützten Fragebogen Geld vermutete, das die Leute nicht selten beizulegen pflegten. Bei einer in den Nardenkötterschen Geschäftsräumen vorgenommenen gerichtlichen Hausdurchsuchung wurde grenzenlose Unsauberkeit vorgefunden; stark wirkende Gifte hatten in der Küche zwischen den Wirtschaftsgegenständen gestanden. Die beschlagnahmten Medikamente wurden in einem zweispännigen Möbelwagen fortgeschafft; darunter befand sich eine Flasche mit 10 Pfund Liquor Kalii arsenicosi. Wagen oder andere Utensilien zur Arzneibereitung fanden sich nicht vor. Nardenkötter setzte die Arzneien in einer Badewanne zusammen, aus der sie auf kleine Flaschen gefüllt wurden. Seine Ehefrau pflegte ihre Reinigungsbäder in derselben Wanne zu nehmen, die lediglich mit kaltem Wasser ausgespült wurde, ehe sie wieder zur Bereitung von Medikamenten für den äußerlichen und innerlichen Gebrauch diente. Die Reste von Arzneien, die von Kunden zurückgesandt waren, wurden einfach in ein Waschfaß gegossen und später für andere Patienten verwendet. Die Arzneizubereitungen gingen durch Vermittlung von Berliner Apotheken den Kunden zu. Nardenkötter war bis zur Hauptverhandlung

auf freiem Fuße, sollte nach seiner Vernehmung auf Antrag der
Staatsanwaltschaft verhaftet werden, konnte aber durch eine
Kaution von 15 000 Mk. die Haft abwenden. Am 5. Verhandlungstage (8. Februar 1903) ließ Nardenkötter die Kaution im Stich
und entfloh. Am 17. Februar erhielt er 3 Jahre Gefängnis und
3000 Mk. Geldstrafe, die er später nach seiner Rückkehr büßte.
Der Nardenköttersche Arzt wurde zu 6 Monaten Gefängnis und
1 Jahr Ehrverlust verurteilt.

William Scott recte D. Kinner, ein Amerikaner, hatte in
Berlin einen Großbetrieb eingerichtet, der ganz Deutschland mit
seinen Kurpfuschermitteln überschwemmte. Der Medikaster hatte
sich einen Verlag „Kosmos" zugelegt, der die Zeitschrift „Der
Zeitvertreib" in deutscher, englischer und russischer Sprache erscheinen ließ und durchschnittlich täglich für 7000 Mk. Nachnahmepackete mit Geheimmitteln usw. versenden konnte. In
London besorgte das „Savoy-Versandhaus" die gleichen Geschäfte. In Österreich gab es eine ganze Anzahl Subagenten.
Die „Heilmittel" segelten unter verschiedenen Flaggen. Als
John Crawn Burleigh vertrieb er ein Mittel für Kahlköpfige;
als Max Dana ein Asthmamittel; als Professor Keith Harvey
eine Ohrbatterie für Schwerhörige; als S. W. Rice das Lymphol,
ein Mittel gegen Hernien; als Prof. Horatio Carter das „Kräftigungsmittel" Dorema. Die gesamte deutsche Tagespresse stellte
ihre Spalten den übertriebenen Heilmittelanzeigen zur Verfügung.
Endlich griff die Berliner Polizei im Jahre 1909 ein und verhaftete
William Scott, ließ ihn aber gegen die für seine glänzenden
Finanzen geringfügige Summe von 100 000 Mk. Kaution frei; er
verschwand auf Nimmerwiedersehen. Scott war Zauberkünstler
in einem wandernden Zirkus, dann Zeitungsreporter und betrat
später mit einem Haarwuchsmittel die Laufbahn eines Medikasters,
auf der er zu einem Riesenvermögen gelangte. Und dazu hatte er
weiter nichts nötig, als Mittel, die in jeder Apotheke für einige
Pfennige zu haben waren, mit Riesenreklame als ganz unschätzbare
Arzneien um teuere Preise auszubieten! Statt dem Scott wurde
seinem Geschäftsführer Durloo anfangs 1909 der Prozeß gemacht,
den der Staatsanwalt lediglich auf Grund eines unvorsichtigen
Briefes, den Durloo an Scott gerichtet hatte, ermöglichen konnte.
Durloo bekam lediglich 3 Monate Gefängnis wegen Begünstigung.
Der Vertrieb Scottscher Mittel wurde aber darum nicht eingestellt.
So hält man vielfach den Mr. G. A. Mann, der heute noch von
Paris aus Stimmung für „Radiopathie" macht, als ein Pseudonym
Scotts; auch das Augenwol, das zurzeit noch gläubige Abnehmer findet, wird unter die Scottschen Mittel gezählt.

Die Wasmuthschen Präparate. Dr. med. Heys Rad-Jo
„zur Erzielung einer leichten und schnellen Entbindung" ist eine
Tinktur, welche nach Angabe des Prospektes bereitet wird aus
Camabis indica (Sativa), Caulophyllum thalictroides, Cinchona
Calisaya, Cimicifuga racemosa, Mitchella repens, Pulsatilla Viburnum prunifolium, Eupatoreum purpureum, Radix Jo und Flores Jo.

Nach Winckel enthält das Mittel Harz, Fett, Zucker, reichlich glykosidischen Gerbstoff und reichlich Saponin; andere Glykoside, Bitterstoffe,
oder Alkaloide können nicht ausgeschieden werden. Flores Jo enthalten
außerdem in geringer Menge einen aromatisch flüchtigen Stoff (Apoth.-Ztg.
1910). Nach Reißig besteht Rad Jo hauptsächlich aus Pulpa Tamarindorum
cruda. In Gehes Kodex findet sich angegeben: Fruct. Carvi, Fruct. Anisi,
Rhiz. Graminis, Rad. Valerian, Fol. Melissae, Cort. Salicis pentandrae āā 1,0,

Fruct. Jugland. immaturi 10,0, Pulpa Tamarind. 6,0, Semen Lini 15,0, Extr. Casc. Sagr. 1,5, Cort. frangul. 2,5, Ac. citric. 2,0, Mel. naturale 5,0, Sachr. alb. 10,0, Alkohol 6 %. Das Mittel stellt eine trübe, braune, aromatische, alkoholische Flüssigkeit mit Bodensatz (!) dar.

Dr. Heys Lactor-Generator, eine Einreibung zur angeblichen Beförderung der Laktation, besteht aus dem Saft einer südamerikanischen Pflanze (dem Lactoferin Hey) und dem von Carica Papaya, konserviert durch 6 % Alkohol.

Der Vertreiber der beiden Mittel ist Vollrath Wasmuth in Hamburg. Dr. med. Hey ist in der Schweiz promoviert, in Deutschland ansässig, aber nicht approbiert; er hat seinen Namen und die angeblich von ihm erfundenen Mittel dem Vollrath Wasmuth zur Verfügung gestellt, sich jedoch später von diesem wegen behaupteten Mißbrauchs des Doktortitels getrennt.

Fehling-Straßburg, Döderlein-München u. a. haben von der Anwendung des Rad-Jo keinen Erfolg gesehen. Dr. Hengge-München nannte es in seiner Hebammenzeitung einen Schwindel; die darob durch Wasmuth wider Hengge erhobene Ehrenbeleidigungsklage wurde jedoch zurückgewiesen. In seinen Reklamen hat Wasmuth behauptet, Prof. Kouwer-Utrecht habe das Mittel bei der Entbindung der Königin der Niederlande angewendet und Erfolge erzielt. Die deswegen seitens Kouwers gegen Wasmuth unternommenen gerichtlichen Schritte zeitigten das Verbot der erwähnten Behauptung; da diese jedoch trotzdem immer wieder erfolgte, wurde Wasmuth schließlich mit 3 Wochen Haft bestraft.

So gut es die Sprödigkeit des nun folgenden Stoffes zuließ, haben wir eine Anzahl von Präparaten in Gruppen geordnet und besprechen die bekanntesten derselben, die

Nährsalze. Die Reklame mit den Nährsalzen hat in der Tagespresse einen großen Umfang gewonnen. Wir nehmen bekanntlich in der Nahrung nebst Eiweiß, Kohlehydraten und Fett eine Gruppe von Salzen auf, die im wesentlichen Natron-, Kali-, Kalk- und Magnesiaverbindungen mit Chlor- und Phosphorsäure sind. Ob diese Salze im vorigen Jahrhundert genügend gewürdigt wurden, wollen wir hier nicht erörtern; sicher aber sind sie nicht derartig übersehen worden, wie dies in den modernen Reklameschriften behauptet wird. Wenn Rachitischen und Osteomalazischen von jeher Kalksalze, Chlorotischen Eisenverbindungen gereicht wurden, so beweist diese Tatsache, daß der therapeutische Wert gewisser Salze ebenso altbekannt war, wie die Wichtigkeit der Kochsalzzufuhr in der täglichen Nahrung. Liebig, Pettenkofer und Voigt haben die Salzfrage eingehend diskutiert. Auch Soxhlet und Bunge beschäftigten sich eingehend mit dieser Frage. Liebig hatte bereits gesagt, daß die Nahrungsstoffe nur in Verbindung mit ihren Salzen resorbierbar und assimilierbar seien; salzlose Nahrungsstoffe schienen ihm wertlos wie Steine. Forster studierte die Erscheinungen der Salzarmut gleichfalls. In neuerer Zeit hat Lahmann eine Nährsalztheorie Ärzten und noch mehr Nichtärzten in einer allgemein verständlichen Schrift (Die diätetische Blutentmischung) mundgerecht zu machen gesucht und dadurch zweifellos wirksam das allgemeine Augenmerk auf die Nährsalzfrage gerichtet. Wenn bei der Auswahl sowie bei der Zubereitung der Nahrung mehr als früher seit Lahmann darauf geachtet wurde, daß von ihrem Salzgehalt nichts verloren geht, so kann das der Ernährung des gesunden wie des kranken Menschen nur dienlich sein. Eine andere Frage ist es aber, ob irgend ein mechanisches Gemenge chemisch erzeugter Salze die Stelle der in der Nahrung vorhandenen, an ihre Nährstoffe ursprünglich gebundenen Salze vertreten könne. Letztere Ansicht aber verbreiten die massenhaft auf den Markt geworfenen „Nährsalze". Ihrer hat sich eine Industrie bemächtigt, die in den Anpreisungen so tut, als bedürfe der Mensch überhaupt zum Leben nur der Nährsalze, die nebenbei noch als ein Allheilmittel ausposaunt werden.

Eine ganze Reihe derselben bedient sich zu ihrer Zusammensetzung des Ullerspergerschen Rezeptes: Calcaria phosphoric. 40,0, Magnes. phosphor. 5,0, Cali sulf. 2,5, Sal. thermar. Carol. sicc. pulv. 60,0, Natr. phosphor. 20,0, Acid. silic. amorph. 10,0, Sulf. praecip. 5,0, Calcii Fluor ex solutione praecip. 2,5, Chlornatrium 60,0. S. 1 Kaffeelöffel auf ½ Liter Haferschleim in drei Portionen zu nehmen.

Es ist sehr die Frage, ob Salze, in derartiger Menge eingeführt, vom Organismus ohne Schaden genommen, geschweige denn verwertet werden können. Bezeichnend ist nebenbei, daß dieses Salz, welches doch einer Arzneizubereitung ähnlich sieht, wie ein Ei dem anderen, von der „arzneilosen" Naturheilkunde hoch in Ehren gehalten wird und sozusagen zu ihrem festen Bestande gehört. Der Nährsalzhandel blüht denn auch in den den Naturheilanhängern gewidmeten Geschäften.

Unseres Wissens hat Julius Hensel in Zürich-Neumünster, der sich als Apotheker bezeichnete, ausweislich eines Zeugnisses der Züricher Sanitätskommission ein schweizerisches Apothekerpatent aber nicht besaß, als erster ein „Nervensalz" gegen verschiedene Krankheiten vertrieben. Es sollte aus dem Röhrenmark der Rinderknochen entnommen sein, war aber in der Tat nichts anderes als phosphorsaures Ammonium, welches durch oberflächliche Verwitterung etwas ammoniakärmer wurde. Später empfahl Hensel ein „physiologisches Backpulver" zur Herstellung von „physiologischem Brot". Das Pulver enthielt Kalziumphosphat, Kochsalz, Eisenoxyd und geringe Mengen kohlensaurer Alkalien bzw. Erdalkalien. Der reelle Wert dieses Pulvers betrug 5—10 Pfg., wurde aber um 1 Mk. abgegeben.

Die Firma Julius Hensel Nachf. in Stuttgart bringt in neuerer Zeit folgendes Nährsalz in den Handel: Kaliumoxyd 105, Eisenoxyd 40, Schwefelsäure 130, Natriumoxyd 390, Manganoxyd 2, Salzsäure 455, Kalziumoxyd 583, Fluor 2, Kieselsäure 780, Magnesiumoxyd 29, Phosphorsäure 70, Kohlensäure 390, (Pharm. Zentralh.).

Die Nährsalze der Firma A. Winther & Co. haben folgende Zusammensetzung (nach Zernik): a) Nervensalz ist eine Mischung von Ammonium- und Natriumphosphat. b) Das hygienische Nährsalz I besteht aus Chloriden, Karbonaten, Phosphaten, Sulfaten und geringen Mengen der Tartrate von Natrium, Ammonium und Kalium. c) Das hygienische Nährsalz II besteht aus Chloriden, Karbonaten, Phosphaten, Sulfaten des Natriums, Kalizums, Magnesiums, Ammoniums und Silikaten, Eisen und Mangan. d) Das Nährsalz III enthält außer den Bestandteilen des Nährsalzes II noch 21 % Milchzucker. e) Nährsalzmilchschokolade besteht aus Nährsalz II und gewöhnlicher Schokolade (Apoth.-Ztg. 1905). Die Wintherschen Nährsalze werden in neuerer Zeit unter der Firma „Schloß Bergfried" vertrieben. Der Karlsruher Ortsgesundheitsrat warnte vor ihnen, da sie gegen alle möglichen Krankheiten, auch unheilbare, angepriesen würden, die angerühmte Wirkung nicht besäßen und als Arzneiwaren anzusehen wären, die ohne polizeiliche Erlaubnis außerhalb der Apotheken weder verkauft noch gehandelt werden sollten.

Ähnlich den Wintherschen Nährsalzen in bezug auf Zusammensetzung und Reklame sind die Salze der Gebr. Hiller, welche unter der Firma

Natura-Werke von Hannover und Graz (bzw. Tetschen a. Elbe) aus das Präparat anpreisen und versenden. Hierbei wird mit Fragebogen gearbeitet, welche an die Vertrauensseligkeit des Publikums die größte Zumutungen stellen. Gutscheine in den Prospekten laden die Kunden „zu einer kostenlosen, schriftlichen oder mündlichen Beratung mit einem alten erfahrenen Facharzte auf dem Gebiete der Ernährungslehre und Nährsalztherapie" ein. Dr. phil. J. Schäfer in Barmen vertreibt ein „physiologisches Nährsalz" gegen Neurasthenie etc., das nach Richter besteht aus: glyzerinphosphorsaurem Kalk 40, glyzerinphosphorsaurem Natrium 30, Chlornatrium 20 und geringen Mengen Eisen (Pharm. Zentralh. 1905).

Bilz' Nährsalze, „kraft- und blutbildend, nervenstärkend, jeder Speise zuzusetzen", enthalten: doppeltkohlensaures Natrium 50, saures phosphorsaures Kalzium 16, saures phosphorsaures Magnesium 15, saures phosphorsaures Natrium 9, Kieselsäure 2, Feuchtigkeiten 8 und sind nebstdem mit Eisen und Tonerde verunreinigt.

Abortiva. Abortivmittel werden als Mittel gegen Frauenleiden, Blutstockungen, Störungen etc. in dem größten Teile der Presse öffentlich angepriesen. Mehrfache ärztlicherseits hiergegen an Zeitungsverwaltungen gerichtete Beschwerden hatten bisher keinen Erfolg. Erfreulicherweise haben die Gerichte durch ihre Sprüche eine Handhabe zum Vorgehen gegen jene geboten, welche die Unerfahrenheit der Frauen durch den Verkauf wertloser Mittel ausbeuten. Der Plenarbeschluß des Reichsgerichts vom 14. Dez. 1910 besagt, daß eine Vermögensschädigung im Sinne des Betrugsparagraphen auch dann anzunehmen ist, wenn jemand glaubte, ein wirksames Abtreibungsmittel zu kaufen, aber ein unwirksames erhalten hat; in solchem Falle ist Irrtumserregung im Sinne des § 236 anzunehmen. Das Anbringen von Aufschriften an den Schaufenstern mit den Worten: Periodenstörungen, Gummiwaren, Menstruationspulver ist strafbar (Landgericht Köln, Urteil vom 8. März 1912).

In den Zeitungen fanden sich folgende Mittel als Abortiva angekündigt:

Borschs Tee enthält 100 g Faulbaumrinde und kostet etwa 25 Mk.

Kamillen, pulverisierte, werden häufig als Blutstockungsmittel vertrieben und unter folgenden phantastischen Bezeichnungen angepriesen: Cito, Erreicht, Flazopol, Frauenheil, Frauenhilfe, Frebar, Geisha, Japol, Nova, Regia, Regina, Regola, Sorgenlos, Viktoria. Eine Schachtel des Pulvers wird um 3—5 Mk. verkauft, ist aber um 20—30 Pfg. in jeder Apotheke zu haben.

Gloria „Menstruationstropfen" (6 Mk.) sind ein Destillat aus Chrysanthemen, Gewürznelken, Kamillen, Baldrian, Zimt und Weingeist (Herstellungswert 50 Pfg.).

Hongini, eine Destillat aus Zimt, Kamillen und Alkohol (5 Mk., Wert 50 Pfg.).

Kokostropfen sind ein Sekalepräparat.

Mimosatropfen des Apothekers Gotteswinter enthalten Alkohol, Schafgarbe, Kamillen, Baldrian, Nelken, Zimtrinde.

Regina, Menstruationstropfen, bestehen aus: Nelken, Zimt, Baldrianwurzel, Alkohol und Wasser.

Aphrodisiaca. Muirazithin sind versilberte Rhabarberpillen mit 10 % Extractum Muirae Puamae (Liriosama ovata Brasilien) mit 5 % Ovolezithin. Gesamtphosphorgehalt 7,5—7,8. Das Präparat wird in den Tagesblättern als „idealstes Kräftigungsmittel für Herren bei vorzeitigen Schwächezuständen" angekündigt. Die Vertriebsgesellschaft Noris Zahn & Co. nennt das Mittel in ihren Broschüren das „souveräne Nerventonikum der

Gegenwart". Ein Erlaß des österr. Ministeriums des Innern vom 10. Mai 1908 rügt, daß Muirazithin in vorschriftswidriger Weise vertrieben werde und daß seine Zusammensetzung nicht konstant sei.

Energal sind Tabletten aus 26% Eiweiß, 10% Lezithin und 40% Kohlehydraten. Das Präparat wird von Dr. Aders & Co. als Nervenkraftmittel „von größerem Nährwert" angekündigt.

Fortisin oder Firmusin ist ein Gemisch von Lezithin, Fett, Zucker, Stärke, mit Ingwer aromatisiert.

Gingos wird von Fritz Arndt-Berlin in Broschüren, die verschiedentliche, nicht gerade sehr vertrauenswürdige Berichte aus ärztlicher Feder enthalten, als Mittel empfohlen, das die „ganze Kraft der Jugend zurückgeben" soll. Arndt erbietet sich zu diskreter Vermittlung des Rates von „vielen und tüchtigen Ärzten und Professoren"; es soll als wirksamen Bestandteil Ginsenwurzel enthalten.

Ginsex besteht nach Griebel aus Pflanzeneiweiß (Kleber), Milchzucker, Natriumkarbonat, Kalziumphosphat, Magnesiumsuperoxyd, Kolamynpulver und Ginsengwurzelpulver.

Orgital ist ein brauner, spirituöser Pflanzenauszug, der nach Anis und Fenchel riecht. Das äußerlich anzuwendende Mittel kostet 5 Mk.

Rubiacitin oder Rubiacitol des „Apothekers" Kaesbach sind Tabletten, deren jede angeblich enthält: Lezithin 0,13, Albumin 0,16, Alcaloid (?) 0,0025, Acanthea virilis 0,0175. Das Alkaloid soll Yohimbin sein. Zernik fand den Gehalt an letzterem teils sehr schwankend, teils überhaupt nicht nachweisbar; ebensowenig stimmten die Angaben des Erzeugers bezüglich des Lezithins; Zernik fand nur 0,07. 50 Tabletten kosten inklusive Ratschläge eines ungenannten Arztes 7 Mk.!

Utubalsam von Brockhaus & Co. soll nach Mannich das aus dem Mekkabalsam abdestillierte ätherische Öl in der Hauptsache enthalten.

Vigorin, unbekannter Zusammensetzung, wird von den Physiologischen Nährprodukten-Werken-München für „Geschlechts-Nervenkranke" vertrieben.

Viratogen von H. Friza soll das idealste Nährmittel für Nerven und das beste Nährmittel der Welt sein. Über die Zusammensetzung des viel angepriesenen und angekündigten Mittels konnten wir nichts in Erfahrung bringen.

Virilistabletten sind Pillen, die Extr. Muirae Puamae und Ovolezithin enthalten sollen; Aufrecht fand Lezithin, Chinin und an Hämoglobin gebundenes Eisen. Das Präparat wird als „das beste Mittel gegen Nervenschwäche der Männer" angepriesen.

Aus der Menge von Apparaten, die gegen sexuelle Neurasthenie vertrieben werden, heben wir hervor: Paul Gassen-Köln vertreibt mehrere Instrumente gegen Impotenz: 1. Cumulator (50 Mk.); 2. Vir (60 Mk.); 3. Ultima (150 Mk.). In seiner Reklamebroschüre beruft sich Gassen auf ein seinen gerichtlichen Freispruch begründendes Gutachten Krafft-Ebings; daß aber trotzdem Gassen sich noch auf anderweitige sehr fragwürdige Bekundungen stützt, spricht nicht gerade für seinen Apparat.

Herkules des Eduard Nitardy besteht aus einer doppelten Gummihülse, die mit einem Schlauche aufgeblasen wird und wohl durch künstliche Blutstauung zu Erektionen verhelfen kann. Preis 18 Mk. Der auf einer Reklamebroschüre als Autor genannte Prof. Dr. Kurt Schiller ist unseres Wissens kein Arzt.

Cholagoga. Antifellin Meurins-Mannheim ist eine Ölkur.

Bedekur besitzt 2 Verordnungen: Nr. I. Extr. Cassiae 1,75, Extr. Rhamni 1,0, Extr. Pimpinelli 2,25, Extr. Foeniculi 2,50, Natrii bicarbonic. 0,45, Natrii sulfur. 0,55, Natrii chlor. 0,225, Kalii sulfur. 0,025. Nr. II: Olein et Friolein 75,0, Palmitin 7,0, Stearin 6,0, Phytostearin 1,4, Arachinsäure 10,6. Zuerst ist Nr. I, 4 Stunden später Nr. II in mehreren Zügen, wenn nötig erwärmt oder mit Kognak zu nehmen. Es gehen dann nicht selten Konkremente ab, die vom Erzeuger des Geheimmittels als Gallensteine gedeutet werden, in der Tat aber lediglich eine Verseifung des eingeführten Öls darstellen. Preis der Kur 30 Mk.

Bisanna des Cl. Gescher (Rhabarberwurzel, Jalappenknollen und Soda zu gleichen Teilen) kostet 3 Mk. per 400 Gramm-Flasche.

Gallin des B. Deichmann in Mannheim besteht aus drei Flaschen, welche nach Hupke enthalten: I: eine Abkochung von Fenchel und Anis 12,0 : 200, in welcher angeblich 14 g Natrii bicarbon., 16 g Natrii sulf., 3 g Natr. chlor. und 13 g Extr. Rhei gelöst sein sollen; II und III eine Emulsion aus 15 g Extr. Absinthi, 240 g Ol. Amygdal., 55 g Glyzerin, 45 Aqu. dest., 25 g Mucilago, mit je 3 Tropfen Ol. Arnicae, Ol. Iridis aromatic.

Der Lapisbitterlikör von Fritze-Düsseldorf ist angeblich aus Naturkräutern bzw. Naturprodukten hergestellt und soll enthalten: Kalmus, Galgant, Curcuma, Aloe und Gentian. Jedenfalls wird auch Öl bei der Kur verwendet und das dürfte hierbei das Wirksamste sein.

Offermann-Köln vertreibt ein Mittel, das aus Rizinusöl, Olivenöl, und einer Hamburger Tabakabkochung besteht und „inkl. Kur" 30—50 Mk. kostet.

Raphanose der Maria Barley-Weimar ist ein mit Weingeist versetzter Rettichsaft. 300 g 4 Mk.

Die Chole-Kur des Hans Stamm in Essen ist ein aus einem Bitterlikör bestehendes „Naturheilverfahren". Im Likör waren lediglich bittere und aromatische Substanzen nachweisbar.

Vinnai Heinrich-Bretten kuriert mit einem stark abführenden Tee und Öl, nach deren Einverleibung innerhalb 48 Stunden gallig gefärbte Seifenkügelchen abgehen, die fälschlich für Gallensteine gehalten werden, jedoch keinerlei ihnen eigentümliche Bestandteile enthalten. Vinnai hatte sein Heilmittel zur Prüfung dem Professor Starck angeboten; durch die daraufhin an der Erbschen Klinik vorgenommenen Versuche gelang es nicht in einem einzigen Falle, Gallensteine abzutreiben. Preis einer Kur 60 Mk.

Trunksuchtsmittel. Alcola der Physicians Cooperative Association in Chicago besteht aus dreierlei mit Nr. 1, 2, 3 signierten, 0,15 schweren Tabletten. Nr. 1 enthält Milchzucker, 0,002 Koffein und Strychnin (!) pro Tablette, sowie einen gelben Farbstoff. Nr. 2 sind dunkelbraune Tabletten und enthalten außer Milchzucker viel Eisenoxyd und ca. 0,0005 Strychnin pro Tablette sowie Spuren von Schwefelsäure und Chlor. Nr. 3 sind hellbraun und enthalten eine größere Menge Brechweinstein neben Kalzium, Barium, Schwefelsäure, Chlor und etwas Eisenoxyd (Unters.-Amt der Stadt Stuttgart 1910). Preis 20. Mk.

Amarantee ist aus verschiedenen Kräutern und Kalmuswurzel zusammengesetzt.

Antebeton ist Chinarindentinktur.

Antikolos ist ein Likör, also ein alkoholhaltiges Pfefferminzwasser mit geringer Menge einer anorganischen Eisenverbindung.

Cozapulver ist Enzianwurzel und gewöhnliches doppeltkohlensaures Natron. 30 Pulver werden von dem Londoner Coza-Institut um 10 Mk. verkauft.

Poudre-Zenentoe ist von gleicher Zusammensetzung.

Diskohol aus „Dr. Burghardts pharmazeutischem Laboratorium" Dresden ist nach Beythien eine Lösung von Natriumkarbonat, weinsaurem Kalium und gepulverter Päoniawurzel. Das Pulver „Diskohol" besteht nach Zernik in einem Gemisch von Schwefel, gepulverter Päonienwurzel, kohlensaurem Natrium und Weinsäure oder Weinstein. Das Mittel soll, in Speisen oder Getränken gegeben, Widerwillen gegen Alkoholgenuß erzeugen. Preis 9,50 Mk. Das Mittel ist jedenfalls mit Antikola identisch.

Falkenberg-Berlin vertreibt 1. ein Schächtelchen mit Rad. calami pulv., 2. ein Papiersäckchen mit Rad. Gent. pulv. Preis 10 Mk. Das Mittel soll trotz des bitteren Geschmackes dem Trinker heimlich (!) beigebracht werden.

Dr. med. Heymann-Berlin erbietet sich zur Heilung von Trunksucht, Magen- und Unterleibsleiden auf brieflichem Wege. Heymann ist kein approbierter Arzt und besitzt einen wertlosen amerikanischen Doktortitel. Das Mittel ist ein schwach weingeistiger Auszug von bitteren Drogen, vorwiegend Enzian.

Karrer-Gallati vertreibt: 1. einen alkoholischen Extrakt der Rad. Gent. 2. eine 2,6 %ige Lösung von Natr. tartar. Kostenpunkt 12 Mk. Reeller Wert 2,00 Mk. Das Emetikum enthält eine drastische Dosis von Natr. tartar.

Th. Konetzkys bzw. Chr. Ballis Trunksuchtsmittel ist 1. ein spirituöser Auszug aus verschiedenen, bittere Bestandteile enthaltenden Pflanzenstoffen u. a. Aloe, Rheum und Safran; 2. ein Pulver aus bitter schmeckenden Pflanzen, darunter Kalmus und Lärchenschwamm. Die Gebrauchsanweisung schreibt außerdem den Genuß von lediglich (!) Wasser, Milch und Limonaden als Getränke vor; dann nur hilft das Mittel sicher. Dasselbe wird auch von Dr. Oskas Privatanstalt für Alkoholismus vertrieben. „Dr. Oska" ist in Wirklichkeit Oskar, Sohn des Konetzky. Konetzkys Kephalginpulver besteht aus Soda, schwefelsaurem Natron und angeblich salpetersaurem Natrongentiomin.

Nielsens Trunksuchtsmittel des Institut für Hygiene, Paris ist ein Pulver aus Kalmuswurzel, und Natriumkarbonat. Wert 15 Pfg. Preis für 20 Pulver 10 Mk. Ähnlich zusammengesetzt ist das

Loapulver.

Poudre Delamotte enthält Milchzucker mit Spuren von Faulbaumrinde. Die in den Zeitungen ausgebotenen Gratisproben enthielten nachweisbar Brechsalz.

Zip 909 von J. Nissen, Stockholm enthält schwach parfümiertes, terpentinhaltiges Petroleum.

Den Schluß des Kapitels dieser Erörterungen möge eine alphabetische, sonst aber zwanglos geordnete Reihe von Medikastern bzw. Geheimmitteln bilden. Bei der Auswahl leitete uns das Motiv, den Ärzten kurze Auskunft über solche Mittel bzw. Behandlungsweisen zu geben, denen sich nach unserer mehrjährigen Erfahrung in Laienkreisen größeres Interesse zugewandt hat:

Dr. Airys Naturheilmethode. 1. Pain-Expeller, ein Gemisch von 35 Teilen Tinktur aus spanischem Pfeffer, 20 Teilen verdünntem Alkohol, 20 Teilen Salmiakgeist, innerlich und äußerlich anzuwenden. Preis 1,80 Mk., Geldwert 30 Pfg. 2. Sarsaparillian, ein Extrakt von Rad. Sarsap. und Cort. Chinae mit 1 % Kalii jod. und Mel. Pr. 4,50 Mk., Wert 60 Pfg. 3. Airys Pillen bestehen aus Eisenpulver, Jalappenharzpulver, Althäpulver und einem bitteren Extrakt. 60 Pillen = 8 Mk., Wert 25 Pfg. Ein Dr. Airy hat nie existiert. Pain-Expeller und Airys Pillen sind Drastica! Ersteres ein heftiges Derivans.

Amol des Vollrath Wasmuth ist gewöhnlicher Karmeliter-(Melissen-)Geist. Die übertriebenen Ankündigungen des Mittels waren öfters Gegenstand gerichtlicher Strafurteile (Reichsger. Entsch. 20. 2. 13).

Antikalkintabletten der Anker-Werke gegen Arteriosklerose enthalten Natr. chlor., Natr. carb., Natr. sulf., Natr. phosph., Magn., Calear. carb., Fluorkalzium, Kieselsäure, Lezithin, Pepsin, Eisenzucker; dieses Gemenge wird als „Blutsalz" angekündigt.

Ast, Heinrich, Schäfer in Radbruch bei Hamburg, schneidet seinen Patienten Nackenhaare ab, betrachtet sie durch eine Lupe oder auch nicht und „diagnostiziert". Wie Dr. Struwe-Kiel dem „Gesundheitslehrer" (Heft 11, Jahrg. XV) mitteilte, wollte Ast, der als Presbyope sein eigenes ihm vorgehaltenes, vorgedrucktes Rezept nicht zu lesen vermochte, trotzdem die Nackenhaare angeblich genügend genau betrachtet haben, um daraus eine Diagnose stellen zu können. Letztere imopniert übrigens weniger den Landleuten der Lüneburger Heide, als den Städtebewohnern von Hamburg etc., die in Scharen zu Ast wandern und ihn zu einem mehrfachen Millionär gemacht haben. Die Behandlung Ast's besteht im „Besprechen", das zweimal wöchentlich, am Dienstag und Freitag, stattfindet, sowie in Verabreichung vorgedruckter Rezepte, welche Ordinationen von Mitteln enthalten, die meist im Handverkaufe zugänglich sind: Tinct. laxativa, Sir. menth. compos., Tinct. rhei, Liquor ammonii anisati, Ung. zinci oxyd., Ol. rusci etc.

Ausmeier, Franz in Kirchgandern, ein gelernter Tischler, erkennt die Krankheiten mit Urinproben, die er mit Essig- bzw. Bleisäure versetzt. Vor Ausmeiers Haus sondert mit Kennerblicken ein stämmiger Portier die von weit und breit herbeigeeilten Patienten und ordiniert den Minderen unter ihnen. Die Besseren bilden Queue und reichen durch ein Scheibenfenster mit der einen Hand die Urinflasche dem Ausmeier, welcher der anderen Hand auch sofort das Rezept übergibt. Als sich Ausmeier am 10. Mai 1905 vor dem Göttinger Gericht zu verantworten hatte, wollte Prof. Stolper dem Medikaster Gelegenheit zur Untersuchung einiger Harnproben geben; letzterer lehnte aber dankend ab. Nachdem er eine einmonatliche Gefängnisstrafe überstanden hatte, wurde der Andrang von Patienten zu ihm womöglich noch stärker als früher. Zwei Brüder Ausmeiers in der Nähe Göttingens sind gleichfalls vielbesuchte Kurpfuscher, welche wie er auf Grund von „Urindiagnosen" behandeln.

Barellas Universalmagenpulver enthält Natr. bicarb., das mit Milchzucker, Weinstein, Chlorammonium, Kreide und ein wenig Pepsin gemischt ist.

Barzarin von Beck & Cie. gegen Diabetes ist ein 71% Alkohol und 68% Extrakt enthaltender Auszug aus einer gerbstoffreichen Droge.

Biositon, ein Kräftigungsmittel bei Neurasthenie, zeigte Kohlensäure, Schwefelsäure, Phosphorsäure und Chlor gebunden an Kalium, Natrium, Kalzium, Magnesium und Eisen, ferner Schwefel und Infusorienerde.

Brockhaus & Co. verkünden „frohe Botschaft" für Lungenleidende" und vertreiben einen Johannistee aus den Blättern und Blüten der Galeopsis ochloreuca, des auf vulkanischem Boden wachsenden Hohlzahns. Die Probesendungen enthalten einen „Geschmacksversuch", in dem Begleitschreiben sind aber 4—6 Packete à 1,50 Mk. zur Kur als notwendig vorgeschrieben. Der Tee war bereits vor 100 Jahren Bestandteil der „Lieberschen Kräuter" und als Herba Galeopsidis bis 1882 offizinell.

Dressels Nervenfluid gegen Nervenleiden, Gehirnschlagfluß etc. ist ein mit Menthol versetzter, alkoholischer Extrakt aus Flor. arnicae und ist identisch mit dem Schlagwasser des Roman Weißmann, einstigen bayerischen Militärarztes, der leider selbst an Apoplexie zugrunde ging.

Flucol gegen Asthma, Rheuma usw. soll 100%iges australisches Eukalyptusöl sein und kann höchstens als Inhalation bei Erkrankungen der Atmungsorgane in Betracht kommen. Bei interner Anwendung ist Nierenreizung möglich.

Gesundheitshersteller Natürlicher (Natural Health Restorer) von M. A. Winter & Co.-Washington besteht nach Angabe des Fabrikanten aus Sarsaparilla, Waldstillingur, gelbem Duck, rotem Klee, Goldlack, Türkischem Korn, Guajakum-Holz, Cascara-Sagradarinde, Süßholzwurzel, Chinarinde. Zernik konnte Aloe nachweisen, Aufrecht glaubt, daß das Präparat

Wesen und Kritik der Behandlungsmethoden der Kurpfuscher. 631

außerdem noch Rhabarber und Süßholz enthält (Pharm. Ztg. 1906). Die Firma Winter & Co. sucht durch massenhaft verbreitete Druckschriften überall Vertriebsagenten; wer von diesen in 4 Monaten 6 Dtzd. Schachteln des Präparates verkauft, erhält als Belohnung neben reichlicher Provision eine „goldplattierte Uhr". Das Präparat wird auch vertrieben unter der Bezeichnung: Nalthers Tabletten.

Gichtosint sind Pastillen aus Kochsalz, Glaubersalz und Kartoffelmehl und werden von einem „Brunnenkontor" als „Brunnen" angepriesen. Das Mittel soll wohl der Mineralbrunnenindustrie Konkurrenz machen, ist aber natürlich kein Quellprodukt.

Glycosolvol Lindners soll angeblich milchsaures, peptonisiertes Theobromin-Pankreasextrakt sein, ist aber tatsächlich als Stärkemehl, Tannin bzw. alkoholische Tinktur der Gummikino (Saft eines auf Malabar einheimischen Baumes) analysiert worden. (Ortsgesundheitsrat Karlsruhe.) Dem Mittel liegen Diätvorschriften bei, auf welche zweifellos allein die ihm zugeschriebene Wirkung bei Diabetes mellitus zurückzuführen ist.

Guyots Teerkapseln gegen Katarrhe der Atmungsorgane sind erbsengroße, aus Leimsubstanz gefertigte Kapseln, in denen je 1—2 Tropfen Teer enthalten sind. Letzterer ist unwirksam bei diesen Katarrhen, andererseits kann er Magen-, Darm- und Nierenerkrankungen provozieren.

Dr. Hartmann-Ulm, „Arzt für die natürliche Heilweise, speziell Frauenkrankheiten, Haut- und Harnleiden" verspricht gründliche Heilung von Hautkrankheiten durch sein Flechtenmittel und betreibt briefliche Fernbehandlung. Dr. Hartmann ist — laut Warnung des Ortsgesundheitsrates in Karlsruhe — wegen fahrlässiger Tötung von der Ulmer Strafkammer mit 3 Monaten Gefängnis bestraft, sein Gesuch um Erteilung einer Konzession für den Betrieb einer Heilanstalt wurde wegen Unzuverlässigkeit abgewiesen.

Dr. Hartmann-Wien erbietet sich zu brieflicher Behandlung „geheimer Krankheiten". Von Anfragenden fordert er für eine vierteljährige Kur 50 Mk. per Monat, die im vorhinein zu entrichten sind. Auf Grund der Beantwortung oberflächlicher Fragen, die auf einem Bogen vorgedruckt sind, erfolgt „Diagnose" und „Therapie"; letztere besteht in einer Einreibung aus parfümiertem Seifenspiritus, in einem Gemisch (Tropfen) von gleichen Teilen Tinct. Ferri pom. und Tinct. aromat., in Bromkaliumpulvern, im Natr. bicarb. für Sitzbäder, das mit einem eisenhaltigen Färbstoff gefärbt ist. Apothekerpreis aller Mittel 13 Mk.

Bertram Hawleys Kropfmittel wird von der New York Medical Company vertrieben um den Preis von 100 Mk. Vor dem Mittel haben vielfach die Behörden gewarnt und das Unternehmen als ein mit marktschreierischer Reklame arbeitendes, zweifelhaftes Kurpfuschergeschäft bezeichnet.

Ernst Heß preist Eucalyptus globulus als Universalheilmittel gegen alle möglichen Krankheiten, u. a. gegen Karies, Karzinome, Taubheit, Schwindsucht, bei denen die Desinfektionskraft des Ol. Eucalypti natürlich vergeblich angewendet, hingegen die Erholung ärztlicher rechtzeitiger Hilfe versäumt wird.

Homeriana gegen Lungentuberkulose soll eine sibirische Pflanze sein, ist aber gewöhnlicher Vogelknöterich (Polygon. av.). Preis 2 Mk., Wert 10 Pfg. Kirchhöfer, der Vertreiber des Mittels, gab seinerzeit an, es enthalte zufolge Gutachtens des Stettiner Botanikers Seehaus: Lam. vernacula lingua. Das kam daher: Dieser Gelehrte beantwortete die Frage eines Freundes über Homeriana auf einer Visitkarte mit den Worten „Polygonum aviculae L. var. polycnemiforme Lec. et Lam. (Lamark) vernacula lingua: Schweinegrusel". Der Geheimmittelkrämer Kirchhöfer erhielt von dieser Karte zufällig Kenntnis und las die letzten Worte: Lam vernacula lingua. Kirchhöfer berief sich seinerzeit auch auf ein günstiges Gutachten des verstorbenen Wiener Internisten Prof. Schnitzler, der sich jedoch entrüstet gegen den Mißbrauch seines Namens verwahrte.

Der russische Brusttee des Ernst Weidemann-Liebenburg ist mit Homeriana identisch; für die betreffende Kur wird 30 Mk. gefordert. In neuerer Zeit wurde Weidemanns Naturkräutertee Polypec angekündigt, der wohl nur ein neuer Name für Homeriana ist, welches auf der Geheimmittelliste steht und dessen öffentliche Ankündigung daher verboten ist.

Jakobis Nektartrank ist ein rotgefärbter, mit Glyzerin, Zucker und aromatischer Tinktur versetzter, vergorener Fruchtsaft. Jakobi, „Hygienologe und wirklicher öffentlicher, antimedizinischer Volksgesundheitsrat" ist auch „Erfinder" eines Königstranks, den ein Destillateur Gerting herstellte und in Zeitungsreklamen laut angeblichen Obergutachtens des Brandenburger Obermedizinalkollegiums als edlen Kappwein anpries. Dieses Gutachten hat niemals existiert.

J. N. Jebsen-Basel behandelt brieflich Asthma, Tuberkulose etc. auf Grund der Antworten, die auf vorgedruckten Fragebogen einlaufen. Die betreffenden Arzneien werden gegen Nachnahme von etwa 10 Mk. durch Apotheken geliefert und zwar: I. Inhalation angeblich bestehend aus: Gerbsäure 2,00, Eukalyptusöl 10, Glyzerin 40, Terpentinöl 50, Menthol 5, II. Mixtur aus: Kognak 250, gebrannten Zucker 100, Olivenöl 100, Pimpinellentinktur 3,0, Terpentinöl 3,0, Perubalsam 3,0, Süßholzextrakt 50, Menthol 2,0.

Kaplick, O., ein früherer Kellner und Schankwirt, späterer „Privatgelehrter", läßt als Mittel gegen Migräne versenden: 1. Tinct. chinae comp., 2. Tinct. ferri arom., 3. Schlüsselblumentee. Preis 7 Mk., Wert 3,50 Mk.

Kephaldol-Tabletten, ein angeblich „großartiges, rasch und sicher wirkendes" Mittel, enthalten 50% freies Phenazetin nebst Ac. salicyl., Chinin, Ac. citr.

Dr. James W. Kidd in Fort Wagne Ind (Ver. Staaten) versendet gratis Proben eines Lebenselixiers, um durch sie das Mittel zum Preise von 50 Mk. an den Mann zu bringen. Es wird nach Antworten auf einem vorgedruckten Fragebogen brieflich hauptsächlich gegen Lungenleiden verordnet. Die betreffenden Tabletten haben verschiedene Form und Farbe, sind aber alle mit einer Masse aus Kalziumkarbonat, Maisstärke und Zucker überzogen. Rote Herzchen bestehen aus: Kalziumkarbonat, Kalziumsulfat, Natriumkarbonat, Enzianextrakt und Kartoffelstärke. Rote Plätzchen bestehen aus: Kalziumsulfid, Kalziumsulfat und verquollener Stärke. Violette Herzchen sind aus Maisstärke, Kalziumkarbonat, Pflanzenpulver und Vanillin zusammengesetzt. Dunkelblaue Herzchen enthalten: Magnesiumsulfat, Kalziumsulfat, Kalziumkarbonat, Kartoffelstärke und eine organische brennende Substanz, anscheinend Kapsicin. Weiße Plätzchen bestehen aus: Indischem Hanfpulver und Maisstärke. Rote Tabletten in Eiform enthalten: Weizenstärke, Süßholzpulver und eine wasserunlösliche Eisenverbindung. Salbe gegen Psoriasis besteht aus Lanolin und Eukalyptol (Pharm. Zentralh.).

Kola Dultz sind Tabletten jede etwa 0,8 g schwer und mit Vanillin aromatisiert, welche aus Kolapulver, Zucker, Kalziumphosphat und etwas Kakaopulver bestehen (Pharm. Ztg.). Das Präparat ist ein Stimulans, wird aber als „echtes Stärkungsmittel für Nerven, Magen, Darm, Leber, Nieren, Herz, Gedächtnis, Blutarmut und Kopfschmerz" in den Zeitungen angepriesen bei gleichzeitigem Anerbieten einer Gratisprobe. Wer sich solche kommen läßt, erhält nebst ihr bald darauf eine Sendung von 200 Tabletten unter Nachnahme von etwa 11 Mk. Andere Ankündigungen erbieten sich auf Grund eingesandter Krankengeschichten zur Beschaffung kostenloser Ratschläge seitens „erfahrener approbierter Ärzte".

Smith will nach Kolamißbrauch Herzdilatationen gesehen haben. Nichtärztliche Berichte klagen nach Anwendung des Präparates über heftige

Magenreizerscheinungen. Das Berliner Polizeipräsidium warnte öffentlich vor dem Ankauf von Kola-Dultz. Lohmann meint, (Ärztl. Rundschau 13. I. 12), es sei fast unverständlich, daß in einer Zeit, in welcher gegen Genußmittel so häufig Stellung genommen wird, Kola eingeführt werde, das von stärkerer Wirkung als Kaffee und Tee sei.

Lücks Gesundheitskräuterhonig gegen Lungenschwindsucht ist ein Extrakt von Enzian-, Veilchen- und Ebenwurzel, Ochsenzungen-, Lungen- und Merkurkraut, das mit Vogelbeersaft versetzt und mit Honig versüßt ist.

Lupinapulver wird durch die pseudonyme Krankenschwester Marie gegen alle möglichen Leiden empfohlen und enthält Extr. Condurango, Pepsin sowie Magnes. superoxyd.

Magalia des Sch. W. Krahe soll gleichermaßen gegen Schwindsucht, Knochentuberkulose und Krebs (!) helfen und kommt als Flasche Nr. 1 (Inf. e Cort. Hamamel., Cascar., fol. digit., bellad. etc.), Flasche Nr. 2 (Infus aus fol. digit., Sennae, bucco, r. Gentian., bacc. junip. etc.), Flasche Nr. 3 (Inf. aus fol. digital etc., nebst Extr. hydrast., Kal. jod. et brom.) sowie als Magaliasalbe (Ol. Cocos et papav., Cer. fl., Paraffin, Colophon etc.) in den Handel.

Majapan für Darmreinigung sind Waffeln, zu deren Füllung Trockenmilch mit dem Majaferment, aus dem der Yoghourt bereitet wird, verwendet wurde.

Miraculo-Präparate des Medizinalrat Dr. Müller gegen Gonorrhoe sind zwei Flüssigkeiten, von denen die erste eine weingeistige Lösung verschiedener ätherischer Öle mit in ihnen suspendierten harzartigen Flocken ist, die andere ein auf Zucker versetzter Bitterlikör aus Orangenschalen, Walnußschalen unter Eisenzusatz. Müller ist ein bekannter Geheimmittelbegutachter.

Paul Mistelsky in Berlin nennt sich Direktor eines Institutes, in dem die Heilkunst mittelst der „Oszillationsmethode, Lichtbäder, Elektrizität und Massage" ausgeübt wird. Neben Mistelsky ist noch ein Arzt als Diagnostiker und Kuranordner tätig. Mistelsky bezeichnet sich als „Professor an der Hochschule in Paris und an der Universität Toulouse". In der Tat hat er lediglich den Titel eines Lehrers (professeur) an einer Privatschule für Masseure in Paris und einer Privatgesellschaft für Künste und Wissenschaften in Toulouse erworben, letzteren auf Grund einer schriftlichen Arbeit, die er mit einem Mediziner zusammen verfaßte. Den Pariser Titel erhielt Mistelsky ohne Vorlage einer Arbeit und ohne überhaupt in Paris sich der Masseurschule vorgestellt zu haben. Wegen Beilegung dieser Titel wurde Mistelsky gerichtlich bestraft. Die Behandlungsweise Mistelskys führte zu schweren gerichtlichen Ahndungen. Trotzdem mußte der Berliner Polizeipräsident öffentlich bekannt geben, daß Mistelsky mit einem Diplom der staatlich nicht anerkannten und nicht ernst zu nehmenden Italienisch-physikalisch-chemischen Akademie in Palermo Reklame mache. Auch des Doktortitels der Universität Illinois rühmte er sich.

Richard Mohrmanns Mittel gegen Band-, Spul- und Madenwürmer besteht aus Extr. filic. aeth. und Extr. rad. granati. Preis 10 Mk., Wert 1,20 Mk.

A. Nagel-Braunschweig will ohne Bruchband und Bandagen „ganz schmerzlos" Hernien beseitigen mit „Drachentod", einem fein gemahlenen Pflanzenpulver, in welchem hauptsächlich Thymian und Amylum nachweisbar sind, sowie mit einer Salbe aus grünlichgelbem Fette. Preis 10 Mk., Wert 50 Pfg.

Nervennahrung Dr. Franks soll allem Leiden abhelfen, bei denen Nerven eine Rolle spielen und besteht aus 1 ½ g Pastillen, die Eigelb, Milchzucker, Zucker und Marantastärke enthalten; Lezithingehalt 8%.

Pagliano-Sirup will alle Ärzte entbehrlich machen. Der „Sirup" ist ein Gemisch von Weingeist und Wasser, in welchem ein vorzugsweise aus Süßholz und Jalappenharz bestehendes Pulver suspendiert ist. Preis 2 Mk., Wert 30 Pfg.

Papuana-Tee der Transatlantischen Rheumaheiltee-Gesellschaft besteht nicht — wie die Reklame besagt — aus den Blättern eines Urwaldbaumes, sondern aus fein geschnittenen Wedeln des gewöhnlichen Adlerfarnes (Pteridium aquil.).

Dr. Cherwys Paraischer Klostertrank, „das größte Labsal für Gesunde und Kranke jeden Geschlechts", ist eine mit wenig Alkohol versetzte, durch Digestion mit Pflanzenteilen aromatisierte Zuckerlösung. Preis 2 Mk., Wert unter 50 Pfg.

Pastor Königs Nervenstärker gegen Hysterie, Chorea, Epilepsie, Trunksucht, Morphinismus etc. ist eine ca. 15 %ige (!) Bromkalilösung nebst kleinen Mengen von Ammonium und Natrium bromatum, versetzt mit Rad. valeriana. Preis 4 Mk.; die starke Bromsalzlösung ist ein keineswegs indifferentes Mittel.

A. Pfister-Dresden erbietet sich zu brieflicher Fernbehandlung und versendet homöopathische Mittel.

Pinkpillen enthalten mit Karmin rotgefärbtes, kohlensaures Eisenoxydul, sind also nichts anderes als die gewöhnlichen Eisenpillen und werden trotzdem als Mittel gegen Ischias, Bronchitis, Ataxie etc. angepriesen, natürlich doppelt so teuer als das in den Apotheken käufliche adäquate Präparat. Auf den Etiketten sind als Bestandteile angegeben: Pot. Carb. 0,07, Ferri sulf. 0,08, Mangan oxyd. puris 0,002, Neuraemin 0,05, Sachar. 0,05. Zernik fand Eisen, Kalium, Mangan und Schwefelsäure, keine Kohlensäure, Phosphorsäure. Neuraemin ist wahrscheinlich Lezithin bzw. ein lezithinhaltiges Präparat; auch ein emodinhaltiger Bestandteil war nachweisbar. Kuptsche konnte Arsen nachweisen.

Po-Ho gegen Migräne, Gicht, Kopf- und Zahnschmerzen, angeblich aus China stammend, ist einfaches Ol. menthae pip.; kostet 1,60 Mk., Wert 20 Pfg.

Popp in Heide (Holstein) handelt schwunghaft mit einem Magengedämekatarrhmittel, das ein Schwefeleisen enthaltendes Eisenpulver ist. 52 Pulver zu 2—3 g = 60 Mk. oder 12 Pulver zu 7,5 g = 15 Mk. Das Mittel ist nach Kolosser nicht mit Schwefeleisen stark verunreinigtes reduziertes Eisen; daneben bei Stuhlverstopfung Karlsbader Salz, Aloepillen oder Faulbaumrindenabkochung.

Puro, angeblicher Fleischsaft, ist ein Gemisch aus Fleischextrakt und Hühnereiweiß.

Rays Nervol erfreut sich der Vermittlung der Engelapotheke in Frankfurt a. M., welche die Adresse der Besteller an die „Medizinische Abteilung" der Londoner Firma Dr. Rays Remedy Co. übermittelt. Letztere verschickt hierauf gegen 7,40 Mk. Nachnahme Abführpillen, und das bromsalzhaltige Nervol, dessen Einverleibung ohne ärztliche Kontrolle natürlich für den Kranken nicht gleichgültig sein kann.

. Reaktol wird als „kombinierte Brunnenkur" gegen Fettleibigkeit mit enormen Aufwand von Reklame als natürliches Mineralwasserprodukt angepriesen. Die betr. Tabletten enthalten aber nur den Mineralquellsalzen ähnliche Salzgemenge.

Rheumopate-Tabletten Dr. Hotys enthalten Natr. bicarb., Borax, Natr. chlor., Natr. sulf., Lithium carb. und Harnstoff.

Rinosalbe von Richard Schubert & Co. gegen Flechten etc. besteht aus 15 g Wachs, 15 g Naphtalan, 20 g Walrat, je 5 g Benzoefett, venezianischem Terpentin, 5 g Kampferpflaster und Perubalsam, 30 g Eigelb und 0,5 g Chrysarobin.

Dr. Rummler, früher Berlin, dann in London, erbot sich zur brieflichen Behandlung von Rheumatismus, Nervenleiden etc. Rummler war kein Arzt, sondern lediglich Besitzer eines wertlosen amerikanischen Doktordiploms. In Broschüren schildert er die Folgen der Onanie mit grellsten und übertriebenen Farben. Rummler war auch in einem Genfer Sanatorium tätig.

Sanjana-Heilmethode verspricht Verordnungen nur nach genauer Diagnose und Individualisierung; beides sollen schablonenmäßig unzureichende Fragebogen bewerkstelligen. Diese Konsultationen sind kostenlos, die Preise der Mittel aber sehr hoch. Die gegen Gehirn- und Nervenleiden bestimmten Remedia sind 1. ein mit Chloroform parfümierter wässeriger Extrakt der Faulbaumrinde und 2. eine mit Bittermandelöl aromatisierte Lösung von Ammonium- und Natriumbromatum. Preis 6 Mk., Wert 1 Mk.

Die Sauerstoffpräparate sind viel angepriesen; nicht selten ist aber in ihnen entgegen der Deklaration ihrer Fabrikanten gar kein Sauerstoff enthalten, z. B. im Spermathanaton, Spermacid und Hygiopon, ebenso im Chinalinsauerstoff-Elixir des Dr. Oppermann, das nach Griebel ein mit Pfefferminzöl versetzter, mit Hilfe von verdünntem Glyzerin hergestellter Auszug aus Vegetabilien (darunter Chinarinde) ist; wahrscheinlich war Magnesiumsuperoxyd zugesetzt worden, aktiver Sauerstoff aber nicht nachweisbar.

Sauerstoff-Menthol-Kampfer Oppermanns ist eine nach Kampfer und Menthol riechende, anscheinend aus Kakaobutter und Walrat hergestellte Salbe, die etwas Sulfate und Oxyde des Aluminiums, Magnesiums und Jodkalis enthält. Oppermanns Sauerstoff-Nährsalz ist ein Gemenge von oxydhaltigem Magnesiumsuperoxyd, Milcheiweiß, Brausepulver und geringen Mengen Pepsin; letzteres wirkt aber nur in saurer Lösung (Deutsche med. Wochenschr. 1910, Nr. 48). Oppermanns Mittel hieß früher Vitafer. Bei Zufuhr größerer Magnesiummengen sind Störungen der Niere und Blase beobachtet worden. Dr. phil. Oppermann stellt Diagnosen nach der Besichtigung des Harnes der Kranken, ohne letztere zu sehen. Das „Hygien. Volksblatt" berichtet, daß Oppermann auf ein furchtbares Magen- und Darmgeschwür bei einem Patienten erkannte, der den Urin seiner — Kuh in die Ordinationsstunde mitgebracht hatte. Oppermann nennt sich auch Leiter eines Institutes für Sauerstoffheilverfahren und vertreibt neben seinen Präparaten noch einen Inhalationsapparat Lungenheil; die Inhalationsflüssigkeit soll aus ameisen-zitronensaurem Magnesiumsuperoxyd, Natriumkarbonat und Glyzerin bestehen und die Eiterherde der Lungen zerstören (!).

Katalsauerstoffinhalationen von Dr. Schleimer werden von der Berliner Chemischen Fabrik G. m. b. H. gegen Erkrankungen der Atmungsorgane angepriesen und haben keinerlei Vorzug vor gewöhnlichen Sauerstoffinhalationen. Dr. Schleimers Katalsauerstoffbad der Aktiv Sauerstoffgesellschaft m. b. H. besteht nach Aufrecht der Hauptsache nach aus Natriumperborat; außerdem ist beigefügt ein kleines Päckchen, dessen Inhalt aus pulverisiertem Kaliumpermanganat besteht und als Katalysator dient.

Novavita ist ein Berliner Institut für „Novozon-Sauerstoff-Behandlung" nach dem Verfahren des Dr. med. Hinz, welches gegen die verschiedensten Krankheiten angepriesen wird, dem Blute eine große Schutzkraft verleihen und dadurch den Körper vor ansteckenden Krankheiten bewahren soll. Das Institut ordiniert brieflich auf Grund von Antworten auf Fragebogenformularien und Urinproben. Über die Untersuchung der Novozonpräparate veröffentlichte der Karlsruher Ortsgesundheitsrat: I. Novozon-Eiweiß ist eine Mischung von dextriniertem Maismehl, Magnesiumsuperoxyd und Milchzucker. II. Brausendes Novozon hat gleiche Zusammensetzung und enthält

außerdem noch dieselben Bestandteile wie gewöhnliches Brausepulver.
III. Novozon-Pepsin enthält noch Pepsin neben den bei I angegebenen Substanzen. Bei Einwirkung der Verdauungssäfte auf das Magnesiumsuperoxyd können sich kleine Mengen von Wasserstoffsuperoxyd bilden, irgendeine Wirkung in therapeutischer oder prophylaktischer Hinsicht ist aber nicht anzunehmen. Die Präparate kosten 16,50 Mk. inklusive „Honorar".

Schweizerpillen des Apothekers Richard Brandt in Zürich werden zu verschiedenen Zeiten vom Erzeuger in ihrer Zusammensetzung verschieden angegeben. Sie enthalten nach Feldhaus etwa 37 % Aloe (nicht Aloeextrakt) und 50 % Rad. gentian. pulv., welche mit Enzian-, Bitterklee- und Wermutextrakt zu Pillen verarbeitet sind. Letztere sollen gegen Magenleiden, Kreuzschmerzen, Kopfweh, Schwindel, Krätze, Melancholie, Geschwüre, Fingerwurm, Hypochondrie etc. helfen. In Reklamebroschüren ist eine ganze Anzahl, von medizinischen Autoritäten erstatteter Gutachten enthalten; letztere entstanden nach Zusendung von Proben, die mit schmeichelhaften Schreiben begleitet waren. Die Adressaten dankten und bestätigten die in gewissen Fällen wirksame Stuhlbeförderung. Solche Schreiben zu privaten Zwecken waren u. a. gefertigt von Rokitansky-Innsbruck, Esmarch-Kiel, Hertz-Amsterdam, Ebstein-Göttingen. Diese Autoritäten machten ihre Unvorsichtigkeit gut durch energische öffentliche Stellungnahme gegen den Reklamemißbrauch der schriftlichen Mitteilungen.

Semori, angeblich ein Antikonzipiens, sind langsam zerfallende Tabletten, die anscheinend weinsaures Aluminium, etwa 25 % Ac. borici, Natriumbicarb., Amylum und wahrscheinlich Chinosal enthalten.

John A. Smith-London preist Gloria-Tonic gegen Gicht etc. an; die betreffenden Tabletten von durchschnittlich 0,6 g enthalten nach Aufrecht im wesentlichen 27,76 % Kaliumjodid und 2,81 % Eisen (Eisensaccharat). Nach der Pharm. Zentralh. soll das Mittel aus Herbstzeitlose, Guajacum und Natriumjodid bestehen. Griebel fand Kaliumjodid, Guajakaharz, Süßholzsaft, Süßholzwurzel, Maisstärke, Kieselgur und Nelkenöl. Neben Gloria-Tonic wird Gloria-Laxativ abgegeben (Pillen aus Aloe, Rhabarber und Stärkemehl).

Sodener Mineralpastillen sollen Heilmittel gegen Lungen- und Kehlkopfschwindsucht sein, können aber bestenfalls bei katarrhalischen Beschwerden der Luftwege nützen; ebensowenig besitzen die Pastillen die ihnen zugeschriebene Wirkung als Prophylaktikum gegen Diphtheritis, Influenza usw.

Dr. Franz Steiners Orientalisches Kraftpulver soll in 6—8 Wochen Zunahme des Körpergewichtes bis zu 40 Pfd. erzielen und besteht aus Leguminosenmehl (Bohnen-, Erbsen-, Linsen- und Reismehl), Zucker, Salz und Natron. 200 g kosten 2 Mk.

A. Stroop vertreibt ein angeblich seit 150 Jahren im Alleinbesitz seiner Familie befindliches Heilmittel gegen „Krebs-, Magen- und Leberkrankheiten", das aus drei, in bestimmten Zeiträumen nacheinander zu nehmenden Pulvern besteht und 10 Mk. kostet. Die beiliegende Gebrauchsanweisung schreibt geheimnisvolle, abergläubische Prozeduren vor. Die Pulver sind Gemische aus Fol. altheae und Fol. Malvae mit Zusatz von Fol. Digitalis purpureae (Chem. Unters.-Amt der Stadt Leipzig.) Mittlacher hält das „Stroopal" für gepulvertes Kraut von Teucrium Scordium (Knoblauchpermander), ein altes Volksmittel gegen Neubildungen. v. Mosetig empfahl 1893 das Extrakt des Krautes unter dem Namen „Teucrin"; es hat sich aber nicht bewährt. Ein Kilo des Krautes kostet in der Apotheke 1,50 Mk. Die Stroopalpulver (0,2 g) kosten 2 Mk. Vor dem Mittel haben Behörden verschiedentlich öffentlich gewarnt.

Warners Safe Cure soll ein „sicheres Heilmittel" sein gegen alle Leiden der Nieren, Leber, Urinorgane, Gelbsucht, Gallenfieber, Kraftlosigkeit, Impotenz, Herzleiden, Melancholie, Malaria, Rückenschmerzen, Gicht, Rheumatismus, Krämpfe, Blasengries, Wassersucht, Brights Nierenkrankheit, Gebärmutterleiden und Lebenswechsel. Das Mittel besteht aus einem mit Wintergrünöl aromatisierten Aufguß der Blätter des Lebensbäumchens mit geringen Mengen von Salpeter, Glyzerin und Alkohol. Daneben sollen Aloepillen gebraucht werden.

Wegeners Tee der Ferromanganingesellschaft in Frankfurt a. M. hat abführende (Sennesblätter, Faulbaumrinde), schleimlösende (Fenchel, Süßholzwurzel, Eibischblätter), schweißtreibende (Fliederblüten) Wirkung; er kann aber nicht, wie die Ankündigungen verheißen, Leber-, Magen- und Darmstörungen „prompt" beseitigen.

Weidhaas-Wackwitz Spiro-Spero. Mit diesem Namen ist ein angeblicher Inhalationsapparat verknüpft, aus dem durch eine schwache Lösung von übermangansaurem Kali und durch einen Wattefilter „desinfizierte" Luft eingeatmet werden soll, um Asthma zu beseitigen. Preis 16,80 Mk. Nebst dem Apparat wird „Sterntee", eine dem Brusttee ähnliche Mischung (1 Mk.) verordnet. Dem Ganzen sind diätetische Verhaltungsmaßregeln sowie Anleitungen zu Atemübungen beigegeben. Da letztere bekanntlich ärztlicherseits gegen Asthma viel empfohlen werden, mögen sie vielleicht die „Danksagungen Geheilter" erklären, mit denen eine große Reklame getrieben wird. Der Apparat selbst ist natürlich wertlos. Bezeichnend ist, daß dieser sogar für Magenkrebskranke angepriesen wird. Paul Weidhaas und sein Nachfolger Wackwitz bezeichneten sich als Inhaber des Weidhaas-Wackwitzschen Institutes für physikalische Therapie Dresden-Kötzschenbroda. Nichtsdestoweniger verordnete dieses Institut auch sehr different wirkende Arzneien u. a. Extr. hydrast. canad. Die Behandlung erfolgt nach einer Schablone auf vorgedruckten Briefen, deren täglich 200—300 abgesandt werden. Das Institut beschäftigte 14 Schreibkräfte, aber keinen Arzt. Das Honorar für eine Kur beträgt ca. 17 Mk. Die in den Zeitungen zwecks Reklame veröffentlichten Danksagungen Geheilter erwiesen sich zum Teil als unrichtig. Diese Inserate wurden von der Brünner Polizeidirektion verboten. Verschiedene deutsche Gerichte erließen wegen der Zeitungsankündigungen Geldstrafen. Im Juli 1910 geriet das Institut in Konkurs. Im Frühjahre 1912 erschienen darauf Anpreisungen der Firma Dr. Richard Jeschke & Co., die lebhaft an die des Weidhaas-Wackwitzschen Institutes erinnerten. Dies gilt insbesondere von einer Reklamebroschüre, die an der Spitze einen Artikel des Arztes Dr. Hans Fischer brachte.

Westphals Pflanzenheilverfahren gegen alle möglichen Krankheiten ist ein Tee, Magenlikör und eine Einreibung — Mischungen und Zubereitungen verschiedener Pflanzenstoffe, die keinerlei Heilwirkung besitzen.

Medizinische Sekten.

Unter medizinische Sekten zählt Samuel[40]) jene therapeutischen Richtungen, welche den Grundsatz der wissenschaftlichen Therapie negieren: Als therapeutischer Erfolg einer angeblichen Heilmethode ist nur ein solcher anzusehen, der statistisch erheblich über das gewöhnliche Maß der Selbstheilung dauernd hinausreicht. Die Sekten preisen ausschließlich ihre Methode, verwerfen andere gleich wirksame oder verwandeln durch ihre Methodik andere Methoden zu nachweisbar unwirksamen Prozeduren. Samuel bestreitet hiermit die Exklusivität der Sekten, nicht aber ihre spezielle Berechtigung.

Diese Ansicht steht wohl nicht im Widerspruche zu der gang und gäben Definition „Sekte", welche als eine Körperschaft von Personen bezeichnet wird, die sich durch ihre Besonderheiten im

Glauben und praktischen Leben von anderen an dem gleichen allgemeinen Lehrsysteme festhaltenden Körperschaften unterscheiden.

Man kann wohl auch von den medizinischen Sekten behaupten, daß sie das Heilsystem nicht anerkennen, welches im allgemeinen an den ärztlichen Schulen gelehrt wird. Der wissenschaftlichen Therapie darf man nicht zu Recht den Vorwurf machen, daß sie prinzipiell Heilsysteme auf die Dauer negiert oder negiert hat lediglich aus dem Grunde, weil sie von Sektierern aufgestellt wurden. Das Gute wurde genommen, woher es auch immer kam.

Daß therapeutische Neuerungen von der ihrem Lehrsystem anhängenden medizinischen Wissenschaft nicht immer mit offenen Armen empfangen wurden, hat gewiß in einem gesunden Skeptizismus Berechtigung. Daß ferner anerkannte Autoritäten leichter als die werdenden ihre Lehren in die Praxis umsetzen können, ist natürlich.

Schließlich haben doch auch Heilerfolge so manches Nichtarztes, wofern sie wirklich konstatierbar waren, Eingang in die ärztliche Therapie gefunden. Und wenn es dabei ohne größeren oder geringeren Widerstand nicht abging, so spricht das nicht für eine grundsätzlich gegnerische Haltung der wissenschaftlichen Therapie gegenüber der sektiererischen.

Die älteste medizinische Sekte verficht das System der **Homöopathie,** eine Gründung des sächsischen Arztes Samuel Hahnemann [41]) (1755—1843), der lehrte, daß ein vorhandenes Leiden durch ein ähnliches, aber stärkeres Medizinalleiden sich vertreiben lasse.

An dieser Stelle müßten kritische Erörterungen über das Wesen der Homöopathie zu weit führen. Der uns zur Verfügung stehende Raum gestattet uns nur einen Hinweis auf Samuel, der auch eine kurze Übersicht über die einschlägige Literatur jenen zur Verfügung stellt, die sich in der Frage eingehender unterrichten wollen.

Es sei hier nur darauf verwiesen, daß das homöopathische System trotz seines langjährigen Bestandes in der Ärzteschaft nur vereinzelte Anhänger sich verschaffen konnte und daß insbesondere von den akademischen Kathedern die Lehren der Homöopathie so gut wie gar nicht verkündet wurden. In neuester Zeit wüßten wir lediglich Schulz-Greifswald [42]) zu nennen, der einen der Homöopathie freundlichen Standpunkt einnimmt.

In Österreich hatten bis vor kurzem jene Ärzte, welche der Behörde erklärten, der Homöopathie ergeben zu sein, freies Dispensierrecht homöopathischer Arzneizubereitungen und konnten diese — wenn auch nur unentgeltlich — an die Kranken abgeben. Dieses Dispensierrecht wurde durch eine Verordnung des Ministeriums des Innern vom 30. Sept. 1895 vor kurzem stark eingeschränkt. Es wird sich nun zeigen, ob dadurch nicht die Zahl der ärztlichen Homöopathen mit der Zeit erheblich zurückgehen wird.

Joh. Gottfried Rademacher (1772—1849) hielt das Wesen der Krankheit nur durch dessen Verhältnis zur Heilwirkung der Arzneien für erkennbar. Er hat seinerzeit unter den Ärzten nicht viel Schule gemacht; in der gegenwärtigen Generation dürfte er wohl kaum mehr Anhänger besitzen.

Die **Naturheilkunde,** soweit sie deren nichtärztlichen Anhang betrifft, haben wir bereits erörtert. Es bliebe noch zu erwähnen, daß die hierher zu zählenden Systeme in der Ärzteschaft mehr weniger Anhänger fanden. Wenn wir hierbei des verstorbenen Dresdner Arztes **Heinrich Lahmann** (Weißer Hirsch) gedenken, so tun wir dies lediglich in Hinsicht auf seine Nährsalztheorie, die man wohl nicht frei von Übertreibungen finden kann. Lahmann war unbestritten der erste, der einen Speisezettel unter Berücksichtigung der Salzzufuhr konstruierte [43]). Die Begründung dazu gab sein Buch [44]), das im Publikum viel Verbreitung fand und — zweifellos gegen des Verfassers Absicht — Anstoß zu dem späteren Nährsalzrummel gab. Dieses Buch und andere Schriften Lahmanns bergen eine Menge wertvoller hygienischer Ratschläge, deren Befolgung für die Volksgesundheit nur von größtem Vorteil begleitet sein kann. Und es war gewiß Lahmanns Verdienst, energisch hingewiesen zu haben darauf, daß die diätetische Disämie hervorgerufen werde durch 1. falsche Nahrungswahl bzw. die vielfach vorhandene Mißachtung der ,,Nährsalze", mithin die unrichtige Zubereitung der Speisen, 2. Kochsalzmißbrauch und 3. übermäßige Wasserzufuhr.

Andererseits ist es doch nicht gut angängig, die Nährsalztheorie in dem Maße zur Grundlage der allgemeinen Ernährung zu nehmen, wie sie Lahmann im Auge hatte. Sie ist praktisch nicht durchführbar und auch in der Theorie stark bestritten. Kaum bestritten sind aber die sonstigen Verdienste Lahmanns bei der Propagierung der physikalischen Heilfaktoren (Luftbäder etc.). Und wenn es ihm gelang, hierdurch Anhänger in der Ärzteschaft wie im Volke zu finden, so ist das nur zu begrüßen, zumal er eine prinzipiell gegnerische Haltung gegen den ärztlichen Medikamentenschatz ebensowenig wie seine Schüler eingenommen hat.

Biochemische Behandlung der Krankheiten nennt sich ein System des Dr. med. Schüßler in Oldenburg und scheint in Norddeutschland ziemlichen Anhang zu haben. In einer darüber abhandelnden Broschüre (,,Eine abgekürzte Therapie") findet sich sogar die Ankündigung einer ,,Internationalen Schüßlerschen ärztlichen Gesellschaft", der im Jahre 1912 allerdings bloß drei Ärzte anzugehören schienen. Die ,,Biochemie" gehört der homöopathischen Richtung an und anerkennt lediglich folgende Mittel zur Abhilfe für alle möglichen Krankheiten: Eisen, Magnesium phosph., Calcium phosph., Kalium phosph., Kalium chl., Natr. ph., Calc. fluor., Silicia, und schwefelsaure Salze. Das Eisen soll das erste Stadium aller (!) Entzündungen heilen (S. 15), ferner ,,frische Wunden, Quetschungen, Verstauchungen, indem es die Hyperämie tilgt." Diese Wunderwirkung tritt, nebenbei bemerkt, bei interner Verabreichung homöopathischer Verdünnungen ein!

Die Biochemie hat sich auch eine ,,Antlitz-Diagnostik" zurechtgelegt, die jeden, der nur biochemische Mittel verwendet, befähigen soll, namentlich in chronischen Krankheitsfällen an der physischen Beschaffenheit des Gesichtes und seines Ausdruckes das geeignete Mittel zu erkennen. Man könne so ein Kochsalz-Gesicht, Natron-Gesicht u. dgl. kapieren. Wer ein solcher Diagnostiker werden will, dürfe aber keine Allotria treiben und etwa neben der Verabreichung biochemischer Mittel elektrisieren oder massieren etc. Zu der Schüßlerschen ,,abgekürzten Therapie" gibt es ein alphabetisches Repertorium; man braucht darin nur den Namen der betreffenden Krankheit bzw. Systeme aufzusuchen und hat daneben gleich das zu verordnende Mittel zur Hand. Das ist doch zumindest sehr einfach!

Die **Kneippsche Richtung** in der „Naturheilmethode" hat in einer Anzahl Ärzte Anhang gefunden, unter welchen Baumgarten-Wörishofen speziell durch seine literarischen Arbeiten bekannter geworden ist. Wir nehmen an, daß die „Kneippärzte", von gewissen Vorteilen der Kneippmethode ehrlich überzeugt letztere zu hydrotherapeutischen Prozeduren benützen. Die kneippärztlichen Schriften entbehren, soweit uns bekannt, jenes gegen die wissenschaftliche Medizin aggressiven Tones, der sonst in sektiererischen Publikationen beliebt ist. Freilich sind nicht alle ohne Fehl. Baumgartens „Neurasthenie" hätte in der Besprechung der medikamentösen Therapie reservierter sein können, zumal das Buch nicht bloß für Ärzte, sondern auch für Nichtärzte geschrieben erscheint. Mag jeder Arzt, wenn er Gutes zu sagen hat, dies auch nach Herzenslust tun! Es ist aber ein eigen Ding um die zumeist sehr scharfe Kritik coram publico, die sich gegen die Therapie der anderen Ärzte wendet. Wir münzen diesen Vorwurf keineswegs gegen die „Neurasthenie" Baumgartens. Wir müssen ihn aber stärker betonen, wenn wir jene ärztliche Sekte betrachten, die sich im Lager der **Naturheilagitation** befindet und sich dem oben mehrfach genannten „Naturheilvereinsbund" angeschlossen hat.

Die ärztlichen Publikationen im „Naturarzt" würdigend übersehen wir keineswegs, daß der Arzt, wenn er hygienische Lehren dem Publikum bringt, nur mit denselben Mitteln Erfolg haben kann, mit denen er am Krankenbette ausgestattet sein soll. Und hierzu gehört zweifellos imponierendes Auftreten als Ausdruck eines festen Willens, der sich, wenn nötig, in bestimmten, einen Widerspruch sozusagen ausschließenden Anordnungen kund zu geben hat. Der populär-hygienisch tätige Arzt wird nicht vermeiden können, dem Laien medizinische Tatsachen zu erzählen, die noch lange keine fertigen Tatsachen sind. Geschieht dies, um die eigene persönliche Überzeugung dem Publikum plausibel zu machen, so mag der Arzt recht daran tun.

Wenn aber, wie dies im „Naturarzt" so häufig geschieht, Ärzte von ihrer Therapie die staunenswertesten Erfolge zu erzählen wissen und dabei die Therapie der „Schulmedizin" tief heruntersetzen, so mag das immerhin den gläubigen Lesern imponieren, führt sie aber trotzdem in die Irre, woferne sie nicht selbst auf die vor Augen geführten Lobpreisungen sich ihren Reim machen. Es ist schlechterdings nicht einzusehen, weshalb ein Arzt nicht energisch für die prophylaktische und therapeutische Bedeutung der physikalisch-diätetischen Heilfaktoren sollte eintreten können, ohne z. B. den Wert von Medikamenten herabzuwürdigen.

Ohne Kommentar seien einige Zitate wiedergegeben, die der Broschüre des Berliner Arztes Dr. med. Wilhelm Winsch „Wie ich Naturarzt wurde" entnommen sind. Wir bemerken nur, daß Winsch sich einen Schüler Kuhnes nennt:

„Die Angaben über die vorzüglichen Erfolge der Chirurgen bei Krebs halten vor einer rechtschaffenen Kritik nicht stand; die materiellen Interessen sind bei unserem jetzigen sozialen System zu sehr mit den Operationen verknüpft und das führt natürlich dazu, daß die interessierten Chirurgen da Erfolge sehen, wo ein unbefangenes Auge beim besten Willen keinen ent-

Wesen und Kritik der Behandlungsmethoden der Kurpfuscher. 641

decken kann. Die Schuld liegt aber nicht bei den Chirurgen allein, sondern vor allem bei der inneren Medizin, deren Unfähigkeit erst die Chirurgen zu ihrer Krebsbehandlung zwingt" (S. 9).

„In der Arzneilehre wird der Professor sich hüten, zu sagen, das und das sind Gifte, die namentlich den großen chemischen Fabriken und den Apotheken helfen" (S. 12).

„Dieser unglückliche Hygieneprofessor, der Bakteriologie liest, ist weiter belastet mit Schutzpockenimpfung. Derselbe Mann, der zeigen soll, daß die Gesundheit sehr wesentlich von der Reinlichkeit abhängt, der muß gleichzeitig eine mittelalterliche Dreckhypothese lehren, denn die Schutzpockenimpfung ist doch weiter nichts als Schmutz" (S. 13).

Vorberg zitierte (Ärztl. Vereinsbl. f. Deutsch. S. 303. 1913) folgenden Ausspruch des Naturarztes Dr. Selß:

„Das Medizinertum des 20. Jahrhunderts arbeitet in seiner Mehrheit an dem Verfall des Volkes und stellt sich unverblümt auf die Seite der die Volksentartung fördernden Elemente. Die Ärztekaste will das Volkswohl ihren eigenen kraßmateriellen Wünschen zum Opfer bringen."

Osteopathen nennen sich Anhänger einer amerikanischen Sekte, welche behaupten, daß alle Krankheiten durch Verschiebung der Rückenwirbel bedingt sind (Jacobi, Münch. med. Wochenschr. Nr. 20, 1913). Es wird also auf die Rückenwirbel kuriert. Die Sekte hat sich seit etwa 12 Jahren Anhänger verschafft. Sie ist in einigen Staaten Nordamerikas anerkannt, in anderen nicht; in ersteren sollen die Osteopathen, wenn sie 4 Jahre Medizin studiert haben, Praxisberechtigung erhalten. Angesichts der Aufnahmsfähigkeit Deutschlands für Medikastereien ist es eigentlich zu wundern, daß die Sekte daselbst noch nicht für ihre Lehren warb. Und haben sie einmal Anhang im Publikum, dann finden sie auch sektierende Ärzte.

Literaturverzeichnis.

[1]) Stenogr. Berichte über die Verhandlungen des Reichstages des Norddeutschen Bundes 1869, Bd. 3, S. 318—320. [2]) „Gesundheitslehrer" Bd. 13, S. 100. [3]) Amtlicher Bericht über das Gesundheitswesen des Preußischen Staates im Jahre 1902. [4]) Amtl. Bericht d. Medizinalabteilung über das Gesundheitswesen im Preußischen Staate im Jahre 1904. [5]) Springfeld, Ärztliche Sachverständigen-Zeitung 1898, Nr. 13. [6]) Jahresbericht d. Sächs. Landes-Medizinal-Kollegiums. [7]) Dr. Joh. Sigm. Hahn, „Die wunderbare Heilkraft des frischen Wassers". [8]) Selinger, Vincenz Prießnitz. [9]) Munter und Danelius, Naturheilkunde und Heilwissenschaft. [10]) Granichstädten, Handbuch der Wasserheilkunde. [11]) Baumgarten, Ein Fortschritt des Wasserheilverfahrens. [12]) Wohlfahrt, Heft 2, Jahrg. 4. [13]) Walser, Die neue Naturheilmethode. [14]) Winternitz, Hydrotherapie in Ziemssens Handbuch. [15]) Czybulka, Joh. Schroths Heilmethode. [16]) Samuel, Medizinische Sekten. [17]) Walser, l. c. [18]) L. Winternitz, l. c. [19]) Wiener Klinische Rundschau. [20]) Geist der Wasserkur. Anleitung zur Ausübung der Wasserheilkunde u. a. [21]) Rikli, Es werde Licht und es wird Licht oder die atmosphärische Kur. [22]) Kneipp, Meine Wasserkur (7. Aufl. S. 6). [23]) Vorberg, Kurpfuscher. [24]) Kneipp, So sollt ihr leben! [25]) Reißig, Medizinische Wissenschaft und Kurpfuscher. [26]) Dr. Lahmann, Das Luftbad. [27]) Boneberger, Kneippcharlatanismus. [28]) Glünicke, Mein Heilsystem. [29]) Kuhne, Die neue Heilwissenschaft. [30]) Brock-

mann, Entlarvter Unsinn. [31] Bilz, Das neue Naturheilverfahren (29. Aufl.). [32] Zeitschrift für Bahn- und Bahnkassenärzte (Nr. 4, 1913). [33] Wiener Klinische Rundschau 1897, Nr. 26. [34] „Gesundheitslehrer" Bd. 2, S. 158. [35] Pastor Felke und seine Heilmethode. [36] Peczély, Entdeckungen auf dem Gebiete der Natur- und Heilkunde. [37] Magnus, Das Kurpfuschertum. [38] Vierteljahrschrift für gerichtliche Medizin Bd. 36, Heft 2. [39] Annalen des Oberlandesger. Dresden Bd. 29, S. 295. [40] Samuel, l. c. [41] Hahnemann, Organon der rationellen Heilkunde. Reine Arzneimittellehre. Die chemischen Krankheiten. [42] H. Schulz, Pharmakotherapie. [43] A. Hoffmann, Diätetische Kuren. [44] H. Lahmann, Die diätetische Blutentmischung als Grundursache aller Krankheiten.

Zur näheren Information über Geheimmittel empfehlen sich: 1. Gegen die Kurpfuscherei und den Geheimmittelschwindel. Amtliche Sammlung der öffentlichen Warnungen des Ortsgesundheitsrats der Haupt- und Residenzstadt Karlsruhe (Braun, Karlsruhe). 2. Hahn-Holfert-Arends, Spezialitäten und Geheimmittel (Springer, Berlin). 3. Capoun-Karlowa-Waldheim, Medizinische Spezialitäten (Hartleben, Leipzig). 4. Gehes Kodex (Gehe & Co. A.-G., Dresden). 5. „Gesundheitslehrer". Volkstümliche Monatsschrift (Kantor, Warnsdorf).

Zur Aufklärung des Publikums eignen sich: 1. Carl Alexander, Wahre und falsche Heilkunde (Reimer, Berlin). Von der Berliner Ärztekammer preisgekrönt. 2. Brock-Kantor, Das Wesen und die Erfolge der wissenschaftlichen Heilkunde im Gegensatze zu den verschiedenen naturheilkünstlerischen und kurpfuscherischen Verfahren (Härpfer, Prag). Vom Zentral-Verein deutscher Ärzte in Böhmen preisgekrönt.

Die geburtshilflichen Operationen im Privathaus.

Von **Professor Dr. W. Zangemeister,**
Direktor der Univ.-Frauenklinik in Marburg.

Mit 18 Abbildungen.

Die operative Geburtshilfe repräsentiert einen besonders wichtigen Teil der ärztlichen Kunst. Wiewohl es die Hauptaufgabe des Geburtshelfers ist und bleiben muß, den Geburtsvorgang lediglich zu überwachen und alle störenden Einflüsse fernzuhalten, so lehrt doch die Erfahrung, daß ein nicht unerheblicher Prozentsatz namentlich derjenigen Geburten, zu deren Leitung ärztliche Hilfe herangezogen wird, ein Eingreifen erfordert. Nicht Krankheiten, sondern die natürliche Vermehrung des Menschengeschlechts machen hier nicht selten ärztliche Hilfeleistung notwendig, und jeder die allgemeine Praxis ausübende beschäftigte Arzt, dem nicht die Hilfe geburtshilflicher Kliniken zur Seite steht, wird daher häufig genug in die Lage versetzt, operative Geburtshilfe treiben zu müssen.

Dabei stellen die geburtshilflichen Operationen an den Arzt ganz besondere Anforderungen. Abgesehen davon, daß ihre Durchführung technisch durchaus nicht immer leicht ist, handelt es sich meist um Eingriffe, über deren Notwendigkeit man sich schnell schlüssig werden muß, und deren Vornahme ohne nochmalige Information stante pede zu geschehen hat. Sicherheit und Schlagfertigkeit sind zwei Eigenschaften, die den Erfolg geburtshilflicher Eingriffe daher in hohem Maße beeinflussen. Aber noch mehr: Meist handelt es sich bei geburtshilflichen Eingriffen um zwei Menschenleben, auf die bei der Beurteilung der Notwendigkeit und der Art der technischen Durchführung eines Eingriffs Rücksicht zu nehmen ist, Mutter und Kind.

Nicht nur der Geburtsvorgang an sich, sondern auch die in Betracht kommenden geburtshilflichen Eingriffe bringen aber Gefahren für beide Teile mit sich, deren Gegenüberstellung die Entscheidung über eine eventuell vorzunehmende operative Maßnahme sehr erschweren kann. Gerade in diesem Abwägen der verschiedenen Gefahren, in der geburtshilflichen „Indikationsstellung", liegt eine der Hauptschwierigkeiten, und hierin werden viel häufiger Fehler gemacht, als in der technischen Durchführung eines in Aussicht genommenen Eingriffes.

Der geburtshilfliche Operateur ist zudem meist genötigt, ohne Assistenz, ohne sachverständigen Narkotiseur allein zum

Ziel zu kommen. Das gilt allerdings lediglich für die Geburtshilfe im Privathaus; aber gerade diese ist es, welche hier in Betracht gezogen werden soll.

Die moderne operative Ära hat auch in der Geburtshilfe eine Reihe von Eingriffsmöglichkeiten gegeben, welche sich nur ausnahmsweise und unter besonders günstigen Verhältnissen einmal außerhalb der Klinik durchführen lassen. Es ist nicht mehr zu leugnen, daß der Praktiker, der im Privathaus Geburtshilfe betreibt, vielfach nach anderen Gesichtspunkten vorzugehen hat, als der Kliniker, dem alle modernen Mittel eines operativen Apparates jederzeit sofort zur Verfügung stehen. Dieser Umstand ist allmählich auch in Laienkreisen bekannt geworden und hat dazu geführt, daß die Überwachung der Geburten mehr, als es früher der Fall war, klinischen Instituten anvertraut wird. Immerhin ist das nur ein verschwindender Prozentsatz der Geburten. Die weit überwiegende Mehrzahl wird, namentlich auf dem Land, in den Händen der Hebammen und der praktischen Ärzte verbleiben, so daß die genaue Kenntnis der operativen Geburtshilfe ein integrierender Bestandteil der ärztlichen Kunst des allgemeinen Praktikers bleiben muß; er muß, wie auch sein Standesname besagt (prakt. Arzt, Wundarzt und Geburtshelfer), bis zu einem gewissen Grad Spezialist im Fach der Geburtshilfe sein.

Es sollen nun im Nachfolgenden die wichtigsten geburtshilflichen Eingriffe in gedrängter Kürze besprochen werden, wobei lediglich ihre Notwendigkeit und Ausführung in der allgemeinen Praxis im Auge behalten wird.

Da den geburtshilflichen Eingriffen selbst gewisse Gefahren für Mutter und Kind anhaften, sind sie nur bei bestimmten Anlässen, "Indikationen" berechtigt, wenn nämlich durch den Eingriff eine für Mutter und Kind bestehende, im Verlauf der Geburt auftretende Gefahr behoben oder gemildert werden kann.

Da ferner die Erfolge und Gefahren geburtshilflicher Eingriffe sehr verschieden sind je nach der geburtshilflichen Situation, bei welcher sie vorgenommen werden, müssen wir ihre Vornahme von gewissen "Vorbedingungen" abhängig machen; nur durch Beschränken der Eingriffe auf gewisse Fälle sind wir in der Lage, die durch die Operation bedingten Gefahren für Mutter und Kind auf ein Mindestmaß herabzusetzen und wirklich segensreich zu wirken.

Metreuryse.

1. Zweck.

Die Metreuryse besteht in der künstlichen Erweiterung des Muttermundes bzw. der Zervix durch eine in den Uterus über den äußeren bzw. inneren Muttermund eingelegte Blase. Dieses Ziel wird dadurch erreicht, daß die etwa zerstörte Eiblase ersetzt wird, sowie dadurch, daß der Druck des Ballons auf die den Muttermund umgebenden Uterusabschnitte die Wehentätigkeit reflektorisch auslöst oder verstärkt. Durch Zug am Ballon kann diese Druckwirkung erhöht und der Muttermund zugleich passiv gedehnt werden.

2. Vorbedingungen.

a) Der Muttermund bzw. die Zervix muß so weit sein, daß der betreffende Metreurynter in zusammengerolltem Zustande eingeführt werden kann.

b) Der vorangehende Teil darf noch nicht im Becken stehen und muß noch eine gewisse Beweglichkeit haben.

3. Indikationen.

a) **Unterbrechung der Schwangerschaft nach dem dritten Monat.**

b) **Beschleunigung der Eröffnungsperiode während der Geburt** bei Gefahren im Befinden von Mutter oder Kind (vorzeitige Plazentarlösung, intrauterine Infektion, Asphyxie des Kindes, extragenitale Erkrankungen der Mutter).

Bei Zuständen, welche eine **schleunige Entbindung** verlangen (inkompensierte Herzfehler, Eklampsie, schwere Blutung bei vorzeitiger Plazentarlösung usw.) soll im Privathaus mit Hilfe der „forcierten Ballondilatation" (s. unten) erweitert werden, falls eingreifendere und schneller zum Ziele führende Verfahren (Dilatation nach Bossi, Kolpohysterotomie, Kaiserschnitt) nicht durchführbar sind, und sich ein Transport in eine nahegelegene Klinik nicht ermöglichen läßt.

c) **Prophylaktisch** bei vorzeitigem Blasensprung, wenn sich die Eröffnungsperiode zu sehr in die Länge zieht oder zu ziehen droht.

d) Bei **Placenta praevia** lateralis, jedoch nur dann, wenn das Kind lebt, lebensfähig und lebensfrisch ist und in Schädellage liegt, und die Mutter noch nicht stärker anämisch ist, kein enges Becken u. dgl. hat. Auch wenn die **Blasensprengung** allein genügend zu sein scheint (wie es unter den obigen Verhältnissen zu erwarten ist bei bereits kleinhandtellergroßem Muttermund und dem Vorliegen nur eines schmalen Saumes der Plazenta), wird man von der Metreuryse abzusehen haben.

4. Kontraindikationen.

a) In den ersten drei Schwangerschaftsmonaten, weil der Uterus beim Aufspritzen des Ballons bersten kann.

b) Bei solchen Erkrankungen, welche sich durch eine verstärkte Wehentätigkeit zu verschlimmern pflegen (Eklampsie, inkompensierte Herzfehler u. dgl.) darf höchstens die **forcierte Ballondilatation** angewandt werden.

5. Ausführung.

Wir benötigen in der Praxis je nach dem Zweck, den wir erreichen wollen, verschiedener Metreuryntermodelle. Das **Zweifelsche Bläschen** besteht aus einem katheterähnlichen Rohr, auf dessen Ende ein kleines (bei jedesmaligem Gebrauch zu erneuerndes) „Saughütchen" aufgebunden ist. In ungefülltem Zustand läßt sich dasselbe bereits durch einen Zervikalkanal hindurchführen, welcher nur einen Durchmesser von knapp 1 cm erreicht hat. Das mit Flüssigkeit gefüllte Bläschen vermag bis zu einem Durchmesser von etwa 5 cm erweitern.

Der Dührssensche Metreurynter besteht aus einem konischen Ballon, welcher aus unelastischem, gummiertem Gewebe hergestellt ist. In zusammengerolltem Zustand läßt sich derselbe

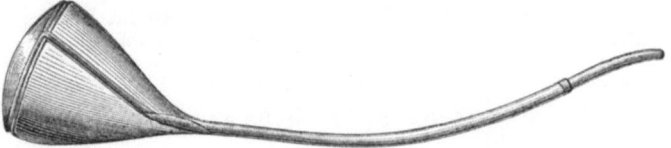

Abb. 1. Dührssenscher Metreurynter.

durch einen Muttermund, der etwa einen Durchmesser von Fingerdicke erreicht hat, einführen, in gefülltem Zustand führt er eine Erweiterung bis auf etwa 10 cm Durchmesser herbei.

Einlegen des Zweifelschen Bläschens: Nach Desinfektion von Vulva und Vagina wird die Portio im Simonschen oder Trélatschen Spekulum eingestellt und mit einer Kugelzange an

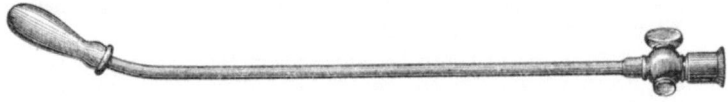

Abb. 2. Zweifelsches Bläschen.

der vorderen Lippe etwas vorgezogen. Das mit den Instrumenten ausgekochte und luftleer zusammengedrückte Bläschen wird mit einer stumpfen Kornzange erfaßt und durch den Zervikalkanal hindurchgeführt. Alsdann wird das Bläschen mit Hilfe einer an den Katheter angesetzten Spritze mit etwa 100 ccm abgekochtem Wasser gefüllt und dann der Hahn des Katheters verschlossen.

War der Zervikalkanal noch nicht weit genug, um das Bläschen hindurchzulassen, so läßt er sich mit Metalldilatatoren bis auf die gewünschte Weite bringen. Hierzu eignet sich am meisten ein Satz Hegarscher Dilatatoren nach Jolly (zu beziehen durch Löwenstein, Berlin, Ziegelstraße).

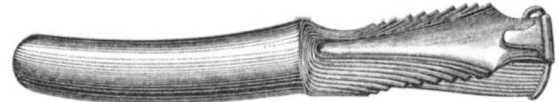

Abb. 3. Hegarsche Dilatatoren nach Jolly.

Einführung größerer Metreurynter: Sie unterscheidet sich von der eben beschriebenen Methode lediglich dadurch, daß der Zervikalkanal eine größere Weite haben muß. Ist dieselbe noch nicht erreicht und erscheint die Metreuryse schon jetzt erwünscht, so läßt sich die Erweiterung mittelst der Hegarschen Dilatatoren oder durch vorherige Verwendung des Zweifelschen

Bläschens erzielen. Der Metreurynter wird vor dem Auskochen durch Zusammenrollen luftleer gemacht und in diesem Zustande durch Zuklemmen des Schlauches erhalten. Zum Einführen wird er von den Seiten her zigarrenähnlich fest zusammengerollt und mit einer stumpfen Zange (am besten Metreurynterzange) so gefaßt, daß die Spitze des Metreurynters etwas überragt. Das Einführen (welches durch Befeuchten des Metreurynters mit flüssiger Kaliglyzerinseife erleichtert wird) muß vorsichtig geschehen, damit die Uteruswand und, wenn noch vorhanden, die Eiblase nicht verletzt wird. Der Metreurynter muß so hoch geschoben werden, daß er beim Füllen nicht wieder herausgleitet. Vorher muß natürlich die Metreurynterzange vorsichtig heraus gezogen werden. Das Auffüllen des eingeführten Ballons geschieht mit abgekochtem Wasser unter Benutzung eines hochgehaltenen Irrigators; Desinfektionslösungen sind zum Füllen deshalb ungeeignet, weil sie das Metreuryntergewebe angreifen oder beim Platzen des Ballons zu Vergiftungserscheinungen führen können. Zur Füllung genügen etwa 500 ccm Flüssigkeit. Der Füllungszustand des Metreurynters wird durch Nachtasten mit zwei Fingern kontrolliert. Der Ballon soll faltenlos und prall sein. Ist das erreicht, so wird der Metreurynterschlauch am Ende verschlossen.

Leitung der Geburt nach Einlegen des Metreurynters

Liegt der Metreurynter im Uterus, so pflegt er nach einer Stunde seinen Einfluß auf die Wehentätigkeit geltend zu machen, indem regelmäßige Wehen, wenn sie noch nicht vorher bestanden, einsetzen oder die Wehentätigkeit verstärkt wird. Bei künstlicher Einleitung der Wehentätigkeit, namentlich bei Frühgeburten, dauert es etwas länger, bis die Metreuryse wirkt, als sonst. Die Dauer bis zur gewünschten Erweiterung beträgt im Durchschnitt 6 Stunden.

Hat die Metreuryse den Muttermund so weit erweitert, als dem Umfange des Ballons entspricht, so wird der Ballon durch die Wehen in die Scheide und durch dann einsetzende Preßwehen in der Regel nach außen geboren. Wie die Geburt dann weiter zu leiten ist, hängt von den vorhandenen Geburtsstörungen vor allem von der Kindeslage ab. Die letztere kann durch die Metreuryse verändert worden sein, ein Ereignis, welches ungefähr in 10% der Fälle zu erwarten ist; beim Zweifelschen Bläschen fällt diese Einwirkung naturgemäß wegen seiner geringen Größe fort.

Störungen der Metreuryse.

Beim Einführen des Ballons kann die Fruchtblase springen oder eine tiefsitzende Plazenta abgelöst werden, wodurch es zu bluten beginnt; letzteres kommt vor allem beim Anfüllen des Ballons vor, falls die Eiblase noch steht. Alsdann ist die Blase zu sprengen und der Ballon intraovulär einzulegen, ein Verfahren, welches bei Placenta praevia von vornherein anzustreben ist, es sei denn, daß nur ein mäßig gefülltes Zweifelsches Bläschen eingelegt wird, um dem Zervikalkanal eine gewisse Erweiterung zu verleihen.

Eine stärkere Ablösung der Plazenta durch eine extraovuläre Metreuryse kann außer zu einem Blutverlust auch zu einer Luftembolie führen und ist auch deshalb zu vermeiden.

Um ein Platzen des Metreurynters zu verhüten, ist es ratsam den Metreurynter vor dem Gebrauch auf seine Dichtigkeit zu prüfen und die Gummihütchen beim Zweifelschen Bläschen nie zweimal zu benutzen.

Werden die Wehen durch die Metreuryse nicht genügend verstärkt, oder geht die Erweiterung im vorliegenden Fall nicht schnell genug, so läßt sich ein Zug am Ballon anbringen. Derselbe wird entweder in Form eines Dauerzuges angewandt, welcher durch ein über das Bettende gehängtes Gewicht (mit Flüssigkeit gefüllte Flasche) erzeugt wird, oder (außer beim Zweifelschen Bläschen) in Form der „forcierten Ballondilatation", indem der Metreurynter mit der Hand in einer Sitzung (ein oder mehrmals) durch die Zervix hindurchgezogen wird. Mit der Extention am Metreurynter nimmt die Wehentätigkeit meist schnell zu. Andererseits wird aber die durch die Wehen erzeugte Erweiterung des Muttermundes mehr und mehr durch eine passive Dehnung ersetzt — am ausgesprochensten natürlich bei der forcierten Ballondilatation — ein Umstand, der dazu führt, daß nach Ausstoßen des Metreurynters der Zervikalkanal oder Muttermund nicht diejenige Weite hat, welche dem größten Umfang des Ballons entspricht. Außerdem besteht bei der forcierten Ballondilatation, insbesondere bei Placenta praevia, die Gefahr von Zervixrissen.

Durch den hermetischen Abschluß der Zervix kommt es gelegentlich während der Metreuryse zu Steigerungen der mütterlichen Körpertemperatur infolge von uterinen Infektionen, weil durch die Metreuryse eine Vermehrung intrauterin eingebrachter Oranismen begünstigt wird. Daher ist während einer protrahierten Metreuryse die Temperatur stets genau zu beobachten und bei Steigerungen die Metreuryse abzubrechen oder zu beschleunigen.

Ist der vorangehende Teil abgewichen, so läßt er sich meist durch geeignete Lagerung wieder zur medianen Einstellung bringen; gelegentlich muß aber die Wendung angeschlossen werden. Durch die gleiche Ursache kann nach Ausstoßen des Metreurynters die Nabelschnur oder ein Arm vorfallen, wodurch die Reposition des vorgefallenen Teiles oder die Wendung notwendig wird.

Nach Ausstoßen des Metreurynters aus dem Uterus bleibt derselbe bisweilen unter Nachlassen der Wehen in der Scheide liegen; er wird dann entleert und herausgenommen.

6. Gefahren und Prognose.

Die Gefahren der Metreuryse bestehen in einer Erhöhung der Infektionsmöglichkeit (besonders wenn die Metreuryse bei schon bestehender intrauteriner Infektion angewandt wird), in der Gefahr von Zervixzerreissungen (lediglich bei Placenta praevia sowie bei forcierter Dilatation), weiterhin in der Möglichkeit einer vorzeitigen Ablösung der Plazenta (bei tiefem Sitz der Plazenta oder bei Placenta praevia); als indirekte Folgen sind hierher auch der Vorfall eines Armes oder der Nabelschnur sowie die Entstehung einer Querlage zu rechnen.

Die mütterliche Mortalität beträgt ca. 2 %, die kindliche ca. 20 %, wobei aber zu berücksichtigen ist, daß die Mehrzahl der diesbezüglichen Todesfälle nicht der Metreuryse sondern der bestehenden Geburtskomplikation oder anderweitigen Eingriffen zur Last zu legen ist.

Die Wendung.

1. Bezeichnung und Zweck.

Die Wendung besteht in einer Veränderung des Verhältnisses der Längsachse des Kindes zu der des Uterus, also in der Verwandlung einer Quer- in eine Geradlage oder umgekehrt. Praktisch kommt lediglich die Herstellung einer Geradlage in Betracht entweder einer Kopflage aus einer Quer- oder Beckenendlage oder einer Beckenendlage aus einer Kopf- oder Querlage. Da für die nachfolgende Geburt lediglich die durch die Wendung erzielte Lage von Belang ist, unterscheiden wir eine Wendung auf den Kopf und eine solche auf das Beckenende; sofern bei der letzteren ein Fuß oder beide Füße heruntergeleitet werden, handelt es sich um eine Wendung auf einen bzw. beide Füße.

Die Wendung kann allein durch äußere Manipulationen vollzogen werden ("äußere Wendung") oder die innerlich eingeführte Hand wirkt dabei mit ("innere Wendung").

Die innere Wendung kann zu einer Zeit vorgenommen werden, wo der Muttermund die ganze Hand bereits eindringen läßt ("rechtzeitige" innere Wendung) oder auch schon früher, indem nur zwei Finger in den Uterus eindringen ("vorzeitige" innere Wendung).

Aus diesen Einteilungsgrundsätzen ergeben sich folgende praktisch in Betracht kommende Arten der Wendung:

a) Die äußere Wendung auf den Kopf, ausnahmsweise auf den Steiß.

b) Die innere Wendung auf einen oder beide Füße, rechtzeitig, bei vollständig erweitertem Muttermund mit der ganzen Hand, vorzeitig, bei noch nicht erweitertem Muttermund mit zwei Fingern.

Die Wendung bezweckt die Beseitigung einer ungünstigen Kindeslage (z. B. der Querlage) oder einer im vorliegenden Fall ungünstigen Lage (z. B. der Kopflage bei Placenta praevia) oder einer ungünstigen Einstellung des vorangehenden Teiles (z. B. der Hinterscheitelbeineinstellung) oder einer Lage, aus der sich die Entbindung nicht sofort bewerkstelligen läßt (z. B. der Schädellage mit über dem Becken stehendem Kopf, wenn die Entbindung sofort notwendig ist); hier wird auf den Fuß gewendet, um alsbald extrahieren zu können.

2. Die äußere Wendung.

Sie kommt nur bei Querlage in Betracht und wird meist auf den Kopf ausgeführt. Sie hat den Vorzug, daß nicht in den Uterus eingegangen zu werden braucht, daß nach ihr die Spontangeburt in Kopflage möglich ist, und daß die Gefahren der Geburt bzw. Extraktion in Beckenendlage wegfallen.

A. Vorbedingungen.

a) Die Fruchtblase darf nicht gesprungen sein; bei gesprungener Blase ist die äußere Wendung meist unmöglich.

b) Es darf nicht bereits eine Gefahr für Mutter oder Kind bestehen, die eine baldige Entbindung erheischt, weil nach der äußeren Wendung die Geburt noch einige Zeit fortdauert (Eklampsie, Placenta praevia totalis sive fere totalis, Infektionsfieber, vorliegende Nabelschnur usw.).

c) **Dem spontanen Geburtsverlauf in Kopflage dürfen keine besonderen Hindernisse im Wege stehen** (enges Becken II. Grades [außer eventuell bei Erstgebärenden], Hydrozephalus, Wehenschwäche u. dergl.).

d) **Der Muttermund muß wenigstens handtellergroß sein;** anderenfalls kann der durch die äußere Wendung nach unten gebrachte Kopf nicht genügend tiefer treten; er weicht deshalb leicht wieder ab. Außerdem kann bei der nach der äußeren Wendung notwendigen Blasensprengung die Nabelschnur vorfallen, was unter Umständen eine sofortige innere Wendung und Extraktion nötig macht (und hierzu ist die völlige Erweiterung des Muttermundes Vorbedingung).

B. **Indikation.** Als einzige Indikation für die äußere Wendung ist die Querlage anzusehen. Am günstigsten ist der Eingriff bei dem in Querlage liegenden zweiten Zwilling.

C. **Ausführung.** Desinfektion wie zur inneren Wendung, eventuell leichte Narkose. Die auf den Uterus aufgelegten Hände drängen den Kopf allmählich nach dem Beckeneingang und den Steiß in den Fundus uteri. Ist die Geradlage erzielt, so wird die Blase gesprengt, damit sich der Kopf mit einem größeren Segment im Beckeneingang und Muttermund fixieren kann. Das Fruchtwasser soll langsam während einer Wehenpause ablaufen, damit die Nabelschnur nicht vorfällt. Nach der äußeren Wendung wird die Kreißende auf die Seite gelegt, auf welcher vorher der Kopf gelegen hatte, um ein Abweichen desselben zu verhüten.

3. Die rechtzeitige innere Wendung.

Sie hat den Vorteil, daß die Drehung des Kindes mit größerer Sicherheit bewerkstelligt werden kann, und daß eine Lage hergestellt wird, aus der man sofort entbinden kann. Da die Aussichten für das Kind bessere sind, wenn eine unvollkommene Fußlage hergestellt wird, wird in der Regel nur auf einen Fuß und nur in bestimmten Ausnahmefällen auf beide Füße gewendet.

A. **Vorbedingungen.**

a) Der Muttermund soll vollständig erweitert sein, damit nicht nur die ganze Hand eindringen kann, sondern nach der Wendung auch die sofortige Extraktion möglich ist, weil das Kind nach der Wendung öfters asphyktisch wird.

b) Der vorangehende Teil darf noch nicht tief im Becken stehen und muß noch beweglich sein. Anderenfalls ist die Umdrehung des Kindes mit der Gefahr einer Uteruszerreißung verbunden.

B. **Indikationen.**

a) **Querlage,** sofern es sich nicht um unter dem VII. Monat befindliche kleine oder stark mazerierte Früchte handelt.

b) **Abnorme Kopfeinstellungen und Haltungsanomalien** der Frucht (Hinterscheitelbeineinstellung, persistierende Stirneinstellung und Gesichtseinstellung — die beiden letzteren, sofern sie noch anderweitig kompliziert sind und ihre manuelle Umwandlung unzweckmäßig oder unmöglich ist —, Nabelschnurvorfall).

c) **Gefahren für Mutter und Kind bei Kopflagen** — solange der Kopf noch über dem Beckeneingang steht —, welche eine baldige Geburtsbeendigung erheischen (Eklampsie, vorzeitige Plazentarlösung, Infektionsfieber, Herz-, Lungen- und Nierenerkrankungen, kindliche Asphyxie usw.). Hier wird die Wendung gemacht, um durch die angeschlossene Extraktion die Entbindung sofort zu beendigen.

d) Räumliches Mißverhältnis zwischen Kopf und plattem Becken 1. oder 2. Grades, wenn sich bei früheren Geburten herausgestellt hat, daß die Aussichten für Mutter und Kind bei einem spontanen Verlauf zu ungünstige sind, andererseits aber von größeren Eingriffen (Beckenspaltung, Kaiserschnitt) abgesehen werden muß. Die Conjugata vera soll jedoch mindestens 7,5 cm betragen („prophylaktische Wendung beim platten Becken").

Die prophylaktische Wendung ergibt natürlich um so schlechtere Resultate namentlich für das Kind, je enger das Becken und je größer das Kind ist; sie ist aber für den Praktiker insofern besonders geeignet, als sich derselbe mit größeren Eingriffen (Beckenspaltung, Kaiserschnitt) in der Regel nicht abgeben kann, und als sich die Frage des Kopfdurchtrittes sehr bald, d. h. im Verlauf der angeschlossenen Extraktion entscheidet. Gelingt es nicht den nachfolgenden Kopf durch den Beckeneingang zu ziehen, so wird derselbe perforiert.

C. Kontraindikationen.

a) Bei drohender Uterusruptur würde die Umdrehung des Kindes bei der Wendung sehr leicht eine Uteruszerreissung herbeiführen.

Die Zeichen der drohenden Uterusruptur sind folgende: Der Retraktionsring (d. h. die — äußerlich als Furche erkennbare — Grenze zwischen Hohlmuskel und unterem Uterinsegment) ist deutlich ausgeprägt und verläuft in Nabelhöhle oder darüber. Verläuft er sogar schräg (von links oben nach rechts unten oder umgekehrt), so ist die Überdehnung einer Seite des unteren Uterinsegmentes besonders zu befürchten. Das untere Uterinsegment (die Gegend des Uterus oberhalb des Symphyse) ist druckempfindlich, bisweilen spontan schmerzhaft, besonders während der Wehen. Das Lig. rotund. ist auf der überdehnten Seite deutlich gespannt zu fühlen.

b) Bei bereits eingetretener Uterusruptur; hier würde die Wendung die Zerreissung vergrößern.

c) Bei Tetanus uteri, weil sich, solange derselbe besteht, die Umdrehung des Kindes nicht ohne Gefahr bewerkstelligen läßt.

d) Bei Hydrozephalus und engem Becken III. Grades (unter einer Conjugata vera von 7 cm), weil hier auf jeden Fall zerstückelt werden muß (sofern nicht der Kaiserschnitt vorgenommen werden kann).

e) Bei sicher totem Kind soll die Wendung aus Kopflage überhaupt nicht und aus Querlage nur dann vorgenommen werden, wenn sie absolut leicht ist.

D. Ausführung.

Desinfektion; Querbett (am besten mit etwas erhöhtem Steiß); Vorbereitung zur Behandlung der kindlichen Asphyxie. Von Instrumenten wird ausgekocht: Korn- oder Kugelzange (zur eventuellen Blasensprengung), Katheter, Dammnahtmaterial. Bei schwierigen Wendungen: Instrumente zur Zerstückelung. Narkose ist absolut notwendig (eine Wendung ohne Narkose ist, von Ausnahmefällen abgesehen, ein Kunstfehler). Der Operateur sitzt oder kniet vor der Kreißenden. Zunächst wird die Harnblase entleert und der bei Querlage eventuell vorgefallene Arm angeschlungen. Nunmehr geht die ganze Hand mit spitz zusammengelegten Fingern in die Scheide ein, während die äußere Hand auf den Fundus uteri gelegt wird, um als Orientierungspunkt zu dienen und eventuell den Steiß der inneren Hand entgegenzudrängen. Bei allen ersten Lagen geht man mit der linken, bei allen zweiten mit der rechten Hand ein.

Die mit einem ausgekochten Gummihandschuh versehene Hand wird, um leichter vordringen zu können, mit einem Gleitmittel (am besten flüssiger Kaliglyzerinseife) übergossen.

Nachdem man die Kindeslage und die Einstellung des vorangehenden Teiles nochmals kontrolliert hat, geht die innere Hand von der Scheide aus durch den Muttermund, drängt den Kopf etwas nach der Seite des Rückens, so daß sie auf die Bauchseite der Frucht gelangt. Die Finger müssen beim Eingehen in den Uterus geschlossen bleiben, damit die Nabelschnur nicht zwischen sie kommt. Die Hand geht direkt zu den Füßen. Meist ist dazu nötig, daß sie bis in den Fundus uteri vorgeschoben wird; das Erreichen des Knies genügt nicht, um den Fuß herunterzuholen. Man sucht bei ersten Lagen den vorderen Fuß, bei dorsoanterioren Querlagen den unteren und bei dorsoposterioren Querlagen den oberen Fuß zu erreichen. In schwierigen Fällen muß man sich damit begnügen denjenigen Fuß zu nehmen, den man zuerst erreicht. Hat man den Fuß in der Hand, so überzeugt man sich zunächst davon, ob man wirklich einen Fuß und nicht eine Hand ergriffen hat. Man erkennt den Fuß am sichersten am Vorhandensein der Ferse. Der Fuß wird zwischen zweitem und drittem Finger fest erfaßt und durch Auflegen des Daumens in der Hand fixiert. Er wird nunmehr bis in die Scheide herabgezogen. Der Kopf liegt jetzt noch über dem Beckeneingang unterhalb des Retraktionsringes (s. Abb. 4).

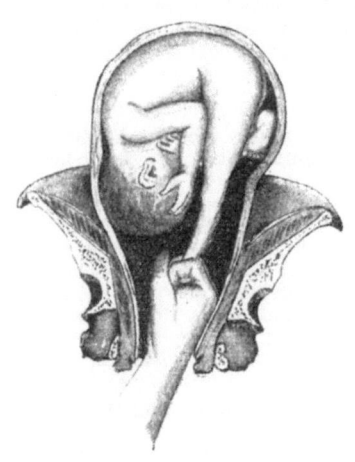

Abb. 4. Wendung (der Fuß ist heruntergeholt; es folgt die Umdrehung).

Es folgt nunmehr die eigentliche Umdrehung des Kindes. Bei derselben muß der Uterus absolut erschlafft sein. Es ist deshalb notwendig nach Herunterholen des Fußes die dadurch ausgelöste intensive Wehe vorübergehen zu lassen. Ist das der Fall, so zieht die innere Hand den Fuß aus der Vulva heraus, während gleichzeitig die äußere Hand mit dem Handballen den Kopf durch die Bauchdecken hindurch nach oben in den Fundus schiebt. Die Zugrichtung an dem herabgeholten Bein muß dabei stark nach abwärts und etwas nach der Seite des Kopfes gerichtet sein. Ist das geschehen, so liegt das Bein bis zum Knie vor der Vulva und man fühlt den Kopf von außen im Fundus.

Nach der Wendung wird die Extraktion womöglich bald angeschlossen, weil das Kind sonst erfahrungsgemäß häufig asphyktisch zugrunde geht. Dieses Erfordernis fällt natürlich weg, wenn das Kind bereits tot ist.

Schwierigkeiten: Bei sehr enger Vulva empfiehlt es sich einen Scheidendammschnitt anzulegen. Derselbe ist auch im Hinblick auf die nachfolgende Extraktion von Vorteil. Wenn der vorangehende Teil schon ziemlich tief im Beckeneingang eingekeilt ist, entscheidet die innere Hand, ob es überhaupt noch möglich ist, ihn soweit in die Höhe zu schieben, daß ein Vorbeikommen möglich ist.

Wird bei stehender Blase gewendet, so kann das Sprengen der Eihäute Schwierigkeiten machen; man führt dann in der Hohlhand eine Kornzange oder dgl. ein, um den ersten Einriß (der sich am leichtesten während der Wehe erreichen läßt) zu machen.

Der oberhalb des Kopfes liegende Retraktionsring kann so eng sein, daß er die Frucht fest umschnürt und die Hand nicht oder kaum mehr hindurchdringen läßt. Alsdann ist die Wendung aufzugeben, weil die Umdrehung dann unmöglich bzw. zu gefährlich ist, selbst wenn es gelänge, noch an den Fuß zu kommen.

Hat man sich in der Wahl der Hand geirrt, so versucht man die Wendung mit der falschen Hand durchzuführen; nur wenn man nicht an den Fuß herangelangen kann, wird die andere Hand genommen. Liegen die Füße (dorso-posteriore Querlage, Hängebauch) weit vorn, so erreicht man sie besser, wenn man die Kreißende in Seitenlage bringt. Zu diesem Zweck wird das der inneren Hand gleichnamige Bein der Kreißenden über den Arm des Operateurs hinweg gedreht und die Patientin auf die Seite gelegt; man lagert die Patientin also bei ersten Lagen, bei welchen sich die linke Hand im Uterus befindet (ohne daß die Hand aus dem Uterus herausgeht), auf die rechte Seite u. u.

Am häufigsten treten Schwierigkeiten bei der Umdrehung auf. Wird hierbei die vollkommene Erschlaffung des Uterus (Wehenpause) nicht abgewartet, so gelingt es ebensowenig das Kind umzudrehen, wie bei einer bereits zu weit vorgeschrittenen Retraktion des Uterus; der Retraktionsring ist dann schon zu eng, um gleichzeitig den Steiß nach unten und den Kopf nach oben hindurchtreten zu lassen.

Im ersteren Fall muß einige Minuten gewartet und die Narkose unter Umständen noch vertieft werden. Im Falle einer tetanischen Dauerkontraktion des Uterus kann es notwendig werden, die Wendung aufzuschieben, bis durch Morphiumgaben und protrahierte warme Bäder der tetanische Zustand verschwunden ist. Im Fall einer weit vorgeschrittenen Retraktion des Uterus kann die Umdrehung überhaupt unmöglich werden. Wird sie in solchen Fällen forciert, so reißt das untere Uterinsegment ein (violente Uterusruptur).

Man erkennt die schon vorgeschrittene Retraktion beim Eingehen mit der Hand, indem der Retraktionsring leistenartig stark nach innen vorspringt und unter Umständen schon dem Durchschieben der Hand Schwierigkeiten bereitet.

Ist die Retraktion noch nicht so weit vorgeschritten, daß die Umdrehung unmöglich erscheint, so kann die letztere gelegentlich noch mit Hilfe gewisser Maßnahmen ermöglicht werden. Es ist dabei aber Voraussetzung, daß die Zeichen einer drohenden

Uterusruptur noch nicht vorhanden sind. Das erste und wichtigste Mittel hierzu ist das Herunterholen des zweiten Fußes. Nachdem der erste Fuß angeschlungen wurde, geht die Hand abermals in den Uterus ein und zieht den zweiten in die Scheide hinab. Die Umdrehung gelingt nun erheblich leichter.

Es ist unrichtig, prinzipiell auf beide Füße zu wenden, weil dadurch die Prognose für das Kind verschlechtert würde; man beschränkt dies daher auf Fälle, in denen die Umdrehung zunächst mißlungen ist oder a priori schwierig erscheint.

Ein weiteres Mittel besteht in der Anwendung des Handgriffes der J. Siegemunde; der in die Scheide gezogene Fuß wird angeschlungen. Bei ersten Lagen geht die rechte, bei zweiten die linke Hand in die Scheide ein und umgreift den Kopf. Bei erschlafftem Uterus wird nun der Kopf innen in die Höhe geschoben und gleichzeitig von außen an dem angeschlungenen Bein gezogen.

In seltenen Fällen gehen Schwierigkeiten bei der Umdrehung vom Kind aus entweder infolge von Mißbildungen, Doppelbildungen, oder infolge abnormer Größe des kindlichen Rumpfes bei übertragener Frucht u. a.

4. Die vorzeitige innere Wendung (kombinierte Wendung, Wendung nach Braxton-Hicks).

Sie hat den Vorteil, daß man nicht auf die sonst notwendige Erweiterung des Muttermundes zu warten braucht, aber den Nachteil, daß man nach ihr nicht extrahieren kann, und daß infolgedessen das Kind häufig abstirbt.

A. Vorbedingungen.

a) Der Zervikalkanal bzw. Muttermund muß für zwei Finger durchgängig sein.

b) Das Becken darf nicht absolut verengt sein (Conjugata vera mindestens 5,5 cm).

c) Der Kopf darf noch nicht im Becken stehen (was lediglich bei Primiparen vorkommen kann).

B. Indikationen.

a) Querlage bei totem Kind, wenn die Blase vorzeitig gesprungen ist.

b) Nabelschnurvorfall (bei lebendem Kind) bei Kopflage und unerweitertem Muttermund, wenn die Reposition nicht möglich ist.

c) Erhebliche Gefahren für die Mutter in der Eröffnungsperiode, sofern die Metreuryse nicht anwendbar ist (Eklampsie, vorzeitige Plazentarlösung bei normalem Sitz, Placenta praevia, Infektionsfieber, inkompensierte Herzfehler u. dgl.).

Ein hauptsächliches Anwendungsgebiet der vorzeitigen inneren Wendung bildet die Placenta praevia. Hier beruhen ihre Vorzüge darin, daß die Eiblase zerstört wird (um einer weiteren Ablösung der Plazenta vorzubeugen), daß die blutende Plazentarstelle durch den auf den Muttermund herabgezogenen Steiß tamponiert wird, und ferner darin, daß die Erweiterung der zerreißlichen Zervix in besonders schonender Weise erfolgt.

C. Ausführung. Über Lagerung, Desinfektion, Narkose und Wahl der Hand gelten dieselben Regeln wie bei der rechtzeitigen inneren Wendung. Auf die Wahl des Fußes ist kein Gewicht zu legen; man nimmt denjenigen Fuß, welchen man zuerst erreicht.

Nachdem die ganze Hand in die Scheide eingeführt wurde, geht der zweite und dritte Finger der Hand durch den Zervikalkanal hindurch und sprengt die (eventuell noch stehende) Eiblase, was gelegentlich nur unter Zuhilfenahme eines Instrumentes möglich ist. Bei erschlafftem Uterus versucht nun die äußere Hand den über dem (inneren) Muttermund gespreizten inneren Fingern einen Fuß entgegenzudrängen.

Das Ergreifen des Fußes kann man sich in manchen Fällen, in denen man bei stehender Blase zu wenden begann, dadurch erleichtern, daß man einen Teil des etwa zu reichlich im Uterus vorhandenen Fruchtwassers abfließen läßt.

Der Fuß wird erfaßt und durch den Muttermund hindurchgezogen; alsdann erfolgt die Umdrehung, die hier gewöhnlich keine Schwierigkeiten bereitet.

Bei toten und nicht lebensfähigen Früchten kann man sich das technisch oft schwierige Manöver des Durchziehens des Fußes durch die Zervix dadurch erleichtern, daß man eine Kugel- oder Abortzange einführt und unter Leitung der Finger den Fuß erfaßt.

An die vorzeitige innere Wendung darf die Extraktion nicht sofort angeschlossen werden, da sonst — namentlich beim Durchziehen des nachfolgenden Kopfes — leicht Zervixrisse entstehen. In besonders dringenden Fällen läßt sich bei Mehrgebärenden und nicht ausgetragener Frucht eine vorsichtige langsame Extraktion derart anschließen, daß der nachfolgende Kopf perforiert wird. Keinesfalls darf dies aber bei Placenta praevia geschehen.

Zieht sich die Erweiterung der Zervix nach der vorzeitigen Wendung zu sehr in die Länge oder blutet es bei Placenta praevia nach derselben noch weiter, so kann (ähnlich wie bei der Metreuryse) ein Gewichtszug am Fuß angebracht werden. Derselbe soll aber das dringend notwendige Maß nicht übersteigen und beim Durchschneiden des Steißes abgenommen werden. Bei lebendem und lebensfähigem Kind ist darauf zu achten, daß die Umschnürung des angezogenen Fußes nicht zum Gangrän Anlaß gibt (Polsterung).

5. Gefahren und Prognose der Wendung.

Die Gefahren der rechtzeitigen inneren Wendung liegen für die Mutter, abgesehen von einer erhöhten Infektionsmöglichkeit, vor allem in einer Zerreissung der Gebärmutter bei der Umdrehung, entweder wenn technisch unrichtig vorgegangen wurde, oder wenn die Wendung bei schon weit vorgeschrittener Retraktion oder gar drohender Uterusruptur unternommen wurde. Bei Erstgebärenden ist die Wendung schwieriger und gefährlicher als bei Mehrgebärenden.

Die mütterliche Mortalität beträgt etwa 2%, wovon aber 1% der Extraktion zur Last zu legen ist.

Für das Kind liegt die Gefahr der Wendung hauptsächlich in der nach derselben eintretenden Asphyxie. Sofern gleich an die Wendung die Extraktion angeschlossen wird, kommt noch die Gefahr dieses Eingriffes hinzu. Die kindliche Mortalität beträgt etwa 23%, wovon jedoch 13% der Extraktion bzw. der Geburt in Beckenendlage zur Last zu legen sind.

Nach der vorzeitigen inneren Wendung ist die Infektionsgefahr eine höhere; die kindliche Mortalität beträgt hier 50%, bei Placenta praevia 70%.

Die äußere Wendung ergibt für die Mutter eine durchaus gute Prognose; Mortalität etwa 0,3%. Für das Kind beträgt die Mortalität 6% (bei der Wendung auf den Steiß 25%).

Umwandlung der Steiß- und Fußlage.

1. Zweck:

Obwohl die Steißlage für Mutter und Kind im allgemeinen günstiger ist als eine Fußlage, so empfiehlt es sich doch gelegentlich einen Fuß herunterzuholen, um an ihm unter Umständen extrahieren oder extendieren zu können.

2. Vorbedingungen:

a) Der Muttermund soll wenigstens handtellergroß sein, einmal um den Fuß mit der ganzen Hand herunterholen zu können und zum andern, um nach der Umwandlung jederzeit extrahieren zu können, falls das Kind plötzlich asphyktisch wird, wie es nach dem Herunterholen des Fußes vorkommt.

Bei Placenta praevia muß von dieser Vorbedingung im Interesse der Blutstillung abgewichen werden, und das Herunterholen des Fußes technisch in ähnlicher Weise ausgeführt werden, wie bei der vorzeitigen inneren Wendung (s. unten).

b) Der Steiß soll womöglich noch nicht tief im Becken stehen, weil sich sonst die Umwandlung meist nur schwierig und unter Gefährdung der mütterlichen Weichteile durchführen läßt.

Gelegentlich ist jedoch die Umwandlung, namentlich mit dem Pinardschen Handgriff, selbst bei im Becken stehenden Steiß ohne Schwierigkeiten möglich und dann zu versuchen, wenn bei Steißlage extrahiert werden muß und die räumlichen Verhältnisse nicht zu eng sind.

3. Indikationen:

a) Gefahren für Mutter oder Kind im Verlauf von Steißlagen, welche eine Beendigung der Geburt erheischen, weil die Extraktion in Fußlage technisch wesentlich leichter und ungefährlicher ist, als diejenige in Steißlage [Eklampsie, vorzeitige Plazentarlösung (außer bei Placenta praevia), Infektionsfieber, kindliche Asphyxie usw.].

b) Prophylaktisch, wenn bei Steißlage Gefahren für Mutter oder Kind zu erwarten sind, um im Falle der Not die Geburt beschleunigen zu können (enges Becken, Wehenschwäche, alte Erstgebärende, Nabelschnurvorfall und dergl.).

c) Placenta praevia, weil mit dem Herunterholen des Fußes die Sprengung der Eiblase verbunden ist und die tamponierende Wirkung des Steißes durch Zug an dem heruntergeholten Fuß jederzeit bei Blutungen verstärkt werden kann.

4. Kontraindikationen:

a) Drohende Uterusruptur.

b) Totes Kind, jedoch außer bei Placenta praevia und bei gewissen Zuständen, welche die Umwandlung vor der Erweiterung des Muttermundes angezeigt erscheinen lassen.

Im allgemeinen ist es bei totem Kind für die Mutter schonender, sich bei einer notwendig werdenden Extraktion des Steißhakens oder des Kranioklasten zu bedienen.

5. Ausführung:

Desinfektion; Querbett; womöglich Narkose. Bei erster Steißlage geht die linke bei zweiter die rechte Hand ganz in die Scheide und dann am Steiß vorbei in den Uterus, sofern der Fuß nicht neben dem Steiß zu erreichen ist. Der vordere Fuß soll heruntergeholt werden. Er wird über den Malleolen wie bei der Wendung erfaßt und heruntergezogen.

Steht der Steiß zu tief oder ist der Retraktionsring schon zu eng, um über das Knie hinaus zu gelangen, so kann man nach Pinard den Oberschenkel nach dem Rücken zu drängen. Durch Fixieren dieser Haltung mit dem Daumen vermögen die ausgestreckten Finger nunmehr oft den Fuß noch zu erreichen.

Soll das Herunterholen des Fußes vor der nötigen Erweiterung des Muttermundes durchgeführt werden (z. B. bei Placenta praevia), so geschieht die Ausführung in ähnlicher Weise wie bei der vorzeitigen inneren Wendung.

6. Erfolge:

Die Umwandlung erhöht die Infektionsgefahr der Mutter etwas und kann gelegentlich zu Einrissen der Scheide führen. Die Mortalität des Kindes bei der Extraktion nach Herunterholen des Fußes beträgt 23%. Da dieselbe bei Geburten in unvollkommener Fußlage nur 13% und bei der Extraktion primärer Fußlagen nur 16% beträgt, bringt die Umwandlung eine Erhöhung der kindlichen Mortalität um 7 resp. 10% mit sich. Die kindliche Mortalität bei Extraktion in Steißlage beträgt aber 26%.

Umwandlung der Gesichts- und Stirnlage.

1. Zweck:

Da die Gesichts- und namentlich die Stirnlagen häufiger einen ungünstigen Verlauf für Mutter und Kind nehmen als die Schädellagen, sucht man sie in gewissen Fällen in letztere umzuwandeln.

2. Vorbedingungen.

a) Der Muttermund muß wenigstens handtellergroß sein.
b) Das Kind muß lebend, lebensfähig und lebensfrisch sein.
c) Der Kopf muß mit seinem größten Umfang noch über dem Beckeneingang stehen und eine gewisse Beweglichkeit haben.
d) Die Spontangeburt in Schädellage muß nicht nur mechanisch möglich, sondern im allgemeinen auch in absehbarer Zeit zu erwarten sein.

3. Indikationen:

a) Verzögerung des Kopfeintrittes nach gesprungener Blase und erweitertem Muttermund, zu der es bei Gesichts- bzw. Stirneinstellung häufiger kommt als sonst, da auch die Wehen öfters schlechter sind als bei Schädellage.

b) Prophylaktisch, wenn bei Gesichts- und Stirneinstellung eine Geburtsverzögerung zu erwarten ist, z. B. bei mäßigen Graden von Beckenenge, bei großem Kind, Wehenschwäche, alten Erstgebärenden.

c) Wenn bei Gesichts- und Stirneinstellung Ereignisse eintreten, die eine baldige Geburtsbeendigung wünschenswert erscheinen lassen, die Wendung jedoch nicht mehr möglich ist, und der Spontanverlauf in Gesichtslage voraussichtlich zu lange dauern wird.

Man macht hier die Umwandlung, entweder um den Kopfeintritt ins Becken zu beschleunigen, oder um — bei dringenden Anlässen — den wenig aussichtsvollen, nicht ungefährlichen Versuch einer hohen Zange bei Gesichtslage bzw. Stirneinstellung wenigstens durch einen solchen bei Schädellage zu ersetzen.

4. Kontraindikationen:

a) Drohende Uterusruptur, weil sich bei der Umwandlung eine violente Ruptur ereignen könnte.

b) Placenta praevia, wegen der Gefahr einer Zervixzerreissung und wegen der Unsicherheit der Blutstillung.

c) Enges Becken, wenn die Conjugata vera kleiner als 7,5 cm ist, weil ein ausgetragenes Kind unter solchen Umständen selbst in Schädellage kaum lebend geboren werden kann.

d) Abnorme Größe oder Gestalt des Kindes (insbesondere bei Hydrozephalus, Anenzephalus, Enzephalozele, Struma usw.); speziell die Anenzephalen stellen sich häufig in Gesichtslage ein.

e) Alle Zustände, welche eine sofortige Geburtsbeendigung im Interesse von Mutter und Kind erheischen (Eklampsie, vorzeitige Plazentarlösung, Infektionsfieber, Asphyxie, Nabelschnurvorfall), es sei denn, daß die Wendung nicht mehr möglich ist und die Umwandlung nur als Vorakt für eine Impression des Kopfes oder eine hohe Zange vorgenommen wird.

5. Ausführung.

Die Umwandlung gelingt am leichtesten und sichersten durch den von mir angegebenen Handgriff:

Querbett (Becken etwas erhöht!), Desinfektion, Narkose. Die der Kinnseite entsprechende Hand (also bei erster Gesichts- oder Stirneinstellung die linke und umgekehrt) geht unter Gebrauch eines Gleitmittels (flüssige Kaliglyzerinseife) in die Scheide ein und alsdann durch den Muttermund seitlich vom Kinn vorbei. Stand die Fruchtblase noch (primäre Gesichtslage), so wird sie gesprengt. Die Spitzen der ausgestreckten Finger werden auf die Brust gelegt und der Daumen in den Mund eingehakt. Die äußere Hand wird auf den Fundus uteri gelegt und umgreift den Steiß. Nunmehr wird das Kinn mit dem Daumen in die Höhe geschoben und die Brust mit den Fingerspitzen der inneren Hand nach der Seite des kindlichen Rückens gedrängt. Die äußere Hand schiebt gleichzeitig den Steiß nach der Bauchseite des Kindes hinüber. Die Umwandlung ist erst dann vollends gelungen, wenn das Kinn die Brust berührt, und die ursprüngliche lordotische Haltung des Rumpfes in eine kyphotische übergegangen ist. Die innere Hand geht nunmehr langsam aus dem Uterus heraus, am besten während einer Wehe, damit der Kopf sich mit dem Schädel möglichst fest in den Beckeneingang stellt; sie kontrolliert vor Herausgehen aus der Scheide die Schädeleinstellung und achtet darauf, ob nicht etwa die Nabelschnur vorgefallen ist. Um die Erhaltung der Schädellage zu gewährleisten, wird die Frau nunmehr auf die Seite des kindlichen Rückens gelegt. Die kindlichen Herztöne werden häufig kontrolliert, da das Kind gelegentlich nach der Umwandlung asphyktisch wird; wenn nötig, wird zur Anregung der Wehentätigkeit eine Spritze Pituglandol gegeben. Meist nehmen die Wehen nach der Umwandlung zu (selbst wenn die Umwandlung mißlang).

Ist die Umwandlung nicht gelungen, so wartet man die Spontangeburt in Gesichts- bzw. Stirnlage ab, falls nicht ein Anlaß vorliegt oder eintritt, in anderer Weise einzugreifen.

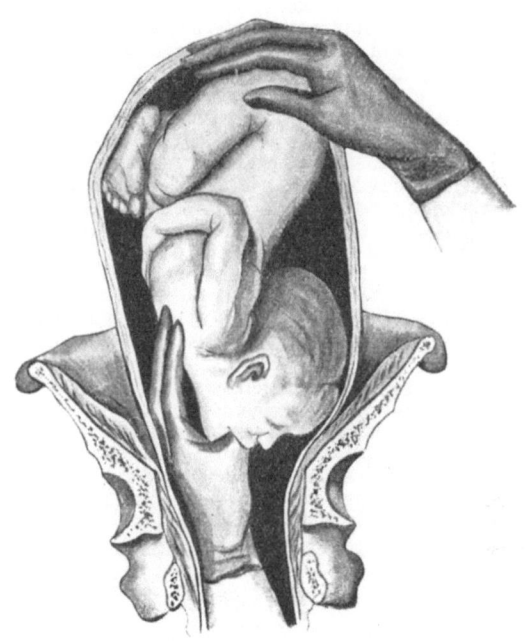

Abb. 5. Umwandlung der Gesichtslage nach Zangemeister.

6. Gefahren und Prognose:

Die Gefahren der Umwandlung bestehen für die Mutter in der Möglichkeit einer Uterusruptur (welche allerdings bei dem von mir angegebenen Verfahren und Innehalten der obigen Vorschriften nur eine sehr geringe ist). Ferner wird durch den Eingriff naturgemäß die Infektionsgefahr etwas erhöht. Für das Kind liegt eine Gefahr in der Möglichkeit des allerdings keineswegs häufigen Nabelschnurvorfalles bei der Umwandlung. Wichtiger ist die Tatsache, daß die Kinder häufig nach der Umwandlung asphyktisch werden, wenn die Geburt nicht innerhalb weniger Stunden zu Ende geht.

Die mütterliche Mortalität beträgt 3 %, die kindliche Mortalität 26 %; dabei ist aber zu berücksichtigen, daß die Gesichts- und Stirnlage an sich namentlich für das Kind eine schlechtere

Prognose ergeben als die Schädellage — namentlich wenn noch andere Komplikationen vorliegen — und daß die Umwandlung bisher lediglich nach der üblichen Thornschen Methode durchgeführt wurde.

Reposition der Nabelschnur.

1. Zweck:

Der Vorfall der Nabelschnur nach dem Blasensprung durch den mehr oder wenig erweiterten Muttermund in die Scheide kommt etwa unter 126 Kopflagen, 14 Beckenendlagen und 7 Querlagen je einmal vor, und zwar infolge mangelhaften Abschlusses des unteren Uterinsegmentes durch den vorangehenden Teil. Während bei Beckenend- und Querlagen in der Regel kein gefahrdrohender Druck auf die vorgefallene Nabelschnur zustande kommt, leidet die Zirkulation in der Nabelschnur bei Kopflagen häufig (etwa in 70%) so, daß das Kind abstirbt. Durch die Reposition soll die vorgefallene Nabelschnur wieder in den Uterus oberhalb des Kopfes zurückgebracht werden. Da die vorgefallene Nabelschnur kein mechanisches Geburtshindernis bildet, kommt der Eingriff nur bei lebender und lebensfähiger Frucht in Betracht.

2. Vorbedingungen:

a) Das Kind muß lebensfähig, lebend und lebensfrisch sein.

Bei bereits asphyktischem Kind ist die Wendung und Extraktion vorzuziehen.

b) Es muß eine normale Schädellage bestehen, und der Kopf muß normale Form und Größe haben.

Bei abgewichenem Kopf, bei Hydrozephalus, Anenzephalus würde die reponierte Nabelschnur häufig wieder vorfallen. Bei Gesichtslage hat die Reposition meist nur dann Zweck, wenn gleichzeitig eine Umwandlung in Schädellage vorgenommen wird.

c) Der Kopf darf noch nicht im Becken stehen.

Bei bereits im Becken stehenden Kopf ist die Zangenextraktion vorzuziehen.

d) Die Nabelschnur darf nicht in zu großer Ausdehnung vorgefallen sein.

e) Der Spontangeburt in Schädellage dürfen keine gröberen Hindernisse im Wege stehen (Wehenschwäche, enges Becken und dergleichen).

f) Es dürfen keine Geburtskomplikationen bestehen, welche eine sofortige Geburtsbeendigung oder einen anderen Eingriff notwendig machen (vorzeitige Plazentarlösung, Placenta praevia, Infektionsfieber, Eklampsie, Hinterscheitelbeineinstellung usw.).

g) Der Muttermund soll womöglich handtellergroß sein.

Bei engerem Muttermund wartet man dessen Erweiterung unter geeigneter Lagerung der Kreißenden (auf die Seite des Nabelschnurvorfalles) ab oder reponiert, wenn Kompressionserscheinungen der Nabelschnur vorhanden sind, in besonderer Weise vorzeitig (s. unten).

Bei stehender Blase, also vorliegender Nabelschnur, genügt in der Regel eine Lagerung der Kreißenden auf die Seite des kindlichen Rückens, wodurch die Nabelschnur beiseite geschoben und ihr Vorfall beim Blasensprung verhindert wird. Zur Verhütung eines vorzeitigen Blasensprunges wird ein Kolpeurynter in die Scheide gelegt.

3. Indikation:

Vorfall der Nabelschnur bei Schädellage oder bei in Schädellage umzuwandelnder Gesichtslage, sofern der Kopf noch nicht im Becken steht und nicht nach Lage der Dinge ein anderer Eingriff vorzuziehen ist.

4. Ausführung:

Desinfektion; Querbett (mit erhöhtem Steiß); unter Umständen Narkose. Bei erster Schädellage geht die linke, bei zweiter die rechte Hand ganz in die Scheide ein, ergreift die vorgefallene Nabelschnur im ganzen und führt sie seitlich vom Kopf hoch in den Uterus empor. Alsdann wird die Hand langsam während einer Wehe (unter Gegendruck des Kopfes gegen die herausgehende Hand von außen) zurückgezogen und im Verlauf der nächsten Wehe kontrolliert, ob die Nabelschnur nicht wieder vorfällt. Fällt die Nabelschnur wieder vor, so ist von einer nochmaligen Reposition abzusehen und die Wendung und Extraktion anzuschließen. Die Verwendung eines Gleitmittels für die Hand (flüssige Kaliglyzerinseife) ist bei der Reposition vorteilhaft.

Nach der Reposition wird die Kreißende auf die Seite des kindlichen Rückens gelagert, um einem Rezidiv vorzubeugen. Sind die Wehen schwach, so sucht man sie durch Pituglandol zu verstärken.

War der Muttermund nicht so weit, um die ganze Hand eindringen zu lassen, so kann die Reposition vorzeitig gemacht werden, falls eine Druckwirkung auf die Nabelschnur zu erkennen ist (starke Verlangsamung der kindlichen Herztöne während der Wehe, Beschleunigung derselben in der Wehenpause). Im Simonschen Spekulum wird die vordere Muttermundslippe mit der Kugelzange angehakt und vorgezogen und die Nabelschnur mit Hilfe von kleinen gestielten Tupfern (Kornzange) in den Uterus hochgeschoben. Um einem erneuten Vorfall vorzubeugen, ist es zweckmäßig nunmehr einen Metreurynter in den Uterus einzulegen.

Die vorzeitige Reposition kann auch mittelst besonderer Nabelschnurrepositorien durchgeführt werden.

5. Ergebnisse:

Die Reposition der Nabelschnur ist bei sachgemäßer Durchführung kein die Mutter wesentlich gefährdender, immerhin ein intrauteriner Eingriff. Das Kind verträgt die durch die Reposition gesetzte Schädigung, wenn es nicht schon asphyktisch ist, in der Regel gut; immerhin tritt auch nach gelungener Reposition öfters noch eine intrauterine Asphyxie ein, wenn sich die Geburt nach dem Eingriff zu sehr in die Länge zieht. Die kindliche Mortalität beträgt nach gelungener Reposition 14%, nach der Reposition einschließlich der mißlungenen Versuche 24%.

Reposition des Armes.

1. Zweck:

Während bei Querlage etwa in jedem 3. Fall ein Armvorfall beobachtet wird, kommt bei Kopflage ein Armvorfall etwa unter 400 Fällen einmal vor. In etwa zwei Drittel der Fälle ist das Ereignis zugleich mit Nabelschnurvorfall kompliziert. Während der Armvorfall bei Querlagen praktisch keine wesentliche Bedeutung hat, bildet der vorgefallene Arm bei Kopflage oft ein mechanisches Hindernis besonders für den Eintritt des Kopfes ins Becken. Die Reposition des Armes in den Uterus soll dieses Hindernis beseitigen.

2. Vorbedingungen:

a) Der Kopf soll noch nicht im Becken stehen. Bei im Becken stehendem Kopf ist die Extraktion mit der Zange das richtige Verfahren, falls sich der Kopfdurchtritt durch das Becken zu sehr hinzieht.

b) Der Spontangeburt in Schädellage dürfen keine gröberen Hindernisse anderer Art im Wege stehen (enges Becken II. Grades, Hydrozephalus, Hinterscheitelbeineinstellung usw.).

Bei Armvorfall und Gesichtslage kann die Reposition mit der Umwandlung der Gesichtslage verbunden werden, sofern man nicht nach Lage der Dinge die Wendung und Extraktion vorzuziehen hat.

c) Es dürfen keine Gefahren für Mutter oder Kind bestehen, welche eine baldige Geburtsbeendigung erheischen (Infektionsfieber, Eklampsie, vorzeitige Plazentarlösung, Placenta praevia, drohende Uterusruptur, Asphyxie, Nabelschnurvorfall usw.).

d) Der Muttermund muß wenigstens handtellergroß sein.

3. Indikation:

Vorfall des Armes bei Schädellage oder solchen Kopflagen, welche in Schädellage umgewandelt werden können, sofern der Kopf noch nicht im Becken steht und die baldige Spontangeburt in Schädellage nach der Reposition zu erwarten ist.

4. Ausführung:

Desinfektion; Querbett (mit erhöhtem Steiß); unter Umständen Narkose. Eingehen mit der ganzen Hand (bei erster Lage mit der linken u. u.) in die Scheide und Zurückschieben des Armes (bis oberhalb des Kopfes) mit der durch den Muttermund vor oder hinter dem Kopf flach hochgeführten Hand. Die Hand geht alsdann während einer Wehe langsam am Kopf vorbei zurück unter Entgegendrängen des Kopfes mit der äußeren Hand. In der nächsten Wehe muß kontrolliert werden, ob der Arm über dem Kopf liegen bleibt. Die Verwendung eines Gleitmittels (flüssige Kaliglyzerinseife) ist vorteilhaft.

Nach der Reposition wird die Kreißende auf die Seite des kindlichen Rückens gelagert.

5. Prognose:

Die Reposition erhöht als intrauteriner Eingriff naturgemäß die Infektionsgefahr etwas. Die kindliche Mortalität beträgt bei Armvorfall 18 %, wobei aber andere oft gleichzeitig vorhandene Komplikationen (enges Becken, Nabelschnurvorfall) eine Rolle spielen.

Die Zangenextraktion.

1. Zweck.

Die Extraktion mit der Zange hat den Zweck, die Ausstoßung des Kindes durch die natürlichen Kräfte, die Wehen, durch einen am Kopf angreifenden Zug zu ersetzen. Diese Zugkraft am Kopf ist mit der heute gebräuchlichen Zange nur möglich unter

Die geburtshilflichen Operationen im Privathaus. 663

einer gewissen Kompression des Kopfes durch das Instrument. Außerdem kann diese Extraktion die natürlichen Drehungen und Bewegungen des Kopfes bei seinem Durchtritt durch Becken und Scheide störend beeinflussen; der Durchtritt des Kopfes erfolgt im allgemeinen schneller als bei der natürlichen Geburt. Daraus ergeben sich gewisse Gefahren für Mutter und Kind.

2. Vorbedingungen.

a) Der **Muttermund** muß völlig erweitert und
b) die **Blase** muß gesprungen sein.

c) Der **Kopf** muß annähernd normale Form, Größe und Festigkeit haben; bei Frühgeburten, mazerierten Früchten und Hydrozephalen gleitet die Zange leicht ab.

d) Der Kopf muß mit seinem größten Umfang den **Beckeneingang** bereits passiert haben.

Von diesen Vorbedingungen ist die letzte die wichtigste und zugleich diejenige, gegen welche am meisten verstoßen wird teils mangels genügender Würdigung der Schwierigkeiten, welche entstehen, wenn sie nicht erfüllt ist, teils infolge ungenügender Erfahrung im geburtshilflichen Untersuchen.

Täuschungen sind besonders dann möglich, wenn es sich um eine dicke Kopfgeschwulst und einen abnormen Tiefstand des Hinterhauptes (allgemein verengtes Becken) oder um eine Gesichtslage handelt, bei der letzteren, weil die Entfernung vom Gesicht bis zu dem durch die Tubera parietalia hindurchgehenden größten Planum des Kopfes doppelt so groß ist, als die Entfernung vom Hinterhaupt bis zu der gleichen Ebene bei Schädellage.

Das sicherste Mittel, um über den Tiefstand des Kopfes ins Klare zu kommen, ist die bimanuelle Untersuchung (unter Umständen mit der halben Hand und in Narkose), wobei man das über bzw. unter dem Beckeneingang liegende Kopfsegment am besten abzuschätzen vermag.

3. Indikationen.

a) **Gefahren für Mutter oder Kind**, welche durch eine sofortige Entbindung behoben oder herabgesetzt werden können. Hierher gehören namentlich Fieber in der Geburt (etwa über 39,0°) bzw. andere Anzeichen einer intrauterinen Infektion, vorzeitige Plazentarlösung, Eklampsie bzw. deren Prodromalerscheinungen, ferner eine Reihe nicht genitaler Erkrankungen, welche durch die Abkürzung der Austreibungsperiode günstig beeinflußt werden können (Herz-, Lungen- und Nierenerkrankungen, schwere Allgemeinleiden, Strumen, Hernien usw.).

Von seiten des Kindes sind es vor allem Störungen der Sauerstoffversorgung, welche sich durch Veränderung der Art und Frequenz der Herztöne bzw. Mekoniumabgang bemerkbar machen.

b) **Verzögerung der Austreibungsperiode** über etwa 4—6 Stunden; hier wird die Extraktion mit der Zange prophylaktisch gemacht, weil erfahrungsgemäß nach einer länger dauernden Austreibungszeit das Kind häufig asphyktisch wird; bei im Becken stehendem Kopf tritt eine solche Verzögerung namentlich bedingt durch abnorme Rigidität der Weichteile (alte Erstgebärende), Narben am Damm oder in der Scheide (Plastiken), mangelhafte Tätigkeit oder Wirkung der Preßwehen, tiefen Querstand, Armvorfall, Stirnlage.

4. Kontraindikationen.

Bei mentoposteriorer Gesichtslage sowie bei Stirnlage soll die Extraktion mit der Zange nur als Versuch betrachtet werden, um die sonst nötig werdende Perforation des lebenden Kindes zu umgehen, weil unter solchen Umständen die Zangenextraktion sehr schwierig und gefährlich sein kann.

Ferner soll bei stärkerer Verengerung des Beckenausgangs (Trichterbecken) auf die Extraktion mit der Zange, wegen der Verletzungsgefahr, verzichtet werden.

Bei sicher totem Kind soll die Extraktion mit der Zange zwar nicht ohne weiteres durch die Perforation und Kranioklasie ersetzt werden; immerhin soll man unter diesen Umständen keine irgendwie schwierige Zangenextraktion vornehmen, sondern dann die schonendere Perforation anwenden.

5. Ausführung.

Querbett, Desinfektion, Entleerung der Blase, Vorbereitung für die Behandlung der Asphyxie des Neugeborenen, womöglich Narkose. Von Instrumenten sind außer der Zange Dammnahtmaterial und — bei voraussichtlich schweren Zangen (die möglichst nur im Interesse der Mutter vorgenommen werden sollen) — Perforationsinstrumente vorzubereiten.

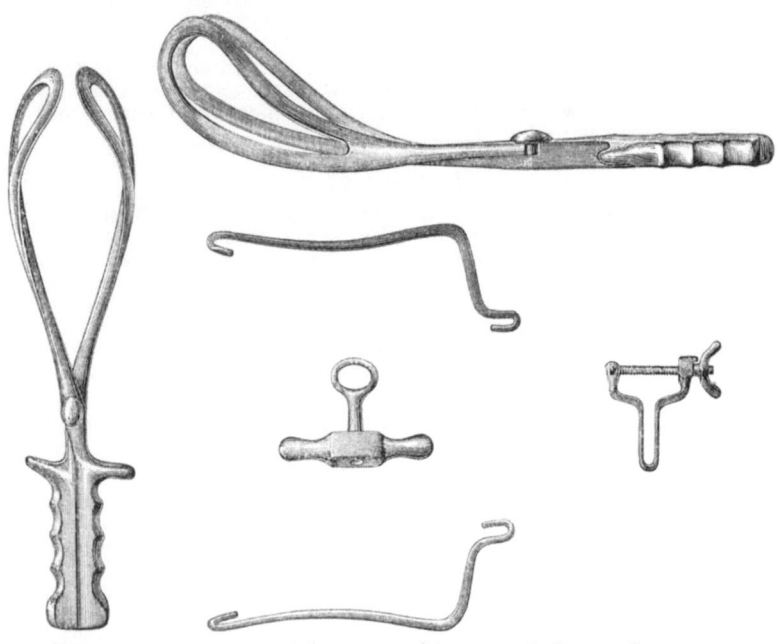

Zange.   Achsenzugvorrichtung nach Zangemeister.
Abb. 6. Zangenmodell.

Als Zangenmodell empfiehlt sich eine mittelgroße Naegelesche Zange, ganz aus Metall, gut vernickelt, mit nicht zu scharfrandigem Apex, mäßiger Becken- und Kopfkrümmung, nicht zu leicht hergestellt, damit die Zange nicht federt.

Die Zange wird stets in den queren Durchmesser des Beckens gelegt, d. h. nach dem Schließen der Löffel soll das eine Blatt nach links, das andere nach rechts sehen, weil die Beckenkrümmung der Zange nur für diese Lage derselben im Beckenraum paßt, und weil ein Anlegen der Zange im schrägen Durchmesser in den meisten Fällen entbehrlich ist. Nur bei „tiefem Querstand" wird von dieser Regel eine Ausnahme gemacht (siehe unten).

Vor dem Einführen der Löffel werden Tiefstand des Kopfes, Kopfstellung und Erweiterung des Muttermundes durch genaue Untersuchung nochmals kontrolliert.

Die Diagnose der Kopfstellung kann Schwierigkeiten machen, wenn eine dicke Kopfgeschwulst vorhanden ist. In solchen Fällen gelingt es aber meist mit zwei Fingern oder der halben Hand vorn oder vorn seitlich (zwischen Beckenwand und Kopf) emporzugehen und ein Ohr oder die Orbita u. a. zu erreichen und damit die Kopfstellung aufzuklären.

Der linke Löffel (der das Schloß trägt) wird nun zunächst eingeführt; er wird mit den Fingerspitzen der linken Hand schreibfederartig am Griff gefaßt. Die rechte Hand geht mit zwei Fingern (bei schwierigen Fällen mit der halben oder ganzen Hand) möglichst hoch seitlich hinter dem Kopf empor. Hat sich der Muttermund bereits über den Kopf zurückgezogen, so läßt er sich meist nicht mehr erreichen; dann ist eine Gefahr, ihn mit der Zange zu erfassen, auch nicht vorhanden, wenn man sich mit dem Apex des Löffels dicht am Kopf hält. Anderenfalls müssen die Finger bis an den Muttermundsaum herangeführt werden, damit der Löffel sicher zwischen Muttermund und Kopf emporgeführt werden kann. Liegt die innere Hand richtig, so wird die Spitze des Löffels zwischen Kopf und die eingeführten Finger gebracht. Der Griff

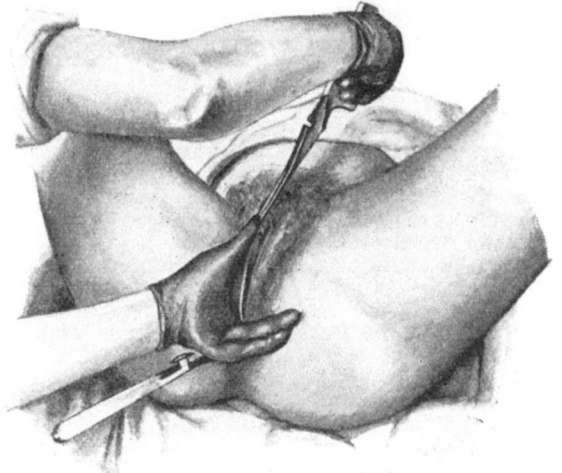

Abb. 7. Anlegen der Zange (nach Hammerschlag).

des Löffels soll dabei senkrecht nach oben sehen, so daß die linke den Löffel führende Hand sich oberhalb der Symphyse befindet.

Unter Senken des Griffes und leichtem Druck auf den Griff wird der Löffel nunmehr zwischen den eingeführten Fingern und dem Kopf vorgeschoben, was ohne Anwendung größerer Kraft „sondierend" zu geschehen hat. Ein Widerstand darf nicht mit Gewalt überwunden werden; er hat seine Ursache in einer falschen Richtung, in der der Löffel vorgeschoben wurde; der Löffel muß alsdann in seine vorherige Stellung wieder zurückgebracht werden. Das Vorschieben des Löffels ist am leichtesten seitlich und hinten; rein seitlich ist weniger Platz und der Muttermund kann hier leichter mitgefaßt werden. Das Vorschieben wird erleichtert, wenn der Zangenlöffel vor dem Einschieben mit einem Gleitmittel (flüssige Seife) benetzt wurde.

In gleicher Weise wird nun der rechte Löffel eingeführt, indem dessen Griff mit der rechten Hand erfaßt wird, während die linke vor dem eingeführten linken Löffel mit zwei bzw. vier Fingern in die Scheide eingeht.

Sind beide Löffel richtig eingeführt, so liegen die Löffel zunächst links bzw. rechts hinten. Die „Stiefel" der Zange sehen seitlich und nach vorn. Um die Zange ins Schloß zu bringen, werden die Zangengriffe etwas gesenkt; dadurch gleiten die Zangenblätter seitlich an den Kopf, namentlich wenn man dabei einen leichten Druck mit dem Daumen auf die Gegend der Zangenstiefel ausübt. Die Zangengriffe werden soweit gesenkt, daß sich das Schloß bequem (ohne Kraftanwendung) schließen läßt. Wurden die Griffe zu wenig oder zu viel gesenkt, so macht das Schließen der Zange Schwierigkeiten, weil sich die Löffel „werfen".

Nachdem die Zange angelegt ist, überzeugt man sich durch innere Untersuchung nochmals davon, daß die Zange gut am Kopf liegt und nichts mitgefaßt hat. Ein Probezug (leichter Zug an der geschlossenen Zange unter gleichzeitigem Nachtasten mit zwei Fingern einer Hand) ist bei der gewöhnlichen Beckenausgangszange entbehrlich, immerhin für den weniger Geübten empfehlenswert.

Der Geburtshelfer hat sich bei der Extraktion vor die Kreißende zu setzen oder zu knien. Er hat die Zugkraft so zu beherrschen, daß diese jederzeit verringert werden kann; zu diesem Zwecke ist es vorteilhaft, die Ellenbogen nicht zu erheben, sondern möglichst am Rumpf zu halten. Die anzuwendende Zugkraft ist sehr verschieden. Zunächst ist sie gewöhnlich ziemlich erheblich, während sie nach Tiefertreten des Kopfes allmählich abzunehmen hat, damit der Kopf nicht zu schnell durchtritt und Verletzungen macht.

Das Schloß wird vor den Stiefeln mit der Faust der rechten Hand umgriffen oder es wird die rechte Hand so von oben über die Stiefeln gelegt, daß die Zange zwischen den zweiten und dritten (oder dritten und vierten) Finger zu liegen kommt. Die linke Hand umgreift die Griffe, um sie bei den Traktionen zusammenzuhalten (ohne sie unnötig zusammenzudrücken). Wenn die Zange richtig liegt, müssen die Griffe am Ende um zwei bis drei Zentimeter weit klaffen. In diesen Zwischenraum wird der Zeigefinger der linken Hand gelegt, um einerseits ein zu starkes Zusammendrücken zu verhüten und andererseits rechtzeitig zu bemerken, wenn die Zangengriffe auseinander- oder zusammengehen, wie es beim Abgleiten der Zange zustande kommt. Weiterhin ist zu beachten, daß die Zugrichtung infolge der Beckenkrümmung der Zange stets etwas unter den Löffel hinweg zu gehen hat, soll die Zange nicht in Gefahr kommen, abzugleiten. Nur durch die richtige **Zugrichtung** wird der Widerstand der Gewebe auf ein Mindestmaß herabgesetzt. Von Wichtigkeit ist noch, daß man während der Traktionen den Zangengriffen diejenige Lage läßt, welche sie von selbst annehmen; man darf sie bei den Traktionen nicht nach hinten drängen noch zu sehr erheben; die Zangengriffe geben an der geschlossenen Zange von selbst an, wie sie gehalten werden sollen. Der Kopf soll **nicht mit einem dauernden Zug**, sondern — ähnlich wie es durch die Wehen geschieht — durch eine Reihe von Traktionen, welche von Traktionspausen unterbrochen sind, vorwärts befördert werden. Um den Kopf zu entlasten, werden die Zangengriffe in den Traktionspausen losgelassen und die Zange durch Öffnen des Schlosses „gelüftet". Im weiteren Verlauf der Extraktion, wenn der Kopf mit einem größeren Segment zum Einschneiden kommt, beobachtet man, daß die Zangengriffe steigen. Diesen Vorgang unterstützt man, indem man während der Traktionen allmählich die Zangengriffe mehr und mehr hebt. Damit beginnt das **Aufbiegen der Zange**, welches aber erst einzusetzen hat, nachdem der Kopf soweit zum Einschneiden gebracht ist, daß derjenige Teil des Kopfes, welcher vorn unter dem Arcus pubis herauszukommen hat, aus dem Beckenausgang ausgetreten ist (also bei Hinterhauptslagen das Hinterhaupt bis zum Nacken). Man hat sich durch Untersuchen davon zu überzeugen, ob dies bereits eingetreten ist. Die Weichteile schieben sich dabei oft mit vor, so daß sie über die wahre Kopfstellung hinwegtäuschen können. Sie müssen häufig zurückgeschoben werden, damit der vorn zu entwickelnde Kopfteil freigelegt wird.

Die vordere Kommissur ist in solchen Fällen oft sehr rigide; wird sie weit mit vorgezogen, so kann es zweckmäßig sein, zwei kleine seitliche Inzisionen in dieselbe zu machen, um das Zurückschieben zu erleichtern.

Das eigentliche **Aufbiegen der Zange** (zur Rotation des Kopfes um den Arcus pubis) geschieht in der Weise, daß die rechte Hand die Zange am Schloß umgreift, während die linke den Damm schützt. Die Zange soll dabei langsam aufwärts bewegt werden, damit das Durchschneiden des Kopfes nicht zu schnell vor sich geht (Abb. 8).

Da die Extraktion des Kopfes unter Umständen große Kraft erfordert, ist es nicht selten zweckmäßig, die einzelnen Traktionen dadurch zu erleichtern, daß man während derselben die Zange langsam bald nach rechts, bald nach links hin bewegt. Es ist das besonders dann von Wichtigkeit, wenn der Kopf noch nicht im geraden Durchmesser stand, weil seine Drehung durch die angegebenen Seitenbewegungen erleichtert wird. Man kann diesen Vorgang noch dadurch unterstützen, daß man die Seitenbewegungen besonders nach der einen Seite hin wirken läßt, wobei man die Zange etwas nach der Inguinalgegend dieser Seite hin aufbiegt (und zwar nach rechts, wenn sich der Kopf aus dem ersten schrägen Durchmesser in den geraden drehen soll u. u.). Durch die genannten Seitenbewegungen werden, sofern sie nicht übertrieben zur Anwendung kommen, die Weichteile, namentlich die Scheidenwände, auch geschont.

Dauert die Extraktion längere Zeit, so müssen ab und zu die kindlichen **Herztöne** kontrolliert werden. Spannt sich der **Damm** sehr an oder beginnt er bereits einzureißen, so macht man zweckmäßig jederseits einen seitlichen Einschnitt (Episiotomie), damit der Riß vermieden bzw. nicht zu groß wird. Besonders schonend läßt sich der Kopf entwickeln, wenn man ihn kurz vor dem Durchschneiden derart fixiert, daß man mit dem Mittelfinger der linken Hand hoch ins Rektum bis zum Orbitalrand emporgeht und durch den zwischen die Zangenblätter auf den Kopf gelegten Daumen den Kopf von außen fixiert. Alsdann wird die Zange geöffnet und die Löffel werden abgenommen, indem zunächst der rechte Löffel nach der (linken) Hüftbeuge vorsichtig aufgebogen wird, bis er herausgleitet, und dann der linke (nach der rechten Hüftbeuge).

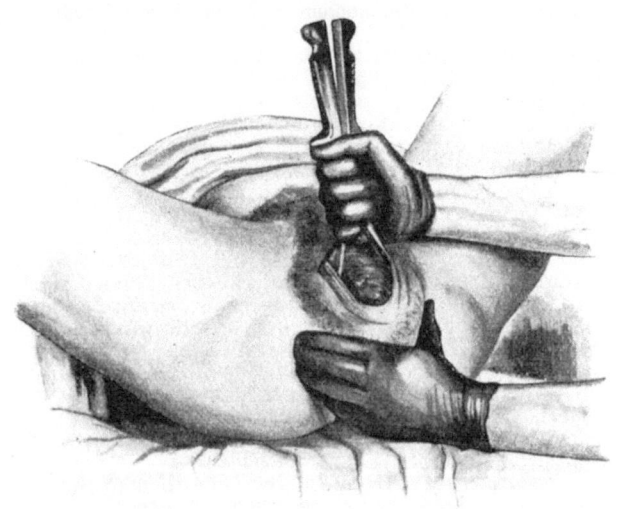

Abb. 8. Aufbiegen der Zange (nach Hammerschlag).

Der Kopf läßt sich in der geschilderten Weise vollkommen fixieren, so daß er weder zurückweichen noch plötzlich austreten kann; er läßt sich nach Abnehmen der Zange ganz allmählich zum Durchschneiden bringen. Das Verfahren ist besonders bei Erstgebärenden sehr zu empfehlen.

Ist der Kopf geboren, so wird das Gesicht von anhaftendem Schleim, Mekonium und Blut gereinigt und der Mund sofort ausgewischt, damit nicht das Kind jetzt noch aspiriert und die Luftwege verlegt werden. Ist die Gesichtsfarbe blaurot und reagiert das Kind beim Anblasen des Gesichtes, so ist Eile nicht notwendig. Man wartet unter Nachlassen der Narkose die nächste Wehe ab und unterstützt das Heraustreten der vorderen Schulter dadurch, daß man den zwischen den beiden Händen erfaßten Kopf nach dem Damm zu drängt. Reagiert das Kind nicht oder sieht es blaßbläulich aus, so wendet man die gleiche Hilfe sofort an und läßt durch Druck auf den Fundus uteri den Austritt der vorderen Schulter beschleunigen. Ist die vordere Schulter geboren, so wird der Kopf vorsichtig nach der Symphyse zu erhoben, um die hintere Schulter austreten zu lassen, wobei man langsam vorzugehen hat, weil die Schulterbreite den Damm zum Einreißen bringen oder einen vorhandenen Dammriß vergrößern kann. Alsdann hakt man vom Rücken her mit je einem Finger in die beiden Axillae ein und zieht das Kind vorsichtig nach unten und vorn, also vom Damm abgerichtet, heraus. Das neugeborene Kind wird an den Füßen ergriffen und mit dem Kopf nach unten gehalten, wobei der Mund unter Umständen nochmals auszuwischen ist. Nur wenn das Kind blaß asphyktisch ist, wird es sofort abgenabelt; anderenfalls begnügt man sich damit, die erste Atmung, wenn sie nicht von selbst einsetzt, durch leichte Hautreize in Gang zu bringen. Abgenabelt wird womöglich erst, nachdem das Kind mehrfach kräftig geschrieen hat.

Unmittelbar nach Beendigung der Extraktion des Kindes hat man zu beobachten, ob es blutet. Ist das der Fall, so handelt es sich, namentlich wenn diese Blutung beim Festhalten des Uterus nicht sofort aufhört, um einen Einriß. Derselbe sitzt (sofern man einen Klitorisriß durch Besichtigung dieser Gegend ausgeschlossen hat), fast ausnahmslos in der Scheide; Dammrisse bluten in der Regel nur wenig, und die Quelle der Blutung läßt sich auch hier stets sofort erkennen. Zervixrisse kommen nur in Betracht bei hohen Zangen und solchen, welche bei nicht genügend erweitertem Muttermund vorgenommen wurden.

Nach Beendigung der Zangenextraktion erfolgt sofort die Besichtigung des Dammes. Die Naht eines Einrisses ist während der Plazentarperiode vorzubereiten und nach Expression der Plazenta auszuführen.

Von dem bisher beschriebenen gewöhnlichen Typus der Zangenextraktion muß unter Umständen etwas abgewichen werden:

a) Bei tiefem Querstand: Die Zange wirkt hier, indem sie die ausgebliebene Drehung des Kopfes aus dem queren in den geraden Durchmesser einleitet. Die Zange soll hier nicht quer, sondern in den schrägen Durchmesser gelegt werden. Das geschieht in der Weise, daß nach Anlegen der Zange in der oben beschriebenen Art, jedoch vor Schluß derselben, ein Löffel nach einer Seite und vorn geleitet wird, und zwar muß bei erster Lage der rechte Löffel, bei zweiter der linke „wandern". Man bewerkstelligt dieses Wandern des Löffels, indem man mit zwei Fingern hinter das betreffende Zangenblatt eingeht, den Daumen der gleichen Hand unter dem Schloßteil des Löffels legt und mit der anderen Hand einen vorsichtigen Druck auf den Griff des Löffels ausübt. Ist der Löffel in die richtige Lage gebracht, so schließt man die Zange. Bei der Extraktion des Kopfes muß seiner Drehung aus dem queren in den geraden Durchmesser Rechnung getragen werden. Man unterstützt dieselbe durch leichtes Aufbiegen der Zangengriffe während der die Traktionen begleitenden Seitenbewegungen, indem man bei erster Lage nach der rechten Hüftbeuge aufbiegt u. u. Nach einigen Traktionen ist es bisweilen notwendig, die Zange zu öffnen und durch Senken der Griffe sie wieder quer in das Becken zu bringen. Gelingt das nicht, so muß die Zange von neuem angelegt werden.

Es ist beachtenswert, daß sich der Kopf gelegentlich trotz gegengerichteter Bestrebungen bei der Zangenextraktion mit dem Hinterhaupt nicht nach vorn, sondern nach hinten dreht.

b) Vorderhauptslage. Da die Zangenextraktion hier schwieriger und gefährlicher ist als sonst, soll sie nur aus dringenden

Anlässen, also nicht rein prophylaktisch bei verzögerter Austreibungsperiode, unternommen werden. Die Schwierigkeiten liegen darin, daß ein größerer Kopfumfang als bei Hinterhauptslagen durch Vagina und Vulva tritt, daß die Ventralflexion des Kopfes, welche zur Austrittsdrehung notwendig ist, schwieriger ist als die Dorsalflexion bei Hinterhauptslage, sowie darin, daß die Zange am Kopf weniger fest liegt; sie gleitet leicht nach vorn, d. h. nach dem Vorderhaupt zu ab. Aus dem letzteren Grund muß die Zugrichtung stärker als sonst nach hinten abwärts gerichtet sein. Das Aufbiegen beginnt, nachdem die Glabella unter dem Arcus pubis hervorgetreten ist. Ist das Hinterhaupt vollends über den Damm getreten, so werden die Zangengriffe vorsichtig nach abwärts gedrängt, um das Gesicht austreten zu lassen.

Gelegentlich — namentlich bei dicker Kopfgeschwulst — wird das Vorhandensein einer Vorderhauptslage erst bemerkt, wenn der Kopf nach einer unverhältnismäßig schweren Zangenextraktion zum Durchschneiden kommt.

Bei Schädellagen mit dem Hinterhaupt nach hinten und einer Seite kann man oft nicht voraussehen, ob im Verlauf einer Zangenextraktion sich das Hinterhaupt noch nach vorn drehen wird, oder ob es zu der Ausbildung einer Vorderhauptslage kommt; deshalb muß man bei den ersten Traktionen durch mehrmalige Untersuchungen feststellen, welche Drehung der Kopf einhalten will, und diese Drehung dann unterstützen.

c) Gesichtslage. Beim Durchtritt des Kopfes in Gesichtslage ist der Kopfumfang wohl etwas aber nicht viel größer als bei Hinterhauptslage. Die Zange liegt in der Regel gut am Kopf und die Extraktion pflegt keine besonderen Schwierigkeiten zu machen. Es ist aber zu bedenken, daß der Kopf in Gesichtslage gelegentlich mit seinem größten Umfang noch über dem Beckeneingang steht, obwohl das Gesicht bereits den Beckenboden berührt. Um sich vor dieser unangenehmen Überraschung zu schützen, ist es zweckmäßig, die Zange bei Gesichtslage erst dann anzulegen, wenn die Gesichtslinie sich bereits aus dem queren in den schrägen Durchmesser gedreht hat, d. h. wenn das Kinn schon seitlich vorn steht. Dies ist auch deshalb wichtig, weil bei rein querem Gesichtsstand die Zange mit dem über dem Kinn liegenden Blatt schlecht hält. Die Extraktion mit dem Forzeps in Gesichtslage hat zunächst soweit nach abwärts gerichtet zu sein, bis der Unterkiefer vollkommen unter dem Arcus pubis herausgetreten ist. Erst dann beginnt das Aufbiegen.

Bei den sehr seltenen mentoposterioren Gesichtslagen ist die Zange nur dann zu versuchen, wenn anderenfalls das lebende Kind perforiert werden müßte. Die Aussichten auf Erfolg sind aber von vornherein schlechte, und die Gefahr von Verletzungen der Mutter eine erhebliche. Die Ausführung geschieht in der Art, daß die Zange zunächst quer angelegt und unter leichten Traktionen versucht wird, den Kopf (wie oben beim tiefen Querstand beschrieben) zu drehen, damit das Kinn seitlich und dann nach vorn kommt. Während der Traktionen beobachtet man durch Nachtasten, ob dies geschieht, oder ob sich der Kopf, wie dies vorkommt, um seine quere Achse so dreht, daß allmählich das Schädeldach und das Hinterhaupt tiefer rückt, so daß es also zu einer Umwandlung der Gesichts- in Hinterhauptslage noch im Becken kommt. Bei erheblichen Schwierigkeiten sind diese Versuche aber rechtzeitig, d. h. ehe schwere Verletzungen gesetzt sind, aufzugeben und zu perforieren.

d) **Stirnlage.** Steht der Kopf in Stirnlage im Becken, so kommt die Austreibung verhältnismäßig häufig ins Stocken, weil der Kopf mit einem sehr großen Planum durch Becken- und Scheidenausgang treten muß. Die Extraktion mit dem Forzeps ist unter solchen Verhältnissen naturgemäß erst recht schwierig und nur im äußersten Notfall anzuwenden. Bei der Extraktion hat man dafür zu sorgen, daß die Drehung des Kopfes mit dem Gesicht nach vorn unterstützt wird. Ist die Nase unter dem Arcus pubis herausgetreten, so beginnt das Aufbiegen. Gelegentlich gelingt es, den Kopf nach dem Typus der Gesichts- oder Vorderhauptslage zu entwickeln.

e) **Der nachfolgende Kopf.** Seitdem wir über vorzügliche Handgriffe verfügen, um den nachfolgenden Kopf manuell zu entwickeln, ist die Anwendung der Zange am nachfolgenden Kopf überflüssig geworden.

f) **Steißlage.** Nachdem man die Anwendung der Zange am Steiß gänzlich aufgegeben hatte, ist sie neuerdings wieder empfohlen worden. Zweifellos soll die Zange bei Steißlage nur in Ausnahmefällen zur Anwendung kommen, wenn die sonst üblichen Verfahren (Extraktion nach Herunterholen eines Fußes, Extraktion durch Einhaken mit dem Finger, dem Schlingenführer oder dem Küstnerschen Steißhaken) nicht anwendbar sind; keinesfalls soll es bei bereits abgestorbenem Kinde geschehen. Die Zange wird so angelegt, daß sie über die Hüftbreite zu liegen kommt.

g) **Hohe Zange.** Unter einer „hohen Zange" versteht man eine Zangenextraktion bei noch nicht mit dem größten Umfang ins Becken eingetretenem Kopf. Die hohe Zange ist ungleich schwieriger und gefährlicher (für Mutter und Kind) als die gewöhnliche Zange; sie soll deshalb nur in Fällen dringender Not vorgenommen werden. Die Schwierigkeit der hohen Zange beruht vor allem darin, daß das Hereinziehen des Kopfes in das Becken erfahrungsgemäß, selbst wenn das letztere nicht verengt ist, mechanisch schwer ist, weil einmal der Kopfquerdurchmesser durch den Druck der Zangenblätter auf Hinterhaupt und Gesicht vergrößert wird, und weil zum anderen — selbst bei Anwendung einer Achsenzugzange — die Zugrichtung der Zange nur schwer genau so getroffen wird, wie es für den Eintritt des Kopfes ins Becken am günstigsten ist. Steht der Kopf — namentlich beim engen Becken — noch ganz beweglich und erst mit einem relativ kleinen Segment im Becken, so sind die Aussichten für das Gelingen der hohen Zange sehr gering und deren Gefahren unverhältnismäßig groß.

Indikationen: Die hohe Zange ist nur dann berechtigt, wenn ein Zustand besteht, welcher eine sofortige Beendigung der Geburt im Interesse der Mutter nötig macht, und wenn die an sich schonendere Wendung und Extraktion wegen der vorgeschrittenen Retraktion des Uterus oder aus anderen Gründen nicht mehr möglich ist. Die hohe Zange hat hier als Versuch zu gelten, eine sonst notwendige Perforation des lebenden Kindes zu umgehen.

Unter besonderen Umständen kann sich der Geübte veranlaßt sehen, die hohe Zange im Interesse des Kindes zu versuchen, wenn dasselbe asphyktisch wird in einem Stadium, in dem die Wendung nicht mehr möglich ist, eine Impression des Kopfes nach Hofmeier aber (bei nur mäßiger Beckenverengerung) mißlang und der Eintritt des Kopfes nach Lage der Dinge voraussichtlich nicht in der Zeit erfolgt, welche zur Erhaltung des kindlichen Lebens notwendig erscheint. Die hohe Zange wird hier versucht, um das sonst sicher verlorene Kind zu retten.

Die Vorbedingungen für die Ausführung der hohen Zange sind im wesentlichen dieselben wie bei der einfachen Zange. Der Muttermund muß vollkommen erweitert und die Blase gesprungen sein. Bei hydrozephalischen Kindern muß man natürlich von einer hohen Zange absolut absehen. Der Kopf soll bereits mit einem großen Segment im Becken stehen, so daß an seinem Eintritt ins Becken nicht mehr allzuviel fehlt.

Bei engem Becken ist die hohe Zange besonders schwierig und gefährlich, wenn auch gerade hier nicht immer zu umgehen. Naturgemäß darf die Verengerung nicht zu hochgradig sein; unter einer Conj. vera von 7,5 cm ist (bei ausgetragenem Kind) selbst der vorsichtige Versuch der hohen Zange nicht zu rechtfertigen.

Bei Gesichts- und Stirnlagen ist von der Ausführung der hohen Zange abzusehen, da die Resultate für das Kind sehr ungünstige und die Gefahren für die Mutter erhebliche sind.

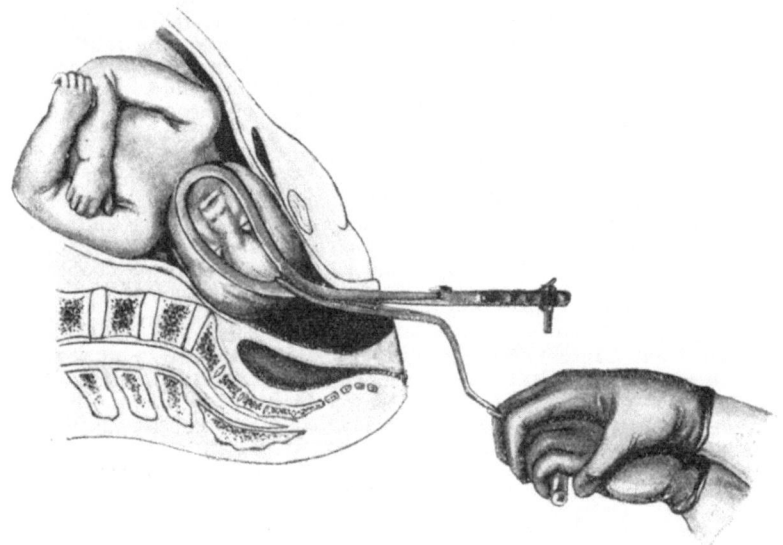

Abb. 9. Achsenzugzange.

Ausführung: Am besten bedient man sich einer „Achsenzugzange". Als einfachstes Modell empfehle ich die von mir angegebenen, an jede gefensterte Zange anzubringenden Achsenzughaken (s. Abb. 6). Auf die Zugrichtung muß hier mehr als sonst geachtet werden; sie muß so stark nach abwärts und hinten gerichtet sein, daß sie genau in der Verlängerung der Beckeneingangsachse liegt. Bedient man sich einer Achsenzugzange, so läßt sich diese Zugrichtung besser einhalten. Die Zugkraft erfolgt hierbei nur auf die Achsenzugvorrichtung (Abb. 9); die durch einen Verschluß zusammengehaltenen — sonst aber freischwebenden — Zangengriffe geben jederzeit an, ob die Zugrichtung richtig ist; zieht man zu sehr nach hinten, so entfernen sich die Griffe von der Achsenzugvorrichtung; im entgegengesetzten Fall drücken die Achsenzughaken die Griffe nach vorn; beides ist zu vermeiden.

Besonders bei der „hohen Zange" müssen die Traktionen von den nötigen Pausen unterbrochen werden, da sonst der Kopf zu stark komprimiert wird. Mehr als 8—10 starke Traktionen sollen überhaupt nicht gemacht werden, um den Kopf ins Becken hineinzuschieben; wird dies damit nicht erreicht, so steht man von weiteren Versuchen ab.

Die Zange wird quer angelegt unter Leitung der halben oder der ganzen Hand, weil sie im Gegensatz zur gewöhnlichen Zange intrauterin (nicht intravaginal), d. h. zwischen Kopf und Zervixwand, innerhalb des Muttermundes liegen muß. Nachdem die Zange geschlossen wurde, wird um die Griffe ein Verschlußapparat gelegt, der mäßig fest angezogen wird. (An den reinen Achsenzugzangen ist ein solcher Verschlußapparat fest angebracht.) Das Einhängen der Achsenzugschenkel bei der von mir angegebenen Vorrichtung geschieht derart, daß man dieselben vor den Zangengriffen seitlich von den Zangenblättern emporschiebt und die Haken von außen in die Zangenfenster einhängt. Alsdann wird der beide Schenkel verbindende Handgriff angehängt. Bei den eigentlichen Achsenzugzangen werden die Achsenzugschenkel nach Anlegen der Zange unter die letztere gebracht und dann mit dem zugehörigen Zuggriff verbunden.

Nachdem die Zange angelegt ist, muß man sich durch genaue Untersuchung davon überzeugen, daß die Zange richtig liegt und nichts mitgefaßt hat. Außerdem ist bei der hohen Zange ein Probezug unerläßlich, weil die Zange an dem in der Regel querstehenden Kopf weniger gut liegt, und weil eine weit größere Kraft bei den Traktionen entfaltet werden muß. Zu diesem Zweck geht man mit zwei Fingern oder der halben Hand bis an den Kopf ein und zieht am Achsenzug.

Ist es gelungen, den Kopf ins Becken hineinzuziehen (was man unter Umständen durch Herabhängen der Oberschenkel [„Walchersche Hängelage"] bei erhöhtem Steiß begünstigen kann), so nimmt man die Achsenzugschenkel ab, sobald der Kopf zum Einschneiden kommt. Um dem letzteren die Drehung aus dem queren in den geraden Durchmesser während der Extraktion zu ermöglichen, ist es hier ganz besonders nötig, die Zange nach den einzelnen Traktionen zu lüften, auch schon deshalb, weil der Kopf mehr als sonst komprimiert wird. Im übrigen wird die Extraktion wie bei der gewöhnlichen Zange beendigt.

6. Prognose und Gefahren der Zangenextraktion.

Für die Mutter liegen die Gefahren in Zerreißungen der Scheide und des Dammes. Dieselben pflegen um so häufiger einzutreten, je enger die Weichteile sind, und je schneller und unrichtiger die Extraktion gemacht wird. Abweichungen von den oben angegebenen Vorbedingungen, namentlich die „hohe" Zangen erhöhen die Gefahren wesentlich. Kleine Zerreißungen bleiben wohl bei keiner Zangenextraktion aus. Mit den Verletzungen geht naturgemäß eine erhöhte Infektionsgefahr Hand in Hand. Hierzu kommen noch die mit der künstlichen Entleerung des Uterus und der Narkose verbundenen Gefahren, vor allem Störungen in der Plazentarablösung.

Das Kind kann durch den Druck der Zange leiden insbesondere wieder bei der „hohen Zange". Verletzungen am Schädel, Blutergüsse in denselben, Lähmungen des Fazialis oder des Plexus brachialis können eintreten. Im ganzen beträgt die mütterliche Mortalität etwa 1%, die kindliche etwa 6%.

Extraktion.

1. Zweck.

Unter der Extraktion versteht man die künstliche Entwicklung des Kindes in Beckenendlage. Aus praktischen Gründen stellen wir der **ganzen Extraktion** die **halbe Extraktion** („Manualhilfe") gegenüber, bei der nach der spontanen Geburt der unteren Körperhälfte der übrige Teil des Rumpfes nebst den Armen und dem nachfolgenden Kopf herausgezogen wird.

2. Vorbedingungen.

a) Der Muttermund muß vollkommen erweitert, bei Mehrgebärenden wenigstens handtellergroß sein; namentlich muß der Zervikalkanal gänzlich verstrichen sein, weil sich sonst zwar das Kind bis zum Hals durch den passiv weiter gedehnten Muttermund allmählich hindurchziehen läßt, der nachfolgende Kopf jedoch durch den dann ungenügend nachgiebigen Muttermund festgehalten wird. Hierdurch kann entweder das Kind absterben oder bei forcierter Entwicklung des Kopfes ein stark blutender Zervixriß entstehen.

Bei **totem** Kind kann diese Vorbedingung etwas eingeschränkt werden, weil die Entwicklung des nachfolgenden Kopfes keine Eile hat, und weil der Umfang desselben durch Perforation erheblich verringert werden kann.

b) Das Becken darf nicht zu eng sein; die Conj. vera muß (bei ausgetragenem Kind) wenigstens 7,5 cm, bzw. wenn der nachfolgende Kopf perforiert wird, 5,5 cm betragen.

3. Indikationen.

a) Gefahren für Mutter oder Kind im Verlauf von Beckenendlagen, welche sich durch eine baldige Beendigung der Geburt beheben lassen.

b) Prophylaktisch nach der (rechtzeitigen) inneren Wendung auf den Fuß bzw. beide Füße, weil das Kind nach der Wendung öfters plötzlich asphyktisch wird.

c) Prophylaktisch bei allen Geburten in Beckenendlage, wenn das Kind bis zum Nabel geboren ist und der übrige Teil des Körpers nicht mit der nächsten Wehe ausgestoßen wird, weil unter diesen Umständen das Kind durch Druck der Nabelschnur und die mit der Verkleinerung des Uterus einhergehende Beschränkung der Plazentarzirkulation schnell asphyktisch wird.

4. Ausführung.

Querbett; Desinfektion; Vorbereitung für die Behandlung der kindlichen Asphyxie; Narkose bei der **ganzen** Extraktion meist notwendig. Bei enger Vulva (Erstgebärende!) und voraussichtlich schwieriger Extraktion (Steißlage!) ist es zweckmäßig von vornherein einen Scheidendammschnitt (nach links hinten) anzulegen. Der Operateur kniet vor dem Querbett.

a) **Extraktion der unteren Körperhälfte (bis zum Nabel).**

Bei **vollkommener Fußlage**: Ergreifen und Anziehen der Unterschenkel, wobei die Daumen auf die Waden, die übrigen vier Finger um die Vorderfläche der Unterschenkel gelegt werden. Die rechte Hand ergreift den rechten, die linke den linken Fuß. Die Zugrichtung ist in die Verlängerung der Beckeneingangsachse, also ziemlich weit nach abwärts und hinten zu verlegen. Der allmählich zunehmende Zug an den Unterschenkeln wird durch

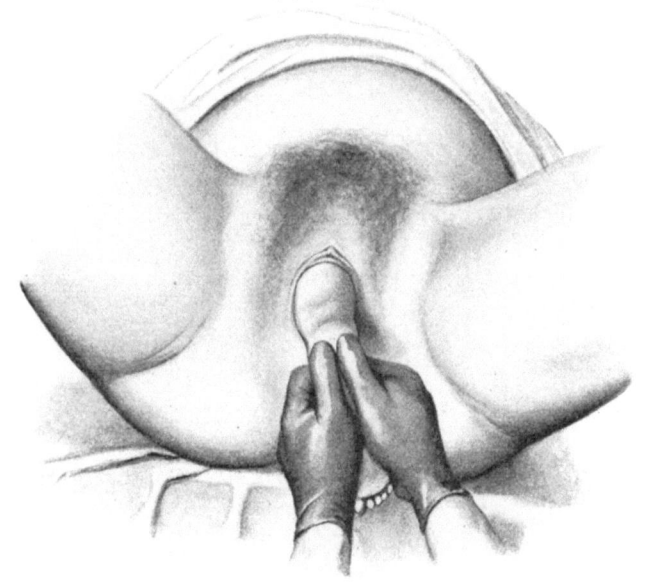

Abb. 10. (Nach Hammerschlag).

hebende und senkende Bewegungen (nach der Symphyse bzw. nach dem Damm zu) unterstützt. Sind die Oberschenkel geboren, so greifen beide Hände auf diese über, wobei die Daumen wieder auf die Rückfläche der Oberschenkel zu liegen kommen. Ist der Steiß geboren, so werden die Hände mit den Daumen auf die Kreuzbeinfläche gelegt, während die übrigen vier Finger beiderseits das kindliche Becken umgreifen. Die rechte Hand liegt somit über der rechten kindlichen Hüfte u. u. Die Fingerspitzen dürfen dabei nicht in den kindlichen Leib eingedrückt werden. Die Extraktion geht unter hebenden und senkenden Hilfsbewegungen und in der oben angegebenen Zugrichtung weiter bis der Nabel geboren ist. Man hat darauf zu achten, daß der kindliche Rücken sich während der Extraktion nicht nach hinten dreht, sondern seitlich und etwas nach vorn gerichtet bleibt. Oft ist es, namentlich beim Gebrauch von Gummihandschuhen zweckmäßig, das Kind mit einem Tuch zu umgeben, damit die Hände weniger leicht abgleiten.

Bei unvollkommener Fußlage: Die Daumen beider Hände werden auf die Wade des vorgefallenen Beines, die übrigen Finger um die vordere Seite des Unterschenkels gelegt und zwar so, daß dabei die Finger der einen Hand die der anderen umgreifen (Abb. 10). Sobald der Oberschenkel geboren ist, gehen beide Hände auf diesen über, indem in ähnlicher Weise die Daumen auf die Rückfläche des Oberschenkels gelegt werden. Den Durchtritt des Steißes erleichtert man sich durch stärkeres Erheben des Beines nach vorn während der Extraktion. Sobald der Steiß geboren ist, wird der

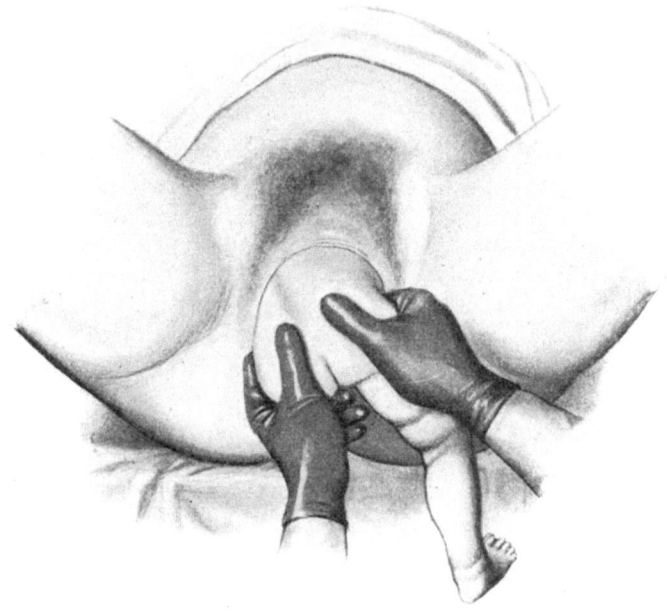

Abb. 11. (Nach Hammerschlag).

Zeigefinger derjenigen Hand, welche dem noch hochgeschlagenen Bein entspricht, in die Hüftbeuge eingeführt. Die andere Hand umgreift, wie oben bei der vollkommenen Fußlage beschrieben, den anderen Hüftkamm. Die Daumen sollen dabei wieder auf der Kreuzbeinfläche liegen (Abb. 11).

Besonders bei der Extraktion an einem Fuß ist darauf zu achten, daß während des Zuges und der mit ihm verbundenen hebenden und senkenden Bewegungen die Extremitäten gestreckt bleiben und keinen Seitendruck erleiden, weil es sonst zu Frakturen kommen kann.

Bei der Geburt und ebenso der Extraktion in unvollkommener Fußlage ist die Drehung zu beachten, welche der Rumpf einzuhalten bestrebt ist. In den meisten Fällen dreht sich der zunächst nach der Seite sehende Rücken allmählich unmittelbar nach vorn. Namentlich wenn der hintere Fuß heruntergeschlagen ist, macht der Rumpf aber nicht selten eine kompliziertere Drehung, indem der zunächst nach einer Seite sehende Rücken sich allmählich nach hinten und dann nach der anderen Seite dreht, so daß aus einer anfänglich ersten Fußlage im weiteren Verlauf eine zweite entsteht u. u. Wird diese Drehung nicht unterstützt oder ihr gar entgegengearbeitet, so kann sie unvollkommen bleiben, wodurch schließlich der Bauch des Kindes vorn bleibt und der nachfolgende Kopf mit dem Kinn auf die Symphyse gerät, ein Ereignis, welches dem Kind oft das Leben kostet (siehe unten). Um die natürliche Rumpfdrehung zu unterstützen, kombiniert man den Zug am Bein nicht nur mit hebenden und senkenden Bewegungen, sondern auch mit seitlichen Deviationen oder mit kreisförmigen (kegelmantelförmigen) Hilfsbewegungen. Dabei ist aber darauf zu achten, daß es nicht zu einer Torsion der Extremität kommt, weil durch eine solche Verletzungen der Extremität (Epiphysenlösungen) zustande kommen können.

Bei Steißlage: Die Extraktion in Steißlage ist die technisch schwierigste, weil sich die beim Austritt des Rumpfes notwendige Lateralreflexion der Frucht vor der Geburt des Steißes mangels genügender Angriffspunkte am Steiß viel schwerer durchführen läßt als bei Fußlagen. Man ist daher bestrebt, wenn bei Steißlage extrahiert werden muß, zunächst eine Fußlage herzustellen (Herunterholen des vorderen Fußes, s. unten). Ist diese Umwandlung nicht möglich, so wird die Extraktion in Steißlage digital oder instrumentell durchgeführt.

Die digitale Methode ist die für das Kind schonendste und soll zunächst angestrebt werden. Der Mittelfinger einer Hand (bei erster Lage der linken, bei zweiter Lage der rechten) wird in die vordere Hüftbeuge eingehakt und nunmehr kräftig nach abwärts, unter Zuhilfenahme von hebenden und senkenden Bewegungen, gezogen. Sobald die hintere Hüfte zugänglich wird, wird der Mittelfinger der anderen Hand in diese Hüftbeuge eingeführt, wobei wieder die Daumen auf die Kreuzbeinfläche zu liegen kommen. Läßt sich die hintere Hüftbeuge erreichen, so ist damit in der Regel die Schwierigkeit überwunden.

Oft gelingt es jedoch der Fingerkraft nicht den notwendigen Halt für die Extraktion zu gewähren, so daß Instrumente zu Hilfe genommen werden müssen.

Entweder bedient man sich dazu des Bungeschen Schlingenführers (Abb. 13), mittelst dessen ein von Hanfschnur durchzogener Gummischlauch um die vordere Hüfte herumgeführt wird. Das Instrument wird mit der Schlinge versehen und unter Leitung der Finger in die vordere Hüftbeuge eingehakt. Durch Erheben des Griffes läßt sich die Spitze mit dem Ende der Schnur zwischen den Oberschenkeln für die eingeführten Finger zugänglich machen. Das Schlingenende wird dann ergriffen, angezogen und der leere Haken vorsichtig wieder herausgenommen. An der Schlinge läßt sich nunmehr ein kräftiger Zug ausüben, durch den der Steiß allmählich zum Ein- und Durchschneiden kommt. Sobald die hintere Hüfte erreichbar ist, wird in der oben geschilderten Weise mit einem Finger in diese eingehakt und die Extraktion weiter geführt.

Sehr wirksam, wenn auch weniger leicht einzuführen, ist der
Küstnersche Steißhaken (Abb. 12). Derselbe muß, um Verletzungen
des Kindes zu vermeiden und um wirksam extrahieren zu können, in
die hintere Hüftbeuge eingeführt werden. Dies geschieht unter
Leitung der hinter dem Steiß hochgeführten halben Hand. Das freie
Ende des Hakens soll dabei nach der Bauchseite des Kindes sehen.
Ist es gelungen den Haken in die Hüftbeuge zu bringen, so wird zu-

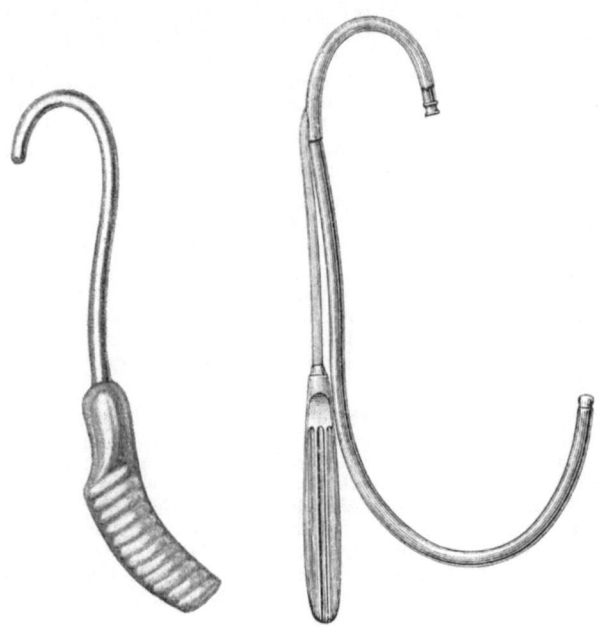

Abb. 12. Küstnerscher Steißhaken.   Abb. 13. Bungescher Schlingenführer.

nächst ein Probezug an ihm gemacht und nachgetastet, ob der Haken
richtig liegt. Alsdann wird der Mittelfinger der der vorderen Hüfte
gleichnamigen Hand in die letztere eingehakt und mit dem Haken
und dem Finger gleichzeitig unter hebenden und senkenden Bewegungen gezogen. Kommt die hintere Hüfte zum Einschneiden,
so wird der Haken durch den entsprechenden Mittelfinger ersetzt.

Die Extraktion mit der Bungeschen Schlinge und mit dem
Küstnerschen Haken muß möglichst vorsichtig geschehen, um
Verletzungen am Kind zu vermeiden.

Bei totem Kind kann der Küstnersche Haken (oder auch
der alte Smelliesche Haken) auch in die vordere Hüfte eingehakt
werden. Ferner läßt sich bei totem Kind die Extraktion in Steißlage unter Umständen mit Hilfe des Kranioklasten, dessen innere

Die geburtshilflichen Operationen im Privathaus. 679

Branche tief in das Rektum eingeführt wird, während die äußere Branche über das Kreuzbein zu liegen kommt, bewerkstelligen.

Neuerdings wird die Zange wieder zur Extraktion bei Steißlage empfohlen. Sie wird über die Hüftbreite angelegt. Das Verfahren soll aber nur für Ausnahmefälle (natürlich nur bei lebenden Kind) reserviert bleiben, in denen man in anderer Weise nicht zum Ziel kommt.

b) Extraktion der oberen Körperhälfte (halbe Extraktion, Manualhilfe).

Während die Extraktion der ersten Körperhälfte zumeist keine Eile hat und deshalb im Interesse der Weichteile möglichst langsam vorzunehmen ist, muß die Entwicklung des Kindes nach Geburt des Nabels, obgleich sie keinesfalls überstürzt werden soll, doch sicher und schnell zu Ende geführt werden. Das Kind wird mit einem Tuch umgeben und am Steiß so erfaßt, daß die Daumen auf die Rückfläche des Kreuzbeins und die anderen Finger über die Hüften nach vorn gelegt werden. Unter hebenden und senkenden Bewegungen wird die Extraktion (Zugrichtung nach abwärts) fortgesetzt, bis die unteren Spitzen der Schulterblätter geboren sind.

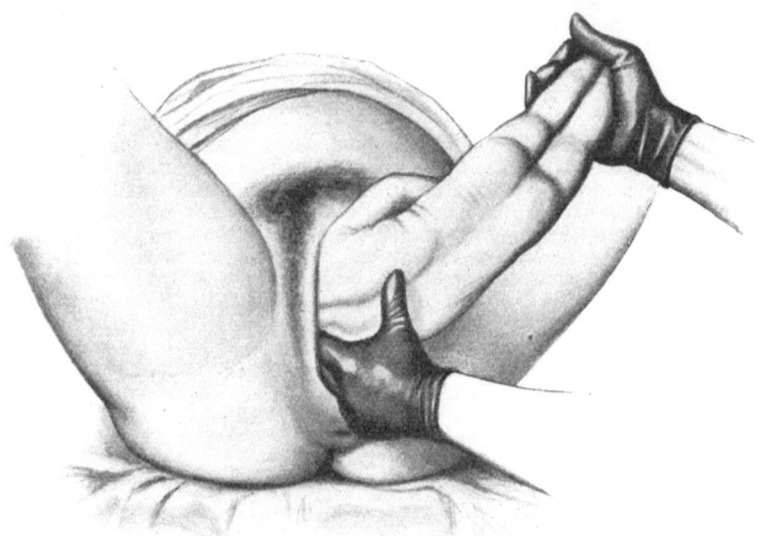

Abb. 14. (Nach Hammerschlag).

Zur Entwicklung der Arme wird das Kind zunächst an den Unterschenkeln (durch Umgreifen derselben von hinten mit einer Hand) stark nach abwärts gezogen, und zwar mit der linken bei erster und mit der rechten bei zweiter Lage. Mit dem zweiten und dritten Finger der anderen Hand geht man über den Rücken und die vordere Schulter auf die Brust. In vielen Fällen, namentlich wenn die Ausstoßung des Kindes bis zum Nabel spontan erfolgt war, liegt der vordere Arm gebeugt auf der Brust, so daß er sich leicht herausstreichen läßt. Ist dies geschehen, oder (weil der Arm am Kopf hochgeschlagen war) nicht gelungen, so erhebt die die Unterschenkel umgreifende Hand unter gleichzeitigem Zug das Kind nach vorn und biegt es (über die Bauchfläche) in die Hüftbeuge der Mutter auf (bei erster Lage in die rechte, bei zweiter Lage in die linke). Dadurch wird die hintere Schulter leichter zugänglich gemacht, um nunmehr den hinteren Arm lösen zu können. Zu diesem Zwecke geht man mit zwei (bei schwierigen Fällen mit vier) Fingern entlang der Wirbelsäule über den Rücken des Kindes bis zum Hals, um sicher hinter und über die Schulter zu gelangen (Abb. 14). Man sucht nun am Arm wenigstens bis zum Ellenbogen in die Höhe zu kommen und schiebt (nie mit einem Finger! und nie am Oberarm einhaken!) den Vorderarm an der Brust vorbei nach unten. War die Lösung des vorderen Armes vorn mißlungen, so wird nunmehr das Kind am Rumpf so erfaßt, daß die Daumen auf die Rückenfläche und die übrigen Teile der Hände an den Rumpfseiten entlang zu liegen kommen derart, daß die Schultergegend jeweils zwischen zweitem und drittem Finger zu liegen kommt. Das Kind wird dann unter leichten stopfenden Bewegungen so gedreht, daß der Rücken nach vorn und dann nach der entgegengesetzten Seite (also bei erster Lage nach rechts und bei zweiter nach links) sieht. Dadurch kommt der zunächst vordere Arm nach hinten und kann nun hinten gelöst werden. Seine Lösung erfolgt in genau der gleichen Weise wie die des zuerst hinten gelösten Armes.

Die Armlösung kann mitunter recht schwierig sein, wenn die Arme (namentlich bei engem Becken) am Kopf hochgeschlagen sind. Um an den Arm zu gelangen, ist es dann mitunter notwendig durch zwei auf die Schulter gelegte Finger die letztere zunächst etwas tiefer in das Becken herabzuziehen. Gelingt die Lösung des zunächst hinten liegenden Armes auch dann nicht, so ist es gelegentlich von Vorteil, das Kind zu drehen und zuerst den anderen Arm hinten zu lösen. Besonders bei schwieriger Armlösung ist der Gebrauch der halben Hand statt zweier Finger zu empfehlen. Im äußersten Notfall ist man bei der Unmöglichkeit den ersten Arm zu lösen berechtigt, durch Druck auf die Klavikula diese zu brechen. Dadurch wird der Schultergürtel schmaler und die Schulter läßt sich leichter herabziehen. Selbst ein absichtlicher Bruch des Oberarms ist bei hinter dem Kopf in den Nacken geschlagenen Arm berechtigt, wenn die Lösung des Armes in anderer Weise nicht gelingt und das Kind in Gefahr ist, anderenfalls asphyktisch zugrunde zu gehen.

Sind die Arme gelöst, so erfolgt die Entwicklung des Kopfes (Veit-Smelliescher Handgriff). Die linke Hand geht bei erster Beckenendlage — die rechte bei zweiter — mit zwei Fingern, eventuell mit der halben Hand, ein und sucht den Mund auf. Steht der Kopf schon im Becken, so befindet sich der Mund hinten oder seitlich hinten, steht er noch über dem Becken, so steht der Mund hoch und seitlich.

Die bei der Armlösung unter Umständen vorgenommene Rumpfdrehung bewirkt im allgemeinen keine Änderung der Kopfstellung (namentlich wenn der Kopf über dem Becken steht), so daß für die Mundstellung die primäre Lage maßgebend ist.

Die geburtshilflichen Operationen im Privathaus: 681

Der Mittelfinger wird in den Mund eingeführt und auf den Zungengrund gelegt. Die äußere Hand übergreift die Schultern von oben, so daß der Hals zwischen zweitem und drittem Finger liegt. Zunächst zieht die innere Hand, um das Kinn möglichst nahe auf die Brust zu bringen. Alsdann wird mit beiden Händen kräftig nach abwärts (in der Richtung der verlängerten Beckeneingangsachse) gezogen, bis die Haargrenze unter dem Arcus pubis erscheint. Hierauf wird aufgebogen, wodurch der Kopf um den Arcus pubis, an dem sich die Gegend des Foramen occipitale magnum anstemmt, heraus rotiert wird. Dabei hat lediglich ein Zug mit der

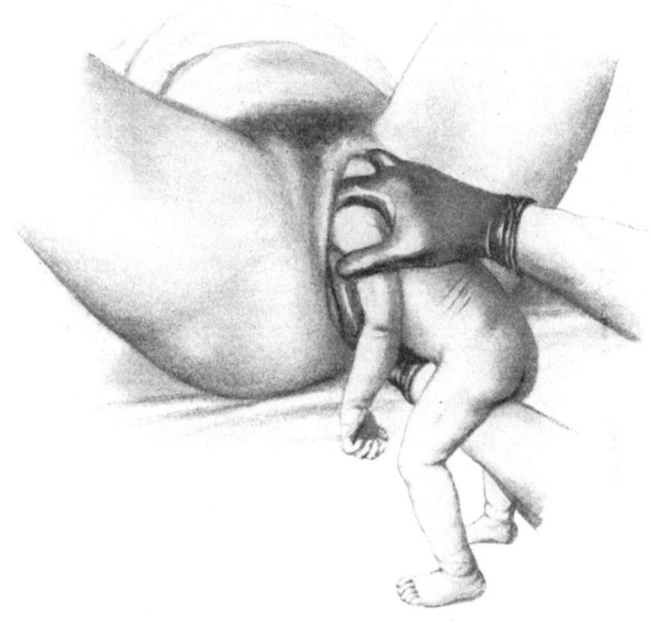

Abb. 15. (Nach Hammerschlag).

inneren Hand stattzufinden. Sobald der Kopf zum Einschneiden kommt, muß die Entwicklung möglichst langsam weiter geführt werden, damit die Vulva nicht zu schnell gedehnt wird.

Macht das Auffinden des Mundes Schwierigkeiten, so sucht man sich durch Tasten nach den Unterkieferrändern, unter Umständen nach dem vorderen Ohr, zu orientieren. Je höher der Kopf noch steht, und je mehr sich das Kinn von der Brust entfernt hat, um so schwieriger ist das Auffinden des Mundes. Wenn das Kinn sich vorn über der Symphyse eingestellt· hat, kann der Mund unerreichbar sein. Dies kommt vor, wenn der Rücken sich während der Extraktion nicht genügend nach vorn gedreht hat. Um der Schwierigkeiten Herr zu werden, geht man mit der halben Hand ein. Steht das Kinn auf der Symphyse, so sucht man den Kopf durch Druck von außen auf das Kinn und Gegendruck von innen auf das Hinterhaupt quer zu stellen. Gelegentlich kann man auch dadurch besser in den Mund gelangen, daß man mit der „verkehrten" Hand eingeht (La Chapelle). Ist der Mund in keiner Weise erreichbar, so wird der „umgekehrte Prager Handgriff" gemacht: Das Kind wird mit der einen Hand an beiden Unterschenkeln ergriffen, während die andere Hand von hinten über den Nacken gelegt wird (der Bauch des Kindes sieht unter solchen Umständen nach vorn). Unter kräftigem Zug an den Beinen und an der Schulter schwingt man das Kind nach dem Bauch der Mutter zu. Dadurch rotiert der Kopf um die Symphyse herum, indem die vordere Zirkumferenz des Halses an der Symphyse liegt. Der Handgriff erzeugt fast immer einen kompletten Dammriß.

Ist der Mund erreichbar, tritt aber der Kopf trotz starken Zuges nicht ins Becken ein, so hat dies seine Ursache entweder in einer Verengerung des Beckeneingangs oder in einem Hydrocephalus. Im letzteren Fall muß der Kopf punktiert oder perforiert werden. Im ersteren Fall vermag man sich oft durch den Wiegand-Martin-Winckelschen Handgriff bei gleichzeitiger Walcherscher Hängelage zu helfen. Die Oberschenkel der Kreissenden werden bis zur Horizontalen gesenkt und während des Veit-Smellieschen Handgriffes durch eine Hilfsperson von außen mit der flachen Hand ein kräftiger Druck auf den über der Symphyse fühlbaren Kopf ausgeübt. Ist eine solche nicht zur Stelle, so benutzt der Operateur hierzu die vorher auf den Nacken liegende Hand und extrahiert nur innerlich vom Mund aus.

Diese Extraktionsmanöver am Kopf sind aber nur zulässig, wenn das Kind nicht abgestorben war und nicht während der Extraktion abstarb. Hat sich die Extraktion von der Geburt des Nabels an über 12 Minuten hingezogen, so ist mit dem Tod des Kindes bestimmt zu rechnen. Alsdann ist die Perforation des nachfolgenden Kopfes das für die Mutter bei weitem schonendste Verfahren.

5. Gefahren und Prognose.

Für die Mutter liegt die Gefahr der Extraktion in einer Erhöhung der Infektionsmöglichkeit sowie in der Entstehung von Einrissen. Bei ungenügender Erweiterung des Muttermundes, namentlich bei unvollständigem Verstreichen der Zervix (Mehrgebärende) können stark blutende Zervixrisse entstehen. Häufiger sind größere Dammzerreißungen, namentlich wenn die Entwicklung des Kopfes zu schnell geschah. Bei engem Becken kann auch eine Zerreißung der Beckengelenke (Symphysenruptur) stattfinden. Mütterliche Mortalität im ganzen etwa 1% (halbe Extraktion günstiger).

Das Kind kann bei der Armlösung eine Klavikular- oder eine Humerusfraktur, eine Plexuslähmung, ferner eine Epiphysenlösung am Oberarm erleiden; nach jeder schweren Extraktion sind deshalb Claviculae und Humeri zu revidieren (unter Umständen Röntgenaufnahme). Die Entwicklung des Kopfes kann zu Impressionen oder Frakturen der Schädelknochen, zu intrakraniellen Blutergüssen, ferner zu Wirbelsäulenzerreißungen oder zu Einrissen im Sternocleidomastoideus führen. Bei der Steißextraktion kann die Applikation der Bungeschen Schlinge oder des Steißhakens Weichteilverletzungen zur Folge haben. In selteneren Fällen sind bei der Extraktion auch Verletzungen der unteren Extremitäten vorgekommen. Die kindliche Mortalität beträgt bei der halben Extraktion 11 %, bei der Extraktion am Fuß 16 %, bei derjenigen am Steiß 26 %, bei der Extraktion, welche nach der Wendung oder dem Herunterholen des Fußes gemacht wurde, 23 % (während die Gesamtmortalität aller Beckenendlagen 13 % beträgt).

Perforation.

1. Zweck.

Durch Anbohren der Schädelhöhle und Entleeren derselben wird der voluminöseste Kindsteil erheblich verkleinert und dadurch der Durchtritt des Kindes durch das Becken und den Genitalkanal erleichtert. Es kann sowohl der vorangehende Kopf bei Kopflagen als der nachfolgende Kopf bei Beckenendlagen oder nach der Dekapitation bei Querlagen perforiert werden. Gewöhnlich wird der Perforation die Extraktion des Kindes (bei Kopflage mit dem Kranioklasten, Kranioklasie) angeschlossen.

A. Perforation bei vorangehendem Kopf.

2. Vorbedingungen.

a) Der Kopf muß erreichbar sein.

b) Die Conj. vera muß mindestens 5,5 cm betragen, weil sonst auch der perforierte Kopf bei der Extraktion Schwierigkeiten bereitet.

c) Der Muttermund muß wenigstens fünfmarkstückgroß oder, wenn die Kranioklasie angeschlossen werden soll, wie dies gewöhnlich geschieht, nahezu handtellergroß sein.

3. Indikationen.

a) Räumliches Mißverhältnis zwischen Kopf und Beckenkanal, welches ohne Zerkleinerung des Kopfes nicht überwunden werden kann, sofern es bei lebendem Kind nicht angezeigt ist, den Kaiserschnitt vorzunehmen.

Hierher gehören enge Becken (Conj. vera unter 7 cm), im Becken liegende irreponible Tumoren u. dgl.

b) Gefährdung der Mutter im Verlauf von Kopflagen (drohende Uterusruptur, Hinterscheitelbeineinstellung u. dgl.), wenn bei über dem Becken stehendem Kopf und lebendem Kind weder die Wendung und Extraktion noch die hohe Zange möglich, noch der Kaiserschnitt angebracht ist, oder wenn das Kind bereits tot ist. Bei im Becken stehendem Kopf ist die Perforation angezeigt, wenn die Zangenextraktion nicht möglich oder bei bereits abgestorbenem Kind verhältnismäßig schwierig ist.

c) Wenn bei bereits abgestorbenem Kind sich der Eintritt des Kopfes in das Becken hinzieht oder hinzuziehen droht.

4. Kontraindikation.

Bei lebensfähigem, lebendem und lebensfrischem Kind ist die Perforation nur dann gestattet, wenn keine andere Möglichkeit besteht ohne hohe Gefährdung der Mutter die Geburt zu beendigen und nur dann, wenn in der Fortdauer der Geburt für die Mutter eine hohe Lebensgefahr liegt.

5. Ausführung.

Querbett; Desinfektion; Narkose (die Narkose ist gelegentlich entbehrlich, namentlich wenn ausnahmsweise nur perforiert und nicht die Kranioklasie angeschlossen werden soll).

Von Instrumenten benötigt man nur den dreiteiligen Zweifelschen Kranioklasten, welcher für alle Fälle sowohl zum Perforieren wie auch zum Extrahieren unbedingt ausreicht.

Die Perforation geht mit dem mittleren Blatt des Zweifelschen Instrumentes sowohl bei vorangehendem wie bei nachfolgendem Kopf leichter und schneller als mit den früher gebräuchlichen Perforatorien (Naegeles scherenförmiges Perforatorium oder trepanförmiges Perforatorium nach Kiwisch-Leißnig).

Mit der eingehenden Hand sucht man sich am Kopf eine Naht oder Fontanelle auf, um womöglich durch diese hindurchzubohren.

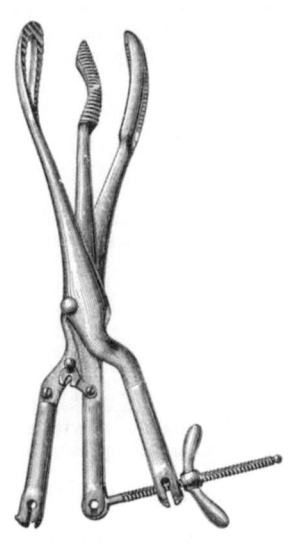

Abb. 16. Zweifelscher Kranioklast.

Das mittlere Blatt des Zweifelschen Instrumentes wird unter dem Schutz der Finger eingeführt, auf die Naht aufgesetzt und so gehalten, daß die Verlängerung des Instrumentes möglichst nach der Mitte der Schädelhöhle gerichtet ist. Ein Fixieren des Kopfes von außen ist nicht notwendig. Durch korkzieherähnliche (ruckweise) Drehbewegungen läßt sich der Bohrer leicht in die Schädelhöhle einbohren. Sobald er ganz eingedrungen ist, sucht man sich mit der Spitze die gegenüberliegende Schädelbasis auf und bohrt das Instrument hier noch etwas ein, bis es eben einen gewissen Halt gewonnen hat.

Es ist das von großer Wichtigkeit, damit das mittlere Blatt nicht beim Anlegen der äußeren Blätter wieder teilweise aus dem Schädel heraustritt, wodurch der Schädel nur zum kleinen Teil erfaßt würde.

Nunmehr wird der Bohrer so gedreht, daß seine gerippte (konvexe) Fläche nach dem Hinterhaupt zu sieht (man erkennt die richtige Stellung an einer auf dem Handgriff angebrachten Marke).

Zunächst wird nun die schmale äußere Branche, und zwar seitlich vom Hinterhaupt, eingeführt; dies geschieht unter Leitung der halben Hand, welche bis in den Muttermund vorgeführt wird, damit das Instrument zwischen Kopf und Zervixwand hochgeschoben werden kann. Nun wird das Schloß unter Senken der Griffe zusammengebracht und die beiden Branchen werden mittelst der Flügelschraube, welche am mittleren Blatt angesetzt wird, soweit wie möglich zusammengeschraubt, bis der über dem Schloß angebrachte Riegel eben zum Verschluß gebracht werden kann. Dann folgt das Einführen der dritten (breiten äußeren) Branche wieder unter Leitung der halben Hand. Das Blatt wird dann (über oder unter den bisher eingeführten Branchen) im Schloß vereinigt und die am mittleren Blatt eingehängte Flügelschraube, nachdem sie vom zweiten Blatt gelöst wurde, nach dem dritten Blatt umgelegt. Beim Zuschrauben der Flügelschraube wird der Kopf vollkommen zusammengepreßt und das Gehirn größtenteils entleert. Man schraubt soweit als irgend möglich, d. h. fast bis zur Berührung der Griffe zusammen. Nunmehr erfolgt die Extraktion, nachdem man sich vorher noch einmal von der richtigen Lage des Kranioklasten sowie davon überzeugt hat, daß der Muttermund nicht mitgefaßt wurde. Die Extraktion geschieht stark nach abwärts in der Richtung der Beckeneingangsachse. Man dreht dabei das Instrument langsam nach einer Seite (mit oder gegen den Uhrzeiger), wodurch die Extraktion erleichtert wird. Ein Abgleiten des Instrumentes ist bei richtigem Anlegen absolut ausgeschlossen, weil man die Schädelbasis zwischen den Branchen erfaßt hat.

Bei Gesichtslagen perforiert man durch das obere Orbitaldach. Man fixiert das durch die Schädelhöhle geführte Instrument nur mit wenigen Drehbewegungen auf der gegenüberliegenden Seite des Schädeldaches, um in solchen Fällen nicht durch dasselbe hindurchzubohren (was übrigens ohne Gefahr wäre, da man, eine richtige Haltung des Instrumentes vorausgesetzt, nicht in den Uterus, sondern in die kindlichen Weichteile geraten würde). Die Konvexität des Bohrers soll nach dem Schädeldach sehen, über welch letzteres die zweite Branche gelegt wird. Die dritte Branche wird über das Kinn geführt. Auch hier wird der Kopf so fest erfaßt, daß ein Abgleiten des Instrumentes unmöglich ist.

Ist das Kind extrahiert, so wird es mit dem Kopf nach unten in einen bereit gehaltenen Eimer mit Wasser gesteckt, damit Atembewegungen oder ein Schreien des Kindes, wie es nach der Perforation des lebenden Kindes vorkommen kann, unterdrückt werden.

Da es bei der Extraktion auf Schnelligkeit nicht ankommt, so hat sie vorsichtig und langsam zu geschehen; keinesfalls dürfen dabei Verletzungen der Mutter gesetzt werden.

B. Perforation am nachfolgenden Kopf.

6. Vorbedingung.

Man macht die Perforation am nachfolgenden Kopf erst dann, wenn das Kind sicher tot ist, also wenn (bei bis dahin lebendem Kind) wenigstens 12 Minuten nach der Geburt des Nabels schon verstrichen sind.

7. Indikationen.

a) Wenn die Entwicklung des nachfolgenden Kopfes bei Beckenendlage und totem Kind irgendwelche Schwierigkeiten macht. Bei lebendem Kind hat man zunächst die oben (Extraktion) beschriebenen Manöver zu versuchen.

b) Bei Hydrocephalus.

c) Wenn sich der durch die Dekapitation vom Rumpf getrennte nachfolgende Kopf in der gewöhnlichen Weise nicht extrahieren läßt.

8. Ausführung.

Querbett; Desinfektion (Narkose meist überflüssig). Man tastet sich mit zwei Fingern vor dem nach unten hängendem Kind entlang des hinteren Randes des Sternokleidomastoideus bis an die Schädelbasis und bohrt das Instrument zunächst durch die Weichteile hindurch. Mit dem Finger geht man nun in den erzeugten Weichteilkanal ein und sucht sich den Ansatzpunkt der Wirbelsäule am Schädel auf. Ist der Weichteilkanal nicht weit genug, so wird er (unter Umständen mit einer Schere) etwas erweitert. Der Bohrer wird nun von neuem eingeführt und möglichst durch das Foramen occipitale magnum hindurch gebohrt. Selbst wenn er dasselbe nicht genau trifft, dringt er meist leicht ein. Ist dies geschehen, so wird der Kopf mit dem Veit Smellieschen Handgriff entwickelt. Das Anlegen des Kranioklasten ist nur ausnahmsweise notwendig, wenn die Entwicklung des Kopfes sehr schwierig ist und der Kopf abzureißen droht.

Steht das Kinn über der Symphyse, so geht der Bohrer vor dem Hals zwischen den Unterkieferrändern hindurch, dann durch den Mundboden und die Schädelbasis. Es ist in solchen Fällen darauf zu achten, daß der Bohrer genau die Richtung nach der Schädelhöhle einhält, damit er sich nicht seitlich verirrt, ohne die Schädelhöhle zu erreichen. Auch hier geht das Anbohren meist spielend leicht. Der Kopf läßt sich danach gewöhnlich durch den Veit-Smellieschen Handgriff entwickeln, namentlich wenn noch ein Zug am Rumpf ausgeübt wurde, weil der Schädel kollabiert und sich nunmehr das Kinn leicht von der Symphyse abschieben läßt.

Bei der Perforation des durch die Dekapitation vom Rumpf getrennten Kopfes geht man zunächst mit zwei Fingern ein und sucht den Kopf zu erreichen. Während von außen der Uterus mit dem in ihm liegenden Kopf auf den Beckeneingang gedrängt wird, geht man mit dem Bohrer in den Mund und bohrt von hier durch die Schädelbasis hindurch. Alsdann wird der Kopf durch Zug vom Mund und unter Umständen durch Druck von außen extrahiert. Gelegentlich ist das Anlegen des Kranioklasten notwendig.

9. Prognose.

Die Prognose der Perforation an sich ist eine durchaus gute. Statistische Angaben sind deshalb unmaßgeblich, weil in ihnen die häufigen, den Anlaß zur Perforation abgebenden Geburtsstörungen eine große Rolle spielen.

Dekapitation, Exenteration.

1. Zweck.

Die Trennung des Kopfes vom Rumpf hat den Zweck, bei Querlage das Kind auch ohne Vornahme der Wendung extrahieren zu können, indem der vom Kopf befreite Rumpf nunmehr am Arm extrahiert werden kann, während sonst der Kopf mit dem Rumpf gleichzeitig durch das Becken hindurchgehen müßte.

Durch die Entleerung der Brust- und Bauchhöhle läßt sich das in Querlage befindliche Kind conduplicato corpore extrahieren oder nach dem Mechanismus der Selbstentwicklung entwickeln.

Solange der Hals bei Querlagen erreichbar ist, ist die **Dekapitation** das zweckentsprechende Verfahren. Die **Exenteration** kommt in Betracht, wenn der Hals nicht mehr zugänglich, sondern der Rumpf schon in größerer Ausdehnung ins Becken eingekeilt ist. Außer bei Querlage findet die Exenteration mitunter auch Anwendung bei kindlichen Mißbildungen.

2. Vorbedingungen.

a) Der Muttermund muß wenigstens handtellergroß sein.

b) Das Becken darf nicht absolut verengt sein (Conj. vera mindestens 5,5 cm).

3. Indikationen.

a) Wenn bei **lebendem** in Querlage liegendem Kind (nach Eröffnung des Muttermundes und dem Blasensprung) Ereignisse eingetreten sind, welche die Vornahme der Wendung ausschließen (drohende Uterusruptur).

b) Wenn bei Querlage das Kind **tot** und die Wendung voraussichtlich schwierig ist.

c) Bei solchen Querlagen, bei welchen die Austreibung in Querlage bereits weit vorgeschritten ist („verschleppte Querlagen").

Alsdann ist ein mehr oder weniger großer Teil des Rumpfes neben der Schulter in das Becken eingetreten und der Hals zur Seite gedrängt worden, oder die Schulter steht sehr tief und neben dem Rumpf ist ein Teil des Kopfes ins Becken eingekeilt.

d) Für die **Exenteration** kommt noch folgende Indikation in Betracht: Schwierigkeiten bei der Geburt bzw. künstlichen Entwicklung des Rumpfes bei totem Kind oder schweren Gefahren für die Mutter, sofern sie in einfacherer Weise nicht zu beheben sind.

4. Kontraindikation.

Bei kleiner oder stark mazerierter Frucht, sofern die Entwicklung der Frucht **ohne** Zerstücklung nicht ohne Gefährdung der Mutter möglich ist.

5. Ausführung.

Querbett; Desinfektion; Narkose meist notwendig.

A. **Dekapitation:** Die Dekapitation wird am besten mit dem **Braun**schen Schlüsselhaken (oder der von mir angegebenen Modifikation) vorgenommen.

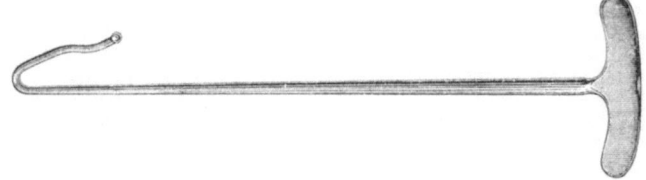

Abb. 17. **Braun**scher Schlüsselhaken, modifiziert nach **Zangemeister**.

In anderer Weise läßt sie sich auch mittelst einer kräftigen Schere (**Winter**sche Dekapitations-Schere) oder mittelst des **Schultze**schen Sichelmessers durchführen.

Bei erster Lage geht die rechte, bei zweiter Lage die linke Hand ein und umgreift den Hals derart, daß der Daumen vor, der zweite und dritte Finger hinter demselben zu liegen kommt. Unter dem Schutz der inneren Hand wird nun der Schlüsselhaken vor dem Hals vorsichtig flach emporgeführt, dann um 90° gedreht, so daß er den Hals zu fassen bekommt. Durch allmählich gesteigerten kräftigen Zug nach abwärts wird der Haken in die Weichteile des Halses hineingezogen. Durch Drehen des Hakens in einer Richtung werden die gefaßten Partien des Halses allmählich zerrissen. Dabei ist folgendes zu beachten: Das Überwinden des Widerstandes der Wirbelsäule erfordert eine Fixation der Frucht. Ist das Kind tief ins Becken eingekeilt, so ist es in der Regel genügend fixiert. In anderen Fällen dreht sich das Kind mit dem Haken unter Umständen herum. Um dies zu vermeiden, ist es notwendig, während der Drehbewegungen einen starken Zug nach abwärts auszuüben, wodurch sich das Kind im Beckeneingang einkeilt; ferner ist es zweckmäßig die Drehbewegungen zunächst so zu machen, daß sich der Kopf neben der Wirbelsäule verfängt, also bei erster Lage mit dem Uhrzeiger, bei zweiter umgekehrt. Ist die Wirbelsäule durchbrochen, so dreht man am besten in der entgegengesetzten Richtung (aber nun stets im gleichen Sinne) weiter, damit sich die Spitze des Hakens nicht in die Weichteile der Brust verirrt; der Widerstand der Gewebe ist dann auch ein viel geringerer. Sobald die Weichteile nachgeben, das Drehen also leichter geht, muß man mit dem Zug nachlassen, um nicht beim Durchreißen der erfaßten Brücke mit dem Haken auszugleiten und Verletzungen in der Scheide hervorzurufen. Ist die ersterfaßte Halspartie abgedreht (wobei die innere Hand am Hals dauernd liegen bleiben muß), so wird der Haken unter Leitung der inneren Hand über die übrig bleibende Halspartie von neuem eingehakt und diese, eventuell noch eine dritte, vierte e. c. Portion durch Drehen abgetrennt. Die innere Hand tastet stets nach, ob sie (von oben her zwischen Kopf und Rumpf einhakend) noch eine Brücke erfassen kann. Ist die Durchtrennung vollständig, so wird bei vorgefallenem Arm an diesem extrahiert, sonst in die Achselhöhle eingehakt und der Rumpf entwickelt. Danach geht man mit einer Hand von neuem ein und sucht — unter Entgegendrängen des Uterus mit der äußeren Hand — den Mund auf. In den letzteren wird eingehakt und der Kopf durch gleichzeitigen Druck von außen allmählich extrahiert. Wenn die Entwicklung des nachfolgenden Kopfes Schwierigkeiten macht, muß er unter Umständen perforiert werden.

B. Exenteration: Mit der Sieboldschen Schere wird — unter Umständen mit Zuhilfenahme einiger am Rumpf angesetzter Krallenzangen — an dem tief ins Becken eingekeilten Rumpfabschnitt, dort wo er am leichtesten zugänglich ist (gewöhnlich ist das ein Teil des Brustkorbes) ein breiter Einschnitt gemacht. Wenn der Brustkorb vorliegt, ist es zweckmäßig mehrere Rippen nicht nur zu durchschneiden, sondern auch zum Teil abzutragen. Alsdann geht man mit zwei Fingern in die Brust- und Bauchhöhle ein und löst mit ihnen die inneren Organe, vor allem die Leber ab. Die abgelösten Teile werden darauf mit den Fingern herausgezogen. Meist kann man sich dies durch Zuhilfenahme einer kräftigen Krallenzange wesentlich erleichtern. Danach wird bei vorgefallenem Arm versucht das Kind am Arm conduplicato corpore zu extrahieren. In anderen Fällen kommt man zum Ziel, wenn man den Steiß durch Einhaken von Kugel- oder Krallenzangen neben dem

Rumpf herabzuziehen sucht, um das Kind nach Art der Selbstentwicklung zu entwickeln. Gelegentlich ist es zweckmäßig, die Extraktion des Rumpfes dadurch zu erleichtern, daß man die Wirbelsäule durchschneidet (Spondylotomie). Ist die untere Körperhälfte geboren, so wird der übrige Teil des Rumpfes wie bei Beckenendlagen entwickelt, wobei man bei Schwierigkeiten, die sich der Entwicklung des nachfolgenden Kopfes entgegenstellen, den letzteren perforiert.

Bietet die Entwicklung des Rumpfes bei Kopf- oder Beckenendlagen unüberwindliche Schwierigkeiten und ist das Kind tot oder inzwischen abgestorben, so eröffnet man den Rumpf dort, wo er am leichtesten zugänglich ist und verfährt im übrigen in ähnlicher Weise, wie oben beschrieben wurde. Bei Kopflagen kann man sich den Eintritt der Schultern durch Brechen oder Durchschneiden der Schlüsselbeine wesentlich erleichtern.

Bei Mißbildungen der Frucht sind gelegentlich andere nicht typische zerstückelnde Eingriffe notwendig, die sich dann aus der Sachlage ergeben.

6. Prognose.

Die Prognose der Dekapitation und Exenteration ist für die Mutter eine gute. Verletzungen dürfen durch diese Eingriffe nicht gesetzt werden. Die Statistiken ergeben insofern ein unmaßgebliches Bild, als die Resultate der betreffenden Eingriffe durch die meist im Spiel befindlichen Geburtskomplikationen getrübt werden.

Kaiserschnitt.

1. Zweck:

Der Kaiserschnitt besteht in der Herausnahme des Kindes aus dem durch Laparotomie freigelegten und durch Schnitt eröffneten Uterus. Er hat den Zweck, Hindernisse, welche sich dem Durchtritt des Kindes durch die Zervix und Vagina und das kleine Becken entgegenstellen, auszuschalten. Weiterhin kommt er in Betracht, wenn es darauf ankommt, die Entleerung des Uterus so schnell als möglich oder unter Ausschaltung der Wehentätigkeit herbeizuführen.

2. Vorbedingungen:

a) Der Geburtskanal muß „aseptisch" sein.

Zwar ist die Vagina stets keimhaltig; jedoch sind diese Organismen in der Regel entweder ganz unschädlich oder doch nicht virulent genug bzw. in zu geringer Anzahl vorhanden, um eine Infektion der beim Kaiserschnitt gesetzten Wunden herbeizuführen. Hat sich dagegen im Genitalkanal bereits eine Infektion etabliert, so sind virulente Keime in großer Zahl in ihm vorhanden, welche zu einer Infektion der Operationswunden führen können, die dann leicht einen tödlichen Ausgang nehmen kann.

Der Genitalkanal ist für den Kaiserschnitt als nicht aseptisch anzusehen bei Puls- und Temperatursteigerungen, welche sich während der Geburt entwickelt haben, bei Putreszenz des Fruchtwassers mit oder ohne Tympania uteri. Aber auch ohne diese Symptome ist mit dem Vorhandensein einer Infektion schon zu rechnen, wenn bereits mehrere Stunden nach dem Blasensprunge verstrichen sind, oder wenn im Verlauf einer protrahierten Eröffnungsperiode vielfach innerlich untersucht worden ist, namentlich wenn diese Untersuchungen von verdächtiger Hand und ohne den Gebrauch von Gummihandschuhen vorgenommen wurden.

b) Es müssen bereits regelmäßige kräftige Wehen bestanden haben, da der Uterus sonst nach der künstlichen Entleerung eine zu geringe Tendenz zur retraktiven Verkleinerung zeigt und es leicht zu erheblichen Nachblutungen aus der Plazentarstelle kommen kann.

c) Die Zervix bzw. der Muttermund muß wenigstens kleinhandtellergroß sein, weil anderenfalls der Lochialabfluß im Wochenbett zu leicht behindert werden kann, wodurch die Möglichkeit einer Perforationsperitonitis (Austritt der Lochien durch den Uterusschnitt in die Bauchhöhle) gegeben wird.

Als günstigster Zeitpunkt für den Kaiserschnitt ist auf Grund der bisher angeführten Vorbedingungen demnach das Ende der Eröffnungsperiode bei stehender Blase anzusehen.

d) Die äußeren Umstände müssen ein Operieren unter der nötigen Asepsis und mit der notwendigen Assistenz ermöglichen.

e) Soweit es sich um Verengerungen oder Verlegungen des Beckenkanals handelt, welche zum Kaiserschnitt Anlaß geben, muß das Kind ausgetragen und lebensfrisch sein, es sei denn, daß das Becken so eng ist (Conj. vera unter 5,5 cm), daß der Kaiserschnitt selbst bei totem ausgetragenen Kind notwendig wird.

3. Indikationen:

a) Verengerungen des Beckenkanals oder Verlegungen desselben durch im Becken liegende irreponible Tumoren, wenn das mechanische Hindernis ein so hochgradiges ist, daß selbst ein zerstückeltes Kind per vias naturales nicht oder nur unter größeren Gefahren, als sie der Kaiserschnitt mit sich bringt, entwickelt werden kann.

Hierher gehören rachitisch-platte Becken mit einer Conj. vera unter 5,5 cm, osteomalazische Becken und Trichterbecken höheren Grades, Becken- und Genitaltumoren, ausgedehnte Narben usw.

b) Verlegungen oder Verengerungen des Beckenkanals, bei welchen die Geburt nur unter Zerstücklung des Kindes möglich ist, sofern das Kind lebend ist und die Mutter sich zur Erhaltung des kindlichen Lebens dem Eingriff unterziehen will.

Hierher gehören z. B. platte Becken mit einer Conj. vera unter 8 cm, sofern es sich um Mehrgebärende handelt und frühere Geburten gelehrt haben, daß das mechanische Hindernis im vorliegenden Falle zu groß ist, um das Kind lebend geboren werden zu lassen. Die Indikation fällt jedoch weg, falls andere, weniger eingreifende Verfahren (künstliche Frühgeburt, prophylaktische Wendung) ebenfalls Erfolg versprechen.

c) Schwerste Erkrankungen der Mutter, die eine sofortige Entbindung notwendig machen, wenn andere weniger eingreifende Verfahren (Wendung-Extraktion nach forcierter Metreuryse oder Bossi, Kolpohysterotomie) nicht anwendbar sind oder nicht schnell genug zum Ziel führen.

Hierher gehören einzelne Fälle schwerster Eklampsie, Fälle von Apoplexie u. a.

Die geburtshilflichen Operationen im Privathaus.

4. Kontraindikationen:

a) Intrauterine Infektion, es sei denn, daß es sich um ein absolut verengtes Becken handelt (Conj. vera unter 5,5 cm).
b) Totes Kind, falls das Becken nicht absolut verengt ist.
c) Kleine Frucht (Frühgeburten, Zwillinge), falls nicht ein hoher Grad von Beckenenge oder besondere Umstände trotzdem zum Kaiserschnitt zwingen.

5. Ausführung:

Von Hilfspersonen sind notwendig: ein Narkotiseur, ein Assistent und womöglich ein Instrumentarius. Tupfer und Darmkompressen sind zweckmäßig, jedoch durch einen Gummischwamm und gebügelte Taschen- und Handtücher zur Not ersetzbar. Von Instrumenten wird gebraucht: Messer, eine Anzahl Klemmen oder Schieber, Haken-Pinzette, Nahtmaterial. Vor der Operation ist das Bad für das Kind und ein Trachealkatheter zu beschaffen.

Desinfektion der Bauchhaut (unter Umständen Jodpinselung); Ausspülung der Scheide, Entleerung der Harnblase mit dem Katheter, Narkose. Die Kreißende wird auf einen genügend langen nicht zu breiten Tisch gelagert. Die Umgebung des Operationsfeldes wird mit sterilen Tüchern (im Notfall mit gebügelter Wäsche) abgedeckt. Schnitt in der Linea alba etwa handbreit oberhalb der Symphyse beginnend bis in die Gegend des Fundus uteri schichtweise durch Haut, Faszie, Peritoneum. Das Peritoneum wird zunächst etwas unterhalb des Nabels eröffnet, damit die oft hochgeschobene Harnblase nicht getroffen wird. Der Schnitt muß vorsichtig angelegt werden, da die Bauchdecken häufig sehr dünn sind. Der Uterus wird aus dem Bauchschnitt herausgehebelt und nach Unterlage frischer Tücher auf die Bauchdecken gelagert. Der obere Teil des Schnittes wird, um die Därme zu schützen, bis an den Uterus heran mittelst einiger Klemmen oder Kugelzangen zusammengehalten. Der vom Assistenten senkrecht aufgestellte Uterus wird nun am Fundus sagittal und median eingeschnitten. Da die Uteruswand oft recht dünn ist, ist auch hier Vorsicht geboten, um das Kind nicht zu verletzen. Sitzt die Plazenta vorn, so wird die sagittale Spaltung nach hinten verlängert, im anderen Falle nach vorn. War zu erwarten, daß die Plazenta lediglich im Fundus sitzt, so beginnt die Spaltung sagittal in der Vorderwand.

Man kann den Plazentarsitz meist vor Eröffnung des Uterus daraus erkennen, daß die Uteruswand in der Gegend des Plazentarsitzes stärker ausgedehnt und vorgewölbt ist. Außerdem fühlt sich der Uterus in der Gegend des Plazentarsitzes weicher an und die Kindsteile sind schlechter durchzufühlen. Häufig fühlt man über der Plazentargegend Pulsation im Rhythmus der kindlichen Herztöne.

Wird die Plazenta beim ersten Uterusschnitt doch getroffen, so verlängert man den Schnitt sagittal in derjenigen Richtung, in welcher man vermutet am schnellsten aus dem Bereich der Plazenta herauszukommen. Der Uterusschnitt wird am besten unter Eingehen mit zwei Fingern mit einer geraden Schere verlängert; er soll eher zu groß als zu klein sein. Das Kind wird durch Ergreifen am Fuß herausgezogen und der Mund sofort gründlich ausgewischt. Alsdann wird es bis zum Eintritt einer regelmäßigen Atmung oberhalb des Schnittes auf den Leib der Mutter gelegt.

War das Kind nicht asphyktisch, so dauert es einige Minuten bis die Atmung einsetzt. Das Kind wird in dieser Zeit allmählich zyanotisch. Der Nabelschnurpuls bleibt gut. Tritt die Atmung bei langsamwerdendem Nabelschnurpuls und zunehmender Zyanose nicht von selbst ein, so regt man sie durch Hautreize an.

Kommt das Kind schon asphyktisch heraus (meist ist es dann durch Mekoniumabgang gelblich gefärbt), so tritt die Atmung früher ein.

Wird das Kind tief asphyktisch entwickelt, also mit blaß lividem Aussehen und schwacher langsamer Nabelschnurpulsation, so muß es sofort abgenabelt und die Behandlung der Asphyxie eingeleitet werden.

In der Regel soll erst abgenabelt werden, wenn das Kind regelmäßig geatmet und womöglich kräftig geschrieen hat. In der Zwischenzeit werden am Uterusschnitt, dort, wo es aus größeren Gefäßspalten blutet, einige Klemmen angelegt und Umstechungen gemacht. Eine Spritze Sekakornin befördert nunmehr die retraktive Verkleinerung des Uterus, die für die Blutstillung aus der Plazentarstelle sehr wichtig ist. Inzwischen löst sich die Plazenta und quillt aus dem Uterusschnitt hervor. Durch vorsichtigen Zug an der Plazenta wird sie herausgenommen. Eine künstliche Ablösung von der Uteruswand ist in der Regel überflüssig. Je länger mit der Herausnahme der Plazenta gewartet wird, um so sicherer findet die allmähliche Verkleinerung des Uterus und damit die Blutstillung aus der Plazentarstelle statt.

Jede Kompression oder Umschnürung der zuführenden Uterusgefäße ist zu vermeiden, weil sie nur zu einer Begünstigung der Nachblutung aus der Plazentarstelle führt.

Ist die Plazenta entfernt, so wird der Uterus mit den Händen kräftig massiert und einige Zeit komprimiert in den Händen gehalten, damit er sich möglichst weitgehend retraktiv verkleinern kann. Dasselbe Verfahren wird eingehalten, wenn es im Verlauf der Naht oder danach noch in den Uterus blutet.

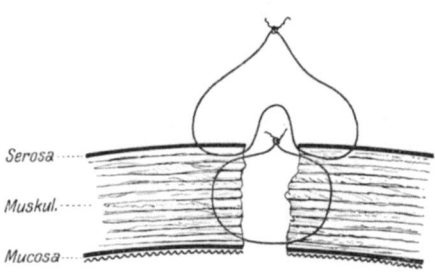

Abb. 18. Naht des Uterus beim Kaiserschnitt (schematisch).

Die Uteruswunde wird in zwei Etagen durch Katgutknopfnähte geschlossen. Die erste Etage umgreift in beiden Schnitthälften die gesamte Muskulatur, läßt jedoch die Serosa und Mukosa frei. Die Nähte werden im Abstand von etwa 2 cm angelegt; nachdem sich der Uterus gehörig retrahiert hat. Die zweite Etage wird so angelegt, daß die Nähte in die Zwischenräume der tieferen Nähte zu liegen kommen. Nach Art der Lembertschen Darmnaht wird jederseits ein Stück Serosa mit einem Teil der darunterliegenden Muskulatur mit der Nadel umstochen. Beim Knoten dieser Nähte soll sich der Wundrand mit der anliegenden Serosa in die Wunde etwas einstülpen. Es kommt beim Nähen darauf an, jeweils ein nicht zu flaches Stück der Muskulatur zu umgreifen, damit die Nähte Halt haben und nicht durchschneiden (s. Abbildung).

Nach der Naht des Uterus wird derselbe von Blut gereinigt und nach Austupfen der Bauchhöhle in diese zurück versenkt. Der Uterus soll gut kontrahiert sein und nicht die Tendenz zeigen, sich vollzubluten; anderenfalls muß er noch massiert und gehalten werden. Der Schluß der Bauchhöhle erfolgt durch fortlaufende Peritonealnaht, Faszien-Knopfnähte und Hautnaht (letztere am besten mittelst Michelscher Klammern). Es wird alsdann ein trockener Verband aufgelegt. Der Puls muß in den ersten Stunden regelmäßig halbstündlich gezählt werden, um eine Nachblutung in den Uterus sofort zu bemerken. Durch den nicht zu dicken Verband läßt sich der Uterus meist auch von außen durchfühlen.

Die Nachbehandlung hat darin zu bestehen, daß der Verband nach 8 Tagen gewechselt und die Klammern entfernt werden. Das Kind wird unter normalen Verhältnissen wie bei jeder anderen Wöchnerin nach 24 Stunden und von da ab regelmäßig angelegt. Häufiger als bei anderen Laparotomien tritt nach dem Kaiserschnitt Darmträgheit und Meteorismus auf; es ist daher zweckmäßig, schon nach 12 Stunden und dann mehrmals täglich die Darmtätigkeit durch Rektaleinläufe anzuregen. Der Lochialabfluß ist genauer als bei anderen Wöchnerinnen zu kontrollieren, damit es nicht zu einer Lochialverhaltung kommt.

6. Gefahren und Prognose.

Die Gefahren des Kaiserschnittes sind etwa die gleichen wie bei einer Laparotomie. Bei nicht aseptischem Genitalkanal wächst die Gefahr einer tödlichen Infektion erheblich. Die Mortalität der Mutter beträgt 5 %, die des Kindes 8 %.

Der Porrosche Kaiserschnitt.

1. Zweck:

Unter gewissen Umständen ist es ratsam nach Entleerung des Uterus (in der oben geschilderten Weise) das Organ supravaginal zu amputieren.

2. Indikationen:

a) Wenn der Kaiserschnitt trotz ausgesprochener intrauteriner Infektion ausgeführt werden muß.

b) Bei solchen Uterusmyomen, welche doch bald eine Myomotomie nötig machen würden.

c) Bei hochgradigen Verengerungen von Scheide und Zervix, welche den Lochialabfluß verhindern würden.

3. Ausführung:

Nachdem beiderseits die Ligg. rotunda und die Adnexe umstochen und unterbunden wurden (wobei man ein Ovarium zurückzulassen hat), wird der Uterus gut vorgezogen, der Ansatz des Blasenperitoneums umschnitten und die Blase abgeschoben. Hinten wird ein Querschnitt in der Höhe des inneren Muttermundes gemacht, um auch hier das Peritoneum etwas zurückzuschieben. Alsdann werden die in der Gegend der Zervix eintretenden Uterinaäste umstochen und der Uterus supravaginal etwa in der Höhe des inneren Muttermundes abgetragen. Blutende Gefäße werden umstochen. Der Stumpf wird durch mehrere Knopfnähte von oben geschlossen. Durch fortlaufende Naht des Peritoneums von einem Ligamentum infundibulo-pelvicum zum anderen wird der Stumpf überdeckt. Bei ausgesprochenen Infektionen ist es zweckmäßig, den Stumpf nicht zu schließen und den vom Peritoneum überdeckten Raum durch einen aus der Scheide herausgeleiteten Gazestreifen zu drainieren. Bei schweren Infektionen wird unter Umständen noch die Beckengegend mit Hilfe eines Mikuliczschen Tampons durch den unteren Winkel der Bauchwunde drainiert.

4. Prognose:

Die Mortalität für die Mutter beträgt 23 %, diejenige für das Kind 22 %, wobei jedoch ein nicht unerheblicher Teil der Todesfälle weniger dem größeren Eingriff als den indizierenden Komplikationen zuzuschreiben ist.

Kaiserschnitt an der Toten.

1. Zweck:

Bei plötzlich eingetretenem Tod der Mutter während der Schwangerschaft oder der Geburt kann das Kind die Mutter noch bis 25 Minuten überleben. Der Arzt ist verpflichtet, wenn er rechtzeitig zur Stelle ist, das noch lebende Kind durch einen Kaiserschnitt an der Toten zu retten.

2. Vorbedingungen:

a) Die Schwangerschaft muß 28 Wochen gedauert haben, weil sonst das Kind nicht lebensfähig ist.

b) Mehr wie 25 Minuten dürfen nach dem Tod der Mutter nicht verstrichen sein, weil anderenfalls das Kind sicher auch gestorben ist.

c) Eine einfachere schneller zum Ziel führende Entbindungsart (Zange, Wendung-Extraktion) muß ausgeschlossen sein.

3. Ausführung:

Ohne Asepsis wird der Uterus so schnell als möglich sagittal eröffnet und das Kind herausgenommen. Die Bauchdecken werden dann wieder vernäht.

4. Prognose:

Die kindliche Mortalität beträgt etwa 90%.

Manuelle Lösung, Ausräumen von Plazentarresten.

1. Zweck:

Wird die Plazenta nach der Geburt des Kindes nicht durch die Uteruskontraktionen völlig abgelöst oder findet diese Ablösung nicht mit der für die Blutstillung notwendigen Schnelligkeit statt, und gelingt es auch nicht durch äußerliche Handgriffe (Credé) die Ablösung zu bewerkstelligen, so muß die Plazenta künstlich mit der Hand von der Uteruswand abgelöst werden.

2. Indikationen:

a) Bei Blutungen in der Nachgeburtsperiode aus der Plazentarstelle, welche nicht durch Reiben, Ausdrücken und Festhalten des Uterus von außen zum Stehen zu bringen sind, und bei welchen sich die zunächst zu versuchende Plazentarexpression nicht hat bewerkstelligen lassen, sofern die abgegangene Blutmenge einen halben Liter überstiegen hat.

Gegenüber Rißblutungen zeichnen sich Blutungen aus der Plazentarstelle vor allem dadurch aus, daß das Blut beim Ausdrücken des Uterus in größerer Menge herauskommt, und daß die Blutung solange erheblich nachläßt oder aufhört, als der Uterus mit beiden Händen fest umfaßt gehalten wird, namentlich solange eine Wehe vorhanden ist, während Rißblutungen in unverminderter Stärke gleichmäßig fortdauern.

b) Wenn die Plazenta sich selbst nach 2—3 Stunden trotz mehrfacher sachgemäßer zuletzt auch in Narkose unternommener Expressionsversuche nicht hat ausdrücken lassen.

c) Wenn nach Austritt der Plazenta ein Teil derselben abgerissen und im Uterus zurückgeblieben ist.

Besonders leicht kommt es dazu, wenn Expressionsversuche unternommen wurden, bevor die Plazenta ganz gelöst war, wenn die Plazentarkotyledonen untereinander nur lose zusammenhängen, ferner wenn die Plazentarexpression nur unter Entfaltung einer gewissen Kraft möglich war, sowie dann, wenn eine Nebenplazenta entwickelt war.

d) Bei Uterusinversion und noch anhaftender Plazenta.

3. Ausführung:

Desinfektion; Querbett; unter Umständen Narkose. Bei starker Blutung und erheblicher Anämie der Entbundenen ist es gelegentlich notwendig die Desinfektion, um Zeit zu ersparen, auf ein Mindestmaß einzuschränken oder ganz auf sie zu verzichten. Um wenigstens mit keimfreier Hand zu arbeiten, ist es zweckmäßig, sich für solche Fälle stets ein Paar sterile Gummihandschuhe im geburtshilflichen Besteck bereit zu halten.

Die rechte Hand zieht die Nabelschnur etwas an, die linke geht entlang der Nabelschnur in die Scheide und durch den schlaffen Zervikalsack in den Uterus. Die Nabelschnur dient auch hier als Wegweiser; die untere Apertur des Hohlmuskels, der Retraktionsring, ist, namentlich wenn man den Uterus zu einer Wehe angeregt hat, deutlich fühlbar. Um den Uterus für die eingehende Hand gut zugänglich zu machen, drängt ihn die äußere Hand der inneren entgegen in das kleine Becken hinab. Befindet sich die Hand (oder wenigstens 4 Finger derselben) im Uterus, so wird die Plazenta mit den Spitzen der zusammengelegten Finger von der zur Wehe angeregten Uteruswand stumpf abgeschoben. Erst wenn die Ablösung überall geschehen ist, wird die Plazenta mit der Hand herausgenommen oder, indem die innere Hand in die Scheide zurückgeht, während einer Wehe exprimiert.

Lag die Plazenta zum Teil bereits in der Scheide, so darf ein Zug an ihr nur ausgeübt werden, nachdem der Uterus zu einer kräftigen Kontraktion angeregt wurde; anderenfalls besteht die Gefahr einer Uterusinversion; am besten wird auch dann erst in den Uterus eingegangen — unter Umständen nur mit zwei Fingern — und die Plazenta vollends abgelöst.

Ist die Plazenta entfernt, so soll auf alle Fälle der Uterus noch einmal ausgetastet werden, da die Besichtigung der oft stark zerfetzten Plazenta ihre Vollständigkeit nicht gewährleistet.

Befindet sich noch ein Plazentarrest im Uterus, so wird in gleicher Weise vorgegangen. Es genügt dann aber meist in den Uterus nur mit zwei Fingern einzugehen. Dabei wirkt die äußere Hand durch Entgegendrängen des Uterus wieder wesentlich mit. Auch hier wird die Ablösung am besten während einer Wehe vollzogen.

Der Uterus muß nach der manuellen Lösung längere Zeit von außen gut überwacht, nötigenfalls festgehalten werden. Um die Kontraktionstendenz des Organs zu steigern, wird eine Spritze Sekakornin subkutan gegeben.

5. Gefahren:

Die Mortalität nach der manuellen Plazentarlösung beträgt etwa 6 %; davon entfallen allerdings 4 % auf Verblutungstodesfälle, weil der Eingriff gelegentlich zu spät zur Anwendung kommt; 2 % Mortalität werden durch Infektionsfälle bedingt.

Das enge Becken und die Leitung der Geburt bei demselben.

Von **Professor Dr. P. Esch**,
Oberarzt der Univ.-Frauenklinik in Marburg.

Mit 11 Abbildungen und einer Kurve.

Sind ein oder mehrere Hauptdurchmesser eines Beckens um 1,5—2 cm verkürzt, so handelt es sich bereits um ein **enges Becken**. Das enge Becken bildet eine der **häufigsten Komplikationen in der Geburtshilfe**. Ungefähr 15 % aller Frauen Deutschlands sind Trägerinnen eines engen Beckens; jedoch beobachten wir nur bei einem weit geringeren Bruchteile einen mechanischen störenden Einfluß auf den Geburtsverlauf. Die Häufigkeit wechselt entsprechend der wechselnden Frequenz der ätiologischen Faktoren nach einzelnen Länderstrichen. **Die Rachitis z. B.**, die so oft die Ursache der Beckenenge ist, finden wir am verbreitetsten in den Industriezentren und in den Großstädten mit den ungünstigen hygienischen Lebensbedingungen für die heranwachsende Jugend. **Die Osteomalazie** dagegen kommt **endemisch** in Flußniederungen am Niederrhein, Main, Neckar und der Lahn vor.

Bedingt wird die Häufigkeit an sich durch die außerordentlich **mannigfache Ätiologie**. Hier sind zu nennen **Entwicklungsfehler**, wie ererbte Anlage, fötale Bildungsfehler — Mangel eines oder beider Kreuzbeinflügel, Chondrodystrophia foetalis und angeborene Hüftgelenksluxation —. Den Hauptanteil an den Ursachen der Beckenverengerung tragen aber **Erkrankungen in den Kinderjahren**. Die wichtigste davon ist die Rachitis, aber auch Karies oder Verkrümmungen der Wirbelsäule und Coxitis führen zur Bildung eines engen Beckens. Andere Frauen bleiben auf einer infantilen oder juvenilen Entwicklungsstufe stehen. In den **späteren Lebensjahren** schließlich können Osteomalazie, Beckenfrakturen und Tumoren eine Beckenverengerung hervorrufen.

Die Leitung der Geburt beim engen Becken stellt an das Können des Arztes die größten Anforderungen. Zu diesem Zweck müssen wir uns zunächst gründliche Kenntnisse über **die Diagnostik** und den **Geburtsmechanismus** beim engen Becken aneignen, denn sie bilden die **Grundlage einer rationellen Therapie**.

Den Verdacht auf eine Beckenenge können schon die **Anamnese** und **die Betrachtung des Körperbaues** erwecken. Die stereotype Frage über die Zeit des Laufenlernens, die uns Aufschluß über eine überstandene Rachitis gibt, ist Ihnen allen bekannt. Wir erkundigen uns ferner entsprechend der Ätiologie nach Verletzungen und Erkrankungen der Wirbelsäule, der unteren Extremitäten und nach dem Verlauf der früheren Geburten. Lange Dauer derselben, frühzeitiger Blasensprung, Vorfall der Nabelschnur, fehlerhafte Kindslagen geben uns gewisse Anhaltspunkte. Weniger wertvoll sind im allgemeinen die Angaben über geleistete Kunsthilfe.

Schon beim Eintritt der Frau in das Sprechzimmer fallen uns eine kleine Statur, eine schiefe Körperhaltung, ein hinkender Gang, eine eckige, breite Kopfform, das Caput quadratum auf, die uns veranlassen nach weiteren Deformitäten des Skeletts zu suchen. Die Zähne sind treppenartig quergerieft, ev. bestehen Hühnerbrust, Verdickungen der Knochenknorpelgrenze der Rippen, die wie Rosenkranzperlen am vorderen Brustkorb zu sehen oder zu fühlen sind, die Extremitäten sind kurz und gekrümmt und die Tibia weist bisweilen Säbelscheidenform auf — dies alles sind Folgeerscheinungen einer Rachitis —. Auch müssen wir auf osteomalazische Verbiegungen, auf eine Kyphose, Lordose und Skoliose der Wirbelsäule, ebenso auf eine Asymmetrie des Beckens achten. Eine besondere Berücksichtigung verdient ferner die Michaelissche Raute. Betrachtet man die Kreuzbeinfläche, so sieht man zwei grübchenförmige Einziehungen der Haut an den Spinae post. sup. der Darmbeine, die die seitlichen Ecken der Raute darstellen; die obere Ecke wird durch den Dornfortsatz des letzten Lendenwirbels gebildet, während die Spitze des unteren Winkels in der Rima ani liegt. Seitlich wird sie oben durch die Wülste der Rückenmuskulatur und unten durch die beiden Glutaei maximi begrenzt. Sie ist beim allgemein verengten Becken länglich schmal, beim rachitisch platten Becken ist der obere Winkel stumpf, ja der letzte Lendenwirbel kann soweit nach abwärts rücken, daß keine Raute, sondern nur mehr eine dreieckige Fläche zu sehen ist.

Wenn wir eine oder mehrere der eben aufgezählten Abnormitäten beobachten, so dürfen wir ein enges Becken vermuten. Bestärkt werden wir in dieser Vermutung, wenn wir bei der weiteren Untersuchung einen Spitzbauch oder Hängebauch oder eine fehlerhafte Kindslage finden, oder wenn der vorangehende Kindsteil bei Erstgebärenden am Ende der Gravidität noch beweglich über dem Becken steht. Die Gründe für das Zustandekommen dieser Anomalien liegen auf der Hand. Das Abdomen ist bei der geringen Körpergröße verkürzt; der Uterus findet gegen Ende der Schwangerschaft keinen genügenden Platz. Er muß die Bauchdecken dehnen, es kommt zum Spitzbauch und Hängebauch, dessen Zustandekommen öfters noch durch eine zu starke Beckenneigung begünstigt wird. Der kindliche Kopf wird beim engen Becken nicht in der oberen Beckenapertur fixiert; wir beobachten daher nicht selten abgewichene Schädellagen, Beckenendlagen und fehlerhafte Kindslagen besonders beim platten Becken und Mehrgebärenden — Querlagen z. B. kommen etwa 4 mal häufiger beim engen Becken als beim normalen vor. —

Wird unsere Hilfe erst bei der Geburt nachgesucht, so muß uns eine längere Geburtsdauer und ein vorzeitiger Blasensprung auffallen. Wird unrichtigerweise vor der äußeren Beckenmessung innerlich untersucht, so finden wir häufig, wenn der Kopf noch nicht im Becken steht, eine vom Normalen abweichende pathognomonische Einstellung desselben, die wir nachher beim Geburtsmechanismus besprechen wollen.

Gesichert wird die Diagnose aber erst durch eine exakte **äußere und innere Beckenmessung,** die deshalb nie verabsäumt werden darf, auch wenn kein Verdacht auf ein enges Becken besteht. Bei dieser Wichtigkeit der Beckenmessung möchte ich Ihnen kurz die Technik derselben ins Gedächtnis zurückrufen.

Die beiden wichtigsten äußeren Maße sind: die Distantia spinarum — 26 cm — und die Distantia cristarum — 29 cm —. Das erste Maß, die Entfernung der Spin. ant. sup. oss. ilei ebenso das zweite, den größten Abstand der Darmbeinschaufeln gewinnt man, indem man die knopfförmigen Enden der beiden Branchen eines Tasterzirkels (Abb. 1) zunächst an der Außenseite der Spinae aufsetzt und auf der Skala den Zahlenwert abliest, um dann von hier rückwärts bis zur Höhe der Rundung der Darmbeinkämme mit dem Zirkel zu tasten. Bei erheblichem Fettansatze muß der Tasterzirkel etwas eingedrückt werden. Da die wesentliche Bedeutung dieser beiden Maße auf ihrem gegenseitigen Verhältnis, auf der Differenz von etwa 3 cm beruht (s. rachitisch plattes Becken), so gibt schon die Betastung der Darmbeinschaufeln im Notfalle ungefähre Anhaltspunkte.

Auf die Messung der Conjugata externa sive Baudelocquii, über deren Wert die Ansichten geteilt sind, möchte ich nicht ganz verzichten. Sie beträgt etwa 20 cm und stellt die Entfernung vom oberen Rande

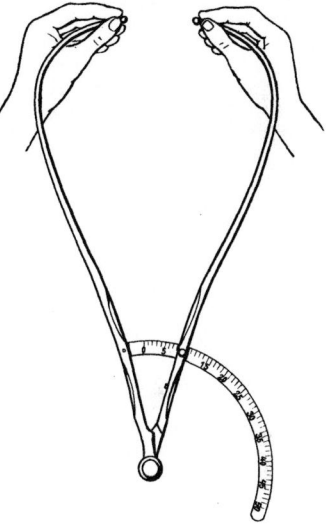

Abb. 1. Haltung des Tasterzirkels.

der Symphyse bis zur Grube zwischen dem letzten Lenden- und ersten Kreuzbeinwirbel dar. Dieses Maß wird ebenfalls mit dem Tasterzirkel und zwar in Seitenlage der Frau bestimmt. Beträgt es weniger als 18 cm, so handelt es sich wahrscheinlich um ein enges Becken.

Weit weniger wichtig ist der Abstand der Trochanteren (31 cm), und die Messung der Beckenausgangsdurchmesser. Die erste wird nur beim Verdachte auf ein querverengtes, die letzte nur beim Verdachte auf ein im Ausgang verengtes Becken (Trichterbecken) ausgeführt. Wir nehmen den geraden Durchmesser des Beckenausganges bei Seitenlage und angezogenen Oberschenkeln der Frau, indem wir den Tasterzirkel einerseits auf dem Ligamentum arcuatum (Schoßfuge) und andererseits auf die Articulatio sacro-coccygea aufsetzen. Um den letzten Punkt zu finden, geht man mit einem Finger in die Vagina und bewegt das Steißbein gegen das Kreuzbein; der entsprechende Punkt wird außen markiert. Dieser Durchmesser beträgt etwa 12,5 cm, wovon 1½ cm für die Dicke der Weichteile und Knochen abzuziehen sind. Der quere Durchmesser, der Abstand der Tubera ischii, wird in Steißrückenlage der Frau, am besten mit einem Zirkel mit gekreuzten Branchen (Osiander) gewonnen. Er beträgt 10 cm; für die bedeckenden Weichteile müssen 1,5—2 cm zugezählt werden. In derselben Lage bestimmen wir die Größe des Schambogenwinkels, der normalerweise 90—100° groß ist. Wir legen die abduzierten Daumen mit der vorderen Fläche so gegen die absteigenden Schambeinäste, daß sich ihre Spitzen im Scheitel des Schambogenwinkels berühren.

Noch wichtiger als die äußere Beckenmessung ist die innere und die damit verbundene Austastung des Beckens. Durch Bestreichen des Beckenringes (der linea terminalis oder innominata) beiderseits wird eine ev. Asymmetrie des Beckeneingangs entdeckt und ein Anhaltspunkt für die räumlichen Verhältnisse im queren Durchmesser gewonnen. Man achtet ferner auf die Größe des Schambogenwinkels, auf Knochenvorsprünge (Exostosen) und auf das Vorspringen der Symphyse nach innen.

Als einzigste innere Messung kommt für die Praxis die der Conjugata diagonalis in Betracht, einer Linie, die vom unteren Rande der Symphyse nach dem Promontorium verläuft (Abb. 3 a, d). Durch sie werden wir in die Lage versetzt das geburtshilflich wichtigste Maß, die Conjugata vera, wie wir gleich sehen werden mit annähernder Genauigkeit zu schätzen. Die Vera bildet die kürzeste Verbindung zwischen Promontorium und der Symphyse und beträgt normalerweise 10—11½ cm (Abb. 3 a, c). Die Messung der Conjugata diagonalis wird mit mit der Hand vorgenommen. Man geht mit zwei Fingern, unter starker Senkung des Unterarmes, in die Vagina ein und tastet von dem Kreuzbein aus nach dem Promontorium. Liegt die Frau auf einem Sofa oder im Bett, so wird das Gesäß zweckmäßig durch untergeschobene Kissen erhöht, um die Senkung des Unterarmes zu erleichtern. Sobald der Vorberg mit dem Mittelfinger erreicht ist, wird an dem Radialrande des Zeigefingers an der Stelle, die dem Lig. arcuatum dicht anliegt, mit dem Nagel des Zeigefingers der anderen Hand eine Marke gemacht (Abb. 2).

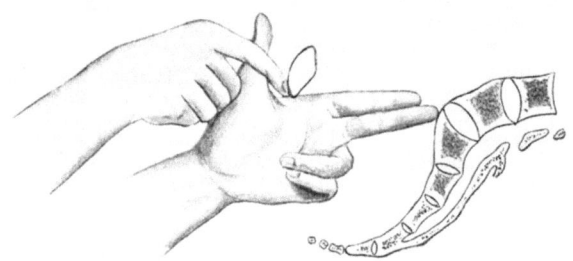

Abb. 2. Messung der Conj. diagonalis.

Ohne Änderung der Stellung werden die beiden inneren Finger herausgeführt, und mit Hilfe des Tasterzirkels wird die Entfernung der Marke bis zur Spitze des Mittelfingers, die Conj. diagonalis bestimmt. Die Größe ist normal, wenn sie zwischen 11½—13 cm schwankt. Sehr häufig ist das Promontorium bei normalen Beckenverhältnissen nicht erreichbar, zumal wenn der Damm straff ist. Durch Abzug von 1½—2 cm erhält man das Maß der Conj. vera. Die Größe des Abzuges richtet sich nach der Höhe der

Symphyse (etwa 4½ cm) und ihrer Stellung. Ist die Symphyse niedrig und bildet sie mit der Conj. diagonalis einen großen Winkel (Abb. 3a), so ist der Abzug gering; ist sie dagegen hoch oder bildet sie mit der Conj. diagonalis einen geringen Winkel, so muß er größer sein (Abb. 3b).

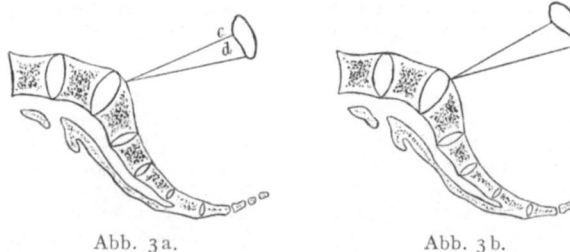

Abb. 3a.   Abb. 3b.

Einfluß der Höhe und der Stellung der Symphyse auf die Größe des Abzuges von der Conj. diagonalis, um aus ihm die Veralänge zu berechnen. (Bei Abb. 3b muß er größer sein als bei Abb. 3a s. Text). *c)* Conj. vera. *d)* Conj. diagonalis.

Bei der Messung der Diagonalis muß bisweilen ein sogenanntes doppeltes Promontorium berücksichtigt werden. Es ist ein Vorsprung zwischen dem ersten und zweiten Kreuzbeinwirbel, der öfters der Symphyse näher liegt, als das wahre (anatomische) Promontorium und der dann ausschlaggebend für die Bestimmung der Enge des Beckeneingangs ist.

Es wird Ihnen bekannt sein, daß zur direkten Messung der Conj. vera eine Anzahl sogenannter Veramesser angegeben worden sind (Bilycki-Gauß, Skutsch, Zangemeister u. a.). Diese Methode ist schmerzhaft, Narkose ist kaum vermeidbar, außerdem weist sie bei weniger Übung ebenfalls Fehlerquellen auf. Die Schätzung der Vera aus der Diagonalis genügt für die Praxis vollauf und die Hand ist das schonendste Meßinstrument. In neuester Zeit wird auch das Röntgenverfahren mit Erfolg zur Beurteilung der räumlichen Beckenverhältnisse verwendet.

Anschließend an die Beckenmessung müssen wir uns noch mehrere Begriffe klar machen, die in den weiteren Ausführungen öfters wiederkehren. Wir sprechen von einer **Führungslinie, der Beckenachse** und verstehen darunter eine gedachte Verbindungslinie zwischen den Mittelpunkten der geraden Durchmesser aller 4 Beckenebenen (Abb. 4). Sie verläuft bis etwa zum 3. Kreuzbeinwirbel als gerade Linie, um dann nach vorne bogenförmig abzubiegen.

Den Winkel, den die Beckeneingangsebene mit der Horizontalebene bildet, bezeichnen wir als **Beckenneigung** (Abb. 4).

Praktisch wichtig ist auch die natürliche **Erweiterungsfähigkeit des Beckens**. Die Ileosakralgelenke stellen eine

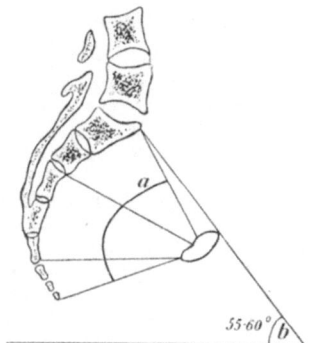

Abb. 4. *a)* Führungslinie (Beckenachse), *b)* Beckenneigung.

Amphiarthrose dar; sie gestatten eine geringe Rotationsbeweglichkeit um eine quere Achse. Werden die Oberschenkel gebeugt, an den Leib angezogen, so wird die Symphyse dem Promontorium genähert; läßt man dagegen die Beine im Querbett herabhängen, wie es bei der Walcherschen Hängelage geschieht, so wird die Symphyse von dem Promontorium entfernt. Die Conj. vera erfährt dadurch eine Längenzunahme bis zu 0,5 cm. Auch der gerade Durchmesser des Beckenausganges erweitert sich beim Austritte des Kindes um etwa 1 cm.

Nach dieser notwendigen Abschweifung wollen wir uns wieder den Verengerungen des Beckens und zwar **den Hauptformen des engen Beckens** zuwenden. Die Verengerung befällt weitaus am stärksten, die äußerst seltenen Trichterbecken ausgenommen, den Beckeneingang und hier herrscht die Verengerung im graden Durchmesser vor. Infolgedessen basiert auch die übliche Einteilung der engen Becken auf der Formveränderung des Beckeneinganges, und der Grad der Verengerung wird durch das Maß der Conj. vera ausgedrückt, wie beispielsweise ein allgemein verengtes Becken mit einer Vera von 8,5 cm.

Die häufigste und praktisch wichtigste Form ist das lediglich im geraden Durchmesser des Beckeneingangs verengte Becken, das platte, insbesondere **das rachitisch platte Becken** (Abb. 6)[1]). Die Rachitis befällt an erster Stelle die Knorpel-

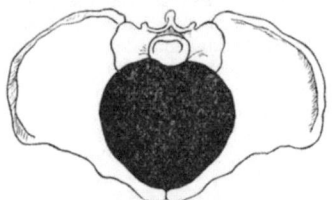

Abb. 5. Normale Beckeneingangsform.

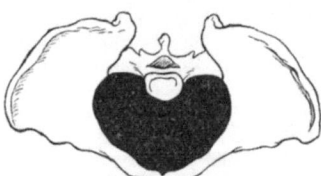

Abb. 6. Beckeneingangsform des rachitisch platten Beckens (vgl. Abb. 5).

knochengrenze, die klinisch wie der befallene Knochen abnorm weich wird; infolgedessen tritt durch den Druck der Rumpflast beim Gehen und Stehen eine Verschiebung der Beckenknochen ein. Der obere Teil des Kreuzbeins sinkt in die Beckenhöhle hinein und dreht sich gleichzeitig um seine quere Achse, wodurch das Promontorium der Symphyse genähert wird und der tiefer liegende Teil des Kreuzbeins nach hinten ausweicht, bis der unterste Teil desselben mitsamt dem Steißbein durch den Zug der Ligamenta spinosa- und tuberosa-sacra nach vorne, bisweilen hackenförmig, umgebogen wird (Abb. 9). Die Wirbelkörper des Kreuzbeins geben einzeln dem Drucke nach vorne nach, so daß die normalerweise in querer Richtung konkave Gestalt des Kreuzbeins aufgehoben wird. Andererseits wird durch das Tiefertreten des Kreuzbeins ein Zug auf die Bandmassen ausgeübt, die von seinen Dornfortsätzen zu den Spin. post. oss. ilei gehen. Dadurch kommen die Darm-

---

[1]) Die Abbildungen 5—8 sind nach Bildern aus dem Ahlfeldschen Lehrbuch der Geburtshilfe angefertigt worden.

beinschaufeln nach vorne zum Klaffen; in demselben Sinne wirkt die Oberschenkelmuskulatur, soweit sie an den kalkarmen, rachitischen Darmbeinschaufeln inseriert, so daß **die vorderen Darmbeinstacheln abnorm weit auseinanderstehen. Ihr Abstand, die Distantia spinarum ist fast ebenso groß, manchmal sogar noch größer als die der Dist. cristarum.** Der Querdurchmesser des Beckeneinganges ist gleichsam kompensatorisch vergrößert; der Schambogen ist weit, weil die Sitzbeine beim Sitzen auseinandergedrängt werden. Das rachitisch platte Becken ist also nur im geraden Durchmesser des Beckeneinganges verengt und nach dem Beckenausgange zu erweitert.

Die Diagnose bereitet keine Schwierigkeiten, wenn wir die Anamnese und die Betrachtung des Körperbaues, wie wir schon erörtert haben, zu Hilfe nehmen. **Neben der fehlenden Proportion von 3 cm zwischen der Dist. spinarum und cristarum ist die Conj. externa meist, die diagonalis und somit die Vera stets verkürzt.**

Entschieden seltener ist das **einfach platte Becken.** Es zeigt öfters im Gegensatz zum rachitisch platten Becken äußerlich keine Veränderungen. Die äußeren Maße können vollständig der Norm entsprechen, und die Trägerinnen können wohl gebaut sein. Es unterscheidet sich fernerhin von dem ersten dadurch, daß **das Kreuzbein in toto tiefer in den Beckenraum eingetreten ist.** Bei der inneren Untersuchung weist das Kreuzbein seine normale Konkavität nach innen auf. Man wird unter diesen Umständen bisweilen durch den leicht erreichbaren Vorberg geradezu überrascht. Die Ätiologie ist dunkel, jedoch dürfte in vielen Fällen besonders bei den hochgradigen Verengerungen ebenfalls die Rachitis eine Rolle spielen. Vom therapeutischen Standpunkte aus ist es unnötig eine Trennung zwischen diesen beiden Arten zu machen; außerdem ist die Differentialdiagnose oft schwierig zu stellen.

Eine einfachere Gestalt hat **das allgemein gleichmäßig verengte Becken,** das dem normalen Becken in seiner Form vollständig gleich ist, es sind aber **sämtliche äußere und innere Maße verkürzt** (Abb. 7). Es findet sich vergesellschaftet mit grazilem Körperbau und geringer Körpergröße. Gleichzeitig besteht

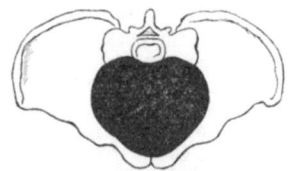

Abb. 7. Beckeneingangsform des allgemein gleichmäßig verengten Beckens (vgl. Abb. 5).

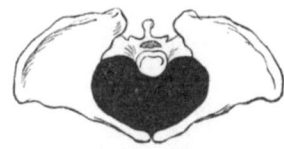

Abb. 8. Beckeneingangsform des allgemein verengten (rachitisch) platten Beckens (vgl. Abb. 6 u. 7).

häufig **Hypoplasie (Infantilismus) der Genitalorgane —** enge Vagina, wenig ausgebildete Vulva, geringe Behaarung, später Eintritt der Menstruation —. Hierher gehören das infantile und das Zwergbecken (Pelvis nana).

Eine Kombination der beiden eben besprochenen Formen stellt **das allgemein verengte (rachitisch) platte Becken** dar (Abb. 8). Neben den Zeichen der allgemeinen Verengerung treten die des platten Beckens besonders in den Vordergrund. Alle äußeren und inneren Maße sind verkürzt, die Differenz zwischen der Dist. spin. und crist. beträgt dabei weniger als 3 cm, die Verkürzung der Conj. vera ist stärker als die der anderen Maße. Gleichzeitig bestehen meist die Folgeerscheinungen einer Rachitis.

M. H. Nach dem Vorhergehenden wissen wir schon, daß die Frauen mit engem Becken, ganz abgesehen von dieser Komplikation, häufig unter ungünstigen Bedingungen zur Geburt kommen. Ich erinnere an die fehlerhaften Kindslagen und den Hängebauch. Unter der Geburt selbst drohen weitere Gefahren für Mutter und Kind, und wir müssen uns deshalb mit **dem Einfluß des engen Beckens auf den Geburtsverlauf** etwas näher beschäftigen.

Der hochstehende Kopf übt keinen Druck auf die Zervikalganglien aus, wir vermissen deshalb öfters eine kräftige Wehentätigkeit im Beginn der Eröffnungsperiode. Tritt aber der Kopf allmählich mit einem größeren Segmente in den Beckeneingang ein, aber nicht durch, so beobachten wir andererseits bisweilen wegen des fortgesetzten Druckes auf die eben genannten Ganglien eine abnorm gesteigerte Wehentätigkeit — sog. Reizwehen —, die später leicht zu sekundärer Wehenschwäche führen. Beim allgemein verengten Becken ist außerdem nicht selten die Uterusmuskulatur in der Entwicklung zurückgeblieben. Primäre Wehenschwäche ist die Folge.

Auch schließt der hochstehende Kopf — besonders beim platten Becken — den Beckenring nicht allseitig ab. Das Fruchtwasser der Uterushöhle kommuniziert mit dem Vorwasser, und während jeder Wehe wird der Uterusinnendruck mit ganzer Kraft auf die Fruchtblase fortgeleitet. Die Fruchtblase wölbt sich zunächst stark vor, bisweilen wird sie in der Wehe pilzförmig durch den nur gering erweiterten Muttermund getrieben, und bald kommt es zum vorzeitigen Blasensprunge. Der vorangehende Kindsteil kann nicht sofort folgen, um die Rolle der Fruchtblase bei der Eröffnung zu übernehmen; der schon eröffnete Muttermund kollabiert wieder und die Eröffnungsperiode zieht sich über eine lange Zeit hin. Wegen des unvollkommenen Abschlusses der oberen Beckenapertur können auch kleine Teile und die Nabelschnur vorfallen.

Auch der Geburtsmechanismus wird durch das enge Becken in bemerkenswerter Weise beeinflußt. Beim platten Becken tritt das Vorderhaupt bei Querstellung des Kopfes tiefer (anstatt zurückzubleiben wie beim normalen Becken), weil dadurch die Möglichkeit geschaffen wird, daß der kleine quere, bitemporale Kopfdurchmesser durch die verkürzte Conj. vera durchtritt. Beide Fontanellen sind also deutlich zu fühlen und stehen etwa gleich hoch. Die Pfeilnaht ist dabei dem Promontorium genähert, — ausgesprochene Naegelesche Obliquität —, die sich bei hochgradiger Verengerung ebenso bei gleichzeitigem Hängebauch und einer starken Beckenneigung, zur vorderen Scheitelbeineinstellung entwickelt (Abb. 9). Das vordere Scheitelbein füllt den Beckenraum aus, die Pfeilnaht können wir eben noch am Promontorium tasten, und ev. fällt uns das vordere Ohr hinter der Symphyse auf (vordere Ohrlage). Im weiteren Geburtsverlauf wird das hintere Scheitelbein intensiv gegen das Promontorium gedrückt, es flacht sich ab und schiebt sich unter das vordere Scheitelbein. Diese vordere Scheitelbeineinstellung trägt wesentlich zur Konfiguration des Kopfes und zur Überwindung des mechanischen Hindernisses bei. Ist der Beckeneingang glücklich überwunden, so verläuft die Geburt wie beim normalen Becken, ja beim rachitisch platten meist sogar schneller, weil der Beckenausgang erweitert ist. Mit einigen kräftigen Wehen kann das Kind geboren sein.

Abweichungen von diesem typischen Mechanismus beim platten Becken sind nicht selten. Senkt sich z. B. das Vorderhaupt zu tief, so kommt es zur Stirneinstellung, die sich zu einer Gesichtslage ausbilden kann.

Die ungünstigste Einstellung ist die hintere Scheitelbeinstellung, wobei in ausgesprochenen Fällen die Pfeilnaht an der Symphyse zu fühlen und das hintere Ohr am Promontorium zu erreichen ist (hintere Ohrlage) (Abb. 10). Bisweilen korrigiert sie sich allerdings spontan, sonst ist der Eintritt des Kopfes bei einem stärker verengten Becken unmöglich, weil der Fruchtachsendruck fast ausschließlich auf das an sich schon tiefstehende hintere Scheitelbein wirkt. Zu erwähnen ist schließlich noch die äußerst seltene extramediane Kopfeinstellung (nach Breisky).

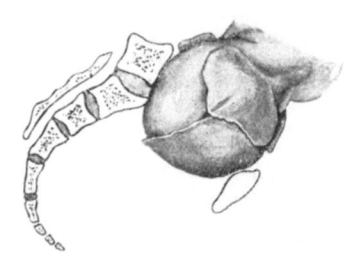

Abb. 9. Ausgesprochene Naegelesche Obliquität (= geringe vordere Scheitelbeineinstellung) beim rachitisch platten Becken.

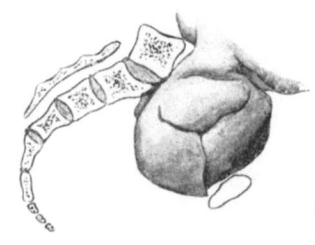

Abb. 10. Ausgesprochene hintere Scheitelbeineinstellung (= hintere Ohrlage) beim rachitisch platten Becken.

Bei Gesichtslagen ist die Geburt selbstverständlich sehr erschwert; bei Beckenendlagen tritt der nachfolgende Kopf in ausgesprochener Quereinstellung ein, vorher erfolgen öfters abnorme Drehungen des Rumpfes, die Arme können von der Brust abgestreift und das Kinn von der Brust entfernt werden.

Der eben geschilderte Geburtsmechanismus bei Schädellage ist so charakteristisch für das platte Becken, daß aus ihm die Diagnose gestellt werden kann, falls das Vorhandensein des engen Beckens bis zur innerlichen Untersuchung übersehen wurde. Auch für die beiden anderen Formen der Beckenenge kennen wir eine typische Kopfeinstellung, wie wir gleich sehen werden.

Beim allgemein verengten Becken erfährt der Kopf allseitig ein Hindernis durch den knöchernen Geburtskanal; es kommt deshalb zu einer auffallenden Flexion desselben. Die kleine Fontanelle steht tief, in der Führungslinie, die große ist nicht oder eben noch zu erreichen. Die Kopfeinstellung ist also dieselbe wie beim normalen Becken, nur kommt sie in gesteigertem Maße zum Ausdrucke.

Erwähnen müssen wir hier noch den hohen Geradstand, d. h. das Eintreten des Kopfes in das Becken im geraden Durchmesser. Je nach dem Stande des Hinterhauptes unterscheidet man eine Positio occipitalis pubica, die relativ häufig und günstig ist, und eine Positio occipitalis sacralis, die ungünstiger ist. Es ist eine seltene Anomalie, die sich öfters spontan korrigiert, oder die durch Lagerung und innere Handgriffe behoben werden kann. Es kann aber auch eine Zangenoperation dabei indiziert werden, die wegen des Hochstandes des Kopfes nur mit äußerster Vorsicht ausgeführt werden darf. (Ganz selten wird der hohe Geradstand auch beim platten Becken beobachtet.)

Der Geburtsmechanismus des allgemein verengten (rachitisch) platten Beckens nähert sich mehr dem des platten Beckens, wenn die Beckenform sich diesem ganz besonders nähert, oder er ähnelt dem des rein allgemein verengten, wenn das Becken diesem Typus mehr ähnelt. Häufig beobachtet man zunächst die typische Querstellung des Kopfes mit folgendem Tiefstand der kleinen Fontanelle. Der Geburtsverlauf ist meist ein recht schwerer, und diese Becken verdienen deshalb in der Praxis eine besondere Beachtung.

Der Geburtsverlauf beim engen Becken unter ungünstigen mechanischen Verhältnissen erfordert selbstverständlich eine gute Wehentätigkeit und Zeit. Ferner muß er **Gefahren und Folgen für Mutter und Kind** mit sich bringen.

Wie bei jeder protrahierten Geburt ist die Infektionsmöglichkeit, die durch den häufigen vorzeitigen Blasensprung noch begünstigt wird, erhöht. 3 stündliche Temperaturmessungen bei Kontrolle der Pulsfrequenz sind deshalb erforderlich. Besteht bereits eine Erhöhung der Körperwärme, so muß stündlich gemessen werden. Nicht selten wird dabei eine Infektion des Uterusinhaltes, eine Tympania uteri durch gasbildende Bakterien beobachtet. Die Gasansammlung, die sich durch tympanitischen Klopfschall über dem Uterus kenntlich macht, dehnt die Uteruswände, die Wehentätigkeit wird schwach, setzt allmählich ganz aus, die Kreißende fiebert, das Genitalsekret nimmt einen üblen Geruch an. Sie bildet eine strikte Indikation zur Entbindung.

In anderen Fällen insbesondere bei Mehrgebärenden wird das untere Uterinsegment durch starke Wehen bei schwer zu überwindendem Hindernisse übermäßig ausgezogen, bis es zur drohenden und schließlich zum Eintritt einer Uterusruptur kommt, wenn nicht vorher eingegriffen wird.

Schreitet die Geburt nur langsam vorwärts und steht der Kopf lange Zeit fest im Beckeneingang, so wird die vordere Muttermundslippe und die Harnblase einem erheblichen Druck gegen die Symphyse ausgesetzt. Die zuführenden Gefäße werden komprimiert, es kann zur Nekrose der gedrückten Gebilde kommen, und im Wochenbette stößt sich das mortifizierte Gewebsstück ab. Ausgedehnte Narbenbildungen in der Zervix oder eine Harngenitalfistel sind die Folgen. Erhebliche Druckerscheinungen machen sich bisweilen durch blutig gefärbten Urin und zunehmendes Ödem der Muttermundslippe kenntlich. Weit seltener ist der Druckbrand an der Hinterwand des Uterus. Hierbei verkleben die beiden Peritonealblätter (parietales und Uterusperitoneum) und schalten dadurch die betreffende Stelle von der Bauchhöhle aus. Die Beckenendlagen mit dem weichen vorangehenden Teile sind in dieser Hinsicht entschieden günstiger als die Kopflagen.

Anderseits kann der Durchtritt des Kopfes mit solcher Gewalt stattfinden, daß sich Rupturen der Beckengelenke, speziell der Symphyse ereignen; ganz besonders erleben wir sie bei forcierten Zangenextraktionen am hochstehenden Kopfe. Die Zerreißungen erfolgen bisweilen unter einem deutlich wahrnehmbaren, krachenden Geräusch, sonst werden sie aus der lokalen Druckempfindlichkeit und der eigentümlichen Haltung der unteren Extremitäten diagnostiziert. Diese sind nach außen rotiert und können nur wenig, mit großen Schmerzen bewegt werden. Therapeutisch muß sofort ein festsitzender Beckenverband angelegt werden.

Bisweilen übt auch der lang ausgezogene, nicht vorwärts schreitende Kopf einen längeren Druck auf die lumbo-sakralen Nerven aus. Es entstehen Schmerzen oder gar Lähmungen im Gebiete des Nervus peroneus. Die Prognose richtet sich nach der elektrischen Erregbarkeit, und die Therapie besteht in Faradisation. Die Heilung kann Wochen und Monate in Anspruch nehmen; es kann für Lebzeiten eine Schwäche in den entsprechenden Muskeln zurückbleiben.

Für das Kind bedeutet die längere Geburtsdauer an sich ebenfalls schon eine gewisse Gefahr, die durch die starke Wehentätigkeit bei vorzeitig gesprungener Blase und dem vermehrten Druck auf den Kopf wächst. Durch die häufigen intensiven Kontraktionen der Uterusmuskulatur wird der Austausch zwischen fötalem und mütterlichem Blute gehindert, der erhöhte Druck bewirkt eine Vagusreizung, es kommt zur intrauterinen Asphyxie, das kindliche Leben ist gefährdet. Auch dem Vorfall der Nabelschnur und den durch fehlerhafte Lagen bedingten Operationen fallen eine Anzahl Kinder zum Opfer. Fernerhin können durch die intensive Verschiebung der Kopfknochen intrakranielle Blutungen hervorgerufen werden.

Nicht gefährlich sind die der Kranznaht parallel verlaufenden Druckstreifen und die Druckmarken am hinteren Scheitelbein (beim platten Becken); gefährlicher sind schon die Fissuren daselbst und die löffelförmigen Impressionen, die bedenklich werden, wenn gleichzeitig eine Trennung in der Sutura squamosa stattfand. Diese ereignet sich, wie die stets tödliche Epiphysentrennung am Hinterhauptsbein, fast nur am nachfolgenden Kopfe. Durch Kompression der Hinterhauptsschuppe von der Seite her werden die Partes condyl. von der Schuppe losgesprengt und nach dem Wirbelkanal verschoben, wodurch eine tödliche Quetschung der Medulla oblongata zustande kommt.

Auch Fazialislähmungen mit absolut günstiger Prognose werden beobachtet. Die Verletzungen des Kindes häufen sich naturgemäß bei operativen Entbindungen per vias naturales.

M. H. Wir kommen jetzt zu dem praktisch wichtigsten Abschnitt unserer Ausführungen, zu **der Leitung der Geburt beim engen Becken.** Im allgemeinen ist es üblich der Erörterung über die Therapie beim engen Becken die Frage zugrunde zu legen: ist im gegebenen Falle von engem Becken eine Spontangeburt möglich oder nicht? weil wir je nach der Beantwortung dieser Frage unsere therapeutischen Entschlüsse verschieden fassen müssen. Diese Fragestellung trifft nach meiner Ansicht nicht ganz den Kernpunkt der Sachlage; denn die Behandlung des engen Beckens konzentriert sich — die äußerst seltenen Trichterbecken ausgenommen — auf die spontane oder künstliche Überwindung des Beckeneinganges oder auf die Umgehung desselben (Kaiserschnitt). Hat der Kopf aber den Beckeneingang passiert, so gelten bei Gefahren für Mutter oder Kind dieselben operativen Grundsätze wie beim normalen Becken. Infolgedessen lautet die Frage zweckentsprechender: wieviel ausgetragene Kinder passieren spontan den Beckeneingang?

Abhängig ist das spontane Passieren des Beckeneinganges — eine Geradlage des Kindes vorausgesetzt — 1. von dem Grade der Beckenverengerung, 2. von der Beschaffenheit des kindlichen Kopfes — Größe, Konfigurabilität — und 3. von der Wehentätigkeit.

Ein großer harter Schädel kann z. B. schon bei einem geringgradig verengten Becken erhebliche mechanische Schwierigkeiten bereiten, die nur durch eine verstärkte Wehentätigkeit behoben werden können, während ein kleiner Schädel ohne große Mühen ein gleiches Becken passiert. Der springende Punkt ist also die Größe des Mißverhältnisses zwischen dem knöchernen Geburtskanal und dem Geburtsobjekte mit Berücksichtigung der Wehentätigkeit.

Beim Beginn der Geburt ist nur der Grad der Beckenverengerung bekannt. Ob ein erhebliches Mißverhältnis zwischen Kopf und Beckenenge besteht, können wir erst mit annähernder Sicherheit übersehen, wenn die Blase gesprungen und der Muttermund nahezu erweitert ist. Stellt sich dann der Kopf mit einem großen Segmente in die obere Beckenapertur ein, so liegen die Verhältnisse günstig, im umgekehrten Falle ungünstig. Alle anderen Methoden, wie Messung des Schädels während der Gravidität, Impressionsversuche unter der Geburt, geben ungenauen Aufschluß. Durch die an sich ungenaue Messung des Schädels können wir allenfalls den fronto-okzipitalen Durchmesser bestimmen aber nicht den queren, auf den es z. B. beim platten Becken doch ankommt. Hinsichtlich der Stärke der Wehen gibt die Eröffnungsperiode oft schon wichtige Anhaltspunkte oder bei Mehrgebärenden die Erfahrung bei früheren Geburten.

Bei dieser Sachlage müssen wir in der Praxis das Geburtsobjekt und die Wehentätigkeit bis zu einem gewissen Grade als feststehende Größen betrachten, wenn es gilt, die Frage zu entscheiden, ob der Arzt die Geburt leiten soll oder ob er die Frau einem Krankenhaus überweisen soll. In einer geburtshilflichen Klinik können wir in den meisten Fällen abwarten, um auf Grund unserer Beobachtungen über den Geburtsverlauf unsere therapeutischen Entschlüsse zu fassen. Dies gilt selbstverständlich auch für die Praxis, wenn der Arzt die Leitung der Geburt übernimmt, nur kann hier die Therapie nicht so vielgestaltig sein wie in einer Klinik.

Bei einer Schwangeren ist der Grad der Verengerung von vornherein — abgesehen von dem Verlaufe der früheren Geburten — die einzige Richtschnur für die Aufstellung eines Programms, das bei ihr im allgemeinen ja reichhaltiger ist als bei einer Gebärenden. Neben der Überweisung an eine Klinik kommt hier die künstliche Frühgeburt in den Bereich der Überlegung.

Sie soll möglichst nicht vor der 36. Schwangerschaftswoche, am Ende des neunten Monats, eingeleitet werden, weil erst dann die Aussichten der

Frühgeborenen gute sind. Dabei wird zweckmäßigerweise beachtet, daß die Conjugata vera bei einem allgemein verengten Becken nicht unter 8 cm und beim platten nicht unter 7,5 cm beträgt. Bei Erstgebärenden kommt sie nicht in Frage. Von verschiedenen Seiten (Fehling, Reeb) wird für die letzten sechs Schwangerschaftswochen auch die Prochownicksche Diät — Entziehung von Flüssigkeit, Vermeidung von Kohlehydraten — empfohlen, um die Größe und Konfigurabilität des kindlichen Kopfes zu beeinflussen.

Wie schon erwähnt, müssen wir uns auch unter der Geburt ebenfalls an erster Stelle an den Grad der Verengerung halten, wenn unsere Hilfe erst dann in Anspruch genommen wird. Um Ihnen nun den mechanischen Einfluß der verschieden-

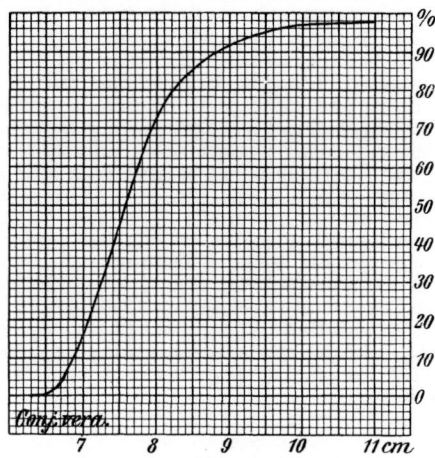

Kurve 1. Wie viele ausgetragene Kinder passieren in Schädellage beim platten Becken spontan den Beckeneingang und kommen lebend zur Welt? (Erst- und Mehrgebärende.)

gradigen Verengerungen sinnfällig zu zeigen, möchte ich Ihnen kurz nebenstehende Kurve demonstrieren. Nur auf Grund der Kenntnis über den mechanischen Einfluß des engen Beckens läßt sich ja eine Prognose und Therapie beim engen Becken aufbauen. Es ist eine durch die graphische Interpolation und Extrapolation gewonnene Kurve, die den Geburtslauf von 4167 normalen Schädellagen beim platten Becken darstellt. Ich wählte s. Z. die Schädellage für meine statistischen Studien, weil bei ihr der mechanische Einfluß am wenigsten getrübt zum Ausdrucke kommt, und weil diese weitaus häufigste Lage bei der Therapie des engen Beckens die meisten Schwierigkeiten bereitet. Ich muß es mir versagen näher auf die Art, wie die Kurve gewonnen wurde, hier einzugehen. Sie setzt uns jedenfalls, wie der erste Blick auf dieselbe zeigt, in die Lage, für jede beliebige Verengerung der Conj. vera den Prozentsatz der Kinder abzulesen, die in Schädellage beim platten Becken spontan den Beckeneingang passierten und lebend zur Welt kamen; so z. B. beträgt diese Prozentzahl für eine Vera von 7,6 cm nur mehr 50 %.

Um Fehlerquellen bei dem Lesen der Kurve zu vermeiden, muß ich noch bemerken, daß die Prognose der Kinder bei **Mehrgebärenden** bis zu einer Vera von 9,25 cm etwas günstiger ist, um von hier ab sich unwesentlich **zugunsten der Erstgebärenden** zu verschieben. Andererseits sind die Aussichten der Kinder bei Erst-, Zweit- und Drittgebärenden im allgemeinen günstiger als bei den Vieltgebärenden, ganz abgesehen von den häufig vorkommenden fehlerhaften Lagen bei den letzteren.

Einen annähernden Anhaltspunkt gibt uns die Kurve übrigens auch für den Geburtsverlauf beim **allgemein gleichmäßig und ungleichmäßig verengten Becken**, da unsere Erfahrungen lehren, daß bei ihnen die Prognose für das spontane Passieren des Beckeneinganges etwas schlechter ist als beim platten Becken.

Daß die Kurve fernerhin nicht bloß für **die Prognose** des einzelnen Falles, sondern auch als Unterlage für unsere **therapeutischen Entschlüsse** sehr brauchbar ist, bedarf kaum einer näheren Erörterung. Gibt sie doch ein Bild von der **Beziehung der Funktionen sämtlicher Faktoren**, von denen die Geburt beim engen Becken abhängig ist. Stellen wir z. B. intra partum einen abnorm großen oder wenig konfigurablen Schädel fest, so sehen wir an der Hand der Kurve, daß dies je nach dem Maß der Conj. vera **einen ganz verschieden starken ungünstigen Einfluß auf den Geburtsverlauf ausüben muß**; denn eine solche Abnormität bedeutet ja mechanisch dasselbe, als ob der gerade Durchmesser des Beckeneinganges um einige Millimeter mehr verengt sei. Aus der Kurve ist dann ersichtlich, wie einige Millimeter mehr oder weniger für die Conj. vera **bei einer hochgradigen Verengerung** einen weit größeren Einfluß ausüben, als **bei einer geringgradigen Verengerung**. In derselben Weise muß eine schwache Wehentätigkeit je nach der Konjugatengröße in verschiedener Stärke ungünstig wirken.

M. H. Diese Kurve und die allgemeinen Erörterungen über die Grundlagen der Therapie wollen wir vor Augen behalten, wenn wir jetzt **die spezielle Therapie des praktischen Arztes für einzelne Gruppen der Beckenverengerung** besprechen:

Frauen mit einem Becken von einer Conj. vera von 5,5 cm und darunter, sog. absolut verengte Becken, sind einem Krankenhause zu überweisen, weil die Geburt selbst eines zerstückelten reifen Kindes **per vias naturales unmöglich ist**. Es kommt nur Kaiserschnitt aus absoluter Indikation in Betracht. (Eine solche Verengerung ist außerordentlich selten.)

Bei einer Vera von 5,6—7 cm, der Verengerung III⁰ ist der spontane Durchtritt eines lebenden ausgetragenen Kindes durch den Beckeneingang nur an der obersten Grenze von 7 cm als äußerste Seltenheit, mit der man nicht rechnen kann, möglich. Lebt in solchen Fällen **das Kind und besteht kein Fieber**, so daß der Kaiserschnitt im Interesse des Kindes noch ausgeführt werden kann, so ist ebenfalls die Überführung in eine Klinik angezeigt, wo der Kaiserschnitt aus relativer Indikation ausgeführt wird. **Ist das Kind dagegen tot oder ist eine sofortige Entbindung** indiziert wie z. B. bei Fieber mit Pulsbeschleunigung und bei drohender oder gar vollendeter Uterusruptur, so wird bei **Kopflagen** ohne vorherigen Zangenversuch die Perforation mit Kranioklasie vorgenommen, bei **Querlagen**: Wendung mit Perforation des nachfolgenden Kopfes, bei **verschleppten Querlagen**: Dekapitation und bei **Beckenendlagen**: Extraktion mit Perforation des nachfolgenden Kopfes. Auch diese Becken sind selten; während wir jetzt zu zwei Gruppen kommen, die Ihnen am häufigsten in der Praxis begegnen und deren Therapie nicht so einfach liegt.

Bei einer Verengerung II⁰ mit einer Conj. vera von 7,1 bis 8,5 cm ist die spontane Geburt möglich, jedoch bestehen stets Gefahren für das Kind, die sich naturgemäß, wie die Kurve zeigt, nach dem Grade der Verengerung erheblich steigern. Auch hier richtet sich unser Handeln zunächst nach der Frage, ob das Kind lebt oder tot ist. Ist es tot, so kommen, wie beim normalen Becken, nur die zerstückelnden Operationen in Betracht. Sämtliche Fälle der unteren Hälfte dieser Gruppe und die Mehrgebärenden der ganzen Gruppe, soweit diese noch kein lebendes Kind besitzen, werden zweckmäßig frühzeitig der klinischen Behandlung überantwortet. Hier kann, je nach der Indikation, im Interesse des Kindes der Kaiserschnitt oder bei Mehrgebärenden und plattem Becken eine beckenerweiternde Operation — die Symphysiotomie oder Hebosteotomie — ausgeführt werden.

Übernimmt aber der Arzt in der Praxis die Leitung der Geburt, so ist die Beachtung folgender Verhaltungsmaßregeln zu empfehlen, die auch für die Gruppe der engen Becken I⁰ mit einer Konjugatengröße von 8,6—10 cm gelten.

Unter allen Umständen ist der spontane Geburtsverlauf anzustreben! Zu diesem Zwecke sucht man den vorzeitigen Blasensprung zu verhindern; man verbietet das Mitpressen in der Eröffnungsperiode, und falls sich die Fruchtblase pilzartig durch den nur wenig eröffneten Muttermund in der Wehe vorwölbt, sucht man den Blasensprung durch Einlegung eines ausgekochten Gummiballons in die Scheide (Kolpeuryse) hintanzuhalten. Der mit abgekochtem Wasser oder steriler Kochsalzlösung gefüllte Kolpeurynter übt einen Gegendruck gegen die gespannte Blase aus. In einigen Stunden ist dann der Muttermund nahezu eröffnet, und der Gummiballon kann entfernt werden.

In anderen selteneren Fällen, in denen die Eihäute besonders fest sind, erleben wir es, daß die Blase noch steht, wenn der Muttermund vollständig erweitert ist. Unter diesen Umständen muß die Blase gesprengt werden, weil der vorangehende Kindsteil erst dann tiefer treten kann. Dabei darf das Fruchtwasser nur langsam abfließen, damit die Nabelschnur oder kleine Teile nicht vorfallen. Zu diesem Zwecke wird der hochstehende Kopf auf die obere Beckenapertur gedrückt.

Nach jedem Blasensprunge, gleichgültig ob er künstlich oder spontan erfolgte, werden die kindlichen Herztöne kontrolliert, die sofort eine auffallende Störung aufweisen, wenn die Nabelschnur vorgefallen ist und gedrückt wird. Empfehlenswert ist es auch sehr bald nach dem Blasensprunge innerlich zu untersuchen, um die Einstellung des Kopfes zu überwachen.

Durch zweckentsprechende Lagerung der Kreißenden, auf **die** Seite, wo der kindliche Teil steht, der tiefer treten soll, kann eine Abweichung des vorangehenden Teiles vom Beckeneingang korrigiert, und der Geburtsmechanismus unterstützt werden. Walchersche Hängelage erweitert die Conj. vera bis zu 0,5 cm! Unter Umständen versucht man den Kopf bei Walcherscher Hängelage von außen nach Hofmeier zu imprimieren, wobei man die Finger der einen Hand auf das Kinn und die der anderen Hand auf das Hinterhaupt des Kindes aufsetzt. Soll die Impression wirksam sein, so ist Narkose erforderlich. Ein Hängebauch wird durch

Tücher hochgebunden. Bei einer hinteren Scheitelbeineinstellung läßt man die Frau bei stehender Blase umhergehen, bei gesprungener im Bette aufsitzen. Auch ist ein Versuch, sie nach dem Blasensprunge durch innere Handgriffe zu korrigieren, gestattet, wobei eine Narkose allerdings kaum entbehrlich ist, da man mit der halben Hand (4 Fingern) eingehen muß. Zur Hebung der Wehentätigkeit ist die intramuskuläre Injektion eines Hypophysenextraktes (Pituglandol, Pituitrin) angebracht, aber erst vom Ende der Eröffnungsperiode an. Auch 2stündliche, heiße (40° C) Scheidenspülungen mit ½ % Kresolseifenlösung oder besser steriler Kochsalzlösung wirken wehenerregend. Sie bringen außerdem den Vorteil mit sich, daß sie mechanisch eine Keimarmut der Vagina verursachen. Bei Reizwehen wird die Wehentätigkeit durch eine Morphiuminjektion (0,01) reguliert.

Alle Untersuchungen und Eingriffe sind streng aseptisch und schonend, möglichst mit ausgekochten Gummihandschuhen vorzunehmen, um die erhöhte Infektionsgefahr der protrahierten Geburt zu vermindern und eine Infektion zu verhüten.

Nach Erörterung dieser allgemeinen Grundsätze wollen wir uns der Therapie der einzelnen Kindslagen bei diesen beiden Gruppen des engen Beckens zuwenden. Schieflagen, Querlagen und Vorfall der Nabelschnur, die das Abwarten auf einen spontanen Geburtsverlauf ausschließen, werden ebenso wie beim normalen Becken behandelt. Selbstverständlich ist die Prognose dieser Komplikationen bei Beckenenge eine ungünstigere.

Noch auf einen Punkt möchte ich aufmerksam machen, weil er in der Praxis häufig vernachlässigt wird. Springt die Blase bei diesen Abnormitäten vor Erweiterung des Muttermundes, so wird dieser durch das intrauterine Einlegen eines Gummiballons erweitert (Metreuryse), damit die Wendung mit sofortiger Extraktion nach Ausstoßung des Metreurynters in die Scheide ausgeführt werden kann.

Bei Beckenendlagen empfiehlt es sich in der Gruppe der mittleren Beckenverengerung prophylaktisch nach dem Blasensprunge einen Fuß herunterzuholen, damit man bei gegebener Indikation an diesem die Extraktion vornehmen kann.

Weit größere Anforderungen an unser Können stellen die unkomplizierten Schädellagen. Bei ihnen ist ein äußerst abwartendes Verhalten geboten. Wird aber die Entbindung durch eine Gefahr von seiten der Mutter oder des Kindes strikte angezeigt, ehe der Kopf im Becken steht, so kann in der Praxis nur die Zange, die Wendung mit Extraktion und die Perforation mit Kranioklasie in Frage kommen. (Steht der Kopf im Becken, so gelten, wie schon gesagt, dieselben therapeutischen Grundsätze, wie beim normalen Becken.)

In der Beurteilung der hohen Zange beim engen Becken ist von vornherein zu sagen, daß sie nur durch rohe Gewalt wirken kann. Eindringlichst möchte ich vor ihr warnen und sie im allgemeinen verwerfen. Faßt man z. B. den querstehenden, mit seinem größten Segmente noch über dem Beckeneingang befindlichen Kopf mit der Zange lege artis im fronto-okzipitalen Durchmesser, so erfolgt beim Zusammendrücken der Löffel eine kompensatorische Vergrößerung des queren Kopfdurchmessers. Aber gerade von der Größe dieses Durchmessers ist die Geburtsmöglichkeit beim platten Becken abhängig! Das mechanische Hindernis wird also durch die Zange vergrößert, und nur durch Gewalt kann es behoben werden. Nicht selten wird dadurch der Beckenring gesprengt und schwere Verletzungen der Weichteile sind fast die Regel. Die notwendigerweise erfolgende stärkere Kompression des Kopfes gefährdet außerdem an sich schon das Leben des Kindes; daneben kommen noch Fissuren, Impressionen und geradezu Zertrümmerungen der Schädelknochen vor. In solch ungünstigen Fällen muß von vornherein von einer Zangenoperation abgesehen werden, an ihre Stelle tritt die Perforation: Der Ausgang für das Kind ist der gleiche, für die Mutter aber ist er unvergleichlich besser.

Eine hohe, atypische Zange hat nur Aussicht auf Erfolg, wenn der Kopf mit dem größten Segmente nahezu im Becken steht und wenn er bereits stark konfiguriert, der Beckenform entsprechend gleichsam modelliert ist. Die Gewißheit, ob der Kopf nahezu oder eben mit dem größten Segmente den Beckeneingang passiert hat, erhalten wir durch die bimanuelle Untersuchung Vor dem Anlegen der Zange wird nochmals in Narkose, mit der halben Hand der Kopf von der Kreuzbeinaushöhlung und von der Hinterfläche der Symphyse aus betastet, während die äußere Hand das über dem Becken stehende Segment abtastet. Das Promontorium darf nicht mehr erreichbar und nur mehr ein kleiner Teil der Symphysenfläche darf zu fühlen sein. Gewinnt man durch diese Untersuchung den Eindruck, daß der stark konfigurierte Kopf nahezu im Becken steht, so darf er beim Anlegen der Zange nicht nach oben ausweichen, sonst steht er noch nicht zangengerecht. Bei der Betastung ohne Narkose, die der Indikationsstellung zur Zange vorausgeht, sind leicht Täuschungen möglich, besonders durch eine große Kopfgeschwulst und durch einen lang ausgezogenen Schädel beim allgemein verengten Becken.

Selbst unter diesen relativ günstigen Umständen darf nur ein Zangenversuch gewagt werden. Folgt der Kopf den ersten, energischen Traktionen nicht, so ist von der Zangenoperation Abstand zu nehmen. Die Kreißende soll aber jetzt, selbst wenn der Zangenversuch im Interesse des Kindes gemacht wurde, nicht unentbunden liegen bleiben. Die Perforation mit Kranioklasie muß sofort folgen.

Bei dieser Gefährlichkeit der hohen Zange müssen die Indikationen besonders streng abgeschätzt werden, ehe wir den Entschluß zur Operation fassen. Nur Gefahren für die Mutter, wie drohende Uterusruptur — bei vollendeter wird besser sofort perforiert — Tympania uteri, Fieber mit Pulsbeschleunigung, oder Gefahren für das Kind — längere Zeit anhaltende schlechte Herztöne — können einen Zangenversuch, ev. unter Zuhilfenahme der Walcherschen Hängelage oder der vorherigen Impression des Kopfes nach Hofmeier veranlassen. Schwer ist es zu entscheiden, ob zunehmende Druckerscheinungen (blutiger Harn und Ödem der Muttermundslippe) eine hohe Zange begründen können. Im allgemeinen möchte ich sie nicht als Indikation gelten lassen, wenn nicht gleichzeitig eine Infektion zu befürchten ist, da wir die ev. Folgen derselben später chirurgisch zu beheben vermögen. Niemals dürfen selbstverständlich vorübergehender Stillstand der Geburt oder gar Ungeduld der Kreißenden zu einer Operation verführen, die nur unter günstigen Bedingungen

ein Kind retten kann, aber die Mutter fast ausnahmslos schwer
schädigt, und die die Infektionsgefahr wesentlich erhöht.
In der Klinik kommt in solchen Fällen noch eine beckenspaltende
Operation oder ev. sogar der Kaiserschnitt, speziell der extraperitoneale
in Frage.

Die Wendung mit sofortiger Extraktion kann, wie schon
erwähnt, durch Vorfall der Nabelschnur oder kleiner Teile oder durch
eine Querlage angezeigt sein.

Bei reiner Schädellage kennen wir ebenfalls eine strikte
indizierte und daneben noch eine sogenannte prophylaktische
Wendung, die eigentliche ,,Wendung beim Becken". Die erste
wird ausgeführt, wenn bei Gefahren von seiten der Mutter oder
des Kindes die Vorbedingungen für die Wendung erfüllt sind. Sie
gipfeln bekanntlich darin, daß das Kind beweglich und daß der
Muttermund vollständig erweitert sein muß. Bei Erstgebärenden
soll sie möglichst nicht vorgenommen werden, weil die Weichteile große Schwierigkeiten bereiten.

Ganz kurz möchte ich hier einige technische Bemerkungen einflechten.
Die oft recht schwierige Entwicklung des nachfolgenden Kopfes beim engen
Becken erleichtert die Walchersche Hängelage und die Impression
von außen mit der flachen Hand durch eine zweite Person. Gleichzeitig
sucht man beim platten Becken das hintere Scheitelbein während des
Zuges durch leichte Hebelbewegungen an dem vorspringenden Promontorium vorbei zu bekommen. Man stellt den Kopf gleichsam in eine
Scheitelbeineinstellung und ahmt so in gewissem Sinne den Mechanismus
des vorangehenden Kopfes nach. Stirbt das Kind während der Extraktion
ab, so wird die Perforation des nachfolgenden Kopfes angeschlossen.

Die Folgen auch dieser Operation sind vor allen Dingen für
das Kind nicht gering: Löffelförmige Impressionen, Fissuren am
hinteren Scheitelbein mit Lostrennung von der Sutura squamosa, ebenso intrakranielle Blutungen und Abreißungen
der Hinterhauptsschuppe mit tödlichem Ausgange sind nicht
selten. Auch Frakturen des Schlüsselbeins, des Oberarms, Epiphysentrennung am Oberarm und Lähmungen im Plexus brachialis
ereignen sich bei der Extraktion beim engen Becken häufiger als
beim normalen.

Von einer ganz anderen Überlegung geht die sog. prophylaktische Wendung aus. Sie wird bei Wohlbefinden von
Mutter und Kind, wenn der Muttermund vollständig erweitert
ist, und die Blase möglichst noch steht, in der Idee ausgeführt,
daß der nachfolgende Kopf mit der schmalen Basis cranii
voran sich besser konfiguriere und leichter den Beckeneingang
passiere als der vorangehende. Diese plötzliche Konfiguration
bringt aber die eben geschilderten Gefahren der Extraktion mit sich.
Sie soll nur beim platten Becken, bei Verengerungen
mittleren Grades bis zu einer Vera von 8 cm und nur bei Mehrgebärenden im Interesse des Kindes ausgeführt werden. Als
Indikation im speziellen Falle gilt die Annahme, daß die Gefahren für das Kind bei der spontanen Geburt mit vorangehendem
Kopf größer seien als die Gefahren der Wendung und Extraktion.
Selbst der erfahrenste Geburtshelfer wird aber diese Sachlage schwer abschätzen können, infolgedessen ist die Indikationsstellung für die prophylaktische Wendung im allgemeinen eine
reine Gefühlssache.

Angebracht dürfte sie bei Vieltgebärenden sein, die bei den
früheren Geburten regelmäßig eine schlechte Wehentätigkeit zeigten,

ferner bei ungünstigen Kopfeinstellungen (Gesichts-, Stirn- und hintere Scheitelbeineinstellung). In allen anderen Fällen ist der spontane Geburtsverlauf abzuwarten, und bei einer strikten Anzeige für die sofortige Entbindung verfährt man nach den oben erörterten Grundsätzen. Der Mutter erspart die prophylaktische Wendung allerdings die langwierige Geburtsdauer und die damit ev. verbundenen Quetschungen der Weichteile, jedoch kann dies keine Indikation zu ihrer Vornahme bilden.

Wir haben jetzt die häufigsten und praktisch wichtigsten Beckenformen erörtert. Es würde im Rahmen dieses Vortrages zu weit führen, wenn wir auch noch die seltenen Formen besprechen wollten. Ihre Frequenz beträgt nur etwa 6 % von allen engen Becken. Außerdem bereitet die Therapie bei denselben kaum Schwierigkeiten, nur die Diagnostik verdient eingehende Berücksichtigung. In dieser Hinsicht habe ich schon eingangs meiner Ausführungen einige allgemeine Bemerkungen eingestreut.

Die Geburt verläuft bei den seltenen Formen meist spontan, oder das Mißverhältnis zwischen dem Geburtsobjekte und dem Geburtskanal ist so erheblich, daß nur der Kaiserschnitt oder eine zerstückelnde Operation therapeutisch in Frage kommen.

Die Placenta praevia und ihre Behandlung.

Von **Professor Dr. P. Esch,**
Oberarzt der Univ.-Frauenklinik in Marburg.

Mit 5 Abbildungen.

Bedeckt Placentargewebe den inneren Muttermund, so nennt man diese Anomalie Placenta praevia. Wir unterscheiden eine Placenta praevia totalis, wenn der Muttermund vollständig von Placentargewebe überdacht ist, eine partialis (lateralis), wenn neben der Placenta auch Eihäute im Muttermunde fühlbar sind; schließlich sprechen wir von einer marginalis oder dem „tiefen Sitz der Placenta", wenn der touchierende Finger eben noch den unteren Rand derselben erreicht. Während des Geburtsverlaufes beobachten wir nicht selten, daß durch Erweiterung des Muttermundes aus einer Placenta praevia totalis allmählich eine partialis wird.

Über die genauen anatomischen Vorgänge, die sich bei dieser abnormen Ansiedlung der Placenta in dem unteren Abschnitt des Uterus abspielen, sind die Ansichten noch geteilt. Die einen neigen zu der Annahme, daß eine Eieinnistung und infolgedessen die Placentarentwicklung im unteren Uterinsegment stattfinde, die anderen bevorzugen die Theorie von Hofmeier, nach dessen Untersuchungen ein Teil der Chorionzotten sich auch im Bereiche der Decidua reflexa, in der normalerweise die Zotten atrophieren, weiter entwickeln (Reflexa-Placenta). Erfolgt die letzte Art der Placentarbildung am unteren Eipol, so muß es zur Placenta praevia kommen, sobald die Decidua reflexa mit der Decidua vera des unteren Uterusabschnittes verwächst.

Weit größere Einigkeit herrscht hinsichtlich der Pathogenese. Die Erfahrung lehrt, daß endometritische Veränderungen des Uterus ebenso mehrfache, in kurzen Zwischenräumen folgende Schwangerschaften, die Entstehung der Placenta praevia begünstigen. So wissen wir, daß Mehrgebärende zehnmal häufiger davon befallen werden als Erstgebärende, was sicherlich mit der mangelhaften Rückbildung des Uterus, speziell des Endometriums, in ursächlichem Zusammenhang steht. Dies tritt besonders bei den ärmeren, körperlich arbeitenden Volksklassen in die Erscheinung, die mehr als die oberen Klassen von dieser Komplikation heimgesucht werden. Auch das Zusammentreffen von Uterus myomatosus und Placenta praevia wird relativ häufig beobachtet. Zur theoretischen Begründung dieser Erfahrungstatsachen wird angeführt, daß entzündliche Infiltrationen und Schleimbelag der Uterusmukosa oder abnorme Flimmerung des Epithels eine Insertion des Eies an normaler Stelle verhinderten. Die Anhänger der Hofmeierschen Anschauung dagegen nehmen an, daß den in der kranken

Uterusschleimhaut (Decidua serotina) haftenden Zotten keine genügende Ernährungszufuhr gewährleistet würde, was eine Persistenz der Chorionzotten in der Decidua reflexa zur Folge habe.

Klinisch ist die Placenta praevia eine der unheilvollsten Komplikationen der Schwangerschaft und Geburt.

Eine Anzahl der Fälle endigt in frühen Monaten der Schwangerschaft mit Abort. Es sind dies die günstigen Fälle, die hier keine weitere Berücksichtigung erfahren, weil ihre Behandlung mit der Therapie des Abortes zusammenfällt. Ganz anders und gefahrbringender liegen die Verhältnisse, wenn die Placenta praevia erst in der zweiten Hälfte der Gravidität Erscheinungen macht. **Das Hauptsymptom ist die Blutung**, die eintritt, wenn durch Schwangerschafts- oder Geburtswehen das untere Uterinsegment gedehnt, in die Höhe gezogen wird. Es entstehen dadurch Verschiebungen zwischen dem unteren Uterinsegment und dem unteren Eipol (der Placenta), es kommt dadurch zu Zerreißungen der uteroplacentaren Gefäße, und es beginnt nach außen zu bluten (Abb. 1). Jede neue Wehe löst einen neuen Abschnitt der Placenta von der Unterlage ab und eröffnet neue Gefäße.

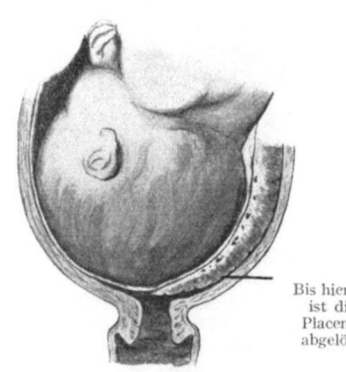

Bis hierher ist die Placenta abgelöst

Abb. 1. Placenta praevia lateralis: Beginn der Eröffnungsperiode, Blase steht; infolgedessen Ablösung der Placenta und Blutung.

Die Blutung in der Schwangerschaft steht meist mit dem Sistieren der Wehentätigkeit. Jedoch muß man sich stets vor Augen halten, daß der ersten Blutung fast gesetzmäßig nach Tagen oder Wochen, oder bereits nach einigen Stunden eine weitere Blutung folgt. Sollte sie sich wider Erwarten in der Schwangerschaft nicht wiederholen, so setzt sie unweigerlich in der Eröffnungsperiode der Geburt ein.

Schon die erste Blutung in der Schwangerschaft kann lebensbedrohliche Erscheinungen hervorrufen, die schnellste Hilfe verlangt. Dabei ist die Blutungsmenge nicht immer abhängig von der Größe des vorliegenden Placentarlappens, sondern sie wird auch durch die Größe der Gefäße, die zufällig eröffnet werden, bestimmt. So blutet es bisweilen bei einer Placenta praevia totalis in der Schwangerschaft in mäßiger Menge, während es bei einer lateralis zu einem großen Blutverluste kommen kann, wenn gerade ein größerer venöser Sinus zerrissen wird. In den meisten Fällen ist der erste Blutverlust in der Schwangerschaft allerdings gering, es folgen aber immer wieder neue Blutungen in wechselnder Stärke und in unregelmäßigen Zwischenräumen, die sehr bald eine ausgesprochene schwere Anämie bedingen. Es ist eine alte Erfahrungstatsache, daß häufige, selbst geringe Blutverluste weit schlechter vertragen werden als ein einmaliger größerer.

Der Regel nach ist das klinische Bild bei den verschiedenen Formen der Placenta praevia ein graduell verschiedenes. Bei der marginalen Form vermissen wir häufig die Blutungen in der Schwangerschaft, und erst in der Eröffnungsperiode beginnt es zu bluten. Die Blutung steht ausnahmslos, sobald die Fruchtblase gesprungen ist, weil dann die Placenta mit dem unteren Uterinsegment durch die Kontraktion und Retraktion des Hohlmuskels in die Höhe gezogen wird; eine Verschiebung des unteren Uterinsegments gegen die Placenta findet nicht mehr statt (Abb. 2). Bei der lateralen Form beobachten wir häufiger die Blutungen in der Schwangerschaft, was bei der Placenta praevia totalis die Regel ist. Mit dem Beginn der Geburtswehen setzt dann eine erneute, heftigere Blutung ein; die anämischen Erscheinungen setzen jetzt, wenn sie nicht schon vorher vorhanden waren, ein und sie können sehr bald ihren höchsten Grad erreichen.

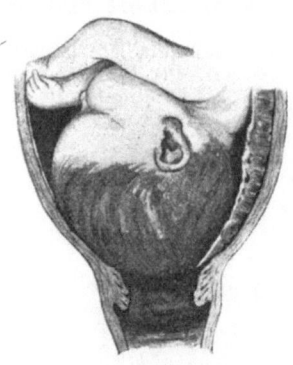

Abb. 2. Placenta praevia: Gegen Ende der Eröffnungsperiode, Blase gesprungen; infolgedessen kann sich die Placenta mit dem unteren Uterusabschnitt zurückziehen; gleichzeitig komprimiert der tiefer tretende Kopf die vorher (vgl. Abb. 1) blutende Placentarstelle.

Der vorher schon frequente Puls wird klein, kaum fühlbar, das blasse Gesicht, die Extremitäten fühlen sich kühl an, die Atmung (Sauerstoffmangel) wird beschleunigt; krampfhaftes Gähnen, Übelkeit, Würgen, Erbrechen, Angstzustände, Ohnmachtsanfälle, Ohrensausen und „Schwarzsehen" treten auf. Unter dyspnoischen Erscheinungen (Cheyne - Stokessche Atmung) und motorischer Unruhe schwindet allmählich das Bewußtsein. Der Puls ist an der Radialis nicht mehr zu fühlen, die Atmung wird ganz flach, bis sie schließlich stillsteht.

Auch Lufteintritt in die eröffneten Venen speziell bei den therapeutischen Eingriffen kommt als seltene Todesursache in Frage.

Das Kind wird durch die fortschreitende Ablösung der Placenta oder durch den Druck des vorangehenden Teiles gegen die Placenta (bei der Geburt) asphyktisch; es ist noch mehr gefährdet als die Mutter.

Aber auch nach der Geburt des Kindes ist die Gefahr für die Mutter noch nicht vorbei. Nicht selten haben sich bei dem Durchtritte des Kindes (besonders bei künstlichen, forcierten Entbindungen) wegen der Brüchigkeit des Gewebes an der Plazentarhaftstelle Einrisse in der Zervix ereignet. Leicht entstehen auch Störungen im Lösungsmechanismus der Placenta oder die Retraktion der Placentarstelle bleibt aus. Durch alle diese Momente werden in der Nachgeburtsperiode von neuem Blutungen verursacht, die das schon gefährdete Leben der Mutter vernichten können. Selbst wenn diese Gefahren glücklich überwunden sind, drohen neue im Wochenbett. Die tiefliegende

Die Placenta praevia und ihre Behandlung. 719

Placentarstelle, die für Bakterien leicht zugänglich ist, die mangelhafte Rückbildung derselben und die außerordentlich häufigen vorangegangenen operativen Eingriffe verursachen oder begünstigen eine puerperale Infektion. Ist ein septischer Prozeß einmal ausgebrochen, so kommt als weiteres erschwerendes Moment dazu, daß die Frauen durch den Blutverlust in ihrer Widerstandskraft erheblich geschädigt sind.

Die Diagnose der Placenta praevia macht meist keine Schwierigkeiten. Sie kann allerdings unter Umständen in der Schwangerschaft nur per exclusionem gestellt werden, wenn der Muttermund für einen Finger nicht durchgängig ist. Rührt die Blutung von einer Neubildung der Portio oder Zervix her, oder ist ein geplatzter Varix die Ursache, so wird die digitale Untersuchung und die Besichtigung im Spekulum die Situation sofort klären. Es kommt dann nur noch die vorzeitige Lösung der normal sitzenden Placenta als Blutungsquelle differentialdiagnostisch in Frage. Diese Ablösung der Placenta bei normalem Sitz ist ein sehr seltenes Ereignis in der Schwangerschaft, wenn man nur die Fälle berücksichtigt, die bedrohliche Symptome mit einer Blutung nach außen machen. Auch wird die Blutung fast ausnahmslos durch Gelegenheitsursachen, wie große körperliche Anstrengungen, Druck, Stoß gegen den Unterleib oder durch eine gleichzeitig bestehende Nephritis hervorgerufen. Dagegen beginnt es bei der Placenta praevia ohne besonderen Grund zu bluten. Ahnungslos werden die Frauen von der Blutung überrascht, bisweilen im Schlafe, bei ruhiger Bettlage. Außerdem sterben die Kinder bei der vorzeitigen Lösung der normal sitzenden Placenta in kürzester Zeit ab — fötale Herztöne sind nicht mehr zu hören —, während bei einer Placenta praevia das kindliche Leben erst im Laufe der Geburt gefährdet wird. Besteht also eine Blutung in dem letzten Drittel der Schwangerschaft und sind die eben erwähnten anamnestischen und Untersuchungsbefunde auszuschließen, so ist man berechtigt, eine Placenta praevia, zumal bei Mehrgebärenden, als höchst wahrscheinlich anzunehmen, auch wenn der innere Muttermund noch geschlossen und infolgedessen die vorliegende Placenta nicht fühlbar ist. Dabei wird die Wahrscheinlichkeitsdiagnose durch die Feststellung einer auffallenden Weichheit und Auflockerung der Portio gestützt. Bisweilen erlaubt auch eine auffallende Pulsation im Scheidengewölbe einen gewissen Rückschluß auf Placenta praevia.

Mit Leichtigkeit und absoluter Sicherheit gelingt die Diagnose in der Geburt und auch in der Schwangerschaft, wenn der Zervikalkanal und der innere Muttermund für einen Finger durchgängig sind. Unter diesen günstigen Verhältnissen fühlt man die weichschwammige Masse des Placentargewebes. Die Möglichkeit Blutkoagula mit der Placenta zu verwechseln, besteht zwar, doch lassen sich jene leicht zerdrücken, während das Placentargewebe einen erhöhteren Widerstand bietet.

Nach unseren bisherigen Schilderungen bedarf es kaum einer besonderen Erwähnung, daß die Prognose der Placenta praevia für Mutter und Kind sehr ernst ist. Sie wird im allgemeinen um so ernster, je größer der vorliegende Placentarlappen ist. Die mütterliche Sterblichkeit beträgt in der allgemeinen Praxis nach den statistischen Erhebungen von Johannes Füth über 726 Fälle 19,7% und die kindliche Mortalität 49%. Von den verstorbenen Müttern erlagen 68,5% der Blutung und

21,6% dem Puerperalfieber. Glücklicherweise können diese erschreckenden Resultate durch eine rechtzeitige und geeignete Hilfeleistung erheblich gebessert werden.

Therapie.

Entsprechend den Gefahren der Placenta praevia muß das therapeutische Vorgehen auf **die Blutstillung**, auf die Vermeidung der **Infektion** und auf die Bekämpfung der **Anämie** gerichtet sein. Es gilt zuerst **das Leben einer meist kinderreichen Mutter zu retten, ehe auf ein sehr häufig frühreifes oder schon absterbendes Kind besondere Rücksicht genommen werden kann**. Zu diesem Zwecke muß als erster Grundsatz gelten, sofort nach der Diagnosenstellung **eine zielbewußte aktive Therapie einzuleiten oder die Patientin einer Klinik zu überweisen, selbst wenn die Blutung bei Ankunft des Arztes steht, und wenn noch keine anämischen Erscheinungen vorhanden sind.** Jeden Augenblick kann ja eine neue, **unberechenbare Blutung** einsetzen, die schon vor dem erneuten Eintreffen des Arztes zum Tode führen kann, oder die uns zum mindesten zwingt, unter weit ungünstigeren Verhältnissen einzugreifen.

Deutlicher als theoretische Deduktionen sprechen die **zahlenmäßigen Ergebnisse für diesen Grundsatz**. Nach der Statistik von Füth starben von 168 Fällen, die nicht exspektativ behandelt wurden, 11,8%, während die abwartend behandelten 535 Fälle nahezu die **doppelte Sterblichkeit (22,6%) aufwiesen.** Auch die Gegenüberstellung von klinischen Erfolgen einerseits und von poliklinischen andererseits illustriert das eben Gesagte. Von vornherein sollte man meinen, daß die Klinik, wo alle Einrichtungen zur denkbar besten Durchführung der Behandlung stets bereit stehen, die Poliklinik überträfe, aber gerade das **Gegenteil ist der Fall**. So geben Sigwart, Thies und Schweitzer die mütterliche Mortalität bei klinischer Behandlung mit etwa 5%, bei poliklinischer dagegen mit rund 1% an. Diese Differenz findet zwanglos ihre Erklärung darin, daß das Krankenmaterial qualitativ verschieden ist. **Die Poliklinik** wird meist bei der ersten Blutung um Hilfe angegangen und ohne Zögern wird eine aktive Therapie bei günstigem Befinden der Patientin eingeleitet, während **der Klinik**, als letzter Zufluchtsstätte, eine größere Anzahl von Fällen zugeführt wird, bei denen man immer wieder in der Anamnese auf die Angabe stößt, daß **wiederholte Blutungen bereits seit Tagen, Wochen oder Monaten stattgefunden haben.** Solche anämischen Frauen erliegen leicht dem geringsten, erneuten Blutverluste, der mit dem jetzt notgedrungen vorgenommenen therapeutischen Eingriffe einhergeht. Alle Bemühungen, die Anämie durch Flüssigkeitszufuhr und Excitantien zu beheben, sind vergebens.

Wir müssen also als **allgemeines Prinzip der Placenta praevia-Behandlung aufstellen, der Blutung bzw. der Gefahr der gesetzmäßig über kurz oder lang wiederkehrenden Blutung durch ein aktives Vorgehen zu begegnen.**

Auch dem zweiten Grundsatze, alle notwendigen Eingriffe, bei der erhöhten Infektionsmöglichkeit, **peinlichst aseptisch durchzuführen**, ist weit leichter zu entsprechen, wenn wir **frühzeitig** die Therapie gleichsam in Ruhe einleiten, als wenn wir warten, bis die

Frau ausgeblutet ist, und höchste Eile erforderlich ist. Selbstverständlich sind sterile Gummihandschuhe zu diesem Zwecke sehr zu empfehlen; sie werden in der Praxis am besten vor dem jedesmaligen Gebrauche ausgekocht, da die Einrichtungen zur trockenen Sterilisierung meist nicht vorhanden sind. Jedem Eingriffe hat eine gründliche Desinfektion der äußeren Genitalien vorauszugehen, damit keine Bakterien von außen eingeschleppt werden können. Desgleichen ist eine Vaginalspülung mit 1%iger Kresolseifenlösung vorauszuschicken, die zum mindesten eine Keimarmut der Scheide bewirkt, so daß die Möglichkeit einer Inokulation von Bakterien verringert wird. Auch schonendes Vorgehen beim Untersuchen und Operieren vermindert die Gefahr der Inokulation.

Wie hat nun die Blutstillung im einzelnen Falle zu erfolgen? Handelt es sich um den relativ seltenen Fall, daß der Zervikalkanal in seinen oberen Partien und der Muttermund vollständig geschlossen ist, so müssen beide zur Vorbereitung eines erfolgreichen operativen Eingriffes erweitert werden. Die Portio wird in einem selbsthaltenden Spekulum (Trélatsches Spekulum) eingestellt, die vordere Muttermundslippe wird mit einer Kugelzange erfaßt und angezogen und der Zervikalkanal mit Metalldilatatorien (Landauschen Dilatatorien) erweitert. Diese Erweiterung gelingt ausnahmslos spielend, weil die unteren Abschnitte des Uterus bei Placenta praevia besonders stark aufgelockert sind. Meist pflegt es bei der Dilatation in geringem Maße zu bluten, weil die Placenta etwas abgelöst wird. Eine Durchbohrung der Eihäute oder der Placenta (bei einer totalis) ist leicht vermeidbar (Chorion und Amnion sind in der Nähe der Placenta besonders fest). Sollten sie durchbrochen werden, so ist diesem Ereignis keine weitere Bedeutung beizumessen. Sobald der Zervikalkanal auf Fingerdicke erweitert ist, wird ein Tarniersches Bläschen oder besser ein kleiner Dührßenscher Metreurynter[1]) bis jenseits des inneren Muttermundes mit Hilfe der Metreurynterzange eingeführt. Er wird vermittelst einer Spritze mit etwa 80 ccm Flüssigkeit aufgefüllt und an seinem aus der Vagina herausragenden, schlauchförmigen Ende durch eine Klemme verschlossen, an die ein Zug von etwa 150 g angebracht wird. Die topographische Lage eines solchen Metreurynters ist extraovulär (er kommt natürlich intraovulär zu liegen, wenn bei der Dilatation des Zervikalkanals die Eihäute durchbrochen wurden). Selbstverständlich wird in der Regel bei der Auffüllung des kleinen Ballons wieder ein kleiner Teil der Placenta abgelöst; es kommt aber zu keiner oder nur zu einer äußerst geringen Blutung, weil der aufgefüllte Metreurynter die eröffneten Gefäße sofort erfolgreich tamponiert. Durch den Gummiballon wird die Wehentätigkeit angeregt, die meist tatkräftig durch die intramuskuläre Injektion eines Hypophysenextraktes (Pituglandol oder Pituitrin) unterstützt werden kann. In kurzer Zeit wird der kleine Metreurynter ausgestoßen

---

[1]) Wir haben uns zu diesem Zwecke einen Dührßenschen Metreurynter im Med. Warenhaus zu Berlin anfertigen lassen, deren größter Querdurchmesser 5 cm beträgt. Der Dührßensche Metreurynter zeichnet sich durch eine sehr große Haltbarkeit aus; er verträgt auch die Füllung mit 1 %iger Kresolseifenlösung, während die Gummiballons am zweckmäßigsten (hinsichtlich ihrer Haltbarkeit) mit abgekochtem Wasser oder besser mit Kochsalzlösung gefüllt werden. Die Metreurynterzange ist eine Kornzange, die eine geringe Beckenkrümmung aufweist, und deren Branchen innen glatt sind.

und der Muttermund und der Zervikalkanal sind jetzt für ein weiteres Vorgehen genügend erweitert.

Doch ehe wir auf dieses eingehen, müssen wir vorher die Tamponade der Vagina bei Placenta praevia besprechen. Sie wird zum Schaden der Frauen sowohl als selbständige Behandlungsmethode als auch als vorbereitende zur Erweiterung des Muttermundes angewendet. Trotz ihrer außerordentlich großen Nachteile hat sie sich bis auf den heutigen Tag halten können. Pfannenstiel nannte sie schon im Jahre 1909 „einen traurigen Notbehelf für diejenigen geburtshelfenden Elemente, welche vielfach zuerst zur Geburt gerufen werden, aber weder helfen können noch dürfen, nämlich für die Hebammen". Die Hauptgefahr der Tamponade mit Wattekugeln oder Gaze ist die Infektion. Außerdem ist ihre Wirkung obenein noch häufig illusorisch; es blutet weiter trotz der Tamponade, das Blut sammelt sich hinter derselben an und durchdringt allmählich das Tamponadematerial. Auch in dieser Hinsicht ist die Statistik von Füth außerordentlich lehrreich. Von 183 nicht tamponierten Müttern starben 30 (16,4%) und zwar 19 an Verblutung (14,4%), 5 an einer septischen Infektion (2,7%) und 6 an anderer Ursache. Von 349 tamponierten Fällen dagegen 91 (26%), und zwar 62 an Blutung (17,7%), 21 an einer Infektion (6%) und 8 an anderer Ursache. Von den tamponierten Fällen erlagen also weit mehr als von den nicht tamponierten Fällen der Infektion und sogar der Blutung, die zu stillen doch die Aufgabe der Tamponade gewesen wäre.

Die Tamponade sollte nur als eine provisorische Maßregel in Ausnahmefällen angewendet werden, sei es, um Zeit für eine rationelle Behandlung zu gewinnen, weil der Arzt z. B. sein geburtshilfliches Instrumentarium nicht zur Stelle hat, sei es, um der Patientin bei einem Transport nach einer Klinik oder einem Krankenhause Blut zu ersparen. Sie darf höchstens einige Stunden liegen, um die damit verbundene Infektionsgefahr zu verringern. Die Tamponade wird im Spekulum ausgeführt; ohne Spekulum ist es unmöglich, eine feste Tamponade der Vagina aseptisch durchzuführen. Als Ersatz für die dazu benützte Watte oder Gaze ist es zweckmäßig, einen ausgekochten Gummiballon in die Vagina bis in das hintere Scheidengewölbe einzuführen und mit Flüssigkeit zu füllen (Kolpeuryse), weil hierbei der Asepsis leichter und sicherer Genüge geleistet werden kann; aber auch die Kolpeuryse darf nur in Ausnahmefällen vorübergehende Verwendung finden.

Ist der innere Muttermund künstlich (nach der oben angegebenen Methode) oder spontan durchgängig geworden, so kommt für die Praxis nur die Blasensprengung, die vorzeitige Wendung (= kombinierte Wendung, oder die Wendung nach Braxton Hicks genannt) und in bestimmten Fällen die Metreuryse in Frage.

Wird der Muttermund lediglich von einem kleinen Lappen der Placenta bedeckt, und besteht eine Gradlage, so führt die Blasensprengung in der Regel zum Ziele. Die Eihäute, die ja, wie schon erwähnt, in der Nähe der Placentarinsertion meist widerstandsfähig sind, lassen sich bisweilen nur schwierig digital sprengen. Unter diesen Umständen ist jede Gewalteinwirkung strikte zu widerraten, weil durch ein Empordrängen der Eihäute die Placenta in größerer Ausdehnung abgelöst werden kann. Es empfiehlt sich vielmehr neben den eingeführten Fingern der linken Hand eine

Kugelzange emporzuschieben, die Eihäute mit ihr zu erfassen und zu zerreißen. Die gewonnene kleine Öffnung wird mit dem Finger erweitert. Das Fruchtwasser fließt ab, die Wehentätigkeit setzt meist kräftiger ein, der tiefer rückende Kopf drückt gegen die blutende Placentarstelle, bis das untere Uterinsegment sich allmählich mit der Placenta über dem vorliegenden Teil vollständig zurückzieht (vergl. Abb. 1 und 2). Die Blutung steht, und die Aussichten für das Kind sind sehr günstig. Bei einer Beckenendlage ist es empfehlenswert, nach der Blasensprengung einen Fuß herabzuholen (ohne die Extraktion anzuschließen!). Zur Hebung der Wehentätigkeit, die unbedingt erforderlich ist, wird gleichzeitig Pituglandol injiziert. Zu widerraten ist die Blasensprengung, wenn eine Beckenverengerung das Tiefertreten des vorangehenden Kindesteils verhindert.

Anders müssen wir vorgehen, wenn die Blasensprengung nicht zum Ziele führt, ferner wenn es sich um Querlage handelt oder wenn der Muttermund in größerer Ausdehnung oder gar vollständig mit Placentargewebe bedeckt ist. In solchen Fällen tritt an erster Stelle die vorzeitige Wendung in ihre Rechte. Als Vorbedingung für diesen operativen Eingriff gilt die Durchgängigkeit des Muttermundes für zwei Finger, was eventuell schnell und leicht, wie wir gesehen haben, vermittelst des kleinen Dührßenschen Metreurynters zu erreichen ist. Die Frau wird im Querbett chloroformiert und desinfiziert. Ist die Kreißende bereits anämisch, so ist Äther dem Chloroform vorzuziehen. Bestehen gar hochgradige anämische Erscheinungen, so kann man gezwungen werden, auf die Narkose zu verzichten. Die Empfindlichkeit solcher Patientinnen ist stets herabgesetzt, so daß es im Notfalle tatsächlich möglich ist, ohne Narkose den Eingriff vorzunehmen.

Man geht mit der, den kleinen Teilen des Kindes entsprechenden, ganzen Hand in die Vagina ein. Zu diesem Zwecke ist es angebracht, in den sehr seltenen Fällen, in denen Erstgebärende betroffen sind, eine Episiotomie, einen seitlichen Einschnitt in den Vulvaring, vorauszuschicken. Der Zeige- und Mittelfinger dringen sodann durch den Zervikalkanal bis zum unteren Eipol vor und sprengen die Fruchtblase (eventuell unter Zuhilfenahme der Kugelzange). Bei einer Placenta praevia totalis muß der ganze Muttermund abgetastet werden, um Eihäute zu erreichen. Mißlingt dies, so scheut man sich nicht, das Placentargewebe zu durchbohren, was leicht, aber nicht ganz ohne Blutung gelingt.

Das Ergreifen eines Fußes bereitet keine Schwierigkeiten. Zunächst schieben die inneren Finger bei Kopflage den vorangehenden Teil beiseite, und sobald die äußere Hand das sehr bewegliche Kind mit dem Beckenende dem inneren Finger entgegengedrückt hat, wird ein Fuß erfaßt. Der Mittelfinger liegt dabei über dem Fußrücken und der Zeigefinger oberhalb des Hackens. Schwieriger ist die Durchleitung des Fußes durch den relativ sehr engen Muttermund, zumal wenn man gezwungen war, das Placentargewebe zu durchbohren. Zu diesem Zwecke bringt man den erfaßten Fuß in ausgesprochene Spitzfußstellung (Abb. 3) und läßt vor der Durchleitung das Fruchtwasser in größerer Menge abfließen. Will die Durchleitung auch so nicht glücken, so läßt es sich im Interesse der Mutter nicht umgehen, den Fuß mit einer Kugelzange zu erfassen und mit deren Hilfe durch den Muttermund zu ziehen. Die vollständige Umdrehung des Kindes geht spielend von statten, indem die innere Hand den Fuß bis zum Knie bis vor die Vulva zieht und die äußere den Kopf in den Fundus schiebt.

Die Blutung steht jetzt fast ausnahmslos, weil der Steiß gegen die Placenta drückt und die eröffneten Gefäße komprimiert, und weil die Fruchtblase in größerer Ausdehnung eröffnet worden ist. Sollte es wider Erwarten noch weiter bluten, so übt man vorübergehend einen geringen manuellen Zug an dem herabgeschlagenen Fuß aus und injiziert eine Spritze Pituglandol. Die Anbringung eines Dauerzuges ist nicht zweckentsprechend. Er bietet keine Vorteile, kann aber Nachteile zur Folge haben. Wird es z. B. versäumt, ihn abzunehmen, wenn der Steiß durch die Vulva schneidet, so werden die Arme über den Kopf hochgeschlagen; sie müssen gelöst werden, wobei Einrisse in der Zervix entstehen können. In anderen Fällen wird das Kind durch den dauernden Zug allzuschnell zutage gefördert und bei dem forcierten Durchtreten des Kopfes durch den noch nicht völlig erweiterten Muttermund kommt es nicht selten zu den gefürchteten Einrissen. Daß die Extraktion des Kindes unter keinen Umständen erlaubt ist, bedarf danach kaum der Erwähnung. Diese anerkannte Regel hat Fehling in die Worte gekleidet: „Wende frühzeitig, extrahiere nicht!" Erst wenn die Arme und der Kopf sich in der Vagina befinden, ist es gestattet, das Kind durch einfachen Zug zu entwickeln. Bei gleichzeitig vorhandener Beckenenge wird der nachfolgende Kopf perforiert (keine Kranioclasie!).

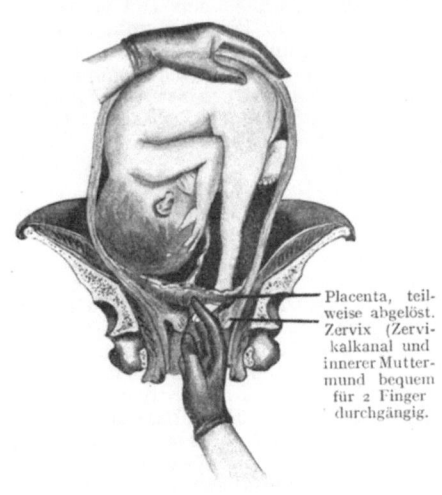

Placenta, teilweise abgelöst. Zervix (Zervikalkanal und innerer Muttermund bequem für 2 Finger durchgängig.

Abb. 3. Placenta praevia totalis: Durchleitung des Fußes in Spitzfußstellung durch die durchbohrte Placenta bei der vorzeitigen Wendung (nach Braxton-Hicks) aus II. Schädellage.

Die vorzeitige Wendung bietet für den Praktiker große Vorteile. Sie kann unter den einfachsten Verhältnissen, ohne Assistenz und auch ohne besondere manuelle Geschicklichkeit vorgenommen werden. Bei ihrer Ausführung blutet es nur in geringem Maße, und durch die Tamponade mit dem Kindskörper wird der Zweck der Blutstillung in vollkommener Weise erfüllt. Bei dem äußerst exspektativen Verfahren nach vollendeter Wendung wird die Gefahr der Zervixrisse vermieden. Die Resultate für die Mutter sind daher bei dieser Behandlungsmethode ausgezeichnete. So erlag bei poliklinischer Behandlung von 133 Fällen nur eine Mutter nach der vorzeitigen Wendung = 0,75% (Statistik von Sigwart und Schweitzer).

Als Nachteil haftet ihr aber die hohe Sterblichkeit der Kinder an (60—70%). Gemildert wird diese Prozentzahl allerdings erheblich, wenn man die lebensunfähigen und die bei Übernahme der Behandlung geschädigten oder bereits toten Kinder in Abzug bringt.

In dem Bestreben, die kindliche Mortalität herabzusetzen, wird neuerdings mehr wie früher die Metreuryse mit großen Gummiballons empfohlen. Tatsächlich gelingt es mit ihrer Hilfe die Prognose der Kinder besser zu gestalten. Doch ist diese Methode komplizierter; sie bringt gewisse Gefahren und Schwierigkeiten mit sich, die sich selbst durch eine größere technische Fertigkeit nicht immer vermeiden lassen.

Auch bei dem Ballonverfahren muß der Muttermund etwa für zwei Finger durchgängig sein. Im Spekulum wird die vordere Portiolippe mit einer Kugelzange angezogen. Nachdem der weiche Braunsche Gummiballon[1]) oder ein großer Dührßenscher Metreurynter ausgekocht und auf Dichtigkeit geprüft worden sind, wird er in Zigarettenform gerollt und mit einer Metreurynterzange so gefaßt, daß die äußersten Enden derselben über den Ballon um etwa einen Zentimeter hinausragen. Man kann so die Eihäute gleichzeitig mit dem Einführen des Metreurynters vermittels dieser Zange sprengen (Abb. 4)[2]). Der Metreurynter wird also intraovulär (intrauterin) eingelegt. Erreicht man die Eihäute nicht, so wird die Placenta durchbohrt. Der eingelegte Ballon wird mit etwa 500 ccm abgekochtem Wasser oder besser Kochsalzlösung vermittelst einer Spritze oder eines Irrigators aufgefüllt und an seinem schlauchförmigen Ende durch eine Klemme verschlossen (Abb. 5). Blutet es noch weiter, so muß ein Zug von etwa 500 g an dem Metreurynter angebracht werden, indem man z. B. eine Flasche mit ½ l Inhalt an dem schlauchförmigen Ende desselben anbringt

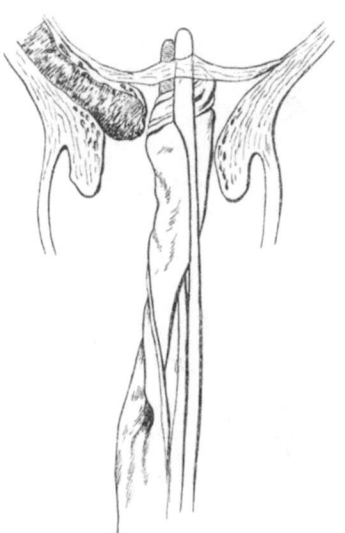

Abb. 4. Die mit dem Metreurynter armierte Zange sprengt mit ihrer Spitze die Eihäute.

und über das Bettende leitet. Diese Belastung ist auch im Interesse des Kindes angebracht, damit die Erweiterung des Muttermundes beschleunigt wird. Der Metreurynter komprimiert unter Umständen einen größeren Teil der Placenta, wodurch das kindliche Leben gefährdet wird, wenn die Kompression sich über eine längere Zeit erstreckt.

Nach der Ausstoßung des Metreurynters muß der Arzt bereit stehen, sofort von neuem einzugreifen.

---

[1]) Die Haltbarkeit des Gummiballons wird durch Aufbewahrung in Glyzerin gewährleistet.

[2]) Die Abbildungen No. 4 und 5 stammen aus Liepmann: Geburtshilfl. Seminar.

Während vorher der gefüllte Ballon die blutende Placentarstelle tamponierte, soll jetzt der vorangehende Kindsteil diese Aufgabe übernehmen. Dieser steht aber in einer großen Anzahl von Fällen hoch über dem Becken, er tritt nicht tiefer, wenn nicht die Wehentätigkeit einsetzt. Setzt unter diesen Umständen eine Blutung ein, so müssen wir schleunigst die rechtzeitige (die innere) Wendung ausführen.

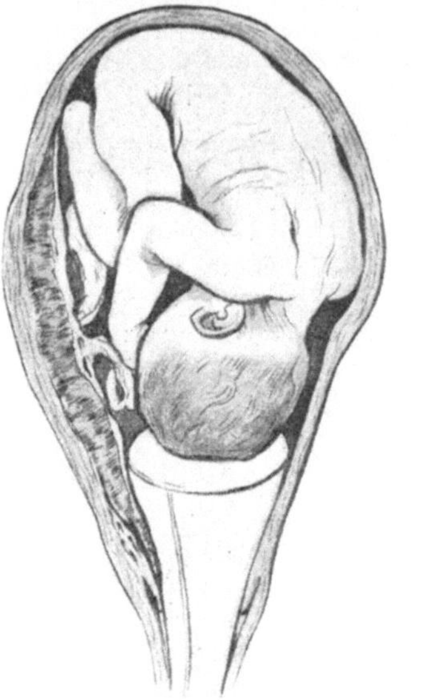

In anderen Fällen ist der vorangehende Kindsteil, als Folge der Metreuryse, vom Beckeneingang abgewichen, und es ist eine Schieflage oder Querlage zustande gekommen, die ebenfalls zur Wendung zwingt, selbst wenn es nicht blutet. Notwendigerweise muß die Extraktion an die Wendung angeschlossen werden, wenn wir das kindliche Leben mit annähernder Sicherheit retten wollen. Aber gerade bei der Extraktion mit der Armlösung und der Entwicklung des Kopfes haben wir die Zervixrisse im vorhergehenden schon kennen gelernt. Das Gewebe ist eben bei der abnormen Placentarinsertion auffallend morsch und zerreißlich.

Schweitzer berichtet aus der Leipziger Klinik, daß nach Ausstoßung des Ballons bei 66 Fällen 52 mal ein zweiter Eingriff nötig war, teils um Lagekorrekturen des Kindes vorzunehmen, teils um die meist stark einsetzende Blutung in Schranken zu halten. Es haben sich dabei 5 mal Zervixrisse ereignet, von denen einer zur Verblutung und einer zur Uterusexstirpation geführt hat. (Dieser Fall dürfte in der Praxis dem Tode kaum entronnen sein!) Auch Hauch erwähnt 9 Risse mit 3 Verblutungstodesfällen.

Abb. 5. Der (intraovulär) eingelegte und aufgefüllte Metreurynter komprimiert die blutende Placentarstelle und dilatiert gleichzeitig den Zervikalkanal.

Es ist daher besser, auch nach der Metreuryse sich im gegebenen Falle mit der Wendung zu begnügen und auf die Extraktion im Interesse der Mutter zu verzichten. Es bedeutet einen großen Unterschied das Risiko eines Zervixrisses draußen in der allgemeinen Praxis oder in einer Klinik zu übernehmen! Selbstverständlich gehen eine Anzahl Kinder bei diesem abwartenden Verhalten zugrunde, man gefährdet dafür aber auch die Mütter in viel geringerem Maße.

Aus diesem Grunde möchten wir die Metreuryse nur bei Geradlagen empfehlen, weil wir bei den Querlagen von vornherein wissen, daß wir nach Ausstoßung des Ballons die rechtzeitige Wendung machen müssen, während bei den Geradlagen wenigstens die Möglichkeit des spontanen Verlaufes besteht, wenn uns nicht eine Blutung oder eine inzwischen erfolgte Abweichung des vorangehenden Teiles zur Wendung zwingen.

Außerdem bringt das Ballonverfahren noch weitere Nachteile mit sich. Schon beim Einführen und Füllen des Metreurynters können Zervixrisse und ausgedehnte Ablösungen der Placenta vorkommen. Auch Prolaps der Placenta wird nach Ausstoßung des Ballons bisweilen beobachtet. Durch diese Ereignisse werden naturgemäß Blutungen verursacht. Tatsächlich betrug der durchschnittliche Blutverlust bei den Schweitzerschen Fällen 622 ccm — nach Schätzung des Autors war der Blutverlust nach der Metreuryse doppelt so groß wie bei den Fällen, die vermittelst der vorzeitigen Wendung behandelt wurden —, insbesondere wurde 7 mal eine Blutmenge von über 1000 ccm gemessen. Infolgedessen ist die Metreuryse bei Frauen, die bereits änamisch sind, nicht angebracht.

Wir möchten demnach die Indikationsbreite der Metreuryse durch folgende Zusätze eingeschränkt wissen:
1. Die Fälle, bei denen die Blasensprengung als Behandlungsmethode ausreicht, sind selbstverständlich auszuschließen,
2. das Kind muß lebensfrisch und sicher lebensfähig sein,
3. das Kind muß in Geradlage liegen,
4. die Mutter darf noch nicht viel Blut verloren haben und
5. die räumlichen Beckenverhältnisse dürfen nicht wesentlich verengt sein.

In den Fällen, welche diese Bedingungen erfüllen, kann auch in der allgemeinen Praxis ein Versuch mit der Metreuryse gemacht werden. Nach der Ausstoßung des Ballons ist ein spontaner Geburtsverlauf anzustreben. Muß man zur rechtzeitigen (inneren) Wendung schreiten, so ist das Anschließen der Extraktion als gefahrbringend für die Mutter zu wiederraten. In allen anderen Fällen ziehen wir von vornherein die vorzeitige Wendung (nach Braxton Hicks) vor, weil sie technisch einfacher und blutsparender ist.

In neuester Zeit sind als Behandlungsmethode der Placenta praevia, unter bestimmten Voraussetzungen, die Kolpohysterotomie und der abdominale Kaiserschnitt empfohlen worden. Es erübrigt sich hier auf die Resultate dieser Methoden einzugehen, da sie für die Praxis nicht in Frage kommen. Strikte indiziert kann der abdominale Kaiserschnitt sein, wenn es sich gleichzeitig um ein hochgradig verengtes Becken bei ausgetragener Schwangerschaft handelt.

Die Nachgeburtsperiode erfordert ebenfalls die ganze Aufmerksamkeit des Arztes. Durch den abnormen Sitz der Placenta können Störungen im Lösungsmechanismus derselben auftreten, oder es können sich, bei der bei Placenta praevia bestehenden Zerreißlichkeit der Zervix, Einrisse in derselben ereignet haben — hauptsächlich veranlaßt durch vorhergegangene therapeutische Eingriffe —. Beide Komplikationen dokumentieren sich durch Blutung. Die Blutung aus der Placentarstelle beginnt meist erst einige Minuten nach der Geburt, der Regel nach mit der ersten Nachwehe. Es geht teils flüssiges, teils geronnenes Blut von dunklerer Farbe ab. Bei Rißblutungen dagegen setzt die Blutung sofort nach der Geburt des Kindes ein; es erscheint lediglich flüssiges, hellrotes Blut, das ununterbrochen abläuft, ohne daß das Reiben des Uterus einen Einfluß auf die Blutung hat. In Anbetracht der Häufigkeit der Störungen in der Nachgeburtsperiode bei Placenta praevia muß alles Erforderliche zur Blutstillung schon vor der Geburt des Kindes zurechtgelegt werden (Momburgscher Schlauch, d. i. ein dicker Gummischlauch von etwa 1½ m Länge, selbsthaltendes Spekulum,

zwei Kugelzangen, eine Kornzange oder lange Pinzette, einige
Klemmen, Tamponadegaze, Gummihandschuhe und Nahtmaterial).

Ist die Blutung zunächst nicht auffallend stark, so läßt man
die Beine der Patientin übereinander schlagen, legt eine Hand auf
den Fundus uteri zur Kontrolle, daß es nicht in die Uterushöhle
blutet, und beobachtet für kurze Zeit die Stärke der Blutung.
Meist stehen dann die Blutungen aus kleineren Rissen. Gleichzeitig wird der Patientin eine Spritze eines guten Sekalepräparates
(Sekakornin) intramuskulär in den Oberschenkel injiziert, und es
wird auf den Füllungszustand der Harnblase geachtet. Zeichnet
sie sich auf den Bauchdecken ab — ist sie also gefüllt —, so
wird sie vermittelst eines Katheters entleert.

Fühlt sich der Uterus weich an, ist sein Volumen vermehrt
und seine Gestalt kugelig, so hat sich Blut in der Uterushöhle
angesammelt. Es wird unter Anregung einer Wehe durch Reiben
des Uterus entfernt. Der dadurch verkleinerte Uterus wird jetzt
mit der Hand gehalten, um zu verhüten, daß er wieder sofort voll
blutet. Wiederholt sich die Blutung oder ist sie auffallend reichlich,
so muß die Placenta ohne Zögern exprimiert werden (Credéscher
Handgriff). Die geborene Placenta wird genau auf Vollständigkeit
geprüft. Fehlt ein Kotyledo, oder hegt man nur einen Zweifel hinsichtlich der Vollständigkeit, so wird sofort mit der desinfizierten
und behandschuhten Hand nachgetastet und das eventuell zurückgebliebene Placentarstück manuell entfernt. Beim Mißlingen des
Credéschen Handgriffes muß zur manuellen Lösung und Entfernung
der Placenta geschritten werden. Es ist angebracht, derselben,
ebenso wie der eben erwähnten Nachtastung, eine Scheidenspülung
mit 1%iger Kresolseifenlösung vorauszuschicken. Zum mindesten
wird dadurch ja, wie schon erwähnt, eine Keimarmut der Vagina
bewirkt, so daß die Gefahr der Verschleppung und der Inokulation
von Bakterien an der Placentarstelle entschieden verringert wird.

Jetzt steht die Blutung fast ausnahmslos, wenn sie von der
Placentarstelle allein herrührte, zumal wenn der in seinem Volumen
verkleinerte Uterus festgehalten wird, und wenn nochmals eine
Spritze Sekokornin injiziert wird. Nur in äußerst seltenen Fällen
kann die Anwendung des Momburgschen Schlauches, der Tamponade oder eines sog. Hufeisenverbandes notwendig werden, die
wir gleich besprechen werden.

Anders gestaltet sich unser Verhalten, wenn die Quelle der
Blutung aus einem Risse entspringt. Hat man auch nur die
Vermutung erlangt, daß es aus einem größeren Risse bluten könnte,
so muß diese durch eine sofortige Untersuchung klargestellt werden.
Zunächst wird der Momburgsche Schlauch oberhalb des Uterus
zur Kompression der Aorta fest zusammengeschnürt, um Blut
zu ersparen und Zeit zu gewinnen. Nachdem für gute Beleuchtung
gesorgt ist und der Arzt die desinfizierten Hände mit Gummihandschuhen bedeckt hat, wird die Frau ins Querbett gelegt. Die
Zervix und das untere Uterinsegment werden abgetastet, um den
Riß festzustellen. Fühlt man einen Einriß in der Zervix, so wird
das Spekulum eingeführt, die vordere und hintere Muttermundslippe angehakt und der Schlauch für einige Augenblicke
etwas gelockert, um zu sehen, ob die Blutung tatsächlich aus dem
Risse stammt. Wenn dies der Fall ist, so wird die Placenta entfernt (Credéscher Handgriff, eventuell manuelle Entfernung), weil
die Nabelschnur bzw. das vorgelagerte Plazentargewebe störend
für die Rißbehandlung wirkt. Ist der blutende Riß nur klein und

reicht er nicht bis ins Parametrium hinein, so kann er genäht werden. Zu diesem Zwecke wird die vordere und hintere Muttermundslippe weiter herabgezogen, und seitlich werden einige Katgutknopfnähte angelegt. Versagt die Naht oder bereitet sie aus irgendwelchen Gründen Schwierigkeiten, so kann die Anlegung von Klemmen seitlich von dem Riß nach den Parametrien zu zum Ziel führen, die die zuführenden Gefässe abklemmen. Sie bleiben 24 Stunden liegen.

Die beste Rißbehandlung für die allgemeine Praxis ist jedoch die Tamponade. Bei größeren Rissen, die ins Parametrium hineinreichen, kann sie überhaupt nur in Frage kommen. Nach Einführung des Spekulums wird die vordere Muttermundslippe vermittelst der Kugelzange bis fast zur Vulva herabgezogen. Nachdem der Uterus nochmals ausgedrückt worden ist, wird mit Hilfe einer Kornzange oder einer langen Pinzette der Riß, die ganze Uterushöhle und die Scheide mit steriler Gaze oder Jodoformgaze fest tamponiert. Um eine Blutung hinter die Tamponade zu verhüten, wird ein sog. Hufeisenverband angelegt. Durch zusammengelegte Tücher wird eine etwa armdicke Rolle hergestellt, die hufeisenförmig so auf den Leib gelegt wird, daß sie den Uterus von oben an der Hinterwand umfaßt und gegen die Symphyse fest andrückt. In dieser Lage wird die Rolle durch Binden oder Handtücher fixiert. Der Verband sowie die Tamponade bleiben 24 Stunden liegen[1]).

Nach Vollendung der Tamponade bzw. der Naht wird der Momburgsche Schlauch langsam gelöst. (Die Umschnürung soll im allgemeinen nicht länger als eine halbe Stunde dauern.)

Hand in Hand mit der Behandlung der Placenta praevia geht die Therapie der akuten Anämie. Zuerst gilt es selbstverständlich die Blutungsquelle durch die vorzeitige Wendung oder die Metreuryse zu verschließen, dann aber setzt die Behandlung einer bestehenden Anämie schon während des Geburtsvorganges ein.

Um der Blutleere im Gehirne vorzubeugen, werden die Kopfkissen entfernt und das Fußende des Bettes erhöht. Durch Anlegen von Wärmflaschen zu beiden Seiten der Patientin wird für Wärmezufuhr gesorgt. Gleichzeitig sucht man den Blutverlust durch Flüssigkeitsgaben zu ergänzen. Es wird Kaffee mit Milch, oder Wasser mit Kognakzusatz verabreicht. Sind die anämischen Erscheinungen bereits weiter vorgeschritten, so ist die Infusion von steriler, körperwarmer, 0,85%iger Kochsalzlösung[2]) (500—1000 ccm) angezeigt. Zur subkutanen Infusion benötigt man außer eines Irrigators oder eines Glastrichters einen 1 m langen Schlauch und eine lange Infusionsnadel. Der einfache Apparat muß, wenn er nicht schon vorher gebraucht wurde, für die Nachgeburtsperiode stets bereit liegen. Die Nadel, der Schlauch werden durch Auskochen sterilisiert; der Irrigator wird durch eine 2%ige Kresolseifenlösung desinfiziert, und vor dem Gebrauch mit Kochsalzlösung ausgespült, falls er nicht ausgekocht werden kann. Als Infusionsstelle eignet sich am besten die Mamma, die Infraklavikulargegend und der Oberschenkel. Nach Desinfek-

---

[1]) Einen gebrauchsfertigen Hufeisenverband nach Zangemeister liefert das med. Warenhaus, Berlin.

[2]) Wenn keine Kochsalztabletten in der geburtshilflichen Tasche geführt werden, werden 8,5 g Kochsalz einem Liter Wasser zugesetzt.

tion der Haut mit Alkohol oder Äther wird die Kanüle „laufend" eingestochen. Um die Resorption der Flüssigkeit zu beschleunigen, ist eine leichte Massage der Flüssigkeitsansammlung angebracht. Nach Entfernung der Kanüle wird die Einstichöffnung mit einem Heftpflaster bedeckt.

Nicht so prompt, aber immerhin sehr gut wirkt ein **rektaler Einlauf von Kochsalzlösung.**

Daneben werden **Analeptica** (starker Kaffee, Alkohol) gegeben; jedoch verbietet häufig das Erbrechen die Darreichung per os. Es ist deshalb zweckmäßig und von vornherein wirkungsvoller, Injektionen von Kampferöl (1:10) vorzunehmen, die sich je nach der Qualität und der Frequenz des Pulses mit Injektionen von 20%igem Coffein. natr. benz. einhalbstündlich abwechseln können.

Bei schwersten akuten Anämien ist fernerhin die **Autotransfusion** zu empfehlen. Das Prinzip derselben besteht darin, die im Körper noch vorhandene Blutmenge nur den lebenswichtigen Organen zukommen zu lassen. Zu diesem Zwecke umwickelt man die unteren Extremitäten mit einer elastischen Binde von der Fußspitze beginnend, um das Blut aus den unteren Extremitäten in den übrigen Körper zu treiben. Gleichzeitig werden die Beine hochgelagert. Länger als eine bis höchstens zwei Stunden dürfen die Binden nicht liegen. Beim Abnehmen müssen sie langsam gelöst werden, weil sonst das Blut in größeren Mengen plötzlich in die Extremitäten schießt, wodurch ein Kollaps entstehen kann. Unter Zuhilfenahme aller dieser Maßnahmen wird es gelingen, manches selbst schon schwindende Leben noch zu retten.

Die beste Behandlung der Anämie bleibt aber die Prophylaxe, die in einer zielbewußten Behandlung der Placenta praevia besteht, noch ehe anämische Erscheinungen vorhanden sind. Bei der Durchführung der dahingehenden therapeutischen Maßnahmen müssen wir schonend verfahren, und nach der Blutstillung vermittelst des Kindskörpers oder des Metreurynters ist ein äußerst abwartendes Verhalten geboten, um Zervixrisse zu verhüten, die der Mutter das Leben kosten können.

Nur so werden wir die Prognose dieser unheilvollen Komplikation der Schwangerschaft und Geburt auch in der allgemeinen Praxis wenigstens für die Mütter erheblich bessern.

Asepsis des Arztes.

Von **Professor Dr. Fritz König,**
Direktor der chirurg. Klinik in Marburg.

Mit 5 Abbildungen.

A. Allgemeines.

Unter Asepsis des Arztes in chirurgischem Sinne verstehen wir den ganzen Apparat zur Unterdrückung der Wundkrankheiten, welche durch bakterielle Invasion erzeugt werden. In den ersten Zeiten der Antisepsis bestanden die Maßnahmen in einem außerordentlichen Kampf gegen die Fremdlinge. Wo nur Krankheitserscheinungen sich zeigten, an der Haut, den Schleimhäuten, in der Wunde, in den Geweben, da wurde mit scharfen antiseptischen Lösungen gespült, gepinselt, gespritzt, verbunden; der Chirurg zog gegen die feindlichen Mikroorganismen, welche er in der Luft, in den Verbandstoffen, an den Instrumenten etc., an seinen Händen und an der Haut des zu Operierenden vermutete, mit dem Karbolspray, mit 3—5%igen Karbollösungen, mit Sublimat etc. zu Felde. Und wenn auch die späteren Zeiten, die die Ära der Asepsis heraufführte, mit anderen Mitteln arbeiteten, wenn das kochende Wasser und der strömende Wasserdampf bei Instrumenten und Verbandstoffen an die Stelle trat, so glaubte man doch, die bakterielle Infektion, welche Wunden von der benachbarten Haut drohte, ebenso durch außerordentlich intensive Bearbeitung dieser Haut unschädlich machen zu müssen, wie man das Operationsfeld und die eigenen Hände durch geradezu alarmierende Desinfektionsmaßregeln in einen möglichst keimfreien Zustand zu versetzen bemüht blieb.

Demgegenüber ist die Asepsis von heute eine außerordentlich ruhige geworden, soweit es sich um operative Wunden handelt, und auch den meisten Gelegenheitswunden stehen wir weniger aktiv gegenüber. Nur bei wirklich infizierten, zumal größeren Wunden ist die Aufforderung zu direktem Eingreifen vorhanden und durch die vielfach schlechte Prognose erklärt, die ganz gewiß den ernsteren Fällen gegenüber im Vergleich zu der Hochflut der Antisepsis kaum gebessert ist.

Allem voran wollen wir die Tatsache stellen, daß gerade der Arzt es ist, welcher durch Außerachtlassen wichtiger Regeln bei der Wundbehandlung die allerverhängnisvollsten Folgen heraufbeschwören kann. Ein Mann fällt mit der Stirn aufs Pflaster und zieht sich oberhalb einer Augenbraue eine Quetschwunde zu. Bei der ersten Versorgung durch den Arzt wird die Wunde genäht und trocken verbunden. Die Folge ist eine schwere Streptokokkenphlegmone, die sich in die Orbita senkt, die tiefen Venen bis zum Sinus cavernosus infiziert, auf die andere Orbita übergeht und den Tod des Mannes trotz Exenteratio bulbi nach sich zieht. Das Außerachtlassen einer Grundregel der Wundbehandlung, daß man der Infektion verdächtige Wunden nicht durch die Naht verschließen darf, hat hier den schweren Krankheitsverlauf verschuldet — nicht etwa der Umstand, daß die Wunde nicht „desinfiziert" oder angefrischt wurde. Denn es ist im ganzen außerordentlich selten eine Gelegenheitswunde mit so virulentem Material infiziert, daß sie an sich schwere Infektion hervorruft. Und darum hängt trotz aller gegenteiligen Ansichten offenbar alles davon ab, wie derjenige verfährt, der den ersten Verband macht, und ob er die Grundregeln der Asepsis in sich aufgenommen hat.

Hier ergibt sich als erste Forderung für den Arzt eine strenge Selbstzucht in der Vermeidung alles unreinen und erst recht mit Infektionskeimen beladenen Materials. Mehr als andere muß der Arzt sauber und appetitlich in seinen Lebensgewohnheiten sein und auch im bürgerlichen Leben Verrichtungen meiden, die seine Hände mit möglicherweise keimhaltigen Massen in Kontakt bringen. Sehr häufige Waschungen nach den so unvermeidlichen Berührungen mit zweifelhaften Türklinken, Treppengeländern etc. etc., nach jeder auch äußeren Untersuchung sind ebenso selbstverständliche Erfordernisse wie die subtilste Reinhaltung des Mundes, die energische Bekämpfung akuter Katarrhe etc. Einiges Nachdenken belehrt, wo die persönliche Asepsis so vielfach einzusetzen hat, und wie oft auch ärztlicherseits dagegen verstoßen wird. Wem dieser Teil nicht in Fleisch und Blut übergegangen ist, der wird nie ein wahrer Aseptiker werden.

Direkter zur Asepsis gehörig ist die Vermeidung der Beschmutzung der Hände mit keimreichem Material. Es ist bekannt, wie schwer eine Keimfreiheit der Hände zu erzielen ist. Viel schwerer aber wie bei „normalen" gelingt das bei Händen, die wirklich infiziert waren. Der Arzt muß also die Befleckung mit Eiter, mit katarrhalischem Sekret — auch, z. B. bei Schnupfen an der eigenen Person — usw. völlig vermeiden. Bezüglich dieser Prophylaxe müssen wir auf Einzelheiten eingehen.

Überall, wenn wir in schleimhautbekleidete Höhlen und Kanäle mit dem Finger eindringen, wird der Finger mit dem Gummifinger bekleidet. Dies gilt schon für jede Untersuchung im Munde, an den Zähnen etc. Für Explorationen per vaginam und per rectum, zumal wenn dabei ein Überfließen von Sekret, von Kot befürchtet werden muß, genügen die gewöhnlichen Fingerlinge nicht; hier bedarf man solcher, welche noch eine Verlängerung auf die Hand haben, oder bei sehr infektiösen Absonderungen tritt der Gummihandschuh in seine Rechte. Eine Kapsel mit Gummifingerlingen trägt jeder Praktiker bei sich. — Als Gleitmittel kann man den gummierten Finger mit sterilem Öl, mit reinem Glyzerin bestreichen.

Völlig zu vermeiden ist ferner die Berührung von sezernierenden oder eiternden Wunden, die Betastung der Haut in der Nähe sezernierender Fisteln zur Untersuchung. Es ist nachgewiesen, daß in dem Sekret alter Knochenfisteln sehr virulente Bakterien vorhanden sind; ein Tropfen davon in den palpierenden Finger gedrückt, kann Anlaß zu schwerer Kontaktinfektion bieten. Wenn solche Fälle z. B. auf Fluktuation untersucht werden müssen, so reinige man die Haut mit Äther, bestreiche sie darauf mit Jodtinktur oder Thymolspiritus (s. u.), oder man bediene sich auch hier der Gummihandschuhe (bestes Verfahren). Ganz besonders vermeide man das Anfassen sekretdurchtränkter Verbandstoffe, wie man denn sich überhaupt daran gewöhnen muß, die Verbandgaze von Wunden etc. inklusive der Drains nur mit Instrumenten anzufassen und zu entfernen. Man sieht auch heute leider noch oft genug, wie der Arzt die eiterdurchtränkte Gaze aus einer Wundhöhle mit seinem Finger herausholt; ein für den Aseptiker schauderhaftes Verfahren.

Derartige mit infektiösen Keimen beladene Verbandstücke sind alsbald unschädlich zu machen. Ohne daß sie andere Gegenstände berühren und neu infizieren, werden sie in ein sterilisierbares Eiterbecken oder eine Schale geworfen, um später verbrannt zu werden. Die Schalen können desinfiziert werden, indem ihre Wandung mit Alkohol übergossen wird, der dann angesteckt wird; nach der Trocknung können sie ausgeseift und mit Sublimat gefüllt werden. Niemals darf man dulden, daß auf der Haut um eine solche eiternde Wunde Sekret antrocknet und verbleibt; es wird mit Benzin entfernt, bevor der Verband erneuert wird.

Der Arzt, welcher mehrere Operationen oder Verbandwechsel nacheinander auszuführen hat, setzt die aseptischen voran, die am stärksten infektiösen an den Schluß. Wer nur mit sterilen Gummihandschuhen arbeitet, wird zwar auch aseptisch vorgehen können, wo diese Reihenfolge nicht innegehalten werden kann. Aber auch da und überhaupt schon aus Prinzip sollte diese Regel auch heute noch volle Beachtung finden.

B. Spezielle Vorschriften.

Die Infektion einer Wunde erfolgt äußerst selten hämatogen vom Innern des Körpers, fast ausnahmslos von außen und in der überwiegenden Mehrzahl der Fälle durch direkten Kontakt. Sie entsteht — abgesehen von Gelegenheitswunden, die schon vor unserer Behandlung infiziert waren — durch unsere Hände, von der Haut der Umgebung her, durch Gegenstände, wie besonders Instrumente, Verbandstoffe etc., die mit der Wunde in Berührung kommen. Da es wissenschaftlich feststeht, daß an allen in Betracht kommenden Teilen virulente Keime haften können, so müssen wir bestrebt sein, diese Dinge in keimfreien Zustand zu versetzen.

Einen großen Teil unseres chirurgischen Rüstzeugs können wir absolut sicher sterilisieren durch Erhitzen in siedendem Wasser oder im strömenden Wasserdampf. Die Abtötung der Keime geht im kochenden Wasser sehr rasch vor sich: Kokken werden in fünf Sekunden, Milzbrandsporen in zwei Minuten vernichtet. Auch wenn wir damit rechnen, daß die praktische Anwendung dem Laboratoriumsversuch nicht ganz entspricht, so genügt doch ein Aufenthalt von fünf Minuten in siedendem Wasser zur Sterilisierung.

Die Instrumente etc. sind natürlich stets in sauberem Zustand aufbewahrt und werden so in den Kocher gelegt. Wir können dazu jeden Kessel, jeden Spargel- oder Fischkocher benutzen; praktisch sind die Instrumentenkochapparate, mit einem Einsatz, in dem die Instrumente, ohne sie zu berühren, herausgehoben werden können. Wir geben die Abbildung eines solchen (Abb. 1), für Gas- und Spiritusheizung vorgesehen, aus dem Katalog der Firma W. Holzhauer, Marburg, wieder. Die Preise dieser und der nachfolgend angegebenen Apparate sind aus dem Katalog, welchen die Firma Wilh. Holzhauer, Marburg, auf Wunsch einsendet, zu ersehen. Mit dem Kochen läßt sich die

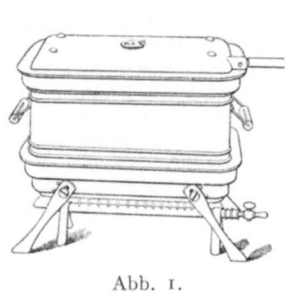

Abb. 1.

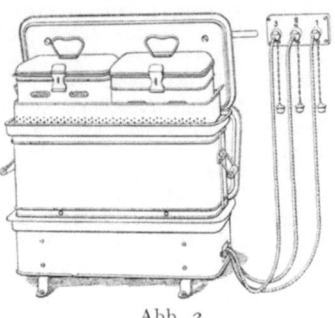

Abb. 2.

Verwendung des strömenden Wasserdampfes (zur Sterilisation der Verbandstoffe etc.) verbinden. Solche kombinierte Apparate sind schon von Schimmelbusch angegeben worden; der hier neben abgebildete Apparat wird von Holzhauer-Marburg für Gas- und für elektrische Heizung geliefert (Abb. 2). Im ganzen ist die Benutzung getrennter Apparate empfehlenswert, da die Sterilisation der Instrumente und der Verbandstoffe sehr verschieden lang dauert.

Es ist zweckmäßig, die Instrumente erst einzulegen, sobald das Wasser kocht. Bei Glassachen, Spritzen etc. (es sind nur auseinanderlegbare und auskochbare Spritzen zulässig!) muß dies vermieden werden, Glas muß mit dem Wasser ankochen, weil es sonst springt. Unsere vernickelten Stahlinstrumente aber leiden durch das Ankochen, sie werden fleckig. Werden sie in das siedende Wasser eingesetzt, so ertragen sie das Auskochen lange ohne Schaden, und es ist das Zeichen eines sorgsamen Operateurs, seine Waffen blank zu halten. Das Kochen geschieht in Wasser, dem soviel gepulverte Soda zugesetzt ist, daß sie sich nicht ganz löst.

Die Instrumente werden zur Operation mit desinfizierten Händen auf sterile Tücher gelegt, von da entnommen. Jedes Instrument, welches während des Gebrauchs zur Erde fällt oder irgendwie, abgesehen etwa vom Eiter des Operierten, mit nicht sterilisierten Teilen in Berührung kommt, wird wiederum im kochenden Wasser sterilisiert und von da zurückgenommen. Soll auswärts operiert werden, so waren die Instrumente aus dem Kocher auf ein steriles Tuch gelegt, welches mit desinfizierter Hand sorgfältig um sie herumgeschlagen wurde.

Nach beendeter Operation werden die Instrumente zunächst gereinigt. Sind sie mit Eiter oder sonstwie infektiöser Masse in Berührung gewesen, so empfiehlt es sich, sie zunächst schon vor dem Reinigungsakt, so wie sie sind, im siedenden Wasser mindestens fünf Minuten zu sterilisieren. Es entfällt damit die Gefahr für die reinigenden Personen, sich bei diesem Akt die Hände zu infizieren.

Die Instrumente werden nun (wo angängig, in heißem, fließendem Wasser) gewaschen, wo nötig, mit der Bürste gesäubert, dann am besten in Seifenwasser eingetaucht und gründlich abgerieben, bis sie trocken sind. Die sofortige Reinigung ist dringend erwünscht, ist sie nicht angängig, so trocknet Blut und Eiter an. Dann müssen die Instrumente zuerst in Seifenwasser aufgeweicht werden, bevor die besprochene Reinigungsprozedur erfolgt.

Die Aufbewahrung geschieht in trockenen, staubdichten Schränken.

Besondere Aufmerksamkeit verlangen die Messer. Sie werden vor dem Auskochen mit Watte umwickelt, da sonst die Schärfe leidet.

Es soll kurz bemerkt werden, daß auch die zur Händereinigung bestimmten Nagelreiniger und Nagelscheren durch Auskochen sterilisiert sein müssen, am besten in ein Gazepäckchen eingeschlagen oben aufliegend.

Zugleich mit den Instrumenten können auch Gummi, Drains etc. ausgekocht werden. Die Aufbewahrung hat an dunklem Ort, in 2% Glyzerinalkohol zu geschehen.

Vom Naht- und Unterbindungsmaterial ist folgendes zu bemerken. Wir benutzen englische gedrehte Seide, in aufsteigender Dicke von Nr. 0—5, die ebenfalls durch Kochen sterilisiert wird. Es hat sich für die Haltbarkeit der Fäden als zweckmäßig herausgestellt, Abstufungen in der Zeit zu machen.

Es verbleiben im siedenden Wasser die dünnen Fäden

        Nr. 0 und 1   ½ Stunde,
        Nr. 2 . . . . . . 35 Minuten,
        Nr. 3½ und 3 . . 40 Minuten,
        Nr. 4, 4½ und 5 ¾ Stunden.

Die Seide soll nicht unmittelbar auf dem Boden des Kochgefäßes liegen. Sie wird nach dem Kochen in einer 1%igen Lösung von Sublimatalkohol aufbewahrt, und zwar — wie auch das Katgut — in Glasgefäßen mit einem Deckel mit überhängendem Rand (Abb. 3). Die Gläser mit eingeschliffenem Deckel verstauben. Auf die von uns angegebene Art kann die Seide sehr lange Zeit aufgehoben werden.

Direkt vor dem Gebrauch wird sie in ein steriles Schälchen mit Kochsalzlösung gelegt, um sie geschmeidig zu machen.

Der aseptisch arbeitende Arzt kann auch Unterbindungen mit feiner Seide machen. Will er Katgut nehmen, so empfehle ich das Kuhnsche (Apotheker Braun-Melsungen i. H.). Das Kuhnsche Katgut ist durch seine sorgfältige Zubereitung besonders zuverlässig auch bezüglich der gefürchteten Tetanus-Infektionen, es ist geschmeidig und doch außerordentlich fest.

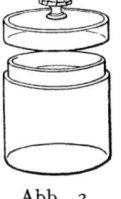

Abb. 3.

Wir pflegen es noch in Jod-Jod-Kaliumlösung (Jod 2, Jodkalium 4, aq. dest. 1000) zu legen und zwar die dicken Sorten

        Nr. 6 und 5 . . . 48 Stunden,
        Nr. 4 und 3 . . . 36 Stunden,
        Nr. 2 und 0 . . . 24 Stunden,

dann wird es in 70%igem Alkohol mit 5%igem Glyzerin aufgehoben in Gläsern, wie auch die Seide; es kann so monatelang stehen, ohne an Brauchbarkeit einzubüßen. Ich pflege das Katgut außer zu Unterbindung auch vielfach zu versenkten Nähten zu benützen, zur fortlaufenden Naht des Peritoneum, zur Blasennaht, bei versenkter Plastik etc.

Vom Instrumentarium bedürfen die urologischen Apparate bezüglich ihrer Desinfektion besonderer Erwähnung.

Die silbernen Katheter werden ausgekocht. Wir halten sie dauernd gebrauchsfähig in einer 1 %igen Karbolglyzerinlösung, aus der sie sofort einführungsfähig sind — was natürlich für den Einzelgebrauch überflüssig ist, wo sie genau wie alle anderen Instrumente gehandhabt werden.

Gummikatheter vertragen das Auskochen. Das ist nicht der Fall bei elastischen Kathetern und Bougies. Sie werden sofort nach dem Gebrauch abgewaschen, in Seifenwasser, werden kräftig ausgespritzt, abgerieben und getrocknet.

Darauf werden sie in Gläsern oder Kästchen mit Formalintabletten sterilisiert und aufbewahrt. Bei den stehenden hohen Glasbehältern werden die Katheter oben angehängt. Sehr praktisch ist ein Nickelkästchen von der Größe, daß außer den Instrumenten mehrere Formalintabletten an der einen Seite Platz haben. Das Kästchen läßt sich sehr gut mitnehmen, so daß man die elastischen Instrumente steril zur Hand hat.

Die Kystoskope werden gründlichst mit Seifenspiritus abgerieben, dann in hohen Glasbehältern mit Formalintabletten aufbewahrt.

Es bedarf kaum des Hinweises, daß Spekula aller Art in gleicher Weise wie die Instrumente zu sterilisieren sind. Insbesondere gilt das auch von den Mundspateln, den Kehlkopfspiegeln etc. Als Mundspatel sind entweder Holzspatel, welche nach dem Gebrauch verbrannt werden, oder auskochbare Instrumente zulässig. Der Kehlkopfspiegel ist auf das sorgfältigste mit Seifenspiritus zu reinigen, außerdem durch Erhitzen.

Die so häufig gebrauchte Kochsalzlösung füllen wir in Glaskolben, welche mit sterilen Wattepfropfen verschlossen werden. Sie werden gefüllt auf die Gasflamme gestellt und fünf Minuten lang gekocht, dann sind sie gebrauchsfertig.

Eine praktische Vorrichtung, um Kochsalzlösung zur Infusion gebrauchsfertig mitzunehmen, ist von Ansinn angegeben (zu beziehen von Holzhauer-Marburg).

In gleicher Weise wie die Kochsalzlösung sterilisieren wir das Öl. Es wird in kleine Erlenmeyersche Kölbchen gefüllt, mit steriler Watte verpfropft und nun über der Gasflamme gekocht.

Zum Ersatz für Öl, bei Katheterismus etc., dienen heute durchsichtige, honigartige Massen, welche den Vorzug haben, in Wasser, Urin etc. löslich zu sein. Katheterpurin, Diaporin sind in Tuben steril. Durch reichliche Beschickung des Katheters mit dem Gleitstoff, welcher sich gleichzeitig als dicker Schutzwall um das Orifizium urethrae legt, wird die aseptische Einführung sichergestellt.

Für unsere Verbandstoffe, Tücher etc. ist das Auskochen nicht anwendbar; an seine Stelle tritt die Sterilisierung durch strömenden Wasserdampf.

Die bakterienvernichtende Kraft tritt langsam ein; Milzbrandsporen werden erst in 5—15 Minuten getötet. Dazu kommt, daß die Hitze je nach der Menge der zu sterilisierenden Stoffe erst langsam überall die volle Wirksamkeit entfaltet, es vergehen darüber etwa 15 Minuten. Zur Dampfsterilisation kann einmal der kombinierte Apparat (s. o. S. 690) Verwendung finden; die Dämpfe werden durch das zum Instrumentenkochen benutzte Wasser entwickelt. Wer häufiger, gelegentlich auch größere Operationen ausführt, für den ist ein besonderer Sterilisator notwendig.

Einen einfachen Apparat bringt W. Holzhauer-Marburg in nebenstehender Form in den Handel (Abb. 4). Derselbe ist transportabel und auf jedem Küchenfeuer, Gasherd etc. zu erhitzen. Sobald das am Boden befindliche Wasser zum Kochen gebracht ist, wird die Trommel für die zu sterilisierenden Verbandstoffe eingesetzt, der Deckel völlig verschlossen und nun 15—20 Minuten sterilisiert.

Die Sterilisiertrommel muß so eingerichtet sein, daß die Löcher zum Eindringen des Dampfes sowohl an der Seite, wie am Deckel liegen, wenn nicht der Deckel während des Durchdampfens geöffnet und erst nach Abziehen des Dampfes geschlossen wird (Abb. 5).

Für etwas größere Anforderungen sind die Apparate am geeignetsten, wie sie nach Schimmelbuschs Angaben von Lautenschläger-Berlin in den Handel gebracht werden.

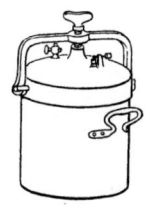

Abb. 4.

Diese Dampfsterilisatoren, mit Gas heizbar, sind so eingerichtet, daß der strömende Wasserdampf von oben her in die Sterilisiertrommel eintritt und so allmählich die Luft nach unten aus den zu sterilisierenden Stoffen verdrängt. Sie erzeugen außerdem durch eine besondere Vorrichtung eine gewisse Vorwärmung der Luft, um die zu starke Durchnässung der Verbandstoffe zu verhindern. Über diese Vorwärmung ist viel geschrieben worden; es ist aber sichergestellt durch Borchardt, daß sie nicht über 50° hinauskommt, und daß damit die desinfektionsvermindernden Eigenschaften einer stärkeren Vorwärmung entfallen. Es steht fest, daß das Optimum der Sterilisation durch Dämpfe von etwa 100° erreicht wird; stark überhitzter Dampf, von 120° und mehr, verliert seine Wirksamkeit. Außerdem wird der Sterilisationsakt beschleunigt, wenn der Dampf mit einem geringen Atmosphärenüberdruck eindringt. Die Lautenschlägerschen Apparate arbeiten so, daß bei etwa $+ \frac{1}{5}$ Atmosphäre die Temperatur überall auf etwa 100° in Zeit von 6—15 Minuten ansteigt und sich hält. Die Verbandstoffe trocknen im ganzen rasch wieder ab.

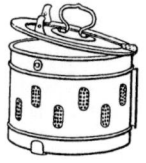

Abb. 5.

In gleicher Weise wie Gaze, Binden etc. werden die zur Operation notwendigen Handtücher und die Operationsmäntel in die Sterilisierkästen gelegt. Auch die Gummihandschuhe, auf welche ich später zurückkomme, werden hier eingelegt. Die letzteren erfordern nach den an Lexers Klinik von Braun ausgeführten Versuchen eine Sterilisationszeit von einer Stunde, erst dann sind alle Keime inklusive Sporen vernichtet.

Wir würden damit auf eine Sterilisationsdauer im Dampfapparat von 60 Minuten kommen. Bei Fortlassen der Gummihandschuhe kann eine Zeit von 30—45 Minuten genügen.

Die zur Händereinigung bestimmten Wurzelbürsten, mehrere in ein Tuch eingeschlagen, werden im Dampfapparat mit sterilisiert.

Das ganze „stoffliche" Material ist, in einzelnen Gruppen in zusammengeschlagene Handtücher verpackt, sterilisiert, sehr bequem auch für den Transport fertig.

Es ist selbstverständlich, daß die der Sterilisierung vorhergehende Zubereitung der Verbandstoffe, das Schneiden von Kompressen, Tupfern, Watterollen etc. von zuverlässigem Personal in sauberster Weise ausgeführt wird und das gesamte etwa vorhandene Rohmaterial verläßlich gegen Verstaubung aufbewahrt ist.

Die Luftinfektion in dem Raum, in dem operiert wird, ist in gewissem Sinne zu berücksichtigen. Durch unter Schimmelbuschs Leitung ausgeführte Untersuchungen ist festgestellt und neuerdings von Pucinelli bestätigt, daß sowohl in Operations- wie anderen Räumen stets Keime aus der Luft zu züchten sind, daß sie sich aber mit der Bewegung, sowie mit der Zahl der anwesenden Personen stark vermehren. Wir werden dafür sorgen, daß kurz vor der Operation auch im Privathaus keine großen Umstellungen gemacht werden, welche Beunruhigung der Luft erzeugen, außerdem die Zahl der Teilnehmer möglichst verringern.

Wir müssen noch bedenken, daß durch reichliches Sprechen die Luft in Bewegung gesetzt und außerdem feinste Tröpfchen aus dem Speichel mitgerissen werden. Die dadurch mögliche, von Flügge studierte Tröpfcheninfektion, hat zum Gebrauch der Mundbinden geführt. Auf Grund langjähriger Erfahrungen halten wir ihren — übrigens recht lästigen — Gebrauch für durchaus überflüssig. Nur derjenige, welcher mit einem akuten Katarrh oder Angina behaftet, operieren muß, soll eine Mundbinde tragen, welche im Dampf sterilisiert wird. Das Sprechen soll eingeschränkt werden und hat die Richtung auf das Operationsfeld zu vermeiden.

In der Desinfektion der Hände wie der Haut des Patienten haben die letzten Jahre die bis dahin üblichen Methoden verdrängt. Daß man die Hand nicht mit chemisch desinfizierenden Mitteln keimfrei machen könnte, ist lange für feststehend gehalten worden. Um so mehr glaubte man, durch die sog. mechanisch physikalischen Methoden, zumal in Kombination mit Antiseptizis das Ziel zu erreichen. Es steht außer Zweifel, daß man durch intensives Waschen mit heißem Wasser, Seife und Bürste während 20 Minuten, mit nachfolgendem kurzen Waschen in Sublimat, praktisch eine glänzende Aseptik erreichen kann. Ich selbst habe jahrelang in dieser Weise alle Operationen durchgeführt. Aber ebenso sicher ist, daß diese Methode der wissenschaftlichen Untersuchung nicht standhält. Unzählige Versuche haben ergeben, daß weder dieses Verfahren, noch das sog. Fürbringersche Seifenwaschung, Alkoholwaschung, Sublimatdesinfektion, keimfreie Hände ergibt.

Nur Ahlfeld gibt an, daß er mit dem nach ihm genannten Verfahren Keimfreiheit erziele. Sorgfältiges Abbürsten in heißem Wasser mit Seife, Abtrocknen 10 Minuten. Abbürsten in 80 bis 90 %igem Alkohol 3 Minuten, Abreiben mit Flanelllappen 3 Minuten. Die neueren Mitteilungen anderer nehmen eine Keimfreimachung der Hände als unmöglich an.

Unter fortwährender aseptischer Prophylaxe in dem oben auseinandergesetzten Sinn gelingt es aber mit gewissen Mitteln, eine Keimarmut der Hand hervorzurufen und die übrigen Keime an Ort und Stelle zu fixieren.

Das einfachste Mittel ist der **Alkohol.** Eine eingehende langdauernde mechanische Reinigung ist nicht nötig, ja nicht erwünscht. Die Haut soll nicht aufgelockert werden, es wird eine leichte Seifenwaschung vorausgeschickt. Dann werden die Hände in einer

Schale mit 60%igem Alkohol gründlich mit einer sterilen Bürste 5 Minuten lang bearbeitet. Es erfolgt Abtrocknen mit sterilem Handtuch. Durch viele Versuche ist erwiesen, daß Bakterien in die Alkohollösung übergehen und daß die Hand keimarm wird. Reinicke konnte nach 5 Minuten Waschung keine Keime nachweisen. Schäffer fand Verringerung. In praktischem Sinne ist diese Händedesinfektion genügend. Ich habe eine größere Reihe von Operationen mit bestem aseptischen Erfolg ausgeführt, nur nach 5 Minuten langem Bürsten der vorher ein wenig gewaschenen Hände mit Alkohol. Die Hand wurde sorgsam abgetrocknet. Diese Methode ist als schnell ausführbar durchaus zu empfehlen. Küttner hat in seinem Referat auf dem Chirurgenkongreß 1911 auf Grund der wissenschaftlichen Ergebnisse, sowie der Erfahrungen einer großen Reihe von Operateuren sich dahin geäußert, daß „die reine Alkoholdesinfektion mindestens das gleiche leistet, wie die älteren Verfahren".

Eine völlige Umwandlung hat die Reinigung der Haut des Patienten, des Operationsfeldes erfahren.

Noch vor wenigen Jahren wurde nach dem Reinigungsbad und dem Rasieren die Haut mit heißem Wasser, Seife und Bürste 10—20 Minuten lang bearbeitet. Bei den meisten Operateuren folgte dann mindestens noch die Waschung mit 1%₀igem Sublimat, oder die Waschung mit Alkohol und dann mit Sublimat (Fürbringersche Methode).

Die völlige Abwendung von diesem, für den Kranken lästigen und oft durch Abkühlung etc. nicht unbedenklichen Verfahren, ist für mich das Erzeugnis von Versuchen, die zunächst an Gelegenheitswunden gemacht wurden und auf die ich bei der Versorgung von Wunden zurückkomme. Für das Operationsgebiet verdanken wir den Umschwung Antonio Grossich, der im Jahre 1908 das am meisten geübte Verfahren der **Joddesinfektion** bekanntgab.

Nicht zu alte offizinelle Jodtinktur (= 10% alkoholisch), auf sterile Wattebäusche gegossen, wird 10 Minuten vor Beginn der Operation ohne vorherige Vorbereitung (nur trocken rasieren) auf die Haut aufgestrichen bis zur Braunfärbung, kurz vor der Operation erfolgt ein zweiter Anstrich.

Wenn wohl die meisten Chirurgen etwas zagend an diese so einfache Methode der Hautdesinfektion herangegangen sind, so mußten die Resultate doch mit der Zeit alle überzeugen. Große Laparotomien, hochaseptische Gelenk-, Schädel- und Gehirnoperationen gelingen ohne Infektion. Küttner gibt an, 1400mal mit gleichem Erfolg das Verfahren verwendet zu haben. Ich habe es seit 1908 mit bezüglich der Aseptik gutem Erfolg vielfach benützt.

Gewisse Nachteile bestehen darin, daß die Haut durch die Braunfärbung verändert ist, und daß starke Reizung, langdauernde sehr häßliche Abschuppung der Haut bzw. Ekzeme folgen.

Je empfindlicher die Haut, desto mehr Ekzeme. Daher sollen andere Prozeduren, vor allem etwa längere Seifenwaschungen etc. dem Jodanstrich nicht unmittelbar vorausgeschickt werden.

Dies widerspricht im übrigen auch völlig dem Sinn des Grossichschen Verfahrens. Denn wir wollen die Bakterien nicht entfernen, wir wollen auch die in der Tiefe sitzenden Keime nicht zur Oberfläche aufrühren. Durch die Jodtinktur werden die getroffenen Keime in der Entwicklung gehemmt und sie werden auch in der Tiefe erreicht, soweit die alkoholische Lösung eindringt. Der Alkohol härtet, gerbt die Haut, und es kommt so zu einer **Fixierung der Keime**, einer „Arretierung", wie v. Oettingen sagt. Diesen Absichten sind vorangegangene Erweichungen der oberen Hautschichten durch längeres Waschen direkt schädlich.

Wenn man auch durch Aufstreuen von Puder nach Schluß der Operation Ekzemen vorbeugen kann, so treten doch die Hautschädigungen in einer Reihe von Fällen zutage. Ich bin deshalb schon seit Ausgang 1910 von der Jodtinktur wieder abgegangen. Ich fand im **Thymolspiritus** einen farblosen Ersatz, dessen treffliche Wirkungen von A. Hoffmann sowohl bakteriologisch-experimentell festgestellt wurde, wie sie sich auch an unseren Operationsresultaten erwies. An meiner Klinik wird daher durchweg 5 %iger Thymolspiritus anstatt des Jod benutzt. Man muß sich nur hüten, den Spiritus nicht mit triefenden Tupfern aufzutragen, ihn eben überstreichen; an sehr empfindlichen Stellen (Skrotum), wird er nur einmal aufgestrichen. Die Applikation brennt etwas, aber die Erfolge sind gut, Schädigungen der Haut kommen bei vorsichtiger Anwendung nicht vor.

Um eine noch größere Vereinfachung herbeizuführen, habe ich längere Zeit hindurch die Desinfektion der Haut nur mit Alkohol allein durchgeführt. Von Hoffmann ist festgestellt, daß die Resultate mit 60 %igem bakteriologisch schlecht sind. Unsere Beobachtungen haben aber erwiesen, daß die Erfolge in der Praxis gute sind, wir haben zahlreiche Operationen nur mit Alkoholanstrich mit gutem Erfolge durchgeführt, wenn die sonst gewohnte Reinigung, Baden am Tag vorher, durchgeführt war. Bei in dieser Beziehung unvorbereiteter Haut kamen ernste Infektionen auch nicht vor.

Ich glaube, daß der Arzt in Notfällen sowohl die **Desinfektion seiner Hände wie die des Operationsfeldes mit 60 %igem Alkohol allein durchführen darf.** Das Tragen der Handschuhe ist dabei anzuempfehlen. Es ist damit die denkbar einfachste Desinfektion und die kürzeste Zeit (5—10 Minuten) erreicht.

Die **Gummihandschuhe** haben sich in Deutschland erst langsam Anerkennung verschafft. Heute werden sie von der übergroßen Mehrzahl der Chirurgen getragen. Ich selbst habe sie zunächst nur bei infektiösen Operationen benutzt, seit über zwei Jahren wende ich sie bei sämtlichen Operationen und bei vielen Verbandwechseln an.

Wir verwenden Gummihandschuhe nach Friedrich. Sie werden in drei Größen verkauft, Nr. 1 für weibliche, Nr. 2 und Nr. 3 für kleinere und große Männerhände. Bei großem Betriebe stellen sich die Kosten für ein Paar guter Gummihandschuhe auf 80—90 Pf.; im Einzelverkauf natürlich etwas mehr. Die Handschuhe müssen nach jedem Gebrauch sterilisiert werden, sie vertragen die Sterilisation 3—5 mal, später werden sie zerreißlich. Löcher können sehr wohl durch Aufkleben kleiner, von älteren Handschuhen entnommener Lappen, mittelst Gummikitt repariert werden, wie bei der Gummihülle des Pneumatiks.

Die Sterilisation geschieht am besten **im strömenden Wasserdampf** und zwar nach den Untersuchungen von P. Braun **eine Stunde lang**, erst dann ist Keimfreiheit garantiert. Die Handschuhe werden sorgfältig übereinander gelegt, je zwei durch eine Lage von Gaze oder Fließpapier getrennt, auch in das Handschuhinnere wird Gaze oder ein Stück Fließpapier gelegt. Die Aufbewahrungsmöglichkeit der Gummihandschuhe ist natürlich zeitlich beschränkt, sie werden nach längerer Zeit zerreißlich.

Die Handschuhe können auch **gekocht** werden, am besten aufgespannt über ein Gitter, wie es von Flatau konstruiert ist. Besser ist die Dampfsterilisation der bereits vorher mit Talkum inwendig bestreuten Handschuhe.

Das Aufziehen der mit Talkum beschickten Gummihandschuhe auf die völlig abgetrocknete Hand gelingt spielend, aber es will etwas geübt sein. Diese Kunst ist praktisch nicht ohne Bedeutung; denn bei einiger Geschicklichkeit können wir solche Handschuhe anziehen, ohne sie weiter als am Handgelenksteil zu berühren. Dadurch sind wir imstande, im Notfall sofort ohne jede Desinfektion der Hand aseptisch zu operieren, für dringende Fälle ein ganz außerordentlicher Vorteil.

Man hat den Handschuhen vorgeworfen, daß das Gefühl verloren gehe. Das trifft für die feinen Handschuhsorten und bei einiger Übung nicht zu. Der Hauptvorwurf richtet sich dagegen, daß die Handschuhe während der Operation Löcher bekommen; bei Knochenoperationen mehr, bei Weichteilen weniger. Ihre Häufigkeit wird verschieden angegeben, von Gynäkologen auf etwa 30 %, Wolff hat sie an Payrs Klinik auf 19 % angegeben, dabei fanden sich in 29 % mehrere Löcher. Theoretisch werden diese Löcher sehr gefürchtet, weil sich angeblich durch das starke Schwitzen der Hände unterm Handschuh eine bakterienreiche Flüssigkeit ansammeln soll, und weil die Vorstellung genährt ist, als ob nun diese Brühe aus den Löchern ausliefe. Die Löcher treten am häufigsten an den Fingerspitzen bzw. Fingerbeeren auf, wir müssen sorgfältig auf sie achten, eventuell den Handschuh erneuern. Ich glaube aber, ihre Bedeutung ist etwas überschätzt worden. Wenn man es vermeidet, andauernd mit den Fingern in der warmen Wunde zu sein, so wird die Hand nicht so warm; beim Abziehen der Handschuhe findet man gerade an den Spitzen fast nie Schweiß, und gegen die höheren Handpartien besteht ein vollkommener Abschluß. Tatsächlich garantieren die Handschuhe eine außerordentliche Asepsis, wie schon aus der Angabe Wolffs hervorgeht, daß sie in 81 % ein „keimfreies" Operieren ermöglichen.

Erst mit dem Gebrauch der Handschuhe ist meiner Ansicht nach die Kette der aseptischen Maßnahmen ganz vollständig.

Die **praktische Durchführung der Asepsis** sei skizziert an ein paar Beispielen, zunächst 1. an der Hand einer Operation, welche der Arzt außer dem Hause vornehmen soll:

Nach den Angaben sterilisiert wurden folgende Sachen in sterile Handtücher oder Laken eingeschlagen, diese durch Sicherheitsnadeln geschlossen:

Wurzelbürsten, Nagelreiniger, Nagelschere.
Handtücher, Operationstücher, Operationsmäntel, Gummihandschuhe.
2—3 lange Kornzangen, dazu ein Glasbehälter mit eingeschliffenem Deckel, sterilisiert.
Instrumente und Gummidrains in der Kochschale.
Naht- und Unterbindungsmaterial. Verbandmittel (Katheter mit Gleitstoff).
Narkosenmaske und Hilfsinstrumente.

Äther ev. Chloroform, Benzin, Alkohol 60%ig, eine große Flasche von ¾ Litern, frische Jodtinktur in festschließender Flasche mit Glasstöpsel (ev. statt dessen 5%iger Thymolspiritus). Lysol 3%. Ev. einen Kolben mit Kochsalzlösung.

Im Privathaus brauchen wir abgekochtes Wasser, größere, kleinere Waschschalen. Zwei Eimer. Außer dem Operationstisch mehrere kleinere Tische. Einfüllen von Alkohol in die kleinen Schalen. Die zusammengeschlagenen Handtücher mit den Bürsten und Nagelreinigungsinstrumenten, ein solches mit mehreren sterilen Handtüchern werden aufgelegt, die einhüllenden Tücher ohne den Inhalt zu berühren auseinander geschlagen. Äther, Jod etc. ausgepackt.

Das sterile Glasgefäß wird halb mit Lysol gefüllt, die langen Kornzangen in dasselbe gestellt. Mit Hilfe dieser kann jede undesinfizierte Person sterile Tücher etc. uns zureichen, die Kornzange wird sofort ins Lysol zurückgestellt.

Instrumente, Verbandstoffe, Mäntel etc. werden in den umschließenden Tüchern bequem aufgelegt. Dann wird die Befestigung der Tücher gelöst und diese auseinandergeschlagen, ohne den Inhalt oder ihre Innenseite zu berühren.

Es erfolgt kurze Waschung der Hände und Vorderarme, Reinigung der Nägel, Abtrocknen mit sterilem Handtuch. Jetzt sorgfältigstes Abbürsten 5 Minuten lang in 60%igem Alkohol. Abtrocknen mit sterilem Handtuch.

Entnahme eines Operationsmantels, Hineinschlüpfen in denselben ohne Hilfe fremder Personen. Die Knöpfe werden am Rücken von einer Hilfsperson geknüpft, die die Taille umschnürenden Bänder werden von uns dieser Person nach rückwärts entgegengehalten, von dieser, ohne unsere Hände zu berühren, aufgenommen und rückwärts geknüpft.

Die sterilen Gummihandschuhe erfassen wir am Bund, und ziehen sie auf die Hände.

Wir bedecken die Tische, auf welche die sterilen Sachen gelegt werden, mit sterilen Tüchern und breiten die Sachen darauf aus. Die Operationsgegend war trocken rasiert, wir bestreichen sie mit Jod (Thymolspiritus), welche auf den von uns ergriffenen Tupfer von der Hilfsperson gegossen war; nach 5 Minuten zum zweiten Mal. Das Operationsgebiet wird allseitig mit sterilen Tüchern umlegt, welche mit (Backhaus) Klemmen zusammengesteckt werden, im Falle der Narkose am besten auch gleichzeitig an der Haut angesteckt.

Während der nun beginnenden Operation hat Operateur wie Assistent sich bewußt zu halten, daß weder er, noch etwas, was direkt oder indirekt mit der Wunde in Kontakt kommen kann, unsterile Teile berührt, daß die Abdecktücher nicht verschoben werden, daß etwaige umstehende Personen dem Operations- und Verbandstisch nicht zu nahe kommen.

Es ist oft unglaublich, was in dieser Richtung auch von Ärzten gefehlt wird.

Scharfe Selbstzucht, schonungslose Korrektur gemachter Fehler sind unerläßlich: der Operateur hat seine Helfer, diese ihn darauf aufmerksam zu machen, wenn im Eifer ein Versehen vorgekommen ist. Unter Korrektur verstehe ich die völlige Wiederherstellung der gestörten Asepsis, neue Desinfektion, andere Gummihandschuhe, Wiederauskochen der Instrumente, frische Abdecktücher, je nach Art des Fehlers.

2. **Bei kleinen Eingriffen** ist die Aseptik mit einfachen Mitteln durchzuführen, wenn der Arzt dessen eingedenk ist, daß nichts mit möglicherweise keimhaltigen Dingen in Berührung kommt, was an die Wunde etc. gebracht wird.

Wir nehmen z. B. eine **Gelenkpunktion**. Es ist ein kleiner, hoch-verantwortungsvoller Eingriff: schwere, ja tödliche Infektionen waren früher öfter die Folge. Deshalb rate ich unbedingt zur Anwendung sterilisierter Gummihandschuhe.

Die Spritze, mit zwei Kanülen, ein paar Kornzangen, ein Glasschälchen oder Probierröhrchen sind im Kocher sterilisiert und können auf dem Einsatz bleiben. Die sterilen Tuchpakete, welche enthalten 1. Operationsmantel, 2. Handtücher, 3. Verbandstoffe, 4. Bürsten und Nagelreiniger sind auf einen Tisch gebreitet und aufgeklappt. Händedesinfektion, Abtrocknen, Anziehen des Mantels und Gummihandschuhe, Entnahme eines Wattetupfers, auf den Thymolspiritus oder Jod getröpfelt wird, Anstreichen der Haut über dem Gelenk. (Kann vermittelst Kornzange und Tupfer schon vorher gemacht sein.) Auf den Tisch wird ein steriles Tuch gebreitet, auf dieses die Sachen gelegt; die Spritze zusammengesetzt und nun punktiert.

3. Beim **Katheterisieren** sind Handschuhe entbehrlich. Waschung der Hände, Abwaschen der Glans penis, am besten mit etwas Äther. Auftröpfeln von etwas Diaporin auf die Harnröhrenöffnung. Der sterile Katheter wird an dem der Spitze abgewandten Ende ergriffen, an dem einzuführenden Ende mit Diaporin beträufelt. Linke Hand faßt den Penis, rechte hält den Katheter hoch, die Katheterspitze muß, ohne mit dem Finger berührt worden zu sein, in das Orifizium eindringen; auch weiterhin bleiben wir mit den Fingern fern von den Katheterpartien, die in die Blase oder hintere Harnröhre eindringen.

Nach diesen drei Beispielen sind alle Eingriffe aseptisch zu gestalten.

Es ist, wie man sieht, großes Gewicht darauf gelegt worden, daß man seine Finger fern von der Wunde und den Teilen halte, die direkt mit ihr in Berührung kommen. Das Prinzip des instrumentellen Hantierens läßt sich außerordentlich ausbilden und damit eine Asepsis, welche auf keine andere Weise erreicht wird.

Wir müssen aber noch ganz besonders auf die **Schulung des verbindenden Arztes** eingehen.

Nicht selten sehen wir, daß während bei der Operation gute Asepsis herrscht, dieselbe beim Verbandwechsel höchst oberflächlich gehandhabt wird. Ich habe schwere Schädigungen durch solche Nachlässigkeit gesehen; so erinnere ich mich eines Offiziers, der durch eine glänzende Operation von einem Aneurysma befreit, nach aseptischem Verlauf etwa 14 Tage später beim Verbandwechsel infiziert, ein Erysipel akquirierte, das ihn innerhalb von fünf Wochen an den Rand des Grabes brachte.

Und doch ist die Asepsis hier so einfach. Reinhalten der Haut durch öfteres Abwaschen mit Benzin, gelegentlich auch Erneuerung des Jodanstrichs, das auch in die Wunde träufeln darf, außerdem aber Vermeidung jeder Berührung der Wunde oder Verbandstoffe mit den Fingern. Mit der in Lysol stehenden Kornzange entnehmen wir die sterilen Instrumente, die wir nur an den Griffen den anfassen, mit ihnen die Verbandstoffe. Alles geschieht instrumental, bis der Verband wieder liegt, erst Watte und Binde werden mit der Hand angefaßt. So können wir wochenlang Wunden aseptisch halten, auch bei Drainage oder Tamponade. Ein Mann, dem ich einen Gehirntumor entfernt hatte, litt wochenlang an Liquorausfluß: trotz der dauernden Sekretion blieb die Wunde dauernd aseptisch. Auf diese Weise schließen wir die Sekundärinfektionen von unseren Wunden aus; der Bac. pyocyaneus, der Streptococcus erysipelatis, die früher gelegentlich in Krankensälen von Wunde zu Wunde zogen, sind verschwunden.

Eins aber ist not: die Applikation guter Verbände. Die Wunde und ihre nächste Umgebung müssen sicher bedeckt bleiben, und wo man fürchtet, daß die Verbandstücke — wegen Unruhe des Patienten u. dgl. — sich verschieben, da fixiere man die ersten Gazelappen sicher mit Leukoplast; darüber wird dann, mit oder ohne Schiene, der Verband appliziert. Ob eine Nachblutung, ein Hämatom in der Wundhöhle eintritt oder nicht, das ist auch heute nicht gleichgültig. Ein Hämatom, das sich nachträglich aus den Stichkanälen, oder zwischen den aufbrechenden Wundrändern z. B. nach einer Hernien-, einer Mammaoperation entleert, das langsam heraussickert und täglich den Verband durchfeuchtet, stellt an die Aseptik hohe Anforderungen.

In der sauberen Durchführung der zahlreichen Verbandwechsel, z. B. bei drainierten Wunden, tritt die Leistung des wirklich aseptisch arbeitenden Arztes noch mehr hervor, als in den hochgespannten Momenten großer Operationen. Es ist nicht wahr, was vielfach behauptet worden ist, daß die Drainage zu Sekundärinfektionen führt: nur das Nachlassen des verbindenden Arztes gegenüber den Anforderungen der Asepsis ist an solchen Infektionen schuld.

Wir müssen zum Schluß das Verhalten des Arztes bei frischen, der Infektion verdächtigen Verwundungen besprechen.

Der Streit um die Frage, ob eine jede Wunde an sich als „infiziert", als keimhaltig anzusehen ist, hat für den Praktiker nur bis zu einem gewissen Grade Bedeutung. v. Oettingen hat sie noch jüngst bejahend beantwortet, vor einer Reihe von Jahren wurde sie absolut verneint, ja sogar mit jener extremsten Schlußfolgerung Langenbuchs, daß man die Wunde durch die Naht schließen müsse, um sie vor sekundärer Infektion zu schützen. Wir sehen ein solches Vorgehen als einen der wenigen erklärten „Kunstfehler" an, wir sind der Ansicht, daß jede Wunde als keimhaltig anzusehen ist. Damit ist nicht gesagt, daß sie durch diesen Keimgehalt zur „Infektion" führen müsse, aber als infektionsverdächtig ist sie anzusehen. Auch heute noch erleben wir leider gelegentlich schwere Infektionen durch die fälschlich angelegte Naht solcher frischen Wunden. Wo der Wunsch, irreguläre Wunden bald zu verschließen, mit Recht geäußert wird, da halte man sie erst 2—3 Tage lang offen und führe dann die sekundäre Naht mit kleinen Zwischenöffnungen aus.

Allerdings bestehen bezüglich der eintretenden Infektion bei den Verletzungsarten die größten Unterschiede. Glatte Wunden mit scharfen Instrumenten, mit Messern, Schlägern etc., zumal am Gesicht und Kopf mögen Keime enthalten — zu Infektionen führen sie ungeheuer selten. Das ist bei gequetschten, zerrissenen Wundrändern anders, eine reaktionslose Heilung ist hier von vornherein unwahrscheinlich. Wo Nekrosen entstehen, wo Rezessus sind, in denen Verhaltung auftreten kann, da müssen wir mit infektiöser Entzündung rechnen.

Dazu kommen eingedrungene Fremdkörper, Schmutzteile, Erde, Kleidungsfetzen etc. Sie unterhalten die Eiterung, geben zur Retention Anlaß, begünstigen ebensogut wie die Nekrosen die Vermehrung der Keime, die fortschreitende Phlegmone.

Wenn wir also theoretisch vielfach das Eintreten schwerer Erscheinungen erwarten müßten, so lehrt die tägliche Erfahrung, daß Wunden, welche wir als verunreinigt und infiziert ansehen müssen, ohne stärkere Reizerscheinungen oder gar Phlegmone zur Heilung kommen; sowohl Stich-, Schnitt-, Schußverletzungen, wie Abschürfungen.

Ja die große Regelmäßigkeit dieses Vorgangs läßt sich leicht anschaulich machen. Ich habe vor Jahren an der mir unterstellten Poliklinik 250 Gelegenheitswunden hintereinander ohne jede Reinigung rein aseptisch nur so behandeln lassen, daß sie offen blieben, und mit Vioformganze bedeckt verbunden wurden. Keine einzige zeigte eine ernste Infektion, nur zwei hatten eine etwas hingezögerte Heilung durch Eiterung. Bei komplizierten Wundrändern wird man das Offenhalten durch Tamponade wirksam unterstützen.

Diese Heilungen kommen zustande durch zweierlei Wirkung. Einmal hat der Körper, haben die Körpersäfte Schutzstoffe, bakterizide Kräfte, die sich alsbald gegen die Keime richten und diese unschädlich machen können. Zweitens ist eine reichliche Blutung ebensowohl wie eine alsbald einsetzende starke Absonderung bei offener Wunde imstande, die eingedrungenen Schädlinge wenigstens zum Teil wieder hinauszuspülen.

Man kann versuchen, die bakterienfeindlichen Stoffe am Orte der Verletzung anzureichern und aufzuspeichern durch die ,,Biersche Stauung". Ihre Wirkung bei infektionsverdächtigen Wunden wird vielfach gerühmt. 22 Stunden am Tage wird, proximal von der Verletzung, die elastische Binde angelegt, so daß noch immer die Pulsation der Arterien zu fühlen ist. Wir können diese Stauung empfehlen, soweit es sich um offene Wunden handelt.

Das Hinausspülen der Bakterien und ihrer Produkte von innen her muß auf jede Weise unterstützt werden. Wir lassen die Wunde sich ausbluten und wir lassen sie so offen wie sie ist. Wird die Naht notgedrungen bei glatten Wunden ausgeführt, so sorgen kleine Lücken zwischen den Nähten für Abfluß.

Aber trotz der besprochenen ,,Naturheilungen" ist der Wunsch nach einer aktiveren Therapie — auch abgesehen vom Tetanusantitoxin — angesichts der zur Infektion führenden Fälle berechtigt und es ersteht die Frage: Können wir nicht die Bakterien direkt vernichten?

Die Infektion bedarf nach Friedrichs Angaben einer Zeit von etwa sechs Stunden, bevor sie ihren, eventuell verhängnisvollen Import in die Körpersäfte und ins Blut antritt. Bis dahin ist sie lokal, und ist deshalb auch durch lokale Exzision auszurotten. Die Ausschneidung der ganzen infektionsverdächtigen

Wunde wird denn auch in den entsprechenden Fällen von Friedrich und seinen Schülern befolgt, von den von Brunner befragten 100 Chirurgen verfahren 13 nach diesem Prinzip. Ich glaube nicht, daß die an sich sehr interessanten Friedrichschen Versuche in dieser Weise unser Vorgehen bei Gelegenheitswunden beeinflussen dürfen. Es mag für kleinere verschmutzte Wunden Geltung haben; bei größeren Verletzungen stehen die durch dieses Verfahren gesetzten, wie ich gesehen habe, zum Teil mächtigen Defekte in gar keinem Verhältnis zu dem Nutzen, den sie stiften. Eine solche Verstümmelung mag gerechtfertigt sein, wenn wir einer gefährlichen Infektion sicher sind — dafür aber haben wir in den ersten sechs Stunden fast nie Anhaltspunkte.

Es entsteht die weitere Frage: Können wir die infizierten Wunden wieder keimfrei machen, ohne dem Körper schweren Schaden zuzufügen?

Wir können und müssen einmal gröbere Verunreinigungen, Schmutzteile, nekrotische, zertrümmerte und deswegen nekrotisch werdende Gewebsfetzen, an denen die Keime haften und die eine so gute Brutstätte für ihr Wachstum abgeben, mit Pinzette und Scheere entfernen. Die in alle Nischen der Wunde eindringende 2 %ige Wasserstoffsuperoxydlösung hat durch ihr Aufschäumen die Fähigkeit, leichte Schmutzteile emporzuheben und ihre Entfernung zu erleichtern. Aber natürlich bleiben immer noch Bakterien zurück.

Diese durch chemische Desinfektion zu vernichten, war das Ziel der antiseptischen Ära. Aber alle diese Mittel haben das angestrebte Ziel nicht in gewünschtem Maße erreicht. Schwache Lösungen sind unwirksam, starke wirken lokal und auch allgemein allzu giftig; sie machen wie Sublimat allgemeine Intoxikation, oder sie zerstören die Gewebe, wie die starke Karbolsäure, die Chlorzinklösung, erzeugen Nekrosen, die wir nach Möglichkeit vermeiden wollen. Deshalb begnügen wir uns damit, die Entwicklung der einmal eingetretenen Bakterien zu hemmen, das Hinzutreten neuer Keime zu verhüten.

Trockene Antiseptika, in pulverisierter Form der Gaze beigemischt, sind geeignet, die Wundränder als lockere Tamponade auseinanderzuhalten und die weitere Entwicklung der Bakterien einzudämmen. Das Jodoform hat sich lange als bestes gehalten: wir sind wegen der nicht so seltenen örtlichen und allgemeinen Intoxikationen, sowie wegen seines aufdringlichen Geruches schon seit langen Jahren gänzlich davon abgekommen. In der Vioformgaze (Jodoxychinolin) besitzen wir ein vollwertiges, sterilisierbares, geruchloses Ersatzmittel, welches, wie ich aus tausendfacher Erfahrung weiß, nie allgemeine und nie, mit ganz verschwindenden Ausnahmen, örtliche Reizerscheinungen macht. Die Vioformgaze kann sterilisiert bezogen werden, sie ist uns für die Wundbehandlung unentbehrlich geworden.

Von bakterienhemmenden Lösungen benutzen wir gelegentlich die Jodtinktur. Wir können durch wiederholte Bestreichung der Wunde, z. B. die Jauchung bei in Demarkation begriffener Gangrän, im Zaun halten und können verschmutzte Wunden, wie wir aus mancher Erfahrung wissen, gut zur Reinigung bringen. Die örtlich reizende Wirkung kommt in der Wunde wenig zum Ausdruck.

Für allgemein anwendbar halten wir aber die Ausgießung der Wunde mit Jodtinktur bei infektionsverdächtigen Wunden schon deshalb nicht, weil sie von vielen als zu schmerzhaft empfunden wird. Dagegen besitzen wir im Perubalsam ein direkt schmerzlinderndes Mittel, von Schloffer zur Behandlung frischer Wunden empfohlen, nachdem seine antiseptisch wirkenden Eigenschaften, sowie seine Unschädlichkeit in zahlreichen Experimenten von Suter nachgewiesen war. Das Aufträufeln des Perubalsam kann ich bei verschmutzten Wunden durchaus empfehlen.

Für den Notfall möchte ich noch erwähnen, daß nach Versuchen meines Assistenten Magnus im reinen Streuzucker ein Mittel gegeben ist, welches nach Erfahrungen unserer Klinik vortreffliche Resultate in der Wundbehandlung gibt. Dem Zucker, der praktisch als keimfrei gelten darf, wohnen antiseptische und sekretionsanregende Eigenschaften inne. Er wird in Substanz auf die Wunde gestreut.

Das Hinzutreten neuer Keime wird — abgesehen von unserer eigenen Asepsis — verhütet 1. durch Unschädlichmachung der Bakterienflora der umgebenden Haut, 2. durch sicheren Abschluß der Wunde gegen die Außenwelt.

Noch vor wenigen Jahren wurde die „Umgebung der Wunde" durch intensive Waschung etc. keimfrei zu machen gesucht. Durch diese Prozeduren wird mehr geschadet, als genützt. Wir beschränken uns nach unseren oben mitgeteilten poliklinischen Erfahrungen darauf, genau wie bei der Vorbereitung des „Operationsfeldes" die umgebende Haut mit Jodtinktur oder Thymolspiritus (s. o.) anzupinseln; an behaarten Teilen werden die Haare mit steriler Schere gekürzt, eventuell trocken rasiert.

Nach diesen Maßnahmen kommt die Hauptsache: die Bedeckung der Wunde mit Gaze und einem absolut sicher sitzenden Verband. Wie aus den ganz gleichlautenden Beobachtungen zahlreicher Beobachter aus den letzten Feldzügen hervorgeht, hängt von der sicheren Fixation des lege artis angelegten Verbandes im wesentlichen das Schicksal des Verletzten ab. v. Oettingen sagt geradezu: die Hauptsache sind drei Fixationen: 1. die Fixation der Bakterien durch Jodtinktur ....., 2. die Fixation der verletzten Stelle, 3. die Fixation der (schwerer) Verletzten am Lager.

Die Fixation der unmittelbar auf die Wunde gedeckten Gaze kann durch Heftpflaster geschehen — die Wunde muß allseitig weithin von der Gaze bedeckt, gegen Entblößung auch bei Verschiebung der Extremität gesichert sein.

v. Oettingen hat für die Fixation der die Wunde deckenden Gaze den Anstrich der Haut mit einer harzigen Lösung (Mastisol) empfohlen; nach erfolgtem Anstrich wird $\frac{1}{2}$—1 Minute gewartet, dann die sterile Gaze aufgedrückt. Der Mastisolverband wird vielfach gerühmt, bei allzu sorglosem Liegenlassen sammeln sich jedoch darunter auch Eiterretentionen, er muß also kontrolliert werden.

Bei irgendwie größeren Wunden, bei Frakturen folgen weiterhin absolut sicher fixierende Schienenverbände.

Wir wollen unser **Vorgehen bei frischen Wunden** noch einmal zusammenfassen:

Ausbluten lassen. Anstreichen der Umgebung mit Jod etc. Bei ganz glatten Wunden z. B. im Gesicht etc. einige fixierende Nähte bzw. Klammern. Sonst bei größeren Verletzungen mechanische Entfernung gröberer Schmutzteile, Gewebsfetzen, Nekrosen unter Anwendung von H_2O_2-Lösung, Offenhalten mit **lockerer** Tamponade oder Bedecken durch Vioformgaze, eventuell Ausgießen oder Bedecken mit Perubalsam. Fixierung steriler, die Wunde allseitig sicher bedeckender Gaze mit Heftpflaster (oder Mastisol). Fixierender Verband.

Auch die glatten Wunden, bei denen aus kosmetischen Rücksichten Nähte nicht ganz zu vermeiden waren, erfordern sehr sorgfältige Beobachtung bezüglich der Temperaturmessung und der örtlichen Reaktion. Treten irgendwie ernstere Hinweise auf Infektion auf, so ist die Naht schonungslos zu entfernen. Bei ganz **leichter** Reizung sind gelegentlich Applikationen **feuchter Verbände** imstande, die **Heilung unter der Naht zu ermöglichen**.

Die chirurgische Behandlung der Cholelithiasis.

Von **Prof. Dr. P. Poppert,**
Direktor der chirurg. Universitätsklinik in Gießen.

Über die Frage, wann bei der Cholelithiasis operativ einzugreifen ist, bestand früher eine große Meinungsverschiedenheit. Solange die Operation noch mit großen Gefahren und mancherlei nachteiligen Folgen verknüpft war, wurde ihre Berechtigung nur in Fällen von unmittelbarer Lebensgefahr zugegeben, dementsprechend wurde sie nur sehr selten, als ultima ratio ausgeführt. In demselben Maße aber, als die Gefahren der Operation durch Verbesserung ihrer Technik sich verringerten, steckte man die Grenzen der Indikation viel weiter, und es gibt jetzt eine ganze Reihe von Chirurgen, die über Tausende von operierten Fällen verfügen. Der praktische Arzt aber, in dessen Händen das Schicksal der Gallensteinkranken ja in erster Linie liegt, sieht sich vor die verantwortungsvolle Aufgabe gestellt, in jedem schwierigeren Fall zu entscheiden, ob man sich von der weiteren Anwendung der internen Mittel noch einen Erfolg versprechen kann, oder ob die Gefahren des Zuwartens nicht die der operativen Behandlung übertreffen. Da nun der chirurgische Eingriff bei leidlichem Kräftezustand des Kranken nahezu ungefährlich ist, muß sich der Arzt vor allem hüten, den günstigen Zeitpunkt zu versäumen; er soll auf die Operation dringen, bevor es zur Perforation, Peritonitis, cholämischen Blutungen usw. gekommen ist.

Diagnostische Vorbemerkungen.

Es ist bekannt, daß unsere Kenntnisse über den Verlauf des Gallensteinleidens bis vor wenigen Jahren recht lückenhaft waren, und daß wir erst durch die bei der Operation ermöglichte Autopsie in vivo in den Stand gesetzt wurden, zahlreiche falsche und unklare Vorstellungen zu berichtigen. Nach der alten Lehre gehörte zum Symptomenbilde der Gallensteinkrankheit das Auftreten von kolikartigen Schmerzen in der Magengegend mit nachfolgendem Ikterus. Blieb der Ikterus aus, so lautete die Diagnose „Kardialgie" und auch heutigen Tages muß man immer wieder erleben, daß solche Kranke jahrelang auf nervösen Magenkrampf behandelt werden, der in Wirklichkeit wohl nur äußerst selten vorkommt. Nach der Auffassung der alten Schule wurde der nach der Kolik eintretende Ikterus auf die vorübergehende Verstopfung des Choledochus infolge Durchwanderung der Steine zurückgeführt und galt als Beweis, daß Steine die Gallenblase verlassen hätten. Es lag daher nahe, bei Verdacht auf Gallensteine der Auffindung solcher im Stuhl großen Wert beizulegen. Ließen sich nun die charakteristischen Gallensteine nicht entdecken, so war man zufrieden, wenigstens Gallengries oder Gallensand bei eifrigem und gründlichem Suchen nachgewiesen zu haben. Auch heutigen Tages wird dem Nachweis von Gallengries noch von vielen Ärzten und Kranken eine große Bedeutung beigelegt und als Beweis für eine erfolgreiche Kur angesehen, obwohl Naunyn schon vor längerer Zeit bewiesen hat, daß diese Annahme ganz ungerechtfertigt ist. Bei mehr als zweieinhalbtausend in der Gießener Klinik ausgeführten Operationen haben wir nur zweimal sandkornähnliche, stark pigmentierte, krümelige Konkremente angetroffen, auf welche die Bezeichnung ,,Gallengries" anwendbar gewesen wäre. In Wirklichkeit handelt es sich bei dem sog. Gallengries aber gar nicht um Produkte der Galle, sondern um kleine Fruchtkerne oder um verholzte in größeren Klumpen zusammenliegende Zellen (Naunyn). Bei dieser Gelegenheit sei auch bemerkt, daß nach Darreichung von Olivenöl und anderen, jetzt gebräuchlichen Ölpräparaten im Stuhl ,,Pseudogallensteine" auftreten können, die von vielen Ärzten noch immer für erweichte Konkremente angesprochen werden, die indes nur aus verseiftem Fett und Schleim bestehen.

Wir wissen jetzt auf Grund der bei den Operationen gewonnenen Erfahrung, daß das Gallensteinleiden in der großen Mehrzahl der Fälle ohne Ikterus verläuft, wir wissen aber auch, daß die Kolikanfälle wohl nur höchst selten durch den mechanischen Reiz der Steine, die in Wanderung geraten, bedingt sind, daß die Steine vielmehr trotz der Schmerzanfälle meist in der Blase liegen bleiben. Für gewöhnlich sind die Kolikanfälle nur der Ausdruck einer hinzugetretenen Komplikation und zwar einer entzündlichen Infektion der Gallenwege. Die Erfahrung hat uns gelehrt, daß diese Schmerzanfälle in der nämlichen Weise und der gleichen Stärke auch trotz Fehlens von Gallensteinen bei der einfachen Cholezystitis oder Cholangitis sine concremento auftreten können. Wohl bereiten die Steine auf mechanischem Wege den Boden vor für das Zustandekommen einer entzündlichen Infektion der Schleimhaut und wirken als infizierte Fremdkörper, ähnlich wie der Kotstein bei Appendizitis, ungünstig auf den Ablauf der eingetretenen Entzündung. Solange aber eine stärkere Entzündung ausbleibt, sind die Steine fast ganz harmlos und können bekanntlich jahrelang, ja dauernd symptomlos ertragen werden.

Für die durch Gallensteine bzw. Cholezystitis ausgelösten Koliken ist charakteristisch, daß die Kranken über krampfartige, schnürende oder mehr nagende Schmerzen klagen, die sich bis zum Unerträglichen steigern können und die nach der Leber, dem Rücken, und was besonders bezeichnend ist, nach der rechten Schulter ausstrahlen. Objektiv findet man eine ausgesprochene Druckempfindlichkeit in der Gegend der Gallenblase, dicht am absteigenden Teil des rechten Rippenbogens, die unmittelbar nach dem Anfall am deutlichsten ausgeprägt ist; aber auch in der anfallsfreien Zeit wird sie nur selten vermißt, wenn man bei der Inspiration tief eindrückt und gleichzeitig die Leber von hinten her mit der linken Hand nach vorne drängt. Ist die Gallenblase vergrößert und prall gespannt, so läßt sie sich rechts von der Mittellinie als länglicher, birnförmiger Tumor tasten, dessen unterer Pol bei schlaffen Bauchdecken deutlich abgegrenzt werden kann. Steine unmittelbar zu fühlen gelingt nur in sehr seltenen Ausnahmefällen; uns ist es nur ein einziges Mal bei ganz schlaffer Bauchwand möglich gewesen das Reiben der Steine wahrzunehmen.

Welche Komplikationen der Cholelithiasis erfordern den chirurgischen Eingriff?

Man wird diese Frage im allgemeinen dahin beantworten können, daß die chirurgische Behandlung an Stelle der internen zu treten hat, wenn es nicht gelingt, die entzündliche Reizung der Blase zu beseitigen und das Gallensteinleiden hiermit in das latente Stadium überzuführen. Die Indikation zur Operation ist nun entweder eine relative oder, besonders bei den akuten infektiösen Prozessen, eine absolute.

Bei unserer Stellungnahme in Fällen von relativer Indikation spielen die sozialen Verhältnisse oft eine ausschlaggebende Rolle und zwar mit vollem Recht. Der Wohlhabende, der in der Lage ist, sich zu schonen und seiner Gesundheit zu leben, der regelmäßig einige Wochen ins Bad reisen kann, wird die Operation viel leichter hinausschieben oder auch ganz entbehren können, wie derjenige, der auf seiner Hände Arbeit angewiesen ist, um für sich und seine Familie das tägliche Brot zu verdienen. Auch dem kleinen Beamten und Angestellten, der Gefahr läuft, wegen häufigen Krankseins und verminderter Leistungsfähigkeit seine Stellung zu verlieren, wird man die Operation schon in einem verhältnismäßig frühen Termin vorschlagen. Dieser Vorschlag wird dem Arzt erleichtert durch die Tatsache, daß es nur wenig Operationen gibt, die gleich dieser so sicher und dankbar in bezug auf den Erfolg sind, und die den Kranken in kurzer Zeit wieder arbeits- und lebensfreudig machen. Da die Gefahren des Eingriffs in einfachen Fällen ganz geringfügig sind, ist es auch nicht zweckmäßig, ihn allzu lange hinauszuschieben und erst den Eintritt ernster Komplikationen abzuwarten, welche die Prognose der Operation selbstverständlich trüben. Kein Arzt, der die Gelegenheit, der Operation seiner Kranken beizuwohnen, fleißig wahrgenommen hat, dürfte je bereut haben, seine Patienten zu frühe zu dem Eingriff überredet zu haben; viel eher wird das Gegenteil der Fall sein und der Operateur kommt leider recht häufig in die Lage bedauern zu müssen, daß der Kranke viel zulange hingehalten und damit unnützen Gefahren ausgesetzt wurde.

Die relative Indikation ist demnach gegeben in allen Fällen, wo die Anfälle sehr schmerzhaft sind, sich häufig wiederholen und die Kranken längere Zeit bettlägerig machen. Tritt nach überstandener Kolik keine völlige Latenz ein, empfinden die Kranken auch in den freien Pausen Druck und Unbehagen in der Magengegend, so zögere man auch in solchen Fällen nicht allzu lange mit der Operation, denn sie läßt sich auf die Dauer doch nicht umgehen, wenn die Kranken wieder gesund und leistungsfähig werden wollen. Fühlen sich dagegen die Kranken nach überstandener Kolik wieder völlig wohl, oder sind nach dem Anfall Steine abgegangen, ist auch bei tiefem Eindrücken keine Druckempfindlichkeit der Gallenblase mehr wahrnehmbar, dann wird man unbedenklich abwarten dürfen und mit Hilfe der internen Behandlung (Trink- und Badekuren usw.) das völlige Abklingen der Entzündung zu erzielen suchen.

Unbedingt angezeigt ist die Operation dagegen in allen Fällen, wo infektiös-eitrige Prozesse in den Gallenwegen bestehen. Unsere Stellungnahme zur Operation ist hier die gleiche wie bei der akuten eitrigen Appendizitis. Alle Chirurgen bestehen bei letzterer Erkrankung grundsätzlich auf der Frühoperation, d. h. sie verlangen den Eingriff in jedem Falle und zwar möglichst frühzeitig, bevor es zu einem Eiterdurchbruch und zu ernsten Komplikationen gekommen ist. Obwohl auch eine eitrige Appendizitis spontan heilen kann, muß es heutigen Tages als großer Fehler bezeichnet werden, wenn der Arzt sich auf diese Möglichkeit verläßt; er setzt dabei seine Kranken unberechenbaren Zufällen aus, während er sie durch die nahezu ungefährliche Frühoperation sicher zu retten vermag. Ganz ähnlich liegen die Verhältnisse bei der infektiösen Cholezystitis und Cholangitis. Allerdings verläuft der eitrige, zur Destruktion und Perforation führende Prozeß in den Gallenwegen nur ausnahmsweise so stürmisch, daß es schon innerhalb einiger Tage zum Eiterdurchbruch kommt. Leider kennen wir, ähnlich wie bei der Appendizitis, keine charakteristischen klinischen Kennzeichen, aus denen wir den Grad der anatomischen Veränderungen der Gallenblase sicher zu beurteilen imstande wären. Wie oft findet man bei der Operation eines Empyems der Gallenblase einen Durchbruch in Vorbereitung, ohne daß hohes Fieber oder das Verhalten des Pulses die drohende Komplikation angezeigt hätten; wir haben auch mehrfach Fälle operiert, wo keinerlei ungewöhnliche, alarmierende Zeichen bestanden und trotzdem die Gallenblase als völlig nekrotischer häutiger Sack in einer großen Abszeßhöhle angetroffen wurde. Glücklicherweise verlaufen ja, wie schon erwähnt, die infektiösen Prozesse der Gallenwege im allgemeinen weniger heftig und bösartig wie die des Wurmfortsatzes, putride Entzündungen kommen nur selten vor, und die Perforationsgefahr stellt sich in der Regel erst nach dem vierten oder fünften Tag nach Beginn des akuten Anfalls ein. Wenn also der Anfall nach ein bis zwei Tagen abklingt, die Druckempfindlichkeit und die Bauchdeckenspannung nachlassen und eine Abnahme des Gallenblasentumors festzustellen ist, so darf man mit einem günstigen Ablauf der Attacke rechnen; die Gefahr ist aber erst dann als beseitigt zu betrachten, wenn innerhalb weniger Tage eine völlige Rückbildung der Symptome stattfindet. Man hüte sich aber, durch eine Abnahme der ersten stürmischen Erscheinungen sich zu der Annahme verleiten zu lassen, daß die Gefahr überwunden sei; bleibt nämlich ein nagender Schmerz in der Magengegend zurück, besteht auch in der Folge eine lebhafte Druckempfindlichkeit bei der Palpation der Gallenblase, vermögen sich die Kranken nicht rasch zu erholen und bleiben sie

Die chirurgische Behandlung der Cholelithiasis. 753

appetitlos, so deutet dies darauf hin, daß der Entzündungsprozeß in der Blase in allerdings mehr schleichender Weise fortbesteht und jederzeit zu lebensgefährlichen Komplikationen führen kann. In diese Gruppe der infektiösen Prozesse der Gallenwege, welche die Operation erfordern, gehört vor allem die infektiöse und die eitrige phlegmonöse Cholezystitis (akutes und chronisches Empyem der Gallenblase).

Die **klinischen Kennzeichen** dieser Erkrankung sind folgende: Beginn in der Regel mit einem heftigen Kolikanfall, nach einigen Stunden oder Tagen werden die Schmerzen aber mehr gleichmäßig, brennend und bohrend. Das Fieber ist meist mäßig, zwischen 38° und 39°, doch kann es auch fehlen, selbst bei schwerer gangränöser Cholezystitis. Bei heftigen Entzündungen pflegen peritoneale Reizerscheinungen nicht zu fehlen: Erbrechen, hochgradige Druckempfindlichkeit, Bauchdeckenspannung, Auftreibung des Bauches und Stuhlverhaltung. Dabei ist meist mäßiger Ikterus, der sich am zweiten oder dritten Tage einstellt, vorhanden.

Ausnahmsweise beobachten wir bei den infektiösen Entzündungsprozessen sehr bedrohliche Erscheinungen; schwere Beeinträchtigung des Allgemeinbefindens, hohes Fieber mit Schüttelfrösten und Zeichen allgemeiner Sepsis. — In allen Fällen, wo ein Verschluß des Zystikus vorhanden ist, der fast immer durch Steineinklemmung bedingt wird, besteht ein Gallenblasentumor, der infolge der Bauchdeckenspannung indes nicht immer deutlich zu fühlen ist. Bei den leichteren serösen Entzündungen geht der Gallenblasentumor nach zwei bis drei Tagen zurück, in Fällen schwerer Infektion bildet sich innerhalb weniger Tage ein eitriges Exsudat in der Blase (akutes Empyem) mit phlegmonöser Entzündung ihrer Wandung; es kommt zu einer rasch fortschreitenden Gangrän der Mukosa und Muskularis und weiterhin zu Perforation und Peritonitis. — Zuweilen schließt sich an eine ganz akut einsetzende Entzündung ein chronisches Stadium an (subakutes oder chronisches Empyem), dessen Diagnose auf Schwierigkeiten stößt, weil heftige Schmerzanfälle und Fieber im weiteren Verlauf fehlen können. Da solche Kranke nur über nagende, bohrende Schmerzen klagen und infolge ihrer Appetitlosigkeit rasch abmagern, wird nicht selten die Diagnose auf Karzinom gestellt.

Während bei dem akuten und chronischen Empyem die baldige Operation angezeigt erscheint, ist bei dem sog. Hydrops der Gallenblase (klinisch gekennzeichnet durch einen Tumor der Blase bei Abwesenheit ausgesprochener entzündlicher Symptome) der chirurgische Eingriff weniger dringend, er verdient aber der zuwartenden Behandlung entschieden vorgezogen zu werden, da eine hydropische Gallenblase nicht mehr zur Norm zurückkehrt und die Gefahr besteht, daß jederzeit durch eine hinzutretende Infektion ein akutes Empyem entstehen kann.

Wie sollen wir uns zur Frage der Operation bei dem Choledochus-Verschluß durch Steine stellen?

Entwickelt sich im Verlaufe der Gallensteinkrankheit durch Herabtreten eines Steins aus der Gallenblase in den Choledochus ein stärkerer Ikterus, was in der Regel mit stürmischen Koliken einhergeht (akuter Choledochusverschluß), so wartet man zunächst ab und begnügt sich mit der Bekämpfung der Schmerzen. In vielen Fällen wird man Heilung durch Abgehen der Steine eintreten sehen.

Treten indes, während der Ikterus fortbesteht, septische Erscheinungen hinzu, die auf eine infektiöse Entzündung in der Gallenblase oder den Gallengängen (infektiöse Cholangitis) hinweisen, stellen sich also Fieber und Schüttelfröste ein, starke Druckempfindlichkeit mit peritonealer Reizung, so ist große Lebensgefahr vorhanden und nur die schleunige Operation kann den Kranken retten.

Fehlen dagegen Fiebererscheinungen und bleibt der Kräftezustand ein guter, so darf man vier bis sechs Wochen unbedenklich zusehen. Nach Ablauf dieser Zeit soll man aber auf die Operation drängen, denn längeres Zögern ist meist zwecklos, außerdem ist zu bedenken, daß bei weiterem Bestehen des Steinverschlusses die cholämischen Blutungen drohen, die eine außerordentlich ungünstige Vorbedeutung haben und die Prognose der Operation zu einer fast absolut schlechten machen.

Da die Operationen am Choledochus viel eingreifender wie an der Gallenblase sind, ist es ganz besonders wichtig, die Kranken zeitig dem Operateur zuzuweisen, solange sie noch bei leidlichem Kräftezustand sind. Gegen diese Regel wird leider noch viel gesündigt, und so erklärt es sich, daß die Eingriffe am Choledochus eine wesentlich erheblichere Mortalität wie die an der Gallenblase aufweisen.

Bei dem chronischen Choledochusverschluß durch Steine ist die Operation stets angezeigt. Bekanntlich ist der Ikterus bei länger bestehendem Steinverschluß nur selten gleichmäßig, in der Regel ist er von wechselnder Stärke, weil der Stein in dem sich ausdehnenden Gallengang gelockert wird, so daß Galle vorbeifließen kann. In solchen Fällen vermag der Ikterus oft für längere Perioden, auf Monate völlig zu verschwinden und der Stein kann sich dann viele Jahre im Choledochus aufhalten, ohne andere Symptome wie gelegentliche Koliken mit rasch vorübergehendem leichtem Ikterus zu bedingen. Selbst walnußgroße Steine können so jahrelang im Choledochus liegen, ohne chronischen Ikterus zu veranlassen. — Sind dagegen die Koliken von Fieber und Schüttelfrösten begleitet, die sich oft wiederholen, so beweisen diese Symptome den Eintritt einer ernsten Komplikation und zwar der infektiösen Cholangitis, die unter pyämischen Symptomen in kurzer Zeit zum Tode führen kann. In diesen Fällen vermag nur die möglichst bald ausgeführte Operation sichere Hilfe zu bringen, interne Mittel versagen meistens vollkommen.

Wenn der Stein in der Papilla duodenalis fest eingeklemmt ist und der Choledochusverschluß ein vollständiger bleibt, so entwickelt sich bald das Bild des Icterus gravis, dem der Kranke ohne Operation innerhalb weniger Monate infolge von cholämischen Blutungen und allgemeiner Entkräftung erliegen muß.

Falls der Ikterus durch einen Tumor (Karzinom) oder durch einen narbigen Verschluß (vernarbtes Dekubitusgeschwür nach Steineinklemmung im Choledochus) bedingt ist, so pflegen Fieber und Kolikanfälle zu fehlen. Übrigens ist es auch möglich, daß ein Steinverschluß besteht, ohne daß Kolikschmerzen vorausgegangen sind. Man soll daher in jedem Falle von chronischem Choledochusverschluß, wo man Karzinom nicht bestimmt ausschließen kann, die Probelaparotomie ausführen, um die Ursache festzustellen, man wird dann eine große Reihe von Kranken retten, die infolge des Stauungsikterus unrettbar dem Tode verfallen wären.

Die Technik der Gallensteinoperation.

Die Operationen an den Gallenwegen gehören zu den technisch schwierigeren Eingriffen und sollten nur in gut eingerichteten Krankenhäusern, wo geschulte Assistenten in ausreichender Zahl zur Verfügung stehen, vorgenommen werden. In einem Privathaus zu operieren, halte ich für unstatthaft, man wird meist Enttäuschungen erleben, wenn man sich verleiten läßt, in dieser Hinsicht Konzessionen zu machen. Bei den Gallensteinkranken kommt es sehr wesentlich auf rasche Ausführung der Operation an, das läßt sich aber nur ermöglichen, wenn man in seiner gewohnten Umgebung und mit seinen eigenen, gut eingeübten Assistenten operiert. Die Scheu vieler Ärzte, ihren Kranken mit Entzündungsprozessen im Abdomen einen Transport zuzumuten, ist im allgemeinen unberechtigt, denn man kann durch vorherige Verabfolgung von kleinen Morphiumdosen dem Kranken die mit der Beförderung verbundenen Unbequemlichkeiten und Beschwerden erträglich machen, und wenn man bei dem Transport im übrigen behutsam zu Werke geht, so läuft der Kranke dabei keine nennenswerte Gefahr. Man ist allgemein gewohnt, Kranke mit appendizitischen Erkrankungen stundenweit zu transportieren, um sie einem Krankenhaus zuzuführen. Die Eiterungen in den Gallenwegen pflegen aber bekanntlich weniger stürmisch und bösartig zu verlaufen wie am Wurmfortsatz. Die einem Transport entgegenstehenden Bedenken sind also nur geringfügig und stehen in keinem Verhältnis zu dem ungemein großen Vorteil, den der Kranke hat, wenn er unter den denkbar günstigsten äußeren Verhältnissen operiert und nachbehandelt werden kann. Der Arzt aber, der um seine Kranken besorgt ist, wird sich bestreben, sie bei drohender Gefahr möglichst frühzeitig dem Krankenhaus zuzuführen, bevor es zu einer Perforation und zu peritonitischen Erscheinungen gekommen ist.

Auf die Einzelheiten der Technik der Operationen an den Gallenwegen hier näher einzugehen, dürfte sich erübrigen, für den praktischen Arzt genügt es wohl, die in Betracht kommenden Eingriffe in ihren Grundzügen zu kennen.

Liegt eine Erkrankung der Gallenblase bei freier Durchgängigkeit der großen Gallengänge vor, so kommen entweder die Operationen mit Erhaltung der Blase oder die Exstirpation (Ektomie) in Betracht. Letzterer Weg ist der radikalere und verdient im allgemeinen den Vorzug, weil die Gallenblase der Hauptsitz der Entzündung und die Bildungsstätte der Gallensteine ist; mit der Fortnahme der Blase wird demnach späteren Rezidiven am sichersten vorgebeugt. Der Verlust der Gallenblase hat, wie die Erfahrung gelehrt hat, keine ernsteren Störungen im Gefolge, doch scheinen neuere Untersuchungen darauf hinzuweisen, daß Achylia gastrica eintritt. Man wird im allgemeinen überall, wo eine völlige Rückbildung der Blase zur Norm nicht zu erwarten ist, d. h. also in Fällen, wo geschwürige Prozesse oder Narbenbildungen der Blase, Verengerungen des

Zystikus usw. vorliegen, stets die Ektomie bevorzugen. Es liegt dagegen kein Grund vor, eine im übrigen gesunde Blase zu opfern; in diesen Fällen wird die Cystostomie ausgeführt. Diese Operation besteht darin, daß man eine temporäre Gallenfistel anlegt, die bis zur Abheilung der Cholezystitis offen gehalten wird. Man eröffnet die Gallenblase an der Kuppe, befreit sie von den Steinen und befestigt sie mit einigen Nähten am Peritoneum der Bauchwunde, so daß die Öffnung in der Blase extraperitoneal zu liegen kommt. Einfacher und zweckmäßiger ist das Verfahren, das darin besteht, daß man einen dicken Nélatonkatheter wasserdicht in die Blase einnäht, der mit einigen Streifen Verbandgaze umgeben wird, um einen Abschluß nach der Bauchhöhle zu erzielen. Nach drei bis vier Wochen wird der Katheter entfernt, worauf die Gallenfistel sich schließt.

Bei der Cystendyse wird die Blase nach Entfernung der Steine sogleich wieder vernäht und in die Bauchhöhle versenkt; diese Modifikation wird indes nur ausnahmsweise geübt, sie ist von den meisten Operateuren ganz aufgegeben worden.

Die Choledochotomie kommt in Anwendung, wenn Steine im Choledochus vermutet werden. Bei starker Ausdehnung des Ganges gestaltet sich die Auffindung und Eröffnung verhältnismäßig einfach, sind dagegen ausgedehnte Verwachsungen zu lösen oder sitzt ein Stein in der Papille fest, so kann die Operation die größten Schwierigkeiten bereiten. Nach der Entfernung der Steine wird der Gallengang entweder durch die Naht wieder geschlossen oder — was im allgemeinen vorzuziehen ist — man hält ihn längere Zeit offen, indem man einen Nélatonkatheter wasserdicht einnäht. Diese Drainage der großen Gallenwege ist unbedingt erforderlich, wenn eine infektiöse Cholangitis das Gallensteinleiden begleitet.

Findet sich als Ursache der Gallenstauung eine narbige Striktur des Choledochus oder eine Kompression desselben infolge von Induration des Pankreas oder von Neubildungen, so kommt die Herstellung einer Anastomose zwischen den Gallenwegen und dem Magendarmkanal in Betracht. Ist noch eine Gallenblase mit durchgängigem Cystikus vorhanden, so wird nach Art der Gastroenterostomie eine Verbindung zwischen der Gallenblase und dem Darm (Cholezystduodenostomie) oder dem Magen (Cholezystgastrostomie) hergestellt. In gleicher Weise hat man bei fehlender Gallenblase den Choledochus oder den Zystikusstumpf mit dem Duodenum vereinigt.

Die Mortalität der operativen Behandlung.

Die unmittelbaren Erfolge der Operation sind bei der heute vervollkommneten Technik sehr günstig; selbst wenn man die von vornherein ungünstigen Fälle, die Karzinome und die weit vorgeschrittenen septischen und cholämischen Erkrankungen mit einrechnet, beträgt die Mortalität bei Berücksichtigung der von einigen Operateuren bei einem großen Material erzielten Erfolge im Durchschnitt ungefähr 8%. Auf der Gießener Klinik ist die Mortalität bei über 2½ Tausend Operationen etwa 5%, wobei also alle von vornherein verlorenen Fälle mit eingeschlossen sind. Bei unkomplizierten Erkrankungen beträgt die Sterblichkeit nicht mehr wie 1 bis 2%; sie auf Null herabzusetzen wird uns vorerst nicht gelingen, weil wir es nicht in der Hand haben, eine Reihe von unberechenbaren Zwischenfällen wie Embolie, Pneumonie und Herzschwäche sicher auszuschalten. Der Arzt wird demnach die Gallensteinoperation nicht als völlig ungefährlich bezeichnen dürfen, wohl aber kann er mit gutem Gewissen seine Kranken darauf hinweisen, daß Zuwarten und Zaudern meist viel größere Gefahren mit sich bringen, wie die rechtzeitig ausgeführte Operation.

Über Rezidive nach der Gallensteinoperation.

Nicht selten treten nach der glücklich überstandenen Operation wieder Schmerzen auf, wodurch begreiflicherweise der Kranke sehr beunruhigt wird, fürchtet er doch, daß sich wieder Steine gebildet hätten, daß die Operation also unnütz und erfolglos gewesen sei. Es gibt auch noch recht viele Ärzte, welche diese sog. Schmerzrezidive nicht richtig zu beurteilen vermögen und sich daher der operativen Behandlung gegenüber ablehnend verhalten; sie sind zu Unrecht geneigt, jedes Schmerzrezidiv auf nachgewachsene Steine zurückzuführen und erheben gegen die Operation den Vorwurf, daß sie die Neubildung von Steinen nicht verhüten könne.

Nun geht aber aus unseren früheren Ausführungen hervor, daß die Mehrzahl der operativen Eingriffe nicht wegen der Steine, sondern wegen gefährlicher entzündlicher Komplikationen (eitrige Zystitis und Cholangitis, Cholämie usw.) zur Ausführung kommen, da die Steine an sich ziemlich harmlos sind; falls also wirklich die Möglichkeit bestände, daß sich nach der Operation wieder Steine bilden könnten, so wäre dies doch kein Grund, den Kranken wegen einer mit Lebensgefahr verbundenen Komplikation unoperiert zu lassen.

Wie steht es nun aber in Wirklichkeit mit der nachträglichen Neubildung von Steinen? Jeder erfahrene Operateur hat schon beobachtet, daß bald nach der Operation wieder Koliken mit Abgang von Steinen auftreten können. Indes steht es über allem Zweifel fest, daß es sich hier um Steine handelt, die bei der Operation übersehen worden sind.

Die Gefahr, Steine zurückzulassen, ist besonders groß bei Sitz derselben im Choledochus und Hepatikus, wenn diese Gänge beispielsweise bis hoch hinauf in die Leber mit Hunderten von kleinen Konkrementen vollgepfropft sind. In der Tat läßt jeder Operateur, trotz größter Schulung und Übung, in etwa 6—8 % der Fälle Steine im Choledochus zurück. Es gilt darum als Regel, bei derartigen Fällen den Gallengang nachträglich nicht zu schließen, sondern zu drainieren und späterhin Ausspülungen vorzunehmen, wobei man dann zurückgelassene Steine mit der Spülflüssigkeit nach außen befördern kann. Aber auch in einer großen Gallenblase können sich Steinchen in buchtigen Geschwürshöhlen, in Schleimhautfalten oder im verschwollenen Zystikus verbergen. Vor den zuletzt genannten Fehlern schützt man sich am besten, wenn man die Zystostomie durch die Ektomie ersetzt.

Neben diesen unechten Steinrezidiven kommen aber auch echte Rezidive infolge von Neubildung von Steinen vor. Auf Grund von theoretischen Erwägungen kann diese Gefahr der Neubildung von Steinen nicht abgeleugnet werden, falls man die Gallenblase zurückläßt. In Wirklichkeit sind aber echte

Steinrezidive nur ungemein selten festgestellt worden; wir haben unter unseren eigenen zahlreichen Fällen nur zwei echte Rückfälle beobachtet. Das gleiche ist auch von anderen Operateuren bestätigt worden.

Wenn man auf die Ostomie zugunsten der Ektomie grundsätzlich verzichtet, so wird die Hauptbildungsstätte der Gallensteine beseitigt und hiermit die Gefahr der Neubildung von Steinen verringert. Allerdings muß ja auch die Möglichkeit der Neubildung von Steinen in den Lebergängen zugegeben werden. Es hat sich aber ergeben, daß diese Gefahr außerordentlich gering ist; denn bisher ist kein Fall beobachtet worden, wo sich nach der Ektomie Steine in den Gallenwegen gebildet hätten. Eine intrahepatische Steinbildung kommt ja zweifellos vor, aber doch nur in solchen Fällen, wo längere Zeit ein Choledochusverschluß bestanden hat.

Der Vollständigkeit halber soll auch erwähnt werden, daß man auch Konkrementbildung um zurückgelassene Seidenfäden oder Ligaturen, die in die Gallenwege gerieten, beobachtet hat (sog. Feadenrezidiv); dieser Gefahr läßt sich aber durch entsprechendes Vorgehen bei der Operation vorbeugen.

Eine viel größere Rolle als zurückgelassene oder neugebildete Steine spielen bei den nachträglichen Schmerzanfällen eine ganze Reihe anderer Ursachen. Hierzu gehören die Adhäsionsbildung und vor allem die rezidivierende Cholezystitis und Cholangitis. Nach jeder Operation in der Bauchhöhle bleiben Verwachsungen zurück, die durch Zerrungen Unbehagen auszulösen vermögen. Viel häufiger aber sind die nachträglichen kolikartigen Schmerzen auf entzündliche Vorgänge in der zurückgelassenen Gallenblase oder in den Gallengängen zurückzuführen, denn diese Prozesse sind ja die häufigen Begleiter der Cholelithiasis. Nach der Entfernung der Steine bestehen aber diese zystitischen und cholangitischen Vorgänge häufig noch längere Zeit fort, und diese sind meiner Überzeugung nach in erster Linie für die sog. Schmerzrezidive verantwortlich zu machen.

Wir wissen, daß es eine Cholezystitis und Cholangitis sine concremento gibt; meist handelt es sich dabei um seröse, katarrhalische Entzündungen, seltener sind die eitrigen und gangränösen Formen. Die hierbei auftretenden Beschwerden und Koliken sind ganz ähnlich denjenigen bei der echten Cholelithiasis. Seitdem wir die Ektomie als Operation der Wahl vorziehen, sind die Schmerzrezidive entschieden seltener geworden, aber ganz verschwunden sind sie nicht; denn wir können wohl den Hauptsitz der rezidivierenden Entzündungen, die Gallenblase, eliminieren, aber nicht die gesamten Gallenwege. Übrigens haben wir die Erfahrung gemacht, daß diese auf die rezidivierende Cholangitis zurückzuführenden Beschwerden, die sich bald als ein Gefühl von Druck und Unbehagen, bald als kolikartige Schmerzen äußern, in den ersten Monaten nach der Operation einzustellen pflegen und sich auch mehrfach wiederholen können. Allmählich aber lassen diese Schmerzen an Intensität nach, um schließlich ganz zu verschwinden.

Ferner muß man beim Auftreten von Schmerzrezidiven auch berücksichtigen, daß eine ganze Reihe von Kranken wegen Verdacht auf Cholelithiasis zur Operation kommen, bei denen aber nur ein Schnürlappen der Leber oder allgemeine Enteroptose gefunden wird. Auch bei diesen Erkrankungen treten ja kolikartige Schmerzen auf, die durch die Operation nur wenig oder gar nicht beeinflußt werden.

In gar nicht seltenen Fällen erklären sich die fortdauernden Beschwerden durch eine gleichzeitig bestehende Appendizitis, oder ein Ulcus duodeni oder durch ein Karzinom, Komplikationen, die unter Umständen bei der Operation nicht erkannt werden. Hierher gehören auch die Fälle, wo sich nachträglich durch ein vernarbendes Druckgeschwür oder durch Pankreasinduration eine Stenose des Choledochus entwickelt; derartige Fälle sind bekanntlich nicht allzu selten und erfordern die Anastomose zwischen den Gallenwegen und dem Darm.

Schließlich sei der Vollständigkeit halber erwähnt, daß es unter den Gallensteinkranken auch Hysterische gibt, bei denen jeder Eingriff erfolglos bleibt.

Aus diesen Ausführungen läßt sich entnehmen, daß es eine ganze Reihe von Gründen für das Auftreten von unechten Rezidiven gibt, daß aber die Furcht vieler Ärzte und Kranken wegen der Möglichkeit des Wiederwachsens von Steinen in Wirklichkeit nicht berechtigt ist.

Die Behandlung des Plattfußes.

Von Dr. Gustav Drehmann,
Spezialarzt für Orthopädie in Breslau.

Mit 36 Abbildungen.

Der Plattfuß ist eines der häufigsten Leiden und doch werden die durch ihn bedingten Beschwerden immer noch häufig verkannt und falsch behandelt. Dagegen ist die frühzeitige Erkennung und Behandlung für den Träger des Leidens überaus wichtig, da der Besitz von guten tragfähigen Füßen eine der wichtigsten Grundbedingungen der Gesundheit des ganzen Organismus ist. Die Behandlung ist fernerhin eine ungemein dankbare. Ich schließe mich voll und ganz den Worten Langes an: Es gibt wohl in der ganzen Medizin keine Behandlung, durch die man so viele soziale Existenzen retten kann wie durch eine rationelle Plattfußbehandlung. Die Patienten leiden durch die Beschwerden sehr erheblich. Da sie durch ihre Schmerzen am Gehen behindert sind, stellen sich häufig Stoffwechselstörungen ein, oder wenn sie vorhanden sind, werden sie stärker, z. B. die Adipositas oder Diabetes. Vor allem aber gefährden die Plattfußbeschwerden die soziale Stellung der Patienten. Jeder Patient, dessen Beruf viel Gehen und Stehen erfordert, wie z. B. der Soldat, der Arzt, der Kaufmann, die meisten Handwerker, die Kellner, Bäcker, Polizisten, Schlosser, Krankenwärter usw. können durch Plattfußbeschwerden brotlos und erwerbsunfähig werden. Wenn man einen solchen Patienten durch eine richtige Behandlung seinem Berufe zurückgibt, so rettet man eine soziale Existenz und deshalb ist die Behandlung so außerordentlich dankbar und segensreich und sie ist wohl wert, daß der Arzt sie lernt und übt.

Wir müssen aber lernen, nicht nur den ausgebildeten Plattfuß, den wir nach dem bekannten Bild des Rußabdruckes leicht erkennen können, der Behandlung zu unterwerfen, sondern schon die ersten Anfänge des Plattfußes und die durch veränderte Fußformen bedingten statischen Beschwerden, die sehr häufig an entfernten Körpergegenden (Knie, Hüfte, Kreuz) primär sich geltend machen, richtig zu deuten. Die mit Vorliebe diagnostizierte Gicht in den Fußgelenken, wie Lorenz sagt, manche angebliche Ischias und Meralgie würde mit Umgehung diätetischer Kasteiungen rasch und verläßlich geheilt werden, wenn sich die Anschauung verallgemeinerte, daß nicht nur der hochgradige und schon in den Schuhen diagnostizierbare Plattfuß, sondern auch der schwache flexible unter der Körperlast gewissermaßen auseinanderfließende insuffiziente Fuß eine Schmerzensquelle und zugleich ein äußerst dankbares Objekt orthopädischer Behandlung ist und einer solchen rechtzeitig zugeführt werden müßte. Besonders wichtig ist die rechtzeitige Erkennung des Pes planus adolescentium, welcher in demselben Pubertätsalter wie das Genu valgum und die Coxa vara auftritt und nur zu häufig monatelang als Rheumatismus behandelt wird, bis die irreparable Fixation der knöchernen Deformität den Kranken zwingt, den während dieser Lehrlingszeit erlernten Beruf aufzugeben.

Diagnose.

Die vorstehenden Ausführungen sollen zeigen, wie wichtig es ist, die Diagnose der statischen Fußbeschwerden dem Praktiker

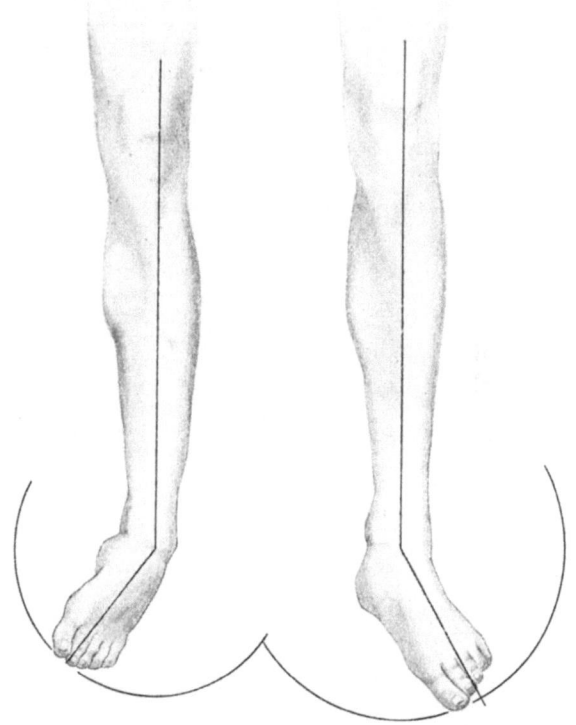

Abb. 1. Adduktion. Abb. 2. Abduktion.

geläufig zu machen. Ehe ich deshalb zur Behandlung des Plattfußes als dem mir gestellten Thema übergehe, will ich wenige Bemerkungen über Diagnostik und Symptomatologie vorausschicken. Ich will es vermeiden, mich auf ausgedehnte, streng wissenschaftliche Abhandlungen einzulassen, sondern nur dem allgemeinen Praktiker einige kurze Winke geben.

Die Diagnose der ersten Erscheinungen der sog. Plattfußbeschwerden ist sicher deshalb solange erschwert gewesen, weil der Arzt am Fuße ein anscheinend normales Fußgewölbe sah und deshalb Plattfuß ausschloß. Es dürfte sich nach unseren neuen Ansichten empfehlen, die Bezeichnung Plattfuß ganz fallen zu lassen und von einer Insuffizienz des Fußes (Schanz) oder allgemein von statischen Fußbeschwerden zu sprechen.

Ein schwerwiegender Unterschied für die Behandlung ist der bewegliche und der in Pronationsstellung fixierte entzündliche Plattfuß. Die genaue Diagnose der Fußbewegungen ist leicht, wenn man bei der Untersuchung genau schematisch auf die einzelnen Bewegungsmöglichkeiten achtet, Supination im Fußgelenk (Abb. 1), Pronation (Abb. 2), Dorsalflexion bei gestrecktem Knie (Abb. 3), dieselbe bei gebeugtem Knie und dadurch entspanntem Gastrocnemius (Abb. 4), Plantarflexion (Abb. 5). Jede leichte Einschränkung der Supination weist darauf hin, daß der Plattfuß beginnt, sich zu fixieren und entzündlich zu werden. Die Unfähigkeit, bei plantarflektiertem Fuße (Abb. 5), die Zehen zu beugen, ist nach Bardenheuer oft eines der ersten Symptome der statischen Insuffizienz.

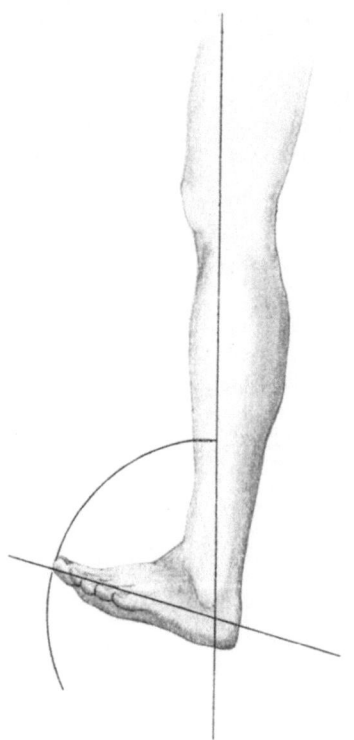

Abb. 3. Dorsalflexion bei gestrecktem Knie.

Die Untersuchung der Trittfläche des belasteten Fußes ist nach der alten Methode des Rußabdruckes bekannt. Einen sehr guten sofort fixierten Abdruck erhält man, wenn man die Fußsohle mittelst eines Wattebausches mit stark verdünnter chinesischer Tuschelösung bestreicht und dann auf Fließpapier abtreten läßt. Die Lösung ist von der Haut mit Wasser leicht abwaschbar. Diese Abdrücke sind äußerst genau. Der normale Fuß zeigt im allgemeinen einen Abdruck, der das ganze innere Fußgewölbe freiläßt (Abb. 6), allmählich senkt sich der innere Fußrand (Abb. 7), um bei völlig entwickeltem Plattfuße ganz herabzusinken (Abb. 8).

Neben diesen durch äußere Untersuchung und Abdruck sofort erkennbaren Fußveränderungen beim reinen Pes planus bestehen

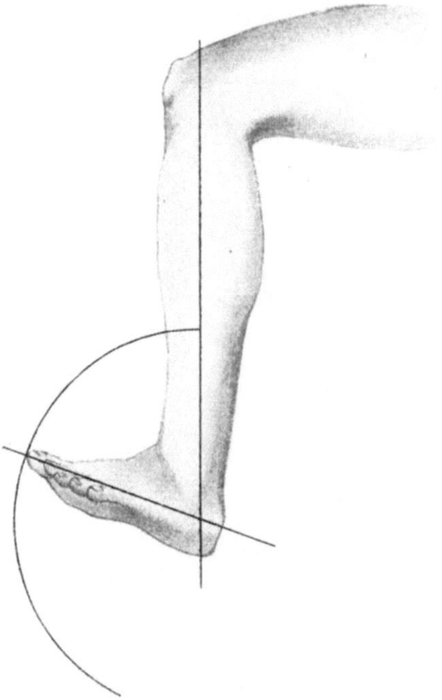

Abb. 4. Dorsalflexion bei gebeugtem Knie. 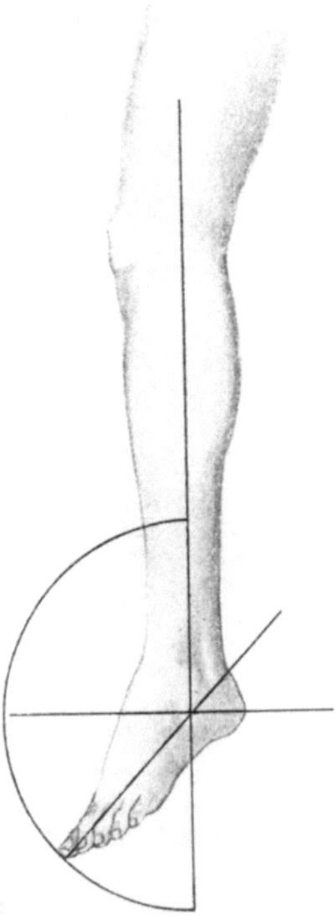 Abb. 5. Plantarflexion.

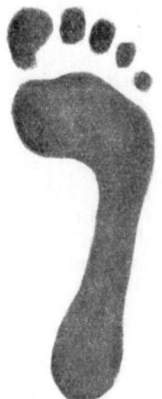

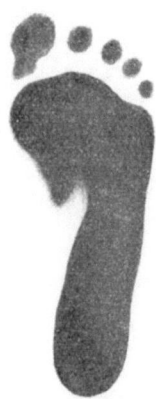

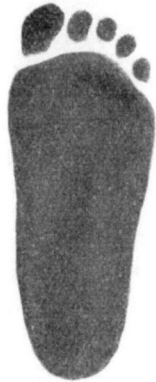

Abb. 6. Normaler Fußabdruck.　　Abb. 7. Beginnender Plattfuß.　　Abb. 8. Ausgebildeter Plattfuß.

Fußformen, die auf den ersten Anblick ein gut ausgebildetes Fußgewölbe zeigen, deren Träger aber oft an den stärksten Beschwerden

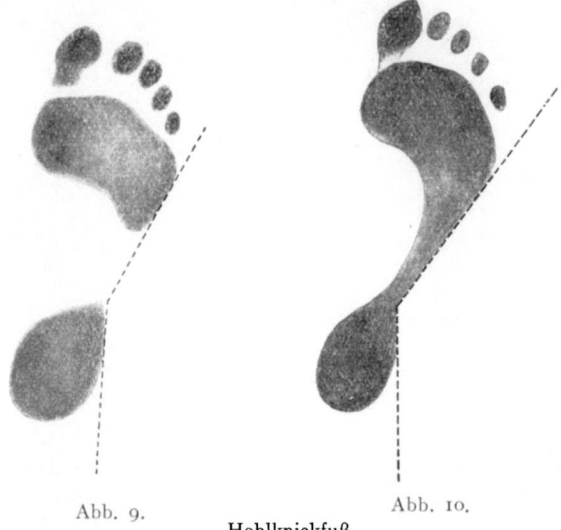

Abb. 9.   Abb. 10.
Hohlknickfuß.

beim Gehen leiden, die, wie oben bereits gesagt, nicht immer am Fuße selbst, sondern an der Innen- oder Außenseite des Knies, in der Streckmuskulatur an der Vorderseite des Schienbeins, am Ansatz der Adduktoren am Schambein, an der Hüfte oder am Kreuz auftreten. Die Beschwerden können von der einfachen leichten Ermüdbarkeit bis zu den heftigsten Schmerzattacken exarzerbieren und werden als solche fast immer falsch gedeutet. Der Abdruck solcher Füße zeigt häufig sogar eine übertriebene Wölbung (Abb. 9), der Mittelfuß berührt auch auf der Außenseite den Boden nicht oder nur mit einem schmalen Saum (Abb. 10). Das Abnorme dieser Fußbildung beruht auf einer Abduktion des vorderen Teiles des Fußes zur Ferse und zum Fußwurzelgelenk, wie die Abbildungen deutlich zeigen.

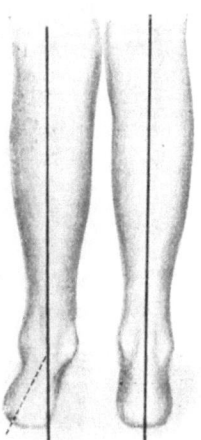

Abb. 11. Abknickung der Fußachse.

Bei einer anderen Gruppe dieser Füße mit anscheinend normalem oder übernormalem Fußgewölbe besteht eine mehr oder weniger ausgebildete Valgusstellung des ganzen Fußes. Diese ist am deutlichsten zu erkennen, wenn man den stehenden Patienten von hinten betrachtet (Abb. 11). Der ganze Fuß ist von der Achse des Unterschenkels direkt nach außen abgeknickt. Hier ist es auch nicht immer die Schwere der Abweichung der Ferse von der Mittellinie nach außen, welche der Schwere der geklagten Symptome entspricht. Deutlicher ist diese Abknickung meistens noch zu erkennen bei Belastung nur eines Fußes durch Heben des anderen. Zwischen diesen beiden Formen des reinen Plattfußes und des Hohlknickfußes bestehen eine große Reihe von Kombinationen und Übergängen des einen in den anderen.

Differentialdiagnostisch kommt in Betracht: Dysbasia angiosclerodica, die durch Vergleich des Pulses an der Fußrückenarterie und der Tibialis postica hinter dem inneren Knöchel an beiden Füßen leicht auszuschließen ist, Tuberkulose, echte Gicht, beginnende tabische Arthropathie, mit Neigung zur Spontaninfraktion der Mittelfußknochen, die ersten Anfänge der multiplen Sklerose, Arthritis deformans und ähnliche. Im allgemeinen ist die Langesche Vorschrift gut: ,,Wie erkennt man die Plattfußbeschwerden?" Will man dem Praktiker eine grobe, aber im allgemeinen richtige Regel geben, so muß man ihm raten: Lege auf die objektiven Veränderungen, die der Fuß zeigt, für die Diagnose gar keinen großen Wert, sondern frage den Patienten, ob der Fußschmerz bei der Belastung des Fußes beim Gehen und Stehen auftritt und bei der Entlastung beim Sitzen und Liegen sofort schwindet. Bejaht der Patient diese Frage, dann handelt es sich bei über 90% um Plattfußbeschwerden und der Arzt darf zunächst einmal in seiner Diagnose mit diesem Leiden rechnen. Volle Gewißheit erhält er aber erst ex juvantibus, aus dem Erfolg seiner Therapie. Diese Regel bedarf jedoch einer gewissen Einschränkung, da gerade bei dem Hohlknickfuß die Schmerzen in vielen Fällen erst abends in der Ruhe auftreten, beim Gehen anfangs nicht, aber jedenfalls durch mehrtägige Ruhe wieder verschwinden.

Wenn man in häufigen Fällen eine exakte Diagnose gewissermaßen nur durch Ausschluß anderer Erkrankungen oder nach Lange aus dem Erfolge der Therapie stellen kann, so ist es um so wichtiger, einzelne prägnante Symptome zu schildern:

Kleine Kinder erlernen häufig spät das Laufen, obwohl sie kräftig genug sind und keinerlei Zeichen von Rachitis zeigen, sie fallen leicht nach vorn, infolge schwacher Anspannung der Wadenmuskulatur. Aus diesem Grunde fangen sie beim Gehen plötzlich an, den Zehengang einzunehmen. Sie gehen mehrere Schritte auf den Fußspitzen, nehmen dazwischen wieder die volle Belastung der Fußsohle auf. Sehr häufig wird dieses Symptom verkannt und eine beginnende Nervenerkrankung angenommen. Ich habe derartige Fälle erlebt. Die Ursache des Zehenganges ist, daß bei Anspannung der Wadenmuskulatur das Fußgelenk straffer und belastungsfähiger wird. Ein passender Schuh mit einer passenden Einlage behebt sofort den Zustand. Die Kinder lernen damit oft in wenigen Tagen gehen. Bei etwa zweijährigen Kindern ist die leichte Ermüdbarkeit, das Gehen mit einwärts gestellten Füßen (über die große Zehe), das leichte Hinfallen oft genügend, um die Diagnose sicher zu stellen. In diesem Alter ist der Platt- oder Knickfuß häufig mit einer Neigung zu X-Beinen verbunden. Bei Kindern von 5 bis zu 8 Jahren habe ich häufig das Auftreten von heftigem akutem Schmerz im Knie- oder Hüftgelenk gesehen. Die Schmerzen können so hochgradig sein, daß die Kinder das Laufen verweigern. Der Zustand wird mit Coxitis oder Gonitis tuberculosa leicht verwechselt, besonders da anfangs auch durch Schmerzen in der Adduktorengruppe oder infolge Kontraktion des Gastrocnemius eine leichte Kontrakturstellung des Hüft- oder Kniegelenks vorhanden ist. Das Verschwinden aller schweren Symptome nach kurzer Bettruhe und das dann völlige Fehlen aller Muskelspasmen und die richtige Therapie sichern die Diagnose.

Im späteren Leben sind es außer den bekannten klassischen Schmerzpunkten am Fuße selbst hauptsächlich Beschwerden im

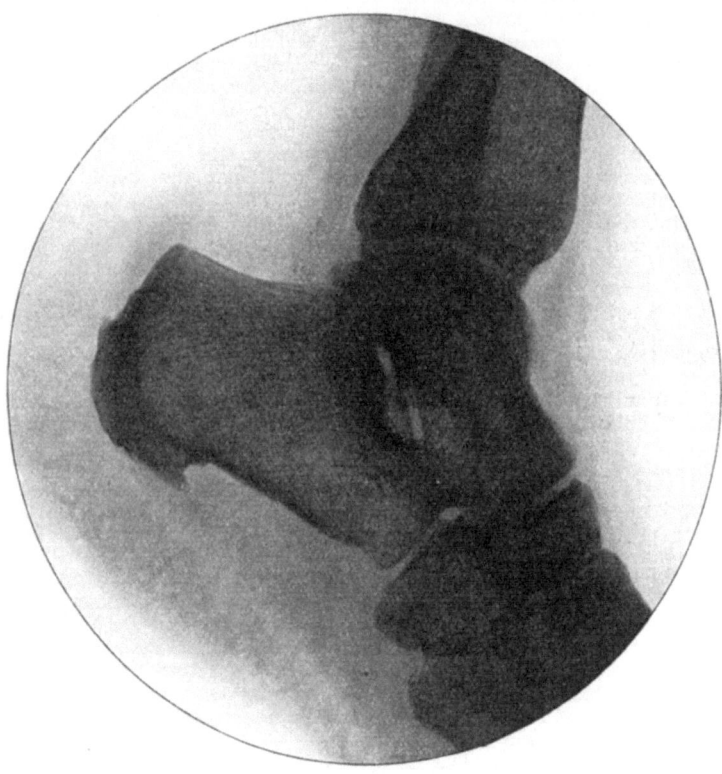

Abb. 12. Kalkaneussporn.

Knie, Hüfte, Rücken, welche ohne besondere vorhandene lokale Veränderungen zur Untersuchung der Tragfähigkeit des Fußskelettes auffordern. Die Schmerzpunkte am Fuße sind sehr häufig bei sonst anscheinend normalen Füßen das Capitulum des zweiten Metakarpalknochens oder die Ferse. Beim ersteren ist die Beugung der zweiten und dritten Zehe häufig aktiv nicht ausführbar und passiv enorm schmerzhaft. Den Fersenschmerz kann man durch Zusammendrücken der Fersenhaut von beiden Seiten häufig entstehen lassen. Diese Punkte entsprechen der Hauptbelastungslinie, welche von der Ferse durch das Capitulum des zweiten Metakarpalknochens geht. An der Ferse findet sich häufig bei der Röntgendurchleuchtung eine Exostose, welche als sog. Kalkaneussporn in der Literatur beschrieben ist (Abb. 12).

Bei Erwachsenen macht man ferner oft die Beobachtung, daß nach längerem Krankenlager oder nach dem Wochenbett eine Schmerzhaftigkeit der Füße auftritt. Es beruht darauf, daß infolge der Inaktivitätsatrophie der Fußmuskeln die fehlerhafte Fußanlage mehr zur Geltung kommt. Erwähnt sei noch der traumatische Plattfuß, welcher nach Knochenbrüchen oder schweren Fußgelenksdistorsionen entsteht und große Beschwerden verursacht.

Therapie.

Die Behandlung hat streng zu unterscheiden, ob ein schmerzhafter Fuß noch normale oder annähernd normale Bewegungsfähigkeit zeigt oder ob die pronierte Stellung versteift ist. Beim freibeweglichen Plattfuß ist die Behandlung eine wesentlich einfachere, während der fixierte Plattfuß erst durch Verbände, Gymnastik oder Redression in einen beweglichen übergeführt werden muß.

Die Behandlung des beweglichen Plattfußes schien eine Zeitlang eine sehr einfache zu sein, indem man glaubte, durch Verordnung einer Plattfußeinlage die Krankheit behoben zu haben. Auf diese Weise entstanden unzählige Modelle fabrikmäßig hergestellter Plattfußeinlagen, von denen die eine immer besser sein sollte als die andere. Auf der anderen Seite wurde fast von jedem Orthopäden eine besondere individuell hergestellte Einlage angegeben und über die Form und Wirkung auf das heftigste gestritten. Wenn auch zugegeben werden muß, daß in sehr vielen Fällen durch eine gut passende Einlage allein das Leiden dauernd behoben wird oder wenigstens die Patienten zu ihrem Beruf wieder brauchbar werden, so sehen wir auf der anderen Seite doch zahlreiche Fälle, welche nach anfänglicher Besserung wieder Schmerzen bekommen.

Fragen wir uns nach den Ursachen der jetzt so zahlreich auftretenden Plattfußbeschwerden, so müssen wir unbedingt in erster Linie die falsche Form der Schuhe anschuldigen. Zeichnen wir auf den genommenen Fußabdruck die Sohlenform des Schuhes auf, so sehen wir häufig, daß der falsch geschnittene vordere innere Sohlenrand den Vorderfuß in Abduktion drängt (Abb. 13). Eine richtige Sohle muß auf die Adduktion des Vorderfußes Rücksicht nehmen, und entsprechend geformt sein (Abb. 14). Leider haben unsere käuflichen und vom Schuhmacher auf falschen Leistenformen hergestellten Schuhe diesen Fehler recht häufig. Die amerikanische Form entspricht der Norm schon eher.

Besonders beim Kinde müssen wir auf eine normale Sohlenform großes Gewicht legen. Die meisten fabrikmäßig oder vom Schuhmacher hergestellten Kinderschuhe zeigten bis jetzt die obige falsche Form, während in der neueren Zeit auch hier glücklicherweise Bestrebungen sich geltend machen, normale Schuhformen fabrikmäßig herzustellen.

Ein richtig geformter Schuh ist das erste, was wir bei der Behandlung der statischen Beschwerden fordern müssen. In einer großen Anzahl von Fällen verschwindet mit dem Tragen eines richtig gebauten Schuhes sofort jeder Schmerz, um beim Tragen eines, wenn auch nur mit leichter Abweichung der Sohle nach außen angefertigten Schuhes sofort wieder einzutreten. Mit der Schuhfrage hat sich neben amerikanischen Autoren besonders v. Lesser beschäftigt. Er glaubt, daß fehlerhaft gebautes Schuhwerk auf die Plattfußbildung einwirkt, und zwar um so intensiver,

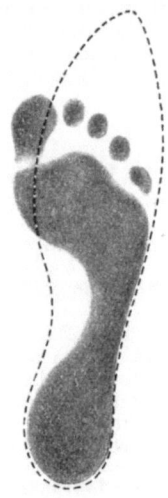 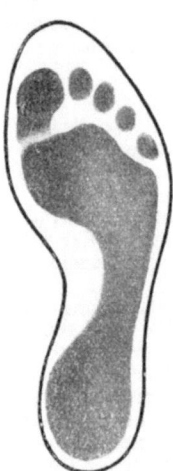

Abb. 13. Falsche Sohlenform.   Abb. 14. Normale Sohlenform.

als beim Gehen und Stehen zu der abdrängenden Wirkung des schlecht gebauten Stiefels die dauernd belastende Wirkung des Körpergewichts hinzukommt. v. Lesser gibt folgende Vorschriften für den Bau eines normalen Schuhes:

Zunächst muß die Sohle eines rationell gebauten Schuhwerkes den Knickungswinkel zwischen Vorder- und Hinterachse des Fußes (der Adduktion des Vorderfußes) Rechnung tragen. Um diesen Winkel zu gewinnen, muß eine Sohlenzeichnung des ruhenden und nicht belasteten Fußes angefertigt werden. Nicht belastet soll der Fuß sein, weil sonst der Knickungswinkel zwischen Hinter- und Vorderachse sich verringern würde. Aus demselben Grunde soll der Fuß auch nicht in einen Strumpf eingehüllt sein. Beim Plattfuße muß man mit Absicht den Winkel zwischen Hinter- und Vorderachse sogar etwas größer machen als es sich bei dem ruhenden Fuße ergibt

Sodann muß bei dem Maßnehmen für das Oberleder der Grundsatz befolgt werden, daß in dem Teile des Stiefels, welcher die Zehen aufnimmt, der Platz für die große Zehe geräumiger und höher gewölbt wird als der Raum für die anderen Zehen. Geschieht solches nicht oder erscheint die Wölbung der Stiefelkappe über den Zehen, wie so oft, in der Mitte des Stiefels am höchsten, so wird die große Zehe nach der Mittellinie des Stiefelhohlraumes hingedrängt. Dabei ist es gleichgültig, ob die Form der Stiefelkappe breit

Die Behandlung des Plattfußes.

oder spitz resp. schnabelförmig gebaut wird. Auch eine zu große Länge des Stiefels an der inneren Sohlenseite, ebenso wie die schädliche konkave Einbuchtung des Stiefels am äußeren Sohlenrande tragen zur Streckung des Fußgewölbes und zur Plattfußbildung bei.

Die Abdrängung des Fußes in die Pronation wird weiterhin verhindert dadurch, daß man der äußeren Sohle einen breit etwa 1 cm überstehenden Rand über das Oberleder in der Gegend des Ballens der großen Zehe und in der Gegend der fünften Zehe gibt. Es müssen der Ballen der großen und derjenigen der kleinen Zehe nicht auf die Kante des äußeren Sohlenrandes treffen, sondern flach wie auf einem Teller auf dem über ihn hervorragenden Sohlenrande ruhen. In ähnlichem Sinne wie der breit ausladende Sohlenrand, welcher sich bis an die periphere Grenze des Fußgewölbes (d. h. bis an die Grenze zwischen Metatarsal- und Tarsalknochen) fortsetzen muß, wirken niedrige und breite Absätze, während auf hohen und schmalen Absätzen die Umdrehung des Fersenhöckers in die Pronationsstellung nach außen erleichtert wird. Bei starker Neigung zur Drehung des Hinterfußes nach außen nützt manchmal das Abschleifen der Absätze an der Außenseite, so daß sie außen niedriger erscheinen als innen. Auch die Verlängerung des Absatzes an der inneren Seite nach der Fußwölbung zu ist zu empfehlen (Abb. 15).

Um dem Hinterteile des Fußes seine korrekte und unverrückbare Stellung zu wahren, ist es ferner außerordentlich wichtig, daß die sogenannte Fersenkappe des Stiefels fest und sicher die Ferse umschließt.

Bei sehr fettreichen Personen, wo die Gefahr vorliegt, daß unter dem Einflusse des Körpergewichts das Fußgewölbe des Schuhes recht bald konvex nach der Austrittsfläche des Schuhes ausgebuchtet wird, empfiehlt es sich, zwischen Außen- und Brandsohle eine hart geschmiedete, dem Fußgewölbe entsprechende Stahlzunge einzufügen, welche aber genügend weit unter den Absatz nach hinten und genügend weit unter den Metatarsalknochen nach vorn reichen muß.

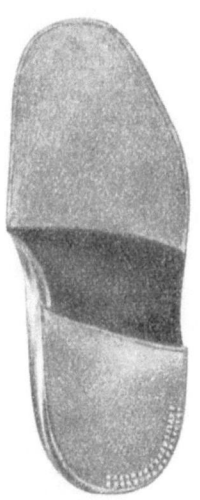

Abb. 15. Plattfußstiefel.

Neben der falschen Schuhform ist zur Entstehung der Plattfußbeschwerden der falsche Gang mit auswärts gerichteten Fußspitzen, welcher leider durch den beim Militär eingeführten Gang weit verbreitet ist, anzuschuldigen. Beim Gehen mit auswärts rotierten Füßen (Abb. 16) ruht die Last zunächst auf dem äußeren Fußrande, um dann beim Vorwärtsschreiten plötzlich auf den inneren Fußrand verlegt zu werden. Die Körperlast drängt, wie es auf den schematischen Zeichnungen deutlich zu ersehen ist, den Fuß direkt in die Knick (Valgus-) Stellung. Beim Gehen mit gerade ausgerichteten Fußspitzen werden die Fußstützpunkte auch beim Abwickeln und beim Wechseln des Standbeines stets gleichmäßig belastet (Abb. 17). Allen Patienten mit Fußbeschwerden ist dringend anzuraten, den Gang mit gerade ausgerichteter Fußspitze (den Großzehengang) zu üben und sich dauernd zu eigen zu machen. Besonders ist Leuten, welche viel stehen müssen, anzuraten, den Stand mit auswärts gerichteten Füßen, der ihnen wohl eine gewisse Festigkeit im Stehen geben mag, aufzugeben und mit parallel gerichteten Fußachsen zu stehen. Es ist leider ein weit verbreiteter Irrtum, den Gang mit auswärts rotierten Füßen für schön zu erklären, besonders müssen die Kinder darunter leiden, und es dürfte wohl der Mühe wert sein, vom Standpunkte des Hausarztes aus, Eltern darüber aufzuklären, was sie mit dem ewigen Ermahnen „auswärts gehen" und Strafen ihren Kindern für Unrecht antun. Wenn ein Kind mit einwärts rotierten Füßen

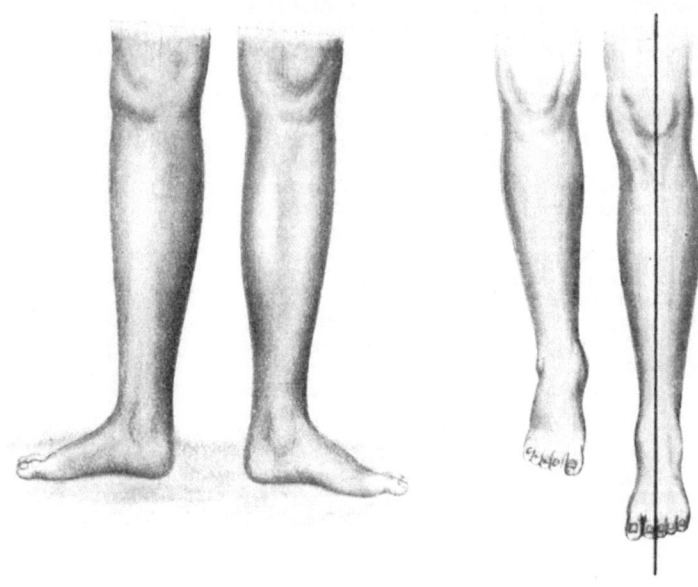

Abb. 16.   Abb. 17.

(über die große Zehe) geht, so ist sicher in 99% der Fälle eine Neigung zum Platt- oder Knickfuß oder zur einfachen Fußinsuffizienz vorhanden. Ein normal geformter Schuh mit einer passenden Plattfußeinlage schafft in kurzer Zeit Wandel, während die Erziehung zum auswärts gerichteten Gang oder gar das unnütze Quälen mit orthopädischen Apparaten, welche die Außenrotation erzwingen sollen, eine dauernde Schädigung des Fußes zur Folge hat.

Neben dieser Einübung eines normalen Ganges ist die funktionell-gymnastische Behandlung außerordentlich wichtig, sie bildet nach Bardenheuer, welcher in der neueren Zeit wieder auf die Wichtigkeit dieser Behandlungsmethode hinwies, den Grundstein für alle sonstigen Behandlungsmethoden und kann bei keiner derselben entbehrt werden. Sie ist nicht nur nötig zur Heilung des in der Entwicklung begriffenen, des komplett entwickelten Pes valgoplanus, selbst des stationärer fixierten Pes planus, sondern auch zur Verhütung der Entstehung desselben. Die gymnastisch-funktionelle Behandlung des Fußes ist das kräftigste und wirksamste Mittel zur Verhütung des Entstehens und

Heilung des bestehenden Pes valgus, heilt oft allein, in Anwendung gezogen, die weniger starken Formen des Pes valgus und kann bei keiner der sonstigen Behandlungsmethoden, zumal auch nicht bei der orthopädisch-mechanischen Behandlung, des Pes valgus entbehrt werden. Keine Muskelpartie wird in der Entwicklung so vernachlässigt wie diejenige des menschlichen Fußes.

Von den einzelnen Übungen, welche zuerst von den Engländern Ellis und Roth angegeben und später von Hoffa modifiziert wurden, gebe ich folgende von Bardenheuer empfohlenen als besonders wichtig an:

1. Erheben des Körpers bei parallel gestellten Füßen auf die Fußspitzen, der Erhebung folgt das langsame durch die Plantarflexoren beherrschte Senken auf die Fersen.

2. Noch stärker ist die Wirkung der gleichen Bewegung bei stark adduzierten, supinierten Vorderfüßen und stark nach außen abduzierten Fersen (Abb. 18).

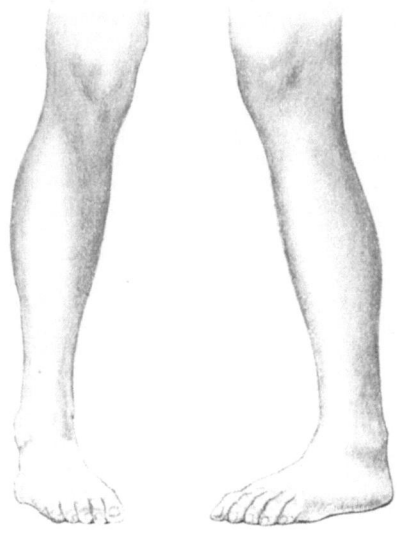

Abb. 18.

3. Bei gleicher Stellung der Füße führt der Patient die Kniehocke aus. Außer den plantaren Fußmuskeln werden hierbei die Strecker und Flexoren des Unterschenkels und des Oberschenkels, des Beckens mitgeübt.

4. Die vierte Übung ist die forzierte Streckung des Unterschenkels mit der gleichzeitigen kraftvollen Plantarflexion des Fußes und der Zehen und die folgende forzierte Flexion des Unterschenkels und dorsale Flexion des Fußes und der Zehen. Bei der Streckung des Unterschenkels wird gleichzeitig eine Flexion des Oberschenkels und bei der Flexion des Unterschenkels eine Streckung des Oberschenkels ausgeführt. Sehr wichtig ist es noch, die Plantarflexion des Fußes wie beim Exerzieren mit einer starken Supination

des Fußes und die Dorsalflexion des Fußes mit einer gleichzeitigen Pronation des Fußes zu begleiten.

5. Bei allen Übungen, die im Stehen ausgeführt werden, empfiehlt es sich, am Standfuß die Ferse nach außen zu rotieren, wodurch der Standfuß in stärkste Supination und Adduktion gedrängt wird, oder gleichzeitig eine Rotation des Rumpfes um die Längsachse nach hinten und außen auszuführen, wodurch die supinatorische Wirkung des Fußes noch mehr erhöht wird.

6. Die gleiche Übung des Fußes, die starke Flexion resp. Streckung in Verbindung mit der Supination resp. Pronation wird im Sitzen ausgeführt. Dieselbe ist wirksamer als dieselbe Übung im Stehen.

7. Die gleiche Übung wird gleichfalls für beide Füße im Liegen bei parallel gestellten Füßen ausgeführt, während die inneren Fußränder miteinander dauernd in Kontakt bleiben zur stärkeren Abhebelung des äußeren Fußrandes nach unten.

8. Die achte Übung besteht in einer aktiv ausgeführten Supination und Pronation im Stehen (Abb. 19).

9. Dieselbe Übung wird im Liegen ausgeführt, hierbei bleiben die Innenränder der Füße in Kontakt. Die letzteren dienen als Stützpunkte für den einarmigen Hebel. Die Länge des Hebels entspricht der Fußbreite. Der äußere Fußrand wird hierbei mit Gewalt gesenkt, so daß die Fußsohlen einander gegenüberstehen.

10. Im Liegen empfiehlt es sich, starke Flexionen und Streckungen der Zehen, besonders der inneren, auszuführen zur Stärkung der wichtigen, inneren kurzen und der langen Plantarmuskeln, der Flexoren, des Flexor hallucis, Tibialis posticus, Flexor communis longus.

11. Bei der Ausführung der starken Flexion eines Fußes im Liegen kann man auch den Fußrücken des anderen Fußes unter den Ballen des übenden Fußes führen und einen Gegendruck, also eine Widerstandsbewegung, ausführen lassen.

12. Umgekehrt legt man auf das Dorsum des übenden, stark plantarflektierenden Fußes die Planta des anderen Fußes und rückt ihn stark plantarwärts.

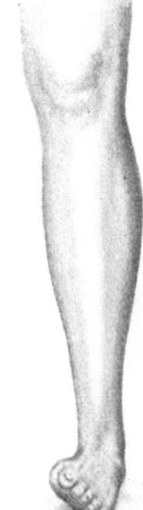

Abb. 19.

13. Die gleiche Übung kann in gleicher Weise im Sitzen ausgeführt werden.

14. Die Übung wird, wie in 9. dargestellt ist, unter Wahrung des Kontaktes nur im Gebiete des Metatarsophalangealgelenkes ausgeführt, während die Fersen aktiv forciert nach außen geführt und gleichzeitig die Füße stark flektiert werden.

15. Die Übung wird auch im Sitzen ausgeführt.

16. Patient stellt sich auf die äußeren Ränder der mit den inneren Rändern sich berührenden und stark supinierten Füße und drängt hierbei die Knie auseinander und die Füße in stärkste Supination, ein Wechsel in dem Grade der Supination wird dadurch herbeigeführt, daß man abwechselnd den Druck vermehrt und mindert.

17. Ebensogut wirkt das Gehen auf den äußeren Rändern der parallel zu einander adduzierten und supinierten Füße.

Neben den gymnastischen Übungen ist die Massage der inneren Wadenmuskulatur und der kurzen Fußmuskeln auszuführen. Wenn wir mit den bis jetzt geschilderten Behandlungsmethoden bereits in einer großen Reihe von Fällen auskommen, bedürfen wir in vielen anderen Fällen noch einer mechanisch-orthopädischen Behandlung. Das gesunkene Fußgewölbe muß beim Pes planus wieder gehoben werden, beim Valgus muß die Knickstellung beseitigt werden, bei der Kombination Pes plano-valgus muß man beiden Deformitäten gerecht werden. Hierzu dienen uns orthopädische Verbände oder Unterstützungseinlagen. Die Verbände, welche den Fuß in Supinationsstellung bringen sollen, will ich später beim kontrakten Plattfuß beschreiben. Die sog. Plattfußeinlage bildet einen wichtigen Heilfaktor bei der Behandlung der statischen Fußbeschwerden, vorausgesetzt, daß sie der jeweiligen Fußdeformität genau angepaßt ist. Dies ist allein schon der Grund, daß wir mit fabrikmäßig in einzelnen Größen hergestellten Einlagen recht häufig nichts oder nur vorübergehend etwas erreichen können.

Sehen wir uns in den chirurgischen Lehrbüchern, welche vor 20 Jahren erschienen sind, um, so finden wir die Angabe, daß auf der Sohle des festen Schuhes in der Gegend des Fußgewölbes ein Polster anzubringen ist, welches die Wölbung haben soll, daß es in die Aushöhlung eines normalen Fußgewölbes hineinpaßt. Einen Fortschritt bedeutete damals die Dröllsche Gummieinlage, welche an Stelle der sonst aus Filz, Leder oder Kork angefertigten Schuherhöhung in die Schuhsohle eingefügt wurde. Verbunden mit der obenerwähnten Stahlschiene, welche das sog. Schuhgelenk (zwischen Absatz und Vorderfuß) überbrückt, leistet die Dröllsche Einlage bei Fällen von reinem Plattfuß auch heute noch Genügendes. Zu dieser Zeit bedeutete die Hoffasche Metalleinlage einen großen Fortschritt. Hoffa wies darauf hin, daß die in der Fußwölbung angebrachten Polster in der Mehrzahl der Fälle gerade an der Stelle des Hauptschmerzes einen Druck ausübten oder durch Heruntertreten der Schuhsohlenwölbung zwischen Absatz und Vordersohle unwirksam wurden. Er konstruierte eine Einlage, auf welcher der gesamte Fuß bis zu den Zehen-Mittelfußgelenken wie auf einer schiefen Ebene ruhte und in normale Stellung übergeführt wurde (Abb. 20). Die Einlagen wurden nach einem Rußabdruck des Fußes geschmiedet, und es wurde ihnen eine mehr oder weniger normale Fußwölbung gegeben, welche nach einem normalen Fußgewölbe vorher in Blei getrieben war. Die definitive Form wurde der Einlage nach dem Anpassen an den erkrankten Fuß gegeben. Mit diesen Einlagen war schon ein großer Fortschritt in der Plattfußbehandlung erzielt worden. Aus diesen Einlagen sind nun im Laufe der Zeit unzählige Modelle fabrikmäßig hergestellter Einlagen entstanden, welche schablonenmäßig, meist von Bandagisten oder im Schuhgeschäft verordnet, mehr

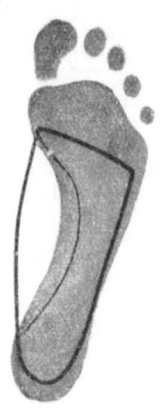

Abb. 20.

Schaden als Nutzen gestiftet haben. Die Hoffasche Einlage ist für Fälle von reinem Pes planus und leichte Fälle von Pes valgus, besonders Knickfuß bei Kindern, ausgezeichnet, während sie in ausgesprochenen Fällen von Knickfuß mit Hohl- oder Plattfußbildung bei Erwachsenen durch Herunterschieben des Fußes von der schiefen Ebene nicht immer die nötige Erleichterung bringt. Aus diesen Ursachen entstand aus der Hoffaschen Einlage unter Mikuliczs Leitung die Marcinowskische Einlage mit einer die Valgusstellung beseitigenden seitlichen Schiene. Die seitlichen Schienen, wie sie früher als Scarpascher Schuh meistens verordnet wurden, sind bei beweglichem schmerzhaften Knickfuße ganz zu verwerfen, da sie die Muskelwirkung der Supinatoren völlig ausschalten und dadurch mehr schaden als nützen. Ich betone dies besonders, da ich häufig sehe, daß Schuhe mit seitlichen Schienen, besonders bei Kindern, immer noch ärztlicherseits verordnet werden. Der kindliche Platt- und Knickfuß ist durch geeignete schräg gestellte Schuhe oder durch Tragen von Sandalen mit Einlagen, wenn man frühzeitig im zweiten Lebensjahre damit anfängt, stets zu heilen. Die seitliche Schiene läßt zwar das Vortreten der Knöchel sofort verschwinden, schädigt aber, da sie nur Beuge- und Streckbewegung zuläßt, die Muskelgruppen, welche die Supination bewirken und die gerade in diesen Fällen geschwächt sind. Dasselbe gilt von der beliebten Verstärkung der Innenseite des Schnürschuhs, wie sie häufig noch verordnet wird. Der Schuh soll alle Bewegungen weitgehend erlauben. Manche Kinder sind allerdings kräftig genug, daß sie auch noch diese therapeutische Schädigung überwinden, ebenso wie die Schädigung der früher bei rachitischen Verbiegungen oder Genu valgum so beliebten Schienenapparate.

Bardenheuer modifizierte offenbar aus demselben Grunde des Abrutschens des Pes valgus die Hoffasche Einlage so, daß er die höchste Erhebung nicht gegenüber dem Talonavikulargelenke anbringen ließ, sondern weiter nach hinten verlegte, unter das Sustentaculum tali. Dadurch wird das Abrutschen von der schiefen Ebene zum Teil vermieden und mehr die Fersenpartie in Varusstellung gebracht. Dasselbe erreichte Momburg durch eine Gummikeileinlage, welche hauptsächlich den Kalkaneus in Supination bringt. Die Momburgsche Einlage ist für manche Formen von leicht oder mehr fixiertem Plattknickfuß recht wirksam. Gegen ihre Verbreitung spricht die enorme Schwere. Derselbe Erfolg läßt sich durch Schrägstellung des Schuhes, wie ich oben schilderte, oder durch Einlegen einer schrägen Korksohle erreichen.

Vorschriften über eine rationelle Einlagenform, welche nicht nur für Plattfuß, sondern auch für alle Formen von Knickfuß zweckentsprechend sind, verdanken wir Lange. Er zeigte uns, daß auch hier, wie wir es sonst in der modernen Orthopädie gewöhnt sind, möglichst individuell zu arbeiten sei. Es muß für jeden Fuß ein besonderer Gipsabguß hergestellt werden und über diesen ist die passende Einlage zu arbeiten. Die Herstellung dieses Gipsabgusses ist etwas schwierig. Ich will deshalb die Langeschen Vorschriften mit seinen eigenen Worten genau angeben:

Zunächst bezeichne ich mit blauer Kreide alle Knochen des Fußes, welche des Fettpolsters entbehren und deshalb gegen Druck sehr empfindlich sind, wie z. B. die Tub. met. V, das Naviculare, Schwielen an den Metatarsen usw. Sie müssen bei der Herstellung der Einlage besonders berücksichtigt

Die Behandlung des Plattfußes.

werden, dann wird der Fuß eingefettet, damit der Gips nicht an den Haaren kleben bleibt. Um das Aufschneiden des Gipsnegativs später zu erleichtern, wird ein doppelter Gurt auf den Fußrücken gelegt. Nun werden vom Knöchel bis zu den Zehen Gipsbindentouren, die sich halb und halb decken, um den Fuß herumgeführt. Die Binden werden im allgemeinen fest angezogen, nur drei bis vier Bindentouren, welche um den inneren und äußeren Fußrand parallel zur Längsachse des Fußes herumgeführt werden und dazu dienen, den Sohlenteil des Gipsnegativs besonders stark zu machen, werden lose herumgeführt. Am freihängenden Fuß wird dann das Gewölbe durch kräftig streichende Bewegungen des Daumenballens herausmodelliert. Das Gipsnegativ zeigt jetzt die Form des Fußes mit gehobenem Gewölbe. Eine Einlage, die nach dieser Form gearbeitet würde, wird in der Regel dem Patienten nicht gut passen. Sie wird an vielen Stellen drücken und dem Patienten Schmerz bereiten. Das kommt daher, weil die Form des belasteten Fußes anders ist als die des freihängenden Fußes. Deshalb muß man, nachdem die Form am freihängenden Fuße herausmodelliert ist, den Patienten aufstehen lassen, aber nicht zu früh, solange die Gipsbindenschicht noch zu weich ist, sonst würde das Gewölbe des Gipses wieder einsinken, aber auch nicht zu spät, denn wenn der Gips erstarrt ist, kann sich die Form des belasteten Fußes nicht mehr abdrücken. In der richtigen Wahl des Zeitpunktes, wann man den Patienten auffordert, den eingegipsten Fuß zu belasten, zeigt sich am besten die Erfahrung des Arztes. Man läßt den Patienten dann auf dem Gips stehen bis die Gipsbindenschicht erstarrt ist. Gleichzeitig übt man, um ein Umknicken des Fußes in Valgusstellung zu verhüten, einen leichten Druck mit der Hand gegen den inneren Knöchel aus. Beim Pes valgus wird dieser Druck verstärkt, um den Fuß in Mittelstellung während des Erstarrens der Gipsabgüsse festzuhalten. Dann wird der Dorsalteil des Negativs auf dem untergelegten Gurt aufgeschnitten, das Negativ abgenommen und ausgegossen.

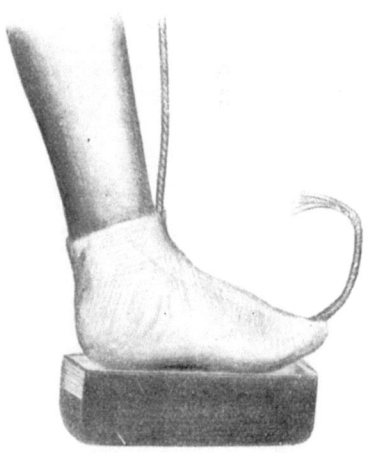

Abb. 21.

Um ein Brechen des Gipspositivs zu verhüten, führen wir in den erstarrenden Gipsbrei zwei verzinkte Stahldrähte von 2—3 mm Stärke ein. Nach einer halben Stunde kann man das Negativ entfernen und die Sohlenfläche des Positivs in der üblichen Weise glätten. Jetzt hat man die individuelle korrigierte und belastete Form des Fußes in Gips.

Nach meinen Erfahrungen genügt es, ohne die Stellung des Patienten zu wechseln, ihn mit dem Fuße gegen die breite Unterfläche eines Volkmannschen Verbandbänkchens treten zu lassen, um die belastete Form des redressierten Fußes zu erhalten (Abb. 21). Den Gurt ersetze ich durch eine starke Schnur (Abb. 22), welche eine Verletzung der Haut beim Aufschneiden sicher vermeiden läßt. Dieses Modell bildet die Grundlage für die anzufertigende Einlage. Es ist das

Wichtigste bei der ganzen Einlagefrage und muß vom Arzte selbst genau hergestellt werden. Das Material zu den Einlagen selbst ist indifferent. Lange selbst empfiehlt die Zelluloidaceton-

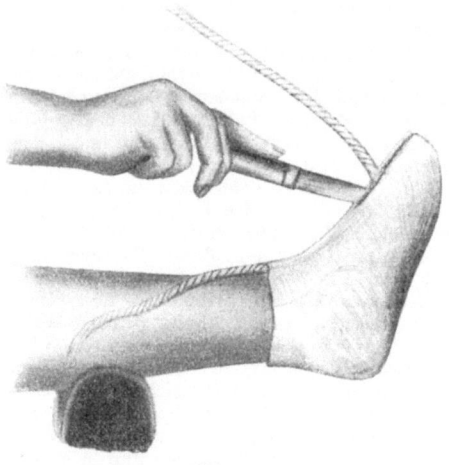

Abb. 22.

Technik, welche vom Arzte selbst ohne besondere Hilfsmittel ausgeführt werden kann. Er beschreibt seine Technik folgendermaßen:

Auf das leicht eingeseifte Gipspositiv kommt zunächst ein an den Rändern abgeschrägtes Stück Filz an der Stelle des Ge-

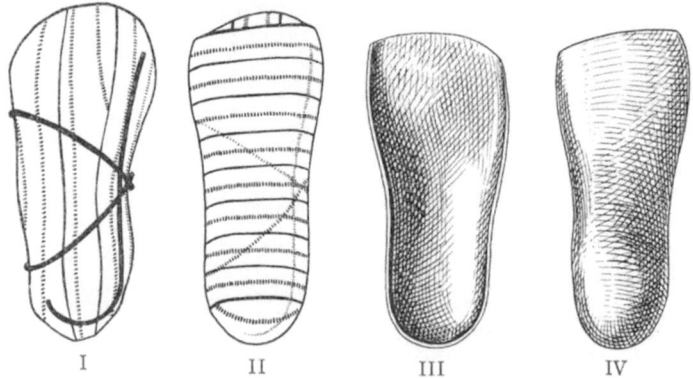

Abb. 23. Langesche Zelluloiddrahteinlage.

wölbeteiles. Der Filz wird an dieser Stelle besser vertragen als ein harter unnachgiebiger Stoff und infolgedessen kann man mit

Die Behandlung des Plattfußes.

dieser Einlage das Gewölbe höher heben als mit harten Metalleinlagen. Dann kommt eine Lage Längsgurte, die mit Zelluloidaceton bestrichen sind. Es folgen die drei Drähte, welche die Haltbarkeit der Einlage bedingen. Der dazu verwendete Stahldraht ist 2—3 mm stark. Die Lage der Drähte ist an der Abb. 23 zu ersehen. Bei Erwachsenen werden statt eines oft zwei oder drei Drähte nebeneinander gelegt, um die Tragfähigkeit zu erhöhen. Die Drähte müssen in dickes Zelluloidaceton angebettet werden, um vor Rost und Bruch geschützt zu sein. Am besten trägt man deshalb die Zelluloidlösung mehrmals am Tage in Zwischenräumen von mehreren Stunden auf und läßt die Zelluloidschicht an warmer Stelle am besten in der Nähe der Zentralheizung, 24 Stunden lang trocknen, ehe man die dritte Schicht, den quer verlaufenden Gurt, auflegt. Um ein glattes Anliegen aller dieser Schichten am Modell zu erreichen, wird jede Schicht für sich am Gipsmodell durch einen kräftigen Zwirnsfaden fest angewickelt. Wenn die Einlage völlig hart und trocken ist (in der Regel ist das nach 48 Stunden der Fall), wird sie vom Gips abgenommen, zugeschnitten und mit Leder innen und außen überzogen.

Bei der ausgesprochenen Valgusform wird von vornherein beim Abnehmen des Modelles Wert darauf gelegt, bei der Belastung durch Druck gegen den inneren Knöchel die Valgusstellung zu korrigieren. Die fertigen Einlagen werden dann an der Innenseite durch nach und nach aufgeklebte Linoleumstreifen oder Korkunterlage in Supinationsstellung gebracht.

Die Einlagen lassen sich auch aus anderem Material herstellen. Dies ist aber nur eine ganz nebensächliche Frage. Die Hauptsache bleibt der richtige Gipsabguß nach den von Lange angegebenen Prinzipien. Ich verwende zum Überziehen des Gipsmodelles Leder, wie wir es zur Anfertigung der Hessingschen Apparate kennen, und lasse nach der für die Hoffasche Sohle angegebenen Schablone (Abb. 20) eine Sohlenverstärkung aus Aluminiumbronze oder dem sehr leichten Magnaliumblech herstellen. Der Arzt ist leicht in der Lage, die einfache Technik selbst zu erlernen oder mit Hilfe eines Bandagisten oder sonstigen Technikers die Einlage über dem richtigen Gipsabgusse herzustellen. Die Hauptsache bleibt eben dieses gut ausgeführte Gipsmodell, welches unbedingt vom Arzte selbst herausmodelliert werden muß. Die Zelluloid-Technik ist einfach zu erlernen, ebenso die Ledermetall-Technik. Das Leder wird durch Eintauchen in heißes

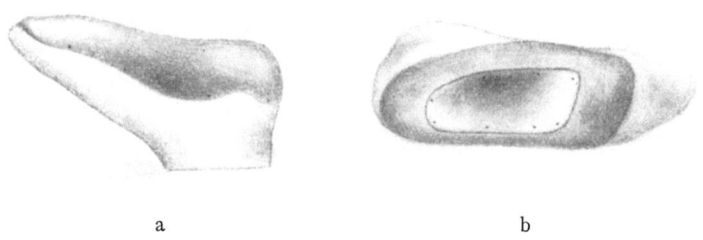

a   b

Abb. 24.

Wasser formbar gemacht und so über das Gipsmodell fest angespannt (Abb. 24). Das Aushämmern der Metallplatte kann der

Arzt selbst, wie ich mich in meinen Kursen überzeugt habe, leicht erlernen oder er kann sie von einem Mechaniker oder Zahntechniker, welche ähnliche Arbeiten nach Gipsmodellen zu leisten gewöhnt sind, leicht herstellen lassen.

Mit den geschilderten Behandlungsmethoden kommen wir im allgemeinen beim frei beweglichen Fuße aus. Die Heilung des kontrakten Plattfußes erfordert jedoch noch eine vorbereitende Behandlung, um zunächst die Beweglichkeit des Fußes soweit wie möglich wieder herzustellen, um dann die geschilderten Methoden anzuwenden. Untersuchen wir den schmerzhaften Fuß nach dem oben mitgeteilten Bewegungsschema (Abb. 1—5), so finden wir neben mehr oder weniger schwerer Behinderung der Plantarflexion beim kontrakten Plattfuße eine Behinderung der Beweglichkeit im Sinne der Supination, oder diese ist nur unter starken Schmerzen möglich. Die Art der hierbei einzuschlagenden Behandlung richtet sich nach dem Grade dieser Fixation. Während zunächst die Fixation in Pronationsstellung hauptsächlich durch Muskelspasmen bedingt ist, ist in vernachlässigten alten Fällen eine Schrumpfung der Bänder oder mehr oder schwere Knochenveränderungen vorhanden.

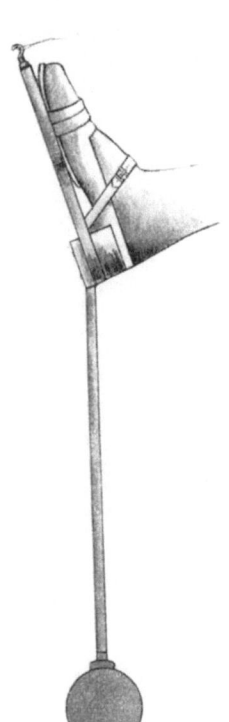

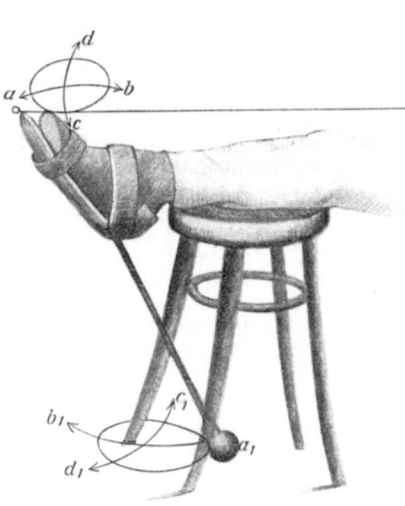

Abb. 25. Abb. 26.

Fußpendel improvisiert nach Herz.

Die einfachen Muskelspasmen des beginnenden fixierten Plattfußes lassen sich durch Massage, passive und später aktive Übungen beseitigen. Unterstützt wird diese Behandlung durch Behandlung mit Heißluftapparaten und Pendelübungen. Ein einfacher Fußpendel, welchen sich der Praktiker leicht selbst herstellen kann, ist von Herz angegeben (Abb. 25—26). Er besteht aus einer hölzernen

Fußplatte, welche in der Form einer Stiefelsohle zugeschnitten ist. An dieselbe ist ein halbkreisförmig gebogener Blechstreifen (B) angeschraubt, in welchen der Absatz des Stiefels zu liegen kommt. Die Sohle wird mit gut bepolsterten Riemen wie ein Schlittschuh am Fuß befestigt. An dem Fersenteil ist im Winkel von 120 ⁰ eine Pendelstange mit Gewicht angebracht. Mit dieser einfachen Pendelvorrichtung lassen sich Beugung und Streckung, Fußkreisen und Beinrollung bequem ausführen.

Neuerdings ist von Stephan eine Fußstelze mit schräger Fußplatte zur Mobilisierung des Plattfußes angegeben. Der Fuß

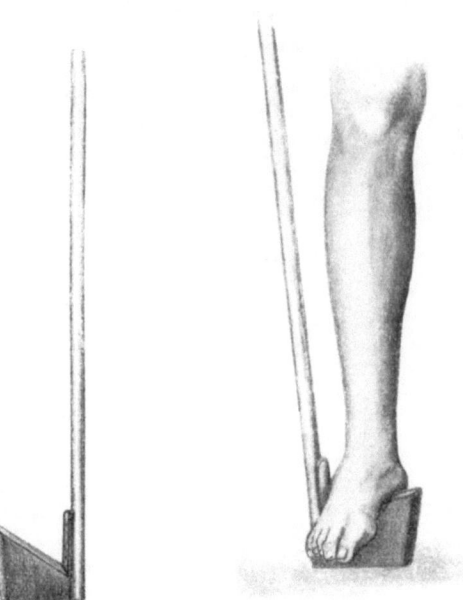

Abb. 27.   Abb. 28.
Fußstelze nach Stephan.

wird durch die Schwere des Körpers in Supination gebracht Ich kann den einfachen Apparat (Abb. 27, K. Stephan, Ilsenburg, D. R. G. M.) als sehr wirkungsvoll empfehlen. Die Patienten gehen täglich kürzere bis längere Zeit mit der Fußstelze umher und lockern sich auf diese Weise ihre Kontraktur (Abb. 28). Außer diesen mechanischen Hilfsmitteln ist die tägliche manuelle Massage und passive Redression notwendig. Die Redression hat den Muskelspasmus allmählich zu beseitigen (Abb. 29 zeigt die Art der redressierenden Übung deutlich.)

Bei dieser leichteren Form des kontrakten Plattfußes kommen wir mit diesen Methoden aus. Es genügt nun meistens, das Erreichte durch einen Verband zu fixieren. Für die geschilderten Fälle eignen sich sehr gut Heftpflasterverbände. Wir legen entweder analog dem Sayreschen Klumpfußverband, nur umgekehrt, einen breiten Heftpflasterstreifen an, welcher den Fuß in Supinations-

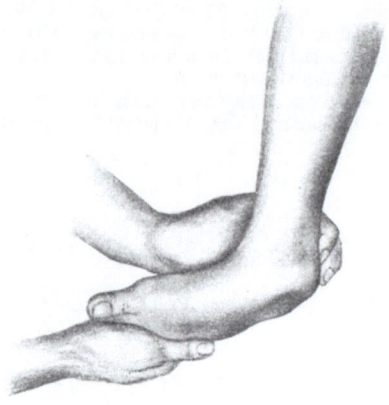

Abb. 29.

stellung fixiert. Abb. 30 zeigt die Art des Anlegens des Streifens, welcher vom Patienten leicht selbst angebracht werden kann.

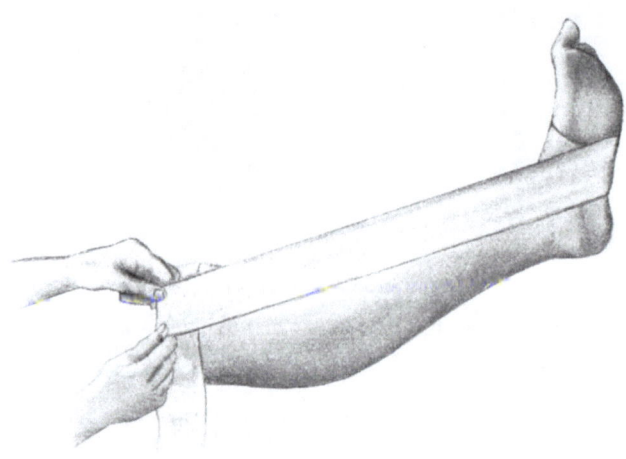

Abb. 30.

In etwas schwierigeren Fällen empfiehlt es sich, den komplizierteren Verband wie ihn Gibney zur Behandlung der Fußdistorsion ange-

Die Behandlung des Plattfußes.

geben hat, anzuwenden. Der Fuß wird in Supinationsstellung gehalten (Abb. 31) und nun werden sich dachziegelartig deckende Streifen angelegt, welche am äußeren Knöchel beginnen, über die Fußsohle zum inneren Knöchel nach der Innenseite der Wade

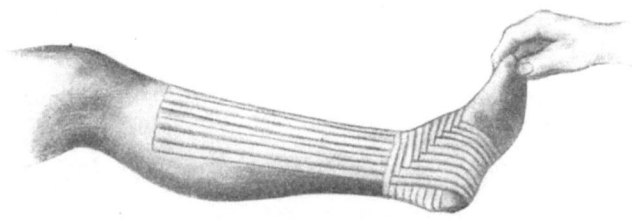

Abb. 31.

gehen. Jeder derartige Streifen wird durch einen kürzeren ihn rechtwinklig kreuzenden Streifen am Fußgelenk fixiert. Über das Ganze wird eine Mullbinde gewickelt. Die Patienten sind imstande, mit diesem Verbande sofort schmerzlos umherzugehen.

Gelingt es auf diese Weise nicht, die Kontraktur zu beseitigen, so haben wir nach Hübscher in vielen Fällen ein ausgezeichnetes Mittel, der Korrektur im Schlafe. Nach Hübschers Erfahrungen verschwinden die reflektorischen Muskelspasmen ohne Ausnahme während des natürlichen Schlafes, um sich bei dem ersten Bewegungs- oder Stehversuch mit gleicher Sicherheit wieder einzustellen. Die Mittel, mit denen Hübscher die nächtliche Korrektur zu erzielen sucht, sind sehr einfache und aus der beigegebenen Zeichnung (Abb. 32) leicht zu improvisieren: ein Fußbrettchen aus Lindenholz wird durch Annageln der entsprechenden Gurte zur anschnallbaren Sandale vervollständigt. Die drei elastischen Züge aus ca. 7 mm dickem Kautschukrohr werden durch die etwas engeren Löcher des Brettchens durchgezwängt und halten hier selbsttätig. Oben sind die Schläuche mittelst kleiner Ringe in einen Korsetthaken eingehängt, der durch einen spiraligen Heftpflasterstreifen am inneren Tibiaknorren anbandagiert ist. Durch Nachziehen der unteren Schlauchenden durch die engen Löcher kann die Kraft der beiden inneren Schläuche gegen den äußeren Antagonisten so abgestimmt werden, daß ein kräftiger Supinationszug entsteht, ohne daß dabei der leiseste Schmerz ausgelöst wird.

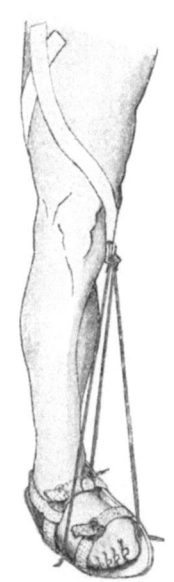

Abb. 32. Nach Hübscher.

Der äußere Pronationsbügel verhindert ein Abhebeln des Brettchens. Sobald der Patient sich zur Ruhe begeben hat, wird das Fußbrettchen angeschnallt und der Zug in Aktion gesetzt. Das Bild am nächsten Morgen ist meist ein überraschend erfreuliches, sowohl für den Arzt als noch mehr für den Patienten. Der Fuß, der oft monatelang eine Quelle scheußlicher Schmerzen war, wird nun ohne jede Anstrengung aktiv supiniert und wieder proniert. Wir sind dann sofort imstande, unter Korrektur des Valguswinkels den Gipsabguß für die definitive Langesche Einlage herzustellen.

Der Hübschersche Verband gibt uns auch zugleich in diagnostischer Hinsicht sofort sicheren Aufschluß: Füße, welche am folgenden Tage nicht supiniert sind, erweisen sich dadurch als keine reinen kontrakten Füße. Sie sind durch Bänderschrumpfung und Knochenveränderung bereits zum fixierten Plattfuß geworden. Bei diesen Füßen kann man noch, wenn die Veränderungen nicht bereits durch hinzugetretene schwere arthritische Erscheinungen irreparabel geworden sind, durch die Redression in Narkose viel erreichen. In tiefer Narkose wird versucht, den Fuß aus der Pronationsstellung allmählich in die Supination und Varusstellung überzuführen (Abb. 33 und 34). Ein Gipsverband fixiert zunächst

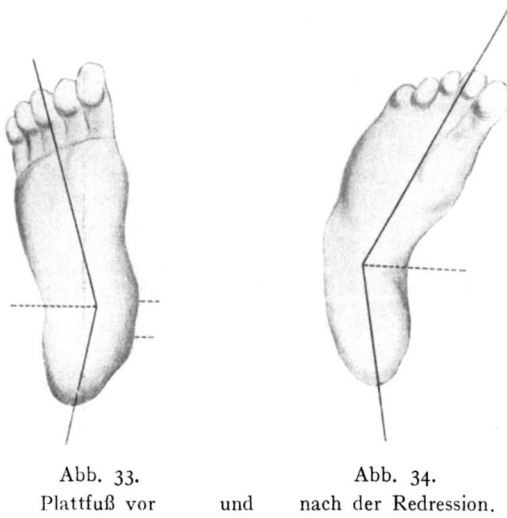

Abb. 33. Abb. 34.
Plattfuß vor und nach der Redression.

die erreichte Supinationsstellung auf etwa 4—6 Wochen (Abb. 35). Nach dieser Zeit kommen dann die übrigen Behandlungsmethoden: Massage, Gymnastik, Einlage usw. zur Geltung. Es gelingt bei nicht zu alten Fällen von Pes planus fixatus der Adoleszenten auf diese Weise häufig, noch normale Fußformen zu erreichen, während bei älteren Fällen jedenfalls eine wesentliche Besserung erzielt wird. Für veraltete Fälle mit arthritischen Veränderungen kommen Schienenapparate, die wir sonst völlig verwerfen, zur Anwendung, und zwar entweder Schuhe mit seitlichen Schienen, welche die schmerzhaften Supinations- und Pronationsbewegungen vermeiden, oder Hessingsche Apparate. Die chirurgische Behandlung derartiger Formen, die durch Keilentfernungen aus dem Fußwurzelgelenk oder durch Operation am Kalkaneus ein Fußgewölbe wieder herstellen wollen, will ich nur der Vollständigkeit halber erwähnen.

Bei der traumatischen Form des Plattfußes nach ungünstig geheilten Brüchen der Malleolen, schweren Distorsionen oder Supramalleolarbrüchen leistet häufig die Semelederische Schienenvorrichtung (Abb. 36), am außen erhöhten Absatz angebracht, ausgezeichnetes. Die Wirkung dieser Vorrichtung beruht darauf, daß das eigene Körpergewicht bei der Belastung des Beines durch

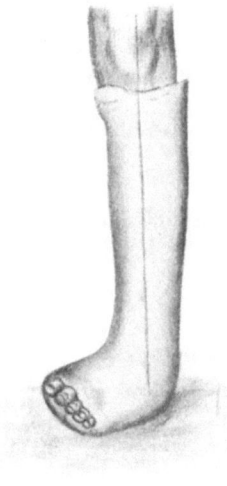

Abb. 35.

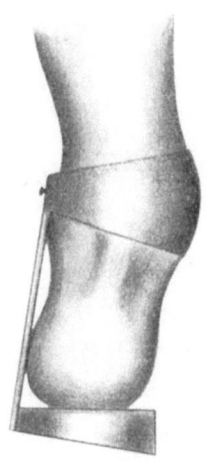

Abb. 36. Hebelschiene nach Semeleder.

Hebelwirkung zur Redression der Deformität herangezogen wird. Bei dieser Form ist die Trendelenburgsche Operation der lineären Osteotomie der Tibia dicht oberhalb des Fußgelenkes von großem Nutzen. Die operativen Erfolge bei den sonstigen Formen des schweren statischen Plattfußes sind vorläufig noch nicht allgemein anerkannt. Auf die einzelnen zahlreichen Methoden will ich, als außerhalb des Rahmens dieser Besprechung für den Praktiker stehend, mich nicht weiter einlassen.

Chirurgische Erkrankungen mit Indikation zu dringlichen Operationen.

Von **Professor Dr. Fritz Hohmeier,**
Oberarzt der chirurgischen Klinik zu Marburg

und

Privat-Dozent Dr. Georg Magnus,
Assistent der chirurgischen Klinik zu Marburg

Mit 21 Abbildungen.

I. Akute Entzündungen.

Die eitrigen Entzündungen veranlassen den Arzt einmal am häufigsten zu dringlichen Eingriffen, dann aber erfordern gerade diese Erkrankungen eine frühzeitig und geschickt durchgeführte Therapie. Sachgemäß behandelt gehören sie zu den dankbarsten Fällen; falsch beurteilt, mangelhaft operiert oder vernachlässigt, können sie zu ausgedehntem Verlust von Gliedmaßen, allgemeiner Blutvergiftung und schwerer Einbuße an Erwerbsfähigkeit führen.

Beginnen wir damit, die Erkrankungen an den Extremitäten, die **Panaritien und Phlegmonen,** in Hinsicht auf Symptomatologie, Diagnose und Therapie zu besprechen. Bekanntlich unterscheiden wir fünf Formen des Panaritiums: Das Panaritium subcutaneum, subunguale s. Paronychia, tendinosum, ossale, und articulare.

Das Panaritium subcutaneum ist eine Eiterung im Unterhautzellgewebe, in das die Erreger durch Hautschrunden oder unbedeutende, oft kaum beachtete Wunden eindringen. Bevorzugt von ihm wird die Beugeseite der Nagelglieder und der Übergang der Hohlhand in die Finger, Stellen, die oft kleinen Verletzungen ausgesetzt sind.

Die hier vom Papillarkörper senkrecht in die Tiefe ziehenden Bindegewebssepten teilen das subkutane Gewebe in einzelne, fest von einander abgeschlossene Fächer, und verhindern so eine diffuse Verbreitung der Entzündung. Der in ihnen festgehaltene Eiter kommt innerhalb der Gewebsmaschen unter hohen Druck und verursacht heftigen, zirkumskripten Schmerz. Gibt die zarte Haut der Hohlhand diesem Drucke nach, so kommt es zur Perforation und damit zur Spontanheilung. Bei schwielig veränderter Haut aber, die den Durchbruch nach außen verhindert, weicht der Eiter nach der Seite des geringsten Widerstandes, also nach dem Dorsum zu, aus, auf dem sich nun sehr bald ein starkes, entzündliches Ödem ausbildet, häufig genug die Ursache diagnostischen Irrtums und falscher Lokalisierung.

Die **Diagnose** muß sich, wenn der Eiter nicht schon durch die Haut schimmert oder durch Fluktuation nachweisbar ist, auf den umschriebenen Druckschmerz stützen. Mit dem palpierenden Finger oder besser dem Sondenknopf wird man den Herd scharf umgrenzen können. Das gleiche gilt für das **Panaritium subunguale**: auch hier ganz zirkumskripte Erkrankung und genaue Lokalisierbarkeit durch den umschriebenen Druckschmerz. Durch diesen Nachweis des Entzündungsherdes wird man sich am besten vor unzweckmäßigen Inzisionen in kollaterales Ödem schützen.

Das Übersehen des eigentlichen Sitzes der Eiterung kann zu verhängnisvollen Komplikationen dadurch führen, daß der in die Tiefe dringende Eiter übergreift auf die **Sehnenscheiden**, die **Knochen** oder die **Gelenke**.

Das **Panaritium tendinosum** ist eine Eiterung, die sich in der Sehnenscheide abspielt.

Die Infektion kommt zustande entweder durch Übergreifen von der Nachbarschaft her, oder durch direkte Verletzung der Sehnenscheide mit Eindringen von Entzündungserregern. Der Verlauf der Erkrankung wird an den einzelnen Fingern durch den verschiedenen anatomischen Bau der Scheiden beeinflußt. Die Beugesehnen der drei mittleren Finger sind nur bis zur Höhe des Grundgelenkes eingescheidet, während die Scheiden von Daumen und kleinem Finger einmal durchgehen, zweitens aber in der Hohlhand in ganzer Länge oft miteinander und mit dem gemeinsamen Schleimbeutel der oberen Beugesehnen kommunizieren, der seinerseits wieder bis über das Ligamentum transversum carpi hinaufreicht.

Kommt eine Infektion an den Sehnenscheiden der Mittelfinger zustande, so geht diese nur in verschleppten Fällen bei Durchbruch des Blindsackes in die Hohlhand über, während eine Eiterung in der Scheide des Daumens oder kleinen Fingers sich leicht in den großen Schleimbeutel fortsetzen und damit auf Hohlhand und Vorderarm übergreifen kann. Es besteht auch noch die Möglichkeit, daß durch die Kommunikation der Sehnenscheiden des ersten und fünften Fingers in der Vola miteinander eine am Daumen beginnende Eiterung auf den kleinen Finger übergreift und umgekehrt, und daß so das Bild der sogenannten **V-Phlegmone** entsteht.

Die **Diagnose** der Sehnenscheidenentzündungen ist entsprechend den anatomischen Verschiedenheiten erschwert. Die Druckempfindlichkeit im Verlauf der Sehnenscheide ist auch hier das Ausschlaggebende. Bei fortschreitender Entzündung kommt es zur Beugekontraktur des erkrankten Fingers, eine Stellung, die eingenommen wird, um die Sehnenscheide zu entspannen und damit die Schmerzen zu vermindern. Nun kann jedoch die entzündliche Schwellung, die ein Ödem in der Nachbarschaft verursacht, auch eine Beugestellung der nächststehenden Finger bewirken; aber hier läßt die oben erwähnte Druckempfindlichkeit und die Erhöhung des Schmerzes bei passiver Streckung den erkrankten Finger richtig erkennen. Bei den Entzündungen des ersten und fünften Fingers also ist die Druckempfindlichkeit in der Hohlhand und weiter hinauf nach dem Handgelenk und Unterarm zu ein sicheres Zeichen für das Weiterschreiten der Erkrankung. In diesem Stadium wird man auch selten eine Schwellung der Beugeseite des Handgelenkes und des Vorderarms vermissen.

Die Sehnenscheideneiterung kann natürlich ebenso wie das Panaritium subcutaneum zur Erkrankung des Knochens, dem **Panaritium ossale** führen, das andererseits aber auch durch direkte Infektion von außen entstehen kann.

Besonders in der Hohlhand ist die Nachbarschaft der Handwurzel und des Handgelenkes mit der Bursa eine ernste Gefahr.

Das Panaritium ossale zeigt im Kleinen das Bild der Osteomyelitis: Verdickung des Knochens, Eiter unter dem Periost und in der Spongiosa, teilweise oder vollständige Nekrose und schließlich Sequestrierung der Phalanx. Diese zirkuläre Auftreibung des Knochens gibt auch neben dem Druckschmerz im Beginn des Prozesses den Hauptanhaltspunkt für die Diagnose der Knochenerkrankung. Bei weiterem Fortschreiten der Zerstörung kommt es, wie bei der Osteomyelitis, zur Bildung von Fisteln, durch die hindurch sich der rauhe Knochen ohne Schwierigkeit nachweisen läßt und aus denen schließlich charakteristische pilzförmige Granulationspfröpfe herauswachsen. Daß unter allen Umständen, auch bei primärer Erkrankung des Knochens, eine starke Schwellung der Weichteile auftritt, liegt auf der Hand.

Sitzt der Prozeß in der Nähe der Epiphyse, so bricht der Eiter leicht ins Gelenk durch und verursacht das Panaritium articulare, dessen direkte Entstehung von außen oder von einer Weichteileiterung aus selbstverständlich auch möglich ist. Die Eiterung im Gelenk führt zur Einschmelzung des Knorpelüberzuges und zur weiteren Zerstörung des Knochens und der Kapsel. Daraus ergibt sich die Diagnose: zuerst Auftreibung des ganzen, stark schmerzhaften Gelenkes, dann abnorme Beweglichkeit der Gelenkenden und nach Zerstörung des Knorpels deutliche Krepitation. Hat sich bei nicht operativ behandelten Fällen der Eiter durch eine spontan aufgetretene Fistel entleert, so führt häufig der Abfluß synoviaähnlichen Sekretes zur richtigen Beurteilung der Erkrankung.

Zwei Momente sind für eine gute Durchführung der operativen **Therapie** von ganz besonderer Bedeutung, nämlich schmerzlos und blutleer zu operieren.

Bei ganz oberflächlichen subkutanen Panaritien mag der Chloräthyl-Spray ausreichen; für die tiefer liegenden Eiterungen aber ist unbedingt die Anwendung einer sicher wirkenden Betäubung notwendig und die besten Dienste leistet hier der Äther- oder Chloräthyl-Rausch. Beide sind auch bei den entzündlichen Erkrankungen der Lokalanästhesie vorzuziehen, da einmal die Injektion in das schon gespannte Gewebe sehr schmerzhaft ist, und zweitens bei der erschwerten Leitung die Anästhesie sehr spät, unvollständig oder gar nicht eintritt.

Außerdem ist der ungefährliche Äther- oder Chloräthyl-Rausch viel einfacher und leichter durchzuführen und führt schneller und sicherer zum Erfolg.

Blutleeres Operieren ist die zweite notwendige Vorbedingung und große Hilfe bei allen den Operationen, die eine gute Übersicht über ein tiefer liegendes Operationsfeld verlangen. Gerade für den praktischen Arzt, der ohne Assistenz arbeitet, ist das Fehlen der jede Orientierung störenden Blutung, die bei entzündlichen Prozessen ja besonders stark zu sein pflegt, ein unschätzbarer Gewinn. Außerdem verführt eine Blutung sehr häufig zu unzweckmäßigem oder nicht ausreichendem Operieren.

Die Anwendung der Blutleere muß nur so erfolgen, daß sie ihren Zweck erfüllt, ohne dem Patienten zu schaden; etwa bleibende Nervenläsionen fallen nicht der Methode zur Last, sondern sind immer auf zu festes Anlegen oder zu langes Liegenlassen zurückzuführen. Während an der unteren Extremität, wo die Dicke der Muskulatur die Nerven gut schützt, der stärker schnürende Schlauch angewendet werden kann, ist am Arm bei der oberflächlicheren Lage der Nerven und der schwächeren Muskulatur die glatte oder gewebte Gummibinde vorzuziehen. Die Binde, die man zur Milderung des Druckes am besten mit einigen Mullbindentouren unterpolstert, muß bei den Operationen an der oberen Extremität am Oberarm, und zwar unmittelbar über der Anschwellung des M. bíceps liegen. Denn weiter zur Schulter hin kommt der Plexus brachialis in Gefahr, während unterhalb dieser Stelle leicht der N. radialis, der hier auf der Rückseite des Humerus dicht auf dem Knochen verläuft, durch die Konstriktion lädiert werden kann. Ein Anlegen der Binde am Unterarm schließlich ist unzweckmäßig, da der doppelte Knochen hier jede Kompression der Weichteile verhindert. — Beim Anziehen der Binde soll jede Faltenbildung vermieden werden, da die Einklemmung der Haut starke Schmerzen ver-

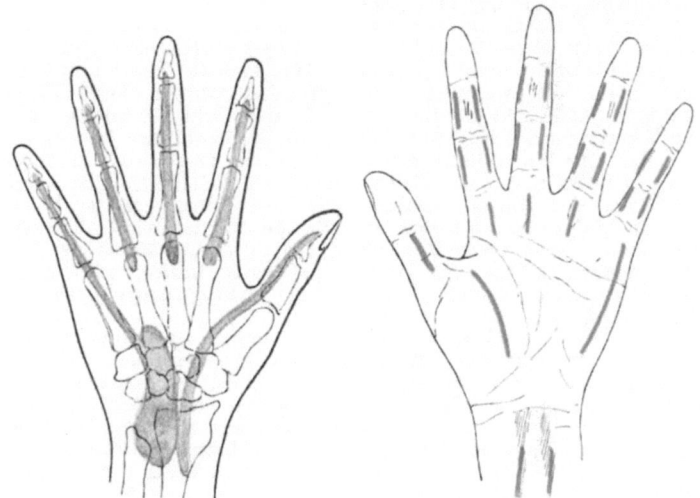

Abb. 1. Sehnenscheiden der Hand.   Abb. 2. Schnittführung zur Eröffnung der Sehnenscheiden.

ursacht. Drei bis vier mit gleichmäßig festem Zuge angelegte Touren genügen zur Herbeiführung der Blutleere. Der Rest der Binde wird unter die letzte, etwas gelockerte Tour untergesteckt. Dabei ist zu beachten, daß der Bindenkopf nicht gerade an eine Stelle zu liegen kommt, wo er durch Druck Schaden anrichten kann. In dem anämischen Gewebe sind die Lumina größerer Gefäße leicht zu erkennen und zu ligieren. Ist dies nicht der Fall, so empfiehlt es sich, die Binde zu lockern, die nun blutenden Gefäße zu fassen und zu unterbinden. Hierauf, oder, wenn eine besondere Blutstillung unnötig erscheint, nach Anlegung des Verbandes ist die Binde zu entfernen. Zu langes Liegenlassen der Binde — etwa über eine Stunde hinaus — ist der Lähmungsgefahr wegen zu vermeiden.

Hat man sich über Sitz und Umfang der Erkrankung orientiert, und hat man sich die beiden unerläßlichen Hilfsmittel der Blutleere und Narkose verschafft, so bietet die eigentliche Technik der Operation keine erheblichen Schwierigkeiten.

Nach Feststellung des Panaritium subcutaneum wird eine einfache **Inzision** in den meisten Fällen genügen, den Eiter zu entleeren. Bei den weit in die Tiefe gehenden interdigital lokalisierten kann eine **Gegeninzision** auf dem Dorsum zur Herstellung besserer Abflußbedingungen wünschenswert sein.

Die schwielige Verdickung der Haut erfordert häufig tiefe Inzisionen, ehe man auf Eiter kommt. Andererseits hüte man sich, blind in die Tiefe über den Eiter hinaus zu schneiden, da sonst leicht Verletzungen der Sehnen und Gelenke und damit Übertragung der Entzündung auf dieselbe stattfinden kann.

Ist die **Eiterung unter dem Nagel** eine zirkumskripte, so wird es in der Regel genügen, letzteren partiell abzutragen. Handelt es sich aber, wie meistens, um eine diffuse Entzündung des ganzen subungualen Gewebes mit Lockerung des Nagels, die man sehr gut durch Betasten mit einem Instrument nachweisen kann, so ist der ganze Nagel zu entfernen. Die eigentliche **Paronychie,** der sogenannte „Umlauf", ist eine oberflächliche Entzündung des Nagelfalzes, die, wenn sie zur Operation zwingt, durch flache Inzisionen bekämpft werden kann. Zu tiefe Schnitte führen leicht zur Verletzung des Nagelbettes und zur Verunstaltung des Nagels.

Die alte Behandlung des **Panaritium tendinosum** durch lange Inzisionen von der Fingerspitze bis zum Handgelenk, durch Eröffnung der ganzen Sehnenscheide mit Freilegung der Sehne und nachfolgender Drainage und Tamponade ist wohl allgemein verlassen. Diese weite Freilegung, die durch Austrocknung und Drucknekrose so oft zum Verlust der Sehne führte, wird heute vermieden durch **kleine, seitliche, paarig angelegte Inzisionen** (Abb. 2).

Die Schnitte sollen, wie Abb. 2 zeigt, seitlich etwas volar von der Mitte der Seitenfläche liegen und in ihrer Länge nicht ganz die der Phalanx erreichen. Nach Durchtrennung der Haut wird die **Sehnenscheide** eröffnet, das Messer vor der Sehne her nach der anderen Seite hin durchgestoßen und dort eine Inzision von gleicher Länge angelegt. Bei dieser mehr **volaren Lage** des Schnittes werden am besten die Fingerarterien vermieden. Die **Kürze** der Schnitte schützt vor zu weiter Freilegung der Sehne und vor Durchtrennung der die Sehne fixierenden Ligg. annularia. Die **seitliche Anlegung** der Inzisionen verhindert die Beeinträchtigung der Grifffläche durch spätere Narbenbildung.

Läßt eine sehr starke Schwellung der Weichteile auf eine besonders umfangreiche Eiterung schließen, so kann es richtiger sein, auf die seitliche Anlegung der Schnitte zu verzichten und medial zu inzidieren, aber auch hier mit kleinen, getrennten Schnitten. Denn kommt es zur Nekrose der stehen gelassenen Brücken, so hat man bei seitlicher Schnittführung zwei unverhältnismäßig große Wunden, die alle Gefahren der alten Methode in sich schließen und außerdem doppelt sind. Ferner soll die **Eröffnung der Sehnenscheiden in der Hohlhand** prinzipiell durch direkte Schnitte auf die Sehne zu erfolgen, auch wenn es sich darum handelt, die proximalen blinden Enden an den Sehnenscheiden der drei Mittelfinger aufzusuchen. Diese Blindsäcke verhindern, wie oben beschrieben, an den drei Mittelfingern **meist** das Übergreifen des Prozesses auf die Hohlhand, so daß hier gewöhnlich die beschriebenen Inzisionen ausreichen. Auch an Daumen und Kleinfinger genügen bei stationär bleibenden Erkrankungen diese Schnitte. Handelt es sich aber um ein Fortschreiten der Entzündung, ein Ereignis, was jederzeit eintreten kann, o sind wir gezwungen, die mit der Sehnenscheide zusammenhängenden Schleimbeutel der Hohlhand zu eröffnen, und müssen dies tun durch Schnitte, die eine Verletzung wichtiger Nachbarteile vermeiden.

Auf der Daumenseite beginnt der Schnitt 1 cm proximalwärts vom Metakarpo-Phalangealgelenk, wo er die noch ziemlich oberflächlich gelegene Sehnenscheide ziemlich leicht trifft. Man kann von hier aus die Scheide leicht am ulnaren Rande des Thenar verfolgen und eröffnen. Der Schnitt muß jedoch dem Handgelenk um zwei Querfinger fernbleiben, da man sonst Gefahr läuft, den hier durchtretenden Muskelast des N. medianus für den M. opponens zu verletzen. Kommt nach dieser Inzision bei Druck auf den Vorderarm noch Eiter aus dem proximalen Teil der Bursa radialis, so hat der Prozeß das Lig. carpi transversum überschritten und die Scheide muß oberhalb des Handgelenkes durch einen Schnitt eröffnet werden, der zwischen den meist palpablen Sehnen des M. flexor carpi radialis und palmaris longus verläuft. Sind die Sehnen nicht tastbar, so wird ein Schnitt 0,5 cm radialwärts von der Mittellinie des Vorderarmes die richtige Stelle treffen.

Die Eröffnung der Sehnenscheide des Kleinfingers erfolgt in der Hohlhand in der Richtung des Fingers, und zwar möglichst am ulnaren Rande der Hand, um eine Mitverletzung der vierten Sehne zu vermeiden. Hat der Prozeß das Lig. transversum überschritten, ist eine Eröffnung der Bursa im Bereich des Vorderarmes notwendig, so soll der Schnitt bei fühlbarem Ulnarispuls 1 cm radialwärts von der Arterie liegen. Ist er nicht palpabel, so ist die Grenze zwischen mittlerem und ulnarem Drittel der Unterarmfläche eine brauchbare Richtungslinie. Reicht das proximale Ende der Bursae nicht über den Rand des Lig. transversum hinaus, so kaen man den proximalen Rand desselben unbedenklich einkerben.

Hat der Eiter die Hohlhandschleimbeutel durchbrochen, hat die Entzündung auf das intermuskuläre Gewebe des Vorderarms übergegriffen, so muß über Schnittführung und Umfang des Eingriffes von Fall zu Fall entschieden werden. Man wird am besten zum Ziele kommen, wenn man durch vorsichtiges Auseinanderdrängen der Muskulatur dem Eiter folgt. Ist das Handgelenk in Mitleidenschaft gezogen, so lege man die Schnitte zur Eröffnung so an, daß eine spätere Resektion des Gelenkes von ihnen aus erfolgen kann (s. Abb. 7).

Hat der Prozeß auf den Knochen übergegriffen, so muß die Inzision für Entleerung des subperiostal angesammelten Eiters sorgen. Dieser Eingriff wird genügen, solange es sich um ein akut entzündliches Stadium handelt. Ist Knochennekrose eingetreten, bestehen Fisteln mit rauhem Knochen in der Tiefe, so ist eine Heilung nur nach Entfernung des Sequesters zu erwarten. Bei der Nagelphalanx ist dies zu erreichen ohne Verlust des Gelenks. Handelt es sich aber um eine der beiden anderen Phalangen, so kommt für die Praxis nur die Exartikulation in Betracht, wenn man nicht durch monatelange Behandlung ein spontanes Abstoßen der Sequester und eine immerhin mögliche Regeneration des Knochens abwarten will. Sind alle drei Phalangen erkrankt, so hat eine zuwartende Therapie keinen Zweck. Daß der für jeden Kranken verschiedene Wert der Finger einen gewissen Einfluß auf die Schnelligkeit, mit der man sich zur Exartikulation entschließt, ausüben wird, liegt auf der Hand.

Die Entfernung der Nagelphalanx geschieht am besten durch einen frontalen Schnitt über die Fingerbeere (Abb. 3), der den Knochen freilegt, ohne durch eine später auftretende Narbe die Tastfläche des Fingers zu beeinträchtigen.

Bei der Exartikulation der Mittelphalanx wird man am leichtesten das Gelenk treffen, wenn man bei rechtwinklig gebeugtem Finger auf der

Streckseite ½ cm distal vom Scheitel des Winkels quer inzidiert (Abb. 4). Ist die Haut auf der Beugefläche erhalten, so wird man den deckenden Hautlappen von dort nehmen, indem man das Messer nach Durchtrennung des Gelenks auf der Volarseite der Phalanx parallel zum Knochen distalwärts führt und nach Bildung eines ausreichenden Lappens quer die Haut durchschneidet. Ist keine gesunde Haut zur Deckung des Knochens vorhanden, so kann man ein Bloßliegen des Knochens dadurch vermeiden, daß man das Köpfchen der Phalanx abkneift und die Deckung von Streck- und Beugeseite her bewirkt.

Die Exartikulation im Grundgelenk geschieht von einem Ovalärschnitt aus, der auf dem Handrücken dicht hinter dem Köpfchen des Mittelhandknochens spitz ausläuft (Abb. 5). Wenn der Zustand der Haut am Grundglied es gestattet, so ist es ratsam, den Schnitt an den Seiten zur Gewinnung von Deckmaterial etwas weiter distal zu führen. Die Lappen legen sich dann, besonders da man bei entzündlichen Prozessen nicht nähen kann, gut über das Metakarpalköpfchen herüber. Führt man die seitlichen Schnitte zu nahe am Grundgelenk, so besteht die Gefahr, daß der Knochen unbedeckt bleibt und nun eine lange Granulation die Wundheilung verzögert. Die

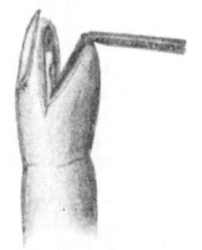
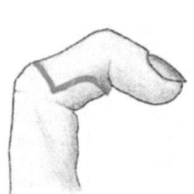
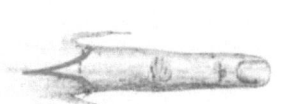

Abb. 3. Inzision der Nagelphalanx.   Abb. 4. Exartikulation der 2. Phalanx.   Abb. 5. Exartikulation der Grundphalanx

Eröffnung des Grundgelenks gelingt leichter von diesen seitlichen Schnitten, als von der Streckseite aus.

Führt die Knocheneiterung zur Mitbeteiligung eines oder mehrerer Gelenke, so gelten für diese Form des Panaritium articulare dieselben therapeutischen Vorschläge. Handelt es sich um eine reine eitrige Arthritis durch direkte Infektion von außen oder Fortleitung von den Weichteilen her, so wird man versuchen, das Gelenk und seine Funktion durch möglichst frühzeitige seitliche Inzisionen zu erhalten. Ist der Knorpelüberzug des Gelenkes zerstört, besteht Krepitation und noch Eiteransammlung im Gelenk, so ist auf eine Wiederherstellung der Gelenkfunktion nicht zu rechnen und die Resektion vorzunehmen. Es geschieht dies am besten durch einen queren Schnitt von der Streckseite her, von welchem aus die zerstörten Gelenkteile leicht zu entfernen sind. Die resezierten Knochenenden werden zusammengestellt, der Finger auf Schiene gelegt und nach Ausheilung des eitrigen Prozesses kann es trotz der Ankylose und geringen Verkürzung einen brauchbaren Finger geben.

All diese Prozesse sind trotz des Vorkommens schwerer Allgemeinerscheinungen lokal und bleiben es auch, wenn sie frühzeitig operiert werden, abgesehen von den Fällen, die sofort zur allgemeinen Sepsis führen. Wird dem Eiter kein Abfluß geschaffen, so besteht die Gefahr der Allgemeininfektion. Der häufigste

Weg ist das Eindringen der Krankheitskeime in die Lymphbahnen, das zu einer Entzündung derselben, zur Lymphangitis führt. Diese äußert sich im Auftreten roter, leicht infiltrierter, schmerzhafter Streifen, die nach den meist ebenfalls geschwollenen Lymphdrüsenpaketen hin zusammenlaufen, ein Prozeß, den wir überall am Körper beobachten können.

Im ganzen Verlaufe solcher entzündeter Lymphbahnen können die hier vordringenden Bakterien zu eitriger Einschmelzung von Gewebe führen, und so kommt es zu Abszessen, Phlegmonen und Bubonen. Eine genaue Beobachtung solcher Kranken ist durchaus notwendig, um derartige Lokalisationen des eitrigen Prozesses rechtzeitig zu entdecken und rechtzeitig durch Inzision zu kupieren. Am Oberarm hat man versucht, den Weitertransport der Keime zu verhindern durch Unterbrechung der nach der Achselhöhle hinstrebenden Lymphgefäße. Die Inzision wird auf der Innenseite des Oberarms in einer Länge von 5 cm geführt bis auf die Faszie, alle im subkutanen Gewebe laufenden Lymphgefäße durchtrennend. Auf diese Weise werden die hier einmündenden Bahnen unterbrochen und die in ihnen fortkriechenden Bakterien abgefangen. Nach Unterbindung der blutenden Venen werden die Wundränder durch lockere Tamponade auseinander gehalten und so für dauernden guten Abfluß gesorgt. Damit wird es häufig gelingen, einer Vereiterung der schon in Mitleidenschaft gezogenen Lymphdrüsen vorzubeugen.

Die eitrige Einschmelzung einer Lymphdrüse, der Bubo, wird häufig ein operatives Vorgehen erfordern. Man halte sich nicht mit Punktionen und Injektionen von Medikamenten auf, sondern inzidiere, wo sich Eiter nachweisen läßt, vermeide aber, wie bei jedem anderen akut entzündlichen Prozeß, das Auskratzen solcher eingeschmolzener Drüse mit dem scharfen Löffel, durch das leicht eine Propagation bedingt wird. Auch die Exstirpation harter, tiefer Drüsen ist für die Praxis wegen der gefährlichen Nähe der großen Gefäße, die die Operation kompliziert, nicht empfehlenswert. Es ist besser, diese durch feuchte Verbände zum Zurückgehen oder zur Einschmelzung zu bringen.

Differentialdiagnostisch wichtig ist in der Achselhöhle das Vorkommen der Schweißdrüsenentzündung, der Hidradenitis, die häufig genug mit einem Bubo axillaris verwechselt wird. Da es sich hier um eine Erkrankung von Gebilden handelt, die in der Haut selber liegen, so wird letztere von vornherein durch starke Schwellung, Rötung und Schmerzhaftigkeit in Mitleidenschaft gezogen. Diese weitgehende Mitbeteiligung, die diffuse, primär oberflächliche Infiltration der Haut, spricht am besten gegen eine aus der Tiefe nach der Oberfläche hinstrebende Entzündung, bei der erst nach längerem Bestehen eine so starke Miterkrankung der Haut aufzutreten pflegt. Es ist von Wichtigkeit zu wissen, daß die zur Beseitigung dieses Leidens angelegten einfachen Inzisionen häufig nicht genügen, sondern daß der Prozeß bei einfacher Spaltung der oberflächlichen Abszesse von Schweißdrüse zu Schweißdrüse fortschreitet und erst dann zur Ausheilung kommt, wenn man ähnlich, wie wir es später beim Furunkel sehen werden, die Haut durch Kreuzschnitt spaltet, die Zipfel weit unterminiert und so die Drüsen zur Verödung bringt.

Ist hier ein operatives Vorgehen unter allen Umständen ratsam, so hüte man sich, auf ein Erysipel einzuschneiden, bei dem es sich ja auch um eine akute Entzündung von Gebilden der Haut handelt, ehe man nicht Abszesse nachweisen kann. Bei der Lymphangitis des Armes kann außer in den Drüsen der Achselhöhle eine Arretierung der Keime in den subpektoral gelegenen Drüsen stattfinden und sich daraus ein **subpektoraler Abszeß** entwickeln.

Die **Diagnose** ist durch Vorwölbung des M. pectoralis major und starke Druckschmerzhaftigkeit an seinem lateralen Rande, sowie etwa nachweisbare Fluktuation leicht zu stellen. Die **Inzision** erfolgt am besten vom äußeren Rande des Brustmuskels her. Wegen der Nähe der großen Gefäße ist es am vorteilhaftesten, nach scharfer Durchtrennung der Haut und des subkutanen Gewebes mit der Kornzange **stumpf** auf den Abszeß einzugehen und, sobald der Eiter sich zeigt, durch Spreizen der Branchen die Öffnung zu erweitern, ein Verfahren, das sich ganz allgemein zur Entleerung tiefliegender Eiterungen empfiehlt.

Daß bei allen lymphangitischen Prozessen eine **Ruhigstellung** und **Hochlagerung** des erkrankten Gliedes den Heilverlauf günstig beeinflußt, sei hier nur kurz erwähnt.

Ausgehend von der Lymphangitis oder auch durch direkte Infektion von außen kann es zur eitrigen Entzündung des Zellgewebes in allen Schichten der Weichteile, zur **Phlegmone** kommen. Je nachdem es sich um einen Prozeß im subkutanen Gewebe oder unter der Faszie oder im intermuskulären Bindegewebe handelt, je nachdem die Entzündung noch beschränkt oder bereits im Fortschreiten begriffen ist, muß über Länge und Tiefe der Inzisionen in jedem Falle entschieden werden. Hervorzuheben ist aber, daß man bei diesen Erkrankungen die Schnitte **möglichst ausgiebig** anlegen soll, um einem Fortschreiten von vornherein entgegenzuarbeiten. Hat der Eiter auf weite Strecken hin das Gewebe unterminiert, sind Taschen und Senkungen entstanden, so können nur ausgiebige Inzisionen guten Abfluß verschaffen. Auch bei allen diesen Eingriffen soll, wenn irgend möglich, Narkose und Blutleere die Operation unterstützen. Trifft eine Inzision nicht auf Eiter, so ist auch die Entspannung des Gewebes zur Linderung der Schmerzen und der Abfluß der Ödemsflüssigkeit von Nutzen. Ist eine progrediente Phlegmone an den Extremitäten auch durch weitgehende Spaltungen nicht zum Stehen zu bringen, wird der Zustand des Kranken bedrohlich, so bleibt als letztes lebensrettendes Mittel nur die **Amputation** des erkrankten Gliedes.

Ganz besonders gefürchtet sind wegen der Gefahr der Senkung des Eiters nach dem Kehlkopf und dem Mediastinum zu die Phlegmonen im lockeren Bindegewebe des **Halses**. Ob der Prozeß von Infektionen der Mundschleimhaut, der Tonsillen, der Submaxillaris, der Halsdrüsen oder von äußeren Wunden aus entstanden ist, ob er sich subkutan ausbreitet, im lockeren Gewebe zwischen Luftröhre und vorderen Halsmuskeln senkt, oder aber der Gefäßscheide folgt, stets ist die Gefahr dieselbe: **Kompression der oberen Luftwege** oder **Senkung der Eiterung in das unzugängliche Mediastinum**, und stets muß die Therapie dieselbe sein: möglichst frühzeitige und möglichst umfangreiche Spaltung.

Während bei den oberflächlichen Eiterungen die Eröffnung am besten **scharf** erfolgt, ist, wie schon gesagt, bei tiefem Sitz zur Vermeidung der hier ziemlich oberflächlichen Gefäße ein Aufsuchen des Eiters mit der **Kornzange** zu bevorzugen.

Bei den am **Kieferwinkel** lokalisierten Phlegmonen kann man das Vordringen des Instrumentes mit dem Finger vom Munde aus kontrollieren. Selbstverständlich hat nachfolgende ausgiebige Drainage für weiteres Offenbleiben der stumpf angelegten Spalten zu sorgen.

Stets soll man daran denken, bei allen Halsphlegmonen das **Tracheotomie-Besteck** (s. Abb. 19) parat zu halten, da plötzlich eintretende Atemnot zur raschen Anlegung des Luftröhrenschnittes zwingen kann.

Möglich, wenn auch nicht häufig, ist die Entstehung einer Halsphlegmone aus der **Parulis**, dem Zahngeschwür. Solange die Eiterung auf die Wurzelhaut beschränkt ist, wird die **Extraktion des Zahnes** mit oder ohne **Spaltung des Abszesses** vom Munde her genügen. Ist bereits eine Senkung nach dem Halse hin aufgetreten, so wird man ohne **äußere Inzision** nicht auskommen. Diese ist dann möglichst unterhalb des Unterkieferrandes anzulegen, um die unteren Fazialisäste zu schonen.

Am Thorax kann die **Mastitis** der Ausgangspunkt für eine Phlegmone sein, die im retromammären Gewebe sich entwickelt und hier zur Eiterung führt. Das Ereignis kann eintreten, wenn die zunächst oberflächlichen Abszesse nicht früh genug erkannt und entleert worden sind. Zur Entleerung der eigentlichen Drüsenabszesse müssen die Inzisionen **radiär** zur Mamilla angelegt werden (Abb. 6), denn nur so ist weitgehende Schonung des Drüsenparenchyms und der Ausführungsgänge möglich. Man begnüge sich mit kleinen Inzisionen, denn die hier sehr zu empfehlende Saugglocke schafft auch aus kleinen Öffnungen den Eiter gründlich heraus. Die retromammäre Eiterung erfordert unter Umständen eine Durchtrennung des Brustmuskels und führt damit zu umfangreicheren Eingriffen.

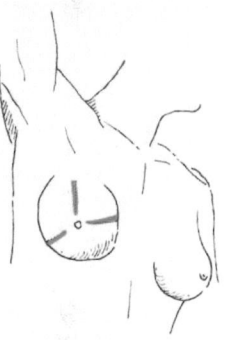

Abb. 6. Schnittführung bis Mastitis.

Bei allen ausgedehnten lymphangitischen Prozessen, bei der fortschreitenden Phlegmone, bei allen Eiterungen in der Nähe von Gelenken (Osteomyelitis!), schließlich auch von außen her kann es zur **Infektion eines Gelenkes** kommen. Dies Ereignis frühzeitig zu erkennen und frühzeitig dem Eiter Abfluß zu schaffen, ist von ganz besonderer Wichtigkeit deshalb, weil hierbei von vornherein die schweren Erscheinungen der Allgemeininfektion aufzutreten pflegen: Schüttelfrost, hohes Fieber und die in vielen Fällen rasch zum Tode führende Sepsis. Außerdem wird baldige Entleerung einer schweren Zerstörung im Gelenk sicher vorbeugen und die Wiederherstellung guter Funktion ermöglichen.

Das Gelenk schwillt an, wird **rot** und **heiß**, bei jeder Bewegung außerordentlich **empfindlich**. Die Kranken suchen eine möglichst schmerzlose **Ruhelage** für das Gelenk und halten es in dieser fixiert. Bald werden die Konturen verstrichen und der Erguß durch **Fluktuation** nachweisbar; bei den tiefer liegenden Gelenken ist naturgemäß dieses für die Diagnose sehr wichtige Symptom nicht zu konstatieren. Darum ist man bei letzteren zur sicheren Feststellung der Erkrankung auf die **Punktion** angewiesen, die bei den zugänglichen Gelenken nur bei zweifelhafter Diagnose angewendet werden soll.

Stößt man auf Eiter, so muß unter allen Umständen die Eröffnung des Gelenkes angeschlossen werden, da sonst aus der prall gefüllten Kapsel der Eiter in die benachbarten Weichteile durchbricht und hier schwere phlegmonöse Prozesse mit weitgehenden Senkungen hervorruft. Die Inzision muß ausreichenden Abfluß schaffen. Ist der breite Zugang zum Gelenk durch vorliegende Knochenteile verdeckt, so ist von vornherein deren Entfernung, eine partielle Resektion, notwendig.

Von wo aus man am sichersten und bequemsten mit der Kanüle ins Gelenk hineinkommt, durch welche Schnitte man am besten die Eröffnung bewerkstelligt, soll an den einzelnen Gelenken kurz erörtert werden.

Am **Handgelenk** ist die beste Punktionsstelle der Mittelpunkt einer Linie, welche die Spitzen der beiden Processus styloidei miteinander verbindet. Der Zugang wird noch erleichtert, wenn man die Hand in leichte Beugestellung bringt, was allerdings bei

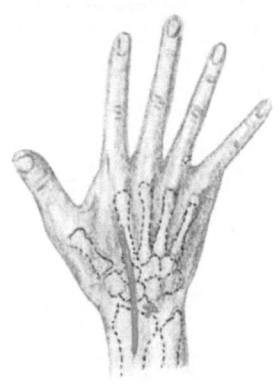
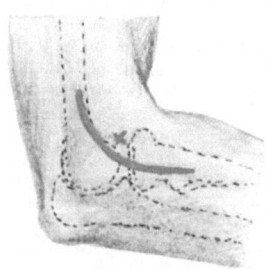

Abb. 7. Handgelenk. Abb. 8. Ellenbogengelenk.

entzündlichen Prozessen der großen Schmerzhaftigkeit halber nicht immer gelingt.

Die Eröffnung der Gelenke geschieht am besten vom Langenbeckschen Resektionsschnitt aus, also von einer Inzision, die von der Mitte der Mittelhand an der radialen Seite der Strecksehne des Zeigefingers entlang nach der Mitte des unteren Radiusendes hin verläuft (Abb. 7). Der Schnitt hat den Vorteil, daß von ihm aus bei fortschreitender Eiterung und ungenügendem Abfluß die Resektion der Handwurzelknochen angeschlossen werden kann.

Bei Erguß in das **Ellenbogengelenk** wölbt sich die Kapsel am deutlichsten am medialen Rande das Olekranon vor. Von hier aus kann die Punktion erfolgen; aber ebenso leicht ist es, von vorn in das Gelenk zu gelangen. Man bestimmt sich durch Drehbewegungen des Unterarmes das Radiusköpfchen, was bei der vorn meist geringeren Schwellung ohne Schwierigkeit gelingt, und sticht am oberen Rande desselben die Nadel ein.

Die Eröffnung der Gelenke geschieht ebenfalls am besten von dieser Stelle aus durch einen Schnitt, der leicht bogenförmig in der Richtung des gebeugten Armes über das Radiusköpfchen verläuft (Abb. 8). Den besten

Chirurgische Erkrankungen mit Indikation zu dringlichen Operationen. 795

Abfluß erreicht man, wenn man von diesem Schnitt aus das Radiusköpfchen mit dem Meißel abschlägt, ein Eingriff, der an sich bei Ausheilung der Eiterung für die spätere Funktion keinerlei nachteilige Folgen hat.

Den besten Zugang zum **Schultergelenk** für die Punktion gibt eine extreme Außenrotation des Oberarmes. Dabei wird das Gelenk von vorn frei dadurch, daß die Tuberkula nach hinten ausweichen. Bei nicht zu stark gespannter Kapsel fühlt man die Rundung des Kopfes ganz gut unter der Haut, und wenn man dann die Nadel zwischen Kopf und Akromion einsticht, wird man unschwer ins Gelenk kommen.

Die Eröffnung des Schultergelenkes geschieht ebenfalls bei sagittal gestellter Hand von vorn her und zwar durch einen Schnitt, der von der Vorderecke des Akromion beginnend senkrecht nach unten durch die medialen

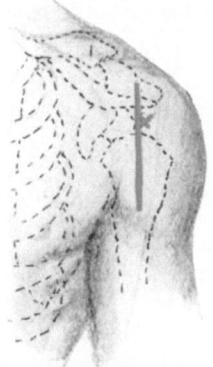 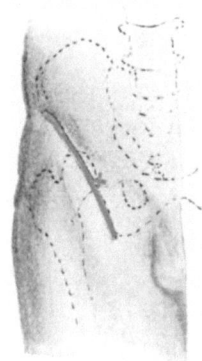

Abb. 9. Schultergelenk.   Abb. 10. Hüftgelenk.

Bündel des Deltoides geführt wird (Langenbeck) (Abb. 9). Eine Verletzung der größeren Gefäße und des N. axillaris ist mit diesem Schnitt nicht möglich.

Direktes Durchstoßen des Messers bis auf den Knochen ist bei Gelenkvereiterungen nicht ratsam, sondern es empfiehlt sich, die Weichteile schichtweise zu durchtrennen unter guter Versorgung der bei entzündlichen Veränderungen immer besonders stark blutenden Gefäße.

Bei den tiefliegenden Gelenken, der Schulter sowohl wie der Hüfte, ist es notwendig, zur Herstellung einer guten Drainage auf der Rückseite Gegeninzisionen anzulegen. Eine Kornzange wird durch Gelenk geführt, nach hinten vorgestoßen und auf die nun gut fühlbare Spitze eingeschnitten. Auf diese Weise werden Mitverletzungen von Gefäßen und Nerven am leichtesten vermieden.

Die Punktion des **Hüftgelenkes** muß von der Vorderseite aus erfolgen. Da ein Durchfühlen der Gelenkteile wegen der darüber liegenden dicken Muskeln nicht möglich ist, so muß man sich mit der Nadel in das Gelenk hineintasten. Die Kanüle wird am besten die Gelenkhöhle treffen, wenn man sie nach Bestimmung des horizontalen Schambeinastes dicht unterhalb desselben zwei Querfinger lateral von der Arterie am medialen Sartoriusrande senkrecht in die Tiefe sticht.

Die Eröffnung des Hüftgelenkes wird zweckmäßig ebenfalls von vorn her ausgeführt. Der Hautschnitt läuft dem M. sartorius folgend 1 cm unterhalb und medial von der Spina iliaca ant. sup. beginnend schräg nach unten (Abb. 10). Nach Durchtrennung des Unterhautzellgewebes wird der mediale Rand des Sartorius und Rectus femoris freipräpariert. Zieht man diese beiden Muskeln lateralwärts, so kommt in der Tiefe der Ileopsoas zum Vorschein, an dessen lateralen Rand man bei Abduktion und Außenrotation des Beines die Gelenkkapsel leicht erreichen und durchtrennen kann.

Am leichtesten ausführbar ist die Punktion des **Knies** wegen der Weite und bequemen Zugänglichkeit der Kapsel. Die Nadel wird am besten an der Außenseite des Gelenkes, einen Querfinger lateral und oben vom Patellarande eingestochen.

Zur Eröffnung des Kniegelenkes dient ein Schnitt parallel dem Außenrande der Patella, einen Querfinger von ihm entfernt (Abb. 11). Bei vorgeschrittener Eiterung wird am besten eine Inzision auf der medialen Seite

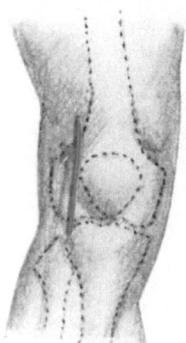

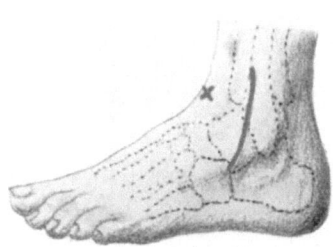

Abb. 11. Kniegelenk.   Abb. 12. Fußgelenk.

hinzugefügt, da ein Ableiten nach hinten wegen der in der Kniekehle liegenden großen Gefäße und Nerven nicht möglich ist.

Zur Punktion des **Fußgelenks** bestimmt man sich am besten den Sinus tarsi und geht von hier aus mit der Nadel zwischen Talus und vorderem Tibiarande ins Gelenk.

Die Eröffnung erfolgt durch einen Längsschnitt, der am vorderen Rande des Malleolus externus verläuft, und von dem aus man leicht in das Gelenk eindringen kann (Abb. 12). Bei starker Schwellung der Kapsel und der übrigen Weichteile und dadurch behindertem Abfluß ist es zweckmäßig, den von diesem Schnitt leicht erreichbaren äußeren Knöchel mit dem Meißel quer zu durchtrennen und zu entfernen.

Im allgemeinen sei noch bemerkt, daß die Punktion unter allen Kautelen der Asepsis zu erfolgen hat, und daß sie einen Eingriff darstellt, mit dem man nicht zu sorglos umgehen soll. Oft genug sind leicht erkrankte Gelenke durch die Punktion schwer infiziert worden und die verhängnisvollsten Komplikationen daraus entstanden. Was die **Technik der Punktionen** im allgemeinen anlangt, so sei hervorgehoben, daß nicht zu dünne Kanülen dazu verwendet werden sollen. Außerdem ist es ratsam, vor Einführung der Nadel die Haut stark zu verziehen, um zu verhindern, daß der Einstich in der Haut und der in der Kapsel in gleicher Linie liegen, wodurch einmal eine Kommunikation der Gelenkhöhle mit der Außenwelt entsteht, und zweitens ein fortwährendes Aussickern des Gelenkinhaltes ermöglicht wird. Nach Eröffnung des Gelenkes ist für dauernden Abfluß des Eiters durch ausgiebige Drainage zu sorgen. Das Durchführen von Drains quer durch die Gelenkhöhle ist am besten zu vermeiden. Bei beginnender Eiterung kann man den Versuch einer Kupierung machen, indem man die Höhle mit 3 %iger Karbolsäurelösung ausspült. Die Ruhigstellung der erkrankten Gelenke versteht sich wohl von selbst. Die bisher geschilderten Eingriffe genügen meistens, um drohende Lebensgefahr abzuwehren. Die bei länger bestehender Eiterung notwendig werdenden sekundären Gelenkoperationen sind bei ihrem Umfange und der schwierigen Nachbehandlung für die Praxis undankbar.

Erkrankungen in der Umgebung der Gelenke können Affektionen der Gelenke selbst vortäuschen und vor allen Dingen sind es die Entzündungen der Schleimbeutel, die zu diagnostischen Irrtümern Veranlassung geben können. Die eitrige Bursitis, die am häufigsten am Knie und am Ellenbogen auftritt, läßt in der Tat bei ausgedehnter Weichteilschwellung an eine Gelenkentzündung denken. Dem aufmerksamen Untersucher jedoch wird das Freisein der Gelenkhöhle selbst und die Tatsache, daß der Eiter vor dem Gelenk liegt, nicht entgehen.

Wie oben erwähnt, ist häufig der Ausgangspunkt für eine eitrige Arthritis die Osteomyelitis, die Knochenmarkeiterung, aber in der Regel nur dann, wenn die eigentliche Erkrankung nicht früh genug erkannt ist. Denn die in der Nähe des Gelenks sitzenden Knochenherde führen zuerst nur zu einem serösen, dem sogenannten sympathischen Erguß, der bei frühzeitiger Entleerung des Eiters aus dem Knochen wieder verschwinden kann. Es wäre deshalb auch falsch, jedes im Verlauf einer Osteomyelitis anschwellende Gelenk zu eröffnen, sondern ratsamer ist es, nach folgendem Grundsatz zu verfahren: Hat der Eiter nach der Operation aus dem Knochen genügenden Abfluß, zeigt die Temperatur fallende Tendenz, schwillt das Gelenk ab, während sich das Allgemeinbefinden hebt, so ist Abwarten geboten. Bleibt aber trotz ausreichender Eröffnung des Knochenherdes das Allgemeinbefinden schlecht, die Temperatur hoch, nimmt Schwellung und Schmerzhaftigkeit des Gelenkes zu, so ist aus oben angeführten Gründen eine Probepunktion und bei positivem Ausfall eine Eröffnung des Gelenkes unerläßlich.

Die Osteomyelitis selber hat meist einen so charakteristischen Anfang, daß ihre Erkennung bei aufmerksamer Untersuchung dem Arzte nicht entgehen sollte. Ein meist plötzlich, nicht selten unter Schüttelfrost und schwerer Störung des Allgemeinbefindens auftretender Spontan- und Druckschmerz des Knochens leitet den Prozeß ein. Dazu gesellt sich bald eine Auftreibung des Knochens und Infiltration der umgebenden Weichteile. Diese Symptome sind meist so schwer, daß der Arzt frühzeitig genug gerufen wird und bei gründlicher Untersuchung, bei der die Anwendung des Thermometers nicht vergessen werden darf, sich nicht mit der Diagnose „Muskelrheumatismus" oder „Wachstumsbeschwerden" begnügen wird. Die Therapie hat darin zu bestehen, daß man in Narkose und unter Blutleere auf die schmerzhafte Knochenpartie einschneidet, dem Eiter, der in den Weichteilen und unter dem Periost lokalisiert ist, breiten Abfluß verschafft, den Knochen bloßlegt und dann mit ein paar Meißelschlägen die Markhöhle in der Längsrichtung des Knochens freilegt. Ist das Periost in größerem Umfange durch Eiter abgehoben, so sind mit Erweiterung des Hautschnittes mehrere derartige Eröffnungen der Markhöhle anzulegen. Ausgedehnte Osteotomien, wie auch die späteren Sequesteroperationen sind in der Praxis schwer durchführbar.

Das Kapitel der entzündlichen Erkrankungen wollen wir mit der Besprechung des **Furunkels** und **Karbunkels** beschließen. Der Furunkel ist eine eitrige Entzündung in den tiefen Schichten der Haut, ausgehend von einer Infektion des Haarbalges und der Talgdrüsen. Das Charakteristische des Prozesses ist die pfropfförmige Nekrose, nach deren Sequestrierung und spontaner Ausstoßung Heilung eintritt. Diese Abstoßung kann man unterstützen durch Ansetzen der Saugglocke oder feuchte Verbände. Beides darf aber nur so lange angewendet werden, als die Entzündung stationär ist. Nimmt die Infiltration der Umgebung zu, treten Drüsenschwellungen und Störungen des Allgemeinbefindens auf, so ist sofort operativ vorzugehen. Während bei kleinen Furunkeln eine einfache Inzision zur Freilegung der Nekrose ausreicht, ist bei größeren eine kreuzförmige Spaltung notwendig, die gerade bis ins Gesunde hineinreichen soll. Der Anwendung des Pacquelin zur Kupierung der Furunkel möchten wir widerraten.

Eine Sonderstellung nehmen die Furunkel im Gesicht ein, wo sie am häufigsten an der Oberlippe vorkommen. Während man kleine Furunkel am übrigen Körper in der Regel zuerst konservativ behandeln kann, ist bei diesen eine möglichst frühzeitige Spaltung unbedingt notwendig, da von ihnen aus bei zu lange fortgesetzter zuwartender Behandlung sehr oft eine rasch fortschreitende Lymphangitis und Thrombophlebitis ausgeht, die nicht selten auf das Gehirn übergreift und so zum Tode führt.

Um die Entzündung möglichst früh auf ihren Herd zu beschränken, sind weit ins Gesunde reichende Kreuzschnitte mit Unterminierung der Zipfel anzulegen. Eine Entstellung braucht man nicht zu fürchten, da auch große Schnitte erfahrungsgemäß gut und glatt heilen.

Der **Karbunkel,** der in einer gleichzeitigen Infektion mehrerer Haarbälge besteht, zeigt in der Regel von vornherein eine Neigung zur Progredienz, so daß hier eine konservative Therapie unter keinen Umständen am Platze ist; sondern hier kann nur möglichst frühzeitige und möglichst umfangreiche Spaltung den Prozeß zum Stehen bringen. Die Inzision erfolgt prinzipiell durch Kreuzschnitt.

Die Schnitte gehen hier auf die Faszie und von ihnen aus erfolgt die Unterminierung der vier Zipfel bis ins Gesunde. Dabei sieht man beim Ablösen der Lappen zahlreiche Pfröpfe aus dem infiltrierten Gewebe herausquellen. Spritzende Gefäße zu fassen ist zwecklos, da die Klemmen im brüchigen Gewebe doch nicht halten und die Blutung auf die sowieso notwendige Tamponade steht.

Die Inzision kleiner Furunkel mit Ausnahme des Oberlippenfurunkels kann unter Chloräthyl-Spray erfolgen, größere und im Gesicht sitzende Furunkel, sowie Karbunkel sollen prinzipiell in Narkose gespalten werden. Ein Versuch, ohne diese auszukommen, wird immer zu unvollständigem Operieren infolge der Schmerzäußerungen der Kranken führen.

Während wir bei den bisher besprochenen Affektionen wiederholt die Notwendigkeit der Allgemeinnarkose betont haben, ist bei den nun folgenden hierher gehörigen entzündlichen Erkrankungen die Lokalanästhesie vorzuziehen.

Der **eingewachsene Nagel,** ein Leiden, das den Kranken sehr häufig zum Arzt führt, ist oft nur durch operativen Eingriff zu beseitigen. Die beste Operation ist die Exzision des Nagelfalzes mit dem Nagelrand ein- oder beiderseitig, die folgendermaßen ausgeführt wird (Abb. 13):

Eine bogenförmige Inzision umschneidet im Gesunden Nagelfalz und Nagelrand bis auf den Knochen. Dann folgt ein Längsschnitt durch Nagel und Nagelbett, der die Endpunkte des Bogenschnittes verbindet und letzteren in der Tiefe trifft. Dadurch kommt eine Keilexzision zustande. Wund- und Nagelrand werden durch komprimierenden Verband ohne Tamponade aneinander gelegt, so daß eine feste Vernarbung

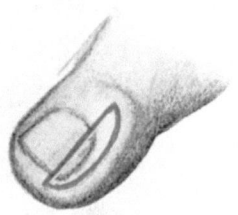

Abb. 13. Operation des eingewachsenen Nagels.

zwischen beiden entstehen kann, die ein Wiedereinwachsen des Nagels verhindert. Der Bogenschnitt muß proximal soweit gehen, daß das Nagelbett

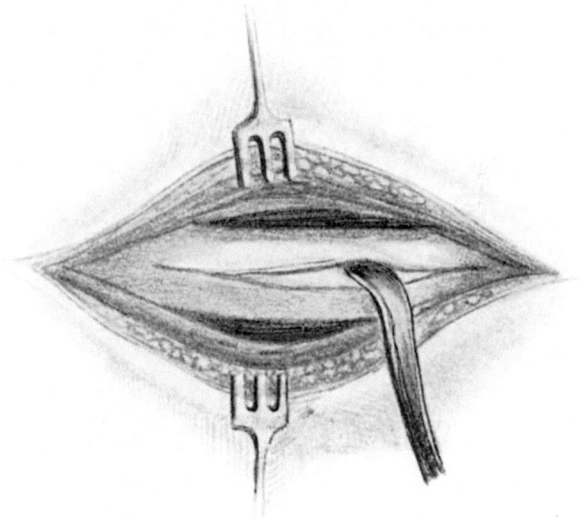

Abb. 14. Rippen-Resektion. Abschieben des Periostes.

vollständig mitentfernt wird, darf aber andererseits nicht das Gelenk der Nagelphalanx eröffnen.

Eine lebensbedrohende Erkrankung, deren operative Behandlung die Einführung der Lokalanästhesie für den praktischen Arzt wesentlich erleichtert hat, ist das **Pleuraempyem.** Hat die

Punktion, die stets am oberen Rande der Rippe vorzunehmen ist, den Eiter in der Brusthöhle festgestellt, so ist und bleibt die Rippenresektion die rationellste Therapie, und zwar soll die Operation der Punktion möglichst sofort folgen, um die nicht

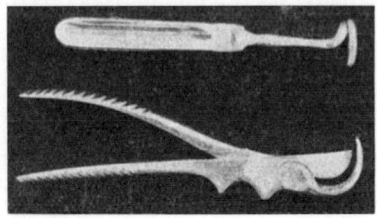

Abb. 15. Instrumente zur Rippen-Resektion.

ungefährlichen Phlegmonen des Stichkanals zu verhüten. Dazu kommt, daß die Nachbehandlung der Rippenresektion in der Praxis sehr viel bequemer ist, als die Dauerdrainage.

Da beim liegenden Kranken das Empyem im allgemeinen sich hinten ansammelt, so muß auch die Resektion in der Regel hinten, und zwar in der

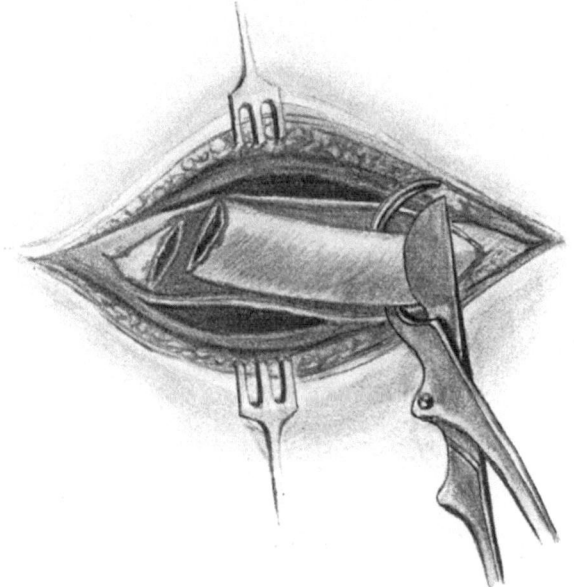

Abb. 16. Rippen-Resektion; Durchschneiden des Knochens.

hinteren Axillarlinie in der Höhe der neunten Rippe angelegt werden. Höheres Eingehen ist unzweckmäßig wegen der schlechten Abflußbedingungen; bei

Wahl einer tieferen Rippe besteht die Gefahr, die Bauchhöhle zu eröffnen. Vor dem Eingriff vergewissert man sich durch nochmalige Punktion im achten Interkostalraum vom Vorhandensein des Eiters und schreitet dann erst zur Operation. Ist die Punktion ergebnislos, weil das Empyem abgesackt und anderweitig lokalisiert ist, so muß selbstverständlich die Wahl der Rippe geändert werden. Nach Ausführung der Lokalanästhesie wird direkt auf die zwischen zwei Fingern fixierte Rippe inzidiert, die Weichteile nach Unterbindung der Gefäße zur Seite gezogen und das Periost in der Mitte der Rippe längsgespalten (Abb. 14). Hat die Lokalanästhesie das Durchtasten des Knochens erschwert, so ist schrittweise Durchtrennung der Weichteile geboten. Das Periost wird von der Spaltungslinie aus mit dem Raspatorium gelockert und mit dem Elevatorium nach oben und unten abgehoben, bis die Innenseite der Rippe zugänglich wird. Der untere Rand muß mit besonderer Sorgfalt abgehoben werden, da es hier leicht zu einer Verletzung der Interkostalgefäße und des Nerven kommen kann. Auf der Innenseite macht das Abschieben des Periosts Schwierigkeiten und führt leicht zu einer vorzeitigen Eröffnung der Pleura. Erleichtern kann man sich diese Arbeit durch Benutzung des Doyenschen Instrumentes, das sich vermöge seiner Krümmung bequem um den Knochen herumführen läßt (Abb. 15, 1). Ist die Rippe in genügender Ausdehnung — d. h. auf 4—5 cm — skelettiert, so wird die krumme Branche der Rippenschere (Abb. 15, 2) unter sorgfältigem Zurückhalten der Weichteile um den Knochen herumgeführt und die Rippe durchschnitten (Abb. 16). Man nimmt zweckmäßig die Schere nach der Durchtrennung nicht heraus, sondern gleitet sofort an der Innenseite der Rippe zum anderen Wundwinkel und reseziert das etwa 5 cm lange Stück. Dann wird die Pleura durch einen Querschnitt eröffnet und der Eiter langsam unter sorgfältiger Kontrolle des Pulses abgelassen. Zu schnelles Abfließen kann zu Herzkollaps führen, weshalb in allen Fällen der Sicherheit halber Kampfer parat zu halten ist. Nach Einlegung eines dicken Drainrohres, das immer mit einer Sicherheitsnadel armiert werden soll, muß das Anlegen des Verbandes beschleunigt werden, um die Rückenlage zu ermöglichen, und so die in Seitenlage stark komprimierte gesunde Lunge zu entlasten. Wird die Pleuraöffnung durch starke Gerinnselbildung verstopft, so können diese am besten vor Einlegung des Drainrohres durch eine Spülung mit Kochsalz- oder Borsäurelösung herausgeschafft werden.

II. Verletzungen.

Am Kopfe sind es vorwiegend drei Verletzungen, die das Interesse des praktischen Arztes beanspruchen: Die Depressionsfraktur, die Zerreißung der A. meningea media und der Kopfschuß.

Hat jemand eine **Kopfverletzung** erlitten, so ist es ein schwerer Fehler, sich mit der Versorgung der Weichteilwunde zu begnügen, ohne sich über die Beschaffenheit des knöchernen Schädels Gewißheit verschafft zu haben. Ein Auseinanderziehen der Weichteile, unter Umständen sogar ein Erweitern der Wunde ist notwendig, um eine genügende Übersicht über den Knochen zu bekommen. Nicht selten nämlich ist die Knochenverletzung umfangreicher als die Hautwunde, oder auch mehr oder weniger weit von ihr entfernt. Sind einfache Fissuren im Schädel nachzuweisen, ohne daß Gehirnsymptome bestehen, so genügt breites Offenhalten der Wunde durch Tamponade und genaue Beobachtung des Kranken. Die Naht einer solchen Wunde muß als Kunstfehler bezeichnet werden, weil man der selten fehlenden Infektion den Weg nach außen verlegt und die Erreger durch die Fissur in die Tiefe treibt. Stellen sich auch bei offengehaltener Wunde Gehirnerscheinungen ein — Kopfschmerzen, Schwindel, Fieber, Erbrechen — so kann man einer Ausbreitung der Infektion auf die Hirnhäute durch Eröffnung des Schädels an der Stelle der Fissur vorbeugen.

Unter allen Umständen geraten ist die Trepanation, wenn die Kopfwunde durch eine **Depressionsfraktur** kompliziert ist. Die Depression muß behoben, abgesprengte Splitter müssen möglichst ohne Verletzung der Dura entfernt werden.

Hierfür ist es häufig notwendig, die Knochenwunde durch Abkneifen der Ränder mit der Luerschen Knochenzange zu erweitern. Ein bloßes Heben und Liegenlassen der deprimierten Tabula ist zu widerraten, da sehr häufig eine Mitverletzung und Mitinfektion des Gehirns besteht und die liegende Knochenplatte den Abfluß der Sekrete verhindern, oder auch durch Zurücksinken die Depression wiederherstellen würde. Etwa mitverletzte blutende Sinus stehen am sichersten auf Tamponade. Blutungen aus den Diploegefäßen kann man durch Hineinbohren einer Sonde oder eines spitzen Elevatoriums stillen. Sind alle losen Splitter entfernt, hat man durch vorsichtiges Tasten unter den Rändern des Schädeldaches sich von dem Fehlen untergeschobener Fragmente überzeugt, so wird die Wunde bis auf das Gehirn oder die Meningen durch Tamponade breit offen gehalten.

So notwendig ein sofortiges Operieren bei komplizierten Depressionsfrakturen ist, so zurückhaltend sei man mit der Trepanation bei unkomplizierten, die erst zum Eingreifen zwingen, wenn sie Druckerscheinungen machen.

Eine sehr häufige Ursache für das Eintreten dieses Ereignisses, des Hirndruckes, ist eine Hämatombildung in der Schädelhöhle. Der Kranke, der entweder überhaupt keine Gehirnerscheinungen gezeigt, oder sich von einer Commotio cerebri schnell wieder erholt hat, fängt nach sehr verschiedenem Intervall an, über allmählich zunehmende Kopfschmerzen zu klagen; der Puls wird langsam, kann bis auf 30 Schläge heruntergehen, das Bewußtsein schwindet, und es stellen sich Krampfanfälle ein, — alles Symptome, die auf einen zunehmenden Hirndruck hindeuten.

Die häufigste Quelle für diese Hämatombildung ist eine Zerreißung der A. meningea media. Welche Seite betroffen ist, darüber können Zweifel entstehen, sobald eine äußere Verletzung am Kopf fehlt. Als einziges Lokalsymptom verwertbar sind die Krämpfe, die zu Anfang halbseitig auftreten, und zwar auf der entgegengesetzten Körperhälfte: Linksseitige Krämpfe deuten auf einen rechtsseitigen Sitz des Hämatoms und umgekehrt.

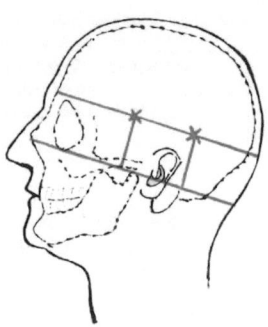

Abb. 17. Unterbindung des A. meningea media.

Zur Orientierung über den Verlauf der A. meningea media werden folgende Linien am rasierten Schädel gezogen und markiert (Abb. 17): eine untere Horizontale verläuft vom unteren Orbitalrand zum äußeren Gehörgang, eine obere Horizontale dieser parallel vom oberen Augenhöhlenrand bis hinters Ohr. Errichtet man auf der unteren in der

Mitte des Proc. zygomaticus eine Senkrechte, so trifft ihr Schnittpunkt mit der oberen Horizontalen den vorderen Ast der A. meningea media. Zieht man weiter eine Senkrechte vom hinteren Rande des Warzenfortsatzes nach oben, so ergibt ihr Schnittpunkt mit der oberen Horizontalen den hinteren Ast der Arterie. Diese beiden Schnittpunkte müssen in das Gebiet der Trepanation hineinfallen, damit die Arterie in ihrem ganzen Verlauf zur Übersicht gelangt.

Die Operation läßt sich sehr gut in Lokalanästhesie ausführen, die außerdem durch Schaffen einer guten Blutleere die Umstechungen im Bereich der Schnittlinie unnötig macht. Der Schnitt, der sofort bis auf das Periost durchgeführt wird, beginnt vor der Mitte des Proc. zygomaticus, umkreist die beiden genannten Schnittpunkte, um am hinteren Rande des Proc. mastoideus zu enden. Das Periost wird durchtrennt und ungefähr auf 1 cm weit abgeschoben. Zur Durchtrennung des Knochens wird der praktische Arzt mit seinem Instrumentarium im allgemeinen wohl auf den Meißel angewiesen sein, mit dem sich übrigens eine Trepanation recht gut ausführen läßt. Man schützt sich am besten vor einer Dura- oder Gehirnverletzung, indem man im Verlauf der Schnittlinie zunächst mit dem Hohlmeißel 4—5 Löcher bis auf die Dura vorsichtig ausschlägt, und dann die Knochenbrücken mit einem geraden und scharfen Meißel durchtrennt. Das Hochheben des Lappens erfolgt mit einem geraden Meißel oder kräftigen Elevatorium, das an der Konvexität angesetzt wird. Durch langsamen Druck wird der Lappen an der Basis abgebrochen und umgeklappt. Bei diesen Manipulationen ist ein zu starkes Ziehen an Galea und Periost zu vermeiden, um ein Entblößen des Knochens zu verhüten. Nach Umklappen des Lappens wird das Hämatom ausgeräumt, die Arterie unterbunden oder, wenn das nicht möglich ist, die blutende Stelle tamponiert. In letzterem Falle wird der Gazestreifen zum unteren Wundwinkel herausgeleitet, die Wunde bis auf diesen geschlossen. Eine neue Hämatombildung wird durch diese Ableitung verhindert. Läßt sich die Arterie unterbinden, so kann man die Wunde zwar schließen; besser aber ist es, besonders wenn man die leicht zu Nachblutung führende Lokalanästhesie angewendet hat, in jeden Wundwinkel an der Basis des Lappens einen kleinen Streifen zur Ableitung des nachsickernden Blutes einzulegen.

Bei den subduralen Blutungen ist die Prognose wesentlich schlechter, wie bei den eben beschriebenen epiduralen. Bei ersteren wird man sich darauf beschränken müssen, die Dura zu spalten, locker zu tamponieren, den Lappen lose aufzulegen und auf seine Naht zu verzichten.

Die **Schußverletzungen** des Schädels, die zu ausgedehnten Depressionen, Knochenzertrümmerungen und zur Zerreißung von Gefäßen führen können, sind im allgemeinen nach obiger Anleitung zu behandeln; das Geschoß bleibt unberücksichtigt. Bei den Schüssen, die nur zu geringerer Beteiligung des Knochens und des Gehirns geführt haben, wird nach den allgemein gültigen Prinzipien der konservativen Wundbehandlung verfahren; auf die wir kurz an dieser Stelle auch mit Bezug auf die Schußverletzungen des übrigen Körpers eingehen möchten: Das Sondieren und Spülen des Schußkanals, sowie das sofortige Suchen nach dem Geschoß ist als Kunstfehler zu bezeichnen.

Durch Eindringen in den Schußkanal werden leicht Keime in die Tiefe verschleppt, und das Suchen nach der Kugel ist so schwierig, daß es oft genug auch trotz großer technischer Hilfsmittel erfolglos bleibt, ein für den Arzt immer etwas beschämendes Resultat. Die primäre Operation ist unnötig, weil die Erfahrung lehrt, daß viele Geschoße reaktionslos einheilen, ohne im Leben je wieder Beschwerden zu machen. Diese Einheilung wird bei den Schüssen an den Extremitäten durch Ruhigstellung derselben erleichtert. Macht das liegende Geschoß später Beschwerden — Entzündungen in seiner Umgebung, Druck auf Nerven oder Gefäße — so ist ein Eingehen auf dasselbe indiziert und durch die nun hervortretende Lokalisation erleichtert.

Die **Brustverletzungen** sind, soweit es sich nicht um einfache Kontusionen und Rippenbrüche handelt, therapeutisch dem praktischen Arzt schwer zugänglich. Verletzungen an Herz und Lungen erfordern die Erfahrung und die Hilfsmittel eines Chirurgen und das wichtigste für den praktischen Arzt bleibt es, bei diesen Erkrankungen die Schwere der Verletzung frühzeitig zu erkennen.

Anders die **Bauchverletzungen.** Hier können verhältnismäßig leichte Eingriffe lebensrettend wirken, wenn frühzeitig genug die Diagnose gestellt wird. Die Erkennung der verhängnisvollen Magendarmverletzung oder der inneren Blutung ist bei den perforierenden Traumen verhältnismäßig einfach; die stumpfen dagegen machen nicht selten sehr erhebliche diagnostische Schwierigkeiten. Da die Gefahr einer solchen Verletzung von Stunde zu Stunde zunimmt, da bei austretendem Darminhalt nach Ablauf von 12 Stunden erfahrungsmäßig nichts mehr zu verlieren ist, so muß sich der praktische Arzt hier zur Laparotomie entschließen, sobald zu späte Zuziehung, zu späte Erkennung oder ein zu weiter Weg die Überführung in ein Krankenhaus nicht mehr zulassen.

Bei den perforierenden Bauchverletzungen kommt es oft zu einem Vorfall von Darm oder Netz. Liegt ein Netzzipfel vor, so wird er nach Desinfektion der umgebenden Bauchhaut mit Jodtinktur oder 3 %igem Thymolspiritus abgebunden, reseziert, der Stumpf versenkt und die Wunde tamponiert. Ist Darm vorgefallen, so wird man ihn, wenn die Öffnung groß genug ist, nach genauer Betrachtung und Reinigung vom gröbsten Schmutz durch Betupfen mit Kochsalzlösung reponieren. Ist der Darm durch die Enge der Wunde abgeklemmt, so muß diese erweitert werden. Bei der Reposition der Teile wird man selbstverständlich schon darauf achten, ob aus der Bauchhöhle Blut oder Darminhalt abfließen. Fehlt ein Vorfall von Eingeweiden, so entsteht die Frage, ob eine Bauchwunde die Peritonealhöhle eröffnet hat oder nicht. Zur Exploration der Tiefe ist auch hier die Sonde zu verwerfen. Vielmehr muß ein Überblick über die Ausdehnung der Verletzung, der durch die wieder straff zusammenschließenden Muskelränder häufig verhindert wird, geschaffen werden durch Auseinanderhalten der Wunde mit scharfen Haken. Gelingt es so nicht, eine ausreichende Übersicht herzustellen, so ist auch hier sofortiges Erweitern der Wunde notwendig. Kommt jetzt Blut oder Darminhalt zum Vorschein, so ist die Laparotomie von der Wunde aus anzuschließen.

Handelt es sich um eine Blutung, so wird in der Regel der Sitz der äußeren Verletzung einen Fingerzeig geben für den Sitz der inneren Blutung. Meist ist es die Leber oder die Milz, beides Organe, die sich nicht genügend vorziehen lassen und die erst genau übersehen werden können, wenn man sich durch lange Schnitte breiten Zugang verschafft hat. Ist die Blutung parenchymatös, so wird sie durch Tamponade gestillt, die zugleich zur Drainage der Bauchhöhle dient. Die Gazestreifen müssen fest gegen die blutende Stelle angedrückt werden, um eine Kompression zu erzielen. Stammt die

Blutung aus den Gefäßen des Milzstieles, so kann sie nur durch Unterbindung und Abtragung des Organes gestillt werden.

Deutet der Austritt von Inhalt auf eine Verletzung des Magendarmkanals hin, so muß die Perforationsstelle unbedingt gefunden werden. Schon die Beschaffenheit des ausgetretenen Inhaltes läßt Schlüsse auf den Sitz der Verletzung zu. Stammt er aus dem Magen, so ist er ausgezeichnet durch säuerlich-faden Geruch und das charakteristische Aussehen der angedauten Speise. Flüssiger Kot spricht für Dünndarm, mit stark galliger Verfärbung für Duodenum.

Ist der Magen verletzt, so wird man auch hier nicht ohne große Schnitte auskommen, um sich Übersicht zu verschaffen, während der Darm sich auch aus kleineren Schnitten Schlinge für Schlinge vorziehen und absuchen läßt. Stellen, die erfahrungsgemäß leicht übersehen werden, sind die Rückwand des Magens und das retroperitoneal gelegene Duodenum. Beide müssen bei allen Verletzungen der Oberbauchgegend durch Zugang vom Lig. gastrocolicum her ansichtig gemacht werden. Liegt ein penetrierender Bauchschuß vor, so ist stets an eine multiple Verletzung zu denken und der Darm in ganzer Ausdehnung abzusuchen. Die Magen- oder Darmöffnung wird durch einstülpende Nähte in zwei Etagen verschlossen, die Bauchhöhle, wenn möglich, zur Entfernung des infektiösen Inhalts mit Kochsalzlösung gründlich ausgespült und ausreichend drainiert, die Wunde schließlich bis auf diese Drains geschlossen.

Die stumpfe Bauchverletzung macht, wie oben gesagt, größere diagnostische Schwierigkeiten. Es kann eine schwere innere Verletzung vorliegen, ohne daß die äußeren Bauchdecken irgend eine Spur des Traumas zeigen. Nur eine gründliche Beobachtung des Kranken und eine genaue Kenntnis der Symptome kann hier Klarheit schaffen. Bei innerer Blutung steht im Vordergrund: die zunehmende Blässe, Verschlechterung des Pulses, Ohnmachten mit Erbrechen, umschriebener Druckschmerz und steigender freier Erguß in die Bauchhöhle. Eine ausgesprochene Rektusspannung kann dabei fehlen. Ist Magen- oder Darminhalt ausgetreten, so ist das Krankheitsbild ein anderes.

Bei noch gutem Allgemeinzustand besteht schon früh eine ausgesprochene Spannung der Bauchmuskeln und Druckschmerz; nach Verlauf einiger Stunden kommt es durch die beginnende Peritonitis zu Aufstoßen, Erbrechen, Temperatursteigerung und Beschleunigung des Pulses, Sistierung von Flatus und Stuhl.

Nicht immer wird man die beiden Symptomenkomplexe so schulgemäß beisammen finden, dem erfahrenen Arzt wird schon ein Teil desselben genügen, die richtige Indikation zu stellen. Ist einmal durch Zusammenwirken von Nebenumständen — Ängstlichkeit und Überempfindlichkeit des Kranken, Blutung in die Bauchdecken — eine Täuschung unterlaufen, so steht bei der heutigen Ausbildung der Asepsis das Risiko einer unnötigen Laparotomie in keinem Verhältnis zu der Gefahr, eine innere Blutung oder Darmperforation übersehen zu haben. — Die Therapie ist dieselbe, wie sie oben bei den penetrierenden Bauchverletzungen auseinandergesetzt worden ist.

Außer Blut und Darminhalt kann Urin in der Bauchhöhle angetroffen werden, ein Befund, der auf eine intraperitoneale Verletzung der Harnwege schließen läßt.

Meist handelt es sich um Risse durch Blasenwand und Bauchfellüberzug; es besteht jedoch immer die Möglichkeit einer Verletzung der eigentlich retroperitoneal gelegenen Niere oder des Ureters mit korrespondierender Perforation des Peritoneums. Die Symptome des Blasenrisses sind wesentlich andere, wie die der Darmverletzung. Da der Urin meist steril ist, so treten im Anfang die peritonealen Erscheinungen zurück, trotz deutlich nachweisbarer, frei verschieblicher, zunehmender Flüssigkeitsansammlung in der Bauchhöhle. Erst später, wenn durch Überwandern der Darmbakterien eine Infektion des Urins zustande kommt, beginnt die Peritonitis das Krankheitsbild zu beherrschen. Ein Hauptsymptom der intraperitonealen Blasenverletzung ist die Unmöglichkeit des spontanen Urinierens; der Harn bleibt nicht in der Blase, sondern fließt in die Bauchhöhle ab. Mit Sicherheit wird das Fehlen des Urins in der Blase durch den Katheterismus nachgewiesen. Führt man frisch nach der Verletzung den Katheter in die Blase ein, so wird man statt des Urins nur spärliche Mengen frischen Blutes entleeren. Kommt hierzu der Nachweis freier steigender Flüssigkeitsansammlung in der Bauchhöhle und zunehmende Druckempfindlichkeit der Blasengegend, sowie Vorwölbung des Douglas durch den sich ansammelnden Urin, so steht die Diagnose der intraperitonealen Blasenverletzung fest und die Laparotomie ist indiziert.

Die Eröffnung des Bauches erfolgt am besten zwischen Nabel und Symphyse in der Medianlinie. Die nach Durchtrennung des Peritoneums hervorquellende, leicht blutig gefärbte, urinös riechende Flüssigkeit bestätigt die Diagnose. Die Bauchhöhle wird sorgfältig ausgetupft, der Darm nach oben geschoben und durch Tamponade zurückgehalten. Die eingehende Hand wird den Riß meist leicht finden, der nun nach Vorziehen der Blase mit einer Kugelzange auch dem Auge zugänglich gemacht wird. Der Riß wird sofort durch Etagennaht geschlossen. Die isolierte Naht der Schleimhaut erfolgt mit Katgut, die Muskularis wird besser mit Seide vereinigt, da Katgut sich zu schnell auflöst, ehe ein fester Schluß der Muskulatur eingetreten ist. Zur Ruhigstellung der Wunde empfiehlt sich das Einlegen eines Dauerkatheters. Unbedingtes Erfordernis ist eine Tamponade der Bauchhöhle nach der Blasengegend hin, um bei unsicher werdender Naht den Urin nach außen abzuleiten. Deckt die Laparotomie eine intraperitoneale Verletzung des Ureters oder der Niere auf, so begnüge man sich mit der Tamponade der Bauchhöhle, falls nicht etwa die Blutung die Indikation anders stellt, da alle radikalen Eingriffe für die Praxis zu kompliziert sind.

Ist die Blase stark gefüllt, so steigt ihr oberer Pol aus dem kleinen Becken herauf und schiebt das Bauchfell nach hinten zurück. Trifft jetzt ein Trauma den Unterleib, so kann es zu einer extraperitonealen Blasenruptur ins Cavum Retzii hinein kommen. Dieses an sich ungefährlichere Ereignis führt zur Urininfiltration der Bauchdecken und damit zur Entwicklung einer prävesikalen Geschwulst, während der Nachweis von freier Flüssigkeit in der Bauchhöhle natürlich nicht gelingt. Bei Einführung des Katheters findet man auch hier in der Blase gewöhnlich nur Blut, ein Zeichen, daß der Urin einen anderen Weg nimmt.

Das Gefährliche dieses Zustandes besteht darin, daß der primär meist sterile Urin in der Regel bald infiziert wird und zu ausgedehnten Gewebsnekrosen und Phlegmonen der infiltrierten Partien Veranlassung geben kann. Stammt der Urin aus einer entzündeten Blase, so werden die in ihm vorhandenen Bakterien sehr schnell zur Infektion der Bauchdecken führen. Auch unsauberer Katheterismus bildet eine ernste Gefahr. Schließlich ist hier, wie auch bei der intraperitonealen Urinansammlung, eine Intoxikation des Körpers durch Resorption harnfähiger Substanzen zu befürchten.

Die soeben geschilderten Gefahren zeigen, daß ein frühzeitiges Eingreifen auch bei der extraperitonealen Blasenruptur geboten ist, doch muß man durch dicht über der Symphyse angelegte

Schnitte die Blase zu erreichen suchen, um mit Sicherheit eine Eröffnung der Bauchhöhle zu vermeiden.

Die Durchtrennung der Gewebsschichten muß schrittweise erfolgen. Kommt dabei das Peritoneum zu Gesicht, so muß es vorsichtig nach oben abgeschoben werden. Die vordere Blasenwand läßt sich nun übersehen und der Riß in ihr feststellen. Wenn möglich wird das Loch durch Etagennähte verschlossen. Lassen die Wundverhältnisse eine Naht nicht zu, so muß mit Drainage und Tampon versucht werden, den Urin nach außen zu leiten. Auch das Einlegen eines Dauerkatheters, auf dessen Durchgängigkeit genau geachtet werden muß, ist durchaus wünschenswert. Bereits infiltrierte Partien werden breit inzidiert und tamponiert.

Fördert der Katheterismus blutigen Urin zutage und weist die Art der Verletzung auf die Nierengegend hin, so muß man das Hauptaugenmerk auf die Untersuchung der Nieren richten. Kommt die Entwicklung eines perirenalen Hämatoms hinzu, so steht die Diagnose der Nierenruptur fest. Während wir bei den Blasenverletzungen zu frühzeitigem operativen Vorgehen geraten haben, müssen wir bei den Nierentraumen der konservativen Behandlung das Wort reden. Auch wenn das Hämatom einen großen Umfang erreicht, so steht die Blutung in der Regel durch Selbsttamponade. Hält die Absonderung von Blut aus der Blase an, so kann man versuchen, durch komprimierende Handtuchverbände der Blutung Herr zu werden.

Nur bei bedrohlicher Anämie, die auf eine Zerreißung großer Nierengefäße hindeutet, muß die zerquetschte Niere durch den breiten Zugang schaffenden Lumbalschnitt freigelegt und, wenn die Blutung auf Tamponade nicht steht, nach Abbindung ihres Stieles exstirpiert werden. Die Operationswunde kann bis auf einen eingelegten Tampon wieder geschlossen werden. Gibt die Blutung keine Indikation zum Eingriff, so kann eine später eintretende Vereiterung des Hämatoms operatives Vorgehen erfordern. Diese wird dem Arzt, der seine Kranken mit dem Thermometer kontrolliert, nicht entgehen, zumal wenn die Druckschmerzhaftigkeit in der Nierengegend noch zunimmt.

Blutungen aus der Urethra können ferner ein Symptom der Harnröhrenverletzungen sein, wie sie am häufigsten nach Sturz in den Reitsitz und nach Beckenfrakturen auftreten, Verletzungen, bei denen oft genug äußere Wunden fehlen. Die Harnröhre kann total oder unvollkommen zerreißen. In letzterem Falle tritt zur Blutung noch die Erschwerung des Urinlassens hinzu, während bei totaler Zerreißung Unmöglichkeit des Urinierens besteht. Der in die Harnröhre eingeführte Katheter wird über Sitz und Ausdehnung der Verletzung am besten Aufschluß geben. Gelingt der Katheterismus, so kann es sich nur um eine inkomplete Zerreißung der Urethra handeln. Man läßt den einmal eingeführten Katheter — gleichgültig, ob er aus Metall oder Gummi angefertigt ist — als Dauerkatheter für die ersten Tage liegen, da eine Wiederholung wegen der wachsenden Schwellung oft mißlingt.

Bei vollkommener Zerreißung der Harnröhre gelingt der Katheterismus nicht. Der Katheter bleibt an der Stelle der Ruptur, die bei diesen Verletzungen meist in der Pars membranacea sitzt, stecken und man hat bei vorsichtigem Einführen das Gefühl, als ob die Spitze in weichem Gewebe sich verfängt. Ein weiteres, gewaltsames Hineinbohren des Instruments, aus dem sich jetzt auch meist Blut entleert, ist unbedingt zu vermeiden, weil das Treffen des zentralen, meist zurückgewichenen Harnröhrenstumpfes unmöglich ist, und derartige Versuche nur zur Anlegung falscher Wege führen. Die Entleerung der Blase ist aber **absolut notwendig**, denn jeder Versuch des Kranken, den Urin spontan zu lassen, führt zu einer Urininfiltration des periurethralen und perinealen Bindegewebes und damit zu den oben geschilderten Gefahren. Die **Blasenpunktion** kann diese nicht beseitigen, da der Patient, der die Öffnung des Sphinkters in seiner Gewalt hat, doch reflektorisch Versuche machen wird, den Urin durch die Urethra hinauszupressen. Hier kann nur die **Urethrotomia externa** Abhilfe schaffen.

Der Kranke wird in Steinschnittlage gebracht und **narkotisiert**. Zur Erleichterung der Operation wird in das distale Ende ein Katheter bis zur **Rupturstelle** eingeführt und auf seine Spitze genau in der Medianlinie des Dammes eingeschnitten. Ist das Wundgebiet, in das man leicht hineingelangt, nicht zu sehr gequetscht und blutig infarziert, so kann es gelingen, den **proximalen Stumpf** aufzufinden, der mit Instrumenten gefaßt und vorgezogen wird. In diesem Falle wird der Metallkatheter entfernt und durch einen Nélatonkatheter ersetzt, der über die Rupturstelle hinweg in die Blase eingeführt wird und als Dauerdrainage liegen bleibt. Die Befestigung des **Verweilkatheters** wird am besten so ausgeführt, daß man über den Katheter ein Stück Drainrohr von etwas größerem Kaliber streift, es bis an die Glans heranschiebt, mit einer Nadel armiert und nun durch die Nadel durchgezogene Heftpflasterstreifen am Penis festklebt. Das Aufsuchen des proximalen Stumpfes wird erleichtert, wenn sich durch äußeren Druck auf die Blase Urin aus dem zentralen Lumen exprimieren läßt. Wird die Öffnung nicht bald sichtbar, so begnügt man sich mit der einfachen Eröffnung und läßt den Urin aus der Dammwunde, die breit tamponiert wird, abfließen. Auf diese Weise wird der Hauptgefahr, der Urininfiltration, vorgebeugt. Durch Abschwellung des Gewebes wird häufig im Laufe der nächsten Tage das Verletzungsgebiet übersichtlicher und die zentrale Öffnung tritt zutage, wodurch das sekundäre Einlegen des Dauerkatheters ermöglicht wird. Ist es zur Urininfiltration oder gar schon zur Infektion der infiltrierten Partien gekommen, so wird man auch hier durch breite Inzisionen Abhilfe schaffen.

Bei diesen Verletzungen war so oft vom **Katheterismus** die Rede, daß ein ausführliches Eingehen im allgemeinen auf seine

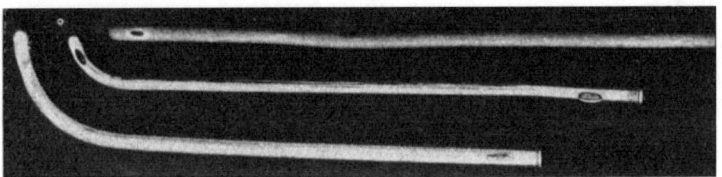

Abb. 18. Katheter.

Technizismen am Platze erscheint. Für die Praxis kommen **ausschließlich der Metall- und der weiche Nélaton-Katheter** in Betracht (Abb. 18), denn nur diese lassen sich durch Auskochen gründlich desinfizieren. Die Seidengespinnstkatheter bieten diesen Vorteil nicht und lassen sich infolge dessen nicht einwandfrei sterilisieren. Außerdem sind sie bei ihrer Neigung zur Brüchigkeit für die zarte Schleimhaut gefährlich. Ist die Urethra intakt, handelt es sich z. B. um Urinretention auf nervöser Basis, so ist die Einführung des weichen Katheters das schonendste Verfahren, besonders für den Ungeübten. Dabei ist jedoch zu berücksichtigen, daß der Gummi von tadelloser Beschaffenheit sein muß. Alte, oft ausgekochte Katheter nämlich sind hart und brüchig und es kann passieren, daß sie beim Herausziehen abreißen und ein Stück in der Harnröhre stecken bleibt. Ein zweiter Übelstand liegt darin, daß der Arzt mit der Hand Teile des Katheters berühren muß, die in die Blase kommen. Daher ist die Desinfektion der Hand wie zur Operation notwendig, sofern man nicht sterile Gummihandschuhe zur Verfügung hat.

Bei allen mechanischen Hindernissen des Urinabflusses — Striktur, hypertrophischer Prostata, Harnröhrenzerreißung — ist prinzipiell ein dicker Metallkatheter von etwa 5 mm Stärke anzuwenden. Die Gefahr des falschen Weges ist mit ihm am allergeringsten, da er entgegenstehende Falten und Taschen verstreicht und mit seiner breiten Widerstandsfläche etwaige Hindernisse am leichtesten erkennen läßt. Außerdem besteht der große Vorteil, daß er vermöge seiner Starrheit vom oberen Ende her leicht zu dirigieren ist und ein Anfassen der in die Blase kommenden Teile wegfällt. Es bieten sich also bei seiner Anwendung die sichersten Garantien für die aseptische Durchführung des Katheterismus. Es empfiehlt sich, am Ende rundgebogene und solche mit Mercier-Krümmung vorrätig zu halten.

Zur **Ausführung** des Katheterismus wird der Patient in Rückenlage mit leicht flektierten und gespreizten Beinen aufgelegt. Das Orifizium wird sorgfältig mit einem in Sublimatlösung getauchten Wattebausch abgewaschen. Der Arzt steht auf der linken Seite des Kranken und hält den ausgekochten, in steriles Öl getauchten Katheter in der rechten Hand. Der Penis wird mit der linken Hand gefaßt, der Schnabel in das Orificium externum eingeführt, während das obere Ende des Katheters fast dem Bauch des Patienten aufliegt. Nun wird der Penis über die Krümmung hinübergestreift und kräftig ausgezogen, der Katheter ohne jede Gewalt in der Achse des Körpers vorgeschoben und, sobald sich ein leichter Widerstand an der Symphyse bemerkbar macht, mit dem Penis zusammen nach vorn gesenkt bis in die Ebene des Oberschenkels. Jetzt gleitet der Katheterschnabel leicht über die Prostata hinweg in die Blase. Führt der zuerst gewählte Katheter nicht zum Ziel, so probiere man ein anderes Modell.

Die Vermeidung jeglicher Gewaltanwendung bleibt die Hauptsache. Kommt Blut, so ist jeder weitere Versuch des Katheterismus zu unterlassen und die Entleerung der Blase muß durch die Punktion erfolgen. Die üblichen Blasentroikare sind ziemlich dick und setzen unnötig große Wunden. Am schonendsten ist es, den Urin aus der Blase mit großer Spritze und dünner Kanüle abzusaugen. Ihr Stand läßt sich durch Perkussion leicht feststellen. Wird bei gefüllter Blase, die das Peritoneum weit abschiebt, die Nadel dicht oberhalb der Symphyse in der Medianlinie eingestochen, so gelangt man leicht hinein und jede Nebenverletzung ist ausgeschlossen. Die kleine Einstichöffnung ist durch Heftpflasterverband zu verschließen. Der harmlose Eingriff kann an sich mehrfach wiederholt werden; ratsamer aber ist es, bei unmöglichem Katheterismus den Kranken tunlichst bald dem Chirurgen zuzuführen.

Bei den **Verletzungen der Extremitäten** ist der Maßstab für die Schwere des Traumas die Feststellung, ob es sich um Ver-

letzung von **Haut** und **Unterhautzellgewebe**, von **Muskeln**
oder **Sehnen**, von **Nerven** und **Gefäßen**, oder schließlich
von **Gelenken** und **Knochen** handelt.

Der komplette **Schluß** jeder akzidentellen **Wunde
durch primäre Naht ist zu verwerfen** (s. ,,Asepsis des Arztes"
von Prof. König). Handelt es sich um glattrandige, stark klaffende,
augenscheinlich nicht grob verunreinigte Verletzungen, so **kann
man ihre Ränder durch einige weite Situationsnähte vereinigen,
muß dann aber durch einen untergeschobenen Tampon für Abfluß des Wundsekrets sorgen.** Denn selten erlebt man bei kompletter Naht eine primäre Heilung; meist geht die Wunde durch
die eintretende Infektion auf, oft genug führt der durch die Naht
retinierte Eiter zu schwerer Phlegmone in der Umgebung.

Bei **Muskeldurchtrennungen** ist eine Naht ebenfalls zu
unterlassen. Dagegen kann man versuchen, bei ausgedehnten
Sehnendurchschneidungen eine bleibende schwere Störung
des Bewegungsapparates durch primäre **Sehnennaht** zu verhindern; die Hautwunde muß aber auch hier offen bleiben und
tamponiert werden. Die Vereinigung der Sehnenstümpfe erfolgt
durch Seidenknopfnähte, welche breit durch das Gewebe fassen.

Bluten große **Gefäße** in der Wunde, so müssen diese, eventuell
nach temporärer Blutstillung durch die **Esmarch**sche Binde,
gefaßt und definitiv ligiert werden. Auf eine Gefäßnaht kann
sich der praktische Arzt nicht einlassen. Dagegen ist die Naht
großer, etwa mitdurchtrennter **Nerven** auf jeden Fall zu versuchen,
wenn die Stümpfe mühelos in der Wunde auffindbar sind. Man
erleichtert sich die Naht von Sehnen und Nerven, wenn man das
verletzte Glied in **entspannende Lage** bringt und befördert
die Wundheilung, wenn man in dieser Stellung den Verband anlegt. So wird man bei den tiefen Schnittwunden auf der Beugeseite des Vorderarms die Naht stets bei stark flektierter Hand
vornehmen und eine zu frühe Beanspruchung der genähten Teile
durch längere Fixation in dieser Stellung verhindern.

Perforierende **Gelenkverletzungen** sind stets offen
zu behandeln, und bei den ersten Zeichen einer beginnenden
Gelenkeiterung zu erweitern, sobald der Abfluß des Eiters aus dem
Gelenk nicht genügend erscheint.

Ebenso wie die Eröffnung eines Gelenkes ist auch die offene
Knochenwunde, die **komplizierte Fraktur**, stets ernst zu
nehmen. Auf keinen Fall darf eine derartige Verletzung durch
Naht verschlossen werden, gleichgültig, ob das Trauma selbst die
Weichteilwunde gesetzt, oder ob der frakturierte Knochen von
innen her die Haut durchtrennt hat. Im ersten Falle wird nach
Desinfektion der Umgebung mit Jodtinktur der gröbste Schmutz
aus der Wunde entfernt, stark gequetschte Wundränder abgetragen
und lose liegende Knochensplitter herausgenommen. Weitgehende
Taschen werden eröffnet und drainiert, die Wunde selbst locker
tamponiert. Im Vordergrunde steht bei allen diesen Verletzungen
wegen der großen Gefahr der Infektion die **Wundbehandlung**;
die Behandlung der **Fraktur** kommt erst in zweiter Linie. Die
provisorische Ruhigstellung erfolgt durch Schienenverband und
erst wenn in den nächsten 3—4 Tagen keinerlei Zeichen der Infektion — (**Thermometer!**) — sich bemerkbar gemacht haben,
kann zur definitiven Versorgung der Fraktur geschritten werden,
die in der Praxis noch immer am besten durch einen **gefensterten
Gipsverband** erfolgt. Es sei hier darauf hinzuweisen, daß bei

tiefen, stark verschmutzten und zerrissenen Wunden das Wasserstoffsuperoxyd recht gute Dienste leistet. Bei allen diesen Verletzungen, auch den Schußverletzungen, besteht die Gefahr des Wundstarrkrampfes, weshalb bei ihnen die prophylaktische Verabreichung von Tetanusantitoxin zu empfehlen ist.

Bei allen Extremitätenverletzungen gilt das Prinzip: **weitgehendste konservative Behandlung.** Überall da, wo die Verletzung nicht jede Zirkulation unterbrochen hat, soll man mit primärer Amputation sehr zurückhaltend sein. Bei geeigneter Pflege der Wunde wird man überrascht sein, wieviel von den verloren gegebenen Teilen sich erholt, und wie brauchbare Glieder man selbst in verzweifelten Fällen erzielen kann. Kommt es zur Gangrän oder zur Infektion, so müssen wir zwar jetzt amputieren, aber durch die zuwartende Behandlung ist nichts verloren. Ist jede Zirkulation unterbrochen, ist das nur an einigen Sehnen- oder Muskelfetzen hängende Glied blaß und kalt, so ist sofortige Absetzung geraten. Die Gefäße werden unter Blutleere ligiert und ein Verband angelegt, der die Hochlagerung der Glieder ermöglicht. Dies Verfahren ist in der Praxis das schonendste. Primäre plastische Operationen sind bei diesen schweren Traumen ein undankbares Unternehmen. Die schwierigen Operationsverhältnisse in der Praxis, die Dauer des Eingriffes und die Gefahr der Infektion trüben bei den schwer shockierten, meist stark ausgebluteten Verletzten die an und für sich nicht sehr günstige Prognose.

III. Unmittelbar lebensrettende Operationen.

Die Tracheotomie ist ein Eingriff, auf den der praktische Arzt mit seinem Können und seinem Instrumentarium stets vorbereitet sein muß. Neben den Entzündungen, die aus der Nachbarschaft übergreifend zu Glottisödem führen, neben den in den Larynx aspirierten Fremdkörpern oder stenosierenden Tumoren, ist die häufigste Indikation des Luftröhrenschnittes die Diphtherie. Im Krankenhaus wird die dauernde Überwachung des Patienten ein sparsameres Umgehen mit der Operation zulassen, wie in der Praxis, wo man den Kranken stundenlang sich selbst überlassen muß. Bestehen stärkere Einziehungen, die auch nach Seruminjektion und sachgemäßen heißen Packungen (bzw. Senfwickel) fortdauern, so soll der praktische Arzt nicht mehr mit der Tracheotomie zögern, zumal das Risiko der Operation bei guter Technik nur gering ist. Die Intubation eignet sich nicht für die Praxis. Sie erfordert eine gut durchgebildete Technik, die der praktische Arzt sich im allgemeinen nicht erwerben kann; sie ist unzuverlässig in ihrem Erfolg und dadurch gefährlich, daß die Tube mit jedem Hustenstoß ausgeworfen werden kann und nun der Erstickungsanfall folgt. Außerdem aber kann sie Veranlassung geben zu Dekubitalgeschwüren und sekundären Stenosen des Kehlkopfes und größerer Abschnitte der Luftröhre, wenn sie zu lange liegt.

Als Instrumentarium für den Luftröhrenschnitt genügt ein spitzes Skalpell, zwei mehrzinkige scharfe und ein stumpfer Haken, ein paar Gefäßklemmen, die Einsatzkanüle und einige Gänsefedern. Die Abbildung zeigt ein komplettes Besteck (Abb. 19).

Die anatomischen Verhältnisse des Operationsgebietes sind folgende: nach Durchtrennung der Haut und der oberflächlichen Faszie kommen die vorderen Halsmuskeln zu Gesicht, die einen genau der Mittellinie des

Halses entsprechenden Faszienstreifen zwischen sich fassen. Im Gewebe dieses Streifens liegen zwei längsverlaufende Venen, die unten bogenförmig anastomosieren. Nach Durchtrennung dieser Faszie stößt man auf Kehlkopf, Luftröhre und Schilddrüse. Die Glandula thyreoidea ist durch ein festes Bindegewebsblatt der Trachea aufgeheftet und deckt mit dem Verbindungsstück der beiden Seitenlappen, dem Isthmus, etwa ihren 2.—4. Knorpelring. Vom Isthmus aus steigt in manchen Fällen ein dritter Lappen,

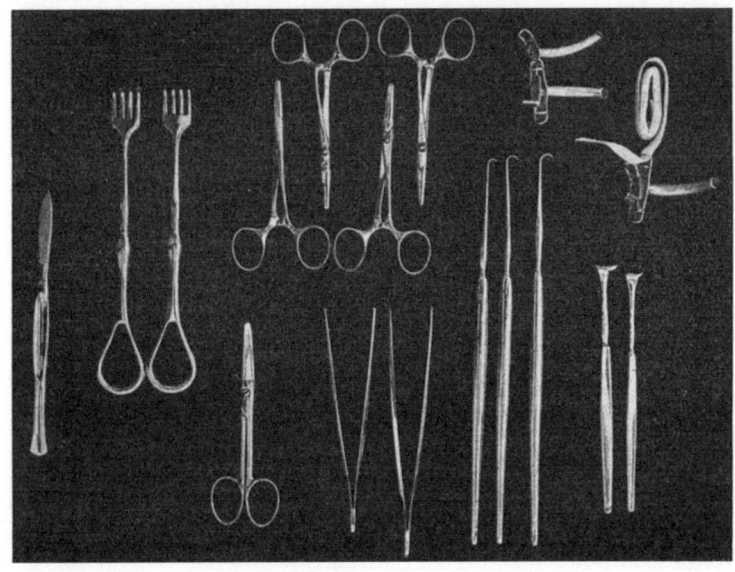

Abb. 19. Tracheotomie-Besteck.

der sogenannte Lobus pyramidalis, der über den Schildknorpel hinaufreichen kann, vor der Trachea in die Höhe.

Die Schilddrüse ist der Führungspunkt für die Operation. Je nachdem oberhalb oder unterhalb die Luftröhre aufgesucht wird, unterscheidet man die Tracheotomia superior und inferior.

Vor Beginn der Operation ist für eine zweckmäßige Lagerung des Kranken zu sorgen: die Schultern werden durch eine Rolle oder Kissen erhöht, so daß der Kopf stark nach hinten sinkt. Dadurch werden alle Teile des Halses angespannt und gut abtastbar. Der Eingriff geschieht am besten in leichter Chloroformnarkose. Zur Ausführung des oberen Luftröhrenschnittes wird zunächst der Ringknorpel bestimmt. Der etwa 4 cm lange Schnitt liegt zu einem Drittel oberhalb, zu zwei Dritteln unterhalb desselben. Die Venen sind oft strotzend gefüllt. Sie lassen sich bei der Operation durch vorsichtiges Auseinanderziehen der Weichteile meist schonen, können aber auch, wenn sie im Wege sind, doppelt gefaßt und unterbunden werden (Abb. 20). Ist der Isthmus freipräpariert, so muß die Schilddrüse, um einen breiten Zugang zur Luftröhre zu gestatten, von der Trachea quer abgetrennt werden. Ohne diese Ablösung ist man, falls man nicht in das immer stark blutende Drüsengewebe hineinschneiden will, gezwungen,

Chirurgische Erkrankungen mit Indikation zu dringlichen Operationen. 813

den Schnitt durch den Ringknorpel zu führen. Diese früher unbedenklich vorgenommene Operation hat ihre großen Nachteile in den schlechten Heilungsbedingungen des Ringknorpels. Zur Ablösung der Schilddrüse von der Trachea wird der Isthmus mit einer Pinzette gefaßt, angehoben und nun das sich anspannende Faszienblatt mit queren, die Luftröhre schonenden Schnitten durchtrennt. Darauf läßt sich die Schilddrüse ohne Mühe mit dem stumpfen Haken weit genug herunterziehen. Jetzt wird durch **Anhaken des Ringknorpels** mit dem einzinkigen Haken die Trachea festgehalten, das Messer mit nach unten stehender Schneide genau in der Mittellinie eingestochen und quergestellt. Dadurch klafft der Luftröhrenschnitt und ermöglicht das Einsetzen der einzinkigen Haken in die Wundränder. Bei dieser **Eröffnung der Trachea** ist zu beachten, daß man einmal ihre Schleimhaut mit durchtrennt, andererseits aber ein zu tiefes Einstechen des Messers vermeidet, da sonst die weiche Rückwand und sogar die Speiseröhre mit verletzt werden können. Sind die Wundränder durch Haken fixiert, so führt man zwischen ihnen die Kanüle ein. Es kommt nun nicht selten zu einem längeren Aussetzen der Atmung, deren Gefahrlosigkeit man kennen muß. Durch den Reiz einer eingeführten Feder kann man, wenn man will, diesen Zustand abkürzen. Außerdem schaffen die dadurch hervorgerufenen Hustenstöße Luft durch Entleerung der Membranen. Die Kanüle

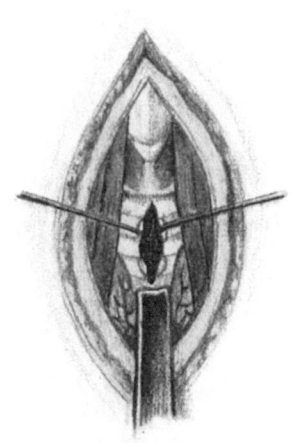

Abb. 20 Tracheotomie superior.

wird mit einem ½ cm breiten Wäscheband, das durch die seitlichen Öffnungen des Kanülenschildes läuft, hinter dem Nacken befestigt; die Wunde wird um die Kanüle herum tamponiert und vor Beschmutzung bewahrt durch eine aus Gaze und wasserdichtem Stoff bestehende Schürze, die durch das Bändchen mit fixiert wird.

Findet man bei der Präparation des Isthmus einen weit nach oben reichenden, stark ausgebildeten Lobus pyramidalis, so kann dieser die Ablösung der Schilddrüse von der Trachea durch die Blutungsgefahr sehr erschweren oder sogar unmöglich machen, und man ist gezwungen, den oberen Luftröhrenschnitt aufzugeben und zur **Tracheotomia inferior** überzugehen.

Bei dieser beginnt der Schnitt dicht unterhalb des Ringknorpels und läuft genau in der Mittellinie bis zum Jugulum. Nach Durchtrennung der Haut gelangt man stumpf durch lockeres Bindegewebe auf die Trachea, die in gleicher Weise eröffnet wird, wie oben beschrieben wurde. Bei beiden Operationen ist ein genaues Innehalten der Mittellinie absolute Notwendigkeit und ein seitliches Verziehen der Weichteile und der Luftröhre kann zu folgenschweren Irrtümern führen.

Technisch leichter ausführbar ist wohl die Tracheotomia inferior; trotzdem verdient der obere Luftröhrenschnitt den Vorzug aus folgenden Gründen: bei der Tracheotomia inferior kann die Kanüle eine Usur großer Gefäße (Anonyma, Aorta) veranlassen, und außerdem ist man mit ihr am untersten zugänglichen Punkt der Luftröhre angelangt. Treten Dekanülementschwierigkeiten ein, so ist ein anderer Zugang zur Trachea nicht mehr zu schaffen, während bei Störungen nach dem oberen Luftröhrenschnitt der untere immer in Reserve bleibt.

Die **Gastrostomie** kann in der Praxis notwendig werden wegen impermeabler Striktur durch Tumor oder Narbe, sie soll aber auch ausgeführt werden bei frischer schwerer Verätzung durch Schwefelsäure oder Laugen, wo die Einführung der Schlundsonde in den Ösophagus eine Perforation befürchten läßt.

Die Eröffnung der Bauchhöhle geschieht durch einen etwa 10 cm langen Längsschnitt, der über die Mitte des linken Rektus läuft. Der Muskel wird aber nicht durchtrennt, sondern nach Durchschneidung der Faszie in der Mittellinie zur Seite gezogen. Nach Durchtrennung des Peritoneums wird der Magen zipfelförmig herausgezogen und der nun vorgelagerte Teil an seiner Basis mit Peritoneum umsäumt, wodurch die Bauchhöhle abgeschlossen wird (Abb. 21). Beim Vorziehen des Zipfels ist darauf zu achten, daß nicht ein zu nahe dem Pylorus gelegener Magenteil gefaßt wird. In der Mitte des vorgelagerten Abschnittes werden nun **zwei Haltefäden** angebracht und zwischen ihnen die Wand durchtrennt. Dann wird in diese Öffnung der **Katheter eingeschoben** und mit einer dünnen Katgutnaht an der Magenwand befestigt. Jetzt drückt man den Katheter herunter und bildet dadurch einen Trichter. Diesen vertieft man durch Nähte, welche Serosa und Muskularis an dem Katheter hinaufraffen. Dadurch kommt der Katheter in einen langen, eng anliegenden Kanal, der ein Ausfließen von Magensaft verhindert. Nach Beendigung der Operation wird ein Trichter auf den Katheter gesetzt und durch Eingießen von Flüssigkeit die **Durchgängigkeit** geprüft. Der nach Anlegung der Magennaht losgelassene Rektus legt sich nun fest gegen die Magenöffnung und verstärkt dadurch die Schlußfähigkeit derselben. Die Faszie wird bis fast an den Katheter geschlossen, die Wunde in der Mitte um den Schlauch herum tamponiert.

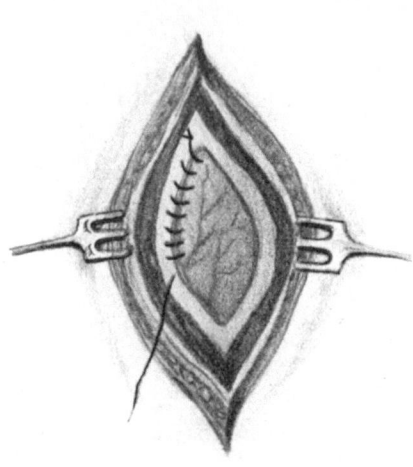

Abb. 21. Gastrostomie; Annähen des Peritoneums.

Was die **operative Therapie der Hernien** anlangt, so kann in dieses Kapitel nur die **Herniotomie**, die Operation der **eingeklemmten** Brüche fallen. — Erkrankt ein Mensch unter den Zeichen des Darmverschlusses, d. h. Schmerzen im Leib, Meteorismus, Sistierung von Stuhl und Flatus, Aufstoßen und Erbrechen, so ist zuerst an eine Brucheinklemmung zu denken und alle Bruchpforten sind genau abzutasten. Findet man in einer derselben eine prall gespannte und druckempfindliche Geschwulst, die sich mit einem Stiel in die Bauchhöhle hinein fortsetzt, so ist die Diagnose der inkarzerierten Hernie damit gesichert. Die Perkussion wird uns meist Aufschluß geben, ob der Inhalt der

Geschwulst aus Darm oder Netz besteht. Einen prinzipiellen Unterschied für die Indikation bietet diese Feststellung jedoch nicht, da jede Einklemmung, vom Darm sowohl wie vom Netz, einen lebenbedrohenden Zustand darstellt. Das inkarzerierte Netz wird genau wie der Darm gangränös und die Überwanderung der Bakterien aus dem Darm führt zur Infektion der brandigen Teile, die wiederum eine Peritonitis nach sich ziehen kann. Darum ist bei den eingeklemmten Netzbrüchen die Operation ebenso dringend notwendig, wie bei der Inkarzeration des Darmes, wenn das Zurückbringen der eingeklemmten Teile nicht leicht gelingt. Schonende Taxisversuche sind für die Praxis sicher erlaubt, länger fortgesetzte und brüske Manipulationen sind aber wegen Beschleunigung der Gangrän und eventueller Verletzungen der schon geschädigten Teile durchaus zu verwerfen. Die Taxisversuche kann man sich dadurch erleichtern, daß man den Kranken in ein Vollbad bringt oder die Bruchgegend unter Chloräthyl-Spray setzt. Repositionsversuche in Narkose zu unternehmen ist bedenklich; denn im Falle des Mißlingens muß der Kranke sofort hinterher bei der nun nötigen Operation einer zweiten Narkose unterzogen werden.

Das zur Herniotomie nötige Instrumentarium wird jedem praktischen Arzt zur Verfügung stehen. Es genügt ein Skalpell, zwei Wundhaken, ein paar chirurgische und anatomische Pinzetten, Scheren und mehrere Arterienklemmen. Die Anwendung des geknöpften Bruchmessers muß widerraten werden, da mit ihm leicht Verletzungen des Bruchinhaltes erfolgen können.

Die häufigste Bruchform ist die Inguinalhernie und hier sind wieder weitaus die häufigsten die indirekten, nach dem Skrotum oder Labium majus hinunterziehenden Brüche. Der indirekte Leistenbruch verläßt die Bauchhöhle durch die lateral von der A. epigastrica inf. gelegenen inneren Leistenring, passiert den schräg verlaufenden Leistenkanal und tritt durch den äußeren Leistenring heraus, der bei der Einklemmung den schnürenden Bruchring bildet. Diesen freizulegen und zu erweitern, ist das Ziel der Operation. Für die Praxis ist für diesen Eingriff die allgemeine Narkose zu empfehlen. Dem Geübteren wird sie auch in Lokalanästhesie gelingen. Die genaue Ausführung derselben wird in einem besonderen Kapitel beschrieben, auf das wir hier verweisen müssen.

Der Schnitt verläuft über die Höhe der Geschwulst parallel dem Leistenbande. Er muß nach oben hin so weit geführt werden, daß man die Aponeurose des M. obliquus abd. ext. übersehen kann. Durchtrennt man im Bereich der Geschwulst schrittweise das Unterhautzellgewebe, so trifft man bald auf den bläulich durchschimmernden Bruchsack, den man nun durch einige seitlich geführte Schnitte weit genug freilegen kann. Vor Durchtrennung des äußeren Leistenringes muß der Bruchsack eröffnet werden, um die Prüfung des Bruchinhaltes zu ermöglichen. Denn löst man zuerst den Bruchring, so kann der Inhalt in die Bauchhöhle zurückgleiten, ohne daß man sich hat von seiner Beschaffenheit überzeugen können. Bei ganz frischen Fällen wird das keine Folgen haben und man kann hier sogar auf die Eröffnung des Peritoneums verzichten. Bei älteren jedoch, wo die Intaktheit des Bruchinhaltes fraglich ist, bildet das Zurückgleiten insofern ein unangenehmes Vorkommnis, als jetzt die Laparotomie angeschlossen werden muß. Unterbleibt diese, so wird bei schon eingetretener Darmgangrän die Perforation und damit die Peritonitis folgen.

Nach Eröffnung des Bruchsackes, aus dem sich meist blutig gefärbtes Bruchwasser entleert, wird der Inhalt festgehalten und dann erst erfolgt die Einkerbung des Bruchringes, dessen scharfer Rand jetzt vom Bruchsack aus bequem abtastbar ist. Man führt den Finger in oder an den Bruchring und schneidet von oben her auf ihn ein, und zwar von außen nach innen. Man fühlt die Fasern des Ringes deutlich auseinander weichen; bleiben Reste stehen, so kann man sie stumpf mit dem Finger sprengen. Nach der Lösung wird sich der Bruchinhalt bequem vorziehen und übersehen lassen. Besondere Beachtung erfordern die **Schnürringe** am Darm, da sie dem größten mechanischen Insult ausgesetzt waren. Ist der Darm nicht verändert, so wird er reponiert, indem man die Bruchpforte mit Haken aufhält. Wird die Reposition durch Verwachsungen gehindert, so muß der Darm in der nun weit offenen Pforte liegen bleiben. Die **Radikaloperation** anzuschließen, können wir im allgemeinen für die Praxis nur widerraten. Die Bauchwunde bleibt offen und nachdem man sich durch den eingeführten Finger noch einmal überzeugt hat, daß alle Hindernisse beseitigt sind, wird locker tamponiert und die Wunde bleibt sekundärer Heilung überlassen. — Ist das **Netz** gangränös, so wird es an der Grenze des Gesunden unterbunden und abgetragen, der Stumpf reponiert. Liegt eine Schädigung des **Darmes** vor, so kann von einer Reposition nicht die Rede sein, da die Resektion für die Praxis einen viel zu umfangreichen Eingriff darstellt. Die Schlinge bleibt nach Lösung des Bruchringes mit lockerer Tamponade umgeben, vor der Bruchpforte liegen. Erholt sich der Darm, so kann man ihn nach einigen Tagen in die Bauchhöhle zurücklagern. Wird er nekrotisch, so kommt es zur spontanen Kotfistel und damit zur Beseitigung der Passagestörung. Die **Notwendigkeit von Nachoperationen** muß von Fall zu Fall entschieden werden.

Der **Schenkelbruch** tritt unterhalb des Leistenbandes durch die Fossa ovalis nach außen. Er liegt medial von den großen Gefäßen, und zwar direkt neben der Vena femoralis. Der Bruchring wird in der Regel gebildet durch den Rand der Fossa ovalis, und zwar dem Processus falciformis. Die **Taxis** ist bei der Enge des Schenkelkanals noch schwerer als bei den Leistenbrüchen. Die **Freilegung** des Bruches geschieht am besten durch einen Längsschnitt über die Höhe der Geschwulst. Der Zugang zum Bruchsack ist hier meist erschwert durch starke Fettauflagerungen, die schrittweise durchtrennt werden müssen. Nach Eröffnung des Bruchsackes wird man auch hier wieder den Bruchring abtasten können. Die Einkerbung erfolgt durch einen nach medial geführten Schnitt, um eine Verletzung der großen Gefäße mit Sicherheit zu vermeiden. Der Schnitt muß häufig das Lig. Gimbernati mit durchtrennen, um gründlich Luft zu schaffen. Die stumpfe Erweiterung mit dem Finger von innen her ist auch hier zu empfehlen. Die Behandlung des Bruchinhaltes und der Wunde ist die gleiche wie bei den Leistenbrüchen.

Beim **Nabelbruch** oder der ihm verwandten **Hernie der Linea alba** ist der Bruchring die Rektusfaszie. Die Freilegung erfolgt durch einen Längsschnitt, der ober- und unterhalb des Bruches bis auf die Faszie führt. Nachdem der Bruchsack ringsum von der umgebenden Haut gelöst und eröffnet ist, kann der Bruchring oben und unten durch Inzision der Faszie erweitert werden. Finden sich, wie häufig bei der Nabelhernie, breite Verwachsungen des Darmes mit dem Bruchsack, so wird man auch hier auf die Tamponade angewiesen sein. Läßt sich der intakte Darm leicht reponieren, so ist bei den einfachen Wundverhältnissen ein Versuch, die Bruchpforte durch Naht von Peritoneum und Faszie zu verschließen, erlaubt. Hat man die Naht ausgeführt, so kann diese durch einen festangelegten Heftpflasterverband gestützt werden.

Sind sichere Anzeichen eines Darmverschlusses vorhanden, ohne daß eine der genannten Bruchpforten einen positiven Befund ergibt, so wird man in der Praxis wegen der Schwere des Eingriffs darauf verzichten müssen, die Ursache des Passagehindernisses aufzusuchen, und wird sich damit begnügen, den lebensbedrohenden Ileus durch Anlegung einer **Enterostomie** zu beseitigen.

Auf der linken Seite wird durch einen Schrägschnitt zwischen Nabel und vorderem Darmbeinstachel an der Grenze zwischen geradem und schrägem Bauchmuskel die Abdominalhöhle eröffnet. Bei dem starken Meteorismus wird man sofort auf eine geblähte Darmschlinge stoßen, die man für die Enterostomie verwenden soll. Natürlich muß man verhüten, daß Kot in die Bauchhöhle kommt. Den besten Abschluß wird die Einnähung der Darmwand in das Peritoneum erzielen, wie wir oben bei der Gastrostomie ausgeführt haben. Sehr oft aber wird sich dieses Verfahren verbieten wegen der durch die Spannung verursachten Verdünnung der Darmwand, die mit der Nadel leicht durchstochen wird. In solchem Falle ist es besser, die Darmschlinge so weit wie möglich vorzuziehen, den vorgezogenen Teil durch Tamponade von der Bauchhöhle abzugrenzen und dann zu eröffnen. Durch ein eingelegtes und mit einer Naht an der Darmwand befestigtes Gummirohr kann die Tamponade und damit die Bauchhöhle vor Verunreinigungen geschützt werden.

Die erste ärztliche Hilfeleistung bei Verletzungen, Verbrennungen und Verätzungen des Auges.

Von **Geheimrat Prof. Dr. A. Vossius**,
Direktor der Universitäts-Augenklinik in Gießen.

In der ärztlichen Tätigkeit nehmen die Verletzungen des Auges seit Einführung der Unfallversicherungsgesetzgebung eine besonders hervorragende Stelle ein. Die Kassen- und Vertrauensärzte der Berufsgenossenschaften sind dazu berufen, den Verunglückten die erste Hilfe zu leisten; in ihrer Hand liegt daher zunächst das Schicksal der Verletzten, die Entscheidung, ob und wann ihr Klient in spezialärztliche Behandlung kommen soll. Bei einer gewissen Zahl von Patienten ist die Überführung in eine Heilanstalt zunächst aus verschiedenen Gründen nicht möglich und die Ärzte müssen die Behandlung selbst übernehmen. Deshalb ist es dringend geboten, daß sie mit den zweckmäßigsten therapeutischen Maßnahmen vertraut sind. Mit den Fortschritten unserer Wissenschaft ist auch die Behandlung der Verletzungen und die Art der Heilmittel mannigfachen Schwankungen unterworfen; aber im allgemeinen stehen doch gewisse Grundsätze für die Therapie fest. Zweck dieser Zeilen soll es sein, die Gesichtspunkte zusammenzustellen, nach denen die Ärzte bei der ersten Hilfeleistung für Augenverletzungen verfahren sollen. Diese Normen müssen sich selbstverständlich nach der Natur und dem Umfang der Unfallfolgen richten.

Trotz seiner Kleinheit und geschützten Lage in der Orbita ist das Auge sehr oft Verletzungen der verschiedensten Art ausgesetzt; sie nehmen unter den Augenerkrankungen und unter den Unfallverletzungen des Körpers überhaupt eine hervorragende Stelle ein. Je nach dem Beruf des Verletzten ist die Häufigkeit der Augenläsionen und ihre Art verschieden. Die ärztliche Hilfe wird nicht nur bei Berufsverletzungen Erwachsener, sondern auch bei verletzten Kindern nachgesucht und auch bei Kindern kommen Verletzungen recht häufig zur Behandlung. Sehr oft bringt sich das Kind selbst die Augenverletzung bei durch ungeschicktes Hantieren mit Messern, Gabeln, Scheren und anderen scharfen, spitzen Gegenständen. Nicht selten verletzen sie sich im Spiel und durch Unvorsichtigkeit beim Umgehen mit Schußwaffen, Zündhütchen. Auch durch ihre Spielkameraden können Augenverletzungen herbeigeführt werden, z. B. durch Pfeilschuß, Stockschlag, Wurf mit Steinen, Schneebällen oder Bällen, z. B. beim Faustballspiel. Kleine Kinder kommen sehr oft zu Fall und verletzen sich dabei mit spitzen Gegenständen (Stein, Glassplitter etc.). Bei den Erwachsenen sind naturgemäß Männer im Beruf häufiger als Frauen den Verletzungen ausgesetzt. Die Frauen kommen besonders im landwirtschaftlichen Betrieb durch den Umgang mit dem Vieh oder während der Ernte, bei der sie in hohem Grade beteiligt sind, zu einer Augenverletzung. Dabei kommen auch Heugabelverletzungen der Orbita öfter vor. Nach meinen Beobachtungen, die in einer Arbeit von Schirbach zusammengestellt sind, waren 11,7% aller Augenkranken meines Materials Verletzte; unter den Verletzten befanden sich 86,5% männliche und nur 13,5% weibliche Personen. Unter diesen Verletzten waren 658, d. h. 17,4% Kinder in einem Alter bis zu 15 Jahren und von den weiblichen Verletzten waren 30,6% Kinder, während von den männlichen Patienten nur 15,4% in einem Alter bis zu 15 Jahren standen.

Häufigkeit und Art der Augenverletzungen, die der Arzt bei Erwachsenen zu Gesicht bekommt, hängen natürlich davon ab, ob sich in seinem Bezirk viel Industriearbeiter oder mehr eine landwirtschaftliche Bevölkerung befindet. Je nachdem sind auch die Formen der Verletzungen verschieden. Bei den Metallarbeitern (Schlosser, Schmiede, Dreher, Hüttenarbeiter), bei den Bergleuten, bei den Steinklopfern und Steinbrucharbeitern, bei den Maurern handelt es sich vielfach um Verletzungen durch kleine Fremdkörper, die entweder nur gegen das Auge anprallen oder in die Hornhaut oberflächlich eindringen; sie können aber auch die Hornhaut oder Lederhaut durchschlagen und in das Innere des Auges eindringen. Bei den Bergleuten und Steinbrucharbeitern sehen wir ferner vielfach Verletzungen durch Pulver- und Dynamitexplosionen; meist sind beide Augen davon betroffen. Es kann sich um oberflächliche oder Perforationsverletzungen der Kornea und Sklera handeln. Bei Maurern und Weißbindern finden wir ferner sehr oft Verletzungen durch Kalk und Maurerspeise, die ebenfalls nicht selten beide Augen betreffen. Auch bei Kindern kommen Kalkverletzungen zur Beobachtung, entweder durch Fall in eine Kalkgrube oder dadurch, daß sie ungelöschten pulverisierten Kalk in Flaschen oder Blechbüchsen füllen und darauf Wasser gießen, wobei eine Explosion mit Zerstörung der Flasche oder Blechbüchse erfolgt und die Augen nicht nur durch Kalk, sondern auch durch Glas- oder Metallsplitter verletzt werden. Bei der landwirtschaftlichen Bevölkerung treten besonders häufig während der Erntearbeiten Verletzungen durch Heu- und Strohhalme, durch Getreideähren und Grannen auf und daran anschließend beobachten wir dann oft die Entwicklung eines Ulcus serpens der Hornhaut. Die Frauen sind dabei fast ebenso häufig beteiligt, wie die Männer. Auch durch Kuhhornstoß und Schlag mit dem Kuhschwanz werden Männer und Frauen ziemlich gleichmäßig betroffen. Bei den Heugabelverletzungen der Orbita wird oft der Sehnerv durchtrennt und das Auge sofort amaurotisch. Die Heugabel kann durch das Augenlid oder vom Konjunktivalsack aus im Bereich der Lidspalte in die Orbita eindringen, ohne den Bulbus selbst zu verletzen. Die Lidwunde kann dabei außerordentlich klein sein; eine erheblichere Blutung in die Orbita mit nachfolgendem Exophthalmus kann fehlen. Die Pupille kann erweitert oder normal weit sein. Verdeckt man das gesunde Auge, so erweitert sich die Pupille auf dem verletzten Auge und verengt sich nicht, selbst wenn man direkt konzentriertes Licht in dieses Auge einfallen läßt. Dieses Verhalten der Pupille beweist, daß die Lichtleitung durch den Sehnerv auf der verletzten Seite gestört oder ganz aufgehoben ist. Die Pupille auf der verletzten Seite verengt sich aber sofort, wenn man das gesunde Auge frei läßt, vorausgesetzt, daß nicht etwa infolge einer Verletzung des Ganglion ciliare die Pupille gelähmt ist. Auch bei Stichverletzungen der Orbita mit anderen spitzen und scharfen Gegenständen (z. B. Messer, Schere, Säbel) können Verletzungen des Sehnerven und gleichzeitig Verletzungen der Muskeln oder Nerven eintreten, ohne daß der Bulbus selbst dabei lädiert wird. Messer, Griffel, Bleifedern, Holzsplitter können bei dieser Verletzung abbrechen und in der Orbita stecken bleiben. Wenn möglich müssen diese Fremdkörper, die nur teilweise mittelst der Röntgenuntersuchung nachweisbar sind, sofort aus der Orbita entfernt werden. Die Entfernung von Fremdkörpern aus dem Orbitalzellgewebe gehört zu den schwierigeren Aufgaben des Augenoperateurs. Dazu kann die temporäre Resektion der äußeren Orbitalwand nach Krönlein erforderlich werden. Jedenfalls müssen diese Patienten sofort mit antiseptischem Verband in die Behandlung eines Spezialarztes übergeleitet werden.

Ehe wir in der Behandlung der Verletzungen fortfahren, erscheint es mir noch zweckmäßig, weiter über die Einteilung, über das klinische Bild der wichtigsten Verletzungen und über ihren Endausgang einige Bemerkungen vorauszuschicken.

Wir können oberflächliche und tiefgehende Gewebsläsionen bzw. Perforationsverletzungen mit und ohne Hinterlassung eines Fremdkörpers im Auge, Kontusionsverletzungen durch eine stumpfe Gewalt mit und ohne Bulbusruptur in Behandlung bekommen. Bei den Kontusionen erfolgt die Ruptur in der Regel in der Lederhaut, nahe der Hornhaut. Die Lid- und Bindehaut kann dabei unverletzt bleiben oder gleichzeitig zerreißen. Sehr selten sind Rupturen der Hornhaut; sie setzen gewöhnlich eine sehr starke Gewalteinwirkung auf das Auge voraus. Die Kontusionen machen dann auch schwere innere Verletzungen, welche die Erhaltung des Auges und des Sehvermögens in Frage stellen. Abgesehen von Blutungen in die vordere Augenkammer und in den Glaskörper kommen vor: Zerreißungen und Einrisse der Iris im Pupillarteil oder an der Iriswurzel (Iridodialyse) mit Formveränderungen der Pupille, Dislokationen der Linse durch Verletzungen der Zonula, Katarakt durch Einrisse der Linsenkapsel in der Gegend des Linsenrandes oder des vorderen, resp. hinteren Linsenpols. Ganz besonders oft sind Rupturen der Aderhaut, die meist in der Umgebung der Papille und in der Makulagegend auftreten und zunächst durch Blutungen in oder hinter der Netzhaut verdeckt werden. Auch Ausreißungen des Sehnerven aus dem Bulbus und Zerreißungen des Sehnerven kommen vor. Nach Kontusionen des Auges sehen wir ferner ein als Commotio retinae bezeichnetes Krankheitsbild. Dabei ist das Sehvermögen meist sehr herabgesetzt; nicht selten erkennen die Patienten nur den Lichtschein. Die Netzhaut ist milchig weiß getrübt und enthält zuweilen Blutungen. Ferner besteht oft eine Veränderung der Refraktion — traumatische Myopie oder Astigmatismus. Diese Refraktionsanomalie kann durch Atropin beseitigt werden. Unter einem Druckverband schwindet in wenigen Tagen die Trübung der Netzhaut; gleichzeitig bessert sich das Sehvermögen. Es kann wieder normal werden, wenn schwere innere Komplikationen fehlen. Bisweilen kann man in solchen Fällen nachträglich eine Lochbildung an der Makula eintreten sehen; dann ist das Sehvermögen dauernd sehr stark beeinträchtigt. Unter dem Druckverband und bei Ruhelage im Bett saugt sich ein Hyphäma auf und klärt sich eine Blutung in dem Glaskörper. In manchen Fällen von Kontusion ohne Bulbusruptur sieht man auf der vorderen Linsenkapsel einen bräunlichen Ring, einen Abklatsch des Pupillarsaumes, der in kurzer Zeit wieder ganz zu schwinden pflegt.

Was die Verschiebungen der Linse anlangt, so können sie die Veranlassung zu Glaukom werden, wenn die Linse in die vordere Augenkammer oder in die Pupille luxiert ist. In diesen Fällen muß der Arzt dafür Sorge tragen, daß der Patient möglichst schnell in spezialärztliche Behandlung zur Entfernung der Linse aus dem Auge gelangt. Ist die Linse sehr beweglich und die Pupille weit, so kann bei gebückter Kopfhaltung ein Übertreten der Linse in die vordere Augenkammer und bei aufrechter Kopfhaltung ein Zurückschlüpfen der Linse in die hintere Augenkammer beobachtet werden. Besteht eine Skleralruptur, so kann die Linse bei intakter Bindehaut unter die Konjunktiva nahe dem Hornhautrande austreten und hier eine halbkugelige Vorwölbung bedingen. Mit der Linse kann die Iris unter die Bindehaut gelangen. Die Linse muß man nur dann alsbald operativ entfernen, wenn sie noch teilweise in der Ruptur selbst gelegen ist, da sie sonst die Wundheilung stört. Wenn die Konjunktiva ebenfalls zerrissen ist, so wird bei der Bulbusruptur die Linse mit blutig infiltriertem Glaskörper und Irisgewebe aus dem Auge ganz herausgeschleudert. In diesen Fällen kann man nach Reinigung der Wunde, Entfernung eingelagerter Gewebe und Wundsutur noch eine glatte Heilung der Wunde und ein gutes Resultat für das Sehvermögen erzielen. Zu Bulbusrupturen selbst bei geringer Gewalteinwirkung sind besonders staphylomatöse Augen mit verdünnter Sklera disponiert. Erwähnt seien noch die diffusen fleckigen, strich- oder gitterförmigen Kontusionstrübungen der Kornea, die meist ziemlich intensiv und therapeutisch durch 1%ige Dioninsalbe und feuchten Verband mit gelber Salbe nur wenig zu beeinflussen sind. Nächst diesen Verletzungen kommen dann die Schußverletzungen und die Verletzungen durch chemische und thermische Einflüsse in Betracht. Außerdem können auch durch übermäßige Lichteinwirkung Störungen der Funktion des Sehorgans herbeigeführt werden.

Die Verletzungen können nicht nur Erkrankungen eines bis dahin gesunden Auges herbeiführen, sondern sie können auch ein bereits bestehendes eventuell bereits der Abheilung nahes Leiden verschlimmern. Auch diese Folgen fallen unter die Unfallversicherungsgesetze. Unter Umständen kann auch eine Netzhautablösung als Folge eines Unfalles angesehen werden, wenn dieselbe plötzlich während der Arbeit durch ein momentanes Ereignis eintritt, ohne daß dabei eine direkte Gewalteinwirkung auf das Auge stattgefunden zu haben braucht. Auch andere Augenleiden z. B. das Glaukom, können unter Umständen als Unfallfolge auftreten. Das Trachom kann durch Einwirkung von Staub bei der Arbeit in ein akutes Stadium und dann erst dem Patienten zum Bewußtsein kommen oder es kann ein chronisches Trachom oder ein alter Pannus durch Verletzungen akut aufflackern. Bei Kindern mit hereditärer Lues kann nach Verletzungen eine typische Keratitis parenchymatosa zur Entwicklung kommen. Die Tuberkulose kann primär an den Lidern und an der Bindehaut durch äußere Verletzungen auftreten und von hier kann eine Allgemeininfektion ausgehen. Der Tuberkulose ähnliche Affektionen der Bindehaut und Iris können durch Raupenhaare entstehen. An der Bindehaut und Lidhaut sind nach Verletzungen Rotz- und Milzbrandinfektionen beobachtet worden. Auf diese Weise können Augenverletzungen nicht nur für das Auge, sondern auch für das Leben der Betreffenden verhängnisvoll werden. Auch durch septische Infektionen von Wunden der Lider und der Orbita kann das Leben der Menschen bedroht werden. Die Patienten können an allgemeiner Sepsis, oder an einem Gehirnleiden zugrunde gehen, an Meningitis oder an einem Gehirnabszeß oder an Sinusthrombose infolge von Thrombophlebitis der Orbitalvenen. Tetanusinfektionen können bei Verletzungen der Lider und der Augenhöhle zur Beobachtung kommen; selbst bei frühzeitiger Feststellung der Tetanusbazillen und Therapie mit Tetanusantitoxin können diese Verletzungen letal endigen. Sehr häufig ist die Tetanusinfektion bei Verletzungen des Bulbus durch Peitschenschnur zur Beobachtung gekommen und bei Schrotschußverletzungen oder bei Läsionen durch Gegenstände, die mit dem Erdboden in Berührung gewesen sind. Die meisten dieser Fälle sind tödlich verlaufen. Von 30 Orbitaverletzungen haben 20 und von 13 Bulbusverletzungen 9 einen tödlichen Verlauf gehabt (Birch-Hirschfeld). Von den Bulbusverletzungen waren 5 durch Peitschenhieb veranlaßt und hiervon sind 4 tödlich verlaufen.

Die Verletzung eines Auges kann aber nicht nur für dieses Auge, sondern auch für das andere Auge verhängnisvoll werden. Es ist daher von vornherein von Bedeutung, diejenigen Augenverletzungen, die zu einer sympathischen Erkrankung Veranlassung werden können, sofort herauszufinden. Insbesondere sind die Perforationsverletzungen des Auges und zwar in der Gegend des Ziliarkörpers in dieser Beziehung gefährlich. Daß es sich dabei um eine Infektion des Auges handelt, wird allgemein angenommen, aber einen typischen Infektionskeim hat man für die sympathische Ophthalmie noch nicht gefunden. Sie macht aber typische Veränderungen im Uvealtraktus — entzündliche Infiltration des Gewebes mit Riesenzellen. Für die Infektion von Augenwunden kommen ganz besonders Staphylokokken, Streptokokken, Pneumokokken, Diplobazillen, Tetanusbazillen und Bazillen aus der Kategorie des Subtilis in Betracht. Gelegentlich sehen wir auch bei Verletzungen der Hornhaut, z. B. durch Heu- und Getreidehalme Aspergillusinfektionen eintreten. Auch die kleinsten Wunden können durch Infektion für Sehvermögen und Bestand des Auges gefährlich werden. Nach einer Zusammenstellung von Stotz aus dem Material meiner Klinik kamen 1045 Personen mit 1138 blinden Augen innerhalb 6 Jahren in meiner Klinik zur Beobachtung. 253 Augen waren im Beruf verletzt; durch Leichtsinn und Unvorsichtigkeit wurden 113 Augen blind, darunter 56 bei Kindern. Durch Bosheit und Rohheit erblindeten 39 Augen, darunter 10 bei Kindern. Die Erblindung war 391 mal einseitig, 14 mal doppelseitig; und nach einer Zusammenstellung von Minrath über die Enukleationen und Exenterationen meiner Klinik waren unter 337 Enukleationen 226, d. h. 67% und unter 78 Exenterationen des Auges 72, d. h. 92% durch eine schwere Verletzung des Auges, resp. ihre Folgen geboten. 81 Enukleationen resp. 16 Exenterationen mußten bei Kindern im ersten Lebensjahrzehnt ausgeführt werden.

Aus diesen Zahlen ergibt sich, wie sehr das Auge durch Verletzungen in seiner Sehkraft und in seinem Bestande gefährdet ist. **Der behandelnde Arzt übernimmt daher mit einem Augenverletzten eine schwere Verantwortung und hat alles daran zu setzen, um die Gefahren von dem verletzten Auge nach Möglichkeit abzuwenden.** In erster Linie hat er einer **Wundinfektion vorzubeugen**, denn auch die kleinste, oberflächlichste Wunde an den Lidern, an der Bindehaut und an der Hornhaut kann durch Infektion sehr schwere Folgen nach sich ziehen. Selbst wenn es gelingt, ein blindes Auge auch nur der Form nach zu erhalten, so kann das für den Verletzten immerhin ein großer Gewinn sein, nicht nur in kosmetischer, sondern auch in psychischer Hinsicht. Durch die Verletzung des Auges leiden die Kranken oft in hohem Grade seelisch und die Ungewißheit, ob sie ihr Augenlicht oder wenigstens ihr Auge behalten werden, beschäftigt sie von Anbeginn ihrer Behandlung an. Durch die vielen Schmerzen, die sie oft bei der Verletzung und während des Heilungsprozesses erleiden, wird ihr Nervensystem vielfach schwer angegriffen und für eine traumatische Neurose der Boden vorbereitet. Die Erhaltung des Auges ist aber auch für den Verletzten in wirtschaftlicher Beziehung oft von entscheidender Bedeutung. Durch den Verlust eines Auges kann ein Arbeiter nicht nur seine Stelle einbüßen, sondern auch an Konkurrenzfähigkeit notleiden. Vielfach wird er nur gegen Bewilligung eines geringeren Lohnes in dem Arbeitsverhältnis behalten. Oft müssen die Unfallverletzten ihren Beruf wechseln, weil die Einäugigkeit sie bei der Arbeit erheblich stört. Nicht immer gelingt es aber trotz aller Mühe die Erhaltung des Sehvermögens oder des Auges zu erreichen. Vielfach liegt es in der Hand des Arztes, durch geeignete Maßnahmen bei der Übernahme eines Verletzten schwere Schädigungen des Auges zu verhüten. Die Indolenz der Leute ist nicht selten die Schuld an einem ungünstigen Ausgang. Aber auch die Krankenkassenverhältnisse liegen nicht immer günstig. Wenn der Patient, der Arzt und der Krankenkassenvorstand an verschiedenen Orten wohnen, kann durch die Erledigung aller Formalitäten bis zur Überführung der Verletzten in klinische Behandlung viel Zeit verloren gehen und der Verlauf der Verletzung ungünstig gestaltet werden.

In erster Linie muß der Arzt für **möglichste Lokalisierung des Erkrankungsprozesses** sorgen und dazu ist es von besonderer Wichtigkeit, bei Wunden eine glatte Heilung derselben vorzubereiten. Die Wundheilung kann durch Einlagerung von Fremdkörpern und Einlagerung von aus dem Innern vorgefallenen Geweben gestört werden. Des weiteren kann eine Infektion der Wunde den Heilungsprozeß verzögern. Zu den Fremdkörpern, welche bei der Verletzung nicht nur in oberflächliche Wunden, sondern auch in das Innere des Auges verschleppt werden können, gehören die **Wimpern**. Liegen sie zwischen den Wundrändern, so kann man sie mit der Pinzette oder mit einem angefeuchteten Wattetupfer aus der Wunde beseitigen. Schwieriger ist ihre Entfernung aus der vorderen Augenkammer; sie ist unmöglich aus dem Glaskörperraum. Hier werden sie oft bei den Perforationsverletzungen durch eine gleichzeitige Beschädigung der Linse mit nachfolgender Katarakt unsichtbar. Da an den Wimpern vielfach

Infektionskeime haften, so werden diese mit den Wimpern in das Innere des Auges verschleppt und finden in der vorderen Augenkammer sowohl als auch im Glaskörper den günstigsten Nährboden für ihre weitere Entwicklung, mit der dann sehr schnell das Auftreten einer eitrigen Irido-Chorioiditis, eines Glaskörperabszesses und einer Panophthalmie gegeben ist. Die Infektionskeime können mit den Wimpern in Wunden der Hornhaut und durch diese in das Innere des Auges gelangen; aber sie können auch aus dem Bindehautsack und aus dem Tränensack stammen. Nicht selten haben die Verletzten eine Ektasie und Eiterung des Tränensackes und in dem eitrigen Sekret finden wir bei der bakteriologischen Untersuchung eine große Flora von Eitererregern — Staphylokokken, Streptokokken, Influenzabazillen, vor allem aber die Pneumokokken —, durch deren Übertragung in die oberflächlichste kleinste Hornhautwunde, wie wir heute mit absoluter Sicherheit wissen, das gefährliche Ulcus serpens verursacht wird. Eitererreger können ferner dem Fremdkörper anhaften und primär in eine Augenwunde verimpft werden. Sie können auch durch den Fremdkörper von der Oberfläche des Augapfels, von der Lidhaut und dem Lidrande abgestreift und in die Augenwunde transportiert werden. In manchen Gegenden besteht der Unfug, daß sich die Verletzten das Auge auslecken lassen oder die Patienten wischen ihr Auge mit Speichel aus. Ferner wischen sie das Auge mit unsauberen Taschentüchern oder mit unreinem Wasser aus. Vielfach haben sie auch an ihren Fingern Infektionskeime, die beim Auswischen der Augen in die Wunde direkt verrieben werden. Auf den Arbeitsplätzen selbst befinden sich Mitarbeiter, die in das Auge eingedrungene Fremdkörper mittelst unzweckmäßiger, nicht aseptischer Werkzeuge zu entfernen versuchen und dabei nicht selten an der Hornhautoberfläche unregelmäßige Kratzwunden erzeugen. Von verschiedenen Patienten hört man, daß sie auf das verletzte Auge u. a. Fleischstücke oder Käsematte aufgelegt haben. Natürlich können hierdurch Wundinfektionen vermittelt werden. Ganz unzweckmäßig ist es auch, wenn Patienten einen Fremdkörper durch Einführung von „Krebssteinen" in den Bindehautsack zu mobilisieren und zur spontanen Ausstoßung zu veranlassen versuchen. Mehrfach habe ich erlebt, daß Patienten die Anwesenheit der Krebssteine ganz vergaßen und daß diese nun durch monatelanges Verweilen im Auge einen anhaltenden Reizzustand und eitrige Entzündungen der Bindehaut verursachten. Es ist daher die oberste Pflicht des Arztes, diesen und ähnlichen Unfug nach Möglichkeit zu beseitigen.

Den primären Wundinfektionen gegenüber stehen die sekundären, welche erst einige Tage oder nach noch längerer Zeit nach einer Verletzung eintreten, wenn die Patienten die Verletzung nicht beachten und erst später ärztliche Hilfe in Anspruch nehmen. Bei der Arbeit können dann durch Staub und andere Schädigungen Infektionskeime in die Wunde gelangen, sich hier ansiedeln und weiter wuchern. Je größer die Wunde, je unregelmäßiger ihre Ränder, je mehr sie durch Einlagerung fremdartiger Gewebe (Iris, Glaskörper) klaffend erhalten wird, um so leichter kann eine Wundinfektion eintreten. Quetschwunden neigen außerdem mehr zu Infektionen als glatte Schnittwunden. Der Arzt muß daher bei Behandlung von Augenwunden sein Augenmerk darauf richten, eine Wunde aseptisch zu erhalten oder wenn eine Wundinfektion bereits eingetreten ist, dem Weitergreifen der

Infektion auf die Umgebung entgegenzuwirken. Das Auge und seine Umgebung muß mit Wasser und Seife einer gründlichen Reinigung unterworfen werden. Alle Verunreinigungen des Bindehautsackes oder der Wunde mit Wimpern und anderen Fremdkörpern müssen beseitigt werden. Vorgefallene Regenbogenhaut oder Glaskörper müssen aus der Wunde entfernt werden. Zur Erleichterung dieser Manipulation muß man die Anästhesierung des Auges durch Kokain vornehmen. Bei Kindern kommt man in der Regel ohne Narkose nicht zum Ziel. Der Bindehautsack wird mit einer etwas erwärmten 2—3%igen Borsäurelösung ausgespült; die Fremdkörper werden mit einer Pinzette oder mit feuchten Wattetupfern aus dem Bindehautsack herausbefördert. Der Hornhaut aufliegende Fremdkörper, wie Samenkapseln oder Insektenflügel kann man mit einem feuchten Wattetupfer abwischen. Aus der Hornhaut kann man einzelne Fremdkörper mit der Fremdkörpernadel oder mit einem Spatel aus ihrem Bett herausheben. Kleine Stahlfunken bilden in der Hornhaut einen Rosthof in ihrer Umgebung, wenn sie nicht sofort aus der Hornhaut entfernt werden. Auch diesen Rosthof muß man gleichzeitig mit dem Eisensplitter aus dem Fremdkörperbett herauskratzen. Hierzu eignen sich am besten Fremdkörpernadeln aus Platin-Iridium, die vor dem Gebrauch in einer Spiritus- oder Gasflamme ausgeglüht werden. Besteht eine Tränensackeiterung auf der verletzten Seite, so muß für möglichst umgehende Entfernung des Tränensackes gesorgt werden, damit eine Infektion der Wunde vermieden wird; ja es ist sogar erwünscht, wenn auf der nicht verletzten Seite eine Eiterung des Tränensackes besteht, auch diesen Tränensack zu entfernen, da von ihm aus ebenfalls Wundinfektionen des verletzten Auges verursacht werden können. Zur Entfernung kleiner Fremdkörper aus der Hornhaut und aus dem Bindehautsack kann man entweder mittelst 1%iger Holokainlösung oder mit einer 2%igen Kokainlösung eine Anästhesie des vorderen Augenabschnittes herbeiführen. Bei kleinen Fremdkörpern in der Hornhaut gebe ich dem Holokain den Vorzug; denn die Anästhesie tritt viel schneller ein und verschwindet auch sehr bald, was für die meisten Patienten der arbeitenden Klasse ein großer Vorzug ist. Das Kokain hat den Nachteil, daß die Ernährung und Regeneration der Epithelzellen gestört und die Wundheilung verlangsamt wird. Außerdem hält die Anästhesie des Auges viel länger an und dadurch kann wie durch die gleichzeitig eintretende Erweiterung der Lidspalte das Auge weiter gefährdet werden, wenn nicht sofort ein Schutzverband über dem verletzten Auge angelegt wird. Atropin ist nur bei einer bestehenden Irisreizung anzuwenden.

Gleichgültig ob man Holokain oder Kokain zur Entfernung eines Fremdkörpers aus der Hornhaut benützt hat, unter allen Umständen muß das verletzte Auge für mindestens 24 Stunden resp. bis zur völligen Epithelregeneration der Wunde mit einem aseptischen, trockenen oder feuchten Verband geschlossen werden. Vorher wird noch etwas Sublimatvaselinsalbe (0,005 Sublimat auf 5,0 Vaselin. americ. alb. puriss.) in den Bindehautsack eingestrichen. Dieser Verband verhindert eine nachträgliche Infektion; er befördert durch Ruhestellung des Auges die glatte Heilung des Epitheldefektes und das ist für den Patienten von großer Bedeutung. Durch Überproduktion von Epithelzellen können sich aus den überschüssigen Zellen Fädchen in der Umgebung der früheren Epithelwunde entwickeln, die sich mit einer Schleimhülle umgeben und durch den Lidschlag tauartig drehen und länger auswachsen. Sie unterhalten einen längeren Reizzustand und können sich, wenn sie erst einmal aufgetreten sind, Wochen hindurch immer wieder von neuem bilden. Zweitens können sich bei nicht glatter Heilung von Epithelkratzwunden, wie sie beispielsweise auch durch Fingernägel, Tannennadeln, Blumenblätter und -stengel, Heu- und Grashalme verursacht werden, die äußerst schmerzhaften rezidivierenden **Epithelerosionen** der Hornhaut entwickeln, bei denen infolge lockerer Verbindung des neugebildeten Epithels mit der Hornhautgrundsubstanz meistens in der Nacht oder des Morgens beim Erwachen ein sehr heftiger Schmerz im Auge verspürt wird, der durch Abhebung und Abreißung des Epithels, das mit der Innenfläche der Lider verklebt war, hervorgerufen wird. Die Erosionen können auch erst nach längerem Intervall rezidivieren. Die Entdeckung von Kratzwunden des Epithels der Hornhaut ist manchmal etwas schwierig; sie kann erleichtert werden, durch Aufträufeln einer 2%igen Fluoreszinlösung auf die Hornhaut, wobei sich der Epitheldefekt grünlich verfärbt, während die übrige Hornhaut ungefärbt bleibt. Um diese rezidivierenden Erosionen zu verhüten, muß man bei Epithelwunden möglichst lange den Schutzverband tragen lassen; das gilt auch für ein Rezidiv, dem man sonst schwer vorbeugen kann. Man hat Abkratzungen des Epithels, Borsalbe oder Dioninsalbe nebst Verband und Kauterisation des Epitheldefektes mit dem Galvanokauter empfohlen. Am wichtigsten und sichersten ist es, möglichst lange einen trockenen oder feuchten Schutzverband zu verordnen.

Vielfach kommen Verletzte erst in ärztliche Behandlung, wenn bereits eine Infektion einer Hornhautwunde eingetreten ist und wenn infolgedessen Schmerzen im Auge bzw. in der Umgebung des Auges auftreten, die nach der Stirn, dem Scheitel und bis in den Hinterkopf ausstrahlen und dem Kranken die Nachtruhe völlig rauben; andererseits strahlen diese Schmerzen nach der Schläfe, der Nase und in die Zähne aus. Sie werden veranlaßt durch eine komplizierende Entzündung der Iris und des Ziliarkörpers, welche durch Diffusion der Toxine von dem infizierten Herde in die vordere Augenkammer verursacht wird. In diesem Stadium sind die Lider, namentlich am Rande etwas gerötet und geschwellt, es besteht Lichtscheu, Tränen und mehr minder starke Rötung des Auges, bisweilen auch Chemose der Konjunktiva. In der Umgebung eines oft nur kleinen, oberflächlichen Defektes sieht man eine hauchartige Trübung der Hornhaut. Der Grund des Defektes ist grau-gelblich getrübt und an seinem Rande findet man eine umschriebene punktförmige gelbliche Infiltration oder einen mondsichelförmigen gelben Streifen; es ist das der Beginn eines Ulcus serpens. Das Kammerwasser ist meist getrübt, auf dem Boden der vorderen Augenkammer kann man bereits einen feinen Eiterstreifen (Hypopyon) nachweisen und an der Hinterfläche der Hornhaut, dem Substanzverlust entsprechend, befindet sich oft ein fibrinös eitriger Belag auf dem veränderten Epithel der Descemetschen Membran. Die Iris ist verfärbt, die Pupille verengt und durch hintere Synechien mit der vorderen Linsenkapsel verklebt. Im Pupillargebiet findet man nicht selten ein plastisches, graues oder grau-gelbliches Exsudat. **In diesem Stadium ist eine ambulante Behandlung der Verletzten nicht mehr** wünschenswert; sie gehören ins Krankenhaus, woselbst ein streng antiseptisches Verfahren eingeleitet werden muß. Ruhige Rückenlage im Bett, Atropin-Sublimat-Vaselinsalbe, bei sehr heftigen Schmerzen eventuell mit Kokainzusatz, feucht-warmer antiseptischer Verband und Kalomel in refracta dosi leisten in der Regel gute Dienste und bringen den Prozeß zum Stillstand. Vom Kalomel verordnet man zunächst $\frac{1}{2}$ stündlich 1 Pulver à 0,05 und nach 4 Pulvern 2 stündlich 1 Pulver à 0,05 so lange, bis die ersten Zeichen der Intoxikation — Salivation und Diarrhöen — eintreten. Während des Kalomelgebrauchs lasse man häufig den Mund ausspülen, um die Intoxikation möglichst lange hinauszuschieben. Die Atropin-Kokain-Sublimat-Vaselinsalbe kann man in folgender Stärke verordnen: Atropin sulf. 0,05, Cocain. muriat. 0,01—0,02, Sublimat 0,005, Vaselin. americ. alb. puriss. 10,0; von dieser Salbe wird 2—3 mal täglich etwas in den Bindehautsack eingestrichen. Erweist sich die Pupille gegen Atropin sehr resistent, und bestehen heftige Schmerzen, so kann eine Blutentziehung mit Blutegeln erfolgreich sein. Die Blutegel empfehle ich nicht in der Umgebung des Auges im Gesicht, sondern auf dem Processus mastoideus in einer Zahl von 2—3 anzusetzen; sie wirken an dieser Stelle auch depletorisch auf das Auge ein. Man beobachtet dabei nicht nur ein Nachlassen der Schmerzen, sondern oft erst eine gute Erweiterung der Pupille durch das Atropin. Vor dem Verband kann auch eine Kauterisation des mondsichelförmigen, infiltrierten Randes des Geschwürs vorgenommen werden; in diesem Rande finden sich die Ansiedlungen der Infektionskeime, die hauptsächlich aus Pneumokokken bestehen. In einzelnen Fällen hat man auch Diplobazillen gefunden. Die Exstirpation des erkrankten Tränensackes ist natürlich auch sofort vorzunehmen. Ist der Substanzverlust etwas größer und in der vorderen Augenkammer ein großes Hypopyon vorhanden, so hat mir die Querspaltung in der Regel die besten Dienste geleistet; dabei entleert sich der Eiter aus der Vorderkammer, der oft einen dicken Klumpen darstellt und mit der Pinzette herausgezogen werden muß. Außerdem wird durch den Abfluß des Kammerwassers der intraokulare Druck herabgesetzt, eine Hyperämie des vorderen Uvealabschnittes und eine bessere Ernährung der Kornea bedingt — kurz, es werden Verhältnisse geschaffen, wie sie die Stauungshyperämie nach Bier erzeugt. Die Behandlung mit Pneumokokkenserum, auch mit großen Dosen, hat sich noch nicht als absolut zuverlässig bewährt. Je früher die Patienten in klinische Behandlung kommen, desto eher ist Aussicht auf einen guten Erfolg vorhanden. Die ungünstigsten Chancen bestehen, wenn eine ringförmige Infiltration der Hornhaut um einen Substanzverlust besteht. In diesen Fällen versagen oft alle therapeutischen Maßnahmen und die Hornhaut schmilzt allmählich ganz ein, bis schließlich Panophthalmie eintritt. Auch die Kauterisation und Querspaltung leisten in diesen Fällen, bei denen gewöhnlich eine Mischinfektion mit Staphylokokken oder Streptokokken besteht, meistens keinen guten Dienst.— Bei stärkerer Konjunktivitis mit eitriger Sekretion kann man das Auge offen behandeln, mehrmals einige Tropfen einer $\frac{1}{2}$—1%igen Argent. nitr.-Lösung ins Auge einträufeln und den Bindehautsack öfter mit 3%iger Borsäurelösung ausspülen.

Die ungünstigsten Resultate geben Verletzungen der Hornhaut, bei denen eine Infektion mit Bazillen aus der Kategorie des Subtilis stattgefunden hat. Auch nach ganz kleinen Verletzungen entwickelt sich hier in kurzer Zeit eine ringförmige Eiterinfiltration der Hornhaut in der Nähe des Hornhautrandes, die schnell zur Einschmelzung der ganzen Hornhaut führt und schon in wenigen Tagen mit Panophthalmie endigt, so daß es geraten ist, um dem Patienten Schmerzen und ein langes Krankenlager zu ersparen, frühzeitig die Enukleation oder Exenteration des Auges auszuführen. Dieser sog. Ringabszeß kann nach den Untersuchungen von Kuffler auch durch andere Infektionskeime als durch den Subtilis verursacht werden.

Eine andere Abart sind die eitrigen Hornhautentzündungen, welche sich nach Verletzungen der Hornhaut mit Infektion durch Aspergillus entwickeln. Um den Verletzungsherd bildet sich dabei vielfach in gewisser Entfernung eine ringförmige Infiltration, die eine Art Schutzwall und Begrenzung des Erkrankungsprozesses darstellt und meist einen langwierigen Verlauf nimmt. In diesen Fällen kann eine Heilung ohne vollständigen Verlust des Auges bei geeigneter frühzeitiger Behandlung erzielt werden. Den so umgrenzten Herd kann man auskratzen. Die Verletzungen treten meist in landwirtschaftlichen Betrieben durch Heu- oder Strohhalme oder Getreidegrannen ein. Schließlich seien noch die Fälle mit einer Keratitis dendritica erwähnt, die sich an eine kleine oberflächliche Hornhautwunde anschließen kann und einen mykotischen Ursprung hat. Von dem kleinen Defekt schießen strich- oder zickzackförmige, sich verästelnde Trübungen auf, über denen das Epithel sich abstoßen kann. Daran schließen sich oft noch seitliche Äste mit kleinen rundlichen Trübungen an. Iritis fehlt nie; ein Hypopyon kann dabei bestehen. Behandlung mit Atropinsublimatvaseline, bei sehr heftigen Schmerzen mit Zusatz von Kokain. Feuchter antiseptischer Verband. Eventuell kann man den ursprünglichen Defekt kauterisieren.

Wenn ein Fremdkörper in die Hornhaut nicht oberflächlich, sondern tiefer eindringt, so kann unter Umständen seine Entfernung mit sehr großen Schwierigkeiten verbunden sein, oder sogar unmöglich werden. Jedenfalls muß man sich davor hüten, ihn zu energisch anzugreifen, damit er nicht die Hornhaut durchbricht und in der vorderen Augenkammer im Kammerwinkel zu Boden sinkt und hier in den Maschen des Lig. pectinatum iridis verschwindet. Hier regt er dann gewöhnlich hartnäckige Entzündungsprozesse des Auges an, die unter Umständen den Verlust des Sehvermögens und des Auges im Gefolge haben können. Gelingt die Entfernung eines solchen Fremdkörpers aus der Grundsubstanz der Hornhaut nicht sofort, so kann man einen aseptischen Fremdkörper sich selbst und der Einheilung oder spontanen Ausstoßung überlassen; durch die reaktive Entzündung lockert er sich in seinem Bett und dann kann man nach einiger Zeit ihn unter Umständen mit einer Fremdkörpernadel aus seinem Lager leichter herausheheln. Eisensplitter kann man versuchen mit dem Magneten zu extrahieren. Andere Fremdkörper kann man auch in der Weise entfernen, daß man neben dem Corpus alienum mit einem Gräfeschen Messer einen Einschnitt macht; von hier aus kann man mit der Fremdkörpernadel leichter an den Fremdkörper herankommen. Hat der Fremdkörper die hintere Hornhautwand durchbrochen, und ragt er mit seinem hinteren Ende in die vordere Augenkammer, so muß man ihn unter Umständen in der Art entfernen, daß man mit einer Lanze die Hornhaut im Limbus punktiert, durch die Wunde mit einer gerieften

Pinzette auf den Fremdkörper eingeht und ihn von hintenher durch die vordere Augenkammer nach außen befördert. Eisensplitter können auf diesem Wege mit dem Magneten entfernt werden. Schlägt ein kleiner Fremdkörper gegen die Hornhaut an und springt wieder davon ab, so kommt in einigen Fällen das Bild der scheibenförmigen Hornhautentzündung (Keratitis disciformis) zustande, das von Fuchs u. a. durch eine Infektion erklärt wird. Die scheibenförmige, meist intensiv grauweiße Trübung zeigt in der Mitte einen intensiveren Punkt und leichte Stichelung des Epithels. Der Punkt entspricht der Anschlagstelle des Fremdkörpers. Zeichen einer Iritis serosa mit Beschlägen an der Hornhauthinterfläche können dabei vorhanden sein. Der Prozeß ist sehr langwierig und es hinterbleibt gewöhnlich eine unveränderte intensive, scheibenförmige Trübung. Atropin, 1%ige Dioninsalbe, feuchtwarmer Verband pflegen den Prozeß nur wenig zu beeinflussen.

Bei den intraokularen Fremdkörpern kommt es hauptsächlich darauf an, wo sie sitzen, ob in der Vorderkammer, der Linse oder dem Glaskörperraum, ob sie aseptisch und welcher Art sie sind. Nicht alle Fremdkörper sind als gleichwertig zu betrachten. Eisensplitter werden, wenn sie aseptisch sind und nicht gerade in der Iris oder dem Ziliarkörper stecken, zunächst gut vertragen und vielfach nicht erkannt, wenn die Einschlagstelle in der Sklera gelegen und die Linse unverletzt ist. In jedem Falle ist spezialärztliche Untersuchung so frühzeitig als möglich erwünscht, da trotz reizlosen Verhaltens das Auge allmählich durch die Siderosis erblindet. Bei der Siderosis sehen wir unter stetiger Abnahme des Sehvermögens und Hemeralopie eine Auflösung des Eisensplitters mit Einschwemmung des Eisenpigments in die Iris und Netzhaut eintreten. Eine blaue oder graue Iris nimmt eine grüne oder braune Farbe an. Die Pupille kann sich spontan erweitern. An der vorderen Linsenkapsel sehen wir einen Kranz gelbroter oder brauner Flecken auftreten, die zerrissenen Synechien gleichen können. Allmählich entwickelt sich auch ein Eisenstar mit eigentümlichem graugrünem Farbenton der Linsentrübung. Auch in diesem Stadium kann noch die Entfernung des Fremdkörpers mit dem Elektromagneten von einigem Nutzen für den Patienten sein. Je frühzeitiger die Magnetoperation gemacht wird, desto besser ist ihr Erfolg. Später erblindet das Auge durch Netzhautablösung oder Sehnervenatrophie. Der Nachweis des Eisensplitters ist entweder mit dem Augenspiegel oder mit dem Röntgenapparat und mit dem Sideroskop zu führen. Allerdings gibt es Fremdkörper mit positivem Sideroskopbefund, bei denen die Magnetoperation versagt. In diesen Fällen kann es, wie Dalmer gezeigt hat, sich um Splitter von Eisenerz und zwar um Roteisenstein handeln. Auch andere Eisenerze können am Sideroskop einen Ausschlag geben, aber beim Magnetversuch nicht angezogen werden. Ein Eisensplitter kann aber auch den Bulbus doppelt perforiert haben. Steinarbeiter kommen häufig mit der Angabe, daß ihnen bei der Arbeit ein Steinsplitter ins Auge geflogen wäre, während die Sideroskopuntersuchung die Anwesenheit eines Eisensplitters ergibt. Steinsplitter erzeugen im Auge eine chronische Entzündung; sie sind außerdem meist infiziert und lassen sich nur aus der vorderen Augenkammer oder aus der Linse mit Aussicht auf Erfolg extrahieren. Bei Sitz im Glaskörper ist das Auge in der

Regel verloren und muß im Interesse des anderen Auges enukleiert werden. Aseptische Glas- und Holzsplitter, sowie Messingsplitter, erzeugen im Glaskörperraum ebenfalls chronische Entzündungen. Kupfersplitter werden nur in der Linse vertragen; wenn sie mit der Iris oder im Glaskörper mit den gefäßhaltigen Geweben in der Umgebung in Berührung kommen, tritt durch chemischen Reiz eine eitrige Entzündung auf. Sitzt der Fremdkörper im Glaskörper, so kann das Auge durch einen Glaskörperabszeß und durch Übergreifen der eitrigen Entzündung auf die umgebenden Gewebe an Panophthalmie zugrunde gehen, wenn es nicht gelingt, den Kupfersplitter zu entfernen und das hat große Schwierigkeiten, wenn die Verletzung durch Hornhaut und Linse erfolgt und eine Katarakt entwickelt ist, die den Einblick in den Glaskörper unmöglich macht. Aus der vorderen Augenkammer lassen sich die Fremdkörper nach einem Einschnitt im Hornhautgewebe mit einer Pinzette für sich allein oder in Irisgewebe gehüllt extrahieren, Schrotkugeln eventuell unter Zuhilfenahme eines schmalen Davielschen Löffels, die Eisensplitter mittelst des Magneten. Für alle intraokulären Fremdkörperverletzungen ist die Anlegung eines aseptischen Verbandes und die möglichst umgehende Überlieferung des Verletzten an den Spezialarzt dringend geboten. Die Entfernung von kleinen Fremdkörpern aus der Orbita ist in der Regel eine mühevolle und erfolglose Arbeit, selbst wenn es gelingt, sie mit dem Röntgenapparat nachzuweisen. Größere Fremdkörper hinter und neben dem Bulbus lassen sich bisweilen mit einer Sonde und dem Röntgenapparat ermitteln; sie können entweder von vorn nach Erweiterung einer Lidwunde oder von der Seite nach der temporären Resektion der äußeren Orbitalwand aus der Augenhöhle entfernt werden. Holzsplitter sind auf dem Röntgenbild nicht sichtbar. Wenn eine abgebrochene Messerklinge, ein Bleistift- oder Griffelstück noch in den umgebenden Knochen steckt, so ist die Entfernung in der Regel sehr schwierig und nur nach Aufmeißelung des Knochens möglich. In diesen Fällen bei den Schußverletzungen der Orbita und des Auges ist der betreffende Verletzte unter antiseptischen Kautelen zu verbinden und entweder einem Augenarzt oder einem Chirurgen zu übergeben.

Selbst bei den Zeichen einer beginnenden Infektion und Iritis mit Hypopyon und Glaskörperexsudat kann durch die Entfernung eines Eisensplitters mit dem Magneten und durch energische Quecksilbertherapie mit Kalomel in refracta dosi oder mit einer Schmierkur das Auge und sogar noch etwas Sehvermögen erhalten werden. Auch in diesen Fällen muß der Patient von dem Praktiker unverzüglich in augenärztliche Behandlung geschickt werden.

Mit einigen Worten sei noch auf die erste Hilfe bei größeren Perforationsverletzungen der Cornea und Sklera, sowie bei Rupturen der Sklera und Kornea eingegangen. Unser Handeln wird hier in erster Linie von der Größe der Wunde, von den bestehenden inneren Komplikationen und von der etwaigen Infektion der Wunde beeinflußt. Kleinere Wunden der Hornhaut kann man nach der Exzision vorgefallener Gewebsteile (Iris und Glaskörper) unter antiseptischen Kautelen (Atropin-Sublimat-Vaselinsalbe und Verband) zur Heilung bringen. Sind die Wundränder glatt, so schließt sich gewöhnlich die Wunde sehr bald durch Bildung eines Epithelzapfens in den Wundkanal hinein und durch Fibrin in der Tiefe. Geht die Wunde bis an und über den Hornhautrand hinaus in die Sklera, so kann man nach Ausschneidung der vorgefallenen Gewebsteile eine Naht im Limbus anlegen. Besteht eine Perforationswunde in der Sklera und Konjunktiva, so genügt in der Regel zum Schutze vor einer sekundären Infektion der Verschluß der Bindehautwunde durch eine Seidennaht. Haben wir eine größere Schnitt- oder Stichwunde, welche einen Lappen der Hornhaut umschneidet oder quer resp. vertikal die Hornhaut durchtrennt, so können wir, selbst wenn ein Teil des Augeninhaltes (Linse, Glaskörper) durch die Wunde ausgetreten ist, nach Reinigung der Wunde mit einem doppeltgestielten Konjunktivallappen die Wunde decken oder die ganze Bindehaut über die Hornhaut nach Umschneidung der Konjunktiva um den Limbus herüberziehen und durch Suturen verschließen. Verläuft die Wunde transversal, so können wir die Bindehaut in vertikaler Richtung vernähen; verläuft die Wunde vertikal, so vernähen wir die Bindehaut in horizontaler Richtung. Selbst wenn bereits eine Infektion bei der Verletzung eingetreten ist, können wir mit dieser Behandlung keinen Schaden anrichten; wir können bei vorschreitender Eiterung dann nach einigen Tagen die Konjunktivalwunde lüften und den Augapfel entweder exenterieren, oder enukleieren, wenn sich eine energische Kalomel- oder Schmierkur nicht als hilfreich erweist. Kommt der Patient mit einem zertrümmerten Auge oder bereits mit einer infizierten Wunde in die ärztliche Behandlung, so ist es am zweckmäßigsten, keine Zeit zu verlieren, sondern den Augapfel zu entfernen, um das andere Auge vor einer sympathischen Erkrankung zu schützen, zumal wenn das verletzte Auge sein Sehvermögen durch die Verletzung eingebüßt hat.

Die Schwere einer Perforationsverletzung wächst außerdem auch, wenn die Wunde aseptisch ist, mit einer gleichzeitigen Verletzung der Linsenkapsel. Die Linse quillt und trübt sich, sie macht eine Reizung und Entzündung der Regenbogenhaut, in manchen Fällen Drucksteigerung; wenn eine Infektion eingetreten ist, so finden die Eitererreger gerade in den quellenden und zerfallenden Linsenmassen einen günstigen Boden für ihre Weiterentwicklung. Ist die Linse ganz durchschlagen, so können die Infektionskeime in die Tiefe des Auges vordringen und eine Eiterung im Glaskörper verursachen. Nur selten gelingt es dem Spezialisten, in dessen Behandlung derartige Fälle sofort kommen müssen, den Eiterungsprozeß noch zum Stillstand zu bringen und das Auge, wenn auch nur der Form nach, zu erhalten. Dem Praktiker bleibt nichts anderes übrig, als eine Auswaschung des Konjunktivalsackes und eine Reinigung der Lider und der Umgebung mit einer 2—3%igen Borsäurelösung oder mit einer Hydr. oxycyanat.-Lösung 0,5 : 1000 und die Anlegung eines antiseptischen Verbandes vor der Übersendung des Patienten an den Spezialisten. Das gleiche gilt für die Hornhaut- und Lederhautrupturen, bei denen, wenn möglich, nach Glättung der Wundränder ein Verschluß der Horn- oder Lederhautwunde durch die Naht bzw. eine Bindehautdeckung der Hornhautwunde versucht werden muß. Da in diesen Fällen durch die Schwere der Gewalteinwirkung im Innern des Auges in der Regel schwere Veränderungen hervorgerufen sind, so gelingt nur selten die Erhaltung des Auges. Wunderbarerweise kann bei diesen Bulbusrupturen z. B. durch Kuhhornstoß eine glatte Entbindung einer Cataracta senilis mit gutem Heilungsverlauf und Erfolg für das Sehvermögen herbeigeführt werden, so gut, wie ein tüchtiger Operateur es mit einer exakten Staroperation nicht immer zu erreichen vermag. Die Hauptsache ist und bleibt bei allen diesen Verletzungen, daß eine Infektion sofort nach der Verletzung oder nachträglich durch unzweckmäßiges Verhalten des Verletzten oder durch Unterlassung eines antiseptischen Verbandes von seiten des Arztes verhütet wird.

Schließlich noch einige Ratschläge für die Behandlung einer Cataracta traumatica. Nach Verletzungen kann eine Katarakt auf verschiedene Weise entstehen. Bei einer Perforation der Horn- oder Lederhaut kann die Linsenkapsel eröffnet und durch den Eintritt des Kammerwassers in den Kapselsack die Trübung und Quellung der Linse herbeigeführt werden. Die Schnelligkeit, mit der sich die Linse trübt und quillt, hängt hauptsächlich von der Größe der Kapselwunde ab. Eine kleine Kapselwunde kann sich sehr schnell schließen und eine Trübung der Linse kann auf die Verletzungsstelle lokalisiert bleiben oder ganz langsam fortschreiten, ohne daß eine Reizung resp. Entzündung der Regenbogenhaut eintritt. In diesen Fällen genügt es, daß der Praktiker unmittelbar nach der Verletzung Atropin-Sublimat-Vaselinsalbe in das Auge einstreicht und einen Schutzverband anlegt, die weitere Behandlung aber dem Spezialarzt überläßt, der auch entscheiden muß, ob etwa ein Fremdkörper im Auge steckt oder nicht und ob eine Linsenoperation erforderlich ist. Wenn die Kapselwunde groß ist, tritt unter Umständen schon in ganz kurzer Zeit, noch ehe der Arzt zu Rate gezogen werden kann, eine Trübung und Quellung der ganzen Linse auf, mit starker Reizung der Iris, eventuell auch mit Drucksteigerung im Auge; derartige Fälle müssen unverweilt nach Anlegung eines Verbandes dem Spezialarzt überwiesen werden, denn in diesen Fällen muß unter Umständen sofort die quellende Linse aus dem Auge operativ entfernt werden. Aber auch ohne Perforation der Kornea und Sklera kann bei Kontusionsverletzungen des Auges die Linsenkapsel am hinteren oder vorderen Umfang oder im Äquator einreißen und dadurch die Veranlassung zu einer Linsentrübung gegeben sein. Auch die einfache Erschütterung der Linse kann bei einfachen Kontusionen des Auges zu einer Linsentrübung führen. Bestehen dabei nicht erhebliche Reizerscheinungen am Auge, so kann der Arzt mit Atropin und Druckverband zuerst die Behandlung eines solchen Verletzten übernehmen und die Überführung in spezialärztliche Behandlung dann veranlassen, wenn eine schmerzhafte Entzündung am Auge sich zu entwickeln beginnt.

Bei Perforationsverletzungen des Auges durch schneidende oder stechende Werkzeuge oder größere Fremdkörper, sowie bei einer ganzen Reihe von schwereren Kontusionsverletzungen, z. B. durch Kuhhornstoß beobachten wir auch gleichzeitig Verletzungen der Lider. Wir finden entweder nur Schrunden, die eine mehr minder große Ausdehnung der Fläche und Tiefe nach erreichen und mit Stellungsveränderungen der Lider ausheilen können oder es bestehen Hautwunden, parallel zum Lidrand und zur Muskulatur, die schnell verkleben oder Wunden, die durch die ganze Dicke des Lides senkrecht zur Muskulatur verlaufen und auch noch den Lidrand durchtrennen. Wir können ferner die Lider fast ganz abgerissen und noch Gewebsteile, selbst aus der Orbita, herausgerissen finden. Eine möglichst glatte Heilung dieser Lidwunden liegt nicht nur im kosmetischen Interesse, sondern auch im Interesse der Deckung des Augapfels, der Lidbewegung und der Tränenleitung. Man reinige und glätte die Wunde, entferne die gequetschten und herausgerissenen Gewebsteile und vernähe die Wunde. Dabei muß die Bindehaut und die Lidhaut für sich genäht werden. Besondere Sorgfalt verwende man auf eine glatte Lage der Wundränder im Lidrand. Liegt die Lidwunde im inneren Augenwinkel, so besteht gewöhnlich auch eine Verletzung der Tränenröhrchen und des Tränensackes; selbst durch sorgfältige Naht läßt sich in diesen Fällen eine Verwachsung des Tränensackes mit lästigem Tränenträufeln nicht verhüten.

Wunden der Bindehaut, die als eine Teilerscheinung von Lidverletzungen und von Perforationen des Bulbus oder für sich allein bestehen, bedürfen auch einer sorgfältigen Beachtung von seiten der Ärzte, da durch Infektionen eitrige Prozesse der Orbita, sowie Gangrän der Binde- und Lidhaut und des vorderen Bulbusabschnittes eintreten können. Man wasche die Bindehaut mit antiseptischer Flüssigkeit ab, reinige sie von etwa anhaftenden Fremdkörpern, glätte die Wundränder und vernähe die Wunde, streiche Sublimatvaselinsalbe in den Bindehautsack und verbinde das verletzte Auge.

Einer besonderen Besprechung bedürfen die Verbrennungen und Verätzungen des Auges durch Chemikalien. Verbrennungen und Verätzungen bedingen oft ähnliche Veränderungen an der Bindehaut und den Lidern, wie wir sie bei diphtheritischer Bindehautentzündung beobachten. In den schwersten Fällen tritt eine auf Eiweißgerinnung beruhende Nekrose der Lidränder und der Bindehaut ein. Auf dem Bulbus kann die Nekrose durch die Bindehaut hindurch bis in die Sklera vordringen und auch noch die Hornhaut betreffen. Das verbrannte oder verätzte Gewebe zeigt eine weiße oder weißgelbliche speckige blutleere Farbe. Bei den Schlackenverbrennungen sehen wir in dem verbrannten Gewebe noch Reste von Schlackenstückchen oder Eisen. Die Hornhaut sieht porzellanweiß aus und die Pupille schimmert durch die weiße Trübung oft nur ganz undeutlich durch. Ist die Verbrennung oder Verätzung des Bindehautsackes etwas ausgedehnter, so sehen wir die Folgen nicht nur an der Conjunctiva bulbi, sondern auch an der Konjunktiva der Lider bis in die Übergangsfalte hinein. Bei geringfügigen Verbrennungen oder Verätzungen besteht nur eine oberflächliche Rötung und Schwellung der Gewebe mit Abhebung des Epithels und Blasenbildung. Das geschwellte und gerötete Gewebe der Bindehaut kann auch an einzelnen Stellen Schorfe von schmutziggelber Farbe zeigen. Die Verbrennungen entstehen entweder durch glühende Schlacke oder glühendes und flüssiges Eisen bei Arbeitern der Hochofenindustrie, bei Schmieden und Schlossern. Auch durch geschmolzenes flüssiges Blei, Zinn und Zink können Verbrennungen des Auges während der Berufsarbeit und im Spiel hervorgerufen werden. Selten ist heißes Wasser oder Öl die Ursache von Verbrennungen. Verätzungen kommen durch Alkalien und Säuren bei Arbeitern in chemischen Betrieben vor. Obenan stehen die Verletzungen durch Kalk bei Maurern und Weißbindern.

Bei diesen Verletzungen wird eine mehr minder umfangreiche Nekrose der Gewebe, der Lider und der Bindehaut hervorgerufen. Nach Abstoßung der nekrotischen Massen kommt es zur Schrumpfung oder Verwachsung des Bindehautsackes, zur Verwachsung der Lider untereinander und mit dem Augapfel; nach Zerstörung der

Hornhaut kann auch die granulierende Innenfläche der Lider mit dem Bulbusrudiment verwachsen und dadurch können infolge Mitbewegung mit dem anderen Auge leicht Zerrungen an den Lidern durch das beweglich gebliebene Bulbusrudiment eintreten, die bei der Arbeit sehr oft hinderlich sind. Die Aufgabe des Arztes ist es, in diesen Fällen die im Bindehautsack vergrabenen Fremdkörperreste möglichst schnell zu entfernen, die Chemikalienreste mit einem Wasserstrahl oder mit Öltupfern zu beseitigen und dafür zu sorgen, daß die Nekrose der verbrannten bzw. verätzten Gewebe nur möglichst oberflächlich und auf einen kleinen Teil lokalisiert bleibt. Die vielfach beliebten kalten Umschläge sind möglichst zu vermeiden; wenngleich sie zunächst den Schmerz lindern, steigern sie die Blutleere der Gewebe und begünstigen die Ausdehnung der Nekrose. Dagegen ist der feuchtwarme antiseptische Verband von vornherein zu empfehlen, da er das Eindringen von Infektionskeimen verhindert, eine Verbesserung der Ernährungsverhältnisse der Gewebe durch Hyperämie und eine schnellere Abstoßung der nekrotischen Gewebsmassen begünstigt. In den Konjunktivalsack kann man vor der Applikation des Verbandes Lanolin resp. Vaseline allein oder eine schwache Sublimatvaselinsalbe streichen, die ihrerseits eine nachträgliche Infektion der Wunde erschwert. Bei den Verletzungen durch Kalk und Maurerspeise muß man ganz besonders für die vollständige Beseitigung der Kalkreste sorgen und die Entfernung derselben mit Öltupfern vornehmen, denn durch Wasser können ungelöschte Kalkpartikelchen gelöscht und im Bindehautsack weiter verbreitet werden, so daß größere Verletzungen der Gewebe dadurch begünstigt werden. Bei den Verbrennungen durch flüssiges Blei, Zinn und Zink tritt sehr bald im Bindehautsack eine Erkaltung der Metalle ein, so daß man eine vollständige Blei-, Zinn- oder Zinkplatte vor der oft nur wenig lädierten Hornhaut findet. Auch bei den Verbrennungen der Hornhaut mit einer Brennschere oder einer Zigarre sieht man in der Regel nur ganz oberflächliche Epitheltrübungen und Runzelungen der Hornhaut, die sich bei Gebrauch einer Kokainsalbe und bei einem feuchtwarmen Verband meist in wenigen Tagen ohne größere Schädigung des Auges zurückbilden.

Mit wenigen Worten sei noch der Verletzungen des Auges durch Bienen- und Wespenstiche gedacht. Sie können nicht nur die Lider betreffen, sondern auch die Hornhaut. Der Stachel kann abbrechen und in der Hornhaut stecken bleiben oder die Hornhaut durchbohren und bis auf die Iris oder Linsenkapsel vordringen. In der Hornhaut beobachten wir um den Stachel sehr bald eine graugelbe Infiltration des Gewebes, dazu eine Iritis mit Hypopyon und Kapselstar. Nach den Experimenten von Huwald verbreitet sich das Bienengift sehr rasch in dem Kammerwasser und nekrotisiert das Epithel der Linsenkapsel, welche später eine mehrschichtige Epithelwucherung zeigt. Die Behandlung dieser Verletzung, bei der die Entfernung des Stachels aus dem Hornhautgewebe kaum je gelingen dürfte, besteht in Atropinsalbe, Verband, abwechselnd mit warmen Umschlägen.

Zum Schlusse seien noch die Pulver- und Dynamitverletzungen besprochen, wie sie in Bergwerken und Steinbrüchen gar nicht selten zur Beobachtung kommen. Mit der Gesichtshaut, Nasen- und Mundschleimhaut werden meist beide Augen betroffen und vielfach durch eindringende Fremdkörper so zertrümmert, daß von vornherein die Erhaltung dieser Augen ausgeschlossen ist. In einer Reihe von Fällen ist die Verletzung aber nicht so schwer, daß eine Heilung mit Erhaltung des Auges oder des Sehvermögens von vornherein unmöglich ist. Die schwersten Komplikationen sind die kleinen Pulverkörnchen und Fremdkörper aus Gestein, die entweder in die Hornhaut und Lederhaut eindringen oder sie durchschlagen und in der vorderen Augenkammer liegen bleiben oder noch durch die Iris und Linse bis in den Glaskörper vordringen. In der vorderen Augenkammer und dem Glaskörper findet man vielfach umfangreiche Blutergüsse. Die Linse ist oft verletzt und getrübt. Die Lider schwellen wie die Gesichtshaut sehr stark an und sind mit Pulverschleim oder Gesteinstaub bedeckt und von Fremdkörpern verschiedener Größe durchsetzt. Neben den Zeichen der mechanischen Verletzung durch die Pulverkörner und eingedrungenen Fremdkörper kommen dann auch noch die Zeichen der Verbrennung an der Lidhaut, der Bindehaut und der Hornhaut zur Geltung. Man suche zunächst aus den verschiedenen Wunden der Lid-, Gesichts- und Bindehaut die Fremdkörper, soweit als möglich zu entfernen, wische die auf der Haut liegenden Pulverschleim- und Sandmassen mittelst eines mit Vaselin bestrichenen Wattetupfers ab und entferne auch aus dem Bindehautsack den Pulverschleim und die lockeren Fremdkörper mit den Pulverkörnchen. Die zahllosen kleineren Fremdkörper aus der Kornea auszukratzen, halte ich für nicht empfehlenswert. Sie stoßen sich gewöhnlich in wenigen Tagen von selbst ab oder sie lockern sich sehr bald und können dann leichter mit einer Fremdkörpernadel entfernt werden. Viele Fremdkörper und Pulverkörnchen heilen auch in die Hornhaut und Bindehaut ein, so daß die Oberfläche des Auges wie tätowiert aussieht. Zur Tätowierung der Kornea trägt dann noch weiter der eingeheilte rötliche oder gelbliche Eisensteinstaub bei. Man spüle zunächst den Bindehautsack mit einer 2%igen Borsäurelösung aus, streiche Atropin-Kokain-Sublimatvaselinsalbe in den Bindehautsack, bedecke das ganze Gesicht mit einer Mullmaske, die mit reiner weißer Vaseline oder mit Jodoformvaselin bestrichen wird und für die Lider, die Nase und für den Mund zur Aufnahme der Nahrung einen Ausschnitt haben muß. Mit einem solchen Verband wird ein solcher Patient am zweckmäßigsten einer Klinik oder einem anderen Krankenhaus zur Behandlung übergeben. Trotz sorgfältiger mühevoller Therapie ist die Erhaltung der Augen und des Sehvermögens in einer großen Reihe von Fällen nicht möglich. Nach einer Bearbeitung des Materials meiner Klinik durch Beckmann erblindeten 25% der durch Dynamit- oder Pulverexplosionen Verletzten. Von den bei einer Dynamitexplosion Lädierten wurden fast 13% und von den Pulververletzten 20% ganz arbeitsunfähig. In diesen gefährdeten Betrieben handelt es sich vor allen Dingen darum, den schweren Verletzungen durch Explosionen von Pulver- oder Dynamitpatronen vorzubeugen. Die bisher bestehenden Vorschriften scheinen zur Verhütung schwerer Unfälle noch nicht zu genügen. Vielfach sind die Verletzungen allerdings auch die Folge von Unvorsichtigkeit und Leichtsinn der Bergleute.

Die Behandlung der wichtigsten Erkrankungen des Vestibularapparates

(mit ausführlicher Darstellung der für die allgemeine Praxis geeigneten Funktionsprüfungen).

Von **Privatdozent Dr. Robert Bárány**, Wien.

Mit 9 Abbildungen.

Der Vestibularapparat des inneren Ohres besteht aus den drei Bogengängen, dem Utriculus und Sacculus. Über die Funktion der beiden letzteren wissen wir nur wenig Sicheres und klinisch spielt diese Kenntnis keine Rolle. Es soll daher nicht weiter darüber gesprochen werden. Die häutigen Bogengänge sind außerordentlich dünnwandige, halbkreisförmig gebogene, kapillare Röhren, welche in den sechsmal dickeren, knöchernen Bogengängen suspendiert sind. Sie münden alle drei in den Utriculus ein, der um ein Vielfaches weiter als die Bogengänge sie alle zu kompletten Kreisringen ergänzt. Die Stellung der Bogengänge bei aufrechter Kopfstellung ist ungefähr die, daß rechts und links je ein Bogengang ungefähr horizontal steht (horizontaler Bogengang), die zwei anderen Bogengänge, welche miteinander einen rechten Winkel einschließen, stehen vertikal, die Halbierungslinie des rechten Winkels zwischen ihnen ist genau nach außen gerichtet, d. h. sie liegt in der Frontalebene. Es ist daraus zu ersehen, daß weder der vordere noch der hintere vertikale Bogengang in der Frontal- oder Sagittalebene gelegen sein können, wie man nach der Bezeichnung in älteren Lehrbüchern schließen könnte. Der vordere vertikale und hintere vertikale Bogengang schließen vielmehr mit der Frontalebene je einen Winkel von 45° ein (Abb. 1).

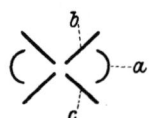

Abb. 1. a) horizontaler
b) vorderer vertikaler } Bogengang rechts.
c) hinterer vertikaler

Die wichtigste Stelle jedes Bogenganges ist die Ampulle. Es ist dies eine Erweiterung des häutigen Bogenganges auf das Zehnfache seines Durchmessers. Die Wandung der häutigen Ampulle liegt der Wand der knöchernen Ampulle an. In der Ampulle befindet sich die Nervenendstelle, Crista ampullaris (Abb. 2). Es ist dies ein Zellhügel, auf welchem die Sinneszellen sich befinden. Die Sinneszellen tragen jede mehrere Zellhaare, welche in feine Kanäle der auf der Crista ampullaris aufsitzenden Cupula passen.

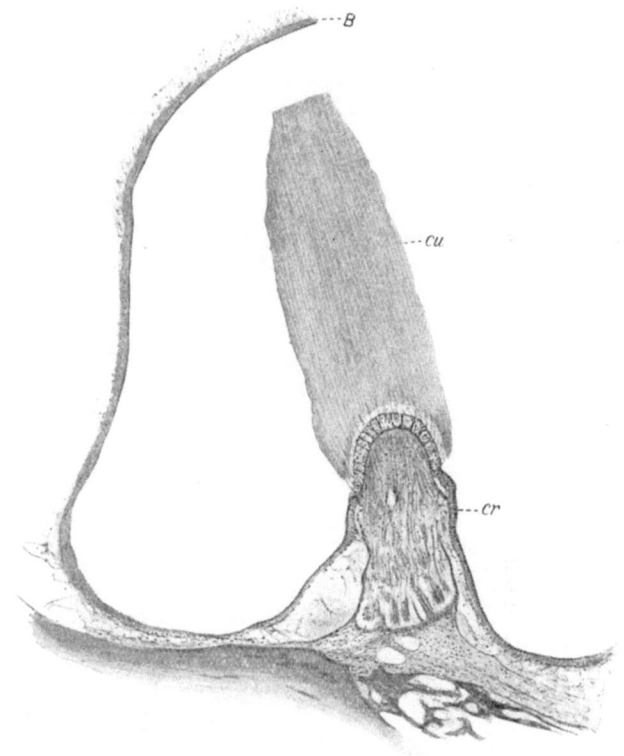

Abb. 2. B) häutiger Bogengang,
cu) Cupula,
cr) Crista ampullaris.
Nach einem Präparat von Doz. Kolmer (Wien).

Diese Cupula ist eine gallertige Masse, welche bis über die Mitte der Ampulle hervorragt. Um die Sinneszellen endigt der Nervus vestibularis. Der physiologische Reiz des Bogengangapparates ist die Bewegung der die Bogengänge erfüllenden Flüssigkeit, der Endolymphe. Bewegt sich diese z. B. im horizontalen rechten Bogengang nach links, so wird dadurch die Cupula ein wenig gegen den Utriculus zu verlagert. Bei dieser Verlagerung werden die Zellhaare auf der Kanalseite gespannt, auf der Utrikularseite relaxiert. Die Spannung der Zellhaare wirkt als Reiz auf die Sinneszellen.

Dieser Reiz wird durch den Nervus vestibularis ins Zentrum geleitet. Eine umgekehrte Bewegung der Endolymphe nach rechts zu spannt umgekehrt die Haare an der Utrikularseite und relaxiert dieselben an der Kanalseite. Je zwei entgegengesetzte Reize haben nun auch genau entgegengesetzte Effekte.

Um den Effekt der Bogengangreizung kennen zu lernen, müssen wir die zentralen Verbindungen des Nervus vestibularis kennen lernen. Der Nervus vestibularis geht durch die bipolaren Ganglienzellen des Ganglion vestibularis hindurch und endigt in mehreren Kernen in der Medulla oblongata, von denen der Deiterssche Kern der größte und bekannteste ist. In den Zellen des Deitersschen Kerns beginnt ein neues Neuron. Die Achsenzylinder dieser

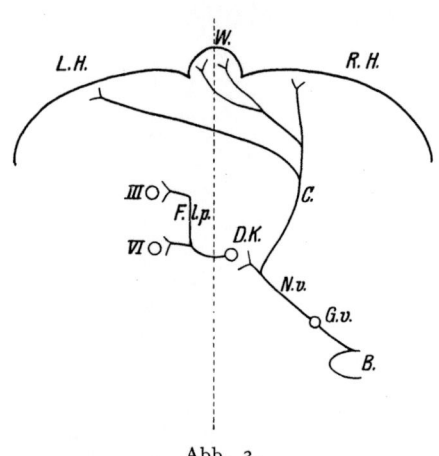

Abb. 3.

B) Bogengang,
G.v.) Ganglion vestibulare,
N.v.) Nervus vestibularis,
C) Collaterale ins Kleinhirn,
D.K.) Deitersscher Kern,

F.l.p.) hinteres Längsbündel,
III) Kern des Okulomotorius,
VI) Kern des Abduzens,
W) Wurm,
R.H., L.H.) Rechte, linke Kleinhirnhemisphäre.

Zellen gelangen in das hintere Längsbündel am Boden des IV. Ventrikels und stellen Verbindungen mit den Augenmuskelkernen her (Abb. 3). Auf diesem Wege kommt es zu den vestibularen Augenbewegungen, zum vestibularen Nystagmus. Wer sich des näheren für den komplizierten Mechanismus des vestibularen Nystagmus interessiert, sei auf meine in Lewandowskys Handbuch erschienene Darstellung und die daselbst angegebene Literatur verwiesen. Vor der Endigung im Deitersschen Kern aber gibt jede Nervenfaser des Vestibularis nach Cajal eine Kollaterale ab, welche in das Kleinhirn zieht. Durch Vermittlung dieser Kollateralen, die, indem sie sich weiterteilen, bis in die Kleinhirnrinde der Hemisphäre derselben Seite, des Mittelstückes des Kleinhirns (Vermis) und der Hemisphäre der anderen Seite gelangen, werden die mit dem vestibularen Nystagmus verbundenen Reaktionsbewegungen der Extremitäten und des Körpers ausgelöst. Was zunächst den vestibularen Nystagmus betrifft, so können wir an demselben eine Form und eine Richtung unterscheiden. Würden beide Bewegungen des Nystagmus gleich rasch sein, so wäre eine Richtung nicht festzustellen. Die Tatsache, daß eine Richtung stets festzustellen ist, beweist, was der Anfänger manchmal übersieht, daß stets eine langsame und rasche Bewegung erkannt werden kann. Die Richtung des Nystagmus wird nach der Richtung der raschen Bewegung bezeichnet. Schlägt z. B. die rasche Bewegung horizontal nach links, so heißt der Nystagmus horizontaler Nystagmus nach links. Es gibt Nystagmus jeder beliebigen Form und Richtung; am häufigsten kommt eine Mischung von rotatorischem und horizontalem Nystagmus vor. Der rotatorische Nystagmus wird nach der Richtung des oberen Endes des vertikal stehenden Irismeridians bezeichnet ↶ links. Bei der Beobachtung des rotatorischen Nystagmus schaut man nicht die Iris an, sondern die Gefäße der Konjunktiva, sonst gelangt man leicht dazu, nur die horizontale Komponente des Nystagmus zu sehen.

Hat man eine **Funktionsprüfung des Bogengangapparates** vorzunehmen, so prüft man zunächst die sog. spontanen Erscheinungen, d. h. diejenigen Erscheinungen von seiten des Bogengangapparates, die ohne jeden weiteren Reiz der Patient spontan darbietet.

1. Die Prüfung des spontanen Nystagmus. Man prüft auf spontanen Nystagmus, indem man den Patienten auf den in ca. ½ m Entfernung gehaltenen Finger des Arztes sehen läßt. Der Finger wird nach rechts und links, oben und unten derart bewegt, daß der Patient stets ihn noch wirklich sehen kann. Man prüft auf diese Weise den spontanen Nystagmus bei den verschiedenen Blickrichtungen. Schon der Normale kann bei extremem Blick nach rechts und links einen geringen spontanen horizontalen + rotatorischen Nystagmus nach rechts resp. nach links haben. Dies ist daher nicht weiter zu verwerten. Pathologisch ist dagegen ein stärkerer Grad von Nystagmus bei seitlichen Endstellungen, pathologisch ist ferner ein wenn auch geringer vertikaler Nystagmus nach oben oder unten bei Blick nach aufwärts oder abwärts. Dieser vertikale Nystagmus kommt beim Normalen nicht vor. Besteht spontaner Nystagmus, so muß man sich zunächst darüber klar werden, ob er vestibularen Charakter hat oder nicht. Auch bei Erkrankungen des Auges kommt Nystagmus vor. In der großen Mehrzahl der Fälle aber ist der Unterschied leicht zu erkennen. Der Nystagmus durch Erkrankungen des Auges läßt sehr häufig eine bestimmte Richtung nicht erkennen, da beide Bewegungen desselben gleich rasch sind. Aber auch wo er aus einer raschen und einer langsamen Bewegung besteht, weisen die ganz auffällig groben, unregelmäßigen Zuckungen auf seine Entstehung vom Auge aus hin. Der vestibulare Nystagmus ist stets viel regelmäßiger und nicht so grobschlägig. Ist man sich klar geworden, daß der Nystagmus ein vestibularer ist, so beweist er eine Störung im Vestibularapparat. Besteht Nystagmus verticalis nach oben oder unten, so wissen wir sofort, daß es sich um eine zentrale Erkrankung handelt, denn bei der Erkrankung des peripheren Bogengangapparates kommt erfahrungsgemäß ein vertikaler Nystagmus nicht vor. Ist der Nystagmus dagegen rotatorisch + horizontal, so wissen wir zunächst noch nichts von dem Orte seiner Entstehung; dies kann erst eine weitere Untersuchung aufklären.

2. In zweiter Linie untersuchen wir die **Nystagmusanfälle bei raschen Kopfbewegungen**. Es gibt viele Personen, welche angeben, daß sie bei raschen Bewegungen des Kopfes schwindelig werden, z. B. beim Bücken, beim Umdrehen des Kopfes auch im Bette, beim in die Höhe schauen etc. Bei diesen Bewegungen des Kopfes kann man nun tatsächlich einen Nystagmus sehen, der das objektive Zeichen des Schwindels darstellt. Von Wichtigkeit ist die Prüfung dieser Schwindelanfälle insbesondere dort, wo es sich darum handelt, festzustellen, ob die Angaben des Patienten auf Wahrheit beruhen, also z. B. bei Unfallskranken, die ja sehr häufig über Schwindel klagen. Es sei nur auf einen wichtigen Punkt hingewiesen. Die Schwindelanfälle bei Kopfbewegungen treten nicht jedesmal auf. Sie sind insbesondere nach längerem ruhigen Sitzen oder Liegen bei der erstmaligen Prüfung zu sehen. Meist tritt bei Rückwärtsneigung des Kopfes oder bei Neigung des Kopfes zur kranken Seite rotatorischer + horizontaler Nystagmus zur kranken Seite auf. Die Dauer eines derartigen Nystagmus beträgt nur 10—20 Sekunden; meist ist auch seine Intensität nur gering.

3. Erkundigt man sich nach **schweren Schwindelanfällen**. Zum Unterschiede von den in Punkt 2 beschriebenen treten dieselben ohne jede äußere Ursache auf. Sie dauern meist stundenlang, fesseln den Patienten ans Bett, sind von schweren Übelkeiten und Erbrechen begleitet. Sehr häufig verführt das Erbrechen des Patienten zur falschen Diagnose einer akuten Magenaffektion, davor schützt jedoch eine Beobachtung der Augen des Patienten, denn bei diesen schweren Schwindelanfällen besteht stets sehr starker vestibularer Augennystagmus, der seine Richtung meist von Zeit zu Zeit wechselt. Jede Bewegung des Kopfes verstärkt den Nystagmus und ruft neue Übelkeiten hervor. Die mit dem Schwindel verbundenen Übelkeiten werden durch die Verbindung des Deitersschen Kerns mit dem Vaguskern erklärlich. Auch Durchfälle kommen bei schwereren Schwindelanfällen vor. Gerade der praktische Arzt hat am ehesten Gelegenheit, solche schwere Schwindelattacken zu sehen und er muß sich gewöhnen, stets die Augen des Patienten dabei anzusehen. Die schweren Schwindelanfälle kommen meist bei peripheren Erkrankungen des Vestibularapparates und im Beginne intrakranieller Erkrankungen besonders der hinteren Schädelgrube vor.

4. Schließt sich die Prüfung der **spontanen Zeigebewegungen der Extremitäten** (nach Bárány) an (Abb. 4). Ich verstehe darunter die Ausführung der Zeigebewegungen ohne vorhergegangene Reizung des Vestibularapparates. Lassen sich die in den drei vorhergegangenen Abschnitten beschriebenen Untersuchungen so ziemlich auf Grund autodidaktischer Schulung durchführen, so ist die Prüfung der Zeigebewegungen nur schwer nach bloßer Beschreibung zu erlernen. Man soll diese Prüfung wenigstens einmal gesehen haben, um sie richtig vorzunehmen. Die beste Beschreibung und Abbildung kann den Augenschein kaum ersetzen.

a) **Zur Prüfung der Zeigebewegungen des Armes** wird zunächst der Zeigefinger allein ausgestreckt, die anderen Finger der Hand eingeschlagen. Hierauf läßt man den Patienten die Augen schließen und den Arm in der Sagittalebene bis in die Horizontale gestreckt erheben. Nun berührt man den Zeigefinger des Patienten der ganzen Länge nach von oben mit seinem eigenen Zeigefinger, jetzt hat der Patient seinen Arm auf das Knie herabzusenken und wieder zu dem Zeigefinger des Arztes zu erheben. Der Normale

Die Behandlung d. wichtigsten Erkrankungen d. Vestibularapparates. 841

kann dies meist sofort oder nach ganz kurzer Übung ohne jede Störung, in pathologischen Fällen tritt ein Abweichen nach links oder rechts ein.

b) Zur Prüfung eines eventuellen Abweichens nach oben oder unten läßt man, nachdem der Arm genau wie bei a) erhoben wurde, den Arm jetzt in der Horizontalen nach der Seite bewegen und dann wieder zum Finger des Arztes zurückführen. Auch dies kann der Normale vollständig richtig. In pathologischen Fällen kann ein Abweichen nach oben oder unten auftreten. Selbstverständlich wird auch dieser Versuch bei geschlossenen Augen ausgeführt.

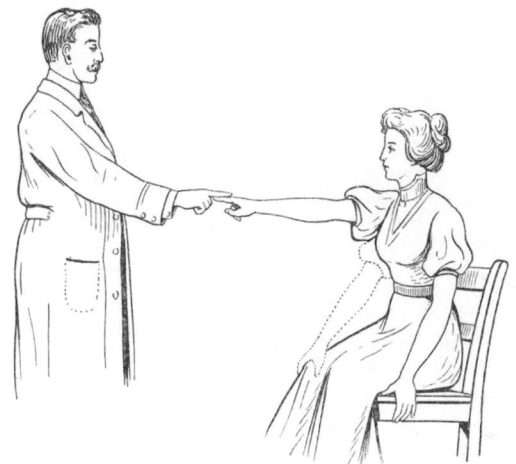

Abb. 4. Zeigeversuch nach Dr. Bárány.

5. Prüfung des Rombergschen Versuches. Man läßt dazu den Patienten mit geschlossenen Augen stehen, die Füße vollständig aneinanderschließen und untersucht nun, ob er nach einer bestimmten Richtung hin ins Wanken gerät oder umfällt. Es empfiehlt sich auch den Patienten beiderseits an den Armen anzufassen und zu untersuchen, ob er sich nach der einen oder anderen Richtung besonders leicht umwerfen läßt. Eine Prüfung des Ganges, des Stehens auf einem Bein, des Hüpfens, des Umdrehens etc. ist meist überflüssig.

Wir haben damit die Prüfung der spontanen Erscheinungen beendigt und gelangen nun zur eigentlichen Funktionsprüfung. Diese besteht ganz allgemein gesagt darin, daß wir experimentell einen kräftigen Reiz dem Bogengangapparat zuführen und nun sehen, ob er in normaler Weise auf diesen Reiz reagiert. Ist der Bogengangapparat erkrankt, so tritt die normale Reaktion nur abgeschwächt auf oder fehlt vollständig. Bei intrakranieller Erkrankung können die Reaktionen gesteigert sein, d. h. stärker auftreten als beim Normalen. Die **Methoden der experimentellen Reizung,** die uns zur Verfügung stehen, sind vier. 1. Die kalorische Methode Bárányś. 2. Die Prüfung mittelst Drehung (Wanner). 3. Die galvanische Reizung. 4. Die Prüfung mittelst Kompression und Aspiration der Luft im äußeren Gehörgang (Fistelprobe).

Die kalorische Prüfung ist deshalb die praktisch wichtigste, weil sie 1. bei jedem Menschen, auch bei Bettlägerigen, ja sogar bei Bewußtlosen vorgenommen werden kann, 2. weil sie nur ein ganz einfaches Instrumentarium benötigt und 3. weil sie lediglich den Bogengangapparat der Seite reizt, die untersucht wird. Die kalorische Prüfung hat nur eine Schwierigkeit. Vor der Anstellung derselben muß sich der Arzt überzeugen, ob der Gehörgang nicht etwa von Ohrenschmalz gänzlich ausgefüllt ist. Ist dies der Fall, so muß das Ohrenschmalz zuerst entfernt werden und zweitens ist nachzusehen, ob nicht eine trockene Perforation des Trommelfells besteht. In letzterem Falle darf die Prüfung nicht ausgeführt werden, da sonst die Gefahr besteht, eine Mittelohreiterung hervorzurufen. Insbesondere ist in traumatischen Fällen deshalb vom praktischen Arzte, der nicht mit Sicherheit die Abwesenheit einer traumatischen Ruptur des Trommelfells feststellen kann, die kalorische Prüfung zu unterlassen.

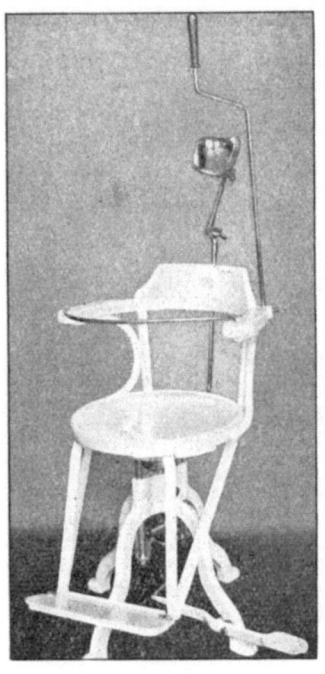

Abb. 5. Drehstuhl nach Dr. Bárány (Wien)[1]).

Die zweite Probe mittelst Drehung setzt zunächst voraus, daß der Patient auf einen Drehstuhl (Abb. 5) gesetzt werden kann. Es muß also der Patient mobil sein und es muß ein Drehstuhl zur Verfügung stehen. Man kann freilich den Patienten veranlassen, sich um seine eigene Achse zu drehen, aber eine derartige Prüfung gibt nur ungenaue Resultate. Außerdem aber hat diese Prüfung den nicht zu beseitigenden Nachteil, daß hierbei stets beide Bogengangapparate zugleich gereizt werden, da durch die Drehung ja eine Endolymphbewegung in beiden Bogengangapparaten entsteht. Trotzdem ist diese Prüfung oft von größerer Wichtigkeit, insbesondere zur Prüfung der Reaktionsbewegungen bei intrakraniellen Erkrankungen. Eine derartige genaue Prüfung aber muß stets dem Otologen oder Neurologen überlassen bleiben.

3. Die galvanische Prüfung liegt dem praktischen Arzte schon deshalb fern, weil er ja oft einen galvanischen Apparat nicht zur Verfügung hat. Außerdem aber ist es bisher nicht gelungen, durch die galvanische Prüfung klinisch wichtige Tatsachen festzustellen, so daß vom praktischen Arzte diese Prüfung vollkommen unterlassen werden kann.

---

[1]) Zu beziehen durch die Firma F. Reiner & Co., Wien IX, Lazarethgasse 13.

4. Die Prüfung mittelst Kompression und Aspiration der Luft im äußeren Gehörgang setzt voraus, daß der Arzt über einen Politzerschen Ballon, einen Gummischlauch und eine luftdicht in den Gehörgang passende Olive verfügt (Abb. 6). Diese Prüfung hat einen klinischen Wert nur in den Fällen mit Mittelohreiterung, die über Schwindel klagen und in welchen die Frage besteht, ob eine Labyrinthfistel vorhanden ist oder nicht. Bei einem Normalen löst Kompression oder Aspiration keinerlei Erscheinungen aus. Besteht eine Labyrinthfistel, so pflanzt sich der Druck im Gehörgang auf das Labyrinthinnere direkt fort und es entsteht ein heftiger Augennystagmus, der bei Kompression meist nach der kranken, bei Aspiration nach der gesunden Seite gerichtet ist. Da in solchen Fällen stets eine Mittelohreiterung besteht, so kann der praktische Arzt diese Prüfung auch vollständig dem Spezialisten überlassen. Eines sei jedoch erwähnt. Manchmal nimmt der Patient ganz unbewußt selbst die Prüfung des Fistelsymptoms vor,

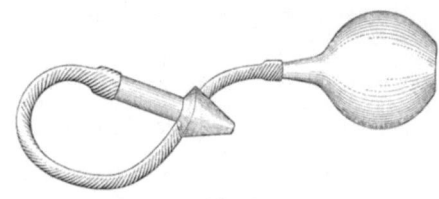

Abb. 6.

indem er beim Waschen des Morgens in dem Momente, wo er den Finger ins Ohr steckt, schwindlig wird. Er verdichtet nämlich durch das Einführen des Zeigefingers die Luft im Gehörgang und löst dadurch bei bestehender Labyrinthfistel Schwindel und Nystagmus aus. Hört der praktische Arzt eine solche Klage, so säume er nicht, den Patienten sofort dem Spezialisten zu überweisen, da ein Verzug hier sehr gefährliche Folgen haben kann.

Nach dieser Übersicht über die verschiedenen Prüfungsmethoden wollen wir nun näher auf die kalorische Probe eingehen, da dieser die größte klinische Bedeutung zukommt. Um das Verständnis zu erleichtern, will ich die Geschichte der Entdeckung dieser Methode kurz mitteilen.

Bei der Behandlung Ohrkranker, die an Mittelohreiterung litten, bemerkte ich, daß sie nach der Ausspritzung oft über Schwindel klagten. Ich betrachtete ihre Augen und sah, daß sie einen Nystagmus hatten. Nun notierte ich mir Form und Richtung des Nystagmus. Als ich eine größere Anzahl derartiger Fälle beisammen hatte, verglich ich die Aufzeichnungen und war sehr überrascht, überall denselben Nystagmus aufgezeichnet zu haben. Es war klar, daß hier ein gesetzmäßiges Verhalten vorlag, doch kannte ich den Grund der Gesetzmäßigkeit nicht. Ein Zufall brachte mir die Lösung. Einer der Patienten, den ich regelmäßig ausspritzte, sagte mir, Herr Doktor, ich werde nur schwindlig, wenn das Wasser zu kalt ist, wenn es warm genug ist, werde ich nicht schwindlig. Ich trug daher der Wärterin auf, wärmeres Wasser in den Ballon zu tun. Die Wärterin befolgte meine Weisung zu gut. Das nächste Mal, als ich den Patienten ausspritzte, rief er aus, Herr Doktor, ich werde jetzt wieder schwindlig, das Wasser ist viel zu heiß. Rasch sah ich den Nystagmus an und konstatierte, daß er nun genau entgegengesetzt gerichtet war wie bei Ausspülung mit kaltem Wasser. Nun sah ich, daß es die Temperatur des Wassers sein müsse, welche an der ganzen Erscheinung schuld ist. Ich zog nun daraus eine ganze Reihe von Folgerungen, die sich alle bestätigten. Zunächst schloß ich, daß Wasser von genauer Körpertemperatur keinen Schwindel erzeugen dürfte; dies trifft zu. Auch den empfindlichsten Patienten kann man ungestraft ausspülen, wenn man darauf achtet, daß die Temperatur des Wassers genau der Körpertemperatur des Patienten entspricht. Man muß das Wasser zu diesem Zwecke jedoch in dem Irrigator oder Ballon um 1—2 ^{0} wärmer machen, da es auf dem Wege zum Ohre einen Teil seiner Wärme abgibt. Beträgt die Körpertemperatur 37 ^{0}, so muß man Wasser von genau 39 ^{0} in den Irrigator einfüllen. Bei empfindlichen Personen kann schon 1—2 ^{0} Differenz gegenüber der Körpertemperatur Schwindel erzeugen, meist allerdings spielt eine so kleine Differenz keine Rolle. Ein weiterer Schluß, den ich zog, war der, daß diese Reaktion nicht bloß bei Fällen mit Mittelohreiterung auftreten muß, sondern bei allen Menschen, die einen normalen Bogengangapparat besitzen. Dies ist in der Tat so. Ist das Trommelfell zerstört, dann gelangt das Wasser allerdings leichter ans Labyrinth heran und die Reaktion tritt rascher auf, aber auch bei intaktem Trommelfell tritt sie durchschnittlich nach einer halben Minute auf.

Nur bei zerstörtem Bogengangapparat oder bei Lähmung des Vestibularnerven muß die Reaktion ausbleiben. Eine große Reihe allseits bestätigter klinischer und autoptischer Befunde haben diese Schlußfolgerung bestätigt.

In der Regel genügt es vollständig, die Ausspülung mit kühlem Wasser vorzunehmen. Die Temperatur des Wassers beträgt bei empfindlichen Personen 25—30 ^{0} C, bei weniger empfindlichen kann man auch 20 ^{0} nehmen und selbst noch weniger. In der Privatpraxis wird man meist mit 25—30 ^{0} C ausspülen, um sich nicht durch eine starke Reaktion unangenehm überraschen zu lassen.

Wird das rechte Ohr mit kühlem Wasser ausgespült, so tritt Nystagmus horizontalis und rotatorius nach links auf. Es muß jedoch darauf geachtet werden, daß die Prüfung bei aufrechter oder rückwärts geneigter Kopfstellung vorgenommen wird, denn Neigung des Kopfes nach der Seite oder nach vorne verändert den Nystagmus. Diese Veränderung des Nystagmus bei Veränderung der Kopfstellung kann vom Spezialisten klinisch ausgenützt werden, hat jedoch für den praktischen Arzt keine Bedeutung. Ausspülung des rechten Ohres mit heißem Wasser (z. B. von 42—45 ^{0} C) ruft rotatorischen und horizontalen Nystagmus nach der ausgespülten Seite, also nach rechts hervor. Die Ausspülung mit heißem Wasser wird jedoch in der Regel unangenehmer empfunden als die mit kühlem Wasser. In der Praxis gestaltet sich nun die kalorische Prüfung folgendermaßen:

Vor der Vornahme der Spülung otoskopiere man und überzeuge sich von der Abwesenheit von Cerumen und einer trockenen Perforation des Trommelfells. Ersteres muß vor der Prüfung entfernt werden. Bei Bestehen einer trockenen Perforation des Trommelfells ist die Prüfung nicht auszuführen und der Patient dem Spezialisten zu überweisen. Liegt kein Hindernis vor, so wird der Patient auf einen Sessel gesetzt, er kann aber auch im Bette liegen bleiben. Man benützt zur Prüfung einen Ballon oder Irrigator und einen Ohransatz sowie ein Gefäß, am besten eine Eitertasse, um das Spülwasser aufzufangen. Zur Not kann man die Prüfung auch so vornehmen, daß man das kühle Wasser mit einer gewöhnlichen Ohrenspritze einspritzt, jedoch muß man dann mehrere Spritzen voll nehmen und darauf achten, daß die Pausen zwischen den Spülungen nicht zu groß werden. Die Anwesenheit einer Hilfsperson, die die Spültasse hält, den Ballon ausdrückt oder den Irrigator hochhebt, ist meist notwendig. Der Ohransatz darf nicht zu tief, aber auch nicht zu wenig eingeführt werden. Vor der Prüfung muß natürlich auf spontanen Nystagmus untersucht worden sein. Besteht spontaner Nystagmus z. B. nach rechts und nach links, so wird durch die kalte Spülung rechts der Nystagmus nach links verstärkt, der Nystagmus nach rechts aufgehoben. Nachdem man die Spülung begonnen hat, läßt man den Patienten nach links auf den Finger sehen und gibt acht, wann Nystagmus nach links auftritt. Ist eine deutliche Reaktion bereits sichtbar, so kann man in der Regel die Spülung unterbrechen, um durch weiteres Fortsetzen der Spülung nicht eine unnötig starke Reaktion hervorzurufen. In der Regel dauert es 25 Sekunden bis $3/4$ Minuten, bis die Reaktion auftritt. Länger als 2 Minuten braucht man die Spülung nicht fortzusetzen. Ergibt Spülung mit 25^0 oder 30^0 kein Resultat, so ist eine Spülung mit 15—20 ^{0} vorzunehmen. Tritt bei Spülung mit Wasser von 15^0 C nach 2 Minuten keine Reaktion auf, so ist der Vestibularapparat dieser Seite zerstört oder der Nervus vestibularis gelähmt.

Mit dem Nystagmus sind physiologisch eine Reihe von Erscheinungen verbunden, auf die nun noch näher eingegangen werden soll.

a) Während des Nystagmus scheinen sich die Gegenstände der Umgebung um die Versuchsperson zu drehen. Eine Feststellung der Richtung hat keinen klinischen Wert. Von Bedeutung ist jedoch hierbei die Konstatierung, ob der Patient gegen Schwindel empfindlich ist oder nicht. Sehr empfindliche Personen sind schon stark schwindlig, wenn der Nystagmus erst kaum sichtbar ist. Andere unterempfindliche sind nicht schwindlig, während schon grober Nystagmus beobachtet werden kann.

b) Bei geschlossenen Augen empfindet man während des Nystagmus eine Scheindrehung des eigenen Körpers in der Richtung des Nystagmus. Die Beobachtung dieser Empfindung hat keine klinische Bedeutung.

c) Von klinischer Wichtigkeit bei der Feststellung intrakranieller Erkrankungen ist die Prüfung der während des Nystagmus auftretenden Reaktionsbewegungen. Bei den Erkrankungen des Labyrinths oder des Nervus vestibularis ergibt sich hier nur insofern eine Störung als bei Zerstörung z. B. des rechten Bogengangapparates nicht bloß der Nystagmus, sondern auch die Reaktionsbewegungen von der kranken Seite nicht auslösbar sind. Erzeugen wir durch kalte Ausspülung rechts einen Nystagmus horizontalis und rotatorius nach links, so zeigt jetzt der Normale, der vorher richtig auf den Finger des Arztes gezeigt hatte, nicht mehr richtig, sondern rechts vorbei. Der Grad der Abweichung ist verschieden, sie kann nur 1—2 cm, aber auch 30 cm und mehr betragen.

Entsprechend dem rotatorischen Nystagmus nach links fällt die Versuchsperson nach rechts. Stellt man sich einen Menschen mit seitlich horizontal ausgestreckten Armen vor, so wird natürlich beim Fallen nach rechts der rechte Arm gesenkt, der linke erhoben werden. Dies ist auch die Reaktion der Arme, die beim rotatorischen Nystagmus nach links eintritt.

Die bisherigen Reaktionsbewegungen betreffen die aufrechte gerade Kopfhaltung. Die Reaktionsbewegungen sind jedoch nicht bloß von der Form und Richtung des Nystagmus abhängig, sondern auch von der Stellung des Kopfes.

Dreht man z. B. den Kopf 90° um die vertikale Achse nach links, so fällt jetzt die Versuchsperson nicht mehr nach rechts, sondern nach vorne. Dreht man den Kopf 90° nach rechts, so fällt die Versuchsperson nach hinten. Es ist, als ob die Fallrichtung an den Kopf festgewachsen wäre. Stellt man sich einen Menschen vor, der die Arme horizontal nach vorne ausgestreckt hält, so ist es klar, daß beim Fallen nach vorne die Arme hinunter, beim Falle nach rückwärts hinaufgehen werden. Ganz entsprechend erhält man auch Vorbeizeigen beider Arme nach oben, wenn man während der Nystagmusreaktion nach links den Kopf 90° nach rechts dreht und Vorbeizeigen nach unten, wenn man den Kopf 90° nach links dreht und die Versuchsperson von der Seite auf den Finger zeigen läßt. Gerade bei dieser Prüfung macht sich die Mangelhaftigkeit aller Beschreibung stark geltend und es kann jedermann nur empfohlen werden, eine derartige Prüfung selbst anzusehen, um die Methode zu erlernen.

d) Treten mit dem Nystagmus nicht so selten Übelkeiten auf, insbesondere bei hysterischen und neurasthenischen Personen. Mit den Übelkeiten sind alle Erscheinungen der Seekrankheit, Blässe, Schweißausbruch, Herzklopfen, kleiner Puls verbunden. Erbrechen befreit meist von diesen Übelkeiten. Die Übelkeiten können mitunter ziemlich lange anhalten. Eine Schädigung des Patienten habe ich jedoch noch nie gesehen.

Will man die Übelkeiten vermeiden, so gehe man insbesondere bei nervösen Personen sehr vorsichtig vor, nehme 30° Wasser zur Ausspülung und unterbreche die Spülung, sobald der Nystagmus sich zeigt. Bei intrakraniellen Erkrankungen, bei welchen die Reaktionsbewegungen geprüft werden müssen, zu welcher Prüfung stets eine starke Reaktion notwendig ist, sind glücklicherweise die Übelkeiten meist fehlend, insbesondere fehlen Übelkeiten fast stets bei den Erkrankungen der hinteren Schädelgrube, also gerade dort, wo diese Prüfung am bedeutungsvollsten ist. Das Fehlen der Übelkeiten bei diesen Fällen dürfte auf der Schädigung des Vaguskerns durch den Hirndruck beruhen. Fälle mit erhöhtem Vagustonus dagegen neigen besonders zu Übelkeiten, wie sie ja auch besonders leicht seekrank werden. Um die Übelkeiten bei der experimentellen Prüfung zu vermeiden, habe ich des öfteren schon Mittel, wie sie gegen die Seekrankheit angewendet werden, eine halbe Stunde vor der Prüfung gegeben und es scheint mir, daß diese Mittel tatsächlich einen gewissen Effekt haben, wenn ich auch nicht von einem durchschlagenden Erfolg sprechen kann. (Mothersills seasick remedy, 2 Kapseln, oder Atropin. sulf. 0,01, Strychnin. sulf. 0,02, Aqu. dest. 10,0. ½ Spritze.)

I. Die akute vollständige Zerstörung des Bogengangapparates, die akute Lähmung des Vestibularnerven.

Ätiologisch kommen für diese Erkrankung verschiedene Möglichkeiten in Betracht. Eine komplette Zerstörung des Labyrinths tritt am häufigsten bei chronischer Mittelohreiterung dort auf, wo schon vorher eine Labyrinthfistel, ein Durchbruch der knöchernen Umhüllung des häutigen Labyrinths stattgefunden hatte. Im Anschlusse an eine akute Exazerbation der Mittelohreiterung z. B. bei einem akuten Schnupfen tritt nun auch die komplette Labyrinthvereiterung auf. Nach der Eiterung dürfte am häufigsten die Labyrinthzerstörung durch Schädelbasisbruch eintreten. Bricht die Pyramide, so geht sehr häufig der Bruch durch das Vestibulum. Es findet eine starke Blutung in die Labyrinthhohlräume statt, welche das häutige Labyrinth vernichtet. Labyrinthblutungen können ferner bei Arteriosklerose, bei Leukämie auftreten. Bei der Syphilis kann es zu frühzeitiger Arteriosklerose und zur Labyrinthblutung kommen. Die Syphilis kann aber auch durch Neuritis des Nervus vestibularis zu den Erscheinungen der Labyrinthzerstörung führen. Um eine Neuritis handelt es sich bei der rheumatischen Vestibularislähmung, die mit oder ohne rheumatische Fazialis- und Cochlearislähmung auftreten kann. Die Symptome der Vernichtung der Funktion des Bogengangapparates einer Seite sind stets die gleichen, welches auch die Ätiologie der Erkrankung sein mag.

Hat man kurze Zeit nach dem Eintritte der Erkrankung den Patienten zu sehen Gelegenheit, so findet man sehr starken Nystagmus zur gesunden Seite. Dieser Nystagmus ist bei jeder Blickrichtung zur gesunden Seite gerichtet. Er ist horizontal und rotatorisch. Mit dem Nystagmus sind alle soeben geschilderten Begleiterscheinungen verbunden, also Drehbewegungen der Gegenstände, des eigenen Körpers, Vorbeizeigen nach der kranken Seite, Fallen nach der kranken Seite. Meist bestehen schwere Übelkeiten und Erbrechen, Schweiß, Blässe, Durchfall etc. Der Patient liegt möglichst ruhig zu Bett. Jede Bewegung des Kopfes steigert den Schwindel und Nystagmus. Fieber und Kopfschmerz bestehen nicht. Wo das eine oder andere vorhanden ist, deutet es auf eine Komplikation hin.

Die schweren Erscheinungen halten nicht dauernd an, sondern lassen allmählich nach. Bereits nach zwei Tagen pflegen die Scheinbewegungen der Objekte und die Drehempfindung des eigenen Körpers sowie das Erbrechen aufzuhören. Der Nystagmus hat nach zwei Tagen nur wenig an Intensität abgenommen. Die Gleichgewichtsstörungen und das Vorbeizeigen sind gewöhnlich bereits geringer. Jetzt hat man meist auch Gelegenheit, den Patienten näher zu untersuchen. Die Prüfung der kalorischen Reaktion auf der kranken Seite ergibt, daß weder mit kaltem, noch mit heißem Wasser der spontane Nystagmus verändert werden kann. Es muß hervorgehoben werden, daß diese Feststellung nicht einfach ist. Man muß sehr genau acht geben, um sich hier nicht zu täuschen und wird wohl meist gut tun, einen Spezialisten beizuziehen.

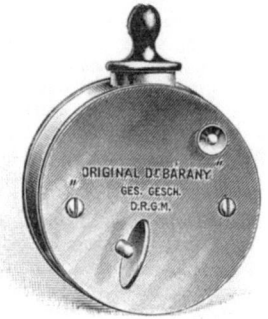

Abb. 7. Dr. Bárányś Lärmapparat[1]).

Die Prüfung der kalorischen Reaktion der gesunden Seite mit kaltem Wasser ergibt stets ein leicht sichtbares Resultat. Der Nystagmus der gesunden Seite wird aufgehoben und in einen Nystagmus zur kranken Seite verwandelt. Meist ist neben der Zerstörung des Bogengangapparates auch komplette Taubheit vorhanden. Zur Feststellung derselben habe ich den sog. Lärmapparat erfunden (Abb. 7). Verschließt man nämlich einem einseitig Tauben das gesunde Ohr einfach mit dem Finger, so wird dennoch die Sprache noch ca. einen Meter oder weiter, die Flüstersprache mindestens am Ohre gehört. Erzeugt man jedoch mit dem Lärmapparat ein starkes Geräusch im gesunden Ohr, so wird dieses vom Hörakt vollständig ausgeschaltet und das kranke Ohr kann nun auf seine Hörfähigkeit isoliert geprüft werden. Besteht Taubheit des kranken Ohres, so wird auch lautestes Schreien ins Ohr nicht verstanden. Der Lärmapparat eignet sich ganz besonders zur Untersuchung für den praktischen Arzt, da es gar keiner weiteren Übung bedarf und man vollkommen sichere Resultate auf diese Weise erhält. Diagnostisch aber ist gerade das Bestehen der vollständigen Taubheit von größter klinischer

---

[1]) Zu beziehen durch F. Reiner & Co., Wien IX, Lazarethgasse 13.

Bedeutung. Bei der Labyrintheiterung, bei der Zerstörung durch Trauma, durch Blutung besteht stets vollständige Taubheit. Bei der Neuritis luetica und rheumatica kann aber auch der Vestibularnerv ganz isoliert befallen sein und vollständig normales Gehör bestehen.

Im Laufe der nächsten zwei Wochen verschwinden die spontanen Erscheinungen, die auf die Labyrintherkrankung hindeuten, meist vollkommen. Der Nystagmus wird auf ein nicht mehr als pathologisch zu bezeichnendes Minimum reduziert, die Gleichgewichtsstörungen verlieren sich, bestehen bleibt natürlich die Taubheit und die Unerregbarkeit des Labyrinths für den kalorischen Reiz. Auch die Prüfung des Drehnystagmus ergibt zu dieser Zeit ein ziemlich exaktes Verhalten. Dreht man den Patienten zur gesunden Seite und hält plötzlich an, so entsteht Nystagmus zur kranken Seite. Dieser Nystagmus zur kranken Seite ist bedeutend schwächer und kürzer dauernd als der Nystagmus zur gesunden Seite, den man durch Drehung zur Seite des kranken Labyrinths erhält. Theoretisch sehr interessant und praktisch auch wichtig sind die weiteren Veränderungen, die im Laufe der Zeit sich geltend machen. Nach Monaten findet nämlich durch Veränderungen im Zentralorgan ein derartiger Ausgleich statt, daß man nun beim Drehen sowohl zur gesunden als zur kranken Seite annähernd gleich starken, stets aber sehr geringfügigen Nystagmus erhält. Prüft man die kalorische Reaktion der gesunden Seite, so findet man auch diese stark herabgesetzt, ja sie kann in seltenen Fällen sogar fehlen. Wir bezeichnen diesen Zustand als den der Kompensation. Die Kompensation deutet nur darauf hin, daß die akute Zerstörung des Labyrinths mindestens vor mehreren Monaten stattgefunden hat. Es kann zur Zeit der Kompensation bereits Ausheilung eingetreten sein, jedoch muß es nicht der Fall sein.

Wird man zu einem schweren Schwindelanfall gerufen, so wird man natürlich zunächst trachten, die Leiden des Patienten zu erleichtern. Man lege den Patienten ins Bett auf die gesunde Seite, sorge für absolute Ruhe, verdunkle das Zimmer. Gegen das Erbrechen versuche man eine Injektion von Atropin und Strychnin (Atropin sulf. 0,01; Strychnin sulf. 0,01; Aqu. dest. 10,0. S. ½ Spritze). Sodann suche man, möglichst bald eine genauere Untersuchung vorzunehmen und nun richtet sich unser Vorgehen natürlich nach der Ätiologie der Labyrinthzerstörung. Besteht eine Vereiterung des Labyrinths, so ist möglichst rasch spezialistische Hilfe anzustreben, denn die Labyrintheiterung gefährdet im höchsten Grade das Leben des Patienten. Sie ist die häufigste Ursache der bei Mittelohreiterungen auftretenden Meningitis, sie führt auch zu Sinusthrombose und Kleinhirnabszeß. Wo sie besteht, muß danach getrachtet werden, sie möglichst rasch zu beseitigen. Dies geschieht durch Ausführung der Labyrinthoperation, die natürlich nur von spezialistischer Seite gemacht werden kann.

Bei Bruch der Schädelbasis ist strenge Bettruhe anzuwenden, bei Ruptur des Trommelfells ist natürlich eine kalorische Prüfung zu unterlassen. Kommt es zur Infektion, dann muß die Hilfe des Ohrenarztes oder Chirurgen aufgesucht werden, der noch oft durch einen operativen Eingriff das Leben des Patienten retten kann. Ist Lues die Ätiologie der Labyrinthzerstörung, so muß man zunächst zwischen Labyrinthblutung und Neuritis zu unterscheiden trachten. Besteht eine isolierte Zerstörung des Bogengangapparates bei intaktem oder nahezu intaktem Gehör, so spricht dies für eine Neuritis. Ist die Vernichtung der gesamten Funktion des Gehörorgans apoplektiform aufgetreten, so spricht dies mehr für Labyrinthblutung. In letzterem Falle wird auch eine antiluetische Kur kaum Nutzen bringen. Im ersteren Falle aber wird man zunächst mit Quecksilber und Jod einzuwirken trachten. Ist lediglich der Vestibularnerv betroffen, so wird der Patient auch, ohne daß es zur Wiederherstellung der Funktion des Bogengangapparates der kranken Seite kommt, von seinem Schwindel und seinen Gleichgewichtsstörungen befreit werden, da ja eben nach einigen Wochen auch bei kompletter Vernichtung der Funktion die Beschwerden sistieren. Salvarsan wird man in einem solchen Falle kaum anwenden, da bekanntlich nach Salvarsananwendung auffallend häufig schwere Gehörstörungen aufgetreten sind. Wie immer man über die Ursachen dieser Hörstörungen denken mag, ob man mit Ehrlich annimmt, daß an allen anderen Orten die Spirochäten abgetötet sind und nur die im Hörnerven zurückgebliebenen auskeimen oder ob man eine Schädigung des Hörnerven durch das Salvarsan und eine Ansiedelung von Spirochäten infolge der Schädigung annimmt, man wird bei Erkrankung des Hörnerven nur im Notfalle zum Salvarsan greifen. Sichergestellt ist, daß in einigen Fällen von Hörstörungen nach Salvarsaninjektion durch die wiederholten neuerlichen Injektionen es zur Ausheilung gekommen ist. Wo also nach Salvarsan eine Schädigung aufgetreten ist, dort gehe man erst recht energisch vor. Zu diesem energischen Vorgehen ermutigen auch besonders die Untersuchung des Liquor cerebrospinalis, wie sie zuerst von Zalociezky und Frühwald ausgeführt wurden, die bei derartigen Fällen deutlich auf die Syphilis zu beziehende Veränderungen im Liquor feststellen konnten.

Bei Labyrinthblutungen im Gefolge von Arteriosklerose und Leukämie kann man natürlich nur eine exspektative Tätigkeit entfalten. Bei der rheumatischen Vestibularislähmung hüte man sich vor großen Dosen von Salizyl oder Aspirin, da diese Mittel den Hörnerven selbst zu schädigen vermögen. Doppelseitige Zerstörungen des Bogengangapparates kommen nicht so selten bei der epidemischen Zerebrospinalmeningitis vor, die ja auch das größte Kontingent für die Taubstummenanstalten liefert. Die Diagnose unterliegt nach dem vorhergehenden keinen Schwierigkeiten. Es fehlt beiderseits die kalorische Reaktion und die Drehreaktion ergibt keine Spur von Nystagmus. Die bei diesen Patienten oft jahrelang bestehenden Gleichgewichtsstörungen hat man auf die Zerstörung der peripheren Vestibularapparate beziehen wollen, doch dürften sie durch zerebellare Störungen bedingt sein, da sie in derartigen Fällen auch bei einseitiger Labyrinthzerstörung vorkommen, während bei anderer Ätiologie der einseitigen Labyrinthzerstörung nach kurzer Zeit stets normales Gleichgewicht vorhanden ist.

II. Die partielle Erkrankung des Bogengangapparates, die Labyrinthfistel.

Die partiellen Erkrankungen des Bogengangapparates zeichnen sich klinisch durch wiederholt auftretende Schwindelanfälle aus. Wir haben bereits bei der allgemeinen Besprechung von den kleinen Schwindelanfällen bei raschen Kopfbewegungen und von den großen ohne äußere Ursache gehört. Beide Arten von Schwindelanfällen kommen vor. Bei diesen Schwindelanfällen kann der Nystagmus wechseln, bald zur kranken, bald zur gesunden Seite gerichtet sein. Auch in den von Schwindel freien Intervallen kann

Nystagmus mäßigen Grades vorhanden sein und in seiner Richtung und Intensität wechseln. Die Funktionsprüfung ergibt eine Herabsetzung der kalorischen Reaktion im Vergleiche mit der gesunden Seite. Man erhält also erst bei längerer Spülung resp. bei Anwendung von kaltem Wasser einen schwächeren Nystagmus als von der gesunden Seite aus. In Fällen von Mittelohreiterung ist die wichtigste partielle Labyrintherkrankung die Labyrinthfistel. In derartigen Fällen erhält man durch Kompression und Aspiration der Luft im äußeren Gehörgang Nystagmus und Schwindel. **Ein derartiger Fall ist sofortiger spezialistischer Behandlung zuzuführen.** Ätiologisch wichtig sind Schädeltraumen, Lues, Arteriosklerose und besonders Nikotinvergiftung.

Auch leichte Schädeltraumen können zu partiellen Erkrankungen des Labyrinths führen und lange Zeit, Monate ja selbst Jahre Schwindelanfälle verursachen. Dabei kann das Gehör normal bleiben, gewöhnlich aber besteht eine mehr minder ausgesprochene Erkrankung des inneren Ohres. Sehr wichtig ist in diesen Fällen die objektive Konstatierung des Schwindels durch Konstatierung des Nystagmus. Therapeutisch kommt in diesen Fällen vor allem längere Zeit der Ruhe in Betracht.

Bezüglich der Arteriosklerose wäre zu erwähnen, daß hier die Schwindelanfälle öfter centralen Charakter haben, der sich darin äußert, daß beim Schwindel ein vertikaler Nystagmus auftritt. Hier handelt es sich wahrscheinlich um arteriosklerotische Veränderungen der basalen, die Medulla versorgenden Hirngefäße. Auch Bewußtseinsstörungen können sich an derartige rasch vorübergehende Nystagmusanfälle anschließen, wie ich gesehen habe.

Wichtig ist die chronische Nikotinvergiftung als Ursache einer partiellen Erkrankung des Labyrinths. Häufig wird starkes Rauchen bis in die 30er oder 40er Jahre anstandslos ertragen, dann aber kommt es zu Ohrensausen, Schwerhörigkeit vom Charakter der Erkrankung des inneren Ohres und Schwindelanfällen. Insbesondere die Schwindelfälle bei raschen Kopfbewegungen sind hier häufig, aber auch länger dauernde, große Schwindelanfälle kommen vor. Nur eine vollkommene, mehrere Wochen durchgeführte Abstinenz kann hier zur Restitutio ad integrum führen. Eine bloße Einschränkung des Rauchens, das Rauchen entnikotinisierter Zigarren oder Zigaretten hilft hier nicht. Offenbar genügt schon die Zufuhr ganz geringer Mengen von Nikotin, um die chronische Vergiftung zu unterhalten. Sind die Erscheinungen geschwunden, dann kann man wieder mäßig, besonders entnikotinisierte Präparate rauchen.

Es ist bemerkenswert, daß nicht nur übermäßiges Rauchen zur chronischen Nikotinvergiftung führt, auch Quantitäten, die der eine ohne Beschwerden verträgt, können beim anderen Vergiftungserscheinungen hervorrufen. Meist hört man wohl von 30—40 Zigaretten, 10—12 Zigarren erzählen, aber auch bei 5—6 Zigarren habe ich Nikotinvergiftung gesehen. Die Erfolge der Therapie — Aussetzen des Rauchens — haben der Diagnose Recht gegeben. Jedenfalls wird man gut daran tun, in jedem Falle von Schwindel, Schwerhörigkeit mit dem Charakter der Erkrankung des inneren Ohres auf Nikotin zu fahnden. Freilich gibt es Patienten, die erklären, daß ihre Beschwerden vom Nikotin herrühren, wüßten sie selbst, sie kämen zum Arzte, um trotz des Rauchens von ihren Beschwerden befreit zu werden. Dies ist aber leider nicht möglich.

Nicht bloß die Intoxikation mit Nikotin führt zu Schwindel. Auch der Alkohol kann dies, wenn auch selten tun. Häufiger sind noch leichte Schwindelattacken bei Magendarmstörungen, bei genitalen Erkrankungen, besonders auch in der Menopause, bei Nephritis und Diabetes. Hier hat natürlich in erster Linie der Internist und Hausarzt einzugreifen. Neurasthenie und Hysterie kann meiner Meinung nach vestibularen Schwindel nicht hervorrufen; doch sind die an Neurasthenie und Hysterie leidenden Personen meist besonders empfindlich für Schwindel und andererseits können länger dauernde und wiederholte Schwindelattacken zu Neurasthenie und Hysterie führen. Auch hier liegt die Therapie naturgemäß hauptsächlich in der Hand des Hausarztes.

Einige Worte noch über die Bezeichnung „Mènièrescher Schwindel", Mèniè re sche Erkrankung. Versteht man unter Mèniè re schem Schwindel einen vestibularen Schwindel, so ist gegen diese Bezeichnungsweise nichts einzuwenden. Mèniè re hat keine bestimmte Krankheit, sondern nur einen Komplex von Symptomen, Schwindel, Ohrensausen und Schwerhörigkeit beschrieben. Eine bestimmte Mèniè re sche Krankheit gibt es nicht. Die Erkrankungen des Bogengangapparates können eben, wie wir gesehen haben, sehr mannigfacher Natur sein. Über die Bezeichnung Mèniè re sche Krankheit sind wir hinausgewachsen. Heute muß bei einer Erkrankung des Bogengangapparates verlangt werden, daß angegeben werde, ob es eine totale Zerstörung oder eine partielle Erkrankung ist und welches die Ätiologie ist. Will jemand das Auftreten von Schwindel, Ohrensausen und Schwerhörigkeit als Mèniè re schen Symptomenkomplex bezeichnen, so mag er dies tun. Er enthebt sich aber dadurch nicht der oben angegebenen Verpflichtung einer genaueren Untersuchung und Feststellung.

III. Intrakranieller Nystagmus.

Intrakranielle Erkrankungen führen sehr häufig zu spontanem Nystagmus. Dieser Nystagmus kann sehr oft schon durch seine Form seine Entstehung verraten. Wie bereits erwähnt, kommt bei Erkrankungen des peripheren Bogengangapparates nur horizontaler und rotatorischer spontaner Nystagmus vor. Jede andere Nystagmusform ist daher intrakraniell bedingt. Es kann aber auch bei zentralen Erkrankungen des Nystagmus genau dieselbe Form haben, wie bei der peripheren Erkrankung; da kann nun in gewissen Fällen die Funktionsprüfung eine sofortige Entscheidung bringen. Besteht z. B. Nystagmus rotatorius und horizontalis nach rechts und ergibt die Untersuchung normales Trommelfell rechts, Taubheit rechts und Unerregbarkeit des rechten Bogengangapparates, so kann die Diagnose sofort auf intrakranielle Auslösung des Nystagmus nach rechts gestellt werden. Würde nämlich der Nystagmus von der durch die Funktionsprüfung nachgewiesenen Zerstörung des rechten Labyrinths herrühren, so müßte er ja nach links gerichtet sein; da er nach rechts gerichtet ist, muß er intrakraniell ausgelöst sein. Am häufigsten findet sich dieser Symptomenkomplex beim Akustikustumor, zu dessen Kardinalsymptomen noch das Fehlen des Kornealreflexes auf der kranken Seite und die allgemeinen Symptome des Hirntumors, Kopfschmerzen und Stauungspapille gehören. In ganz ähnlicher Weise wie die Diagnose des Akustikustumors kann auch die Diagnose eines otitischen Kleinhirnabszesses sich gestalten. Der otitische Kleinhirnabszeß entsteht nicht so selten bei Fällen, die an Labyrintheiterung leiden. Finden wir in einem solchen Falle Nystagmus zur kranken Seite, eine chronische Mittelohreiterung, aufgehobene kalorische Erregbarkeit der kranken Seite und Taubheit daselbst, so kann die Diagnose auf Kleinhirnabszeß + Labyrintheiterung gestellt werden, wenn noch die Temperatur normal oder subnormal ist. Besteht dagegen hohes Fieber, so ist Meningitis wahrscheinlich vorhanden.

In dem Falle, daß starker rotatorischer und horizontaler Nystagmus zur gesunden Seite besteht und die Prüfung der kalorischen Reaktion auf der kranken Seite Fehlen der Reaktion ergibt, kann zunächst nur die Diagnose auf Labyrinthzerstörung gestellt werden. Bei der Labyrinthzerstörung aber muß hochgradiger Schwindel, Erbrechen bestehen und diese Symptome müssen im Laufe weniger Tage sich stark vermindern oder verschwinden. Haben wir es nun mit einem Patienten zu tun, der sehr starken Nystagmus zur gesunden Seite, aber keinen Schwindel hat, so ist dieser Nystagmus sicherlich schon längere Zeit bestehend, also intrakraniell bedingt. Beobachten wir einen derartigen zweifelhaften Fall durch einige Tage, so wird bei intrakranieller Entstehung der Nystagmus nicht abnehmen und dadurch seinen Auslösungsort verraten. Ganz allgemein können wir sagen: Jeder starke Nystagmus, der, ohne sich zu verändern, längere Zeit besteht, ist intrakraniell bedingt, denn Erkrankungen des peripheren Apparates können nur vorübergehend starken Nystagmus auslösen.

Starker Nystagmus vestibularen Charakters bei intrakraniellen Erkrankungen ist stets ein Zeichen einer Erkrankung im Bereiche des Deitersschen Kerns, resp. des hinteren Längsbündels, der Verbindung zwischen Deitersschem Kern und Augenmuskelkernen. Es wäre jedoch verfehlt, würde man annehmen, daß die ursächliche Erkrankung stets in unmittelbarer Nähe dieses Kerns sitzen muß. Hirntumoren jeden Sitzes können, wenn sie zu Drucksteigerung in der hinteren Schädelgrube führen, starken vestibularen Nystagmus zentralen Charakters hervorrufen. Ich sah einen solchen bei Stirnhirntumor, bei Okzipitalhirntumor, bei Tumor der inneren Kapsel. Basale Erkrankungen der mittleren Schädelgrube führen sehr selten zu Nystagmus starken Grades. Bei Erkrankungen in der hinteren Schädelgrube kann er jedoch auch in seltenen Fällen fehlen, wenn kein Druck auf die Kerne stattfindet. Hydrocephalus internus ohne Tumor kann stärksten Nystagmus hervorrufen. Die multiple Sklerose führt sehr häufig zu Erkrankungen im Bereiche des Deitersschen Kerns und hinteren Längsbündels. Auch bei Syringomyelie habe ich wiederholten starken Nystagmus gesehen. Bei diesen Erkrankungen ist der Sitz des Prozesses die Deiterssche Kernregion, resp. das hintere Längsbündel. Der Schwindel bei der multiplen Sklerose ist, so viel ich gesehen habe, stets von Nystagmus vestibularen Charakters begleitet.

IV. Supranukleäre und subkortikale Blicklähmung.

a) Supranukleäre Blicklähmung. Bei Erkrankungen im Bereiche des Pons und der Vierhügel kommt es ziemlich häufig zu Blicklähmungen. Wir unterscheiden eine seitliche Blicklähmung (bei Ponserkrankung) und eine Blicklähmung nach oben und unten (bei Vierhügelerkrankung). In diesen Fällen ist die Prüfung des Nystagmus von großem theoretischem Interesse und von diagnostischem Werte. Bei doppelseitiger seitlicher Blicklähmung ist in derartigen Fällen nur die rasche Bewegung des Nystagmus gelähmt und es tritt bei kalorischer Prüfung lediglich eine Drehung der

Die Behandlung d. wichtigsten Erkrankungen d. Vestibularapparates. 853

Augen in der Richtung der langsamen Bewegung ein. Bezüglich näherer Details sei auf die ausführliche Darstellung in Lewandowskys Handbuch und die daselbst angegebene Literatur verwiesen.

b) Subkortikale Blicklähmung. Bei der Kapselhemiplegie besteht in den ersten Tagen sehr häufig eine Blicklähmung nach der Seite der gelähmten Glieder und eine Deviation der Augen zur Seite des Herdes. Ich habe nachgewiesen, daß in derartigen Fällen der vestibulare Nystagmus vollständig normal auslösbar ist. Kommt der Patient mit dem Leben davon, dann verschwindet stets die Blicklähmung anscheinend vollständig. Ich konnte nun zeigen, daß in derartigen Fällen eine Deviation der Augen zur Seite der gelähmten Glieder eintritt, die man bei nicht Bewußtlosen jedoch nur durch einen Kunstgriff nachweisen kann. Man läßt den Patienten die Augen ziemlich kräftig schließen und hebt nun die oberen Lider sanft nur soweit in die Höhe, daß man den unteren Rand der Iris zu sehen bekommt. Beim Normalen zeigt sich jetzt das Bellsche Phänomen. Die Augen werden nach oben gerollt und meist divergiert. Sie stehen gewöhnlich ruhig, öfter aber wechseln sie auch ihre Stellung, stehen bald rechts, bald links. Bei den Hemiplegischen aber fand ich in 50 % eine Deviation beider Augen nach der Seite der Lähmung. Diese Deviation beweist das Fortbestehen des Ausfalles der Seitenwendung auf der kranken Seite. Es ist nämlich jetzt zu einer Art von Kontraktur im Bereiche der subkortikalen Zentren gekommen und die gesunde Hemisphäre, welche die Augen nach der Seite des Herdes wendet, kann nun durch die Innervation die Augen nach der Seite des Herdes führen, durch Nachlassen der Innervation aber bis in die Endstellung nach der Gegenseite.

Von praktischer Wichtigkeit ist, daß ich in ca. 30 % der Fälle eine derartige Deviation der Augen hinter geschlossenen Lidern auch bei Epilepsie mit und ohne Halbseitenerscheinungen gefunden habe. Es deutet dieses Phänomen meiner Meinung nach sicherlich auf einen Hirnherd hin, was unter Umständen für die Behandlung des Falles von ausschlaggebender Bedeutung sein kann.

V. Diagnose zerebellarer Erkrankungen.

Durch Beobachtung und Untersuchung von über 20 Fällen mit autoptisch sichergestellten Erkrankungen der Kleinhirnhemisphären, sowie durch das mehr als 20 mal ausgeführte physiologische Experiment am Menschen ist es mir gelungen, zu bestimmten Schlüssen bezüglich der Lokalisation in der Rinde der Kleinhirnhemisphäre zu gelangen. Das physiologische Experiment, auf das ich mich stütze, besteht in der Ausschaltung bestimmter Partien der Kleinhirnrinde durch Abkühlung. Trendelenburg hat im Tierversuch an der Großhirnrinde nachgewiesen, daß man durch Abkühlung auf ca. 20 ⁰ die Rinde außer Funktion setzen kann, daß aber, sowie die Wiedererwärmung Platz greift, die Funktion sich ungestört wiederherstellt. Ich habe Trendelenburgs Experiment in modifizierter Form am lebenden Menschen und zwar am Kleinhirn ausgeführt und auf diese Weise die Funktion von fünf Stellen der Rinde der Kleinhirnhemisphäre bestimmt. Bei Abkühlung der Stelle 1 (Abb. 8 und Abb. 9) der rechten Hemisphäre tritt nämlich spontanes Vorbeizeigen des rechten Armes nach außen auf. Ruft man jetzt einen Nystagmus nach rechts hervor, so zeigt sich, daß die Reaktionsbewegung im rechten Arm nach links fehlt, während sie im linken Arm in normaler Weise vorhanden ist. Die Abkühlung hat demnach das Zentrum des rechten Armes für die Bewegung nach links gelähmt. Drei Minuten nach Beendigung der Abkühlung zeigt der Patient wieder richtig und die Reaktion nach links ist wieder in normaler Weise vorhanden. In ganz analoger Weise ergab sich, daß die Stelle 2 das Zentrum für die Bewegung des rechten Armes nach rechts darstellt, denn ihre Abkühlung ergab Vorbeizeigen nach links. Die Stelle 3 stellt das Zentrum für die Bewegung des rechten Armes nach abwärts dar, deren Abkühlung Vorbeizeigen nach oben ergibt.

Das Abkühlungsexperiment stellt die sicherste Methode dar, um zu Aufschlüssen über die Funktion der Kleinhirnrinde zu gelangen. Denn die

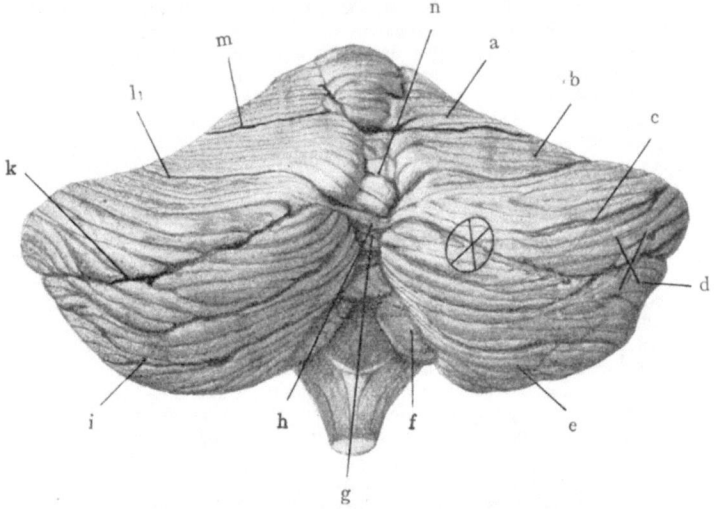

Abb. 8. Ansicht des Kleinhirns von rückwärts. a) Lobus anterior superior. b) Lobus medius superior. c) Lobus semilunaris superior. d) Lobus semilunaris inferior. e) Lobus medius inferior (biventer). f) Tonsilla. g) Tuber valvulae. h) Folium cacuminis. i) Sulcus inferior posterior. k) Sulcus horizontalis magnus. l) Sulcus superior posterior. m) Sulcus superior anterior. n) Declive.

⊗ Zentrum für den „Abwärts-Tonus" des Arms, dessen Lähmung Vorbeizeigen nach oben bewirkt. × Zentrum für den „Auswärts-Tonus" des Arms, dessen Lähmung Vorbeizeigen nach innen bewirkt.

Abkühlung läßt sich genau lokalisieren und unmittelbar nach dem Experiment ist wieder normale Funktion vorhanden. Ich konnte an einer Versuchsperson das Experiment im Laufe mehrerer Wochen 12 mal wiederholen ohne Schaden für den Patienten. Die beschriebenen Stellen habe ich aber außerdem auch durch Inzisionen bei Operationen entweder selbst zerstört oder zerstören gesehen. Auch in allen diesen Fällen trat dasselbe Phänomen jedoch natürlich dauernd auf wie bei der Abkühlung. Das Zentrum für die Bewegung nach aufwärts, dessen Lähmung Vorbeizeigen nach abwärts macht, habe ich noch nicht festgestellt. Außer den drei Zentren für die Bewegung des Armes habe ich noch das Zentrum für die Bewegung des Beins nach innen, dessen Lähmung Vorbeizeigen des Beins nach außen macht, eruiert, sowie das Zentrum

Die Behandlung d. wichtigsten Erkrankungen d. Vestibularapparates. 855

für die Bewegung des Handgelenks nach innen, dessen Lähmung Vorbeizeigen im Handgelenk nach außen bewirkt. Nach meinen bisherigen Feststellungen darf man mit Sicherheit annehmen, daß in der Rinde der Hemisphären eine Lokalisation nach Gelenken und nach Bewegungsrichtungen besteht. Jedes Gelenk und jeder Muskel der Extremitäten ist viermal in der Hemisphäre vertreten, denn es besteht je ein Zentrum für die Bewegung nach rechts und links, oben und unten. Durch eine doppelte Kreuzung der vom Zerebellum ins Rückenmark führenden Bahnen ist jede Kleinhirnhemisphäre mit den Extremitäten ausschließlich derselben Seite

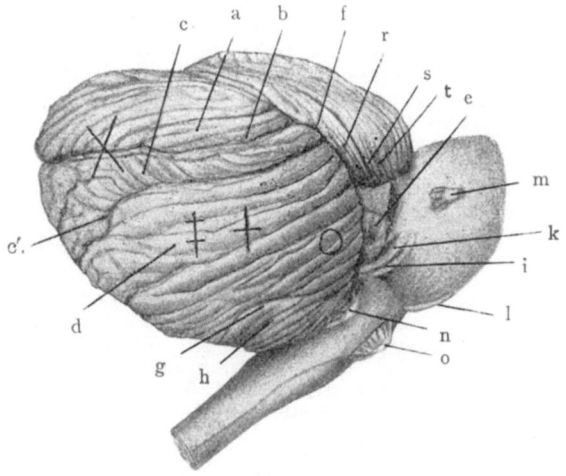

Abb. 9. Kleinhirn, medulla und Brücke in der Ansicht von der Seite und etwas von unten. a) Lobus semilunaris superior. b) Sulcus horizontalis magnus. c) Lobus semilunaris inferior. c') Sulcus posterior inferior. d) Lobus inferior medius (biventer). e) Flocculus. f) Sulcus superior posterior. g) Sulcus anterior inferior. h) Lobus anterior inferior. i) Nervus facialis. k) Nervus acusticus. l) Nervus abducens. m) Nervus trigeminus. n) Nervus glossopharyngeo — vagus — accessorius. o) Nervus hypoglossus. r) Lobus superior medius. s) Sulcus superior anterior. t) Lobus superior anterior.
○ Zentrum für den „Einwärtstonus" des Handgelenks. + Zentrum für den „Einwärtstonus" des Armgelenks. ‡ Zentrum für den „Einwärtstonus" des Hüftgelenks. × Zentrum für den „Auswärtstonus" des Armgelenks (vergl. Abb. 8).

verbunden. Die festgestellten Zentren sitzen alle in den Lobi semilunaris superior, inferior und biventer. Bezüglich der Funktion der übrigen Teile der Rinde beim Menschen existieren nur Vermutungen, aber keine Beweise.

Die Funktion dieser Zentren müssen wir uns in folgender Weise denken. Wird der Arm beim Zeigeversuch von unten nach oben zum Finger erhoben, so bewegt er sich wie zwischen zwei Zügeln, von denen der eine ihn nach rechts, der andere ihn nach links ziehen würde. Da beide gleich straff gespannt sind, bleibt der Arm genau in der gewollten Richtung und erhält nur von den beiden Zentren einen gewissen Tonus. Wird jedoch jetzt der eine dieser Zügel, z. B. der linke durchschnitten, so muß der Arm dem Zuge des unversehrten folgen und nach rechts abweichen. Er müßte dasselbe auch tun, wenn der rechte Zügel stärker gespannt wird. Ersteres ist der Fall bei einem destruierenden Prozeß in dem Kleinhirnzentrum für die Armbewegung nach links. Letzteres können wir an jedem Normalen sehen, wenn wir einen Nystagmus nach links hervorrufen. Aber auch pathologische Prozesse können durch Reizung zeitweise einen stärkeren Tonus des Rechtszentrums und damit ein Abweichen nach rechts hervorrufen. Selbstverständlich wird auch ein Abweichen nach rechts eintreten, wenn der linke Zügel nicht komplett durchschnitten, sondern nur schwächer gespannt ist. Dies ist der Fall bei pathologischen Prozessen, die zu einer Parese, aber nicht zur Paralyse des Zentrums für die Linksbewegung führen.

Mit diesen unbedingt notwendigen theoretischen Kenntnissen ausgerüstet, können wir nun an die Kleinhirndiagnostik schreiten.

Über die Diagnose bei Erkrankungen der Kleinhirnrinde in den bekannten Gebieten brauche ich kaum etwas hinzuzufügen. Es ist nach dem Vorhergesagten klar, daß man sich niemals mit der Feststellung des spontanen Vorbeizeigens begnügen darf, sondern stets auch die Reaktion in der dem Vorbeizeigen entgegengesetzten Richtung prüfen muß. Eine Zerstörung einer Kleinhirnpartie kann man natürlich nur dort annehmen, wo nicht nur das spontane Vorbeizeigen vorhanden ist, sondern auch die Reaktion in der entgegengesetzten Richtung fehlt. Sehr bemerkenswert ist, daß einige Zeit nach der Zerstörung das spontane Vorbeizeigen verschwinden kann. Der Patient zeigt dann spontan ganz richtig und erst die Funktionsprüfung weist nach, daß die Reaktion in der einen Richtung fehlt, also die Kleinhirnrinde außer Funktion gesetzt ist. Eine Außerfunktionsetzung von Kleinhirnrinde weist aber nicht stets auf die Zerstörung hin. Es kann auch bei starkem Hirndruck wenigstens temporär die Kleinhirnrinde außer Funktion gesetzt werden, die sich bei Nachlassen des Hirndrucks wieder erholt und normal reagiert. Derartiges sieht man besonders nach palliativen Trepanationen oder nach dem ersten Akte zur Vornahme einer Tumoroperation. Es geht daraus hervor, daß es sehr wichtig ist, die Patienten nach dem ersten Akte nochmals zu prüfen.

Die Erkrankungen der Rinde des Kleinhirns sind selten. Meist handelt es sich um Prozesse, die sich im Marke des Kleinhirns abspielen. Es ist klar, daß konstante und komplette Ausfallserscheinungen nur dort vorhanden sein können, wo die ganze Ausstrahlung eines Rindenzentrums durch den pathologischen Prozeß vernichtet ist. Tuberkel, Zysten, Gliome können aber, indem sie langsam wachsen, die Nervenfasern hauptsächlich zur Seite drängen und nur teilweise vernichten. Es ist daher möglich, daß auch trotz der verfeinerten Diagnostik ein derartiger Prozeß nicht mit Sicherheit erkannt und nur aus dem ganzen Verlaufe mit Wahrscheinlichkeit angenommen werden kann. Hirntumoren verschiedensten Sitzes können schwere Druckerscheinungen von seiten der hinteren Schädelgrube hervorrufen, wenn sie mit Hydrozephalus kombiniert sind. Ich habe Vorbeizeigen bei Tumoren jeden Sitzes gesehen. Fast stets war jedoch noch Reaktion in der entgegengesetzten Richtung auslösbar. Bei wiederholter Untersuchung wird man wohl immer auf Tage mit geringerem Hirndruck treffen, an denen noch Reaktionen erhältlich sind. Immerhin aber können sich auch bei derartigen Fernwirkungen große Schwierigkeiten ergeben.

Während die Zentren für die Zeigebewegungen der Extremitäten in der Rinde der Hemisphäre mit Sicherheit festgestellt sind, ist dies bezüglich der Zentren für die Reaktionsbewegungen des Körpers nicht der Fall. S. 846

wurden die Reaktionsbewegungen des Körpers beschrieben. Ich habe nachgewiesen, daß bei Erkrankungen des Kleinhirnwurmes Ausfälle in den normalen Reaktionsbewegungen des Körpers auftreten, indem trotz Hervorrufung eines kräftigen Nystagmus kein Fallen nach der einen oder anderen Richtung auslösbar ist. Es ist jedoch bisher nicht möglich gewesen, zu konstatieren, ob die Rinde des Wurmes analoge Zentren für die Fallbewegungen des Körpers enthält wie die Rinde der Hemisphären für die Zeigebewegungen der Extremitäten. Es wäre denkbar, daß in den zentralen Kleinhirnkernen, im Nucleus tecti, diese Reaktionsbewegungen sich abspielen, wie dies bei Tieren sehr wahrscheinlich ist. Jeder einzelne Fall ist in diesem Stadium der Frage von großer Wichtigkeit, jeder positive und negative Befund, sofern er einwandfrei erhoben wurde, soll publiziert werden.

VI. In mehr als 40 Fällen habe ich in den letzten Jahren einen neuen Symptomenkomplex beobachtet, der von großer praktischer Bedeutung ist. Die zu beobachtenden Symptome sind 1. Schwindel, 2. Ohrensausen, 3. Schwerhörigkeit vom Charakter der Erkrankung des inneren Ohres, oft Falschhören auf der kranken Seite, 4. Kopfschmerzen im Hinterkopf der kranken Seite unmittelbar hinter dem Ohre beginnend, in den Hinterkopf und auch nach vorne zu ausstrahlend. 5. Druckempfindlichkeit unmittelbar hinter dem Warzenfortsatz an der Stelle des Emissarium mastoideum. 6. Vorbeizeigen im Handgelenk der kranken Seite nach außen oft nur in der Stellung mit nach abwärts gewendeter Vola manus, während bei Vola manus nach aufwärts Richtigzeigen besteht. In derartigen Fällen besteht höchstwahrscheinlich eine zirkumskripte Drucksteigerung in der Cisterna pontis lateralis, das ist die Zisterne des Kleinhirnbrückenwinkels. Diese Drucksteigerung kommt dadurch zustande, daß 1. Verklebungen der Arachnoidea mit der Pia an den Rändern der Zisterne auftreten. 2. Der Plexus chorioideus lateralis, der innerhalb der Zisterne zutage tritt, in normaler oder vermehrter Weise Liquor sezerniert. Die Behinderung des Abflusses des Liquors bei normaler oder vermehrter Sekretion muß zu Drucksteigerung führen. Innerhalb der Zisterne liegt der Fazialis, Cochlearis und Vestibularis. Während der Fazialis infolge seiner größeren Resistenz nicht leidet, erkrankt der Cochlearis und Vestibularis, resp. stellt unter dem Einfluß des Drucks seine Funktion ein. Innerhalb der Zisterne befindet sich auch das Zentrum der Kleinhirnrinde für die Bewegung des Handgelenks nach innen. Durch den Druck wird dieses gelähmt und es entsteht Vorbeizeigen im Handgelenk nach außen. Ätiologisch kommen 1. Mittelohreiterungen in Betracht. Diese führen nicht so selten, auch wenn sie selbst ausheilen, zu diesem Symptomenkomplex offenbar durch zirkumskripte seröse Meningitis in der Gegend des Kleinhirnbrückenwinkels. In zweiter Linie steht die Migräne. Flatau beschrieb derartige Fälle, freilich ohne genauere Angabe des Kopfschmerzes, ohne Angabe des Druckpunktes hinter dem Warzenfortsatz, ohne Angabe des Vorbeizeigens, das ja damals noch unbekannt war, aber auch ohne Angabe eines sehr wichtigen klinischen Merkmales. Dieses Merkmal ist der spontane Wechsel des Gehörs. Das Leiden zeigt sich sehr häufig attackenweise. Es tritt häufig zuerst Schwindel, dann Kopfschmerz und Schwerhörigkeit ein. Dieser Zustand kann wochenlang unverändert anhalten, dann aber kann es zur spontanen Ausheilung kommen und nun stellt sich auch allmählich das Gehör wieder ein. Ich habe wiederholt Wechsel des Gehörs von kompletter oder nahezu kompletter Taubheit bis zu vollständig normalem Gehör bei derartigen Personen gesehen. Man ist natürlich sehr versucht, an Hysterie zu denken, und in der Tat weisen zahlreiche dieser Patienten und insbesondere Patientinnen schwere hysterische Erscheinungen auf. Berücksichtigt man jedoch, daß bei diesen Fällen schwere Schwindelanfälle mit deutlichem Nystagmus zu beobachten sind, daß nicht selten die kalorische Reaktion der kranken Seite herabgesetzt ist, daß Vorbeizeigen im Handgelenk nach außen besteht, so muß man wohl diese Diagnose fallen lassen und die ja so häufige Kombination eines organischen Leidens mit der Hysterie diagnostizieren.

Als dritter ätiologischer Faktor ist die Lues zu betrachten. Ich habe eine große Anzahl von Fällen im sekundären Stadium der Lues mit schweren derartigen Erscheinungen auf beiden Seiten gesehen, die nach Hg- oder Salvarsanbehandlung zur Ausheilung kamen. Viertens findet sich dieser Prozeß auch bei Rheumatismus, bei Influenza, nach Angina und ohne klare Ätiologie.

Sehr bemerkenswert ist, daß auch abortive Formen vorkommen. So beobachtete ich eine Dame, die monatelang nur an Ohrensausen litt. Plötzlich traten auch die anderen Symptome dieses Symptomenkomplexes auf. In einem anderen Falle fehlte der Kopfschmerz vollständig. Hier wies die plötzliche Besserung einer schweren Hörstörung, die alle Zeichen der Erkrankung des inneren Ohres aufwies, auf diese Ätiologie hin.

Die medikamentöse Therapie befindet sich in diesen Fällen noch im Entwicklungsstadium. Ich habe Atropin in denselben versucht, um die Sekretion des Liquors herabzusetzen; allerdings bisher ohne durchschlagenden Erfolg. Man kann auch den umgekehrten Weg zu gehen versuchen und die Liquorsekretion zu steigern versuchen. Es werden dadurch zunächst die Beschwerden des Patienten zunehmen, wenn aber der Druck in der Zisterne eine gewisse Höhe erreicht, dann kommt es zur Zerreißung von Verklebungen und dadurch zur plötzlichen Heilung. Eine Steigerung der Sekretion bewirkt der Alkohol. Eine meiner Patientinnen, die alkoholintolerant ist und an diesem Symptomenkomplex leidet, war einmal während einer derartigen Attacke gezwungen, Alkohol zu trinken. Es trat zunächst eine Exazerbation ihrer Beschwerden ein, dann aber die plötzliche Befreiung unter einem Gefühl, als ob etwas in ihrem Kopfe hinter dem Ohre geplatzt sei. Diese Angabe erhielt ich von der Patientin zu einer Zeit, als ich noch gar nicht an die Drucksteigerung in der Zisterne als Ätiologie dieses Symptoms dachte. Über die therapeutische Verwendung des Alkohols habe ich keine weiteren Erfahrungen.

In einer Anzahl von Fällen habe ich nach dem Vorschlage Babinskis, der in einer großen Zahl von Fällen, die an Schwindel, Ohrensausen und Schwerhörigkeit litten, die Lumbalpunktion ausgeführt und Heilung oder Besserung dieser Beschwerden erreicht hat, ebenfalls die Lumbalpunktion gemacht. Wie dies Babinski bereits beschrieben hat, tritt zunächst nach der Punktion eine Exazerbation aller Erscheinungen auf, nach acht Tagen, öfter früher, selten später verschwinden aber die Erscheinungen mit einem Schlage, um einem vollkommenen Wohlbefinden Platz zu machen. Eine vollkommen befriedigende Erklärung für die Wirkung der Lumbalpunktion vermag ich nicht zu geben. Ich glaube jedoch, daß die Exazerbation der Beschwerden darauf beruht, daß zunächst der entfernte Liquor (nicht mehr als 10 ccm) durch starke Füllung der Venen und durch Ödem der Hirnsubstanz ersetzt wird. Dies führt zu noch stärkerer Drucksteigerung in der Zisterne. Endlich kommt es zur Zerreißung von Verklebungen und damit tritt die Heilung ein.

Rezidiven habe ich in mehreren Fällen gesehen, doch kann man die Lumbalpunktion dann wiederholen. In zwei Fällen habe ich wegen außerordentlich starker Kopfschmerzen, unstillbaren Erbrechens nach der Lumbalpunktion die Dura der hinteren Schädelgrube vom Warzenfortsatz aus freigelegt mit sofortigem Verschwinden der Beschwerden. In einem dritten Falle mußte ich der Durafreilegung die Inzision der Dura folgen lassen, erst dann trat Heilung ein.

Die Heilung ist oft eine vollständige und es kommt auch zur vollständigen Wiederherstellung des vorher schon geschädigten Gehörs. Dies ist um so bemerkenswerter, als ja bisher die Erkrankung des inneren Ohres, wenn sie nicht auf Lues, Nikotin oder Rheumatismus bezogen werden konnte, als unheilbar galt. Durch die richtige Diagnose und die rechtzeitig erfolgende Therapie können wir daher dem Patienten sein schon verlorenes Gehör wiedergeben.

Der Zahnschmerz und seine Behandlung.

Von **Professor Dr. Guido Fischer**,
Direktor des zahnärztlichen Instituts an der Universität Marburg

und

Dr. Hans Moral,
Assistent am zahnärztlichen Institut an der Universität Marburg.

Die enorme Verbreitung der Zahnkaries und der aus ihr resultierenden Erkrankungen bringt es mit sich, daß der Arzt häufig in die Lage kommt, wegen Zahnschmerzen konsultiert zu werden. Während früher der vom Patienten angeschuldigte und als schmerzhaft bezeichnete Zahn ohne weiteres entfernt wurde, hat man in dem Maße, als die Zahnheilkunde sich entwickelte, dieses wenig sachgemäße Verfahren aufgegeben. Man richtet nun auch hier das therapeutische Handeln ganz nach der Diagnose, die auf Grund einer Anamnese, des bei der Untersuchung gefundenen Status und des ganzen Krankheitsbildes möglichst kausal gestaltet wird. Die Erfahrung hat im Laufe der letzten Jahre gezeigt, daß mit einer Extraktion nicht immer das Übel gehoben ist, daß Zahnschmerzen auch von anderen Stellen als von den Zähnen selbst ausgehen können und daß auch dann, wenn die Ursache in einem kranken Zahne gelegen hatte, die durch die Extraktion entstandene Lücke infolge der dadurch bedingten Veränderung der Zahnreihen häufig noch nach Jahren unangenehme Beschwerden zeitigen kann. Die Bedeutung eines intakten, gut gepflegten Gebisses für den Gesamtorganismus des Patienten hat man immer mehr würdigen gelernt, und damit ist auch von seiten der Ärzte den Bestrebungen der Zahnärzte immer mehr Interesse für die Forderungen der letzteren entgegengebracht worden.

Unter Zahnschmerz faßt man eine ganze Reihe der den verschiedensten Krankheiten zugehörigen Symptome zusammen, die alle dadurch charakterisiert sind, daß der Patient in den Zähnen resp. den Kieferknochen und den zugehörigen Weichteilen Schmerzen verschiedener Art empfindet. Die häufigste Ursache ist die Erkrankung eines Zahnes, sei es durch Karies resp. durch die aus dieser Krankheit entstandenen Folgezustände (Pulpitis, Periodontitis, Abszeß, Phlegmone), sei es ferner durch irgend einen anderen in den Zähnen oder deren Umgebung gelegenen Krankheitsprozeß (Retention, Dentitio difficilis, Alveolarpyorrhoe, Empyem, Gingivitis etc.). Wesentlich seltener sind die durch andere Gründe bedingten Zahnschmerzen, wie sie im Gefolge von Infektionskrankheiten (Typhus, Influenza, Skarlatina, Malaria), Stoffwechselstörungen (Diabetes, Gicht), Nervenleiden (Tabes dorsalis, Neuralgie), Blutkrankheiten (perniziöse Anämie, Leukämie), Mittelohrkatarrh und selbst bei physiologischen Zuständen (Menstruation, Gravidität) auftreten. Aus diesem Grunde kann man die verschiedenen Arten der Zahnschmerzen einteilen in:

I. Schmerzen, die durch einen **erkrankten Zahn** bedingt sind:
   a) durch Karies,
   b) durch Pulpitis, Dentikel, Atrophie, Pulpagangrän etc.,
   c) durch Periodontitis und ihre Folgezustände,
   d) durch Überlastung, Druck und Reibung (Zahnlücken, Retention, Odontome, keilförmige Defekte).
II. Schmerzen, die **außerhalb** des Zahnes ihre Ursachen haben:
   a) durch lokale Erkrankungen des Zahnfleisches und der Kiefer,
   b) bei Allgemeinerkrankungen.

Die Karies ist ein chemisch-parasitärer Prozeß, an dem zwei voneinander unabhängige Faktoren beteiligt sind, die es in relativ kurzer Zeit zustandebringen, ein so hartes Gebilde, wie es der Schmelz ist (er hat die Härte des Topases) völlig zu zerstören. Die zwischen den Zähnen haftenden Speisereste unterliegen im Munde einer Zersetzung, die je nach der Natur der Nahrung als Fäulnis bei eiweißhaltigen Substanzen, wie Muskelfleisch u. dgl. — resp. als Gärung — bei kohlehydrathaltiger Nahrung, also Mehl, Zucker, Brot — sich abspielt. Ganz speziell ist das weiche Weizenbrot zu nennen, das leicht in den Interdentalräumen und den Fissuren der Zähne retiniert wird. Unter der Einwirkung des Ptyalins wird ein Teil dieser Kohlehydrate in Zucker übergeführt und unterliegt nunmehr der durch die Mikroorganismen der Mundhöhle bedingten Gärung, speziell der Milchsäuregärung. Diese entkalkt den Schmelz und nach dessen Vernichtung das Zahnbein. In dem weichen Zahnknorpel können die Bakterien, speziell die Fäulniserreger ungestört ihr Vernichtungswerk fortsetzen. Aus dem eben Gesagten ergibt sich daher, daß man die Karies häufig an solchen Stellen finden wird, wo die Speisen leicht zurückgehalten werden, also an den approximalen Flächen der Zähne, in den Fissuren und in den bei Stellungsanomalien vorhandenen Schlupfwinkeln; andererseits findet man an Flächen, die der Berührung der Zunge ausgesetzt sind, wie z. w. an der lingualen Fläche der Schneide- und Eckzähne nur sehr selten Karies.

Die Karies des Schmelzes verläuft ohne jeden Schmerz für den Patienten, und selbst die einfache Karies des Zahnbeins ist selten die Ursache spontaner Schmerzen. Sobald jedoch die Schmelzdentingrenze erreicht und hier die Interglobularräume, — eine wahrscheinlich an Nervensubstanz reiche Schicht — ergriffen werden, klagt der Patient mitunter über unangenehmes Empfinden im Zahne, das meist nach einigen Stunden, häufig nach 1—2 Tagen wieder verschwindet. In dem Maße als die Bakterien das Dentin zerstören und sich der Pulpa nähern, treten in der Pulpa Schmerzerscheinungen auf. Der Patient gibt an, daß er zwar keine Spontanschmerzen habe, wohl aber auf heiß und kalt sowie bei sauren und süßen Speisen sehr unangenehme Empfindungen besitze, die in der Regel bald wieder verschwinden. Bei tiefer Karies wird besonders an den Frontzähnen schon das Einatmen kalter Luft unangenehm empfunden. Auch mechanisch kann durch Eindringen von harten Speisenteilchen (in Backenzähnen beim Kauakt) ein kurzer, blitzartiger Schmerz auftreten. Der Grad der Schmerzhaftigkeit ist ganz von der Art des Zahnes (Schneidezahn, Backenzahn) und dem Alter des Patienten abhängig. So empfinden jüngere Patienten in der Regel schon bei beginnenden Prozessen, ältere Patienten meist erst bei tiefer Karies Schmerzen. Der Eingang zur Höhle ist oft nur klein und mit einer feinen spitzen Sonde aufzufinden. Der äußere Umfang der Höhle gibt keinerlei Anhaltspunkte für deren Tiefe; an einen sehr kleinen Höhleneingang kann sich ein ausgedehnter Hohlraum anschließen. Eine sehr breite flächenhafte Karies andererseits läßt nicht immer den Rückschluß auf größere Tiefe zu. Je tiefer die Karies in den Zahn eindringt, umso mehr nehmen die Beschwerden des Patienten zu. Meist deckt nur noch eine dünne Schmelzschale die Höhle, z. T. nach außen hin ab. Diese zeigt im Gegensatz zum normalen gelblichen Schmelz ein kreidiges, opakes Aussehen oder ist bläulich-grau verfärbt. Unter der Einwirkung des Kaudruckes bricht dieses dünne Höhlengehäuse sehr bald in sich zusammen; mechanische und thermische Reize, die anfänglich nur kurz und vorübergehend unangenehm empfunden wurden, bedingen jetzt einen heftigen, oft lange Zeit anhaltenden Schmerz. Die betreffende Kieferseite wird vom Patienten vom Kauakt ausgeschaltet, um neue Schmerzanfälle zu vermeiden; die gesamte Gebißtätigkeit wird einseitig ausgeübt zum Schaden der einzelnen Zähne. Chemische, mechanische, thermische und parasitäre Reize bringen die äußerst empfindliche, zarte Pulpa sehr rasch zur Entzündung. Es treten mehr und mehr verstärkte Spontanschmerzen auf. Die schmerzfreien Intervalle werden immer kleiner, der Schmerz selbst wird schließlich kontinuierlich und steigert sich in seiner Intensität oft bis an die Grenze des Erträglichen. Aus der einfachen Hyperämie ist eine akute Pulpitis geworden.

Die hierbei auftretende Schmerzhaftigkeit erreicht gerade im Zahn eine so hohe Stufe und Intensität, weil die gefäß- und nervenreiche Pulpa von einem starren, harten Dentinmantel umgeben ist, die bei der Entzündung aber notwendige Ausdehnung der Kapillarnetze nach außen hin nicht erfolgen kann, sondern innerhalb der Pulpa zu Kompressionen der sensiblen Nervenfasern führt.

Ist ein Pulpahorn infiziert, so breitet sich die Entzündung meist sehr rasch auch über das noch gesunde Gebiet aus, so daß innerhalb kurzer Zeit auch der Rest der Pulpa erkrankt, also das pathologisch-anatomische Bild der Pulpitis totalis entsteht. Das klinische Bild ist dem der partiellen Pulpitis ähnlich, die Schmerzen sind äußerst intensiv, kontinuierlich und im Gegensatz zur partiellen Pulpitis tritt eine nicht mehr streng zu lokalisierende Schmerzhaftigkeit auf der ganzen Kieferseite auf. Die Schmerzen werden sogar nicht selten in die andere Kieferhälfte verlegt oder der Patient klagt über Schmerzen im Unterkiefer, während der erkrankte Zahn im Oberkiefer liegt und umgekehrt. Der Übergang der partiellen Pulpitis in eine totale vollzieht sich meist schnell; oft ist in wenigen Stunden bis längstens einigen Tagen das Krankheitsbild voll entwickelt.

Dieser phlegmonöse Ausgang in eine totale Pulpitis ist häufiger als die Bildung eines Abszesses in dem zuerst erkrankten Pulpenteil. Pathologisch-anatomisch findet man dann das kranke Pulpenhorn schwer verändert. Der Abszeß mit der kleinzelligen Infiltration ist im mikroskopischen Bilde deutlich zu erkennen, während der außerhalb der Abszeßmembran befindliche Teil der Pulpa intakt erscheint. Das klinische Bild ist ein wenig verschieden von dem der Phlegmone. Die zu Anfang äußerst heftigen Schmerzen nehmen bald einen weniger starken, dumpfen, bohrenden Charakter an, es „klopft" im Zahn, der selbst recht gut als der schuldige bezeichnet zu werden pflegt. Ein solcher Pulpenabszeß geht stets über in eine partielle Nekrose. Zugleich werden die Schmerzen geringer. Inzwischen hat die Karies den letzten Teil der schützenden Decke erweicht und die Pulpa liegt mehr oder weniger frei zutage. Mitunter findet der Abszeß Gelegenheit, zur Spontanentleerung oder bei der Eröffnung zwecks Behandlung. Dieser in der Tiefe befindliche Krankheitsherd kann dann lange Zeit hindurch, ohne besondere Beschwerde zu machen, erhalten bleiben. Solche Schmerzen werden nach einfacher Karies beobachtet, häufiger unter Füllungen, die über ungenügend präparierten Höhlen mit zurückgebliebener Karies gelegt worden sind.

Außer der Pulpitis kommen für das Absterben einer Pulpa auch gelegentlich noch andere Faktoren in Betracht, so beobachtet man dies Krankheitsbild mitunter nach Füllungen (speziell Silikatzementfüllungen), nach Gewalteinwirkungen verschiedener Art (Fall, Stoß, Schlag, beim redressement forcé), ferner bei Allgemeinleiden. Äußerlich intakte Zähne mit toter Pulpa bleiben, wenn eine Infektion nicht hinzutritt, oft jahrelang ohne nennenswerte Beschwerden. Sobald aber eine Infektion des toten Gewebes durch Fäulniskeime erfolgt ist, dann treten auch alle die Beschwerden ein, die zum Krankheitsbilde der Gangrän gehören.

Sobald die Pulpa aus dem Prozeß der Entzündung in den Zustand Gangrän übergegangen ist, hören auch die Schmerzen auf und der Zahn kann jahrelang, ohne nennenswerte Beschwerden zu verursachen, weiter funktionieren. Die Karies setzt gewöhnlich ihre vernichtende Tätigkeit weiter fort, zerstört die Zahnkrone völlig und greift schließlich auf die Wurzel über. Und wie oft findet man im Munde zahlreiche stark zerstörte Zähne und Wurzeln, ein geradezu grauenhaftes Bild der Verwahrlosung!

Die gangränen Zerfallsmassen im Pulpenhohlraum bieten einen vorzüglichen Nährboden für alle Arten Mikroorganismen, speziell für die Fäulnisbakterien. Ferner trifft man die Eitererreger, Staphylokokken, Streptokokken, sodann Tuberkelbazillen, Aktinomyzesdrusen und eine große Reihe unschädlicher Saprophyten. Solange eine mit Fäulniskeimen infizierte tote Pulpa mit der Außenwelt in Verbindung steht, finden die sich bildenden Gase freien Abzug; wird aber durch Speisereste der Abzug verlegt, wie unter einer Füllung und bei einem äußerlich intakten Zahn, dann treten durch den Druck sich bildender Gase heftige Schmerzen auf. Ob in den beiden zuletzt genannten Fällen lie Infektion auf dem Blutwege erfolgt oder von der Mundhöhle ius durch Sprünge und Risse im Schmelz und Dentin, ist unklar.

Außer der Pulpitis gibt es noch eine Reihe anderer Erkrankungen und Zustände der lebenden Pulpa, die hier von Interesse sind. Durch starke Abnützung, Überlastung eines Zahnes, besonders bei gradem Biß, kann ein Teil der Zahnkronen abgeschliffen und auf diese Weise, ohne daß Karies vorhanden ist, die Pulpa ihrer schützenden Decke in dem Maße beraubt werden, daß mechanische, thermische und chemische Reize auf sie einwirken können. Im allgemeinen entspricht diesem Abbau äußerer Zahnsubstanz ein Anbau irregulären Dentins von seiten der Pulpa. Dieses irreguläre Dentin (Schutz- oder Sekundärdentin) führt nicht zu Schmerzen. Bei Entstehung von wandständigen oder freien Dentikeln kann jedoch die Pulpa schließlich entzündlich erkranken, mit besonderer Neigung zu Neuralgien. Es kann zu Schmerzen kommen, die einen unbestimmten Charakter besitzen, weniger heftig, meist unsicher lokalisiert. Ähnliche Beschwerden rufen auch frisch gefüllte Zähne hervor, besonders dann, wenn eine Metallfüllung (guter Wärmeleiter) thermische Reize zur Pulpa vermittelt. Fortgesetzte derartige Reize können ebenso zur Dentikelbildung führen. Ist erst die Pulpa aus dem pulpitischen Stadium in einen gangränösen Zustand übergegangen (s. o.), und kommuniziert der Pulpenhohlraum breit mit der Mundhöhle, dann ist die Möglichkeit nahegerückt, daß durch den Kauakt gangränose Massen durch das Foramen apicale hindurchgepreßt werden. Daran anschließend wird sich im Periodontium eine Entzündung etablieren, die je nach der Menge und Virulenz der Mikroorganismen einen verschieden heftigen Charakter zeigt. Eine alte Erfahrung lehrt, daß früher gangränöse Zähne von Zeit zu Zeit leicht ziehende Schmerzen verursachen, die unter Umständen nach Schonung der betreffenden Seite wieder abklingen können. Aus diesen chronischen, von Zeit zu Zeit rezidivierenden subakuten Periodontitiden entwickeln sich mit Vorliebe jene kleinen Granulationsgeschwülste (Granulome, Fungositäten), die die Wurzelspitze des Zahnes, sowie den Knochen im weitem Umfange zerstören können. Solche mit Granulomen und leichter Periodontitis behafteten Zähne sind auf Perkussion und Druck ein wenig schmerzhaft, auch wird ein in der Gegend der Wurzelspitze ausgeübte Palpation unangenehm empfunden. Diese chronischen Periodontitiden können jahrelang andauern, ohne ihren Besitzer im übrigen wesentlich zu beeinträchtigen. Es ist ein eng umschriebener nur auf diese Wurzel beschränkter Krankheitsprozeß.

Ganz anders hingegen liegen die Verhältnisse, wenn eine schwere akute Periodontitis eintritt, entweder als Folgezustand nach einer Pulpitis oder an eine Gangrän sich anschließend. Die Schmerzen sind heftig, in breiter Umgebung des Zahnes vorhanden, schon bei vorsichtigem Zubeißen stark ausgeprägt. Der Zahn erscheint verlängert und gelockert, Perkussion und Druck, sei es auf den Zahn selbst oder auf den Knochen in der Gegend der Wurzelspitze ist äußerst schmerzhaft. Die Mundschleimhaut in der Umgebung des Zahnes ist gerötet und ödematös, das Kieferperiost verdickt und aufgelockert. Bald tritt eine Rötung und Schwellung der umgebenden Weichteile ein, wir bekommen das Bild, das in Laienkreisen als „dicke Backe" bekannt ist. Der Sitz dieser Schwellung ist typisch. Befindet sich der schuldige Zahn im Oberkiefer, so liegt der Hauptteil der Schwellung oberhalb einer Linie, die man vom Mundwinkel zum Tragus ziehen kann, häufig verbunden mit einem Ödem des unteren Augenlides. In Fällen größerer Ausbreitung kann es durch Druck des ödematösen Augenlides zu einer Verschiebung des Bulbus kommen und damit zum Auftreten von Doppelbildern. Der Patient sieht bleich aus infolge der Schmerzen, der gestörten Nachtruhe und der behinderten Nahrungsaufnahme, die Zunge ist belegt, Foetor ex ore, Pulsfrequenz (Fieber) oft deutlich erhöht. Die Spontanschmerzen sind jetzt nicht mehr so intensiv, dagegen empfindet der Patient die Störung des Allgemeinbefindens stärker als das Lokalleiden. Temperaturreize werden nicht ausgesprochen empfunden; besonders wirkt „kalt" eher wohltuend als schmerzhaft, während heiße Temperaturen (Speisen, Bettwärme) unerträgliche Schmerzen auslösen. In dem Maße nun als der pathologisch anatomische Prozeß fortschreitet und aus einer einfachen Auflockerung und Entzündung des Periodontiums eine Ostitis und Periostitis des Kiefers, ein Abszeß, resp. perimaxilläre Phlegmone wird, gehen die eben geschilderten erst geringeren dann heftigeren Erscheinungen ineinander über.

Wenn nicht rechtzeitig Hilfe eintritt, sucht sich der Eiter selbst seinen Weg und kann nach der Mundhöhle, der äußeren Haut, der Nase resp. dem Antrum zu durchbrechen. Gefürchtet sind, weil therapeutisch nur schwer zu beeinflussen, die Phlegmonen des Mundbodens, die sich im lockeren Bindegewebe leicht tiefer senken und zu einer Halsphlegmone schließlich einer Mediastinitis mit Ausgang in Exitus letalis führen können. Die Phlegmonen in der Gegend des Oberkiefers sind weniger gefährlich, weil sie in der Regel keine so schweren Komplikationen nach sich ziehen. Daß bei all' diesen schweren pathologischen Zuständen der betreffende stets gelockerte Zahn gegen jede Berührung äußerst empfindlich ist, bedarf kaum eines Hinweises. Oft quillt aus den Schleimhauttaschen des Zahnes dickflüssiger, stinkender Eiter. Hierher gehören auch die aktinomykotischen Prozesse der Kiefer, die entweder als Zahnhautfisteln oder aber als Abszesse auftreten. Der Strahlenpilz scheint durch gangränöse Wurzelkanäle in das Kieferinnere einzudringen. Die aktinomykotischen Fisteln sind gewöhnlich durch mehrere Fistelmäuler charakterisiert. Spezifisch für Aktinomykose ist ferner die bretthartе Schwellung der Weichteile.

Es gibt noch eine Reihe schmerzhafter Prozesse, die nicht immer mit Entzündungserscheinungen einhergehen, z. B. bei überbelasteten oder unterbelasteten Kauzähnen sowie bei Zahnretention.

Schmerzen, die von retinierten Zähnen ausgehen, sind meist dumpf, können aber auch einen neuralgiformen Charakter annehmen und werden vom Patienten in die richtige Kieferhälfte (selten innerhalb dieser), aber genauer lokalisiert. Wenn solche retinierten Zähne eitrige Entzündungen unterhalten wie bei Weisheitszähnen, so beobachtet man alle hierfür charakteristischen Symptome. Ähnlich verhalten sich im Kiefer verlagerte Odontome. Zysten können im späteren Wachstum Druck auf ihre Umgebung Schmerzen zu verursachen.

Eine besondere Art Defekt am Zahnhals verdient noch erwähnt zu werden: die keilförmigen Defekte. Es handelt sich um glatt ausgeschliffene, meist durch unzweckmäßige Zahnpflege, vor allem zu scharfe Pulver (Bimstein, Austernschale) erzeugte, flächenartige Substanzverluste am Zahnhals der Schneide-, Eck- und Prämolarzähne. Bei geringsten mechanischen Reizen (z. B. mit dem Fingernagel) reagiert das freigelegte hypersensible Dentin mit starker Schmerzhaftigkeit.

Außer den bis jetzt genannten Fällen, die ihre Ursache im Zahne selbst haben, gibt es noch eine Reihe schmerzhafter Zustände, die von den Weichteilen und vom Knochen ausgehen. Die Erkrankungen der Mundschleimhaut spielen hier eine bedeutsame Rolle. Die allgemeine Form der Gingivitis marginalis, wie sie sich bei schlecht gepflegtem Gebiß findet, macht in der Regel ziehende Schmerzen, die sich über einzelne Teile oder das gesamte Gebiet der Alveolarschleimhaut erstrecken können. Einen Schritt weiter und die ulzeröse Form der Stomatitis geht mit heftigeren Schmerzen einher. Die Nahrungsaufnahme pflegt nicht unwesentlich behindert zu sein. Auch Aphthen sind schmerzhaft. Sie werden mitunter vom Patienten als Zahnschmerzen gedeutet, besonders dann, wenn sie ihren Sitz in der Gegend des dritten Molaren haben. Hier können sie bis zu einem gewissen Grade Erscheinungen machen, wie man sie bei erschwerten Durchbruch des dritten Molaren findet. Meist sitzen die Aphthen an der Umschlagfalte, am Gaumenbogen oder auch unter der Zunge.

Die Weisheitszähne, meist diejenigen des Unterkiefers, bleiben bei Platzmangel nicht selten im Kiefer zurück; ihre Krone wird dann in der Tiefe der Alveole von einem Zahnfleischlappen bedeckt. Die dadurch hervorgerufene Taschenbildung wird zum Sammelplatz für Speisereste und Mikroorganismen aller Art. Die Kautätigkeit trägt das ihre dazu bei, indem sie den Zahnfleischlappen gegen die Höcker der Krone preßt und Läsionen in der Schleimhaut herbeiführt. Durch die gleichzeitig anwesenden Bakterien kommt es dann rasch zu einer Geschwürsbildung mit Eiterung. Der Eiter fließt am Zahn entlang, kann das Periodontium und das Kieferperiost schließlich auch den M. pterygoideus internus zu einer entzündlichen Erkrankung bringen. Es resultiert häufig eine Kieferklemme, die je nach der Größe der Behinderung einen verschiedenen Grad von Intensität annimmt, unter Umständen so stark, daß die beiden Zahnreihen nicht voneinander entfernt werden können. Dieser Prozeß, der als „erschwerter Durchbruch des Weisheitszahnes" bekannt ist, geht mit heftig ziehenden Schmerzen einher; der Patient fühlt sich matt und apathisch. Die Zunge ist dick belegt; ein gewaltiger foetor ex ore entströmt der Mundhöhle, und nicht selten erhebt man als Nebenbefund eine Angina derselben Seite. Die Weichteile sind geschwollen, und die betreffende Kiefergegend ist auf Druck äußerst empfindlich. Die Lymphdrüsen der Unterkiefergegend sind vergrößert, selten spontan, häufiger auf Druck schmerzhaft. Das gewaltsame Öffnen des Mundes ruft die heftigsten Schmerzen hervor. Dieser Prozeß kann unter Umständen in eine Phlegmone des Mundbodens übergehen.

Nach Extraktion eines Zahnes oder sonstigen chirurgischen Eingriffen können mitunter Schmerzen auftreten, die entweder in einer Infektion der Wunde, oder auch in scharfen Knochenrändern ihre Ursache haben (Dolor post extractionem). Unter einer geeigneten Behandlung klingen die Schmerzen bald ab.

Der aus dem Speichel sich niederschlagende Zahnstein (Kalksalze) macht an sich keine Beschwerden. Sobald er aber in größeren Massen abgelagert wird, erzeugt er oft ausgedehnte Stomatitiden. Eine wichtige Rolle spielen solche Ablagerungen bei der Alveolarpyorrhoe.

Die Alveolarpyorrhoe ist, wie der Name schon andeutet, eine Eiterung der knöchernen Alveole, ein chronisch verlaufender Entzündungsprozeß, dem gesunde wie kranke Zähne gleichmäßig zum Opfer fallen können. Es scheint, daß die Disposition zu dieser nicht sehr schmerzhaften Affektion durch vorhandene Stoffwechselerkrankungen wie Gicht, Diabetes, Arteriosklerose geschaffen wird, mithin vorwiegend in vorgerücktem Lebensalter aufzutreten pflegt.

Die Zähne sind stark gelockert, auf Druck und Perkusssion mehr oder weniger empfindlich, die Mundschleimhaut an den Zahnhälsen zurückgezogen, locker, schwammig, hyperämisch, im Randgebiet häufig bläulich verfärbt. Tiefe Taschenbildungen führen an der Zahnwurzel herab, und man vermag durch leichte Palpation gelblichen, zähflüssigen Eiter aus der Alveole hervorzupressen. In veralteten Fällen wird der Knochen fast gänzlich zerstört, und die Zähne ohne jeden Halt in der Tiefe des Kiefers fallen fast beschwerdelos aus.

Eine weitere schwere Erkrankung, besonders im Unterkiefer ist die Phosphornekrose, die hier nur kurz erwähnt werden soll. Sie macht heftige Beschwerden und führt schließlich zum Verluste der Zähne und der Knochen.

Allen diesen mehr oder weniger lokalen Erkrankungen steht die Gruppe jener Zahnschmerzen gegenüber, die nicht durch pathologische Veränderungen in den Zähnen oder deren Umgebung bedingt sind, sondern bei Allgemeinleiden seltener das Hauptsymptom, meist aber ein Nebensymptom bilden. Im Verlaufe physiologischer Zustände, wie z. B. der Schwangerschaft, können Zahnschmerzen auftreten. Sie können je nach dem Zustande des Gebisses rasch wieder verschwinden, unter Umständen zeigen sie eine vorhandene Erkrankung im Gebiß an. Die gelegentlich ohne erkennbare Ursache auftretenden Schmerzen im Kiefer und in den Zähnen beim Fehlen jeglicher Lokalerkrankung und bei auch sonst ganz gesunden Personen hat man als rheumatische Zahnschmerzen bezeichnet, indem man sie in Beziehung setzte zu den auch sonst im Körper beobachteten rheumatischen Beschwerden der Muskel, Sehnen und Gelenke usw. Je subtiler man untersucht, um so sicherer wird man die Diagnose begrenzen können und erst dann, wenn alle anderen Gründe und Krankheitsursachen als unzutreffend erkannt wurden, wird man berechtigt sein, einen rheumatischen Zahnschmerz anzunehmen. Daß im Verlaufe eines akuten Gelenkrheumatismus Zahnschmerzen auftreten können, die in ursächlichem Zusammenhange mit der Krankheit stehen, erscheint wie bei allen Infektionskrankheiten möglich. So hat man z. B. bei der Skarlatina und Influenza beobachtet, daß Zähne, die früher einmal eine akute Periodontitis durchgemacht hatten, wieder von neuem schmerzhaft wurden. Daß unter dem Einfluß von schweren Infektionskrankheiten die Zähne im allgemeinen leichter der Karies und allen den daraus sich ergebenden Folgezuständen verfallen können, bedarf wohl kaum einer weiteren Erklärung; denn einmal ist bei bettlägerigen Patienten die Mundreinigung an sich sehr erschwert, dann aber sind die Stoffwechselverhältnisse der Mundhöhle bei einem fiebernden Menschen ungleich ungünstiger gestaltet als in gesunden Tagen. Wir entbehren ferner auch den reinigenden Einfluß der Zunge, den diese bei mannigfaltiger Gelegenheit auf die Zähne ausübt. Bei Erysipel, das mitunter auch auf dem weichen Gaumen und den Tonsillen seinen Sitz haben kann, kommen Beschwerden vor, die auf die Zähne bezogen werden können, wenn sie auch mit diesen nichts zu tun haben. Die an eine Malaria im Spätstadium sich anschließenden Neuralgien im Bereiche des Trigeminus werden auch mitunter auf die Zähne zurückgeführt, ohne daß diese irgendwie erkrankt zu sein brauchen. Bei pathologischen Veränderungen des Nasenrachenraumes werden Zahnschmerzen seltener beobachtet; zuweilen führt eine heftige Angina zu ausstrahlenden Schmerzen in die Kiefer. Viel häufiger stehen die Empyeme der Highmorshöhle in Beziehungen zu den Zähnen, sei es nun, daß die Entzündung des Antrums dentalen oder nasalen Ursprungs ist. Die Tuberkulose zeigt besonders enge Beziehungen zum Gebiß, vor allem durch die Tatsache, daß Tuberkelbazillen in gangränösen Wurzeln oder kariösen Zähnen sich anzusiedeln vermögen. Kasuistisch ist es jedenfalls möglich, daß die Tuberkulose von kariösen Zähnen aus oder durch Zahnwurzeln ihren Eingang in den Körper nimmt. So findet man auch bei skrofulösen Kindern immer die Unterkieferdrüse entzündet, geschwollen und auf Druck empfindlich, und in der Mundhöhle ausgebreitete Karies, sowie eine Anzahl gangränöser Zähne. Die im Verlaufe der Tuberkulose auftretenden Zahnschmerzen bieten nichts besonderes, sie entsprechen meist den schlechten Mundverhältnissen des Kranken.

Schließlich muß noch die Noma genannt werden, die durch Zerstörung der Mundschleimhaut und des Kieferperiostes zu Zahnschmerzen, Lockerung und schließlichem Verluste von Zähnen führen kann.

Ob das häufige Erbrechen stark saurer Massen, wie es bei Erkrankungen des Ösophagus und speziell beim Ulcus ventriculi vorkommt, einen Einfluß auf die Zähne hat, d. h. daß diese durch die Säure besonders leiden und rascher der Karies verfallen, ist ungeklärt. Diejenigen Erkrankungen aber, die mit einer Veränderung des Stoffwechsels einhergehen, bedingen häufig Zahnschmerzen, sei es daß dadurch pathologische Prozesse im Munde verstärkt werden, sei es daß diese Schmerzen auch ohne Veränderung der Mundorgane auftreten. Diabetes und Gicht können einerseits eine bestehende Alveolarpyorrhoe heftig steigern, andererseits beobachtet man bei ihnen mitunter neuralgiforme Schmerzen in Zähnen und Kiefern. Auch die chronische Nephritis kann ähnlich wie Diabetes eine Verstärkung der Alveolarpyorrhoe bedingen.

Auch bei Blutkrankheiten wie Anaemiae perniciosa, Leukämie und dgl. wird gelegentlich über ziehende Schmerzen in den Kiefern geklagt. Unter den Erkrankungen des Nervensystems sind es ganz besonders zwei, die zu Schmerzen in den Zähnen führen, ohne daß diese selbst erkrankt zu sein brauchen: die Trigeminusneuralgie und die Tabes dorsalis. Neuralgische Schmerzen sind äußerst heftig und stellen oft qualvolle Leiden dar. Durch geringfügige äußere Einwirkungen kann ein Schmerzanfall hervorgerufen werden. Die Anfälle kommen in unregelmäßigen Zeitintervallen, sind mitunter durch lange schmerzfreie Perioden getrennt, oder folgen fast in ununterbrochener Kette aufeinander. Die Ätiologie dieser Neuralgien ist eine sehr mannigfaltige, man findet sie im Anschluß an Typhus, Influenza, Malaria usw. In solchen Fällen kann natürlich nur die Behandlung des Grundleidens der Plan einer kausalen Therapie sein. Mitunter wird die Neuralgie verbunden mit Zuckungen im Gebiete der Gesichtsmuskeln beobachtet. Bei Tabes dorsalis beobachtet man ein Lockerwerden und schließliches Ausfallen der Zähne, Affektionen, die mit Schmerzen einhergehen können, denen gelegentlich auch eine Parästhesie oder Hypästhesie der Schleimhaut vorausgeht.

Die Empfindungslähmungen im Gebiete des Trigeminus bei Syringomyelie pflegen seltener mit Schmerzen oder Parästhesien an den Zähnen verbunden zu sein.

Bei der Untersuchung ist auf eine genaue Anamnese Wert zu legen, denn den Schmerz des Patienten können wir objektiv nicht kontrollieren. Häufig gibt derselbe gerade für die weitere Art der Untersuchung wichtige Anhaltspunkte; so deuten Schmerzen, die nach dem Ohre ausstrahlen auf eine Erkrankung eines Zahnes im Unterkiefer, Schmerzen in der Schläfengegend lassen eine Erkrankung im Oberkiefer vermuten.

In gewöhnlichen Fällen, bei Karies oder Pulpitis, kann der Patient in der Regel den schmerzenden Zahn genau angeben. Man darf aber nicht vergessen, daß in nicht seltenen Fällen die Gegend, in der die Schmerzen gefühlt werden, nur ganz unbestimmt angegeben wird, und daß häufig ein äußerlich intakter Zahn als schmerzhaft bezeichnet wird, während der wirklich kranke sich an einer anderen Stelle befindet. Man findet zuweilen Schmerzen im Oberkiefer bei Erkrankungen von Zähnen des Unterkiefers, oder die eine Kieferhälfte wird als schmerzhaft bezeichnet, während der erkrankte Zahn auf der anderen sitzt. In solchen Fällen kann man meist durch einen künstlichen Reiz einen Schmerzanfall des vermutlich kranken Zahnes auslösen und dadurch die Diagnose sichern. Große und freie kariöse Höhlen lassen sich leicht feststellen, sind diese jedoch klein, äußerlich unsichtbar, und, wie es häufig vorkommt, versteckt an den Berührungsflächen der Zähne gelegen, dann bedarf es einer genaueren Untersuchung. Bläulich oder kreidig verfärbte Stellen im Schmelz lassen immer die Vermutung zu, daß eine tiefere versteckte Karies vorliegt. Man vergewissert sich dessen dadurch, daß man mittelst eines feinen spitzen Instrumentes, einer sogenannten Zahnsonde, die Höhle aufsucht. Man soll möglichst immer die Fissuren und approximalen Flächen der Zähne aufmerksam abtasten. Bleibt die Spitze der Sonde an irgend einer Rauhigkeit oder Schärfe hängen, so liegt aller Wahrscheinlichkeit nach ein kariöser Defekt in der Nähe oder unter der Rauhigkeit. Besonderen Wert hat man auf gefüllte Zähne zu legen, weil an den Füllungsrändern sich leicht neue Karies entwickeln kann, auch überhängende Ränder einer Füllung zwischen den Zähnen können zu einer lokalen schmerzhaften Entzündung der Gingiva führen.

Bei vorhandener Karies wird man zunächst untersuchen, ob die Pulpa noch lebt oder schon zerfallen ist. Die lebende aber noch nicht entzündete Pulpa wird auf Reize mit schnell verschwindenden Schmerzen reagieren, die je nach der Dicke der vorhandenen Dentindecke verschieden heftig sind. Kaltes und warmes Wasser, das Ausschneiden der kariösen Massen mittelst eines kleinen löffelförmigen Instrumentes (Exkavatoren) sind schmerzhaft. Mit dem Nachlassen des Reizes erlischt auch der Schmerz. Befindet sich jedoch die Pulpa im Zustande des ersten Entzündungsstadiums, so halten künstlich hervorgerufene Schmerzen längere Zeit an. Die Anamnese gibt dann an, daß schon zuvor Spontanschmerzen vorhanden waren, und die Reizung mit kaltem und warmem Wasser ruft noch eine Steigerung der Schmerzhaftigkeit hervor. Der Zahn selbst ist noch fest und auf Perkussion und Druck nicht empfindlich. Erst bei totaler Pulpitis kann der Zahn auf Perkussion empfindlich werden, infolge Übergreifens der Entzündung auf das Periodontium. Im allgemeinen kann man annehmen, daß Kaltwasserreize bei beginnender oder nicht eitrig zerfallener Pulpitis sehr schmerzhaft sind, heißes Wasser dagegen immer dann zu schmerzen pflegt, wenn die Pulpa eitrig entzündet, abszediert oder gar bereits gangränös zerfallen ist. Durch die Erwärmung werden die im abgestorbenen (eitrigen oder gangränösen) Bezirke vorhandenen Gase ausgedehnt, und diese komprimieren den noch lebenden Pulpenstumpf oder das Periodontium. Versucht man mit einem Instrument in die Pulpenhöhle einzudringen, so löst man bei lebender Pulpa einen heftigen Schmerzanfall aus. Findet man den Kanalinhalt bei Berührung jedoch nicht schmerzhaft und kann die kariösen Zahnbeinmassen schmerzlos entfernen, während sich im Kanale eine übelriechende, dunkle oder gelbliche, schmierige Masse befindet, ist die Diagnose tote Pulpa (Gangrän) gesichert. In diesem Falle wird Ausspritzen mit kaltem und warmem Wasser reizlos vertragen, mitunter sind Zähne mit toter Pulpa druckempfindlich, mitunter auch ein wenig gelockert. Dies alles sind Anzeichen einer beginnenden Periodontitis; beim Druck auf die Wurzelspitzengegend entstehen Schmerzen, die Gingiva in der Umgebung ist gerötet und die regionären Lymphdrüsen sind geschwollen. Sind gleichzeitig gangränöse und kariöse Zähne im Munde vorhanden, ist die Diagnose nicht leicht. Halten periodontitische Schmerzen mit ziemlicher Heftigkeit einige Tage lang an, so ist mit Wahrscheinlichkeit ein periodontitischer Abszeß anzunehmen; in größerer Ausdehnung, besonders dann, wenn eine entzündliche Schwellung der Weichteile vorhanden ist. Fluktuation läßt sich in der Regel erst später nachweisen, wenn aus dem periodontalen Abszeß ein submuköser geworden ist. Einen Schritt weiter, und ein Ödem der Gesichtsweichteile folgt. Der erkrankte Zahn pflegt meist stark gelockert zu sein. Nach seiner Entfernung quillt meist der unter Druck stehende Eiter hervor und der Patient fühlt sich erleichtert. Kurz vor dem spontanen Durchbruch des Abszesses besteht deutliche Fluktuation unter der äußeren Haut. Das meist gleichzeitig einsetzende Fieber und die Veränderung des Pulses lassen einen Schluß zu über die Schwere der Veränderung des Allgemeinbefindens. Der aktinomykotische Abszeß unterscheidet sich durch langsame Entstehung, geringe Schmerzhaftigkeit, bretthartе Schwellung und geringe Allgemeinerscheinungen. Schwellung und Druckempfindlichkeit der regionären Lymphdrüsen fehlen nicht in dem durch Staphylokokken und Streptokokken hervorgerufenen Prozeß. Die aktinomykotischen Fistelgänge zeigen gegenüber der einfachen Hautfistel meist mehrere Fistelmäuler.

Die an die chronische Periodontitis sich anschließende Granulationsbildung macht, wie die chronische Periodontitis nur geringe Beschwerden. Erst das Röntgenbild bringt volle Klarheit über ihre Existenz und Ausdehnung. Mitunter beobachtet man bei ihnen ein ,,Schettern" der Wurzel, wenn die äußere Lamelle der Kiefer zerstört ist, ähnlich, wie bei Abszessen und Fisteln. Unter ,,Schettern" der Wurzel versteht man das Anschlagen des Apex gegen den auf die Schleimhaut aufgelegten Finger bei gleichzeitiger Perkussion des erkrankten Zahnes in radialer Richtung.

Kommt der Patient mit einer Kieferklemme zum Arzt und lenkt sich kasuistisch der Verdacht auf die Zähne, so wird man zunächst an den erschwerten Durchbruch der Weisheitszähne denken müssen. Die Schleimhaut in der Umgebung solcher Zähne ist stark hyperämisch, bei Berührung empfindlich und taschenartig rings um die Krone zum Teil über dieselbe gewölbt. Es entleert sich bei leichter Kompression aus der Schleimhauttasche eitriges Sekret; der Zahn selbst ist auf Perkussion empfindlich, die regionären Lymphdrüsen geschwollen und empfindlich. Häufig findet man auch eine Angina derselben Seite. Weniger stürmische Erscheinungen pflegen die anderen Erkrankungen der Gingiva zu machen, speziell die Gingivitiden. Hierher gehören auch die Dekubitalgeschwüre, die beim Tragen von Prothesen beobachtet werden und mitunter sehr schmerzhaft werden können. Von den Aphthen unterscheiden sich diese dadurch, daß letztere einen deutlichen scharfen Rand haben, der gerötet ist. Die Form der Aphthen ist meist rund, die der Dekubitalgeschwüre wechselnd, meist länglich, auch fehlt ihnen der für die Aphthen charakteristische rote Rand.

Hat man trotz eifrigen Suchens keinen kariösen, alveolarpyorrhoeischen, mit Erosionen oder Zahnstein behafteten Zahn gefunden, und kann man auch keinen freiliegenden Zahnhals für die Schmerzen verantwortlich machen, so gibt es noch die Möglichkeit, daß auch von äußerlich ganz intakten oder gut gefüllten Zähnen aus Beschwerden erfolgen. So kann **unter einer Füllung** die Pulpa partiell oder total entzündet sein und wir haben das klinische Bild einer Pulpitis vor uns. Kaltes und warmes Wasser wird schmerzhaft empfunden, der Patient klagt über heftige Spontanschmerzen, Perkussionsempfindlichkeit besteht nicht immer. Häufig ist das der Füllung zunächst gelegene Pulpenhorn allein erkrankt und eitrig zerfallen. Nicht kaltes, sondern warmes und heißes Wasser wird dann besonders schmerzhaft empfunden. Bei Eröffnung der Pulpenkammer quillt bei Pulpenabszeß ein Tröpfchen Eiter hervor, bei gangränösem Zerfall tritt der markante Gangrängeruch hervor. Im Moment der Eröffnung empfindet der Patient eine Erleichterung.

Auch äußerlich intakte mit Dentikeln behaftete Zähne können Schmerzen verursachen. Die Diagnose auf **Dentikel** ist schwer, denn man hat kein sicheres äußeres Zeichen, daß der Zahn der Träger derartiger pathologischer Veränderungen ist. Stark **abgekaute** Zähne, besonders im hohen Alter sind immer auf Dentikel verdächtig. Unterstützend für die Diagnose sind Röntgenaufnahmen, doch kann man nur dann Dentikel mit Sicherheit erkennen, wenn die Neubildungen groß genug ausgeprägt sind. Die kleineren Dentikel, wie man sie häufiger findet, und ebenso die Petrifikationen der Pulpa geben kein genügend charakteristisches Röntgenbild. Schmerzen im Gefolge von Dentikelbildung sind meist von **neuralgischem** Charakter und **schwer lokalisierbar**.

Retinierte Zähne sichtbar zu machen, ist heute vorwiegend Aufgabe der **Röntgenplatte**. Wenn ein Zahn im Gebiß fehlt, und der Patient bestimmt weiß, daß an der betreffenden Stelle nie eine Extraktion vorgenommen wurde, so wird der Verdacht auf eine Retention gelenkt. Liegt der retinierte Zahn oberflächlich, kann man seine Kontur deutlich palpieren; wenn er aber mitten im Kieferknochen eingebettet ist, wird ohne Röntgenaufnahme eine sichere Diagnose unmöglich sein. Retinierte Zähne können nicht nur vorübergehende Schmerzen auslösen, sondern auch die Veranlassung zu anderen pathologischen Prozessen abgeben, Zysten und Abszesse bilden.

Die Diagnose der **Dolor post extractionem** macht in der Regel keine Schwierigkeiten, höchstens kann eine Verwechslung mit einer Neuralgie vorkommen. Schwieriger ist es, zu entscheiden, ob die Schmerzen durch eine Infektion oder durch scharfe Knochenränder bedingt sind; man denke immer an beide Möglichkeiten und unterziehe die Wunde einer genauen Untersuchung.

Die Diagnose der **Trigeminusneuralgie** ist im allgemeinen nicht schwer. Die Schmerzen treten in Anfällen auf und nehmen längs der sensiblen Nervenbahnen ihren Verlauf. Daher wird bei diesen Neuralgien meist über Schmerzen der oberen Zähne bei Erkrankung des zweiten Astes, über Schmerzen in unteren Zähnen bei Erkrankungen des dritten Astes geklagt. Ganz besonders häufig werden die Schmerzen in die Molaren- resp. Prämolarengegend verlegt. An den Austrittsstellen des 2. und 3. Astes am äußeren Kieferskelett stellen sich wichtige diagnostisch verwertbare Druck- und Schmerzpunkte ein (Foramen supra-infraorbitale, mentale).

Die Therapie des Zahnschmerzes soll zwar eine kausale sein, der praktische Arzt aber wird häufig in die Lage kommen, nur eine symptomatische Therapie anzuwenden, weil es ihm vielfach an den notwendigen Instrumenten fehlt. In diesen Fällen hilft eine symptomatische Therapie mit den bekannten Nervinis eventuell Morphium dem Patienten über die heftigen Schmerzen hinweg bis spezialistische Hilfe kausal vorgehen kann. Im allgemeinen wird sich die Therapie nach der Diagnose richten, und es ist schwer zu sagen, welcher Fall noch vom Arzte und welcher schon vom Spezialisten behandelt werden soll: Das wird eben abhängen von der instrumentellen Einrichtung des Arztes, von der ihm zu Verfügung stehenden Zeit, seinen Kenntnissen auf diesem Gebiete und einer Reihe anderer Faktoren. Die einfache Karies, die nicht mit einer Erkrankung der Pulpa verbunden ist, wird der Arzt nicht in Behandlung nehmen; er wird sich begnügen, diese Fälle in spezialistische Behandlung zu schicken. Eine Behandlung der einfachen Karies, die der praktische Arzt in vielen Fällen mit Vorteil ausführen kann, ist die Ätzung mit Höllenstein. Flache getrocknete kariöse Höhlen, die einigemale hintereinander mit Silbernitrat bestrichen worden sind, zeigen in der Regel einen Stillstand der Karies, allerdings verfärben sich die betreffenden Flächen für längere oder kürzere Zeit (Milchzähne, Molaren). Auch freiliegende Zahnhälse, die mitunter heftige Schmerzen machen, werden zweckmäßig in dieser Weise behandelt. So z. B. kommt es vor, daß Goldklammern an Prothesen durch fortgesetzte Reibung am Zahnhalse Schmerzen verursachen, nach der Ätzung aber gut vertragen werden. Zum Ätzen bedient man sich am besten eines Kupfer- oder Eisendrahtes, den man je nach der Stelle, die man behandeln will, beliebig biegt; an das eine Ende schmilzt man eine kleine Kugel von Silbernitrat, indem man den erwärmten Draht in Argentumpulver eintaucht und dann über der Flamme nacherhitzt. Statt der Kugel kann man auch das Pulver direkt auftragen, muß dasselbe dann aber mit einem Spatelinstrument an den Zahnhälsen verreiben. Jedenfalls sind käufliche Silbernitratstifte nicht geeignet, da sie leicht im Mund abbrechen, Verätzungen hervorrufen und eventuell verschluckt werden können. Die zu ätzenden Stellen müssen zuvor mit Wattebäuschchen gründlich von Speiseresten und Zahnbelägen befreit werden.

Hat die Karies die Pulpa in Mitleidenschaft gezogen, so ist die therapeutisch wichtigste Frage, ob die Pulpa noch lebt oder schon nekrotisiert ist. Im ersten Falle präpariert man die Pulpa frei — meist mit Schmerzen verbunden — und appliziert direkt auf den blutenden Stumpf eine Arsenpasta[1]), über die man dann einen Verschluß, z. B. Fletschers künstliches Zahnbein legt. In der Regel verschwinden die Schmerzen ziemlich bald. Der behandelte Zahn bedarf nun dringend spezialistischer Weiterbehandlung, wenn

---

[1]) Die Apotheke von Woelm-Spangenberg, Bez. Cassel, liefert alle für zahnärztliche Zwecke nötigen Materialien und Medikamente.

Acid. arsenicos.
Novoc. āā 4,0
Thymol.
Jodof. āā 0,5
Glycer.
Chlorphenol. crist. āā, qu. s. u. f. pasta!

nicht bald wieder Schmerzen und neue Komplikationen auftreten sollen, welche die dauernde Erhaltung des Zahnes in Frage stellen. Der Patient ist möglichst schon nach 24 Stunden einem Spezialisten zuzuweisen. Die Behandlung eines pulpitisch erkrankten Zahnes ist sehr aussichtsreich, weil man ohne größere Opfer einen solchen Zahn noch viele Jahre erhalten kann. Daher sollen auch pulpitisch erkrankte Zähne nicht extrahiert werden. Jeder fehlende Zahn in der Reihe bildet eine Lücke im Gebiß, führt zu Verschiebungen und Stellungsveränderungen aller Art und schafft somit von neuem Ecken und Schlupfwinkel für die Karies. Ist hingegen die Pulpa tot, oder eine Periodontitis im Gange, so muß der Wurzelkanal eröffnet und gereinigt werden. Bis zum Abklingen der akuten Erscheinungen lasse man am besten derartige Zähne offen oder mit loser Watte bedeckt, die nur den Zweck hat, Speisereste abzuhalten und den Kanaleingang vor dichtem Abschluß zu schützen Gleichzeitig kann man feuchtwarme Umschläge (Antiphlogistin) verordnen oder auch trockne Wärme (Mehlsäckchen). Handelt es sich jedoch um eine eitrige Periodontitis oder einen Abszeß, so ist die Entfernung des Zahnes anzuraten, wenn spezialistische Hilfe nicht zur Stelle ist oder aus anderen Gründen nicht gewünscht wird.

Die degenerativen Erkrankungen der Pulpa (Dentikel und Petrifikationen), ferner die chronischen Periodontitiden einschließlich der Zahnfleisch- und Hautfisteln gehören ausschließlich in das Gebiet des Spezialisten, höchstens kann man dem Patienten durch ein Nervinum über die ersten Schmerzen hinweghelfen. Auch die Behandlung retinierter Zähne, sei es nun, daß dieselben neuralgische Schmerzen machen, sei es, daß sie zu einer Eiterung Veranlassung geben, gehören dem Spezialisten. Im letzteren Falle kann der Arzt durch eine Inzision dem Eiter Abfluß schaffen und damit Erleichterung bringen, bis zahnärztliche Hilfe zur Stelle ist.

Die durch Überlastung der Zähne entstandenen Schmerzen, die man bei Zahnmangel beobachtet und nur dadurch beseitigt werden können, daß man eine geeignete Prothese schafft, fallen in das Arbeitsgebiet des Zahnarztes. Gerade auf diesem Gebiete können Arzt und Zahnarzt Hand in Hand arbeiten, besonders auf dem Lande, wo der praktische Arzt so häufig in die Lage kommt, Zähne extrahieren zu müssen. Er kann am besten seine Patienten darauf aufmerksam machen, wie wichtig ein Zahnersatz für die Erhaltung der ungestörten Verdauung ist. Bei allen Magen- und Darmerkrankungen überhaupt sollte das Gebiß untersucht werden; häufig genug ist gerade dessen mangelhafter Zustand für die Erkrankung von höchstem Einfluß.

Die Gingivitis marginalis, besonders häufig aber die Gingivitis ulcerosa wird dem Arzt Gelegenheit geben, therapeutisch eingreifen zu müssen. In beiden Fällen ist es unbedingt notwendig, daß zunächst alle Reste von Zahnstein entfernt werden, ebenso eingeklemmte Fremdkörper wie Fruchtkörner, Speisereste und dgl. Die Zahnfleischtaschen werden mit einer dünnen Lösung von Wasserstoffsuperoxyd[1]) ausgespritzt. Liegt der Stomatitis eine all-

---

[1]) Rp. Hyydrog. peroxyd. 300,0
    Ol. menth. pip. gutt X.
    DS. zweistündlich 1 Teelöffel auf 1 Glas Wasser zum Mundspülen.

gemeine Erkrankung zugrunde, z. B. Quecksilbervergiftung bei Schmierkur, so muß man natürlich ätiologisch behandeln; Aussetzen der Kur, verbunden mit sachgemäßer lokaler Behandlung, wird bald Besserung herbeiführen. Man versäume nicht, bei Schmierkur eine gewissenhafte Mundpflege anzuempfehlen.

Häufig beobachtet man, daß eine Prothese durch Druck auf die Schleimhaut ein kleines Dekubitalgeschwür veranlaßt, das kaum einer weiteren Behandlung bedarf und unter guter Mundpflege meist in 1—2 Tagen verheilt. Grundbedingung ist aber, die Druckstelle an der Prothese zu beseitigen.

Die Therapie des Dolor post extractionem ergibt sich aus dem Untersuchungsbefund; auf alle Fälle reinige man die Alveole mechanisch, und wenn der Inhalt einen fauligen Geruch zeigt, dann bringe man Wasserstoffsuperoxyd, Tinct. jod. etc. zur Anwendung, auch eine Tamponade tut häufig gute Dienste. Scharfe Knochenränder trage man auf alle Fälle ab.

Ist der Zahnschmerz bedingt gewesen durch eine Allgemeinerkrankung, dann wird man zunächst immer das Grundleiden behandeln. Es greifen hier all die therapeutischen Maßregeln Platz, welche die Heilkunde für solche Fälle vorschreibt. Bei Neuralgien ist es immer empfehlenswert durch den Zahnarzt feststellen zu lassen, ob dentale Verdachtsmomente vorliegen, da eine allgemeine Behandlung in solchem Falle keinen Erfolg haben kann. Ähnlich verhält es sich auch bei Schmerzen, die im Verlauf anderer Erkrankungen auftreten; es ist immer zu entscheiden, ob die Schmerzen durch das Grundleiden bedingt sind und dann müssen sie mit diesem behandelt werden, oder ob es lokale Erkrankungen sind, die dann einer Behandlung unterliegen, wie sie die zahnärztliche Therapie vorschreibt.

Die Prognose des Zahnschmerzes ist abhängig von der Diagnose und dem ganzen Verlauf. Bei einfacher Karies, Pulpitis und geringen periodontitischen Schmerzen kann man die Erhaltung des Zahnes wohl immer in Aussicht stellen. Bei chronischen Periodontitiden, Granulomen und kleinen Abszessen ist die Prognose mit Vorsicht zu stellen. Bei großen Abszessen mit bedeutender Weichteilschwellung ist der Zahn nicht zu erhalten, tritt gar eine Mundbodenphlegmone ein, womöglich mit Tendenz zur Ausbreitung nach den Halsfaszien, dann ist eine Prognose quoad vitam des Patienten nicht immer günstig zu stellen. Es sind Fälle bekannt, wo solche Erkrankungen letal endigten. Die Aktinomykose der Kiefer und Zähne heilt im allgemeinen nach gründlicher Behandlung aus. Auch Gingivitis marginalis und Gingivitis ulcerosa geben eine gute Prognose. Kieferklemme bei erschwertem Durchbruch der dritten Molaren heilt nach Entfernung des betreffenden Zahnes rasch aus.

Noch ein Wort zur Mund- und Zahnpflege! Der praktische Arzt kommt weit mehr als der Spezialist in die Lage, geeignete Ratschläge und Anweisungen zu geben. Von frühester Kindheit auf soll die mechanische Reinhaltung des Gebisses mit der Körperpflege im großen anerzogen werden: Täglich morgens und abends soll schon das Kind angehalten sein, nach Tisch fleißig zu spülen und mit der Zahnbürste zu operieren. Das Mundwasser [(mit Thymolspiritus oder H_2O_2 mit Ol. menth. pip. gutt. X auf 300 oder mit einem vom Zahnarzt verordneten guten Präparat angesetzt)] und die Zahnbürste vermögen bei regelmäßiger Benützung außerordentliches. Ehe man die Bürste zum Munde führt, soll sie in dem angesetzten Mundwasser durchfeuchtet, kurz über Toilettenseife gestrichen und mit etwas Zahnpasta oder Schlemmkreide belegt werden. Biox, Chlorodont, Pebeco sind empfehlenswerte Zahnpasten, die vorteilhaft abwechselnd gebraucht werden. Beim Putzen führe man die Bürste nicht horizontal in einer Ebene hin und her, vor und zurück, sondern bürste stets von oben nach unten und umgekehrt, weil nur dann die einzelnen Zwischenräume im Gebiß mit getroffen werden.

Ein Gebiß mit Füllungen bedarf besonders sorgfältiger Pflege, weil nicht selten am Füllungsrande Rauhigkeiten etc. zu neuen Ansammlungen von Speiseresten führen. Wo künstlicher Ersatz im Munde vorhanden ist, ob abnehmbar oder festsitzend, ist die größte und peinlichste Mundpflege notwendig. Künstliche Gebisse müssen ebenfalls täglich mehrmals (nach Tisch) mit Bürste, Wasser und Seife gereinigt und gesäubert werden.

Neben einer ausreichenden Zahnpflege kann auch die zweckmäßige **Ernährung** mit kräftigen harten Brotsorten vorzügliches leisten. Man vermeide, das weiche frische Brot dem Kinde zu überlassen, gebe so früh wie möglich **kräftiges, hartes dunkles Roggenbrot**, wie altes **Kommißbrot. Das Gebiß will und muß beschäftigt werden, die Kaumuskulatur braucht Anregung zur Gesichtsentwicklung, und vor allem die Speicheldrüsen liefern nur bei genügender Kautätigkeit und kräftiger Bearbeitung der Speisen die physiologisch erforderliche Speichelmenge zur Verdauung! Ein gesundes Gebiß, eine gesunde Mundhöhle ist auch ein mächtiges Bollwerk gegen die zahlreichen Erkrankungen der Verdauungs- und Luftwege.** Vernichtend ist geradezu die Kariesfrequenz bei **Tuberkulosen**, eine Brutstätte für die pathogenen Keime und deren Ansteckung auf gesunde Individuen.

Die von seiten der Zahnheilkunde ins Leben gerufenen Kampfzentren gegen die Karies als Volkskrankheit in Gestalt von Schulzahnkliniken und ähnlichen Wohlfahrtseinrichtungen sind noch zu schwach, um wirksame Erfolge zu erzielen. **Spätere Generationen erst dürften den Segen erfahren, der aus der gemeinsamen Tätigkeit von Arzt und Zahnarzt entsteht, wenn heute die gesamte Ärzteschaft mit dem großen Faktor, mit dem ihnen entgegengebrachten persönlichen Vertrauen der Patienten, überall wo es auch sei, bei jeder Gelegenheit sich auch der Mundhöhle und des Gebisses erbarmen wollte und bei geringstem Verdacht auf Defekte zu zahnärztlicher Fürsorge, zu gewissenhafter Mundpflege raten würde. Diese kleine Mühe, bei Untersuchung des Patienten auch die Mundhöhle kurz zu durchmustern liefert ein gewaltiges Material zur Aufbesserung bestehender Schäden, zur Prophylaxe bei schwächlicher Konstitution. Nicht nur, daß dadurch zugleich die gesamte Volksgesundheit gehoben wird, es wird auch eine vornehme und ideale Aufgabe der Heilkunde gefördert, Schmerzen zu lindern.**

Anhang.

Morphologie und Histologie der praktisch wichtigen Geschwülste

(nebst Darstellung einer für den Arzt geeigneten einfachen Untersuchungsmethode).

Von **Privatdozent Dr. W. Berblinger,**

I. Assistent am pathologischen Institut der Universität Marburg.

Mit 30 Abbildungen im Text und auf 2 Tafeln.

Für den Arzt stehen im allgemeinen die klinischen Merkmale der Tumoren im Vordergrunde des Interesses. Viele Geschwülste sind durch ihren Sitz dem Auge sichtbar, und der Erfahrene vermag manchmal schon allein durch die Betrachtung die gewebliche Zusammensetzung einer Geschwulst richtig zu beurteilen.

Die klinische Tumordiagnose hält sich einerseits auch an morphologische Unterschiede nach Lokalisation, Größe, Konsistenz, Abgrenzung eines Gewächses, nach dessen Verhalten zu dem benachbarten Gewebe, andererseits fällt ins Gewicht die Eigenschaft mancher Geschwulstformen, in bestimmte Lymphdrüsengebiete, in gewisse andere Organe Metastasen zu setzen. Einen weiteren Faktor für die Beurteilung geben die Funktionsstörungen ab, welche durch die Entwicklung eines Neoplasmas in einzelnen Organen oder ganzen Organsystemen hervorgerufen werden, ferner die Rückwirkung einer wachsenden Geschwulst auf den Gesamtorganismus.

Trotz der großen Förderung, welche die Diagnose mancher Gewächse, etwa vom Digestionstraktus ausgehender Krebse durch die Röntgendurchleuchtung erfahren hat, ist die eingehende Untersuchung durch Betrachtung und Betastung weder überflüssig noch unwesentlich geworden. Dieser einfachen Methode wird sich mit Vorteil nur bedienen, wer imstande ist, sich die anatomischen Grundlagen seiner Palpationsbefunde vorzustellen. Daraus wird klar, daß neben der Erfahrung über die Prädilektionsstellen gewisser Geschwülste die genaue Kenntnis der strukturellen Eigenschaft wie der Wachstumsvorgänge dringend nötig ist.

Die Beschreibung der morphologischen Merkmale ist unzertrennlich von der Darstellung des histologischen Aufbaues der

Gewächse. Art, Anordnung und Menge der Zellen, des Zwischengewebes, Zahl und Beschaffenheit der Blutgefäße machen uns die bald faserige Struktur der Schnittfläche bei derber Konsistenz, bald die markig-weiche Beschaffenheit, die blasse oder rote Farbe einer Geschwulst verständlich. Im mikroskopischen Bild sind gewisse Zellformen, Zellgruppierungen so hervortretend, für einzelne Geschwulsttypen so charakteristisch, daß schon ihr Vorhandensein die anatomische Diagnose ermöglicht.

Die folgende Darstellung bevorzugt absichtlich die praktisch wichtigen Geschwulstformen, welche dem Arzt häufig begegnen; auch die Abbildungen sind von diesem Gesichtspunkt aus zusammengestellt. Vielleicht gestatten diese dem auch operativ tätigen Arzt sich an exstirpierten Geschwülsten wenigstens in den Grundzügen rasch zu orientieren, durch die mikroskopische Untersuchung besonders von Probeexzisionen die Vervollständigung der Diagnose anzustreben. Ich bringe deshalb auch eine Anleitung zu ganz einfachen histologischen Untersuchungsmethoden. Die kurzen, allgemeinen Ausführungen über Definition und Wesen der echten Geschwülste (Blastome) sind nötig zum Verständnis ihrer verschiedenen Arten. Wer in die einzelnen Fragen tiefer eindringen will, sei auf die ausgezeichneten Lehrbücher und umfassenden Geschwulstwerke verwiesen, von denen die verbreitetsten am Schlusse aufgeführt sind.

Einfache Technik der Untersuchung.

Für diagnostische Untersuchungen kommt man schon mit recht einfachen Methoden und wenigen Hilfsmitteln aus. An den Mikroskopen von W. und H. Seibert (Wetzlar) genügen die Objektive II und V mit Okular 1, an den Instrumenten von E. Leitz (Wetzlar) III, VII mit Okular 1, von C. Zeiß (Jena) Objektive A A, D D und E mit Okular 1.

Zunächst besichtigt man genau das frische, zu untersuchende Objekt. An einem intramuralen Uterusmyom als Beispiel wird man die scharfe Abgrenzung gegen die Umgebung, die leichte Ausschälbarkeit feststellen. Die Schnittfläche der Geschwulst unterscheidet sich kaum von dem umgebenden Myometrium, beide sind deutlich faserig (faszikulär), beide setzen dem schneidenden Messer den gleichen Widerstand entgegen. Mit einem kräftigen Präpariermesser durchschneidet man die Geschwulst in ihrer größten Zirkumferenz, so daß man zwei annähernd symmetrische Hälften erhält. Durch einen der Hauptfläche annähernd parallelen Schnitt entnimmt man eine etwa 1 qcm große, $\frac{1}{2}$—1 cm dicke Gewebsscheibe. Bietet die Schnittfläche einer Geschwulst in ihren einzelnen Abschnitten ein recht verschiedenes Aussehen dar, trifft dies auch für die Oberfläche zu, so müssen natürlich diese einzelnen Bezirke gesondert untersucht werden. An probeexzidierten Stücken, meist keilförmigen Ausschnitten, z. B. aus der Portio ist die Orientierung am frischen Material dringend erforderlich. Man erkennt leicht das Epithel an seiner weißen Farbe, seiner oberflächlichen Lage, sieht darunter das faserige Bindegewebe, die rötlich-weiße Muskulatur; fallen im Deckepithel rote Bezirke, Defekte, auf, so muß von diesem Teile zur histologischen Untersuchung ausgewählt werden. Probeexzisionen aus größeren Geschwülsten, werden, wenn angängig, am besten an der

Grenze von gesundem und krankhaft verändertem Gewebe ausgeführt.

Ohne Hilfsapparate und ohne viel Zeitaufwand kann man mit dem Rasiermesser Schnitte für die mikroskopische Untersuchung herstellen. Von frischem, nicht fixiertem Gewebe kann man bei Benützung eines besonderen Messers — Doppelmessers — auch relativ dünne Schnitte anfertigen, die Beurteilung ungefärbter Präparate im Mikroskop ist aber immerhin schwierig. Fixiert man dagegen das zu untersuchende Objekt, so gelingt es bei einiger Übung für die Diagnose ausreichende Schnitte (etwa 20 bis 40 μ dick) zu erhalten, die man auch leicht färben kann. Am besten bedient man sich zum Schneiden eines plan-konkaven, im Griff feststehenden oder feststellbaren Rasiermessers[1]), das man vorher auf einem guten Streichriemen 30—40mal abzieht, wobei stets der Messerrücken in der Bewegung vorangeht.

Zum Freihand-Schneiden fixiert und härtet man aus der ganzen Geschwulst in der erwähnten Weise entnommene Teile in 96%igem oder absolutem Alkohol. Dieser kann längere Zeit benutzt werden, wenn man die Gewebsstücke vor dem Einlegen durch Abspülen in Wasser von anhaftendem Blut befreit und oberflächlich ohne sie zu drücken abtrocknet. Flache Stücke legt man ausgebreitet auf grobem Filtrierpapier in die Fixierungsflüssigkeit, dann bleibt trotz der schrumpfenden Wirkung des Alkohols die Form annähernd erhalten. Ratsam ist es, stets reichliche Mengen von Alkohol zu benützen, 200—250 ccm, und den Boden des weithalsigen Gefäßes mit einer etwa 2 cm dicken Wattelage zu bedecken, fügt man zwischen Watte und eingelegtes Objekt noch ein Stück Filtrierpapier, so vermeidet man damit das Haftenbleiben von Watteteilchen am Gewebe. Im absoluten Alkohol, aber auch schon im 96%igen Alkohol sind Stücke von 1 ccm Größe in 2—3 Stunden fixiert, in 4—6 Stunden auch hinreichend hart zum Schneiden; bei kleineren Gewebsteilen ist beides in kürzerer Zeit erreicht. Große Objekte müssen 24 Stunden und länger im Alkohol bleiben, ehe sie durchfixiert und vollständig gehärtet sind. Nach meiner Erfahrung werden mittelgroße Stücke 1—2 ccm in Carnoyschem Gemisch (Alcohol absol. 60, Chloroform 30, Acid. acetic. glaciale 10 Teile) innerhalb von 1—2 Stunden so hart, daß man selbst von Strumen leicht Rasiermesserschnitte erhalten kann. Die Schnitte bringt man aber dann vor dem Färben in mehrmals zu wechselndes Wasser oder läßt sie längere Zeit in 96% Alkohol liegen.

Die zur Untersuchung nicht verwendeten Teile der Geschwulst bringt man am besten in 4%ige Formalinlösung[2]). So kann man die nicht gebrauchten Anteile einerseits vor Fäulnis schützen, etwa zur weiteren Untersuchung einem pathologischen Institut in gut erhaltenem Zustande einschicken. Sind zur mikroskopischen Untersuchung noch weitere Stücke nötig, so entnimmt man diese dem in Formalin fixierten Tumor, wäscht mit Wasser das Formalin aus, härtet in Alkohol nach; dann lassen sich auch noch leicht Rasiermesserschnitte anfertigen. Das Schneiden mit dem Rasiermesser geschieht in der Weise, daß man das gehärtete, höchstens 1 qcm große und ebenso dicke Stück mit den Fingern der linken Hand gegen ein flaches Korkstück preßt, die Messerschneide wird nahe am Griff an der glatten Oberfläche des Gewebsstückes angesetzt und in ziehender Bewegung ohne Druck geht die ganze Länge der Klinge von links nach rechts über das Objekt. Das Schneiden gelingt nur dann gut, wenn Messerklinge und Gewebsstück mit Alkohol (75%ig oder 96%ig jedesmal tüchtig befeuchtet werden. Abgeschabte Partikel der Uterusschleimhaut, kleine Probeexzisionen lassen sich auch nach der Härtung nicht

---

[1]) Ein solches Messer kostet 7 Mk. R. Jung, Heidelberg, Fabrik wissenschaftlicher Instrumente und Apparate. Katalog III, 1911.

[2]) Das käufliche Formalin (Formol) ist etwa 40%ig.

leicht mit der Hand fassen, man klemmt sie deshalb zum Schneiden in ein Stück gehärtete Leber ein. Am besten eignen sich 1 ccm große, in Alkohol gut gehärtete Würfel von Amyloidleber, aber auch Stücke einer Rindsleber sind brauchbar. In diese Würfel schneidet man einen ungefähr der Größe des zu schneidenden Objekts an Breite entsprechenden Spalt, legt in diesen die Stücke, preßt das Ganze gegen den Kork und schneidet in der beschriebenen Weise. Dabei werden freilich auch Teile der Leber geschnitten, fängt man jedoch die Schnitte in einer mit Alkohol gefüllten, auf schwarzem Grunde stehenden Schale auf, so läßt sich die Struktur des Lebergewebes leicht erkennen. Man scheidet dann diese Leberschnitte aus; wird selbst ein solcher versehentlich mitgefärbt, so stellt sich dieser Irrtum doch noch bei der mikroskopischen Durchmusterung der Präparate bald heraus.

Die Schnitte werden von dem Messer in eine mit 75 %igem Alkohol gefüllte Schale (Glasschale 9 auf 12 cm für photographische Zwecke) übertragen; indem man das Messer eintaucht, schwimmen die Schnitte ab. Steht die Schale auf schwarzem Grund (schwarzes Papier als Unterlage), so kann man leicht kontrollieren, ob die grobe Struktur der farblosen Schnitte mit der des geschnittenen Stückes übereinstimmt, das heißt ob man von der richtigen Stelle die Schnitte gefertigt hat. Dünne, tunlichst größere Schnitte werden zur Färbung ausgewählt.

Färbung: Nur solche Farblösungen werden hier angeführt, die leicht selbst herzustellen sind, längere Zeit haltbar bleiben, insbesondere aber nicht überfärben und den Untersucher nicht an eine bestimmte Färbezeit binden. Die Farbe kommt in eine flachgewölbte, gut verschließbare Schale, aus ihr können die eingelegten, durch die Farblösung verdeckten Schnitte mit einer gebogenen Glas- oder Stahlnadel leicht herausgenommen werden. Dicke Schnitte legen sich nicht gut über eine Nadel, sie sucht man in der Farblösung mit einer kleinen Pinzette, deren Spitzen nicht gerieft sind.

Färben in Alaunkarmin: Die Lösung ist leicht zu bereiten: In einem Kochkolben werden in 100 ccm destilliertem Wasser 5 g Kaliumaluminiumsulfat (Kalialaun, käuflicher Alaun) gelöst, der Lösung setzt man 1 g gepulvertes Karmin zu (Carmin rubr. optim. Dr. G. Grübler, Leipzig). Mit Watte wird der Hals des Kochkolbens locker verschlossen, nach mehrmaligem Umschwenken kocht man die Lösung im Wasserbad oder über der Flamme 15—20 Minuten lang. Die abgekühlte Farblösung filtriert man vorsichtig in die gut gereinigte Gebrauchsflasche. Der gebrauchsfertigen Lösung werden 1—2 g gepulverten Thymols oder 1 g reines kristallisiertes Phenol (Karbolsäure) zugesetzt. Stets muß in frisch filtrierter Lösung gefärbt werden, gebrauchte Farblösung wird ebenfalls durch ein Filter in die Gebrauchsflasche zurückgegeben. Haltbares Alaunkarmin nach Grenacher ist durch die erwähnte Firma G. Grübler, Leipzig zu billigem Preise zu beziehen.

Die Schnitte können aus nicht trübem Alkohol direkt in die Karminlösung übertragen werden, sie sind, Härtung in Alkohol vorausgesetzt, in 30 Minuten gefärbt. Man darf nicht in zu geringen Mengen von Farblösung die Tinktion vornehmen, die Schnitte müssen untersinken, allseitig von der Farbe umspült sein. Verweilen die Schnitte aber auch länger, etwa 2—3 Tage, in der Farbe, so schadet dies denselben nicht, nur muß durch ein dicht schließendes Gefäß ein Verdunsten von Farblösung vermieden werden. Aus der Farbe kommen die geschnittenen Objekte in eine Schale mit destilliertem Wasser, hier wird überschüssiger Farbstoff abgespült. Kann man aus äußeren Gründen ein Aufziehen der Schnitte und Einschließen unter Deckglas nicht gleich vornehmen, so überträgt man sie in 70—96%igen Alkohol, in dem die Färbung nicht leidet.

Hämalaun nach P. Mayer färbt rascher, überfärbt aber leicht, wenn es unverdünnt verwendet wird. Man erwärmt 25 ccm 90%igen Alkohol, setzt 1 g Haematein. cristallisat. zu; zu dieser Lösung kommen 500 ccm einer 5%igen Kalialaun- oder besser Ammoniakalaunlösung. Nach dem Erkalten wird filtriert. Färbezeit bei Alkoholhärtung 10—30 Minuten, färbt man länger, so verdünnt man die Farbsolution zu gleichen Teilen mit destilliertem Wasser. Die gefärbten Schnitte dürfen nur in destilliertem Wasser ausgewaschen werden. Effekt der Färbung: Alaunkarmin wie Hämalaun tingieren nur die Zellkerne, ersteres färbt auch das Protoplasma der Muskelfasern blaßrot. Kernfärbung ist für die meisten diagnostischen Zwecke ausreichend, schleimige Gewebsbestandteile werden besser mit Hämalaun gefärbt (Schleim hellblau). Gegenfärbung oder Protoplasmafärbung: Beabsichtigt man eine solche zu erzielen, so bringt man die karmingefärbten Schnitte nach kurzem Auswaschen auf 2 bis höchstens 4 Minuten in eine wässerige Pikrinsäurelösung von folgender Zubereitung. Von einer gesättigten alkoholischen (96%igen) Lösung von Acid. picronitricum gibt man 25 Tropfen zu 20 ccm 60%igen Alkohol. Bleiben die Schnitte länger als 4 Minuten in der Pikrinsäurelösung, so blaßt die Färbung der Kerne stark ab. Bei Gegenfärbung mit Pikrinsäure oder Eosinlösung sind Entwässerung, Einschluß in Kanadabalsam nötig. Zur Eosinfärbung löst man 1 g Eosin bei Zimmertemperatur in 100 ccm destill. Wasser, diese Stammlösung wird für die Färbung auf das 3—5fache verdünnt. Hierin wird 2—3 Minuten oder auch etwas länger gefärbt, dann werden die Schnitte gründlich in Wasser ausgewaschen; es folgen Entwässerung und Einschluß in Kanadabalsam. Ein Überfärben mit Eosin kenntlich an der diffusen Rotfärbung der Schnitte muß vermieden werden, der Eosingegenfärbung wird eine Kernfärbung mit Hämalaun vorausgeschickt.

Effekt der Kontrastfärbung: Das Zellprotoplasma, das Sarkoplasma der Muskelfasern, die Erythrozyten werden grüngelb (Pikrin), hellrot (Eosin), die roten (Karmin), bzw. blauen (Hämalaun) Kerne heben sich scharf ab; fibrilläres Bindegewebe nimmt auch blaßgrüne bzw. rötliche Farbentöne an. Die Erythrozyten färben sich auf diese Weise bei reiner Alkoholfixierung nicht so gut, wohl aber bei Verwendung des Carnoyschen Gemisches als Fixierungsmittel. Weiterbehandlung der gefärbten Schnitte: Hat man nur eine Kernfärbung angewendet, so werden die in destilliertem Wasser ausgewaschenen Schnitte aus dem Wasser auf den Objektträger übertragen, am einfachsten so, daß man den Objektträger unter den schwimmenden Schnitt schiebt, mit der Nadel diesen in die Mitte des Objektträgers bringt und unter Neigung desselben festhält. So läuft das Wasser ab, der Schnitt bleibt gestreckt, ohne Falten auf dem Glasplättchen; mit einem nicht fasernden Tuch wird der Objektträger in der Umgebung des aufgelegten Schnittes abgetrocknet. Nun gibt man mit einem Glasstab einen mittelgroßen Tropfen Glyzerin (am besten säurefreies Glyzerin) auf den Schnitt — der Tropfen soll nicht frei herabfallen! — und legt zunächst mit der Kante ein gut gereinigtes Deckglas auf. Das Glyzerin breitet sich in dunner Schicht aus, bedeckt unter dem Deckglas den ganzen Schnitt. Verfährt man nach der angegebenen Weise, so lassen sich auch die störenden Luftblasen fast regelmäßig vermeiden. Das Präparat ist zur mikroskopischen Betrachtung fertig. Glyzerinpräparate sind recht lange haltbar, allenfalls verdunstetes Glyzerin kann man vom Deckglasrande her ergänzen. Saugt man überschüssiges Glyzerin am Rande mit kleinen Filtrierpapierstreifen ab, so hält das Deckglas so fest, daß die Präparate auch auf die Kante gestellt werden können. Entwässerung und Einschluß in Kanadabalsam: Gegengefärbte Schnitte müssen entwässert und in Balsam eingeschlossen werden, bei ausschließlicher Kernfärbung kann dies geschehen.

Die Schnitte mit Eosin nachgefärbt, in Wasser (destill.) gründlich ausgewaschen, werden in 96%igem Alkohol 2—5 Minuten, dann 1—2 Minuten in absoluten Alkohol gebracht, dann in ein Aufhellungsmittel überführt.

Bei Kontrastfärbung mit Pikrinsäurelösung gibt man die Schnitte aus dieser unmittelbar in 96 %igen Alkohol. Dieser zieht etwas Pikrinsäure aus, kann deshalb mit Vorteil wieder verwendet werden. Dann folgen kurzes Entwässern in absolutem Alkohol und Aufhellen. Entwässerung in absolutem Alkohol ist bei den immerhin dicken Rasiermesserschnitten unbedingt notwendig. Als Aufhellungsmittel dienen Karbolxylol (1 Gewichtsteil Phenol. cristall. auf 3 Gewichtsteile Xylol. puriss.) oder Nelkenöl oder endlich Origanumöl. Zweckmäßig bringt man auch diese Mittel in eine größere verschließbare Glasschale auf schwarzem Grund. Es läßt sich so der Schnitt leicht in der erwähnten Art mit dem Objektträger auffangen, weiter sieht man sofort, ob die Schnitte völlig entwässert sind. Trifft dies nicht zu, so erscheinen sie nicht durchsichtig, sondern milchig getrübt. Die Schnitte müssen bei solcher Beschaffenheit nochmals zurück in frischen absoluten Alkohol. Die Aufhellung nimmt 2—3 Minuten in Anspruch. Mit Pikrinsäure gegengefärbte Schnitte lasse man möglichst kurz in Karbolxylol. Nun erfolgt das Aufziehen, Absaugen des überschüssigen Xylols oder Öls mit trockenem Filtrierpapier. Mit einem Tropfen mitteldicken Kanadabalsam (Grübler) wird der Schnitt zwischen Deckglas und Objektträger eingeschlossen. Ersteres haftet erst nach einiger Zeit absolut fest.

Durch Verdunstung eingedickter Kanadabalsam wird mit säurefreiem Xylol (¼—⅕ Volumteile) wieder dünnflüssig gemacht.

Kontrastfärbung, Entwässerung, Einschluß in Balsam erfordern mehr Zeitaufwand und sorgfältiges Arbeiten. Glyzerineinbettung ist wohl meist ausreichend, sie bietet weiter den Vorteil, daß man erledigte Präparate einfach in Wasser einlegt, worin sich Schnitt und Deckglas vom Objektträger trennen; die Glasplatten, Deckgläser können also wieder für neue Präparate ohne mühsame Reinigung gebraucht werden.

Die einfache, sparsame, bei einiger Übung zum Ziele führende und zur Diagnose ausreichende Methode gestaltet sich kurz zusammengefaßt so:

1. **Fixieren und Härten** mittelgroßer (1 ccm) frischer Stücke 2—3—5 Stunden in 96%igem oder absol. Alkohol.
2. **Feucht (96%igen Alkohol) Schneiden** mit dem Rasiermesser.
3. **Auffangen** in Alkohol. **Färben** in Alaunkarmin 30 Minuten bis 24 Stunden.
4. **Abspülen** in Wasser, am besten in destilliertem Wasser.
5. **Einschluß** der aufgezogenen Schnitte in Glyzerin.

Gar nicht oder nur schlecht lassen sich mit dem Rasiermesser Schnitte anfertigen von Lipomen, stark schleimhaltigen Geschwülsten endlich von Tumoren, die aus Nervengewebe (Glia) aufgebaut sind. Stark kalkhaltige oder Knochengewebe enthaltende Gewebsabschnitte müssen vorher entkalkt werden, genau wie vor der Schnittanfertigung mit Mikrotomen.

Die Herstellung von Schnitten mit dem Rasiermesser ist die älteste, aber auch einfachste Methode der Schnittanfertigung ohne weitere Hilfsapparate. Sie wird heute allerdings nur noch wenig geübt, weil die Mikrotome verschiedenster Konstruktion uns gestatten, recht dünne, gleichmäßige und größere Schnitte von fixiertem, gehärtetem und selbst frischem Material herzustellen. Wenn ich diese alte Schnittmethode hier so eingehend behandelt und in den Vordergrund gestellt habe, geschah es aus dem Grunde, weil der vielbeschäftigte Arzt sich nur mit wenig zeitraubenden Untersuchungsmethoden abgeben kann, viel-

leicht auch die Anschaffung von Apparaten scheut, deren regelmäßige Benutzung durch den Zeitmangel in Frage gestellt ist.
Wer sich freilich zum Kauf eines selbst einfachen **Mikrotoms** entschließt, zieht daraus großen Vorteil, weil bald auch autodidaktisch die Verwendung eines solchen Apparats gelernt wird. Weiter hat man die Annehmlichkeit, ebenfalls ohne viel Zeitaufwand ganz einwandfreie Schnitte zu erhalten. In erster Linie seien für den vorliegenden Zweck die kleinen Gefriermikrotome der Firma R. Jung, Heidelberg empfohlen, bei denen die in 4%igem Formalin gehärteten, kleinen Gewebsstücke auf den Tisch der sog. Gefrierkammer aufgelegt entweder durch einen Ätherspray oder durch Aufstäuben von Äthylchlorid zum Gefrieren gebracht werden. Die Stücke erhalten so die richtige Konsistenz zum Schneiden, das durch ein besonderes Messer mit einer Hebelvorrichtung geschieht. Diese Apparate gestatten auch das Schneiden von Objekten, die in Paraffin eingebettet sind, mit besonderem Tisch auch von Zelloidinblöcken. Wegen der weiteren Einzelheiten im zweckmäßigen Gebrauch der Mikrotome verweise ich auf die entsprechenden Kapitel der am Schluß aufgeführten Bücher über pathologisch-histologische Technik.

Es möchte vielleicht der Einwand erhoben werden, daß die relativ dicken Schnitte zu diagnostischen Irrtümern leichter Anlaß geben. Indessen gelten ja die Angaben für Untersucher, die doch immerhin mit den Grundzügen der pathologischen Histologie vertraut sind und sie wecken vielleicht wieder in manchem die Lust sich selbst am Mikroskop über die makroskopisch-anatomische Diagnose Rechenschaft zu geben. Eine nicht exakt ausgeführte Tuberkelbazillenfärbung kann auch zu falschen Schlüssen führen, niemand wird aber deswegen den praktischen Arzt, der außerhalb eines Instituts mit seinen Hilfsmitteln steht, raten, die eigene Untersuchung ganz aufzugeben. In zweifelhaften Fällen ist immer noch die Möglichkeit gegeben, durch ein pathologisches Institut die Untersuchung vornehmen, den Befund nachprüfen zu lassen.

Untersuchung frischer Gewebspartikel: Sie wird in größerem Umfang selten geübt. Kleine Gewebsfetzen, etwa aus ausgehebertem Mageninhalt (im Sondenfenster stecken gebliebene Teile), werden vorsichtig in physiologischer Kochsalzlösung oder schließlich auch nur in Wasser flach ausgebreitet, aber nicht zerzupft, mit Glyzerin und Deckglas geschlossen. Man gewinnt dabei manchen Anhalt aus Form und Lagerung der Zellen, aus Unterschieden in Zell- und Kerngröße. Setzt man Essigsäure zu, so treten die Kerne deutlicher hervor, Fettkugeln werden dabei nicht verändert.

Zweckmäßige Versendung von Gewebsteilen zur Untersuchung in Instituten: Am zweckmäßigsten werden die Gewebsteile (exstirpierte Geschwülste, Probeexzisionen, Kurettements) in frischem Zustande eingeschickt. Man befreit dieselben durch leichtes Abspülen mit Wasser von anhaftendem Blut, trocknet sie mit Leinwand **oberflächlich** ab, schlägt sie in wasserdichten Stoff ein. Ein Einwickeln in sterile Gaze ist **nur** in solchen Fällen vorzunehmen, in denen der Nachweis von Bakterien im Gewebe von Bedeutung sein kann. Durch Kurettage erhaltene Schleimhautpartikel befreit man von dem beigemischten Blut und bringt die geweblichen Fetzen oder Stückchen in eine trockene, gut schließende kleine Flasche. Besteht die Gefahr, daß sehr bald in den Gewebsteilen Fäulnisvorgänge auftreten, so legt man die Organstücke gleich in 4%ige Formalinlösung, zum Versand werden sie dieser Flüssigkeit entnommen, in damit getränkte Tücher eingeschlagen, das Ganze wird mit wasserdichtem Stoff umgeben. Durch geeignete Behälter, Blechbüchsen, Holzschachteln, weithalsige Gläser verhütet man eine Beschädigung der Präparate beim Transport.

Im allgemeinen ist für den Untersucher von größtem Wert, sich zunächst am frischen Material orientieren zu können; auch alle Untersuchungsmöglichkeiten, wie Nachweis von doppeltbrechenden Substanzen, Glykogen, Bakterien noch offen zu haben. Genaue Angaben über die Herkunft des Objekts; wichtige Notizen über den Krankheitsverlauf, Name, Alter des Patienten sind für die richtige Beurteilung mitunter unentbehrlich.

Allgemeines über Geschwülste.

Gegenüber der tumorförmigen, entzündlichen Neubildung, der umschriebenen Gewebshyperplasie oder Hypertrophie kennzeichnet sich der echte Tumor, das Blastom, durch eine Reihe von Eigenschaften, von denen vor allem die Selbständigkeit im Wachstum zu nennen ist. Dieses erfolgt ganz unabhängig vom Zustand des umgebenden Gewebes oder vom gesamten Ernährungszustand des Geschwulstträgers; es mögen freilich die Bedingungen zur reichlichen Vermehrung für die Tumorzellen individuell verschieden sein. Weniger ausschlaggebend als das durchaus selbständige — autonome — Wachstum ist die Intensität desselben, wir können bei vielen echten Geschwülsten einen vorübergehenden oder gar dauernden Wachstumstillstand eintreten sehen. Die entzündliche Gewebsneubildung mit übermäßiger Gewebsregeneration beruht wie die **Gewebshypertrophie** auf einer besonderen Wachstumssteigerung, aber die erstere ist doch, wenn auch nur innerhalb gewisser Grenzen abhängig von dem Zustand des umgebenden Gewebes, paßt sich mehr oder minder diesem an; während die **letztere** sich nicht oder doch nur quantitativ von der Struktur des Gewebes unterscheidet, in welchem das exzessive Wachstum stattfindet.

Anders bei den echten Neoplasmen; gewiß sind viele unter ihnen dem Gewebe, in dem wir sie entstehen sehen, recht ähnlich, andere dagegen beweisen ihr autonomes Wachstum dadurch, daß nur eine einzige Zellart, oder auch mehrere Gewebsformen in eine atypische, scheinbar völlig regellose Proliferation geraten. Und dies tritt uns schließlich an Stellen entgegen, an denen jene wuchernden Zellelemente unter physiologischen Verhältnissen oder doch wenigstens im postfötalen Leben gar nicht vorkommen.

Man macht vielfach die Unterscheidung zwischen homologen Geschwülsten, welche in ihrer histologischen Struktur kaum von dem Ort ihrer Entstehung abweichen, und heterologen, welche in ihrer Zusammensetzung mit diesem gar keine Ähnlichkeit mehr zeigen. Dieser Einteilung liegt aber die nicht leicht zu beweisende Annahme zugrunde, daß die Zellen einer Geschwulst von denjenigen Elementen, mit welchen sie morphologische Ähnlichkeit haben, auch jedesmal ihren Ausgang nehmen.

Bei den meisten Geschwülsten kann man von einem Geschwulstparenchym und Geschwulststroma sprechen. Letzteres besteht größtenteils aus Bindegewebe, welches am Ort der Tumorentwicklung schon vorhanden war, oder welches von den wuchernden Tumorzellen neugebildet ist. Sie geben das Geschwulstparenchym ab, als solches finden wir Epithelgewebe, Bindegewebszellen, Knorpel usw.

Eine vollständig scharfe Grenze zwischen manchen Gewebshyperplasien und echter Neubildung läßt sich nicht ziehen, wenn freilich auch gerade in der Art des Wachstums, das ja beide kennzeichnet, Unterschiede bestehen. So erklärt es sich auch, daß wir eine absolut eindeutige Definition der echten Geschwulst nicht geben können. Es würde hier zu weit führen, auf alle die Punkte einzugehen, welche von den verschiedensten Autoren wie Ribbert, Borst, E. Albrecht und anderen für die Umgrenzung des Geschwulstbegriffes in den Vordergrund gestellt worden sind. Erwähnt sei aber, daß E. Albrecht[1]) mit Nachdruck die Auffassung auch der echten Blastome als organartiger Fehlbildungen betont hat.

Diese organbildende Tendenz der Geschwülste zeigt sich neben ihrem histologischen Aufbau auch darin, daß mitunter die Tumorzellen spezifische Zellprodukte liefern können (Milchbildung in Brustdrüsenkrebsen), daß derartige Sekretionen selbst in den Metastasen beobachtet werden (M. B. Schmidt). Es ist aber mehr als zweifelhaft, ob es sich hier um den physiologischen Produkten gleichwertige handelt, oder ob solche Sekrete für den Organismus nutzbringend verwendet werden. Bei den Geschwulstzellen handelt es sich doch stets um hinsichtlich ihrer Leistung minderwertige Zellelemente, meist sind ja auch die örtlichen Bedingungen zur Abfuhr von Sekreten auf präformierten Bahnen nicht gegeben.

Funktionell leisten also derartige Tumorprodukte nichts oder nur wenig, und damit kennzeichnet sich weiter das echte Blastom in seiner großen Unabhängigkeit von den Aufgaben und Leistungen regulärer Organe und Organsysteme. Wie sich im wachsenden Tumor die Zellen durch indirekte oder direkte Kernteilung vermehren, so bilden sich auch neue Gefäße aus. Sie besorgen die Ernährung des Geschwulstgewebes, indessen steht die Gefäßentwicklung oft in keinem rationellen Verhältnis zur Größe und Ausdehnung einer Geschwulst, der Aufbau der Gefäßwand ist äußerst einfach, entspricht etwa dem der Kapillaren.

Rasches Wachstum erkennen wir im allgemeinen an einem gehäuften Auftreten von Kernteilungsfiguren. Sie weichen mitunter recht erheblich ab von dem gewohnten Bilde der Karyokinese. Statt einer Kernspindel zwischen zwei Zentrosomen begegnen wir drei Kernspindeln; man spricht von sog. multipolaren Mitosen. Wird nicht jede Kernteilung von einer adäquaten Plasmaabtrennung begleitet, so entstehen mehrkernige Zellen, oder solche kommen durch Kernabschnürungen innerhalb einer Zelle zustande. Auf die weiteren Einzelheiten bezüglich der pathologischen Kernteilungsvorgänge soll nicht weiter eingegangen werden; man kann vielleicht sagen, daß diese in bösartigen Geschwülsten häufiger beobachtet werden, ebenso wie der Wechsel in Größe und Chromatingehalt der Zellkerne den bösartigen Formen eigentümlich ist. Auch **praktisch von großer Bedeutung ist die Art des Wachstums**; dem expansiven Wachstum bei gutartigen echten Neubildungen stellt man ein infiltratives bei den bösartigen gegenüber, aber dieser Unterschied ist kein genereller. Bei expansiver Wachstumsart setzt sich die wachsende Geschwulst scharf gegen das umgebende Gewebe ab, wird sogar häufig durch eine binde-

---

[1]) E. Albrecht, Die Grundprobleme der Geschwulstlehre I u. II. Frankfurter Zeitschrift für Pathologie Bd. 1. Heft 2, 3, 4. 1907.

Morphologie u. Histologie der praktisch wichtigen Geschwülste.

gewebige Kapsel begrenzt. In dem Maße, wie sich der Tumor nach der Peripherie zu vergrößert, wird das angrenzende gesunde Gewebe zusammengedrückt, dadurch wird also die wachsende Geschwulst zunächst für die Nachbarschaft gefährlich. Offenbart sich hier die Neubildung als deutlich begrenzter Knoten, so ist bei den infiltrierend wachsenden Formen eine Grenze des wachsenden Tumors makroskopisch kaum oder überhaupt nicht vorhanden und zwar deshalb, weil die Tumorzellen in den Saftspalten und Lymphbahnen des anstoßenden Gewebes weiterwachsen. So entsteht auch keine ausgesprochene Knotenform.

Wie Ribbert nachdrücklich betont, wachsen alle Geschwülste „nur aus sich heraus" und nur durch die Vermehrung „ihrer eigenen Bestandteile". Das letztere ist so zu verstehen, daß nicht etwa in der Umgebung eines Sarkoms das Bindegewebe eine sarkomatöse Umwandlung erfährt und sich aktiv am Aufbau der Geschwulst beteiligt. Die Entstehung aus einem Geschwulstkeim läßt sich bei manchen Geschwülsten aus dem Vorhandensein eines Wachstumszentrums ableiten (Aschoff)[1]. An das infiltrierende Wachstum schließt sich an das Weiterwuchern mancher Brustkrebse als Beispiel in den Drüsengängen, mancher Sarkome in den Nervenscheiden; schließlich bricht eine Geschwulst in Gefäße ein und hiermit sind die Bedingungen zur Metastasenbildung gegeben. Diese kann, aber muß nicht erfolgen. Die Entwicklung von Tochtergeschwülsten unter Benützung der Blut- oder Lymphwege kommt besonders häufig bei den malignen Neoplasmen vor. Auf noch andere Arten können Metastasen entstehen; sehr fraglich steht es freilich in dieser Hinsicht mit den sog. Implantations-Metastasen abgesehen von denen auf dem Peritoneum (vgl. dazu S. 916 das über die Pseudomuzinkystome Gesagte). Bei den im Anschluß z. B. an ein zerfallendes Karzinom der Schleimhäute sich in der näheren oder weiteren Umgebung entwickelnden sekundären Krebsen liegt meist eine Entstehung durch Verbreitung auf dem Lymphwege vor. Sicher entstehen dagegen Metastasen dadurch, daß etwa bei Operationen während der Exstirpation der Geschwulst Zellen derselben in die Operationswunde gelangen und zur selbständigen Geschwulst weiterwachsen. Man spricht von Impfmetastasen, die recht häufig in den Bauchdecken beobachtet werden nach Exstirpation gutartiger wie bösartiger Ovarialtumoren durch Laparotomie (J. W. Loubser, Implantationsgeschwülste der Bauchdecken nach Ovariotomien. Diss. Berlin 1907.)

Es ist begreiflich, daß die Metastasen in ihrem Bau mit dem primären Tumor weitgehend übereinstimmen können, dieser Umstand gestattet mitunter schon aus der Untersuchung der Tochtertumoren, z. B. in regionären Lymphdrüsen den Ausgangspunkt bzw. den Ort des primären Gewächses zu bestimmen. Recht häufig zeigt indessen die Metastase einen von dem Muttertumor abweichenden Bau, was mit durch die Beschaffenheit des Gewebes, in welchem jene entsteht, bedingt ist. Keineswegs immer übertrifft die primäre Geschwulst die sekundär entstandene an Größe. Hierbei sei daran erinnert, daß auch eine primär multiple Geschwulstentwicklung vorkommt.

---

[1] L. Aschoff, Über die Wachstumszentren gutartiger Geschwülste-Verhandlungen der Gesellschaft deutscher Naturforscher und Ärzte. 84. Versammlung zu Münster i. W. 1912.

Benignität und Malignität. In der Neigung zur Metastasierung haben wir ein hauptsächliches Kennzeichen maligner Geschwülste. Die anatomische Bösartigkeit ist gegeben durch eine Summe von Eigenschaften, neben Metastasenbildung, neben dem infiltrativen Wachstum sind noch die gesteigerte Wachstumsgeschwindigkeit und das unbeschränkte Wachstum zu nennen. Ob die unbegrenzte Proliferationsfähigkeit der Zellen bösartiger Neubildungen durch Veränderungen ihrer Umgebung (Ribbert) ausgelöst wird oder ihre Ursache hat in besonderen Eigenschaften der Zellen, wie sie den embryonalen Zellen eigentümlich sind, ist vorerst nicht sicher zu entscheiden. Geschwülste von niederer Gewebsreife sind meist bösartig, solche von hoher Gewebsreife relativ gutartiger. Geschwulstrezidive am Ort der Exstirpation werden bei malignen Neoplasmen häufig beobachtet; das oben erwähnte infiltrierende Wachstum gestattet eben keineswegs immer die totale operative Entfernung. Zurückgebliebene Reste wachsen wieder zum Tumor heran. Endlich ist noch zu erwähnen, daß wir in gutartigen, besonders oft aber in bösartigen Geschwülsten Zerfallsvorgänge (regressive Metamorphosen) und Blutungen antreffen. Wir sehen ein Auftreten von Fett in den Geschwulstzellen und unter dieser Fetteinlagerung einen Zerfall der Zelle. Ferner findet sich häufig ein Zellzerfall unter schleimiger Umwandlung der Zelle, die schleimige Entartung wird aber auch im Geschwulststroma beobachtet. Oft nimmt das fibrilläre Bindegewebe eine hyaline Beschaffenheit an. Neben diesem Gewebsuntergang kommt auch Zertrümmerung von Geschwulstgewebe durch Blutungen zustande. Diese sind bald einfache Stauungsblutungen, z. B. bei der Torsion des gefäßführenden Stiels einer Geschwulst; oder degenerative Vorgänge in der Wand präexistenter vom Tumor umschlossener Gefäße führen zur Berstung eines Gefäßes und zur Hämorrhagie. Auch durch das Einwachsen einer Geschwulst in die Gefäßwand, durch Atrophie derselben unter dem Druck eines expansiv wachsenden Tumors können dieselben Folgen herbeigeführt werden. Das ausgetretene Blut zertrümmert also das empfindliche Geschwulstparenchym, die Blutversorgung ist unzureichend, vor allem wenn, wie das häufig vorkommt, die Gefäßentwicklung im Tumor mit dessen Wachstum keineswegs gleichen Schritt hält, es folgt die Gewebsnekrose. Die abgestorbenen Teile erweichen, werden verflüssigt, Resorption verflüssigter Bezirke läßt im Tumor kleine oder größere Hohlräume entstehen. Sehr häufig ist die Ablagerung von Kalksalzen in den abgestorbenen Teilen der Neubildung.

Wir begegnen auch bisweilen in der Umgebung der nekrotischen Stellen einer reaktiven Entzündung in Form einer kleinzelligen Infiltration. Diese vorwiegend lymphozytäre Infiltration tritt aber recht regelmäßig in Karzinomen auf, noch ehe diese Zerfall zeigen. Es kann vermutet werden, daß im Tumor selbst gebildete Stoffwechselprodukte der Zellen entzündungserregend wirken; so wie die Geschwulstkachexie mit bedingt ist durch eine giftige Wirkung resorbierter Zellprodukte des Tumors.

Je nach der äußeren Form, unter der die Neoplasmen in Erscheinung treten, unterscheidet man gestielte, prominierende Polypen oder polypöse Gewächse, solche mit zottiger oder rissiger Oberfläche, Papillome, Warzen usw. Erfolgen Zerfall und Erweichung an der Oberfläche von Geschwülsten, so entstehen Geschwüre, kommt es zu Schrumpfungsvorgängen im Geschwulststroma, so kann die Oberfläche napfartig eingezogen werden, sog. Krebsnabel. Diese Schrumpfung im Bindegewebe führt mitunter zur Verkleinerung der Geschwulst, bedeutet jedoch keine Ausheilung. Eine spontane Heilung echter Blastome ist jedenfalls selten. Reißen gestielte Geschwülste durch akzidentelle, mechanische Momente an ihrem Stiel ab, stellt sich kein Rezidiv ein, so darf dieser Vorgang nicht im Sinne einer Spontanheilung gedeutet werden.

Geschwulstgenese. Von einer allgemeinen Besprechung muß hier Abstand genommen werden, bei der Darstellung der einzelnen Geschwulstformen werden Hinweise auf die Histogenese gar nicht zu umgehen sein. Es kann dort allerdings nicht erörtert werden, welche Rolle diejenigen Vorgänge dabei spielen, die man als Metaplasie der Gewebe, als Rückschlag (Ribbert) bezeichnet. Über die Ursache der Geschwulstentstehung, die Ätiologie der Gewächse beim Menschen wissen wir noch wenig Bestimmtes, es ist unmöglich, in Kürze alle diejenigen Faktoren aufzuzählen, wie biologische Veränderungen der Zellen selbst, Zustandsänderungen der Gewebe, Keimversprengung, Traumen, wiederholte, eine einzelne Stelle treffende Reizungen, chronische Entzündungen, endlich pflanzliche oder tierische Erreger und anderes, was zur Erklärung der Geschwulstentstehung herangezogen worden ist.

Die einzelnen Geschwulstarten.

Für eine rasche Orientierung über die an bestimmten Körperstellen besonders häufig vorkommenden Geschwülste wäre vielleicht die Einteilung nach Körperregionen geeigneter. Aber eine solche ist ohne unzählige Wiederholungen oder Hinweise auf vorher Gesagtes nicht durchführbar, es wird am besten das histogenetische Einteilungsprinzip beibehalten. Wir teilen also nach den bekannten Gewebsarten, die wir allein oder nebeneinander am Aufbau einer Geschwulst beteiligt finden. Daß wir aus der histologischen Struktur nicht immer den Ausgangspunkt, den Mutterboden eines Tumors feststellen können, wurde schon erwähnt. Vom streng fachwissenschaftlichen Standpunkte werden vielleicht die Begrenzung der einzelnen Geschwulstgruppen wie ihre Reihenfolge mancherseits beanstandet. Bei einer für den Praktiker bestimmten Darstellung erscheint mir eine bisweilen zu scharfe Umgrenzung geeigneter als die allzu starke Betonung der histogenetisch noch unsicheren Geschwulsttypen. Aus ähnlichen Überlegungen unterblieb auch eine gesonderte Schilderung der heute als Choristome, als Hamartome bezeichneten Bildungen.

Fibrome

sind aufgebaut aus mehr oder minder zellreichem Bindegewebe, welches bald mehr gallertig, bald mehr streifig ist. Der Gefäßgehalt der Fibrome, die fast immer als umschriebene Knoten auftreten, schwankt. Je nach dem Zellreichtum und der davon abhängigen Konsistenz unterscheidet man weiche (zellreiche) und derbe (zellarme, an streifigem Bindegewebe reiche) oder harte Formen.

Letztere zeigen eine sehr innige und vielfache Durchflechtung von fibrillärem Bindegewebe, welches der Schnittfläche dieser Geschwülste eine grobfaserige Beschaffenheit verleiht (Abb. 1). Die Bindegewebszüge stehen aber mit dem Bindegewebe der Umgebung nur in ganz lockerem Zusammenhang, so daß die meisten Fibrome leicht ausschälbar sind. Die Weichheit mancher Fibrome beruht auf einer ödematösen Durchtränkung oder gallertigen Beschaffenheit des sie aufbauenden Bindegewebes. Die bedeckende Haut ist über Fibromen der Subkutis verschieblich und selbst unverändert. Manche Fibrome der Gesichtshaut enthalten als Ausstrahlungen der mimischen Gesichtsmuskulatur quergestreifte Muskelfasern. Auch die elastischen Fasern gehen in Fibromen eine selbständige Wucherung ein;

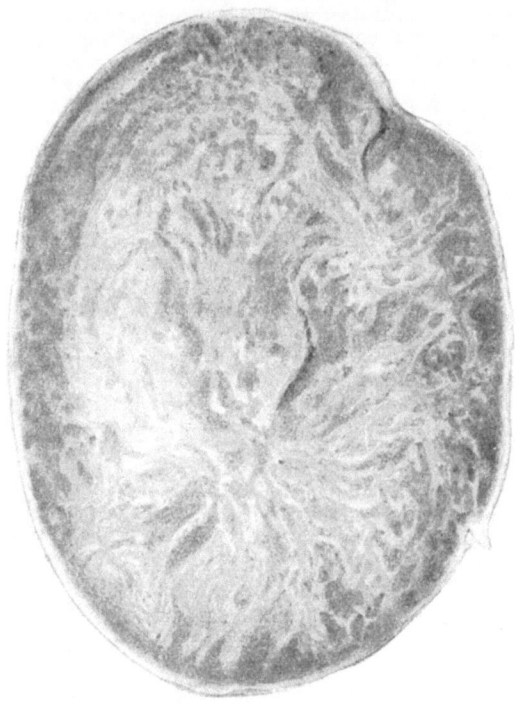

Abb. 1. Fibrom des rechten Ovarium einer 57jähr. Frau. Typus einer faszikulär gebauten Geschwulst. Sammlung P. J. (2056), Marburg.

sie sind kenntlich an ihrem starken Lichtbrechungsvermögen, 10 %ige Essigsäure läßt an frischen Schnitten die Bindegewebsfasern aufquellen, die elastischen Fasern unverändert.

Die Fibrome sind gutartige Geschwülste, welche nicht metastasieren, in größeren Fibromen sind regressive Vorgänge nicht so selten. Diese Bindegewebsgeschwülste können fast überall zur Entwicklung kommen, sie treten aber in recht verschiedener Gestalt zutage, bald als gestielte oder polypöse Gewächse, bald als ausgesprochen expansiv wachsende Knoten, welche das Organ, in dem sie sitzen, stark vergrößert erscheinen lassen.

In der Nase und ihren Nebenhöhlen sind weiche oder ödematöse Fibrome als Polypen mit glasig-schleimiger Oberfläche nicht selten. Sie sind so weich, daß auch gehärtete Stücke ohne Einbettung schwer zu mikroskopischen Schnitten verarbeitet werden können. Bei den reinen Formen (Abb. 2) überkleidet ein mehrschichtiges Zylinderepithel die Oberfläche, die Zahl der Drüsen, welche sowohl Schleim- wie seröse Drüsen sein können, wechselt, die ziemlich starke Anhäufung von Lymphozyten, besonders nahe am Epithel gehört nicht zu den eigentlichen Geschwulstanteilen, diese werden vielmehr gebildet aus einem locker gefügten, netzartig sich verflechtenden Bindegewebe mit ziemlich vielen Zellen; eine schleimig-seröse Flüssigkeit erfüllt die Maschen dieses Netzes. Der Gefäßreichtum ist ganz verschieden, besonders gefäßreich sind diejenigen am hinteren Ende der mittleren Nasenmuschel. Hier enthält ja die Schleimhaut schon an und für sich zahlreiche Venen. Aber auch Neubildung von Drüsen wie von Gefäßen kommt vor, es beteiligen sich also mehrere Gewebsarten an der Zusammensetzung der Geschwulst. Dann sind die Geschwülste meist fester, man spricht von fibromatösen und fibroadenomatösen Polypen, von angiomatösen Fibromen. Letztere sind außerdem gekennzeichnet durch zahlreiche, etwa sternförmige Bindegewebszellen (Sternzellenfibrome). Bemerkenswert ist, daß diese Form gerade bei jugendlichen Individuen zu treffen ist, nicht selten in der Pubertätszeit sich von selbst zurückbildet. In Myxofibromen zeigt die Interzellularsubstanz des Bindegewebes eine schleimige Umformung. Zerzupft man frische Stücke solcher Tumoren in Alkohol, so wird der Schleim als fadenziehende Masse abgeschieden.

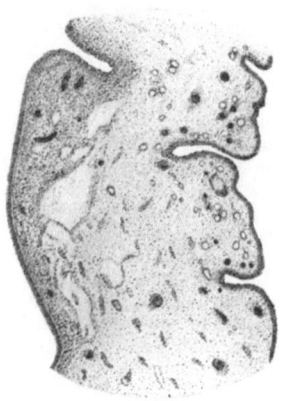

Abb. 2. Weiches, zellreiches ödematöses Fibrom (537) (Nasenschleimhautpolyp). Mehrschichtiges Epithel an der Oberfläche, darunter zahlreiche Lymphozyten. Tumorgewebe mäßig zellreich, ödematös gequollen (helle Bezirke). Leitz, Obj. 2 Oc. 1.

Zu den harten, zellarmen Fibromen gehören diejenigen, welche vom Bindegewebe des Periostes an der Schädelbasis ausgehen, durch ihr expansives Wachstum zur Druckatrophie benachbarter Knochenteile führen; klinisch nennt man diese Unterart fibröse Nasenrachenpolypen, durch ihren Sitz verlegen sie bisweilen von hinten her die Choanalöffnungen. Ihr Gefäßreichtum ist wichtig für die operative Entfernung. Kleine harte Fibrome, die als kleine Geschwülste submukös am Kiefer sitzen, habe ich mehrfach untersuchen können. Ebenfalls meist harte Fibrome (Desmoide) sind die subkutan gelegenen, sehr häufig sind solche an den Bauchdecken. Die im Korium gelegenen Fibrome treten auch gestielt, als Fibroma pendulum bekannt, auf; die harten, glatten Warzen sind histologisch ebenfalls Fibrome. Mitunter treten die Fibrome multipel auf, besonders die weichen Hautfibrome. Das gleiche Verhalten

zeigen die vom Bindegewebe der Nerven ausgehenden Geschwülste —
Neurofibrome (Fibroma nervi). Sie kommen an den spinalen, zerebralen und sympathischen Nerven
vor; diese bald auf kurze Strecken spindelförmig auftreibend oder ganze
Nervenstämme diffus verdickend. Ferner können die Neurofibrome als Knoten
in den Nervenstamm eingefügt oder diesem angelagert erscheinen. Die
Größe der Geschwülste, wie ihre Verbreitung an den einzelnen Nervengebieten
wechseln beträchtlich. Der Ausgangspunkt dieser Fibrome ist das Nervenbindegewebe, die Lagebeziehung der Fibrome zu den Fasern des Nerven
ist verschieden, bald sitzt der Tumor in der Nervenachse und die Nervenfasern ziehen allseitig an ihm vorbei, bald liegt das Fibrom mehr seitlich dem
Nerven an. Sind die Geschwülste an den Endigungen der Hautnerven lokalisiert, so kann man sie zunächst für reine multiple Hautfibrome halten, aber
die innige Beziehung zu den Nerven ist durch Präparieren und endlich mikroskopisch sicherzustellen. Meist wird als Ursache der multiplen Neurofibrome
eine Entwicklungsstörung des Ektoderms angenommen werden dürfen. Für
diese Auffassung spricht mir auch eine eigene Beobachtung zahlreicher
Hautfibrome, die zum Nervenstützgewebe Beziehung hatten, zugleich bestand aber ein Hydrocephalus internus und eine abnorme Entwicklung
der Kleinhirnrinde. Ob wirklich auch eine Neubildung von Nervenfasern
stattfindet, wird bestritten. Bei der Fibromatose eines ganzen Nervenstammes mit seinen Zweigen werden die Nerven nicht nur verlängert und
geschlängelt (plexiformes Neurom), sondern es entstehen auch neue Nervenzweige. Ziegler spricht von einem „Neuroma verum mit Fibromatose".
Neuerdings betont Verocay[1]), daß nicht allein das einfache Nervenbindegewebe, sondern ein von den Nervenfaserzellen selbst gebildetes „neurogenes
Gewebe den Ausgangspunkt der Geschwülste" darstellt, welche sogar Ganglienzellen einschließen können, Verocay nennt solche Formen Neurinome.
Die makroskopische Diagnose der Nervenfibrome ist meist leicht; auch dort,
wo die Palpation und Lage nicht immer einen sicheren Hinweis geben,
spricht doch die Multiplizität sehr für Neurofibrome. Die klinischen Erscheinungen sind abhängig vom Sitz und besonders von der Größe der
Geschwülste.

Einer besonderen Erwähnung bedürfen noch gewisse, ebenfalls in der Haut gelegene Fibrome, die als Keloide bezeichnet
werden. Sie treten fast stets in Narben auf (Narbenkeloide),
bilden flache, oft in mehrere Schenkel auslaufende, polsterförmige
Tumoren, über denen die Haut nur gedehnt ist. Breite, vielfach
verschlungene Züge eines hyalinen Bindegewebes sind histologisch charakteristisch, zwischen dem Bindegewebszuge liegen
Bindegewebezellen mit spindelförmigem oder reich verzweigtem
Protoplasma. Das Eigentümliche an den Keloiden ist zunächst
ihr Auftreten im Anschluß an ganz geringfügige Verletzungen der
Haut, ferner die Tatsache, daß die Geschwülste fast regelmäßig
trotz Exstirpation wieder heranwachsen. Die Keloide sind aber
gutartige Neubildungen.

Gestielten polypösen Fibromen begegnen wir an den Stimmbändern, derbe Fibrome finden sich im Hoden. Auch im Uterus
wie in den Ovarien kommen Fibrome vor, häufiger allerdings sind
Fibromyome. Bei manchen Fibromen der Brustdrüse umwächst
das neugebildete Bindegewebe einzelne Drüsengruppen. Die
Drüsen werden klein, beteiligen sich nicht an der Geschwulstbildung. (Fibroma pericanaliculare). Die knolligen Fibrome der

---

[1]) Verocay, Zur Kenntnis der Neurofibrome. Zieglers Beiträge Bd. 48
1910. Heft 1.

Mamma sind leicht aus dem umgebenden, tumorfreien Gewebe herauszuheben. Die Fibroadenome der Brustdrüse werden später besprochen.

Die kleinen Fibrome der Niere, häufiger im Mark, als in der Rindensubstanz gelegen, haben keine praktische Bedeutung

Lipom.

Fettzellen bilden den Hauptbestandteil der Geschwulst, daneben beteiligt sich auch gefäßhaltiges Bindegewebe. Ist letzteres sehr reichlich entwickelt, oder zeigt es eine schleimige Umwandlung, so liegen Übergänge zu Fibro-Lipomen bzw. Myxolipomen vor.

Die Fettzellen der Lipome sind besonders groß, die Vermehrung dieser Elemente erfolgt durch das Auftreten von Fett (Neutral-

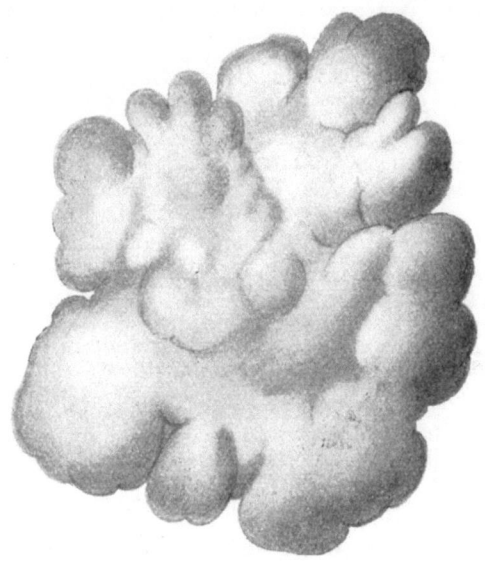

Abb. 3. Subkutanes, gelapptes Lipom vom Rücken. Sammlung P. J. (5396), Marburg.

fette) in kleinen, dazwischen gelegenen Zellen. Vorläufig ist es unentschieden, ob das Fettgewebe eine selbständige Gewebsart ist oder ob nur Bindegewebszellen vorliegen, welche Fett in sich aufgespeichert haben (Fettinfiltration!). Am Fettgewebe Neugeborener (Löwenstein) ist eine intrazelluläre Fettentstehung festgestellt. Da die Lipome nicht selten kongenital sind, unabhängig vom Ernährungszustande weiterwachsen können, so ist ihre Ableitung aus solchen versprengten, zur intrazellulären Fettbildung befähigten Gewebskeimen naheliegend.

Die subkutanen Lipome, nicht selten multipel und symmetrisch angeordnet, sind unter der Haut verschiebliche, knollige Geschwülste (Abb. 3). Ihre Konsistenz wechselt je nach dem Gehalt an Bindegewebe, ist bald teigig-weich (Steatoma), bald fester.

Scharf abgegrenzt gegen die Umgebung, mitunter sogar durch eine bindegewebige Kapsel zeigt die Schnittfläche dieser Gewächse die bekannte gelbe Farbe des Fettgewebes. Die Lipome sind gutartig, machen keine Metastasen; sie erreichen oft eine sehr beträchtliche Größe, führen je nach ihrem Sitz zur Bewegungseinschränkung oder drücken auf benachbarte Organe. Die subkutanen Lipome finden sich besonders häufig in der Nackengegend, am Rücken, durch ihre Größe, ihr Gewicht die Haut dehnend, erscheinen sie bisweilen als sackförmig herabhängende Gebilde.

Praktisch recht von Bedeutung sind die subserösen und präperitonealen Lipome. Bei einigem Umfang üben sie einen Zug auf das Peritoneum aus und können an den physiologischen Bruchpforten die Entstehung von Netz- und Eingeweidebrüchen (Roser) zur Folge haben.

Eine starke Wucherung der Synovialzotten im Kniegelenk wird als Lipoma arborescens bezeichnet. Gelegentlich sieht man kleine Lipome an den Tuben, auch in der Submukosa des Darms. An anderen Orten bisweilen anzutreffende Lipome haben wohl ebenso geringe praktische Bedeutung wie die pialen Lipome (Bostroem).

Zur Hyperplasie gehören die diffuse Fettgewebsentwicklung (Madelungscher Fetthals), die Fettgewebsentwicklung in und um atrophische Muskulatur (Pseudohypertrophie), endlich die Dercumsche Krankheit.

Myxom.

Die fadenziehende, schleimige Beschaffenheit der fast fibrillenfreien Interzellularsubstanz charakterisiert das Schleimgewebe, wie es physiologisch im Nabelstrang angetroffen wird. Die Zellen des Schleimgewebes sind reich verzweigt, sternförmig. Die reinen Myxome bestehen aus solchem gefäßhaltigen Schleimgewebe. Die Konsistenz der Geschwülste ist äußerst weich, von der Schnittfläche läßt sich eine schleimige Masse abziehen. (Essigsäure fällt das Mucin als trübweiße Masse). Die Farbe der Schnittfläche hängt vom Blutgehalt ab, ist weißgelb bis weißrot.

Die Myxome wachsen expansiv, metastasieren nicht. Mikroskopische Schnitte gelingen nur an gut gehärtetem, eingebetteten Material.

Fast immer beteiligen sich noch weitere Gewebsarten am Aufbau der Geschwulst, je nach dem Charakter dieser Gewebe sind die Neubildungen dann gutartige Myxofibrome, Myxolipome, Myxochondrome oder bösartige Myxosarkome. Man findet Myxome im Unterhautzellgewebe, an den Fascien, am Periost und am Sehnerven. Papilläre Formen sind am Endokard des Herzens beschrieben. Auch in der Brustdrüse kommen Myxome vor. Selten in ihrer Histogenese aber leicht verständlich sind die angeborenen Myxome, Myxosarkome des Nabels (E. Kaufmann)[1].

Xanthome

nennt man flache, gelbe, nicht selten multiple Geschwülste, welche bei älteren Leuten in der Kutis der Gesichtshaut gelegen

---

[1] E. Kaufmann, Über eine Geschwulstbildung am Nabelstrang. Virchows Arch. Bd. 121. 1890. S. 513: angeborenes Myxosarcoma teleangiectodes.

sind. Diese Neubildungen sind gutartig; histologisch findet man große Zellen mit kleinem Kern, körnigem Plasma zwischen einem Bindegewebe gelegen. Die Zellen sind wohl bindegewebiger Herkunft.

Chondrome.

Myxochondrome wurden schon oben erwähnt, ebenso häufig ist das mit Sarkomen vereinte Wachstum, Chondrosarkome; endlich mit Fibromen, Fibrochondrome. Entsprechend ihrer Zusammensetzung aus Knorpelgewebe sind die Chondrome meist hart; weichere Beschaffenheit rührt von regressiven Vorgängen in der Knorpelgrundsubstanz her. Typisch ist die gelappte Oberfläche der Geschwülste, wenngleich auch solche mit glatter beobachtet werden. Die hyaline, bläulich schimmernde Schnittfläche läßt kaum die Gegenwart von Knorpel übersehen, auch dann nicht, wenn noch andere Gewebsarten vorhanden sind. Mikroskopisch findet man vorwiegend hyalinen Knorpel, die Knorpelkapseln sind bei zellreichen Formen nicht immer erkennbar, die Form der Knorpelzellen kann auch spindelig sein. Tritt eine schleimige Entartung der Interzellularsubstanz ein, wird sie verflüssigt, zerfallen die Knorpelzellen, so entstehen mitten im Tumor zystische Hohlräume (zystische Enchondrome). In der Knorpelgrundsubstanz kommen auch Kalkablagerung und Knochenbildung vor.

Die mitunter recht großen Chondrome wachsen meist expansiv. Infiltrierend wachsende Formen können in Venen einbrechen (Druckusur der Gefäßwand nach Borst) und so zu hämatogenen Metastasen führen. Andererseits gibt es auch primär multiple Chondrome. Die Bösartigkeit hängt aber ab von der Struktur der Tumoren, zellreiche, sarkomatöse Formen sind als maligne anzusprechen.

Üblich ist die Unterscheidung in Ekchondrosen, die an Orten auftreten, die Knorpel enthalten und welche mit diesem zusammenhängen, ferner in Enchondrome, die zwar auch vornehmlich am Skelett, aber auch in den inneren Organen vorkommen. Bei den angeborenen, multiplen, vom Skelett ausgehenden Chondromen liegen sicher Störungen in der Skelettentwicklung vor, welche zu einer Verlagerung von Knorpelgewebskeimen führten. Die Ekchondrosen sind am häufigsten an den Zwischenwirbelscheiben der Wirbelsäule. An den Extremitätenknochen sitzen die Enchondrome sowohl periostal wie zentral, die Epiphyse bevorzugend. Führen zentrale Enchondrome zur Druckatrophie der Kortikalis des Knochens, so kommt es zu Spontanfrakturen. Dies sah ich an einem zentral gelegenen, von der Metaphyse des Femur ausgehenden, reinen Chondrom. Ein jeder Behandlung widerstehendes Ulcus an der Beugeseite der zweiten Zehe war in einem anderen Fall zurückzuführen auf ein periostales Enchondrom der Endphalange.

Praktisch wichtig sind von den Chondromen in inneren Organen die der Keimdrüsen, ferner die der Thyreoidea (II. Kiemenbogen), während die Parotisknorpelgeschwülste selten reine Chondrome sind. Nicht ganz ohne praktisches Interesse dürften auch die bald solitären, bald multiplen Chondrome der Lungen sein, da sie im Röntgenbild zu Täuschungen Anlaß geben können.

Diese Chondrome werden von bei der Entwicklung abgeschnürten Teilen der Bronchialknorpel abgeleitet; ein von mir untersuchter Tumor dieser Art bestand aus Netzknorpel, welcher mit zylindrischem Epithel ausgekleidete Kanäle enthielt.

Chordome.

Darunter versteht man meist ganz kleine Geschwülste, welche aus Resten der Chorda dorsalis hervorgingen, großen blasigen Zellen mit wandständigem Kern. Neben ihrer Lokalisation am Clivus Blumenbachii (Keilbein), dort extra- wie intradural, wurden sie auch am kaudalen Chordaende hinter dem Rektum beobachtet. Der Umstand, daß sie auch anatomisch Malignität zeigen können (Wegelin)[1]), läßt die Chordome praktisch nicht ganz bedeutungslos erscheinen.

Osteome

heißen Tumoren, welche durch selbständig und unabhängig vom Knochen wachsendes Knochengewebe erzeugt sind; bei ihnen können wir ebenfalls die Trennung vornehmen in solche, die am Skelett selbst ihren Sitz haben — Exostosen und in die heterotopen Osteome außerhalb des Skeletts. Die Osteome bilden umschriebene, an der Oberfläche bisweilen zackige Knoten, die aus Knochengewebe bestehend äußerst hart sind. Ein gefäßhaltiges Periost überzieht die Osteome. Je nach der Struktur des Knochens auf der Schnittfläche kann man von spongiösen oder kompakten — elfenbeinernen Osteomen sprechen. Die spongiösen Formen haben auf der Schnittfläche eine graurote Farbe, das Osteoma eburneum erscheint rein weiß; die letztere Form fällt auch durch ihr bedeutendes Gewicht auf. Die Osteome repräsentieren gutartige Neubildungen, bei der Härte der sich vergrößernden Geschwulst wird aber umgebendes Gewebe stark gefährdet. Häufig multipel treten die Exostosen an den Epiphysenlinien auf, sie bezeichnet man auch als kartilaginäre Exostosen, leitet sie aus abgesprengten Teilen des Epiphysenlinienknorpels ab. Knorpel überzieht auch zunächst die Oberfläche dieser Exostosen, wird aber später ebenfalls zu Knochen. Hervorzuheben ist, daß diese Exostosen zugleich mit anderen Entwicklungsstörungen am Skelett auftreten, ihr Wachstum mit dem des Skeletts aufhört. Stachelförmigen Exostosen begegnet man am Becken. Kompakter Knochen findet sich in den kleinen Exostosen des Schädeldaches, welche kurz gestielt, als flach erhabenes Polster mit überhängendem Rand über die Oberfläche der Schädelkalotte prominieren. Sie entstehen durch Knochenbildung im Periost (fibröse Exostosen, M. B. Schmidt).

Vornehmlich kompakte Osteome sind relativ häufig in der Nase und ihren Nebenhöhlen, ferner in der Orbitalhöhle. Letztere verdrängen den Bulbus.

Praktisch ziemlich belanglos sind die heteroplastischen Osteome in Trachea und Lunge, ob hier überhaupt eine echte Geschwulstbildung vorliegt, ist sehr fraglich. Die vom intermuskulären Bindegewebe ausgehenden Knochenneubildungen sind zum Teil wohl echte Geschwülste, Traumen sind oft ein auslösendes Moment für die Entstehung (Exerzierknochen, Myositis ossificans). Diese im Muskel entstandenen Osteome gehen sowohl aus den Periostzellen wie aus dem Muskelbindegewebe (F. König) hervor.

Myome.

Sie bestehen aus Muskelgewebe, solche aus glatter Muskulatur nennt man auch Leiomyome, die aus quergestreifter Rhabdo-

---

[1]) C. Wegelin, Über ein malignes Chordom des Clivus Blumenbachii. Atti del I. Congresso internazionale dei Patologici. Turin 1911.

myome. Die Leiomyome überwiegen absolut an praktischer Wichtigkeit. Neben der glatten Muskulatur findet sich stets gefäßführendes Bindegewebe, das sich nicht selten im Sinne autonomen Wachstums am Aufbau der Geschwulst beteiligt — Fibromyom. Makroskopisch erscheinen die Myome als kugelige oder knollig-lappige Geschwülste mit sehr deutlicher Abgrenzung gegen die Umgebung. Die Muskelgeschwülste sind sehr fest, lassen sich nicht so leicht durchschneiden. Es gelingt ohne große Mühe die Myome aus dem umgebenden Gewebe herauszuheben; hierauf basieren manche Operationsmethoden. Eine bindegewebige Kapsel kann die Oberfläche überziehen, die Schnittfläche ist ausgesprochen faserig, weist zahlreiche, nach allen Richtungen sich durch-

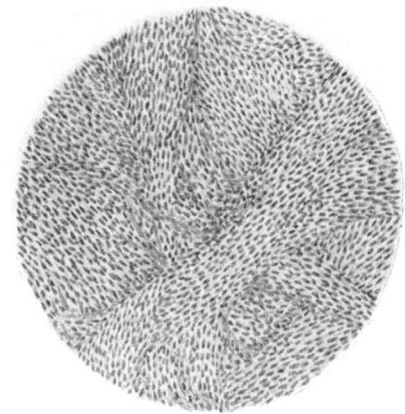

Abb. 4. Leiomyom des Uterus (1187). Vielfach durchflochtene Züge glatter Muskelzellen mit stäbchenförmigen Kernen. Leitz, Obj. 6 Oc. 1.

flechtende Muskelzüge auf (sog. faszikulärer Bau). Die Farbe ist weiß bis grauweiß. Auch histologisch ist die Diagnose leicht.

Man sieht im Mikroskop Züge glatter Muskelzellen mit der bekannten Stäbchenform der Kerne. Da sich die Muskelbündel stark durchflechten, werden sie nebeneinander bald längs, bald schräg und rein quer getroffen. Ist man dieses Umstandes eingedenk, so kann man die Verwechslung mit sarkomatösen Stellen vermeiden, quergetroffene Fasern erscheinen als polygonale Felder. Es gelingt auch leicht den Übergang in mehr schräg getroffene Elemente zu beobachten. Zwischen den Muskelzügen verläuft das gefäßführende Bindegewebe; gegenüber der Muskulatur des gesunden Myometrium, der nicht veränderten Darmwand sind die Muskelfaserzüge im Tumor dicht zusammengedrängt (Abb. 4).

Das Wachstum der Myome ist ein langsames, fast immer expansives. Metastasierung kommt vor, auf die Struktureinzelheiten dieser malignen Myome (Ribbert) kann hier nicht eingegangen werden.

Regressive Vorgänge in Myomen sind recht häufig auch in kleinen Tumoren. Das Bindegewebe wird hyalin (in Myomen der Magenwand), die Muskelzellen enthalten Fetttropfen, das ganze Geschwulstgewebe wird ödematös. Weiter begegnet man Blutungen,

Nekrosen, Vereiterung und Verjauchung — gangränösem Zerfall —.
Stark nekrotische Myome können total verkalken. Die Zerfallsvorgänge sind Folgen der geringen Gefäßversorgung; submuköse Uterusmyome sind durch ihre Lage bakteriellen Infektionen mit der Konsequenz der Vereiterung leicht zugänglich. Manche Myome fallen durch ihren locker gefügten, schwammähnlichen Bau auf, hier spricht man von rarefizierenden Formen und denkt an eine hyaline Umwandlung und Zerreibung des Bindegewebes durch Kontraktionen an den muskulösen Elementen. In der Tat findet man selbst an kleinen Myomen der Magenwand derartige Veränderungen.

Die Prädilektionsstelle für Myome gibt der Uterus ab; hier finden sich die, mitunter beträchtlich großen, Gewächse nicht selten multipel. Je nach der Lage zur Uteruswandung unterscheidet man subseröse, intramurale (Myometrium) und submuköse (Endometrium) Formen. Über die größeren intramuralen Myome spannt sich bogenförmig das Uteruskavum. Am häufigsten sind die Uterusmyome im 3.—4. Jahrzehnt, eine spontane Rückbildung mit Einsetzen des Klimakteriums kommt öfters vor.

An das Geburtshindernis, das tiefsitzende Myome abgeben können, die genitalen Blutungen, welche ein „sog." myomatöser Uterus verursacht, an die Lageveränderung, welche die Gebärmutter erleiden kann, die Verlängerung der Zervix, an die Folgen regressiver Vorgänge mit Vereiterung sei hier nur erinnert. Verjauchte Myome sind mißfarben und weich.

Ferner kommen Myome vor an den Tuben, in den Ovarien wie im Ligamentum latum; dann in der Haut, in den Ureteren, in der Harnblase. Die Myome der Magenwand leicht kenntlich durch ihre Struktur, besonders aber durch ihre Lage zwischen Serosa und Mukosa, sind meist nur klein, größere Blastome kommen im Darm vor. Ins Lumen vorspringend können sie zur Darmstenose führen, subserös sich entfaltend durch ihre Schwere Darmschlingen spitzwinklig ausziehen.

Adenomyome.

Gegenüber den scharf begrenzten Uterusmyomen sind weitere Formen anzuführen, welche am Uterus wie an den Adnexen vorkommen, jedoch wenig scharf begrenzt sind. Sie weisen neben dem muskulären Geschwulstanteil noch epitheliale Bestandteile in drüsenähnlicher Anordnung auf. Diese Formen leiten über zu den später zu besprechenden Adenomen, wobei nochmals auf sie zurückgegriffen wird.

Das Vorhandensein von Drüsen kann man bisweilen schon bei Betrachtung mit bloßem Auge aus der Gegenwart kleiner klaffender Spalten erschließen. Histologisch findet sich ein zylindrisches, mitunter auch flimmerndes Epithel, es grenzt in den meisten Fällen aber nicht unmittelbar an den muskulären Geschwulstteil, sondern seine drüsigen Bildungen sind von zytogenem Bindegewebe umgeben. Dieses Verhalten gestattet viele Adenomyome von in die Muskulatur vorwachsenden Schleimhautkrebsen des Uterus histologisch zu unterscheiden.

Häufig sitzen die Adenomyome gerade an dem Tubenwinkel. Die epithelialen Anteile dieser Geschwülste werden genetisch verschieden aufgefaßt. (Reste der Urnierenkanälchen (v. Recklinghausen), Reste des Wolffschen Ganges (R. Meyer), Einstülpungen des Serosaepithels (Aschoff), verlagerte Schleimhautbezirke (Ribbert u. a.). Auf die schleimhäutigen Adenomyome wird später noch zurückzukommen sein. Auch Adenomyome können zu Metastasen führen (C. Hart[1])), sind deshalb, wie früher erörtert, nicht bösartig.

Reine Rhabdomyome, Geschwülste aus quergestreifter Muskulatur sind selten. Neben deutlich quergestreiften Fasern findet man embryonale Vorstufen, langspindelige Elemente mit Andeutung von Querstreifung, schmale doppelt konturierte Fasern. Rhabdomyome kommen vor in Nieren im Hoden und·im Herzen.

Gliom.

Darunter versteht man Geschwülste, die aus Neuroglia, dem Stützgewebe des Zentralnervensystems aufgebaut sind.

Gliome im Gehirn sind nicht selten, aber praktisch sind sie hier wie am Rückenmark vielleicht deshalb weniger von Bedeutung, weil sie an diesen Organsystemen lokalisiert nur Symptome verursachen, wie sie jeder Tumor von gleichem Sitz hervorrufen kann. Immerhin muß doch auf gewisse Unterschiede nach Art und Geschwindigkeit des Wachstums wie auf die Häufigkeit regressiver Metamorphosen und auf Prädilektionsstellen hingewiesen werden.

Die Gliome sind weiche Neubildungen von weißer oder rötlicher Färbung, ihre Begrenzung gegen das nicht veränderte Hirngewebe ist fast immer ganz unscharf. Nicht gefäßreiche Gliome unterscheiden sich auf der Schnittfläche kaum von der angrenzenden, gesunden Gehirnsubstanz. Bestehen aber reichliche Gefäßentwicklung oder ödematöse Quellung in der Geschwulst, so erscheint diese rot gesprenkelt, ist auffallend weich und gallertig. Das histologische Bild läßt die Verschiedenheit im morphologischen Verhalten verstehen.

Bei den harten Formen prävalieren die Gliafasern, bei den weichen die Gliazellen. Bei gewöhnlicher Färbung lassen sich nur die Kerne dieser Zellen und allenfalls ein schmaler Protoplasmasaum erkennen, erst spezifische Tinktionsmethoden zeigen die Spinnenzellen- oder Sternzellenform, die Lagebeziehung der Gliafasern zu den Zellen. Nicht selten trifft man epithelähnliche Zellen radiär gruppiert um Lumina, oder diese Elemente gleichen vollständig dem Ependymepithel. Ihre Ableitung vom „Epithel des primitiven Neuralrohrs" (H. Stroebe)[2]) ist bestimmend für die histogenetische Auffassung der Gliome überhaupt.

Die im allgemeinen unscharfe Begrenzung der Gliageschwülste rührt her von ihrem infiltrierenden Wachstum, die Randpartien der Geschwulst zeigen unausgereifte Zellformen, die Destruktion durch den wachsenden Tumor gibt sich in degenerativen Vorgängen in der Hirnsubstanz kund.

Die Hirnhäute werden meist nicht von den Gliomen durchwachsen, im Gegensatz zu den Sarkomen; Einbruch in die Hirnventrikel kommt aber vor. Die Gliome wachsen langsam, wenn überhaupt Metastasen entstehen, so bleiben diese regionär, d. h. auf das Gehirn beschränkt. Aber sicher sind die Gliome zu den malignen Geschwülsten zu rechnen, wofür sowohl das destruktiv-infiltrierende wie das unbegrenzte Wachstum sprechen. Die oben erwähnten epithelialen Einschlüsse in Gliomen sprechen für ihre Entstehung aus bei der Hirnentwicklung verlagerten

---

[1]) C. Hart, Histologisch benigne Metastasen vom Bau eines Adenomyoms. Frankf. Zeitschrift für Pathologie Bd. 10. Heft 1. 1912.

[2]) H. Stroebe, Über den Bau und die Entstehung der Gehirngliome. Zieglers Beiträge zur patholog. Anatomie Bd. 18. 1895.

Gewebsbezirken; so treffen wir eben auch die Gliome überaus oft schon bei jugendlichen Individuen. Unentschieden bleibt freilich, wodurch solche abgesprengte Teile in das hartnäckige Wachstum geraten, bemerkt sei hierbei, daß für die Bedeutung von Traumen als auslösende Momente der Geschwulstentwicklung ein stringenter Beweis noch nicht erbracht ist.

Zerfallen die Zellen der Gliome, so entstehen im Inneren der Gewächse zystische Räume; die sog. teleangiektatischen Gliome, welche zahlreiche, weite Gefäße enthalten, sind durch solche Rückbildungsvorgänge besonders gefährdet. Es ziehen dann die Gefäße frei durch die erwähnten Zerfallshöhlen, es treten degenerative Prozesse in der Gefäßwand selbst dazu, und so entstehen äußerst leicht durch Blutdrucksteigerung wie durch geringfügige Kopftraumen Gefäßzerreißungen mit erheblichen Blutungen in die Tumormasse wie in die Umgebung.

Es lassen sich peripher und zentral sitzende Gliome im Gehirn unterscheiden; eine mehr umschriebene Form haben die Ventrikelgliome; sie entfalten sich nach der Ventrikellichtung. Einschlüssen von Ependymepithel begegnet man auch hier und spricht von ependymären Gliomen. Nicht selten zeigt das Ependymepithel des 4. Ventrikels schon bei Abwesenheit von Gliomen drüsenähnliche Einstülpungen (Stieda, Aschoff; eigene Beobachtung bei Kernikterus des Neugeborenen).

Eine Sonderstellung hinsichtlich der Struktur wie des anatomischen Verhaltens nehmen die praktisch sehr bedeutsamen Gliome des Auges ein. Die Gliome des Auges sind nicht pigmentiert im Gegensatz zu den Aderhautsarkomen. Den Ausgangspunkt der Gliome des Auges stellt die Retina dar. Zunächst wachsen die Gliome in das Innere des Auges vor (amaurotisches Katzenauge), aber sie brechen auch durch die Bulbushüllen und dehnen sich im Optikus nach rückwärts aus. Rezidive sind selbst nach Entfernung des Bulbus häufig, außerdem kommen Metastasen in das andere Auge, ins Gehirn, ja selbst in innere Organe vor. Man trifft die Netzhautgliome stets bei Kindern an. Histologisch finden sich vorwiegend kleine Gliazellen.

Auf die Gliome des Rückenmarks und ihre Besonderheiten soll hier nicht weiter eingegangen werden, Zerfallsvorgänge in medullären Gliomen können zum anatomischen Bilde der Syringomyelie führen, was sich aber nicht mit der klinisch als Syringomyelie bezeichneten Krankheit deckt. Als Gliosarkome sollen nur solche Formen bezeichnet werden, bei denen neben dem gliomatösen Geschwulstanteil noch ein sarkomatöser, meist in Form perivaskulärer Zellmäntel vorhanden ist (E. Ziegler).

Neurome; Ganglioneurome. Neuroblastome.

In diesen gut umgrenzten, mäßig derben Tumoren mit weißlicher, leicht faseriger Schnittfläche findet man sowohl marklose wie markhaltige Nervenfasern wie Ganglienzellen. Diese Geschwülste sind im allgemeinen selten, sie werden auf bei der embryonalen Entwicklung verlagerte Bestandteile des Truncus sympathicus zurückgeführt.

Im allgemeinen gutartig, meist bei jugendlichen Individuen anzutreffen, sitzen sie am häufigsten in der Gegend der Nebennieren, im retroperitonealen Bindegewebe. Da sie erhebliche Größe erreichen, sind sie praktisch nicht unwichtig.

Morphologie u. Histologie der praktisch wichtigen Geschwülste. 899

Ferner sind hier noch zu nennen Tumoren, die auch einer kongenitalen Anlage ihre Entstehung verdanken, sie kommen am Bauchsympathikus wie in den Nebennieren vor; bestehen aus sympathischen Bildungszellen. Diese Neuroblastome des Sympathikus sind häufig bösartig, die Metastasen treten vornehmlich in der Leber und im Knochensystem auf.

Neuere Untersuchungen geben an, daß die Nervenfasern nicht allein aus im Tumor vorhandenen Ganglienzellen, sondern auch aus Kernen der Schwannschen Nervenscheide hervorgehen können (J. Friedrich[1])).

Knollige oder kolbenförmige Verdickungen am zentralen Ende durchschnittener Nerven werden mitunter als Amputationsneurome bezeichnet. Jedoch liegt hier keine echte Geschwulst, sondern eine geschwulstförmige Regeneration von Nervenfasern vor. Die Stellung der Gliome und Neurome im onkologischen System soll hier nicht weiter erörtert werden.

Angiome.

Die Angiome — Gefäßgeschwülste — bestehen vornehmlich aus neugebildeten, in ihrer Wand oft verdickten, im ganzen verlängerten Blut- (Hämangiome) oder Lymphgefäßen (Lymphangiome). Das Wesentliche dieser Tumoren liegt in der Neubildung von Gefäßen.

Die Hämangiome treten bald auf als flache, unscharf begrenzte, bald deutlicher umschriebene, knotenförmige Geschwülste. Ihre Konsistenz ist schwammig-weich, ihre Farbe hellrot bis blaurot. Aus kavernösen Formen läßt sich das Blut auspressen, daher rührt es auch, daß diese Tumoren durch kräftigen Druck bei der Palpation verkleinert werden können. Unter Teleangiektasie (Haemangioma simplex) versteht man eine Erweiterung und Neubildung von Gefäßen, die nach ihrer Wandstruktur Kapillaren entsprechen.

Mikroskopisch trifft man demnach nur durch Endothel begrenzte Röhrchen, bald weit und gefüllt mit Blut, bald in kontrahiertem Zustande, dadurch blutleer. Die neugebildeten Kapillaren dringen infiltrierend in das Nachbargewebe vor. Die Selbständigkeit der Teleangiektasie zeigt sich nach Ribbert (Geschwulstlehre S. 166) darin, daß der neugebildete Kapillarbezirk mit den angrenzenden Kapillaren keine Gefäßverbindungen hat. Aber neben der Bildung neuer Gefäße kommen für das geschwulstmäßige Wachstum auch „fibrös zellige Verdickung und Erweiterung präexistenter Gefäße" in Betracht (M. Borst, Lehre von den Geschwülsten S. 179). Diese Veränderungen der Kapillarwand sind mitunter so vorherrschend, daß man auch von einem Haemangioma hypertrophicum spricht. Dann gleichen die Endothelien oft ganz einem kubischen Epithel, welches zweifache Reihen bilden kann; dem Epithel schließt sich nach außen eine fibröse Lage an. Im mikroskopischen Schnitt kann ein Hämangiom ganz blutfrei erscheinen, weil die bei der Exstirpation sich zusammenziehenden Gefäße ihren Inhalt auspressen. Das von Hämangiomen durchsetzte Gewebe geht durch Atrophie unter. Rezidive nach operativer Entfernung von Gefäßgeschwülsten sind häufig, Metastasen ganz selten.

Am häufigsten trifft man Hämangiome bzw. Teleangiektasien in der Haut, die Epidermis ist darüber intakt oder verdünnt, durch sie scheint die rote Geschwulst im Korium. Flächenhafte Teleangiektasien sind als Naevi flammei bekannt. Ferner finden sich Hämangiome im subkutanen Fettgewebe, im inter-

---

[1]) J. Friedrich, Ein Fall von Ganglioneurom des Sympathikus. Frankf. Zeitschrift für Pathologie Bd. 10. Heft 3. 1912.

muskulären Bindegewebe. Diese Geschwülste sind überaus häufig angeboren, nicht selten multipel. Der Geschwulstbildung liegt das selbständige Wachstum eines bei der Entwicklung isolierten Kapillargebietes zugrunde. So kommt es, daß die Gefäßgeschwülste gerade dort entstehen, wo sich bei der fötalen Entwicklung Spalten schließen. Diese fissuralen Angiome sitzen meist im Gesicht.

Bei den kavernösen Angiomen sieht man schon mit bloßem Auge weite, mit Blut gefüllte Räume. Die Gefäßwand ist dünn, das Blut zeigt eine mehr venöse Beschaffenheit. Das Kavernom kommt ebenfalls am häufigsten in der Haut und im Unterhautzellgewebe vor (Naevus vasculosus prominens), wichtig ist ferner der Sitz in Lippen und Zunge. Die an und für sich häufigen Kavernome der Leber führen nur ganz vereinzelt durch Bersten zu gefährlichen Blutungen. Thrombenbildung in Kavernomen kommt vor, werden die Thromben organisiert, so vernarbt der Tumor.

Manche rechnen auch die starke Dilatation und Schlängelung umschriebener Arteriengebiete (Angioma arteriale racemosum s. plexiforme) zu den echten Gefäßgeschwülsten. Varizen, Aneurysmen gehören selbstverständlich nie dazu.

Lymphangiome.

Hier kann man unterscheiden ein Lymphangioma simplex (hypertrophicum), L. cavernosum und L. cysticum. Die ersten beiden Formen treten in vorwiegend diffuser Form auf, während das zystische Lymphangiom eine weiche, vielkammerige, gut umgrenzte Geschwulst darstellt (Abb. 5). Von der Schnittfläche solcher Tumoren fließt eine klare oder weißlich getrübte Flüssigkeit (Lymphe). Größere Lymphangiome fluktuieren.

Histologisch erkennt man mit Endothel ausgekleidete Spalten oder auch größere Räume, durch mehr oder minder reichliches, die ernährenden Blutgefäße führendes Bindegewebe gegeneinander abgetrennt. Im Bindegewebe liegen oft Lymphozytenhaufen, ferner enthält es bisweilen glatte Muskulatur (M. B. Schmidt).

Das Wachstum der Lymphangiome gleicht ganz dem der Hämangiome. Das kavernöse Lymphangiom kommt in diffuser Verbreitung in der Haut vor, nicht selten im Oberlid, hier Ptosis vortäuschend. Bekannt sind die Verunstaltungen des Gesichts durch in den Lippen (Makrocheilie) oder in den Wangen sitzende Geschwülste dieser Art.

Prädilektionsstellen der zystischen Lymphangiome sind das subkutane Gewebe und intermuskuläre Bindegewebe, besonders am Halse (Hygroma

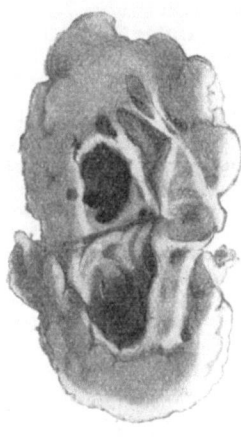

Abb. 5. Lymphangioma cysticum. Der aufgeschnittene Tumor zeigt große durch bindegewebige Septen getrennte Lymphräume. Die Geschwulst bestand bei dem 13 jähr. Mädchen seit der Geburt, war in der letzten Zeit gewachsen, Sitz Ellbogenbeuge. Sammlung P. J., Marburg (2028).

colli congenitum cysticum). Hier führen diese Gewächse bei erheblicherer Größe zu Druck auf Trachea und auf die Halsgefäße. Weiter begegnet man zystischen Lymphangiomformen an den Beugeseiten der Extremitäten, in der Leistenbeuge, in der Achselhöhle, im Netz.

Das Gefährliche der Lymphangiome liegt in der Entstehung von Lymphfisteln im Anschluß an spontane oder operative Verletzungen. Dann kommt es regelmäßig zu starker, sekundärer Entzündung in und um die Geschwulst.

Die Lymphangiektasien in chronisch entzündeten Gewebe gehören nicht zu den Lymphgefäßgeschwülsten, ebensowenig wie die Lymphzysten.

Endotheliom

nennen wir eine Geschwulst, die einer blastomatösen Proliferation von Endothelzellen ihre Entstehung verdankt. Es werden aber diese Geschwülste sehr verschieden, zum Teil auch als epitheliale aufgefaßt, was daher rührt, daß die Endothelnatur ihrer Zellen morphologisch nicht immer sicher festzustellen ist, daß über die entwicklungsgeschichtliche Ableitung der Endothelzellen noch keine Einigung besteht.

Manche wollen die Bezeichnung Endothel nur auf die auskleidenden Zellen der Blut- und Lymphgefäße beschränkt wissen, andere wie Borst (vgl. Geschwulstlehre S. 276—283) umfassen damit auch die Zellen, welche die Saftspalten im Bindegewebe begrenzen, die Meningen bedecken, die serösen Häute überziehen. Betrachtet man allgemein diese Zellelemente dem Bindegewebe näherstehend als dem Epithel, so sei nur bemerkt, daß wieder andere die Deckzellen der serösen Häute kurzweg auf Grund entwicklungsgeschichtlicher Ableitung als Epithelien bezeichnen. Jedenfalls nehmen die Endothelzellen allen Bindegewebszellen gegenüber eine physiologische Sonderstellung ein. Sie zeigen Sekretionsvorgänge ähnlich wie sie bei den Epithelien vorkommen, und sind diesen gegenüber doch wieder verschieden.

Man darf wohl an dem Begriff des Endothelioms festhalten, auch wenn dieser bald enger, bald weiter gefaßt wird; zeigen die endothelialen Neubildungen doch nicht nur in ihrem anatomischen, sondern auch selbst im klinischen Verhalten manche Unterschiede gerade gegenüber den malignen, epithelialen Geschwülsten. Über die Form, unter welcher die Endotheliome auftreten, läßt sich etwas Zusammenfassendes nicht aussagen.

Das mikroskopische Bild zeigt eine Zusammensetzung des ganzen Tumors aus durchaus endothelähnlichen Zellen oder echten Endothelien. Sie bilden bald Züge in netzartiger Verflechtung, lassen bald eine gewisse konzentrische Schichtung, doch ohne Verhornung erkennen. Die Abgrenzung gegenüber echten, epithelialen Neubildungen ist jedoch histologisch nicht immer absolut durchführbar.

Endotheliome der Dura.

Sie sitzen als graurote, umschriebene Geschwülste an der Innenfläche der Dura; erreichen selten erhebliche Größe. An der Hirnoberfläche sieht man oft schüsselförmige Vertiefungen, hervorgerufen durch platt-erhabene Endotheliome der Dura. Aber auch nach außen durch die Dura wachsen manche dieser Neubildungen.

Einer solchen ist die Abb. 6 entnommen, bei der im mikroskopischen Präparat die Geschwulst in den Spalten der Dura sitzt. Den Ausgangspunkt für diese Duraendotheliome geben die Endothelien an der Innenfläche der Dura ab, aber auch, wie M. B. Schmidt gezeigt hat, die Endothelknospen

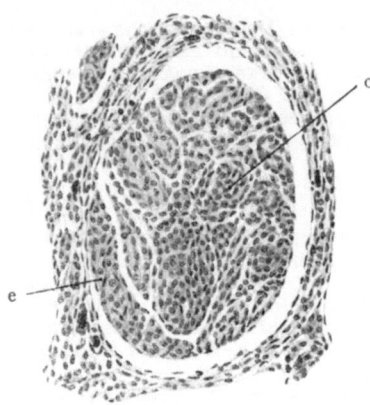

Abb. 6. **Endotheliom der Dura** (455). Aus einer großen an der Oberfläche der Dura gelegenen Geschwulst ist eine knospenförmig in den Spalten der Dura gelegene Partie gezeichnet. Längliche Zellen (e), z. T. Andeutung von konzentrischer Schichtung der Zellen (c). Leitz, Obj. 6 Oc. 1.

der Arachnoidea, die sich zwischen die Spalten der Dura vordrängen. Die Endotheliome sind gutartig, metastasieren nicht. Mitten in den konzentrisch geschichteten Endothelien trifft man häufig Kalkkonkremente, die in ihrer Form ganz an den in der Epiphyse als Acervulus bekannten, dort abgelagerten Kalk erinnern. Die Bezeichnung Psammoendotheliom ist dann zulässig, während man nicht von Psammomen schlechtweg sprechen soll, weil sie eine selbständige Geschwulstart nicht darstellen.

Hämangioendotheliome

nennt man immerhin selten anzutreffende, meist zirkumskripte, weiche Neubildungen, die auf einer geschwulstmäßigen Proliferation der Blutgefäßendothelien beruhen. Im Skelettsystem sind **multiple Hämangioendotheliome** beschrieben.

Die

Lymphangioendotheliome

zeigen ein ganz ähnliches Verhalten, sie entstehen am häufigsten in der Haut; die Zellen zeigen ausgesprochene Endothelform und ein Wachstum in den Lymphgefäßen und Lymphspalten. Diese Geschwülste wachsen langsam, machen keine Metastasen, rezidivieren nicht. Beziehungen zum Oberflächenepithel (Epidermis) fehlen. Wie erwähnt, werden aber solche Gewächse von vielen Autoren auch als echte Krebse bezeichnet. Dieselbe Verschiedenheit in der histogenetischen Ableitung trifft man auch bei den

Endotheliomen der serösen Häute,

die häufig als primäre Krebse der Pleuren bzw. des Peritoneums bezeichnet werden. Praktisch wichtig ist, daß diese Geschwülste bald als flache Platten weit über das parietale Peritoneum sich erstrecken, bald in Form eines oder mehrerer großer Knoten auf der parietalen Pleura sitzen, ohne auf die Lungenpleura überzugreifen.

Zwei Vorgänge in Endotheliomen sind häufig. Einmal kann zwischen den gewucherten Endothelien eine fibrilläre Grundsubstanz abgeschieden werden, weiter ist die Abscheidung hyaliner Massen zu beobachten bald innerhalb der Endothelstränge, bald um solche. Über die Herkunft der hyalinen Substanzen ist noch nichts Sicheres bekannt. Die Bezeichnung Zylindrom ist nicht zweckmäßig, wird aber bisweilen für solche Formen angewandt.

Als Peritheliome

bezeichnet man Geschwülste, die durch eine Wucherung der Endothelien der perivaskulären Lymphscheiden oder der der Gefäßwand anliegenden Perithelien hervorgegangen sein sollen.

Die Zellen des Tumors zeigen auch eine auffallend radiäre Gruppierung um Gefäße. Ähnliches beobachtet man aber auch bei vielen Sarkomen „im Bereich der Wachstumszentren" (M. Borst). Hyaline Abscheidungen, wie sie vorhin erwähnt wurden, kommen in Perithelíomen ebenfalls vor. Die Bezeichnung Angiosarkome trifft für diese Geschwülste nicht zu.

Sarkom.

Die Sarkome gehören zu den Geschwülsten der Bindesubstanzreihe, sie bestehen aus einem unreifen, zellreichen Bindegewebe, welches zwar eine gewisse Weiterdifferenzierung durchmachen kann, aber nie einen völlig ausgereiften Zustand erreicht.

Die Sarkome begegnen uns als mehr oder minder große, oft ziemlich gut begrenzte Knoten, manche Formen wachsen von Anfang an diffus. Die Geschwulstkonsistenz ist eine vorwiegend weiche, von der Schnittfläche ist ein Gewebsbrei abzustreifen, ähnlich wie das bei den Krebsen noch erörtert werden soll. Die Schnittfläche selbst zeigt eine markig-weiche Beschaffenheit, seltener eine fasrige Struktur (Abb. 7). Die Farbe des Tumors ist bald matt oder glänzend weiß, bei größerem Gefäßreichtum rötlich, bald gelb, wenn stärkere, regressive Metamorphosen vorhanden sind. Sehr verschieden ist das histologische Bild.

Je nach der Form der Zellen unterscheidet man klein- und großzellige Rundzellen-Sarkome, Spindelzellensarkome (kurze und lange Zellformen), riesenzellenhaltige und polymorphzellige Sarkome. Bei den reinen Formen überwiegen die Zellen vollständig, die Zwischensubstanz ist

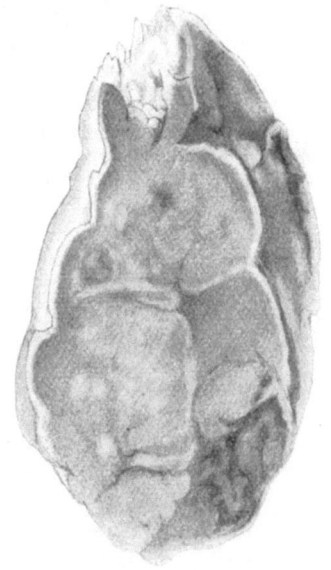

Abb. 7. Sarkom aus Rundzellen. Knotenförmig, ziemlich scharf begrenzt, Schnittfläche ohne ausgesprochene Struktur. Sammlung P. J., Marburg. 5920.

sehr spärlich entwickelt zwischen den Zellen, aber vorhanden. Diese zeigen nie eine epitheliale Anordnung, Zelle an Zelle, lange Zellenkomplexe bildend. An den Stellen des intensivsten Wachstums wechseln Form und Größe der Zellen wie der Zellkerne sehr stark, neben regulären Mitosen sind pathologische Kernteilungsfiguren häufig (Abb. 8). Wiederholten Kernteilungen ohne begleitende Plasmateilung verdanken die genannten Riesenzellen ihre Entstehung. Die Gefäße sind im Tumor oft so zahlreich vorhanden, daß man sie schon makroskopisch als reich verzweigte, mit Blut gefüllte Spalten wahrnehmen kann.

Diese schwammig-weichen, tiefroten Formen nennt man teleangiektatische oder kavernöse Sarkome. Wie früher

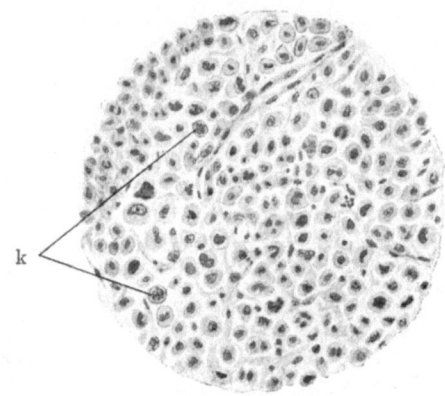

Abb. 8. Großzelliges Rundzellen-Sarkom (2230), Metastase in einer Lymphdrüse. Polymorphie der Zellen, mehrere Kernteilungsfiguren (k). Interzellularsubstanz und Kapillaren zwischen den Tumorzellen. Leitz, Obj. 6 Oc. I.

erwähnt, nehmen gerade an den Wachstumszentren die Zellen eine radiäre Stellung zu den Gefäßen ein, mitunter beherrscht diese Struktur das ganze Bild (perivaskuläre Sarkome).

Als Sarkome von höherer Gewebsreife können diejenigen Formen gelten, bei denen die Interzellularsubstanz stärker entwickelt und weiter differenziert ist. Bildet sich zwischen Gruppen von Tumorzellen jeweils ein fibrilläres Bindegewebe aus, ein Produkt der Geschwulstzellen, so spricht man von Fibrosarkomen (neuerdings von fibroplastischen Sarkomen). Solchen Formen kommt auf der Schnittfläche mehr die oben genannte faserige Struktur zu. Die Sarkome wachsen anfänglich expansiv, weiterhin infiltrierend. Die Geschwulstzellen dringen zapfenförmig gegen die Blut- und Lymphgefäße vor. Auf Querschnitten größerer Gefäße kann man direkt diese Vorbuchtung der Gefäßwand gegen das Lumen beobachten. In die Blut- oder Lymphbahnen eingedrungen, wachsen sie in dieser weiter. Das vom Sarkom durchsetzte Gewebe geht einmal durch Druckatrophie zugrunde, ferner durch die Einwirkung von Stoffen, die der wachsende Tumor selbst bildet. Dringen die Geschwülste bis an die Oberfläche der Haut oder der Schleimhäute vor und zerfallen oberflächlich, so bilden sich Geschwüre aus (sarkomatöse Geschwüre).

Metastasen sind recht häufig, in nächster Umgebung der Geschwulst kommen kleinere Tochtertumoren auch auf dem Lymphwege zustande, die Metastasierung in mehr entfernt gelegene Organe erfolgt dagegen meist auf dem Blutwege. Es können Metastasen in allen Organen angetroffen werden. Abgerissene, mit dem Blutstrom weiter beförderte Geschwulstteile bleiben häufig in den Lungenkapillaren stecken und führen hier zur Entstehung zahlreicher, sekundärer Geschwülste.

Die Sarkome sind durchaus **bösartige** Blastome, im allgemeinen kann man sagen, daß die Malignität bei Formen mit ganz niedriger Gewebsreife am größten ist, solche auch viel **schneller** wachsen. Als besonders bösartig gelten die **kleinzelligen Rundzellensarkome.** Dem raschen Wachstum kann die Gefäßentwicklung nicht folgen, oder sie bleibt zur Ernährung großer Geschwülste immerhin ungenügend. Die Folgen sind regressive Vorgänge in den Neubildungen, wie sie als Verfettung, Nekrosen, Blutungen schon eingangs besprochen wurden.

Sarkome können in allen Organen zur Entwicklung kommen; relativ häufig und praktisch wichtig sind sie an folgenden Stellen des Körpers.

Die **Hautsarkome** sind ziemlich scharf umschrieben, über ihnen ist die Haut nicht verschieblich, wohl aber kann die Geschwulst auf der Unterlage verschoben werden, wenigstens solange noch kein stärkeres Tiefenwachstum eingetreten ist. Die Sarkome der Haut wachsen sehr schnell. Eine große praktische Bedeutung wegen ihres häufigen Vorkommens haben die

von den Fascien ausgehenden Geschwülste

(intermuskuläre Sarkome). Sie werden sehr groß, wachsen in die Muskulatur hinein, führen zu ganz erheblichen Funktionsstörungen der befallenen Teile. Ihre zelluläre Zusammensetzung ist verschieden, wie bei den Hautsarkomen trifft man bald **Spindelzellen**, bald **Rundzellen** im Tumor.

Seltener sind Sarkome an den

Schleimhäuten.

Auch die **inneren Organe** werden nicht so häufig befallen. Erwähnt seien hier die primären Sarkome der **Brustdrüse,** der **Schilddrüse** und des **Uterus** wie der **Ovarien.** Die Schleimhautsarkome des Uterus sind häufig ganz diffus entwickelt.

Ich untersuchte ein Schleimhautsarkom der Gebärmutter, das klinisch als Gravidität gedeutet wurde. Durch die Neubildung ist die Uterusmukosa gleichmäßig, stark verdickt, dabei in Falten gelegt, welche über den inneren Muttermund vorfallen. In der Tat wird man zunächst an einen Eihautsack erinnert.

Die primären Sarkome der intraperitonealen Lymphdrüsen machen auf dem Lymphwege retrograde Metastasen in die Magen- und Darmwand; sie führen zu einer Verhärtung (Tumorinfiltration) vor allem der Serosa, aber auch der äußeren Schichten der Muskularis. Endlich können diese sekundären Sarkome bis in die Darm- bzw. Magenschleimhaut hinein sich erstrecken und schließlich an die Schleimhautoberfläche gelangen.

Neben der sarkomatösen Komponente können noch andere Gewebsarten am Aufbau von Geschwülsten beteiligt sein, die nach ihrem ganzen Verhalten zu den Sarkomen zu rechnen sind; man ist berechtigt, von Liposarkomen, Myxosarkomen, Myosarkomen, Gliosarkomen zu sprechen. Die letzten wurden schon bei der Besprechung der Gliome erwähnt. Die reinen Sarkome des Gehirns können durch ihre schärfere Abgrenzung gegen die umgebende Hirnsubstanz wie durch ihr Übergreifen auf die Meningen manchmal schon makroskopisch von den reinen Gliomen unterschieden werden.

Die

Chondrosarkome

produzieren als Interzellularsubstanz hyalinen Knorpel, der aber wieder weitere Umwandlungen, wie Verschleimung, Verkalkung durchmachen kann. In vielen Chondrosarkomen findet man alle Übergänge vom einfachen Chondrom bis zum echten Sarkom. Diese Neubildungen erreichen eine beträchtliche Größe, wachsen stark destruierend. Hoden, Parotis sind häufig befallen. Am Skelett sind häufiger die Chondroosteosarkome. Das Knochengewebe in solchen Gewächsen geht aus dem Knorpel hervor, metaplastisch oder ähnlich der endochondralen Ossifikation. Die verschiedenen Gewebsarten sind schon bei Betrachtung mit bloßem Auge auf der Schnittfläche gut zu erkennen (Abb. 9 auf Tafel IV).

Vorwiegend am Skelettsystem trifft man reine **Osteosarkome.** Hier sind zwei Formen voneinander zu trennen, die sich vor allem durch ihren Sitz wie durch ihren Ausgangspunkt im Knochen wohl unterscheiden. Als spindelförmige Auftreibungen, mit Vorliebe an den Enden der langen Röhrenknochen, treten die periostalen Sarkome zutage. Ihre Konsistenz hängt wesentlich ab von der Intensität der Knochenbildung im Tumorgewebe; es besteht bald aus Rund-, bald aus Spindelzellen. Aber die periostalen Sarkome wachsen nicht nur nach außen, sondern dringen auch, zunächst wohl unter Benützung präformierter Kanäle in die Kompakta und endlich in die Markhöhle ein. Dann kann die Unterscheidung gegenüber primär in der Markhöhle gebildeten, zentralen oder myelogenen Sarkomen schwierig werden. Diese bevorzugen die Epiphysen, wachsen vom Zentrum, d. h. der Markhöhle nach außen, durchsetzen die Kompakta und heben das Periost ab. Dieses bildet an der Oberfläche der zentralen Sarkome dünne Knochenschalen, die jedoch wieder vom wachsenden Tumor durchdrungen werden. Bisweilen wird die ganze Markhöhle durch neugebildete, kompakte Knochensubstanz ersetzt.

Wird von seiten des Tumors kein echter Knochen gebildet, sondern scheiden die Zellen nur eine osteoide Zwischensubstanz ab, so spricht man auch von Osteoidsarkomen.

Riesenzellensarkom (Myeloidsarkom).

Oft sind die hierher gehörenden Geschwülste schon durch den braunroten Ton ihrer Schnittfläche auffallend. Die Farbe rührt von dem Gehalt an braunem Pigment her, das bald eisenfrei, bald eisenhaltig gefunden wird. Das histologische Bild zeigt dicht aneinander gelagerte Spindelzellen, welche zwischen sich Knochensubstanz abscheiden. Die Bezeichnung Riesenzellensarkom rührt her von den zahlreichen Riesenzellen, die zwischen den Spindelzellen liegen. Diese Riesenzellen gleichen ganz den Osteoklasten. Die Riesenzellensarkome entstehen ebenfalls zentral im Knochen, wie die schon genannten myelogenen Sarkome, sie kommen aber auch am Kieferperiost als Epulis sarcomatosa vor. Häufig kommt es in solchen Epuliden zur Ausbildung einer fibrillären Zwischensubstanz, so daß die Geschwulst auch als Fibrosarkom bezeichnet werden kann. Obwohl Sarkome, sind die Epuliden erfahrungsgemäß gutartige Neubildungen. Sie rezidivieren zwar öfters nach Exstirpation, machen aber keine Metastasen, auch durchbrechen sie selten die Gingiva (Abb. 10). Überhaupt läßt sich von den Myeloidsarkomen sagen, daß sie nicht so bösartig sind. Diesem Verhalten schließen sich auch histologisch besonders gekennzeichnete Riesenzellensarkome an, die von den Aponeurosen, von den Sehnenscheiden ausgehen. Sie wachsen langsam, erreichen keine sehr erhebliche Größe. Neben dem Gehalt an Spindelzellen, vielen Riesenzellen, Hämosiderin (Fehaltigem Pigment) fallen noch Zellen auf, die ganz den früher bei den Xanthomen erwähnten gleichen. Es wurde für diese Form von Riesenzellensarkomen, die früher vielfach falsch gedeutet wurden, neuerdings der Name: Sarcoma gigantocellulare xanthomatodes vorgeschlagen (Spieß)[1].

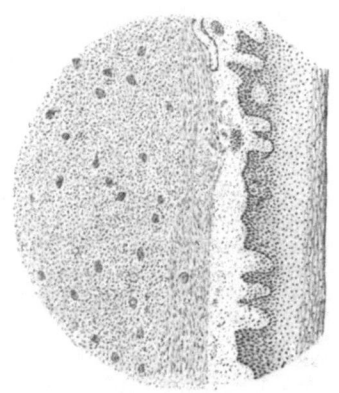

Abb. 10. Riesenzellensarkom (Epulis sarcomatosa) (2186). Normales Epithel der Zahnfleischschleimhaut, in der Tiefe Sarkom aus Spindelzellen mit spärlicher Zwischensubstanz und einzelnen vielkernigen Zellen (Riesenzellen). Leitz, Obj. 3 Oc. 1.

Lymphosarkome

pflegt man solche Formen zu nennen, deren Zellen den Lymphozyten oder Lymphoblasten recht ähnlich sind, bei denen aber ferner zwischen den lymphoiden Elementen eine feinfaserige Grundsubstanz vorhanden ist ähnlich dem Retikulum der Lymphdrüsen. Vorwiegend kommen Lymphosarkome zur Beobachtung in den Lymphdrüsen, den lymphatischen Apparaten der Mundhöhle, besonders aber des Darmes. Aber auch außerhalb dieser Organsysteme können primäre Lymphosarkome entstehen. Nicht jedes primäre Lymphdrüsensarkom darf als Lymphosarkom bezeichnet werden, letzterem entspricht eben die eingangs geschilderte Struktur, die freilich nicht immer leicht zu erkennen ist.

Die Lymphosarkome bilden anfänglich umschriebene Knoten, gleichen zunächst in ihrer Form einer vergrößerten Lymphdrüse, sehr bald aber tritt ein infiltratives Wachstum ein. Über den großen Tumoren, z. B. am Hals wird die Haut gespannt, aber auch dadurch unverschieblich, daß das Sarkom in Subkutis und Korium

---

[1] P. Spieß, Zur Lehre der von Sehnenscheiden und Aponeurosen ausgehenden Riesenzellensarkome. Frankf. Zeitschrift für Pathologie Bd. 13. Heft 1. 1913.

hineinwächst. Die Konsistenz der Lymphosarkome ist mäßig weich, regressive Vorgänge, kenntlich an einer schwachen Gelbfärbung der sonst grauweißen Schnittfläche, sind häufig zu sehen. Mikroskopisch läßt sich manchmal das die Zellen umspinnende Retikulum dadurch sichtbar machen, daß an frischen Schnitten die zelligen Bestandteile durch Auspinseln entfernt werden. An den Zellen ist das Protoplasma schwer zu erkennen, meist findet man größere, helle lymphoide Zellen wie in den Keimzentren der Lymphdrüsen, aber auch den kleinen Lymphozyten ähnliche kommen vor. Die gröberen Verzweigungen des Retikulums enthalten die Gefäße.

Die Lymphosarkome sind durchaus bösartige, rasch wachsende Geschwülste, sie machen häufig Metastasen. Als Lymphosarkomatose (Kundrat—Paltauf) wird eine in einer Lymphdrüsengruppe einsetzende Schwellung bezeichnet, die sich auf eine andere fortsetzt. Der Schwellung liegt eine Wucherung vorwiegend großer Lymphozytenformen zugrunde, die aber im wesentlichen das Verhalten „maligner, autonomer Neubildungen" (C. Sternberg) zeigt.

Nehmen schon die Lymphosarkome gegenüber den übrigen Sarkomen eine auffallende Sonderstellung ein, wenngleich bei manchen Formen, z. B. dem Lymphosarkom des Mediastinums das echte geschwulstmäßige Wachstum deutlich hervortritt, so tritt uns bei der eben genannten Lymphosarkomatose schon ganz das Bild einer Systemerkrankung gegenüber. Es sind deshalb schon die Metastasen der Lymphosarkome, vor allem wenn sie nur wieder in lymphatischen Apparaten entstanden sind, mit großer Vorsicht als solche zu beurteilen und es ist sehr zu erwägen, ob nicht eine primäre Hyperplasie der Lymphdrüsen und des lymphatischen Gewebes ohne Blutveränderung vorliegt, wie sie die aleukämische Lymphadenose (Pseudoleukämie) vorstellt.

Es gibt eine Reihe generalisierter Lymphdrüsenveränderungen, die sich morphologisch überaus ähnlich sind, bei denen zunächst die starke Vergrößerung einzelner Lymphdrüsengruppen besonders am Halse, aber auch der tiefer gelegener Drüsen in den Vordergrund tritt. Es würde im Vorliegenden viel zu weit führen, auf die Unterschiede des Blutbildes, die Veränderungen der intrauterin und postfötal blutbildenden Organe (Leber, Milz, Knochenmark, Lymphdrüsen), auf den klinischen Verlauf, auf die Einzelheiten der histologischen Bilder näher einzugehen. Es muß auch zugestanden werden, daß eine scharfe Trennung dieser Systemerkrankungen, die uns ätiologisch meist noch wenig klar sind, gar nicht immer streng durchzuführen ist.

Nur einige Punkte sollen hier hervorgehoben sein, welche für die Beurteilung der Lymphdrüsenvergrößerungen praktisch besonders wichtig sind. Die einfache, entzündliche, regionäre Lymphdrüsenhyperplasie zeigt Wucherungen am Retikulum wie am Parenchym, aber der Bau der Lymphdrüse bleibt meist gewahrt (entzündliches, nicht spezifisches Lymphom). Auf die histologischen Veränderungen der großen Lymphdrüsen beim Status lymphaticus, ohne Neigung zur fibrösen Umwandlung kann ich hier nicht näher eingehen. Die tuberkulösen Lymphome zeigen spezifische Gewebsalterationen (Tuberkel usw.) Die Lymphdrüsenschwellungen bei lymphatischer Leukämie können durch das veränderte Blutbild richtig beurteilt werden, die der myeloischen Leukämie zeigen auch histologisch ein ganz prägnantes Bild. Die aleukämischen Lymphome (maligne Lymphome) bei der aleukämischen Lymphadenose, oder auch Pseudoleukämie genannt sind histologisch, wie erwähnt, mitunter schwer zu unterscheiden von den als Lymphosarkom bezeichneten Veränderungen der Lymphdrüsen. Eine relative Lymphozytose ist im Blut häufig nachweisbar bei aleukämischem Lymphom, bei der Lymphosarkomatose gibt O. Naegeli eine Verminderung der Blutlymphozyten mit gleichzeitiger neutrophiler Leukozytose an; aber das scheint doch nicht so regelmäßig zu sein, daß daraus stets die Differentialdiagnose gestellt werden könnte (E. Fabian a. a. O.). Endlich wäre noch der Lymphdrüsenschwellungen zu gedenken, die besonders häufig am Hals gefunden werden, als malignes Granulom besser Lymphogranulomatose, auch Hodgkinsche Krankheit besonders abgetrennt. Sie ist durch ein besonderes histologisches Bild, die Bildung eines besonderen Granulationsgewebes gekennzeichnet, auf das ich hier nicht näher eingehen kann (vgl. E. Fabian)[1], der Nachweis der Muchschen Granula (granuläre Form des Tuberkulosevirus) hat die schon von C. Sternberg betonten nahen Beziehungen zur Lymphdrüsentuberkulose aufgedeckt. Hier möchte ich nur darauf hinweisen, daß der früher vielfach hervorgehobene Unterschied zwischen Lymphosarkom und aleukämischem Lymphom wie zwischen Lymphogranulomatosis in dem Sinne nicht aufrecht erhalten werden kann, als ob das Lymphosarkom allein auf das Nachbargewebe übergreifen würde.

Der Vollständigkeit halber seien hier noch die Plasmozytome und Myelome angeführt. Unter Myelomen versteht man geschwulstmäßige Hyperplasien des Knochenmarks, denen die Proliferation einer Zellart des Knochenmarksparenchyms zugrunde liegt. Man kann danach von myelozytärem, myeloblastischem, erythroblastischem, plasmazellulärem Myelom sprechen. Aber neben tumorförmiger Hyperplasie begegnet man auch diffuser oder beide sind nebeneinander vorhanden (Berblinger)[2]. Die Auffassung dieser Myelome ist noch sehr wechselnd. Die Plasmozytome bestehen aus Plasmazellen, sie sind unter anderem mehrfach in der Mundhöhle beobachtet, aber auch in der Haut.

Melanom.

Der Name dieser Geschwulstart rührt her von ihrer ganz auffallenden braunen oder braunschwarzen Farbe.

Die Melanome treten in der Haut in Form flacher oder pilzförmiger Knoten auf, die Farbe ist auf Durchschnitten durch die Geschwulst nicht immer allenthalben gleichmäßig stark braun. Die das Melanom ausmachenden Zellen werden sehr verschieden hinsichtlich ihrer Herkunft beurteilt, zum Teil als besondere Pigmentzellen (Chromatophoren) aus der Kutis, zum Teil als epitheliale Elemente vom Stratum germinativum der Epidermis angesehen. Nach Ribbert haben die Zellen der Melanome oder Chromatophorome, wie er diese Geschwülste auf Grund der eben genannten histogenetischen Ableitung auch bezeichnet, eine recht wechselnde Form, die besonders klar an Zupfpräparaten (Ribbert) zu erkennen ist.

In der Tat findet man in solchen Präparaten, aber auch an hinreichend dünnen Schnitten neben spindelförmigen Elementen zahlreiche, mit vielfachen Protoplasmafortsätzen, daneben ganz mit Pigment erfüllte, runde Zellen. Zwischen diesen eigentlichen Parenchymzellen der Geschwulst liegt gefäßhaltiges Bindegewebe. Bald sind die „Chromatophoren" nur spärlich mit feinkörnigem, braunschwarzem Pigment angefüllt, bald ist

---

[1] E. Fabian, Die Lymphogranulomatosis. Sammelreferat. Zentralblatt für allgemeine Pathologie Bd. 22. 1911.

[2] W. Berblinger, Multiple Myelome mit verschiedener Ausbreitung. Frankf Zeitschrift für Pathologie Bd. 6. 1910.

letzteres so reichlich vorhanden, daß es vollständig die Zelle ausfüllt und eine Struktur nicht mehr zu erkennen ist.

Die Melanome können sehr rasch und destruierend wachsen, sind dann durchaus bösartig. Metastasen, ebenfalls von brauner Farbe (Abb. 11 auf Tafel III), kommen häufig vor, aber es bedarf **mitunter langer Zeit**, bis die Metastasen zur Entwicklung gelangen. Wegen dieses Verhaltens spricht man auch von malignen Melanomen. Sie kommen **primär** vor, in der **Haut**, in der **Pars analis recti**, an den **Hirnhäuten**, den **Plexus chorioidei**, in der **Chorioidea** bzw. **Iris des Auges**. Die braunen oder schwarzen Metastasen, welche von hier aus in dem Gehirn entstehen, heben sich ganz besonders deutlich von der weißen Hirnsubstanz ab.

Die Entstehung der Melanome (Melanosarkome) aus pigmentierten Warzen ist zu beobachten. Je nachdem man die Zellen der Naevi, welche kleine Gruppen bildend in den oberen Schichten der Kutis gelegen sind, als epithelialer oder endothelialer (bindegewebiger) Herkunft auffaßt, wird man die bösartigen Melanome auch verschieden beurteilen können. Das Pigment wird von den Zellen selbst gebildet, wird aber auch aus den Zellen, vielleicht beim Absterben derselben, frei. So kommt bei Melanomen eine braune Pigmentierung anderer, tumorfreier Gewebe vor. (Melanose) und auch durch den Harn wird das Pigment ausgeschieden (Melanogenurie). Das Pigment wird aber in reduziertem, farblosen, gelösten Zustande verschleppt und nur an ganz bestimmten Orten in der Zelle durch Oxydation braun und auch körnig abgeschieden, wie das M. B. Schmidt[1]) wahrscheinlich gemacht hat.

Die Sarkome kommen viel häufiger im jugendlichen Alter vor, dieser Umstand wie ihre vorherrschend niedrige Gewebsreife lassen hinsichtlich der Entstehung an das Erhaltenbleiben embryonaler Bindegewebskeime in der Folge intrauteriner Entwicklungsstörungen denken.

Epitheliale Geschwülste.

An ihrem Aufbau sind, von gefäßführendem Bindegewebe abgesehen, allein oder vorwiegend **Epithelien** beteiligt. Die selbständige Beteiligung des Bindegewebes am Wachstum der epithelialen Geschwülste ist eine recht verschiedene, gibt aber allein keine Grundlage ab für die übliche Einteilung in epitheliale gutartige und epitheliale bösartige Geschwülste. Dazu bedarf es noch einer Reihe von Besonderheiten, die klinisch wie anatomisch vorhanden sind. Zu den gutartigen Tumoren rechnet man die fibroepithelialen **Neubildungen** (Papillome, papilläre Epitheliome), die **Adenome, Kystadenome**, zu den bösartigen die **Karzinome**.

Fibro-epitheliale Tumoren.

Sie sind scharf begrenzt, oft gestielt, von wechselnder Größe, mit zum Teil zottiger Oberfläche (Papillome). Die Konsistenz ist mäßig derb, hängt zum Teil auch von dem Charakter des die Oberfläche bedeckenden Epithels ab.

Histologisch finden wir bei reinen fibroepithelialen Formen einen bindegewebigen Grundstock, der sich dichotomisch teilt; jeder Bindegewebspfeiler enthält ernährende Gefäße, ist überzogen von einem Epithel, das bald zylindrisch, bald vielschichtig, oder der Epidermis gleich sein kann. Indem

---

[1]) M. B. Schmidt, Über Melanose bei Melanosarkom. Atti del I. Congresso internazionale dei Patologici Turin 1911.

Therapeutische Fortbildung. I. Berblinger. Tafel III.

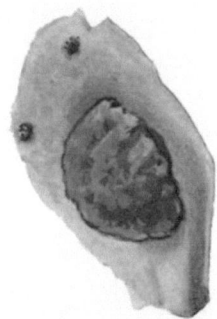
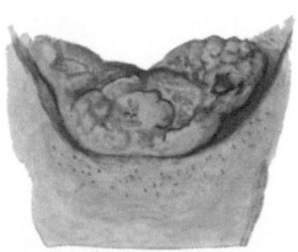

Abb. 11. Melanommetastasen in der Haut, primärer Tumor an der Fußsohle. Sammlung P. J., Marburg. 4160.

Abb. 17. Exulzerierter Krebs der Unterlippe. 77 jähr. Mann. In der Peripherie des Geschwürs derber Wall von Krebsgewebe. Histologisch: Plattenepithelkarzinom. Sammlung P. J., Marburg. 6049.

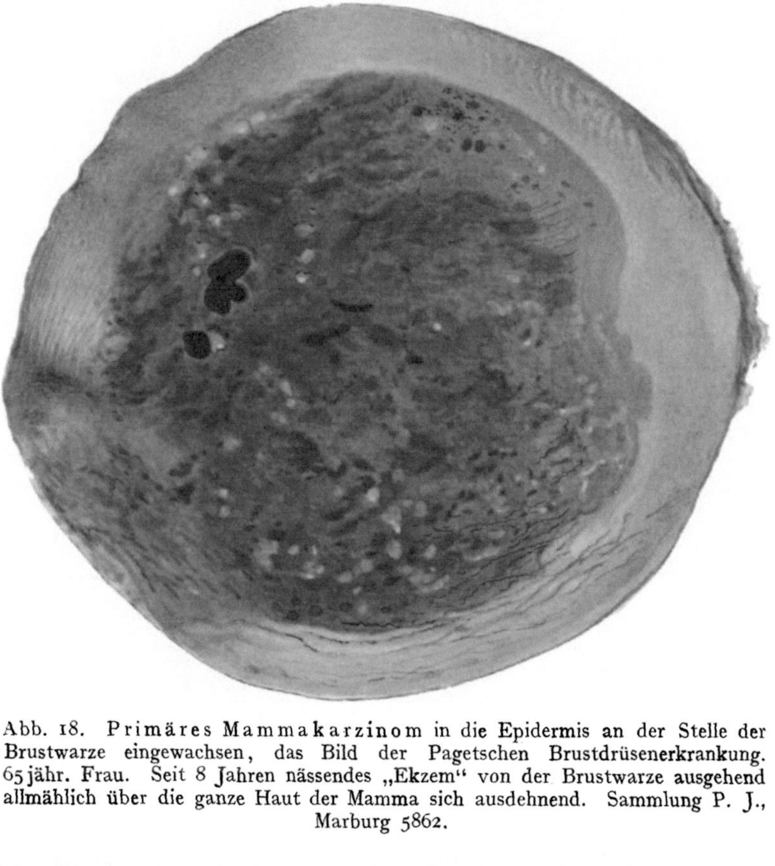

Abb. 18. Primäres Mammakarzinom in die Epidermis an der Stelle der Brustwarze eingewachsen, das Bild der Pagetschen Brustdrüsenerkrankung. 65 jähr. Frau. Seit 8 Jahren nässendes „Ekzem" von der Brustwarze ausgehend allmählich über die ganze Haut der Mamma sich ausdehnend. Sammlung P. J., Marburg 5862.

Morphologie u. Histologie der praktisch wichtigen Geschwülste. 911

das Epithel alle die Einsenkungen zwischen den verschieden langen Bindegewebspfeilern auskleidet, erhält die Geschwulstoberfläche eine rissige oder zottige Beschaffenheit. (Abb. 12.) Das Bindegewebe ist bisweilen kleinzellig infiltriert.

Im allgemeinen gelten die **fibroepithelialen** Geschwülste für **gutartig**, es kommt aber vor, daß solche Formen nach der Tiefe das Wachstum von Krebsen zeigen. An solchen Stellen muß also die histologische Untersuchung vorgenommen werden, wenn man über die Benignität oder Malignität ein sicheres Urteil haben will.

Am häufigsten begegnen wir den Papillomen an der Haut, dann auch an den Schleimhäuten, seltener in den Ovarien, auch in der Mamma traf ich eine hierher zu rechnende Geschwulst.

Die **fibroepithelialen Geschwülste der Haut** werden oft schlechthin als **Warzen** (zottige, papilläre Warzen) bezeichnet. Auch manche Naevi können nach dem früher Gesagten hier mit angeführt werden, da ja die Naevuszellen vielfach als Epithelien aufgefaßt werden. Papillome mit starker Verhornung an der Oberfläche des Epithels zeigen keine Einsenkungen mehr, sie prominieren oft zapfenförmig über den Ort ihres Sitzes (Gesichtshaut), man spricht von ichthyotischen Warzen oder Cornua cutanea. Zu nennen sind weiter die sog. **spitzen Kondylome**, wie sie an den Genitalostien, am Anus angetroffen werden, wo aber gerade der übrige klinische Befund die entzündliche Genese

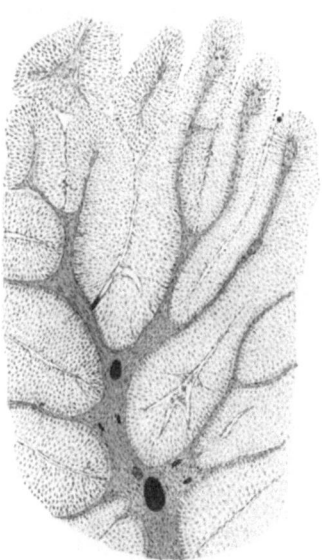

Abb. 12. **Fibroepitheliom** der Harnblase (860) sog. Papillom. Gefäßführende, verzweigte Bindegewebspfeiler, als Überzug mehrschichtiges Epithel. Leitz, Obj. 3 Oc. 1.

dieser Neubildungen durchaus wahrscheinlich macht. Praktisch sehr wichtig sind kleinere papilläre Geschwülste im Kehlkopf und die Papillome der ableitenden Harnwege, besonders der **Blase** (vgl. Abb. 12). Hier treten die Tumoren bisweilen auch multipel auf. Sie reißen bei geringfügigen Anlässen ein, geben infolge ihres Gefäßreichtums zu größeren Blutungen Anlaß. Mitunter werden abgerissene Tumorteile mit dem Harn entleert und gestattet die Untersuchung solcher Partikel die Diagnose des Blasentumors. Am Blasenausgang sitzende hochgestielte Tumoren können diesen ventilartig abschließen.

Die fibroepithelialen Neubildungen sind zum Teil als örtliche Gewebsmißbildungen zu betrachten, sind auch nicht selten angeboren. Die entzündliche Genese mancher Formen wurde schon erwähnt. Es ist also die Trennung zwischen entzündlicher Gewebshyperplasie und echtem Blastom hier nicht immer durchzuführen; dieser Schwierigkeit begegnen wir auch bei den folgenden Formen, bei denen die Wucherung des Epithels, die Neigung drüsige Formationen zu bilden im Vordergrunde steht. Wir nennen solche Tumoren

Adenome.

Als gut umschriebene, knollige, leicht ausschälbare Geschwülste trifft man sie überaus häufig in der weiblichen Brustdrüse. Sie können reichlich apfelgroß werden. Herrscht die Drüsenneubildung vor, so zeigt die Schnittfläche zahlreiche kleine oder auch größere Drüsenlumina, dazwischen liegt ein grauweißes, faseriges Bindegewebe. Starke Bindegewebsentwicklung gibt der Geschwulst eine festere Konsistenz, zugleich aber hat die Schnittfläche ein durchaus charakteristisches Aussehen. Die perikanalikulären Fibrome wurden schon früher (siehe Fibrome) erwähnt; dringt das Bindegewebe gegen die Drüsenlumina vor, so entsteht das makroskopische Bild, wie es Abb. 13 zeigt.

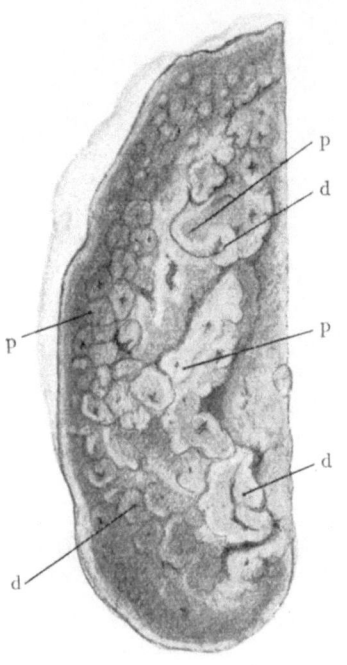

Abb. 13. Fibroadenoma intra- und pericanaliculare mammae. Die Schnittfläche zeigt die für diese Geschwulst charakteristischen verzweigten und welligen Spalten — Drüsenlumina — (d), um welche (p) und gegen welche das streifige Bindegewebe wuchert. 18 jähr. Mädchen. Sammlung P. J., Marburg. 3963.

Die hier sichtbaren Spalten entsprechen Drüsenkanälchen, welche durch das vordringende Bindegewebe in die Länge gezogen sind. Die Drüsen zeigen ein kubisches Epithel. Das Bindegewebe ist sehr zellreich, aber eine Neubildung von Drüsen ist so häufig vorhanden, daß man nicht nur von einem intrakanalikulären Fibrom, sondern von einem Fibroadenom zu sprechen berechtigt ist.

Die Fibroadenome findet man auffallend oft gerade bei jungen weiblichen Individuen, die nicht geboren haben. Daß aus Fibroadenomen Krebse hervorgehen können, wird vielfach angenommen. In überzähligen Milchdrüsen, am häufigsten in der Achselhöhle werden solche Fibroadenome auch angetroffen.

Die Adenome der Speicheldrüsen, der Talgdrüsen (Adenoma sebaceum), der Schweißdrüsen (Hidradenome) seien nur kurz genannt. Weiter kommen Adenome in allen drüsigen Organen vor. (Leberzellenadenome, Gallengangsadenome, Pankreas). Die Mehrzahl der (gutartigen) Prostatavergrößerungen rührt von einer Hypertrophie dieses Organs her, doch kommen auch echte Fibroadenome, Adenomyome, reine Adenome vor. Ihr Geschwulstcharakter zeigt sich zum Teil auch darin, daß sie leicht ausschälbar, schärfer umgrenzt mitten im Prostatagewebe liegen. Jores[1]) führt für den Geschwulstcharakter eine isolierte Wucherung der Prostatadrüsen ohne Beteiligung des muskulären Stromas an.

Adenome der Schleimhäute

sind häufig und praktisch wichtig. Sie sind oft multipel von polypöser Form, aber mit glatter Oberfläche. Die Konsistenz dieser Geschwülste ist weich, ein durch den Stiel und die ganze Dicke des Tumors gelegter Schnitt läßt oft schon mit bloßem Auge zahlreiche, durch Sekretstauung oder Schleimbildung erweiterte kleine Zysten neben einem bindegewebigen Grundpfeiler erkennen. In letzteren kann am Magen und Darm auch die Submukosa hereingezogen sein. Das Epithel dieser Adenome zeigt manche Abweichungen in der Form vom Epithel der gesunden umgebenden Schleimhaut.

Diese polypösen Adenome (adenomatösen, fibro-adenomatösen Polypen) gelten als benigne Neubildungen. Sie kommen in der Nasenschleimhaut vor, in der Mukosa des Magens wie des Darmes. Große Polypen dieser Art können das Lumen des Darmes verlegen, kleinere zur Invagination führen. Häufig sind Blutungen aus solchen Geschwülsten veranlaßt durch ähnliche Momente, wie sie bei den Blasenpapillomen erörtert wurden.

Beiläufig erwähnt seien hier schon bei ganz jungen Kindern am Nabel sitzende Adenome, die von Resten des Ductus omphalo-entericus abgeleitet werden müssen. Sehr häufig sind polypöse Adenome der Uterusschleimhaut, sie haben manchmal Keulenform, ragen mit dem freien Ende durch den Zervikalkanal in die Vagina.

Adenome der Schilddrüse, der Nebennieren, der Hypophyse.

Die meisten auf Vermehrung der Drüsenfollikel beruhenden Vergrößerungen der Thyreoidea sind diffuse Hyperplasien (Struma). Die als Adenome bezeichneten Neubildungen liegen als gelbweiße oder graurote Knoten locker eingefügt im Schilddrüsengewebe. Dieses wird durch größere Adenome verdrängt. Histologisch findet man solide Zellnester oder kleine, meist kolloidfreie Follikel mit kubischem Epithel. Auch anatomisch gutartige Adenome der Schilddrüse können metastasieren; die Tochtergeschwülste entstehen ganz vorwiegend im Knochensystem. In den Nebennieren sind epitheliale gutartige Geschwülste fast stets in der Rinde gelegen, meist von nur geringer Größe, lediglich durch ihre scharfe Begrenzung fallen sie gegenüber der übrigen Nebennierenrinde auf. Diese Geschwülste, richtiger Hypernephrome genannt, kommen auch außerhalb der Nebennieren in Beischwischennieren wie im rechten Leberlappen vor. Große Adenome des Hypophysenvorderlappens drücken auf das Chiasma nerv. optic., bringen durch Druck den Keilbeinkörper partiell zum Schwinden. Die Mehrzahl von Hypophysisadenome ist mit Akromegalie verbunden.

Von manchen Autoren werden noch durch ihr bösartiges Verhalten gekennzeichnete Adenome als maligne Adenome unterschieden. Vom Bau der echten Krebse weichen sie in gewisser Hinsicht ab, die Metastasen sollen dadurch entstehen, daß der wachsende Tumor die Venenwand durch Druck

---

[1]) L. Jores, Über die Hypertrophie des sog. mittleren Lappens der Prostata. Virchows Arch. Bd. 135. 1894.

zur Atrophie bringt und so eine Verbreitung der Geschwulstzellen mit dem Blutstrom ermöglicht wird. Bei dem Karzinom der Leber und des Uterus müssen diese malignen Adenome etwas eingehender besprochen werden, auf welche aber auch vielfach die Bezeichnung Karzinom bzw. Adenokarzinom angewendet wird.

Kystadenome.

Schon bei den Fibroadenomen der Brustdrüse, den polypösen Adenomen der Uterusschleimhaut fanden wir einzelne neugebildete Drüsen zum Teil durch Stauung der Zellsekrete (Schleim u. a.) zystisch erweitert. Beherrscht eine starke zystische Erweiterung gewucherter Drüsen das anatomische Bild, so pflegen wir von Kystomen oder Kystadenomen zu sprechen. Weitaus die größte praktische Bedeutung kommt den Ovarialkystomen zu; ich lege deshalb diese meiner Beschreibung zugrunde.

Die Kystome sind prall-elastische, meist fluktuierende Tumoren von annähernd kugeliger Form mit öfters glatter als höckeriger Oberfläche. Die die Geschwulst begrenzende bindegewebige Wand

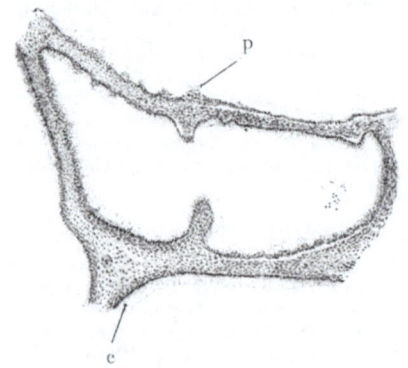

Abb. 14. Aus einem Cystadenoma ovarii multiloculare (123). Hohes zylindrisches, nicht flimmerndes Epithel (e), pseudopapilläre Exkreszenzen nach dem Cystenraum (p). Inhalt der Cysten Pseudomuzin. Leitz, Obj. 5 Oc. I.

ist häufig recht dünn und läßt im durchfallenden Lichte den Inhalt des Kystoms ungefähr erkennen. Durchschneidet man ein solches Kystom, so ist entweder ein einziger, großer Hohlraum vorhanden, aus dem der breiig-flüssige Inhalt ausfließt, oder es sind mehrere, oft sehr zahlreiche, an Größe verschiedene Kammern anzutreffen, die nicht miteinander in Verbindung zu stehen brauchen. Nach diesem Verhalten kann man einteilen in unilokuläre und multilokuläre Kystadenome. Der Name Adenom trifft auch für die einkammerigen Formen zu, weil ihnen stets ein solider, wenn auch oft kleiner Tumorbezirk von deutlich adenomatösem Charakter angelagert ist.

Aber noch weitere Unterschiede fallen schon bei der Betrachtung mit bloßem Auge auf. Bald ist die Innenfläche der zystischen Räume glatt, bald zeigt sie papilläre Erhebungen (Cystoma papilliferum), endlich ist der Inhalt von Kystomen, die von dem gleichen Organ ausgehen, einmal schleimig, das andere Mal serös. Es ist selbstverständlich, daß wir in den multilokulären Formen an Größe recht wechselnde Hohlräume erwarten dürfen, daß Stellen mit jüngerer, starker Drüsenwucherung zwischen den Zysten als solide Bezirke erscheinen. Aber eine reine markige Beschaffenheit zeigen die echten Kystadenome nicht, kleinste Lumina sind meist erkennbar.

Mikroskopisch finden wir ein zylindrisches oder durch den Inhaltsdruck mehr flach gedrücktes Epithel, das die Zysteninnenfläche bedeckt, mitunter auch Flimmerhaare aufweist. Nach außen schließt sich an das Epithel eine meist nur dünne Bindegewebslage an. Nicht selten zeigt das Epithel knospenartige Erhebungen mit bindegewebiger Basis hinein ins Zystenlumen (Abb. 14). Sie stellen zum Teil nur Reste eingerissener, ursprünglich den Hohlraum durchziehender Septen dar, entstehen aber auch durch Faltenbildung des überaus stark wuchernden Epithels. An der Vorstellung muß nämlich festgehalten werden, daß die Größenzunahme der zystischen Räume nicht nur passiv durch Dehnung infolge der Sekretstauung erfolgt, sondern auch aktiv durch Wachstum des Epithels eine Erweiterung der Kammern herbeigeführt wird. Die echten Papillen bestehen anfänglich nur aus Epithel, vom nicht epithelialen Anteil der Kammerwand mag aber wohl später Bindegewebe mit Gefäßen in die Basis der Papillen hineinwachsen. Häufig sind die Papillen in solcher Zahl ausgebildet, daß sie den ganzen Zystenraum ausfüllen. Aber auch in entgegengesetzter Richtung, nämlich in die bindegewebige Wand können sich papilläre Exkreszenzen vorschieben, endlich auf der Geschwulstoberfläche zum Durchbruch kommen.

Die Ovarialkystome treten meist als gestielte Geschwülste auf und ragen dann aus dem Becken in die eigentliche Abdominalhöhle. Den Stiel des Tumors bilden die Tube und das Ligamentum ovarii proprium. Zieht man diese beiden Gebilde auseinander, so spannt sich dazwischen das Mesovarium aus. Werden durch Körperbewegungen, oder die Darmperistaltik gestielte Ovarialgeschwülste mehrfach im gleichen Sinne um ihre Achse gedreht, so erfährt auch der Stiel die gleiche Torsion. Das tritt aber meist nur bei großen und langgestielten Gewächsen ein. Durch die Stieldrehung werden zunächst nur die dünnwandigen Venen komprimiert und es kommt im Tumorgewebe zur Stauungshyperämie, zur ödematösen Durchtränkung und endlich zu Blutungen in das Geschwulstparenchym. Oder aber es werden durch bakterielle Infektion des ödematösen Tumorgewebes eine Vereiterung wie gangränöser Zerfall desselben hervorgerufen. Das extravasierte Blut färbt den Zysteninhalt braun. Wird die Blutzirkulation im Stiel ganz aufgehoben, dann folgt Nekrose des Tumors, doch ist dies Ereignis seltener als die einfache Stauungsblutung. Mitunter kann sich die Geschwulst auch vollständig vom Stiel ablösen. Kaum trifft man eine Stieldrehung bei denjenigen Ovarialgeschwülsten an, die sich wenigstens zum Teil intraligamentär entwickeln oder auch hinter dem Ligamentum latum, mit diesem aber verwachsen sind. Erreichen derart gelegene Tumoren eine erheblichere Größe, so spannt sich über sie die Tube, welche dadurch stark in die Länge gezogen ist. Wir unterscheiden am Ovarium wesentlich zwei Formen von Kystomen:

Erstens das glanduläre multilokuläre Ovarialkystom. Die Drüsenwucherungen erfolgen hier vorwiegend ins Bindegewebe der Wand hinein oder in das zwischen den Zysten, wie erwähnt kommt aber auch zentralwärts gerichtete Papillenbildung vor. Die Sekretion ins Lumen der Kammern ist stark, die Geschwülste erreichen eine ganz auffallende Größe. Den Inhalt der Kammern erfüllt eine fadenziehende, schleimige Flüssigkeit. Dieses enthält jedoch kein durch Essigsäure fällbares Mucin, sondern ein Pseudomucin. Zweckmäßiger als nach dem Vorhandensein von Papillen, die eben auch bei dieser Kystomform zu finden ist, spricht man deshalb von einem multilokulären Pseudomucinkystom im Gegensatz zu der zweiten Form, dem Cystadenoma papilliferum, besser serosum. Der Inhalt der Kammern dieses Kystomtypus ist dünnflüssig — serös —, fast pseudomucinfrei. Die invertierenden Papillenbildungen sind häufig sehr zahlreich, tragen flimmerndes Zylinderepithel. Man leitet dieses seröse Kystom vom Keimepithel, die Pseudomucinkystome von den Primordialfollikeln des Eierstocks ab.

Die Pseudomucinkystome sind öfters nur einseitig entwickelt, die serösen papilliferen Formen doppeltseitig. Bei ihnen tritt auch mitunter Aszites auf. Recht bemerkenswert ist, daß beide Arten von Ovarialkystomen zu Metastasen führen können. Platzen Pseudomucinkystome spontan oder während der operativen Entfernung, so entleert sich der schleimähnliche Inhalt auf das Peritoneum und so entstehen auf diesem echte Impfmetastasen (E. Fraenkel)[1]). Indessen erfahren diese Tochtergeschwülste nicht selten eine spontane Rückbildung. Die papillären, serösen Kystome setzen ihre Metastasen ebenfalls auf das Bauchfell.

Manche zystischen Eierstocksgeschwülste zählen zu den echten Teratomen (siehe dort).

Die Parovarialzysten sind meist einkammerig, entwickeln sich intraligamentär; ihr Epithel ist flimmernd und zylindrisch.

Die zystischen Adenome kommen auch in anderen Organen, **Hoden,** Leber, **Nieren,** Mamma vor. Ihre makroskopische und mikroskopische Diagnose dürfte nach den Ausführungen über die Ovarialkystome nicht mehr schwierig sein.

Die malignen, epithelialen Neubildungen, Karzinome.

Bei den gutartigen, epithelialen Neubildungen fanden wir Epithel und Bindegewebe in wechselndem Mengenverhältnis beteiligt am Aufbau der Geschwulst, aber schon bei den Adenomen herrscht der epitheliale Anteil fast vollständig vor. Auch bei den malignen epithelialen Tumoren, den Krebsen im weitesten Sinne begegnen wir wieder Bindegewebe, welches sich als Stroma zwischen den Krebszellennestern mehr oder minder stark ausdehnt; aber die Epithelien zeigen ein infiltrierendes Wachstum. Das wuchernde Epithel bleibt nicht auf seinem Mutterboden — wenn wir darunter nicht mehr verstehen als diejenigen Organbezirke, in welchen das Epithel im gesunden Organismus, unter physiologischen Verhältnissen vorkommt, — beschränkt, sondern es wächst in fremde Gewebsarten hinein und wächst schrankenlos weiter, ohne an jene Grenzen sich zu halten.

Tritt uns bei den fibro-epithelialen Gewächsen der Versuch einer Organbildung im Tumor noch entgegen, so läßt sich dieser bei vielen Karzinomen nur schwer feststellen.

Man könnte einwenden, daß ja auch das Epithel der Adenomyome außerhalb seiner physiologischen Grenzen mitten in der glatten Muskulatur liegt. Aber wie früher erwähnt, ist es meist durch zytogenes Gewebe, d. h. weitere Schleimhautbestandteile zunächst umgeben und selbst dort, wo jene Gewebsschichte fehlt, die zu Drüsen gruppierten Epithelien unmittelbar

---

[1]) E. Fraenkel, Über das sog. Pseudomyxoma peritonei. Münch. med. Wochenschr. Nr. 21 und 22. 1912.

Morphologie u. Histologie der praktisch wichtigen Geschwülste. 917

an die glatten Muskelzellen grenzen, fehlt eben das oben genannte infiltrierende Wachstum (bei den gutartigen Formen), das Epithel hält mit der Muskulatur in seinem Wachstum gleichen Schritt; auch liegt zwischen Epithel und Muskelzellen eine den Drüsenzellen eigentümliche Membrana propria.

Die Einteilung der Krebse nach ihrer äußeren Form ist nicht durchführbar. Denn diese ist nicht nur in dem Charakter der Tumorzellen zu suchen, vielmehr abhängig von der Struktur desjenigen Gewebes, demjenigen Organ, in welchem der Krebs sich ausbreitet. Die Unterscheidung nach Form und besonderer

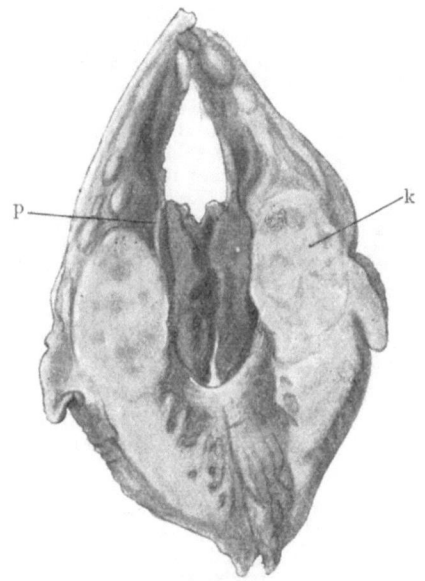

Abb. 15. Adenokarzinom der Brustdrüse. 46 jähr. Frau. Längsschnitt durch die Mamilla und Mamma. Der klinisch seit 2 Monaten bemerkte, wallnußgroße, markige Tumor (k) reicht durch die Muskelfaszie bis zum M. pectoralis (p). Anatomisch fanden sich Krebsmetastasen in den regionären Lymphdrüsen. Sammlung P. J., Marburg. 5843.

Eigenschaft der wuchernden Epithelien erweist sich dagegen wie bei den Sarkomen als zweckmäßig.

Nur selten bilden die Krebse größere und zugleich umschriebene Knoten, frühzeitig macht sich das infiltrierende Wachstum nach der Peripherie geltend und verwischt die Grenzen des Tumors. Kleinere Krebse erscheinen makroskopisch noch als zirkumskripte Knoten, aber das infiltrierende Wachstum ist irgendwo doch schon wenigstens histologisch nachzuweisen; so hat bei dem scheinbar gut begrenzten Adenokarzinom der Brustdrüse auch schon ein Einwaschen in die Faszie des Musculus pectoralis stattgefunden (Abb. 15). Der Krebs wird auch nie von einer bindegewebigen Kapsel begrenzt. Das infiltrative Wachstum an Krebsen der Haut zeigt sich auch darin, daß die Epidermis nur selten halbkugelig emporgehoben ist, sondern früh vom Krebsepithel durchsetzt wird. So gelangt der Tumor an die freie Oberfläche. Er zerfällt hier häufig und es entstehen krebsige Geschwüre. Sie haben gerade an den Schleimhäuten ein recht charakteristisches Aussehen. Wallartig aufgeworfene Ränder begrenzen den zentral gelegenen Defekt — Geschwürsgrund —, welcher meist auch recht hart ist, aber auch alle Stadien des Zerfalls aufweisen kann. Die aufgeworfenen Ränder sind gebildet durch das in der Peripherie weiterwuchernde Krebsepithel; partiell kann es dort vom Epithel und den angrenzenden Gewebes überlagert sein, d. h. der Krebs erstreckt sich hier zunächst unter das alte Epithel hin (Abb. 17 Ulcus carcinomatosum der Unterlippe auf Tafel III). Die Schnittfläche des Karzinoms ist weiß bis gelbweiß, wenn nicht sehr starke regressive Metamorphosen im Tumorgewebe vorhanden sind. Zugleich bietet der Durchschnitt eine markige Beschaffenheit dar, herrührend von dem reichlichen Zellgehalt. Man kann von der Schnittfläche einen weißlichen Gewebsbrei — Tumorzellen, verfettete Epithelien — abstreifen (Krebsmilch). Auch im Grunde krebsiger Geschwüre kann man den markigen Zustand des Geschwulstgewebes feststellen und oft schon daraus Anhaltspunkte über die Natur eines zu beurteilenden Geschwürs gewinnen.

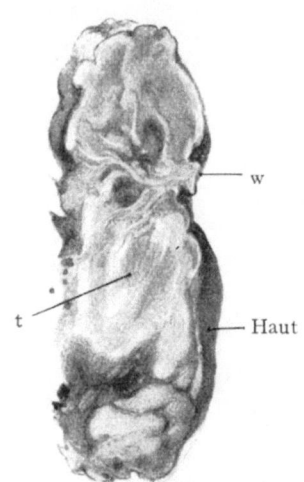

Abb. 16. Stark schrumpfender Krebs der Brustdrüse mit Einziehung der Brustwarze (w). Längsschnitt durch die Geschwulst (t). Haut nicht durchwachsen vom Krebs. Sammlung P. J., Marburg. 5916.

In papillärer Form treten Krebse auch auf; sie zeigen infiltratives Wachstum nach der einen Seite, Zerfall auf der anderen; das kommt bei benignen, fibroepithelialen, papillären Geschwülsten nicht vor. Als scirrhöse Krebse bezeichnen wir solche Formen, bei denen das bindegewebige Stroma nicht allein sehr stark entwickelt ist, sondern auch erhebliche Schrumpfungsvorgänge in diesem einsetzen. Die Scirrhen sind meist nicht sehr große, ganz unscharf begrenzte Geschwülste. Ihr Geschwulstcharakter, die krebsige Natur sind mit bloßem Auge häufig gar nicht sicher zu erkennen. Die Einziehung der Brustwarze bei scirrhösen Karzinomen der Mamma beruht zum Teil auf dem erwähnten Verhalten des Geschwulststromas (Abb. 16). Regressive Metamorphose, Verfettung, Nekrose, eitriger Zerfall, Erweichung mit Blutungen, Verjauchung, Kalkabscheidung in abgestorbenen Tumorbezirken bilden sehr häufige Vorkommnisse in Karzinomen. Hieran können sich partielle, natürlich keine Ausheilung bedeutende Vernarbungsvorgänge anschließen. So erklärt sich die nabelförmige Einziehung der an der Leberoberfläche gelegenen, meist metastatischen Krebsknoten. Ein schon makroskopisch recht typisches Aussehen bieten diejenigen Krebse dar, welche aus schleimbildenden Epithelien aufgebaut sind. Sie sind äußerst weich, von der Schnittfläche quillt ein zäher, gelbweißer Schleim. Diese schleimbildenden Krebse (Carcinoma colloides, gelatinosum oder Gallertkrebs) sind an Magen und Darm am häufigsten anzutreffen.

Die wuchernden Epithelien der Krebse bilden bald solide Zellkomplexe, bald ahmen sie den Bau der Drüsen nach, oder sie breiten sich zunächst flächenhaft über präformierte Hohlräume aus, infiltrieren aber von hier die tiefen Gewebsschichten. Man spricht deshalb von einem Carcinoma 1. solidum, 2. adenomatosum, 3. alveolare. Aber die scheinbar isolierten Zellgruppen hängen untereinander doch zusammen. An den Stellen intensiven Wachstums zeigen die Epithelien einen starken Wechsel der Form, Kernteilungsfiguren mit allen den früher beschriebenen Abweichungen sind stets zu finden. Sehr regelmäßig ist es in dem bindegewebigen Stroma zu einer kleinzelligen entzündlichen Infiltration gekommen. Auch das Stroma ist mindestens zum Teil neugebildet, umschließt oft noch Reste des von dem Tumor durchsetzten Organgewebes.

Nach Art und Gestalt der Epithelien unterscheiden wir:

Zylinderzellenkrebse.

Zylindrische Epithelzellen erzeugen hier in mehrfacher oder einfacher Lage drüsenartige Formationen. Aber die neugebildeten Drüsen zeigen eine ganz unregelmäßige Form, neben Hohlschläuchen liegen solide Zellgruppen, die Gestalt der Epithelien wechselt ebenfalls stark. (Pleomorphie des Krebsepithels.)

Die zylindrozellulären Karzinome sind vorwiegend Adenokarzinome, das Stroma ist sehr spärlich, es liegen also in gewisser Hinsicht zugleich auch medulläre Krebsformen vor. Die Drüsen sind nicht von einer

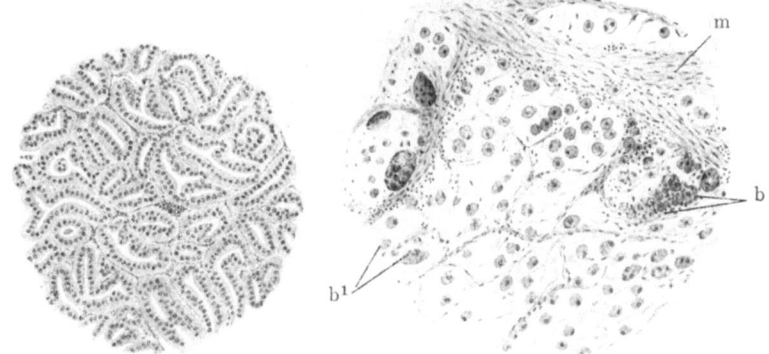

Abb. 19. Adenocarcinoma uteri (587) durch Curettement entfernte Teile. Unregelmäßige, drüsenähnliche Wucherung des Epithels, nur Spuren von Bindegewebe zwischen den Drüsenwucherungen. Leitz 3 Oc. 1.

Abb. 20. Partie aus einem Schleimkrebs des Mastdarms (2294). b. Schleimbildende Epithelien in epithelialem Verband. b[1]. Becherzellen in schleimig umgewandelten Tumorbezirken. m. Darmmuskulatur von Krebszellen durchsetzt. Leitz, Obj. 5. Oc. I.

Membrana propria begrenzt (Abb. 19). Bei dem Schleimkrebs finden wir Becherzellen, wie sie im Darmepithel aus jeder Epithelzelle hervorgehen können. Diese Becherzellen sind oval, das eigentliche Plasma umschließt als schmaler Saum ein helleres, schleimhaltiges Zentrum, der Kern liegt in der Peripherie der Zelle. In jungen Gallertkrebsen bilden solche Zellen noch dicht nebeneinander liegend Krebszellenstränge, oder begrenzen ein Lumen. Bei starkem Schleimaustritt aus den Zellen gehen diese selbst zugrunde, scheinen losgelöst aus dem epithelialen Verbande in den Schleimmassen zu schwimmen (Abb. 20). Zu trennen vom Schleimkrebs ist die schleimige Umwandlung des Geschwulststromas: Schleimgerüstkrebs. Drüsenartiges Wachstum ist sehr selten bei dem sonst sehr häufigen

Plattenepithelkrebs.

Hier bestehen die soliden, oft mächtigen Krebszapfen aus einem mehrschichtigen Epithel, bei Krebsen der Haut, der Epidermis sehr ähnlich. Am Krebsepithel tritt auch wie an der Epidermis eine Verhornung ein, die verhornten Epithelien liegen in konzentrischer Schichtung (Hornperlen) in der Mitte

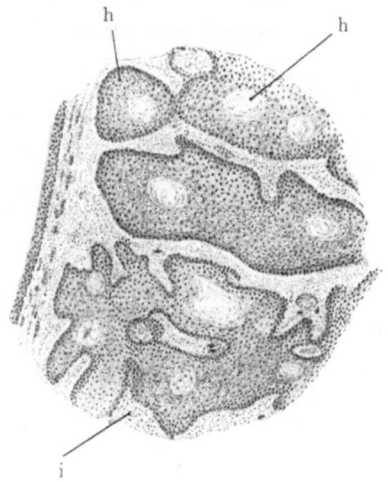

Abb. 21. Plattenepithelkrebs der Zunge (630). Solide Krebszapfen, Plattenepithelien in konzentrischer Schichtung und mit Verhornung (Hornperlen h). Entzündliche Infiltration im Bindegewebe (i). Leitz, Obj. 3 Oc. 1.

der Krebszapfen. (Abb. 21). Plattenepithelkrebse mit Verhornung werden auch Kankroide genannt. Die Verhornung muß aber nicht stets bei dem Plattenepithelkrebs vorhanden sein, und der Nachweis von Hornperlen allein berechtigt nicht zur Krebsdiagnose. Solide, zu Alveolen gruppierte Zellnester kennzeichnen eine weitere Krebsform, bei welcher die Epithelien eine ganz indifferente Gestalt zeigen, so daß ihr Epithelcharakter nicht immer leicht zu erkennen ist. Man spricht von einem

Morphologie u. Histologie der praktisch wichtigen Geschwülste. 921

Carcinoma simplex.

Die Menge des Geschwulststromas wechselt (Abb. 23 Seite 925). Sog. Zystokarzinome entstehen zum Teil dadurch, daß durch regressive Zerfallsvorgänge die Zentren von Krebszellennestern verflüssigt, die verflüssigten Massen resorbiert werden; manchmal freilich beobachtet man auch, daß die Epithelien sich zu kleinen, einen Hohlraum umschließenden Erhebungen anordnen: Gegenüber diesen doch mehr oder weniger medullären Krebsformen steht eine, die wegen ihrer Härte als Scirrhus bezeichnet wird. Die derbe Konsistenz der

scirrhösen Krebse

beruht auf der ganz besonders starken, gegenüber der Epithelzellenproliferation vorherrschenden Stromabildung.

Das zellarme Bindegewebe, nicht selten in hyalinem Zustande breitet sich in Form breiter Züge zwischen kleinen Gruppen von Epithelzellen aus.

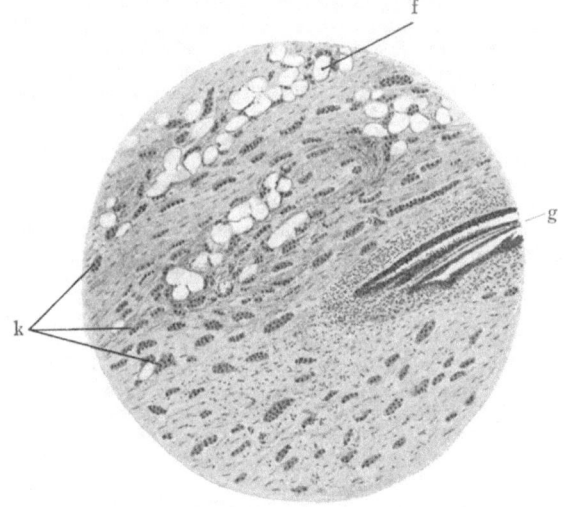

Abb. 22. Carcinoma scirrhosum mammae (2250). Krebszellennester (k) in reichlichem Bindegewebe infiltrierend zwischen den Fettzellen (f). Rechts ein Ausführungsgang (g) einer Milchdrüse umgeben von kleinzelliger, entzündlicher Infiltration. Leitz, Obj. 3 Oc. 1.

Diese Zellen sind selbst im mikroskopischen Bilde oft schwer als Epithelien zu erkennen, da sie oft nur zu wenigen beieinander liegen. Man muß hier gerade auf den Nachweis des epithelialen Zellverbandes Gewicht legen; ferner darauf, daß diese Zellgruppen sich infiltrierend in das umgebende Gewebe vorschieben (Abb. 22).

Vielfach werden Gallertkrebs und Scirrhus nicht als besondere Krebsform abgetrennt, ihre Besonderheiten nur als Umwandlungen des Geschwulstparenchyms oder des Geschwulststromas aufgefaßt. In der Tat kann eben auch ein und dasselbe Karzinom in verschiedenen Bezirken sich bald mehr medullär, bald mehr scirrhös verhalten.

Daß in Karzinomen eine sarkomatöse Beschaffenheit des Bindegewebes mit zweifellosem Sarkomcharakter vorkommt, soll nicht unerwähnt bleiben.

Die Krebse sind durchaus bösartige Blastome. Geht auch ein Teil des Tumors durch Zerfallsvorgänge zugrunde, so schreitet doch das Wachstum an anderen Stellen unaufhaltsam weiter. Rezidive sind überaus häufig. Die Karzinome treten keineswegs nur im höheren Alter auf, echte Krebse (Magen, Rektum) im 20. bis 30. Lebensjahre sind nicht allzu selten. Dabei sehe ich ganz ab von den kleinen epithelialen Dünndarm- und Wurmfortsatztumoren, wie sie Oberndorfer, Versé und andere beschrieben haben. Von den primären, histologisch zweifellosen Krebsen der Appendix bei jungen Individuen gilt allerdings bis heute, daß sie keine Metastasen machen (J. L. Burkhardt)[1]).

Im allgemeinen sind aber bei den Krebsen Metastasen die Regel. Die Metastasen können auf dem Blut- wie auf dem **Lymphwege** zustande kommen. Aus den verschleppten Geschwulstzellen bilden sich die Tochtertumoren. Bleiben kleine Geschwulstpartikel in Kapillaren oder kleinen Arterien hängen, so entsteht an ihrer Oberfläche eine thrombotische Auflagerung aus dem Blut. Die Thromben werden organisiert und in das neugebildete Bindegewebe hinein wachsen die verschleppten Epithelzellen (vgl. M. B. Schmidt: Die Verbreitungswege der Karzinome: in der Literaturübersicht am Schlusse).

Schon frühzeitig kommen auf dem Lymphwege Metastasen in den regionären Lymphdrüsen zustande. Diese sind vergrößert, ihre Schnittfläche weist jene erwähnte, markige Beschaffenheit auf. Histologisch findet man in makroskopisch nicht auffallenden Lymphdrüsen häufig die Randsinus von Krebszellen ausgefüllt (vgl. hierzu nochmals Abb. 23). Schließlich ersetzt die maligne, epitheliale Neubildung alles lymphatische Gewebe. Ferner zeigt uns das Mikroskop auch das Vordringen des wachsenden Tumors in Lymphspalten und Lymphgefäßen, welche durch Krebszellen ausgefüllt sind. Manche Hautkrebse lassen dieses Wachstum deutlich erkennen, die Epithelzellen werden bei dem Vordringen in den präformierten Bahnen durch Druck häufig abgeflacht, endothelähnlich.

Manche Autoren nehmen hier eine primäre Wucherung des Endothels an, sprechen von Endotheliomen der Haut, von Endothelkrebsen; aber von anderer Seite (Ribbert) ist aufs schärfste die Epithelnatur solcher Zellen betont worden. Soviel gilt freilich für diese Krebsformen, daß sie oberflächlich gerne exulzerieren, auch häufig rezidivieren, aber kaum zu Metastasen führen.

Endlich können Geschwulstelemente von karzinomatösen mesenterialen Lymphdrüsen aus durch den Ductus thoracicus einerseits direkt in das Venensystem und weiter durchs Herz in den Lungenkreislauf gelangen, seltener in den großen Kreislauf, oder vom Ductus thoracicus aus retrograd in die linksseitigen supraklavikulären Lymphdrüsen. Auch ein direktes Einbrechen in die Venen (Halsvenen, Pfortader) kommt vor,

---

[1]) J. L. Burkhardt, Über das kleine Dünndarm- und Appendixkarzinom. Frankf. Zeitschrift für Pathologie. Bd 11. Heft 2/3. 1912.

ist sogar makroskopisch unter Umständen schon daran erkennbar, daß die Geschwulst die Gefäßwand durchwächst, in knolliger Form der Intima anhaftet. Die funktionellen Leistungen der Krebsepithelien (Gallebildung in Leberkrebsmetastasen, Kolloidabscheidung in Schilddrüsenkrebsmetastasen) wurden schon früher bei der allgemeinen Besprechung der Blastome hinsichtlich ihrer Bedeutung gewürdigt.

In gewissem Sinne könnte man hier auch die schleimbildenden (Gallertkarzinome) und knochenbildenden (osteoplastische Karzinome) Krebse mit erwähnen.

Zur starken Knochenresorption führende Krebse heißen osteoklastische. Der Knochenabbau zeigt sich auch darin, daß die extraskelettären Metastasen oft eine außerordentlich starke Kalkeinlagerung aufweisen.

Vorkommen der Krebse.

Da die Krebse vom Epithel ihren Ausgang nehmen, werden wir sie überall dort treffen können, wo Epithel überhaupt in unserem Körper vorkommt, oder an Stellen, an denen durch Störungen in der embryonalen Entwicklung eine Verlagerung von Epithelien stattgefunden hat. Hier sollen nur die praktisch wichtigen Lokalisationen geschildert werden.

1. Die Hautkrebse

verhornende und nicht verhornende Formen gehen von der Epidermis oder ihren epithelialen Anhängen oder abgesprengten Keimen dieser Teile aus. Sie können die Epidermis durchwachsen und oberflächlich zerfallen, so daß der Tumor frei zutage liegt, oder sie breiten sich nach der Tiefe zu aus, oft, wie schon erwähnt, unter Benützung präformierter Spalten. Das Krebsepithel wächst auch wenigstens in den ersten Anfängen der Geschwulstentwicklung unter dem Oberflächenepithel hin.

Nach Ribbert findet eine Beteiligung des Hautepithels am Aufbau des Krebses nicht statt, wenn auch vorübergehende Verbindungen des Oberflächenepithels und des Krebsepithels vorkommen. Gewisse Veränderungen an der Epidermis werden nicht selten für ein beginnendes Karzinom gehalten, ohne daß es sich wirklich um ein solches handelt. Es ist dies einmal die Verbreiterung der Epithelpapillen in der Umgebung von Krebsen, die kollaterale Epithelhyperplasie nach v. Hansemann, ferner eine Vergrößerung der epithelialen Papillen, ein weites Hineinreichen derselben in die Kutis, wie es als (entzündliche) Epithelhyperplasie bei entzündlichen Prozessen der Haut, besonders beim Lupus der Haut, wie bei dem Leichentuberkel beobachtet werden kann. Eine besondere Krebsform der Haut gekennzeichnet durch die Gestalt der Epithelien, ihre bisweilen sogar drüsenartige Gruppierung wird als Basalzellenkrebs besonders unterschieden. Krompecher nimmt hier eine ausschließliche Wucherung der Basalzellen, der Zellen des Stratum germinativum der Epidermis an.

Im allgemeinen sind die Hautkrebse nicht so bösartig, wachsen langsam, am Penis nehmen sie nicht selten eine papilläre Form an. Am häufigsten trifft man Hautkrebse im Gesicht, an der Stirne, den Lidern, den Nasenflügeln, an den Lippen, weiter an den äußeren Genitalien, endlich an der Haut der unteren Extremitäten, besonders am Unterschenkel auf dem Boden eines Ulcus cruris chronicum varicosum und schließlich am Handrücken. Die Metastasen dieser Krebse finden wir zunächst in den regionären

Lymphdrüsen. Der Grund krebsiger Geschwüre der Haut ist hart, nur wenig belegt. Dadurch unterscheidet er sich von dem speckig belegten Grunde gummöser Ulzerationen und dem verkäsendes Granulationsgewebe umschließenden tuberkulöser Geschwüre. Als klinisch wie anatomisch eigenartige Form des Hautkrebses kann noch die sog. Pagetsche Krankheit der Brustdrüse angeführt werden. Zunächst als ekzemähnliche Veränderung an der Haut der Mammilla beginnend, schreitet die Krankheit immer weiter nach der Peripherie der Brustdrüse fort. Diesem klinischen Bilde liegt aber ein Vordringen polyedrischer Krebsepithelien unter und in der Epidermis zugrunde. Diese selbst geht dabei allmählich unter.

Über den Ausgangspunkt dieses Hautkrebses sind die Ansichten geteilt, an der abgebildeten Beobachtung (Abb. 18, Tafel III) fand sich ein kleiner Krebsknoten in der Brustdrüse und von diesem aus erfolgte längs den Milchgängen das Wachstum epidermiswärts, zunächst subepidermoidal und dann in die tiefen Schichten der Epidermis hinein[1]).

Diese Pagetsche Krankheit ist deshalb praktisch nicht unwichtig, weil man zuerst gar nicht den Eindruck einer epithelialen Neubildung, sondern den einer chronischen Entzündung der Haut gewinnt. Echte Ekzeme der Haut sind jedoch nicht so scharf begrenzt. Eine starke entzündliche Infiltration der Haut ist aber auch beim Pagetschen Krebs vorhanden. In der Epidermis selbst wachsende Karzinome kommen auch, jedoch seltener, am Anus vor.

An den

Schleimhäuten

sind wesentlich zwei Formen von Krebsen zu unterscheiden, je nachdem diese von Plattenepithel oder Zylinderepithel überzogen sind. Doch sind auch Plattenepithelkrebse an Schleimhäuten anzutreffen, die ein zylindrisches Epithel besitzen. Wie das zu erklären ist, soll hier nicht näher erörtert werden. Sehr häufig sind die Plattenepithelkrebse der Zunge und der Speiseröhre. Die Zungenkarzinome haben große Neigung zum ulzerösen Zerfall. Bemerkenswert ist, daß sie gerne in der Scheide des Nervus lingualis weiterwachsen. Nach Zungenexstirpation wegen Krebs ist deshalb der Untersuchung dieses Nerven besondere Aufmerksamkeit zu widmen, weil man so ein Urteil erlangen kann, wie weit der Krebs schon vorgedrungen ist. Die Ösophaguskarzinome sitzen häufiger im unteren und mittleren Drittel der Speiseröhre als im oberen; ein Übergreifen auf die Kardia kommt vor. Metastasen kommen sowohl in den regionären Lymphdrüsen, (Halslymphdrüsen, paratracheale, supraklavikuläre Lymphdrüsen), wie in benachbarten Organen vor. Die bald flächenhaft, bald ringförmig eine Schleimhautstrecke einnehmenden Krebse führen zu einer erheblichen Verengerung des Speiseröhrenlumens. Ulzeration, gangränöser Zerfall durch bakterielle Infektion sind den Zungen- und Ösophaguskrebsen besonders eigentümlich. Es wachsen diese

---

[1]) Die Abbildung stammt von einer 1912 dem Marburger pathologischen Institut übersandten, amputierten Brustdrüse. (Vgl. hierzu: M. B. Schmidt, die Pagetsche Krankheit der Brustdrüse. Münch. med. Wochenschr. Nr. 22. 1912.

Ösophaguskarzinome nicht nur infiltrierend in die Nachbarschaft, brechen in die Trachea ein (Gefahr der Schluckpneumonie),

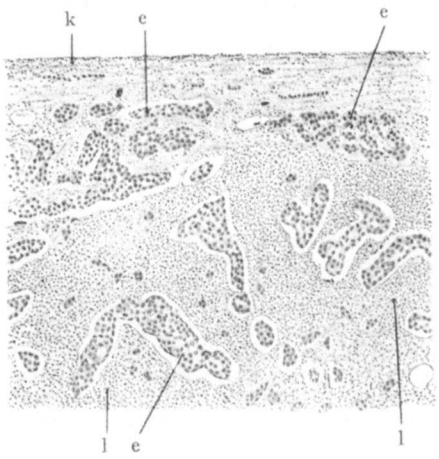

Abb. 23. Krebsmetastase (Carcinoma simplex) in einer Lymphdrüse. (113./09.) Gezeichnet ist ein Stück aus der Peripherie der Drüse. k. Kapsel derselben. e. Krebszellenhaufen, z. T. in den perifollikulären Lymphsinus gelegen. l. Lymphdrüsensubstanz. Primärer Tumor im Magen. Leitz, Obj. 3 Oc. 1.

sondern die eben erwähnte bakterielle Infektion führt auch zu eitrigen Entzündungen im Mediastinum und in den Pleurahöhlen wie im Herzbeutel. Am

Magen-Darm-Kanal

begegnen wir vornehmlich zylindro-zellulären Krebsen, sie gehen von den Drüsenepithelien aus. Im

Magen

sitzen sie sowohl an der Kardia, wie an den Kurvaturen, wie am Pylorus. Häufiger als polsterförmig über das Schleimhautniveau vorspringende Formen — bei denen anfänglich das Wachstum unter der alten Schleimhaut beobachtet werden kann — sind mehr oder weniger tiefe, oft recht große krebsige Geschwüre. Die scirrhösen Formen sind klein, durchsetzen rasch die ganze Dicke der Magenwand, diese wird hierdurch auffallend steif und derb. Ferner kommen Gallertkrebse vor. Die Scirrhen wachsen langsamer, außer den regionären Lymphdrüsenmetastasen, solchen in den supra- und infraklavikulären Drüsen sind Tochtergeschwülste in oft ganz erheblicher Zahl in der Leber recht regelmäßig anzutreffen. Die am Magenausgang sitzenden Krebse machen Stenosenerscheinungen. Hat das Karzinom die Magenwand durchwachsen, so sieht man auf der Serosa des Magens reichliche kleinere Krebsknoten oder auch netzartig verzweigte, weißliche Stränge, die mit Krebszellen gefüllten Lymphgefäßen entsprechen (sog. Lymphangoitis carcinomatosa). Bisweilen sind die Metastasen auf dem Bauchfell so zahlreich, daß man von diffuser Karzinose, Karzinomatose des Peritoneums spricht. Auch bei jüngeren Personen beobachtet man Magenkrebse. (Zwei eigene Beobachtungen bei einem 21- und 23jährigen Individuum, anatomisch untersucht.)

Darmkrebse

(Adenokarzinome, Scirrhen, Schleimkrebse) sind im Duodenum, besonders aber im Rektum häufig, wo sie als zirkuläres Krebsgeschwür die ganze Zirkumferenz der Darmschleimhaut einnehmen. Am Dickdarm sitzen Krebse gerne an den Flexuren und am Zökum nahe der Einmündungsstelle des Ileums. Wie die Speiseröhren- und Pyloruskarzinome führen die Darmkrebse zur Verengerung des Darmlumens oder auch zum totalen Verschluß der Lichtung (Ileus). Gemeinsam sind allen Schleimhautkrebsen die Neigung zum Zerfall und die daran sich anschließenden Blutungen, welche diagnostisch sehr ins Gewicht fallen. Mit dem Blut werden nicht selten auch abgelöste Teile des Karzinoms entleert, deren histologische Untersuchung über die Natur eines fraglichen Tumors Aufklärung geben kann. Über stenosierenden Krebsen des Ösophagus, des Magendarmkanals trifft man eine starke Erweiterung der darüber gelegenen Abschnitte dieser Kanalsysteme mit einer Hypertrophie der Muskulatur dieser Teile.

Karzinome der Brustdrüse, des Uterus und der Ovarien.

Die Krebse in der Brustdrüse des Weibes sind recht häufig, sie kommen viel seltener in den adäquaten Drüsenkomplexen beim Manne vor. Histologisch treffen wir medulläre, solide wie adenomatöse und scirrhöse Tumorformen. Noch nicht lange bestehende, nicht scirrhöse Geschwülste erscheinen auf dem Durchschnitt als markige, vielleicht nußgroße, ziemlich scharf umschriebene Knoten (vgl. nochmals Abb. 15), die zunächst nur einen Teil des Drüsenkörpers einnehmen. Sie fühlen sich hart an. Das Wachstum erfolgt sowohl nach dem M. pectoralis hin durch das perimammäre Fettgewebe, wie gegen die Haut. Der sich vergrößernde Krebsknoten verliert allmählich seine zirkumskripte Form; man kann weißliche Krebsstränge im Muskel erkennen, beobachtet die früher erwähnte Retraktion der Brustwarze bei einsetzender Schrumpfung im Tumor. Auch zahlreiche Tochtertumoren in der Haut sind nicht selten bei älteren Brustkarzinomen; ebenso örtliche Rezidive nach Exstirpation eines primären Knotens, ja selbst nach Amputation der Brustdrüse. Will man sich über alle diese Verhältnisse an der amputierten Mamma ein klares Bild verschaffen, so lege man einen durch die Mammilla gehenden Sektionsschnitt an, welcher zugleich den Tumor trifft und im Pektoralmuskel ausläuft; dabei achte man auch auf paramammäre, im Fettgewebe gelegene, krebsige oder krebsverdächtige Lymphdrüsen.

Metastasen in den axillären Lymphdrüsen treten beim Brustkrebs mitunter recht frühzeitig auf. Diese sekundären Geschwülste greifen auf die Vena axillaris bzw. brachialis über, komprimieren diese, Stauungsödem am Arm ist die Folge. Von Metastasen in andere Organe seien hier nur die in das Skelett er-

Morphologie u. Histologie der praktisch wichtigen Geschwülste. 927

wähnt, Sternum, Wirbelsäule und besonders in den Halsteil des Oberschenkelknochens.

Histologisch ist das Bild des schon genannten Carcinoma simplex recht häufig wahrzunehmen, neben Zellnestern, die alveolär in ein bindegewebiges Stroma eingebettet sind, stößt man auf alle Übergänge zu rein scirrhösen Formen. Ein Weiterwachsen in den Lymphgefäßen ist am Brustkrebs besonders deutlich zu erkennen Wächst das Karzinom im Muskel, so zeigen dessen Fasern vakuolären Zerfall. Die Milchgänge selbst sind oft erheblich verdickt (gelbweiß im Karminpräparat) durch Neubildung von elastischen Fasern.

Meist ist nur eine Brustdrüse befallen. Primäre Krebse der Mammilla treten oft in zottig-papillärer Form, als kleine frei bewegliche Geschwülste auf. Einen solchen Tumor untersuchte ich an der Mammilla einer 36 jährigen Frau, die vor einigen Jahren eine Verbrennung der Haut an dieser Stelle erlitten hatte.

Krebs des Uterus.

Von allen Organen ist der Uterus am meisten vom Krebs befallen. Je nach dem Sitz der Geschwulst am Uterus teilt man ein in Portio-, Zervix- und Korpus-Karzinome. Der Portiokrebs ist ein Plattenepithelkarzinom, bald als krebsiges Ulcus, in Erscheinung tretend, bald als blumenkohlartiges Gewächs vom untersten Teil des Zervikalkanals ausgehend. Auf die Vaginalwand greifen die Portiokarzinome kontinuierlich über, wachsen auch bald seitlich in die Parametrien hinein, setzen sich in die Blasenwand fort. Wie bei dem Zervixkrebs finden sich zunächst Metastasen in den tief gelegenen, retroperitonealen Lymphdrüsen. Das primäre Zervixkarzinom unterscheidet sich grobanatomisch wenig vom Portiokrebs, histologisch handelt es sich um ein zylindrozelluläres Adenokarzinom; die gleiche Struktur zeigt das primäre Korpuskarzinom. Bei ihm treten die Metastasen später auf. Blutungen, fleischwasserähnlicher, oft übelriechender Ausfluß begleiten die geschwürig-zerfallenden Uteruskrebse. Da aber ähnliche klinische Symptome auch durch chronisch-entzündliche Prozesse am Endometrium ausgelöst sein können, so kommt der histologischen Untersuchung von durch Probeexzision erhaltenen Tumorteilen, durch Ausschabung geronnener Schleimhaut- bzw. Geschwulstpartikel eine große Bedeutung zu. Auf die mikroskopischen Bilder muß ich hier etwas ausführlicher eingehen, weil man hier nicht selten auf eine recht irrtümliche Beurteilung von seiten weniger Geübter stößt, aber andererseits selbst bei großer Erfahrung eine Entscheidung hinsichtlich der Diagnose schwierig ist.

Die Portio trägt ein mehrschichtiges Plattenepithel, Zervikalkanal (obere zwei Drittel) und Cavum uteri proprium weisen ein zylindrisches Epithel aut, dessen Kerne im Zervixteil basiswärts, im Korpusteil in der Zellmitte liegen. Im ersteren Abschnitt sind acinöse, im letzteren tubulöse Drüsen vorhanden. Der Plattenepithelkrebs der Portio macht dem Verständnis keine Schwierigkeiten. Bei der Erosion der Portio bedeckt aber Zylinderepithel die Oberfläche (Epithelmetaplasie), ferner sind zahlreiche zystisch erweiterte Drüsen acinösen Baues vorhanden (Erosio glandularis cystica). Von diesen also kann ein Zylinderzellenkrebs auch an tiefgelegenen Teilen der Portio ausgehen. Andererseits treffen wir auch im Korpusteil Plattenepithel sogar mit Hornperlen, entweder an der Oberfläche oder in der

Tiefe der Drüsen[1]). Wir haben es hier mit geweblichen Mißbildungen oder mit „Veränderungen des Epithelcharakters" im Anschluß an Schleimhautentzündungen zu tun. Aus diesem Vorkommnis ist die Entstehung von Plattenepithelkrebsen im Korpus denkbar. Schließlich sei noch daran erinnert, daß physiologischer Weise zwischen den Drüsen der Schleimhaut ein sehr zellreiches Bindegewebe, sog zytogenes Gewebe liegt.

Von kurettierten Schleimhautteilen, die ja zunächst stark mit Blut untermengt sind, wählt man geweblich aussehende, konsistentere weißliche Stückchen aus, schneidet die fixierten Stücke mit Rasiermesser oder nach Einbettung und verfährt wie es einleitend allgemein angegeben ist. Bei Keilexzisionen aus der Portio ist die Diagnose relativ einfach, wenn es sich um verhornende Plattenepithelkrebse oder um ein alveoläres Karzinom handelt. Die entzündliche Infiltration des Geschwulststromas

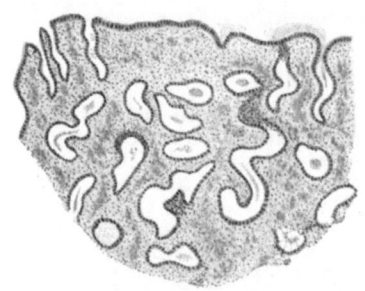
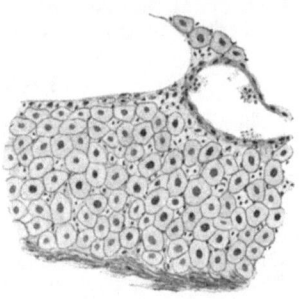

Abb. 24. Endometritis chronica hyperplastica glandularis (285). Vermehrte u. erweiterte Drüsen der Schleimhaut, dazwischen zytogenes Bindegewebe. Leitz, Obj. 3 Oc. 1.

Abb. 26. Deciduale Umwandlung der Uterusschleimhaut. Große, blasige Deciduazellen (990).

ist in der Regel sehr stark. Nicht für Krebs dürfen aber gehalten werden die vorhin schon genannten zystisch erweiterten Drüsen in Erosionen; sie zeigen ein gleichmäßiges, durch eine Membrana propria begrenztes Epithel. Flachschnitte durch ein normales Epithel wird nur der Anfänger versehentlich für karzinomverdächtig halten.

Recht schwierig ist aber die Entscheidung bei kurettierten Schleimhautstücken. Hier geben m. E. nicht selten zu Verwechslungen Anlaß:

1. Schwangerschaftsveränderungen der Schleimhaut,
2. chronische hyperplastische Endometritis,
3. die genannten Plattenepithelzellenherde.

Sieht man Zotten mit Syncytium und Langhansscher Zellschichte (kubisches oder kurzzylindrisches Epithel, jede Zelle senkrecht zur Zottenachse gestellt), die Langhanssche Schichte besteht aber nur in der ersten Hälfte der Gravidität (Abb. 25 auf Tafel IV), so werden auch Gruppen von großen blasigen Zellen in anderen Stückchen als Deciduazellen richtig gedeutet Sie sind ja durch ihre scharfe Begrenzung, ihre Kernform, Kernlage hinreichend gekennzeichnet (Abb. 26). Solche Zellen wird man also nicht als Epithelien anzusprechen versucht sein. Natürlich könnten sie bei Krebs am schwangeren Uterus neben Krebsepithelien vorkommen, aber dann ist ja ein Vergleich um so

---

[1]) H. Hunzicker, Über Plattenepithel in der Schleimhaut des Cavum uteri. Frankf Zeitschrift für Pathologie Bd. 8 1911. Heft 1.

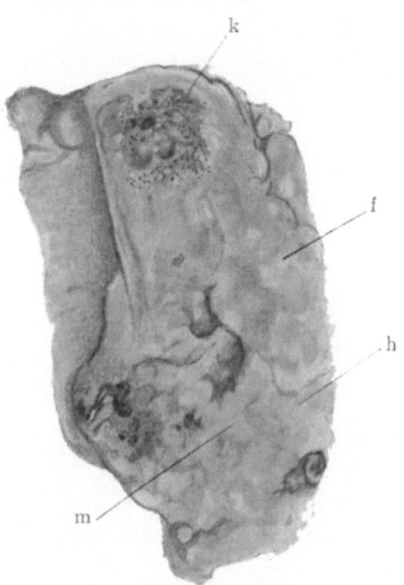

Abb. 9. **Fibromyxo-chondroosteo-Sarkom** (ausgehend vom Periost des linken Oberschenkels bei einem 60jähr. Manne. Die Schnittfläche zeigt neben fibrösen (f), schleimigen (m) Partien bläulichen hyalinen Knorpel (h) und kalkhaltiges Knochengewebe (k). Sammlung P. J., Marburg. 4508.

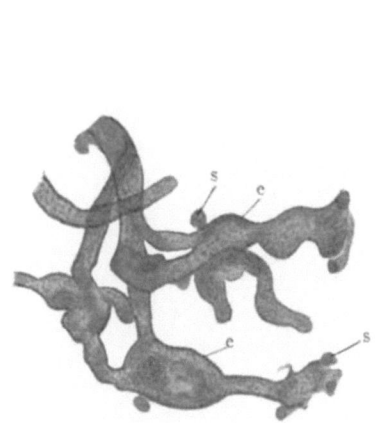

Abb. 25. **Chorionzotten** (990). Karmingefärbtes Zupfpräparat aus einem Abortrest. 3. Schwangerschaftsmonat. Deutliche Langhanssche Zellschichte an den Zotten (e), daneben knospenförmige synzytiale Bildungen (s); im übrigen das Synzytium nicht deutlich.

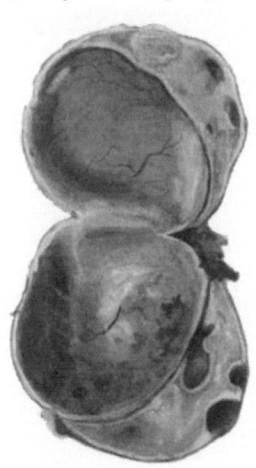

Abb. 29. **Dermoidzyste des Ovariums**, aufgeschnitten, im Grunde der unteren Hälfte Kopfzapfen mit durchschimmernden Zahnanlagen und einem schwarzen Haar. Inhalt der Zyste fettiger Brei, vermischt mit Haaren. Rechts im Bilde außerhalb der großen Zyste Ovarialgewebe mit kleineren Zysten (Follikelzysten). Sammlung P. J., Marburg 5929.

Morphologie u. Histologie der praktisch wichtigen Geschwülste. 929

leichter durchführbar. Auf die histologischen Unterschiede zwischen der prämenstruellen Schwellung der Uterusschleimhaut und der glandulären, hyperplastischen Endometritis kann ich hier nicht näher eingehen. Zweifellos wurde die letztere anatomisch früher zu häufig diagnostiziert. Bei der chronischen Endometritis sind die Drüsen an Zahl vermehrt, verlängert, sie verlaufen geschlängelt (Abb. 24). Aber stets sind die Epithelien untereinander nicht wesentlich verschieden, durch eine Membrana propria begrenzt, durch zytogenes Gewebe voneinander getrennt. Einstülpungen der langen Drüsen, etwa dem Vorgange bei der Darminvagination vergleichbar, kommen vor, dann erscheint das Epithel zweizeilig. Aber auch dabei wird nur derjenige an Karzinom denken, der — von der Pleomorphie der Zellen beim Krebs ganz abgesehen — allein auf die Mehrschichtigkeit des Epithels die Krebsdiagnose stützen will. Wird die Mehrschichtigkeit des Epithels bei Krebsen vielleicht überhaupt in ihrem diagnostischen Wert etwas überschätzt, so muß hier gesagt werden, daß sie als einziges Zeichen der Epithelveränderung gar nichts bedeutet. Anders ist es, wenn die Drüsenneubildung so stark ist, daß zwischen den Drüsen nur Spuren von Bindegewebe erhalten sind. Manche sprechen dann von einem diffusen (gutartigen) Adenom der Schleimhaut. Neben diesem unterscheidet man m. E. mit Recht eine weitere Form von Drüsenbildung als malignes Adenom, bei dem die Drüsen ohne Membrana propria dicht aneinanderstoßen. Aber ungleich wichtiger ist der Wechsel in der Gestalt der Epithelien, im Chromatingehalt der Kerne, auch Mitosen sind zahlreich zu finden. Unter günstigen Umständen sieht man auch, wie die neugebildeten Drüsen die alten tubulösen zur Seite schieben. Die Abb. 19 zeigt ein dem malignen Adenom der Schleimhaut ähnliches Bild, sie stammt aber von einem Präparat ausgeschabter Massen aus einem Uterus, der hinterher (1 Tag) exstirpiert wurde, und bei welchem die anatomische Nachuntersuchung ein beginnendes Karzinom feststellen ließ. Scharf trennen lassen sich malignes Adenom und Adenokarzinom nicht und werden beide dem Praktiker dasselbe therapeutische Vorgehen aufzwingen. Leichter ist die Diagnose, wenn ein zweifelloses Eindringen der neugebildeten Drüsen mit infiltrierendem Wachstum in das Myometrium (glatte Muskulatur) festzustellen ist. Man muß dabei allerdings noch an die früher erwähnten schleimhäutigen Adenomyome und die Adenomyome am Tubenwinkel denken. Ob letztere bei ihrer Lage mitten im Myometrium durch die Kurette überhaupt getroffen werden können, entzieht sich meiner Beurteilung. Aber man findet eben zum mindestens bei den schleimhäutigen Adenomyomen die tief ins Myometrium verlagerten Drüsen von zytogenem Gewebe umgeben. Daß aus Adenomyomen Krebse hervorgehen können, ist nicht von der Hand zu weisen.

In allen Fällen wird eine Entscheidung auch am mikroskopischen Präparat nicht möglich sein; alle Momente für und wider Karzinom können auch hier nicht angegeben werden, sondern ich muß mich auf die Wiedergabe der Richtlinien beschränken.

Klinisch die Krebse an Bösartigkeit noch übertreffend, auch histogenetisch verschieden schließe ich hier den Krebsen der Gebärmutter die

Chorionepitheliome

an, welche wir auch am Uterus am häufigsten antreffen, doch vorwiegend im Anschluß an Schwangerschaft. Meist sitzen sie an der Plazentarstelle, sind anfangs nur kleine, aber gleich tief in das Myometrium vordringende Geschwülste. Auf der Schnittfläche wechseln gelbweiße und rote, durch starken Gefäßreichtum und

Blutungen ausgezeichnete Bezirke. Der Tumor wächst infiltrierend, bricht in die Venen ein. So kommen häufig und schnell Metastasen in den Lungen zustande. Praktisch wichtig sind die Tochtertumoren in der Vaginalwand, von gleichem Bau wie die primäre Geschwulst.

Histologisch zeigt sich bald allein eine Wucherung der Langhansschen Zellschichte, oder daneben auch eine solche der syncytialen Schichte, bisweilen sogar wie bei den Chorionzotten die Wucherung der Langhansschen Epithelien bedeckend (Abb. 27).

Das Chorionepitheliom, wie es Abb. 27 zeigt, war, wie so häufig, aus einer destruierenden Blasenmole hervorgegangen. Das Präparat zeigt auch noch die Beziehungen der epithelialen Wucherung zu den Resten des Zottenstromas. An diesem nach Marchand typischen Chorionepitheliom konnte die Diagnose schon aus den kurettierten Teilen gestellt, durch die Untersuchung des exstirpierten Uterus bestätigt werden.

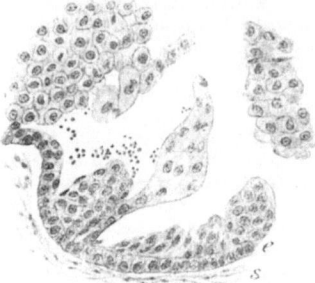

Abb. 27. Aus einem Chorionepitheliom des Uterus (2135) nach Blasenmole. Zottenstroma (s) darüber Langhanssche Zellschichte (e), ihr anliegend synzytiale Bildungen, z. T. von Kolbenform. Leitz, Obj. 6 Oc. 1.

Schwieriger ist die richtige Auffassung der atypischen Chorionepitheliome, bei denen nicht die deutliche Trennung des gewucherten Zottenepithels in syncytiale und Langhanssche Zellen erfolgt ist.

Auch in den Keimdrüsen, Ovarien, Hoden sind primäre Chorionepitheliome beobachtet.

Krebs der Ovarien.

Der primäre Eierstockskrebs stellt eine knollige, oft recht große und weiche Geschwulst dar, der seröse Überzug des Ovarium ist häufig durchbrochen. Die Schnittfläche zeigt eine gewisse Felderung. Die markig-weichen Knoten, welche diese Felderung ausmachen, sind teils weiß, teils durch Verfettung der Zellen und Blutungen gelb bzw. rot gesprenkelt. Eine besondere Form stellt das Carcinoma ovarii papillare cysticum vor. Sekundäre Ovarialkrebse, am häufigsten nach Magenkrebs (Polano) sind öfters doppelseitig, kleiner und derber.

Hoden-, Prostata-, Blasen-Karzinome.

Die Hodenkrebse zeigen ebenfalls die markige Beschaffenheit der Schnittfläche, sie gehen vom samenbildenden Epithel aus.

Die makroskopische wie die mikroskopische Diagnose der Prostatakrebse ist häufig sehr schwierig. Das Organ braucht nicht vergrößert zu sein. Das infiltrative Wachstum innerhalb der Prostata mit ihren schon an und für sich muskularisierten Drüsen ist schwer festzustellen, doch muß auch hier die Pleomorphie, die Anaplasie der Krebszellen mit in Erwägung gezogen werden. Hervorzuheben sind neben den Lymphdrüsenmetastasen die zahlreichen Metastasen im Skelett vom Typus des osteoplastischen Karzinoms. Die Blasenkrebse gehen offenbar nicht so selten aus den früher erwähnten, zottigen, fibro-epithelialen Geschwülsten hervor. Blutungen aus der Blase bei Krebs sind häufig, mit dem Urin ausgespülte Partikel gestatten bisweilen die Tumordiagnose. Wegen der Häufigkeit von Blasengeschwülsten, wegen des Übergangs von Papillomen in Karzinome bei Anilinfarbenarbeitern verweise ich auf die Arbeit von Leuenberger[1].

Krebse der Lungen einschließlich Bronchien und Trachea. Krebse der Schilddrüse.

Bei den Krebsen der Luftwege ist ebenfalls die Diagnose mitunter durch die Untersuchung ausgehusteter Geschwulstpartikel möglich. Näher auf die Besonderheiten der an diesem Organsystem lokalisierten Karzinome einzugehen, darf hier unterbleiben.

Von den Krebsen der Glandula thyreoidea, welche bald medulläre, bald scirrhöse Formen aufweisen, sei hervorgehoben, daß sie in einer nicht erkrankten Schilddrüse wie in einer strumös veränderten sich entwickeln können. Manche adenomatösen Krebse sind histologisch oft schwer abzutrennen gegen eine nicht maligne adenomatöse Struma. Die Schilddrüsenkrebse machen bald Metastasen in den Halslymphdrüsen, auch brechen sie in die Halsvenen ein. Häufig sind umfangreiche Skelettmetastasen. Sekundäre Thyreoideakarzinome nach primärem Brustkrebs beobachtet man nicht allzu selten. Die primären Krebse des

Pankreas, wie der Leber

sind nicht häufig; nicht selten dagegen die der Gallen**blase** und Gallenwege. Beim Krebs der Gallenblase, aber auch der Gallenwege besteht oft zugleich Cholelithiasis. So selten die primären Leberkarzinome sind, so häufig sind die metastatischen.

Nur eine Form des primären Leberkrebses sei hier erwähnt, die man vorwiegend in einer zirrhotischen Leber trifft. Die multiplen Knoten möchten zunächst als sekundäre Geschwülste eines anderswo sitzenden Krebses gedeutet werden, und doch ist ein solcher nicht vorhanden. Ich beobachtete zahlreiche Tumoren in einer zirrhotischen Leber, die durch ihren umfangreichen Einbruch in die Pfortaderäste besonders gekennzeichnet waren, aber Metastasen in den Lungen wie in der linken Nebenniere gesetzt hatten. Diese Metastasen produzieren zweifellos Galle. Es bestand außerdem leichter Ikterus, Aszites, aber keine Milzvergrößerung. Histologisch zeigten die Zellstränge des Krebses ein eigenartiges Verhalten zu den Leberzellbalken ähnlich den Formen, die Ribbert als maligne Adenome, andere als Carcinoma hepato-cellulare bezeichnen.

Die Leberkrebse können von den Leberzellen und Gallengangsepithelien ausgehen.

Karzinome der Niere und Nebenniere und Hypernephrome.

Die primären Krebse der Niere, teils solide, teils adenomatöse Formen, führen oft zu einer ganz erheblichen Vergrößerung dieses

---

[1] S. G. Leuenberger, Die unter dem Einfluß der synthetischen Farbenindustrie beobachtete Geschwulstentwicklung. Beiträge zur klinischen Chirurgie von Bruns. Bd. 80. 1912.

Organs. Sie durchwachsen regelmäßig die fibröse Kapsel der Niere, brechen in das Nierenbecken und in die Nierenvenen ein. So kommen hämatogene Metastasen zustande. Hämaturie ist ein wichtiges Symptom maligner Nierengeschwülste. Das geschilderte Verhalten ist jenen Geschwülsten gemeinsam mit einer **weiteren, primären Geschwulst der Niere**, deren Zellen vielfach von in die Niere versprengten Teilen der Nebennierenrinde abgeleitet werden. Man spricht deshalb auch von Hypernephromen, bei dem genannten Verhalten von der **malignen Form der Hypernephrome**.

Schon bei den gutartigen epithelialen Neubildungen war von den Hypernephromen der Nebenniere die Rede. Man trifft nun nicht selten an der Oberfläche der Niere kleine gelbe Geschwülste, die gutartig sind, mikroskopisch läßt sich nach Form und Anordnung der Zellen eine große Ähnlichkeit mit der Struktur der Nebennierenrinde feststellen. (Gutartige aberierte Hypernephrome E. Kaufmann, Struma lipomatodes aberrata Grawitz.) Dieser der Nebennierenrinde gleichende Bau ist bei den malignen Hypernephromen allerdings verwischt. Diese bösartigen Hypernephrome sind meist sehr weich, die Schnittfläche weist neben tiefgelben Partien rot gefärbte Bezirke auf.

Ob diese malignen Hypernephrome wirklich aus versprengten Nebennierenrindenteilen entstehen oder vom Epithel der Harnkanälchen (Stoerk) ihren Ausgang nehmen, oder ob beides vorkommt, ist noch unentschieden.

Über die kausale Genese des Karzinoms besitzen wir bis heute noch keine sichere Kentnnis. Neben den verschiedenen Theorien, wie sie Thiersch, Cohnheim, Ribbert und andere aufstellten, hat gerade die experimentelle Geschwulstforschung manche Fragen nach der Krebsentstehung unserem Verständnis näher gebracht. Aber dies kann ebensowenig in Kürze abgehandelt werden wie die Frage nach der Bedeutung der chronischen Entzündung, der entzündlichen Gewebsregeneration für die Geschwulstentwicklung überhaupt. Zusammenfassendes darüber findet sich in den Referaten von Apolant, Ehrlich und Lubarsch (siehe Literatur am Schluß).

Epithelzysten.

Hiermit werden zystische Bildungen zusammengefaßt, bei denen das blastomatöse oder doch blastomähnliche Wachstum im Epithel gelegen ist. Auch diejenigen Formen, welche zu echten Geschwülsten **nicht** gerechnet werden können, dürfen doch hier Berücksichtigung finden, weil nicht selten echte Neoplasmen aus ihnen hervorgehen, weil sie weiter nahe Beziehungen zu den Mischgeschwülsten zeigen. Mit den Mischtumoren verbindet diese Zysten einmal die Tatsache, daß beide zum größten Teil hinsichtlich ihrer Entstehung auf Entwicklungsstörungen zurückgeführt werden müssen, d. h. auf eine im Laufe der embryonalen Entwicklung erfolgte Ausschaltung einzelner Gewebskeime.

Vielfach werden die hier besprochenen zystischen Bildungen auch als sog. teratoide Zysten bezeichnet, und je nach der Ableitung des in ihnen nachweisbaren Epithels in ektodermale, entodermale und mesodermale eingeteilt.

Unter Epidermoiden verstehen wir allseitig durch eine bindegewebige Wand begrenzte, mit einem mehrschichtigen Epithel ausgekleidete Zysten, die aber in ihrem Epithel weder Haare noch Drüsengebilde aufweisen. Als Inhalt dieser Zysten finden wir einen aus abgestoßenen und verfetteten Epithelien bestehenden Brei. Klinisch werden diese Epidermoide, die mit Vorliebe in der behaarten Kopfhaut sitzen, schlechtweg als Atherom bezeichnet (Abb. 28), mikroskopisch findet man aber eine vollständige Epidermis, wenn auch ohne Anhangsgebilde, aber nicht nur das Epithel der Haarbalgdrüsen. Es handelt sich also nicht um einfache Retentionszysten dieser Organe.

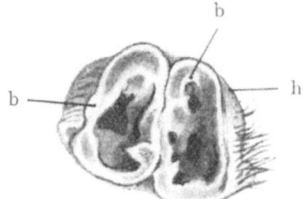

Abb. 28. Aufgeschnittenes Epidermoid der Kopfhaut, sog. Atherom. Behaarte Kopfhaut (h), darunter bindegewebige Kapsel (b), sog. Balg, dann ein ganz der Epidermis entsprechendes mehrschichtiges Epithel ohne Drüsen. Inhalt der Zyste verhornte und verfettete Epithelien. Sammlung J. P., Marburg. 6030.

Die Entstehung der Epidermoide aus verlagerten Teilen der Epidermis ist uns verständlich, weil wir wissen, daß auch bei Verletzungen der Haut in die Tiefe verlagerte Epidermisteile zu einer Zyste mit epithelialer Auskleidung werden können. Derartige „traumatische Epithelzysten" sind an der volaren Fingerseite anzutreffen. Dermoide enthalten in ihrer Wand auch die Derivate der Epidermis, Drüsen und Haare. Epidermoide wie Dermoide sitzen mit Vorliebe an Stellen, an denen während der Embryonalentwicklung Spalten zum Schlusse gelangen; man spricht auch von Einstülpungsdermoiden. Praktisch wichtig ist der Umstand, daß aus diesen Epithelzysten echte Krebse hervorgehen. können. Die

Cholesteatome

sind ebenfalls meist zystische Gewächse, deren Innenfläche ein mehrschichtiges Epithel auskleidet, als deren Inhalt große Massen verhornten Epithels anzutreffen sind. Am häufigsten sind die Cholesteatome an der Hirnbasis, sie gehen von verlagerten Epidermisteilen aus und stehen mit der Pia in Zusammenhang (Bostroem)[1]. Das Cholesteatom im Mittelohr ist nicht stets eine echte Geschwulst, sondern kann auch durch übermäßige Verhornung der Epidermis des äußeren Gehörgangs zustande kommen, welche durch eine Trommelfellperforation in die Paukenhöhle hineingewachsen ist.

Branchiogene Halszysten.

Sie kommen mitunter als sehr große, zystische Bildungen median wie seitlich am Halse vor. Die in der Mittellinie gelegenen Zysten können auch aus persistent gebliebenen Teilen des Ductus thyreoglossus hervorgehen; die lateral situierten entstehen aus abgeschnürten Strecken der zwischen den Kiemenbögen gelegenen Furchen. Mikroskopisch findet man an der Innenfläche dieser Halszysten sowohl zylindrisches, wie mehrschichtiges Plattenepithel, ihm schließt sich nach außen Bindegewebe an, das nicht selten lymphatisches Gewebe enthält.

---

[1] Bostroem, Piale Epidermoide, Dermoide und Lipome und durale Dermoide. Zentralblatt für Pathologie Bd. 8. 1897.

Endlich wären noch zu nennen Zysten aus bei der Darmentwicklung abgeschnürten Teilen:

Enterokystome

und solche aus erhalten gebliebenen Resten des Urachus, dem späteren Ligamentum vesico-umbilicale medium. — Urachuszysten.

Die im Kiefer gelegenen, von den Zahnsäckchen ihren Ausgang nehmenden follikulären Zysten treiben bisweilen sehr stark den Unterkiefer auf. Die Adamantinome, welche aus einer Wucherung von Resten von Schmelzepithel hervorgehen, sind ziemlich selten, auch sie können zu Auftreibungen der Kiefer führen.

Mischgeschwülste.

Einfache Formen von Mischtumoren liegen vor bei den im Vorangegangenen schon mehrfach genannten Geschwulstformen, bei denen mehrere Arten von Stützgewebe sich am Aufbau des Blastoms beteiligen. Die früher erwähnten Adenomyome stellen Mischgewächse aus Epithel und Muskulatur dar. In vielen Mischgeschwülsten erreichen aber einzelne oder sogar mehrere Geschwulstteile eine weitgehende und selbständige Differenzierung. Es kommt sogar zur Bildung von Organanlagen. Eine weitere Einteilung dieser Blastome kann man vornehmen nach der Beteiligung der einzelnen Keimblätter und ihrer Derivate im Sinne der eben genannten Organbildung.

So interessant diese Mischgeschwülste für die ganze Auffassung der Neoplasmen überhaupt sind, haben sie doch eine geringere praktische Bedeutung. Wichtig ist eben die Kenntnis gewisser Prädilektionsstellen, und die Tatsache, daß manche dieser Blastome ein malignes, desturierendes Wachstum zeigen, oder einzelne Bestandteile in ihnen zu echten, malignen Tumoren werden können. Ich beschränke mich auf die Wiedergabe von einigen wichtigen und häufigen Formen:

Am Gaumen, besonders oft aber in der

Parotis

kommen gutartige, langsam wachsende, aber eine sehr erhebliche Größe erreichende Mischtumoren vor. Oft ist der Nervus facialis durch die Einlagerung in die Tumormasse sehr gefährdet, die Geschwulst kann ohne Schädigung dieser Nerven häufig nicht operativ entfernt werden. Die Schnittfläche der Parotistumoren zeigt meist eine hyaline Beschaffenheit, eine derbe Konsistenz. Beides ist bedingt durch die Gegenwart hyalinen Knorpels, aber weiter enthält die Geschwulst im mikroskopischen Bilde Schleimgewebe und drüsenartig gruppierte, mitunter epithelähnliche Zellen. Ich vermeide auf die Frage einzugehen, ob das Vorkommen geschichteter Zellkugeln, wie sie auch Abb. 30 zeigt, ausschließlich im Sinne einer epithelialen Genese dieser Zellen verwendet werden darf, ob man nicht auch eine Wucherung von Endothelien annehmen kann. Der Knorpel dieser Geschwülste ist jedenfalls von Teilen des 1. Kiemenbogens abzuleiten. Mischgeschwülste von recht verschiedener Zusammensetzung trifft man auch in der Brustdrüse. In der Niere sind bösartige Mischgeschwülste häufig. Nicht selten kongenital, bleiben sie zunächst in ihrem Wachstum auf die Niere beschränkt, brechen aber dann wie die Krebse, wie die malignen Hypernephrome sowohl in das

Nierenbecken als auch in die Nierenvenen ein. Schließlich wächst die Geschwulst auch nach außen durch die Nierenkapsel. Das histologische Bild

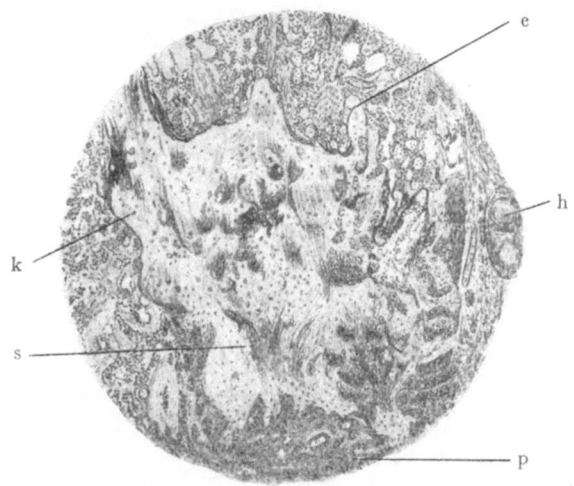

Abb. 30. Myxochondroendotheliom der Parotis (2092). 30jähr. Mann. Hyaliner Knorpel (k) mit z. T. schleimiger Interzellularsubstanz (s); Wucherung endothelartiger Zellen, Schichtungskörper, einer Hornperle ähnlich. Bei p Reste alten Parotisdrüsengewebes   Leitz, Obj. 3 Oc. I.

zeigt neben drüsenähnlich angeordneten Epithelien ein sarkomatöses Zwischengewebe, ferner streifiges Bindegewebe und quergestreifte Muskelfasern.

Embryoide Tumoren, Teratoide.

Sie sind in den Keimdrüsen zu finden. Im Hoden eines 25jährigen Mannes beobachtete ich eine faustgroße, Knorpel enthaltende und mit flimmerndem Epithel ausgekleidete Hohlräume führende Geschwulst. Bisweilen weisen aber solche Hodentumoren Bestandteile aller drei Keimblätter, sogar mit Spuren von Organanlagen auf. Wilms spricht von „embryoiden Geschwülsten des Hodens".

Sind die Mutterzellen solcher Geschwülste aus einer späteren Entwicklungszeit, als die Zellen der Furchungskugel, bei schon beginnender Differenzierung der Keimblätter aus diesen Zellen abzuleiten, so versteht man, daß manche dieser embryoiden Tumoren nur noch Bestandteile zweier Keimblätter (Endoderm, Mesoderm) führen. Wilms (siehe Literatur am Schluß) nennt solche Formen Bidermome.

Im Ovarium sind Mischgeschwülste, welche Organanlagen aus allen drei Keimblättern ausweisen, ebenfalls zu beobachten.

Komplizierte Dermoidzysten = Zystische Embryome, Teratome, Tridermome.

Diese Blastome enthalten Bestandteile aller drei Keimblätter. Man muß also annehmen, daß sie aus einem Keim entstanden sind, welcher wie die Blastomeren, in sich die Fähigkeit besitzt, sich in der Richtung sämtlicher drei Keimblätter weiter zu differenzieren. Aber in den Teratomen tritt uns nicht nur der Versuch eine Organanlage zu bilden entgegen, sondern es kommen wenn auch nur unvollkommene Organsysteme zur Entwicklung.

Am häufigsten sind wohl komplizierte Dermoidzysten in den Ovarien, nach Lexer machen sie 9 % aller Ovarialgeschwülste aus. Bald einseitig, bald doppelseitig, bisweilen auch gestielt, wachsen diese Ovarialteratome langsam, werden aber recht groß. Normales Ovarialgewebe bleibt bei kleinen Geschwülsten zunächst erhalten. Der in das Zystenlumen vorspringende Wulst (Kopfzapfen, Zotte nach Wilms) ist solide. (Abb. 29 auf Tafel IV.) Er enthält mikroskopisch betrachtet Bestandteile aller drei Keimblätter, welche die Organe und Organgruppierung der embryonalen Kopfregion wiedergeben.

Eine sehr weitgehende Differenzierung der drei keimblätterigen Anlage zeigen diejenigen Teratome, die am Vomer oder Oberkiefer fixiert sind, oder am Steiß als kugelige Anhangsgebilde uns entgegentreten (**Sakraltumoren,** Sakralparasiten).

Die Teratome haben eine recht variable Form, eine wechselnde Konsistenz, ihre Größe kann erheblich werden. Meist handelt es sich aber um scharf begrenzte Bildungen. Das histologische Bild ist entsprechend der Genese dieser Geschwülste auch nicht einmal in den Grundzügen einheitlich; es hängt eben alles davon ab, wie weit die Differenzierung der aus den einzelnen Keimblättern hervorgehenden Organanlagen vorgeschritten ist. Natürlich wird man bemüht sein, Anteile sämtlicher drei Keimblätter aufzufinden, was oft nur nach ganz umfassender Untersuchung gelingt. Indessen muß man wissen, daß auch in Teratomen nicht immer alle Bestandteile gleichmäßig zur Ausbildung kommen. So können mesenchymale und endodermale oder ektodermale Anteile das Bild beherrschen. Je nach ihrem Sitz können große Teratome allein durch den Druck, welchen sie auf die Nachbarschaft ausüben, gefährlich werden.

Die Teratome sind stets angeboren, ihr Vorkommen am Gaumen (Epignathi), am Sakrum (Sakralparasiten) wurde schon erwähnt, aber sie finden sich auch in den Körperhöhlen. Diese Formen leiten über zu den parasitären Doppelbildungen, den fötalen Inklusionen. Sie sind nicht mehr zu den echten Blastomen zu rechnen, sie besitzen nicht die autonome Wachstumsfähigkeit der Geschwülste, wenn sie auch mit dem Geschwulstträger wachsen. Nimmt man für die parasitären Doppelbildungen die Entstehung aus einer zweiten sich ganz unvollständig, aber doch selbständig entwickelnden Embryonalanlage an, so darf man für die hochdifferenzierten Teratome die Ableitung aus einem dem Ei fast gleichwertigen (sog. fast eiwertigen Keim, Askanazy) machen. Als solchen Keim können wir aber nur die Blastomeren betrachten, welche bei den ersten Furchungsstadien der befruchteten Eizelle entstehen. Öfters macht man auch die Unterscheidung in monogerminale und bigerminale Teratome; versteht unter ersteren solche, die aus Teilen einer Embryonalanlage hervorgegangen sind, unter letzteren solche, deren Entstehung zwei Embryonalanlagen zugrunde liegen.

So wird es nun verständlich, daß, wie es bei den Dermoidzysten des Ovariums beschrieben wurde, nur bestimmte Körperabschnitte, z. B. Kopfregion zur Entwicklung gelangen. Es haben sich eben dann Blastomeren abgesondert, die sich bei ungestörter Entwicklung zur Kopfanlage weiter differenziert hätten. Einzelne und zwar gerade wenig differenzierte Gewebsbezirke eines Teratoms können ein echtes blastomatöses, sogar bösartiges Wachstum zeigen.

In den Teratomen kommt aufs klarste zum Ausdruck, daß wirklich organartige Fehlbildungen vorliegen, die zum Teil noch den echten Blastomeren zugezählt werden dürfen, aber andererseits fließende Übergänge zu den parasitären Doppelbildungen, den Mißbildungen zeigen.

Die echten Zysten, die durch Retention von Sekreten, durch Flüssigkeitsansammlung in Hohlorganen, durch Verflüssigung toter Gewebsbezirke entstehen, dürfen hier ebensowenig Gegenstand der Besprechung sein, wie die geschwulstförmigen Hyperplasien der Gewebe.

Zusammenstellung einiger 1. umfassender Werke und Abhandlungen über Geschwülste, 2. Lehrbücher, 3. Mikroskopische Technik.

1.

M. Borst, Die Lehre von den Geschwülsten. Wiesbaden 1902.
v. Hansemann, Atlas der bösartigen Geschwülste. Berlin 1910.
Henke, Mikroskopische Geschwulstdiagnostik. Jena 1904.
H. Ribbert, Geschwulstlehre für Ärzte und Studierende. Bonn 1904.
M. Wilms, Die Mischgeschwülste. Leipzig 1899.
M. B. Schmidt, Die Verbreitungswege der Karzinome und die Beziehung generalisierter Sarkome zu den leukämischen Neubildungen. Jena 1903.
Apolant, Ehrlich, Lubarsch, Referate über die Genese des Karzinoms. Verhandlungen der deutschen pathologischen Gesellschaft in Kiel. Jena 1908.
M. Askanazy, Die Teratome nach ihrem Bau, ihrem Verlauf, ihrer Genese im Vergleich zu dem experimentellen Teratoid. Verhandlungen der deutschen pathologischen Gesellschaft in Dresden. Jena 1908.
M. Borst, Die Teratome und ihre Stellung zu anderen Geschwulstarten. Ebenda. Jena 1908.

2. Lehrbücher.

L. Aschoff, Pathologische Anatomie. Ein Lehrbuch für Studierende und Ärzte. Jena 1913.
E. Kaufmann, Lehrbuch der speziellen pathologischen Anatomie. Berlin 1911.
J. Orth, Pathologisch-anatomische Diagnostik. Berlin 1900.
H. Ribbert, Lehrbuch der allgemeinen Pathologie. Leipzig 1901.
H. Schmaus u. G. Herxheimer, Grundriß der pathologischen Anatomie. Wiesbaden 1910.
E. Schwalbe, Lehrbuch der allgemeinen Pathologie. Stuttgart 1912.
E. Ziegler, Lebruch der allgemeinen Pathologie und pathologischen Anatomie. Jena 1905.
Aschoff-Gaylord, Kursus der pathologischen Histologie. Wiesbaden 1900.

3. Mikroskopische Technik.

G. Herxheimer, Technik der pathologisch-histologischen Untersuchung. Wiesbaden 1912.
v. Kahlden u. v. Gierke, Technik der histologischen Untersuchung pathologisch-anatomischer Präparate. Jena 1904.
G. Schmorl, Die pathologisch-histologischen Untersuchungsmethoden. Leipzig 1912.

Ärztliche Standesrechte und Standespflichten.

Von Sanitätsrat Dr. E. Sardemann,
Arzt in Marburg.

Die Rechte und Pflichten, auch Sitten des ärztlichen Standes erschöpfend zu behandeln oder systematisch darzustellen, liegt nicht in unserer Absicht und würde den hier gezogenen Rahmen weit überschreiten. Die Erfahrung hat aber gelehrt, daß das Maß der Kenntnisse dieser Dinge, mit dem die jungen Ärzte in die Praxis eintreten, oft recht bescheiden ist. Viele von ihnen verfehlen gegen Gesetz und Standesordnung nicht aus bösem Willen, sondern weil sie die Klippe gar nicht ahnen, auf der sie auflaufen. Da aber auch hier der Rechtsgrundsatz: error juris nocet seine Gültigkeit hat, mag es nicht unnützlich sein, die Aufmerksamkeit des Arztes auf einige Hauptpunkte zu lenken und ihm wenigstens einigen Anhalt für korrektes Handeln zu geben. Dinge, deren Strafbarkeit selbstverständlich ist, wie schwere sittliche Verfehlungen, Verbrechen etc. werden übergangen werden. Wer einen auf alle Fragen antwortenden Kodex des Ärzterechtes wünscht, dem sei Flügge, „Das Recht des Arztes" und vor allem das „Deutsche Ärzterecht" von Joachim und Korn empfohlen. Erschöpfende Auskunft über maßgebende Auslegung ehrengerichtlicher Fragen geben die im Verlage von R. Schoetz in Berlin erschienenen „Entscheidungen des preußischen Ehrengerichtshofes für Ärzte". Die genannten Werke sind von uns vielfach zu Rate gezogen. Wenn unsere Darstellung sich im wesentlichen auf preußische Verhältnisse beschränkt, ist das kein wesentlicher Fehler, weil die grundsätzlichen Dinge überall gleich sind und die gegebenen Hinweise genügen, für einzelne Fragen in den landesgesetzlichen Bestimmungen Aufklärung zu suchen.

Eine weitere Absicht dieser Darstellung ist, zu zeigen, daß Ärzterecht und namentlich auch Standessitte kein Sonderrecht sind, das ganz außerhalb der allgemeinen Rechtsauffassung und Rechtsnormen steht, daß sie vielmehr aus diesen hervorgehen oder doch durch sie stark beeinflußt sind. So lassen sich z. B. die Bestimmungen der Standesordnung über die Übernahme der Patienten anderer Ärzte im Hause des Kranken und im Hause des Arztes, aus den einschlägigen Paragraphen des B.G.B. über den Dienstvertrag herleiten. Ähnliches gilt von der Standesanschauung, daß dem Arzte nicht alle Gepflogenheiten des Gewerbetreibenden oder Kaufmannes gestattet sind. Sie steht im vollen Einklang mit der Gesetzesbestimmung, daß die Gewerbeordnung nur teilweise Anwendung auf die ihr unterstellten Ärzte findet. So wird der aufmerksame Leser noch viele innere Zusammenhänge zwischen Gesetz und Standessitte finden, auch wenn nicht jedesmal ausdrücklich darauf aufmerksam gemacht wird. Allerdings wird er gelegentlich sich auch des Eindruckes nicht erwehren können, daß das starre Festhalten an Normen des allgemeinen Rechtes die Spruchtätigkeit der ärztlichen Ehrengerichtsbarkeit in einen gewissen Widerspruch mit dem Gefühl für ärztliche Kollegialität zu setzen scheint.

Die rechtliche Stellung des Arztes ist durch die Gewerbeordnung (G.O.) geregelt worden. Dadurch ist die Ausübung der Heilkunde aber keineswegs zu einem Gewerbe, wie das Handwerk oder das Handelsgeschäft geworden, sondern nach wie vor die Betätigung einer auf wissenschaftlicher Vor- und Weiterbildung sich gründenden freien Kunst geblieben. Ihr Charakter wird auch durch die Tatsache nicht geändert, daß die Berufstätigkeit gegen Bezahlung geübt wird und daß dieses Entgelt die Basis der wirtschaftlichen Existenz des Arztes ist. Schon längst hat sich die Anschauung Bahn gebrochen, daß ,,auch die höchste geistige Arbeit ohne Abbruch ihrer Würde ihren materiellen Lohn finden darf und soll". Wenn aber der ärztliche Beruf kein Gewerbe ist und dazu nicht degradiert werden darf, weil ,,das sittliche Bewußtsein aller Volkskreise gegen eine Ausnutzung des ärztlichen Berufs, wie einer Gelderwerbsquelle, feinfühlig und lebhaft reagiert als gegen einen Mißbrauch einer öffentlichen und mit Pflichten verbundenen Stellung", muß der Arzt in vorsichtigster Weise jede ,,zu starke Betonung und Hervorhebung des gewerblichen Momentes" vermeiden: ,,Maßnahmen, welche erlaubte und gewöhnliche Geschäfte eines gewerblichen Unternehmens sind", werden daher mit Fug und Recht beim Arzte von seinem Ehrengericht als Verletzung der Berufspflicht gerügt und bestraft. Solche Dinge sind z. B. Reklame jeder Art, wie zu häufiges Annoncieren, Ankündigungen in auffallender Form, Anpreisung besonderer, nur dem betreffenden Arzt bekannter Heilmethoden, Angebot eines Preisnachlasses für sofortige Bezahlung, Feilschen um das Honorar etwa für eine Operation, Unterbietung, Anbieten von Besuchen oder ärztlicher Hilfe ohne Aufforderung, Abhaltung von Sprechstunden an Orten, an denen andere Ärzte ansässig sind und ähnliches mehr. Auch die Rechtsprechung des Reichsgerichts (R.G.) hat sich diese Auffassung zu eigen gemacht und manches als gegen die guten Sitten verstoßend verurteilt, wie Konkurrenzklausel zwischen Ärzten, Verkauf der ärztlichen Praxis.

Dieser Sonderstellung unseres Berufes wird auch die G.O. soweit gerecht, daß sie bestimmt: ,,Auf die Ausübung der Heilkunde findet das gegenwärtige Gesetz nur insoweit Anwendung, als dasselbe ausdrücklich Bestimmungen darüber enthält." Dieser Bestimmungen sind nicht allzuviele. Die wichtigsten beziehen sich auf die Notwendigkeit der Approbation und das damit verbundene Recht der Freizügigkeit, d. h. sich an jedem Orte des Reichs zur Ausübung der Praxis niederzulassen, die Entziehung der Approbation, die Aufhebung des Kurierzwanges und das Verbot arztähnlicher Titel für nicht approbierte Personen. Im übrigen lag es nicht in der Absicht des Gesetzgebers, in die landesgesetzlichen Bestimmungen über die Pflichten des Arztes weiter einzugreifen als absolut notwendig war, um diesen grundlegenden Dingen allgemeinen Eingang zu sichern. Dieser Verzicht auf ein weiteres

Eingreifen in die Landesgesetzgebung ermöglichte es z. B. einzelnen Staaten, eigene ärztliche Ehrengerichte einzusetzen.

Bevor wir auf die Einzelheiten eingehen, lohnt es sich wohl, daran zu erinnern, wie denn der Arzt in die G.O. hereingekommen ist, die, ein Werk des Norddeutschen Bundes, aus dem Jahre 1869 stammt und vom Reich übernommen wurde. Früher bestand in Preußen ein Zwang zur ärztlichen Hilfeleistung unter Strafandrohung durch das Strafgesetzbuch und fehlte den Ärzten das Recht der Freizügigkeit. Für die Beseitigung des Kurierzwanges und die Erlangung der Freizügigkeit war namentlich die Berliner Ärzteschaft bereit, das ärztliche Privilegium der Krankenbehandlung zu opfern, und um die Erfüllung ihrer Wünsche erreichen zu können, petitionierte man um die Einordnung in die G.O. Die Regierung widersetzte sich diesen Wünschen nicht und nahm das angebotene Opfer der Kurierfreiheit an, trotzdem sie selbst gar kein Interesse an ihr hatte. Unsere damaligen Kollegen glaubten des ärztlichen Privilegiums entbehren zu können, weil man schon damals das deutsche Volk für gebildet genug hielt, um selbst zu prüfen, wem es sein Vertrauen bei Heilung von Krankheiten schenken solle. Die spätere Entwicklung hat gelehrt, daß man mit den ärztlichen Privilegien das Recht der Erstgeburt um ein Linsengericht verkauft hat. Zunächst aber ergab sich, daß der anscheinend so hohe Kulturstand unseres Volkes und der großartige Fortschritt und die Verbreitung naturwissenschaftlicher Erkenntnis die unaufhaltsame Zunahme des Kurpfuschertums nicht einmal in ihren geradezu blödsinnigen Auswüchsen zu hemmen vermochte. Der Ärzteschaft sind daraus sicherlich nicht unerhebliche wirtschaftliche Einbußen, dem Volkswohl und dem Nationalvermögen aber ganz ungeheure Verluste entstanden. Und wenn uns Ärzten, als Hütern der Volksgesundheit, der letztere Umstand die Aufgabe auferlegt, die Kurpfuscherei als einen der größten Krebsschäden der Volksgesundheit zu bekämpfen, so wird uns die Erfüllung dieser Pflicht dadurch ungeheuer erschwert, daß für viele diese „Sorge hier doch einen stark privatwirtschaftlichen Hintergrund hat". Der Wunsch, diesem Verdacht nicht ausgesetzt zu sein, erklärt die Lässigkeit weiter Ärztekreise in der Bekämpfung des Kurpfuschertums.

Wir erlangten also durch die Einfügung in die G.O. die Aufhebung des Kurierzwanges und das Recht der Freizügigkeit. Was hilft uns aber das Recht, uns überall im Deutschen Reiche zur Ausübung der ärztlichen Praxis niederlassen zu dürfen, wenn durch die Überfüllung des Berufes, die Ausdehnung der Krankenversicherung bei gleichzeitiger Monopolisierung der Kassenarztstellen in wenigen Händen, die Reservierung vieler sozialärztlicher Verrichtungen für bestimmte Ärzte etc. die Möglichkeit, eine standesgemäße Existenz zu gründen allüberall beschnitten ist! Noch hält der preußische Ehrengerichtshof (E.G.H.) an der absoluten Unantastbarkeit des Rechtes der Freizügigkeit fest, aber auch er wird auf die Dauer sich dem Gedanken nicht verschließen können, daß er „dem Widerspruch zwischen der Absolutheit des Gesetzes und der Relativität der Sittennormen" auch in dieser Standesfrage Rechnung zu tragen hat und die „Art und Weise" bei der Niederlassung prüfen muß; eine Erkenntnis, die bereits bei der höchsten ehrengerichtlichen Instanz eines anderen Bundesstaates sich durchgerungen hat. Wer sich an einem Orte niederläßt trotz voller und klarer Erkenntnis, daß er dadurch einen Kollegen wirtschaftlich ruiniert, beweist damit, daß er frei von aller altruistischen Hemmung sich den Gedanken der erlaubten schrankenlosen Konkurrenzfreiheit zu eigen gemacht hat, der im geschäftlichen Leben wohl zulässig sein mag, aber mit der ärztlichen Standesanschauung wegen seiner „zu starken Betonung des gewerblichen Momentes" unvereinbar bleibt.

Auch die Beseitigung des Kurierzwanges war das dafür gebrachte Opfer nicht wert; die Macht der Verhältnisse hat ihn uns doch wieder gebracht in Form der privatrechtlichen Bindung. Daß der Arzt wie jeder andere Staatsbürger bei Unglücksfällen oder gemeiner Not polizeilicher Aufforderung zur Hilfe nachkommen muß, wenn er das ohne eigene Gefahr zu tun vermag, ist selbstverständlich. In Fällen dringender Lebensgefahr die ärztliche Hilfe nicht zu verweigern, ist eine Standespflicht, deren Verletzung ehrengerichtlich bestraft wird. Dringende Lebensgefahr ist aber ein ziemlich eng begrenzter Begriff; wann sie vorliegt, muß nach dem jeweiligen Tatbestande beurteilt werden. So hat der E.G.H. z. B. entschieden, daß „eine Entbindung an sich noch keine dringende Lebensgefahr involviere", und daß auch „ein schwerer Knochenbruch keiner besonders eiligen Behandlung zu bedürfen braucht, weil er ohne das lebensgefährlich werden könnte". Immerhin wird der Arzt gut tun, sich die vorliegenden Umstände genau klar zu machen, bevor er sich zur Ablehnung der geforderten Hilfeleistung entschließt. Von diesen wenigen Fällen abgesehen hat der Arzt wenigstens theoretisch die freie Entschließung, ob er eine Behandlung übernehmen oder ablehnen will. In praxi ist für ihn der Behandlungszwang da, sobald er sich verträglich zu ärztlichem Dienst verpflichtete. Nun hat die Krankenversicherung durch die Reichsversicherungsordnung (R.V.O.) eine solche Ausdehnung erfahren, daß für die Privatpraxis nur wenige Millionen in Deutschland übrig bleiben. „Bald wird der ärztliche Stand fast ausschließlich von den Kassen getragen sein." Dann ist es so gut wie keinem Arzt mehr möglich, sich von der Kassenpraxis fern zu halten; da sich dabei aber der Arzt vertraglich zur Behandlung der Kassenmitglieder verpflichten muß, ist mit diesem Moment der allgemeine Kurierzwang allerdings in anderer, aber vielleicht schlimmerer Form als früher wieder da, für dessen Aufhebung wir das Privileg der Krankenbehandlung aufgaben.

Das Recht, Kranke zu behandeln, wird also durch die Approbation nicht erworben, das kann von jedem ohne Befähigungsnachweis ausgeübt werden, dagegen ist das Recht, den Arzttitel zu führen, an die Erwerbung der deutschen Approbation gebunden, auch die im Ausland erworbene Approbation berechtigt nicht zur Titelführung bei uns. Wie und unter welchen Vorbedingungen die ärztliche Approbation erworben wird, kann hier als bekannt vorausgesetzt werden. Die Approbation wird auf Lebenszeit verliehen und kann höchstens auf Zeit, wenn und solange dem Inhaber die bürgerlichen Ehrenrechte durch rechtskräftiges Urteil aberkannt sind, entzogen werden. Durch das Ehrengericht kann die Approbation nicht abgesprochen werden. Auch wenn der Arzt seinen Titel nicht führt und alle ärztlichen Dienste ablehnt, behält er seinen Charakter als Arzt; eine Verzichterklärung auf die Approbation ist wirkungslos. Wenn aber auf die Approbation nicht verzichtet werden kann und der Arzt immer Arzt bleibt, auch ohne daß er sich als solchen bezeichnet, ist es mindestens zweifelhaft, ob er jemals von der Zuständigkeit unter das staatliche ärztliche Ehrengericht befreit werden kann. Von der Beitragspflicht zur Kasse der Ärztekammer sind allerdings in Preußen alle Ärzte zu befreien, „welche weder eine ärztliche Praxis, noch eine andere auf der ärztlichen Wissenschaft beruhende gewinnbringende Tätigkeit ausüben".

Der Arzt kann sich an jedem Orte des Reiches niederlassen, aber auch, im Gegensatz zum nichtapprobierten gewerbsmäßigen Krankenbehandler, die Heilkunde im Umherziehen ausüben. Die Niederlassung muß je nach den Vorschriften des betreffenden Bundesstaates, in Preußen z. B. beim Kreisarzt, in anderen Staaten auch wohl bei der Ortspolizeibehörde oder beim Medizinalamt angemeldet werden. Ebenso ist der Wechsel des Wohnortes, gelegentlich sogar der Wohnung meldepflichtig; die Unterlassung der Vorschrift ist mit Strafe bedroht. Bei der Meldung muß die Approbation, das Doktordiplom, Titelverleihung etc. vorgewiesen werden. Die bei dieser Gelegenheit an ihn gerichteten Fragen des beamteten Arztes soll der Kollege nicht als neugieriges Eindringen in persönliche Verhältnisse auffassen: der beamtete Arzt fragt nur das, was er zur Ausfüllung der amtlichen Listen notwendigerweise braucht. Dieser Gelegenheit zur persönlichen Zusammenkunft mit dem Kreisarzt soll der sich Niederlassende nicht durch schriftliche Anmeldung aus dem Wege gehen, sondern sie suchen und sie benutzen, um sich über den Umfang der Anzeigepflicht bei ansteckenden Krankheiten zu unterrichten. Das ist nämlich eine ganz komplizierte Sache. Der Arzt hat vor allen anderen Personen die Pflicht, ansteckende Krankheiten der Behörde anzuzeigen. Da haben wir zuerst das Reichsgesetz betreffend die Bekämpfung der „gemeingefährlichen" Krankheiten. Danach ist jede Erkrankung und jeder Todesfall von Aussatz, Cholera, Fleckfieber, Gelbfieber, Pest und Pocken sowie jeder auf eine dieser Krankheiten verdächtige Fall der Polizeibehörde unverzüglich, d. h. binnen 24 Stunden, anzuzeigen; dies kann natürlich schriftlich geschehen. Die Bekämpfung aller übrigen ansteckenden Krankheiten ist der bundesstaatlichen Gesetzgebung vorbehalten. Dementsprechend haben wir z. B. in Preußen das Gesetz betreffend die Bekämpfung der „übertragbaren" Krankheiten, nach dem jede Erkrankung und jeder Todesfall, vom Verdacht ist bezüglich der Anzeigepflicht in dem Gesetz nicht die Rede, an Diphtherie, übertragbarer Genickstarre, Kindbettfieber, Körnerkrankheit, Rückfallfieber, übertragbarer Ruhr, Scharlach, Typhus, Milzbrand, Rotz, Tollwut (sowie Bißverletzungen durch tolle oder der Tollwut verdächtige Tiere), Fleisch-, Fisch- und Wurstvergiftung, Trichinose, ebenfalls jeder Todesfall an Lungen- und Kehlkopftuberkulose binnen 24 Stunden anzuzeigen ist. Da nun außerdem noch andere ansteckende Krankheiten vorübergehend oder für einzelne Bezirke durch Ministerialverfügung, in einzelnen Staaten sogar durch Polizeiverordnungen anzeigepflichtig gemacht werden können, kommt es vor, daß man in dem einen Kreis Krankheiten melden muß, die im Nachbarkreis nicht anzeigepflichtig sind. Diese Spezialverordnungen erfährt man beim Kreisarzt. Über Isolierung, Desinfektion etc. bestehen natürlich ebenfalls Anweisungen, mit denen der Arzt vertraut sein muß, ebenso über die Feststellung der Krankheitsfälle durch den beamteten Arzt. Bei den „gemeingefährlichen" Krankheiten hat er immer das Recht des Zutritts zu dem Kranken, bei den „übertragbaren" in Preußen nur dann, wenn der behandelnde Arzt erklärt, daß von seinem Zutritt eine Gefährdung der Gesundheit oder des Lebens des Patienten nicht zu befürchten steht. Die Verhütung der Verbreitung solcher Krankheiten ist eine der wichtigsten ärztlichen Pflichten und deshalb soll der behandelnde Arzt sehr gewissenhaft erwägen, ob mit dem Besuch durch den beamteten Arzt wirklich eine Gefahr für den Kranken verbunden ist. Bei Diphtherie, Körnerkrankheit und Scharlach soll die Ortspolizeibehörde nur die ersten Fälle ärztlich (also nicht notwendigerweise kreisärztlich) feststellen lassen, und dies auch nur dann, wenn sie nicht durch einen Arzt angezeigt sind. Für die Verhütung der Weiterverbreitung der ansteckenden Krankheiten durch die Schulen bestehen wohl überall besondere Vorschriften, die der Arzt kennen muß, auf die wir aber im einzelnen hier nicht eingehen können, doch wollen wir der praktischen Bedeutung halber eine preußische Vorschrift besonders hervorheben. Wenn in einem Pensionat oder in einem ähnlichen Institut ein Fall einer ansteckenden Krankheit vorkommt, pflegen meist die Eltern der anderen Kinder dringend deren Heimsendung zu fordern. Das ist nach dem Gesetze nicht ohne weiteres erlaubt. Beim Ausbruch ansteckender Krankheiten in Pensionaten, Konvikten etc. sind die Erkrankten sofort mit besonderer Sorgfalt zu isolieren, am besten in ein Krankenhaus zu überführen. Wegen der Gefahr der Verbreitung in andere Gegenden sollen diese Anstalten aber nur im äußersten Notfalle geschlossen werden und einzelne Zöglinge dürfen nur dann entlassen werden, wenn sie nach ärztlichem Gutachten gesund und in ihren Absonderungen die Krankheitserreger nicht nachgewiesen sind. Bei Masernerkrankungen sind die gesunden Geschwister nicht mehr vom Schulbesuch ausgeschlossen. Der Arzt, der bei Infektionskrankheiten versäumt, die Umgebung des Patienten genügend auf die Gefahr der Ansteckung aufmerksam zu machen, setzt sich der Gefahr ehrengerichtlicher Bestrafung aus. Das gleiche kann ihm widerfahren, wenn die Desinfektion zwar nach seiner Anschauung sachgemäß, aber doch nicht den sanitätspolizeilichen Vorschriften entsprechend ausgeführt wurde und er nun bescheinigt, daß die Desinfektion nach den ,,landesgesetzlichen Vorschriften" besorgt wurde.

Eine weitere Anzeigepflicht für den Arzt schreibt das Personenstandsgesetz bei Geburten vor. Zur Anzeige einer Geburt sind verpflichtet: 1. der eheliche Vater; 2. die bei der Niederkunft zugegen gewesene Hebamme; 3. der dabei zugegen gewesene Arzt. Die Verpflichtung für den Arzt tritt aber erst dann ein, wenn die vorher genannten Verpflichteten nicht vorhanden sind oder an der Erstattung der Anzeige verhindert waren. Die Anzeige muß innerhalb einer Woche geschehen.

Ein ausschließliches, durch die Approbation erworbenes Recht des Arztes ist es, seitens des Staates oder einer Gemeinde als Arzt anerkannt oder mit ärztlichen Funktionen betraut zu werden. Das bedeutet, daß alle Korporationen des öffentlichen Rechts und ihre Organe, z. B. auch die Krankenkassen überall da, wo in Gesetzes- und Verwaltungsbestimmungen von ärztlichen Funktionen die Rede ist, diese nur Approbierten übertragen dürfen. Wer nun mit irgendeiner amtlichen Funktion betraut ist, darf nicht meinen, daß er dadurch etwa schon Beamter oder beamteter Arzt geworden ist und dessen eximierte Stellung einnimmt. Beamter ist er nur, wenn er vom Reich, einem Bundesstaat, Gemeinde-, Kreis- oder Kommunalverband oder einer ähnlichen unter Aufsicht und Kontrolle des Staates stehenden Korporation als solcher wirklich angestellt und nicht bloß auf Grund eines privatrechtlichen Vertrages für den Staat oder einen der genannten Verbände tätig ist, wobei es ganz gleichgültig bleibt, ob der Vertrag mit ihm vom Minister oder einem Dorfschulzen abgeschlossen wurde.

Als weitere aus der **Approbation** sich **herleitende Rechte** sind anzuführen, daß **Impfungen** nur von Ärzten ausgeführt werden dürfen, **Auswandererschiffe** von approbierten Schiffsärzten begleitet werden müssen und daß gewisse **starkwirkende Arzneien** nur auf Rezept eines Arztes dispensiert werden dürfen. Das Amt des **Trichinenschauers** kann der Arzt ohne Prüfung übernehmen. Von Interesse für den Arzt ist zu wissen, daß er im Frieden sowohl wie im Krieg von der Stellung von **Vorspann** und Verabreichung von Fouragebeständen **befreit** ist, soweit Pferde, Fuhrwerk, also auch Auto und Bestand der Fourage (Benzin) zur Ausübung des Berufes erforderlich sind. Der zum **Zweikampf** zugezogene Arzt bleibt straflos. Der **Pfändung** sind nicht unterworfen die zur Ausübung des Berufes erforderlichen Gegenstände, z. B. Instrumente, eine Uhr, anständige Einrichtung des Sprechzimmers, sowie anständige Kleidung; ebensowenig besteht für diese Gegenstände ein **Pfand**- oder **Zurückbehaltungsrecht** des Vermieters. **Bevorrechtigt sind in der Konkursordnung** die ärztlichen Forderungen an Kur- und Pflegekosten aus dem letzten Jahre. Die Ärzte haben das Recht, das **Amt eines Geschworenen** oder **Schöffen abzulehnen**. In Preußen (Hessen-Nassau ohne Frankfurt ausgenommen), dürfen sie auch **städtische Ehrenämter ablehnen**, während das in Landgemeinden nicht so ohne weiteres der Fall ist. Von der Verpflichtung zum **Feuerwehrdienst** ist der Arzt befreit.

Von der allergrößten Bedeutung für den Arzt ist das **Recht der Zeugnisverweigerung** im Zivilprozeß-, Strafprozeß- und Militärgerichtsverfahren. Nach der Z.P.O. sind zur Verweigerung des Zeugnisses berechtigt: Personen, welchen kraft ihres Amtes, Standes oder Gewerbes Tatsachen anvertraut sind, deren Geheimhaltung durch die Natur derselben oder durch gesetzliche Vorschrift geboten ist, in Betreff der Tatsachen, auf welche sich die Verpflichtung zur Verschwiegenheit beziehen, nach der St.P.O.: Ärzte in Ansehung desjenigen, was ihnen bei **Ausübung** ihres Berufes anvertraut ist. Das Recht der Zeugnisverweigerung besteht nicht mehr, wenn der Arzt von der Verpflichtung zur Verschwiegenheit entbunden ist. Die Bestimmung der St.P.O. findet sich fast wörtlich so auch in der Militärstrafgerichtsordnung.

Dem Recht der Zeugnisverweigerung steht die **Pflicht zur Verschwiegenheit** gegenüber. Nach § 300 d. St.G.B. werden Ärzte, wenn sie unbefugt Privatgeheimnisse offenbaren, die ihnen kraft ihres Standes anvertraut sind, mit Geldstrafe bis 1500 Mk. oder mit Gefängnisstrafe bis zu 3 Monaten bestraft. Die Verfolgung tritt nur auf Antrag ein. Unbefugt darf der Arzt Geheimnisse, die ihm kraft seines Standes anvertraut sind, auch als **Zeuge im Prozeß nicht offenbaren**. Die Tatsache, daß er als Zeuge vernommen wird, befugt ihn an sich noch nicht zur Aussage: ,,Nach alledem läßt sich aus der allgemeinen Zeugnispflicht zur Aussage also eine Befreiung von der Rechtspflicht des Schweigens nicht ableiten, mag der Zeuge sich auf § 54 St.G.B. oder eine andere ihn zur Zeugnisverweigerung berechtigende prozessuale Bestimmung berufen können oder nicht." Befugt ist natürlich, wer durch den Beteiligten von der Schweigepflicht **entbunden** ist. Befugnis muß auch vorausgesetzt werden, wenn sich jemand im Auftrage eines Dritten von einem Arzt hat untersuchen oder behandeln lassen, z. B. ein Dienstmädchen, das von seiner Herrschaft geschickt wird, der Antragsteller bei einer Lebensversicherung oder der Verletzte, der bei einer privaten Unfallversicherungsgesellschaft versichert ist. Denn nach dem B.G.B. ist der Beauftragte verpflichtet, dem Auftraggeber die erforderlichen Nachrichten zu geben. Befugt handelt auch der Arzt, wenn er einer vom Gesetz ihm auferlegten Anzeigepflicht nachkommt, z. B. bei übertragbaren Krankheiten, oder wenn er von dem Vorhaben gewisser Verbrechen, wie Hochverrat, Mord, Raub oder gemeingefährlicher Verbrechen glaubhafte Kenntnis bekommt; die Wissenschaft geschehener Verbrechen aber fällt unter die Schweigepflicht. Natürlich kann er aussagen über offenkundige Tatsachen, denn nur die Offenbarung von Geheimnissen ist dem Arzt verboten. Aber in dieser Beziehung ist große Vorsicht am Platze. Gar manches kann scheinbar so offenkundig sein, daß es die Spatzen von den Dächern pfeifen, wird es aber in Wirklichkeit erst durch die ärztliche Feststellung, wie z. B. die körperliche Mißhandlung einer Ehefrau durch ihren Mann. Auch über den Umfang des Anvertrauten muß man sich klar werden. Anvertraut ist alles, was der Arzt kraft seines Standes von und über den Patienten erfährt, einerlei, ob es ihm nun vom Kranken selbst oder von jemand aus dessen Umgebung: Angehörige, Dienerschaft, Pfleger etc. mitgeteilt wird, oder ob er die Kenntnis durch die Untersuchung oder Behandlung oder sonstwie gewinnt, ob es sich um rein medizinische Dinge oder um Familien-Vermögensverhältnisse oder ähnliche Dinge handelt. Es handelt sich hier also, wie man sieht, um so schwierig zu entscheidende Fragen, daß der Arzt zweckmäßigerweise bei ihm anvertrauten Tatsachen allewege von dem Recht der Zeugnisverweigerung Gebrauch zu machen wenigstens versuchen soll, wenn er nicht ganz ausdrücklich von den Beteiligten von der Pflicht der Verschwiegenheit entbunden wurde. Nach der Z.P.O. kann er schon vor dem Termin schriftlich oder zu Protokoll des Gerichtsschreibers die Zeugnisablegung ablehnen. Im Strafprozeß (dazu gehören auch Privatklagesachen) muß der Arzt als Zeuge im Termin erscheinen. Über die Rechtmäßigkeit der Weigerung entscheidet das verhandelnde Gericht, dessen Beschluß bei dem übergeordneten Gericht angefochten werden kann. Nach endgültigem Bescheid, daß die Weigerung nicht zu Recht besteht, muß der Arzt aussagen.

Wo der Arzt das Recht hat, das Zeugnis zu verweigern, kann er auch die Erstattung eines mündlichen oder schriftlichen Gutachtens ablehnen, im übrigen hat er die Pflicht, als Sachverständiger Gutachten vor Gericht abzugeben, weil er „seine Wissenschaft öffentlich zum Erwerb ausübt" resp. „zu ihrer Ausübung ermächtigt ist". Hingegen ist er nicht gezwungen zur Abgabe schriftlicher Gutachten für Berufsgenossenschaften, staatliche (auch private) Versicherungsanstalten, Krankenkassen etc., wenn er nicht etwa vertraglich sich dazu verpflichtet hat. Will er ablehnen, so muß er das sofort ausdrücklich erklären. Eine Unterlassung in dieser Hinsicht macht ihn ehrengerichtlich strafbar, ebenso wie die Verschleppung übernommener Gutachten. Freilich nützt dem Arzt die theoretische Möglichkeit, seine Abneigung gegen Gutachten so zu betätigen, in vielen Fällen nichts, denn nach der R.V.O. können die Versicherungsämter den Arzt durch das zuständige Amtsgericht vernehmen lassen; auf dessen Ladung muß der Arzt wohl oder übel erscheinen und das verlangte Gutachten zu Protokoll geben. Bei Attesten, die für Militärbehörden bestimmt sind, begnüge man sich mit der einfachen Wiedergabe des Befundes resp. der Krankengeschichte ohne eine Schlußfolgerung, namentlich über die Dienst- oder Übungsfähigkeit, daran zu knüpfen; das ist dem Klienten stets dienlicher.

Wir kehren nunmehr zum Prozeßverfahren zurück. Der Arzt kann als Zeuge, als sachverständiger Zeuge oder als Sachverständiger vernommen werden. Der Unterschied hat eine praktische Bedeutung, weil dem Sachverständigen höhere Gebühren zukommen, als dem (auch dem sachverständigen) Zeugen. Der Zeuge hat einfach wahrgenommene Tatsachen zu bekunden. Manche Wahrnehmungen können aber nur auf Grund besonderer, in unserem Falle ärztlicher Sachkunde gemacht werden, z. B. ob eine Person krank war, wie lange die Krankheit gedauert hat etc. Solange es sich nur um die Wiedergabe wahrgenommener Tatsachen handelt, ist auch der Arzt nur Zeuge ev. sachverständiger Zeuge. Wenn aber von ihm eine Schlußfolgerung, ein Urteil nach den Regeln der medizinischen Wissenschaft durch den Richter gefordert wird, etwa über die noch zweifelhafte Ursache oder voraussichtliche Folgen einer Krankheit, wie drohender Verfall in Siechtum, über Erwerbsunfähigkeit etc., so gibt er ein Gutachten ab und ist als Sachverständiger vernommen. Dann hat er auch ein Recht auf dessen Gebühren und es ist dabei ganz gleichgültig, ob er nur als Zeuge geladen und vereidigt war, oder als Sachverständiger. Es kommt eben auf die Art der Aussage an; darüber bestehen mehrere Reichsgerichtsentscheidungen. Die Gebühren werden nur auf Antrag gezahlt; der Anspruch muß innerhalb dreier Monate erhoben sein, sonst verfällt er.

Nach unseren Erfahrungen unterliegen gerade ärztliche Sachverständige nicht selten der Gefahr, die Grenzen ihrer Aufgabe zu überschreiten und sich dadurch einer Zurückweisung durch den Richter auszusetzen. Die Aufgabe des ärztlichen Sachverständigen ist, dem Richter bei der Feststellung derjenigen Tatsachen, deren Erkenntnis nur durch medizinische Sachkenntnis möglich ist, behilflich zu sein. Dagegen ist die Auslegung von Rechtsbegriffen, auch solcher auf dem medizinischen Gebiet, z. B. der Schwangerschaft, des Unfalls, des Siechtums, der Geistesschwäche etc. und die Subsumtion des Tatbestandes unter die Rechtsbestimmungen nicht seines Amtes. Der ärztliche Sachverständige muß sich also immer vor Augen halten, daß seine Tätigkeit nur der Feststellung von Tatsachen zu dienen hat, ein Beweismittel sein soll, und daß bei dieser Tätigkeit die besonderen Regeln und Kenntnisse der medizinischen Wissenschaft in Anwendung zu bringen sind. Der Arzt als Sachverständiger hat sich ferner bei der Erstattung seines Gutachtens an das zu halten, was der Richter als feststehende Tatsache annimmt, auch wenn ihm selbst das noch nicht erwiesen scheint, denn die Entscheidung darüber liegt allein beim Richter. Besonders scheint es vielen Ärzten gegen den Strich zu gehen, daß der Richter nicht an das ärztliche Gutachten gebunden ist, daß er es seiner Entscheidung zugrunde legen kann, aber nicht muß und es gelegentlich nicht tut. Wem das passiert, der soll daran denken, daß der Richter aus eigener Überzeugung, frei von der Beeinflussung durch irgendwelche menschliche Autorität, zu urteilen hat. Wenn ihn also unser Gutachten aus irgendeinem Grunde nicht zu überzeugen vermochte, so darf er ihm nicht folgen.

An dieser Stelle mag auch ein Wort über **schriftliche ärztliche Zeugnisse und Gutachten** im allgemeinen Platz finden. Daß diese vielfach nach Form und Inhalt zu wünschen übrig, ja sogar ein völliges Verkennen des Wesens eines Gutachtens erkennen ließen, ist die Ursache gewesen, daß die Gutachtertätigkeit bei so vielen öffentlichen Institutionen der Allgemeinheit der Ärzte entzogen und bestimmten Vertrauensärzten übertragen worden ist. Wenn es auch nicht in jedem Falle notwendig ist, sich strikte an die für amtliche Zeugnisse und Gutachten vorgeschriebene Form zu binden, ist es doch zweckmäßig, die hier geforderten Punkte bei Abfassung solcher Schriftstücke wenigstens im Auge zu behalten: **Veranlassung, Zweck, Angabe des Auftraggebers, Ort und Zeit der Untersuchung, Name, Stand und Alter des Untersuchten, Anamnese und objektiver Befund** und die daran sich knüpfende **Schlußfolgerung**. Selbstverständlich wird man bei der Anamnese und dem Befund sich auf die Punkte beschränken, die für den vorliegenden Fall von Bedeutung sind, und nicht eine klinische Krankengeschichte schreiben. Aber man darf auch nicht allzu knapp werden. Wenn z. B. bei einem voraussichtlich entschädigungspflichtigen Unfall eine Kontusion des Thorax entstanden ist, muß man auch einen sorgfältigen Lungenbefund erheben, damit nicht etwa eine ältere Lungenaffektion auf Konto des Unfalls gesetzt werden kann oder etwa ein längst bestehender Plattfuß auf Rechnung einer Malleolenfraktur. Ganz besonders scharf sind namentlich bei der Schlußfolgerung die **Angaben des Untersuchten** oder Dritter von der **eigenen Wahrnehmung zu trennen**. ,,Es ist als ein unerläßliches Erfordernis jedes ärztlichen Attestes anzusehen, daß es inhaltlich erkennen läßt, ob die bescheinigte Tatsache auf eigener Wahrnehmung und Wissenschaft des attestierenden Arztes oder auf der für glaubwürdig gehaltenen Mitteilung des Patienten oder dritter Personen beruht. Verstöße hiergegen unterliegen der ehrengerichtlichen Bestrafung." Urteil des E.G.H. Daß man eine nicht ausgeführte Urinuntersuchung als vorgenommen bescheinigt oder einen Totenschein ausstellt, ohne die Leiche gesehen zu haben, ist selbstverständlich strafbar, aber auch das **Verschweigen** wesentlicher Momente, z. B. einer vorhandenen Gravidität kann unter Umständen geahndet werden. Ehrengerichtlich können und sind Bestrafungen schon bei fahrlässiger Unrichtigkeit der Zeugnisse verhängt worden. Schwerer Strafe unterliegen nach § 278 St.G.B. wider besseres Wissen ausgestellte **Zeugnisse**: ,,Ärzte und approbierte Medizinalpersonen, welche ein unrichtiges Zeugnis über den Gesundheitszustand eines Menschen zum Gebrauche bei einer Behörde oder Versicherungsgesellschaft wider besseres Wissen ausstellen, werden mit Gefängnis von einem Monat bis zu zwei Jahren bestraft." Nebenher kann auch auf Verlust der bürgerlichen Ehrenrechte (Verlust der Approbation!) erkannt werden. Die Unrichtigkeit kann sowohl die angegebene Tatsache, als auch das daran geknüpfte Gutachten betreffen: dahin gehören z. B. Impf- und Impfbefreiungsbescheinigungen. Die **Sprache der Gutachten** soll klar und auch für Laien verständlich sein, daher müssen fremdsprachliche fachtechnische Ausdrücke möglichst vermieden werden. Zur Klarheit gehört auch, daß Jeder, der nach dem Gutachten urteilen soll, sich ein deutliches Bild von den geschilderten Tatsachen machen kann und daß die gutachtliche Äußerung sich in **schlüssiger Form** aus der Anamnese und dem

Befund entwickelt. Der Arzt muß sich immer vor Augen halten, daß nicht er kraft seiner wissenschaftlichen Autorität durch sein Gutachten entscheidet, sondern daß das Gutachten nur ein Hilfsmittel für die Entscheidung derer ist, die nach eigener Überzeugung zu urteilen haben, z. B. der Richter, die Berufsgenossenschaft etc. Diesem Zwecke zu dienen, muß das Gutachten geeignet sein.

Der Arzt hat das Recht, einen Auftrag oder eine Aufforderung zur ärztlichen Hilfeleistung anzunehmen oder abzulehnen. Die Ablehnung muß unverzüglich erklärt werden. Wenn er annimmt, kommt dadurch ein Vertrag und in der Regel ein Dienstvertrag zustande, der ihn verpflichtet, dem Kranken ärztliche Behandlung zu gewähren und ihm das Recht auf eine angemessene Vergütung gibt. Für das Zustandekommen des Vertrags genügt der beiderseitige Wille, auch ohne daß eine schriftliche Vereinbarung oder ausdrückliche mündliche Erklärung dazu notwendig wäre. Auch Hausarzt- und Krankenkassenverträge können stillschweigend abgeschlossen werden.

Zur Gültigkeit eines Vertrages ist es erforderlich, daß die Vertragsparteien geschäftsfähig sind. Geschäftsunfähig sind Kinder unter 7 Jahren. Personen, die sich in einem die freie. Willensbestimmung ausschließenden Zustande krankhafter Störung der Geistestätigkeit befinden, sofern nicht der Zustand-seiner Natur nach ein vorübergehender ist, und wer wegen Geisteskrankheit entmündigt ist. Der Antrag bei einem Vertrag kann von dem Kranken oder von einem von ihm Beauftragten direkt oder aber auch durch schriftliche, telegraphische oder telephonische Bestellung erfolgen. Die Annahme durch den Arzt muß rechtzeitig erfolgen, sei es daß er ausdrücklich die Bestellung annimmt oder den geforderten Besuch innerhalb der Frist, in der ein Besuch erwartet werden kann, ausführt. Wenn der Arzt diese oder die etwa von dem Kranken ausdrücklich ausbedungene Frist nicht einhält, so ist der Kranke an seinen Antrag nicht mehr gebunden und kann sich an einen anderen Arzt wenden, ohne dem Erstgerufenen zum Entgelt verpflichtet zu sein. Wartet aber der Kranke diese Frist und den Besuch des Arztes nicht ab, sondern entfernt sich aus seiner Wohnung, so ist er zur Bezahlung des Besuches verpflichtet, trotzdem es zu einer Beratung oder Behandlung nicht kam. Mit dieser Bestimmung ist nun aber nicht gesagt, daß der Arzt jeder Bestellung sofort Folge leisten muß. Er hat vielen Kranken zu dienen und es bleibt seinem Ermessen überlassen, nach der Wichtigkeit und Dringlichkeit der Besuche deren Reihenfolge festzustellen. Nur in diesem Sinne kann die in vielen alten Kassenverträgen ausgesprochene Verpflichtung, die Kassenpatienten unverzüglich zu besuchen, verstanden werden. Kein Patient hat ein Vorrecht, vor anderen Erkrankten behandelt zu werden, auch Kassenpatienten nicht. Im allgemeinen wird ja der Arzt bereit sein, den Kranken in dessen Wohnung zu behandeln. Dazu ist aber keine zwingende Verpflichtung vorhanden, wenn die Art des Leidens dem Kranken ermöglicht, sich in der Wohnung des Arztes einzufinden. Das ergibt sich aus den Bestimmungen über den Ort der Leistung. Auch das ist von besonderer Bedeutung für die Kassenpraxis.

Ob der Vertrag für den einzelnen Fall oder für längere Dauer abgeschlossen ist, wird sich aus den jedesmalgen Umständen ergeben. Wenn uns ein Patient in der Sprechstunde aufsucht wegen einer einmaligen Ratserteilung oder eines mit dem einen Male erledigten Eingriffes, werden wir daraus nicht schließen dürfen, daß er dadurch einen Vertrag auch über zukünftige Behandlung mit uns abzuschließen gedenkt. Auf diesem rechtlichen Grunde beruht die Bestimmung der Standesordnungen, daß wir für die Beratung in der Sprechstunde in der Annahme von Patienten nicht beschränkt sind. Anders urteilt die Standessitte dann, wenn Kranke in ihrem Hause behandelt werden und damit die Voraussetzung gegeben erscheint, daß der Vertrag zum mindesten für die Dauer der betreffenden Krankheit geschlossen ist. Dann verbietet Standesordnung und bestraft das Ehrengericht die Übernahme eines in Behandlung befindlichen Kranken, wenn der Patient den bestehenden Vertrag nicht gekündigt hat, d. h. wenn dem früheren Arzt nicht mitgeteilt ist, daß auf seine ferneren Dienste Verzicht geleistet wird. Damit diese Bedingung sicher erfüllt wird, legt die Standesordnung die Verantwortlichkeit für diese Benachrichtigung dem Arzt, der nunmehr die Behandlung übernimmt, auf. Ganz logisch ist diese Bestimmung nicht, weil nur der Kranke den Vertrag kündigen kann und der neue Arzt kein sicheres Mittel hat, sich über die wirklich erfolgte Aufsage zu vergewissern. Dasselbe was von dem Verhalten gegenüber dem behandelnden Arzt in einem einzelnen Krankheitsfalle gesagt wurde, gilt im gleichen Sinne auch dem Hausarzte gegenüber. Wie man sich zu verhalten hat in den Fällen, in denen eine plötzliche Verschlimmerung der Krankheit dazu zwingt, einen anderen Arzt herbeizurufen, weil der behandelnde Arzt nicht zu erreichen ist, sowie bei Vertretungen im Sonntagsdienst, bei Konsilien etc. darüber gibt die Standesordnung genaue Vorschriften; sie wird an späterer Stelle abgedruckt werden.

Jeder Vertrag kann entweder durch beiderseitigen Willen oder einseitig durch Kündigung aufgehoben werden. Das Verhältnis zwischen Arzt und Patienten beruht auf gegenseitigem Vertrauen, nicht bloß dem Vertrauen des Kranken zum Arzte, sondern auch auf dem des Arztes zum Patienten, daß dieser durch sein Verhalten den Erfolg der Tätigkeit des Arztes unterstützt oder wenigstens nicht hemmt. Fehlt oder verliert sich das Vertrauen auf der einen oder anderen Seite, so wird es öfters erwünscht sein, das Verhältnis sofort lösen zu können. Nach den Bestimmungen über den Dienstvertrag darf der Kranke das bei einem wichtigen Grunde; der Verlust des Vertrauens ist aber für den Kranken zweifelsohne ein wichtiger Grund. Der Arzt aber kann auch ohne wichtigen Grund sofort zurücktreten, weil er „höhere Dienste leistet, die auf Grund besonderen Vertrauens übertragen zu werden pflegen, vorausgesetzt, daß er nicht in einem dauernden Dienstverhältnisse mit festen Bezügen steht". Dann kann er nur in der Art kündigen, daß der Kranke sich die ärztlichen Dienste anderweit beschaffen kann. Aber auch unter den letzteren Umständen kann er sofort zurücktreten, wenn ein wichtiger Grund vorliegt. Ein solcher wichtiger Grund wird z. B. in der Beleidigung des Arztes durch den Patienten zu finden sein. Die Bestimmung, daß der Arzt von der Behandlung nur dann sofort zurücktreten kann, wenn für den Kranken anderweitige ärztliche Hilfe rechtzeitig beschafft werden kann, macht unter Umständen Gefälligkeitshandlungen für den Arzt verhängnisvoll. Ein Arzt fuhr zu einem immerhin dringlichen, aber nicht lebensgefährlichen Fall über Land und wurde unterwegs angehalten mit der Bitte, einer Kreißenden bei einer Nachgeburtsblutung beizustehen. Er tut das, bringt die Blutung zum Stehen und verläßt trotz der Bitten der Angehörigen nun die Patientin, um der ersten Bestellung nachzukommen. Bevor ein anderer Arzt zur Stelle geholt werden konnte, wiederholt sich die Blutung, der die Kranke erliegt. Der Arzt wurde zu Schadensersatz verurteilt und obendrein noch ehrengerichtlich bestraft. In ähnlicher Weise wurde ein Landarzt bestraft, der ohne einen Vertreter bekommen zu haben, eine lange geplante Reise antrat und einen Schwerkranken ohne rechtzeitig zu erlangende andere ärztliche Hilfe zurückließ.

Verträge über ärztliche Behandlung können auch zwischen Arzt und einem Dritten geschlossen werden. Das ist regelmäßig so bei den Krankenkassenverträgen, bei denen der Arzt sich dem Kassenvorstand gegenüber zur Behandlung der Kassenmitglieder verpflichtet. Die Konsequenzen aus diesem Verhältnis muß man sich klar machen. Es entstehen dabei dreierlei Rechtsverhältnisse, und zwar zwischen der Kasse und ihren Mitgliedern, zwischen Kasse und Arzt und zwischen Arzt und Kassenmitglied. Für uns haben nur die beiden letzten Interesse. Der Kasse gegenüber verpflichtet sich der Arzt zur ärztlichen Behandlung aller Kassenmitglieder, falls der Vertrag nicht besondere Einschränkungen, die sich aber meist nur auf die Entfernung zwischen Wohnung des Arztes und des Kassenmitgliedes beziehen werden, vorsieht. Damit hat er sich des Rechtes begeben, einzelne Kassenmitglieder, die er vielleicht als Privatpatienten nie in Behandlung nehmen würde, abzuweisen, ja es mag sogar sehr zweifelhaft sein, ob er einem direkt flegelhaft sich benehmenden Kassenpatienten die Weiterbehandlung verweigern kann, was jedem Privatpatienten in jedem Stadium der Behandlung gegenüber unter solchen Umständen möglich und erlaubt ist.

Der Kassenpatient gewinnt durch den Kassenarztvertrag das Recht, sich von dem oder einem der verpflichteten Ärzte unentgeltlich behandeln zu lassen. Er ist dazu aber nicht verpflichtet, sondern kann auch nach seinem freien Willen unter Verzicht auf die ihm gebotenen Vorteile einen Nichtkassenarzt, natürlich auf eigene Kosten, in Anspruch nehmen. Das kommt gar nicht so selten vor. In Würdigung dieser Verhältnisse hat der E.G.H. einmal entschieden, daß aus der Tatsache der Zugehörigkeit eines Patienten zu einer Krankenkasse für den zugezogenen Arzt nicht ohne weiteres folgt, daß der Patient sich auch in der Behandlung des Kassenarztes befindet. Wenn das Kassenmitglied den Kassenarzt in Anspruch nimmt, dann kommt ein neues Vertragsverhältnis zwischen beiden zustande, bei dem die im Kassenarztvertrag vereinbarten Bedingungen einen wesentlichen Bestandteil bilden. Man muß aber daran festhalten, daß auch in diesem Doppelverhältnis der Wille des Patienten für den Umfang der Behandlung und das Maß der Eingriffe maßgeblich bleibt, z. B. braucht er sich keiner Operation oder auch nur der Narkose zu diagnostischen Zwecken zu unterwerfen, obschon der Wille und das Interesse der Krankenkasse darauf gerichtet sein kann. Dagegen hat der Kassenpatient ein nur beschränktes Recht auf die ärztliche Schweigepflicht der Kasse gegenüber. Der Kassenarzt ist Beauftragter der Kasse und muß ihr nach dem B.G.B. die für sie erforderlichen Nachrichten geben. Soweit also die Mitteilungen für die Kasse erforderlich sind, handelt der Arzt nicht unbefugt, sondern befolgt ein gesetzliches Gebot. Die Unterscheidung darüber, was über das für die Kasse erforderliche hinausgeht und damit der Schweigepflicht wieder unterliegt, wird dem Arzt nicht immer leicht werden; auch hier möge er die Grenze eher zu eng als zu weit ziehen.

Zur Gültigkeit eines Vertrages ist, wie oben gesagt wurde, die Geschäftsfähigkeit der Parteien erforderlich, aber häufig genug ereignen sich Fälle, in denen der Arzt auch Geschäftsunfähigen seine Dienste erweisen muß und zwar ohne daß ein Vertrag darüber mit dem gesetzlichen Vertreter abgeschlossen werden kann, sei es, daß der nicht zu erreichen ist oder daß ein solcher überhaupt nicht vorhanden ist: z. B. wenn ein kleines Kind auf der Straße durch Überfahren schwer verletzt wird oder ein älterer bis dahin gesunder Herr unterwegs von einem Schlaganfall getroffen bewußtlos zusammenbricht. In dem erstgenannten ist noch ein Vertrag über die Behandlung des Kindes durch einen Dritten denkbar, z. B. wenn der Autobesitzer, der das Kind überfuhr, den Arzt zur Hilfeleistung auffordert, so ist ohne Bedenken anzunehmen, daß er das Kind auf seine Kosten in Behandlung geben will. Von Straßenpassanten, die bei dem Unglück zugegen waren und den Arzt rufen, darf dieser Wille nicht vorausgesetzt werden. Wenn der Arzt in solchen Fällen ohne einen Vertrag, weil ein solcher nicht möglich war, seine Dienste leistet, übernimmt er dabei natürlich die gleichen Pflichten, wie bei einem vertraglichen Verhältnis, aber er ist auch in seinen Rechten, namentlich bezüglich der Bezahlung geschützt. Er besorgt dann eine Geschäftsführung ohne Auftrag; die Gesetzesbestimmungen hierüber und über die ungerechtfertigte Bereicherung sichern seinen Honoraranspruch.

Bei den Verträgen zwischen Kranken und Arzt muß eine Vergütung als stillschweigend vereinbart gelten; eine Ausnahme hiervon würde etwa bei dem Inhaber einer Poliklinik für Unbemittelte zu machen sein. Wenn die Höhe der Vergütung dabei nicht bestimmt war, so ist beim Bestehen einer staatlichen Taxe „die taxmäßige Vergütung, in Ermangelung einer Taxe die übliche Vergütung als vereinbart anzusehen". Die Bestimmung über die Höhe der Vergütung kann auch stillschweigend zustande kommen. Wohl in den meisten Orten ist durch Übereinkommen der Ärzte oder durch Vereinsbeschluß eine Ortstaxe in Übung. Die darf als dem Publikum bekannt vorausgesetzt werden und wenn sich ein Patient in ärztliche Behandlung begibt, ohne ausdrücklich das Honorar zu verabreden, so ist anzunehmen, daß er die ortsüblichen Preise bezahlen will. Eine stillschweigende Vereinbarung ist es z. B. auch, wenn der Arzt für einen Besuch 5 Mk. liquidiert und erhält. Dann ist er, wenn keine wesentliche Änderung der Verhältnisse eintritt, für die Zukunft an diesen Satz gebunden; das freilich nicht in alle Ewigkeit, weil eben die Verhältnisse, z. B. der Wert des Geldes sich ändern. So heißt es in einem Gerichtsurteil: „Der Beklagte durfte damit nicht rechnen, daß die Gebühren der Ärzte sich stets gleich bleiben." Wenn mangels ausdrücklicher oder stillschweigender Vereinbarung Zweifel oder Streitigkeiten aus einer Liquidation entstehen, muß die vorhandene Taxe der gerichtlichen Entscheidung zugrunde gelegt werden. Staatliche Taxen gibt es, soweit wir übersehen können, für alle Bundesstaaten mit Ausnahme der Reichslande, Hamburg, Lübeck, Schwarzburg-Sondershausen und den Teil Gotha des Herzogtums Sachsen-Coburg-Gotha. Bis vor nicht allzu langer Zeit galt es als ausgemacht, daß bei Streitigkeiten über Liquidationen von Spezialärzten, Universitätsprofessoren etc. die Taxen nicht maßgeblich seien, weil die Patienten wissen mußten, daß diese Herren sich an die Höchstsätze der Gebührenordnung nicht gebunden halten. Diesen Standpunkt haben die Gerichte neuerdings verlassen. So hat das Landgericht Berlin einem namhaften Spezialisten sogar nur die Mindestsätze zugebilligt. Die Herren werden also gut daran tun, entweder vorher zu vereinbaren oder wenigstens an einem nicht zu übersehenden

Platz des Warte- oder Ordinationszimmers anzuschlagen, daß sie sich an die Taxe nicht binden. Für die Höhe der Gebühr kommen die Beschaffenheit und Schwierigkeit der Leistung, die örtlichen Verhältnisse und die Vermögensverhältnisse des Zahlungspflichtigen in Betracht. Das letztere ist von Wichtigkeit, wenn ein Dritter zahlungspflichtig ist, z. B. ein reicher Automobilist, der einen armen Teufel überfahren hat. Umgekehrt ist es für einen Arzt weniger erfreulich, wenn er einen Millionär, der bei einem Eisenbahnunglück zu Schaden kam, zu den Mindestsätzen der Taxe behandeln muß. In diesem Falle ist die Bahnverwaltung der Zahlungspflichtige und die Taxe bestimmt, daß die Mindestsätze zur Anwendung kommen müssen, wenn die Zahlung aus Staatsfonds zu leisten ist. Bei der Aufstellung der Rechnung ist es von Wichtigkeit zu wissen, daß die Taxe Sätze für allgemeine und für besondere Verrichtungen hat und daß die Gebühr für die besonderen Verrichtungen der für Besuche und Beratungen hinzuaddiert werden kann, wenn sie den Betrag von 10 Mk. nicht überschreitet. Wenn eine Überforderung auch gerichtlich nicht mit Strafe bedroht ist, so kann sie doch ehrengerichtlich geahndet werden und ist es gelegentlich. Eine nachträgliche Erhöhung der Liquidation ist mit rechtlicher Wirkung nur dann zulässig, wenn bei Übersendung der Rechnung ein darauf bezüglicher Vorbehalt in den Text der Liquidation aufgenommen wurde oder wenn der Arzt sich auf einen Irrtum, Zwang oder dgl. berufen kann. Dagegen kann nach mehrmaliger Entscheidung des E.G.H. eine Ehrenrührigkeit in der nachträglichen Erhöhung der Forderung, sofern sie sich innerhalb der Gebührenordnung hält, nicht immer gefunden werden. Die Ansprüche aus ärztlicher Dienstleistung verjähren in zwei Jahren nach Schluß des Jahres, in dem sie fällig geworden sind, beispielsweise die aus dem Jahre 1913 am 31. Dezember 1915. Über die gerichtliche Geltendmachung der Honoraransprüche soll hier nicht gesprochen werden, doch sei daran erinnert, daß wiederholte Zusendung der Rechnung oder Mahnung die Verjährung nicht unterbricht, daß dazu mindestens die Zustellung eines Zahlungsbefehles notwendig ist, dessen Wirksamkeit wiederum nach einem halben Jahre erlischt.

Die Verpflichtung des Arztes aus dem Vertrage und ebenso die aus der Geschäftsführung ohne Auftrag geht dahin, daß er dem Kranken ärztliche Dienste leisten soll, d. h. solche Dienste, deren Ausführung auf der besonderen ärztlichen Kunst und Wissenschaft beruhen; zu Diensten, die etwa auch ein Heilgehilfe verrichten kann, ist er nicht verpflichtet. Das ist für Hausarzt- und Kassenarztverträge von Bedeutung. Der Zweck der Dienste geht auf die Heilung, resp. die Beseitigung der Leiden und Beschwerden des Kranken, aber der Arzt übernimmt keine Garantie für Erreichung des Zweckes, ob er erreicht wird oder nicht, ist für die Vergütung belanglos. Doch muß der Arzt für den Zweck alle Sorgfalt und nach bestem Wissen und Gewissen alle geeigneten Maßnahmen der medizinischen Wissenschaft in Anwendung bringen; das mindestens soweit ein ordentlicher Arzt sie kennen und beherrschen muß. Wer allgemein anerkannte Regeln und Maßnahmen der medizinischen Wissenschaft verletzt, macht sich eines Kunstfehlers schuldig und ist dem Patienten zum Ersatz des daraus entstehenden Schadens verpflichtet.

Zur Heilung vieler Krankheiten ist ein Eingriff in die Unversehrtheit des Körpers des Kranken, eine Operation notwendig. Die darf der Arzt, und wenn sie die kleinste und ungefährlichste wäre, nicht ohne die Einwilligung des Patienten oder seines gesetzlichen Stellvertreters vornehmen, denn eine unüberschreitbare Grenze für den Arzt in allen seinen Maßnahmen bildet der Wille des Kranken; er ist unantastbar. Besonders schwierig wird die Entscheidung, wenn der Arzt erst im Verlaufe einer Operation erkennt, daß er weiter gehen muß, als die vorher eingeholte Erlaubnis des für den Eingriff bewußtlos Gemachten gestattet. Bisweilen verbietet auch die Humanität dem Operateur, dem Kranken über die Art der Krankheit und die daraus hervorgehende Notwendigkeit weitgehender Eingriffe volle Klarheit zu geben. Oft hat er gar nicht die Möglichkeit, den Willen des Kranken oder seines Vertreters vorher zu erforschen, z. B. wenn bei einem bewußtlos Hereingebrachten zur Rettung des Lebens zur sofortigen Operation geschritten werden muß. Gelegentlich muß auch ohne vorherige Genehmigung das Kind getötet werden (Perforation, Eventration), um das Leben der Mutter zu erhalten. In allen solchen Fällen muß der Arzt versuchen, unter Erwägung aller Umstände, die für die Entscheidung des Kranken selbst von Bedeutung sein könnten, den mutmaßlichen Willen des Patienten, resp. seines gesetzlichen Stellvertreters zu treffen und danach seine Maßnahmen wählen. Wer danach handelt, ist vor seinem Gewissen gerechtfertigt, leider aber bei unserer heutigen Gesetzgebung nicht in allen Fällen vor Strafe und Schadensersatz gesichert. Das ist ein allgemein anerkannter Übelstand, dem der Entwurf des neuen Strafgesetzbuches abhelfen will; nicht etwa auf Grund eines ärztlichen Berufsrechtes, sondern durch Erweiterung des sog. Notstandparagraphen, der heute eine Strafe nur dann ausschließt, wenn die Handlung „zur Rettung aus einer gegenwärtigen Gefahr für Leib und Leben des Täters oder eines Angehörigen begangen worden ist". Bis das neue Gesetz da sein wird, tut der Arzt als Operateur gut, sich vor jedem Eingriff eine Blankovollmacht geben zu lassen. Der Wille des Kranken, der sonst maßgebend ist, findet seinerseits ebenfalls eine Schranke im Gesetz. Selbst das ausdrückliche Verlangen eines kranken Menschen erlaubt dem Arzte nicht, ihn zu töten. Er darf keinen Unheilbaren, der sich in unstillbaren Schmerzen windet, auf seinen Wunsch etwa durch eine tödliche Morphiumdosis erlösen, auch nicht auf ihr Verlangen die Mutter töten, um die Frucht zu retten.

Eine weitere aus dem Vertrag sich ergebende Pflicht ist die der beruflichen Verschwiegenheit, deren Umfang wir schon beim Recht der Zeugnisverweigerung besprochen haben. An dieser Stelle ist nur der aus den privatrechtlichen Verhältnissen sich ergebenden Folgerungen zu gedenken, an deren Spitze wir noch einmal den Rat geben, gerade an dieser Verpflichtung besonders strenge festzuhalten, beruht doch auf dieser allgemein bekannten Verpflichtung ein großer Teil des Vertrauens, das uns von unserer Klientel entgegengebracht wird.

Wir dürfen aber daran nicht vorübergehen, daß das absolute Festhalten am Schweigegebot gelegentlich auch zur Kollision der Pflichten führen kann und imstande ist, den Arzt in die schwersten Gewissenskonflikte zu verwickeln. Er weiß beruflich von der Geschlechtskrankheit eines Mannes, der im Begriffe steht, die Ehe einzugehen mit einem Mädchen, das ebenfalls seiner Klientel angehört. Seine Berufs- und Vertragspflicht gebietet ihm, die Dame vor der sicher drohenden Infektion zu bewahren, das Schweigegebot verbietet ihm das Privatgeheimnis des Bräutigams zu offenbaren. Nun hat zwar das R.G. einmal entschieden, daß bei Kollision der Pflichten das höhere Interesse der von schwerer Erkrankung Bedrohten dem Interesse des Patienten an der Wahrung des Berufsgeheimnisses vorgeht. Aber nicht immer werden die Dinge so kraß und gerade dadurch gewissermaßen einfach liegen, um von dieser reichsgerichtlichen Entscheidung gedeckt zu sein. Auch ist die Entscheidung durchaus nicht unbestritten, von verschiedenen Juristen wird sie direkt als falsch bezeichnet. Es ist ein unleidlicher Zustand, daß der Arzt vor einen solchen Konflikt gestellt wird und zunächst von sich aus über das höhere oder geringere Interesse des einen oder des anderen entscheiden muß, nach der Entscheidung aber zu gewärtigen hat, daß er gerichtlich bestraft werden kann und für den Schaden aufzukommen hat. Die oben schon berührte beabsichtigte Erweiterung des Notstandsparagraphen würde auch hier Abhilfe schaffen können. Auch der E.G.H. hat mit dieser Frage sich zu befassen Gelegenheit gehabt und also entschieden: ,,Indem der E.G.H. an der Notwendigkeit der unverbrüchlichen Beobachtung der ärztlichen Schweigepflicht festhält, muß er doch andererseits anerkennen, daß der Arzt in die Lage kommen kann, unter genauer Abwägung kollidierender Pflichten und unter schwerer Verantwortung im Einzelfalle darüber entscheiden zu müssen, ob die Beobachtung der Pflicht strenger Wahrung des Berufsgeheimnisses im Interesse des einzelnen Patienten ihn nicht etwa der Verletzung einer anderen, von ihm nach der ganzen Sachlage vielleicht höher bewerteten Pflicht der Allgemeinheit oder auch einem Einzelnen gegenüber schuldig machen würde." Diese Entscheidung des E.G.H. ist etwas allgemeiner gehalten, als die des R.G. und mag geeignet sein, den Arzt öfters vor ehrengerichtlicher Strafe zu behüten, für eine gerichtliche Entscheidung ist sie belanglos.

Wir haben hier schon mehrmals von **Schadenersatz** und **Haftpflicht** sprechen müssen und wollen nun etwas auf diesen für den Arzt so überaus bedeutungsvollen Punkt eingehen. Bei der Erfüllung seiner Pflichten, mag es sich um die Behandlung oder die Schweigepflicht handeln, hat der Arzt **Vorsatz und Fahrlässigkeit** zu vertreten. Wenn ihm in dieser Beziehung ein Verschulden unterläuft, ist er zum Schadenersatz verpflichtet. ,,Wer vorsätzlich oder fahrlässig das Leben, den Körper, die Gesundheit, die Freiheit, das Eigentum oder ein sonstiges Recht eines anderen widerrechtlich verletzt, ist dem anderen zum Ersatz des daraus entstehenden Schadens verpflichtet." Man sieht schon aus der Aufzählung ohne weiteres, daß eine Unmenge von Fällen möglich und denkbar ist, die Schadenersatzansprüche gegen den Arzt zeitigen können. Selbstverständlich erscheint das bei Tötung und bei Körperverletzung oder Gesundheitsschädigung. Dabei brauchen aber gar nicht einmal direkte Kunstfehler vorzuliegen; die aus bloßer Unachtsamkeit, Vergeßlichkeit oder Flüchtigkeit hervorgehende Fahrlässigkeit kann schon das Verschulden begründen, z. B. irrtümliche oder ungenaue Signatur eines Rezeptes oder gar das Fehlen einer solchen, wie bei Verschreibungen nach der Handverkaufsliste in der Kassenpraxis, eine falsche Dezimalstelle bei Verordnung eines Arzneimittels. Auch durch **Unterlassung** kann ein Recht verletzt werden, z. B. der mündlichen Instruktion, daß von dem verordneten Medikament nicht mehr als verschrieben genommen werden darf, wenn es sich um stark wirkende Arzneimittel handelt, oder ungenügende Unterweisung der Umgebung eines Kranken über die vorhandene Ansteckungsmöglichkeit. Zu den sonstigen Rechten eines anderen gehört auch das des Patienten auf Verschwiegenheit des Arztes. Auch das **Recht eines Dritten** kann durch Fahrlässigkeit verletzt werden, wir nennen die Versicherungsgesellschaft, die auf Grund eines fahrlässig unrichtigen oder ungenauen Gutachtens einen Versicherungsvertrag abschloß. Der Arzt ist nicht nur für seine eigene Person, sondern auch für seine Assistenten, Vertreter, das Pflege- und Aufsichtspersonal haftpflichtig. Gemindert kann der Anspruch auf Schadenersatz durch Mitverschulden des Patienten werden, das in Unvorsichtigkeit oder Zuwiderhandeln gegen die ärztlichen Vorschriften bestehen kann. Wer zu Schadenersatz verpflichtet ist, hat entweder den früheren Zustand wiederherzustellen oder wenn das nicht möglich ist, oder wenn es der Geschädigte verlangt, die Entschädigung in Geld zu leisten. Das letztere wird wohl zumeist verlangt werden. Daß der Schadenersatz gelegentlich ganz außerordentlich hohe Summen erreichen und die wirtschaftliche Existenz des Pflichtigen völlig ruinieren kann, ist allgemein bekannt, weniger vielleicht, daß die Verjährungsfrist unter Umständen erst mit dreißig Jahren abläuft, so daß das Damoklesschwert der Haftpflicht sozusagen für das ganze Leben über dem Haupte des Arztes schwebt. Ein aus dieser Veranlassung anhängig gemachter Prozeß bringt, selbst wenn der schließliche Ausgang dem Arzte günstig ist, eine solche Menge von Sorgen und Aufregung, von Schäden und Verlusten nach allen Richtungen mit sich, daß es eine der ersten Pflichten des Arztes ist, durch eine Haftpflichtversicherung die Sorge um die Prozeßführung von sich abzuwälzen und sich vor den direkten pekuniären Verlusten zu sichern. Da die besseren Versicherungsgesellschaften immer bemüht sind, den Streit durch Vergleich aus der Welt zu schaffen, bleibt einem auch ein großer Teil der Aufregungen erspart, die mit einem solchen Prozesse unabwendlich verbunden sind.

Gewisse Regeln des kollegialen Verhaltens der Ärzte untereinander sind so alt wie der Ärztestand selbst. Ihr Bestehen hinderte nicht, daß es immer Ärzte gab, die unfriedsam und unkollegial waren. Sie saßen „wie die Spinnen, jeder in seinem Netz; sie manifestierten auch sattsam die sprüchwörtliche Feindschaft dieser Insekten". Die unerfreulichen Zustände verlangten nach Abhilfe und lenkten auch frühzeitig die Aufmerksamkeit der Behörden auf sich. Diese oder vielmehr, den damaligen Zeitläuften entsprechend, die Fürsten suchten in landesväterlicher Weise dem Unwesen zu steuern. So kennen wir ein Edikt des großen Kurfürsten aus dem Jahre 1685: „Anfänglich sollen die Medici unter sich selbst friedlich und einträchtig miteinander umbgehen ... Keiner sol zwar dem andern seine Patienten abspänstig zu machen oder an sich zu bringen noch sich in eines oder anderer Cur zu mengen und solche zu tadeln oder zu cavilliren befugt seyn." Ob die damaligen, allerdings nur sehr sporadisch vorkommenden ärztlichen Kollegien sich mit Standesfragen beschäftigt haben, ist nicht bekannt, auch nicht wahrscheinlich; sie scheinen einen nur wissenschaftlichen und rein geselligen Charakter gehabt zu haben. Mit dem Ende der 30er Jahre des vorigen Jahrhunderts änderte sich das. Die Vereine schießen zahlreich hervor, und schon 1842 sehen wir den ärztlichen Verein Köln sich mit Fragen der Standesordnung beschäftigen: „Maßregeln zur Aufrechterhaltung der Moralität des Standes können nur in einem Disziplinarrate bestehen, wie ihn der Stand der Advokaten schon seit langem besitzt. Alle Einwürfe aus der Unzulänglichkeit dieses Institutes können die Überzeugung nicht erschüttern, daß gleichwohl der Mitwirkung desselben der Advokatenstand vieles zu verdanken hat, und daß auch die Ärzte von seiner Einführung nur Gutes sich versprechen dürfen." Die politische Bewegung und die Bestrebungen jener Zeit spiegeln sich wider in dem Verlangen nach Freiheit und Selbstverwaltung auch in ärztlichen Vereinen: „Wir wünschen, daß die Ärzte nicht mehr unter unmittelbarer Disziplin der Verwaltungsbehörden stehen, daß sie die Beurteilung aller auf die Ausübung ihres Berufes bezüglichen Handlungen oder Unterlassungen, soweit sie nicht der Strafrechtspflege anheimfällt, zunächst von einem zu bildenden Verein freier Fachgenossen zu gewärtigen haben." Als nun die Wiedergeburt des Deutschen Reiches auch die Einigung der ärztlichen Vereine im „Deutschen Ärztevereinsbund" 1873 zeitigte, sehen wir alsbald auf den Ärztetagen die Bestrebungen um eine für das Reich gleichmäßige Organisation der ärztlichen Standesvertretungen einsetzen. Im Jahre 1882 wurden dann auf dem Nürnberger Ärztetag die Grundsätze einer „Deutschen Ärzteordnung" aufgestellt. Die grundlegenden Forderungen wurden vom Geschäftsausschuß in einer Petition dem Reichstag übermittelt. Der Reichstag einigte sich am 9. Juni 1883 in der Annahme der Resolution des Abgeordneten Windthorst: „Den Herrn Reichskanzler zu ersuchen, Fürsorge zu treffen, daß dem Reichstage ein Gesetzentwurf über Herstellung einer Ärzteordnung vorgelegt werde, in welcher Organen der Berufsgenossen eine ehrengerichtliche Strafgewalt über dieselben beigelegt wird." Der Anregung wurde durch den Bundesrat keine Folge gegeben und eine Immediateingabe des Geschäftsausschusses an den Reichskanzler im Jahre 1889 ablehnend beantwortet, weil der weitere Ausbau der Organisation des ärztlichen Standes der Landesgesetzgebung überlassen bleiben könne. Dabei ist es geblieben, eine allgemeine Deutsche Ärzteordnung von Reichswegen besitzen wir noch nicht, auch sind nicht alle Bundesstaaten dem Verlangen nach einer staatlichen Organisation mit Ärztekammern und Ehrengerichtsbarkeit nachgekommen. Wo sie eingeführt sind, gehen sie aus verschiedenen Wahlverfahren hervor. Entweder werden die Mitglieder der Ärztekammern direkt von sämtlichen wahlberechtigten Ärzten, z. B. in Preußen, oder aber von dem Bezirks- resp. Kreisvereinen gewählt. Die Zugehörigkeit der Ärzte zu den Kreisvereinen ist in Sachsen obligatorisch, in den übrigen Staaten freiwillig.

Die Aufgabe der Ärztekammern ist bei allen bestehenden staatlichen ärztlichen Standesvertretungen so ziemlich die gleiche wie in Preußen: „Die Erörterung aller Fragen und Angelegenheiten, welche den ärztlichen Beruf oder das Interesse der öffentlichen Gesundheitspflege betreffen oder auf die Wahrnehmung und Vertretung der ärztlichen Standesinteressen gerichtet sind. Die Ärztekammern sind befugt, innerhalb ihres Geschäftskreises Vorstellungen und Anträge an die Staatsbehörden zu richten, und es sollen die letzteren geeignetenfalls, insbesondere auf dem Gebiete der öffentlichen Gesundheitspflege, den Ärztekammern Gelegenheit geben, sich über einschlägige Fragen gutachtlich zu äußern." Einem immerhin möglichen Streit über die Kompetenz der Kammern in wirtschaftlichen Fragen ist durch die Entscheidung des Reichsgerichts ein Ende gemacht, daß „zu den Aufgaben der Ärztekammern nicht nur Angelegenheiten, die die idealen Interessen des Ärztestandes betreffen, sondern auch solche materieller Art gehören". In Preußen besteht für jede Provinz eine Ärztekammer und für den Staat ein Ärztekammerausschuß, der die Aufgabe hat, innerhalb der den Ärztekammern zugewiesenen Zuständigkeit eine vermittelnde Tätigkeit auszuüben und zwar sowohl zwischen dem Minister der Medizinalangelegenheiten und den Ärztekammern, als auch zwischen diesen untereinander. Nicht wählbar und nicht wahlberechtigt zur Ärztekammer sind die aktiven Militär- und Marineärzte und die Militär- und Marineärzte des Beurlaubtenstandes für die Dauer ihrer Einziehung zur Dienstleistung; wählbar und wahlberechtigt dagegen alle übrigen Ärzte, welche innerhalb des Wahlbezirks ihren Wohnsitz haben, Angehörige des Deutschen Reichs sind und sich im Besitz der bürgerlichen Ehrenrechte befinden. Hierzu bemerken wir, daß bei uns nur der Arzt ist, der sich im Besitz der deutschen Approbation befindet. Sobald eins der aufgeführten Erfordernisse nicht mehr zutrifft, gehen Wahlrecht und Wählbarkeit verloren. Sie ruhen während der Dauer eines Konkurses, des Verfahrens auf Zurücknahme der ärztlichen Approbation und einer gerichtlichen Untersuchung, wenn sie wegen Verbrechen oder solcher Vergehen, die den Verlust der bürgerlichen Ehrenrechte nach sich ziehen müssen oder können, eingeleitet oder wenn die gerichtliche Haft verfügt ist. Die Wahl erfolgt alle drei Jahre im November. Die Liste der wahlberechtigten Ärzte wird im vorhergehenden Juni 14 Tage öffentlich ausgelegt; wo, wird in den Amtsblättern bekannt gemacht. Die Ärzte tun gut, die Wahllisten einzusehen, weil die in der Liste nicht aufgeführten von der Wahl ausgeschlossen sind. Zur Annahme der Wahl ist der Arzt nicht verpflichtet. Die Mitglieder der Ä.-K. erhalten für die Teilnahme an den Sitzungen Tagegelder und Reisekosten. Zur Deckung ihrer Ausgaben ist jede Ä.-K. befugt, von den wahlberechtigten Ärzten einen Beitrag zu erheben. Beitragspflichtig sind alle wahlberechtigten Ärzte. Die Beitragspflicht wird durch die ehrengerichtliche Entziehung des Wahlrechts nicht berührt. Zu dem Kassenbedarf gehören auch die Mittel, die für die Unterstützung notleidender Ärzte oder deren Hinterbliebenen gebraucht werden. Wohl bei allen Kammern wird hierfür der größte Teil der Ä.-K.-Beiträge verwandt. Dieser gute Zweck mag den Kollegen, die nicht Praxis im engeren Sinne ausüben, die oft nicht angenehm empfundene Beitragspflicht in schönerem Lichte erscheinen lassen. Nicht praktizierende Ärzte können auf schriftlichen Antrag an den Vorstand der Ä.-K. von der Beitragspflicht befreit werden. Während der Dauer der Befreiung ruhen Wahlrecht und Wählbarkeit zur Kammer. Weil der Begriff des Nichtpraktizierens vielfach falsch aufgefaßt wird, soll hier die Bestimmung des Gesetzes wörtlich wiedergegeben werden: „Approbierte Ärzte, welche weder eine ärztliche Praxis noch eine andere auf der ärztlichen Wissenschaft beruhende gewinnbringende Tätigkeit ausüben, sind von der Beitragspflicht befreit, sofern sie dem Vorstand der Ä.-K. eine entsprechende schriftliche Erklärung abgeben." Eine solche gewinnbringende Tätigkeit ist z. B. die dienstliche Tätigkeit eines medizinischen Professors, honorierte literarische Tätigkeit auf medizinischem Gebiet etc. Schon vor dem Erlaß der Gesetzesnovelle vom 27. Juli 1904, die die Bestimmungen in dieser Fassung einführte, hatte der Minister 1902 entschieden, daß Professoren, die keine Praxis ausüben, sondern an der Universität lediglich wissenschaftlich tätig sind, und die an nichtklinischen Instituten beschäftigten Assistenten und Volontäre beitragspflichtig sind. Eine gerichtliche Klage gegen die Ä.-K. auf Freilassung von dem Beitrag ist ausgeschlossen; dagegen ein Einspruch an den Vorstand der Ä.-K. vorgesehen, gegen dessen Entscheidung Berufung an den Oberpräsidenten zulässig ist.

Wenn schon nicht alle Bundesstaaten eine staatliche Standesvertretung eingerichtet haben, ist die Zahl derer, die **Ehrengerichte** eingesetzt haben, noch kleiner. Solche bestehen in Anhalt, Baden, Braunschweig, Lippe-Detmold, Lübeck, Sachsen und Preußen. An letzteres sind durch Staatsverträge angeschlossen Schaumburg-Lippe, Waldeck und die Großh

Oldenburgischen Fürstentümer **Lübeck** und **Birkenfeld**. In **Sachsen** und nach seinem Beispiel in **Lippe-Detmold** erfolgt die Rechtsprechung auf Grund der staatlich anerkannten Standesordnung. Preußen kennt eine staatlich anerkannte Standesordnung nicht und für die Rechtsprechung ist nur die freie Überzeugung des Ehrengerichts maßgebend.

Bei der Darstellung der **Ehrengerichtsbarkeit** halten wir uns an die Preußische Einrichtung. Jede Ä.-K. hat ein Ehrengericht (E.G.), zweite und letzte Instanz bildet der Ehrengerichtshof (E.G.H.) in Berlin. Das Ehrengericht besteht 1. aus dem Vorsitzenden und 3 Mitgliedern der Ä.-K., die aus ihrer Mitte gewählt werden. Gehört der Vorsitzende der Ä.-K. zu den eximierten Ärzten, so ist an seiner Stelle von der Ä.-K. ein viertes Mitglied der Ä.-K. zu wählen; 2. aus einem von dem Vorstande der Ä.-K. gewählten richterlichen Mitglied eines ordentlichen Gerichts.

Die **Zuständigkeit** des E.G. erstreckt sich auf alle approbierten Ärzte mit Ausnahme 1. derjenigen, für welche ein anderweit geordnetes staatliches Disziplinarverfahren besteht, 2. der aktiven Militär- und Marineärzte, 3. der Militär- und Marineärzte des Beurlaubtenstandes, während ihrer Einziehung zur Dienstleistung. Zu den unter 1 genannten gehören die als Reichs- oder preußische Staatsbeamte angestellten Ärzte, die ärztlichen Beamten der Gemeinde-, Kreis- und Provinzialverbände und ähnlicher unter Kontrolle des Staates stehender Korporationen, auch die Privatdozenten der Landes-Universitäten, aber nicht die Ärzte, welche lediglich auf Grund eines privatrechtlichen Vertrages für den Staat oder einen Kommunalverband tätig werden, wie Impfärzte, Schulärzte, Gefängnisärzte, Ärzte der Zwangserziehungsanstalten etc. Da unter den Ausnahmen solche Ärzte nicht genannt sind, die nicht mehr praktizieren, muß gefolgert werden, daß auch solche Ärzte, die von ihrer Approbation nicht oder nicht mehr Gebrauch machen, der Zuständigkeit des Ehrengerichts unterliegen.

Das E.G. hat zweierlei **Funktionen**, die eines **Ehrenrats** zur Schlichtung von Streitigkeiten und die eines **erkennenden Gerichts** für Pflichtverletzungen und standesunwürdiges Verhalten von Ärzten.

Die **schiedsrichterliche Tätigkeit** des E.G. bezweckt die Beilegung von, aber nicht die Entscheidung in Streitigkeiten, die aus dem ärztlichen Berufsverhältnis zwischen Ärzten untereinander oder zwischen einem Arzt und einem Dritten hervorgehen. Dabei ist es gleichgültig, ob die Streitigkeiten vermögensrechtlicher oder anderweitiger Natur sind. Bei Streitigkeiten zwischen einem Arzt und einem Nichtarzt tritt der Ehrenrat nur auf Antrag des letzteren in Tätigkeit. Wenn die Beilegung des Streites nicht gelingt, ist die Tätigkeit des E.G. als Ehrenrat beendigt. Gegen den Beschluß die Vermittelung als erfolglos einzustellen, gibt es kein Rechtsmittel. Eine Verpflichtung, die Vermittelung des E.G. anzunehmen, besteht zwar nach einer Entscheidung des E.G.H. nicht, damit ist aber nicht gemeint, daß man sich überhaupt auf das Vermittelungsverfahren nicht einzulassen braucht, vielmehr sind die Ärzte, auch die eximierten, verpflichtet, dem E.G. oder dem von ihm beauftragten Mitglied die verlangten Aufschlüsse zu geben, und wenn es wegen Streitigkeiten zwischen Ärzten schwebt, auf die an sie ergehende Ladung und den dieserhalb erlassenen Anordnungen Folge zu leisten. Gegen Widerstrebende können Geldstrafen bis zu 300 Mk. festgesetzt werden. Die Ladung der eximierten Ärzte erfolgt durch die darum zu ersuchende Dienstbehörde des betreffenden Arztes. Wenn die vorgesetzte Behörde gegen die Ladung oder die sonst getroffene Anordnung Einspruch erhebt, unterbleibt sie.

Wichtiger ist die Funktion des E.G. als eines Disziplinargerichts. Als solches kann es in Tätigkeit treten, dadurch daß ein Arzt gegen sich selbst ein ehrengerichtliches Verfahren beantragt. Das ist von großer Wichtigkeit für den Arzt und oftmals die einzige Möglichkeit, sich gegen falsche Beschuldigungen zu wahren und zu wehren. Dem Antrag muß stattgegeben und es muß eine ehrengerichtliche Entscheidung über das Verhalten des Arztes herbeigeführt werden. Eine Einstellung des Verfahrens, mit der dem Betreffenden für seine Rehabilitierung nichts genützt wäre, ist unzulässig. Das ehrengerichtliche Verfahren kann ferner von Amtswegen, wenn dem Ehrengerichte von dem standeswidrigen Verhalten eines Arztes Kenntnis wird, oder durch den Oberpräsidenten resp. seinem Beauftragten eingeleitet werden. Untersuchungskommissar ist in der Regel das richterliche Mitglied des E.G.; die Anklage vertritt der Beauftragte des Oberpräsidenten.

Gegenstand des Verfahrens ist allemal die Frage, ob ein Arzt die ihm obliegenden Pflichten verletzt hat. Diese sind bezeichnet im § 3 Abs. 1 des E.G.G.: „Der Arzt ist verpflichtet, seine Berufspflichten gewissenhaft auszuüben und durch sein Verhalten in Ausübung des Berufes, sowie außerhalb desselben sich der Achtung würdig zu zeigen, die sein Beruf erfordert." „Politische, wissenschaftliche und religiöse Ansichten oder Handlungen eines Arztes als solche können niemals den Gegenstand eines ehrengerichtlichen Verfahrens bilden." Wohlgemerkt, Ansichten und Handlungen als solche sind straffrei, wenn aber politische, wissenschaftliche, religiöse Äußerungen in gehässiger, beleidigender oder sonstwie unwürdiger Form geschehen, können sie sehr wohl der Bestrafung unterliegen.

Die ehrengerichtlichen Strafen sind 1. Warnung, 2. Verweis, 3. Geldstrafe bis zu 3000 Mk., 4. auf Zeit beschränkte oder dauernde Entziehung des aktiven und passiven Wahlrechts. Die Strafen zu 2—4 können gleichzeitig ausgesprochen werden. In besonders geeigneten Fällen kann auf Veröffentlichung der ehrengerichtlichen Entscheidung erkannt werden. Es liegt nicht in unserer Absicht, das ganze Verfahren beim Ehrengericht hier in toto wiederzugeben; es soll nur auf einige Hauptpunkte eingegangen werden. Ohne förmliches Verfahren kann durch Beschluß des E.G. Warnung, Verweis, Geldstrafe bis 300 Mk. verhängt werden. Doch muß unter allen Umständen der Angeschuldigte über die ihm zur Last gelegten Verfehlungen gehört werden. Gegen einen Beschluß im nicht förmlichen Verfahren ist die Beschwerde an den E.G.H. binnen eines Monats zulässig.

Das förmliche Verfahren besteht in Voruntersuchung und Hauptverhandlung. Zur Eröffnung der Voruntersuchung ist ein Beschluß des E.G. erforderlich, der die zur Last gelegten Verfehlungen aufführen muß. Eine Beschwerde gegen den Eröffnungsbeschluß an den E.G.H. ist nur wegen Unzuständigkeit oder Befangenheit des E.G. möglich. Ablehnungen wegen Befangenheit, die offenbar nicht ernstlich und nur zur Verschleppung vorgebracht sind, kann das E.G. selbst zurückweisen, im übrigen ist der E.G.H. für die Frage der Ablehnung zuständig. Zur Voruntersuchung braucht der Angeklagte nicht zu erscheinen; wenn er es tut, muß er gehört werden. Nach Beendigung der Voruntersuchung kann die Einstellung des Verfahrens durch Beschluß des E.G. erfolgen oder in die Hauptverhandlung eingetreten werden. Gegen diese Beschließung ist Berufung an den E.G.H. vorgesehen. Die Hauptverhandlung kann ohne das Erscheinen des Angeklagten stattfinden, der sich durch einen Rechtsanwalt oder einen Arzt vertreten lassen kann. Doch kann das E.G. das persönliche Erscheinen des Angeschuldigten mit der Verwarnung anordnen, daß bei seinem Ausbleiben der Vertreter nicht zugelassen werde. Die Hauptverhandlung schließt mit der Verkündung der Entscheidung. Sie kann nur auf Freisprechung oder Verurteilung lauten. Gegen die Entscheidung ist Berufung an den E.G.H. zulässig; die Berufungsfrist beträgt 1 Monat.

Die Tatsache, daß gewisse Kategorien von Ärzten der Zuständigkeit des E.G. entzogen sind, hat nicht zur Folge, daß das E.G. sich um diese Ärzte überhaupt nicht zu kümmern hat: „Kommen in bezug auf einen dieser Ärzte Tatsachen zur Kenntnis des E.G., welche, wenn sie in bezug auf einen anderen Arzt vorlägen, ein ehrengerichtliches Verfahren nach sich ziehen würden, so hat das E.G. hiervon der vorgesetzten Dienstbehörde des Arztes Mitteilung zu machen."

Einen Teil der möglichen Verletzungen der ärztlichen Standespflichten, die zu einem ehrengerichtlichen Verfahren führen können, haben wir früher schon angeführt, z. B. in der Absicht, zu zeigen, daß die Verletzung des materiellen und formellen Rechts auch eine ehrengerichtliche Ahndung zur Folge haben kann. Dabei sei erwähnt, daß weder die auf Grund der Verletzung bestehender Rechtsbestimmungen erfolgte Bestrafung, noch die Einstellung eines Strafverfahrens oder die rechtskräftige Freisprechung einer ehrengerichtlichen Bestrafung entgegenstehen. Für das ehrengerichtliche Verfahren ist allein die Tatsache einer standesunwürdigen Handlungsweise ausschlaggebend. Eines kann aber zur Beruhigung der Kollegen gesagt sein: „Es ist nicht Aufgabe des Ehrengerichts, jeden an sich geringfügigen Streit zwischen zwei Ärzten vor sein Forum zu ziehen" und „Nicht jedes sachlich unrichtige Verhalten eines Arztes ist zum Gegenstand ehrengerichtlicher Untersuchung zu machen und mit ehrengerichtlicher Strafe zu belegen. Nur das auf Unehrenhaftigkeit, Mangel an Gewissenhaftigkeit oder sonstiger Mißachtung der Standespflichten beruhende berufliche und außerberufliche Verhalten macht den Arzt ehrengerichtlich haftbar." Andererseits „muß der Arzt aus sich heraus ein des Standes nicht würdiges Verhalten vermeiden und soll des Hinweises auf das Unangemessene seiner Handlungsweise nicht bedürfen." Diese letztere vom Pr. E.G.H. ausgesprochene Sentenz ist zweifellos richtig, doch ist es namentlich für den jungen unerfahrenen Arzt gar nicht leicht, den Umfang der Standespflichten und die Möglichkeiten sie zu verletzen zu kennen. Daher war es mit Dank zu begrüßen, daß durch Vermittelung des Pr. Ärztekammerausschusses eine Standesordnung als Norm für das kollegiale Verhalten von allen Pr. Ä.-K.K. mit einer Ausnahme angenommen wurde. Sie stimmt in ihren Hauptzügen mit den auch in den übrigen Bundesstaaten anerkannten Standesordnungen überein und soll hierunter abgedruckt werden. Es sei aber nochmals hervorgehoben, daß in Preußen die Standesordnung nicht die Grundlage der Rechtsprechung für das E.G. bildet, sondern daß dieses immer und nur auf Grund seiner freien Überzeugung zu urteilen hat.

Standesordnung für die preußischen Ärzte.

(Nach den Beschlüssen des Ausschusses der Preußischen Ärztekammern in der Sitzung vom 26. März 1909.)

§ 1.

Jeder Arzt ist verpflichtet, seinen Beruf gewissenhaft auszuüben und durch sein Verhalten in der Berufstätigkeit wie außerhalb derselben die Ehre und das Ansehen des Standes zu wahren.

Seinen Standesgenossen gegenüber hat jeder Arzt stets ein **gutes kollegiales Verhalten** und die üblichen **Höflichkeitsformen** zu beobachten und im Wettbewerb mit ihnen sich aller unlautern und standesunwürdigen Mittel zu enthalten.

§ 2.

Jede **öffentliche Anpreisung (Reklame)** in irgendwelcher Form ist dem Arzte, als der Standeswürde nicht entsprechend, **untersagt**, ebenso das **private mündliche oder schriftliche Anbieten ärztlicher Hilfe ohne entsprechende Aufforderung**.

Unter öffentlicher Anpreisung ist namentlich zu verstehen und deshalb **unzulässig:**

a) Das oft wiederholte oder nach Form und Inhalt **auffallende Anbieten ärztlicher Hilfe** in öffentlichen Blättern oder durch sonstige Ankündigungsmittel.

b) Das öffentliche **Anbieten unentgeltlicher oder brieflicher Behandlung**.

c) Das **Anzeigen privater Polikliniken** sowie privater unentgeltlicher **Sprechstunden**.

d) Die **Empfehlung besonderer eigener Heilmethoden** in öffentlichen Blättern oder durch öffentliche Vorträge, durch Flugschriften und dergleichen.

e) Das **Berichten über Krankengeschichten und Operationen** in anderen als fachwissenschaftlichen Schriften.

f) Die **Veranlassung öffentlicher Danksagungen** und der Reklame dienender Zeitungsartikel.

g) Der Versuch durch Ankündigungsmittel jeder Art die **Aufmerksamkeit besonderer Arten von Kranken und untergeordneten Medizinalpersonen** (Hebammen, Bader usw.) auf sich zu lenken.

Dagegen **dürfen** Eröffnung, Unterbrechung, Wiederaufnahme der Praxis, Vertretung, Wohnungswechsel, Sprechstundenveränderung und dergleichen in ortsüblicher Weise (gewöhnlich dreimal) öffentlich bekannt gemacht werden.

Öfteres Anzeigen kann den Besitzern von Heilanstalten und ähnlichen Instituten durch den Vorstand der zuständigen Ärztekammer gestattet werden.

§ 3.

Kauf und Verkauf der ärztlichen Praxis sowie Vermittelung derartiger Geschäfte sind dem Arzte verboten.

§ 4.

Kranke ausschließlich brieflich zu behandeln ist unzulässig.

§ 5.

Es ist unstatthaft, über die Wirksamkeit sogenannter **Geheimmittel Zeugnisse auszustellen**, desgleichen über die Wirksamkeit von **Heilmitteln, Nahrungs- und Genußmitteln zum Zwecke der geschäftlichen Reklame**.

§ 6.

Es ist dem Arzte nicht erlaubt, mit **Nichtärzten zusammen Kranke zu behandeln**, sich durch Nichtärzte vertreten zu lassen und die Krankenbehandlung durch Nichtärzte mit seinem Namen zu decken oder in irgendwelcher Form zu unterstützen.

§ 7.

Es ist unzulässig, einen Standesgenossen durch **Anbieten billiger oder unentgeltlicher Hilfeleistung** oder durch sonstige unlautere Mittel aus seiner Stellung zu verdrängen oder solches zu versuchen.

§ 8.

Das **Anbieten** oder **Gewähren** von **Vorteilen** irgendwelcher Art an dritte Personen, wie Hebammen, Portiers, Kassenvorstände usw., um sich dadurch Praxis oder einen anderen Nutzen zu verschaffen, ist unstatthaft.

§ 9.

Es steht dem Arzt zwar frei, unbemittelten Kranken das **Honorar** ganz oder teilweise zu **erlassen**, dagegen soll kein Arzt zahlungsfähigen Personen, von Verwandten und ihm nahe Befreundeten, sowie von Standesgenossen und deren Angehörigen abgesehen, das Honorar erlassen, oder mit seiner Honorarforderung unter die ortsüblichen Gebührensätze herabgehen.

§ 10.

Bei Ausstellung von **ärztlichen Zeugnissen jeder Art** soll der Arzt mit der größten Sorgfalt und Gewissenhaftigkeit verfahren und nur auf die Wahrheit und seine ärztliche Überzeugung Rücksicht nehmen.

§ 11.

Die Bezeichnung als **Spezialarzt**, Spezialist und dergleichen steht nur demjenigen Arzte zu, der sich gründliche Ausbildung in dem betreffenden Spezialfache erworben hat und sich vorwiegend mit demselben beschäftigt. Die mißbräuchliche Bezeichnung als Spezialist und dergleichen ist unstatthaft.

§ 12.

Der Arzt soll sich **Laien gegenüber** über seine Kranken nur mit größter Zurückhaltung aussprechen und sich stets seiner **Pflicht zur Verschwiegenheit** bewußt sein.

Über die **Kenntnisse und Behandlungsweise eines anderen Arztes** dem Publikum gegenüber in leichtfertiger Weise abfällig zu urteilen, ist unstatthaft.

§ 13.

Kranke, die in ihrer Wohnung ärztlich behandelt werden, dürfen von anderen Ärzten nicht beraten werden, es sei denn Gefahr im Verzuge. Die **Übernahme eines solchen Kranken** ist erst dann zulässig, wenn auf die Hilfe des Erstbehandelnden verzichtet und derselbe davon rechtzeitig und in geziemender Form benachrichtigt wird. **Verantwortlich** für diese Benachrichtigung ist der die Behandlung **übernehmende Arzt**.

Dagegen darf der Arzt in seiner eigenen Wohnung jedem Kranken Rat erteilen, jedoch hat er sich auch hierbei jeder abfälligen Kritik der bisherigen Behandlung zu enthalten und jede mögliche Rücksicht auf die Kollegialität zu nehmen.

Wird ein Arzt bei **Gefahr im Verzuge** zu den Kranken eines anderen Arztes gerufen, so soll er nur im Notfalle neue Verordnungen treffen, zugleich aber gehalten sein, hiervon dem behandelnden Arzte Mitteilung zu machen und dem letzteren die Weiterbehandlung überlassen.

Werden bei eiligen Fällen **mehrere Ärzte** gerufen, so verbleibt der **Kranke** dem Hausarzt, bzw. dem bisher behandelnden Arzte. Ist ein solcher nicht vorhanden, so übernimmt der zuerst Eingetroffene die Behandlung, falls von dem Kranken oder seinen Angehörigen nicht ausdrücklich ein anderer Arzt gewünscht wird.

Wird ein Arzt zu dem Patienten eines anderen Arztes [1]) gerufen, weil letzterer krank, verreist, oder sonstwie verhindert ist, so hat er ihm nach dessen Genesung, Rückkehr oder nach Wegfall der Behinderung den Fall zu übergeben.

§ 14.

Die Vertretung von Ärzten untereinander unterliegt der Vereinbarung.

Vertretungsweise übernommene Fälle sind dem Vertretenen bei Wiederaufnahme der Praxis zu überweisen. Ausnahmen sind nur mit Zustimmung des Vertretenen zulässig.

Es ist unstatthaft, die Vertretung eines Kollegen in eigennütziger Absicht zu mißbrauchen.

§ 15.

Kontrollbesuche im Auftrage von dritten Personen oder Körperschaften sind nur nach rechtzeitiger Benachrichtigung des behandelnden Arztes unter Angabe der Zeit zwecks etwaigen gemeinschaftlichen Besuchs gestattet.

§ 16.

Für Konsilien gelten folgende Regeln:

a) Die (von einem Kranken oder dessen Angehörigen, oder dessen bevollmächtigten Vertreter) gewünschte Zuziehung eines zweiten Arztes als Konsiliarius darf vom behandelnden Arzte in der Regel nicht abgelehnt werden. Die Wahl des Konsiliarius kann aber nur in Übereinstimmung mit dem behandelnden Arzte erfolgen.

b) In der Regel hat der behandelnde Arzt den als Konsiliarius gewählten Arzt von der gewünschten Konsultation zu benachrichtigen und die Zeit (der letzteren) zu vereinbaren.

c) Der zur Teilnahme an einem Konsilium aufgeforderte Arzt ist zur Ablehnung berechtigt, zur Annahme jedoch nur dann, wenn er sich vergewissert hat, daß der behandelnde Arzt damit einverstanden und rechtzeitig benachrichtigt worden ist.

d) Der behandelnde Arzt ist ebenfalls zur Ablehnung eines vorgeschlagenen Konsiliarius berechtigt.

e) Im Falle der Ablehnung ist bei ihrer etwaigen Begründung alles zu vermeiden, was geeignet ist, das Ansehen des Abgelehnten herabzusetzen.

f) Bei Konsilien ist der Kurplan durch gemeinsame Beratung festzustellen, die weitere Behandlung aber dem behandelnden Arzte zu überlassen.

g) Die Wiederholung der Zuziehung des Konsiliarius ist nur nach Übereinkunft mit dem behandelnden Arzt zulässig. Das gleiche gilt für weitere Krankenbesuche des Konsiliarius.

---

[1]) Anmerkung: Unter „Patient eines anderen Arztes" ist derjenige Kranke zu verstehen, der in der Behandlung eines Arztes zur Zeit vor dessen Erkrankung, Abreise oder sonstiger Behinderung stand, oder der den betreffenden Arzt während dessen Erkrankung, Abwesenheit oder sonstiger Behinderung rufen ließ, oder auf irgendeine andere Weise zeigte, daß er den genannten Arzt als seinen gewöhnlichen ärztlichen Berater „Hausarzt" betrachtet.

§ 17.

Ein Arzt darf dem anderen in dringenden Fällen die von ihm erbetene Assistenz nicht verweigern.

§ 18.

Es ist unzulässig, sich um nicht vakante ärztliche Stellungen zu bewerben. Jede zulässige Bewerbung hat nach den von der zuständigen Ärztekammer aufgestellten Grundsätzen schriftlich zu erfolgen.

§ 19.

Schriftliche Verträge oder mündliche Abmachungen jeder Art mit öffentlichen oder privaten Korporationen, insbesondere mit Versicherungsgesellschaften und -Anstalten, sowie Kranken-, Unfall-, Invaliditäts- und sonstigen Kassen und Vereinigungen sind vor ihrem Abschluß, vor ihrer Erneuerung oder Verlängerung den von der Ärztekammer eingesetzten Kommissionen zur Genehmigung vorzulegen.

Es widerspricht dem ärztlichen Standesinteresse, bei Krankenkassen, welche die freie Arztwahl eingeführt haben, eine fixierte Kassenarztstelle anzunehmen oder darüber zu verhandeln.

§ 20.

Bewußtes Zuwiderhandeln gegen Direktiven der zuständigen Ärztekammer, welche gemäß § 2 der Allerhöchsten Verordnung vom 25. Mai 1887 den Ärzten des Kammerbezirks zur Nachachtung empfohlen werden, gilt, wenn es aus gewinnsüchtiger Absicht geschieht, als Verstoß gegen die gute Standessitte.

§ 21.

In Fällen, bei denen die buchstäbliche Anwendung der Standesordnung zu unbeabsichtigten Härten führen sollte, kann der zuständige Ärztekammervorstand Ausnahmen zulassen.

Einige Verfehlungen, die zur ehrengerichtlichen, durch den E.G.H. bestätigten Verurteilung führten, und nicht ohne weiteres aus der Standesordnung hervorgehen, sollen hier kurz angeführt werden.

Versendung von Karten, Zirkularen oder Anzeigen bei Niederlassung, Umzug oder sonstiger Gelegenheit über den Kreis der eigenen Patienten hinaus ist standeswidrig.

Abhaltung ärztlicher Sprechstunden außerhalb des Niederlassungsortes an einem bereits mit einem Arzt versehenen Orte verstößt gegen die ärztliche Standespflicht. Dasselbe gilt von der Ausübung des ärztlichen Berufes im Herumziehen.

Eine unbegründete Strafanzeige gegen einen Kollegen in verletzender Form ist strafbar.

Die öffentliche Aufforderung eines Arztes an andere Ärzte zu Meinungsaustausch in einer jedermann zugänglichen Versammlung enthält einen Verstoß gegen die Standesehre.

Die Empfehlung bestimmter Apotheken verstößt gegen die Pflicht des Standes.

Als Verstoß gegen die Standesehre ist anzusehen die Verweigerung der Annahme amtlicher Mitteilungen, z. B. vom Kreisarzt; Absendung nach Form und Inhalt ungehöriger Schreiben an Behörden; Nichtbeantwortung von Anfragen und Ersuchen einer Berufsgenossenschaft trotz mehrfacher Erinnerung; Erklärung gegenüber einer Landesversicherungsanstalt, daß die Untersuchung eines Patienten zur Einleitung eines Heilverfahrens nicht gestattet werde.

[Ehrengerichtlich strafbar sind: Nächtlicher Unfug mit folgender polizeilicher Festnahme; Geschlechtsverkehr mit einer früher behandelten Patientin im Sprechzimmer; Bruch eines Eheversprechens unter falscher Vorspiegelung und anderweiter Verlobung; Erhebung des Differenzeinwandes gegen Klage aus Börsenverlusten; Mißbrauch der Stellung als Redakteur einer medizinischen Fachzeitschrift für gewerbliche Reklamezwecke.

Bei Betrachtung der Standesrechte und der Standespflichten darf man nicht an der heutigen wirtschaftlichen Organisation des Ärztestandes vorübergehen, die dem ärztlichen Beruf und seinen idealen Zielen so wesensfremd zu sein scheint, in Wirklichkeit aber für sie den einzig wirksamen Schutz bildet. Die Freiheit unseres Berufes, der ärztlichen Wissenschaft und Kunst, der Pflege und Erhaltung des Individualismus ist ohne wirtschaftliche Unabhängigkeit unmöglich. Daß die Bestrebungen zu deren Erhaltung einen so großen Umfang und einen so ausgesprochenen, nahe an die Gewerkschaftsbewegung der Arbeitnehmer streifenden Charakter angenommen hat, ist in der totalen Wandlung der ärztlichen Verhältnisse seit den letzten Jahrzehnten des verflossenen Jahrhunderts begründet. Der Vorgang hat seine Ursache in gesetzgeberischen Maßnahmen und in dem Umschwung der wirtschaftlichen Verhältnisse und nicht zum mindesten in der Umwandlung des Wirtschaftslebens und der Wirtschaftsanschauung. Das ursprünglich höchst persönliche Verhältnis zwischen Arzt und Kranken (Hausarzt) wurde zunächst einmal stark beeinflußt durch die Einführung der Freizügigkeit und den enormen wirtschaftlichen Aufschwung Deutschlands, der eine starke Fluktuation der Bevölkerung hervorbrachte. Den Einfluß der jeweils herrschenden Wirtschaftsanschauungen, damals der manchesterlichen, kennzeichnet jener Beschluß eines deutschen Ärztetages, daß zur Aufrechterhaltung der freien Konkurrenz unter den Ärzten keiner eine neue Hausarztstelle mehr annehmen solle. Zur Lockerung der persönlichen Beziehungen hat dann in ganz besonderem Maße die Differenzierung und Arbeitsteilung auch in der ärztlichen Wissenschaft, die Ausbildung des Spezialistentums beigetragen. Alles das ist von verschwindender Bedeutung gegenüber dem Einfluß, den die soziale Gesetzgebung, besonders das Krankenversicherungsgesetz und die gleichzeitige Überfüllung des Berufes, die zu einer stärkeren Betonung des erwerblichen Momentes hindrängen mußte, ausübte. Der Krankenversicherung allein kann die Schuld an dem unverkennbaren wirtschaftlichen Niedergang, der allemal den Anstoß zur Organisation einer Klasse von Erwerbstätigen gibt, nicht beigemessen werden. Im Gegenteil hätte die unzweifelhafte Ausdehnung des Patientenkreises einen günstigen Einfluß auf die ärztlichen Erwerbsverhältnisse haben können, wenn sich nicht gleichzeitig eine so erhebliche Zunahme der Ärzte bemerkbar gemacht hätte.

Die Einführung der Krankenversicherung fällt in das Jahr 1883; damals kam ein Arzt auf 3333 Seelen, 10 Jahre später nur noch auf 2350 Seelen 1 und abermals 10 Jahre später gar nur 1 auf 1960. Die Vermehrung der Ärzte fällt zeitlich unverkennbar mit der Einführung der K.V. zusammen, trotzdem ist diese sicherlich nicht die einzige Ursache, denn wir sehen zu gleicher Zeit in fremden Ländern, Frankreich, England etc. die Ärztezahl anschwellen, ohne daß dort überhaupt an eine soziale Versicherung gedacht wurde. Auch finden wir die Erscheinung nicht bei den Medizinern allein, sondern sehen gleichzeitig denselben gewaltigen Zudrang auf allen Gebieten des Hochschulstudiums. Die Ursache hierfür ist schwer zu ermitteln. Man könnte daran denken, daß die Belastung der Industrie eben durch die soziale Gesetzgebung, die außerordentliche Konkurrenz, die Notwendigkeit erheblicher Betriebsmittel, die Arbeiterfrage mit ihren Streiks und anderes dem nichtkapitalkräftigen Anfänger die Begründung einer eigenen wirtschaftlichen Unternehmung erschweren oder gefährlich erscheinen lassen, so daß man sich lieber gesicherten Berufen zuwendet. Dem sei wie ihm wolle, die Tatsache der Überproduktion der Mediziner wirkte um so unheilvoller, als trotz der Verbreiterung des Arbeitsgebietes die **Arbeitsmöglichkeit** nicht in gleichem Umfange zunahm, weil die Kassen, die ärztliche Arbeit vergaben, den „Großbetrieb" in der ärztlichen Tätigkeit einführten. Sie stellten, das war die Regel, gerade nur soviel Ärzte ein, wie für die Bewältigung der Arbeit unumgänglich nötig waren: **fixierte und Distriktsärzte**. Das Vorhandensein einer großen Reservearmee gar nicht oder ungenügend beschäftigter ärztlicher Arbeitnehmer führte zu einer schweren **Gefährdung ärztlicher Ethik und Standesehre**, aber auch des **Hochstandes der ärztlichen Kunst und Wissenschaft**. Den Kassenvorständen war es ein leichtes, durch Vergebung der Arztstellen auf dem Wege der Submission die Arbeitspreise herunter zu schrauben und eine drückende Herrschaft über ihre Arbeitnehmer auszuüben. Die Preise erfuhren einen unglaublichen Tiefstand. So wird berichtet, daß in Augsburg das Entgelt für einen ärztlichen Besuch 8¾ Pfg. war, beim Berliner Gewerkverein war die Bewertung der Einzelleistung einschließlich Operation auf 11 Pfg. herabgesunken. Noch 1904 bezifferte Geheimrat Zacher, Direktor im Kaiserl. Statist. Amt das Durchschnittsentgelt für einen Besuch auf 50 Pfg., für die Beratung im Hause des Arztes auf 17—20 Pfg. In der Not frißt sogar der Teufel Fliegen und auch die notleidenden Ärzte schnappten nach diesem minimalen Ehrensold, der in der Form eines jährlichen Pauschale sogar vielleicht ganz ansehnlich aussah. Um die Kassenarztstellen erhob sich ein Wettlaufen, oder besser gesagt, ein Wettkriechen vor den allmächtigen Kassenvorständen. Unterbietung, Bestechung und Durchstechereien waren nichts Ungewöhnliches. Im Großbetrieb wurde Massenarbeit verlangt und geleistet, 60 und mehr Patienten in der Sprechstunde abgefertigt. Für die Verordnung stellten die Kassenvorstände genau zu beachtende Vorschriften, die weniger auf das Wohl der Kranken als die Ersparnis für die Kasse zugeschnitten waren, auf. Bettlägerige Kranke, die besucht werden mußten, wurden so bald als möglich in die Krankenhäuser abgeschoben. Diese Zustände sind noch längst nicht überall überwunden und wenn wir hören, daß heute noch in einer großen Handelsempore angeblich etwa Dreiviertel der Kranken gewisser Kassenärzte mit der Diagnose: „Morbus internus" ins Krankenhaus eingewiesen werden, können wir uns einen ungefähren Begriff von dem wissenschaftlichen Hochstand dieser Krankenbehandlung machen.

„Es war daher, um der Ärzte und des deutschen Volkes willen ein Schutz der ärztlichen Privatwirtschaft notwendig", schreibt Plaut. Zwar hatte die 1873 begründete Standesvertretung der deutschen Ärzte, der Deutsche Ärztevereinsbund, die Gefahr für den Ärztestand längst erkannt und auf nicht weniger als zehn Ärztetagen sich mit der Krankenkassenfrage befaßt und war bei den gesetzgebenden Körperschaften und der Reichsregierung mit Beschlüssen und Petitionen wegen einer gesetzlichen Regelung der unleidlichen Verhältnisse vorstellig geworden. Eine Zu-

Ärztliche Standesrechte und Standespflichten. 967

sammenstellung der wichtigsten Forderungen geschah auf dem Königsberger Ärztetage im Jahre 1902. Sie betreffen die **organisierte freie Arztwahl**, die **Vertragvereinbarung** zwischen Kassen und Arztorganisationen und die Einsetzung paritätischer **Einigungskommissionen** und **Schiedsgerichte**. Alle diese Eingaben hatten den gleichen Erfolg, vollständig unbeachtet zu bleiben. Als nun nach vollen 20 Jahren bei der Beratung der Krankenversicherungsgesetznovelle von 1903 die Reichsregierung die Ärztefrage für brennend, aber nicht spruchreif erklärte, war das der bisherigen unendlichen Lammesgeduld der deutschen Ärzteschaft denn doch zu viel. Der ,,Außerordentliche Ärztetag" in Berlin 1903 rief unter stürmischem Jubel der Teilnehmer die deutschen Ärzte auf, ,,**bis zur zufriedenstellenden Lösung der Kassenarztfrage im festen Zusammenschluß die Mittel der Selbsthilfe nachdrücklich zur Anwendung zu bringen**". Daß Zusammenschluß und Selbsthilfe die einzigen Mittel seien, um die deutsche Ärzteschaft von dem auf ihr lastenden Joch zu befreien, hatten ja schon einige führende Geister erkannt, keiner von ihnen klarer als **Hartmann-Leipzig**, der zuerst viel verkannte und viel bekämpfte Gründer des **Leipziger Verbandes**. Aber es bedurfte der offen im Reichstag ausgesprochenen verletzenden Mißachtung aller und jeder ärztlichen Forderungen, um die Allgemeinheit für diesen Gedanken und für die Tat, für das Solidaritätsgefühl mit einem Schlage reifen zu lassen. Bereits 1904 hatte ganz Deutschland zur Besserung des Vertragswesens Vertragskommissionen und war die Zahl der Mitglieder des Leipziger Verbandes, der Organisation zur Durchführung der Selbsthilfe, um 13 000 gewachsen.

Der Ä.V.B. hat es in den langen Jahren der Not unseres Standes ganz gewiß niemals an dem guten Willen ihr zu steuern, fehlen lassen, aber es mangelte diesem **Bund der Ärztevereine** an der Möglichkeit, seine Beschlüsse schnell und mit der nötigen Stoßkraft in die Tat umzusetzen. Das ist großenteils in seiner etwas schwerfälligen Verfassung begründet. Ein **Geschäftsausschuß** von 21 Mitgliedern, die über ganz Deutschland zerstreut wohnen, kann naturgemäß nur selten einberufen werden, und die **Hauptversammlungen**, die Ärztetage, auf denen Hunderte von Delegierten der Vereine ihre für die Gesamtheit der Ärztevereine maßgebenden Beschlüsse fassen, lassen sich nur ganz ausnahmsweise mehr wie einmal im Jahre zusammenbringen. Auch bildet die Behandlung der wirtschaftlichen Fragen nur einen der **Zwecke des Bundes** neben anderen auf dem Gebiete der wissenschaftlichen und praktischen Medizin des Standeslebens, die auch nicht ganz nebenbei liegen bleiben können. Es war daher nicht zu verwundern, daß, als die Not unseres Standes auf das höchste gestiegen war, das Verlangen nach einem **Verbande der Ärzte Deutschlands**, dessen Hauptzweck die **Wahrung ihrer wirtschaftlichen Interessen** und die Selbsthilfe der Ärzte sein sollte, immer stürmischer und lauter wurde.

In Leipzig stand die Wiege des neuen Verbandes, der 1900 das Licht der Welt erblickte und als **Leipziger Verband (L.V.)** weltbekannt und anregend, ja vorbildlich für die wirtschaftliche ärztliche Organisation auch in außerdeutschen Ländern geworden ist. Sein Vater ist Dr. **Hermann Hartmann** in Leipzig. Der Verband stand zunächst neben dem Ärztevereinsbund und wurde, wie auch gesagt werden muß, von ihm anfangs heftig bekämpft, aber die bessere Erkenntnis rang sich durch, und auf dem Ärztetag in Köln im Jahre 1903 wurden die beiden Bünde in einen verschmolzen, derart, daß der L.V. dem Ä.V.B. als ausführendes Organ unter völliger Erhaltung seiner selbständigen Organisation angegliedert wurde. Ein Vorstand von 10 Mitgliedern, die alle in Leipzig oder im Bereiche der Amtshauptmannschaft Leipzig wohnen müssen, führt die Geschäfte des Verbandes. Für die schnelle Ausführung seiner Maßnahmen sorgt ein vorzüglich eingerichtetes Bureau mit zahlreichen Hilfskräften, an deren Spitze 3 Generalsekretäre stehen. Von hier aus gehen die Mitteilungen und Anordnungen an die Vertrauensmänner, die Leiter der Sektionen, größerer Bezirke, in die das Reich und die Einzelstaaten eingeteilt sind, und an die Obmänner der Unterabteilungen, die zusammen eine Sektion bilden. Obmänner und Vertrauensmänner sind natürlich nicht nur Ausführungsorgane, sondern müssen ihrerseits auf die für die Ärzteschaft wichtigen Vorgänge ein wachsames Auge haben, die Zentrale durch Mitteilungen auf dem Laufenden erhalten und ihr die Kenntnis der örtlichen Verhältnisse vermitteln. Diese wohlausgearbeitete Organisation und die große Zahl der Mitarbeiter ermöglichen der Leitung des Verbandes auch den engsten Zusammenhang und das Zusammenarbeiten mit den Standesvereinen und den Vertragskommissionen, ohne deren Zustimmung er sich überhaupt in die Regelung örtlicher Verhältnisse nicht einmischt. Das Organ des Verbandes sind die „Ärztlichen Mitteilungen", die jedem Mitglied einmal wöchentlich unentgeltlich zugesandt werden.

Neben dieser der Verwirklichung der Selbsthilfe dienenden Organisation hat der Verband eine Reihe nützlicher Wohlfahrtseinrichtungen: die Abteilung für Stellenvermittelung zur Besetzung von Assistenten-, Vertreter-, Schiffsarzt- und Praktikantenstellen, zur Vermittelung von Praxisabgabe und Praxisübernahme und zur Auskunft über ausgeschriebene Arztstellen; ferner eine Auskunftsstelle für das ärztliche Erwerbs- und Berufsleben, namentlich auch Fragen auf dem Gebiete des sozialen Versicherungswesens, für ärztliche Rechtsfragen etc., sodann eine Verlags- und Sortimentsbuchhandlung, nebenbei Bezugsquelle für ärztliche Formulare, Rezept-, Rechnungsformulare etc.; eine Witwengabe zur Unterstützung bedürftiger Arztwitwen und -waisen; auch eine Darlehns- und Sterbekasse, eine Stelle zur Vermittelung von Haftpflicht-, Unfall-, Lebensversicherungen und Sachschadenversicherungen.

Freiwillig hat sich die deutsche Ärzteschaft in diesem Verbande organisiert und durch ihren Zusammenschluß ihre großen Erfolge errungen, mit denen sie der Erfüllung der grundsätzlichen Forderungen, die auf dem Königsberger Ärztetage formuliert waren, um ein gutes Stück näher gerückt ist. Die freie Arztwahl ist in größerem Umfange eingeführt, die Stellung der Ärzte den Krankenkassen gegenüber gehobener und gesicherter, die Honorare sind vielfach aufgebessert. Der Gedanke der Verhandlung und des Vertragsabschlusses mit der Organisation, statt mit Einzelärzten hat sich sogar bei staatlichen Behörden Eingang verschafft, wie der vom Reichspostamt vereinbarte Vertrag mit dem L.V. über die ärztliche Behandlung der Mitglieder der Postunterbeamten-Krankenkassen beweist. Die Erfolge sind nicht ohne schwere und harte Kämpfe errungen. Daß dabei namentlich im Anfange Härten vorgekommen sind, soll nicht geleugnet werden. Alles muß gelernt werden, auch die besten Methoden des Kampfes. Und viele der getadelten Kampfmittel wären unnötig gewesen, wenn alle Kollegen ausnahmslos und rückhaltlos bei der Durchführung der angeordneten Maßnahmen sich betätigt hätten. Wo das nicht geschah, mußte zu so scharfen Mitteln geschritten werden, daß der Erfolg unter allen Umständen sicher war, selbst wenn ein Teil der Ärzteschaft Gewehr bei Fuß zur Seite stand. Damals ist, auch von Ärzten, scharf kritisiert worden. Von brutalem Vorgehen des L. V. und von Kampfmitteln, die mit der ärztlichen Ethik unvereinbar seien, geredet worden, namentlich bei Gelegenheit des Kampfes mit den Lebensversicherungsgesellschaften, der wegen der von ihnen versagten Anerkennung der Organisation unvermeidlich war. Die ersten Kämpfe, besonders aber der letztgenannte, der weit über die Bedeutung eines lokalen Streites hinausging, durften nicht verloren gehen. Wenn der Verband in diesen ersten Kämpfen nicht siegreich blieb, so wäre die ganze auf Selbsthilfe gerichtete Bewegung im Sande verlaufen und die deutsche Ärzteschaft steckte tief in dem Sumpf, in den sie um 1900 zu versinken Gefahr lief, denn es war niemand da, der uns hätte helfen wollen. Das durfte nicht sein, und darum mußten jene Kämpfe unter allen Umständen gewonnen werden. Keiner von den Kollegen, die damals zu vornehm waren, um mitzukämpfen und durch ihr Abseitsstehen die Zielbewußten zu den harten und „brutalen" Kampfesmitteln zwangen, hat es nachher verschmäht, die Früchte des Sieges mitzupflücken; keiner war zu vornehm, um an der Honorarerhöhung seinen Anteil zu nehmen. Die Erfahrung hat die Kampfmittel modifiziert. Die „brutalen" Mittel sind unnötig und deshalb obsolet geworden. Einen Ärztestreik, d. h. die Niederlegung der ärztlichen Arbeit, kennt der L.-V. nicht mehr. Vertragsaufhebung oder Vertragsverweigerung den Kassenvorständen gegenüber, wobei die ärztliche Versorgung der Kranken vertraglos weiter erfolgt, und die Sperre, d. h. Verhinderung des Zuzugs Arbeitswilliger aus der großen ärztlichen Reservearmee, sind die Kampfmittel. Die Wirksamkeit der Sperre wird garantiert durch das Schutz- und Trutzbündnis der Ärzte, durch den Verpflichtungsschein des Ärztevereinsbundes, in dem jeder angestellte standestreue Arzt verspricht, in Streit befindlichen Kollegen nicht in den Rücken zu fallen. Kein Streit kann aus der Luft gegriffen und kein Kampf vom L.-V. proklamiert werden, wenn nicht zuvor die örtlichen Instanzen die Standesvereine, die Vertragskommissionen, die Vertrauens- und Obmänner über seine Notwendigkeit und Ratsamkeit vernommen sind und die Zentrale selbst durch sorgsame Prüfung aller Umstände die Gewißheit gewonnen hat, daß der Krieg unvermeidlich ist. Damit unnötige Kämpfe verhütet werden können, ist es unstatthaft, daß die örtlichen Organisationen in den Kampf eintreten, ohne vorher mit der Zentrale in Leipzig darüber in Beziehungen zu treten, denn in den meisten Fällen genügt heute schon der Gedanke, daß der Verband die Sache in die Hand nehmen könnte dazu, um die Kassenvorstände Verhandlungen geneigt zu machen. Wo aber eine Verhandlungsmöglichkeit gegeben ist, kommt man bei etwas gutem Willen auf beiden Seiten auch zu einem Vergleich.

Trotz der Erfolge und trotz der verbesserten und durchgebildeten Kampfmethoden genügt die bisherige Organisation nicht mehr; denn weder der Ä.V.B., noch die ihn bildenden Standesvereine und die Vertragskommissionen, noch auch der L.V. besitzen nach ihren Satzungen eine wirksame Handhabe, um die einzelnen Ärzte zur Durchführung der von diesen ärztlichen Organisationen abgeschlossenen Verträge anzuhalten. Das beeinträchtigt natürlich die Vertragsfähigkeit und den Vertragsabschluß. Es soll nun nicht in Abrede gestellt werden, daß die Mehrheit der deutschen Ärzte von einem sehr lebhaften Korpsgeist beseelt ist. Ohne den wären eben die Erfolge des L.V. unmöglich gewesen. Aber das Verantwortlichkeitsgefühl des Einzelnen für das Ganze darf keiner allzu großen Belastungsprobe unterworfen werden. Daher verlangen die Sicherheit und der Schutz gegen menschliche Schwäche festere Formen und bindende Normen. Denn unter Fehlern, die heute von den Einzelnen gemacht werden, hat die Allgemeinheit viel schwerer zu leiden, als früher. Die Krankenversicherung hat bekanntlich durch die R.V.O eine derartige Erweiterung in die Breite und in die Höhe erfahren, daß sie in wenigen Jahren der Träger der wirtschaftlichen Existenz der Ärzte sein und die Privatpraxis neben ihr nur eine fast nebensächliche Rolle spielen wird. Bei dieser ungeheueren Bedeutung der Krankenkassen für das Wirtschaftsleben des Arztes muß der starken Organisation der Kassenverbände ein ebenso fester gefügter Zusammenschluß der Ärzte, die jenen gegenüber in der Rolle des Arbeitnehmers sich befinden, gegenüberstehen. Dieser Forderung genügte die bisherige ärztliche Organisation nicht mehr. Das war der Grund für die Errichtung der Kassenarztvereinigungen, die mit einem dichten Netz ganz Deutschland überziehen. Ihr Grundgedanke ist Organisation gegen Organisation, Schutz des Ärztestandes gegen die wirtschaftliche Übermacht der Kassen, aber auch Unterordnung des Einzelnen und seiner Interessen unter die Allgemeinheit. Der Verein vollzieht für seine Mitglieder den Abschluß und die Kündigung der Verträge über die ärztliche Versorgung der Versicherten durch die Gesamtheit oder einzelne seiner Mitglieder, also sowohl bei freier Arztwahl als auch bei Distriktsärzten, und sorgt für die Durchführung der Verträge. Er bemüht sich darum, daß möglichst alle dazu bereiten Ärzte an der Behandlung der Kassenmitglieder teilnehmen können, wenn nicht etwa die besonderen Verhältnisse es unmöglich machen oder untunlich erscheinen lassen, und schützt die Krankenkassen in der Erfüllung der ihnen gesetzlich auferlegten sozialen Aufgaben durch Überwachung der vertragsärztlichen Tätigkeit. Dazu gehört auch die Prüfung und Richtigstellung der Arztrechnungen, die Prüfung der Verordnungen und Erwerbsunfähigkeitsbescheinigungen. Die Vereine beschaffen natürlich auch dort, wo es Vorschrift ist, die Genehmigung der Verträge durch die Vertragskommissionen. Die Satzung der Kassenarztvereine verpflichtet die Mitglieder dazu, die Bestimmungen der Statuten, die Beschlüsse der Mitgliederversammlungen, des geschäftsführenden Ausschusses und Vorstandes zu befolgen. Wenn die Vereine Rechtsfähigkeit besitzen, können die Mitglieder zur Durchführung der Bestimmungen unschwer angehalten werden. Wo ihnen die Rechtsfähigkeit versagt ist, müssen die Vereine von ihren Mitgliedern eine schriftliche Verpflichtung gegen den Vereinsvorstand verlangen.

Die bitteren Erfahrungen von zwei Jahrzehnten haben uns bewiesen, daß die Ärzte nur sich selbst helfen können, die Lehren einer weiteren zehnjährigen Kampfeszeit uns die Organisation gegeben, deren wir zu unserer Selbsterhaltung bedürfen. Die Einrichtung der Kassenarztvereine fordert von ihren Mitgliedern die Aufgabe eines Teiles ihrer persönlichen Freiheit resp. des freien Willens, sie müssen sich den Beschlüssen der Mehrheit fügen. Aber die aus den Zeiten der schwersten Not und der tiefsten Erniedrigung gewonnene Erkenntnis verpflichtet uns zu diesem Opfer, um Größeres zu retten; darum ist es eine der ersten Standespflichten, die Mitgliedschaft des L.V. zu erwerben und den örtlichen Kassenarztvereinen beizutreten. Das Opfer, das wir mit der Unterordnung unter die Standesorganisation bringen, wird reichlich aufgehoben durch den Gewinn an persönlicher Freiheit gegenüber den Kassenvorständen, an Freiheit des Berufs und der Wissenschaft. Wenn wir durch unseren Zusammenschluß den Stand hoch und die Wissenschaft frei halten, erweisen wir nicht nur uns selbst, sondern auch der Volksgesundheit und nicht am wenigsten der sozialen Reichsgesetzgebung den besten Dienst; sie steht und fällt mit dem wirtschaftlichen und wissenschaftlichen Hochstand der deutschen Ärzteschaft.

Zum Schluß gedenken wir einer ganz persönlichen Pflicht des Arztes. Die Zeiten, in denen Galens Jünger Schätze sammelten, sind vorüber und kehren nicht wieder. Wir bedürfen keiner weitläufigen Berechnungen über das Durchschnittseinkommen der Ärzte mehr; die Tatsache, daß in Zukunft die Honorare aus der Krankenversicherung die Haupteinnahme des Arztes bilden, gibt uns genügende Aufklärung. Die Folge des geringeren Einkommens ist, daß der Arzt nach Verlust der Arbeitsfähigkeit durch Alter oder Invalidität selbst nicht genügend zum Leben hat, und daß seine Witwe und Kinder in dürftiger Lage zurückbleiben, daß außergewöhnliche Ausgaben durch Krankheit oder für Ausbildung und Aussteuer der Kinder ihn in Schulden stürzen, wenn er nicht auf andere Weise dagegen Fürsorge trifft. Trotzdem heute die Möglichkeit, für alle nur denkbaren Fälle dort Versicherung vorzusorgen, geboten ist, wird von ihr viel zu wenig oder aber in unzweckmäßiger Weise Gebrauch gemacht. Da kann es nicht wundernehmen, daß es fast als Ausnahme gelten muß, wenn Arztwitwen und -waisen nach dem Tode des Ernährers nicht auf Beihilfe aus ärztlichen Unterstützungskassen angewiesen sind. Wer nicht recht daran glauben will, daß es damit so schlecht bestellt ist, der befrage darüber einmal die Vorstände der ärztlichen Wohlfahrtseinrichtungen. Das dürfte nicht so sein, und es muß als die vielleicht vornehmste Standespflicht des Arztes bezeichnet werden, daß er für sich selbst und seine Familie die richtige Fürsorge trifft. In der Wahl der Versicherungsart wird meist gefehlt, seltener dadurch, daß eine Versicherung überhaupt unterlassen wird. In der Regel kommt es so, daß der junge Arzt, sobald er seine Niederlassung bekannt gemacht hat, von Versicherungsagenten überlaufen und durch das Versprechen einer Vertrauensarztstelle für die betreffende Gesellschaft zum Abschluß einer Lebensversicherung geködert wird. Mit der hohen Prämie, die für die Lebensversicherung gezahlt werden muß, verschwindet dann meist die Lust und die Möglichkeit, noch weiteres als das Leben zu versichern.

Eine Kapitalversicherung ist gewiß schön und gut, genügt aber durchaus nicht für alle Wechselfälle des Lebens. Das Kapital wird entweder beim Tode des Versicherungsnehmers oder bei Erreichung eines bestimmten Lebensalters fällig. Bis zu diesem Zeitpunkt muß die Prämie regelmäßig weiter gezahlt werden. Wenn der Versicherungsnehmer durch Krankheit oder Invalidität in seiner Erwerbsfähigkeit beschränkt wird, kann es unter Umständen dazu führen, daß er die hohen Prämien nicht mehr bezahlen kann. Die Versicherung muß dann in eine prämienfreie umgewandelt werden, die ja viel geringer ist, als die ursprünglich versicherte Summe. Das kann vermieden werden, wenn man die Jahresprämie in einer Invalidenversicherungskasse versichert. Wenn wir von einem solchen Unglücksfalle absehen und annehmen wollen, daß beim Tode oder in dem vorgesehenen

Lebensjahre, etwa dem 65., die volle Versicherungssumme, es mögen 20000 Mk. sein, zur Auszahlung gelangt, so hat der noch lebende Versicherte oder seine Witwe den Genuß der Zinsen von 20000 Mk., d. h. etwa 800 Mk. im Jahre, womit nicht übermäßig viel anzufangen ist. Krankheit und vorzeitige Invalidität sind bei dieser Versicherung ganz unberücksichtigt geblieben. Wenn der junge Kollege etwa die gleiche Prämiensumme, die seine Lebensversicherung von 20000 Mk. beansprucht, bei der Versicherungskasse für die Ärzte Deutschlands anlegt, kann er dafür ungefähr ein tägliches Krankengeld (auch für Unfallfolge) von 10 Mk. für 26 Wochen, eine Invalidenrente von jährlich 1200 Mk., eine Altersrente von 1000 Mk. vom 65. Lebensjahre an, für seine Witwe eine Pension von 1000 Mk. und ebenso viel für seine Waisen bis zu dem 25. Lebensjahre haben, außerdem stehen noch für die Kosten des Begräbnisses 500 Mk. Sterbegeld zur Verfügung. Welche Versicherungsform den Vorzug verdient, ob Kapitalversicherung oder die Kombination dieser Rentenversicherungen, braucht wohl kaum besonders beleuchtet zu werden. Wer näheres darüber erfahren will, bitte die Geschäftsstelle der Versicherungskasse für die Ärzte Deutschlands in Berlin W, Lützowstraße 55 um einen Separatabzug des Artikels aus Nr. 48 der „Ärztlichen Mitteilungen" vom Jahre 1911: „Soll der Arzt eine Lebensversicherung nehmen?" von Sardemann und um die Zusendung der allgemeinen Versicherungsbedingungen und Tarife.

Dem Werben der Agenten, namentlich ihren Versprechungen über eine Vertrauensarztstelle gegenüber sei der Arzt zurückhaltend. Zwischen dem Verband der Lebensversicherungsgesellschaften und dem L.V. besteht ein Vertrag. Nach ihm werden die Vertrauensärzte nur durch die Direktion der Gesellschaft angestellt und aus der Zahl derjenigen ausgewählt, die dem L.V. gegenüber sich bereit erklärt haben, vertrauensärztliche Tätigkeit auszuüben. Die Vertrauensarztstellen werden also nicht durch die Agenten, sondern durch das Generalsekretariat des Verbandes der Ärzte Deutschlands, Leipzig, Dufourstraße 18 vermittelt. Natürlich lassen auch die Gesellschaften, die Kranken-, Unfall- und Invaliditäts-Versicherungen betreiben, die Ärzte durch ihre Agenten bearbeiten. Diese sind naturgemäß stets bemüht, die Vorzüge der von ihnen vertretenen Gesellschaft im hellsten Lichte erstrahlen zu lassen, bei der „Konkurrenz" aber die Schatten zu vertiefen. Die Angaben muß man in Ruhe nachprüfen können und läßt sich deswegen die allgemeinen Versicherungsbedingungen aushändigen. Die Höhe der Tarife allein darf für die Wahl der Versicherungsgesellschaft nicht ausschlaggebend sein. Mindestens ebenso wichtig sind die besonderen Bestimmungen. Wir empfehlen folgende Punkte der besonderen Beachtung: Prämienzahlungsverzug, Kündigung der Versicherung, Aufhebung oder Erlöschen der Versicherung, Ausschluß besonderer Gefahren, Kriegsgefahr, Aufenthalt außerhalb Deutschlands, Verpflichtung sich dauernd ärztlich behandeln oder in ein Krankenhaus überführen zu lassen, Dauer der Invalidenrente, ob bis ans Lebensende oder nur bis zu einem bestimmten Höchstalter.

Wir können unmöglich auf alle diese Punkte hier näher eingehen und beschränken uns darauf, einige Sätze aus den Bedingungen einer bekannten Versicherungsgesellschaft, die ganz besonders eifrig unter den Ärzten arbeitet, wiederzugeben: In den Versicherungsbedingungen der Krankenkasse heißt es: „Nach jeder Entschädigungsleistung und nach jeder Ablehnung eines Entschädigungsanspruches steht der Gesellschaft das Recht zu, die Versicherung durch einfache schriftliche Erklärung mit sofortiger Wirkung zu kündigen", in dem Statut der Invalidenversicherung: „Mit Feststellung einer Entschädigung aus diesem Vertrage und zwar einer dauernden oder vorübergehenden Voll- oder Teilrente gilt der Versicherungsfall als gegeben. Die Fortsetzung der Versicherung auf Vollrente bzw. dauernde Rente ist ausgeschlossen." Der Sperrdruck rührt von uns her. Der Rat, die Versicherungsbedingungen anderer Gesellschaften mit denen der Versicherungskasse für die Ärzte Deutschlands zu vergleichen, zeigt sich bei der Durchsicht ihrer Bedingungen als wohl begründet. Übrigens bleiben auch die Tarifsätze des letztgenannten Versicherungsvereins in der Höhe wohl hinter der aller anderen Gesellschaften zurück. Wer nun die Satzungen und Bedingungen der Versicherungskassen für die Ärzte Deutschlands genauer durchstudiert, findet dann, daß diese Kasse, die neben ihrem Aktivvermögen aus Vermächtnissen und sonstigen Zuwendungen ein Stiftungsvermögen von $1\frac{1}{3}$ Million Mk. besitzt, in weitgehender Weise Kollegen, die durch unverschuldete Not einmal ihre Prämien nicht zahlen können, mit Aushilfe beistehen kann. Sie kann es nicht nur, sondern sie tut es auch.

Weiter oben gedachten wir der Gefahren, die dem Arzt durch die Haftung wegen Verletzung irgendeiner der vielen einschlägigen Gesetzesvorschriften drohen. Sie sind so groß und so bedenklich, daß die Haftpflichtversicherung die allererste sein soll, die abgeschlossen wird. Sie beeinträchtigt die übrigen Versicherungen nicht sehr, weil die Prämien verhältnismäßig billig sind. Wegen der Haftpflichtversicherung haben der L.V., viele Ärztekammern und Ärztevereine sogenannte Empfehlungsverträge abgeschlossen, die den Angehörigen der genannten Körperschaften besondere Vorteile gewähren. Bisweilen ist der Genuß der Vorrechte an den direkten Abschluß ohne Vermittelung des Agenten gebunden. Also auch hier ist Vorsicht gegenüber der Agententätigkeit geboten, das gleiche gilt von den vielfach bestehenden Sonderabmachungen mit Unfall- und Lebensversicherungsgesellschaften. Allgemein gültige, für alle Verhältnisse zutreffende Ratschläge für Arztversicherungen können nicht aufgestellt werden. Als ungefährer Anhalt mag dienen, daß der Arzt zunächst eine Haftpflichtversicherung, eine Kranken- und eine mit Altersversicherung kombinierte Invalidenversicherung abschließen soll. Wer Krankheits- und Invaliditätsversicherung hat, kann eine besondere Unfallversicherung entbehren, dann kommt die Witwenpension und die Waisenrente. Wer nicht vermögend ist, sorge dann womöglich noch für eine Militär-, Studien- und Aussteuerversicherung bei den dafür bestehenden Versicherungsanstalten oder besser noch durch eine abgekürzte Lebensversicherung.

Die jährlich aufzubringende Prämiensumme ist sehr hoch und verschlingt einen nicht unbeträchtlichen Teil der Einnahmen. Darum soll der Arzt in jungen Jahren mit der Versicherung beginnen. Die Prämien sind um so kleiner, je jünger der Versicherungsnehmer ist. Der Arzt kommt verhältnismäßig früh zu seiner Höchsteinnahme, zu einer Zeit, in der die für den Haushalt und die Familie notwendigen Ausgaben noch nicht so groß sind. Das verleitet leicht zur Gewöhnung an eine reichere Lebensführung. Wenn im Laufe der Jahre die Ausgaben wachsen, ohne daß die Einnahmen nennenswert zunehmen, ist es sehr schwer, sich wieder an eine einfachere, bescheidene Lebenshaltung zu gewöhnen, das gesellige Leben usw. einzuschränken. Wer von vorneherein einen größeren Teil seines Einkommens für Versicherungen festlegt, verfällt nicht so leicht in diese Gefahr. Nun wird man für seine Versicherungen im allgemeinen nur solche Gesellschaften wählen, die die Einrichtung der Dividendensteigerung haben. Da wächst die Dividende d. h. der auf die Prämie entfallene und zurückgezahlte Gewinnanteil von Jahr zu Jahr entsprechend der wachsenden Summe der gesamten eingezahlten Jahresprämien. Wenn dann die Zeit der großen Ausgaben für das Studium der Kinder usf. herankommt, wird durch die Dividende die jährlich zu zahlende Prämiensumme ganz erheblich, vielleicht schon beinahe um die Hälfte verringert sein und nicht mehr allzuschwer drücken.

Damit sind wir am Schlusse unserer Ausführungen angelangt. Sie sind kein Nachschlagewerk, in dem über jede Frage ärztlichen Rechtes und ärztlicher Standessitte Auskunft geboten wird, mögen aber als Wegweiser auf diesem oft schwierigen und unübersichtlichen Gebiet dienen können, auch als Ratgeber in manchen anderen ärztlichen Fragen nicht unnützlich sein und damit ihren Zweck erfüllen, die ärztliche Kollegialität zum Wohle des Standes und des Einzelnen zu fördern.

Die wichtigsten Bestimmungen über die Wehr- und Dienstpflicht.

Von Dr. Heinrich Viereck,
Stabsarzt, kommandiert zum hyg. Institut der Universität Marburg.

Die Regelung erfolgte durch die Heer- und deutsche Wehrordnung vom 22. November 1888. Die Wehrpflicht dauert im allgemeinen vom vollendeten 17. bis vollendeten 45. Lebensjahr, davon entfallen auf die Dienstpflicht im stehenden Heer vom vollendeten 20. Jahr an 7 Jahre, in Landwehr I 5 Jahre, in Landwehr II die Zeit bis zum 31. März des Jahres, in dem das 39. Lebensjahr vollendet wird. Bis zu dem gleichen Zeitpunkt währt die Pflicht zum Landsturm I, die Jahre bis 45 bilden den Landsturm II (Landsturmpflicht).

Die militärärztliche Beurteilung der Militärdienstfähigkeit geschieht beim Musterungs- und Aushebungsgeschäft und bei der Einstellung. Eine Zusammenstellung der einschlägigen Bestimmungen findet sich in der Dienstanweisung zur Beurteilung der Militärdienstfähigkeit (D. A. Mdf.) vom 9. Februar 1909.

Für die Beurteilung der verschiedenen Arten der Tauglichkeit bzw. Untauglichkeit ist dieser Vorschrift als Anlage eine Einteilung der verschiedenen körperlichen Fehler und Leiden beigegeben, die mit der Aulage 1 der H. O. übereinstimmt. Doch läßt auch in diese Anlage dem persönlichen Urteil des Untersuchenden einen gewissen Spielraum. Jedes ärztliche Urteil darf nur auf Grund eigener Untersuchung und eigener Überzeugung abgegeben werden. Es kommt nicht nur darauf an, daß der zu Beurteilende gesund ist, er muß in erster Linie den Anforderungen des Militärdienstes an Gesundheit und Körperbau gewachsen sein. Und so erfordert die Beurteilung der Militärdiensttauglichkeit nicht nur eine mit allen ärztlichen Hilfsmitteln vorgenommene Untersuchung des Gesundheitszustandes und der Leistungsfähigkeit des zu Beurteilenden, sondern auch eine Kenntnis der Anforderungen, die der Militärdienst an die Gesundheit und Leistungsfähigkeit stellt. Bei der Untersuchung wendet man zweckmäßig eine gewisse Regelmäßigkeit in der Reihenfolge der Feststellungen an: z. B. Allgemeinzustand, Anamnese (eigene und Familienkrankheiten, Nerven-, Lungenkrankheiten, Scharlach, Gelenkrheumatismus, Geschlechtskrankheiten etc.), Stimme, Sprache, Kopf, Hals, obere Gliedmaßen, Brustumfang, Bauch, Geschlechtsteile, untere Gliedmaßen, Körperrückseite, After, Füße, Augen, Ohren, Herz, Lungen, geistige Fähigkeiten. Die Entscheidung über die Tauglichkeit hat der militärische Vorgesetzte, der Arzt hat das sachverständige Urteil für diese Entscheidung zu liefern. Gesunde und Leistungsfähige sind

tauglich zum Dienst mit der Waffe, nur in ihrer Leistungsfähigkeit Beschränkte
können noch tauglich sein zum Dienst ohne Waffe (als Krankenwärter oder
Handwerker) und in der Ersatzreserve. Einzelheiten ergeben sich aus der
genannten Anlagen der H. O. Minder Kräftige und Gesunde, also Leute mit
geringen Fehlern und Gebrechen, können mit oder ohne Waffe im Landsturm dienen. Noch in der Entwicklung Begriffene und mit heilbaren Krankheiten Behaftete können zurückgestellt werden oder eingestellt und militär-
ärztlich behandelt werden. Hochgradige Krankheiten und Gebrechen können
dauernde Untauglichkeit bedingen, für die Beurteilung derartiger Leiden
kann ein kreisärztliches oder beglaubigtes ärztliches Attest dem begut-
achtenden Militärarzt von Nutzen sein.

Herabsetzung der Sehschärfe beispielsweise auf ½ und weniger
als ½ der normalen macht für den Dienst mit der Waffe untauglich,
die Herabsetzung derselben auf ¼ und weniger macht für den Landsturm
untauglich. Oder: geringe Schwerhörigkeit auf einem Ohr (Flüstersprache in 1—4 m) macht nicht untauglich zum aktiven Dienst mit der Waffe.
Wohl aber ist dies der Fall, wenn beide Ohren diese geringe Schwerhörigkeit
haben, oder eines noch schlechter hört, der Betreffende bleibt aber tauglich
zum Dienst ohne Waffe und in der Ersatzreserve. Krankheiten des Ohres mit
vorübergehender Schwerhörigkeit können die zeitige Untauglichkeit bedingen.
Höhergradige Schwerhörigkeit (Flüstersprache unter einem Meter) auf einem
Ohr kann bei geringer Schwerhörigkeit des anderen auch zum aktiven Dienst
ohne Waffe untauglich machen. Hochgradige Schwerhörigkeit auf beiden
Ohren macht ganz untauglich.

Die Mindestgröße ist 154 cm, die Höchstgröße für Berittene 172—175 cm.
Der Brustumfang nach Froelich bei wagerechter Haltung der Arme und
tiefster Ein- und Ausatmung gemessen, soll bei 154—157 cm Körpergröße,
deren Hälfte um 1—2 cm überschreiten, dabei soll die Erweiterungsfähigkeit
nicht unter 5 cm betragen. Das Körperhöchstgewicht für schwere Kavallerie,
reitende Artillerie ist in der Regel 70 kg, für leichte Kavallerie 65 kg, für
Luftschiffer wird mittleres Körpergewicht gefordert. Die Brocasche Formel,
daß das Körpergewicht den Dezimalstellen der Größe entsprechen soll, gilt
für den völlig entwickelten Körper, also nicht für das Eintrittsalter; nach
Tartière soll die Differenz bei kleinen Leuten nicht mehr als 7, bei größeren
nicht mehr als 12—15 betragen. Zieht man von den Zentimetern der
Körpergröße die Zentimeter des Brustumfanges nach Ausatmung und die
Kilogramme des Körpergewichts ab (Pignet), so sind die meisten Leute mit
einem Index über 30 untauglich. An freiwillig Eintretende dürfen die zulässig geringsten körperlichen Ansprüche gestellt werden.

Vom 1. Januar des Jahres, in dem der Wehrpflichtige sein 20. Lebensjahr vollendet, an bis zur endgültigen Entscheidung über seine Dienstpflicht
hat er sich der Aushebung zu unterwerfen (Militärpflicht). In der Zeit
vom 15. Januar bis 1. Februar diesen Jahres hat er sich zur Aufnahme in
die Rekrutierungsstammrolle schriftlich oder mündlich zu melden, oder seine Zurückstellung von der Aushebung unter Vorlegung seines Berechtigungsscheines
zum einjährig-freiwilligen Dienst bei der Ersatzkommission seines Gestellungs-
ortes zu beantragen (Meldepflicht). (§ 93 der Wehrordnung.) § 94 der
Wehrordnung enthält die Bestimmungen über die Meldung Einjährig-Freiwilliger zum Diensteintritt. Die Bestimmungen über den einjährig-freiwilligen Dienst gibt der Abschnitt IV der Heerordnung, die besonderen
Bestimmungen für die Mediziner enthält § 19, 1 und § 22 (§ 17, 5). Mediziner, welche die Berechtigung zum einjährig-freiwilligen Dienst haben,
können, wenn sie nach halbjähriger aktiver Dienstzeit das nach Verordnung
über die Organisation des Sanitätsdienstes vom 9. Februar 1873, § 4 geforderte
Dienstzeugnis von ihrem militärischen Vorgesetzten erhalten haben, unter

Vorbehalt der Ableistung des Restes der aktiven Dienstzeit spätestens im letzten Halbjahr ihrer Zugehörigkeit zum stehenden Heer als Sanitätsmannschaften zur Reserve beurlaubt werden. Spätestens 9 Monate vor Ablauf dieser Zeit müssen sie sich bei ihrer Kontrollstelle zum Wiedereintritt melden. Für das 6. und 7. Semester können sie ihre Zurückstellung hinter die letzte Jahresklasse der Landwehr II für den Mobilmachungsfall mit Genehmigung des Korpsarztes beantragen. Nach Beendigung des 7. Semesters können sie durch ihr Bezirkskommando unter Einreichung einer bezüglichen Bescheinigung der Universität beim Korpsarzt des Provinzialarmeekorps den Antrag stellen, für den Mobilmachungsfall in Stellen von Unterärzten verwandt zu werden (Feldunterarzt). Ihr 2. halbes Jahr dienen sie nach erlangter Approbation als Arzt als einjährig-freiwilliger Arzt oder nach Genehmigung ihres Wunsches, in das Sanitätskorps aufgenommen zu werden, als Unterarzt. (Auf ihren Wunsch zum Dienst auf Beförderung im aktiven Sanitätskorps können sie bei Kapitulation auch mindestens ein Jahr nach 4wöchiger Dienstzeit auf dem Dienstwege dem Generalstabsarzt der Armee zur Ernennung zum Unterarzt in Vorschlag gebracht werden.) Die einjährig-freiwilligen Ärzte können sich eine Garnison wählen und verbleiben in deren Korpsbezirk. Nach 9 monatiger Dienstzeit gelten sie als militärisch ausgebildet. Nach einjähriger Dienstzeit treten sie als Unterärzte in den Beurlaubtenstand über; werden sie von ihren militärischen und militärärztlichen Vorgesetzten für würdig zur Beförderung erachtet, so erhalten sie bei ihrer Entlassung vom Korpsarzt das Befähigungszeugnis, anderenfalls kann dasselbe durch eine wiederholbare achtwöchige Übung erworben werden. Ärzte, die auch das zweite Halbjahr der einjährig-freiwilligen Dienstpflicht mit der Waffe dienten und zum Unteroffizier befördert sind, können nach dieser Beförderung bei der Truppe ihre Ernennung zum Unterarzt des Beurlaubtenstandes (mit Befähigungszeugnis) beantragen. Beim Übertritt in das aktive Sanitätskorps wird eine Studiengeldentschädigung gewährt. Unterärzte des Beurlaubtenstandes mit Befähigungszeugnis müssen eine sechswöchige Übung als Unterarzt bei der Truppe ableisten. Nach dieser Zeit werden sie im Einverständnis mit dem Truppenkommandeur auf Grund eines Zeugnisses ihres Regimentsarztes sogleich zur Wahl zum Assistenzarzt vorgeschlagen. Auch diese Übung kann auf Wunsch in einem Jahre wiederholt werden. Die freiwillige sechswöchige Übung kann begründetenfalls unter Verzicht auf Marschgebührnisse nach durch das zuständige Bezirkskommando eingeholter Genehmigung der Medizinalabteilung des Kriegsministeriums in einem anderen Korpsbezirk abgeleistet werden. Die Unterärzte des Beurlaubtenstandes wählen bei ihrer Entlassung zur Reserve das Bundeskontingent, in dem sie zur Wahl zum Sanitätsoffizier vorgeschlagen werden wollen, sie verbleiben dann beim Verziehen in einen anderen Bundesstaat mit eigener Militärverwaltung in der Kontrolle ihres Bezirkskommandos, auch ihr Befähigungszeugnis gilt nur für das gewählte Kontingent. Reserveoffiziere mit ärztlicher Approbation können bei ihrem Bezirkskommandeur ihre Aufnahme in das Sanitätskorps des Beurlaubtenstandes nachsuchen, sie haben unmittelbar nach ihrer Aufnahme eine vierwöchige Übung als Sanitätsoffizier in einem Lazarett abzuleisten. Zu dieser Übernahme, wie zum Übertritt in das aktive Sanitätskorps bedarf es der Allerhöchsten Genehmigung. Zum Ausweis ihrer Beförderung erhalten die Sanitätsoffiziere ein Patent, bei der Verabschiedung auf Antrag Entlassungsurkunden. § 111 der Wehrordnung bestimmt, daß die Personen des Beurlaubtenstandes während der Beurlaubung den zur Ausübung der militärischen Kontrolle erforderlichen Anordnungen unterworfen sind. Sie haben geeignete Vorkehrungen zu treffen, daß dienstliche Befehle ihrer Vorgesetzten und namentlich Gestellungsbefehle ihnen jederzeit zugestellt werden können. Im dienstlichen Verkehr mit ihren Vorgesetzten oder wenn sie in Militäruniform erscheinen, sind sie der militärischen Disziplin unterworfen. Als ihre Vorgesetzten sind alle die Militärpersonen anzusehen, die im aktiven Dienst ihre Vorgesetzten sein würden. Derselbe Paragraph enthält die Bestimmungen über Auslandsaufenthalt. Mit der genannten militärischen Kontrolle sind die Bezirkskommandos beauftragt, ihr dienen die vorgeschriebenen Meldungen und Kontrollversammlungen, über die § 114 bzw. 115 der Wehrordnung die näheren Bestimmungen enthalten. Die Meldungen können mündlich oder schriftlich erstattet werden, zur Erläuterung schriftlicher Meldungen, zur Anbringung von Gesuchen und Beschwerden in militärischen Dienstangelegenheiten, sowie zur Rechtfertigung wegen Versäumnis militärischer Pflichten kann die persönliche Gestellung beim Bezirkskommando (für Mannschaften bei dessen Kontrollstelle) angeordnet werden (Meldepflicht). Kontrollversammlungen fallen im Frieden nur für Landwehr II ganz fort, Landwehr I und Ersatzreserve kann im Frieden jährlich einmal, der übrige Beurlaubtenstand zweimal, im April und November, dazu zusammenberufen werden. Sie dauert nicht länger als einen Tag, gibt kein Anrecht auf Gebührnisse und ist militärischer Dienst. Es wird öffentlich zu ihr aufgefordert, Militärpapiere sind mitzubringen, Offiziere usw. erscheinen in Uniform. Befreiungsgesuche sind an das Bezirkskommando zu richten, wer plötzlich durch Krankheit oder dringende Geschäfte verhindert wird zur Kontrollversammlung zu erscheinen, muß spätestens zu ihrer Stunde durch Bescheinigung der Orts- oder Polizeibehörde entschuldigt werden. Offiziere, welche ein älteres Patent haben, als der Leiter der Kontrollversammlung, sind von dieser entbunden. Offiziere sind im Reserveverhältnis zu drei 4—8 wöchigen Übungen heranziehbar, Mannschaften zu zwei nicht länger als 8 wöchigen, in Landwehr I können Offiziere Beförderungsübungen machen, sind aber sonst nur wie die Mannschaften zu zwei 8—14 tägigen Übungen in besonderen Reserveformationen heranziehbar, für Landwehr II sind nur freiwillige Übungen gestattet. Befreiungsgesuche sind auf dem Dienstwege einzureichen. Nach Hamann: Die heutige Organisation des Sanitätskorps sind die Übungen der Sanitätsoffiziere des Beurlaubtenstandes so geregelt, daß im allgemeinen von der Heranziehung der Reserveassistenzärzte zu Pflichtübungen abgesehen wird. Ältere Oberärzte der Reserve werden zu einer vierwöchigen Übung bei der Truppe oder im Lazarett, oder zu einem 21 tägigen Fortbildungskursus oder zu einer 14 tägigen Krankenträgerübung einberufen. Außer der letzteren werden diese Übungen als Beförderungsübungen angerechnet. Oberärzte der Landwehr I können dieselben Übungen freiwillig ableisten. Oberärzte der Landwehr II können zu dieser Übung auf Antrag zugelassen werden, wenn sie sich verpflichten, einige Jahre über die gesetzliche Dienstpflicht hinaus in der Landwehr zu bleiben. Die Einberufung erfolgt durch die Bezirkskommandos, bei inaktiven und freiwillig eintretenden Ärzten des Zivilstandes durch die Korpsärzte oder bei Generalarztrang durch den Generalstabsarzt der Armee. Die Militärärzte des Beurlaubtenstandes unterstehen den zivilärztlichen und militärärztlichen Ehrengerichten. Zur Überführung von Sanitätsoffizieren des Beurlaubtenstandes in den Landsturm bedarf es der Allerhöchsten Genehmigung eines einzureichenden Abschiedsgesuches. Größere Bezirkskommandos haben Zusammenstellungen der einschlägigen Bestimmungen für die ihnen Unterstellten drucken zu lassen, zum Teil auch die Bestimmungen und Ratschläge für den Mobilmachungsfall (Bezirkskommando Hamburg usw.). Die Ärzte des Beurlaubtenstandes sind schon im Frieden zum Halten der Uniform verpflichtet, die Bestimmungen enthält die Offizierbekleidungsvorschrift vom 15. Sept. 1899, Neudruck 1911. Eine Zusammenstellung der persönlichen Feldausrüstung und der Ausrüstung des Reitpferdes nach den Bestimmungen gibt G. Schmidt in der militärärztlichen Zeitschrift 1913 Nr. 4:

Die wichtigsten Bestimmungen über die Wehr- und Dienstpflicht. 979

Persönliche Ausrüstung: Helm mit Helmüberzug, Feldrock, Feldhose, hohe Stiefel oder braune Schnürschuhe mit Ledergamaschen und Anschnallsporen und Sporenleder, Paletot (Umhang), Halsbinde, rotbraune Handschuhe, Degen, Degenkoppel, Portepee, Erkennungsmarke, Lederriemen (für die Taille, schwarz, 2—4 cm breit), Pistole, Fernglas, Kartentasche, Soldbuch, Verbandpäckchen, Taschenbesteck—(Uniformhemd, Strümpfe, 2 Taschentücher, Unterhose, Hosenträger, Brustbeutel, Geldbörse, Meldekartenblock, Kartenschutzhülse, Taschenfeuerzeug, Uhr, Schlüssel, Taschenmesser, Feldflasche, Unterjacke) —, Leibbinde, Kopfschützer oder Ohrenklappen.

Am Pferde: (In Satteltaschen, Hufeisentasche oder Mantelsack): Feldmütze, Paletot oder Umhang (Geländekarten), Kaffeebüchse, eiserne und Kaffeeportionen — (1 Uniformhemd, 1 Paar Strümpfe, 1 Taschentuch, Handtuch, Unterhose, Streichhölzer, Taschenlampe, Eßbesteck, Eßbeutel, Frühstückspapier, Waschzeug, Insektenpulver, Klosettpapier) —, beweglicher Anbindering, 2 Hufeisen, Tränkeimer.

Im Koffer: (Stabsarzt: 69:39:30 cm, Ober- oder Assistanzarzt: 69:34:28 cm, Oberstabsarzt: beide Koffer): 1 Feldrock, 1 Feldhose, 1 Paar braune Schnürschuhe oder hohe Stiefel, 2—3 Halsbinden, 3—4 Paar rotbraune Handschuhe (1 Paar Hausschuhe, 3—5 Uniformhemden, 6—8 Paar Strümpfe, 7—9 Taschentücher, 2—3 Handtücher, 2—3 Unterhosen, 1 Brieftasche, Streichhölzer, Handlaterne, Kleiderbürste, Putzzeug, Nähzeug, 1—2 Unterjacken), 1 wollene Decke, 1 Trensengebiß, 1 Kinnkette, 1 Steigriemen. Und nach persönlichem Belieben Ergänzungs- und Ersatzstücke: Gummiwaschbecken, Wäschesack, Schlafsack, Nachthemd, Dienstvorschriften, Schreibmaterial usw.

Pferdeausrüstung: Kopfgestell, Kandarre, Trensengebiß, Kinnkette Marschhalfter, Vorderzeug, Sattel, Sattelgurt, Steigriemen, Steigbügel, Woilach, Degentragevorrichtung, 2 vordere Satteltaschen, 1 Seitensatteltasche mit Hufeisentasche, 1 Mantelsack.

Erkennungsmarke und Taschenbesteck ist im Frieden schon vorrätig zu halten. Die sonstige Ausrüstung ist spätestens bei der Mobilmachung aus der Kriegsbesoldung zu beschaffen (Kriegsbesoldungsvorschrift).

Weitere Bestimmungen finden sich in der Kriegssanitätsordnung, in der Bekleidungs- und Ausrüstungsnachweisung, in der Bekleidungsordnung II, in der Kriegsverpflegungsvorschrift. Ehe man ins Feld rückt, empfiehlt es sich unter anderem, Bestimmungen über etwaige Familienzahlungen zu treffen, Wintersachen zum Nachsenden bereit zu legen, seine Maße beim Schneider zurückzulassen.

Die Bestimmungen für die staatsärztliche Prüfung.

Von **Kreisarzt Dr. Erich Rapmund,** Querfurt.

Die Anstellung als staatlicher Gesundheitsbeamter (Kreisarzt, Bezirksarzt usw.) und Gerichtsarzt ist in allen deutschen Bundesstaaten außer Oldenburg, Sachsen-Altenburg, Schaumburg-Lippe, Schwarzburg-Sondershausen, Schwarzburg-Rudolstadt, Reuß älterer und jüngerer Linie und Lübeck von dem Bestehen einer besonderen staatsärztlichen Prüfung abhängig, die nach den von den einzelnen Bundesstaaten erlassenen Vorschriften abgelegt werden muß. Auch in den oben genannten Bundesstaaten, in denen dieses nicht Bedingung ist, werden Bewerber, die die staatsärztliche Prüfung in einem anderen Bundesstaate bestanden haben, vorgezogen. In Koburg-Gotha, Anhalt, Lippe, Waldeck und Bremen, wo keine besonderen Vorschriften erlassen sind, ist zur Anstellung das Bestehen der preußischen kreisärztlichen Prüfung Bedingung; in den drei letzten Staaten ist auch das in anderen Bundesstaaten erworbene Befähigungszeugnis gültig.

Die in den einzelnen Bundesstaaten erlassenen Prüfungsvorschriften beruhen im großen und ganzen auf den gleichen Grundsätzen, wenn sie in ihren Einzelheiten auch etwas voneinander abweichen. Die zu stellenden Anforderungen sind in den letzten Jahren erheblich gestiegen, besonders auch in Preußen, dessen Prüfungsordnung vom 24. Juni 1909 ich meiner Besprechung zugrunde lege.

Abgelegt werden muß die staatsärztliche Prüfung in Berlin vor der wissenschaftlichen Deputation für das Medizinalwesen. Das Zulassungsgesuch muß durch die Hand des zuständigen Regierungspräsidenten eingereicht werden und zwar kann dieses erst drei Jahre (in anderen Bundesstaaten zwei) nach Erlangung der Approbation geschehen. Dem Zulassungsgesuch müssen beigefügt werden: die Approbation, das Doktordiplom nebst Dissertation, ein eigenhändig geschriebener Lebenslauf, ein Praktikantenschein einer psychiatrischen Klinik, der Nachweis der Teilnahme an einem mindestens dreimonatigem pathologisch-anatomischen, hygienisch-bakteriologischen und gerichtlich-medizinischen Kursus und den Nachweis des Besuches einer Vorlesung über gerichtliche Medizin. Diese Scheine braucht heute jeder Medizinstudierende schon zum Staatsexamen, außer dem gerichtlich-medizinischen. Dieser wird aber demnächst noch erforderlich sein. Jedenfalls sind die Bescheinigungen über die während der Studienzeit genommenen Kurse dieser Art gültig.

Ist die Zulassung erfolgt, so hat der Kandidat zuerst zwei schriftliche Arbeiten zu machen. Die Aufgaben dazu werden ihm gestellt und zwar eine aus dem Gebiet der öffentlichen Gesundheitspflege, die andere aus dem Gebiet der gerichtlichen oder versicherungsgerichtlichen Medizin oder der Psychiatrie. Zu dieser letzteren Arbeit ist ein erdachter gerichtlicher Fall zu liefern, dessen Gegenstand vorgeschrieben wird, mit vollständigem Obduktionsprotokoll und vorschriftsmäßig begründetem Gutachten. Die Arbeiten selbst ohne Obduktionsprotokoll sollen im allgemeinen nicht länger wie 60 Bogenseiten sein, müssen leserlich geschrieben, geheftet, mit Seitenzahl und Literaturverzeichnis (auch im Text) und der eigenhändigen eidesstattlichen Versicherung des Kandidaten versehen sein, daß er, abgesehen von den angeführten literarischen Hilfsmitteln, die Arbeit ohne fremde Hilfe angefertigt hat. Die Arbeiten sollen nicht nur Zusammenstellungen der betreffenden Literatur, sondern selbständige wissenschaftliche Leistungen sein. Sie müssen spätestens sechs Monate nach Empfang dem Minister eingereicht werden. Unter besonderen Umständen kann eine Nachfrist von drei Monaten gewährt werden; Antrag dazu ist durch den zuständigen Regierungspräsidenten einzureichen Diese Frist wird eigentlich immer anstandslos bewilligt, zumal die meisten in der Zeit nicht fertig werden. Arbeiten, die nicht rechtzeitig abgeliefert werden oder den Bedingungen nicht entsprechen, werden nicht abgenommen.

Unter Umständen, bei anerkannt wissenschaftlichen Leistungen (Veröffentlichung mehrerer größerer selbständiger Arbeiten) kann dem Kandidaten auf Antrag eine oder auch beide Arbeiten erlassen werden.

Genügen die schriftlichen Arbeiten, so wird der Kandidat zur mündlichen Prüfung zugelassen. Wird auch nur eine Arbeit als „ungenügend" bezeichnet, so gilt die schriftliche Prüfung als nicht bestanden und muß wiederholt werden. Nur ausnahmsweise kann die andere Arbeit, wenn sie als besonders gut befunden ist, angenommen werden, so daß nur eine nochmal anzufertigen ist. Genügen der neuen Arbeiten auch nicht, so gilt die Prüfung definitiv als nicht bestanden und darf nicht wiederholt werden.

Die schriftlichen Arbeiten erfordern wegen der Ansprüche, die an sie gestellt werden, sehr viel Mühe und können besonders dem praktischen Arzt, der nicht viel Zeit übrig hat, sehr lästig sein, so daß er dazu verführt wird, die Sache möglichst leicht zu nehmen Hiervon kann ich nur dringend abraten. Der Ausfall der Arbeiten kann unter Umständen sehr wesentlich sein, besonders kann ein guter Ausfall das Mündliche sehr erleichtern. Abgesehen davon, daß die Arbeiten nicht nur eine Zusammenstellung der Literatur sein sollen, kann auch unter Umständen eine sehr fleißige, vom wissenschaftlichen Standpunkt aus vorzügliche Arbeit gar nicht oder kaum genügen, weil der jeweilige Zweck nicht im Auge behalten ist. Die Aufgaben sind eben nicht vom allgemein wissenschaftlichen, sondern je nachdem vom sanitäts-polizeilichen oder gerichtlich-medizinischen oder gerichtlich-psychiatrischen Standpunkt aus zu betrachten, und dieser Zweck darf nie aus dem Auge verloren werden. Dann ist es sehr wesentlich, wenn der Kandidat eigene Beobachtungen, eigene Versuche bringen kann, das erhöht den Wert der Arbeit stets. Schließlich ist auch nicht zu vergessen, daß eine Arbeit um so besser beurteilt wird, je besser und flotter sie sich liest. Also kurze klare Sätze, gutes Deutsch.

Innerhalb sechs Monate nach Empfang der Mitteilung, daß die schriftliche Prüfung bestanden ist, hat der Kandidat die mündliche Prüfung abzulegen. Vorher empfiehlt es sich, einen Vorbereitungskursus mitzunehmen. In Bayern und Sachsen sind solche offiziell eingerichtet, in Preußen finden nur private und zwar im April und Oktober in Berlin statt. Ich halte es für das zweckmäßigste, den Kursus kurz vor dem Mündlichen gleichsam als Abschluß der Vorbereitung mitzumachen; für diejenigen, denen die Materie völlig fremd ist, empfiehlt es sich, schon vorher einmal einen solchen mitzumachen, damit sie einen Überblick bekommen, was eigentlich alles gefordert wird.

Eine Frage, die immer wieder an einen gerichtet wird, ist: „Wonach soll ich mich vorbereiten?" Daher darüber kurz einige Worte. Die beiden direkt auf das Kreisarztexamen zugeschnittenen Bücher „Schlockow-Leppmann: Der Kreisarzt" und „Rapmund: Der beamtete Arzt und der ärztliche Sachverständige" sind beide zur Zeit, bis eine Neuauflage erscheint, veraltet; sie enthalten die wichtigsten neueren Bestimmungen nicht mehr; ihre Anschaffung kann daher nicht empfohlen werden. Der „Glaubitt" enthält diese Mängel nicht, dagegen ist er nur ein Repetitor, eine Eselsbrücke, die wohl zur Anschaffung zu empfehlen ist und die speziell zum letzten Einpaucken kurz vor dem Mündlichen ihre guten Dienste tun wird, aber um sich ordentlich vorzubereiten, dazu ist ihr Inhalt zu wenig eingehend. Den modernen Anforderungen völlig entsprechend ist „Rapmund-Dietrich: Ärztliche Rechts- und Gesetzeskunde. II. Aufl."; dieses Werk ist allerdings nicht direkt zur Vorbereitung für das Kreisarztexamen bestimmt, es sind darin aber alle einschlägigen Bestimmungen der öffentlichen Gesundheitspflege und Medizinalgesetzgebung zu finden. Ferner kann ich nur empfehlen, sich den jeweiligen „Kalender für Med.-Beamte" anzuschaffen. Er enthält eine ganze Reihe sehr wichtiger Abschnitte und ist immer auf der Höhe der Zeit. Alle wichtigen neueren Bestimmungen sind darin berücksichtigt. Speziell ist in ihm auch die Seuchengesetzgebung und die Dienstanweisung enthalten, deren gründliches Studium ich nur immer wieder empfehlen kann. Sehr schöne und lesenswerte Abhandlungen finden sich noch in der Festschrift des preußischen Med.-Beamtenvereins: „Das Preußische Medizinal- und Gesundheitswesen 1883 bis 1908". Außerdem wären noch anzuschaffen ein Lehrbuch über Hygiene und Bakteriologie; es dürfte sich jetzt das von „Flügge" empfehlen, ein Lehrbuch der gerichtlichen Medizin und zwar das von „Straßmann" und der gerichtlichen Psychiatrie und zwar das von „Cramer"; nebenher vielleicht noch Ziehen: Psychiatrie.

Bei der ganzen Vorbereitung ist es, wie ich schon vorher betont habe, unendlich wichtig, daß man die Materie vom richtigen Gesichtspunkt aus auffaßt, daß man nie den Zweck, den gerichtlichen oder medizinalpolizeilichen, aus dem Auge verliert. Wenn jemand Gelegenheit hat, sich praktisch bei einem Kreisarzt zu betätigen, so kann das nicht genug empfohlen werden.

Das Mündliche findet in Berlin statt (nicht geprüft wird vom 1. August bis 15. Oktober) und dauert in der Regel drei Tage. Den Termin kann sich der Kandidat erbitten. Die Prüfung wird vor vier Mitgliedern der wissenschaftlichen Deputation und zwar zwei Herren aus dem Ministerium, darunter einer als Vorsitzender und zwei anderen, meistens Universitätsprofessoren abgelegt Sie erstreckt sich erstens auf Medizinalgesetzgebung und Medizinalverwaltung. Hier hat der Kandidat eine Klausurarbeit zu liefern über irgend eine Aufgabe aus dem Gebiete der Medizinal- oder Sanitätspolizei; Zeit: drei Stunden. Weiter muß er in einer mündlichen Prüfung dartun, daß er mit dem ganzen Gebiet der Medizinalverwaltung und Gesetzgebung, auch der Versicherungsgesetzgebung gründlich vertraut ist.

Es folgt die Prüfung in der öffentlichen Gesundheitspflege und hygienischen Bakteriologie. Hier muß der Kandidat innerhalb drei Stunden eine praktische Aufgabe aus dem Gebiet der hygienischen oder auch bakteriologischen Untersuchungsmethoden lösen und einige bakteriologische Präparate erklären und diagnostizieren; daran schließt sich eine mündliche Prüfung über das ganze Gebiet der öffentlichen Gesundheitspflege, insbesondere auch Gewerbehygiene, Seuchenbekämpfung usw.

Der dritte Abschnitt ist die Prüfung in der gerichtlichen Medizin. Hier folgt zuerst die Untersuchung eines Verletzten nebst einem sofort innerhalb einer Stunde niederzuschreibendem Gutachten, das je nach der gestellten Aufgabe ein gerichtliches (schwere oder leichte Körperverletzung) oder versicherungsgerichtliches (Unfall) sein kann. Weiter hat er die Öffnung einer Körperhöhle einer Leiche zu machen und das vorschriftsmäßige Protokoll zu diktieren, dann ein frisches mikroskopisches Präparat der Leiche anzufertigen und zu erklären und schließlich eine mündliche Prüfung in der gerichtlichen Medizin abzulegen.

Als IV. Abschnitt folgt die gerichtliche Psychiatrie Hier hat er einen Geisteskranken zu untersuchen und innerhalb einer Stunde ein Gutachten zu einem bestimmten Zweck (§ 51, Entmündigung usw.) über ihn abzugeben; anschließend folgt eine mündliche Prüfung in der gerichtlichen Medizin speziell unter Berücksichtigung der Bestimmungen des Strafgesetzbuches und des bürgerlichen Gesetzbuches.

Die Reihenfolge der Abschnitte bestimmt der Vorsitzende, vor dem Abschnitt I, die Sektion und der praktische Fall von Abschnitt III abzulegen sind.

Ist ein Abschnitt nicht bestanden, so muß er wiederholt werden. Wird er dann wieder nicht bestanden, so gilt die ganze Prüfung als nicht bestanden. Eine Wiederholung kann nicht noch einmal stattfinden.

Sachverzeichnis.

Abführmittel bei Juckzuständen 109.
— bei Nephritis chronica 420.
— bei atonischer Obstipation 279.
— bei alimentären Toxikosen der Säuglinge 181.
— bei Urämie (Nephritis acuta) 411, 412.
— Wirkung der 279.
Abkratzung von Warzen mit dem scharfen Löffel 151.
Abkühlung, Nephritis und 394, 397. 417.
Abmagerungskur, Indikation 343.
Abortiva, Vertrieb und Empfehlung derselben durch Kurpfuscher 612, 626.
Abstillen 163.
Abszesse und deren Behandlung 791.
— perimaxilläre 865.
— subpektorale, und deren Behandlung 792.
Abwiegen der Speisen bei Ernährungskuren 556.
Achselhöhle, zystisches Lymphangiom der 901.
Achselschweiße 143, 144.
Achsenzugzange 664, 672.
Acidolpepsintabletten bei gastrogenen Diarrhöen 273.
Acidum aceticum-Ätzung bei Verrucae vulgares 152.
Acne rosacea (s. auch *Akne) 146.
— vulgaris und papulöse Syphilis 26.
Adalin bei Asthmabronchitis 292.
Adamantinome des Unterkiefers 934.
Adenokarzinom der Brustdrüse 917.
Adenoma sebaceum 912.
Adenome, maligne 913.
— Morphologie und Histologie 912.
Adenomyome, Morphologie und Histologie 896.
— der Prostata 912.

Aderhautrupturen 820.
Aderlaß bei Juckzuständen 109.
— bei Urämie 410.
Adnexe, Adenomyome an denselben 896.
Adrenalininhalationen bei Asthma 290.
Adrenalininjektionen bei Asthmaanfällen 291.
Adrenalinklysmen bei den Diarrhöen der Basedowiker 274.
Adrenalinsolution bei Mastkuren gegen das nervöse Erbrechen 379.
Adstringentien bei chronischen Diarrhöen 272.
— bei Gonorrhoe 68, 69.
Afterekzeme 104.
Afridolseife 141.
Ägypten, Aufenthalt in, bei Nephritis chronica 444, 445.
Akromegalie bei Hypophysisadenomen 913.
Aktinomykose der Haut, Ätiologie, Symptome und Therapie 131, 132.
Aktinomykotische Zahnfisteln 865.
— Diagnose 870.
Akustikustumor, Diagnose 851.
Albargin bei Gonorrhoe 69.
Alberts Remedy bei Gicht 330.
Albuminurie bei Hg-Kuren, Therapie 54.
— und Nierenentzündung (s. auch diese) 389.
— zyklische 395.
Albumosenseife 141.
Aleukämische Lymphadenose 908.
Alimentationsklagen, ärztliche Gutachten in 528.
Alkalien bei Coma diabeticum 313.
— bei Diabetes melitus 312.
— bei Pylorusstenose der Säuglinge 262.

Alkalien bei rachitischen Kindern 168.
— Zusatz von, zum Waschwasser 141.
Alkalische Säuerlinge bei akuter Nephritis 403.
— — bei Nephritis chronica 441.
Alkohol bei Coma diabeticum 314.
— bei Diabetes melitus 306, 312.
— in der Diätetik 513.
— bei Entfettungskuren 356.
— und Gicht 333.
— Hautreinigung durch 141.
— bei der Krankenernährung 515.
— bei Mastkuren 370, 377.
— bei Nephritis chronica 442.
Alkoholdesinfektion bei Operationen 738.
Alkoholfreie Weine in der Diätetik 516.
Alkoholgenuß und Rosacea 145.
Alkoholintoxikation, Schwindelattakken bei 851.
Alkoholische Getränke nach ihrem Kalorienwert 357.
Alkoholische Waschwässer bei Seborrhoea oleosa 144.
Alkoholkompressen bei Furunkeln und Karbunkeln der Diabetiker 314.
Alkoholprobe, Kuhmilchprüfung d. die 180, 208.
Alkoholwaschungen bei Leptus autumnalis 136.
Alkoholwirkung 514.
Allaitement mixte bei der Säuglingsernährung 162, 227.
Allgemeinkrankheiten, Zangen-Extraktionen bei schweren 663.
Alopecia seborrhoica 153.
— syphilitica 28.
— — Behandlung 62.
Altersrente 540.
— Anwartschaft auf die 541, 542.
Altersversicherung für Ärzte 973.
Altsalvarsan (s. auch Salvarsan) bei Syphilis 55.
Alveolarpyorrhoe 866.
Alypin bei Asthma 290.
Amara, appetitanregende Wirkung der 385.
Amaurotisches Katzenauge 898.
Ammen, Auswahl derselben 160.
— in Säuglingsheimen 238.
Amputation bei Extremitätenverletzungen 811.
— bei Phlegmone der Extremitäten 792.

Amputationsneurome 899.
Anämia perniciosa, Zahnschmerz bei 868.
Anämie bei Kindern, Ernährungstherapie 169.
Anaphylaktisch bedingte Diarrhöen 269.
Anasarka bei akuter Nephritis, Behandlung 406.
— Hautdrainage 411.
Anästhesin bei Mastkuren gegen das Erbrechen 370.
Anästhesinsalben bei Pruritus der Diabetiker 314.
Angestelltenversicherung 543.
Angina, Bárányscher Symptomenkomplex nach 858.
— diphtheritica und Schleimhautsyphilis 27.
— follicularis und Schleimhautsyphilis 27.
— Plaut-Vincenti und Schleimhautsyphilis 28.
— syphilitica 27.
Anginanephritis 395.
Angioma arteriale racemosum (plexiforme) 900.
Angiomatöse Fibrome 880.
Angiome des Gesichts 148.
— Morphologie und Histologie 899.
Anorexie, nervöse, älterer Kinder 170.
Anstaltsfürsorge für Säuglinge 235.
Anstellung, Gesundheitsatteste zwecks 526.
Anthrasol bei Ekzem 99.
Antigonorrhoica, interne 64.
Antikonzipientia, kurpfuscherische Empfehlungen von 612.
Antikörper bei Gonorrhoe 7.
Antineuralgica bei Juckzuständen 109.
Antiphone 588.
Antipyrin bei Asthma 290.
Antlitz-Diagnostik der Biochemiker 639.
Anzeigepflicht, ärztliche, bei Geburten 943.
— — bei gemeingefährlichen (übertragbaren) Krankheiten 942.
Apfelweine in der Diätetik 516.
Aphrodisiaca, von Kurpfuschern vertriebene 626.
Aphthen und Schleimhautsyphilis 28.
— Zahnschmerz bei 866.
Aponeurosen, Riesenzellsarkome der 907.

Apoplexie, Kaiserschnitt bei Gebärenden mit 690.
— bei Schrumpfniere 415, 416.
— — Verhütung derselben 455.
Apparatentherapie der Kurpfuscher 610.
Appendixkrebse 922.
Appendizitis chronica, Abgrenzung derselben von Darmspasmen 282.
Appetit, Anregung desselben bei Mastkuren 384.
Appetitsaft des Magens 466.
Approbation, rechtliche Bedeutung der ärztlichen 939, 941, 943.
Äquivalenttabelle behufs Zusammenstellung von Speisezetteln nach Kalorienwert 357, 358.
Arbeiter, invalide, Übernahme der Krankenfürsorge für dieselben durch die Versicherungsanstalten 542.
Arbeiterversicherung, Gutachtertätigkeit in der 522.
Arbeiterversicherungsgesetze 530.
— Geschichtliches 530.
— Invaliden- und Hinterbliebenenversicherung 540.
— Krankenversicherung 530.
— Unfallversicherung 532.
Arbeitsunfähigkeit im Sinne des Invalidengesetzes 542.
— im Sinne des Krankenversicherungsgesetzes 531, 542.
Argentamin bei Gonorrhoea anterior chronica 71.
Argentum nitricum bei Gonorrhoe 69.
— für Harnröhrenspülungen 70.
— -Ätzungen bei Lupus 84.
— — bei Zahnkaries 872.
Argonin bei Gonorrhoe 69.
Armbinde 587.
Armreposition intra partum 661.
Armut, Säuglingssterblichkeit und 224.
Armvorfall intra partum, Zungenextraktion bei demselben 663.
Arningsche Pinselung bei Ekzem 96.
Arsen bei Ekzemen 91.
— bei Juckzuständen 109.
— bei Verrucae planae juveniles 152.
Arsenikalien bei Syphilis 55.
Arsenpastenbehandlung der Pulpitis 872.
Arteriosklerose, Alveolarpyorrhoe bei 866.
— der Darmarterien 284.

Arteriosklerose, Ischämien bei derselben und deren Bekämpfung 455.
— partielle Labyrintherkrankung bei 850.
— Labyrinthzerstörung durch Blutungen bei 846.
Arteriosklerotische Schrumpfniere 413, 415, 445.
Arthigon bei Gonorrhoemetastasen 77.
Arthritis deformans und Plattfuß 765.
— eitrige (s. auch Gelenkentzündungen) 793.
— —, der Fingergelenke bei Panaritien 786.
— — — Behandlung 790.
— gonorrhoica, Behandlung 76.
Arthropathie, tabische, des Fußes und Plattfuß 765.
Arzbergerscher Mastdarmspüler bei Prostatitis gonorrhoica 75.
Arzneiapplikation 569.
Arzneien, starkwirkende, ärztliches Recht auf Verschreibung derselben 644.
Arzneiexantheme und Syphilis 25.
Arzt, Beamtenqualität desselben 943.
— des Beurlaubtenstandes, Bestimmungen für denselben 977, 978.
— kollegiales Verhalten desselben 955.
— Militärdienst desselben 977.
— Standesrechte und -pflichten desselben (s. Standespflichten) 939.
Ärztekammern 956, 957 ff.
— Beitragspflicht der Ärzte zur Kasse der 941.
Ärzteordnung, Deutsche, des Nürnberger Ärztetages 956.
Ärzterecht, Literatur 939.
Ärztestand, wirtschaftliche Lage desselben um die Jahrhundertwende 965.
— wirtschaftliche Organisation desselben 965.
Ärztevereinsbund, Deutscher 966.
Arzttitel, rechtliche Bedeutung desselben 941.
Asepsis (Antisepsis) 731.
— Alkoholdesinfektion 738, 740.
— Beispiel für kleinere Eingriffe (Gelenkpunktion) 743.
— — für aseptisches Katheterisieren 743.
— — für eine Operation außer dem Hause 741.

Asepsis (Antisepsis), Bürsten 737.
— Dampfsterilisation und -sterilisatoren 736, 737.
— früher und jetzt 731.
— Gummifinger und -handschuhe 732, 737, 740.
— Gummigegenstände und Drains 735.
— Hände- und Hautdesinfektion 738.
— Handtücher 737.
— auf der Haut angetrocknetes Sekret 733.
— infektionsverdächtige frische Wunden 744, 746, 748.
— — Biersche Stauung bei denselben 745.
— — Exzision derselben 745, 746.
— Instrumentenkochapparate 733.
— Instrumentensterilisierung und -aufbewahrung 733, 734, 735.
— Joddesinfektion nach Grossich 739.
— Jodtinktur bei jauchenden verschmutzten Wunden 746.
— Kathetergleitmittel 736.
— Keimtötung durch kochendes Wasser 733.
— Kochsalzlösung (sterile) und deren Aufbewahrung 736.
— Kontaktinfektion 733.
— in der Krankenpflege 588.
— Luftinfektion 738.
— Mastisolverband 747.
— Messer 735.
— Mundbinden 738.
— Nagelreiniger und -scheren 735.
— Naht- und Unterbindungsmaterial 735.
— Ölsterilisierung 736.
— Operationsfelddesinfektion 739.
— Operationsmäntel 737.
— persönliche Asepsis des Arztes 732.
— Perubalsam bei verschmutzten Wunden 747.
— bei Placenta praevia 720, 721.
— Reihenfolge bei mehreren (aseptischen und septischen) nacheinander vorzunehmenden Operationen 733.
— Schienenverbände (fixierende) bei größeren Wunden 747.
— Spekula 736.
— spezielle Vorschriften 733.
— Sprechen beim Operieren 738.

Asepsis (Antisepsis), Streuzucker in der Wundbehandlung 747.
— Thymolspiritusdesinfektion des Operationsfeldes 740.
— Trockenantiseptika 746.
— Tröpfcheninfektion 738.
— Umgebung der Wunde und ihre Behandlung 747.
— urologische Apparate und Instrumente 736.
— Verband (erster) und seine Wichtigkeit 732.
— Verbandsschalen und Eiterbecken und ihre Behandlung 733.
— Verbandsstoffe 736.
— Verbandstücke (gebrauchte) und ihre Behandlung 733.
— Verbandwechsel 743.
— Vermeidung der Berührung keimreichen Materials 732.
— Vioformgaze 746.
— Wasserdampf (strömender) 733, 736.
— Wasserstoffsuperoxydspülung 746.
— Wundtamponade 745.
— Wundverband und Fixation desselben 747.
Aspergillusinfektion von Hornhautwunden 828.
Asphyxie, intrauterine, bei engem Becken 707.
— Metreuryse bei derselben 645.
— bei Placenta praevia 718.
— Umwandlung von Steiß- in Fußlage bei derselben 656.
— hohe Zange bei derselben 671.
— Zangenextraktion bei derselben 663.
Aspirin bei Asthma 290.
— bei Diabetes melitus 206.
— beim akuten Gichtanfall 330.
Asthma, Behandlung 289.
— Behandlung außerhalb des Anfalls 292.
— Behandlung in Sanatorien und Badeorten 294.
— Beispiele für die Behandlung desselben 294, 295.
— cardiacum (renale, uraemicum) 286.
— chronisches, Behandlung 292.
— dyspepticum 287.
— und dyspeptische Dyspnoe 287.
— und akute Herzdyspnoe bei Nieren- und Herzkranken 286.

Asthma, Inhalationen 290.
— Injektionen bei 291.
— Kupierung der Anfälle 290.
— Mechanismus und Symptomatologie des Anfalls 287, 288.
— Pathogenese 285.
— physikalische Heilmethoden 293.
— Räuchermittel 291.
— Ursachen (disponierende und auslösende) 286.
— Verlauf 288.
Asthmakraut, Holländisches 291.
Asthmaräucherkerzen 291.
Asthmaräucherpulver 291.
Asthmatischer Katarrh, Behandlung 292.
Asthmatropfen 293.
Asthmolysin bei Asthmaanfällen 291.
Asurolinjektionen bei Syphilis 51.
Aszendenstypus, chronische Obstipation vom 277.
Aszites, Diurese und 392.
Ätherinjektionen bei Säuglingen 206.
Ätherrausch bei Panaritienoperationen 786.
Atmungsbeschwerden und Nephritis chronica 415.
Atmungserkrankungen, Fettsucht bei 344.
Atmungsgymnastik, Apparate für 583.
Atmungsstörungen, Stillen von Kindern mit 199.
Atophan bei Colitis exulcerativa 275.
— bei akutem Gichtanfall 331, 339.
Atrophie der Säuglinge bei Pylorusstenose 258.
Atropin bei Asthma 290.
— bei Hyperidrosis 143.
— bei Juckzuständen 109.
Atropininjektionen bei Asthmaanfällen 291, 292.
Atropinsuppositorien bei Gonorrhoea posterior 73.
Atteste, ärztliche (s. auch Gutachten, Zeugnisse) 523.
— für Militärbehörden 946.
Ätzkalistift bei Lupus 84.
Ätzmittel bei Warzen 151, 152.
Ätzungen bei Lupus 84.
Auge, Melanom desselben (Irismelanom) 910.
Augenbewegungen, vestibulare 838.
Augendeviation hinter geschlossenen Lidern bei Hemiplegikern und Epileptikern 853.

Augendiagnose, Felkes 609.
Augenerkrankungen, sympathische, nach Augenverletzung 822.
— Verschlimmerung derselben durch Augenverletzungen 821.
Augengliome 898.
Augeninfektionen nach Augenverletzung 822.
Augenkammerblutungen 820.
Augenspülung 573.
Augentropfgläser 574.
Augenverätzungen und ihre Behandlung 833, 834.
Augenverband, aseptischer, nach Verletzungen des Auges 825.
Augenverbandauflage nach Wolff 585.
Augenverbrennungen und ihre Behandlung 833, 834.
Augenverletzungen, Aderhautrupturen 820.
— bei bestehenden Augenkrankheiten 821.
— aseptischer Augenverband nach 825.
— Beruf und Beschäftigung 819.
— durch Bienen- und Wespenstiche und ihre Behandlung 834.
— Bindehautverletzungen bei perforierenden Traumen und deren Behandlung 833.
— Bleistift-, Griffel-, Messerklingenfragmente im Auge 830.
— Bulbusrupturen 821.
— Cataracta traumatica und deren Behandlung 832.
— Eisensplitterentfernung 825, 828.
— intraokulare Fremdkörper 829.
— Fremdkörperentfernung bei 825, 828.
— Häufigkeit 819.
— erste Hilfeleistung bei 818.
— ringförmige Hornhautinfiltration nach 827.
— Hornhautrupturen 820.
— infizierte Hornhautwunden nach, und deren Behandlung 826, 827.
— Infektionen bei 822.
— Keratitis disciformis nach 829.
— klinisches Bild und Endausgang 820.
— Kontusionstrübungen der Cornea 821.
— Kontusionsverletzungen (Verletzungen durch stumpfe Gewalt) 820.

Augenverletzungen, Lidverletzungen bei perforierenden Traumen und deren Behandlung 832.
— Lokalisierung des Krankheitsprozesses 823.
— Milzbrand- und Rotzinfektionen bei 822.
— Netzhautablösung 821.
— durch Peitschenhieb 822.
— Perforationsverletzungen und Rupturen der Sklera und Cornea 830, 831.
— bei Pulver- und Dynamitexplosionen und deren Behandlung 834, 835.
— durch Raupenhaare 822.
— Reinigung und Desinfektion des Auges bei 825.
— septische Infektionen bei 822.
— sympathische Erkrankung des anderen Auges nach 822.
— Tetanusinfektionen bei 822.
— bei bestehender Tränensackeiterung 824, 825.
— und Unfall, im Sinne des U.-V.-Gesetzes 818, 821.
— Veranlassungen zu 818, 819.
— Verbrennungen und Verätzungen 833, 834.
— primäre Wundinfektion (Fremdkörper, vorgefallene Gewebe, bakterienhaltige Sekrete, unsaubere Berührungen, „Krebssteine") 823, 824.
— sekundäre Wundinfektion 824.
— Verhütung von Wundinfektion bei 823, 824, 825.
Ausschabung des Lupus 84.
Ausscheidungen des Kranken, Behandlung derselben 557.
Aussteuerversicherung, Fürsorge des Arztes für seine Familie durch 973.
Ausstrichpräparate für Spirochätennachweis 32.
Austreibungsperiode der Geburt, Zangenextraktion bei Verzögerung derselben 663.
Auswandererschiffe, Begleitung derselben durch approbierte Ärzte 941.
Autotransfusion bei Placenta praevia-Blutungen 730.
Azidosis bei Diabetes melitus 298.
Azoospermie nach Gonorrhoe 12.

Backwaren, salzarme 440.
Badehilfsstuhl 561.
Badekuren bei chronischen Diarrhöen 275.
Badeorte, Asthmabehandlung in denselben 294.
— Diabetesbehandlung in denselben 304, 313.
— Entfettungskuren in denselben 360.
— bei Gicht 332, 338.
Bäder bei Ekzem 94.
— bei Fettsucht 347, 348.
— bei Juckzuständen 111.
— bei Respirationskrankheiten der Säuglinge 204.
— bei Skabies 132.
— bei Schrumpfniere und Hypertension 451.
— bei Syphilis 61.
Bäderbehandlung der Nephritis chronica 419.
Badespekula 571.
Badetechnik 561.
Badethermometer 563.
Badewannen, transportable 561.
Badewanneneinlagen 562.
Bakterien, Aufschließung der Nahrungsmittel durch 469.
Balanitis erosiva, Differenzierung derselben von syphilitischen Primäraffekten 24.
Ballondilatation, forcierte, schleunige Entbindung durch 645, 648.
Ballonspritzen 572.
Balsamica bei Epididymitis gonorrhoica 76.
— bei Gonorrhoe 64, 71.
Bandagen 584.
Bantische Krankheit, Unterernährung bei derselben 364.
Báránys kalorische Methode der Funktionsprüfung des Bogengangapparats 841, 842, 843.
— Ausführung derselben 844.
Bárányss Symptomenkomplex bei zirkumskripter Drucksteigerung in der Zisterne des Kleinhirnbrückenwinkels 857.
— — Behandlung 858.
Bardenheuersche Plattfußeinlage 774.
Barium sulfuratum bei Hypertrichosis 155.
Barlowsche Krankheit und Phosphorstoffwechsel 488.
Bartekzeme 102.

Bartflechte 121.
Barthélemysche Spritze für Injektion von Mercinol 53.
Basedowsche Krankheit, Diarrhöen bei derselben und ihre Behandlung 274.
— Mastkuren bei derselben 384.
— Unterernährung bei derselben 364.
Bauchdecken, Dermoide an den 889.
— Urininfiltration der, bei stumpfen Bauchverletzungen 806.
Bauchmassage bei atonischer Obstipation 279.
Bauchsympathikus, Neuroblastome des 899.
Bauchverletzungen und deren Behandlung 804.
— perforierende 804.
— — innere Blutung 804.
— — Laparotomie 804.
— — Magen- und Darmverletzung 805.
— — Tamponade 804.
— stumpfe 805.
— — Blasenruptur ins Cavum Retzii 806.
— — innere Blutung 805.
— — Harnröhrenverletzungen 807.
— — Laparotomie 806.
— — Magen- und Darminhalt in der Bauchhöhle 805.
— — Nierenruptur 807.
— — Peritonitis 805.
— — Urin in der Bauchhöhle 805.
— — Urininfiltration der Bauchdecken (prävesikaler Tumor) 806.
Bauer und sein Diabetesmittel „Djoeat" 619.
— und sein Gallensteinmittel Lithosanol 620.
Baunscheidtismus 612.
Beamte, Gesundheitsatteste behufs Anstellung als 527.
Beamtenqualität des Arztes 943.
Becken, enges (s. auch Beckenenge) 697.
— allgemein gleichmäßig verengtes 703.
— allgemein verengtes (rachitisch) plattes 703.
— einfach plattes 703.
— infantiles 703.
— natürliche Erweiterungsfähigkeit desselben 701.
— rachitisch plattes 702.
Beckenachse (= Führungslinie) 701.

Beckenendlagen bei engem Becken, Geburtsleitung bei denselben 712.
— bei plattem Becken und Einstellung des nachfolgenden Kopfes 705.
— Exenteration bei 689.
— Extraktion des Kindes bei 674.
Beckenenge (= enges Becken), Anamnese und Körperbau bei 697.
— intrauterine Asphyxie bei 707.
— Ätiologie 697.
— Beckenendlagen bei plattem Becken und Einstellung des nachfolgenden Kopfes 705.
— Beckengelenkrupturen bei 707.
— Beckenmessung 699.
— Beckenneigung 701.
— Blasensprengung bei 711.
— Blasensprung bei 704.
— intrakranielle Blutungen des Kindes bei 707.
— Diagnose 697, 699.
— Distantiae und Conjugatae 699, 700.
— Druckerscheinungen 706.
— natürliche Erweiterungsfähigkeit des Beckens 701.
— Fazialislähmungen des Kindes bei 707.
— künstliche Frühgeburt bei 708.
— Führungslinie (Beckenachse) 701.
— Geburtsleitung bei 697, 707.
— — bei absolut verengtem Becken 710.
— — bei Beckenendlagen 712.
— — bei Gesichtslagen 715.
— — bei Nabelschnurvorfall 712.
— — bei Querlagen 712.
— — bei Schädellagen 712.
— — bei Schieflagen 712.
— — bei Stirnlagen 715.
— — bei Verengerung I. Grades 711.
— — bei Verengerung II. Grades 711.
— — bei Verengerung III. Grades 710.
— — bei Vielgebärenden mit schlechter Wehentätigkeit bei früheren Geburten 715.
— Geburtsverlauf bei 704.
— seine Gefahren bzw. Folgen für Mutter und Kind 706.
— hoher Geradstand des Kopfes bei allgemein verengtem oder plattem Becken 706.

Beckenenge (= enges Becken), Gesichtslage bei 705.
— Hängebauchversorgung bei 711, 712.
— Harngenitalfisteln nach Geburten bei 706.
— Häufigkeit 697.
— Häufigkeitskurve spontaner Lebendgeburten in Schädellage bei plattem Becken, ihre Bedeutung für Prognose und Therapie 709.
— Hauptformen der 702.
— Herztöne des Kindes bei 711.
— Hypophysenextraktinjektion bei 712.
— Infektionsgefahr bei 706.
— Kaiserschnitt bei 690.
— Kolpeuryse bei 711.
— Kopfeinstellung bei allgemein verengtem Becken 705.
— — bei allgemein verengtem (rachitisch) plattem Becken 706.
— Kopfimpression nach Hofmeier bei 711.
— Lagerung der Kreißenden 711.
— Mechanismus der Kopfeinstellung bei plattem Becken 704, 705.
— Metreuryse bei 712.
— Morphiuminjektion bei (Reizwehen) 712.
— Nabelschnurvorfall 707.
— Perforation des Kindes bei 683.
— Perforation mit Kranioklasie bei 712.
— Peroneuslähmungen nach Geburten bei 707.
— Pituglandolinjektion (Pituitrininjektion) bei 712.
— Positio occipitalis pubica und sacralis bei allgemein verengtem Becken 706.
— Promontorium (doppeltes) 701.
— Scheidenspülungen (heiße) 712.
— Scheitelbeinstellung (hintere) bei 705.
— — Vorgehen bei derselben 712.
— Scheitelbeinstellung (vordere) bei plattem Becken 704.
— Stirneinstellung bei plattem Becken 705.
— Symphysenruptur bei 707.
— Therapie 710.
— Tympania uteri bei 706.
— Umwandlung von Gesichts- und Stirnlagen bei 657.

Beckenenge (= enges Becken), Umwandlung von Steiß- in Fußlage bei 656.
— Uterushinterwandnekrose bei 706.
— Uterusruptur bei 706.
— Verletzungen des Kindes bei 707.
— Vorfall kleiner Teile und der Nabelschnur bei 704.
— Wehenanregung bei 712.
— Wehentätigkeit bei 704.
— Wendung mit Extraktion bei 712.
— — ihre Gefahren für das Kind 714.
— rechtzeitige innere Wendung bei 651.
— hohe Zange, ihre Indikationen und Gefahren 712, 713.
— Zangenextraktion 712.
— Zervixnekrosen bei 706.
Beckengelenkrupturen bei engem Becken 707.
Beckenkanal, Kaiserschnitt bei Verlegungen (Verengerungen) desselben 690.
Beckenmessung 699.
Beckenneigung 701.
Beckentumoren, Beckenenge, bedingt durch 697.
— Kaiserschnitt bei 690.
— Perforation des Kindes bei 683.
Beefteea in der Diätetik 504.
Beerenweine in der Diätetik 516.
Befruchtung, künstliche 12.
Beinhochlagerungsapparat 552.
Belastung, neuropathische, bei Kindern 158.
Belladonna bei Asthma 291, 293.
— bei Darmspasmen 281.
— bei Mastkuren gegen das Erbrechen 379.
— bei Prostatitis gonorrhoica 74, 75.
Benzin bei Filzläusen 138.
— bei Ixodes ricinus 136.
— bei Leptus autumnalis 136.
Bergleute, Augenverletzungen bei denselben 819.
Beri-Beri und Phosphorstoffwechsel 488.
Berufsgenossenschaften, Gutachtertätigkeit bei 522.
— ihre Leistungen 532, 533.
Berufsvormundschaft und Säuglingsfürsorge 235.
Betriebsunfälle 533.
Bettbad 561.
Bettdampfapparate 567.

Bettdeckhalter 553.
Bettnäßapparate 559.
Bettnässen, Kurpfuscherbehandlung desselben 611.
Bettruhe bei Entfettungskuren 354.
— bei Mastkuren 367.
— bei akuter Nephritis 398.
— bei chronischer Nephritis 418.
Bettschirme 554.
Bettstellen für Kranke 549.
Bettische (-bänkchen) 554.
Bettuchhalter 551.
Bettung von Säuglingen 195.
Bettventilation 553.
Beurlaubtenstand, Ärzte im, Bestimmungen für dieselben 977, 978.
Bewegungen, passive, bei Mastkuren 368.
Bewegungsorgane, Fettsucht bei Erkrankungen der 344.
Bidermome 935.
Bidets 571.
Biedertsche Rahmgemenge in der Säuglingsernährung 214.
Bienenstiche, Augenverletzungen durch, und ihre Behandlung 834.
Bier in der Diätetik 515.
Biersche Stauung bei Gicht 332.
— bei infektionsverdächtigen Wunden 745.
Bilirubinprobe bei chronischen Darmerkrankungen 267.
Bilz und seine Heilmethode 604.
Bimsteinabreibung bei Hypertrichosis 155.
Bimsteinseifen 140.
Bindehauterkrankungen durch Raupenhaare 822.
Bindehautsackinstillation 574.
Bindehauttuberkulose nach Augenverletzungen 822.
Bindehautverletzungen bei Perforationswunden des Auges und deren Behandlung 833.
Binden, Neuerungen in 584.
Biochemische Behandlung der Krankheiten 639.
Bismutum subnitricum bei Gonorrhoe 69.
Blase s. auch Harnblase.
Blasenantiseptika bei Cystitis gonorrhoica 74.
Blasenkarzinom, Morphologie und Histologie 930.
Blasenmole und Chorionepitheliom 930.

Blasenpapillom 911.
Blasenpunktion 809.
Blasenruptur ins Cavum Retzii bei stumpfen Traumen und deren Behandlung 806.
Blasensprengung bei engem Becken 711.
— bei Placenta praevia 722.
Blasensprung, vorzeitiger, bei engem Becken 704.
— — Metreuryse bei demselben 645.
Blasenspülungsapparat 576.
Blasenverletzungen, intraperitoneale, durch Traumen und deren Behandlung 805, 806.
Blaubeersuppe bei Säuglingsdurchfällen 217.
Bleistiftstücke im Auge 830.
Blicklähmung, subkortikale 853.
— supranukleäre 852.
Blutauswaschung nach Bruck bei Juckzuständen 104.
Blutdruck bei chronischer Nephritis (interstitialis) 415.
Blutdrucksteigerung bei Schrumpfniere 448.
— — und deren Behandlung 449.
Blutgifte, Ausscheidung durch den Harn und Wirkung derselben auf die Niere 389.
Blutkrankheiten, Unterernährung bei 364.
— Zahnschmerzen bei 868.
Blutleere bei Operation von Panaritien und Phlegmonen 786.
Blutungen aus großen Gefäßen, Behandlung derselben 810.
— intrakranielle, des Kindes unter der Geburt bei engem Becken 707.
— okkulte, Untersuchungen des Stuhls auf 265.
— bei Placenta praevia 717.
Blutuntersuchung, serodiagnostische, und Syphilis 13.
Bodenspucknäpfe 560.
Bogengangapparat (s. a. Vestibularapparat) 836.
— partielle Erkrankung desselben 849.
— akute vollständige Zerstörung desselben 846.
Bolus bei chronischen Diarrhöen 272.
Borax, Zusatz desselben zum Waschwasser 141.
Borsäurepflastermull bei Lippenekzemen 153.

Bougies, Sterilisierung und Aufbewahrung 736.
Branchiogene Halszysten, Morphologie und Histologie 933.
Branntweine in der Diätetik 516.
Braxton-Hickssche Wendung 654.
Brechneigung bei Mastkuren, Diätschema für Patienten mit schwerster Unterernährung 378.
— medikamentöse Behandlung 378, 379.
— Überwindung derselben 375, 376.
Breiformen beim Milchnährschaden der Säuglinge 188.
— in der Säuglingsernährung 216.
Bromkali bei schreienden Säuglingen 195.
Brompräparate bei Gonorrhoe 65.
Bromural bei Hyperidrosis 143.
Bronchialasthma und Ekzem 91.
Bronchialdrüsentuberkulose und ihre Diagnose 248.
Bronchialkarzinom, Morphologie und Histologie 931.
Bronchialkatarrh, asthmatischer 292.
Bronchitis und Ekzem 91.
Brot, salzarmes 440.
Brotersatzpräparate für Diabetiker 307.
Brucheinklemmung 814.
Brühe in der Säuglingsernährung 217.
Brunsscher Unterdruckatmungsapparat für Asthmatiker 293.
Brustdrüse s. auch Mamma.
— Adenokarzinom der 917.
— künstliche Entleerung der 198, 261.
— Pagetsche Krankheit der 924.
Brustdrüsen, überzählige, Fibroadenome in denselben 912.
Brustdrüsenadenom 912.
Brustdrüsenfibrome, perikanalikuläre 890.
Brustdrüsenkarzinom, Morphologie u. Histologie 926.
Brustdrüsenmyxome 892.
Brustdrüsensarkome 905.
Brusternährung bei Atmungsbehinderung der Säuglinge 199.
— Hemmungen und Schwierigkeiten gegenüber der 225, 226.
— psychische Hemmungen des Stillens 198.
— Senkwarzen und 198.
Brustmilchgewinnung, künstliche 198, 199.

Bruststützen 587.
Brustverletzungen und deren Behandlung 804.
Brustwarzen stillender Frauen und deren Behandlung 161.
Brustwarzenanomalien und Stillgeschäft 108.
Brustwickel, Anlegung derselben bei Säuglingen 203.
Bubo axillaris und Hidradenitis axillaris 791.
Bubo, Ulcus molle-, und Ehekonsens 3.
Bubonen bei Panaritien und deren Behandlung 791.
Bulbusrupturen am Auge 821.
Bürgerliches Gesetzbuch und Ärzterecht 938.
Burrisches Tuscheverfahren für den Spirochätennachweis 34.
Bursitis purulenta in der Umgebung der Gelenke 797.
Bürsten, Sterilisierung der 737.
Butter in der Diätetik 501.
— bei kochsalzarmer Ernährung 439.
— bei Mastkuren 372.
— bei Nephritis chronica 426.
Buttermilch für Säuglinge 311.
— Bereitung derselben 211.
— beim Milchnährschaden 188.
— bei Pylorusstenose 262.
— bei rachitischen Kindern 168.
— bei alimentären Toxikosen 184, 185.

Calomelolsalbe (Heyden) bei Syphilis 50.
Canabis indica bei Mastkuren gegen das Erbrechen 379.
Cantharidenhaaröl zur Kopfpflege 154.
Carcinoma simplex (s. auch Karzinom, Krebs), Morphologie und Histologie 921.
Cataracta traumatica und deren Behandlung 832.
Catgut und seine Behandlung 735.
Cavum Retzii, Blasenruptur in dasselbe bei stumpfen Traumen und deren Behandlung 806.
Cerium oxalicum bei Mastkuren gegen das nervöse Erbrechen 379.
Charta nitrata bei Asthmaanfällen 291.
Chinin bei Juckzuständen 109.

Chininum sulfuricum, Verhütung der Epheliden und des Chloasma solare durch 147.
Chirurgische Eingriffe bei Säuglingen 206.
Chirurgische Erkrankungen, dringliche Operationen bei denselben (s. auch Operationen) 784.
Chloasma solare 147.
Chloasmen 147.
Chloralhydrat bei Asthmabronchitis 292.
— bei Mastkuren gegen das Erbrechen 379.
— bei schreienden Säuglingen 195.
Chloräthylrausch bei Panaritienoperationen 786.
Chloroformwasser bei Mastkuren gegen das Erbrechen 379.
Chlorzinkätzungen bei Lupus 84.
— bei Tuberculosis colliquativa cutis 87.
Cholagoga, von Kurpfuschern vertriebene 627.
Cholecystitis (-angitis) sine concremento 758.
— rezidivierende 757.
— eitrige phlegmonöse, klinische Kennzeichen 753.
Choledochotomie 756.
Choledochusverschluß durch Gallensteine, chirurgische Behandlung 753.
Cholelithiasis, chirurgische Behandlung der 749.
— — bei Cholecystitis phlegmonosa 753.
— — bei Choledochusverschluß durch Gallensteine 753.
— — Diagnostisches 749.
— — absolute Indikation 752.
— — relative Indikation 751.
— — bei infektiös-eitrigen Prozessen in den Gallenwegen 752.
— — bei Komplikationen 751.
— — Mortalität 756.
— — Operationstechnik 755.
— — Perforationsgefahr 752.
— — Rezidive nach Gallensteinoperationen 757.
Cholelithiasis bei Krebs der Gallenblase und der Gallenwege 931.
Choleraniere 394.
Cholesteatom, Morphologie und Histologie 933.
Cholezystduodenostomie 756.

Cholezystektomie 755.
Cholezystgastrostomie 756.
Cholezystostomie 756.
Chondrofibrom 892.
Chondrom, Morphologie und Histologie 893.
Chondroosteosarkome 906.
Chondrosarkome 892.
— Morphologie und Histologie 906.
Chordom, Morphologie und Histologie 894.
Chorioidea, Melanome der 910.
Chorionepitheliom, Morphologie und Histologie 929.
Christian Science 613.
Chromatophoren der Melanome 909.
Chromatophorome 909.
Chromidrosis 144.
Chrysarobin bei Ekzem 99.
— bei Jucken 114.
— bei Trichophytie 123.
Chrysarobinpasten bei Ekzem 101.
Chrysarobinpflaster bei hypertrophischen Narben 150.
Chrysarobinsalbe bei Eccema marginatum 128.
— bei Erythrasma 120.
Cimex lenticularius 138.
Cöcum mobile 284.
Codein bei Asthmabronchitis 293.
Colchicum beim akuten Gichtanfall 330.
Coldcream, Formeln für 142.
Colica pseudomembranacea, Behandlung 281.
Colitis exulcerativa, Behandlung 274, 275.
Commotio retinae und ihre Behandlung 820.
Condyloma acuminatum und papulöse Syphilis 26.
Condylomata lata bei Syphilis, Behandlung 62.
Conjugatae bei der Beckenmessung 699, 700.
Conjunctivitis (s. auch Bindehaut, Konjunktivitis) und Kindertuberkulose 248.
Cornea, s. auch Hornhaut, Augenverletzungen.
— Kontusionstrübungen der 820.
— Perforationsverletzungen (u. Rupturen) der, und deren Behandlung 830, 831.
Cornua cutanea 911.
Coryza syphilitica 31.

Credésche Instillationen, Gonorrhoeprophylaxe durch 66.
Creeping disease 128.
Critoptes monunguiculosus - Quaddeln, Ätiologie und Behandlung 136.
Curschmannsche Hautkanülen bei Ödemen 411.
Cutis marmorata und Syphilis 25.
Cystadenoma ovarii 914.
Cysticercus cellulosae 136.
Cystitis gonorrhoica, Behandlung 73, 74.
— Diagnose 73.
Czernyscher Tragestuhl 548.

Dammbesichtigung nach Zangenextraktion 669.
Dammnarben, Zangenextraktion bei rigiden 663.
Dampfduschen und Dampfbäder 566.
Dampfsterilisation der Verbandstoffe und Dampfsterilisatoren 736, 737.
Dampfzerstäubungsapparate 577.
Darm, polypöse Adenome desselben 913.
— Lymphosarkome desselben 907.
Darmantiseptika bei chronischen Diarrhöen 273.
Darmarteriensklerose 284.
— Schmerzanfälle bei 284.
Darmeinklemmung, Herniotomie bei 815.
Darmentleerungen, fragmentäre 277.
Darmerkrankungen, chronische 264.
— diagnostische Vorbemerkungen 265.
— Einleitung 264.
— Probediät 265, 266.
— rektale Exploration 265.
— Rektoromanoskopie bei denselben 265.
— und Rosacea 146.
— Stuhluntersuchung 265.
Darmerkrankungen, mit Schmerzen verbundene, und Coecum mobile 284.
— — Differentialdiagnose und Behandlung 281.
— — Probelaparotomie bei denselben 283.
Darmgeschwüre, chronische 275.
— Therapie 276.
Darminstillationen bei Pylorusstenose der Säuglinge 262.

Darmkrebs, Abtrennung desselben von Darmspasmen 282.
— Morphologie und Histologie 926.
Darmlipome 892.
Darmmyome 896.
Darmschmerzen, chronische, bei Appendizitis chronica 282.
— bei Arteriosklerose der Darmarterien 284.
— bei Coecum mobile 284.
— bei Darmspasmen 281.
— bei organischen Darmstenosen 282.
— bei Hernien der Linea alba 284.
— bei subserösem Linea alba-Lipom 284.
— bei Peritonealverwachsungen 284.
— bei Zökumtuberkulose 283.
Darmspasmen, Abgrenzung derselben von chronischer Appendizitis 282.
— Behandlung 281.
— Differenzierung gegenüber organischen Darmstenosen 282.
— bei chronischer Obstipation 277.
— Unterscheidung von Zökumtuberkulose 283.
Darmspülung bei alimentären Toxikosen der Säuglinge 181.
Darmstenosen, organische, Abtrennung derselben von Darmspasmen 282.
Darmverletzungen, traumatische 804, 805, 806.
Darmverschluß und Brucheinklemmung 814.
— Enterostomie bei 817.
Darmwaschungen bei chronischen Diarrhöen 273.
Dauertropfnährklysmen bei Erbrechen der Säuglinge 202.
Deckepithelien der Magenschleimhaut und ihre Funktion 467.
Defäkation, Hilfsmittel der Krankenpflege zur Erleichterung der 557.
Defäkationsakt 465.
Dekapitation, Ausführung und Instrumente 687.
— bei Beckenverengerung III. Grades 710.
— Indikationen und Kontraindikationen 687.
— Perforation des nachfolgenden Kopfes im Anschluß an die 685.
— Prognose 689.
— Vorbedingungen 687.
— Zweck 686.

Dekubitalgeschwüre durch Druck von Zahnprothesen 871.
— Behandlung 874.
Dekubitus, Vorrichtungen zur Verhütung von 551.
Demineralisation des Organismus und Nährsalzpräparate 489.
Dentikelbildung, Diagnose 871.
— Zahnschmerz bei 864.
Depigmentation 148.
Depilatorien bei Hypertrichosis 155.
Depressionsfraktur des Schädels und deren Behandlung 802.
Deputation, Wissenschaftliche, für das Medizinalwesen, Gutachtertätigkeit derselben 521.
Dercumsche Krankheit 892.
Dermanyssus avium, Ätiologie, Behandlung und Prophylaxe 135.
Dermatitis, postskabiöse, Behandlung 135.
Dermatolklysmen bei Colitis exulcerativa 274.
Dermatomykosen 119.
Dermatozoonosen 132.
Dermoide 933.
Dermoidzysten, komplizierte, Morphologie und Histologie 935.
Desinfektion (s. auch Asepsis) 731.
— in der Krankenpflege 588.
— des Operationsfeldes 739.
Desinfizierende Seifen 140, 141.
Desmoide an den Bauchdecken 889.
Diabetes melitus, Alveolarpyorrhoe bei 866.
— Fettsucht bei 345.
— Schwindelattacken bei 851.
— Zahnschmerzen bei 868.
Diabetes melitus-Therapie 296.
— Alkalizufuhr 312, 313.
— Alkohol 306, 312.
— Azidosis 298, 308, 309, 312.
— Badeorte 304.
— Brotersatzpräparate 307.
— Coma diabeticum 313.
— Diätbehandlung 297.
— — Gesichtspunkte und Ziele derselben 297.
— Fettzufuhr 306, 312.
— Furunkel 314.
— Gangrän 314.
— grüne Gemüse 307, 308.
— Gemüsetage 309, 312.
— konkomitierende Gicht und Fettsucht 315, 316.
— Gutachtertätigkeit 316.

Diabetes melitus-Therapie, Haferkur 309.
— — ihre Indikationen 311, 312.
— Haferpräparate 308.
— Haferwirkung, Theorie derselben 311.
— Hautjucken (Pruritus) 314.
— Heilverfahren und Erwerbsfähigkeit 316.
— Hungertage 309, 312.
— Karbunkel 314.
— kausale Behandlung 296.
— Kohlehydratkuren 309.
— Komplikationen 314.
— Krankenhaus- und Sanatorienbehandlung 300.
— leichte Fälle 302.
— Magendarmstörungen 315, 316.
— mittelschwere Fälle 304.
— Nahrungsmittel für bemittelte und ärmere Kranke 305.
— erlaubte Nahrungsmittel 317.
— — Eier 318.
— — Fette 319.
— — Fettgehalt von Fleisch(konserven) und Fisch(konserven) 318.
— — Fettgehalt verschiedener Käsesorten 319.
— — Fisch, Fischkonserven und Weichtiere 317.
— — Fleisch, innere Organe und Fleischkonserven 317.
— — Gemüse und Salate 320.
— — Molkereiprodukte 319.
— — Weine und Spirituosen 320.
— mit ihrem Kohlehydratgehalt in Rechnung zu stellende Nahrungsmittel 391.
— — Diabetikergebäcke, -mehle, -schokoladen und -delikatessen 23.
— — Fleisch, innere Organe und Fleischkonserven 321.
— — Gemüse, Salate, Pilze 321.
— — Getreidekörner, Hülsen, Mehle, Gebäck, Mehlspeisen 322.
— — Milch und Molkereiprodukte 321.
— — Weißbrötchen-Äquivalent-Tabelle, Kohlehydratgehalt von Früchten und Alkoholgehalt von Bieren und Weinen 324.
— verbotene Nahrungsmittel 226.
— — Biere 328.
— — Obst- und Beerenfrüchte 226.
— — Weine und Liköre 328.

Diabetes melitus-Therapie, Neuralgien und Neuritiden 315.
— Obst 307, 308.
— Schrumpfniere 316.
— schwere Fälle 312.
— Süßungsmittel 307.
— Toleranzbestimmung 299.
— — Speiseordnung für ärmere Klassen 301.
— — Speiseordnung für bemittelte Klassen 302.
— Tuberkulose 315, 316.
— Verdauungsstörungen 308, 315, 316.
Diaphorese bei akuter Nephritis 496.
— bei Urämie (akute Nephritis) 411, 412.
Diarrhöen, anaphylaktisch bedingte 269.
— der Basedowiker, Adrenalinklysmen bei dens. 274.
— bei chronisch entzündeter Darmschleimhaut 270.
Diarrhöen, chronische 267.
— Ätiologie 267, 268.
— Badekuren 275.
— chirurgische Behandlung 275.
— Diät 271, 272.
— Hydrotherapie bei denselben 273.
— Klassifikation 268, 269, 270.
— klinische Erscheinungen 271.
— Medikamente 272.
— Sanatorien- und Krankenhausbeobachtung 275.
Diarrhöen, gastrogene, Behandlung 271, 273.
Diarrhöen, nervöse 270.
— Behandlung 274.
Diarrhöen der Säuglinge, Blaubeersuppe bei denselben 217.
— — Eichelkakao bei denselben 217.
Diarrhöen und innere Sekretionen 269.
— symptomatische 268.
Diät bei Ekzemen 91.
— bei Gonorrhoe 65.
— bei Hauttuberkulose 81, 82.
— bei Juckzuständen 110.
— Prochownicksche, bei künstlicher Frühgeburt 709.
— bei Syphilis 61.
Diätetik, allgemeine (s. auch Ernährungsbehandlung) 459.
— Eiweißzufuhr, täglich notwendige 477.
— Kalorienbedarf, täglicher 473.
— Kalorimetrie 471.

Diätetik, Kraftwechsel 471.
— Krankenkost 479.
— Mineralstoffwechsel 452.
— Nahrungsstoffe und ihre spezifischen Eigenschaften 471, 475.
— Resorption 469.
— chemischer Verdauungsprozeß 465.
— mechanischer Verdauungsprozeß 459.
— Voitsches Kostmaß 477.
— Wasserzufuhr 480.
Diathermie bei Gicht 332.
Diathese, exsudative 158.
— Ernährung bei derselben 166.
Dickdarm, seine Bewegungen und mechanischen Leistungen 463, 464.
— Funktion 469, 471.
Dickdarmerkrankungen, lokale 270.
Dienstpflicht, Wehr- und, Bestimmungen über 975.
Digitalis, diuretische Wirkung der 392.
— bei Respirationskrankheiten der Säuglinge 206.
— bei Schrumpfniere (Herzschwäche) 448.
— bei Urämie (akute Nephritis) 412.
Diphtherie, Tracheotomie bei 811.
Diphtherieniere 395.
Diskomykose 131.
Disposition zur Tuberkulose 246.
Distantiae bei der Beckenmessung 699.
Diurese und Aszites 392.
— Flüssigkeitszufuhr und 391.
— Purinkörper (Koffein, Theobromin usw.) und 392.
— versagende, bei Schrumpfniere, und deren Behandlung 457.
Diuretica bei akuter Nephritis 404, 412.
Diuretin bei akuter Nephritis 404.
— bei Schrumpfniere (Hypertension) 452.
Diuretische Salz- (und Zucker-) Wirkung 391.
— Tees bei Gonorrhoe 65.
Djoeat, Bauer und sein Diabetesmittel 619.
Drains, Sterilisierung und Aufbewahrung 735.
Drehung, Funktionsprüfung des Bogengangapparates mittelst 841, 842.
Dreigläserprobe bei Cystitis gonorrhoica 73.

Dröllsche Gummieinlage bei Plattfuß 773.
Druckerscheinungen intra partum (enges Becken) 706.
— hohe Zange bei denselben 713.
Drucksteigerung, zirkumskripte, in der Zisterne des Kleinhirnbrückenwinkels und deren Therapie 857, 858.
Drucksymptome bei Verletzung des Schädels 802.
Drüsige Organe in der Diätetik 504.
Ducreyscher Bazillus, Nachweis desselben 37.
Duelle, ärztliche Hilfeleistung bei denselben 944.
Dünndarm und seine mechanischen Leistungen 462.
Dünndarmkrebse, kleine 922.
Dunstverbände bei Ekzem 94.
Duodenalernährung bei Mastkuren 378.
— bei Pylorusstenose der Säuglinge 263.
Duodenalgeschwüre, chronische, und deren Behandlung 276.
Duodenalsondierung, Fütterung von Säuglingen mittelst, bei Erbrechen 202.
Duraendotheliom, Morphologie und Histologie 901.
Durchfälle bei Mastkuren und deren diätetische Bekämpfung 383.
Durstkuren, Schrotsche, bei Asthma 294.
Duschen bei Juckzuständen 110.
Dynamitverletzungen des Auges und ihre Behandlung 834, 835.
Dysbasia angiosclerotica und Plattfuß 765.
Dyschezie 277.
— Behandlung der 280.
Dyspepsien, chronische 270.
Dyspnoe, dyspeptische akute 287.
— bei Nephritis chronica 415.
— — Behandlung 444.
Dyspragia intermittens angiosclerotica und Schumpfnierre 416.
Dyspraxia intestinalis arteriosclerotica intermittens 284.

Eccema marginatum (s. a. Ekzem) 128.
Ehekonsens und Epididymitis 11.
— Geschlechtskrankheiten und 1.

Ehekonsens und Gonorrhoe 3.
— und Schweigepflicht des Arztes 1.
Ehekonsens bei Syphilis 12.
— — kongenital oder in der Kindheit infizierter Mädchen 18.
— — und serodiagnostische Blutuntersuchung 13, 14, 15, 16.
— — und tertiäre Symptome 14.
— und Syphilisbehandlung 17.
— und Ulcus molle (Bubo) 23.
Ehescheidungen, Begutachtung des Geisteszustandes bei 529.
Ehrengerichtsbarkeit 956, 957 ff.
Ehrengerichtshof, preußischer, Entscheidungen desselben 938.
Eichelkakao bei Durchfällen der Säuglinge 217.
Eier in der Diätetik 502.
— bei Mastkuren 372.
— bei Nephritis chronica 426.
Einhorns Apparat bei Asthma 290.
Eingeweidebrüche und präperitoneale Lipome 892.
— und Unfall 536.
Eingriffe, ärztliche, Zustimmung der Kranken bei denselben 950, 952, 953.
Einjährig-Freiwillige, Bestimmungen über den Dienst derselben und ihre Meldung zum Dienstantritt 976.
Einkindersterilität und Gonorrhoe 12.
Einlegerahmen zur Fortbewegung hilfloser Kranken 547.
Einnehmelöffel (-flaschen) 575.
Einreibungskuren mit Hg bei Syphilis 49.
Einstülpungsdermoide 933.
Eisbereitung für Kranke 555.
Eisbeutel 563, 564.
Eisen in der Ernährung 488.
Eisenbahnbeamte, Gesundheitsattest behufs Anstellung als 527.
Eisensplitter im Auge, Entfernung derselben 825, 828, 829.
Eisgekühlte Speisen bei Mastkuren 376.
Eiweiß in der Ernährung 475.
— Fettbildung aus 476.
— laktovegetabilisches, bei drohender Urämie 410.
— Organ-, und zirkulierendes (stabiles und labiles) 479.
— bei der Säuglingsernährung 174.
— Traubenzucker- und Glykogenbildung aus 476.

Eiweiß, vegetabilisches, bei chronischer Nephritis 424.
Eiweißarmes Kostschema bei akuter Nephritis 409.
Eiweißausscheidung durch die Nieren 389.
Eiweißeinschränkung bei Gicht 834, 837.
Eiweißkarenztage bei akuter Nephritis 408, 409.
— bei chronischer Nephritis 421.
— bei Retinitis albuminurica 444.
Eiweißkörper, Resorption der 470.
Eiweißmast 369, 479.
Eiweißmilch 213.
— beim Mehlnährschaden der Säuglinge 189.
— beim Milchnährschaden der Säuglinge 188.
— bei alimentären Toxikosen der Säuglinge 184, 185.
Eiweißminimum für den Erwachsenen 477.
Eiweißpräparate des Handels 510.
— Wert derselben 479.
— künstliche, Bewertung derselben 369.
— — bei Mastkuren 377.
— — Preis und Kalorienwert 378.
Eiweißrahmmilch bei alimentären Toxikosen der Säuglinge 186.
Eiweißzufuhr bei Entfettungskuren 351.
— bei Mastkuren 369.
— bei akuter Nephritis 401, 408.
— bei Nephritis chronica 421.
— bei Nierenentzündung 392, 393.
— bei Schrumpfniere 446, 447.
— — und Hypertension 449.
— täglich notwendige 477.
Ejakulation und Ulcus molle 3.
Ekchondrosen 893.
Eklampsie, Kaiserschnitt bei 690.
— Metreuryse bei 645.
— Umwandlung der Steiß- in Fußlage bei 656.
— vorzeitige innere Wendung bei 654.
— Zangenextraktion bei 663.
Ekthyma und Syphilis 27.
Ekzem, Allgemeinbehandlung 91.
— Behandlung 89.
— und Bronchitis (Bronchialasthma) 91.
— chronisches, Pastenbehandlung desselben 97.

Ekzem, Disposition 90.
— Ernährungsstörungen und 90.
— des Fußes 103.
— in der Umgebung der Genitalien und des Afters 104.
— der Hände 103.
— Jucken und seine Behandlung 93, 116.
— Kindertuberkulose und 248.
— des Kopfes und Gesichtes, Behandlung 101.
— der Lippen 153.
— Lokalbäder bei 94.
— Lokalbehandlung und ihre Grundsätze 92.
— Medikamente bei 99.
— der Oberlippe und des Bartes 102.
— Pastenbehandlung 96, 97.
— perakutes, Behandlung 93.
— postskabiöses, Behandlung 135.
— Röntgenbehandlung bei 101.
— Salbenbehandlung 96.
— der Säuglinge und kongenitale Syphilis 32.
— Stadien 89.
— und Syphilis papulosa 26.
— Trockenbehandlung 95.
— Umschläge (feuchte) bei 93.
— Verbandmittel bei 97.
— Waschungen (spirituöse) bei 93.
— Wasser und Seife bei 92.
— Wesen 89.
Ekzemtod 91.
Elasto, Massageapparat 581.
Elektrische Kompressen 568.
Elektrische Wärmeapparate 568.
Elektrizität, statische, bei Keloiden 151.
Elektrolyse bei Hypertrichosis 156.
— bei Keloiden 151.
— bei Nävis und Angiomen 148.
— Technik der 148.
— bei Verrucae vulgares 152.
— bei Xanthoma palpebrarum 152.
Elektromassage 582.
Elektrotherapie bei Fettsucht 347.
— der Kurpfuscher 616.
— bei Mastkuren gegen das nervöse Erbrechen 380.
— bei atonischer Obstipation 279.
Ellenbogengelenk, Punktion und Eröffnung desselben bei eitrigen Entzündungen 794.
— Schleimbeutelentzündung in der Umgebung desselben 797.
Embarinjektionen bei Syphilis 50.

Embryoide Tumoren, Morphologie und Histologie 935.
Embryome, zystische, Morphologie und Histologie 935.
Enchondrome, zystische 893.
Endokardmyxome 892.
Endotheliom, Morphologie und Histologie 901.
— der serösen Häute, Morphologie und Histologie 902.
Enesolinjektionen bei Syphilis 50.
Entbindung, schleunige, durch forcierte Ballondilatation 645, 648.
Enterokystome, Morphologie u. Histologie 934.
Enteroptose, Unterernährung bei 365.
Entfettungskuren, Alkohol bei 356.
— Bäderbehandlung bei 347, 348.
— Bettruhe 354.
— Diät bei 348, 349.
— einseitige 359.
— Eiweißzufuhr bei 351.
— Elektrizität bei 347.
— Flüssigkeitszufuhr 355.
— Getränke 354.
— Hungergefühl und seine Bekämpfung 352.
— Indikationen 343.
— intermittierende Entziehungskuren 351.
— Karenztage 359.
— Kartoffelkur 361.
— Kohlehydrate und Fette bei 352.
— Körpergewichtsstillstände 359.
— Kostzettel nach Kalorienwert 357, 358.
— Mahlzeiten und ihre Verteilung 355.
— Massage bei 347.
— medikomechanische Apparate bei 347.
— Methodik 345.
— Milchkuren 360.
— Milchtage bei 359.
— Mineralwasserkuren 359.
— Muskelarbeit (-übungen) 346.
— Nahrungseinschränkung u. Grade derselben bei 349.
— physikalische Therapie 346.
— sättigende Obst- und Gemüsearten bei 353.
— Schilddrüsenbehandlung 362.
— Schwitzprozeduren 354.
— vegetarianische Kur 361.
— Zwischenmahlzeiten 355.
Entmündigung, Begutachtung des Geisteszustandes zwecks 529.

Entwicklungsfehler, Beckenenge, bedingt durch 697.
Entzündungen, akute, chirurgische Eingriffe bei denselben 785.
Epheliden 147.
Epidermoide 932.
Epididymitis gonorrhoica, Behandlung 75.
— und Ehekonsens 11.
Epignathi 936.
Epikarin bei Skabies 135.
— bei Seborrhoea capitis 154.
Epilation bei Favus 126.
— bei Hypertrichosis 156.
Epilepsie, Augendeviation hinter geschlossenen Lidern bei 853.
Episiotomie bei der Zangenextraktion 668.
Epithelialgeschwülste, Morphologie u. Histologie 910.
— maligne, Morphologie und Histologie 916.
Epithelzysten, Morphologie und Histologie 932.
Epizoonosen 136.
Epulis sarcomatosa 907.
Erbgrind 125.
Erbrechen bei Mastkuren, medikamentöse Behandlung 378, 379.
— — Überwindung desselben 375, 376.
— nervöses, der Kinder 172.
— der Säuglinge 201.
— — bei Pylorusstenose 258.
Erkältung und chronische Diarrhöen 273.
— und Nephritis 394, 397, 417.
Erkrankungen, chirurgische, dringliche Operationen bei denselben (s. auch Operationen) 784.
Ernährung mittelst Duodenalkatheter bei Pylorusstenose der Säuglinge 263.
— des gesunden und kranken Kindes 158.
— kochsalzarme, bei Nephritis chronica 429.
— — — Kochsalztoleranzbestimmung 430.
— — — Technik derselben 432.
— künstliche, der Säuglinge, Nahrungsverweigerung bei Übergang zu derselben 201.
— rektale, bei Säuglingen 202.
— stillender Frauen und Milchabsonderung 160.

Ernährungsbehandlung bei kindlicher Anämie 169.
— bei chronischen Diarrhöen 271.
— bei exsudativer Diathese 166.
— bei akuten Ernährungsstörungen älterer Kinder 190.
— bei parenteralen Ernährungsstörungen älterer Kinder 190.
— der Fettsucht 348, 349.
— der Gicht 332, 333.
— bei Kindertuberkulose 255.
— des Mehlnährschadens der Säuglinge 189.
— des Milchnährschadens der Säuglinge 187.
— bei akuter Nephritis 399.
— bei Nephritis chronica 420.
— bei neuropathischen Kindern 170.
— der atonischen Obstipation 278.
— der spastischen Obstipation 280.
— der Pylorusstenose der Säuglinge 262.
— bei Rachitis 167, 168.
— der Schrumpfniere 447.
— bei Spasmophilie 169.
— bei alimentären Toxikosen der Säuglinge 182 ff.
— bei drohender Urämie (Urämieprophylaxe) und nach Ausbruch derselben 407, 408, 410.
Ernährungsstörungen und Ekzem 90.
— im Kindesalter, medikamentöse Behandlung 191.
—, älterer Kinder, akute, Behandlung 190.
— — bei einseitiger Ernährung und deren Behandlung 190.
Ernährungsstörungen der Säuglinge, enterale Infektion 179.
— parenterale 178.
— Mehlnährschaden 179.
— — Behandlung 189.
— Milchnährschaden 179.
— — Behandlung desselben 187.
— Pathogenese derselben 178.
— alimentäre Toxikosen 178.
— — Behandlung derselben 180.
Ernährungstechnik bei Säuglingen 197.
Erntearbeiten, Augenverletzungen b. 819.
Eröffnungsperiode der Geburt, Beschleunigung derselben durch Metreuryse 645.
— vorzeitige innere Wendung in der 654.

Erosionen, nichtspezifische, Differenzierung von Primäraffekten 24.
Erstgebärende, alte, Umwandlung von Gesichts- und Stirnlage bei denselben 657.
— Umwandlung von Steiß- in Fußlage bei denselben 656.
— Zangenextraktion bei denselben 663.
Erstlingsmilch der stillenden Frau 162.
Erwerbsbehinderung, Schätzung der, in Unfallsachen 537.
Erwerbsfähigkeit, Gutachten über 527.
Erysipel, Zahnschmerz bei 867.
Erythrasma 120.
Erythroltetranitrat bei Schrumpfniere (Hypertension) 454.
Espic-Zigarretten bei Asthmaanfällen 291.
Essenzen, starkriechende, bei Flöhen 138.
Essig bei Nephritis chronica 428.
Essigsäureätzung bei Verrucae vulgares 152.
Essigwaschungen bei Leptus autumnalis 136.
— bei Wanzenbissen 138.
Eucerin 142.
Eucerinlippenpomade 153.
Eumydrin bei Asthma 290.
— bei Mastkuren gegen das Erbrechen 379.
Euphyllin bei akuter Nephritis 404.
— bei Schrumpfniere (Hypertension) 453.
Eustenin bei Schrumpfniere (Hypertension) 453.
Exantheme, akute, und Syphilis 25.
Exenteration, Ausführung 688.
— Prognose 689.
— Vorbedingungen, Indikationen u. Kontraindikationen 687.
— Zweck 686.
Exerzierknochen 894.
Exibard-Zigaretten (-Pulver) bei Asthmaanfällen 291.
Exostosen 894.
Exsudative Diathese 158, 166.
— Ernährung bei derselben 166.
Extraktion des Kindes in der Geburtshilfe 674.
— Ausführung 674.
— Begriff 674.
— Gefahren und Prognose 682.

Extraktion des Kindes in der Geburtshilfe, Indikationen 674.
— bei unvollkommener Fußlage 676
— bei vollkommener Fußlage 675.
— der oberen Körperhälfte (halbe Extraktion, Manualhilfe) 679.
— der unteren Körperhälfte (bis zum Nabel) 675.
— bei Steißlage (Instrumente) 677.
— Vorbedingungen 674.
Extraktionsmanöver zur Entwicklung des nachfolgenden Kopfes 681, 682.
Extramediane Kopfeinstellung bei engem Becken 705.
Extremitäten, Karzinom an den unteren 923.
— vestibulare Reaktionsbewegungen der 838, 840, 845, 854, 855, 856.
Extremitätenverletzungen 809.
Exzision infektionsverdächtiger Wunden 746.

Fabrikkrippen 236.
Fasttage bei Entfettungskuren 359.
Faszienmyxome 892.
Fasziensarkome, Morphologie und Histologie 905.
Faulheitsfettsucht 342.
Favus 125.
Fazialislähmungen des Kindes unter der Geburt bei Beckenenge 707.
Feldausrüstung für Ärzte des Beurlaubtenstandes 979.
Felkes Augendiagnose 609.
Fersenzwischeneinlage gegen Fersenschmerz 588.
Fettbestimmung der Säuglingsmilch 209.
Fettbildung aus Eiweiß und Kohlehydraten 476.
Fette bei Entfettungskuren 352.
— in der Ernährung 476.
— und Magensekretion 467.
— ranzige, Wirkungen derselben auf die Haut 142.
— Resorption der 470.
— für kosmetische Salben 141.
— bei Säuglingsernährung 175.
— und Zuckerbildung 476.
Fetthals, Madelungscher 892.
Fettmilch, Gärtnersche, in der Säuglingsernährung 214.
Fettpräparate des Handels 511.
Fettpuder 143.

Fettsucht, Behandlung der 342.
— Alkohol 356.
— Ätiologie 342.
— Bäderbehandlung 347, 348.
— Bettruhe 354.
— bei Diabetes melitus 315, 345.
— diätetische Behandlung 348, 349.
— einseitige Entfettungskuren 359.
— Eiweißzufuhr 351.
— Elektrizität 347.
— exogene und endogene 342, 343, 344.
— Flüssigkeitszufuhr 355.
— Getränke 354.
— im Greisenalter 345.
— Hungergefühl und seine Bekämpfung 352.
— Indikationen 343.
— intermittierende Entziehungskuren 351.
— Karenztage 354.
— Kartoffelkur 361.
— im Kindesalter 345.
— Kohlehydrate und Fette 352.
— Körpergewichtsstillstände 359.
— Kostordnungen nach Kalorienwert 357, 358.
— Mahlzeiten und ihre Verteilung 355.
— Massage 347.
— medikomechanische Apparate 346.
— Methodik der Entfettung 345.
— Milchkuren 360.
— Milchtage 359.
— Mineralwasserkuren 359.
— Muskelarbeit (-übungen) 346.
— Nahrungseinschränkung und Grade derselben 349.
— bei Nephritis 345.
— bei Neurasthenie 345.
— physikalische Behandlung 346.
— mit progressivem Charakter 344.
— relative 344.
— sättigende Obst- und Gemüsearten 353.
— Schilddrüsenbehandlung 362.
— Schwitzprozeduren 354.
— bei Tuberkulose 345.
— vegetarianische Kuren 361.
— Zwischenmahlzeiten 355.
Fettzufuhr bei Diabetes mellitus 306, 312.
— bei Mastkuren 370.
Feuerwehrdienst, Befreiung des Arztes vom 944.

Fibroadenom 912.
Fibrochondrome 893.
Fibroepithelialtumoren, Morphologie und Histologie 910.
Fibrolysininjektionen bei Keloiden 151.
— bei hypertrophischen Narben 151.
Fibrolysinpflaster bei Keloiden 151.
Fibrolysinpflastermull bei übermäßig geschrumpften Narben 150.
— bei hypertrophischen Narben 150.
Fibrom, intrakanalikuläres und perikanalikuläres der Mamma 890, 912.
— Morphologie und Histologie 887.
Fibroma nervi 890.
— pendulum 889.
Fibromatöse (fibroadenomatöse) Polypen 889.
Fibromyom 895.
Fibrosarkome (fibroplastische S.) 904.
Fieber bei Kindertuberkulose 247.
— intra partum, hohe Zange bei demselben 713.
Fieberhafte Erkrankungen der Mutter, Stillen des Kindes bei denselben 159.
Filzläuse 137.
Filzschutzplatten zur Verhütung von Dekubitus 551.
Fingergelenke, eitrige Arthritis derselben bei Panaritien 786.
— — Behandlung 790.
Finger(glieder)exartikulation bei Panaritien 789, 790.
Finsenlicht bei Lupus 82, 83.
Firnisse bei Ekzemen 95.
Fische in der Diätetik 505.
— bei kochsalzarmer Ernährung 439.
Fistelprobe, Funktionsprüfung des Bogengangapparates durch die 842, 843.
Flaschen, Karlsbader 563.
Flaschenfütterung der Säuglinge 199.
Fleisch in der Diätetik 503.
— bei kochsalzarmer Diät 439.
— in der Säuglingsernährung 217.
Fleischbrühe in der Diätetik 504.
Fleischextrakte in der Diätetik 504.
Fleischfasttage bei Gicht 335.
Fleischnahrung bei Schrumpfniere u. Hypertension 449.
Fleischsäfte bei Mastkuren 377.
Fleischsaftpresse 556.

Fleischsorten und ihre Darreichung bei Mastkuren 377.
Flöhe, Vertreibung derselben, ihre Stiche und deren Behandlung 138.
Flüssigkeitsinhalationsapparate 579.
Flüssigkeitszufuhr und Diurese 391.
— bei Entfettungskuren 355.
— bei kochsalzarmer Ernährung 441.
— bei Mastkuren 378.
— bei akuter Nephritis 402, 406.
— bei Nephritis chronica 422, 441.
— bei Pylorusstenose der Säuglinge 262.
— bei Schrumpfniere 447, 450.
— bei alimentären Toxikosen der Säuglinge 181, 182.
Forderungen, ärztliche 951.
— Bevorrechtung derselben bei Konkursen 944.
Formalin bei Hyperidrosis 144.
Formalinätzung bei Verrucae vulgares 152.
Formalindämpfe, Tötung von Wanzen durch 138.
Formalinspiritus bei Hyperidrosis der Hände 144.
Fouragebestände, Befreiung d. Arztes von Lieferung derselben in Krieg und Frieden 944.
Frakturen, komplizierte, Behandlung derselben 810.
Frauenbart 155.
Frauenmilch, Bedeutung derselben für das Kind 159.
— künstliche Entleerung der 198, 201.
— Erstlingsmilch (Kolostrum) 162.
— bei Mehlnährschäden der Säuglinge 189.
— Zusammensetzung der 162.
Frauenmilchernährung bei Erkrankungen der Mutter 159.
— Schwierigkeit derselben wegen angeblichen Nahrungsmangels 159, 160.
Frauenmilch-Flaschenernährung bei Pylorusstenose der Säuglinge 261.
Freiluftkuren, Liegestühle für 553.
Freizügigkeit, ärztliche, rechtliche Bedeutung derselben 939, 940.
Fremdkörper des Auges, Entfernung derselben 825, 828.
— intraokulare, und deren Entfernung 829, 830.
Fremdkörper im Larynx, Tracheotomie bei denselben 811.

Frucht, Umwandlung der Stirn- oder Gesichtslage in Schädellage bei großer 657.
— rechtzeitige innere Wendung bei abnormen Kopfeinstellungen und Haltungsanomalien derselben 650.
Fruchtsorten, empfehlenswerte, bei Nephritis chronica 427.
Frühgeburt, künstliche, bei engem Becken 708, 709.
— Prochownicksche Diät bei derselb. 709.
Frühgeburten, Temperaturüberwachung bei 195.
Frühwaldsche Färbung der Spirochäten 34.
Führungslinie (= Beckenachse) 701.
Fürsorgerinnen, Bestellung von, für Säuglingspflege auf dem Lande 240.
Fürsorgeschwestern, Säuglingsüberwachung durch 230.
Furunkel bei Diabetikern, Behandlung 314.
— Differenzierung ders. von Gummiknoten 31.
— Inzision 798.
Fußekzeme 103.
Fußgelenk, Punktion und Eröffnung desselben bei eitrigen Entzündungen 796.
Fußlage, Umwandlung der Steißlage einer Frucht in 663.
Fußstelze Stephans zur Mobilisierung des Plattfußes 779.
Fußstützen für Kranke 554.
Fütterungsverfahren nach Heß bei Erbrechen der Säuglinge 202.

Galle und ihre Funktion 468.
Gallenblase, Empyem der (s. auch Cholecystitis), klinische Kennzeichen 753.
— Palpation der entzündeten 751.
Gallenblasenhydrops 753.
Gallenblasenkrebs, Morphologie und Histologie 931.
Gallengangsadenom 912.
Gallengries 750.
Gallensteine (s. auch Cholelithiasis), Choledochusverschluß durch 753.
Gallensteinkoliken, charakteristische Zeichen für 750.
Gallensteinkrankheit, Chirurgie der (s. auch Cholelithiasis) 749.

Gallensteinoperation, Rezidive nach 757.
— Technik der 755.
Gallenwege, infektiös-eitrige Prozesse in denselben 752.
Gallerten in der Diätetik 504.
Gallertkrebs 919.
Galvanische Reizung, Funktionsprüfung des Bogengangapparats durch 841, 842.
Ganglioneurom, Morphologie und Histologie 897, 898.
Gangrän, diabetische, Behandlung 314.
Gärtnersche Fettmilch 214.
Gärungsapparate zur Zuckerbestimmung 299.
Gärungsdyspepsie 269.
— Behandlung 273.
Gasteer bei Ekzem 100.
Gastrogene Diarrhoe 268.
— Behandlung 273.
Gastrostomie, Indikationen und Ausführung 814.
Gebirgstouren (s. auch Hochgebirge), bei Fettleibigkeit 347.
Geburten, ärztliche Anzeigepflicht bei 643.
Geburtsbeschleunigung durch Metreuryse 645.
Geburtshilfliche Operationen im Privathaus 642.
— Armreposition 661.
— Dekapitation und Exenteration 686, 687, 688.
— Einleitung 642.
— Extraktion des Kindes 674.
— — der oberen Körperhälfte (halbe E., Manualhilfe) 679.
— — der unteren Körperhälfte (bis zum Nabel) 675.
— Kaiserschnitt 689.
— — nach Porro 693.
— — an der Toten 694.
— Metreuryse 6.
— Nabelschnurreposition 660.
— Perforation am nachfolgenden Kopf 685.
— Perforation bei vorangehendem Kopf 683.
— manuelle Plazentarlösung und Ausräumung von Plazentarresten 694.
— Umwandlung der Gesichtslage u. Stirnlage in Schädellage 657.

Geburtshilfliche Operationen, Umwandlung der Steißlage in Fußlage 656.
— Wendung 649.
— Zangenextraktion 662.
Geburtsleitung bei Beckenenge (s. auch Beckenenge) 697.
Geburtsverlauf bei engem Becken (s. auch Beckenenge) 704.
— — seine Gefahren und Folgen für Mutter und Kind 706.
Geburtsverzögerung, Umwandlung von Gesichts- und Stirnlage bei 657.
— Zangenextraktion bei 663.
Gefäßkrankheiten und Rosacea 146.
Gefäßsyphilis und Ehe 16.
Gefäßverletzungen, Blutstillung bei 810.
Gehapparat 549.
Geheimhaltungspflicht des Arztes 944, 945, 953.
Geheimmittel, Charakterisierung der 617.
— Erfinder und Präparate 619.
— — Abortiva 626.
— — Aphrodisiaca 626.
— — Bauer 619.
— — Cholagoga 627.
— — Djoeat 619.
— — Lithosanol 620.
— — Marliersche Präparate 621.
— — Nährsalze 624.
— — Nardenkötter 622.
— — William Scott, recte D. Skinner 623.
— — Trunksuchtsmittel 628.
— — Wasmuthsche Präparate 623.
— — Zusammenstellung bekannter Medikaster und vielgebrauchter Geheimmittel in alphabetischer Folge 629—637.
Gehirnblutung und Unfall 537.
Gehstützapparat 549.
Geisteskranke, Steckbretter mit Schließvorrichtung für 552.
Geisteszustand, ärztliche Gutachten über den 528.
Gelenkbeschwerden, gichtische, Behandlung 332.
Gelenkdrainage bei eitrigen Gelenkentzündungen 797.
Gelenkentzündungen, eitrige 793.
— Drainage und Spülung 797.
— Gelenkeröffnung 794.
— und Osteomyelitis 797.

Gelenkentzündungen, Punktion bei denselben (s. auch die einzelnen Gelenke) 793, 794.
Gelenkerkrankungen und Kindertuberkulose 248.
Gelenkeröffnung bei eitrigen Gelenkentzündungen (s. die einzelnen Gelenke) 794.
Gelenkpunktion, Asepsis bei 743.
— bei eitrigen Gelenkentzündungen (s. die einzelnen Gelenke) 794.
— — Technik derselben 796.
Gelenkrheumatismus, Zahnschmerzen bei 867.
Gelenktuberkulose und Unfall 537.
Gelenkverletzungen, perforierende, u. deren Behandlung 810.
Gemeinde, Beziehungen derselb. zum approbierten Arzt 943.
Gemeingefährliche Krankheiten, ärztliche Anzeigepflicht und sonstige Pflichten bei denselben 942, 945.
Gemüse bei Diabetes melitus 307.
— in der Diätetik 508.
— sättigende, bei Entfettungskuren 353.
— bei salzarmer Ernährung 440.
— beim Milchnährschaden der Säuglinge 188.
— bei Nephritis chronica 427.
— bei Rachitis 168.
— in der Säuglingsernährung 217.
Gemüsepulver bei Mastkuren 377.
Gemüsetage bei Diabetes melitus 309, 312.
Genitalekzeme 104.
Genitalerkrankungen, Schwindelattacken bei 851.
Genitalien, äußere, Krebs derselben 923.
Genußmittel in der Diätetik, Alkoholica 513.
— alkoholfreie Weine 516.
— Kaffee 516.
— Kakao 518.
— Tabak 518.
— Tee 516.
Geradlagen, Behandlung der Placenta praevia mit Metreuryse bei 726.
Geradstand, hoher, des Kopfes bei allgemein verengtem oder plattem Becken 706.
Gerichtsärzte, vereidigte 521.
Gerichtsverfahren, Rechte und Pflichten der Ärzte bei demselben 945, 946.

Geschäftsführung ohne Auftrag bei der ärztlichen Hilfeleistung 950, 951.
Geschlechtskrankheiten und Ehekonsens 1.
— übertragbare, und Schweigepflicht des Arztes 944, 945.
Geschlossene Säuglingsfürsorge 235.
Geschworenenamt, Ablehnungsrecht des Arztes in bezug auf das 944.
Geschwülste, bösartige, Unterernährung bei denselben 364.
Geschwülste, Morphologie und Histologie 876.
— — Adenom 912.
— — Adenomyom 896.
— — Allgemeines 883.
— — Angiom 899.
— — Benignität und Malignität 886.
— — Blasenkarzinom 930.
— — Bronchialkarzinom 931.
— — Brustdrüsenkarzinom 926.
— — Carcinoma simplex 921.
— — Cholesteatom 933.
— — Chondrom 893.
— — Chondrosarkom 906.
— — Chordom 894.
— — Chorionepitheliom 929.
— — Darmkrebs 926.
— — Komplizierte Dermoidzysten 935.
— — Duraendotheliom 901.
— — embryoide Tumoren 935.
— — Embryome (zystische) 935.
— — Endotheliom 901, 902.
— — Endotheliom der serösen Häute 902.
— — Enterokystome 934.
— — Epithelialgeschwülste 910.
— — maligne Epithelialtumoren 916.
— — Epithelzysten 932.
— — Fasziensarkome 905.
— — Fibroepithelialtumoren 910.
— — Fibrome 887.
— — Form der Geschwülste 886.
— — Gallenblasenkrebs 931.
— — Geschwulstarten 887.
— — Geschwulstgenese 887.
— — Gewebshypertrophie und Geschwulst 883.
— — Gliom, Ganglioneurom und Neurom 897, 898.
— — Halszysten (branchiogene) 933.
— — Hämangioendotheliom 902.
— — Hautkrebse 923.

Geschwülste, Morphologie und Histologie, Hodenkarzinom 930.
— — Hypernephrom 931.
— — Hypophysenadenom 913.
— — Kachexie 886.
— — Kalkablagerungen 886.
— — Karzinom 916.
— — skirrhöse Krebse 921.
— — Krebsvorkommen 923.
— — Kystadenom 914.
— — Literatur 937.
— — Leberkrebs 931.
— — Lipome 891.
— — Lungenkrebs 931.
— — Lymphangioendotheliom 902.
— — Lymphangiom 900.
— — Lymphosarkom 907.
— — Magenkrebs 925.
— — Mammakarzinom 926.
— — Melanom 909.
— — Metastasenbildung 885.
— — Mischgeschwülste 934.
— — Myeloidsarkom 906.
— — Myom 894.
— — Myxom 892.
— — Nebennierenadenom 913.
— — Nebennierenkarzinom 931.
— — Nekrosen 886.
— — Neuroblastom 898.
— — Nierenkarzinom 931.
— — organbildende Tendenz 884.
— — Osteom 894.
— — Ovarialkarzinom 926—930.
— — Pankreaskrebs 931.
— — Parenchym und Stroma 883.
— — Parotistumoren 934.
— — Peritheliom 903.
— — Plattenepithelkrebs 920.
— — Prostatakarzinom 930.
— — Rezidive 886.
— — Riesenzellensarkom 906.
— — Sarkom 903.
— — Schilddrüsenadenom 913.
— — Schilddrüsenkrebs 931.
— — Schleimhautadenom 913.
— — Schleimhautkrebs 924.
— — Schleimhautsarkome 905.
— — Spontanheilung 887.
— — Struma maligna 931.
— — Teratoide 935.
— — Teratome 935.
— — Trachealkarzinom 931.
— — Tridermome 935.
— — Uteruskarzinom 926, 927.
— — Xanthom 892.
— — Zylinderzellenkrebs 919.

Geschwülste, Untersuchungstechnik 877.
— — Färbung 879.
— — bei frischen Gewebspartikeln 882.
— — Schnitttechnik 878, 881.
— Versendung von Gewebsteilen zur Untersuchung in Instituten 882.
— Wachstum 883, 884.
— Zellprodukte des Tumors (entzündungserregende und giftige) 886.
— Zerfall- und Schrumpfungsprozesse 886.
Geschwüre, krebsige 918.
— sarkomatöse 904.
Gesetzbuch, Bürgerliches, und Ärzterecht 938.
Gesichtsangiome 900.
Gesichtsekzem 101.
— der Erwachsenen 102.
— skrophulöses, im Kindesalter 254.
Gesichtsfarbe bei chronischer Nephritis 416.
Gesichtshautfibrome 888.
Gesichtsfurunkel, operative Behandlung 798.
Gesichtskrebs 923.
Gesichtslage der Frucht bei plattem Becken 705.
— Perforation bei 685.
— Umwandlung derselben 657.
— — Ausführung 658.
— — Gefahren und Prognose 659.
— — Kontraindikationen 658.
— — Zweck, Vorbedingungen und Indikationen 657.
— prophylaktische Wendung bei 715.
— rechtzeitige innere Wendung bei derselben 650.
— Zangenextraktion bei 670.
Gesichtsnävi (-angiome), Behandlung derselben 148.
Gesichtspapillome 911.
Gesundbeterei 613.
„Gesunde" Kinder 158.
Gesunde Säuglinge, Verhalten derselben 193.
Gesundheitsbescheinigungen, ärztliche 521.
Gesundheitsbinden für Menstruierende 559.

Getränke, alkoholische, nach ihrem Kalorienwert 355.
— bei Entfettungskuren 354.
— bei kochsalzarmer Ernährung 441.
— bei Mastkuren 378.
— bei akuter Nephritis 403.
— bei Nephritis chronica 441.
Gewebshypertrophie und Geschwulst 883.
Gewebsteile, Versendung derselben an Institute zur Untersuchung 882.
Gewerbeordnung und Ärzterecht 938, 939.
Gewürze und Nephritis 417.
Gicht, Alveolarpyorrhoe bei 866.
— Diabetes mellitus und 315.
— und Plattfuß 765.
— Therapie der 329.
— — Alkoholeinschränkung 333.
— — Athophankuren 339.
— — akute Attacken 330.
— — gehäufte Attacken 332.
— — chronische Fälle 332.
— — Diätetik 333.
— — Eiweißeinschränkung 834, 837.
— — laktovegetabilische Ernährung 333.
— — Ernährung nach Minkowski 333.
— — purinarme Ernährung 834.
— — Schema strenger purinarmer Ernährung nach Brugsch 335.
— — Fleischfasttage 335.
— — residuale Gelenkbeschwerden 332.
— — Harnsäure, Nukleinsäure und Purinbasen 229, 230.
— — Kurpfuschertherapie 610.
— — Medikamente 337.
— — Mineralwässer und Badeorte 337, 338.
— — Muskelbetätigung 333.
— — Nahrungsmitteltabelle mit Angabe des Purinbasengehaltes 336.
— — Nahrungszufuhr 333.
— — Radium- und Thoriumkuren 339.
— — Salzsäuretherapie 338.
— — der Stoffwechselstörung 333.
— — Zahnschmerzen bei 868.
Gichtanfall, akuter, Behandlung desselben 330.
— — in Badeorten 332.
— Diathermie 332.
— Ernährung während desselben 332.

Gichtanfall, akuter, Lokalbehandlung 331.
— Medikamente 330.
Gichtregime nach Minkowski 333, 334.
Giemsafärbung der Spirochäten 33.
Gifte, Nierenerkrankungen und 389, 394.
Gingivitis marginalis 865.
— Behandlung 873.
Gipsschienen 584.
Glaskörperblutungen 820.
Glassplitter im Auge 830.
Glaukom und Unfall 821.
Gliom, Morphologie und Histologie 897.
Gliosarkom 906.
Glomerulonephritis 389.
Glottisödem, Tracheotomie bei 811.
Glühlichtbäder 568.
Glühlichtbrücken zur Erzeugung von Schweißen 406.
Glünicke, Heilkünstler, und seine Heilmethode 601.
Glykogenbildung aus Eiweiß und Fetten 476.
Glyzerin, Warnung vor, bei Lippenekzemen 153.
Glyzerinklysmen (-zäpfchen) bei Dyschezie 280.
Glyzerinsalbengrundlage 142.
Glyzerinseife, Sargsche flüssige 141.
Glyzerin-Tannin bei Warzenschrunden stillender Frauen 161.
Goldschmidts Inhalat Tulisan bei Asthma 290.
Gonokokkennachweis bei der Frau 9.
— Gang der Untersuchung 6, 7.
— durch Kulturverfahren 6.
— beim Manne 4.
— mikroskopischer 5.
— provokatorische Methoden 6.
Gonokokkenpräparate, Herstellung derselben 77, 78.
Gonokokkenvakzin bei Arthritis gonorrhoica 76, 77.
— bei Epididymitis gonorrhoica 75.
Gonorrhoe anterior acuta, Behandlung 67.
Gonorrhoe anterior chronica, Behandlung 69.
Gonorrhoe, Antikörpernachweis bei 7.
— Diagnose auf Grund biologischer Methoden 7.
— Differenzierung von intraurethralen syphilitischen Primäraffekten 24.

Gonorrhoe und Ehekonsens 3.
— Infektiosität 4.
— Kutireaktion bei 8.
Gonorrhoe, männliche, Abortivkur 67.
— — adstringierende Behandlung 68, 69.
— — Antigonorrhoica interna 64.
— — Behandlung 63.
— — Behandlungsgrundsätze 63, 64.
— — Brompräparate 65.
— — Diät 65.
— — diuretische Tees bei 65.
— — Gonokokkenpräparate u. ihre Herstellung 77, 78.
— — Heilung u. ihre Kennzeichen 77.
— — Komplikationen und ihre Behandlung (s. auch Arthritis, Zystitis, Epididymitis, Prostatitis, gonorrhoica) 73.
— — Kupierung derselben 67.
— — Lokalbehandlung und ihre Grundsätze 64.
— — Prophylaxe 66.
— — Provokationsverfahren 77.
— — Silberverbindungen bei 64, 69.
Gonorrhoe und Neurasthenie 10.
— Ophthalmoreaktion bei 8.
Gonorrhoe posterior acuta, Behandlung 71.
— — chronica, Diagnose 71.
— — Schindlersche Behandlungsmethode 73.
— Potentia coeundi und 9.
— — Behandlung 10.
Gonorrhoe, Potentia generandi und 11.
— Überempfindlichkeitsreaktion bei 8.
— Übertragungsgefahr 4.
Gonorol bei Gonorrhoe 65.
Gonosan bei Gonorrhoe 65.
Gonoschutztäschchen 560.
Gouttes de lait in Frankreich 218.
Granularniere, rote 413.
— Kombination derselben mit der echten Nephritis 414.
Granulom, malignes 909.
Graues Öl bei Syphilis 51.
— Kontraindikation 54.
Graue Salbe bei Filzläusen 138.
Gravidität, Wiedereintritt von, bei stillenden Frauen 161.
Griffelstücke im Auge 830.
Grossische Joddesinfektion des Operationsfeldes 739.
Großindustrie, Heilmittelreklame der 617.

Grundphalanxexartikulation bei Phlegmonen 790.
Grundumsatz des Organismus 471.
Gumma scrophulosorum 248.
— syphiliticum 29.
— — Behandlung 62.
— — Differentialdiagnose 30.
— tuberculosum 81.
Gummieinlage, Dröllsche, bei Plattfuß 773.
Gummigegenstände, Sterilisierung u. Aufbewahrung 735.
Gummihandschuhe beim Operieren 740.
— Sterilisation 737, 588.
Gummikatheter, Sterilisierung und Aufbewahrung 736.
Gummikissen 551.
Gummiröhrenmatratze 550
Gummistrümpfe 587.
Gutachten, ärztliche (s. auch Atteste) 947.
— Ablehnung der Erstattung derselben 945.
— Allgemeines 523.
— über Erwerbsfähigkeit 527.
— über den Geisteszustand 528.
— Gesundheitsbescheinigungen 521.
— in der Invaliden- und Hinterbliebenenversicherung 541.
— in der Krankenversicherung 531.
— Krankheitsbescheinigungen 527.
— in der Unfallversicherung 533, 534.
— — Schätzung der Erwerbsbehinderung 537.
— — Simulation 540.
— — Zusammenhang zwischen Unfall und Krankheit 535, 536.
Gutachtertätigkeit des Arztes (s. auch Gutachten, Zeugnisse, Atteste) 520.
— bei der Arbeiterversicherung (Schiedsgerichte und Reichsversicherungsamt) 522.
— Bedeutung, Grundlagen u. Grundsätze derselben 523.
— bei Berufsgenossenschaften und Landesversicherungsanstalten 522.
— der Fachbehörden 521.
— bei Gerichten 521.
— bei der Polizei 522.
— bei Privaten und Versicherungsgesellschaften 522.
— Rechte und Pflichten des Gutachters 520.
— spezialärztliche 521.

Therapeutische Fortbildung. I.

Gutachtertätigkeit des Arztes bei Verwaltungsgerichten 522.
— Verweigerung der Abgabe von Gutachten gegenüber Behörden 522.
Guyonsche Instillationen in die Harnröhre 72.
— — bei Prostatitis gonorrhoica 75.
Guyonspritze mit Kapillarkatheter bei Gonorrhoea posterior 73.
Gymnastikapparate 581, 582.

Haarausfall 153.
Haarglyzerin bei Trichorrhexis nodosa und Trichoptilosis 155.
Haaröl bei Trichorrhexis nodosa und Trichoptilosis 155.
Haaröle 154.
Haarpomaden 154.
Haarwuchspflege 153.
Haferkur bei Diabetes melitus 309.
— Theorie und Indikation derselben 311, 312.
Haferschleim in der Säuglingsernährung 175.
Haftfähigkeit, Krankheitsbescheinigungen betreffend 527.
Haftpflicht des Arztes 952, 954.
Haftpflichtversicherung 973.
Hahn, Heilkünstler, und seine Heilmethode 598.
Halator, Fränkelscher 578.
Hals, Lymphosarkome desselben 907.
— zystisches Lymphangiom desselb. 900.
Halsphlegmone, deren Gefahren und Behandlung 792.
— Kompression der Luftwege bei 792.
— — deren Behandlung 793.
— bei Parulis und deren Behandlung 793.
— Periodontitis und 865.
Halszysten, branchiogene, Morphologie und Histologie 933.
Haltungsanomalien der Frucht, rechtzeitige innere Wendung bei derselben 650.
Hämangioendotheliom, Morphologie und Histologie 902.
Hämangiome 899.
Hämatome der Schädelhöhle bei Schädelverletzungen und deren Behandlung 802.
Hämorrhoidalpessare 575.

64

Handbürsten, Sterilisierung 737.
Handekzeme 103.
Hände, Hyperidrosis der, Behandlung 143, 144.
Händedesinfektion 738.
Handgelenk, Punktion und Eröffnung desselben bei eitrigen Entzündungen 794.
Handgriff der Siegemunde bei innerer Wendung 654.
Handgriff, umgekehrter Prager, zur Entwicklung des nachfolgenden Kopfes 682.
Handrücken, Karzinom am 923.
Handspucknäpfe 560.
Handtücher, Sterilisierung 737.
Hängebauch und enges Becken 698.
Hängebauchversorgung bei engem Becken 711, 712.
Hängelage, Walchersche 673.
— — bei engem Becken 711.
— — Entwicklung des nachfolgenden Kopfes in derselben 714.
Harn, Kochsalzbestimmung im, nach Strauß 431.
Harnabsonderung, Blutversorgung (Blutdruck) der Nieren und 388.
— und Nierenentzündung 388.
Harnantiseptica, Wirkungsweise der 387, 388.
Harnblase s. Blase.
Harnblasenmyome 896.
Harngenitalfisteln bei engem Becken 706.
Harnröhre, Guyonsche Instillation in die 72.
— Janetsche Spülungen der 72.
— Spülungen der hinteren und vorderen 70.
Harnröhrenpinselungen bei Gonorrhoea anterior chronica 70.
Harnröhrenverletzungen durch stumpfe Traumen und ihre Behandlung 807.
Harnsediment, Übertritt korpuskulärer Blutelemente in das 390.
Harnuntersuchung, Harnteiler zur quantitativen Bestimmung des Mischurins 500.
Harnwege, Papillome der ableitenden 911.
Harnzylinder bei Nierenentzündung 390.
Harzstift (Unna) zur Epilation von Haaren 156.
Hausarztverträge 948.

Hausarztverträge, Kündigung derselben 949.
Haut, kavernöses Lymphangiom der 900.
Hautdesinfektion 738.
Hautdrainage bei Ödemen (Nephritis acuta) 411.
Hautfibrome 888.
— multiple, weiche 889.
Hautgeschwüre, krebsige 918.
Hautjucken (s. auch Jucken) bei Diabetikern, Behandlung 314.
Hautkanülen, Curschmannsche, bei Ödemen 411.
Hautkrankheiten, parasitäre 119.
Hautkrebs und Gumma 30.
— Morphologie und Histologie 923.
Hautlipome 891, 892.
Hautmelanome 909.
Hautpflege bei akuter Nephritis 399.
— bei Säuglingen 196.
— bei Überernährungskuren 368.
Hautpflegemittel 141.
Hautreinigungsmittel 139.
Hautsarkome 905.
Hautsyphilis, sekundäre 25.
— tertiäre 28.
Hauttuberkulide, Kindertuberkulose und 248.
Hauttuberkulose, Allgemeinbehandlung 81.
— Formen derselben 79.
— und Gumma 30.
— Heliotherapie 82.
— Hochgebirgskuren 82.
— Tuberkulineinspritzungen 82.
Hautwaschungen, hygienische 140.
Hebammen und Säuglingsfürsorge 239.
Hebebett 552.
Hebosteotomie bei Beckenverengerung II. Grades 711.
Heftpflasterverband, fertiger 585.
— korrigierender, bei Plattfuß 779, 780.
Heilkunde, Ausübung derselben im Umherziehen 942.
Heilmagnetismus 614.
Heilmittelreklame der Großindustrie 617.
Heim-Johnsche Kaseinfettmilch 214.
Heißluftbäder bei Gicht 332.
— Improvisation derselben durch den Quinckeschen Schornstein 496.
Heißluftbehandlung, Apparatur 567, 569.

Heißluftduschen 569.
Heliotherapie bei Hauttuberkulose (Lupus) 82.
Hemiplegie, Augendeviation hinter geschlossenen Lidern bei 853.
— Blicklähmung bei 853.
Hemisporose 131.
Hernien, Kurpfuscherbehandlung der 612.
— Zangenextraktion bei 663.
Herniotomien 814.
— Instrumentarium und Ausführung bei den verschiedenen Brucharten 815.
Herpes genitalis und Ulcus molle 3.
Herpes simplex und Schleimhautsyphilis 28.
Herxheimersche Reaktion bei Syphilis 45.
Herz, Rhabdomyome desselben 897.
Herzdyspnoe, akute, bei Herz- und Nierenkranken 286.
Herzfehler, inkompensierte, Gebärender, Metreuryse bei Gefahr für die Mutter durch dieselben 645.
— — — vorzeitige innere Wendung bei denselben 654.
— — — Zangenextraktion 663.
Herzkranke Schurigscher Pantoffel für 549.
Herzkrankheiten, Hochdruckstauung bei 415.
Herzkrankheiten und Rosacea 146.
Herzschwäche bei Schrumpfniere 448.
Herzstütze 586.
Herzsyphilis und Ehe 16.
Herztöne, kindliche, Kontrolle ders. bei engem Becken 711.
Herztonica bei Respirationskrankheiten der Säuglinge 206.
— bei Urämie (Nephritis acuta) 412.
Heßsche Sondenfütterung bei Erbrechen der Säuglinge 202.
Heugabelverletzungen der Orbita 819.
Heuschnupfen, Respiratoren zum Schutz gegen 581.
Hidradenitis axillaris, Behandlung 791.
— und Bubo axillaris 791.
Hidradenom 912.
Highmorhöhlenempyem, Zahnschmerz bei 867.
Hilfeleistung, ärztliche, „Geschäftsführung ohne Auftrag" bei derselben 950, 951, 952.

Hilfeleistung, ärztliche, rechtliche Beziehungen ders. 948.
— — der Wille des Patienten bei derselben 950, 952, 953.
Hilustuberkulose bei Kindern 251.
Hinterbliebenenversicherung 540.
— Leistungen der 540.
Hinterscheitelbeinstellung d. Frucht, Perforation bei derselben 683.
— rechtzeitige innere Wendung bei derselben 650.
Hirndruckerscheinungen bei Verletzungen des Schädels 802.
Hirngliome 897.
Hirnhäute, Melanome der 910.
Hirntuberkel im Kindesalter 254.
Hirschsche Injektion bei Syphilis 50.
Hirsespreukissen 551.
Hirsuties 155.
Hochdruckstauung bei Herzkranken 415.
Hochfrequenzströme bei Keloiden 151.
Hochgebirgskuren (s. auch Höhenklima) bei Hauttuberkulose (Lupus) 82.
— bei Kindertuberkulose 255.
Hoden, Chondrosarkom desselben 906.
— Chorionepitheliom desselben 930.
— Mischgeschwülste desselben 935.
— Rhabdomyome am 897.
— Zystenadenome desselben 916.
Hodenfibrome 890.
Hodenkarzinom, Morphologie und Histologie 930.
Hodgkinsche Krankheit 909.
Hoffasche Metalleinlage bei Plattfuß 773.
Hofmeiers Kopfimpression bei engem Becken 711.
Hohe Zange in der Geburtshilfe 671.
— Ausführung 672.
— bei engem Becken, ihre Indikationen und Gefahren 712, 713.
— Gefahren 673.
— Indikationen und Vorbedingungen 671.
Höhenklima (s. auch Hochgebirgskuren) bei Asthmatikern 294.
— bei Schrumpfniere 456.
Höhensonne, künstliche, bei Kindertuberkulose 255.
Hoher Geradstand des Kopfes bei allgemein verengtem oder plattem Becken 706.
Holländisches Asthmakraut 291.

Höllensteinätzung wunder Brustwarzen 161.
— bei Lupus 84.
— bei Zahnkaries 872.
Holzmassagekugeln 581.
Holzsplitter im Auge 830.
Holzteer bei Ekzem 99, 100.
Homöopathie 638.
Honoraransprüche 951.
Honorarforderungen, Bevorrechtung derselben bei Konkursen 944.
Honorarstreitigkeiten 951.
Hormone bei der Verdauung 466.
Hornhaut s. auch Cornea, Augen-.
Hornhautentzündung, scheibenförmige 829.
Hornhautinfiltration, ringförmige, nach Augenverletzungen 827.
Hornhautrupturen 820.
Hornhautwunden, Aspergillusinfektion von 828.
— infizierte, nach Augenverletzungen und deren Behandlung 826, 827.
— Keratitis dendritica bei 828.
— Subtilisinfektion von 827.
Hübscherscher Korrektionsverband bei Plattfuß 781.
Hufeisenverband bei Nachgeburtsblutungen (Placenta praevia) 729.
Hüftgelenk, Punktion und Eröffnung desselben bei eitrigen Entzündungen 795.
Hundeflöhe 138.
Hungergefühl bei Entfettungskuren 352.
Hungerstuhl bei Pylorusstenose der Säuglinge 260.
— bei Säuglingen 181.
Hungertage bei Coma diabeticum 314.
— bei Diabetes melitus 309, 312.
Hydrargyrum-mitin bei Syphilis 50.
Hydrargyrum oxydulatum tannicum bei Syphilis 49.
Hydrargyrum salicylicum - Injektionen bei Syphilis 50.
— Verschreibungsweise 51.
Hydrargyrum-vasenol bei Syphilis 50.
Hydrargyrum-vasogen bei Syphilis 50.
Hydrocephalus, Perforation am nachfolgenden Kopf bei 685.
Hydrops und Kochsalzretention bei Nephritis chronica 429.
— latenter (Strauß) 484.
— — bei Nephritis chronica 428.
— bei akuter Nephritis, operative Bekämpfung desselben (Hautdrainage) 411.
Hydrotherapie bei Asthma 291, 294.
— bei chronischen Diarrhöen 273.
— bei Fettsucht 347, 348.
— der Juckzustände 111.
— bei atonischer Obstipation 279.
Hygroma colli congenitum cysticum 900, 901.
Hyperidrosis 143.
Hypernephrom 913.
— Morphologie und Histologie 931.
Hypertension bei Schrumpfniere und deren Behandlung 449.
Hyperthyreoidismus und Fettsucht 343.
Hypertrichosis 155.
Hypnotismus, kurpfuscherische Fruktifizierung des 614.
Hypophysenadenom, Morphologie u. Histologie 913.
Hypophysenextrakt bei Placenta praevia 721, 723, 724.
Hypophysenextraktinjektion bei engem Becken 712.
Hypophysis und Fettsucht 343.
Hysterie, Schwindelattacken bei 851.
— Überernährungskuren bei 366.
— Unterernährung bei 364.

Ichthyol bei Jucken 113.
— -Zinkpaste bei Rosacea 146.
— -Zink-Wismut-Lippensalbe 153.
Ichthyosinpuder 143.
Ichthyotische Warzen 911.
Idiosynkrasie neuropathischer Kinder gegen gewisse Nahrungsmittel 171.
Ileus 814.
— Enterostomie bei 817.
Impfschutzverband 585.
Impfungen, ärztliches Recht zur Vornahme von 941.
Impotenz, Saugapparate zur Behandlung der 582.
Indifferente Bäder bei Syphilis 61.
Industriearbeiter, Augenverletzungen bei denselben 819.
Infantilismus, intestinaler 170.
Infektionen, puerperale, bei Placenta praevia 719.
Infektionsfieber intra partum, Metreuryse bei demselbem 645.
— Porroscher Kaiserschnitt bei 693.
— Umwandlung der Steiß- in Fußlage bei 656.

Infektionsfieber intra partum, vorzeitige innere Wendung bei 654.
— Zangenextraktion bei 663.
— hohe Zange bei demselben 713.
Infektionsgefahr bei engem Becken 706.
Infektionskrankheiten und Nephritis 393, 397.
— und Nephritis chronica 416.
— Unterernährung bei 364.
— Zahnschmerzen bei 867, 868.
Infektionsverdächtige frische Wunden, Exzision derselben 745, 746.
— Versorgung derselben 744.
Influenza, Bárányscher Symptomenkomplex bei 858.
— Zahnschmerzen bei 867.
Influenzaniere 395.
Inguinalhernien, Bruchschnitt bei 815.
Inhalationen bei Asthma 290.
Inhalationsapparate 577 ff.
Inhalationsfläschchen für flüchtige Stoffe 577.
Inhalationsmasken 577.
Injektionskuren mit Hg-Salzen bei Syphilis 50.
— Technik 50.
Injektionsspritzen 573.
— für unlösliche Hg-Salze 50, 52.
— für Tripper 68.
Innere Sekretion, Diarrhöen unter Einwirkung derselben 269.
Insektenpulver bei Flöhen 138.
Instillation in die Harnröhre nach Guyon 72.
Institute, Versendung von Gewebsteilen zur Untersuchung an 882.
Instrumentenkochapparate 733, 734.
Instrumentensterilisierung und -aufbewahrung 733, 734, 735.
Intoxikationen, Nierenerkrankungen bei 394, 416.
Intubation des Kehlkopfs 811.
Invalide Arbeiter, Übernahme der Krankenfürsorge für dieselben durch die Versicherungsanstalten 542.
Invalidenräder 548.
Invalidenrente 540.
Invalidenversicherung 540.
— für Ärzte 973.
— ärztliche Aufgaben in der 541.
— Leistungen der 540.
Iriserkrankungen durch Raupenhaare 822.

Irismelanome 910.
Irisverletzungen 820.
Iritis gonorrhoica, Vakzinebehandlung der 77.
Irrenanstalten, Gutachten behufs Unterbringung von Geisteskranken in 528.
Irrigatoren 569.
Irrigatorspülungen der hinteren Harnröhre 72.
— der vorderen Harnröhre 70.
Ischämien, arteriosklerotische, bei Schrumpfniere und deren Bekämpfung 455.
Isodynamie der Nahrungsstoffe 475.
Ixodes ricinus 136.

Janetsche Spülungen der Harnröhre 72.
Jarisch-Herxheimersche Reaktion bei Syphilis 45.
Jod bei Favus 126.
— und Kalomel in der Syphilisbehandlung 61, 62.
— bei Mikrosporie 127.
— bei Syphilis 60.
— — Indikationen 60, 61.
— — Kontraindikationen 61.
— — Nebenerscheinungen 61.
— bei Trichophytie 121.
Joddesinfektion des Operationsfeldes 739.
Jodkali bei Aktinomykose 132.
— bei Sporotrichose 130.
Jodpräparate bei Asthmakatarrhen 292.
Jodsalze bei Schrumpfniere und Hypertension 451.
Jodtinktur bei Pityriasis versicolor 120.
— bei jauchenden verschmutzten Wunden 746.
Jodtinkturflasche Steril 585.
Joghurt 309.
Josephsche Mischung bei juckender Seborrhoea sicca 145.
Jucken 106.
— Aderlaß bei 109.
— diätetische Behandlung 110.
— innerliche Behandlung 109.
— klimatische Behandlung bei 110.
— Bettwäsche bei 110.
— Blutauswaschung nach Bruck bei 109.
— bei Diabetikern, Behandlung 314.

Jucken, Diagnose 108.
— bei Ekzemen und seine Behandlung 93, 116.
— Entstehung desselben 106.
— Hydrotherapie 111.
— und Kratzen 106.
— Medikamente zu äußerem Gebrauch bei 113.
— bei Prurigo Hebrae und seine Behandlung 117.
— bei Pruritus ani und seine Behandlung 117.
— Puder und Trockenpinselungen bei 112.
— Röntgenbehandlung desselben 116.
— Salbenbehandlung bei 113.
— bei Scabies und seine Behandlung 117.
— Seruminjektionen bei 109.
— bei Strophulus und seine Behandlung 117.
— und Temperaturschwankungen 110.
— ultraviolette (und violette) Strahlen bei 116.
— Unterkleidung und Bettwäsche bei 110.
— Ursachen desselben 107, 108.
— Verbände (luftabschließende) bei 111.
Just, Heilkünstler, und seine Heilmethode 604.

Kaffee in der Diätetik 516.
— bei Nephritis chronica 441.
— schwarzer, bei akuter Nephritis 405.
Kaffeegenuß und Nephritis 417.
— und Rosacea 146.
Kaiserschnitt 689.
— abdominaler, bei Placenta praevia 727.
— Ausführung 691.
— bei absolut verengten Becken 710.
— bei Beckenverengerung II. Grades 711.
— bei Beckenverengerung III. Grades 710.
— Gefahren und Prognose 693.
— Indikationen 690.
— Kontraindikationen 691.
— Porroscher 693.
— — Prognose 694.
— — Zweck, Indikationen und Ausführung 693.

Kaiserschnitt an der Toten 694.
— Zweck und Vorbedingungen 689.
Kakao in der Krankendiät 518.
— bei Nephritis chronica 441.
Kalilauge bei Ekzemen 92.
— Entfernung von Tätowierungen durch 148.
Kaliseifen 140.
Kalium aceticum bei akuter Nephritis 404.
Kalium carbonicum, Zusatz desselben zum Waschwasser 141.
— hypermanganicum bei Hyperidrosis 144.
— — -Spülungen bei Gonorrhoea anterior chronica 70.
— jodatum bei Syphilis 60, 61.
Kalk in der Ernährung 485.
Kalkariurie 486.
Kalkverätzungen des Auges und ihre Behandlung 833, 834.
Kalomel und Jod in der Syphilisbehandlung 61, 62.
— bei Syphilis 49.
Kalomelinjektionen bei Syphilis 50.
— Verschreibungsweise 51.
Kalorie 471.
Kalorienbedarf und Beruf (Muskelarbeit) 473, 474.
— des Organismus 471.
— täglicher 473.
— und Temperament 474.
Kalorienberechnung bei Ernährung von Kindern 165.
Kalorienreiche Nahrungsmittel (Tabelle) bei Mastkuren 375.
Kalorienwert, Berechnung desselben bei Krankenkost 490.
— Bestimmung der Nahrung nach, bei Mastkuren 368.
— Kostzettel nach dem 357.
— Nahrungsmittel nach Zusammensetzung und 491.
Kalorimetrie 471.
Kalorische Methode (Bárány) der Funktionsprüfung des Bogengangapparats 841, 842, 843.
— Ausführung derselben 844.
Kälteapplikation 561, 563.
Kalzium bei Asthmakatarrhen 292.
Kampfer bei akuter Nephritis (Herzschwäche) 405.
— bei Respirationskrankheiten der Säuglinge 206.
Kaptol bei Seborrhoea capitis 154.

Karbollösung bei Leptus autumnalis 136.
Karbolsäure, flüssige, bei Epheliden und Chloasma solare 147.
— bei Jucken 115.
Karbunkel, operative Behandlung 798.
— bei Diabetes melitus, Behandlung 314.
Kardia, Krebs an der 925.
Karenztage bei Entfettungskuren 359.
Karies der Zähne 860, 861.
Karlsbader Flaschen für Wärme- und Kälteanwendung 563.
Kartoffelkuren, Entfettung durch 361.
Karzinom (s. auch Carcinoma, Krebs und Geschwülste), Ausbreitung und Metastasen desselben 922.
— funktionelle Leistungen seiner Epithelien 923.
— Morphologie und Histologie 916.
— osteoplastisches und osteoklastisches 923.
— mit sarkomatösem Bindegewebe 922.
Käse in der Diätetik 501.
— bei kochsalzarmer Ernährung 439.
— bei Nephritis chronica 426.
Kasein in der Säuglingsernährung 174, 211.
Kaseinfettmilch für Säuglinge 213.
— bei alimentären Toxikosen der Säuglinge 186.
Kaseinsalben (Unna) bei Ekzem 96.
Kassenarztvereinigungen 970.
Katheter, Sterilisierung und Aufbewahrung 736.
Katheterernährung bei Pylorusstenose der Säuglinge 263.
Kathetergleitmittel, aseptische 576, 736.
Katheterisieren, aseptisches 743.
Katheterismus 808.
— Ausführung 809.
— Hilfsapparate 569, 575.
— Wahl des Katheters 808.
Katheterspülungen der hinteren Harnröhre 72.
— der vorderen Harnröhre 70.
Kathetersterilisierapparat 575.
Katzenauge, amaurotisches 898.
Kauakt 459.
Kavernome 900.
Kavernöse Sarkome 904.

Kaviar 503.
Kefir 500.
— bei chronischen Diarrhöen 274.
— bei Nephritis chronica 426.
— bei alimentären Toxikosen der Säuglinge 186.
Kehlkopfpapillome 911.
Kehlkopfspiegel, Sterilisierung 733.
Kehlkopftuberkulose, ärztliche Anzeigepflicht bei Todesfällen an 942.
Keilrahmen für Kranke 552.
Keimdrüsen, Chorionepitheliom der 930.
— und Fettsucht 343.
— Mischgeschwülste der 935.
Keimdrüsenchondrome 893.
Keimtötung durch kochendes Wasser 733.
Kellersche Malzsuppe bei Milchnährschäden der Säuglinge 188.
— — in der Säuglingsernährung 216.
Keloide 151, 890.
— wahre und falsche 151.
Keratitis dendritica im Anschluß an Hornhautwunden 828.
— disciformis 829.
— parenchymatosa bei hereditärsyphilitischen Kindern nach Verletzungen des Auges 821, 822.
Kerion Celsi 124.
Kernprobe, Schmidtsche, bei Störungen der Pankreasverdauung 267.
Kernseifen 140.
Keuchhusten, Nephritis bei 394.
Kieferaktinomykose 865.
Kieferfibrome, submuköse 889.
Kieferklemme, Diagnostisches 870.
— bei erschwertem Durchbruch der Weisheitszähne 866.
Kieferostitis (-periostitis), Zahnschmerz bei 865.
Kieferwinkelphlegmonen und deren Behandlung 793.
Kinder, Ernährung gesunder und kranker 158.
— Abstillen 163.
— Allaitement mixte 162.
— Ammenwahl 161.
— Anämie 169.
— Anorexia nervosa 170.
— Beinahrung zur Frauenmilch 163.
— Brusternährung und ihre Ergiebigkeit 161.
— exsudative Diathese 166.
— nervöses Erbrechen 172.

Kinder, Ernährung gesunder und kranker, Ernährung im 2. Lebensjahre 164.
— Ernährung vom 3. Lebenshalbjahre ab 164.
— einseitige Ernährung bei älteren Kindern und deren Behandlung 190.
— Ernährungspräparate u. Kindernährmittel 191.
— akute Ernährungsstörungen älterer Kinder 190.
— parenterale Ernährungsstörungen älterer Kinder und deren Behandlung 191.
— Ernährungsstörungen d. Säuglinge und ihre Pathogenese 178.
— Fette bei der Säuglingsernährung 175.
— Frauenmilchernährung 159.
— „gesunde" Kinder 158.
— Idiosynkrasie gegen gewisse Nahrungsmittel 171.
— enterale Infektionen der Säuglinge 178.
— Kasein und Eiweiß bei der Säuglingsernährung 174.
— Kohlehydrate bei der Säuglingsernährung 174, 175.
— Mehlnährschaden 179.
— — Behandlung 189.
— Milchaufnahme des Säuglings in 24 Stunden 162.
— Milchnährschaden 179.
— — Behandlung desselben 187.
— Nahrungsmenge und Kalorienberechnung 165.
— Nahrungsmittel für Säuglinge und ihre prozentische Zusammensetzung 177.
— neuropathische Konstitution 170.
— Obstipation neuropathischer Kinder 173.
— Pylorospasmus 172.
— Rachitis 167.
— Salze bei der Säuglingsernährung 176.
— Spasmophilie 169.
— Tiermilchernährung 163.
— — Zusätze und Beigaben im ersten Jahre 164.
— Trinkportionen (Quantität der einzelnen T.) 162.
— — Zahl ders. in 24 Stunden 161.
— alimentäre Toxikosen der Säuglinge 178.

Kinder, Ernährung gesunder und kranker, alimentäre Toxikosen der Säuglinge u. ihre Behandlung 180.
— Überernährung, Behandlung derselben 189.
— Unterernährung und Überernährung 165.
Kinder, exsudative Diathese derselben 158.
— „gesunde" 158.
— neuropathische Belastung derselben 158.
— uneheliche, Fürsorge für dieselben 234.
Kindermilch, Postulate an gute 227.
Kindernährmittel 191.
Kinderreichtum und Säuglingssterblichkeit 224.
Kinderseife, zentrifugierte 140.
Kindesalter, Tuberkulinreaktion im 250.
— Tuberkulose im frühen 243.
Kindslage und Beckenenge 698.
Kissen zur Lagerung einzelner Körperteile 551.
Kladiose 131.
Klausnersche Färbung der Spirochäten 34.
Kleiderläuse 137.
Kleidung bei Juckzuständen 110.
— bei Nephritis chronica 418, 419.
— bei Säuglingen 195.
Kleienlagerung der Säuglinge nach Operationen 206.
Kleine Teile, Vorfall derselben und der Nabelschnur bei Geburten (enges Becken) 704.
Kleinhirnabszeß, otitischer, und Labyrintheiterung (Meningitis), Diagnostisches 852.
Kleinhirnbrückenwinkel, Meningitis serosa in der Gegend desselben 857.
— Symptomenkomplex bei zirkumskripter Drucksteigerung in der Zisterne desselben 857.
Kleinhirnerkrankungen, Diagnose von 853.
Kleinhirnrinde, Funktionen der 854.
Klimatische Behandlung des Asthma 294.
— des Juckens 110.
— der Nephritis chronica 444.
Klosettstühle 558.
Klysmen bei Dyschezie 280.
— bei atonischer Obstipation 279.
Klysopompe 570.

Kneipp, Pfarrer, und seine Heilmethode 599.
Kneippsche Richtung 640.
Kniegelenk, Lipoma arborescens desselben 892.
— Punktion und Eröffnung desselben bei eitrigen Entzündungen 796.
— Schleimbeutelentzündung in der Umgebung desselben 797.
Knochenerkrankungen und Kindertuberkulose 248.
Knochentuberkulose und Unfall 537.
Knollengewächse in der Diätetik 508.
Kochendes Wasser, Keimtötung (Sterilisierung) durch 733.
Kochgeschirre, elektrisch geheizte 555.
Kochsalz in der Ernährung 482.
Kochsalzarme Ernährung 432,
— Brot und Backwaren 440.
— Butter bei derselben 439.
— Fische bei derselben 439.
— Fleisch bei derselben 439.
— Gemüse 440.
— Getränke 441.
— Käse 439.
— Mehle 440.
— Milch 439.
— bei akuter Nephritis 400, 406.
— bei Nephritis chronica 429.
— — Kochsalztoleranzbestimmung 430.
— Obst 440.
— Pflanzenfette 439.
— Sahne bei derselben 439.
— Salzersatz bei derselben 439.
— Suppen 440.
— bei Schrumpfniere und Hypertension 449.
— Technik derselben 432.
Kochsalzausscheidung bei Nephritis chronica und Behandlung ihrer Störungen 428.
— bei normalen und entzündeten Nieren 390, 391.
Kochsalzbäder bei Syphilis 61.
Kochsalzbestimmung im Harn nach Strauß 431.
Kochsalzgehalt der gebräuchlichsten Nahrungsmittel 432.
Kochsalzinfusion bei akuter Nephritis (Urämie) 410.
— bei Placenta praevia-Blutungen 729, 730.
— bei alimentären Toxikosen der Säuglinge 182.

Kochsalzlösung zur Infusion, Sterilisierung und Aufbewahrung 736.
Kochsalzretention bei chronischer Nephritis und ihre Behandlung 428.
— und Wassersucht bei Nephritis chronica 428, 429.
Kochsalztoleranzbestimmung bei chronischer Nephritis 430.
Kochsalzzufuhr bei Schrumpfniere 447.
Kodein bei Mastkuren gegen das Erbrechen 379.
Koffein, diuretische Wirkung des 392.
— bei Schrumpfniere (Hypertension) 452.
Koffeinum natrosalicylicum bei akuter Nephritis (Herzschwäche) 405.
Kohabitation bei Ulcus molle 2.
Kohlehydrate bei Entfettungskuren 352.
— in der Ernährung 475.
— und Fettbildung 476.
— bei rachitischen Kindern 168.
— Resorption der 470.
— bei der Säuglingsernährung 174, 215, 216.
Kohlehydraternährung, einseitige, bei älteren Kindern, Behandlung 190.
Kohlehydratkuren bei Diabetes mellitus 309.
Kohlehydratpräparate des Handels 511.
Kohlehydratzufuhr bei Coma diabeticum 314.
— bei Mastkuren 370.
— bei Milchnährschäden der Säuglinge 187.
Kohlensäurebäder bei Nephritis chronica 420.
— bei Syphilis 61.
Kohlensäurequellen bei Schrumpfniere 456.
Kohlensäureschnee, Entfernung von Tätowierungen durch 148.
Kohlensäureschneebehandlung bei Nävis und Angiomen 149.
— Technik 149, 150.
Kokain bei Asthma 290.
Kolitis mercurialis, Behandlung 54.
Kollegiales Verhalten des Arztes 955.
Kolostrum 162.
Kolpeuryse bei engem Becken 711.
— bei Placenta praevia 722.
Kolpohysterotomie bei Placenta praevia 727.

Koma uraemicum, Sedativa gegen die Unruhe bei 412, 413.
Kombinationskuren bei Syphilis (Hg und Salvarsan) 60.
Komedonen bei Seborrhoea oleosa, Behandlung 144.
Kompressen, elektrische 568.
Kompressenhalter 585.
Kompressionspinzette zur Stillung von Nasenblutungen 585.
Kondom zur Gonorrhoeprophylaxe 66.
Kondylome, breite, bei Syphilis 25.
— — — Behandlung 62.
— spitze 911.
Konkurse, Bevorrechtung von ärztlichen Honorarforderungen bei denselben 944.
Konsumptionskrankheiten 364.
Kontaktinfektion bei Operationen 733.
Kontusionstrübungen der Kornea 820.
Kontusionsverletzungen des Auges 820.
Kopaivabalsam bei Sarcopsylla penetrans 136.
Kopf, hoher Geradstand desselben bei allgemein verengtem oder plattem Becken 706.
— nachfolgender, bei engem Becken, Entwicklung desselben in Walcherscher Hängelage 714.
— — geburtshilfliche Extraktionsmanöver an demselben 682.
— — Zangenextraktion bei demselben 671.
— tiefer Querstand desselben, Zangenextraktion 663, 669.
Kopfeinstellung der Frucht, extramediane, bei engem Becken 705.
— Mechanismus derselben bei allgemein verengtem Becken 705, 706.
— — bei allgemein verengtem (rachitisch) plattem Becken 706.
— — bei plattem Becken 704, 705.
Kopfeinstellungen, abnorme, der Frucht, rechtzeitige innere Wendungen bei denselben 650.
Kopfeintritt, verzögerter, intra partum, Umwandlung der Gesichts- und Stirnlage bei demselben 657.
Kopfekzem 101.
Kopfhautpflege 153.

Kopfimpression nach Hofmeier, bei engem Becken 711.
Kopfkissenmodell, neues, nach Schonert 551.
Kopfkrusten, Entfernung durch Salizylöl 101.
Kopflagen der Frucht, Exenteration bei 689.
— rechtzeitige innere Wendung bei, (Gefahr für Mutter und Kind) 650.
Kopfläuse 136.
Kopfschmerzen und Nierenerkrankungen 415.
Kopfschuppenbildung 118.
Kopfverletzungen und deren Behandlung 801.
— Depressionsfraktur 802.
— Hämatombildung in der Schädelhöhle 802.
— Schußverletzungen 803.
— Zerreißungen der Arteria meningea media 802.
Kopfwaschungen bei Frauen 154.
Koronarsklerose und Nephritis interstitialis 416.
Körperbau (-haltung) und Beckenenge 697, 698.
Körperbewegung bei Diabetes mellitus 304, 313.
— bei Mastkuren 367.
— bei Nephritis chronica 418.
— bei atonischer Obstipation 278.
— bei Schrumpfniere 445.
— — und Hypertension 450.
Körpergewichtsbestimmung bei Überernährungskuren 365.
Korporationen des öffentlichen Rechtes in ihren Beziehungen zum approbierten Arzt 943.
Korpuskarzinome des Uterus 927.
Kosmetik, Grundzüge der 139.
— hygienische 139.
therapeutische 143.
Kost, purinarme, Schema einer solchen nach Brugsch 335.
Kostmaß, Voitsches 477.
Kostordnungen, Zusammenstellung von, nach Kalorienwert 357.
Kot, Bestandteile 471.
Kothalter bei Incontinentia alvi 558.
Kraftfahrzeuge, Gesundheitsatteste für Führer von solchen 527.
Kraftwechsel, Größe desselben 471.
— Grundumsatz und Leistungszuwachs im Organismus 471.
— und Muskeltätigkeit 473.

Kraftwechsel, Nahrungsstoffe und
ihre spezifisch dynamische Wir-
kung 473.
— physikalische Wärmeregulation u.
472.
Krampfadern und Unfall 536.
Kranioklasie, Perforation mit, bei
engem Becken 710, 712.
Krankenbeförderung und -fortbe-
wegung 547.
Krankenbettfahrer 547.
Krankenernährung 555.
— Alkoholika in der 513, 515.
Krankenfürsorge für invalide Arbei-
ter, Übernahme derselben durch
die Versicherungsanstalten 542.
Krankenhandhaben 552.
Krankenhausbehandlung des Dia-
betes melitus 300.
— bei Mastkuren 366.
Krankenhebeapparate 547.
Krankenkassen der Arbeiter, Organi-
sation und Leistungen der 530,
531.
Krankenkassenverträge 948, 949, 950.
Krankenkost 479.
— Kalorienwert der, und seine Be-
rechnung 490.
Krankenküchen in größeren Städten
305.
Krankenpflege, Neuerungen in der
545.
— — Asepsis und Desinfektion 588.
— — Ausscheidungen und Absonde-
rungen 557.
— — Bäder 561.
— — Beförderung und Fortbeweg-
ung der Kranken 547.
— — Ernährung und Reinhaltung
555.
— — Inhalation 577.
— — Katheterismus 569, 575.
— — Krankenbeobachtung 589.
— — Lagerung und Lageverände-
rung 549.
— — Massage und Gymnastik 581.
— — Spülung und Arzneiapplika-
tion 569.
— — Stauungsbehandlung 569, 576.
— — Verbände und Bandagen 584.
— — Wärme -und Kälteapplikation
561.
Krankenreinhaltung 555, 556.
Krankenrente 540, 542.
Krankenversicherung der Arbeiter
530.

Krankenversicherung, ärztliche Auf-
gaben bei derselben 531.
Krankenversicherung für Ärzte 973.
Krankenzimmer, moderne 546, 555.
Krankheit, Unfall und 536.
Krankheiten, übertragbare, (gemein-
gefährliche), ärztliche Anzeige-
pflicht und sonstige Pflichten bei
denselben 942, 945.
Krätze (s. auch Skabies), Diagnose
und Behandlung 132.
— Prophylaxe und Desinfektion 135.
Kratzeffekte 107.
Kratzen, Jucken und 106.
Krebs (s. auch Carcinom, Karzinom),
scirrhöser, Morphologie u. Histo-
logie 921.
— Vorkommen desselben 923.
Krebsige Geschwüre 918.
Krebsmilch 918.
Kreislauferkrankungen, Fettsucht bei
344.
Kreißende, Lagerung derselben bei
engem Becken 711.
Kreosotpräparate bei Kindertuber-
kulose 256.
Krippen 225.
Krustenentfernung durch Salizylöl
101.
Kücheneinrichtung, hygienische 555.
Kugeldarmrohr für Einläufe ins
Rektum 571.
Kühlhalten von Trinkwasser 556.
Kühlkissen 564.
Kühlsalben 142.
— bei Seborrhoea sicca 145.
Kuhmilch für Säuglingsernährung
163.
— Aufrahmen 210.
— Behandlung und Aufbewahrung
der 208.
— Beschaffung derselben 207.
— Fettbestimmung 209.
— Kasein 211.
— Kochen und Kühlung der 208, 209.
— Molkenbereitung 210.
— Postulate an gute 227.
— Prüfung derselben 180, 208.
— Zusätze zu derselben 209, 215.
Kuhmilchkasein bei der Ernährung
des Säuglings 174.
Kuhne, Heilkünstler, und seine Heil-
methode 602.
Kuhnsche Lungensaugmaske 577.
Kuhschwanz- und Kuhhornstoßver-
letzungen am Auge 819.

Kumys 500.
— bei Nephritis chronica 426.
Kündigung ärztlicher Verträge 949.
Kunstfehler 952.
Kupfersplitter im Auge 830.
Kurierfreiheit 940, 948.
Kurorte bei Schrumpfniere 455.
Kurpfuscher, Apparatentherapie der 610.
— Begriff derselben 593.
— persönliche Qualifikation der 5.
Kurpfuscher und ärztliche Sektierer, Wesen und Kritik ihrer Behandlungsmethoden 591.
— — Allgemeines 503.
— — Apparatenbehandlung 610.
— — Augendiagnose Felkes 609.
— — Geheimmittel und Ähnliches 617, 619.
— — Gesundbeten 613.
— — Heilmagnetismus 614.
— — Heilmittelreklame der Großindustrie 617.
— — Hypnotismus 614.
— — Kurpfuschereigesetze 591.
— — Literaturverzeichnis 641.
— — Medizinische Sekten (Unterabteilungen s. Medizinische Sekten) 637.
— — mystische Behandlungsarten 613.
— — Naturheilagitation 606.
— — Personen der Kurpfuscher 592.
— — physikalisch-diätetische Laienheilmethoden 597.
— — Spiritismus 616.
— — Zusammenstellung bekannter Medikaster und vielgebrauchter Geheimmittel in alphabetischer Folge 629—637.
Kurpfuscherei, Allgemeines über 593.
— Gemeingefährlichkeit der 595, 596.
— ministerielle und gerichtliche Kritik derselben 594, 595.
Kutanreaktion bei Gonorrhoe 8.
— bei Kindertuberkulose 251.
— bei Syphilis 17.
Kurzatmigkeit und Nephritis chronica 415.
Kystadenom, Morphologie und Histologie 914.
Kystome 914.
Kystoskope, Sterilisierung und Aufbewahrung 736.

Labgerinnung im Magen 467.
Labyrintheiterung und otitischer Kleinhirnabszeß (Meningitis), Diagnostisches 852.
Labyrintherkrankung, partielle 849.
Labyrinthfistel 849.
— Funktionsprüfung des Bogengangapparates bei 843.
Labyrinthzerstörung (s. auch Vestibularapparat, Bogengangapparat) 846.
Lagerung der Kranken, Apparate für 549.
Lagerung der Kreißenden bei engem Becken 711.
Lagerung von Säuglingen nach Operationen 206.
— bei Respirationserkrankungen 204.
Lageveränderung der Kranken, Apparate für 549.
Lahmanns medizinische Richtung 639.
Laienheilmethoden, physikalisch-diätetische 597.
— — Bilz 604.
— — Felke 609.
— — Glünicke 601.
— — Hahn 598.
— — Just 604.
— — Kneipp 599.
— — Kuhne 602.
— — Prießnitz 507.
— — Rauße 598.
— — Rikli 599.
— — Schroth 598.
Laktovegetabilisches Eiweiß bei drohender Urämie 410.
Lambottesche Spitalmatratze 550.
Landesversicherungsanstalten 541.
— Gutachtertätigkeit bei den 522.
Landsturmpflicht des Arztes 975.
Landwirtschaftliche Arbeiter, Augenverletzungen bei denselben 819.
Lanolin 142.
Laparotomie b. perforierenden Bauchverletzungen 804.
— bei Blasentraumen 806.
Larosan bei alimentären Toxikosen der Säuglinge 186.
Larynx (s. auch Luftröhre), Fremdkörper im, Tracheotomie bei denselben 811.
— Intubation des 811.
Lassarsche Paste bei Krätze 132.

Lassarsche Paste bei Pityriasis rosea 130.
Lassarsche Schälpaste bei Rosacea 146.
Lassarsches Zinköl bei Ekzem 96.
Laufgestelle für Kranke 549.
Läuse 136.
Läuseekzeme, Behandlung 137.
Lauter-Bruntonsche Kur bei Schrumpfniere 453.
Laxantien bei akuten Ernährungsstörungen älterer Kinder 190.
Lebensgefahr, Operationen bei unmittelbarer 811.
— — Enterostomie 817.
— — Gastrostomie 814.
— — Herniotomien 814.
— — Tracheotomien 811.
Lebensversicherung, Ärzte und 971.
Lebensversicherungsgesellschaften, Atteste für 526.
— Vertrauensarztstellen bei 972.
Leber, zystisches Adenom der 916.
Leberkrankheiten und Rosacea 146.
Leberkrebs, Morphologie und Histologie 931.
Lebertran bei Lupus 82.
Leberzellenadenom 912.
Leguminosen in der Diätetik 507.
Leibbinden 586.
Leiomyome 894.
Leipziger Verband 967.
— Ziele, Wirken und Wohlfahrtseinrichtungen 968.
Leistenbeuge, zystisches Lymphangiom der 901.
Leistenhernien, Bruchschnitt bei 815.
Leistungszuwachs im Organismus 471.
Lenicetstreupulver bei Hyperidrosis 143.
Lenigallol bei Ekzem 99.
Leptus autumnalis, Ätiologie, Symptome und Behandlung 135.
Leukämie, Labyrinthzerstörung durch Blutungen bei 846.
— lymphatische 908.
— myeloische 908.
— Zahnschmerz bei 868.
Leukoderma syphiliticum 28.
Leukoplakie und Schleimhautsyphilis 27.
Liantral bei Ekzem 100.
Lichenifikation der Haut nach Kratzen 107.
Lichtbäder bei Schrumpfniere und Hypertension 451.

Lidtuberkulose nach Augenverletzungen 822.
Lidverletzungen bei Perforationswunden des Auges und deren Behandlung 832.
Liegekuren bei Kindertuberkulose 255.
— und Mastkuren 367.
Liegesäcke 554.
Liegestühle 553.
Ligamentum latum-Myome 896.
Linea alba-Hernien, Bruchschnitt bei 816.
Linea alba-Hernien (-Lipome) 284.
Linsenverletzungen (-dislokationen) und ihre Behandlung 820, 821.
Lintverband bei Ekzemen 97.
Lipase 467.
Lipoma arborescens des Kniegelenks 892.
Lipome, subseröse und präperitoneale 892.
Lippenekzeme 153.
Lippenkavernom 900.
Lippenkrebs 923.
Lippenpomade gegen aufgesprungene Lippen 153.
Lippenseborrhoe 113.
Lipome, Morphologie und Histologie 891.
Liposarkome 906.
Liqueur Laville bei Gicht 330.
Liquidation, ärztliche 951.
Liquor carbonis detergens anglicus bei Ekzem 99.
Lithosanol, Bauer und sein Gallensteinheilmittel 620.
Löffel, scharfer, Entfernung von Verrucae vulgares mit demselben 151.
Löfflundscher Malzsuppenextrakt bei Milchnährschäden der Säuglinge 187.
Lohnsteinscher Gärungsapparat zur Zuckerbestimmung 299.
Lues s. auch Syphilis.
Lues maligna 27.
Luetin, Syphilis-Kutireaktion mit 17.
Luftabschließende Verbände bei Jucken 111.
Luftanfeuchter für Krankenzimmer 555.
Luftembolie bei Placenta praevia 718.
Luftinfektion bei Operationen 738.
Luftkurorte bei Schrumpfniere 456.
Luftmatratze 550.

Lumbalpunktion bei akuter Nephritis (Urämie) 411.
— bei Báránychem Symptomenkomplex (Drucksteigerung in der Zisterne des Kleinhirnbrückenwinkels 858.
Lungenblutung und Unfall 537.
Lungenchondrome 893.
Lungenkrankheiten Kreißender, Zangenextraktion bei 663.
Lungenkrebs, Morphologie u. Histologie 931.
Lungenosteome 894.
Lungensaugmaske (Kuhn) 577.
Lungenschwindsucht (s. auch Tuberkulose), ärztliche Anzeigepflicht bei Todesfällen an 942.
— Unterernährung bei 364.
Lupus der Haut 79.
— Allgemeinbehandlung 81, 82.
— Ätzungen 84.
— Ausschabung und Stichelung (Skarifikation) 84.
— Erscheinungsform, Diagnose und Entstehung 79, 80.
— Exzision desselben 83.
— Finsenlicht bei 82, 83.
— Quarzlampenbehandlung 83.
— Radiumbehandlung bei 83.
— Röntgenbehandlung 83.
Lupuskarzinome 87.
Lymphadenitis bei Panaritien und deren Behandlung 791.
Lymphadenitis syphilitica, Diagnose 23.
Lymphadenose, aleukämische 908.
Lymphangioendotheliom, Morphologie und Histologie 902.
Lymphangiom, Morphologie u. Histologie 900.
Lymphangitis bei Panaritien und deren Behandlung 791.
Lymphatische Leukämie 908.
Lymphdrüsenerkrankungen, generalisierte, verschiedene Formen derselben 908.
Lymphdrüsenhyperplasie, einfache, entzündliche, regionäre 908.
Lymphdrüsensarkome, intraperitoneale 905.
Lymphdrüsenschwellungen bei Kindertuberkulose 248.
Lymphfisteln und Lymphangiome 9.
Lymphogranulomatose 909.
Lymphome, tuberkulöse 908.

Lymphosarkom, Morphologie und Histologie 907.
Lymphosarkomatose 908, 909.

Maculae coeruleae und Syphilis 25.
Madelungscher Fetthals 892.
Magen, polypöse Adenome desselben 913.
— Aufenthaltsdauer der wichtigsten Nahrungsmittel im 372, 373.
— chemische Leistungen desselben 466, 467.
— mechanische Leistungen desselben 460, 461.
Magendarmstörungen bei Diabetikern Behandlung 315.
— Schwindelattacken bei 851.
— Untersuchung bei 364.
Magendrüsen und Verdauung 467.
Magenkrankheiten und Rosacea 146.
Magenkrebs, Morphologie und Histologie 925.
Magenmyome 896.
Magensaft und seine Funktion 466.
Magenschleimhaut, Deckepithelien der, und ihre Funktion 467.
Magenspülungen 572.
— bei gastrogenen Diarrhöen 273.
— bei nervösem Erbrechen der Säuglinge 172, 173.
— bei Mastkuren 378.
— bei alimentären Toxikosen der Säuglinge 180.
Magenumschläge, warme, bei Mastkuren, gegen das nervöse Erbrechen 380.
Magenverletzungen, traumatische 804, 805, 806.
Magermilch bei Pylorusstenose der Säuglinge 262.
Mahlzeiten, Einteilung der, bei Entfettungskuren 355.
— — bei Schrumpfniere und Hypertension 450.
— — bei Überernährungskuren 374.
Makrocheilie (-melie) 900.
Malaria, Zahnschmerz bei 867.
Malzbehandlung des Milchnährschadens der Säuglinge 187.
Malzextrakte in der Diätetik 511.
Malzpräparate in der Säuglingsernährung 216.
Malzsuppe bei rachitischen Kindern 168.
Mamma s. auch Brustdrüsen-.

Mamma, Cystadenom der 916.
Mammafibrome 890.
Mammakarzinom, Morphologie und Histologie 926.
Mandelgrubeninfektion und Nephritis 396.
Mandelmilch bei Mastkuren 376.
Mandeln, Nephritis und 417.
Marcinowskische Einlage bei Plattfuß 774.
Markhöhlensarkome (myelogene, zentrale) 906.
Markkrebs 918.
Marliers Präparate und sein Geheimmittelbetrieb 621.
Marmorseifen 140.
Martin-Winckel-Wiegandscher Handgriff zur Entwicklung des nachfolgenden Kopfes 682.
Massage, Apparatur 581.
— bei Fettsucht 347.
— bei Gicht 332.
— bei Mastkuren 368.
— bei stark geschrumpften Narben 150.
— bei Schrumpfniere und Hypertension 451.
Massageapparatbehandlung durch Kurpfuscher 611.
Mastdarmmaximalthermometer 590.
Mastdarmpessare 575.
Mastdarmspülungen bei Prostatitis gonorrhoica 75.
Mastisolverband 747.
Mastitis und deren Behandlung 793.
— bei stillenden Frauen 161.
Mastkuren (s. auch Überernährungskuren) 364.
Matratzen für Kranke 550.
Maurer, Augenverletzungen bei denselben 819.
— Kalkverätzungen des Auges bei denselben und ihre Behandlung 833, 834.
Medizinalkollegium, Gutachten desselben 521.
Medizinalwesen, Wissenschaftliche Deputation für das, Gutachtertätigkeit desselben 521.
Medizinische Sekten 637.
— biochemische Behandlung der Krankheiten 639.
— Homöopathie 638.
— Kneippsche Richtung 640.
— Lahmann 639.
— Naturheilkunde 638.

Medizinische Sekten, Naturheilkunde und Naturheilagitation 638, 640.
— Osteopathen 641.
— Rademacher 638.
Mediastinitis, Periodontitis und 865.
Mediastinum, Lymphosarkom desselben 908.
Medikamente, Verordnung derselben bei Säuglingen 206.
Medikamentenapplikation 569.
Medikamentenverneblung 580.
Medikomechanische Apparate bei Entfettungskuren 347.
Medinal bei Asthmabronchitis 292.
Mediziner, Militärdienst der 976, 977.
Medulla oblongata-Quetschungen des Kindes unter der Geburt bei engem Becken 707.
Medullarkrebs 918, 919.
Mehlabkochungen nach Abstillen des Kindes 163.
— in der Säuglingsernährung 215.
Mehle bei kochsalzarmer Ernährung 440.
— bei Mastkuren 372.
Mehlnährschaden der Säuglinge 179.
— Behandlung 189.
Mehrgebärende mit schlechten Wehen bei früheren Geburten, prophylaktische Wendung bei denselben 715.
Melanom, Morphologie und Histologie 909.
Melanose und Melanogenurie bei Melanomen 910.
Menièrescher Symptomenkomplex 851.
Meningea media, A., Zerreißung derselben und deren Behandlung 802.
Meningitis epidemica, Nephritis bei 394.
— serosa in der Gegend des Kleinhirnbrückenwinkels und Bárányscher Symptomenkomplex 857.
— tuberculosa im Kindesalter 254.
Menopause, Schwindelattacken in der 851.
Menstruation, Auffangen der Abgänge bei der 559.
— bei stillenden Frauen 160.
Menstruationsstörungen und Rosacea 146.
Menthol bei Jucken 115.
— bei Wanzenbissen 138.
Mentholdämpfe bei Asthma 291.
Mercinolinjektionen bei Syphilis 51.

Mergal bei Syphilis 49.
Merkblätter, Säuglingspflegeunterweisung durch 230.
Merkulintschurz bei Syphilis 50.
Messer, Sterilisierung und Aufbewahrung der 735.
Messerklinge, abgebrochene, im Auge 830.
Messingsplitter im Auge 830.
Metallarbeiter, Augenverletzungen bei denselben 819.
Metalleinlage, Hoffasche, bei Plattfuß 773.
Metreuryse 644.
— Ausführung 645.
— bei engem Becken 712.
— Geburtsleitung nach Einlegen des Metreurynters 647.
— Gefahren und Prognose 648.
— Indikationen 645.
— Instrumentarium 645, 646.
— Kontraindikationen 645.
— bei Placenta praevia 721.
— — Gefahren und Indikationsbreite derselben 727.
— Störungen der 647.
— Vorbedingungen 645.
— Zweck 644.
Michaelissche Raute und Beckenenge 698.
Migräne, Báránysche Symptomenkomplex bei 857.
Mikrosporie 127.
Mikrobrenner (Unna) bei Rosacea 146.
— bei Xanthoma palpebrarum 153.
Milch in der Ernährung 499.
— Idiosynkrasie gegen 499.
— molkenadaptierte, bei alimentären Toxikosen der Säuglinge 186.
— — in der Säuglingsernährung 214, 215.
— bei kochsalzarmer Ernährung 439.
— bei Nephritis chronica 425.
— tuberkelbazillenhaltige, u. Tuberkulose 245.
Milchabsonderung und Ernährung stillender Frauen 160.
— Gesetze der 160.
— Ingangbringen schwacher 226, 227.
— psychische Hemmungen der 160.
Milchderivate bei Nephritis chronica 425.
Milchfettbestimmung 209.
Milchkonserven bei der Säuglingsernährung 163.

Milchkost bei Mastkuren 376.
Milchküchen, Lieferung von Säuglingsmilch durch 232.
Milchkuren, Entfettung durch 360.
Milchnährschaden der Säuglinge 179.
— Behandlung desselben 187.
Milchprüfung 208.
Milchtage bei Entfettungskuren 359.
Milchzucker, diuretische Wirkung desselben 391.
Milchzusätze in der Säuglingsernährung 215.
Miliartuberkulose im Kindesalter 253.
Milien 153.
Militärbehörden, Atteste für 946.
Militärdienst der Mediziner 976, 977.
Militärdienstfähigkeit 975.
Militärpflicht 976.
Militärpflichtige, ärztliche Gutachten bei Reklamationen derselben 528.
— Krankheitsbescheinigungen bei denselben 527.
Militärversicherung für Söhne von Ärzten 973.
Milzbrandinfektionen nach Augenverletzungen 822.
Milztumor bei Kindertuberkulose 248.
Mineralpuder 142.
Mineralstoffwechsel 482.
— Eisen 488.
— Kalk 485.
— Kochsalz 482.
— Phosphor 487.
Mineralwässer bei chronischen Diarrhöen 273.
— bei Gicht 337, 338.
— bei atonischer Obstipation 279.
Mineralwassererwärmung 556.
Mineralwasserkuren, Entfettung durch 359.
Minutensanduhren für Pulsfühlung 590.
Minutensterilisator nach Kuhn 588.
Mischgeschwülste, Morphologie und Histologie 934.
Mitin 142.
Mitinpaste 142.
Mitinseife 140.
Mittelohraffektionen und Kindertuberkulose 248.
Mittelohreiterungen, Bárányscher Symptomenkomplex bei 857.
— partielle Labyrintherkrankung bei 850.
— totale Labyrinthzerstörung bei 846.

Sachverzeichnis.

Mittelphalanxexartikulation bei Panaritien 789.
Modellanfertigung für Herstellung individueller Plattfußeinlagen 775.
Molke bei alimentären Toxikosen der Säuglinge 183.
Molkenadaptierte Milch in der Säuglingsernährung 214, 215.
— bei alimentären Toxikosen der Säuglinge 186.
Molkenbereitung für Säuglinge 210.
Momburgsche Gummikeileinlage bei Plattfuß 774.
Momburgscher Schlauch bei Placenta praevia-Blutungen in der Nachgeburtsperiode 728.
Morphin bei Asthmaanfällen 291, 292.
— beim akuten Gichtanfall 330.
— bei Gonorrhoea posterior acuta 71.
— bei Mastkuren gegen das Erbrechen 379.
— bei Prostatitis gonorrhoica 74.
— bei Reizwehen (enges Becken) 712.
— bei Zahnschmerz 872.
Mückennetze 553.
Mundbinden beim Operieren 738.
Mundbodenphlegmone bei Periodontitis 865.
Mundhöhle, Lymphosarkome der 907.
Mundpflege 557, 874.
— bei Hg-Kuren 54.
— bei Mastkuren 380.
Mundschleimhauterkrankungen, Zahnschmerzen bei 865.
Mundschließer 586.
Mundspatel, Sterilisierung 733.
Mundverdauung 465.
Muskelarbeit und Fettsucht 342.
Muskeldurchtrennungen, Unterlassung primärer Naht bei 810.
Muskelklopfer 581.
Muskeln, Pseudohypertrophie der 892.
Muskeltätigkeit und Kraftwechsel 473.
Muskelübungen bei Entfettungskuren 346.
— bei Gicht 333.
— bei Mastkuren 367.
— bei Schrumpfniere und Hypertension 450.
Mutterberatungsstellen 228.
Mutterheime 237.
Muttermund, künstliche Erweiterung desselben bei Placenta praevia 721.

Mutterschaftsunterricht in der Schule 241.
Muttersenkung und Unfall 536.
Myeloidsarkom, Morphologie u. Histologie 906.
Myeloische Leukämie 908.
Myelome 909.
Myom, Morphologie und Histologie 894.
Myosarkom 906.
Myositis ossificans 894.
Myxofibrome (-lipome, -chondrome, -sarkome) 889, 892.
Myxom, Morphologie und Histologie 892.
Myxosarkome 906.

Nabel, polypöse Adenome am 913.
Nabelhernien, Bruchschnitt bei 816.
Nabelmyxome (-myxosarkome) 892.
Nabelschnurreposition 660.
Nabelschnurvorfall bei engem Becken 704, 707.
— Geburtsleitung bei demselben 712.
— Umwandlung von Steiß- in Fußlage bei 656.
— rechtzeitige innere Wendungen bei 650.
— vorzeitige innere Wendung bei 654.
Nachgärungsprobe bei chronischen Darmerkrankungen 267.
Nachgeburtsblutungen, Lösung und Ausräumung von Plazentarresten bei 695.
— bei Placenta praevia 718.
— — Behandlung derselben 727, 728, 729.
— — aus Zervixrissen und deren Behandlung 727.
Nachgeburtsperiode bei Placenta praevia 727.
Nachtripper 77.
Nagel, eingewachsener 157.
— — Nagelfalexzision bei demselben 799.
Nagelbürsten, Sterilisierung 737.
Nagelpflege 156.
Nagelphalanxentfernung bei Panaritien 789.
Nägelpoliermittel 157.
Nagelreiniger und -scheren, Sterilisierung und Aufbewahrung 735.
Nageltrichophytie 124.

Nährklistiere bei Erbrechen der Säuglinge 202.
— bei Mastkuren 378.
Nährkorsett 587.
Nährpräparate bei Ernährungsstörungen im Kindesalter 191.
— des Handels, Indikationen 510.
Nährsalze und Kurpfuscherei 624.
— von Kurpfuschern vertriebene 625.
Nährsalzpräparate, Wert der 489.
Nahrungseinschränkung bei Entfettungskuren 349.
Nahrungsentziehung bei alimentären Toxikosen der Säuglinge 181.
Nahrungsmittel, Aufenthaltsdauer der wichtigsten, im Magen 372, 373.
Nahrungsmittel, die einzelnen 498.
— Beeftea 504.
— Butter 501.
— drüsige Organe 504.
— Eier 502.
— Fische 505.
— Fleisch 503.
— Fleischbrühe 504.
— Fleischextrakte 504.
— Gallerten 504.
— Gemüse 508.
— Genußmittel 513.
— Jogurth, Kefir und Kumys 500, 501.
— kalorienreiche (Tabelle), bei Mastkuren 375.
— Käse 501.
— Kaviar 503.
— Knollen- und Wurzelgewächse 508.
— Kochsalzgehalt der gebräuchlichsten 432.
— Leguminosen 507.
— Milch und Milchpräparate 499.
— Nährpräparate des Handels 510.
— Obst 508.
— pflanzliche 505.
— Pilze 508.
— Rahm 501.
— Räucherwaren 504.
— Resorbierbarkeit verschiedener, in Prozenten 371.
— Roh- und Reinkalorien der 490.
— Rüben 508.
— Schleimsuppen 507.
— Tabellen der für Diabetesbehandlung wichtigsten 317.
— Verdaulichkeit der 372.
— Würzstoffe 512.

Nahrungsmittel, Zerealien 506.
— Zusammensetzung und Brennwert der gewöhnlichen 491.
— prozentische Zusammensetzung verschiedener der Säuglingsernährung dienender 177.
Nahrungsmitteltabelle für Gichtiker mit Angabe des Purinbasengehaltes 336.
Nahrungsstoffe, Brennwert der 475.
— spezifisch dynamische Wirkung der 472.
— Eigenschaften der einzelnen 471, 475.
— Eiweiß 475, 477.
— Fette 476.
— Kohlehydrate 475.
— Mineralstoffwechsel 482.
— Rubners Isodynamie der 475.
— Verteilung der, in der Kost 478.
— Wasser 480.
Nahrungsverweigerung seitens gesunder Säuglinge 200, 201.
Nahrungszufuhr bei Gicht 333.
Naht, primäre, bei Verletzungen 810.
Nahtmaterial, Sterilisierung und Aufbewahrung 735.
Naphthalin bei chronischen Diarrhöen 273.
Naphthol-Kampfer-Resorcin-Schwefelseife bei Verrucae seborrhoicae 152.
Naphtholsalbe bei Eccema marginatum 128.
— bei Favus 126.
— bei Trichophytie 122.
— zusammengesetzte, bei Scabies 134.
Naphtholschwefelsalbe bei Pityriasis rosea 130.
— bei Skabies 134.
Narbenbildung, anormale, Behandlung 150.
Narbenkeloide 890.
Nardenkötter und sein Geheimmittelbetrieb 622.
Narkotika bei Juckzuständen 109.
— bei schreienden Säuglingen 195.
Nase, Rosacea der, und deren Behandlung 145.
Nasenblutungen, Kompressionspinzette der 585.
Nasenflügel, Karzinom der 923.
Nasenleidende, Sekretsauger für 560.
Nasen(neben)höhlenerkrankungen u. Rosacea 145.
Nasennebenhöhlenosteome 894.

Nasennebenhöhlenpolypen 889.
Nasenosteome 894.
Nasenpolypen 889.
— adenomatöse 913.
Nasenrachenpolypen 889.
Nasenrespiratoren 581.
Nasenspülung 572.
„Naturarzt", Würdigung der Publikationen im 640.
Naturheilagitation 606, 640.
Naturheilkunde 638.
Natrium bicarbonicum bei Diabetes melitus 312.
— Zusatz von, zum Waschwasser 141.
Natriumsuperoxydseife gegen Comedonen 144.
Natronseifen 140.
Nävi 147.
— flammei 899.
— des Gesichts 148.
— pilosi 911.
Nebennieren, Ganglioneurome in der Gegend der 898, 899.
Nebennierenadenom, Morphologie u. Histologie 913.
Nebennierenkrebs, Morphologie und Histologie 931.
Neisser - Langlebertsches Suspensorium bei Epididymitis gonorrhoica 76.
Neoplasmen (s. Geschwülste), Unterernährung bei 364.
Neosalvarsan (s. auch Salvarsan), bei Syphilis 55.
Nephritis acuta (s. auch Nieren-), Aderlaß (Urämie) bei 410, 412.
— — Behandlung 396.
— — Diaphoretica und Abführmittel (Urämie) 412.
— — Digitaliskur (Urämie) 412.
— — Diuretica 404, 412.
— — eiweißarmes Kostschema 409.
— — Eiweißkarenztage bei 408, 409.
— — Eiweißzufuhr 401, 408.
— — Ernährung 399.
— — Flüssigkeitszufuhr 402, 406.
— — Getränke bei 403.
— — Hautpflege 399.
— — Herztonica 405, 412.
— — operative Hydropsbekämpfung (Hautdrainage) 411.
— — Kochsalzinfusion (Urämie) 410.
— — laktovegetabilisches Eiweiß bei 410.
— — Lumbalpunktion (Urämie) 411.

Nephritis acuta, Merkmale für das Chronischwerden derselben 398.
— — Ödembehandlung bei 406.
— — Schwitzprozeduren 496.
— — Sedativa (bei Unruhe Komatöser) 412, 413.
— — Urämiebehandlung und -prophylaxe 407, 408, 409, 410.
— — Wärmeapplikation bei 404.
Nephritis, aszendierende und hämatogene 389, 393.
Nephritis chronica (s. a. Nieren-) und Atembeschwerden 415.
— — Behandlung 413.
— — Gesichtsfarbe bei 416.
— — interstitialis, primäre 413.
— — Blutdruck bei der 415.
— — Kombination der roten Granularniere mit der echten 414.
— — und Koronarsklerose 416.
— — parenchymatosa 413.
— — Zahnschmerzen bei 868.
Nephritis, Fettsucht bei 345.
— Schwindelattacken bei 851.
Nephritis septica 395.
Nephritis tuberculosa 395.
Nephropyelitis 393.
Nerven, Fibrome an den 890.
Nervenkrankheiten und Rosacea 146.
Nervennaht bei Nervendurchtrennungen 810.
Nervenverletzungen, Naht bei 810.
Nervöse Diarrhöen 270.
— Behandlung 274.
Netz, zystisches Lymphangiom desselben 901.
Netzhautablösung nach Unfällen 821.
Netzhautgliome 898.
Netzhernien und präperitoneale Lipome 892.
Neugeborene, Ernährung in den ersten Lebenstagen 161.
Neuralgien bei Diabetikern, Behandlung 315.
Neurasthenie, Fettsucht bei 345.
— und Gonorrhoe, Behandlung 10.
— Mastkuren bei 366.
— Schwindelattacken bei 851.
— Unterernährung bei 364.
Neuritiden bei Diabetikern, Behandlung 315.
Neuroblastom, Morphologie und Histologie 898.
Neurofibrome, multiple 890
Neurom, Morphologie und Histologie 897, 898.

Neuropathie der Kinder, Ernährungstherapie bei derselben 170.
Neuropathische Belastung von Kindern 158.
Neurorezidive der Syphilis nach Salvarsankuren 59.
Niederlassung des Arztes 942.
Nieren, Adenoma cysticum der 916.
— Blutversorgung (Blutdruck) und Harnabsonderung 388.
— Mischgeschwülste der 934.
— Rhabdomyome in den 897.
— Schädigung durch toxische Substanzen 389.
— Zucker- und Eiweißausscheidung durch die 389.
Nierenentzündung (s. auch Nephritis) und Albuminurie 389.
— aszendierende 389.
— Blutelemente (korpuskuläre) im Harn bei derselben 390.
— Entstehung durch Gifte aus dem Blute 389.
— Harnabsonderung bei 388.
— — Beeinflussung derselben 391.
— Harnzylinder 390.
— Nierenschonung bei 392.
— Reststickstoff bei 390, 391.
— Salze u. ihre Ausscheidung bei 390.
— Stickstoffausscheidung bei 390.
Nierenentzündungen, chronische, Abführmittel bei denselben 420.
— — alkalische Säuerlinge bei denselben 441.
— — und Alkohol 442.
— — Ätiologie 416.
— — Bäderbehandlung 419.
— — Behandlung 413.
— — Bettruhe 418.
— — Butter bei denselben 426.
— — Diätbehandlung 420.
— — Eier 426.
— — pflanzliches Eiweiß bei denselben 424, 425.
— — Eiweißkarenztage 421.
— — Eiweißzufuhr bei 392, 393, 421.
— — Erkältung und 417.
— — Essig und Zitronensaft 428.
— — Fleischnahrung 422.
— — Früchte 427.
— — Gemüse 427.
— — Getränke und Größe der Flüssigkeitszufuhr 441.
— — Gewürze 417.
— — latenter Hydrops (Präödem) 428.

Nierenentzündungen, chronische, Kaffee, Tee und Kakao 417, 441.
— — Käsesorten 426.
— — Kausaltherapie 417.
— — Kefir, Kumys und Yogurth 426.
— — Kleidung 418, 419.
— — klimatische Behandlung 444.
— — kochsalzarme Ernährung 429, 430, 432.
— — Kochsalzausscheidung und ihre Beeinflussung 428.
— — Kochsalzgehalt der gebräuchlichsten Nahrungsmittel 432.
— — Kochsalzretention und ihre Behandlung 428, 429 ff.
— — Symptome bei Kochsalzretention 428.
— — Kochsalzretention und Wassersucht 429.
— — Kochsalztoleranzbestimmung 430.
— — Kohlensäurebäder 420.
— — Körperbewegungen 418.
— — Kurzatmigkeit und ihre Bekämpfung 444.
— — Milch und Milchderivate 425.
— — Obst 428.
— — Ödembekämpfung 443.
— — physikalische Behandlung 418.
— — Prophylaxe 417.
— — Reststickstofferhöhung 422.
— — Retinitis albuminurica 444.
— — Sauerstoffbäder 420.
— — Schwitzprozeduren 420.
— — und Teegenuß 417.
— — und Tonsillen 417.
— — drohende Urämie 422.]
— — Urämiebekämpfung 444.
— — Vegetabilien 427.
— — Würzstoffe 443.
— — Zirkulationsschwäche 443.
Nierenentzündungen, tubuläre, und Glomerulonephritis 389.
Nierenepithelien und Blutversorgung der Nieren (Blutbeschaffenheit) 388.
Nierenerkrankungen, diffuse, und ihre Behandlung 387, 396 ff.
— — Ätiologie 393.
— — Bettruhe 398.
— — Disposition 394.
— — Erkältung (Abkühlung) 394, 397.
— — Prophylaxe 395.

Nierenerkrankungen, diffuse, Symptomatologie und Klassifikation 394.
— — Infektionskrankheiten und 393, 397.
— — Intoxikationen und 394.
— — Nephritis ascendens und hämatogenes 389, 393.
Nierenerkrankungen u. Kopfschmerzen 415.
— Kreissender, Zangenextraktion bei 663.
Nierenfibrome 891.
Nierenfunktion, Blutentgiftung 389.
— Blutkonzentration und ihre Regelung durch die 390.
— Harnabsonderung und Blutversorgung (Blutdruckverhältnisse) der Nieren 388.
— Kochsalzelimination 390, 391.
— Nierenepithelien und Blutversorgung der Nieren (Blutbeschaffenheit) 388.
— Nierenparenchym und seine spaltende Kraft 387, 388.
— Sekretionsvorgänge 387.
— Wasserausscheidung 388, 391.
— Zucker- und Eiweißausscheidung 389.
Nierenkarzinom, Morphologie und Histologie 931.
Nierenparenchym, spaltende Kraft desselben 387, 388.
Nierenruptur nach stumpfen Bauchverletzungen und deren Behandlung 807.
Nierenschonung bei Nierenentzündung 392.
Nietnägel 157.
Nikotinderivate bei Skabies 134.
Nikotinvergiftung, chronische, partielle Labyrintherkrankung bei derselben 850.
Nitrite bei Asthma 290.
— bei Schrumpfniere (Hypertension) 453.
Nitroglyzerin bei Schrumpfniere (Hypertension) 453.
Noma, Zahnschmerz bei 868.
Novokaininjektion beim akuten Gichtanfall 332.
Nykturie bei Nephritis chronica 415.
Nystagmus (s. auch Vestibularapparat), intrakranieller 851.
— bei raschen Kopfbewegungen 840.
— spontaner 839.

Nystagmus, vestibulärer (s. a. Vestibularapparat) 838.
— — physiologische Begleiterscheinungen desselben 845.

Oberkieferteratome 936.
Oberlid, kavernöses Lymphangiom am 900.
Oberlippenekzeme 102.
Oberlippenfurunkel, operative Behandlung 798.
Obst bei Diabetes mellitus 307.
— in der Diätetik 508.
— bei kochsalzarmer Ernährung 440.
— beim Milchnährschaden der Säuglinge 188.
— bei chronischer Nephritis 428.
— bei Rachitis 168.
Obstsorten, sättigende, bei Entfettungskuren 353.
— in der Säuglingsernährung 217.
Obstipation, chronische 276.
— vom Aszendenstypus 277.
— bei Mastkuren und deren diätetische Bekämpfung 382.
— neuropathischer Kinder 173.
— — spastische und atonische Formen und ihre Diagnose 277.
— Therapie der atonischen Form 278.
— Therapie der spastischen Form 280.
Ödem, induratives, bei Syphilis 23.
— und Kochsalzretention bei Nephritis chronica 428, 429.
Ödembehandlung bei akuter Nephritis 406.
— — — Hautdrainage 411.
— bei Nephritis chronica 443.
— bei Schrumpfniere 457.
Odontome 865.
Öffentlich-rechtliche Korporationen in ihren Beziehungen zum approbierten Arzt 943.
Ohrentropfgläser 574.
Okkulte Blutungen, Probediät bei Untersuchung des Stuhls auf 265.
Öl, graues, bei Syphilis 51.
— — — Kontraindikationen 54.
Öleinläufe bei atonischer Obstipation 279.
— bei spastischer Obstipation 280.
Oleopompe 572.
Oleum cadinum bei Ekzem 100.
— Lithanthracis bei Ekzem 100.
— Santali bei Gonorrhoe 65.

Oligospermie nach Gonorrhoe 11.
Ölsterilisierung 736.
Operationen, dringliche, bei chirurgischen Erkrankungen 784.
— — Amputationen 811.
— — bei Bauchverletzungen (s. dies. 804.
— — Blasenpunktion 809.
— — bei Blutungen aus großen Gefäßen 810.
— — bei Brustverletzungen 804.
— — bei akuten Entzündungen 784.
— — bei Extremitätenverletzungen 809, 810.
— — bei Furunkeln 798.
— — bei komplizierten Frakturen 810.
— — bei eitrigen Gelenkentzündungen 793.
— — bei perforierenden Gelenkverletzungen 810.
— — bei Karbunkeln 798.
— — Katheterismus 808.
— — bei Kopfverletzungen (s. diese) 801.
— — bei Muskeldurchtrennungen 810.
— — eingewachsene Nägel 799.
— — bei Nervendurchtrennungen 810.
— — bei Osteomyelitis 797.
— — bei Panaritien und Phlegmonen 784, 786, 791.
— — bei Pleuraempyem 799, 800.
— — bei Sehnendurchschneidungen 810.
— — prophylaktische Tetanusantitoxininjektionen 810.
— — bei Verletzungen 801.
— — Versorgung akzidenteller Wunden 810.
Operationen, geburtshilfliche im Privathaus (Unterabteilungen unter Geburtshilfliche O. — Siehe auch die einzelnen Operationen) 642.
Operationen, unmittelbar lebensrettende 811.
— — — Enterostomie 817.
— — — Gastrostomie 814.
— — — Herniotomien 814.
— — — Tracheotomien 811.
— Zustimmung des Kranken bei 950, 952, 953.
Operationsfeld, Desinfektion desselben 739, 740.

Operationsmäntel, Sterilisierung 737.
Operative Eingriffe bei Säuglingen 206.
Ophthalmoreaktion bei Gonorrhoe 8
Opiate bei Mastkuren gegen das Erbrechen 379.
Opium bei Darmspasmen 281.
— bei Diabetes melitus 206.
— bei chronischen Diarrhöen 272.
Orbita, Heugabelverletzungen der 819.
— Stichverletzungen der 820.
Orbitalosteome 894.
Orexinum subtannicum, appetitanregende Wirkung desselben 386.
— bei Mastkuren gegen das nervöse Erbrechen 379.
Organotherapie bei Diabetes melitus 296.
Ösophaguskarzinom 924.
Ösophagusverätzungen, Gastrostomie bei 814.
Osteoidsarkome 906.
Osteom, Morphologie und Histologie 894.
Osteomalazie und enges Becken 697;
— und Kalkstoffwechsel 486.
— und Phosphorstoffwechsel 488.
Osteomyelitis 797.
— und eitrige Gelenkentzündungen 797.
— Symptome und Therapie 797.
Osteopathen, medizinische Sekte der 641.
Osteosarkom 906.
Osteotomie, lineäre, nach Trendelenburg bei traumatischem Plattfuß 783.
Ovarialfibrome 890.
Ovarialkarzinom, Morphologie und Histologie 926, 930.
Ovarialkystome 914.
Ovarialmyome 896.
Ovarialsarkome 905.
Ovarialteratome 936.
Ovarien, Chorionepitheliome der 930.
— komplizierte Dermoidzysten der 936.
— Mischgeschwülste der 935.
Oxycyanatinjektionen bei Syphilis 50.
Oxyuren, Mastdarmpessar bei 575.

Packungen bei Juckzuständen 111.
Pagetsche Krankheit der Brustdrüse 924.

Palmitinseife 140.
Panaritien 784.
— Abszeßentwicklung bei, und Behandlung der Abszesse 791.
— Allgemeininfektion bei 790.
— Amputation des erkrankten Gliedes 792.
— articuläre 786.
— Bubonen bei, und deren Behandlung 791.
— Lymphangitis und Lymphadenitis bei, und deren Behandlung 791.
— Operationstechnik 788.
— blutleeres Operieren 786.
— Narkose 786.
— ossale 785, 786.
— — Behandlung derselben 789.
— Phlegmonenentwicklung bei, und deren Behandlung 791, 792.
— subkutane 784.
— subpektoraler Abszeß nach, und dessen Behandlung 792.
— subunguale 785.
— tendinöse 785.
— — Behandlung derselben 788.
— Therapie 786.
Pankreasachylien, funktionelle 269.
Pankreasadenom 912.
Pankreaskrebs, Morphologie u. Histologie 931.
Pankreaspräparate bei Diabetes mellitus 296.
Pankreasptyalin 468.
Pankreassaft und seine Funktion 468.
Pankreasverdauung, Schmidtsche Kernprobe bei Störungen der 267.
Pankreatin bei gastrogenen Diarrhöen 274.
Pantoffel, Schurigscher, für Herzkranke und Rekonvaleszenten 549.
Pantopon bei Darmspasmen 281.
— bei Mastkuren gegen das Erbrechen 379.
Pantoponinjektionen bei Asthmaanfällen 291, 292.
Papierhandtücher (-servietten) 556, 557.
Papillome 910.
Paraffinsalbe 142.
Paralyse und Syphilis 16.
Parasitäre Hautkrankheiten 119.
Parenterale Ernährungsstörungen der Säuglinge 178.
Parfümierung kosmetischer Salben 142.
Parotis, Chondrosarkom der 906.

Parotis, Mischgeschwülste der, Morphologie und Histologie 934.
Parotischondrome 893.
Parovarialzysten 916.
Parulis, Halsphlegmone bei, und deren Behandlung 793.
Passive Bewegungen bei Mastkuren 368.
Paste nach Unna bei Komedonen 144.
Pasten, Bestandteile der 141.
— kosmetische, Herstellung derselben 142.
— — Rezepte für 142.
Pastenbehandlung 96, 97.
— bei Ekzemen 96, 97.
Pediculi capitis 136.
— pubis 137.
— vestimenti 137.
Peitschenhiebe, Augenverletzungen durch 822.
Pemphigus neonatorum und syphiliticum 32.
Pendelübungen bei Plattfuß 778.
Penisklemmen 574.
Peniskrebs 923.
Pensionierung, Krankheitsbescheinigungen zwecks 527.
Pepsin bei der Verdauung 466.
Perforation des Kindes 683.
— bei Beckenverengung III. Grades 710.
Perforation am nachfolgenden Kopf 685.
— — Ausführung 686.
— — Indikationen 685.
— — Prognose 686.
— — Vorbedingungen 485.
Perforation bei vorangehendem Kopf, Ausführung 684.
— — Indikationen und Kontraindikation 683.
— — Vorbedingungen 683.
Perforation mit Kranioklasie bei engem Becken 712.
— Zweck 683.
Perhydrolsalbe b. Hypertrichosis 155.
— gegen Komedonen 144.
Peribronchitis, disseminierte käsige, im Kindesalter 253.
Periodontitis 864.
— Behandlung 873.
— Diagnose 870.
Periostmyxome 892.
Periostsarkome 906.
Peristaltikhormon bei atonischer Obstipation 279.

Peritheliom, Morphologie und Histologie 903.
Peritonealverwachsungen, Behandlung 284.
Peritoneum, Endotheliome des 902, 903.
Peritonitis nach Bauchhöhlenverletzungen 805.
Perivaskuläre Sarkome 904.
Permanganatspülungen bei Gonorrhoea anterior chronica 70.
Peroneuslähmungen (-schmerzen) nach Geburten bei engem Becken 707.
Perubalsam bei Dermanyssus avium 135.
— bei Skabies 133.
— bei verschmutzten Wunden 747.
Perubalsamderivate bei Skabies 134.
Perubalsamemulsion bei Leptus autumnalis 136.
Perubalsam-Resorbin bei Skabies 134.
Peruol bei Skabies 134.
Peruskabin bei Skabies 134.
Petroleum bei Filzläusen 138.
— bei Ixodes ricinus 136.
— bei Kopfläusen 137.
— bei Sarcopsylla penetrans 136.
Pfändung, der — nicht unterworfenes Besitztum des Arztes 944.
Pflanzenfette bei kochsalzarmer Ernährung 439.
Pflanzenpuder 142.
Pflanzliches Eiweiß bei Nephritis chronica 424, 425.
Pflaster bei Ekzemen 93.
Pflasterbehandlung bei Jucken 116.
Phagozytose, Kalksalze und 487.
„Phalacos" zur Gonorrhoeprophylaxe 66.
Phalanxexartikulation bei Panaritien 789.
Phenacetin bei Schrumpfniere (Hirnsklerose) 455.
Phlegmonen 784.
— der Extremitäten, Amputation 792.
— des Halses, deren Gefahren und Behandlung 792.
— — Kompression der Luftwege bei denselben und deren Behandlung 792, 793.
— — bei Parulis, und deren Behandlung 793.
— am Kieferwinkel, und deren Behandlung 793.

Phlegmonen des Mundbodens bei Periodontitis 865.
— Operationstechnik 788.
— bei Panaritien und deren Behandlung 791, 792.
— perimaxilläre 865.
— Therapie 786.
— am Thorax 793.
— V-Phlegmonen 785.
Phosphaturie 488.
Phosphor in der Ernährung 487.
Phosphornekrose, Zahnschmerz bei 867.
Phthyrii 137.
Physikalische Behandlung bei Syphilis 61.
Piedra 128.
Pigmentierungen 147.
— nach Kratzen 107.
Pigmentnävi 148.
Pilze in der Diätetik 508.
Pinselung, Arningsche, bei Ekzem 96.
— der Harnröhre bei Gonorrhoea anterior chronica 70.
Pituglandol bei Placenta praevia 721, 723, 724.
— bei engem Becken 712.
Pituitrin bei Placenta praevia 721, 723, 724.
— bei engem Becken 712.
Pityriasis rosea Gibert 128.
— — Ätiologie und Prognose 130.
— — und Syphilis 25.
— — Therapie 130.
— versicolor 119, 120.
— — und Roseola syphilitica 25.
Pix liquida bei Ekzem 100
Placenta praevia (s. a. Plazentar-), Analeptika bei 730
— anatomische Vorgänge bei 716.
— Anti- und Asepsis 720, 721.
— Asphyxie des Kindes bei 718.
— Autotransfusion bei 730.
— - Behandlung 716, 720.
— — der akuten Anämie bei 729.
— Behandlungsgrundsätze 720.
— Blasensprengung bei 722.
— Blutungen bei 717.
— Diagnose 719.
— Extraktion des Kindes bei derselben und ihre Gefahren 726.
— Flüssigkeitszufuhr bei 729.
— Hypophysenextrakt (Pituglandol, Pituitrin) bei 721, 723, 724.
— Infektionen bei 718, 719.

Placenta praevia, abdominaler Kaiserschnitt bei 727.
— klinische Erscheinungen 717.
— Kochsalzinfusion bei 729, 730.
— Kolpeuryse bei 722.
— Kolpohysterotomie bei 727.
— Luftembolie in die Venen bei 718.
— lateralis, Metreuryse bei 645.
— Metreuryse bei, und Vorgehen nach Ausstoßung des Metreurynters 721, 725. 726.
— Nachgeburtsblutungen bei 718.
— — aus der Plazentarstelle und deren Behandlung 727, 728.
— — aus Zervixrissen und deren Behandlung 727, 728, 729.
— Nachgeburtsperiode bei 727.
— Pathogenese 716.
— manuelle Plazentarlösung u. Entfernung von Plazentarresten bei 728.
— Prognose 719.
— tiefer Sitz der 716.
— Sterblichkeit bei Mutter und Kind 719.
— totalis, partialis (lateralis, marginalis) 716.
— Umwandlung von Steiß- in Fußlage bei 656.
— Vaginaltamponade bei, und ihre Gefahren 722.
— Wärmezufuhr bei 729.
— Wendung nach Ausstoßung des Metreurynters 726.
— vorzeitige innere Wendung (ohne Extraktion) bei 654, 723.
— Zervikalkanal, künstliche Erweiterung dess. und des Muttermundes bei 721.
— Zervixrisse bei 718.
— — nach Extraktion bei 726.
Plaques muqueuses (opalines) der Syphilis 27.
Plasmozytose 909.
Plattenepithelkrebs, Morphologie u. Histologie 920.
Plattfuß und seine Behandlung 760.
— — Bardenheuersche Einlage 774.
— — beweglicher und fixierter Plattfuß 762.
— — beweglicher Plattfuß und seine Behandlung 767.
— — chirurgische Behandlung 782.
— — Diagnose 761.
— — Differentialdiagnose 765.

Plattfuß und seine Behandlung, Dröllsche Gummieinlage 773.
— . — fabrikmäßig hergestellte Plattfußeinlagen und ihre Unzulänglichkeit 773.
— — funktionell-gymnastische Behandlung 770, 771.
— — Fußabdruck und seine Herstellung 762.
— — Fußstelze Stephans 779.
— — normaler und falscher Gang 769, 770.
— — Gipsverband zur Fixation in Supinationsstellung 782.
— — korrigierende Heftpflasterverbände 779, 780.
— — Heißluftbehandlung der Muskelspasmen 778.
— — Hessingsche Apparate 782.
— — Hoffasche Metalleinlage 773.
— — Hübscherscher Korrektionsverband 781, 782.
— — kontrakter Plattfuß und seine Behandlung 778.
— — Langes Vorschriften für Herstellung von Einlagen 774.
— — Marcinowskische Einlage 774.
— — Massage bei Muskelspasmen 778.
— — Material für Plattfußeinlagen und seine Bearbeitung 777.
— — mechanisch-orthopädische Behandlung 773.
— — Modellanfertigung für Herstellung individueller Plattfußeinlagen 775.
— — Momburgsche Gummikeileinlage 774.
— — Muskelübungen 771.
— — Pendel- und Muskelübungen 778.
— — Plattfußeinlagen 773.
— — redressierende Übungen bei kontraktem Plattfuß 779.
— — Redression der Pronationsstellung im Schlafe und in Narkose 781, 782.
— — seitliche Schienen 774, 782.
— — falsch und richtig gebautes Schuhwerk 767, 768.
— — Semeledersche Schienenvorrichtung bei traumatischem Plattfuß 783.
— — Skarpascher Schuh 774.
— — Symptome 765.
— — Therapie 767.

Plattfuß und seine Behandlung, Trendelenburgsche lineäre Osteotomie bei traumatischem Plattfuß 783.
— — veraltete Fälle mit arthritischen Veränderungen 782.
— — Waden- und Fußmuskelmassage 773.
— — Zelluloidacetontechnik bei Herstellung von Einlagen nach Lange 776.
Plattfußeinlagen 588.
Plaut-Vincentsche Angina u. Schleimhautsyphilis 28.
Plazentarlösung, manuelle 694.
— — Ausführung, 695.
— — Gefahren 696.
— — Indikationen 695.
— — bei Placenta praevia-Blutungen 728.
— — Zweck 694.
Plazentarlösung, vorzeitige, Metreuryse bei derselben 645.
— — Umwandlung der Steiß- in Fußlage bei derselben 656.
— — kombinierte Wendung bei derselben 654.
— — Zangenextraktion bei derselben 663.
Plazentarreste, manuelle Lösung und Ausräumung derselben 694.
— — Ausführung 695.
— — Gefahren 696.
— — Indikationen 695.
— — bei Placenta praevia-Blutungen 728.
— — Zweck 694.
Plazentarretention, manuelle Plazentarlösung bei 695.
Pleuraempyem, operative Behandlung 799.
Pleuraerguß bei Kindern, Unterscheidung dess. von käsigen Lungenaffektionen 252.
Pleuraendotheliom 902.
Pleuritis exsudativa tuberculosa im Kindesalter 254.
Plexus chorioidei, Melanome der 910.
Pneumomassage 582.
Pneumonie, akute käsige, im Kindesalter 253.
— chronische, im Kindesalter, und Tuberkulose 252.
— Nephritis bei 394.
Pneumothoraxtherapie bei Kindertuberkulose 256.

Polarisationsapparat zur Zuckerbestimmung 299.
Poliermittel für Nägel 157.
Polizei, Gutachtertätigkeit bei der 522.
Polycythaemia hypertonica und interstitielle Nephritis 415.
Polypen, adenomatöse (fibroadenomatöse) 913.
— der Nase und ihrer Nebenhöhlen 889.
— an den Stimmbändern 890.
Ponserkrankungen, Blicklähmungen bei 852.
Porroscher Kaiserschnitt 693.
— Zweck, Indikationen und Ausführung 693.
Portiokarzinome des Uterus 927.
Positio occipitalis pubica (sacralis) bei allgemein verengtem Becken 706.
Potentia coeundi, Störungen ders. nach Gonorrhoe 9.
— — — Behandlung 10.
— — und Ulcus molle 3.
— generandi und Gonorrhoe 11.
— gignendi der Frau und Gonorrhoe 12.
Prager Handgriff, umgekehrter, zur Entwicklung des nachfolgenden Kopfes 682.
Präödem (Widal) 484.
— bei chronischer Nephritis 428.
Präperitoneale Lipome 892.
Praxis, ärztliche, Verkauf derselben 939.
Präzipitatsalbe bei Läuseekzemen 137.
— gelbe, bei Filzläusen der Zilien 138.
— weiße, bei Filzläusen 138.
Prießnitz und seine Heilmethode 595.
Prießnitzsche Umschläge bei spastischer Obstipation 280.
Primäraffekt, syphilitischer, Behandlung 61.
— — Diagnose 23.
— — Differentialdiagnose 23.
— — Exzision 61.
— — extragenitaler 22, 23.
— — intraurethraler, Diagnose 24.
— — und Gumma 30.
— — an der Rachenschleimhaut (Tonsille) 27.
— tuberkulöser 246.
Privatgutachten 522.
Probediät bei chronischen Darmerkrankungen 265.

Probelaparotomie bei schmerzhaften chronischen Darmerkrankungen 283.
Prochownicksche Diät bei künstlicher Frühgeburt 709.
Promontorium, doppeltes, bei der Beckenmessung 701.
Prostata, Adenome (Fibroadenome und Adenomyome) der 912.
Prostataexpression 74.
Prostatakarzinom, Morphologie und Histologie 930.
Prostatamassage bei Prostatitis gonorrhoica 75.
Prostatitis gonorrhoica, Diagnose u. Behandlung 74.
— — Vakzinebehandlung 77.
Protargol bei Gonorrhoe 69.
Protargolinjektionen bei Gonorrhoe 67.
Providolseife 141.
Provokationsverfahren bei männlicher Gonorrhoe 77.
Prozesse, gerichtliche, Mitwirkung der Ärzte bei denselben, ihre Rechte und Pflichten 945, 946.
Prüfung, staatsärztliche, Bestimmungen und Vorbereitung für dieselbe 980.
Prurigo Hebrae, Behandlung des Juckens bei 117.
Pruritus und seine Behandlung 108.
— ani (vulvae), Behandlung 117.
— genitalis bei Diabetikern, Behandlung 314.
Psammoendotheliom 902.
Pseudoaszites im Kindesalter 254.
Pseudogallensteine 750.
Pseudohypertrophie der Muskulatur 892.
Pseudoleukämie 908.
Pseudomuzinkystom des Ovariums 916.
Pseudoschanker 30.
Psoriasis und papulöse Syphilis 26.
Psychische Hemmungen des Stillens 198.
Puder, Aufsaugefähigkeit der 143.
— Begriff und Zweck der 142.
— bei Depigmentierungen 148.
— bei Ekzemen 95.
— bei Epheliden und Chloasmen 147.
— gefärbte 143.
— Ingredienzien und Rezepte für 142, 143.
— bei Juckzuständen 112.

Pudern bei Seborrhoea oleosa 144.
Puerperale Infektionen bei Placenta praevia 719.
Pulex irritans 138.
Pulpagangrän 863.
— Diagnose 869, 870.
Pulpitis 862.
— Behandlung 872, 873.
— Diagnose 869.
— unter Zahnfüllungen 871.
Pulszählung, Minutensanduhren für 590.
Pulverbläser 574.
Pulververletzungen des Auges und deren Behandlung 834, 835.
Pulvis cuticolor Unna 143.
— — bei Rosacea 146.
Purinarme Kost, Schema einer solchen nach Brugsch 335.
Purinbasen, Nahrungsmitteltabelle für Gichtiker mit Angabe des Gehalts an 336.
Purinkörper und Diurese 392.
Pyelonephritis infectiosa 394.
Pyolorospasmus bei Säuglingen 172.
— Therapie 173.
Pylorus und sein Mechanismus 462.
Pyloruskrebs 925.
Pylorusstenose der Säuglinge 258.
— chirurgische Behandlung 263.
— Krankheitserscheinungen 259, 260.
— Literatur 263.
— Prognose 261.
— Therapie 261, 262.
Pyodermien nach Kratzen 107.
Pyrogallol bei Jucken 114.
Pyrogallolätzung bei Lupus 85.
— bei Tuberculosis colliquativa cutis 88.
— bei Tuberculosis cutis verrucosa 87.
Pyrogallolsalbe bei Eccema marginatum 128.
— bei Favus 126.
— Zerstörung von Tätowierungen durch 148.

Quark beim Mehlnährschaden der Säuglinge 189.
— in der Säuglingsernährung 214.
Quarzlampenbehandlung bei Lupus 83.
— bei Nävis und Angiomen 149.
— bei Schrumpfniere und Hypertension 451.

Quecksilber bei Syphilis 49.
— Behandlungsmethode der Breslauer Klinik 51.
— Einreibungskuren 49.
— Injektionskuren 50.
— interne Kuren 49.
— Lebensweise während der Kur 54.
— in Verbindung mit Salvarsan 60.
Quecksilberdampflampenbehandlung der Trichophytie 123.
Quecksilberpflastermull bei hypertrophischen Narben 150.
Quecksilberpräzipitatsalbe, gelbe, bei Filzläusen der Zilien 138.
— weiße, bei Filzläusen 138.
— — bei Jucken 114.
— — bei Trichophytie 122.
Quecksilberpräzipitat - Wismutsalbe bei Epheliden und Chloasma solare 147.
Quecksilbersalbe, graue, bei Filzläusen 138.
— bei Sarcopsylla penetrans 136.
Quecksilberulzerationen und Schleimhautsyphilis 28.
Quecksilber-Wismut-Wasserstoffsuperoxydsalbe bei Epheliden und Chloasma solare 147.
Querlage bei engem Becken, Geburtsleitung bei derselben 712.
— Dekapitation und Exenteration 687.
— äußere Wendung bei 650.
— Braxton Hickssche Wendung bei 654.
— rechtzeitige innere Wendung bei 650.
Querstand des kindlichen Kopfes, tiefer, Zangenextraktion bei demselben 663, 669.
Quinckescher Schornstein zur Improvisation von Heißluftbädern 496.

Rachitis und enges Becken 697.
— Ernährungstherapie bei 167, 168.
— und Kalkstoffwechsel 486.
— und Phosphorstoffwechsel 480.
Rademacher, Heilkünstler, und seine medizinischen Anschauungen 638.
Radfahren bei Entfettungskuren 347.
Radiotherapie bei Aktinomykose 132.
Radium bei Keloiden 151.
Radiumbehandlung bei Lupus 83.
Radium-Heilgesellschaft, Charlottenburger, kurpfuscherische Empfehlungen der 613.
Radiumkuren bei Gicht 339.
Rahm in der Ernährung 501.
— bei kochsalzarmer Ernährung 439.
Rahmgemenge, Biedertsche 214.
Räuchermittel bei Asthmaanfällen 291.
Räucherwaren in der Diätetik 504.
Rauße, der Heilkünstler, und seine Heilmethode 598.
Reaktionsbewegungen, vestibulare, der Extremitäten 838, 840, 845.
Rechtliche, Öffentlich-, Korporationen in ihren Beziehungen zum approbierten Arzt 943.
Regulin bei spastischer Obstipation 280.
Reichenhaller Asthmaräucherpulver 291.
Reichsversicherungsordnung (s. auch Arbeiterversicherungsgesetze) 530.
— und wirtschaftliche Lage der Ärzte 970.
Reifenbahren 553.
Reizwehen bei engem Becken 704.
Reklamationsgesuche Militärpflichtiger, ärztliche Gutachten bei denselben 528.
Reklame, ärztliche 939.
Rekonvaleszenten, Schurigscher Pantoffel für 549.
Rekordspritze (Zieler) für Mercinolinjektionen 52.
Rektale Exploration bei chronischen Darmerkrankungen 265.
Rektaleinläufe 571.
Rektalernährung bei Pylorusstenose der Säuglinge 262.
— bei Säuglingen 202.
Rektoromanoskopie bei chronischen Darmerkrankungen 265.
Rektumgalvanisation bei Dyschezie 280.
Rektummelanome 910.
Renten, Unfall- 533.
— Abschätzung der Erwerbsbehinderung 537.
Rentensucht 539.
Reserveeiweiß 479.
Resorbierbarkeit verschiedener Nahrungsmittel in Prozenten 371.
Resorbinsalbe 142.
Resorcin bei chronischen Diarrhöen 273.
— bei Jucken 114.

Resorcinmixtur bei Lippenseborrhoe 153.
Resorcinsalbe bei Eccema marginatum 128.
Resorcinsalizylspiritus bei Seborrhoea capitis 154.
Resorcinspiritus bei Kopfschuppen 154.
Resorcinzinkpaste bei Rosacea 146.
Resorcinzinksalbe bei juckender Seborrhoea sicca 145.
Resorption der Nahrungsmittel 469.
Respirationserkrankungen, Fettsucht bei 344.
— Pflege von Säuglingen mit 203.
— Stillen von Säuglingen mit 199.
Respiratoren zur permanenten Inhalation 578.
— zum Schutz gegen Staub und giftige Gase 581.
Reststickstoff bei Nierenentzündung 390, 391.
— bei Schrumpfniere 446.
Reststickstofferhöhung bei chronischer Nephritis 422.
Retentionsrecht des Vermieters gegen den Arzt 944.
Retina, Commotio derselben und ihre Behandlung 820.
Retinitis albuminurica, Eiweißkarenztage bei 444.
Retziusscher Raum, Blasenruptur in denselben bei stumpfen Traumen 806.
Rhabdomyome 894, 897.
Rheumatische Zahnschmerzen 867.
Rheumatismus, Bárányscher Symptomenkomplex bei 858.
Rhinophym 146.
Riesenzellensarkom, Morphologie und Histologie 906.
Rikli, der Heilkünstler, und seine Heilmethode 599.
Rindertuberkulose und Menschentuberkulose 245.
Rippenresektion bei Pleuraempyem 800.
Ristin bei Scabies 135.
Rizinusöleinfettung des Haares 154.
Rohkalorien und Reinkalorien der Nahrungsmittel 490.
Röhrenapparate zur Wärme- und Kälteapplikation 565.
Rollstühle 548.
Röntgenbehandlung bei Ekzem 93, 101.

Röntgenbehandlung des Favus 126.
— bei Hyperidrosis 144.
— bei Hypertrichosis 156.
— des Juckens 116.
— der Keloide 151.
— des Lupus 83.
— bei Mikrosporie 127.
— bei hypertrophischen Narben 151.
— bei Nävis und Angiomen 149.
Röntgendiagnose der Bronchialdrüsentuberkulose 249.
Rosacea der Nase und Wangen 145.
Roseola syphilitica 25.
Rotzinfektionen nach Augenverletzungen 822.
Rüben in der Diätetik 508.
Rückendiener 551.
Rückenmarkgliome 897, 898.
Rückenstütze 552.
Rundzellensarkome, kleinzellige 905.

Sabadillessig bei Pediculosis 137.
Sachverständige, ärztliche, Rechte u. Pflichten derselben 522.
— — in der Arbeiterversicherung (Schiedsgerichte und Reichsversicherungsamt) 522.
— — bei Berufsgenossenschaften u. Landesversicherungsanstalten 522.
— — gerichts-ärztliche 520.
— — ärztliches Gutachten (Unterabteilungen s. Gutachten) 523.
— — bei der Polizei 522.
— — bei Privaten und Versicherungsgesellschaften 522.
— — spezialärztliche 521.
— — bei Verwaltungsgerichten 522.
— — Verweigerung von Gutachten und Zeugnissen gegenüber Behörden 522.
Sachverständigengebühren bei gerichtlichen Prozessen 946.
Sachverständigentätigkeit, gerichtliche 946.
Sahne bei kochsalzarmer Ernährung 439.
— bei Mastkuren 372.
Sakraltumoren (-parasiten, -teratome) 936.
Salben, Bestandteile der 141.
— Kennzeichen guter 96.
— kosmetische, Anforderungen an 141.
— — Parfümierung derselben 142.
— weiche und zähe 98.

Salbenapplikation 575.
Salbenbehandlung bei Ekzem 96.
Salbenfette für kosmetische Salben 141.
Salbengrundlagen 142.
— Konsistenz derselben 96, 98.
Salizylalkohol bei Pityriasis rosea 130.
Salizylkollodium bei Verrucae vulgares 152.
Salizylöl, Krustenentfernung durch 101.
Salizylpräparate bei Diabetes melitus 206.
— beim akuten Gichtanfall 330.
Salizylpuder bei Hyperidrosis mammae 143.
Salizylquecksilbersalbe bei Verrucae planae juveniles 152.
Salizylresorcinspiritus bei Seborrhoea capitis 154.
Salizylsalben bei Kopf- und Gesichtsekzem 102.
Salizylsäure bei Jucken 114.
— bei Verrucae vulgares 152.
Salizylschwefelpaste bei Rosacea 146.
Salizylseifentrikoplast bei Rosacea 146.
— bei Verrucae planae juveniles 152.
Salizylspiritus bei Pityriasis versicolor 120.
Salizylvaseline bei Rosacea 146.
Salmiakgeist bei Wanzenbissen 138.
Salol bei Cystitis gonorrhoica 74.
Salpetermedikation bei Schrumpfniere (Hypertension) 453.
Salpeterpapier bei Asthmaanfällen 291.
Salpetersäureätzungen bei Lupus 84.
Salvarsan bei Syphilis 55.
— Behandlungsschema 60.
— Indikationen 59.
— Infusion (Injektion) desselben und ihre Technik 56.
— in Kombination mit Hg 60.
— Kontraindikationen 60.
— Lösung desselben und „Wasserfehler" 57, 58.
— Nebenwirkungen 57, 59.
— Neurorezidive 59.
— Präparate 55.
— und Serumreaktion 58.
— Todesfälle 59.
— Wirkung 58.
Salvarsaninfusionen, Technik 56.
Salvarsaninjektionen, intramuskuläre, bei Syphilis 58.

Salze, Ausscheidung derselben bei Nierenentzündungen 390.
— diuretische Wirkung der 391.
— bei der Säuglingsernährung 176.
Salzersatz bei kochsalzarmer Ernährung 439.
Salzlösungen, Resorption von 471.
Salzsäure bei der Verdauung 466, 467.
Salzsäuretherapie der Gicht 338.
„Samariter" zur Gonorrhoeprophylaxe 66.
Samenuntersuchung, mikroskopische 11.
Sanatorien, Asthmabehandlung in 294.
Sanatorienbehandlung des Diabetes melitus 300.
— bei Mastkuren 366.
Sandelöl bei Gonorrhoe 65.
Sandseifen 140.
Santyl bei Gonorrhoe 65.
Sängerscher Inhalationsapparat 579.
Sängersche Zählmethode bei Asthmaanfällen 289.
Sanitätskrankenbahren 517.
Sapo cutifricius bei eingesunkenen Narben 150.
Sapo kalinus bei Epheliden und Chloasma solare 147.
Sapo viridis bei Milien 153.
Sarcoma gigantocellulare xanthomatodes 907.
Sarcopsylla penetrans, Ätiologie, Diagnose, Prophylaxe und Behandlung 136.
Sargsche flüssige Glyzerinseife 141.
Sarkom, Morphologie und Histologie 903.
Sarkomatöse Geschwüre 904.
Sättigende Obst- und Gemüsearten bei Entfettungskuren 353.
Saugapparate zur Behandlung der Impotenz 582.
Saugbehandlung 576.
— mit Massage 582.
Säuglinge, Ätherinjektionen bei denselben (cave!) 206.
— Bettung der 195.
— chirurgische Eingriffe bei denselben 206.
— enterale Infektionen der 178.
— Erbrechen der 201.
— Ernährungsstörungen der, Pathogenese derselben 178.
— Ernährungstechnik bei denselben 197.

Säuglinge, Flaschenfütterung der 199.
— gesunde, Verhalten derselben 193.
— Hautpflege 196.
— Kleidung 195.
— Lagerung derselben nach Operationen 206.
— Medikamentenverordnung bei den selben 206.
— Mehlnährschäden der 179.
— — Behandlung 189.
— Milchnährschäden der 179.
— — Behandlung derselben 187.
— Nahrungsverweigerung seitens gesunder 201.
— nervöses Erbrechen derselben 172.
— neuropathische 170.
— Pylorospasmus der 172, 173.
— Pylorusstenose der 258.
— Saugmechanismus der 197.
— Schreien der 194.
— Sondenfütterung der 200.
— Stillen der 197, 198.
— Temperaturüberwachung bei denselben 195.
— alimentäre Toxikosen der 178.
— — Verhütung und Behandlung derselben 180.
— Überernährung der, Behandlung 189.
— Überfütterung der 258.
— Unter- und Überernährung der 165.
— Verbände bei denselben 206.
Säuglingsanstalten für stationäre Behandlung 238.
Säuglingsdurchfälle, Blaubeersuppe bei denselben 217.
— Eichelkakao bei denselben 217.
Säuglingsekzem und Syphilis congenita 32.
Säuglingsernährung, Fette bei der 175.
— mit Frauenmilch 159.
— Kasein und Eiweiß bei der 174.
— Kohlehydrate bei der 174.
— künstliche 227.
— — und Säuglingssterblichkeit 223.
— Milchkonserven bei der 163.
— Pathogenese der Störungen derselben 178.
— Salze bei der 176.
— mit Tiermilch 163.
— prozentische Zusammensetzung verschiedener Nahrungsmittel für 177.
Säuglingsfürsorge 218.

Säuglingsfürsorge, Anfänge derselben in Deutschland 218.
— Berufsvormundschaft 235.
— Erfolge derselben 240, 241.
— natürliche und künstliche Ernährung 225, 226, 227.
— Fürsorgeschwestern 230.
— geschlossene 235.
— Hebammen und 239.
— Krippen 235.
— auf dem Lande 239.
— Literatur 242.
— Merkblätter 230.
— Milchküchen und Milchlieferung 232.
— Mutterberatungsstellen 228.
— Mutterschaftsunterricht in den Schulen 241.
— Säuglingsanstalten für stationäre Behandlung 238.
— Säuglingsheime 237.
— Säuglingssterblichkeit und 241.
— in kleineren Städten 239.
— Stillprämien 231.
— Stillpropaganda 225.
— uneheliche Kinder 234.
— Wöchnerinnen- und Mütterheime 237.
— Ziehkinderaufsicht 233.
Säuglingsheime 237.
Säuglingsmilch, Postulate an gute 226.
Säuglingsnahrung, Bereitung der 207.
— Biedertsche Rahmgemenge 214.
— Blaubeersuppe 217.
— Buttermilch 211.
— Breiformen 216.
— Brühe 217.
— Eichelkakao 217.
— Eiweißmilch 213.
— Fleisch 217.
— Gärtnersche Fettmilch 214.
— Gemüse 217.
— Heim-Johnsche Kaseinfettmilch 214.
— holländische 213.
— Kasein 211.
— Kaseinfettmilch 213.
— Kellersche Malzsuppe 216.
— Kohlehydrate 215, 216.
— Malzpräparate 216.
— Mehlabkochungen 215.
— Aufrahmen der Milch 210.
— Milchbehandlung und -aufbewahrung 208.
— Milchbeschaffung 207.

Säuglingsnahrung, Milchfettbestimmung 209.
— Milchkühlung 209.
— Milchprüfung 208.
— Molke 210.
— molkenadaptierte Milch 214, 215.
— Obstarten 217.
— Quark 214.
— Schleime 215.
— Zusätze zur Milch 209.
Säuglingspflege bei Respirationserkrankungen 203.
— Technik der 192.
Säuglingssterblichkeit 219.
— und Armut 224.
— und künstliche Ernährung 223.
— Kampf gegen die 225.
— und Kinderreichtum 224.
— und Säuglingsfürsorge 241.
— in den Sommermonaten 224.
— und Stilldauer 222.
— Ursachen derselben 222.
Säuglingssyphilis 31.
Saugmechanismus der Säuglinge 197.
Säuerlinge, alkalische, bei akuter Nephritis 403.
— — bei Nephritis chronica 441.
Sauerstoffbäder bei Nephritis chronica 420.
Sauerstoffinhalationsapparate 579.
Säuregrad der Kuhmilch, Feststellung desselben 180, 208.
Scabies, Diagnose und Behandlung 132, 133.
— Jucken bei, und seine Behandlung 117.
— bei Kindern, Behandlung 135.
— Prophylaxe und Desinfektion 135.
Scarlatina, Zahnschmerzen bei 867.
Schädelbasisfibrome 889.
Schädelbasisfraktur, Labyrinthzerstörung nach 846, 848.
Schädeldachexostosen 894.
Schädelfrakturen, Behandlung 802.
Schädellagen bei engem Becken, Geburtsleitung bei denselben 712.
Schädeltraumen, partielle Labyrintherkrankung bei 850.
Schädelverletzungen (Druckmarken, Impressionen, Blutungen etc.) des Kindes unter der Geburt bei engem Becken 707.
Schadenersatzansprüche, ärztliche Gutachten bei denselben 527.
Schadenersatzpflicht des Arztes 952, 954.

Schälkuren bei Rosacea 146.
Schälpaste Lassars bei Rosacea 146.
Schälsalbe Unnas bei Rosacea 146.
Schälsalben bei Epheliden und Chloasma solare 147.
Schanker, harter, s. Ulcus durum, Syphilis, Primäraffekt.
— weicher, s. Ulcus molle
Scharlachniere 395.
Schaumweine in der Diätetik 516.
Scheidennarben, rigide, Zangenextraktion bei denselben 663.
Scheidenpulverbläser 575.
Scheidenspülungen, heiße, bei engem Becken 712.
Scheidenverengerungen, Porroscher Kaiserschnitt bei hochgradigen 693.
Scheitelbeinstellung, hintere, bei engem Becken 705.
— vordere, bei plattem Becken 704.
Schenkelhernien, Bruchschnitt bei 816.
Schereschewskysche Schnellfärbung der Spirochäten 33.
Schiedsgerichte, Arbeiter-, Gutachtertätigkeit bei denselben 522
Schieflagen bei engem Becken, Geburtsleitung bei derselben 712.
Schienen 584.
— seitliche, bei Plattfuß 774.
Schienenverbände, fixierende, bei größeren Wunden 747.
Schienenvorrichtung, Semeledersche, für traumatischen Plattfuß 783.
Schiffmanns Asthmaräucherpulver 291.
Schilddrüse und Fettsucht 343.
— und Stoffumsatz 494.
Schilddrüsenadenom, Morphologie u. Histologie 913.
Schilddrüsenbehandlung, Entfettung durch 362.
Schilddrüsenchondrome 893.
Schilddrüsenkrebs, Morphologie und Histologie 931.
Schilddrüsensarkome 905.
Schirmhalter 554.
Schlafsäcke 554.
Schleier, rote (grüne), Verhütung der Epheliden und des Chloasma solare durch 147.
Schleiertragen und Rosacea 145.
Schleime in der Säuglingsernährung 215.

Schleimbeutelentzündung in der Umgebung der Gelenke 797.
Schleimhautadenom, Morphologie u. Histologie 913.
Schleimhautgeschwüre, krebsige 918.
Schleimhautkrebs, Morphologie und Histologie 924.
Schleimhautpapeln, syphilitische, Behandlung 62.
Schleimhautsarkome, Morphologie u. Histologie 905.
Schleimhautsyphilis, sekundäre 27.
Schleimkrebs 919, 920.
Schleimsuppen in der Diätetik 507.
Schluckakt 460.
Schmidtsche Kernprobe bei Störungen der Pankreasverdauung 267.
Schmierseifen 140.
Schmierseifenwaschungen bei Trichophytie 122.
— bei Pityriasis versicolor 120.
Schminken bei Depigmentierungen 148.
— bei Epheliden und Chloasmen 147, 148.
Schnarcherbinde 585.
Schnellkuren bei Scabies 133.
Schnellverbände 585.
Schnüren der Taille und Rosacea 146.
Schöffenamt, Ablehnungsrecht des Arztes in bezug auf das 944.
Schonungsdiät bei chronischen Diarrhöen 271.
Schreien normaler Säuglinge 194.
Schroth, Heilkünstler, und seine Heilmethode 595.
Schrothsche Durstkuren bei Asthma 294.
Schrumpfniere, Apolpexie bei 415, 416.
— — Verhütung derselben 455.
— Ätiologie 445.
— arteriosklerotische 413.
— Behandlung 445.
— Blutdruck 448.
— und Diabetes melitus 316.
— diätetische Behandlung 446.
— versagende Diurese und deren Behandlung 457.
— Diuretin bei 453, 457.
— Dyspragia intermittens angiosclerotica und 416.
— Eiweißzufuhr 446, 447.
— Erythroltetranitrat bei 454.
— Euphyllin bei (Hypertension) 453.
— Eustenin bei (Hypertension) 453.
— Formen der 413.

Schrumpfniere, Herzgefäßmittelkombination bei (Hypertension) 453.
— Herzschwäche bei, und deren Behandlung 448.
— Hypertension und deren Behandlung 449.
— — planmäßiger Kampf gegen dies. 454, 455.
— Jodsalze bei 451.
— Johimbin bei (Hypertension) 454.
— Ischämien (arteriosklerotische) bei, und deren Bekämpfung 455.
— Kochsalzzufuhr bei 447.
— Koffein bei 452.
— Körperbewegungen bei 445, 446.
— Kurorte bei 455.
— Nitrite bei (Hypertension) 453.
— Nitroglyzerin bei 453, 454.
— Ödeme bei, und deren Behandlung 457.
— Phenacetin bei (Hirnsklerose) 455.
— Reststickstoff bei 446.
— Salpetermedikation bei (Hypertension) 453.
— sekundäre 413, 414.
— Theobromin bei 452.
— Theocinnatrium aceticum bei 453.
— Wasserzufuhr 447.
Schule, ärztliche Maßnahmen gegen die Ausbreitung ansteckender Krankheiten durch die 943.
— und Säuglingsfürsorge 241.
Schultergelenk, Punktion und Eröffnung desselben bei eitrigen Entzündungen 795.
Schurigscher Pantoffel für Herzkranke und Rekonvaleszenten 549.
Schußverletzungen des Kopfes und deren Behandlung 803.
Schüttelmixturen bei Ekzemen 95.
Schwangerschaft, Chorionepitheliome im Anschluß an 929.
— Zahnschmerzen bei 867.
Schwangerschaftsblutungen, Diagnose 719.
— bei Placenta praevia 717.
Schwangerschaftsunterbrechung durch Metreuryse 645.
Schwarzsalbe bei wunden Warzen stillender Frauen 161.
Schwefel bei Alopecia seborrhoica 154.
— bei Juckzuständen 113.
Schwefelbäder bei Pityriasis versicolor 120.
Schwefelbäder bei Syphilis 61.
Schwefelschnellkuren bei Skabies 133.

Schwefelresorcinvaseline bei Kopfschuppen 154.
Schwefelsalbe bei Pityriasis rosea 130.
— bei Skabies 134.
— — von Kindern 135.
— bei Trichophytie 123.
Schwefelzinkpaste bei Krätze 132.
— bei Rosacea 146.
Schweflige Säure, Räucherungen mit den Dämpfen derselben bei Wanzen 138.
Schweigepflicht des Arztes 522, 944, 945.
— und Ehekonsens 1.
Schweißdrüsenadenom 912.
Schwindel, Menièrescher 851.
Schwindelanfälle und deren Behandlung (s. a. Vestibularapparat) 848, 849 ff.
— vestibularer Nystagmus und 840.
Schwitzprozeduren bei Entfettungskuren 354.
— bei Erkältungsnephritis 397.
— bei Gicht 332.
— bei akuter Nephritis 406.
— bei Nephritis chronica 420.
— bei Syphilis 61.
Scirrhen 918.
Scott, William, recte D. Kinner und sein Geheimmittelbetrieb 623.
Scrophulosorum, Gummi 248.
Seborrhoe der Lippen 153.
Seborrhoea capitis 154.
— faciei 144.
— oleosa und sicca 144, 145.
Sedativa bei Juckzuständen 109.
Sedobrol bei kochsalzarmer Ernährung 439.
Seeaufenthalt bei Schrumpfniere 455.
Seeklima und Kindertuberkulose 255.
Sehnendurchschneidungen, Behandlung von 810.
Sehnenscheiden, Riesenzellensarkome der 907.
Sehnenscheidenentzündung (s. auch Panaritien) 785.
Sehnervenmyxome 892.
Sehnervenverletzungen 820.
Seifen, Anforderungen an gute 140.
— desinfizierende 140, 141.
— bei Ekzemen 92, 93.
— flüssige 141.
— Hautreinigung mit 140.
— bei Hyperidrosis 143.
— neutrale 140.
— bei Seborrhoea sicca 145.

Seifen, überfettete 140.
— Wirkung bei trockner und fetter Haut 141.
— zentrifugierte 140.
Seifenwaschungen bei Seborrhoea oleosa 144.
Seifenzäpfchen bei Dyschezie 280.
Sekretion, innere, Diarrhöen unter Einwirkung derselben 269.
Sekten, medizinische (Unterabteilungen s. Medizinische Sekten) 637.
Selbstfahrer 548.
Semeledersche Schienenvorrichtung beim traumatischen) Plattfuß 783.
Senfbäder(-packungen bei Respirationskrankheiten der Säuglinge 205.
Senfteig bei Asthma 291.
Senkwarzen und Stillen 198.
Septische Infektionen bei Augenverletzungen 822.
Septische Nephritis 395.
Serodiagnostische Blutuntersuchung auf Syphilis und Ehekonsens 13, 15, 16.
— — nach der Verheiratung 19.
Seruminjektionen bei Juckzuständen 109.
Servietten und Serviettenaufbewahrung 556.
Siderosis des Auges 829.
Siegemunde, Handgriff der, bei innerer Wendung 654.
Silberverbindungen bei Gonorrhoe 64, 69.
Simulation bei Unfallverletzten 540.
Sitzbäder bei Dyschezie 280.
Skarifikation des Lupus 84.
— bei Rosacea 146.
Skarpascher Schuh bei Plattfuß 774.
Sklera, Perforationsverletzungen (Rupturen) der, und deren Behandlung 830, 831.
Sklerose, multiple, und Plattfuß 765.
— — syphilitische, Diagnose (s. auch Primäraffekt) 23.
Skrophuloderma 81.
Skrophulöses Gesichtsekzem im Kindesalter 254.
Sommersterblichkeit d. Säuglinge 225.
Sondenfütterung nach Heß bei Erbrechen der Säuglinge 202.
— bei Säuglingen 200.
Solutio Vlemingkx bei Skabies 133.
Sonnenbehandlung bei Hauttuberkulose 82.

Sonnenbehandlung bei Kindertuberkulose 255.
— bei Pityriasis versicolor 120.
Spatel 557.
— Sterilisierung 736.
Speichel und seine Funktion 465.
Speicheldrüsenadenom 912.
Speiseeis bei Mastkuren 376.
Speisen, Abwiegen der 556.
— Aufenthaltsdauer der wichtigsten, im Magen 372, 373.
— eisgekühlte, bei Mastkuren 376.
— Verdaulichkeit der 372.
Speisenzerkleinerung 556.
Speiseröhre und ihr Mechanismus 460.
Speisezettel, Zusammenstellung derselben nach Kalorienwert 357.
Spekula, Sterilisierung 736.
Sperma bei Syphilitikern, Kontagiosität desselben 15.
Spermauntersuchung, mikroskopische 11.
Spezialarzthonorare 951.
Spiritismus und Kurpfuscherei 616.
Spirituöse Waschungen bei Ekzem 93.
— — bei Seborrhoea capitis 154.
— — bei Juckzuständen 112.
Spiritus Coloniensis zur Hautreinigung 141.
— dilutus zur Hautreinigung 141.
Spiritus saponatus (kalinus) 141.
— — bei Epheliden und Chloasma solare 147.
— — bei Seborrhoea oleosa 144.
Spiritus vini gallici zur Hautreinigung 141.
Spirituskocher für Kranke 555.
Spiritusmixtur bei Hyperidrosis 143.
Spiritusölabreibungen bei Respirationskrankheiten d. Säuglinge 206.
Spirochaete pallida und ihr Nachweis 32.
— — Färbungsverfahren 33.
— — Hauptmerkmale und diagnostischer Wert 36, 37.
— — Materialgewinnung für Ausstrichpräparate 32.
Spirochäten-Reinkulturen-Extrakte, Syphilis-Cutireaktionen mit denselben 17.
Spitalmatratze 550.
Spitzbauch und enges Becken 698.
Sporotrichose, klinisches Bild und Behandlung 130.
Sprayapparate 574.

Spritzen-, Injektions 573.
Spucknäpfe 560.
Spülbecken 571.
Spülbidets 562.
Spülmethoden bei Gonorrhoe 69.
Spülrohre für die Vagina 571.
Spülungen und Spülapparate 569.
Spülungen der vorderen Harnröhre bei Gonorrhoe 70.
— Janetsche, der Harnröhre 72.
Sputumgefäße 560.
Staat, Beziehungen desselben zum approbierten Arzt 943.
Staatsärztliche Prüfung, Bestimmungen und Vorbereitung für dieselbe 980.
Stahlfedermatratzen 550.
Standesfragen, ärztliche 955.
Standesordnung für die preußischen Ärzte 960.
Standespflichten, ärztliche, und Standesrechte 938.
— — Ablehnung der Gutachterfunktion 945.
— — Ablehnungsrecht in bezug auf Schöffen-, Geschworenenamt und städtische Ehrenämter 944.
— — Anzeigepflicht und sonstige Pflichten bei übertragbaren (gemeingefährlichen) Krankheiten u. Geburten 942, 943, 945.
— — Approbation 939, 941, 943.
— — Ärztekammern 956, 957 ff.
— — Deutscher Ärztevereinsbund 967.
— — Arzttitel 941.
— — Atteste für Militärbehörden 946.
— — Beamtenqualität des Arztes 943.
— — Beitragspflicht zur Kasse der Ärztekammer 941.
— — Berufsausübung auf Auswandererschiffen 944.
— — Berufsausübung im Umherziehen 942.
— — Bevorrechtung ärztlicher Forderungen bei Konkursen 944.
— — Bürgerliches Gesetzbuch 938.
— — bei Duellen 944.
— — Ehrengerichtsbarkeit 956, 957 ff.
— — bei operativen Eingriffen 950, 952, 953.
— — Feuerwehrdienst, Befreiung von demselben 944.

Standespflichten, ärztliche, und Standesrechte, Fouragelieferung und Vorspannstellung in Krieg und Frieden, Befreiung des Arztes von diesen Leistungen 644.
— — Freizügigkeit 939, 940.
— — Geschäftsführung ohne Auftrag 950, 951, 952.
— — Gewerbeordnung 938, 939.
— — Hausarztvertrag 948.
— — Honorar, Honorarstreitigkeiten und Liquidation 951.
— — Impfungen 944.
— — Kassenarztvereinigungen 970.
— — kollegiales Verhalten 955.
— — Krankenkassenverträge 948, 949, 950.
— — Kündigung ärztlicher Verträge 949.
— — Kunstfehler 952.
— — Kurierfreiheit 940, 941, 948.
— — Leipziger Verband 967.
— — Literatur 938.
— — Pfand- und Retentionsrecht des Vermieters 944.
— — Pfändungen 944.
— — Praxiskauf und -verkauf 939.
— — bei Prozessen vor Gericht 946.
— — Reklame 939.
— — Schadenersatzpflicht 952, 954.
— — Schweigepflicht 944, 945, 953.
— — Staat, Gemeinde und Korporationen des öffentlichen Rechts in ihren Beziehungen zum approbierten Arzt 943.
— — Standesfragen und Standesordnung 955.
— — Standesordnung für die preußischen Ärzte 960.
— — Standesvereine 955, 969.
— — ärztliche Taxen 951.
— — Übernahme des Amtes eines Trichinenbeschauers 944.
— — Unterstützungskassen 971.
— — Verschreibung starkwirkender Arzneien 944.
— — Versicherung (Lebens-, Haftpflicht- etc.) 971.
— — ärztl- Verträge 948, 949, 950.
— — Vertragskommissionen 969.
— — wirtschaftliche Organisation d. Ärztestandes 965.
— — Wohlfahrtseinrichtungen 957, 968, 971.
— — Zeugnisse (Gutachten) und ihre Fassung 947.

Standespflichten, ärztliche, und Standesrechte Zeugnisverweigerungsrecht 944.
Standesvereine, ärztliche 955, 969.
Standesvertretungen 956.
Stärkepuder 142.
Stäublis Inhalationsapparat bei Asthma 290.
Stauungsbehandlung, Biersche 576.
— — bei Gicht 332.
— — bei infektionsverdächtigen Wunden 745.
Steapsin 468.
Steatome 891.
Steatorrhoe in den Fäzes bei Störungen der Fettverdauung 266.
Stechbecken 557.
Steckbretter mit Schließvorrichtung für unruhige Kranke (Geisteskranke) 553.
Stehbadewannen von Tellerform 562.
Steinkohlenteer bei Ekzem 99, 100.
Steinsplitter im Auge 829.
Steißlage der Frucht, Umwandlung derselben in Fußlage 656.
— — Zangenextraktion bei 671.
Stempelspritzen 573.
Stephans Fußstelze zur Mobilisierung des Plattfußes 779.
Stephans wasserlösliche Salbe bei Seborrhoea sicca 145.
Sterilisatoren 588.
Sterilisierung (s. auch Asepsis) 735.
— durch kochendes Wasser 733.
Sterilität der Frau und Gonorrhoe 12.
Sternzellenfibrome 889.
Stichverletzungen der Orbita 820.
Stickstoffausscheidung bei Nierenentzündungen 390, 391.
Stillen der Säuglinge 197.
— — Atmungsbehinderung 199.
— — Brustwarzenanomalie und 198.
— — bei Krankheiten der Mutter 159.
— — angeblicher Nahrungsmangel 159, 160.
— — psychische Hemmungen desselben 198.
— — und Säuglingssterblichkeit 222.
— — Senkwarzen und 198.
— — Schwierigkeiten und Hemmungen in bezug auf dasselbe 225, 226.
Stillende Frauen, Ernährung derselben 160.
Stillfrauen in Säuglingsheimen 238.
Stillkrippen 236.

Stillprämien 231.
Stillpropaganda 225.
Stillschwache Frauen 226.
Stillungsnot und ihre Ursachen 223.
Stimmbänderpolypen 890.
Stirnkrebs 923.
Stirnlage der Frucht bei plattem Becken 705.
— — prophylaktische Wendung bei 715.
— — rechtzeitige innere Wendung bei persistierender 650.
— — Zangenextraktion bei der 663, 670.
Stirnlagen, Umwandlung von 657.
— — Ausführung 658.
— — Gefahren und Prognose 659.
— — Kontraindikationen 658.
— — Zweck, Vorbedingungen und Indikationen 657.
Stoffumsatz unter pathologischen Verhältnissen 474.
Stoffwechselerkrankungen, Alveolarpyorrhoe bei 866.
— Zahnschmerz bei 868.
Stomatitis mercurialis, Behandlung 54.
— ulcerosa, Behandlung 873.
— — Zahnschmerzen bei 865.
Stotterbehandlung durch Kurpfuscher 611.
Strahlen, violette und ultraviolette, bei Jucken 116.
Strahlenpilzerkrankung, Ätiologie, Symptome und Therapie 131, 132.
Straußsche Kochsalzbestimmung im Harn 431.
Streuzucker in der Wundbehandlung 747.
Strychnin mit Natrium bicarbonicum bei Mastkuren Schwangerer gegen die Hyperemesis 380.
Strontium sulfuricum bei Hypertrichosis 155.
Strophantin bei akuter Nephritis (Herzschwäche, Urämie) 406, 412.
Strophulus, Behandlung des Juckens bei 117.
Struma Gebärender, Zangenextraktion bei 663.
Struma maligna, Morphologie und Histologie 931.
Stücksseifen 140.
Studienversicherung für die Kinder von Ärzten 973.
Stuhlgang bei Pylorusstenose der Säuglinge 261.

Stuhlträgheit bei Mastkuren u. deren diätetische Bekämpfung 382.
Stuhluntersuchung bei chronischen Darmkrankheiten 265.
Stützrahmen für Kranke 552.
Styrax bei Skabies 133.
Subkutanspritzen 573.
Subkutisangiome 899.
Subkutisfibrome 888.
Subkutismyxome 892.
Sublimat bei Favus 126.
— bei Seborrhoea capitis 154.
— bei Trichophytie 122, 123.
Sublimatalkohol bei Epheliden und Chloasma solare 147.
Sublimatinjektionen bei Syphilis 50.
Sublimatkollodium bei Xanthoma palpebrarum 152.
Sublimatspiritus bei Pityriasis versicolor 120.
Sublimatwaschungen bei Chromidrosis 144.
— bei Filzläusen 138.
Subseröse Lipome 892.
Subtilisinfektion bei Hornhautwunden 827.
Sulfoformöl bei Kopfschuppen 155.
Sulfoformvaseline bei Kopfschuppen 154.
Suppen bei kochsalzarmer Ernährung 440.
— bei Mastkuren 377.
Suppositorienapplikation 575.
Suspensorien 588.
— bei Epididymitis gonorrhoica 76.
Süßungsmittel bei Diabetes melitus 307.
Sympathikus, Neuroblastome des 899.
Sympathische Augenerkrankung nach Augenverletzung 822.
Symphysenruptur bei engem Becken 707.
Symphysiotomie bei Beckenverengerung II. Grades 711.
Syphilide, Gummata 29.
— impetiginöse 26.
— makulöse 25.
— mikro-papulöse 27.
— papulöse 25.
— tubero-serpigino-ulzeröse, des III. Stadiums 28.
— ulzeröse, disseminierte, der Frühperiode 27.
— vesiko-pustulöse 27.
— zirzinäre 27.

Sachverzeichnis.

Syphilis, Abortivbehandlung 48.
— Alopecie, Behandlung 62.
— Arsenikalien bei 55.
— Asurolinjektionen bei 51.
— Bäder bei 61.
— Báránysches Symptomenkomplex bei 858.
— -Behandlung und Ehekonsens 17.
— kombinierte Behandlung (Salvarsan und Hg) 60.
— Behandlungsmethode der Breslauer Klinik 51.
— congenita 31.
— — Behandlung 62.
— — Differentialdiagnose 32.
— ätiologische Diagnose 32.
— Diagnose ex juvantibus 45.
— klinische Diagnose 22.
— serologische Diagnose (s. auch Serologische und Wassermannsche Syphilis-Reaktion) 38.
— und Ehekonsens 12.
— Ehekonsens bei Mädchen mit ererbter oder in der Kindheit akquirierter 18.
— Ehekonsens bei Komplikation mit Ulcus molle 2.
— Einreibungskuren mit Hg bei 49.
— Frühbehandlung 48.
— Frühlatenzstadium 28.
— Hauterscheinungen (s. auch Syphilide) des Sekundärstadiums 25.
— — des Tertiärstadiums 28.
— Heilung der, und deren Kriterien 13.
— Hydrargyrum salicylicum-Injektionen bei 50.
— Jarisch-Herxheimersche Reaktion bei 45.
— Infektion kurz vor der Verheiratung 17.
— Jod bei (s. auch Jod) 60.
— Jod und Kalomel bei 62.
— Kalomelinjektionen bei 50.
— Kondylome (breite), Behandlung 62.
— Kontagiosität des Spermas 15.
— Kontagiosität in den verschiedenen Stadien 14.
— Kutireaktion bei 17.
— Labyrinthzerstörung bei 847, 848.
— latente, und Ehekonsens 14.
— — Kontagiosität bei derselben 14, 15.
— Lokalbehandlung 61, 62.
— maligne, Behandlung 62.

Syphilis, Mercinolinjektionen 51.
— Merkulintschurz bei 50.
— Nachkommenschaft bei 14.
— Nachkrankheiten in der Ehe 16.
— Neurorezidive nach Salvarsankuren 59.
— physikalische und diätetische Behandlung 61.
— Primäraffekt, Behandlung 61.
— Primärstadium 23.
— Quecksilber bei 49.
— — Lebensweise während der Kur 54.
— interne Quecksilberbehandlung 49.
— Salvarsan bei (s. auch Salvarsan) 55.
— Schleimhautpapeln, Behandlung 62.
— Schleimhauterscheinungen der Sekundärperiode 27.
— Schleimhauterscheinungen des III. Stadiums 31.
— Sekundärstadium 24.
— Spätlatenz 31.
— Spirochaeta pallida und ihr Nachweis 32.
— tertiäre, und Heiratskonsens 14.
— Tertiärstadium 28.
— Therapie 45.
— — allgemeine Prinzipien 46.
— — und Wassermannsche Reaktion 44, 45, 47.
— Ulcus molle-Komplikation der, Behandlung 2.
— ungeheilte, Merkmale derselben 14.
— und Wassermannsche Reaktion 13, 15, 16.
— Welandersche Säckchen bei 50.
— Zittmannsche Kur 62.
Syphilisbehandlung in der ärztlichen Praxis 21.
Syphilitische Kinder, Stillen ders. 159.
Syringomyelie und Rückenmarkgliome 898.
— Zahnschmerz bei 868.
Syzigium jambolanum bei Diabetes mellitus 297.
Szirrhöse Krebse, Morphologie und Histologie 921.

Tabakgenuß in der Krankendiät 518.
— und Rosacea 146.
Tabes dorsalis, Zahnschmerzen bei 868.
— — und Syphilis 16.

Tabische Arthropathie und Plattfuß 765.
Talgdrüsenadenom 912.
Tamponade infektionsverdächtiger Wunden 745.
Tanninhaaröl 154.
Tanninpräparate bei chronischen Diarrhöen 272.
— bei Ernährungsstörungen im Kindesalter 191.
Tannoform bei Hyperidrosis 144.
Tannoformpuder bei Hyperidrosis 144.
Tätowierung von Depigmentierungen durch Farben von normalem Hautkolorit 148.
Tätowierungen, Entfernung von 148.
Taxen, ärztliche 951.
Tee in der Diätetik 516.
— diuretischer, bei Gonorrhoe 65.
Teegenuß und Nephritis 417.
— bei Nehpritis chronica 441.
— und Rosacea 146.
Teer bei Ekzem 99.
— Idiosynkrasie gegen 101.
— bei Jucken 115.
Teerbäder bei Jucken 116.
Teer-Hg-Präzipitatsalbe bei juckender Seborrhoea sicca 145.
Teerspiritus 100.
Teile, kleine, Vorfall derselben und der Nabelschnur bei engem Becken 704.
Teleangiektasie 899.
Teleangiektatische Sarkome 904.
Temperaturmessung, Neuerungen auf dem Gebiet der 589.
Temperaturüberwachung der Säuglinge 199.
Teratoide, Morphologie und Histologie 935.
Teratoide Zysten 932.
Teratome, Morphologie und Histologie 935.
Terpentin bei Ixodes ricinus 136.
Terrainkuren bei Fettleibigkeit 347.
Tetanusantitoxininjektionen, prophylaktische, bei der Wundbehandlung 810.
Tetanusinfektionen bei Augenverletzungen 822.
Theobrominum natrio-salicylicum, diuretische Wirkung des 392.
— — bei akuter Nephritis 404.
— — bei Schrumpfniere (Hypertension) 452.

Theocin natron aceticum b. Schrumpfniere (Hypertension) 453.
Theophyllin (Theocin), diuretische Wirkung des 392.
— bei akuter Nephritis 404.
Therapeutische Richtungen medizinischer Sekten 637.
Thermokauter bei Lupus 85.
Thermomassage 582.
Thermometerhülsen „Steril" 589.
Thermophore 564.
Thigenol bei Ekzem 99.
— bei Jucken 113.
Thiosinaminpflaster bei Keloiden 151.
Thiosinaminpflastermull bei hypertrophischen Narben 150.
— bei Narbenschrumpfung 150.
Thiosinaminseife bei hypertrophischen Narben 151.
Thompsonsche Zweigläserprobe bei Gonorrhoe 67.
Thoraxphlegmone 793.
Thoriumkuren bei Gicht 339, 341.
Thymolspiritusdesinfektion des Operationsfeldes 740.
Thymolspiritusmixtur zur Mund- und Zahnpflege 874.
Thyresol bei Gonorrhoe 65.
Tiermilchernährung des Säuglings 163.
Tinctura Rusci bei Ekzem 100.
Toleranzbestimmung bei Diabetes melitus 299.
Tonsillen, Nephritis und 417.
Toxikosen, alimentäre, der Säuglinge. Ernährungsbehandlung 182 ff.
— — Pathogenese derselben 178.
— — Prognose 182.
— — Verhütung und Behandlung derselben 180.
Trachealkarzinom, Morphologie und Histologie 931.
Trachealosteome 894.
Tracheotomia superior und inferior und ihre Ausführung 812, 813.
Tracheotomie, anatomische Verhältnisse 811.
— Indikationen 811.
— Instrumentarium 811.
Trachom und Unfall 821.
Tragestuhl, Czernyscher 548.
Tränensackeiterung, Augenverletzungen bei bestehender, und ihre Versorgung 824, 825.
Traubenzucker, diuretische Wirkung desselben 391.

Traubenzuckerbildung aus Eiweiß und Fetten 476.
Trendelenburgsche lineäre Osteotomie bei traumatischem Plattfuß 783.
Trepanation bei Depressionsfraktur des Schädels 802.
— bei Zerreissungen der Arteria meningea media 802.
Trichinenbeschau, Übernahme derselben durch den Arzt 944.
Trichophytie 121.
— Behandlung der oberflächlichen Form 121, 122.
— — der tiefen Form 123, 124.
— der Nägel 124.
— tiefe, und Gummi 31.
Trichoptilosis 155.
Trichorrhexis nodosa 155.
Tridermone, Morphologie und Histologie 935.
Trigeminusneuralgie, Zahnschmerzen bei 868.
Trinkwasser, Kühlhalten von 556.
Tripper (s. auch Gonorrhoe) 63.
Tripperspritze 68.
Trockenantiseptika bei der Wundbehandlung 746.
Trockenbehandlung bei Ekzemen 95.
Trockenpinselung bei Ekzemen 95.
— bei Juckzuständen 112.
— bei Pityriasis rosea 130.
Tröpfcheninfektion bei Operationen 738.
Tropfgläser (-pipetten) 575.
Tropendiensttauglichkeit, Attestierung der 527.
Trousseausche Pillen für Asthmatiker 293.
Trunksuchtsmittel, von Kurpfuschern vertriebene 628.
Trypsin 468.
Tubenlipome 892.
Tubenmyome 896.
Tubenwinkel, Adenomyome am 896.
Tuberculosis colliquativa cutis 81.
— — — Behandlung 87.
— verrucosa cutis 80.
— — — Behandlung 87.
Tuberkelbazillenhaltige Milch und Tuberkulose 245.
Tuberkulide, Kindertuberkulose und 248.
Tuberkulinbehandlung bei Kindertuberkulose 254.
Tuberkulininjektionen bei Hauttuberkulose (Lupus) 82.

Tuberkulinreaktion im Kindesalter 250.
Tuberkulose bei Diabetikern 315, 316.
— Fettsucht bei 345.
— des Fußes und Plattfuß 765.
— der Haut (s. auch Hauttuberkulose) 79.
Tuberkulose des frühen Kindesalters 243.
— — Ausbreitung derselben 243.
— — Bazillennachweis 252.
— — Bronchialdrüsenaffektion und ihre Diagnose 248.
— — Diagnose 249, 250.
— — Disposition 246.
— — Entstehung 244.
— — Familiendisposition 246.
— — Generalisationsneigung 251.
— — hämatogene Entstehung 246.
— — Häufigkeit derselben 244.
— — Hirntuberkel 254.
— — hygienisch-diätetische Behandlung 255.
— — Infektionsquelle 244.
— — Infektionsweg 245.
— — kongenitale Übertragung 245.
— — Krankheitserscheinungen 247.
— — Kutanreaktion 251.
— — Literatur 257.
— — Medikamente 256.
— — Meningitis 254.
— — Milch (tuberkelbazillenhaltige) 245.
— — Miliartuberkulose 253.
— — disseminierte käsige Peribronchitis 253.
— — Pleuraerguß 252.
— — Pleuritis exsudativa 254.
— — chronische Pneumonie und 252.
— — akute käsige Pneumonie 253.
— — Pneumothoraxtherapie 256.
— — prädisponierende Einflüsse 247.
— — Primäraffekt 246.
— — Prophylaxe 256, 257.
— — Pseudoaszites 254.
— — Reinfektionen und Autoreinfektionen 257.
— — Rindertuberkulose 245.
— des frühen Kindesalters, Schmutz- und Schmierinfektion 245.
— — Therapie 254.
— — Tröpfcheninfektion 244.
— — Tuberkulinbehandlung 254.
— — Tuberkulinreaktion 250.
Tuberkulose und Zahnkaries 867.
Tuberkulöse Lymphome 908.

Sachverzeichnis. 1049

Tuberkulöse Mütter, Stillen des Kindes durch 159.
— Nephritis 395.
— Schleimhautgeschwüre u. Schleimhautsyphilis 28.
Tucker-Apparat bei Asthma 290.
Tulisan bei Asthma 290.
Tumenolammonium bei Ekzem 99.
Tumenoltrockenpinselung bei Pityriasis rosea 130.
Tumoren, Morphologie und Histologie der (s. auch Geschwülste) 876.
— und Unfall 536.
— Unterernährung bei 364.
Tuscheverfahren nach Burri für den Spirochätennachweis 34.
Tympania uteri bei engem Becken 706.
— hohe Zange bei derselben 713.
Typhlatonie 277.
Typhusnephritis 305.

Überempfindlichkeitsreaktion bei Gonorrhoe 8.
Überernährung und Fettsucht 342.
— bei Kindern 165.
— bei Säuglingen, Behandlung 189.
Überernährungskuren 364.
— Alkohol 370, 377.
— Appetitanregung bei 384.
— bei Basedowkranken 384.
— Bettruhe 367.
— Bouillons und Fleischsäfte 377.
— Brechreiz und Erbrechen bei, und deren Bekämpfung 375, 376, 378, 379.
— Butter 372.
— Dauer 366.
— Diät für wenig bemittelte Kranke 381.
— Diätschema bei Neigung zu Durchfällen 383.
— — bei normalem Ablauf der Verdauungsvorgänge 380.
— — bei schwerster Unterernährung mit Brechneigung 378.
— Diätschema bei Verstopfung 382.
— Duodenalernährung 378.
— Eier 372.
— eisgekühlte Speisen 376.
— Eiweißmast 369.
— künstliche Eiweißpräparate 369, 377.
— Eiweißzufuhr 369.
— Fettzufuhr 370.

Überernährungskuren, Fleischsorten und ihre Darreichung 377.
— Gemüsepulver 377.
— Getränke 378.
— Hautpflege 368.
— Indikationen 364.
— Kalorienwertbestimmung d. Nahrung bei 368.
— Kohlehydratzufuhr 370.
— Körpergewichtsbestimmung 365.
— Liegekuren 367.
— Magenspülungen 378.
— Mahlzeiten u. ihre Einteilung 374.
— Mandelmilch und Speiseeis 376.
— Massage und passive Bewegungen bei 368.
— Mästungsgrade, Erzielung leichterer 375.
— Mehle 372.
— Milchkost (ausschließliche) 376.
— Mundpflege 380.
— Nährklistiere 378.
— Resorbierbarkeit der einzelnen Nahrungsmittel 371.
— Ruhe in rechter Seitenlage 368.
— Sahne 372.
— Speisenzerkleinerung 371.
— Stomachica und Amara 385.
— Suppen 377.
— Tabelle kalorienreicher Nahrungsmittel 375.
— Technik 374.
— Verdaulichkeit der Speisen 372.
Überfütterung der Säuglinge 258.
Überfütterungsfettsucht 342.
Übertragbare Krankheiten, ärztliche Anzeigepflicht und sonstige Pflichten bei denselben 942, 945.
Ulcus cruris, Krebsentwicklung auf dem Boden von 923.
— — und Ulcus syphiliticum 31.
Ulcus durum, Diagnose 23.
Ulcus gummosum, Behandlung 62.
Ulcus molle, Behandlung 2.
— — bei Komplikation mit Syphilisinfektion 2.
— ätiologische Diagnose 37.
— — Diagnose durch Autoinokulation 37.
— — Differentialdiagnose 23.
— — Ehekonsens 2.
— — und Ejakulation 3.
— — Erreger desselben und seine Merkmale 37, 38.
— — und Herpes genitalis 3.
— — Kohabitation bei 2.

Ulcus molle, und Potentia coeundi 3.
— — und Syphilis papulosa 26.
Ulcus molle-Bubo und Ehekonsens 3.
Ulkusdiät bei Duodenalgeschwüren 276.
Ultraviolette Strahlen bei Jucken 116.
Ultzmannsches Urethroskop für Pinselungen der Harnröhre 70.
Umgekehrter Prager Handgriff zur Entwicklung des nachfolgenden Kopfes 682.
Umschläge 563.
— feuchte, bei Ekzem 93.
— Prießnitzsche, bei spastischer Obstipation 280.
— warme, auf den Magen, bei Mastkuren, gegen das Erbrechen 380.
Umstandsbinden 586.
Uneheliche Kinder, Fürsorge für 234.
Unfall im Sinne des U.-V.-Gesetzes und Augenverletzungen 818, 821.
— und Krankheit 536.
Unfallrenten 533.
— Abschätzung der Erwerbsbehinderung 537.
Unfallversicherung 532.
Unguentum-Heyden bei Syphilis 50.
Unguentum Hydrargri cum Resorbino paratum bei Syphilis 50.
— paraffinum 142.
— Resorbini 142.
Unguis incarnatus 157.
Unnas Harzstift zur Epilation von Haaren 156.
— Kaseinsalben bei Ekzem 96.
— Lippenpomade 153.
— Mikrobrenner bei Rosacea 146.
— Mischung bei Seborrhoea sicca 145.
— Pulvis cuticolor 143.
— — bei Rosacea 146.
— Sapo cutifricius bei eingesunkenen Narben 150.
— Schälsalbe bei Rosacea 146.
— Schwefelzinkpaste bei Krätze 132.
— Zinkleimverband bei Jucken 111.
Unterbindungsmaterial, Sterilisierung und Aufbewahrung 735.
Unterdruckatmungsapparat für Asthmatiker 293.
Unterernährung, Diätschema für Mastkuren bei Brechneigung in Fällen schwerster 378.
— bei Kindern 165.
— zur U. führende Krankheiten 364.
Unterkiefer, Adamantinome desselben 634.

Unterkiefer follikuläre Zysten desselben 934.
Unterschenkel, Karzinom am 923.
Unterstützungskassen, ärztliche 957, 971.
Urachuszysten 934.
Urämie, drohende, bei chronischer Nephritis 422.
— bei Nephritis chronica, und deren Bekämpfung 444.
Urämiebehandlung bei akuter Nephritis 407, 410.
— Aderlaß 410, 412.
— Diaphoretica und Abführmittel 411, 412.
— Digitaliskur 412.
— Diuretica 412.
— Eiweißkarenztage 408, 409.
— eiweißarmes Kostschema 409.
— laktovegetabilisches Eiweiß 410.
— Eiweißzufuhr 408.
— Herztonica 412.
— operative Hydropsbekämpfung (Hautdrainage) 411.
— Lumbalpunktion 411.
— Prophylaxe 408.
— Sedativa 412.
Urethroskop nach Ultzmann für Harnröhrenspülungen 70.
Urethrotomia externa bei Harnröhrenzerreißungen 808.
Ureterenmyome 896.
Uringläser und Urinale 558.
Urininfiltration der Bauchdecken bei stumpfen Bauchverletzungen 806.
Urlaubsgesuche, Krankheitsbescheinigungen für 527.
Urologische Instrumente und Apparate, Sterilisierung und Aufbewahrung 736.
Urosemininjektion beim akuten Gichtanfall 332.
Urotropin bei Cystitis gonorrhoica 74.
— Wirkungsweise desselben 388.
Uterusadenomyome 896.
Uterusadenom, polypöse 913
Uterusfibrome (-fibromyome) 890.
Uterushinterwandnekrose bei engem Becken 706.
Uterusinversion, Plazentarlösung bei 695.
Uteruskarzinom, Morphologie und Histologie 926, 927.
Uteruskrankheiten und Rosacea 146.
Uterusmyom 896.
— Porroscher Kaiserschnitt bei 693.

Uterusruptur bei engem Becken 706.
— drohende, Dekapitation u. Exenteration bei derselben 687.
— — Perforation des Kindes bei derselben 683.
— — hohe Zange bei derselben 713.
— — Zeichen derselben 651.
Uterussarkome 905.
Uterustamponade bei Nachgeburtsblutungen aus Zervixrissen (Placenta praevia) 729.
Uzara bei chronischen Diarrhöen 272.

Vaginalspekula zur Wärmeapplikation 565.
Vaginalspülrohre 571.
Vaginaltamponade bei Placenta praevia und ihre Gefahren 722.
Vakzinebehandlung der Arthritis gonorrhoica 76, 77.
— bei Epididymitis gonorrhoica 75, 76.
— der Prostatitis gonorrhoica 77.
Vegetabilien bei Nephritis chronica 427.
Vegetabilisches Eiweiß bei Nephritis chronica 424, 425.
Vegetarianische Kuren, Entfettung durch 361.
Veit-Smelliescher Handgriff bei Extraktion des Kindes 680.
Verband, Leipziger 967.
Verbände 584.
— luftabschließende, bei Jucken 111.
— bei Säuglingen 206.
Verbandeimer 585.
Verbandmittel bei Ekzemen 97.
Verbandöffner 585.
Verbandstoffsterilisation 588, 736.
Verbandwechsel, Asepsis beim 743.
Verdaulichkeit der Speisen (Nahrungsmittel) 372.
Verdaulichkeitstabelle der wichtigsten Nahrungsmittel 372, 373.
Verdauung, amylolytische 466.
— Bakterien und 469.
— chemischer Teil der 459.
— Darmsaft 469.
— Defäkationsakt 465.
— Dickdarm, seine Bewegungen und mechanischen Leistungen 463, 464.
— Dünndarm und seine mechanischen Leistungen 462.
— Galle 468.
— Hormone und 466.

Verdauung, Kauakt 459.
— Magenmechanismus 460.
— Magensaft 466.
— mechanischer Teil der 459.
— Pankreassaft 468.
— Pylorusmechanismus 462.
— Resorption 469.
— Schluckakt 460.
— Speichel 465.
— Speiseröhre und ihr Mechanismus 460.
Verheiratung, Gesundheitsatteste zwecks 526.
— syphilitische Infektion kurz vor der 17.
— Verhaltungsmaßregeln für Syphilitiker nach ihrer 18.
— bei Ulcus molle 2.
Verletzungen, Behandlung von 801.
— der Augen (s. auch Augenverletzungen) 818.
— des Bauches (s. auch Bauchverletzungen) 804.
— der Brust 804.
— der Extremitäten 809, 810.
— komplizierte Frakturen 810.
— großer Gefäße 810.
— perforierende Gelenkverletzungen 810.
— des Kopfes 801.
— — Arteria meningea media-Zerreißungen 802.
— — Depressionsfraktur 802.
— — Hämatombildung in der Schädelhöhle 802.
— — Schußverletzungen 803.
— der Muskeln 810.
— primäre Naht 810.
— großer Nerven 810.
— der Sehnen 810.
— Tetanusantitoxininjektionen (prophylaktische) 811.
Vermieter, Pfand- und Retentionsrecht desselben gegen den Arzt 944.
Vernebelung von Medikamenten 580.
Veronal bei schreienden Säuglingen 195.
Verrucae planae juveniles 152.
— seborrhoicae 152.
— vulgares 151.
Verschwiegenheitspflicht des Arztes 944, 945, 953.
Versendung von Gewebsteilen zur Untersuchung an Institute 882.
Versicherung (Leben, Haftpflicht etc.) für Ärzte 971, 972.

Versicherungsämter 541.
Versicherungsanstalten, Übernahme der Krankenfürsorge durch die 542.
Versicherungsgesellschaften, Gutachtertätigkeit bei 522.
Versicherungskasse für die Ärzte Deutschlands 992.
Verträge, ärztliche 948.
— — Kündigung derselben 949.
— — Geschäftsführung ohne Auftrag 950, 951, 952.
Vertragskommissionen, ärztliche 969.
Vertrauensarztstellen bei Lebensversicherungsgesellschaften 972.
Verwaltungsgerichte, Gutachtertätigkeit bei denselben 522.
Verweilklysmen bei alimentären Toxikosen der Säuglinge 182.
Vestibularapparat, Erkrankungen desselben und ihre Behandlung 836.
— Akustikustumor 851.
— Alkoholintoxikation 851.
— Anatomisches und Physiologisches 836, 837.
— Arteriosklerose 850.
— Arteriosklerose und Leukämie 849.
— Blicklähmung (supranukleäre und subkortikale 852.)
— Bogengangapparat, partielle Erkrankung desselben 849.
— — experimentelle Reizung desselben 841.
— — akute vollständige Zerstörung. dess. 846
— bei Diabetes 851.
— Funktionsprüfung 839.
— — mittelst Drehung 841, 842.
— — kalorische Methode Bárányş 841, 842, 843, 844.
— — mittelst Kompression und Aspiration der Luft in äußerem Gehörgang (Fistelprobe) 842, 843.
— — spontaner Nystagmus 839.
— — Nystagmusanfälle bei raschen Kopfbewegungen 840.
— — durch galvanische Reizung 841, 842.
— — Rombergscher Versuch 841.
— — Erkundung schwerer Schwindelanfälle 840.
— — spontane Zeigebewegungen der Extremitäten 840, 841.
— bei Genitalerkrankungen 851.

Vestibularapparat, Kleinhirnabszeß (otitischer) und Labyrintheiterung (Meningitis) 852.
— Labyrinthblutungen 848, 849.
— partielle Labyrintherkrankung 849.
— Labyrinthfistel 849.
— bei Magendarmerkrankungen 851.
— ,,Menièrescher Schwindel" 851.
— in der Menopause 851.
— bei Mittelohreiterung 846, 850.
— bei Nephritis 851.
— bei chronischer Nikotinvergiftung 850.
— Nystagmus, intrakranieller 851.
— — vestibularer, physiologische Begleiterscheinungen desselben 845.
— — — Formen und Richtung desselben 838, 839.
— Reaktionsbewegungen der Extremitäten 838, 840, 845.
— bei Schädelbasisfrakturen 848.
— bei Schädeltraumen 850.
— schwere Schwindelanfälle 848.
— Symptomenkomplex bei zirkumskripter Drucksteigerung in der Zisterne des Kleinhirnbrückenwinkels 857.
— bei Syphilis 848.
— Vestibularnervenlähmung, akute 846.
— — rheumatische 849.
— zerebellare Erkrankungen und ihre Diagnose 853.
— bei Zerebrospinalmeningitis epidemica 849.
Vestibularer Nystagmus 838.
— physiologische Begleiterscheinungen desselben 845.
Vestibularnervenlähmung, akute (rheumatische) 846, 847.
Vials tonischer Wein, appetitanregende Wirkung desselben 386.
Vibrationsmassage bei spastischer Obstipation 280.
Vibrationsmassageapparate 581.
Vielgebärende mit schlechten Wehen bei früheren Geburten, prophylaktische Wendung bei denselben 715.
Vierhügelerkrankungen, Blicklähmung bei 852.
Vioformgase in der Wundbehandlung 746.
Violette Strahlen bei Jucken 116.

„Viro" zur Gonorrhoeprophylaxe 66.
Vitiligoflecken, Behandlung derselben 148.
Vlemingkxsche Schnellkur bei Skabies 133.
Vlemingkxsche Solution bei Skabies 133.
Voitsches Kostmaß 477.
Vollbäder, warme und kalte, zu Reinigungszwecken 140.
Vollkrippen 236.
Vomerteratome 936.
Vorderhauptslage der Frucht, Zangenextraktion bei 670.
Vorfall kleiner Teile und der Nabelschnur bei engem Becken 704.
Vorspannstellung in Krieg und Frieden, Befreiung des Arztes von derselben 644.

Wachstum, Kalziumstoffwechsel und 486.
Waisenrente 540.
Waisenrentenversicherung für Ärzte 973.
Walchersche Hängelage 673.
— bei engem Becken 711.
— — — Entwicklung des nachfolgenden Kopfes in derselben 714.
Walderholungsstätten und Kindertuberkulose 255.
Wanderniere und Unfall 536.
Wandspucknäpfe 560.
Wangen, Rosacea der Nase und der 145.
Wanners Funktionsprüfung des Bogengangapparates vermittelst Drehung 841, 842.
Wanzen 138.
Wärmeapparate, elektrische 568.
Wärmeapplikation 561, 563, 564.
— bei nervösem Erbrechen der Säuglinge 172, 173.
— bei akuter Nephritis 403, 404.
Wärmedosen, japanische 564.
Wärmeregulation, physikalische, und Kraftwechsel 472.
Warzen 151.
— ichthyotische 911.
— harte glatte 889.
— zottige (papilläre) 911.
Waschungen der Haut, hygienische 140.
— bei Hyperidrosis 143.
— spirituöse, bei Juckzuständen 112.

Waschungen, spirituöse bei Seborrhoea capitis 154.
— — bei Seborrhoea oleosa 144.
Waschwässer, Rezepte zu solchen 141.
Waschwasserzusätze 141.
Wasmuths Präparate und sein Geheimmittelbetrieb 623.
Wasser in der Ernährung 480.
— hartes und weiches 140.
— Hautreinigung durch 139, 140.
— kosmetische Wirkung und Anwendung desselben 139.
— kochendes, Sterilisierung durch 733.
— Resorption von 471.
— und Seife bei Ekzemen 92.
Wasserausscheidung bei normalen u. entzündeten Nieren 388, 391.
Wasserdämpfe bei Asthma 291.
Wasserfehler der Salvarsanlösungen 58.
Wasserfilter 556.
Wasserkissen 551.
Wassermatratze 550.
Wasserretention und Kochsalzwechsel 484.
Wasserstoffwechsel 480.
Wassersucht und Kochsalzretention bei Nephritis chronica 428, 429.
Wasserverluste, akute, bei Säuglingen, Klysmenbehandlung derselben 202, 203.
Wasserzufuhr bei Schrumpfniere 447.
Wassermannsche Syphilis-Reaktion (s. auch Serologische Blutreaktion) 13, 16, 38.
— — positives, negatives und zweifelhaftes Serum 40.
— — Salvarsanbehandlung und 59.
— — Technik der Blutserumgewinnung 39.
— — Therapie der Syphilis und 44, 45. 47.
— — Vererbungsgesetze und 43.
— — diagnostischer Wert derselben 41.
— — Wert für die einzelnen medizinischen Disziplinen 42.
— — prognostischer Wert 44.
— — sozialhygienischer Wert derselben 42.
Wasserstoffsuperoxyd bei Hypertrichosis 155.
— bei Komedonen 144.
— zur Mund- und Zahnpflege 874.

Wasserstoffsuperoxyd-Quecksilber-Wismutsalbe bei Epheliden und Chloasma solare 147.
Wechselduschen 563.
Wehenschwäche, Umwandlung der Gesichts- und Stirnlage bei 657.
— Umwandlung von Steiß- in Fußlage bei 656.
— Zangenextraktion bei 663.
Wehentätigkeit bei engem Becken 704.
Wehrpflicht, Dienst- und, Bestimmungen über 975.
Wein in der Diätetik 515.
Weisheitszähne, erschwerter Durchbruch der 866.
— Taschenbildung bei Retention der, und Zahnschmerzen 866.
Weißbinder, Augenverletzungen bei denselben 819.
— Kalkverätzungen des Auges bei denselben und ihre Behandlung 833, 834.
Welandersche Säckchen bei Syphilis 50.
Wellenbadschaukeln 592.
Wellenfußbank 554.
Wendung 649.
— äußere 649.
— bei Beckenverengerung II. Grades 710.
— Bezeichnung und Zweck 649.
— nach Braxton Hicks 654.
— mit Extraktion bei engem Becken und ihre Gefahren für das Kind 712, 714.
— Extraktion des Kindes nach rechtzeitiger innerer 674.
— Gefahren und Prognose der 655.
— kombinierte 654.
— prophylaktische, bei engem Becken und ihre Indikationen 714, 715.
Wendung, rechtzeitige innere 650.
— — Ausführung 651.
— — Handgriff der Siegemunde 654.
— — Indikationen 650.
— — Kontraindikationen 651.
— — Schwierigkeiten derselben 653.
— — Vorbedingungen 650.
Wendung, vorzeitige innere 654.
— — bei Placenta praevia 723.
Wespenstiche, Augenverletzungen durch, und ihre Behandlung 834.
Wiegand-Martin-Winckelscher Handgriff zur Entwicklung des nachfolgenden Kopfes 682.

Wildbäder bei Schrumpfniere 456.
Wilkinsonsche Salbe bei Skabies 134.
Winckel-Martin-Wiegandscher Handgriff zur Entwicklung des nachfolgenden Kopfes 682.
Wirtschaftliche Lage der Ärzte um die Jahrhundertwende 965.
— und Reichsversicherungsordnung 970.
Wirtschaftliche Organisation des Ärztestandes 965.
Wismut bei Duodenalgeschwüren 276.
— bei chronischen Diarrhöen 272.
— bei Ernährungsstörungen im Kindesalter 191.
Wismut-Quecksilberpräzipitatsalbe bei Epheliden und Chloasma solare 147.
Wismut-Wasserstoffsuperoxyd-Quecksilbersalbe bei Epheliden und Chloasma solare 147.
Wissenschaftliche Deputation für das Medizinalwesen, Gutachtertätigkeit derselben 521.
Witwenpensionsversicherung, Fürsorge des Arztes für seine Familie durch 973.
Witwenrente 540.
Witwerrente 540.
Wochenbett, Infektionen im, bei Placenta praevia 718.
Wöchnerinnenheime 237.
Wohlfahrtseinrichtungen der Ärztekammern 957.
— des Leipziger Verbandes 968.
Wohnungsdesinfektion 589.
Wundbehandlung s. Asepsis.
Wunden, akzidentelle, Versorgung derselben 810.
— infektionsverdächtige, frische, Exzision derselben 745, 746.
— — — Versorgung derselben 744.
— jauchende, verschmutzte, Jodtinktur bei denselben 746.
— Streuzucker bei 747.
— Trockenantiseptika bei 746.
— verschmutzte, Perubalsam bei denselben 747.
— — prophylaktische Tetanusantitoxininjektionen bei denselben 810.
Wundumgebung, Behandlung derselben 747.
Wundverband und Fixation desselben 747.
Wurzelbürsten, Sterilisierung der 737.

Sachverzeichnis. 1055

Wurzelgewächse in der Diätetik 508.
Würzstoffe in der Diätetik 512.
— bei Nephritis chronica 443.
— pflanzliche, bei kochsalzarmer Ernährung 439.
Wüstenklima bei chronischer Nephritis 444.

Xanthom, Morphologie und Histologie 892.
Xanthoma palpebrarum 152.

Yoghurt bei chronischen Diarrhöen 274.
— bei Nephritis chronica 426.
Yohimbin bei Schrumpfniere (Hypertension) 454.

Zählmethode, Sängersche, bei Asthmaanfällen 289.
Zahndentikel, Diagnose 371.
Zahnentwicklung bei Genuß kalkreichen Wassers 487.
Zahnextraktionen, Schmerzen nach 866.
— — Behandlung 874.
Zahnfisteln, aktinomykotische 865, 870.
Zahnfüllungen, Pulpitis unter 871.
Zahngeschwür, Halsphlegmone bei 793.
Zahnhalsdefekte, keilförmige 865.
Zahnkaries 860, 861.
— Behandlung 872.
— Diagnose 869.
— und Tuberkulose 867.
Zahnpflege 874.
— bei Hg-Kuren 54.
Zahnprothesen, Dekubitalgeschwüre durch Druck von 870.
— — Behandlung 874.
Zahnretention 865.
— Behandlung 873.
— Diagnose 871.
Zahnschmerz und seine Behandlung 860.
— bei Alveolarpyorrhoe 866.
— bei Angina 867.
— Aphthen 866, 870.
— Arsenpastenbehandlung der Pulpitis 872.
— bei Blutkrankheiten 868.

Zahnschmerz und seine Behandlung, Dekubitalgeschwür durch Druck von Prothesen 870, 874.
— bei Dentikelbildung 864, 871.
— Diagnostik 868.
— Dolor post extractionem 866, 871, 874.
— Gingivitis und Stromatitis 865, 870, 873.
— bei Highmorshöhlenempyem 867.
— Höllensteinätzung bei Karies 872.
— bei Infektionskrankheiten 867, 868.
— Karies 860, 861, 869.
— keilförmige Zahnhalsdefekte 865.
— Kieferaktinomykose 865, 870.
— Kieferklemme bei erschwertem Durchbruch des Weisheitszahnes 866, 870.
— Kieferostitis (-periostitis) 865.
— Mund- und Zahnpflege 874.
— bei Mundschleimhauterkrankungen 865, 870.
— bei Nephritis chronica 868.
— Nervina (Morphin) 872.
— bei Noma 868.
— Odotontome 865.
— perimaxilläre Phlegmone 865, 870.
— Periodontitis 864, 869, 870, 873.
— bei Phosphornekrose 867.
— physiologische Zustände mit Zahnschmerz 861.
— Prognose 874.
— Prophylaxe 874, 875.
— Pulpagangrän 863, 869, 870.
— Pulpitis 862, 871.
— Pulpitisbehandlung 873.
— bei Rheumatismus 867.
— Schwangerschaft 867.
— bei Stoffwechselkrankheiten 868.
— Syringomyelie 868.
— Tabes dorsalis 868.
— Taschenbildung bei Retention des Weisheitszahnes 866, 870.
— Therapie 872.
— Trigeminusneuralgie 868, 871.
— bei Tuberkulose 867.
— Zahnleiden mit Zahnschmerz 861.
— Zahnretention 865, 871, 873.
— bei Zahnzysten 865.
Zahnsteinentfernung 873.
Zahnzysten 865.
Zange, hohe, in der Geburtshilfe 671.
— — Ausführung 672.
— — bei engem Becken, ihre Indikationen und Gefahren 673, 712, 713.

Zange, hohe, Indikationen und Vorbedingungen 671.
Zangenextraktion, geburtshilfliche 662.
— Abweichungen vom gewöhnlichen Typus derselben 664.
— Ausführung 664.
— bei engem Becken und ihre Gefahren 712, 713.
— Beckengelenkrupturen bei forcierter 707.
— bei Gesichtslage 670.
— Indikationen 663.
— Instrumente 664.
— Kontraindikationen 664.
— bei nachfolgendem Kopf 671.
— bei tiefem Querstand des Kopfes 669.
— Prognose und Gefahren 673.
— bei Steißlage 671.
— bei Stirnlage 670.
— Vorbedingungen 663.
— bei Vorderhauptslage 670.
— hohe Zange 671.
— Zweck 662.
Zelleinschlußeiweiß 479.
Zelluloidacetontechnik bei Herstellung von Plattfußeinlagen nach Lange 776.
Zematone bei Asthmaanfällen 291.
Zerealien in der Diätetik 506.
Zerebellare Erkrankungen, Diagnose derselben 853.
Zerebrospinalmeningitis, epidemische, Labyrinthzerstörung bei derselben 849.
Zerstäuber 574, 580.
Zervixkanal, künstliche Erweiterung desselben bei Placenta praevia 721.
Zervixkarzinome des Uterus 927.
Zervixnekrosen bei engem Becken 706.
Zervixrisse bei Placenta praevia 718.
— nach Extraktion 726.
— Nachgeburtsblutungen aus denselben und deren Behandlung 727, 728, 729.
Zervixverengerungen, Porroscher Kaiserschnitt bei hochgradigen 693.
Zeugengebühren bei gerichtlichen Prozessen 946.
Zeugnisse, ärztliche (s. auch Atteste, Gutachten) 947.

Zeugnisverweigerungsrecht des Arztes 520, 944.
Ziegenmilch bei der Säuglingsernährung 163, 208.
Ziehkinderaufsicht 233.
Zielersche Rekordspritze für Mercinolinjektionen 52.
Zimmerduschen 562.
Zimmerklosetts 558.
Zimmerluftventilatoren 555.
Zincum sulfuricum bei Gonorrhoe 69.
Zink-Ichthyolpaste bei Rosacea 146.
Zinkleim bei Ekzemen 95.
Zinkleimverband bei Jucken 111.
Zinköl, Lassarsches, bei Ekzem 96.
Zinkpasten bei Krätze 132.
Zinkresorcinpaste bei Rosacea 146.
Zinkwismutsalbe bei Seborrhoea sicca 145.
Zirkulationserkrankungen, Fettsucht bei 344.
Zirkulationsschwäche bei Nephritis chronica 443.
— bei Schrumpfniere 448.
Zitronensaft bei Jucken 115.
— bei Nephritis chronica 428.
Zittmannsche Kur bei Syphilis 62.
Zökumtuberkulose, Abgrenzung derselben von Darmspasmen 283.
Zucker, Streu-, in der Wundbehandlung 747.
Zuckerausscheidung durch die Nieren 389.
Zuckerbestimmung, qualitative, bei Diabetes melitus 299.
Zungenkarzinom 924.
Zungenkavernom 900.
Zungenreinigung 557.
Zweigläserprobe bei Gonorrhoe 67, 71.
Zwergbecken 703.
Zwischenmahlzeiten bei Entfettungskuren 355.
Zylinderzellenkrebs, Morphologie und Histologie 919.
Zylindrom 903.
Zysten, follikuläre, des Unterkiefers 934.
— teratoide 932.
Zystische Adenome 914.
— Embryome, Morphologie und Histologie 935.
— Enchondrome 893.
— Lymphangiome 900.

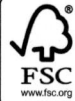

MIX
Papier aus verantwortungsvollen Quellen
Paper from responsible sources
FSC® C105338

If you have any concerns about our products,
you can contact us on
ProductSafety@springernature.com

In case Publisher is established outside the EU,
the EU authorized representative is:
**Springer Nature Customer Service Center GmbH
Europaplatz 3, 69115 Heidelberg, Germany**

Printed by Libri Plureos GmbH
in Hamburg, Germany